中华影像医学

骨肌系统卷

第 3 版

顾 问 梁碧玲 孟悛非 王 溱 杨广夫

主 编 徐文坚 袁慧书

副主编 程晓光 王绍武

编 者（以姓氏笔画为序）

丁建平	杭州师范大学附属医院	郑卓肇	北京清华长庚医院
王绍武	大连医科大学附属第二医院	郎 宁	北京大学第三医院
王晨光	上海长征医院	郝大鹏	青岛大学附属医院
白荣杰	北京积水潭医院	查云飞	武汉大学人民医院
冯卫华	青岛大学附属医院	姚伟武	上海交通大学医学院附属同仁医院
刘吉华	青岛大学附属医院	袁慧书	北京大学第三医院
闫 东	北京积水潭医院	徐文坚	青岛大学附属医院
李小明	华中科技大学同济医学院附属同济医院	龚向阳	杭州医学院附属人民医院
李绍林	中山大学附属第五医院	常晓丹	大连大学附属中山医院
邹月芬	南京医科大学第一附属医院	崔久法	青岛大学附属医院
宋英儒	广西医科大学附属埌东医院	崔建岭	河北医科大学第三医院
张丽娜	大连医科大学附属第一医院	葛英辉	华中阜外医院
张朝晖	中山大学附属第一医院	程晓光	北京积水潭医院
陈建宇	广州中山大学孙逸仙纪念医院	曾献军	南昌大学第一附属医院
陈海松	青岛大学附属医院	潘诗农	中国医科大学附属盛京医院

人民卫生出版社

图书在版编目(CIP)数据

中华影像医学. 骨肌系统卷/徐文坚,袁慧书主编
. —3 版. —北京:人民卫生出版社,2019
ISBN 978-7-117-29026-5

Ⅰ.①中… Ⅱ.①徐…②袁… Ⅲ.①影象诊断②骨疾病-影象诊断③肌肉疾病-影象诊断 Ⅳ.①R445
②R680.4

中国版本图书馆 CIP 数据核字(2019)第 223598 号

人卫智网	www.ipmph.com	医学教育、学术、考试、健康,购书智慧智能综合服务平台
人卫官网	www.pmph.com	人卫官方资讯发布平台

中华影像医学·骨肌系统卷
第 3 版

主　　编:徐文坚　袁慧书
出版发行:人民卫生出版社(中继线 010-59780011)
地　　址:北京市朝阳区潘家园南里 19 号
邮　　编:100021
E - mail:pmph @ pmph.com
购书热线:010-59787592　010-59787584　010-65264830
印　　刷:三河市宏达印刷有限公司
经　　销:新华书店
开　　本:889×1194　1/16　　印张:59
字　　数:1828 千字
版　　次:2002 年 6 月第 1 版　　2019 年 11 月第 3 版
　　　　　2024 年 8 月第 3 版第 2 次印刷(总第 5 次印刷)
标准书号:ISBN 978-7-117-29026-5
定　　价:348.00 元

打击盗版举报电话:010-59787491　E-mail:WQ @ pmph.com
(凡属印装质量问题请与本社市场营销中心联系退换)

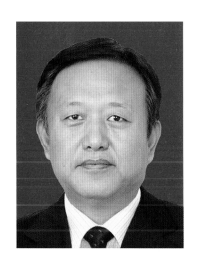

徐文坚

主任医师、教授、博士研究生导师,青岛大学医学影像学系主任、青岛大学附属医院放射科主任。曾任第十二至十四届中华医学会放射学分会委员,第十二、十三届骨关节学组组长。现任中国老年医学学会放射学分会常务委员,中国医师协会放射医师分会委员,中华医学会放射学分会骨关节学组副组长,中国医学装备协会CT应用专业委员会常务委员,中国医疗保健国际交流促进会放射学分会常务委员,山东省医学会放射学分会副主任委员,青岛市医学会放射学分会主任委员。《医学影像学杂志》副主编,《中华放射学杂志》《中国临床解剖学杂志》《中国医学影像技术》《中国CT和MRI杂志》《国际医学放射学杂志》《临床放射学杂志》等编委。

主要研究方向为骨关节疾病影像诊断及CT、MRI新技术研究。在国内外专业核心期刊发表科研论文等160余篇,主编/副主编著作9部、主编全国统编规划教材3部,主译著作3部,参编国家卫生健康委员会和国家教育委员会高校统编教材12部。主持国家自然科学基金课题2项、省部级课题2项,参与科技部重大研发课题2项。以首位或主要参与者获国家科学技术进步二等奖1项、省级和市级科研奖励7项。曾获青岛市青年科技奖、青岛市著名好医生、山东省卫生系统中青年重点科技人才、山东省十佳医师、青岛市专业技术拔尖人才等荣誉称号。

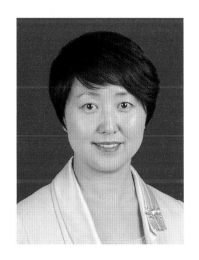

袁慧书

主任医师、教授、博士研究生导师,北京大学第三医院放射科主任。担任中华医学会放射学分会常务委员、中华医学会放射学分会骨关节学组组长、北京医学会放射学分会副主任委员、中国医学装备协会普通放射装备专业委员会副主任委员、中国医学影像技术研究会理事会理事、中国医学影像技术研究会放射学分会常务委员、中国老年医学学会放射学分会常务委员、中国医学影像技术研究会专家咨询工作委员会委员、北京医师协会放射医师分会常务理事、北京市医学影像质量控制和改进中心专家委员。

长期从事影像医学一线临床、科研、教学与管理工作,擅长骨关节系统疾病的影像诊断、CT介入、人工智能的研究。发表SCI收录期刊文章20余篇,发表国内核心期刊文章百余篇。承担科技部国家"863计划"、科技部国家"985工程"、北京市首都医学发展科研基金、国家自然科学基金项目等多项科研课题。主编《中华医学影像案例解析宝典·骨肌分册》《图解骨肌系统影像检查指南》《骨肌系统影像检查指南》。担任《中华放射学杂志》编委、《临床放射学杂志》骨肌栏目主编、《中国医学影像技术》常务编委、《实用放射学杂志》编委、《中国CT和MRI杂志》常务编委、《磁共振成像》编委。

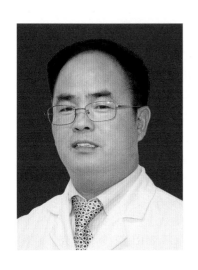

程晓光

　　教授、博导、主任医师,北京积水潭医院放射科主任。现任亚洲骨骼学会(Asian Musculoskeletal Society,AMS)主席,中华医学会放射学分会骨关节学组副组长,中国医师协会放射医师分会常务委员兼肌骨学组组长,中华医学会骨质疏松与骨矿盐疾病学分会副主任委员,北京医学会放射学分会副主任委员,北京医学会骨质疏松与骨矿盐疾病学分会常务委员。

　　自1984年开始一直从事影像诊断工作,在骨放射影像诊断方面有丰富的临床经验,居国内领先水平;擅长骨关节影像相关研究,在国际核心期刊上发表论文60余篇,中文核心期刊文章200余篇,部分项目居国际领先水平。

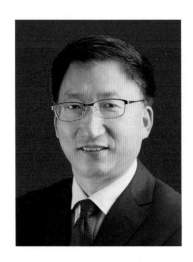

王绍武

　　医学博士、教授、博士研究生导师,辽宁省教学名师,大连医科大学附属第二医院副院长。中华医学会放射学分会骨关节学组副组长,教育部医学技术类专业教学指导委员会委员,教育部临床医学专业认证专家,中国医师协会放射医师分会委员,《中华放射学杂志》等杂志编委。

　　从事医学教学工作30年,主持国家自然科学基金3项。主编、副主编全国高等学校医学类iCourse教材和国家规划教材《医学影像学》3部,参编五年制、长学制及研究生国家规划教材10部,主编《医学影像学数字课程》1部,主译、副主编医学影像学类专著6部,获教育部本科教学成果二等奖1项、辽宁省普通高等教育教学成果(研究生类)一等奖1项、辽宁省本科教学成果一等奖2项,主讲辽宁省精品课《医学影像学》1门,发表论文110余篇。

第 3 版修订说明

中华影像医学丛书是人民卫生出版社萃集国内影像医学一流专家和学科领袖倾心打造的学术经典代表作,其第 1 版和第 2 版分别代表了我国影像学界当时最高的学术水平,为国内医学影像学的学科发展、人才培养和临床诊疗水平的提升发挥了巨大的推动作用。作为医学的"眼睛",影像学的发展除了需要专家经验的积累外,还有赖于科学技术的不断进步和影像设备的不断更新。该套丛书第 2 版出版以来,医学影像学又取得了更多的进展,人工智能也越来越多地应用于医学影像学,书中的有些内容已经落后于时代需要。此外,近几年来,书籍的出版形式也在从传统的纸质出版向纸数融合的融媒体图书出版转变。

正是基于上述分析,本次修订在第 2 版的基础上与时俱进、吐陈纳新,并以"互联网 +"为指引,充分发挥创新融合的出版优势,努力突出如下特色:

第一,权威性。本次修订的总主编由中华医学会放射学分会主任委员金征宇教授担任,各分卷主编由中华医学会放射学分会和中国医师协会放射医师分会的主要专家担任,充分保障内容的权威性。

第二,科学性。本次修订将在前一版的基础上,充分借鉴国内外疾病诊疗的最新指南,全面吸纳相应学科领域的最新进展,最大限度地体现内容的科学性。

第三,系统性。修订后的第 3 版以人体系统为基础,设立 12 个分卷,详细介绍各系统的临床实践和最新研究成果,在学科体系上做到了纵向贯通、横向交叉。

第四,全面性。修订后的第 3 版进一步发挥我国患者基数大、临床可见病种多的优势,全面覆盖与医学影像学诊疗相关的病种,更加突出其医学影像学"大百科全书"的特色。

第五,创新性。在常规纸质图书图文结合的基础上,本轮修订过程中将不宜放入纸质图书的图片、视频等素材通过二维码关联的形式呈现,实现创新融合的出版形式。同时,为了充分发挥网络平台的载体作用,本次修订将在出版纸数融合图书的基础上,同步构建中华临床影像库。

第六,实用性。相对于国外的大型丛书,该套丛书的内容以国内的临床资料为主,跟踪国际上本专业的新发展,突出中国专家的临床思路和丰富经验,关注专科医师和住院医师培养的核心需求,具有更强的临床实用性。

登录中华临床影像库步骤

公众号登录 >>

扫描二维码
关注"临床影像库"公众号

点击"影像库"菜单
进入中华临床影像库首页

临床影像库

中华临床影像库内容涵盖国内近百家大型三甲医院临床影像诊断中所能见...⌄

7位朋友关注

关注公众号

影像库

网站登录 >>

输入网址 medbooks.ipmph.com/yx
进入中华临床影像库首页

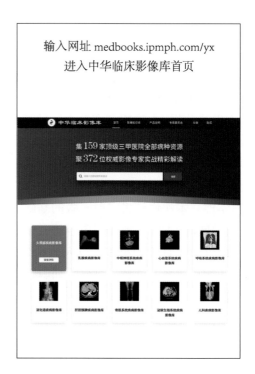

进入中华临床影像库首页

注册或登录

PC 端点击首页"兑换"按钮
移动端在首页菜单中选择"兑换"按钮

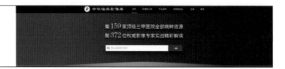

输入兑换码,点击"激活"按钮
开通中华临床影像库的使用权限

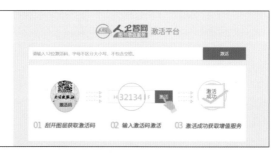

中华影像医学丛书（第3版）
编写委员会

顾　　问

　　刘玉清　戴建平　郭启勇　冯晓源　徐　克

主任委员（总主编）

　　金征宇

副主任委员（按姓氏笔画排序）

　　王振常　卢光明　刘士远　龚启勇

委　　员（按姓氏笔画排序）

　　王振常　王培军　王霄英　卢光明　吕　滨　刘士远

　　严福华　李　欣　宋　彬　陈　敏　邵剑波　金征宇

　　周纯武　郑传胜　胡道予　袁慧书　徐文坚　郭佑民

　　龚启勇　梁长虹　程敬亮　鲜军舫

分卷	主编			副主编				
头颈部卷	王振常	鲜军舫		陶晓峰	李松柏	胡春洪		
乳腺卷	周纯武			罗娅红	彭卫军	刘佩芳	汪登斌	
中枢神经系统卷	龚启勇	卢光明	程敬亮	马林	洪楠	张辉		
心血管系统卷	金征宇	吕滨		王锡明	王怡宁	于薇	夏黎明	
呼吸系统卷	刘士远	郭佑民		伍建林	宋伟	陈起航	萧毅	王秋萍
消化道卷	梁长虹	胡道予		张惠茅	李子平	孙应实		
肝胆胰脾卷	宋彬	严福华		赵心明	龙莉玲			
骨肌系统卷	徐文坚	袁慧书		程晓光	王绍武			
泌尿生殖系统卷	陈敏	王霄英		薛华丹	沈文	刘爱连	李震	
儿科卷	李欣	邵剑波		彭芸	宁刚	袁新宇		
介入放射学卷	郑传胜			孙钢	李天晓	李晓光	肖恩华	
分子影像学卷	王培军			王滨	徐海波	王悍		

前　言

由我国著名放射学家吴恩惠教授任总主编的《中华影像医学》历经二十余年时间,已经连续出版了两轮。每次出版都集中了当时全国影像学界同道们的智慧、经验和汗水,这部鸿篇巨著为我国医学影像学事业的发展和人才培养做出了不可磨灭的贡献。第 1 版《中华影像医学·骨肌系统卷》由我国著名骨关节影像学专家王云钊教授任主编,率领国内数十位从事骨关节影像诊断的著名专家编写而成。全书内容丰富,格式独特,语句简练,图文并茂,尤其含有大量骨关节组织病理学图片和资料,以及编者们自己大量的科研结果和经验积累,值得仔细研读。第 2 版由王云钊教授及著名骨关节影像学专家梁碧玲教授共同任主编,在继承第 1 版特色的基础上,根据当时影像学的发展趋势、研究成果和临床经验进一步完善了框架,丰富了内容,使得本专著成为国内不可多得的大型参考书和工具书。

随着自然科学技术的发展,特别是计算机技术的飞速发展,医学影像学也在同步发展,如多层螺旋 CT、能谱 CT、高场 MRI 和 PET/CT 等的广泛应用,极大丰富了医学影像学检查技术种类,获取的体内信息也已由动态发展到静态,由宏观解剖结构发展到微观细胞、亚细胞甚至分子水平结构,由形态学成像发展到化学成分、功能成像等,已成为临床诊疗不可或缺的手段。近几年相继开展的分子影像学、大数据、影像组学和人工智能等,又在引领影像学向着新的方向发展。

受第 3 版中华影像医学丛书总主编金征宇教授的委托,本次修订工作汇聚了活跃在国内临床一线的 22 所大学医院的 30 位顶级骨关节影像学专家们的科研成果、临床经验和智慧,充分利用我国丰富的病例资源优势,在第 2 版的基础上,与时俱进、吐故纳新,以突出本书的权威性、系统性、全面性、实用性特色,并以“互联网+”为指引,在常规纸质分卷图文结合的基础上,将丰富、真实的病例资料以纸数融合的形式通过中华临床影像库呈现给读者。

《中华影像医学·骨肌系统卷》第 3 版修订本着“继承与发展”的基本原则,忠于并保留原书精髓内容,修正部分欠合理的内容,更新或补充近年的最新进展。在第 2 版的基础上设置 35 章 258 节,共包括 3 100 余幅图。正文部分基本完整保留上一版的框架和写作风格,尤其尽可能完整保留第 2 版中为读者所津津乐道的骨关节病理大切片和组织病理学文字与图片内容;根据读者的阅读习惯和新的疾病分类办法,对部分章节的顺序和内容进行了调整、拆解、合并或增删,如原书中部分较分散的内容,如同一疾病或内容可能出现于不同的章节,改编时力求同一内容只在一个章节全面介绍,避免重复;骨肿瘤相关内容,总体按照 WHO 2013 版分类进行了改编;增加了“第三十五章　骨关节疾病治疗后影像学”,并有选择性地新增了近年的新技术和新进展,如能谱 CT、动态增强、灌注等内容。

在本书修订过程中,第 2 版主编、编者及相关同道和朋友们提供了许多宝贵的意见、建议,甚至提供了病例和图像;第 3 版的编者们也继承了辛勤细致的工作作风和严谨求实的治学风格,正因如此,才使得本书顺利完成。借此付梓之际,谨向本卷第 1~2 版编者、参与并帮助和支持本书改编的所有人员表示衷心感谢!

本书体量较大,内容多而复杂,由于编者水平所限,改编内容定会有不妥之处,敬请各位同道不吝赐教。

徐文坚

2019 年 9 月

目　录

第一章　骨与关节组织学

肌肉骨骼是人体的运动器官,包括骨、软骨、骨髓、关节、韧带、骨间膜、肌肉、肌腱、腱鞘等。这个系统的病种繁多,包括骨关节外伤、炎症、肿瘤、退行性变和全身骨软骨发育障碍等疾患。遗传、营养、代谢、内分泌疾患也可引起骨关节改变。

骨骼含有大量钙质,X线检查能最佳显示骨与关节的细微结构和病理改变。而软骨及周围软组织以及骨髓则以 CT、MRI、US 或核素扫描检查为最佳选择。因此,肌肉骨骼的影像诊断必须熟悉上述各个部位的组织结构,进而了解病理和影像所见。

骨和软骨均起源于中胚层间充质细胞(mesenchymal cell),原始间充质细胞可分化为成血细胞(hemocytoblast)、平滑肌细胞、脂肪细胞、成纤维细胞、成骨细胞(可形成骨细胞)、成软骨细胞(可形成软骨细胞)。目前所知,这些细胞的前代均是血管旁细胞(paravascular cell)(图 1-0-1、图 1-0-2)。

了解"间充质细胞的亲缘关系及其前代血管旁细胞的分化潜能"这一理论,对于认识骨的发生与形成,发育与生长,损伤、坏死与修复等非常重要,如骨折后血肿机化形成软骨痂;脓肿、坏死物的吸收、移除、机化、纤维化、钙化与骨化,以及骨肉瘤以血管为中心生长等,都与新生血管密切相关。修复过程中各种细胞的出现,无一不是与新生血管相联系。新生血管生长越旺盛,生长修复就越快。反之,则缓慢、延迟,都可用这个理论给以解释。

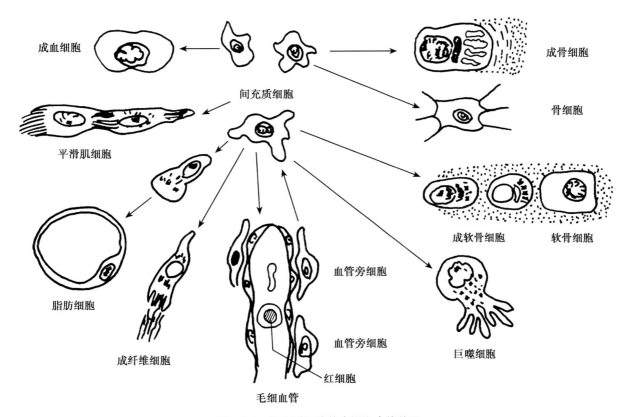

成血细胞　　间充质细胞　　成骨细胞　　骨细胞

平滑肌细胞

脂肪细胞　　成纤维细胞　　毛细血管　　血管旁细胞　　血管旁细胞　　红细胞　　成软骨细胞　　软骨细胞　　巨噬细胞

图 1-0-1　间充质细胞的来源和亲缘关系

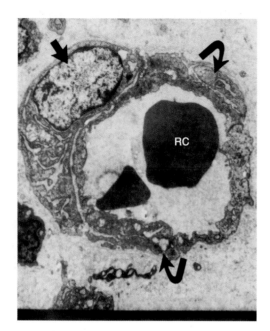

图 1-0-2 血管旁细胞

镜下示毛细血管横断面,管壁见两个内皮细胞(黑弯箭),血管腔内示两个红细胞(RC)。血管旁细胞紧贴在血管壁上(黑箭),它可分化为间胚叶的各种细胞

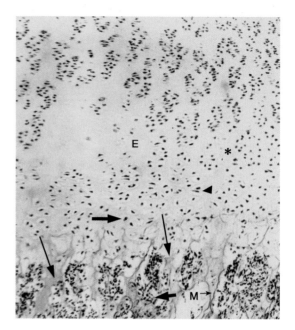

图 1-1-1 4个月胎儿软骨组织

图上部 2/3 为骺软骨(E),内有软骨细胞(黑箭头)和软骨基质(＊)。图下部 1/3 为干骺端(M),此区域内软骨细胞变肥大(大黑箭)、基质钙化形成先期钙化带(长黑箭)。干骺端血管入侵出现成堆的成骨细胞(短黑箭),继之形成初级骨小梁(小黑箭)。本图也展示软骨内成骨的过程

第一节 软骨发生、发育与组织学

软骨与骨均属于结缔组织,是由细胞、基质和纤维等所组成。软骨细胞被包埋在软骨基质中,细胞所在部位叫陷窝。由于软骨基质中所含纤维成分不同,将软骨分为三种。

一、透明软骨

透明软骨(hyaline cartilage)的基质中含水量约70%,呈凝胶状态。有机成分主要是黏多糖和蛋白质。特殊染色才能见到纤维在基质中交织成网。胎儿四肢躯干的软骨原基均为透明软骨。儿童期的骺软骨、骺板软骨和成人的关节软骨亦为透明软骨(图 1-1-1)。

二、纤维软骨

纤维软骨(fibrocartilage)的基质中含有大量胶原纤维(collagen fiber)。椎间盘纤维环、耻骨联合、膝关节半月板、颞颌关节软骨盘、腕三角骨纤维软骨盘等均为纤维软骨。关节囊、韧带、肌腱、骨间膜等附着于骨的部位也都是由纤维软骨连接(图 1-1-2、图 1-1-3)。

三、弹性软骨

弹性软骨(elastic cartilage)是指软骨基质中含有大量弹力纤维,常见如耳廓、会厌软骨等,通常不

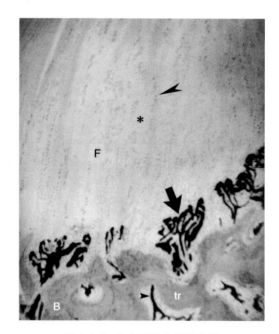

图 1-1-2 6个月胎儿纤维软骨

图上部 2/3 为髌韧带附着于骨的纤维软骨部分(F),内有成串的软骨细胞(分叉黑箭头)和细胞间基质(＊),基质内有大量未染色的胶原纤维。图下部为骨结构(B),内有骨小梁(tr)和骨髓内的血管(小黑箭头)。注意:纤维软骨与骨连接部位,有丰富的毛细血管分布(大黑箭)。纤维软骨发生退行性变时,软骨细胞增生,血管入侵,继之韧带出现骨化

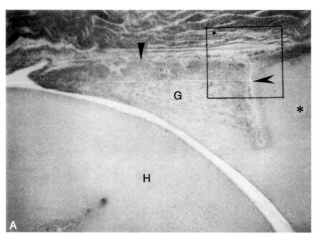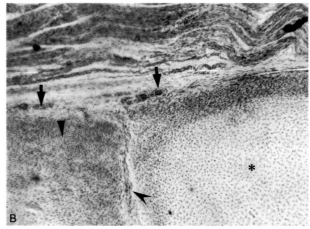

图 1-1-3　髋臼软骨与盂唇纤维软骨(6 个月胎儿)

A.髋臼与股骨头组织切片:上方为右髋臼盂唇(G),内有纤维软骨细胞(黑箭头)。盂唇与髋臼透明软骨(﹡)之间有一条血管分界(分叉黑箭头),下方为股骨头透明软骨(H);B.A 图中方框内组织镜下所见:血管(分叉黑箭头)旁细胞向外(图左侧)分化为纤维软骨(黑箭头),向内(图右侧)分化为透明软骨(﹡)。注意血管旁细胞在遗传基因控制下的分化潜能对骨发育生长的作用,还要注意盂唇表面的血管(黑箭)对髋臼骨生长起重要作用

用影像学检查。胎儿和儿童发育期,透明软骨发育不全或发育不良可引起全身骨骼发育异常。软骨细胞成熟障碍、变性、坏死,可引起骨关节畸形,也可导致骨关节病。纤维软骨组织遍及全身各个关节,肌腱、韧带、椎间盘、关节软骨盘损伤及退行性变是影像诊断的重点。

第二节　骨发生、发育与组织学

骨骼起源于中胚层,骨的发育包括骨发生、骨生长、骨成形三个方面。

一、骨的发生

骨的发生有三种基本方式。①膜内化骨(intramembranous ossification):又称为膜化骨,即间充质细胞增生、分化,直接形成骨组织。最初间充质细胞先形成成纤维细胞,再形成纤维结缔组织膜,膜内有血管。细胞经分裂增殖,进而演化为成骨细胞,后者分泌骨基质和纤维成分包埋自身形成骨细胞。细胞周围基质吸收血中的钙质逐渐增多,成为骨化中心和骨化点。纤维膜表面变为骨膜、骨膜的间充质细胞不断成骨向四周扩展形成骨松质、骨密质和骨髓腔。髓腔内及骨小梁间的间充质细胞部分分化为骨髓。穹窿骨和部分面颅骨为膜内成骨。②软骨内化骨(endochondral ossification):人胚发育至第四周,间充质细胞分化为软骨细胞,集聚成细胞群,逐渐形成一定的形状,称为软骨雏形,也称软骨原基(primordium)。软骨原基中段软骨膜细胞演变为成骨细胞,再以膜内成骨相同的方式成骨,环绕软骨中段,成为

骨领(periosteal bone collar)。其后,软骨原基中段软骨细胞肥大、基质钙化并血管入侵,间充质细胞、成骨细胞及破骨细胞也随血管同时穿过骨领进入基质钙化区,再形成骨组织。之后,软骨雏形逐渐被骨组织代替,骨骼长度和宽度增加,此为软骨内成骨过程。全身四肢、躯干各骨均为软骨内化骨形成。③混合化骨:人体内少部分骨骼同时兼有上述二种化骨方式,称为混合化骨,如下颌骨和锁骨。

二、骨的生长

在出生后,颅骨多数骨化点已大部融合,颅顶穹窿骨未骨化的部分称为囟门,至成年期完全骨化后,颅骨间有锯齿状缝隙,互相咬合,称为颅缝,颅骨不再长大。躯干和四肢骨则按下列程序生长:

(一)软骨原基形成

软骨生长方式:一是外加性生长,即软骨膜深层细胞增生、分裂,分化成为新的软骨细胞;二是软骨内生长,即新生的软骨细胞在自身的陷窝内进行分裂,形成同族软骨细胞群。软骨膜中有血管,通过基质渗透供应软骨细胞以营养。胚胎发育期,四肢躯干各骨均为软骨,具有成人骨的形态,称为软骨雏形,亦称为软骨原基(图 1-2-1)。

(二)原始骨化中心形成

四肢的软骨雏形生长到一定的体积,软骨雏形中段周围的软骨膜细胞不再形成软骨而分化为成骨细胞,后者环绕骨干形成骨领。此时,软骨雏形中心区域的软骨细胞增殖、肥大、基质钙化,软骨膜和骨领中的血管侵入钙化的软骨细胞群内成骨,即形成原始骨化中心(primary ossification center)。血管入

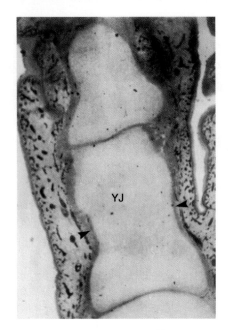

图 1-2-1　软骨原基

身高 11cm 胎儿，右足趾均为软骨组织，称为软骨原基（YJ），表面被有软骨膜（黑箭头）

侵的部位，即为骨滋养动脉管。原始骨化中心的成骨不断扩大、增长，即形成原始骨干（diaphysis），两端成骺软骨（图 1-2-2~图 1-2-4）。

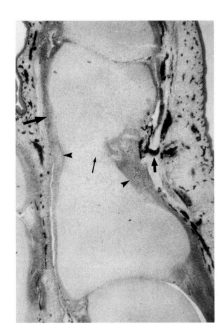

图 1-2-2　原始骨化中心

胎儿趾软骨原基（软骨雏型）中段两边已有骨领形成（小黑箭头），中心软骨细胞肥大（细长黑箭），软骨雏型的周边为软骨膜（长黑箭）。图之右侧骨领外方有滋养动脉（短黑箭）来自周围软组织，已侵入骨领内（图 1-2-3）

（三）软骨内微循环与软骨生长

从胚胎开始，四肢长骨的骺软骨和不规则骨的软骨雏形单靠软骨膜血管已不能维持其营养。此时，软骨膜细胞增生时已把一定数量的血管包埋在

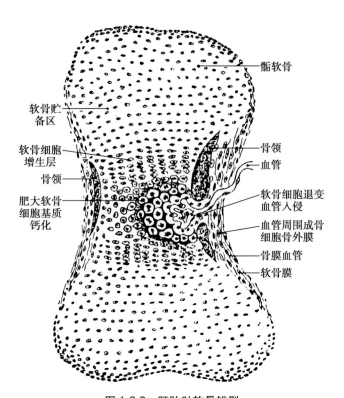

图 1-2-3　胚胎趾软骨雏型

软骨雏型已具有成人趾形状。外围为软骨膜，软骨膜下有骨领形成，软骨中心有肥大软骨细胞，已有血管入侵（图右侧），形成原始骨化中心

软骨内。进入软骨内的每一条血管各自保持一个独立的毛细血管网，不互相吻合，分别营养其所属软骨组织，血管周围都是间充质细胞。因此，胚胎中后期软骨以血管为中心，生长非常迅速。

（四）二次骨化中心出现

骨干一端的骺软骨再次出现骨化中心者，称为二次骨化中心（secondary ossification center）。骨化刚出现时，称为骺核（epiphyseal nucleus），发生于骺软骨中心区；骨化增大后，习惯上称为骨骺（epiphysis）（图 1-2-5），骨骺周围的软骨称为骺软骨（epiphyseal cartilage）（图 1-2-6）。部分骺核在生后出现，软骨内已有很多血管伸入，故不需要在软骨膜下形成骨领。不规则骨，如椎体、胸骨、骨盆、腕骨和跗骨等原始骨化中心出现，与二次骨化中心出现的方式完全相同。骨干一端的软骨不出现二次骨化中心者，称为骨端软骨（physeal cartilage）（图 1-2-7）。

（五）骨的纵径与横径生长

在儿童发育期，骨的纵径生长是在骨骺和干骺端之间的骺板（epiphyseal plate）软骨中进行的。骺板是骨骺与干骺端之间夹有的一层软骨带，称为骺板软骨，简称骺板或生长板（growing plate）。在幼儿期，骺核较小，与干骺端之间的软骨较厚，也称为生长软骨盘（growing cartilage disc）。骺板软骨中的细

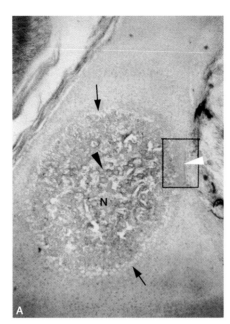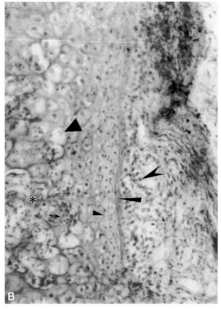

图 1-2-4　髂骨骨化中心出现

A. 6 个月胎儿髂骨体组织切片显示:图中心为髂骨体原始骨化中心(N),其中有骨小梁结构
(黑箭头),外围为软骨肥大细胞(黑箭)钙化带。图右边方框内为软骨膜形成的骨皮质(白
箭头);B. A 图方框内组织镜下所见,左边为骨化中心的边缘(*),其中的细胞为成骨细胞
(小黑箭),骨化中心的边缘有肥大软骨细胞(黑三角)钙化带。注意图中心有一纵行骨板称
为骨皮(bone bark,长黑箭头)是由软骨膜细胞分化为成骨细胞(黑叉箭头)形成的。在骨皮
之下为原来的幼稚软骨(小黑箭头)。本图片说明骨化中心是由软骨内成骨形成的,但先有
软骨膜形成骨皮质即膜内成骨

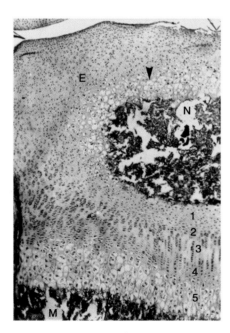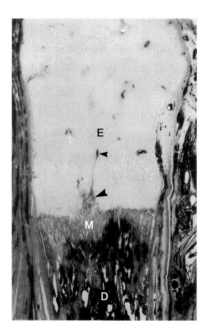

图 1-2-5　二次骨化中心

胫骨近端大切片显示髂软骨(E),二次骨化中心即骨
骺(N),骨骺关节侧软骨肥大细胞(大黑箭头)表明该
处骨化进展快。骨骺干侧储备软骨(1),其下为骺板
生发层(2),增殖层(3),成熟层(4),肥大层(5),图下
方深染为干骺端成骨区(M)

图 1-2-6　骺软骨、干骺端、骨干

6 个月胎儿肱骨近侧骺软骨端较长、较大(E),是由于
胚龄较小,软骨尚未钙化。注意图中心有一小动脉
(小黑箭头),其下方软骨钙化提前,骨化较早,形成干
骺端骨刺(大黑箭头)为正常变异。图下方为干骺端
(M)及骨干(D)

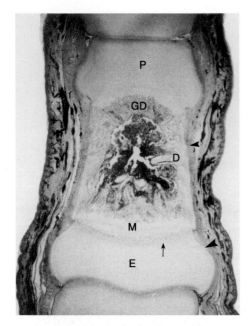

图 1-2-7　新生儿指骨
新生儿中节指骨大切片显示指骨骨端软骨（P），指骨端（GD），骨干（D），骨膜（小黑箭头），干骺端（M），骺板软骨（小黑箭），骨骺软骨（E），软骨膜（大黑箭头）

胞都呈纵向排列，形成软骨细胞柱。紧贴骨骺化骨后形成的骨板附近的软骨细胞，为软骨细胞生发层，该处有来自骨骺动脉的很多毛细血管襻，血液供应十分丰富，使生发细胞不断向干骺侧增殖，很快变为肥大的软骨细胞（图 1-2-5）。随后，肥大软骨细胞逐渐退变，周围的软骨基质发生钙盐沉积，在骨骺和干骺端之间形成一带样的钙化区，称为先期钙化带（provisional calcification zone）。来自干骺端的毛细血管襻入侵，同时伴有间充质细胞、成骨细胞及破骨细胞进入软骨基质钙化区，连续不断的在干骺端形成新骨，使骨的纵径增长，直至骨骺与干骺完全闭合才停止。骨的横径生长是在骨皮质外面的骨外膜中进行，骨外膜深层的间充质细胞不断分化为成骨细胞并成骨，使骨横径不断增粗。

三、骨的成形

骨在发生、成骨过程中不断增大，同时根据生理功能的需要，还不断进行改建和塑形，即骨的成形。它包括骨骺和干骺端（metaphysis）新生骨的改建，变为松质骨（spongy bone）和髓腔，干骺端逐步移行到骨干，骨干不断增粗，髓腔不断扩大等，最终使每块骨形成其各自独特的形态。干骺端是骨干与骨骺之间的膨大部分（图 1-2-8）；松质骨是干骺端的骨小梁，多为纵行排列，从骺板起由多变少，由细变粗，至骨干髓腔区则消失；而骨的皮质骨致密，称为致密骨（compact bone）。

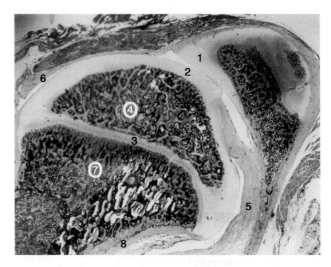

图 1-2-8　髋关节骨发育解剖名称
右髋关节大切片显示髋臼盂唇（1），股骨头骨骺关节软骨（2），骺板软骨（3），股骨头骨骺（4），圆韧带（5），关节囊（6），干骺端（7），及干骺部骨皮质（8）

骨组织（bone tissue）的基本成分是骨细胞、骨基质和骨胶原纤维。骨基质（bone matrix）包括有机骨胶原纤维和无机骨矿质。有机物占 35%，无机矿化物占 65%。骨矿化在骨质中不断新陈代谢。骨母细胞分泌有机基质包埋自身，在骨基质中形成陷窝，最终演变成骨细胞。骨细胞是多突细胞，胞突细长而直，从胞体放射状伸出，被骨基质包裹成骨小管（bone canalicule），并与相邻的骨细胞突的骨小管相通连（哈弗管）。血管中的营养液即通过骨小管为骨细胞运送营养（图 1-2-9）。

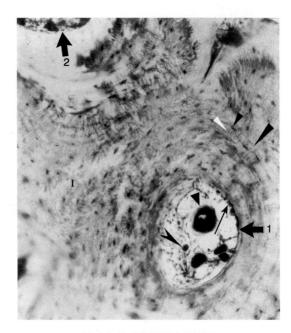

图 1-2-9　骨组织哈弗系统
骨组织血管墨汁灌注标本切片显示：图右下为骨皮质哈弗管（粗黑箭），内有动脉（分叉黑箭头）和静脉（黑三角），管壁上有成骨细胞（细长黑箭）。哈弗管周围有环状骨板（大黑箭头），骨细胞陷窝（小黑箭头）和纤细的骨小管（白箭头）。两个哈弗系统（粗黑箭 1～2）之间为间板（I）

骨结构包括骨外膜、骨内膜、骨板等。

骨外膜（periosteum）位于骨皮质外侧，通常称之为骨膜。分为2层，外层为致密纤维结构，以胶原纤维多，内有成纤维细胞、血管及神经。内层以间充质细胞多，可分化成成骨细胞（也可分化为成软骨细胞和成纤维细胞）。骨外膜中有小血管穿行，并进入骨内。

骨内膜（endosteum）贴附在骨皮质髓腔面及骨小梁表面，均有一层成骨细胞或衬细胞贴附。

骨板（bone lamina）又分为层板骨和非层板骨。层板骨位于骨内膜与骨外膜之间，由致密骨组成，又分为内环骨板（inner circumferential lamina）、外环骨板（extra-circumferential lamina）、多层环状同心圆样排列的桶状骨板、骨间板（interstitial lamina）。骨板内有均匀分布的骨细胞和陷窝。在骨皮质的内、外环状骨板之间，有无数沿骨干长轴排列的纵行骨管，为骨细胞胞突被骨基质包埋所形成，其内有血管通过，称为哈弗管（Haversian canal）。哈弗管周围为多层环状同心圆样排列的桶状骨板，被称为哈弗骨板（Haversian lamina），骨板内有血管、神经和成骨细胞。哈弗骨板与哈弗管共同构成哈弗系统（Haversian system）。每个哈弗管之间有横行细管样结构连通，并在骨皮质表面有出口，称为福克曼管（Volkmann canal），其内有血管结构。骨膜中有无数的毛细血管，通过福克曼管进入哈弗管内，与骨髓中毛细血管和静脉窦内外交通（图1-2-10）。

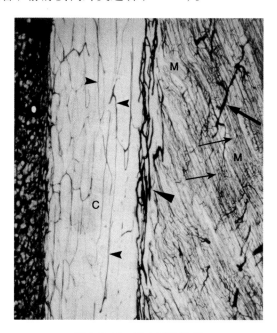

图1-2-10　骨皮质哈弗管
骨皮质和肌肉组织切片，显示：图左边为骨髓及静脉窦（白点）。中间为骨皮质（C）内纵行哈弗管（黑箭头）有黑墨汁充盈。骨皮质表面有骨膜血管（大黑箭头），图右侧为肌肉（M），肌纤维束间有纤细的平行毛细血管（细长黑箭）和静脉（粗黑箭）

第三节　关　节

关节（joint）：人体中两个骨端之间的联合部形成关节。

关节的基本结构：①两骨端相接触的表面被有软骨，称为关节软骨。②两骨端关节软骨边缘或较远端被关节囊、韧带连接和包裹形成关节腔。③关节囊内面被有一薄层滑膜。关节腔内含有少量滑液，为滑膜所分泌。④关节囊内、滑膜外经常有脂肪垫，关节活动时有柔软的脂肪垫以适应关节囊的紧张与松弛（图1-3-1）。

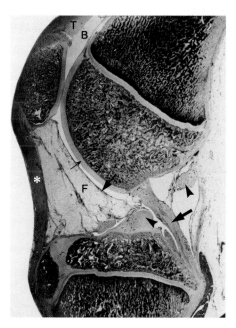

图1-3-1　膝关节结构
右膝关节大切片显示的结构具有代表性。包括股骨远端骨骺（F），胫骨近端骨骺。股四头肌腱，髌上囊（B）髌骨下方为髌韧带（＊），髌下关节内脂肪垫（F），关节软骨（小黑箭），滑膜（中黑箭），后交叉韧带（大黑箭），前交叉韧带（黑箭头）等

根据关节的功能，将其分为活动关节和微动关节。活动关节的形态有球窝关节、枢轴关节、滑车关节等，均为滑膜关节。微动关节大部分为平面关节，为纤维软骨连接，如椎间盘、耻骨联合、胸骨柄体关节，均为纤维软骨结合。骶髂关节是微动关节，但它属于滑膜关节。

一、关节内韧带与肌腱

是指韧带或肌腱位于关节内，但表面覆盖有滑膜，并非直接位于关节腔内，如膝关节交叉韧带、股骨头圆韧带等，均为关节内韧带。

二、关节囊血管

关节囊有丰富的血管。关节周围的小动脉穿入

关节囊,一方面分布于滑膜下,在关节囊内形成丰富的毛细血管网;另一方面沿着骨面滑膜下进入骨内,在骨髓内形成血管网。因此,外伤性关节脱位或关节内骨折、关节化脓性炎症等均可引起关节囊破裂或关节囊血管损伤,进而可造成骨缺血坏死。

三、关节囊神经

关节囊有丰富的感觉神经鲁菲尼小体、环层小体和高尔基小体等,分布于神经末梢,因此关节疾患可引起疼痛。

四、关节内滑膜

关节内滑膜分为纤维性、脂肪性和混合性。关节软骨边缘都有脂肪性滑膜皱襞。关节软骨退变、关节内骨坏死、骨性关节炎等都可刺激关节软骨边缘滑膜增生,形成软骨,而后骨化,形成骨唇。盂唇骨化后,关节窝加深,骨端增大,蘑菇状变形。

五、关节软骨

关节软骨(articular cartilage)分为表层、中层、深层和钙化层(图1-3-2)。

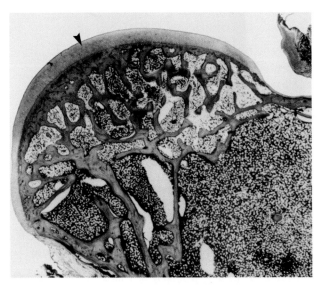

图1-3-2 关节软骨
右股骨头组织大切片显示骨结构与关节软骨(黑箭头)

表层:细胞较小,扁平梭形,细胞长轴与关节面平行,纤维排列方向亦平行关节面,称为切线层(tangential zone)。

中层:是一层较小的圆形细胞,在表层之下,细胞散在,细胞间的胶原纤维呈斜形或交叉排列,称为移行层(transitional zone),即纤维由平行关节面到垂直于关节面的移行区。

深层:较厚,占关节软骨厚度的1/2。细胞排列

呈柱状,细胞区的纤维垂直关节面,称为辐射层(radial zone)。

钙化层:在关节软骨的最深层,软骨基质钙化呈带状,称为关节软骨深层钙化带(图1-3-3、图1-3-4)。

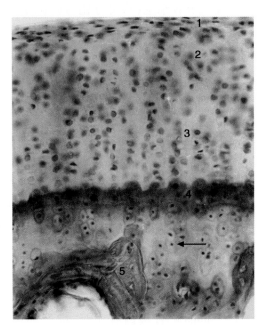

图1-3-3 发育成熟的关节软骨
关节软骨分为表层(1),中层(2),深层(3)及软骨深层钙化带(4)是由软骨细胞(长黑箭)基质钙化构成。其下为软骨下骨板(5)。X线所见骨性关节面是由钙化带与骨板形成的,其表面光滑

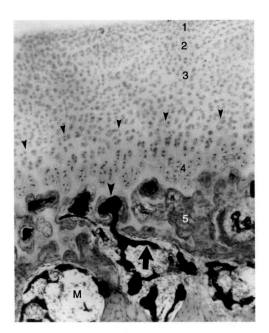

图1-3-4 未发育成熟的关节软骨
发育中的关节软骨较厚,包括固有的表层(1),中层(2),深层(3)。小黑箭头以下软骨细胞分裂、增殖、肥大(4)有血管入侵(黑箭头)为软骨内成骨,形成骨小梁(5)。图下部为骨髓(M)及血管(大黑箭)

六、骨板

骨板亦称软骨下骨板(subchondral plate),在钙

化带之下,骨板与钙化带融合,构成 X 线所见骨性关节面,并与骨板下的骨小梁相连。

关节软骨深层有很多毛细血管"穿破"骨板包埋在钙化带内。有一些血管"穿破"钙化带伸入深层软骨基质内。实际上,这些毛细血管是在骨发育过程中包埋在钙化带中的(图 1-3-4)。关节软骨的营养来自关节液在软骨基质渗透。关节软骨深层血管亦可供应软骨以营养。另一方面,关节软骨坏死,深层毛细血管增生,形成肉芽组织,对坏死软骨进行吸收、钙化、骨化或纤维化,产生相应的关节面硬化或关节粘连。MRI 检查能显示出关节软骨的表、中、深三层纤维束的结构。

第四节 骨与关节的血液供应

一、骨的血液供应

骨的营养血管有骨骺动脉、干骺动脉、骨膜动脉

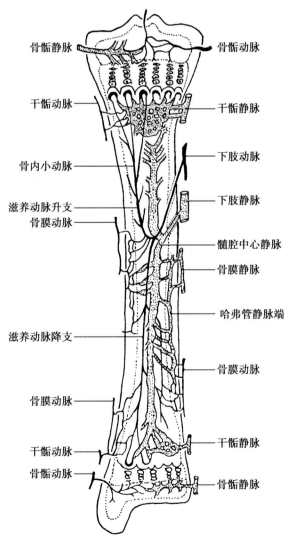

图 1-4-1 胫骨骨内动静脉

及骨髓滋养动脉。动脉进入骨髓内发展为无数的静脉窦、小静脉、中心静脉,另有静脉穿出骨皮质引流至骨外静脉,构成骨的微循环(图 1-4-1~图 1-4-4)。

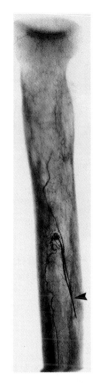

图 1-4-2 成人桡骨滋养动脉

桡骨干上中段交界处有滋养动脉(黑箭头),经骨皮质滋养动脉管进入髓腔,分为升支和降支

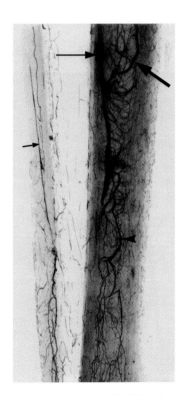

图 1-4-3 成人胫骨滋养动脉

图左边为腓骨滋养动脉(小黑箭),右边为胫骨滋养动脉(中黑箭),进入髓腔分为升支(大黑箭)及降支(黑箭头)

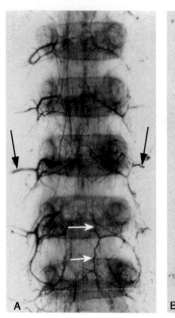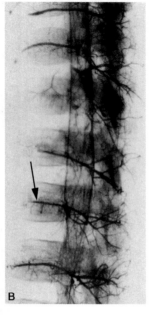

图 1-4-4　儿童脊柱血管
A、B. 每个椎体两侧均有节段动脉（长黑箭），来自肋间动脉，分别进入椎管，分为上下两支，从椎体后面进入椎体内（白箭）

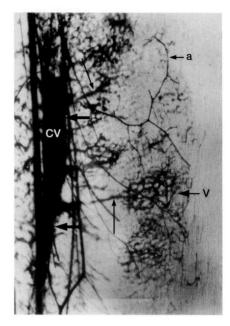

图 1-4-6　髓内滋养动脉
骨髓腔内细长而直的血管为滋养动脉分支（小黑箭 a）进入静脉窦（小黑箭 V）形成小静脉（长黑箭），再汇合成中心静脉（CV 大黑箭）

（一）髓内血液循环

骨内动脉支细长而直，分支较少，构成稀疏的小动脉网，互相吻合，末梢进入无数宽阔而密集的静脉窦，至此血流速度极大减慢，而且骨髓的引流静脉出口较细。运动时骨外肌肉收缩，可加速骨内循环。肢体固定、失用、骨内静脉淤积、可导致骨质疏松（图 1-4-5～图 1-4-7）。

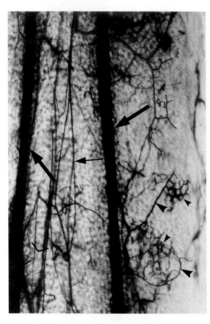

图 1-4-5　髓内滋养动脉
骨髓腔内有两条滋养动脉主干（大黑箭），滋养动脉分支细长而直（细长黑箭），经毛细动脉（大黑箭头）进入短小广阔密集的静脉窦内（小黑箭头）

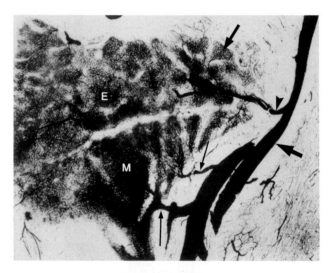

图 1-4-7　骨内静脉
胫骨上端骨髓（E）内大量静脉窦（黑箭），经骨骺静脉引流至骨外静脉（黑箭头）。干骺端（M）大量静脉窦经干骺静脉（细长黑箭）引流至下肢静脉（大黑箭）

（二）骨皮质内血液循环

骨皮质为坚硬、多筛孔结构，骨膜动脉和骨髓滋养动脉进入骨皮质内的哈弗管，其间毛细血管互相吻合，毛细静脉端也互相连接。在生理和病理条件下，骨内外血运互相沟通，内外引流。骨外肌肉收缩，可通过皮质骨内循环，加速骨内血液流动（图 1-4-8、图 1-4-9）。

骺板软骨血液供应：骨骺动脉的终末支分布到骺板，供应骺板软骨以营养，促使软骨细胞分裂增殖。干骺动脉和骨髓滋养动脉的毛细动脉，分布到

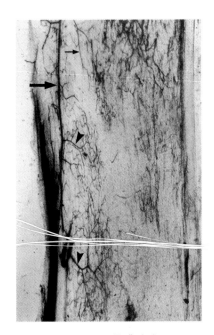

图 1-4-8 骨膜动脉

骨膜动脉主干(大黑箭)沿骨干长轴行走,分段发出水平分支(黑箭头)进入纵行哈弗管内(小黑箭)

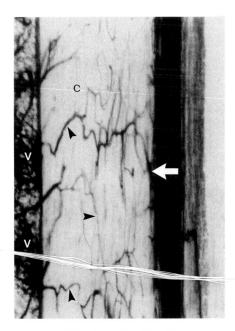

图 1-4-9 骨皮质血管

图中心为骨皮质(C),图左边为骨髓静脉窦(V),图右边为骨膜血管(白箭),骨皮质哈弗管内有多数弯曲和纵行的血管(黑箭头)

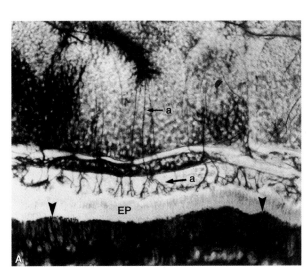

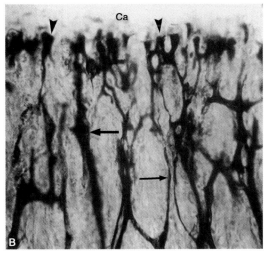

图 1-4-10 骺软骨板周边血管

A. 图中心偏下为骺板软骨(EP),骺板软骨的血液供应来自上下两方,骨骺动脉(小黑箭 a)分布到骺板软骨的生发细胞区,血供应充分(大黑箭 a)。干骺动脉(黑箭头)分布到骺板软骨柱的肥大细胞区,为软骨基质输送钙质,形成干骺端先期钙化带;B. 为 A 图中黑箭头区血管镜下所见:软骨柱先期钙化带(Ca)下毛细血管襻(黑箭头),图中下部为细小动脉(细长黑箭)和回流之静脉(粗长黑箭)

骺板软骨肥大细胞带供应钙质,形成先期钙化带。然后血管侵入先期钙化带的肥大细胞内进行软骨内成骨(图 1-4-10)。骺板的良好血液供应是骨生长的命脉。

二、关节血液供应

关节的血供由关节周围动脉丛发出,进入关节囊,分支于滑膜上,并形成丰富和纵横交错的毛细血管网。许多血管位于滑膜浅表,这正好说明关节甚至在比较轻微创伤后常会出血的原因。滑膜内的血管环(关节血管网)靠近关节软骨周缘。

第五节 软 组 织

一、肌肉

全身有 600 余条肌肉(muscle),分布于全身各部位,跨越关节。肌肉的基本结构是肌纤维(muscle fiber）。无数肌纤维组成肌束（muscle bundle），肌束表面有胶原纤维包裹，称为肌束膜（perimysium）；肌肉外面有结缔组织包裹，称为肌外膜（epimysium）。

全身各部位的肌肉均附着于骨骼。肌肉有丰富的血液供应。血管来自四肢动脉的分支或附近软组织血管。进入肌肉的血管分为三级，一级血管经常是一条动脉和两条静脉伴行进入肌肉，并分布于肌外膜。二级在肌束间穿行，并进入肌束内。三级血管呈毛细血管沿着肌纤维穿行呈平行血管，分别由肌纤维间的毛细静脉，肌束间静脉，一直引流至肌外膜静脉和四肢静脉。

肌肉病变是骨骼系统一大病组。如急性和慢性肌肉撕裂，出血，骨化肌炎（图 1-5-1、图 1-5-2），肌疝，脓肿，良、恶性肌肉肿瘤等。外源性肌肉受压或肌肉内压增高都可导致肌肉血运障碍，发生肌肉坏死。肘、前臂骨折外固定，压迫太紧可导致前臂肌坏死，以致造成 Volkmann 挛缩即为实例之一。此外还有遗传性肌肥大，肌肉发育不全，肌萎缩等肌肉疾患，CT、MRI 均能最佳显示肌肉病变的性质和病变的程度。

二、肌腱

肌腱（tendon）由胶原束构成，纤维束间有结缔组织包裹称为腱内衣（endotendon），腱外周的结缔组

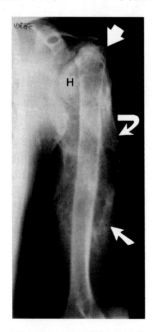

图 1-5-1　外伤性骨化肌炎
右肱骨头骨骺分离（粗白箭）肱骨头（H）下移。环绕肱骨干有大片不均匀骨化，注意上段骨干周围骨化边缘清楚（弯白箭）为已吸收改建。中下段骨干周围骨化边缘模糊为活动性骨化（斜边白箭）

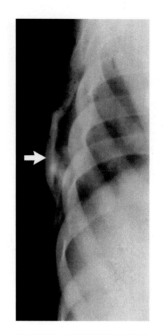

图 1-5-2　进行性骨化肌炎
右侧胸壁背阔肌骨化肌炎（白箭）呈索条状，表面有骨皮质样致密骨，中心有一透亮线为髓腔，说明此骨化已经长期改建塑形而形成管状样骨

织为腱外衣（epitendon）。腱与肌肉的移行部有许多血管进入。肌腱与骨附着处有纤维软骨连接，骨的血管亦进入腱内。进入腱内的血管一般有一条小动脉和两条小静脉伴行。进入纤维束间的血管都是毛细血管，纵行平行排列，穿行于纤维束之间（图 1-2-10），肌腱内有丰富的神经分布。

老年人常见有肌腱退行性变。运动创伤可引起肌腱断裂、出血、肌腱囊肿、肌腱炎、肌腱钙化、腱鞘炎等，这些肌腱损伤和变性坏死的病理改变必将刺激周围新生血管增生，对坏死组织进行吸收、移除、机化、钙化、骨化乃至瘢痕化。肌腱疾患常见于肩冈上肌腱，肘三头肌腱，肘内、外上髁屈、伸肌总腱，膝股四头肌腱和髌韧带以及跟腱等。超声和 MRI 检查能最佳显示正常肌腱和肌腱疾患的上述病理变化。

三、腱鞘

腱鞘（tendon sheath）呈管状，套在肌腱上。腱鞘外层为腱纤维鞘（vagina fibrosa tendinis），内层为腱滑液鞘（vagina synovialis tendinis），后者鞘内面被有一层滑膜细胞分泌滑液（图 1-5-3）。

各部位不少肌腱有腱鞘，如手指屈肌总腱鞘、各指屈肌腱鞘及拇指肌腱鞘。手背面有指伸肌腱鞘和腕伸肌腱鞘。另外，还有踝前方伸肌腱鞘、内外踝屈肌腱鞘、足趾腱鞘、肱二头肌腱鞘等。

全身也有很多肌腱只有腱周膜（peritendine-

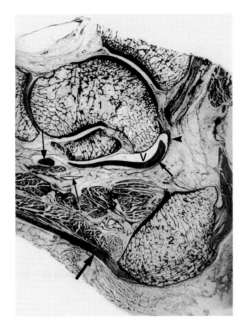

图 1-5-3　肌腱和腱鞘
踝关节大切片显示距骨（1）、跟骨（2）、胫后肌腱（中黑箭）及腱鞘（黑箭头）和滑膜腔（V）。还可见趾长屈肌腱（大细长黑箭）和𧿹长屈肌腱鞘（小细长黑箭），跟骨下结节有足底长韧带（大黑箭）

um），而没有腱鞘。腱周膜系疏松结缔组织，可随肌腱活动。另外，在肌腱与皮下之间、肌腱与骨之间或肌腱之间有滑囊（bursa）。腱鞘和滑囊都是肌腱屈伸滑动时，为减少摩擦自然形成的。

肌腱长期滑动磨损，腱鞘易发生退行性变。老年人或运动损伤最常发生腱或腱鞘囊肿、肌腱炎、狭窄性腱鞘炎、肥厚性肉芽肿等。淋病性或化脓性腱鞘炎亦偶见到。

腱鞘囊肿亦可发生在骨内，称为骨内腱鞘囊肿（intraosseus ganglion）。根据病理检查证明囊内有的是成纤维细胞增生而后发生黏液变性。亦有证明囊内有成纤维样细胞类似滑膜并有黏液。因此推测骨内腱鞘囊肿与骨外腱鞘或滑囊有密切联系，可能是其疝入或陷入骨内所形成。X 线摄片和 CT 能清晰显示骨内腱鞘囊肿的破坏区，MRI 能更佳显示腱鞘各种病变的性质和程度。

（徐文坚　崔久法）

参 考 文 献

［1］孟继懋.中国医学百科全书—骨科学［M］.上海：上海科学技术出版社，1984：244.

［2］高士濂.实用解剖图谱四肢分册（上肢）［M］.上海：上海科学技术出版社，1980：83.

［3］高士濂.实用解剖图谱四肢分册（下肢）［M］.上海：上海科学技术出版社，1985：56.

［4］Bloom W，Fawcetl DW.王绍仁，等译.组织学［M］.北京：科学出版社，1984：185，228，234，242，256，278，288.

［5］王亦聪，孟继懋，郭子恒.骨与关节损伤［M］.第 2 版.北京：人民卫生出版社，1991：252.

［6］李果珍，汪一.第 77 届北美放射学会（RSNA）年会（1991）考察报告（一）［J］.中华放射学杂志，1992，26（6）：429.

［7］Cruess RL. The musculo-skeletal system embryology, biochemistry, and physiology［M］. New York：Churchill Livingstone，1982，89.

［8］Resnick DL，Kransdorf MJ. Bone and joint imaging［M］. Elsevier Health Sciences，2004.

［9］Tehranzadeh J，Kerr R，Amster KJ. Magnetic resonance imaging of tendon and ligament abnormalities：Part Ⅰ Spine and upper extremities［J］. Skeletal Radiol，1992，21（1）：1-9.

［10］Tehranzadeh J，Kerr R，Amster KJ. Magnetic resonance imaging of tendon and ligament abnormalities：Part Ⅱ Pelvis and lower extremities［J］. Skeletal Radiol，1992，21（2）：79-86.

［11］Hodgson R J，O'connor P J，Grainger A J. Tendon and ligament imaging［J］. The British journal of radiology，2012，85（1016）：1157-1172.

［12］Costa A F，Di Primio G A，Schweitzer M E. Magnetic resonance imaging of muscle disease：A pattern-based approach［J］. Muscle & nerve，2012，46（4）：465-481.

［13］Whillen CG，Moore TE，Yuh WTC，et al．The use of intravenous gadopentetate dimeglumine in magnetic resonance imaging of synovial lesions［J］. Skeletal Radiol，1992，21（4）：215-218.

［14］Pesquer L，Borghol S，Meyer P，et al. Multimodality imaging of subacromial impingement syndrome［J］. Skeletal radiology，2018，47（7）：923-937.

第二章　骨与关节影像解剖

　　骨关节解剖特别是影像断层解剖是影像诊断的基础。因为各种疾病的影像表现都以解剖为基础，反映病理、病理生理信息，表达为 X 线检查或 CT 密度、MRI 信号强度，或超声回波强弱，以及器官、结构或病变的形态。各种疾病的病理改变都是在正常解剖和组织中发生、发展的。病变的修复又回归于或结局于修复性组织。因此，为适应现代医学影像发展的要求，我们不仅要熟悉人体整体解剖、局部解剖，更应熟悉影像断层解剖、组织和病理。

　　本章着重介绍骨与关节的共性和各大关节有代表性的影像断层解剖及图像。

第一节　骨　骼

　　骨是经过膜内成骨和软骨内成骨发展而来。颅骨和部分面骨由膜内成骨的化骨点逐渐扩大形成；四肢和躯干骨是从软骨原基中出现原始骨化中心和从骺软骨内出现二次骨化中心发展而来。因此骨的正常 X 线解剖随着发育而有变化。

一、四肢骨

　　四肢骨主要包括长、短管状骨和腕、跗等不规则骨。

（一）管状骨

　　新生儿管状骨只分为骨干和骺软骨。儿童骺软骨中出现二次骨化中心后即分为骨干、干骺端、骺核和骺软骨四部分。至成年骺线闭合后，即形成骨干、骨端和关节软骨（图 2-1-1）。

（二）骨干

　　骨干表面有骨膜，X 线不显影，仅于病理状态下，骨膜增生形成新生骨时，可见到骨膜反应。骨皮质为致密骨，骨干中段骨皮质最厚，两端逐渐变薄。骨内膜在皮质内面正常情况下也不显影。骨干呈管状，内为髓腔。骨的两端为松质骨，由交错排列的骨小梁构成。松质骨小梁是按各骨特定负重功能的引力方向而排列。骨滋养动脉于骨干上 1/3 或下 1/3 斜行穿过骨皮质，称为滋养动脉管，细长而光滑，不同于骨折线。

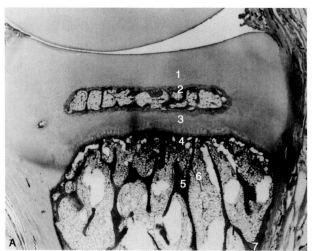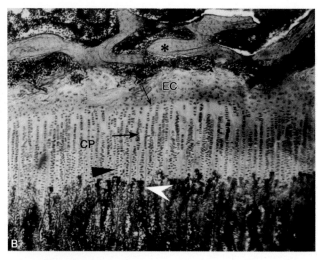

图 2-1-1　儿童管状骨（2 岁半儿童指骨近端大切片）

A.1　骺软骨；2　骨骺；3　骺板软骨；4　干骺端；5　松质骨骨小梁；6　骨髓；7　骨干皮质骨；B.骺板软骨镜下所见从图上方向下显示骨骺终板（＊），骨骺下方骺板软骨（EC）尚未完全骨化。再下为骺板生发细胞层（小黑箭），增殖层及基质合成层（大黑箭），肥大细胞层（黑箭头），最下方为干骺端先期钙化带，初级骨小梁和毛细血管襻（分叉白箭头）

（三）骨端

新生儿几乎所有管状骨的骨端都是软骨，随后在骺软骨内出现骺核。开始为圆点状，逐渐长大，现已习惯地称它为骨骺，骨骺周围的软骨仍称为骺软骨。骨骺与干骺端间为骨骺线（即骺板软骨），骨骺线由两条致密线构成。骺侧为骨骺的终板，干骺端为先期钙化带。到青春期，骺线闭合，即遗留一条致密线，成年后逐渐消失。

发育后期：在关节软骨的钙化带下形成骨板壳，即 X 线所见骨性关节面。

（四）四肢不规则骨

主要指八块腕骨、七块跗骨和肩胛骨。新生儿只有跟、距骨骨化中心出现，其余腕骨和跗骨都为软骨。生后逐年逐个骨化。不规则骨的骨化中心开始为圆形，周围都是钙化带。随后骨化中心相继出现棱角，变为不规则形状。完全发育后，在关节软骨的钙化带下形成骨板壳。

二、躯干骨

躯干骨有脊柱、肋骨、胸骨和骨盆。

（一）脊柱

脊柱由 7 个颈椎、12 个胸椎、5 个腰椎、5 个骶椎及 3~5 个尾椎组成。椎骨有椎体和附件包括椎弓、椎侧块，枢椎椎体上部有齿状突与环椎前弓形成关节。5 个骶椎和尾椎则分别融合成骶骨和尾骨。

（二）肋骨

肋骨呈弯带状，共 12 对，后方有肋骨头、颈、结节、干，前方有肋软骨。第 1~9 肋骨头各与两个胸椎构成关节，第 10~12 肋只连于 1 个椎体上。

（三）胸骨

胸骨分柄、体及剑突三部分。柄与体有软骨相连，X 线表现颇似骺线，为胸骨联合。体与剑突亦由软骨相连，成人后可骨化融合。胸骨柄上缘两侧各有一关节面与锁骨构成胸锁关节。胸骨体两侧有 1~5 个肋软骨相连的切迹。胚胎期胸骨为软骨，出生后各段都有骨化中心，分别于儿童、青春期、成年后出现骨性融合。

（四）骨盆

骨盆由盆骨和骶、尾骨构成。盆骨上部为髂骨，前下部为耻骨，后下部为坐骨。两侧髂骨与骶骨构成骶髂关节。两侧耻骨由纤维软骨连接为耻骨联合。胚胎期髂骨、耻骨和坐骨各有一骨化中心，于髋骨中部结合成髋臼。4~5 岁时髋臼中心未骨化的软骨呈"Y"形，9~14 岁时"Y"形软骨中心出现二次骨化中心，在正位 X 线片上，髋臼"Y"形软骨内有多个长条状化骨核与关节重叠，表现极不规则，易误诊为病理改变。青春期髂骨嵴、坐骨结节分别出现长条形骨骺。成人骨盆 X 线表现髂骨嵴密度高，而髂骨窝密度低，中心有放射状或 Y 形血管沟。

三、软骨

（一）软骨影像断层解剖

如前所述，骨与软骨来源于间充质细胞，后者可分化成血细胞、平滑肌细胞、脂肪细胞、成纤维细胞、成软骨细胞、成骨细胞和巨噬细胞等。间充质来源于血管旁细胞。骨与软骨的形成和发育都是由这些细胞按基因组成和运转而成，骨与软骨发育异常也是因这些细胞的病理改变和/或修复所致，其中血管旁细胞起着非常重要的作用，如某些病变或退变都可引起骨质增生、硬化改变，但组织学结构相同；各种原因导致的软骨变性、坏死或修复改变，组织学结构也基本相同。因此，影像学上出现同征异病，同病异征（图 1-0-1、图 2-1-2）。

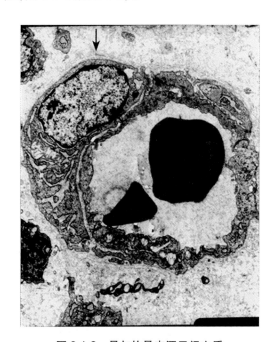

图 2-1-2　骨与软骨来源于间充质
间充质细胞可分化成血细胞、平滑肌细胞、脂肪细胞、成纤维细胞、成软骨细胞、成骨细胞和巨噬细胞。间充质细胞来源于血管旁细胞（黑箭），骨与软骨的形成和发育都是由这些细胞按基因组成和运转而成

胎儿期，躯干、四肢都是由软骨细胞组成骨的解剖初级形态（图 2-1-3），也称其为软骨雏型。在生长过程中，软骨体积逐渐增大，软骨膜的血管被增长的软骨细胞包裹在软骨体内，称为软骨管（cartilage canal）（图 2-1-4）。软骨管的周围有软骨膜，因此，血管应该是在软骨组织之外（图 2-1-5、图 2-1-6）。

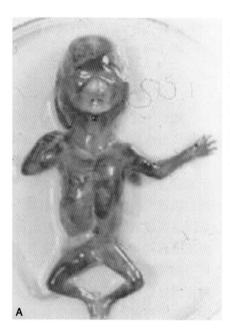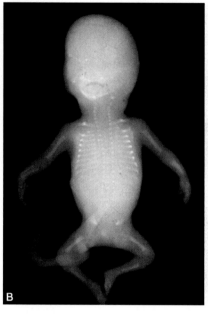

图 2-1-3 软骨原基(胎儿身高 11cm)

颅骨以膜内成骨刚出现骨化,脊柱的小骨化点是椎弓的化骨核。肋骨、四肢骨、面骨等以软骨内成骨出现,呈现为成人骨的形态,表明软骨内成骨比膜内成骨要早

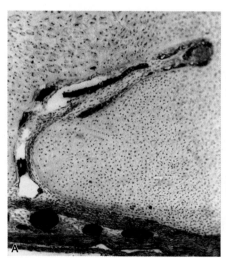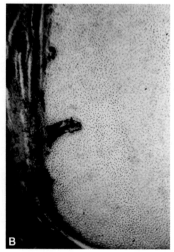

图 2-1-4 软骨管内血管

A. 胎儿股骨髁断层切片,上方软骨膜的血管襻被增生的软骨细胞包埋在软骨内,下方的血管已进入软骨内;B. 椎体软骨血管:软骨膜血管被生长的软骨细胞包裹在软骨体内(软骨管),软骨管周围有软骨膜,血管在软骨组织之外

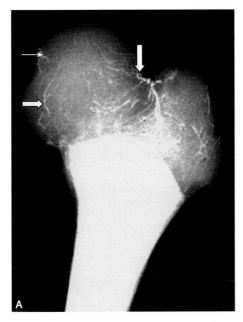
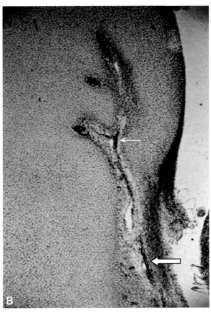

图 2-1-5 股骨头骨骺动脉

A. 新生儿股骨头微粒钡血管造影显示,骺外侧动脉(长白箭),骺内侧动脉(短白箭)圆韧带动脉(细白箭)均显影;B. 胎儿标本切片显示,骺外侧动脉是从股骨颈外上缘滑膜下(粗白箭)进入股骨头骺软骨内。末端在软骨内有三个分支,互不吻合(细白箭)

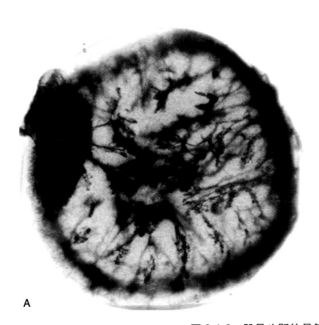
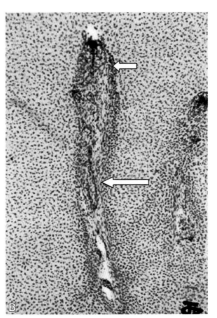

图 2-1-6 股骨头骺软骨管微血管

A. 新生儿股骨头骺软骨墨汁微血管造影,轴位透明标本显示:股骨头内大约有 27 条血管,是从股骨头颈周围进入的,每条血管互不吻合;B. 股骨头骺软骨组织切片显示软骨管中心有一条小动脉(长白箭),外围有效静脉网罩(短白箭)

胎儿软骨原基内只在软骨管内有血管。软骨管的中心有小动脉,外围有小静脉网。软骨管内血管不相吻合。软骨管内小动脉的血管旁细胞在静脉网内分化为间充质细胞,出了静脉网以外后,即变为密集的圆形细胞并分泌基质,再分化成软骨细胞(图 2-1-7)。

软骨管内血管对骨发育的功能:

(1) 软骨以血管为中心生长。

(2) 血管营养液通过基质渗透,供给软骨营养。

(3) 血管输送钙质,使肥大软骨细胞钙化出现骨化中心(图 2-1-8)。骨化中心周围有两个软骨母细胞储存带:骨骺周围软骨母细胞复制带和关节软骨母细胞复制带(图 2-1-9、图 2-1-10)。

(二) 儿童骨发育期软骨组织 MRI 表现

软骨疾患大致可分为两大类,一是先天性骨与软骨发育障碍,二是后天性多种因素造成的软骨萎缩、变性、坏死等,两者病种繁多,大多数都是在婴幼儿和儿童骨发育期软骨内成骨过程中发生的,是儿童期的常见病。软骨疾患可发生在骺软骨、生长板软骨、关节软骨,如先天性软骨发育不良,骨骺、干骺发育障碍,以及营养、代谢障碍、地方性骨病等,都可发生骺软骨和生长板软骨内成骨障碍,因此,也统称

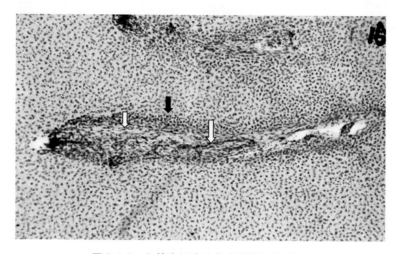

图 2-1-7　血管旁细胞分化成软骨细胞过程

为图 2-1-6B 放大图。软骨管中心小动脉(长白箭)的血管旁细胞、在静脉网内分化成间充质细胞(短白箭)。在静脉网外分化为圆形细胞(黑箭),然后细胞分泌基质,细胞分散,变为成软骨细胞(因为是胎儿,还未分化软骨细胞)

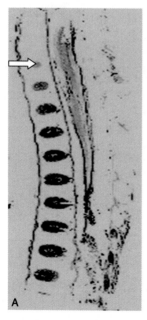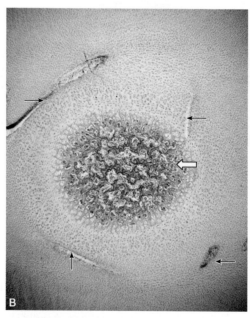

图 2-1-8　化骨核

A. 胎儿第 3 颈椎化骨核(寰枢椎化骨核尚未出现);B. 该化骨核组织切片 HE 染色显示,图中心是化骨核(白箭),外围有 4 条血管。4 条血管为化骨核周围肥大软骨细胞输送钙质,使骨骺增大

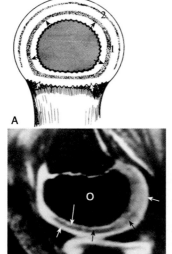

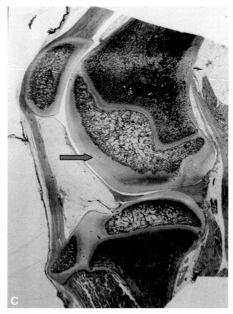

图 2-1-9 骨骺周围软骨母细胞复制带
A. 骨骺周围有两层软骨母细胞复制带:①骨骺周围软骨母细胞复制带;②关节软骨母细胞带;B. MRI-FFE-T_2WI 显示骨骺周围中低信号带,是骨骺周围软骨母复制带(黑箭),两边高信号的分别为关节软骨(短白箭),骨骺软骨(长白箭);C.膝关节整体切片,HE 染色。显示骨骺周边染色较淡,即是骨骺周围软骨母细胞复制带,关节软骨母细胞带(红箭)只能在镜下才能看见

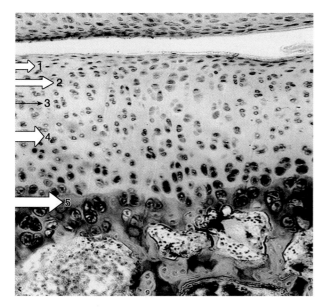

图 2-1-10 关节软骨母细胞复制带
1. 关节软骨表层(短箭);2. 中层(长箭);3. 深层(黑箭);4. 关节软骨母细胞复制带(短宽白箭);5. 软骨钙化带(长白箭)

为骨骺和干骺端病变。由于 X 线不能直接显示软骨,过去放射诊断对于软骨的解剖、组织和生长发育论述较少,对于在骨发育过程中软骨疾患的病理改变也较少关注,故对软骨疾患不能早期发现,只能根据软骨疾患的后遗骨骼改变取得认识。而今,MRI不仅能显示软骨的组织形态,更能显示其中的层次、结构及其病理变化,对今后提高儿童骨发育期软骨

疾患的早期发现具有重要价值。

全身骨骼除颅顶骨外均是由软骨发育、骨化而来,MRI 成像技术不仅能显示软骨的形态和信号强度变化,更能显示软骨的组织结构,是研究软骨疾病的重要手段。在 MRI 上,骨发育的不同阶段,有其相应的信号及结构变化。经对照观察骺软骨组织大切片与软骨"内"血管解剖,可进一步认识这些变化的组织学结构。

1. **骺软骨** 膝关节 MRI 矢状位 T_2WI/FFE 序列中,股骨髁与胫骨平台的骺软骨显示出三层不同的信号强度:表层软骨呈薄层高信号带,对照膝关节矢状大切片为关节软骨母细胞带(图 2-1-11、图 2-1-12);中层骺软骨,即关节软骨表层与骨化中心之间的软骨,呈中等低信号带,4~9 岁时较厚,经组织切片对照为骺软骨母细胞带(图 2-1-12);深层软骨,即骨化中心周边的软骨层,MRI 显示一薄层高信号带,组织切片证实为骨化中心周围肥大的软骨细胞带(图 2-1-12)。

通过 MRI 与组织学对照,在梯度回波 T_2WI 序列中能够显示骺软骨的上述三层组织结构。但在自旋回波 T_2WI 序列中,骺软骨仅显示为两层结构,即关节软骨母细胞带呈中高信号强度,而中层的骺软骨母细胞带及骺软骨肥大细胞带不能区分(图 2-1-11)。T_1WI 这三带均不可分。随年龄的增长,中层

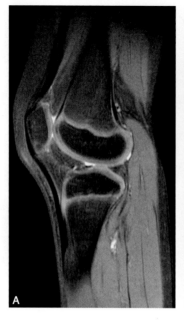
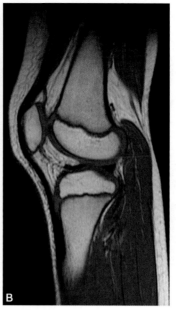

图 2-1-11 骨骺软骨 MRI 信号强度

A. 7 岁男孩，股骨髁矢状面脂肪抑制 PDWI 示股骨髁化骨中心周边的软骨 3 层结构，关节软骨呈薄层高信号，其下为低信号带，骨骺周边亦为薄层高信号；B. T$_1$WI 上呈等信号（与肌肉相比）

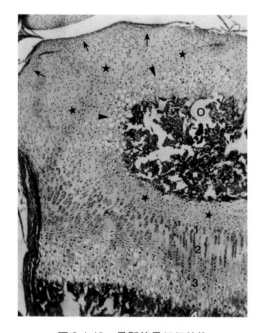

图 2-1-12 骨骺软骨组织结构

幼鼠胫骨近端组织大切片（HE 染色），显示化骨中心（O），周边肥大软骨细胞带（小黑箭头）和骺软骨母细胞带（黑星），最外围为关节软骨母细胞带（小黑箭）

骺软骨母细胞带逐渐由厚变薄，直至消失，骺软骨完全骨化后则只保留关节软骨。骺软骨的三层结构，男孩至 14 岁依然存在，而女孩 11 岁时，已有三层结构消失者，至 13 岁时则均消失。膝冠状位梯度回波 T$_2$WI 序列中，股骨髁及胫骨平台的高信号关节软骨下，中层骺软骨母细胞低信号带呈三角形，尖端向内、底向外，这与股骨髁与胫骨髁的骺软骨解剖形状

相一致。

2. 生长板软骨 生长板亦称骺板。骨发育期，生长板的软骨细胞呈柱状排列，从骨骺至干骺端，分为 4 层：即贮备层或生发层、增殖层、肥大细胞层（包括成熟软骨细胞、退变和先期钙化带）、初级和二次骨小梁层（图 2-1-13）。经组织学对照发现，梯度回波 T$_2$WI 序列中，生发层与增殖层呈高信号，两者不

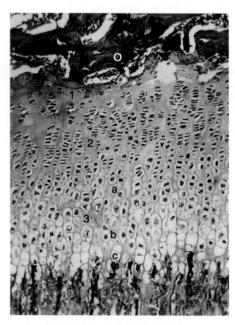

图 2-1-13 生长板软骨

图上方为骨骺终板（O），中部为生长板，分为 4 层：储备层（生发层 1），增殖层（2），肥大层（3）包括成熟（a）肥大（b），退变（c），初级和二次骨小梁（4）

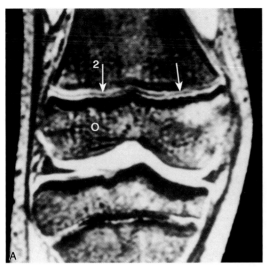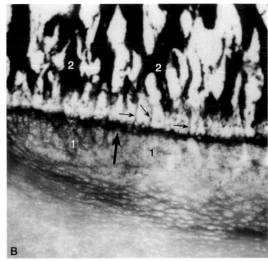

图 2-1-14　干骺端先期钙化带和初级,二次骨小梁

A. 膝 MRI 冠状面梯度回波 T_2WI(550/15,35°)序列,显示骨骺(O),干骺端(2),生长板呈高信号强度,其中有一低信号线(白箭),此图与 B 图幼儿先期钙化带组织切片对照,图中部深染横带即为先期钙化带(大黑箭),其下方为生长板(1),其上方为初级骨小梁(小黑箭)和二次骨小梁(2)。此图证明生长板高信号中的低信号线即为先期钙化带

能区分;先期钙化带呈纤细的低信号线(图 2-1-14);初级骨小梁带在 MRI 上呈高信号带,由于初级骨小梁内有肥大软骨细胞基质的钙化管,而每个钙化管中(即初级骨小梁之间)都有一条毛细血管襻(图 2-1-15),血管密集呈平行纵向排列,故在梯度回波 T_2WI 序列中呈高信号。二次骨小梁区有红骨髓和脂肪细胞呈中等略低信号强度。在自旋回波 T_1WI 及 T_2WI 序列中,生发层、增殖层及初级骨小梁带均呈中等信号,先期钙化带呈低信号线。在幼儿二次骨小梁区 MRI 表现呈中等略高信号,学龄儿童则呈

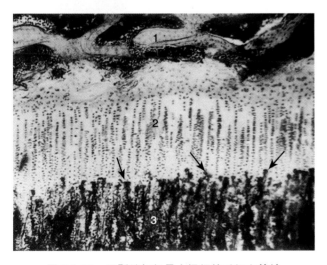

图 2-1-15　干骺端初级骨小梁间的毛细血管襻

图上方为骨骺终板(1),中层为生长板(2),图下方为初级骨小梁间的无数的毛细血管襻(黑箭),因毛细血管中充满墨汁呈黑色

高信号。先期钙化带从 13 岁开始显示不清,生长板几乎消失,则呈中等偏低信号强度。

3. 软骨内血管　骨微血管摄影显示骺软骨内有数条血管分布(图 2-1-16)。骨骺和干骺的血管有穿通生长板的交通支(图 2-1-17)。在梯度回波 T_2WI 序列中股骨髁的骺软骨深层即骨化中心的周边呈波浪状凹陷,其中有一低信号点,对照组织大切片显示该凹陷区为一小动脉断面(图 2-1-16)。生长板在梯度回波 T2WI 序列中呈高信号强度,其中可见纵形中低信号血管交通支(图 2-1-17),因其血管周围有纤维组织而呈低信号。骨髓血管在 T_1WI 或 T_2WI 序列中表现为点状低信号的血管断面(图 2-1-18),散在分布。随着生长板的愈合以及骺软骨的三层结构消失时,骺软骨的血管即变为骨髓的血管,而骨髓血管在各年龄段 MRI 均可显示。

4. 关节内滑膜脂肪垫　膝矢状大切片显示髌下脂肪垫表面有一层滑膜,其中的脂肪组织形成小叶,叶间有结缔组织和血管,MRI 成像各序列,均能显示小叶间血管和结缔组织形成的低信号网状结构(图 2-1-19)。约 21% 的儿童 MRI 图像中,可以观察到滑膜皱襞(图 2-1-19)。髌下脂肪垫 MRI T_1WI、T_2WI 均呈高信号,髌上脂肪垫,位于股四头肌腱、髌上囊及髌骨上缘之间的三角区域内,T_2WI 亦呈高信号。

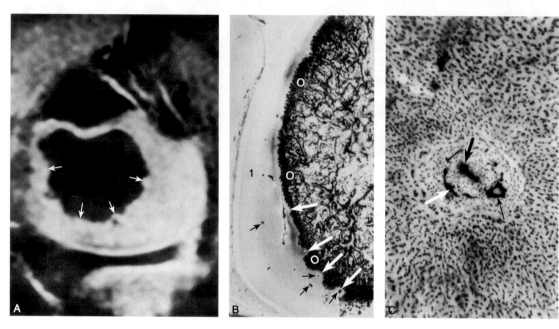

图 2-1-16 骺软骨内的血管

A. 4 岁幼儿股骨髁 MRI 矢状位梯度回波 T$_2$WI(550/15,35°),显示化骨中心周围钙化带有多处凹陷(小白箭);
B. 幼犬股骨髁软骨组织切片(HE 染色),显示化骨中心周边钙化带(O)有多处凹陷(粗白箭)并见每个凹陷内均有一个小动脉断面;C. 幼儿腕骨、软骨内血管镜下可见小动脉在中心(粗黑箭),外围有小静脉网,注意小动脉周围均为间叶细胞向外分化成软骨细胞和周围的软骨。此图说明软骨是以血管为中心生长增大

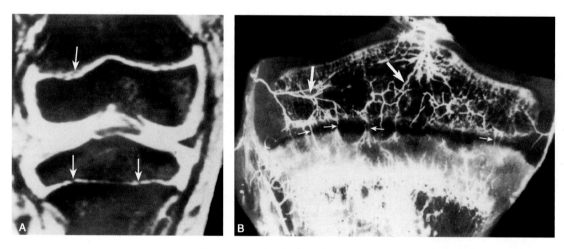

图 2-1-17 生长板内血管交通支

A. 6 岁幼儿膝 MRI 冠状位梯度回波 T$_2$WI(550/15,35°),显示胫骨近端生长板高信号中有数条低信号血管穿过(小白箭),股骨远端生长板内亦可见到(小白箭);B. 6 岁男孩尸检胫骨近端微粒钡骨动脉造影显示骨骺动脉(粗白箭)有多数分支穿过生长板(小白箭)进入干骺端,因血管交通支周围有纤维组织故 MRI 呈低信号

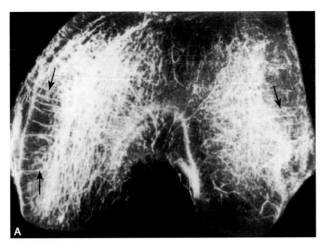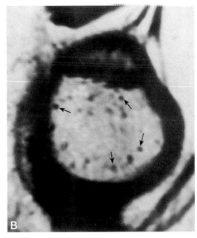

图 2-1-18　股骨髁内血管

A. 成人股骨髁尸检骨微血管摄影,显示两侧股骨髁的骨面滑膜下有多数小动脉平行性向心性进入股骨髁骨髓内(细黑箭);B. 6 岁儿童膝 MRI 矢状位 $T_1WI(500/20)$ 显示股骨髁骨髓内有多数低信号点,即为小动脉的断面(小黑箭)

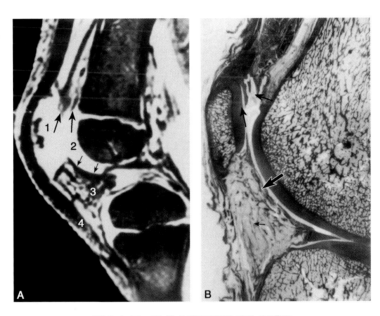

图 2-1-19　膝关节髌下脂肪垫和滑膜舌

A. 7 岁,男孩。膝关节 MRI 矢状面 T_2WI FFE(550/15,35°),显示髌软骨(1),股骨髁骺软骨(2),髌下脂肪垫(3),髌韧带(4)。注意髌上有滑膜皱襞呈低信号(长黑箭),称为滑膜舌;B. 成人膝关节矢状大切片显示髌骨内上方有滑膜舌(细黑箭)

第二节　关节影像解剖概论

人体各部位关节系由两骨或数骨组成,具有连接作用和活动功能。四肢各关节和脊柱小关节为活动关节,其关节结构有关节软骨、关节腔、关节滑膜、滑液、关节脂肪、关节囊、韧带等(图 2-2-1)。关节活动时具有滑动或滚动运动,这些关节主要起着活动功能。躯干如脊柱椎间盘、骶髂关节、耻骨联合、胸骨联合等不具备上述典型关节结构,主要靠纤维软

骨、纤维环、韧带或软骨连接,关节活动很小,属微动关节,主要是连接作用。

一、活动关节

活动关节 X 线片上可见关节面、关节间隙、关节盂缘及关节内、外脂肪软组织层次。

(一)关节面

组成关节的骨骼相对面均为关节软骨,X 线所见的关节面并非真正的关节表面,而是关节软骨下一薄层钙化带加骨板,可称为骨性关节面。两个骨

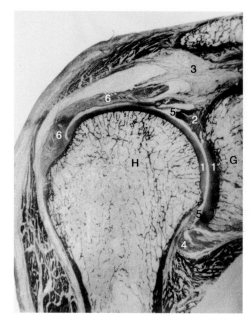

图 2-2-1　活动关节
右肩关节大切片显示肱骨头（H），肩盂（G），关节软骨（1），盂缘的盂唇软骨（2），关节囊内滑膜外脂肪（3），关节囊（4），关节腔（5），关节内冈上肌腱（6）

性关节面呈光滑的，彼此平行或均等弧形的细线条阴影，球窝关节球形骨端的关节面薄，小于 0.5mm，而关节窝的持重关节面厚可达数毫米。

（二）关节间隙

X 线片上所见关节间隙是代表两个骨性关节面之间的关节软骨、少量滑液和很窄的解剖间隙的总和。关节软骨厚的部位，间隙宽，反之则窄，因人因部位而不同。病理条件下，关节积液，软骨增生可使关节间隙增宽。关节软骨广泛坏死变薄则变窄。

（三）关节盂缘

为滑膜附着于软骨处之边缘。球窝关节如髋臼、肩盂边缘尚有盂唇软骨。X 线所见关节盂缘是关节软骨下的钙化带加骨板，薄而光滑，凡是关节盂缘骨质增生，密度增高者，均为异常软骨化骨。

（四）关节内外脂肪层

关节内脂肪位于关节囊与滑膜之间，多见于活动大的关节，如肘关节，肱骨远端前后有两个脂肪块，膝关节有髌下脂肪垫。关节外脂肪一般在关节囊或韧带之外或肌肉间，层次清楚，可借助于脂肪密度较低而衬托出关节囊的轮廓。正常关节内、外脂肪组织有细微网状结构，如网状结构粗大或脂肪块透亮度减低，常反映滑膜增生肥厚和关节积液。

二、微动关节

微动不具备典型关节的结构，有下列特点：关节

面不光滑，骨性关节面较厚，间隙较宽（如椎间隙和耻骨联合），看不出关节软组织层次。

另外，骨生长发育期的关节有下列特点：关节软骨厚，间隙相对宽大；组成关节的骨骼有骨骺者，在幼儿时期骨骺的周边是软骨基质钙化带，青少年时期才逐渐形成关节软骨下的骨板；组成关节的骨端没有骨骺时，骨端的面也是在幼儿时期为软骨钙化带，少年时期才形成骨板。由于儿童时期组成关节的骨骼大部为骺软骨或骨端软骨，X 线表现与成人大不相同，随年龄增长而逐渐接近成人的关节结构。

第三节　肩关节

肩关节（shoulder joint）的运动是整个肩胛带的活动，包括肩锁关节、胸锁关节和盂肱关节。盂肱关节活动时，肩锁和胸锁关节均发生上下、前后和旋转三个方向的活动。因此，其中任何一个关节发生病理改变，都会产生肩部症状。

一、肩关节解剖

（一）肱骨头

肱骨头（humeral head）骨性关节面 X 线表现为光滑、均匀、连续致密弧线。肱骨头骨小梁呈网状，关节面下骨小梁细密呈放射状垂直于关节面。

（二）肱骨颈

骨发育期，肱骨头、大小结节与骨干之间均有骺板软骨。闭合后残留"人"字形骺线。肱骨头与骨干的骺线正是肱骨头关节软骨的周边，这个部位称为解剖颈（anatomical neck）。肱骨头与大小结节的骺线以下为干骺部，称为外科颈（surgical neck）（图 2-3-1A）。

（三）肩关节盂和盂唇

肩关节盂（glenoid）呈椭圆形，关节窝浅小，骨性关节面呈弧形骨板。关节盂周边有纤维软骨唇环绕，称为盂唇（labrum），以增加关节面的面积（图 2-3-1B）。

（四）肩袖

肩袖（rotator cuff）是由附着在肱骨大小结节及外科颈前后面的 4 个肩部肌腱组成。前有肩胛下肌腱，上有冈上肌腱（图 2-3-2）。后有冈下肌腱及小圆肌腱。上臂借助肩袖悬吊于肩胛骨之上。

（五）关节囊、韧带

关节囊（articular capsule）宽阔松弛，起于肩盂

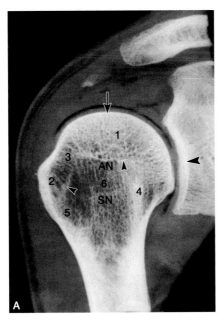
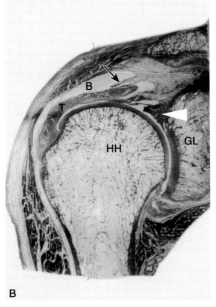

图 2-3-1　肩关节解剖

A. 右肩标本 X 线检查显示：肱骨头关节面呈细线样（细黑箭），有解剖颈（AN）、外科颈（SN）。骨小梁分 6 区：1 区肱骨头骨小梁呈放射状，2 区为大结节骨小梁束，3 区为肱骨头大结节疏松区，4 区为干骺端内侧纵行骨小梁，5 区为干骺端外侧骨小梁，6 区为干骺端中心疏松区，残留骺线呈"人"字形（小黑箭头），肩盂骨性关节面较厚（大黑箭头）；B. 肩关节切片显示肱肩头（HH），肩胛盂（GL），盂唇软骨（白箭头），冈上肌腱（T），肩峰下滑囊（B），内有滑膜舌（细黑箭）

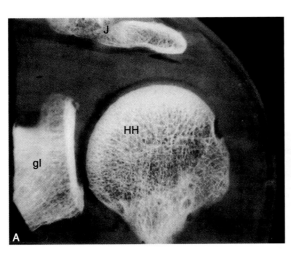
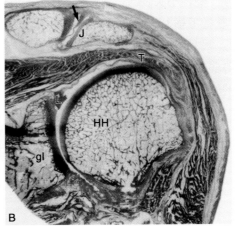

图 2-3-2　肩关节标本 X 线片及大切片对照

A、B. 肱肩头（HH），肩胛盂（gl），盂唇软骨（L），冈上肌腱（T），肩锁关节（J）中的滑膜舌（小黑箭）

周边,止于肱骨头解剖颈,有喙突韧带和盂肱韧带加强。

（六）滑囊

肩关节周围有多个滑囊（bursa）。肩峰下、喙突下、三角肌下、肩峰皮下等部位均有滑囊,以减少盂肱关节活动时的摩擦。

（七）肱二头肌腱

肱二头肌腱（biceps tendon）长头起于肩盂上结节,在关节内通过大小结节间沟向下延至肌腹。肱二头肌腱周围有滑膜鞘包裹。

二、肩关节解剖在影像诊断中的意义

肩关节盂浅,肱骨头大,关节软骨面广,虽然保持了肩部环转活动的灵活性和广泛性,但极易发生肩关节不稳症。

肩峰与肱骨头之间在结构上是一个狭窄腔隙,内有肩峰下滑囊,冈上肌腱,关节囊韧带等结构。老年人关节退变、运动创伤、肩锁关节周围骨质增生等可导致筋膜室综合征（compartment syndrome）。反复性机械性碰撞,可导致肩袖磨损、冈上肌腱炎、撕裂、滑囊炎、滑膜肥厚、粘连、钙化等,从而导致碰撞与退变的恶性循环。

第四节　肘　关　节

肘关节(elbow joint)是由肱骨远端和尺骨、桡骨近端三骨组成。肱骨下端有外髁小头,内髁滑车及内外上髁。肱骨小头与桡骨小头构成肱桡关节。肱骨滑车与尺骨切迹构成肱尺关节。桡骨小头环状关节面与尺骨切迹外侧的桡骨切迹构成尺桡近端关节。肱桡、肱尺与尺桡关节不仅使肘具有屈伸活动,又可使桡骨小头发生旋转保持前臂旋前和旋后的功能。

一、肘关节解剖

(一) 骨结构

肱骨下端及尺、桡骨近端骨皮质致密。肱骨外髁骨小梁呈网状,以纵行骨小梁为主。内髁滑车部纵行骨小梁较多。滑车关节面下横行骨小梁紧密排列与纵行骨小梁相交叉。内上髁向内突出,骨小梁斜向内下方。桡骨小头、尺骨切迹均为凹形关节面。因此,关节软骨下横行骨小梁紧密排列构成厚骨板(图2-4-1)。尺骨半月切迹之中心有一横行关节软骨与骨板薄弱带,只有一薄层纤维软骨覆盖,是尺骨鹰嘴骨折的好发部位(图2-4-2)。

(二) 关节囊、韧带

关节囊附着在肱尺桡关节软骨的周边。关节囊与内外侧副韧带融合。桡骨小头边缘被有关节软骨,由环状韧带包绕与关节囊融合,以保持桡骨小头旋转时的稳定性。桡骨颈表面被有滑膜,称为骨面滑膜。

(三) 肘关节内脂肪垫

关节内脂肪垫(intra-articular fat pad)包括:肘前关节囊内有脂肪垫,肘后关节囊内亦有一脂肪垫。脂肪垫的表面被有滑膜(图2-4-2)。

(四) 肘关节周围肌肉和肌腱

肘关节周围肌肉包括:肘前有肱肌、肱二头肌,桡侧有肱桡肌和桡侧腕伸肌,尺侧有旋前圆肌和尺侧腕屈肌(图2-4-3)。

肘关节周围肌腱包括:肱骨远端外上髁有前臂伸肌腱附着,内上髁有屈肌腱附着,尺骨鹰嘴有肱三头肌腱附着。肌腱与骨的连接均为纤维软骨附着于骨。

二、肘关节解剖在影像诊断中的意义

肘关节正侧位 X 线片对观察骨结构异常改变、关节囊肿胀、屈伸肌腱钙化和骨化等具有重要诊断价值。肘关节轴位、冠状位、矢状位成像是 CT、MRI 的常规检查方位,轴位是观察肘部尺桡关节及环状韧带的最佳位置,还可观察肘关节内外肌间隔腔;冠

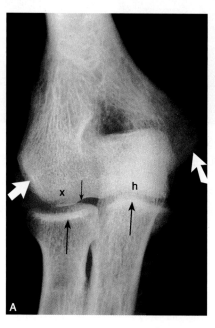
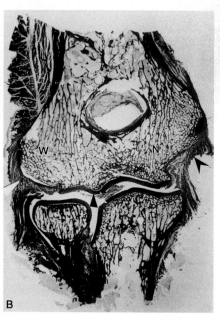

图2-4-1　肘关节标本冠状位解剖
A.X 线检查显示:肱骨小头(x),肱骨滑车(h),外上髁(白箭),内上髁(斜边白箭)桡骨小头关节面及尺骨切迹关节面均较厚(大黑箭),而肱骨小头关节面呈细线样(小黑箭);B.肱骨外髁(W),肱骨内髁(N),肱骨滑车间嵴(黑箭头),肱骨外上髁伸肌腱(白箭头),肱骨内上髁屈肌腱(分叉黑箭头)

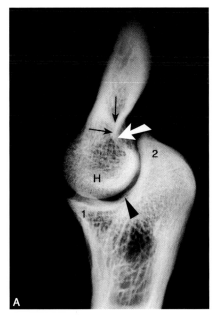
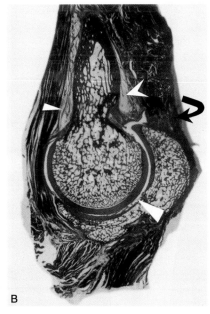

图 2-4-2　肘关节标本矢状位解剖
A.标本 X 线检查显示肱骨远端滑车(H)及由鹰嘴窝皮质(白箭)和喙突窝皮质(小黑箭)构成"X"征(大黑箭)。注意尺骨切迹中心薄弱区(黑箭头)。前方为尺骨喙突(1)，后方为尺骨鹰嘴(2)；B.同一标本大切片显示尺骨下端前方喙突窝脂肪垫(小白箭头)和鹰嘴窝脂肪垫(分叉白箭头)，注意尺骨切迹中心之薄弱区(大白箭头)。尺骨鹰嘴上方为肱三头肌腱(弯黑箭)

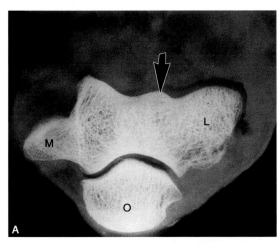
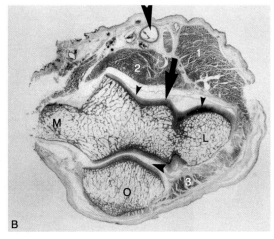

图 2-4-3　肘关节轴位标本 X 线与大切片
A.肘关节标本 X 线片显示：肱骨外上髁(L)，内上髁(M)，尺骨鹰嘴(O)，滑车间嵴(大黑箭)；B.肱骨远端外上髁(L)，内上髁(M)，尺骨鹰嘴(O)及滑车间嵴(大黑箭)。肱骨滑车关节面(小黑箭头)和肘前方肱动脉(分叉黑箭头)，肱桡肌(1)，肱肌(2)，肘肌(3)

状位可观察桡侧和尺侧副韧带及内外上髁屈伸肌腱结构；矢状位可清楚显示关节囊、脂肪垫及肱三头肌腱等结构。因此，肘关节及周围疾患，如外伤性关节内骨折，关节囊、韧带及肌腱损伤，老年关节退行性变，滑囊炎等，CT、MRI 均具有重要诊断价值。肘部各种异常影像的辨认，都必须熟知正常肘部解剖。

第五节　腕　关　节

腕关节(wrist joint)是多骨组成的关节，由尺桡骨远端、8 块腕骨、三角纤维软骨盘和 5 个掌骨近端分别组成掌腕、中腕、桡腕关节。桡骨远端的尺骨切迹与尺骨小头的半球形关节面构成尺桡远端关节(图 2-5-1)。

一、腕关节解剖

(一)骨结构

腕骨结构有下列特点：①腕骨中心骨小梁粗疏，关节面下骨小梁细密；②头状骨的骨小梁从中心呈放射状排列，其他腕骨，如舟状骨、月骨、三角骨和钩

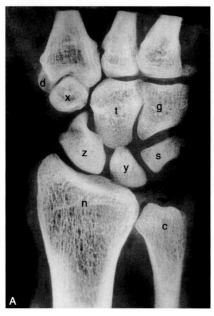
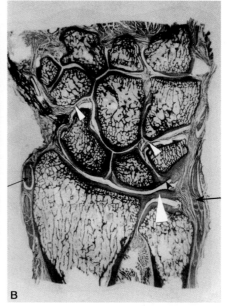

图 2-5-1 腕关节冠状位 X 线、大切片解剖

A. 标本 X 线检查显示腕部 8 块腕骨：大多角骨(d)，小多角骨(x)，头状骨(t)，钩骨(g)为远排腕骨。舟状骨(z)，月骨(y)，三角骨(s)及豆骨(未包括)为近排腕骨；B. 大切片显示，腕三角纤维软骨(大白箭头)，腕骨间滑膜舌(短白箭头)，桡侧伸肌腱(小黑箭)，尺侧伸肌腱(大黑箭)。月骨三角骨骨间韧带(小黑箭头)

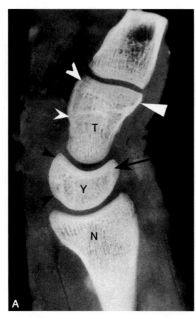
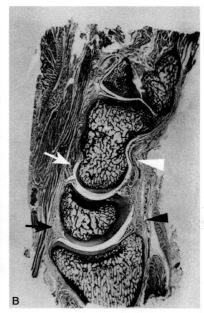

图 2-5-2 腕标本矢状位 X 线、大切片解剖

A. 腕标本 X 线片显示：头状骨(T)，月骨(Y)，桡骨远端(N)。注意：头状骨掌侧厚骨板为掌侧骨间韧带附着部位(分叉白箭头)，头状骨背侧厚骨板(白箭头)为背侧掌腕关节韧带附着点。月骨前面为掌侧桡月韧带附着点(黑箭头之间)，月骨背侧角(大黑箭)为头月背侧韧带附着点及桡月背侧韧带附着点；B. 腕矢状位大切片显示桡月掌侧韧带(黑箭)，桡月背侧韧带(黑箭头)，头月掌侧骨间韧带(白箭)，头月背侧韧带(白箭头)

骨的骨小梁，有以头状骨为中心呈放射状排列倾向；③凸状关节面为光滑致密线，凹状关节面由软骨下横行骨小梁组成骨板(图 2-5-1、图 2-5-2)。

（二）腕骨间韧带

腕骨间韧带(interosseous intercarpal ligament)主要有三大组：即背侧腕骨间韧带，掌侧腕骨间韧带和腕骨间韧带。远排腕骨大、小、头、钩骨的骨间韧带是在偏远侧相连接，韧带附着处骨面粗糙。近排腕骨舟、月、三角、豆骨的骨间韧带则在各腕骨近侧关节上相连接。组织学所见：骨间韧带附着于骨的部位均为纤维软骨与骨连接(图2-5-1)。

(三)关节囊、韧带

腕关节周围韧带均与关节囊融合。除骨间韧带外,尚有掌侧和背侧韧带,以及桡侧和尺侧副韧带连接。桡侧副韧带自桡骨茎突起,止于舟骨、大多角骨和第一掌骨基底。尺侧副韧带起自尺骨茎突,止于三角骨、钩骨、第五掌骨基底(图2-5-1)。

(四)三角纤维软骨复合体

三角纤维软骨复合体(triangular fibrocartilage complex)包括三角纤维软骨盘(triangular fibrocartilage disk)、半月板和尺侧副韧带(图2-5-3),是腕关节的一个重要结构。三角纤维软骨盘位于腕三角骨与尺骨小头之间,在桡侧连接于桡骨远端关节软骨缘,在尺侧止于尺骨茎突和尺侧副韧带。腕关节尸检微血管摄影显示:三角纤维软骨只见边缘附着处有微血管分布(图2-5-3),而中心部则无血管(图2-5-3)。因此,随着年龄的增长,三角纤维软骨则逐渐退变。Mimic观察100例180个腕的解剖发现:在20岁时,三角纤维软骨保持正常组织结构,无退变发生;30~40岁时,发生退变者占35%;50~60岁时,退变发生率高达55%;60岁以上者,三角纤维软骨退变发生率达100%。另外,三角纤维软骨退变与三角骨和/或月骨的骨坏死有密切关系,见于尺骨撞击综合征(ulnar impaction syndrome)。根据我国4个省6个自然村的调查,744例40岁以上的正常农民经X线检查显示,三角骨和/或月骨坏死发生率达16.5%~41.8%。特别是氟中毒病区,经3个省4个乡的调查,494例40岁以上的氟中毒农民中,其腕三角骨和/或月骨坏死发生率高达30.45%~60.3%。由此可见,尺骨撞击综合征在农民当中发生率较高,

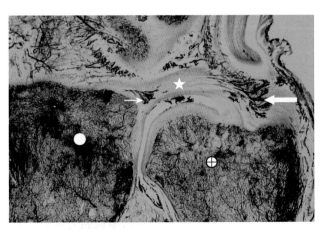

图2-5-3 腕三角纤维软骨微血管摄影
桡骨远端(白点)和尺骨小头(白十字)构成下尺桡关节(短白箭),其上是三角纤维软骨盘(白星),该纤维软骨的尺骨茎突附着处有微血管(粗白箭),桡骨附着处亦有微血管,纤维软骨的中心部则无血管(白星)

尤其40岁以上者,三角纤维软骨退变的发生率增高。

(五)腕骨血供

腕骨血管来自腕周围关节囊血管,动脉分支由腕骨的非关节面进入骨内,骨间韧带中亦有血管进入骨内。血管主干在腕骨的中心,末梢毛细动脉分布在关节软骨下。三角纤维软骨的两侧附着处亦有血管分布(图2-5-3)。各腕骨间均有滑膜皱襞伸入关节间隙内,称为滑膜舌,内有丰富的毛细血管(图2-5-4)。

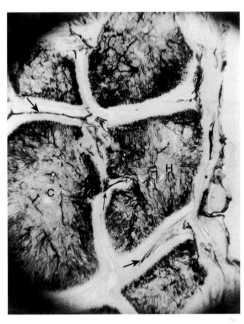

图2-5-4 腕骨、骨间韧带微血管
图中部左侧为头骨(C),右侧为钩骨(H),骨内微血管分布:中心血管稀少,关节软骨下血管密集。注意头骨与钩骨之间的骨间韧带有血管进入两骨之中(细长黑箭)。腕骨之间的关节间隙内有滑膜舌,富有血管(粗黑箭)

二、腕关节解剖在影像诊断中的意义

由多骨组成的腕关节和腕骨关节面表面光滑,使人的手与腕具有非常灵巧的功能。腕骨间韧带的连接既能适应腕骨的活动,又能保持关节的稳定。外伤、感染等造成骨间韧带断裂或血运中断,将导致出现腕骨松散、关节不稳、缺血坏死等改变。

腕骨间隙内的滑膜舌,MRI可以显示。生理情况下,滑膜舌血液渗出的关节液,给软骨以营养。病理情况下,可出现滑膜舌组织增生纤维化,关节软骨变性、坏死,以及关节广泛粘连。

三角纤维软骨盘与桡骨关节软骨连接,构成光滑的桡腕关节面,外伤、软骨盘撕裂、断离或错位等,可造成慢性疼痛及功能障碍。

正常腕骨的骨小梁结构分布均匀,结构清晰。遗传、营养、代谢、内分泌等疾患时,可产生腕骨变形、骨纹粗大、骨纹稀疏缺失、结构模糊或密度增高等改变。腕骨结构的这些异常,可以在一定程度上反映全身性疾病的性质和程度。熟悉正常腕关节解剖,有助于发现这些异常影像表现,进而做出正确的诊断与鉴别诊断。

第六节 髋 关 节

髋关节(hip joint)为球窝形关节,是全身最大的持重关节。体重由骶髂经髋臼、股骨头及颈传递至下肢,使髋部骨结构产生与力线相一致的骨小梁支持架。

一、髋关节解剖

(一)骨结构

股骨上段骨小梁分两组:持重束(supporting bundle)和张力束(tensive bundle),两组均有主束和副束。持重束简称 S 束,主束(S1)由股骨颈内侧皮质向上散布在股骨头顶关节面下;副束(S2)由小粗隆向外上分布在大粗隆。张力束简称 T 束,主束(T1)自大粗隆向内上方分布到股骨头内侧关节面下;副束(T2)骨小梁起自大粗隆下外侧骨皮质,在张力主束下经股骨颈向内行走。两束的主束即 S1 与 T1 的骨小梁在股骨颈相交叉,两束的副束即 S2 与 T2 的骨小梁在粗隆下相交叉。两个交叉之间,骨小梁稀少区称为 Ward 三角区(图 2-6-1、图 2-6-2)。

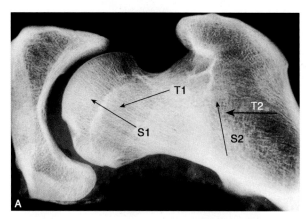
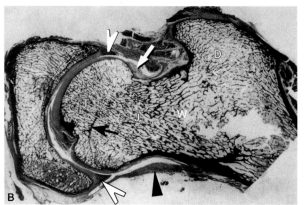

图 2-6-1 髋关节冠状位标本 X 线、大切片解剖
A.髋关节标本 X 线检查显示:股骨头颈部骨结构,主要分为两组 4 束:第 1 组为持重束,S1 为主束,S2 为副束。第 2 组为张力束,T1 为主束,T2 为副束;B.该标本大切片显示:髋臼盂唇(分叉白箭头),股骨头(T),股骨颈(J),干骺端残留骺线(黑箭),股骨头上部关节边缘脂肪性滑膜组织(白箭),下缘为关节囊(黑箭头)。大粗隆(D),Ward 三角区(W)

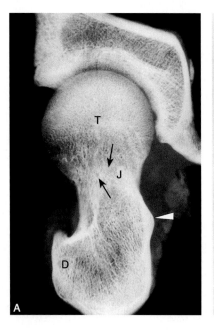
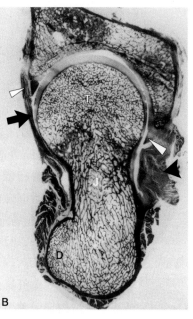

图 2-6-2 股骨头颈矢状位 X 线、大切片解剖
A.标本 X 线检查显示股骨头(T),股骨颈(J),大粗隆(D),粗隆间线(白箭头),注意股骨颈有多个小筛孔(黑箭头),为股骨颈滋养动脉孔(黑箭);B.该标本大切片显示股骨头(T)骨小梁呈网状,股骨颈(J)骨小梁前后交叉。大粗隆(D)向后突出。前关节囊(大黑箭头)、后关节囊(大黑箭)。髋臼盂唇(白箭头)

Singh(辛氏)把股骨上段骨小梁分为 6 组。1 组:股骨头颈持重束骨小梁(S1 束);2 组:大粗隆至股骨头内侧骨小梁(T1 束);3 组:小粗隆至大粗隆骨小梁(S2 束);4 组:大粗隆皮质下骨小梁(T2 束);5 组和 6 组:为大小粗隆下髓腔骨小梁相交叉

（二）髋臼

髋臼(acetabulum)关节软骨呈马蹄形,下部为髋臼切迹,有横韧带及纤维软骨连接。髋臼缘有纤维软骨盂唇,以加大髋臼的容量。单独骨性髋臼仅容纳股骨头 1/3,加上盂唇软骨可容纳股骨头 2/3,髋臼中心为髋臼窝,其壁为髋臼底,由内外两层骨皮质组成,X 线片上呈泪滴样轮廓,称为泪滴线。髋臼窝内有圆韧带,其周围充满脂肪组织,表面被有滑膜。脂肪垫可缓冲股骨头圆韧带各方活动的摩擦。脂肪垫中滑膜下有丰富的毛细血管分布,血管来自闭孔动脉。股骨头血管来自旋股内侧动脉(图 2-6-3)。

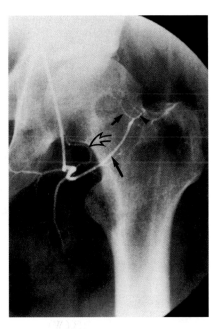

图 2-6-3　股骨头血管
左髋关节旋股内侧动脉造影显示旋股内侧动脉(长黑箭)经股骨颈后面,分布到大粗隆窝部见有三支小动脉(短黑箭)进入股骨头上部为上关节囊动脉(黑箭头),股骨头颈下缘为下关节囊动脉(空箭)

（三）髋关节囊与韧带

髋关节囊起自髋臼盂唇周边的骨性髋臼壁上,止于股骨颈基底。盂唇伸入关节腔内。韧带与关节囊融合,髋臼前有髂股韧带,最坚韧而厚。髋臼下有耻股韧带。坐股韧带在髋臼之后。轮匝韧带藏于关节囊之中,环吊于股骨颈中部。Weitbrecht 系带在关节内股骨颈下缘,起于股骨头下,止于股骨颈基底。

（四）髋关节滑囊

髋关节周围有丰富的肌群,在大粗隆周围的臀肌之间、肌腱之间、肌腱与骨之间有 8 个滑囊。在坐骨周围肌腱、肌肉之间有 4 个滑囊。

二、髋关节解剖在影像诊断中的意义

股骨头颈交界处,环绕关节软骨周边有隆起的脂肪性滑膜组织,滑膜下有丰富的血管。髋关节各种慢性炎症都可刺激这些滑膜增生形成软骨而后骨化,后期可能导致股骨头蘑菇状变形。

股骨上段骨小梁结构随年龄增长而发生骨丧失,Singh 氏把股骨上段骨小梁分为 6 组,可用作判定骨质疏松的指数。

股骨颈下缘 Weitbrecht 系带对于股骨颈骨折的整复,纠正股骨头旋转错位具有重要作用。

髋臼盂唇软骨纤维束间有毛细血管,在盂唇纤维软骨变性、损伤、骨化等过程中起重要作用。

髋臼窝内脂肪垫被有滑膜,有丰富的毛细血管。创伤性或非创伤性股骨头软骨坏死、骨坏死以及髋关节慢性炎症都可刺激脂肪垫滑膜增生、纤维化、骨化或形成大量结缔组织并将股骨头向外推移。

髋关节血液供应,将在股骨头坏死中专门论述。

第七节　膝　关　节

膝关节(knee joint)是全身第二大关节,由股骨髁、胫骨平台和髌骨组成。股骨髁和胫骨髁形成人体重要的持重关节(图 2-7-1、图 2-7-2),膝关节还包括髌股关节(图 2-7-3),以及腓骨小头与胫骨外髁后面形成的胫腓近端关节。

一、膝关节解剖

（一）骨结构

股骨远端和胫骨近端各有一条残留骺线,骨小梁均以纵行排列为主。骨小梁结构自骨干向骺线,自骺线向关节面骨小梁逐渐增多、变细、变密。股骨内外髁骨小梁粗大。髁间窝呈"宫门"状,"宫门"顶骨板厚,两侧壁骨板很薄。双股骨髁关节面呈光滑致密线。胫骨平台关节面呈凹形厚骨板。

（二）半月板

1. 正常解剖　膝关节有两个半月状纤维软骨板,简称半月板(semilunar cartilage plate)。半月板位于胫骨平台和股骨内外髁透明软骨之间,外缘肥厚与关节囊相连,内缘薄而锐利游离于关节腔。半月板分为前角、后角和体部。上下面光滑,纵切面呈锐角三角形,中体部横径小于 15mm。内侧半月板环较大呈"C"形,其纵切面呈三角形,大小从后角向前角逐渐变小,外缘与关节囊尤其胫侧副韧带紧密相连。

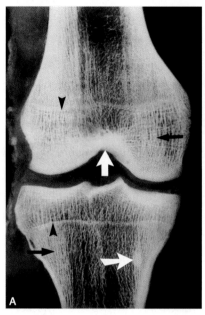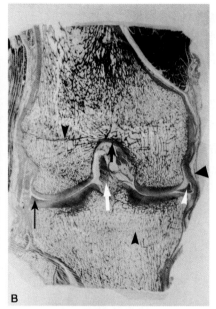

图 2-7-1　膝关节冠状位 X 线、大切片解剖

A. 标本 X 线检查显示股骨远端、胫骨近端各有残留骺线(黑箭头),骨小梁以纵行骨小梁为主(黑箭),股骨髁间窝顶部有厚骨板(白箭),胫骨干骺部有小骨岛(斜边白箭);B. 该标本大切片显示:膝关节间隙有内侧半月板(白箭头)和外侧半月板(细长黑箭),内侧副韧带(黑三角),外侧副韧带,胫骨平台髁间隆突处有前交叉韧带(白箭)。标本中残留骺线显示欠佳(黑箭头),股骨髁间窝顶部(黑箭)

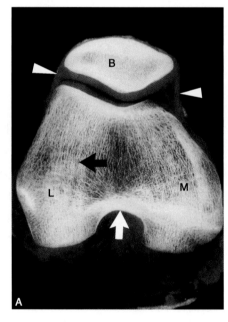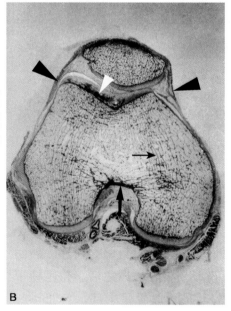

图 2-7-2　膝关节轴位 X 线、大切片解剖

A. 标本 X 线检查显示髌骨(B),股骨内髁(M)和股骨外髁(L)。关节两侧为关节囊、支持带(白箭头)。髁间窝顶骨板增厚(白箭);B. 标本大切片显示关节两侧关节囊支持带(黑箭头),注意股骨髁间关节软骨深层带状坏死(白箭头)。股骨髁间窝顶部骨板很微密(粗黑箭),股骨下端轴位显示骨小梁主要向后几乎平行排列(细黑箭)

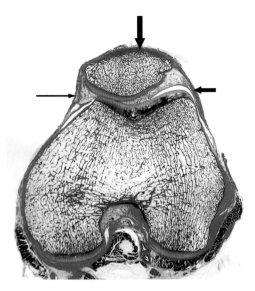

图 2-7-3 髌股关节
膝关节标本轴位大切片:髌骨与股骨切迹构成髌股关节,髌骨前面有股四头肌腱(长粗箭)。外侧髌骨支持带(短粗箭),内侧髌骨支持带(细长箭)

外侧半月板环较小呈"O"形,前后角及中体部宽度和厚度相似,外缘除前角和后角远端与关节囊紧密相连外,中体部和后角大部分与关节囊间(尤其腓侧副韧带之间)隔以腘肌腱及腱鞘。

2. **MRI 表现** MRI 具有多维成像、薄层扫描、较高的软组织对比度等优点,已广泛用于骨与关节疾病的诊断。在膝关节疾病诊断方面,已逐渐取代了创伤性的关节腔造影。因半月板主要由纤维软骨组织组成,含有大量胶原纤维和弹力纤维,软骨细胞散在纤维之中,在所有 MRI 序列中均呈均匀低信号。半月板外缘因与关节囊相连处间有脂肪、滑膜、肌腱和血管,多呈纵行不均匀的混杂信号,应与半月板边缘

撕裂鉴别(图 2-7-4)。每个半月板的冠状断面均呈三角形。外缘厚,与关节囊和侧副韧带相贴,内缘薄而游离。半月板的股骨面和胫骨面均有薄层滑膜覆盖,覆盖范围约占半月板体部外 1/2 或 1/3,滑膜下有密集的毛细血管分布。半月板外缘肥厚,滑膜下毛细血管内的营养液可以通过软骨基质的渗透,供应半月板营养。半月板内侧 1/2 较薄,无血管分布(图 2-7-5~图 2-7-7)。

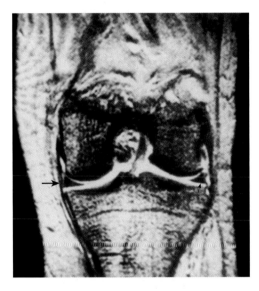

图 2-7-4 左膝正常半月板
左膝 MRI 冠状位梯度回波显示股骨髁与胫骨平台之间为内侧半月板(长黑箭)呈三角形,外侧半月板(小黑箭)体部亦呈三角形,其外缘与外侧副韧带分离呈液性高信号强度,半月板为纤维软骨均呈低信号强度

(三) 关节囊与韧带

膝关节囊极为宽阔,两侧前滑囊向上膨出达

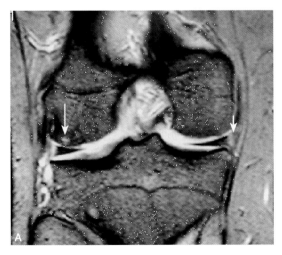

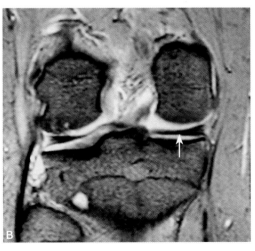

图 2-7-5 正常半月板实体(但与内侧关节囊和侧副韧带没有相贴)
A. 右膝关节冠状位梯度回波 T_2WI 序列正中偏后层面显示:两侧半月板均呈三角形低信号实体,上面为股骨面,下为胫骨面。注意:外侧半月板实体虽然正常,但内侧半月板与内侧关节囊和副韧带没有相贴(短白箭)。又因股骨外髁有骨软骨炎(长白箭),该处关节软骨坏死与半月板股骨面狭窄;B. 膝关节冠状位偏后层面,两侧半月板后角变长(长白箭)为正常所见

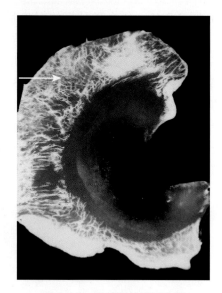

图 2-7-6　半月板滑膜下血管
膝关节骨标本微血管摄影显示:半月板外缘肥厚部的
股骨面和胫骨面均有滑膜覆盖。滑膜覆盖的范围约
占半月板边缘的一半。因此,滑膜下密集的微血管分
布也占一半,血管形态或呈网状(白箭)或呈平行垂直
体部。注:半月板边缘部肥厚,与滑膜下的微血管的
营养液通过渗透给软骨以营养有密切关系,半月板内
侧一半很薄,无血管分布

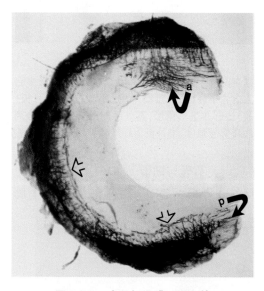

图 2-7-7　半月板滑膜下微血管
膝关节标本微血管摄影显示:外侧半月板边缘滑膜覆
盖之下有密集的毛细血管襻(空箭)。半月板前角(a)
有树枝样的密集微血管(弯黑箭)。后角(P)的平行
血管为韧带附着处的微血管。注意:此例半月板滑膜
下的微血管只占半月板体部面积的外 1/3。比上图覆
盖的范围较少,属正常变异

7cm,构成髌上囊,紧贴在股骨前面两侧。膝关节由
坚强的韧带连接,使关节既稳定,又灵活。前面有髌
韧带,起源于股四头肌腱,紧贴髌骨前面止于胫骨结
节。膝两侧有坚韧的韧带连接(图 2-7-8),内侧为胫
侧副韧带,起自股骨内上髁,止于胫骨的内侧缘;外侧
为腓侧副韧带,起自股骨外上髁,止于腓骨小头。关

节内有交叉韧带,非常坚韧,更加保持关节的稳定。
前交叉韧带起自股骨外髁的内侧面,止于胫骨髁间嵴
的前方(图 2-7-8、图 2-7-9);后交叉韧带起自股骨内髁
的外面,止于胫骨平台的后缘(图 2-7-8、图 2-7-9)。另
外,内外侧半月板的前角和后角均由横韧带相连。

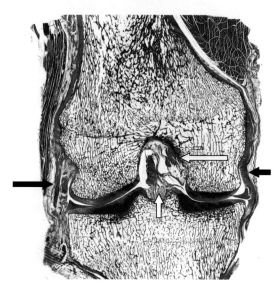

图 2-7-8　膝关节韧带
膝关节冠状大切片显示:膝内侧有胫侧副韧带(短黑
箭),外侧为腓侧副韧带(长黑箭)。前交叉韧带(短白
箭)。后交叉韧带股骨髁间窝的内髁起点(长白箭)

(四)滑囊

关节附近滑囊是有滑膜衬附的结构,可减少运
动结构之间的摩擦。膝关节前、后、内、外均有滑囊。
前方有髌上囊、髌前囊、髌下浅囊和髌下深囊,后方
有腘窝囊,内侧有鹅足囊、内侧副韧带滑囊、半膜肌-
内侧副韧带滑囊,外侧有髂胫束滑囊、外侧副韧带-
股二头肌肌腱滑囊。

二、膝关节解剖在影像诊断中的意义

膝关节周围肌肉、肌腱、滑囊众多,关节内夹有
半月板。膝关节负荷量重,运动度大,因此,膝部关
节软骨、韧带和肌腱退行性变、滑膜炎与滑囊炎、半
月板损伤和骨折脱位多见,也是骨肿瘤和各种关节
病的好发部位。

膝关节侧位 X 线片对诊断关节软骨坏死具有很
高的诊断价值,髌骨及股骨髁的骨性关节面在侧位
X 线片上显示范围大而清晰。正常关节软骨下的骨
板壳,在 X 线片上显示为光滑连续的致密线。髌骨
及股骨髁任何部位的骨性关节面模糊、中断或消失,
可反映该处有关节软骨坏死。当骨性关节面表现粗
糙、硬化或关节面上有钙化时,可间接反映软骨坏死
晚期的修复改变。

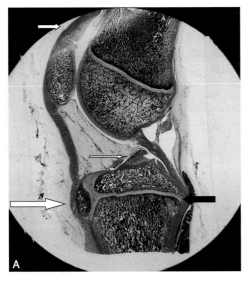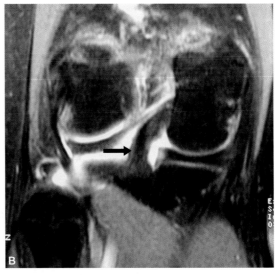

图 2-7-9 股四头肌腱、髌韧带和交叉韧带

A. 髌骨上方为股四头肌腱（短白箭），髌下韧带起于髌骨股四头肌腱止于胫骨结节（长白箭），髌韧带与股骨髁之间有脂肪垫，后交叉韧带自股骨髁止于胫骨平台后缘（黑箭），前交叉韧带切片不圆整（细箭）；B. MRI 冠状位梯度回波 T_2WI 序列显示后交叉韧带，自股骨内髁止于胫骨平台后缘（黑箭）

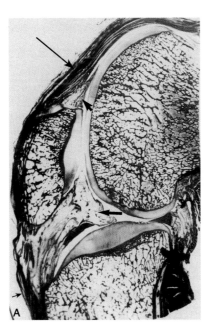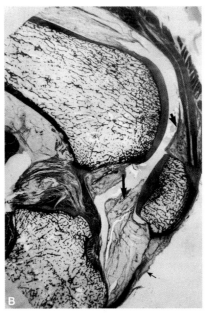

图 2-7-10 双膝矢状位大切片髌骨上下脂肪垫

A. 右膝关节图左上方为股四头肌腱（细长黑箭），注意髌骨上部有一脂肪垫（短黑箭）紧贴在股四头肌腱之上。髌骨下部有一大脂肪垫（中长黑箭）紧贴在髌韧带（小黑箭）上；B. 左膝关节大切片的髌骨上下脂肪垫与右膝相同（黑箭）

　　影像检查中，髌下脂肪垫的变化具有较高的诊断价值。正常髌下脂肪垫 X 线片上表现为三角形透明区。脂肪垫中可见纤细的网状结构，为脂肪组织中的血管和纤维结缔组织间隔（图 2-7-10）。膝关节外伤和关节病可引起脂肪垫中的结缔组织增生，形成粗大网状结构。

　　脂肪垫表面有一层滑膜。滑膜肥厚时，可在脂肪垫表面与股骨髁关节面之间，显示有厚薄不均的软组织密度影。关节腔积液时，可在股骨髁前面出现均匀等宽的液性密度或信号带。膝关节慢性滑膜炎、软骨坏死、半月板或交叉韧带损伤时，脂肪垫中可出现粗大网状结构影。严重膝关节感染疾患时，髌下脂肪垫可变为混浊或消失。这些病理改变，可经 X 线检查、CT 或 MRI 显示并做出诊断。

第八节　踝　关　节

　　踝关节（ankle joint）是全身第三大持重关节，由胫骨下端和内外踝构成的踝穴与距骨体构成关节。踝关节周围有坚强的韧带所固定,有趾屈/伸肌腱、腱鞘及胫前后动脉环抱。踝关节与距跟舟关节互有韧带连接,互相协调活动。因此,踝关节是运动创伤、肌腱及腱鞘磨损、关节退变、骨折脱位和感染性病变的好发部位。

一、踝关节解剖

(一) 骨结构

胫骨远端有一残留骺线,干骺端骨小梁细密纵行排列,骺端骨小梁粗疏,纵横交叉。胫骨远端腓侧有一切迹,容纳外踝,构成胫腓联合关节。胫骨远端关节面是由关节软骨下多层横行骨小梁组成的厚骨板。距骨体骨性关节面为一光滑连续的致密骨板。跟骨的跟骨沟下方骨小梁特别稀少,呈三角形疏松区,称为骨髓窦。

(二) 关节囊与韧带

踝关节内侧有三角韧带复合体,包括胫距前韧带(图2-8-1)、胫距后韧带和胫跟韧带。外侧有距腓前韧带、距腓后韧带和跟腓韧带。胫腓骨间韧带附着在胫腓两骨之间。关节囊附着在胫腓骨远端关节软骨的周边和距骨的非关节面。关节囊与周围韧带融合。

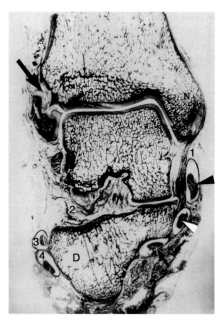

图2-8-1 踝关节标本冠状位大切片解剖

胫骨远端有残留骺线(细黑箭)、内踝(N)和胫腓联合部(大黑箭)。踝内侧有胫跟韧带(1),其下有胫后肌腱鞘(黑箭头),趾长屈肌腱(白箭头)及踇长屈肌腱(黑箭)。踝外侧有跗骨窦(2),腓骨短肌腱(3),腓骨长肌腱(4)。注意跟骨外侧骨小梁特别稀少为跟骨骨髓窦(D)

(三) 后踝软骨盂唇

踝关节矢状切片上胫骨后踝有关节纤维软骨唇向后下方突出(图2-8-2)。

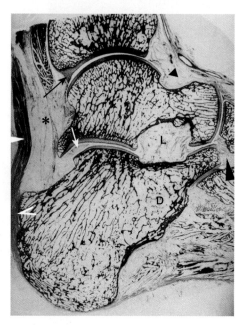

图2-8-2 踝关节标本矢状位大切片解剖

图上方为胫骨后踝及盂唇(细长黑箭),踝关节后关节外脂肪垫(*),距下关节内有滑膜舌伸入关节间隙内(细长白箭)。跗骨窦内距跟骨间韧带(L)。跟骨前部骨小梁特别稀少称为骨髓窦(D),跟骨结节后方跟肌腱附着部位有一滑囊称跟腱滑囊(白分叉箭头)。跟骨前部有舟骨跟骨间韧带(黑箭头)

(四) 肌腱和腱鞘

踝关节前方和内、外踝之后均有肌腱通过。踝前方有三条肌腱,当中有踇长伸肌腱,偏外为趾长伸肌腱,偏内为胫骨前肌腱。内踝后方自上而下有胫骨后肌腱,趾长屈肌腱和踇长屈肌腱。外踝后下方有腓骨短肌腱和腓骨长肌腱。所有上述之肌腱周围均有腱鞘包裹(图2-8-1)。

跟距骨间韧带位于跗骨窦,附着在距骨沟和跟骨沟的骨皮质上,是踝足最坚强的韧带。跗骨窦的动脉通过这个韧带进入跟距骨内。

跟腱(achilles tendon)是人体中最坚强的肌腱,由腓肠肌和比目鱼肌下端两个肌腱合成,两腱有筋膜包裹。跟腱由坚韧的纤维束组成,纤维束间有少量结缔组织和细小动脉分布。跟腱与跟骨结节间有一滑囊,称为跟腱滑囊(retrocalcaneal bursa)(图2-8-2)。

(五) 跟上脂肪垫

跟上脂肪垫(supracalcaneal fat pad)位于踝关节囊之后、跟骨上方、跟腱前方,是四肢大关节中关节外较大的脂肪垫,呈三角形向上延伸至比目鱼肌腹。脂肪垫中有纤细的网状结缔组织和毛细血管。

二、踝关节解剖在影像诊断中的意义

踝足部骨骼有特定的骨小梁结构，中青年人骨小梁分布均匀，排列紧密。老年人，骨丧失逐渐加重。跟骨骨小梁结构的变化，可用于评价骨质疏松程度。跟上脂肪垫的影像学变化，对于跟骨及周围病变诊断具有较高价值，如外伤性关节囊破裂、出血及水肿、关节炎症、滑膜病变、跟腱炎及跟腱撕裂等，脂肪垫内可出现粗大网状结构或变混浊。X线检查，CT和MRI可清楚显示这些病理变化。

跟骨的骨髓窦骨小梁特别稀少，为正常所见，极易误诊为骨质破坏。

内外踝后下方的肌腱与腱鞘以冠状面成像显示最清楚，肌腱断裂、腱鞘炎性积液、出血或积脓等，MRI、CT显示最佳。

跟腱炎、跟腱撕裂和跟腱滑囊炎等，在CT和MRI上可部分或完整显示并做出诊断。

第九节 脊 柱

一、X线解剖

脊柱位于背部正中，由24块椎骨、一块骶骨和一块尾骨借软骨、韧带和关节联结而成。其中颈椎7个，胸椎12个，腰椎5个、骶骨1块（由5个骶椎融合而成）、尾骨1块（由4个尾椎融合而成）。脊柱区是指脊柱及其周围软组织所配布的区域，通常可分为颈段、胸段、腰段和骶尾段。除第1~2颈椎和骶尾椎外，每节脊椎均由两个主要部分组成，前部为椎体，后部为椎弓，两者之间形成椎孔，诸椎体之椎孔形成椎管。椎弓包括左右椎板。椎弓有七个突起，即上下关节突各一对，横突一对和一个棘突。上下椎弓之间形成椎间孔。椎体之间有椎间盘，形成椎间隙。相邻脊椎之上下关节突形成椎弓关节。

脊柱在正位像上呈直线排列，从上向下依次增大，主要由松质骨构成，纵行骨小梁比横行骨小梁明显，周围为一层骨皮质，密度均匀，轮廓光滑。椎体两侧有横突影，其内侧可见椭圆形环状致密影，为椎弓根的横断面投影，称椎弓环。椎弓根的上下方为上下关节突的影像。椎弓板由椎弓根向后内方延续，并与中线联合成棘突，呈尖向上的类三角形线状密影，投影于椎体中央偏下方。椎体上下缘的致密线状影为骨性终板，彼此平行，其间的透亮间隙为椎间隙，是椎间盘的投影。侧位像上可显示脊柱的生理曲度，颈椎突向前，胸椎突向后，腰椎突向前，骶椎突向后。侧位片上可以更好地观察椎间隙，胸椎间隙较窄，自下胸椎起，椎间隙有向下逐渐增宽的趋势，以腰$_{4/5}$间隙最宽，而腰$_5$/骶$_1$间隙又变窄。在侧位片上椎间隙前后部并不等宽，随脊柱生理弯曲有一定的变化。老年人的椎间隙较年轻人略窄。第5腰椎长轴与第1骶椎长轴连线形成之交角正常为143°，称腰骶角。

（一）椎体

成人的椎体近似长方形，由上向下依次增大。椎体主要为松质骨构成，周围有骨皮质环绕。新生儿之椎体由一个化骨中心形成，侧位像上椎体之前后部各有一个中心切迹，使椎体中部收缩，如葫芦状。婴儿的椎体呈椭圆形，在侧位像上如鸡蛋形，其小头向前。有的椎体下部前伸，形如鸟嘴。椎体的环状软骨于12岁开始骨化，最初在椎体上下缘呈细线状影像，与椎体之间界以透亮带。椎体前缘上下角的环状软骨较厚，呈三角形。环状软骨亦称环状骺，于15岁开始与椎体融合，于25岁完全融合而消失，但亦可终生不融合，这种情况极少见。

（二）椎弓根

椎弓根位于椎体后方两侧，前后位像上与椎体相重叠，呈椭圆形影像，侧位像上位于椎体后方，为椎间孔之组成部分。前后位像上椎弓根内缘代表椎管的侧壁，两侧椎弓根内缘间距离称椎弓根间距离。上段颈椎的椎弓根，一般只看到平直的内缘，这与其前后走行的方向有关。于胸椎段则呈椭圆形或圆形，内缘稍凸，第1~2腰椎则较狭长，内缘亦较平直。第5腰椎和第1骶椎常为三角形，第2骶椎以下则不易显示。

椎弓根间距离自第2颈椎向下逐渐增大，止于第5~6颈椎，其平均宽度为29mm，自第7颈椎向下急剧减小，止于第3胸椎，自第4胸椎至第10胸椎为最窄，其宽度上下一致，平均为17~18mm；自第11胸椎至第1骶椎逐渐增大，平均为35mm。椎弓根间距离男性大于女性，平均大2mm。

（三）椎板

正位像上椎板位于棘突的两侧，侧位像上位于棘突和椎弓根之间。两侧椎板于1岁末开始融合，腰骶部和环椎约在5~6岁开始融合。椎板于融合前呈一纵行裂隙，宽1~2mm。

（四）棘突

棘突在前后位像上呈一扁环状或三角形致密影，居椎体之中部，大部分与椎体重叠。侧位像上胸段的棘突不易显示,于腰段则显示清楚。第 2~4 颈椎棘突末端可呈分叉状。第 11、12 胸椎棘突亦常呈分叉状。棘突的骨骺位于其顶端,于 16 岁出现,25 岁融合,可持久不融合。

(五) 横突

颈椎横突短而粗。胸椎的横突自上而下逐渐变短,前后位像上由于肋骨重叠,显示不清。腰椎横突较长,前后位像上显示清楚,其大小、形状变异很大,一般第 3 腰椎的横突最长,第 4 腰椎的横突上翘。于横突的邻近可出现多余的副突,分乳状突和副横突,前者为起自腰椎上关节突的钝隆突;后者起于横突的基底部,乳状突的侧下方。副横突可较长,于前后位像上起自腰椎椎体上角向下方倾斜,可长达数厘米。副突除见于腰椎外,尚可见于第 11~12 胸椎。第 1~10 胸椎的横突均有肋骨关节面,与相对的肋骨形成横突肋骨关节,均具滑膜及关节囊。此关节亦可发生增生性关节炎,宜用斜位像检查。

(六) 关节突

相邻脊椎的上下关节突形成关节。胸段的关节突关节面呈冠状排列,于腰段呈 45° 倾斜。故应取不同体位照相,胸椎宜用侧位,腰椎宜用斜位。

(七) 椎间隙

椎体间的椎间隙是一种少动关节,其间为椎间盘,X 线上呈横行的透亮带,介于两个椎体之间,称椎间隙。椎间隙的高度,一般自上而下逐渐增大。成人颈及上胸段椎间隙的最大平均高度为 4~5mm,下胸段 6~8mm,腰段 10~12mm。腰骶椎椎间隙变异很大,一般较窄或完全缺如,称移行性椎间隙。

(八) 终板

终板位于椎体上下缘,为薄层软骨组织,X 线检查不能显示。现有学者将终板分为软骨终板和软骨下骨板,后者又称骨性终板,即椎体上下缘骨皮质。

(九) 椎间孔

颈椎的椎间孔宜在斜位像显示,呈椭圆形,自第 2 颈椎至第 5 颈椎逐渐变小,向下则轻度增大。胸椎的椎间孔较颈椎和腰椎为小。腰椎的椎间孔最大,可在侧位像上观察。

(十) 第 1 颈椎 (寰椎)

第 1 颈椎无椎体,又称寰椎,侧位像上寰椎前弓的后缘与齿状突前缘的距离,成人最大为 3mm,超过 3mm 为异常;儿童最大为 5mm,超过 5mm 为异常。发育期,寰椎由 3 个原发化骨中心形成,即前弓、左和右后弓各一个化骨中心。前弓的化骨中心于生后一年内出现,约 20% 在出生时即出现。前弓与后弓之间于 7 岁时呈骨性融合,两侧后弓的背侧约于 3 岁融合。

成人寰椎的后弓上缘有椎上切迹,为椎动脉沟所形成,椎动脉沿此沟经枕大孔进入颅内。斜行的寰枕韧带桥接此沟,韧带发生钙化时形成一环形影像,称弓状孔,可在侧位像上显示。

(十一) 第 2 颈椎 (枢椎)

第 2 颈椎亦称枢椎,由齿状突、椎体、椎弓和棘突组成。枢椎有 4 个或 5 个化骨中心。即齿状突、椎体和左右椎弓各有一个化骨中心(齿状突有时可出现两个化骨中心)。这些化骨中心于 3~6 岁时彼此融合。融合前齿状突和椎体间软骨形成的裂隙状影像,可能被误为骨折。齿状突顶端的二次化骨中心于 3~6 岁出现,12 岁融合,若不融合即称为第三髁。前后位像上,齿状突两侧缘与寰椎间的关节间隙,两侧一般对称,但亦可一侧较宽,多由头的旋转和颈椎侧弯等原因引起。X 线检查寰、枢椎半脱位时,应采取伸、屈位像,仅在前后位像上根据齿状突两侧间隙的变化不能诊断有无脱位。

枢椎的椎体较高,上连齿状突,前后位像上齿状突的基底部与两侧上关节面之间可有深的切迹。上关节面斜向外下,一般两侧对称,有先天性不对称者,表现为一高一低。

(十二) 骶尾椎

骶尾椎共 9 节,儿童期彼此分离,上 5 节融合成骶椎,下 4 节融合成尾椎。尾椎亦可为 3 节或 5 节。尾椎近节最大,常与骶骨分离,其次各节逐渐变小,常融合。尾椎末端呈圆形,有时可分叉,常向一侧偏斜或前屈。

(十三) 椎旁及椎前软组织

1. **颈椎** 颈椎前方软组织包括鼻咽部、口咽部、咽喉部和食管上端。鼻咽部前界为鼻后孔,后界为第 1 颈椎前弓上方,咽后壁软组织于儿童期由淋巴腺样体所组成,故较厚。成人腺样体萎缩而变薄。口咽部之前界为舌之后 1/3,后界为第 1~3 颈椎前方的软组织。喉咽部上与口咽部相连,下与食管相连。

2. **胸椎** 前后位 X 线像上,胸椎左侧可见一密度增高影,沿椎旁与胸椎平行走行,称椎旁线。此影为左肺内缘胸膜反折的投影,其上界为第 4 胸椎,止于第 10 或第 11 胸椎,右侧有时也可以见到椎旁线。椎旁线可因脊椎病变而出现分段性突出等改变,对诊断有帮助。

3. **腰椎** 腰椎两侧的腰大肌呈自上向外下斜

行走行的三角形软组织影,椎旁脓肿可使腰大肌影像突出。

二、CT 解剖

(一) 脊椎

CT 骨窗可以详细观察脊椎骨的结构。

1. 寰椎 由两个侧块和前后弓组成。侧块有上下关节凹分别与枕骨髁和枢椎上关节突形成关节。横突短小,左右各一,其上有横突孔,椎动脉走行其中。前后弓中线部有前后结节(图 2-9-1)。

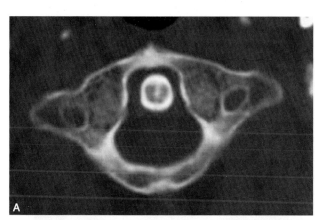

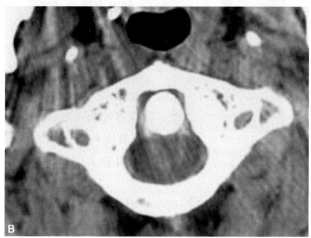

图 2-9-1 正常寰椎骨窗(A)及软组织窗(B)
CT 平扫,显示前后弓、侧块、枢椎齿状突、横突和横突孔,横突短小

2. 枢椎 枢椎椎体的齿状突前与寰椎前弓后缘,后与寰椎横韧带形成寰枢关节(图 2-9-1)下为枢椎椎体(图 2-9-2)。枢椎横突小,内有横突孔。

3. 第 3～7 颈椎 形态相似,椎体为椭圆形,横径大于前后径,高约 15mm。第 3～7 颈椎有钩突由椎体后面向上突入相邻上一个椎体后外侧缘的浅凹中,钩突构成椎间孔的一部分(图 2-9-3)。椎弓根短,与椎板形成的椎管为三角形。横突短,横突孔除第 7 颈椎因其发育不良或缺如外,均可见到。第 7 颈椎棘突较长,其他均短小(图 2-9-4)。

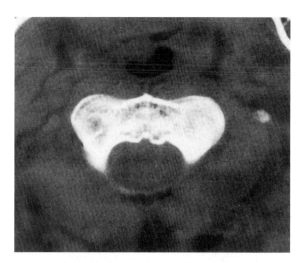

图 2-9-2 正常枢椎椎体 CT 平扫

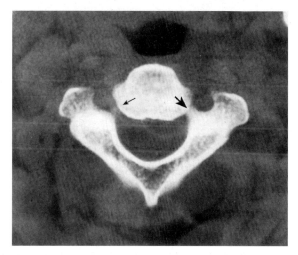

图 2-9-3 正常 C$_4$ 椎体 CT 平扫
椎体前后径小于横径,椎管为三角形,横突与棘突短小,可见钩突(箭)

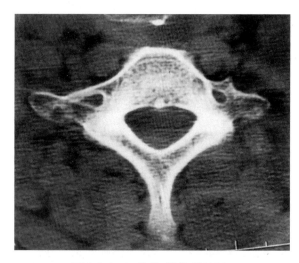

图 2-9-4 正常 C$_7$ 椎体 CT 平扫
椎体前后径仍小于横径,椎管仍为三角形,棘突较长

4. 胸椎 胸椎椎体横径短,前后径长。后缘前凹。平均高度为 25mm,椎弓根长且更近于矢状,椎板、横突、棘突均较长,第 1～10 胸椎肋骨与胸椎横

突和椎体均形成关节。胸椎椎管在上下段近三角形或菱形。中段近圆形（图 2-9-5）。

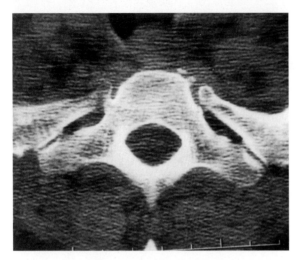

图 2-9-5　正常 T₁ 椎体 CT 平扫
椎体前后径虽仍小于横径但径线较 C₇ 大，横径变小，横突、棘突较长，可见第一肋骨与椎体、横突形成关节，横突、肋骨大致水平走行，椎管大致为菱形

5. **腰椎**　腰椎椎体为椭圆形，横径大于前后径。椎弓根、椎板、棘突较短，横突较长且平。椎管大致为三角形（图 2-9-6~图 2-9-8）。

6. **骶椎**　第 1 骶椎水平，骶管为三角形，位于中线后部，与骶前、后孔相连。骶前孔位于骶管前外，两侧对称，较大，其内可见圆形软组织密度神经根鞘影；骶后孔位于骶管后外，较小。自第 2 骶椎水平向下骶管变小变扁，其内可见多支骶神经根鞘影。第 2 骶椎骶前、后孔位置与第 1 骶椎相仿。第 3、4 骶椎水平骶孔不易显示。第 4 骶椎水平可见骶裂并仅见骶管前外侧壁。骶髂关节间隙正常宽度为 2~3mm（图 2-9-9）。

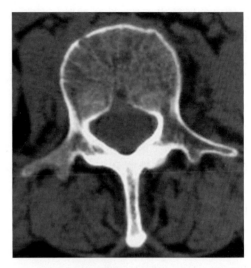

图 2-9-7　正常 L₃ 椎体 CT 平扫
椎管近三角形，椎体横径大于前后径，横突较 L1 更长

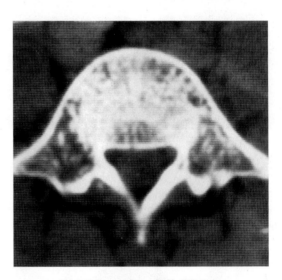

图 2-9-8　正常 L₅ 椎体 CT 平扫
椎体水平，椎管近三角形，椎体横径大于前后径，后缘平直，横突较短

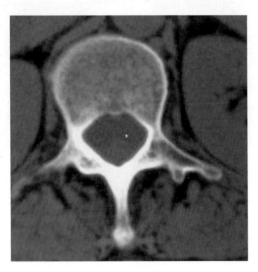

图 2-9-6　正常 L₁ 椎体 CT 平扫
椎管近菱形，椎体横径大于前后径，横突较长，椎体后缘前凹呈浅弧状

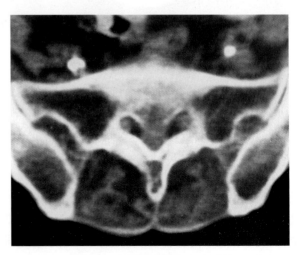

图 2-9-9　正常第 2 骶椎 CT 平扫
骶骨皮髓质分界清楚，骶孔对称、光滑，其内可见软组织密度神经根鞘；骶髂关节间隙宽度一致，边缘规整

（二）椎间盘

椎间盘由髓核、纤维环和软骨终板组成。髓核是退化脊索细胞和一些纤维软骨组成的黏液胶冻样物质。髓核外的纤维环由纤维软骨和多层胶原纤维组成，位于椎间盘中心偏后方。髓核和纤维环相邻的椎体上下面为薄层透明软骨及软骨终板覆盖，周围由环状骨突围绕，纤维环内层与软骨融合，外层插入环状骨突。椎间盘高度不一，颈椎为 3～5mm，而腰椎可达 15mm。

椎间盘 CT 表现为与相邻椎体形状、大小一致、密度均一的软组织影，CT 值为 80～120HU，不能区分髓核与纤维环，椎间盘在颈段近圆形，在胸段后缘深凹，而腰段则后缘为浅凹，第 5 腰椎与第 1 骶椎椎间盘后缘平直和/或稍后凸（图 2-9-10）。

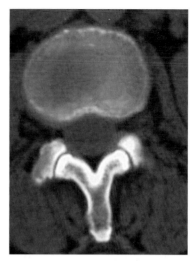

图 2-9-11　正常椎小关节 CT 平扫
小关节间隙一致，双侧对称，骨皮质光滑，密度均匀

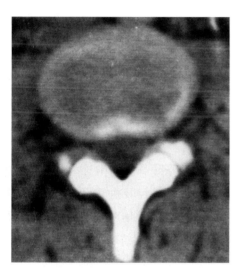

图 2-9-10　正常腰椎椎间盘 CT 平扫
与相邻椎体形状一致的软组织密度影，CT 值 80～120HU，CT 不能区分髓核与纤维环

（三）椎间小关节

第 3 颈椎～第 5 腰椎之间的上下相邻椎弓之间的小关节突相互形成椎间小关节。上关节突在下关节突的前内或前外。关节面在颈段近于水平位，胸段近于冠状位，而腰段近于矢状位。两侧椎间小关节一般对称，由颈向胸、腰椎逐渐增大。正常小关节突光滑，皮质厚度一致，两侧关节面大致相同，关节间隙宽度为 2～4mm（图 2-9-11）。

（四）椎间孔

椎间孔左右各一，位于上椎弓根下缘和下椎弓根上缘之间，在小关节前方，内与侧隐窝相续。其中含有脂肪、部分黄韧带、包绕前后脊神经根的神经根鞘及小动、静脉。椎间孔可分为三个部分：①上部，最大，含神经根，前为椎体，上为上椎弓根下缘，后为椎板和关节突；②中部，为椎间盘水平；③下部，最

小，下为椎弓根上缘，前为椎体（在颈椎为钩突），后为关节突（图 2-9-12）。

（五）椎管测量

骨性椎管测量方法有线性测量和面积测量（图

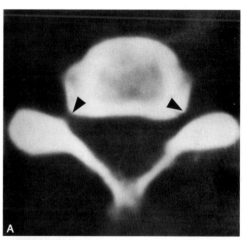

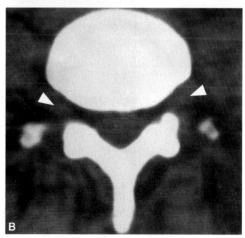

图 2-9-12　正常椎间孔 CT 平扫
A. 颈椎间孔前为钩突，后为小关节突，钩突缘近直角（▲）；B. 腰椎间孔前为椎体后外侧缘，后为小关节突，椎间孔见脊神经节（△）

2-9-13）。临床上，椎管测量有助于判断椎管狭窄，为了诊断使用方便，下面只列出其正常值下限：颈椎前后径为 11mm，腰椎前后径为 12mm，腰椎管面积为 1.5cm²。腰椎管侧隐窝宽度为 3mm 以上。约-汤（Jones-Thomson）商：正常为 1/2~1/4.5。

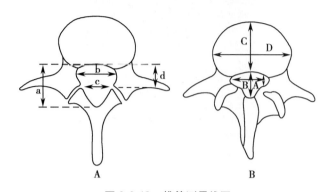

图 2-9-13　椎管测量线图
A. a 椎管前后径；b 椎弓根间距；c 小关节突间距；d 侧隐窝宽度；B. 约-汤商：(A×B)/(C×D)

三、MRI 解剖

（一）椎体与椎弓

椎体的信号主要由骨髓中的水分、脂肪比例及缓慢血流所产生。椎体表面的骨皮质和椎弓的致密骨在各种成像序列上均为低信号（图 2-9-14），黄骨髓在 T_1WI 上呈高信号，基本上与皮下脂肪信号类似；在 SE T_2WI 上为中等信号，而快速 SE T_2WI 上为高信号；黄骨髓在脂肪抑制技术上为低信号强度。在梯度回波成像上，脂肪信号强度随骨小梁数量多少而变化；在增强 MRI 检查中，黄骨髓信号强度无

变化。红骨髓在 T_1WI 的信号强度低于黄骨髓，但一般高于椎间盘的信号强度。在 SE 及快速 SE T_1WI 上，红骨髓信号强度轻度低于黄骨髓，但差别不如 T_1WI 明显。在脂肪抑制自旋回波（SE）、快速 SE T_2WI 和 STIR 像上，红骨髓为中等至高信号强度，相对高于黄骨髓的信号强度。在梯度回波成像上，红骨髓信号强度依据回波序列特征而异。在 T_1WI 上，成人很少发现注射 Gd-DTPA 造影剂后红骨髓强化的现象，但在部分儿童和婴儿，椎体骨髓可有广泛且明显的信号增高。红骨髓的分布和成分与年龄和性别有关。红黄骨髓的转变是一个动态生理变化过程。出生以后椎骨的红骨髓逐渐被黄骨髓代替，2 个月以上婴儿的骨髓（以红骨髓占主导）集中分布于椎体上、下部分，在 T_1WI 上多低于或等于肌肉或椎间盘信号，随着年龄的增长，其信号强度也进行性增高，这反映生理上骨髓脂肪组织进行性增多的现象。

椎小关节为滑膜关节，关节软骨在 SE T_1WI 和 T_2WI 上通常为低信号，难与同其下方的骨皮质鉴别，但在梯度回波上为高信号，其厚度为 2~4mm。腰椎的小关节面在轴位像显示最好。

（二）脊髓

硬膜外腔是指硬脊膜与椎管内壁骨膜之间的腔隙，其内富含脂肪、神经及血管，硬膜外脂肪在 T_1WI 为高信号、T_2WI 呈中等信号，胸段硬膜外脂肪要比腰骶段少些，特别是硬膜后外方，硬膜常与黄韧带和棘间韧带直接相贴，看不到硬膜外脂肪。硬脊膜为致密纤维组织，在神经平面外突，其内含蛛网膜，共

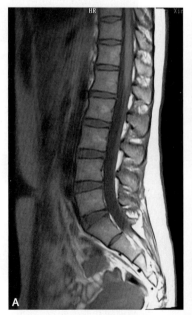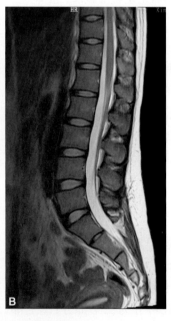

图 2-9-14　正常成人 MRI 平扫
A. 正常成人矢状面 T_1WI；B. 与 A 同一位置矢状面 T_2WI

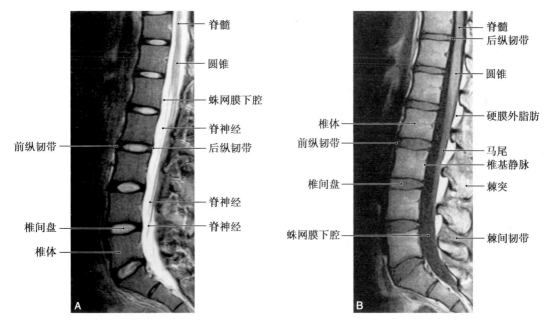

图 2-9-15 正常成人腰椎 MRI 表现
A. 正常成人腰椎矢状面 T_2WI；B. 与 A 同一位置 T_1WI

同构成神经根鞘。蛛网膜位于硬脊膜内面，两者之间有一个潜在腔隙，称之为硬膜下腔。在 MRI 上，硬脊膜常难与蛛网膜区分开，脊髓表面包绕软脊膜，软脊膜与蛛网膜之间为蛛网膜下腔，内为流动脑脊液。在 T_1WI 上，脑脊液呈低信号，较脊髓信号为低，在 T_2WI 上脑脊液呈高信号，明显高于脊髓，因而脊髓结构常可清晰显示。软脊膜和蛛网膜统称柔脑脊膜。

脊髓在 T_1WI 上呈中等信号，信号较均匀，MRI 矢状切面不受脊椎生理弯曲的影响，可充分连续地显示脊髓全长。$C_3 \sim T_2$ 之间的脊髓前后径较大，为生理性膨大。由于胸椎生理性后突的影响，胸髓的位置偏向椎管前方，脊髓终止于圆锥，脊髓圆锥在第1、2 腰椎水平偏后方，马尾神经与脊髓圆锥相比呈低信号（图 2-9-15）。5% 正常人群终丝纤维可见脂肪成分，可以局限于某部分，也可沿终丝至盲囊。T_2WI 上，脊髓呈中等低信号，正常脊髓中央管仅宽 0.05mm，一般不能看到，有时脊髓内可见纵行条状或波纹状信号影，可能与相位编码移动性伪影有关。

（三）椎间孔

在矢状面上神经根位于神经孔的上部，在 SE T_1WI 上神经根呈圆形结构，周围为高信号的脂肪（图 2-9-16）。在 SE T_2WI 上硬脊膜外脂肪的信号减低，与低信号的硬脊膜同神经根袖内的高信号脑脊液形成对比。在 Gd-DTPA 增强检查时，背侧的脊神经节可发生强化。

（四）椎间盘

椎间盘在 T_1WI 上比椎体（脂肪）信号低，在

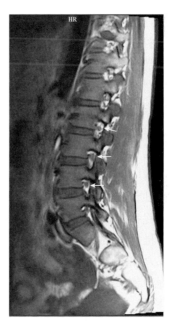

图 2-9-16 正常腰椎矢状面 T_1WI
椎间孔神经根呈圆形低信号结构（箭），周围为高信号的脂肪

T_2WI 上椎间盘的中心部因含水量高呈高信号，椎间盘外缘的外纤维环的致密纤维带，在 T_1WI 和 T_2WI 上均为低信号（图 2-9-17）。椎体的终板和其上覆盖的软骨与椎间盘相连，在 SE T_1WI 和 T_2WI 和梯度回波像上通常为低信号。在 T_2WI 上髓核高信号中心可见水平状低信号线影，多见于 30 岁后，可能为原始脊索生骨节分隔纤维化引起。椎间盘在 T_2WI 上的高信号，随年龄增长，逐渐减弱缩小。

（五）椎体终板

椎体在生长发育过程中，椎体上下面的骨骺板

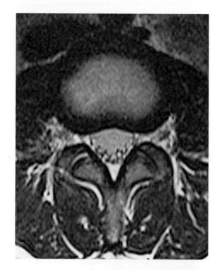

图 2-9-17　正常腰椎横断面 T_2WI
中央髓核呈高信号，外周纤维环呈低信号

骨化停止后形成骨板，呈轻度凹陷，即为骨性终板。椎体终板的中央仍为一薄层透明软骨覆盖，并终生存在，即为软骨终板，软骨终板与髓核和纤维环连接共同构成椎间盘。

（六）脊柱韧带

脊柱的韧带包括前纵韧带、后纵韧带、黄韧带、棘间韧带、棘上韧带和寰枢韧带复合体。脊柱韧带由胶原纤维构成，在 T_1WI 和 T_2WI 和梯度回波像上均呈低信号，与骨皮质及其他纤维结构，如纤维环和硬脊膜等不能区分，但黄韧带中由于弹力纤维成分较高，在 SE T_1WI 和 T_2WI 上通常为中等信号，高于骨皮质，在梯度回波像上为高信号。

前纵韧带起自枕骨与寰枕前结节，止于骶骨，它紧贴在椎体和椎间盘的前面和前侧面，在寰椎前弓与枕骨基底部之间的韧带即前寰枕膜。前纵韧带在各种成像序列上都呈低信号结构，不能同椎体和椎间盘前缘区分。

后纵韧带起于第 2 颈椎，止于骶椎，沿椎体和椎间盘后缘走行，与纤维环后缘和椎体后面的上、下缘紧密相连，在韧带与椎体后缘中部之间形成 1~2mm 的间隙，其中有结缔组织、脊柱前内静脉丛和脂肪组织，后者多见于腰椎，在 SE T_1WI 的矢状面像上脂肪呈高信号，其中的静脉丛呈低信号点状或管道结构。

黄韧带附着在上方椎板的前下面，止于下方椎板的后面，呈节段性分布，自枢椎与第 3 颈椎连接部延伸至第 5 腰椎与骶椎连接处，形成椎管的软组织后壁。腰段黄韧带最厚，为 3~5mm。黄韧带中 80% 为弹性硬蛋白，而 I 型胶原仅占 20%。其 MRI 信号不同于其他韧带。在 SE T_1WI 上通常为中等信号，略高于骨皮质和其他韧带，低于脂肪；在 SE T_2WI 上

高于骨皮质，略低于脑脊液；在快速小翻转角梯度回波像上为高信号，与脑脊液和椎小关节软骨相似。

寰椎十字韧带由一条横行韧带和纵行韧带组成。前者位于齿状突后方横跨寰椎椎弓，以固定齿状突，即横韧带（图 2-9-18）。纵行韧带自横韧带向下至枢椎椎体，上行至于枕基底部。横韧带在冠状面和轴面上显示最佳。

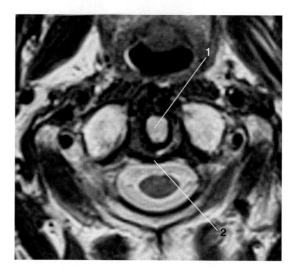

图 2-9-18　正常环枢关节 MRI 横断位 T_2WI
1 为齿状突，2 为横韧带

棘上韧带起自第 7 颈椎棘突，向上与项韧带相连，向下附着于棘突顶部。

棘间韧带位于相邻棘突之间，由腹侧的黄韧带斜向背侧的棘上韧带延展，棘间韧带较薄，颈段稀少或缺如，MRI 上不易显示。

（徐文坚　崔久法）

参 考 文 献

［1］高士濂.实用解剖图谱（上肢）［M］.上海：上海科学技术出版社,1980.

［2］高士濂.实用解剖图谱（下肢）［M］.上海：上海科学技术出版社,1985.

［3］荣独山.中国医学百科全书 X 线诊断学［M］.上海：上海科学技术出版社,1986.

［4］徐德永.实用体质骨病学［M］.北京：人民卫生出版社,1998.

［5］曹来宾.骨与关节 X 线诊断学［M］.济南：山东科学技术出版社,1981.

［6］王云钊,李果珍.骨关节创伤 X 线诊断学［M］.北京：北医大、协和医大联合出版社,1998.

［7］Manaster BJ,Andrews C,Crim J. Diagnostic and surgical imaging anatomy：musculoskeletal［M］. Amirsys,2007.

［8］Vogelius ES,Hanna W,Robbin M. Magnetic resonance imaging of the long bones of the upper extremity［J］. Magnetic

Resonance Imaging Clinics,2011,19(3):567-579.

[9] Cook TS,Stein JM,Simonson S,et al. Normal and variant anatomy of the shoulder on MRI[J]. Magnetic Resonance Imaging Clinics,2011,19(3):581-594.

[10] Stein JM,Cook TS,Simonson S,et al. Normal and variant anatomy of the elbow on magnetic resonance imaging[J]. Magnetic Resonance Imaging Clinics,2011,19(3):609-619.

[11] Stein JM,Cook TS,Simonson S,et al. Normal and variant anatomy of the wrist and hand on MR imaging[J]. Magnetic Resonance Imaging Clinics,2011,19(3):595-608.

[12] Chang CY,Huang AJ. MR imaging of normal hip anatomy [J]. Magnetic Resonance Imaging Clinics,2013,21(1):1-19.

[13] Vohra S,Arnold G,Doshi S,et al. Normal MR imaging anatomy of the thigh and leg[J]. Magnetic Resonance Imaging Clinics,2011,19(3):621-636.

[14] Vohra S,Arnold G,Doshi S,et al. Normal MR imaging anatomy of the knee[J]. Magnetic Resonance Imaging Clinics,2011,19(3):637-653.

[15] Arnold G,Vohra S,Marcantonio D,et al. Normal magnetic resonance imaging anatomy of the ankle & foot[J]. Magnetic Resonance Imaging Clinics,2011,19(3):655-679.

[16] Jindal G,Pukenas B. Normal spinal anatomy on magnetic resonance imaging[J]. Magnetic Resonance Imaging Clinics,2011,19(3):475-488.

第三章　骨与关节影像学检查方法

骨肌系统常用的影像检查包括 X 线检查、CT 检查、MRI 检查、关节造影、血管造影。本章介绍 X 线、CT、MRI 在骨肌系统的合理应用以及各种影像检查诊断价值的比较。

第一节　X 线检查

数字 X 线摄影主要包括计算机 X 线摄影术（computed radiography，CR）和数字化 X 线摄影术（digital radiography，DR）的 X 线检查，是目前常用的影像检查方法之一。骨肌系统影像诊断首选 X 线检查，尤其是对骨折、新生骨、骨肌病变慢性改变的诊断。

骨肌系统 X 线检查以往在 CR 中主要包括软组织 X 线摄影和骨关节 X 线摄影，应用较高的千伏值和固定低毫安秒。目前临床上主要应用 DR，多采用自动曝光系统采集，并应用了强大的图像后处理功能。骨肌系统组织层次较丰富、密度差异较大，X 线检查对骨皮质、骨小梁等骨组织影像显示清晰，软组织显示能力相对弱，因此曝光参数的设置应达到提高组织影像层次和避免患者肢体运动伪影的效果。在不影响获得诊断信息的前提下，一般采用高电压、低电流、厚过滤，可减少 X 线辐射剂量，确保曝光剂量的最优化。

DR 的基本原则包括 7 点。①源-像距离与物-像距离的选择：摄影时尽量使肢体贴近探测器，并且与探测器平行。摄影部位与探测器不能贴近时，根据 X 线机负荷相应增加源-像距离。不能平行时，可运用几何学投影原理尽量避免影像变形。②照射野的校准：尽量缩小照射野，照射面积不应超过探测器面积。③中心线及斜射线的应用：通常中心线应垂直于探测器，并对准摄影部位的中心。当摄影部位与探测器成角时，中心线应垂直肢体和探测器夹角的分角面，利用斜射线进行摄影。倾斜中心线的摄影体位，应使倾斜方向平行于滤线栅条，以避免栅条切割 X 线。④滤线设备的应用：按照摄片部位的大小

和源-像距离选用合适的滤线器。体厚超过 15.0cm 或管电压超过 60kV 时，需加用滤线器，并按滤线器使用的注意事项进行操作。⑤X 线管、肢体、探测器的固定：X 线管对准摄影部位后，固定各个旋钮，防止 X 线管移动。为避免肢体移动，在使肢体处于较舒适的姿势后给予固定，受检者保持体位不动。⑥焦点的选择：在不影响 X 线管负荷的原则下，尽量采用小焦点，以提高 X 线图像的清晰度。小焦点一般用于四肢、鼻骨、头颅的局部摄影；大焦点一般用于脊椎等较厚部位的摄影。⑦曝光条件的选择：摄影前需要了解受检者的病史及临床诊断，根据摄影部位的密度和厚度等具体情况，选择较合适的曝光条件。婴幼儿及不合作的受检者应尽可能缩短曝光时间。

骨肌系统检查时关于呼气与吸气的应用主要包括 5 种方式，摄影前应对受检者进行训练。①平静呼吸下屏气：摄影上臂、肩等部位，呼吸动作会使胸廓肌肉牵拉以上部位发生颤动，故摄影时可平静呼吸下屏气。②深吸气后屏气：用于膈上肋骨摄影，这样可使膈肌下降，肋骨暴露于膈上较广泛。③深呼气后屏气：深吸气后再呼出屏气，可以增加血液内的氧气含量，延长屏气时间，达到完全制动的目的。常用于膈下肋骨位置的摄影，呼气后膈肌上升，腹部体厚变薄，影像较为清晰。④缓慢连续呼吸：曝光时，嘱受检者做慢而浅的呼吸动作，目的是使某些重叠的组织因呼吸运动而模糊，而需要摄影的部位则可以清楚显示，适用于胸骨斜位摄影。⑤平静呼吸不屏气：用于下肢、手及前臂躯干等部位。

另外，在长骨摄影时，应至少包括一个邻近关节，并使正、侧位关节显示在同一水平面上。进行骨肌系统疾病摄影时，适当加大照射野，尽量包括病变所累及范围。在脊柱摄影时，应利用棉垫等矫正物使受检者脊柱保持正常的生理曲度，并尽量使 X 线与椎间隙平行，减少影像失真。当被检部位厚度相差悬殊时，利用 X 线管阳极效应或在体厚较薄的一

侧放置楔形铝板进行补偿。

DR 双能量减影技术(dual energy subtraction, DES):是对人体进行 2 次不同能量的曝光,电压分别为 60~80kV、110~150kV 得到两幅影像,经过数字化处理后分别生成软组织密度像、骨密度像和普通胸片。DES 临床上主要应用于胸部,克服了该区域组织前后重叠对诊断造成的干扰,其优势在于更好地观察肋骨骨折,但辐射剂量较常规 DR 增加。

DR 组织均衡技术:是一种图像后处理技术。该技术将原始图像数据分解成不同密度区域的两部分进行数字化处理,然后再将分别处理的图像进行加权整合,得到一幅组织层次丰富的均衡图像。一次曝光即可使整个视野内不同密度的组织均得到良好显示。临床上主要应用于成像区域密度差较大的部位,如鼻骨侧位、股骨侧位、跟骨轴位、颈胸段和胸腰段椎体等,有利于增强细微骨结构的显示,弥补曝光质量的不足。对胸部肋骨骨折、早期强直性脊柱炎、股骨颈外伤等具有诊断价值。

数字断层融合成像(digital tomosynthesis,DTS):在预设的融合体层曝光程序控制下,X 线管组件完成多角度多次脉冲式曝光,结合位移叠加算法等数字化重建方法,创建检查区域内不同体层深度的聚焦层面图像。其中每幅图像的起始高度、层厚、层间距可以人为进行调整。DTS 弥补了 DR 三维结构投影重叠的不足,空间分辨率高,相对于 CT 辐射剂量低。可清晰地显示骨折线,提高对隐匿性骨折的检出率和准确率(图 3-1-1、图 3-1-2)。减少了对患者体位的限制,可自由体位摄影,同时不受石膏等固定物的影响(图 3-1-3),提高了金属植入物周围结构的显示能力(图 3-1-4)。

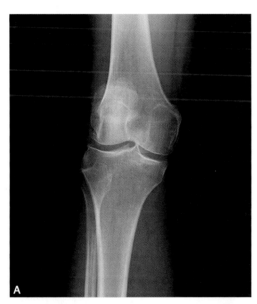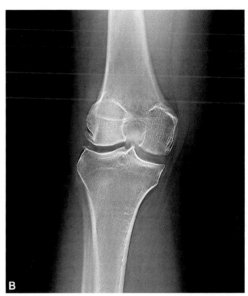

图 3-1-1 正常膝关节常规 DR 与 DTS
A. 常规 DR;B. DTS

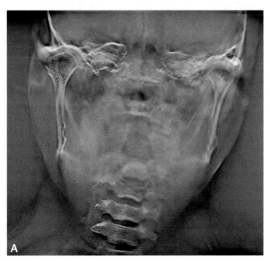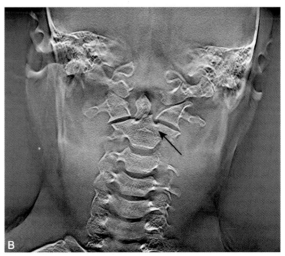

图 3-1-2 齿状突骨折常规 DR 与 DTS
A. 常规 DR 齿状突及周围组织显示较模糊;B. DTS 显示清晰的齿状突骨折线(黑箭头)

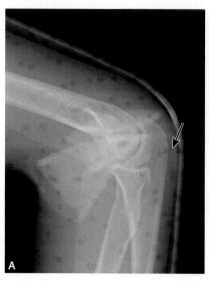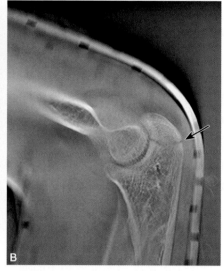

图 3-1-3 尺骨鹰嘴骨折石膏固定术后常规 DR 与 DTS
A. 常规 DR 受石膏影像干扰未见明显骨折线;B. DTS 显示清晰的尺骨鹰嘴骨折线,且
周围软组织显示较好

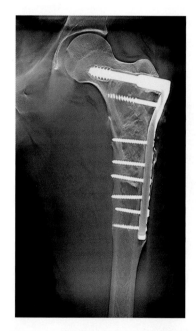

图 3-1-4 股骨金属植入物术后 DTS
DTS 检查股骨颈及股骨上段见金属内固定影,骨皮质
及髓腔病理改变显示清晰

DR 全景拼接技术:是在自动控制程序模式下,一次性采集不同位置的多幅图像,然后由计算机采用精确配准技术进行无缝全景拼接,合成为大幅面 X 线图像。临床上主要应用于骨关节系统疾病,如脊柱侧弯矫形、下肢矫形及人工关节置换等,可显示病变范围和全脊柱或肢体的整体受力状态,常见体位包括脊柱与双下肢全长摄影(图 3-1-5、图 3-1-6)。DR 全景拼接技术有 2 种采集方式。第一种采集方式是 X 线管组件固定于一个位置,探测器沿受检者

身体长轴移动 2~4 次,X 线管组件相应地以不同的倾斜角做连续 2~4 次曝光。这种方式的主要特点是减少了 X 线锥形光束产生的图像畸变。第二种是 X 线管组件垂直上下移动,探测器跟随着 X 线管组件实现同步移动,分次脉冲曝光采集。其主要特点是 X 线管组件与探测器保持平行,采用长条形视野并将摄影长度控制在 5~10cm,从而减少 X 线锥形光束产生的图像畸变及斜射线的投影。该方式由摄影面积确定摄影次数,相对第一种方式采集次数多。

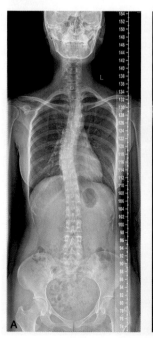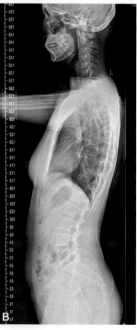

图 3-1-5 脊柱侧弯脊柱全长拼接
A. 正位像;B. 侧位像

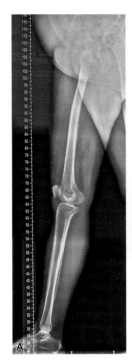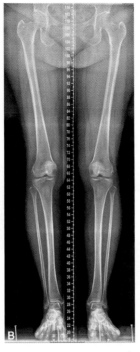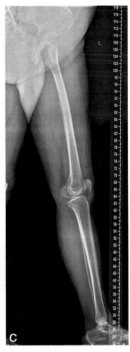

图 3-1-6　双下肢全长拼接

A. 右侧位像；B. 正位像；C. 左侧位像

第二节　CT 检查

骨肌系统 CT 检查较为复杂，多变，特别是检查前不阅读 X 线片，无目的进行常规轴位扫描，常常造成诊断困难或不理想，或需重复检查。一般来讲，四肢各关节采用轴位，层厚 5mm、层距 5mm 连续扫描。观察软组织窗和骨窗。特殊情况可采用层厚 10mm、层距 10mm 连续扫描或层厚 2mm、层距 2mm 连续扫描。但是还需要根据各大关节的解剖特点和诊断要求进行扫描。观察关节间隙扫描平面应与关节间隙尽量成角，方能显示出关节间隙，同观察骨折一样。单纯骨内病变不需要增强扫描，无意义，软组织病变需增强扫描，尤其骨肿瘤早期向软组织浸润时，更需要增强扫描。CT 动态增强扫描在肌肉骨骼系统良恶性肿物鉴别诊断方面的应用提供帮助，随着技术的发展，CT 灌注及能量成像等新技术也逐渐被应用于临床。

一、CT 平扫

（一）肩关节

患者仰卧位，患侧向中心移动，扫描范围由肩峰至肩盂下方。层厚 5mm、层距 5mm 连续轴扫，靶扫应包括肩胛骨、肩峰、喙突、肩胛冈及肱骨。

（二）肘关节

扫描范围包括髁上至近端尺桡关节。根据需要可以轴扫和肘关节屈曲轴扫。患者俯卧位上肢举过头顶伸直轴位扫描，或肘曲 90°前臂放在头顶做肘关节冠状位扫描。应注意肱骨与前臂要贴近床板，不要倾斜，以保证扫描为真正轴位或冠状位。扫描为层厚 5mm、层距 5mm 连续扫描。由于肘关节结构复杂，必要时可采用层厚 2mm 和层距 2mm 连续扫描。

（三）腕关节

扫描更灵活，可以轴位，冠状位，矢状位和斜位。这些要根据病变需要确定。扫描范围应包括远端尺桡关节至掌骨基底。一般来讲，舟骨腰部骨折采用斜行扫描，舟骨、茎突骨折采用轴位扫描。月骨脱位和三角骨骨折采用矢状位扫描，腕关节肿胀、腕管狭窄和目的不明确者采用轴位扫描。冠状位扫描主要用于腕骨排列紊乱的患者。

（四）髋关节

患者仰卧位主要为轴位，双侧或单侧靶扫。必要时如股骨颈内固定术后，患者健侧侧卧位，加垫使患肢外展，扫描平面尽量与内固定物平行扫描，则可观察到无金属干扰的平面图像，以解决部分问题。髋关节扫描范围包括髋臼上缘至小粗隆和软组织及部分盆腔，全骨盆扫描范围包括髂嵴上缘至耻骨联合，扫描层厚 5mm，层距 5mm 连续扫描（图 3-2-1、图 3-2-2）。

（五）膝关节

常规为轴扫或冠状扫描，必要时作双侧对比。扫描范围从胫骨平台至髌骨上缘，由于髌上囊可达

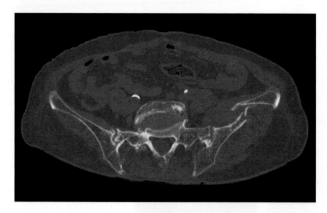

图 3-2-1　左髂骨骨折 CT 轴位

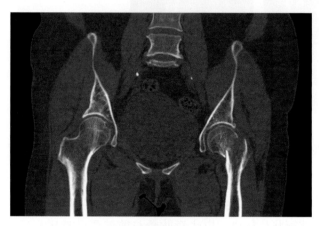

图 3-2-2　左股骨颈骨折 CT 冠状位 MPR
上述两例说明:骨盆、股骨颈骨折 CT 检查是 X 线诊断
的重要补充,CT 检查应列为常规检查

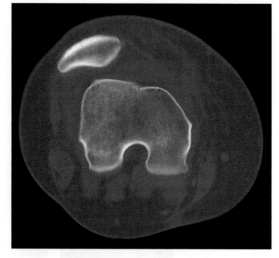

图 3-2-3　髌骨侧方脱位 CT 轴扫

股骨中下三分之一,故滑膜病变 CT 扫描时应根据需要确定扫描范围。扫描层厚 5mm、层距 5mm。此种扫描方法可满足胫骨平台骨折,股骨髁骨折及髌骨纵行骨折和膝关节骨性关节炎。然而髌骨横行骨折、关节内游离体和股骨髁剥脱性骨软骨炎则冠状扫描较好。此时患者仰卧或侧卧,膝关节屈曲使扫描线与胫骨平台平行。髌骨侧方脱位扫描采用轴扫,但要使膝关节轻度屈曲 15°~30°轴扫(图 3-2-3)。

(六)踝关节

常规为轴扫,但膝关节轻度屈曲时可以冠扫,而且很常用。扫描范围应包括胫骨远端,距骨和距舟关节,距楔关节,跟距关节以及周围软组织。应根据不同需要进行不同扫描方向,主要注意点是扫描平面应与关节面尽量成角。内外踝撕脱骨折与距骨关节面病变冠扫为好,后踝骨折以轴扫为好。

(七)手足短管状骨轴位扫描

骨骼显示较小,放大后图像模糊,且解剖关系不清。病变显示欠佳,但软组织显示良好。冠状位和矢状位骨骼显示良好,解剖关系清楚。其缺点为软组织显示不佳。易漏诊。

(八)小儿 CT 扫描的方法

根据小儿年龄和身高大小可以做脊柱全长矢状位扫描,将小儿仰位横卧于扫描孔内,即可完成。对于四肢长骨同样可以做长轴扫描,应注意大的儿童只要使肱骨和股骨与扫描架在同一平面即可。如仰卧位肱骨、股骨垂直身体,或前臂和小腿采取肘、膝屈曲,使其平行扫描架做冠状位扫描。其扫描厚度不能太厚,否则骨骼很快即扫描完毕。一般为层厚 5mm、层距 5mm,甚至层厚 2mm、层距 2mm 连续扫描。其缺点为软组织与骨骼的关系不清楚。其优点为髓内病变上下范围的显示对临床有帮助,增强扫描可显示病变范围较轴扫好。对于与骨骼有关系的病变以轴扫为好。横断骨折或小儿青枝骨折此法显示良好。骨软骨瘤决不能用此法,因不能显示肿瘤的蒂。其他骨肿瘤亦不使用此法。

(九)四肢骨干扫描

一般为轴扫。但要注意扫描线应与骨折线尽量成角,否则,骨折线显示不佳,易漏诊,但软组织显示清楚。短小骨骼,可冠状或矢状位扫描。此种扫描骨折线清楚。骨膜反应明显。缺点为常常忽略两侧软组织。尤其对于骨折不愈合的患者,除轴位扫描外其他方法都可有助诊断。甚至,可解决骨折不愈合的原因。

(十)脊柱 CT 扫描应用靶扫

要注意扫描范围。检查主要有两项内容,一为椎间盘病变,一为骨质病变(骨折,骨病)。若以观察椎体和椎旁组织为主,则扫描基线应平行椎体;若以观察椎间盘为主,则扫描基线应平行相应的椎间盘。间盘的病变主要是间盘脱出和间盘退变,还有间盘感染。间盘的 CT 扫描一般应为层厚 2mm、层距

2mm,不能少于3层。甚至根据需要上下再加数层,以便观察脱出的间盘在椎管内的位置。还有在椎弓根部扫描以观察侧隐窝是否狭窄。

二、CT 增强扫描

骨关节及软组织的增强扫描,主要是了解肿瘤病变的血供情况以及周围血管动脉瘤的位置和形态,还可以显示骨骼、肌肉内肿块与邻近动静脉血管的关系,脊柱常规不进行增强扫描,其他关节或四肢的增强扫描推荐动脉晚期扫描,必要时动脉晚期和静脉双期扫描。扫描时技术要点及注意事项均与平扫相同,增强扫描常规用静脉内团注法,碘造影剂总量为60~80ml,流率2.0~2.5ml/s,延迟扫描时间为25~30s。

三、CT 血管成像

四肢CTA检查常用于显示肢体血管病变,以及血管与软组织肿块之间的关系等。扫描范围需要包全病变组织和一个相邻关节。

(一) 上肢动脉 CTA

患者仰卧位,上臂上举,无法上举双臂的受检者,需要将上臂自然放于身体两侧,双手手心向上,身体置于床正中。选择健侧的肘正中静脉注射造影剂,以避免造影剂产生的伪影和静脉血管对动脉血管的影响;需要检查双上臂,可选择足部静脉通道。采用CT螺旋扫描,标准算法重建,其中重建层厚1.0~1.5mm,层间距0.7~1.2mm。扫描范围需包全病变组织和一个相邻关节。碘造影剂浓度300~370mg/ml,总量60.0~80.0ml,注射流率3.0~4.0ml/s。双筒高压注射器先注射20.0ml生理盐水作为试注射,注射造影剂后再注射30.0ml生理盐水冲刷,使造影剂在目标血管内保持高浓度和较长时间,同时可避免静脉内高浓度碘造影剂的影响。扫描延迟时间的经验值为23~25s。采用造影剂智能跟踪技术(bolus-tracking),监测层面选择主动脉弓水平,ROI预置于主动脉弓,阈值设为100~150HU,扫描时需要注意扫描方向,即沿目标血管的血流方向进行扫描(图3-2-4)。

(二) 上肢静脉 CTV

用于上肢静脉血栓、上肢静脉狭窄、上肢静脉瘤、上肢动静脉畸形及中心静脉导管置入前评估。患者仰卧位,头先进,双上肢紧贴侧胸壁,可避免上肢动脉,特别是锁骨下动脉的扭曲。扫描采用直接法或间接法行平扫及增强扫描,直接法是经手背静

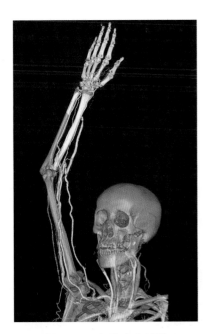

图 3-2-4 上肢动脉 CTA

右上肢CTA VR像,右侧桡动脉近心段及吻合口部节段性中度狭窄

脉注入造影剂后直接进行扫描,采用足头向;间接法是指经上肢静脉注入造影剂,待其进入体循环后进行成像,间接成像检查范围大,采用头足向。扫描范围为下颌至手指近段。扫描矩阵为512×512。软组织或标准算法重建,重建层厚1.250mm,层间距0.625mm,螺距0.984,管电压120kV,自动管电流。造影剂注射方案:①直接法,选取双上肢前臂静脉,以3.0ml/s流率注射200.0ml混合液(生理盐水与造影剂按体积比1:4配制,混合均匀),碘造影剂浓度300mg/ml,注射造影剂后注射30.0ml生理盐水冲管,延迟时间为40s。②间接法,选取健侧前臂静脉,以3.5~4.0ml/s流率注射造影剂120.0~150.0ml,碘造影剂浓度350~370mg/ml,注射造影剂后注射30.0ml生理盐水冲管,延迟时间为60~90s。

(三) 下肢动脉 CTA

患者仰卧位,足先进,上臂上举或自然放到腹侧,身体置于床面正中。采用螺旋扫描,标准算法重建,重建层厚1.0~1.5mm,层间距0.7~1.2mm。扫描范围需从髂嵴到足背,通过设置旋转时间和扫描螺距将曝光时间控制在20~25s。选择肘正中静脉团注造影剂,碘造影剂浓度300~370mg/ml,总量80.0~100.0ml。采用双筒高压注射器以双流率方案注射,先注射20.0ml生理盐水作为试注射,然后以3.0~4.0ml/s流率注射造影剂60.0ml,再以2.0~3.0ml/s流率注射造影剂30.0~40.0ml。扫描延迟时间为30~35s。造影剂智能跟踪技术(bolus-track-ing),选择腹主动脉髂动脉分叉以上层面,ROI预置

于腹主动脉，阈值为100～150HU，扫描延迟时间为7s。小剂量同层扫描时间曲线测定法，自肘静脉注射20ml造影剂，在腘动脉水平进行同层动态扫描，测量腘动脉的时间密度曲线（图3-2-5）。

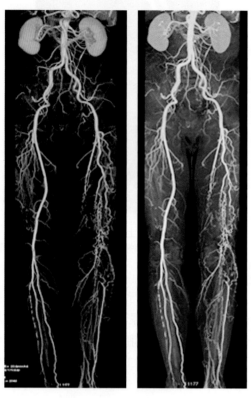

图 3-2-5　下肢动脉 CTA
左侧腘动脉硬化闭塞

（四）下肢静脉 CTV

用于下肢静脉血栓、下肢静脉曲张、髂静脉压迫综合征、下肢静脉瘤、下肢动静脉畸形。采用直接法或间接法行平扫及增强扫描。仰卧位，足先进，双腿稍内旋，膝部并拢绑带固定，双上肢上举。直接法采用足头向，间接法头足向。扫描范围为髂总静脉至足背静脉。扫描矩阵为512×512。软组织或标准算法重建，重建层厚1.250mm，层间距0.625mm，螺距0.984，管电压120kV，自动管电流。造影剂注射方案：①直接法，选取双侧足背静脉，以3.0ml/s流率注射200.0ml混合液（生理盐水与造影剂按体积比1∶4配制，混合均匀），造影剂含碘300mg/ml，注射造影剂后注射30.0ml生理盐水冲管，延迟时间为40s。用橡胶带绑扎双侧踝部阻断浅静脉直接回流，需在盆腔段行延迟增强扫描（图3-2-6）。②间接法，选取单侧上肢前臂静脉，以3.5～4.0ml/s流率注射造影剂120.0～150.0ml，碘造影剂浓度350～370mg/ml，注射造影剂后注射30.0ml生理盐水冲管，延迟时间为150～180s。

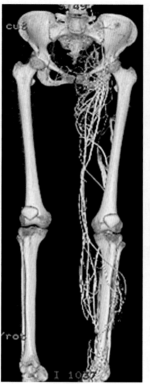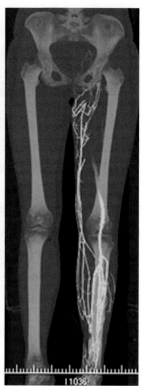

图 3-2-6　下肢静脉 CTA
左侧股静脉血栓，深浅静脉侧支循环

四、CT 灌注成像

CT灌注成像是一种功能学成像方法，即在静脉注射造影剂后对所选定层面进行连续多次动态扫描，从而获得随时间变化该层面内每一像素的密度，即时间-密度曲线（time-density curve，TDC）。通过各种灌注软件后处理肿瘤及脏器的TDC，可以得到相应的灌注伪彩图及灌注参数值，可在毛细血管水平无创、动态地观察肿瘤或靶组织脏器或器官的局部血流灌注状态以及病理生理学改变。目前，去卷积算法和非去卷积算法是CT灌注成像常用的两种数学模型。根据该曲线利用不同的数学模型计算出血流量（blood flow，BF）、血容量（blood volume，BV）、表面通透性（permeability of surface，PS）、达峰时间（time to peak，TTP）及造影剂平均通过时间（mean transit time，MTT）等灌注参数。目前，MRI仍然是灌注的首选检查方法，但当患者无法配合检查或具有MRI检查禁忌证时CT灌注可以作为补充。CT灌注能提供较传统CT检查更为全面的诊断信息来定量评价骨骼肌肉系统疾病血流动力学变化，能够用于骨骼肌肉系统良、恶性病变的鉴别诊断。有研究表明，CT灌注在骨骼肌肉系统研究中是可行的，其中BF、BV两个灌注参数及TDC在鉴别良恶性骨肿瘤中的价值，为骨肿瘤的深入研究做了有益的尝试。

CT灌注与MRI灌注类似,可用于评价肿瘤的特征,对术后肿瘤残留以及复发的鉴别有重要意义。CT灌注可以用在CT引导的消融术中,检测消融区域病灶的强化程度,对糖尿病患者伴有周围血管疾病的下肢缺血具有早期提示作用价值。但CT灌注由于辐射剂量等问题并未在临床被广泛应用。

五、CT双能量成像

CT双能量成像(dual-energy CT,DECT)的基本原理是获得物质在两种不同能量下的双能量数据,经过后处理算法,进行物质的解析(基物质对)和获得虚拟单能量图像(即不同keV水平图像)。得到不同能量水平(即keV)下的虚拟单能量图像,随keV的增加,在一定范围内提高组织的空间和密度分辨力,降低图像噪声,keV的降低会增加图像中碘物质的浓度,间接减少碘造影剂的应用。目前获取双能量成像的CT包括双源CT、快速管电压切换的单源CT、在不同能量状态下进行两次连续扫描的单源CT、配备有能量解析探测器的单源CT等,其中临床上应用的为前两种。双源CT具有两套球管-探测器系统,约成90°排列,能同时获得物质在高低能量X线下的数据;快速管电压切换的单源CT,是利用快速千伏电压短时间内在高、低kVp之间进行切换,以获得双能量数据。

(一)韧带及肌腱成像

肌腱、韧带、软骨等软组织由原子序数小的成分构成,其X线衰减系数差异不大,传统CT图像中无法分辨这些结构。研究表明这些软组织成分中胶原分子侧链中密实羟赖氨酸和羟脯氨酸对不同能量的X射线衰减差异较明显,双能量扫描可将其与周围组织区别并清晰显示。在清晰的显示肌腱/韧带的同时,能够通过任意角度旋转、容积再现或必要时结合曲面重建等方式观察肌腱/韧带走行及其与周围组织的解剖关系,重点观察肌腱的起点、走行和止点,对研究正常肌腱的解剖结构、评价外伤患者韧带和肌腱的连续性及完整性具有很大帮助(图3-2-7),尤其是挛缩畸形的患者。扫描参数:①双源CT采用双能量扫描序列,双球管管电压为140kVp/80kVp,参考管电流40mAs/170mAs(手)、56mAs/234mAs(足),旋转时间1.0s/转,螺距0.7,准直器宽度64×0.6mm,扫描层厚2.0mm,重建层厚0.75mm;②单源快速管电压切换CT采用GSI能谱扫描序列,单球管140kVp/80kVp瞬时切换,管电流不超过640mAs,旋转时间0.6s/转,螺距0.531:1,准直器宽度20mm,扫描层厚5.0mm,重建层厚0.625mm。

(二)金属伪影抑制

在体内有金属固定植入物、急性外伤后体内金属异物等情况,常规CT检查时由于金属周围大量放射状硬化伪影的影响,导致金属区及周围结构显示不清,图像质量以及临床诊断、治疗受到严重影响。而双能量CT虚拟单能量图像结合金属伪影去除软件(metal artifact reduction software,MARs)技术能有效地减少CT图像中的金属伪影,显示被金属伪影模糊的解剖细节以及金属植入物本身(图3-2-8)。但值得注意的是,这种技术只能最大限度地减少线束硬化伪影,并不能完全消除该伪影。研究显示单能量CT在较高能量段对金属伪影的抑制效果更好,且不同部位、不同材质、不同体积的金属植入物其

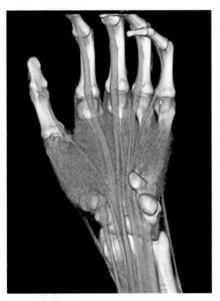
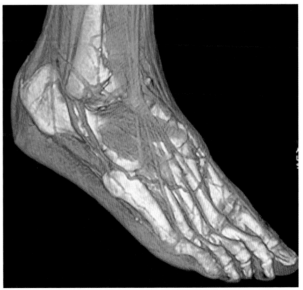

图3-2-7 正常手足肌腱能谱CT

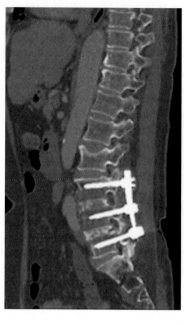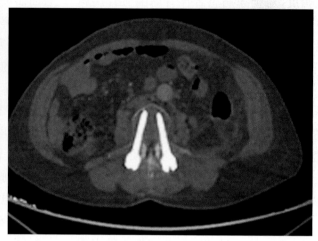

图 3-2-8　腰椎内固定术后

最佳单能量水平均有所不同,因此临床工作中需要根据不同情况灵活找到最佳单能量图像。扫描参数:①双源 CT 采用双能量扫描序列,双球管管电压为 140kVp/80kVp,参考管电流 86mAs(140kVp)、468mAs(80kVp),旋转时间 1.0s/转,螺距 0.8,准直器宽度 64×0.6mm,扫描层厚 2.0mm,重建层厚 0.75mm,融合系数 0.5(140kVp、80kVp 的数据各占一半),图像重建算法 B30f;②单源快速管电压切换 CT 采用 GSI 能谱扫描序列,单球管 140kVp/80kVp 瞬时切换,切换时间 0.5ms,参考管电流 600mAs,旋转时间 0.8s/转,螺距 0.984∶1,重建能谱图像和 140kV 图像。

(三) 痛风石成像

痛风是由于体内嘌呤代谢紊乱导致血尿酸增加,在关节处(主要是足踝部、第一跖趾关节)的软骨、韧带及邻近软组织聚集、沉淀终产物尿酸盐结晶,从而引发的一系列关节炎性反应,如果不及时治疗可导致关节炎的反复发作,严重者可出现关节破坏。因此痛风的早期诊断、治疗对患者预后非常重要。以往诊断痛风的"金标准"是从受累关节滑液中或痛风石中通过偏振光显微镜找到特征性的单钠尿酸盐结晶,由于无创性 DECT 检查对痛风石的高敏感、高特异性,2015 年欧洲抗风湿病联盟/美国风湿病学会痛风分类新标准将双能量 CT 中尿酸盐的沉积纳入诊断标准之一。因为尿酸盐结晶在不同能级的 X 线中衰减系数不同,双能量技术可识别骨骼及软组织中的尿酸盐结晶,并赋予不同的伪彩色,使病变部位、数目、大小及与周围软组织的关系更加清晰,一些深部肌腱或韧带周围的尿酸盐结晶亦一览无余,与临床查体相比可发现更多的痛风病灶,有助于与其他类型的关节炎相鉴别,并能全面评估病情进展;对痛风石的发现、治疗中的监测提供影像依据。扫描参数:①双源 CT 采用双能量扫描序列,A 球管电压为 140kVp,有效管电流 70mAs,B 球管电压为 80kVp/100kVp,有效管电流 300mAs,开启动态曝光剂量调节(care dose 4D),旋转时间 0.5s/转,螺距 0.7,准直器宽度 64×0.6mm,扫描层厚 2.0mm,重建层厚 0.75mm,图像重建算法 B30f;采用 Dual-Energy Gout 软件技术,启动软件内的痛风结节分析软件,生成有尿酸盐结晶的彩色标记图。②单源快速管电压切换 CT 采用 GSI 能谱扫描序列,单球管 140kVp/80kVp 瞬时切换,切换时间 0.5ms,旋转时间 0.8s/转,螺距 0.984∶1;采用 GSI Viewer 软件物质分离技术,分别选择尿酸-钙这种基物质对,获得尿酸(钙)图和钙(尿酸)图,并赋予不同的伪彩色图(图 3-2-9)。

(四) 骨挫伤检查

骨挫伤是指由于外伤所致的骨髓水肿、出血和骨小梁的微骨折。临床症状主要表现为疼痛和活动受限,活动或负重时加重。研究表明,即使没有其他的软组织创伤,严重的骨挫伤也是早期退行性变的先兆。及时处理,可预防关节损伤的进一步发展。因此,早期诊断骨挫伤对临床康复、预防并发症有重要意义。

目前,MRI 是诊断骨挫伤的首选检查方法,可用于骨挫伤的定性定量诊断和鉴别诊断,在骨髓病变

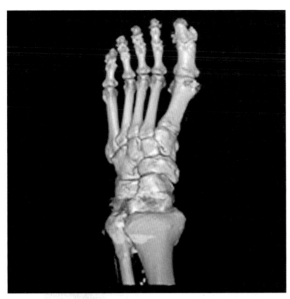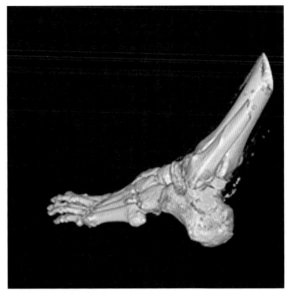

图 3-2-9　双能量 CT 伪彩图显示足部痛风结石
左侧胫距关节、距腓以及跟距关节间多发痛风石（绿色）

检测中具有较高的敏感性。一些患者由于某种原因无法进行或配合 MRI 检查，需要进行其他检查，但常规能量 CT 虽可以显示骨折，甚至是细微骨折，但不能评估骨髓损伤。双能量 CT 可通过三种物质分离算法对碘、钙等原子序数较大的物质进行量化或去除，即获得虚拟去钙（virtual non calcium，VNCa）图像，用于评估骨髓病变，使双能量 CT 检测外伤后骨损伤成为可能。

双能量 CT 平扫获得高、低以及融合能量（高、低两组能量图像按照一定比例，类似 120kVp 单能量 CT 成像）三组图像。双能量 CT VNCa 图像能够直观地显示正常骨髓与骨髓水肿区密度的不同，可重点观察骨髓水肿区的范围、程度以及骨折的情况；同时可以观察肌腱/韧带等软组织有无异常，从而全面准确地评价患者病情。另外双能量融合加权图用于替代常规 CT 对骨折的观察。

（五）血管双能量 CT 成像

目前，双能量技术在临床可常规用于四肢的 CT 血管成像，主要包括下肢动脉狭窄性病变及下肢静脉血栓的显示。与常规 CT 不同的是，双能量 CT 的血管成像具有去骨和去钙化斑块两种优势。双能量 CT 血管成像图像经过双能量后处理软件计算，可直接得到去骨和去钙化斑块的图像，图像可任意旋转，在最大密度投影及容积再现图像中评估血管，有助于观察全程血管病变，避免周围骨质和钙化斑块的影响，更直观地评估血管钙化段管腔的狭窄程度。双能量 CT 后处理软件存在去骨或去钙化斑块不全的现象，尤其是在膝关节和踝关节部位的骨质去除

不完全，以及在腹主动脉和双侧髂动脉的斑块去除不完全，会影响下肢血管的评估和诊断。另外，双能量去骨软件也存在过度去骨的现象，表现为在去骨最大密度投影图像上血管局部截断，常常出现在胫前动脉、胫后动脉远端及足部血管。

双能量 CT 下肢血管图像经过单能谱处理后，可重建出多种不同能量下的虚拟单能量图像（即不同 keV 水平图像）。研究显示，单能量 CT 在较低能量段对血管的显示能力更强（图 3-2-10）；在获取相同图像质量条件下，双能量 CT 的 70keV 的单能量图像较常规 CT 的碘值高出 25%，因此使用比常规 CT 少

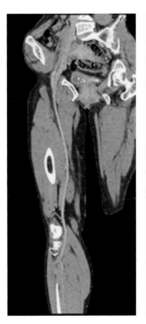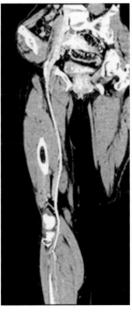

图 3-2-10　下肢静脉 CT 双能量成像
右侧下肢静脉显影浅淡，通过将单能量图像由 70keV 降低至 40keV 时下肢血管亮度明显提高

25%的碘造影剂可以获得相同的图像血管和组织对比度,间接减少造影剂的使用量。

通常 DECT 采用低能量(40~70keV)水平的数据进行图像重建、或获得线性或非线性融合图像来增加血管的强化程度,在下肢动脉成像中可以减少造影剂用量,在双能量下肢静脉成像中可增加下肢静脉血栓的诊断信息。值得注意的是,低能量的血管重建会增加一定的图像噪声,因此选择最佳的虚拟单能量图像是核心。

第三节　MRI 检查

MRI 具有良好的软组织分辨率和对比度,在骨骼肌肉系统中应用非常广泛,但是不同的部位检查要求不尽相同,应根据需要采用不同的线圈和脉冲序列。

常用线圈包括:体线圈,脊柱线圈,头线圈,颞颌关节线圈,头颈联合线圈,肩关节线圈,腕关节线圈,膝/踝关节线圈,以及各种尺寸的表面柔软线圈。一般来讲,线圈都为专用线圈,特殊情况可替代。例如,体线圈主要用来进行胸、腹、盆腔的扫描;脊柱线圈主要用于脊柱的扫描;颞颌关节线圈用于颞下颌关节的扫描;大范围的四肢扫描也可使用体线圈;头线圈也可用于踝关节和足的扫描。

基本扫描平面包括:冠状位、矢状位、横断位和斜位图像。总的原则是以显示解剖关系明确,病变清楚和其与周围组织关系鲜明,有利于诊断治疗,尤其是手术治疗患者,为手术提供帮助。

基本脉冲序列包括:自旋回波(spin echo,SE)序列、快速自旋回波(fast spin echo,FSE)序列、梯度回波(gradient echo,GRE)序列(主要包括 SPGR 和 FISP)、反转恢复(inversion recovery,IR)序列(如 STIR 和 FLAIR 序列)。

常用成像方法包括脂肪抑制、水抑制、水成像、MR 脊髓造影(MR myelography,MRM)、非对比增强和对比增强的 MR 血管成像(MR angiography,MRA)、扩散加权成像(diffusion weighted imaging,DWI)、扩散峰度成像(diffusional kurtosis imaging,DKI)、超短回波时间(ultrashort echo time,UTE)MRI、零回波时间(zero echo time,ZTE)MRI、专门的金属伪影抑制技术及动态对比增强(dynamic contrast enhanced MRI,DCE-MRI)等。

SE 序列是应用最早的一类成像序列,但是由于其成像时间较长,尤其用于 T_2WI 时,所以目前基本上被 FSE 序列所取代。水在 T_1WI 表现为低信号,在 T_2WI 表现为高信号;脂肪在 T_1WI 表现为高信号,在 T_2WI 表现为中等信号强度,T_2 的权重越重,脂肪的信号强度越低;骨皮质由于含水极少,T_1WI 和 T_2WI 上均表现为低信号;骨髓的信号随年龄的不同而不同,儿童的骨髓为红骨髓,含水较多,T_1WI 为低信号,T_2WI 为高信号,待长至成人时,除一些扁骨外,长管状骨的骨髓均为黄骨髓,其信号特点与脂肪相同;但是成人的红骨髓和黄骨髓的含量也不是恒定不变的,信号也会发生相应的改变。

FSE 序列是在 SE 序列的基础上发展起来的一类脉冲序列,凭借其显著提高的扫描速度而被广泛使用。它的基本信号改变与常规 SE 序列相同,所不同的是脂肪组织由于回波链的存在 T_2WI 上呈现稍高甚至高信号。

GRE 序列在骨肌系统 MRI 检查中并非常规扫描序列,其中快速扰相梯度回波(spoiled gradient recalled echo,SPGR)和平衡式稳态自由进动(fast imaging with steady-state precession,FISP)序列应用相对更多,可以 2D 和 3D 采集,获得 T_1WI 和 T_2^*WI,主要用于关节软骨的显示。

反转恢复(IR)序列的原理是基于不同组织之间 TI 值的差异,通过选择不同的 TI 值,可以抑制不同组织的信号,例如在 1.5T 设备中,设置 TI = 150ms 左右可以抑制掉脂肪组织的信号,而设置 TI = 2 200ms 左右可以抑制掉自由水的信号。除此之外,设置一个中等的 TI(750ms 左右)可以增加组织之间的 T_1 对比(图 3-3-1)。

脂肪抑制技术:根据脂肪抑制的原理,常用的脂肪抑制技术可以分为三大类:一类是基于化学位移效应,如频率选择脂肪饱和技术、选择性水激励技术、DIXON 法水脂分离技术。其中,基于 DIXON 法的三点法非对称回波水脂分离(iterative decomposition of water and fat with echo asymmetric and least-squares estimation,IDEAL)技术将三点法非对称回波采集技术与迭代最小二乘估计算法相结合,在三个非对称的时间点进行回波采集,这种回波采集方式能够更好地抵抗磁场(B_0 和 B_1)的不均匀性,有利于水和脂质的分离更加完全,并且可以同时获得四种对比图像(图 3-3-2);第二类是基于脂肪组织的短 T_1 值,如 STIR 技术;第三类是 STIR 和频率选择脂肪饱和的杂交技术,如 SPAIR 和 SPECIAL。在骨肌系统 MRI 中,脂肪抑制有利于 T_2WI 和 PDWI 骨髓和软组织病变的显示,有利于 T_1WI 对比增强后病灶的显

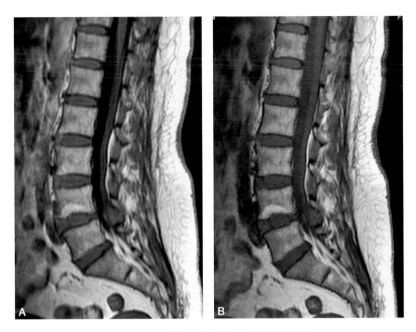

图 3-3-1　腰椎中等 TI 的反转恢复序列
A. 为腰椎 T_1 FLAIR 序列, TI 设置为 750ms; B. 为常规快速自旋回波序列 T_1WI。T_1 FLAIR 图像的脑脊液信号抑制更为彻底, 脊髓显示更为清晰, T_1 对比显著提高

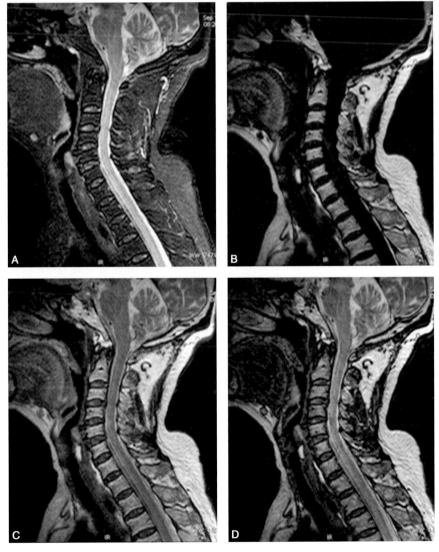

图 3-3-2　颈椎 IDEAL 技术
A. 水质子图像; B. 脂质子图像; C. 同相位图像; D. 反相位图像

示,还有利于减小化学位移伪影。除此之外,频率选择脂肪饱和技术和DIXON技术还可以用来判断是否有脂肪的存在,非脂肪特异性的STIR技术则不能用于鉴别脂肪成分。

水抑制技术:相比脂肪抑制技术,骨肌系统MRI中水抑制技术应用相对较少。其水抑制的原理与脂肪抑制基本相同。现在较常用的一种水抑制方法是FLAIR成像序列,TI一般设置为2 100ms左右。水抑制图像上,含水的组织成分表现为低信号。

水成像技术:实际上是一种重T_2WI成像,TE一般设置为800ms以上,水凭借其很长的T_2值而保留有较高的信号,而其他组织的横向磁化矢量几乎完全衰减,所以几乎不产生信号。在骨肌系统中,水成像主要应用于磁共振脊髓造影显像(MRM)。高质量的MRM可清楚地显示硬膜囊、神经根鞘袖。

MRA:可分为非对比增强(non-contrast enhanced,NCE)MRA和对比增强(contrast enhanced,CE)MRA两大类,前者又主要包括了时间飞跃法(time of flight,TOF)MRA和相位对比法(phase contrast,PC)MRA,均可实现2D和3D采集,为无创性血管造影技术,但由于两种技术的成像时间相对较长,并且血管成像的质量受血流速度、方向以及扫描参数的影响较大,所以在骨肌系统中应用并不广泛。而CE-MRA的原理与常规增强扫描类似,通过注射顺磁性造影剂使血液的T_1值显著减小,再在合理的时机使用快速T_1WI序列(通常为快速扰相梯度回波序列)进行采集,血液由于T_1值明显小于其他组织而呈现高信号。和NCE-MRA相比,CE-MRA的伪影更小,对血管管腔的显示更加准确,并且成像速度大大提高。DCE-MRA还可以同时显示动脉和静脉,有利于动静脉畸形等病变的诊断和治疗(图3-3-3)。

扩散加权成像(DWI)及其衍生模型:单指数模型DWI是一种基于组织中水分子布朗运动的功能成像技术,表观扩散系数(ADC)可以量化水分子的扩散能力,细胞密度大的组织,水分子扩散受限程度高,ADC值低,而细胞密度小的组织,水分子扩散受限程度低,ADC值高。然而,ADC值同时受到水分子扩散和微循环灌注的影响,不能反映组织真实的扩散情况。体素内不相干运动(intravoxel incoherent motion,IVIM)模型通过采用多个b值,可以将组织真实的水分子扩散(D)和灌注或微循环效应区别开来,同时得到灌注分数(f)和假性扩散系数(D^*)。拉伸指数模型依靠扩散分布指数(distributed diffusion coefficient,DDC)来反映平均体素内扩散速率,

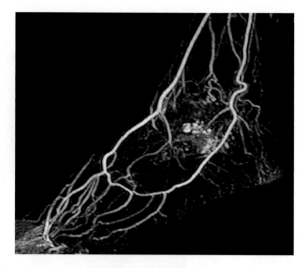

图3-3-3 足部CE-MRA
足部肿块患者的CE-MRA图像,造影剂注射以后连续动态信号采集,可以同时显示供血动脉和引流静脉,该肿块诊断为血管畸形

而描述体素内扩散速率的不均匀性的扩散异质性指数(the heterogeneity of intravoxel diffusion,α)用来显示组织的复杂程度。但是在实际临床应用中,由于单指数模型DWI扫描要求较低,时间短,后处理分析简单等特点,仍然是临床应用最为广泛的DWI模型。单指数模型DWI还可以用于全身大范围的扩散加权成像,即背景抑制全身扩散加权成像(diffusion weighted whole body imaging with background body signal suppression,DWIBS)。由于背景的肌肉、脂肪信号基本被抑制,图像背景显示为均匀低信号,从而增加了病灶显示的敏感性。它具有敏感性高、无辐射、成本低、检查方便等诸多优势。但目前全身DWI(whole body DWI,WB-DWI)仍面临一些问题,如成像时间长易产生运动伪影、背景信号抑制不完全而导致假阳性等。而不同于常规的全视野(full field of vision,fFOV)DWI技术,小视野(reduced field of vision,rFOV)DWI技术使用2D空间选择性回波平面视频激励脉冲,再加上180°重聚脉冲,减少了相位编码方向上需要激发的FOV,减少相位编码方向上需要采集的k空间线数量,在固定的扫描时间里提升了图像的分辨率,并能在抑脂的同时进行多层面成像,有效减少了回波持续时间,减少了偏共振效应产生的各种伪影(图3-3-4)。

扩散张量成像(diffusion tensor imaging,DTI):是扩散加权成像技术的一种延伸,通常需要设置多个扩散敏感梯度场施加的方向,可以反映各个方向上水分子扩散的快慢,并对组织内水分子扩散状况进行定量分析,还可以采用纤维束示踪成像(DTT)技术对纤维组织结构进行三维立体显示。此项技术最

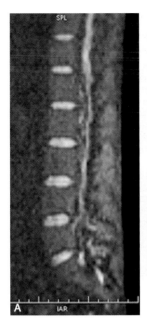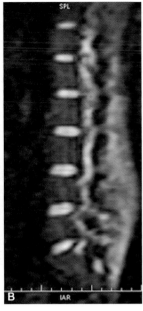

图 3-3-4 腰椎小视野 DWI
同一患者腰椎骨髓 rFOV 和 fFOV DWI 图像,b＝500s/mm²。rFOV DWI 图像(A)较 fFOV DWI 图像(B)模糊效应和几何形变明显减轻,解剖结构显示更加清晰

行了更高级的描述,用来探测组织中非高斯分布水分子的扩散特性,能够敏感地反映组织微观结构的复杂程度,也可以反映疾病相应的病理生理改变。理论上 DKI 扩散敏感梯度场施加的方向至少为 15个,b 值至少为 3 个,K 值是 DKI 中最具代表性的参数,是一个无量纲参数,ROI 内组织结构复杂程度越高,K 值越高,表明非高斯分布扩散受限越显著(图3-3-5)。

超短回波时间(ultrashort echo time,UTE)成像和零回波时间(zero echo time,ZTE)成像技术:MRI信号的高低是由信号采集时刻横向磁化矢量的大小决定的,而人体中部分组织(如骨皮质、肌腱、半月板等)的 T_2 值非常短,射频脉冲激发以后横向磁化矢量迅速衰减,使用常规序列进行信号采集时,组织几乎不产生信号,必须在极短的 TE 内进行信号采集才能直接观察这些组织。UTE 技术的超短 TE 的实现主要依靠其独特的半射频脉冲激发方式和放射状 K空间填充。半射频脉冲结合层面选择梯度进行层面激发,并交替变换层面选择梯度方向,将两次半射频脉冲激发所产生的信号填充到 K 空间,避免了对层面选择射频激发脉冲重新进行相位编码,从而缩短了 TE(图 3-3-6)。而 ZTE 技术之所以能将 TE 缩短至零,主要原因在于 ZTE 技术在射频脉冲和梯度场的施加过程中是先进行梯度场的爬升,而后才施加

开始主要用于评价脑白质结构及神经纤维束成像,随着技术的发展和研究的深入,骨骼肌、韧带等的DTI 也逐渐应用于临床实践。

扩散峰度成像(diffusional kurtosis imaging,DKI):是扩散张量成像技术的延伸,联合了 DTI 中的扩散张量和峰度张量对水分子扩散的受限过程进

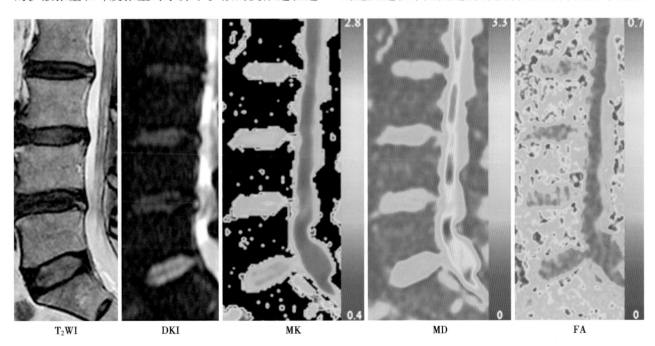

| T_2WI | DKI | MK | MD | FA |

图 3-3-5 腰椎 DKI
基于常规 T_2WI,L_2/L_3、L_4/L_5 椎间盘为 Pfirrmann Ⅳ级,L_3/L_4 椎间盘为 Pfirrmann Ⅲ级,L_5/S_1 椎间盘为 Pfirrmann Ⅱ级。MK伪彩图,随着髓核 T_2WI 信号降低,髓核颜色由低值蓝色逐渐向高值橘黄色变化,纤维环随着退变程度加重,颜色逐渐由淡黄色向高值橘红色变化;MD 伪彩图,随着髓核 T_2WI 信号降低,髓核颜色由高值淡绿色逐渐向低值淡蓝色变化;FA 伪彩图,随着髓核 T_2WI 信号降低,髓核颜色由低值深蓝色逐渐向中值淡蓝色变化

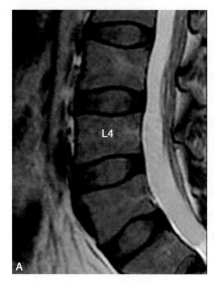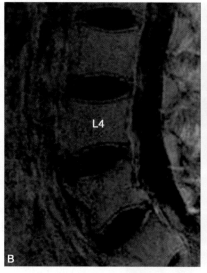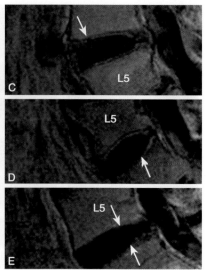

图 3-3-6　腰椎软骨终板 UTE

腰椎 T_2WI（A）、UTE（B）、3D-UTE 序列示头侧（C）、尾侧（D）、头尾侧软骨终板缺损（E，箭），常规 T_2WI 上软骨终板区呈低信号，3D-UTE 上软骨终板呈带状高信号，该信号连续性中断表示缺损区域

射频脉冲，射频脉冲结束后立刻进行信号读取，这种方式省去了射频激发之后的梯度切换时间，从而实现了零 TE 的信号采集。

金属伪影抑制技术：当检查区域存在铁磁性植入物时，常规 MRI 序列会产生明显的金属磁化率伪影，不利于植入物及其周围结构的显示。为了减小金属伪影，出现了几种专用的减金属伪影技术，主要包括视角倾斜（view angle tilting，VAT）、层面编码金属伪影校正（slice encoding for metal artifact correction，SEMAC）、多采集与可变谐图像结合（multiacquisition with variable resonance image combination，MAVRIC）以及 MAVRIC SL 技术等。VAT 技术的原理是在频率编码梯度场施加进行信号读出的同时，在层面选择方向施加一个与频率编码梯度场完全一致的补偿梯度，利用这一补偿梯度来纠正氢质子在层面内的位移，从而减小层面内的伪影，所以 VAT 技术实质上是一种 MRI 信号读出方式；SEMAC 技术的原理是在相位编码梯度场施加的同时，在层面选择方向施加一个与相位编码梯度场完全一致的补偿梯度，利用这一补偿梯度来纠正氢质子在层面方向上的位移，从而减小层面间的伪影；MAVRIC 技术采用多个偏中心的高斯脉冲激发整个成像容积，每个射频脉冲单元激励组织所形成的不同伪影程度的原始图像经过模糊数学后处理以后可以获得伪影减小的 MRI；而 MAVRIC SL 技术是由 SEMAC 和 MAVRIC 技术整合而成，能够同时减小层面方向和层面内的伪影（图 3-3-7）。

动态对比增强 MRI：使用快速扰相梯度回波序列连续采集静脉注射造影剂前、中、后的 T_1WI，记录造影剂进入靶器官或组织血管，然后通过毛细血管床并最终被清除过程中的信息，可以实现定性、半定量和定量诊断。其中，使用预设的不同药代动力学模型对时间-信号强度曲线进行分析，可以得到感兴趣区组织的灌注和微循环渗透性等定量血流动力学参数，主要包括容积转移常数（Ktrans）、组织间隙-血浆速率常数（K_{ep}）、细胞外间隙容积分数（V_e）、血浆容积分数（V_p）（图 3-3-8）。

脊柱使用脊柱线圈。常规采用 FSE 序列，矢状位 T_1WI 和 T_2WI，层厚≤4mm，层间距≤1mm 成像。然后对待检部位行横断位扫描，需要时做冠状位扫描。间盘的横断位扫描层厚≤4mm，椎体的横断位扫描一般采用 T_2WI，以便能够使椎管内的脊髓、神经根、血管、脑脊液形成明显的对比，不需使用造影剂。如果怀疑有椎管内肿瘤，除上述扫描序列外，还应加扫横断位 T_1WI，注射造影剂后，行矢状位、横断位及冠状位扫描，冠状位扫描的目的是为了排除肿瘤是否位于脊髓内部。扫描部位分为颈椎，颈胸段，胸椎，胸腰段，腰椎，骶椎。扫描范围一定要保证图像能够定位，并且周围软组织要包括，尤其是腰椎结核患者腰大肌脓肿范围有时很大且广，使其他组织受压移位。

颞颌关节使用颞颌关节线圈。采用张口位和闭口位扫描，以矢状位和冠状位扫描为主，矢状位扫描应倾斜角度。横断位扫描意义不大（肿瘤除外）。主要观察关节盘和下颌小头以及下颌小头的移动。采用 T_1WI 和 T_2WI 即可，层厚≤3mm，层间距≤1mm。

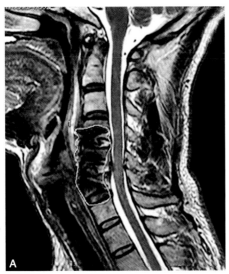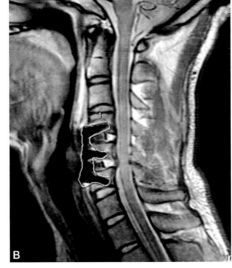

图 3-3-7 颈椎术后 MAVRIC SL 技术抑制内固定金属伪影
A. 常规 FSE 序列 T$_2$WI,颈椎术后内固定金属伪影明显,金属植入物及其周围结构显示不清;B. MAVRIC SL 序列 PDWI,金属伪影显著减小,金属植入物的位置和形态清晰显示

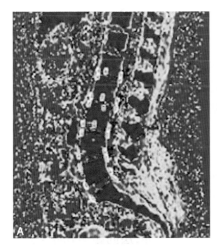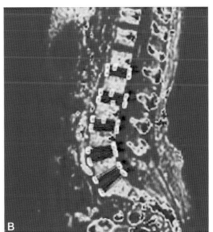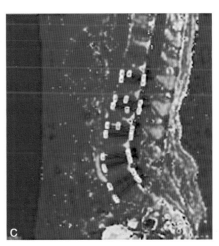

图 3-3-8 腰椎间盘动态对比增强(DCE-MRI)
由左至右依次为 K$_{ep}$、Ktrans、V$_e$ 伪彩图,其中红色-蓝色表示灌注由高-低;L$_1$ ~ S$_1$ 椎间盘 Pfirrmann 分级依次为 1,3,2,2,2。K$_{ep}$ 伪彩图示,2 级椎间盘红色像素多于 1,3 级

肩关节使用肩关节线圈。肩关节检查以检查肩关节运动损伤为主。常规采用斜冠状位、斜矢状位和横断位 T$_1$WI 和脂肪抑制 T$_2$/PDWI 扫描,层厚≤4mm,层间距≤1mm。

肘关节使用表面柔线圈。小儿肘关节软骨骨折 MRI 检查最好。常规采用横断位、冠状位和矢状位 T$_1$WI 和脂肪抑制 T$_2$/PDWI 扫描,层厚≤3mm,层间距≤1mm。

腕关节使用腕关节线圈。腕管综合征、三角纤维软骨损伤和腕骨无菌性坏死等病变均适宜行 MRI 检查,常规行冠状位、矢状位和横断位 T$_1$WI 和脂肪抑制 T$_2$/PDWI 扫描,层厚≤3mm,层间距≤1mm。

骨盆和髋关节使用体线圈。常规扫描作冠状位和横断位 T$_1$WI 和脂肪抑制 T$_2$WI。骶骨病变时可加

扫矢状位,用以观察骶前软组织和神经孔。MRI 是诊断股骨头缺血性坏死的重要手段。冠状位扫描时应注意双下肢内旋,以使股骨颈与股骨头在同一平面,更好显示股骨颈骨折的错位程度。单髋关节斜冠状位和斜矢状位扫描可以更好显示股骨髋臼撞击综合征的股骨头-颈骨质、髋臼盂唇病变。

膝关节使用膝关节线圈。常规扫描冠状位、矢状位和横断位 T$_1$WI 和脂肪抑制 T$_2$/PDWI,层厚≤4mm,层间距≤1mm。主要观察半月板、韧带和关节软骨等结构。斜矢状位可以作为观察前交叉韧带的补充方法,而横断位可以观察髌股关节,对观察半月板无意义。MRI 对隐匿性骨折的显示非常敏感。

踝关节使用踝关节线圈或表面柔线圈。常规扫描冠状位、矢状位和横断位 T$_1$WI 和脂肪抑制 T$_2$/

PDWI,层厚≤4mm,层间距≤1mm。冠状位是观察胫距关节软骨的最佳方位,横断位对诊断肌腱和韧带损伤最具价值,而矢状位对跟腱的显示最佳。

骨髓病变根据扫描部位选择合适的线圈。对骨髓的显示 MRI 具有极高的优势,是最理想的检查方法。一般常规采用 FSE 序列扫描,T_1WI 和脂肪抑制 T_2WI 能够准确显示骨肿瘤在骨髓内的浸润范围和骨髓损伤的范围,对精准确定病变范围有重要指导意义。

第四节 关节造影

在 CT、MRI 问世以前,关节造影(arthrography)曾有过十分重要的诊断价值。目前,主要是 CT 关节造影及 MR 关节造影。CT 关节造影是指向关节内注入对比物质后进行 CT 扫描的方法。MR 关节造影分为直接造影和间接造影。MR 直接关节造影是向关节内直接注射造影剂后进行 MR 扫描。MR 间接关节造影经静脉注入造影剂,10~30min 后造影剂渗透至关节腔内时行 MR 扫描。关节造影虽然已较少应用,但在一定条件下,仍有其独特的实用价值。有些部位,有些疾病,关节造影对于诊断起重要作用。

一、关节造影技术要点

(一)MR 关节造影

目前,普遍认为 Gd-DTPA 是最理想的造影剂,一般稀释浓度为 0.5~2mmol/L,可以将 1~2ml Gd-DTPA 加入 100~200ml 生理盐水混合。透视下穿刺时,可用上述生理盐水混合物 8ml+碘造影剂 7ml+2%利多卡因 3ml 混合使用。加入利多卡因是为了减轻患者痛苦,增加耐受。注射后一般 15~30min 内行 MR 检查,不应超过 90min。

(二)CT 关节造影

注入关节内对比物质有:①碘造影剂稀释液,一般采用 10ml 碘造影剂+5ml 利多卡因(2%)混合而成;②空气;③空气+碘造影剂双重对比。现普遍采用碘造影剂稀释液,注射造影剂后立即进行 CT 扫描,推荐螺旋扫描方式,后期进行图像重组。

(三)穿刺方法

严格无菌操作,关节穿刺一般在透视或超声引导下,经穿刺点穿刺进入关节后,将造影剂注入关节腔内,患者有胀痛或注射有抵抗感时停止注药,但髋关节不同于其他关节,需要一定的压力方能将药注

入关节内。注射后适当被动活动关节,使造影剂在关节均匀布散。

二、肩关节造影

(一)肩关节 CT 造影

采用 20~22G 的穿刺针进行穿刺,一般采用前方入路穿刺。上臂轻度外旋、外展,肘关节屈曲位,在肱骨小结节与肩胛喙突间连线的中点穿刺,针尖斜向后、内侧刺入。注入 10~15ml 的造影剂,患者仰卧于检查床上,被检测肢体置于床面中间,头先进,掌心向上;螺旋扫描模式,扫描范围自肩锁关节上方到肩胛骨下角包括肩胛骨、近段肱骨、锁骨外 2/3;标准重建算法,层厚≤5mm。

(二)肩关节 MR 直接造影

穿刺要点同 CT 造影。患者仰卧于检查床上,头先进,被检测肢体置于床面中间,手臂置于体侧,大拇指向上的中立位,避免内旋,用沙袋固定以避免运动。采用肩关节专用线圈或表面柔线圈;成像范围横断面自肩锁关节至肱骨外科颈(关节盂下缘),斜矢状面自三角肌外缘至内侧冈上窝,斜冠状面自胸大肌至冈下肌。基本检查方位与序列:①横断面、斜冠状面、斜矢状面的脂肪抑制 T_1WI 扫描。层厚≤3~5mm,层间隔≤1mm(图 3-4-1)。②如果患者之前未进行肩关节 MR 平扫,须加扫斜冠状面脂肪抑制 PD/T_2WI,以观察肩袖肌腱腱内及滑囊面的撕裂。并加扫任意方位非脂肪抑制 T_1WI,以除外其他病变。③外展外旋位脂肪抑制 T_1WI 扫描。

盂肱关节造影可了解下列疾患的关节内变化。如肩袖撕裂,类风湿关节炎,滑囊炎,滑膜软骨瘤病,神经营养障碍关节病,二头肌腱疾患,习惯性肩脱位等。目前,这些疾患 MRI 检查可代替关节造影检查。然而肩关节急性化脓性关节炎,早期抽脓造影检查,并同时进行反复抽脓冲洗介入治疗,仍具有独特的诊断和治疗价值。

三、肘关节造影

(一)肘关节 CT 造影

穿刺入路常用后侧和外侧入路,后侧入路是穿刺针经鹰嘴顶端依次进入鹰嘴窝和肘关节,外侧入路是穿刺针呈 45°角向肘关节前内插入,均需通过透视确认好针头在合适位置,造影剂总剂量不超过 2ml/kg。患者仰卧于检查床上,头先进;双上臂自然平伸置于身体两侧,被检测肢体尽量置于扫描架中心,双手手心向上,掌心与肘关节掌侧同向,避

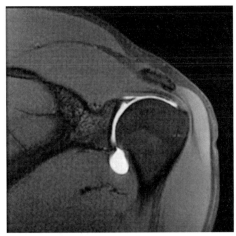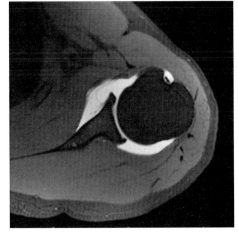

图 3-4-1 肩关节 MR 直接造影

免尺桡骨交叉，头尽量偏向一侧，避免紧贴手臂。螺旋扫描模式，扫描范围上端包括肱骨髁上区域，下端包括桡骨粗隆。标准重建算法，层厚≤3mm。

（二）肘关节 MR 直接造影

穿刺要点同 CT 造影。患者仰卧于检查床上，被检测肢体置于床面中间，手臂置于体侧，掌心向上，用沙袋固定以避免运动。推进使用表面柔线圈，对不能伸直的成人肘部可使用膝关节线圈或肩关节线圈进行检查。成像范围自肱骨下段至尺桡骨上段。基本检查方位与序列：注射造影剂后进行横断面、冠状面、矢状面的脂肪抑制 T_1WI 扫描。层厚≤3mm，层间隔≤3mm。

肘关节造影可了解下列疾患的关节内变化。如滑膜炎，关节内游离软骨体和骨体，肘神经性关节病等，还可显示儿童肘部骺软骨骨折的部位以及急性化脓性关节炎脓液蔓延情况等，MRI 可清晰显示副韧带损伤部位和程度。

四、腕关节造影

（一）穿刺技术要点

采用 20～30G 的穿刺针进行穿刺，①桡侧背侧穿刺：腕取轻度掌屈及尺偏位，于拇长伸肌腱与示指固有肌腱之间或从桡骨茎突远端鼻烟窝处垂直穿入。②尺侧旁穿刺：腕取轻度掌屈及桡偏位，在尺骨茎突尖端，尺侧腕伸肌腱与指总伸肌肌腱之间垂直穿入。一般注入 3～4ml 的造影剂。

（二）腕关节三腔造影术

腕关节与其他关节不同，是由桡腕关节、腕中关节、桡尺远关节和腕掌关节组成的多腔复合关节，互相不沟通，故行腕关节三腔造影术，即桡腕、腕中和桡尺远关节联合造影术，可使腕关节造影的假阴性率大为降低。具体做法是：①将 1ml 造影剂注入桡尺远关节间隙，观察造影剂有无渗漏入桡腕关节，判断三角纤维软骨复合体有无损伤、穿孔。②将 3～4ml 造影剂注入远排腕骨间关节间隙（尺侧或桡侧），观察造影剂有无渗漏入桡腕关节，判断近排腕骨间韧带有无损伤、断裂。③最后将 3ml 造影剂注入桡腕关节腔内。

（三）腕关节 CT 造影

患者俯卧于检查床上，头先进，双臂上举平伸，手指并拢，掌心向下平放于检查床中间，螺旋扫描模式，扫描范围从尺桡骨远侧至患病关节远端，标准重建算法，层厚≤3mm。

（四）腕关节 MR 直接造影

患者俯卧于检查床上，头先进，被检测上肢上举平伸，掌心向下；使用多通道腕关节专用线圈或表面柔软线圈。成像范围应包括腕关节、掌指关节。基本检查方位与序列：①横断面、冠状面、矢状面的脂肪抑制 T_1WI 扫描，层厚≤3mm、层间隔≤1mm。②建议加扫冠状位 T_2WI 及 T_1WI，以避免漏诊其他病变。

腕关节腔分为下尺桡关节腔，桡腕关节腔，中腕关节腔，掌腕关节腔，第一掌腕关节腔等。正常情况这些关节腔互不交通。腕关节造影可以了解下列疾患的关节内变化。如腕类风湿关节炎、滑膜炎、三角纤维软骨损伤，关节囊及腕骨韧带撕裂，滑膜囊肿，腱鞘囊肿等。腕骨骨折脱位、腕骨间韧带撕裂可见造影剂蔓延至多个关节腔，互相交通。造影剂也可进入肌腱和腱鞘内，或进入淋巴管内。

五、髋关节造影

（一）穿刺技术要点

采用 20～22G 的穿刺针进行穿刺。①外侧穿刺：取侧卧位，于股骨大粗隆前下方，针尖向上向内，与下肢呈 45°方向,贴骨骼穿入 5~10cm。②后侧穿刺:取半俯卧位,腹壁与操作台面呈 45°,于大粗隆中点与髂后上棘之连线的中外 1/3 交界处垂直穿入。③前侧穿刺:取仰卧位,自腹股沟韧带的中点向下和向外侧 2.5cm 处,即股动脉稍外侧处垂直穿入直达股骨头处。一般注入 8~20ml 的造影剂。

(二) 髋关节 CT 造影

患者仰卧于检查床上,头先进,双足跟略分开而足尖向内侧旋转并拢,双上臂抱头;螺旋扫描模式;扫描范围从髂前上棘至股骨中上 1/3 交界。标准重建算法,层厚≤5mm。

(三) 髋关节 MR 直接造影

患者仰卧于检查床上,足先进,双手臂上举平伸。使用大号表面柔线圈或体部相控阵线圈。成像范围上界为髂骨翼中部,下界为股骨小粗隆下方。基本检查方位与序列:①横断面、斜冠状面、斜矢状面的脂肪抑制 T_1WI 扫描。斜冠状面根据横断面定位,垂直于髋臼前后缘连线。斜矢状面根据斜冠状位定位,平行于股骨颈长轴。层厚≤5mm,层间隔≤1.5mm。②建议加扫斜冠状位、斜矢状位脂肪抑制 PDWI,以避免漏诊其他软组织损伤及骨髓病变。

髋关节造影可了解下列疾患的关节变化:先天性髋关节脱位造影对于了解关节盂唇内翻,关节囊葫芦变形,关节腔容量,髋臼底有无软组织充填等,具有极高的诊断价值。其他疾患如髋内翻骺分离,绒毛结节滑膜炎,滑膜软骨瘤病,特别是对髋关节急性化脓性关节炎、骨髓炎脓肿蔓延情况,亦具有较高的诊断价值。

六、膝关节造影

(一) 膝关节 CT 造影

采用 20~23G 的穿刺针进行穿刺,一般采用髌周穿刺:膝关节伸直,于髌骨外上、外下、内上、内下方,距髌骨边缘约 1cm 处,针尖与额面平行,斜向髌骨与股骨关节面的间隙穿刺。一般注入 35~50ml 的造影剂。患者仰卧于检查床上,足先进,双下肢伸直并拢,足尖向上,双上臂抱头;螺旋扫描模式。扫描范围:从股骨下段至胫腓骨上段,垂直身体长轴,横断面扫描。标准重建算法,层厚≤5mm,观察半月板层,厚层间隔为 1mm。

(二) 膝关节 MR 直接造影

穿刺方法同 CT 造影。患者仰卧于检查床上,足先进。使用膝关节专用线圈或表面柔软线圈。成像范围自髌骨上缘髌上囊至胫骨结节下缘。注

射造影剂后进行①横断面、冠状面、矢状面的脂肪抑制 T_1WI 扫描。图像定位以膝关节解剖平面为基准。层厚≤5mm,层间距≤1.5mm。②建议加扫 PD/T_2WI、T_1WI,以避免漏诊其他软组织损伤及骨髓病变。

膝关节造影可了解下列疾患的病理改变。如半月软骨板撕裂,半月板囊肿,盘状半月板,半月板切除后综合征,侧副韧带损伤,关节内游离软骨体,骨体,滑膜囊肿,腘窝囊肿,滑膜血管瘤,绒毛结节滑膜炎,神经性关节病等。应指出上述疾患 MRI 检查已有较高的诊断价值,目前膝关节造影已很少应用。

七、踝关节造影

(一) 踝关节 CT 造影

穿刺常选前侧穿刺和外侧穿刺。前侧穿刺入路于踝关节前,避开伸趾肌腱及足背动脉之外的任何关节间隙均可穿刺;外侧穿刺入路为在外踝与趾长伸腱之间刺入关节腔。患者仰卧于检查床上,足先进,双下肢伸直并拢,足尖向上,双上臂抱头;螺旋扫描模式;扫描范围胫骨下 1/4 至足底;标准重建算法,横断面层厚≤3mm,冠、矢状面层厚≤3mm。

(二) 踝关节 MR 直接造影

穿刺方法同 CT 造影。患者仰卧于检查床上,足先进。使用踝关节专用线圈或表面柔软线圈;成像范围上界为下胫腓骨关节,下界包全足底。注射造影剂后进行横断面、冠状面、矢状面的脂肪抑制 T_1WI 扫描。层厚≤3mm,层距≤1mm。

踝关节造影可了解下列疾患的关节内变化:踝部外伤韧带损伤,儿童骺软骨骨折,关节内游离体,滑膜软骨瘤病,类风湿关节炎。

第五节　介入诊疗

近年来,随着医学影像学的快速发展,介入放射学在肌肉骨骼系统疾病的诊断和治疗中得到了广泛应用。介入诊断主要包括经皮穿刺活检和血管造影。介入治疗可分为血管性介入治疗和非血管性介入治疗。

一、经皮穿刺活检

(一) 适应证与禁忌证

活检是诊断和鉴别诊断的重要手段之一,对治疗计划的制订、预后的判断和治疗后的随访具有重要的参考意义。随着影像技术的发展,特别是 CT 导

引技术的应用,经皮穿刺活检几乎可以在肌肉骨骼的任何部位进行。大多数肌骨系统的良、恶性病变均可作经皮穿刺活检。但高度怀疑化脓性炎症或血管性病变时,应避免或慎行活检,特别是穿刺出血可能会引起脊髓受压导致截瘫。此外禁忌证还包括:生命体征不稳定者、凝血功能异常者、穿刺针难以到达病变部位者、无安全穿刺路径者及不合作的患者。

(二)器材与方法

主要器材为活检针,近年来应用的新型全自动活检针较传统活检针具有穿刺取材深度可调、圆柱形取材量较大、可配合同轴套管针多次取材等优势。穿刺时根据 CT 图像,设计出安全的穿刺路径,选取合适的穿刺点,按设计的穿刺角度和深度徒手穿刺,使活检针到达病变位置后即可取材。

二、血管造影

(一)适应证与禁忌证

血管造影可直接观察病变区的血管形态和血流动力学改变,同时也可在此基础上通过血管途径对病变进行介入治疗,其临床可应用于各种骨肌系统的外伤性(图 3-5-1)、感染性、肿瘤性及血管性病变。临床上无绝对禁忌证,对高血压、心功能不全、严重感染、严重出血倾向及危重患者应慎重。外伤后动脉破裂出血、血压不稳定患者,必要时应在抗休克治疗的同时积极进行血管造影、行出血动脉的栓塞治疗。紧急情况下可经动脉快速推注血液,以快速提高血容量,稳定血压。

(二)器材

常规器材有穿刺针、导丝、扩张器、导管鞘和各型导管。导管一般采用 4F、5F 造影导管,导丝采用前端弯曲的超滑导丝用辅助导管进入迂曲的病变血管。还应备有同轴导管系统、多侧孔溶栓导管。栓塞用明胶海绵、钢圈等栓塞材料。

(三)方法

骨肌系统经血管介入治疗的穿刺途径,主要有经股动脉、腋动脉和锁骨下动脉等。一般采用经股动脉穿刺,操作简便,成功率高,并发症少。采用 Seldinger 穿刺技术,由健侧逆行插管。导管常规选用 5F Cobra 导管,对于对侧髂血管、对侧下肢血管、脊柱、上肢血管内操作常可顺利完成。骨盆肿瘤、创伤后腹膜后出血、双侧股骨头坏死患者,还需要超选择插管检查穿刺点同侧的髂内动脉、股动脉分支,可采用 Cobra 导管成袢技术、Simmons 导管或同轴导管技术进行同侧超选择性插管,但要注意在使用高压注射器前,需手工试推注造影剂以了解导管弯曲部管腔是否通畅。上肢、椎骨系统插管操作相对比较容易。血栓患者,特别是下肢血栓形成的患者,常采用溶栓导管插入血栓部位进行治疗。

三、介入治疗

血管性介入治疗是在血管造影的基础上,将导管或其他介入器械插至病变血管内进行治疗,包括以下技术:

①灌注术:经插至病变血管内的导管灌注药物

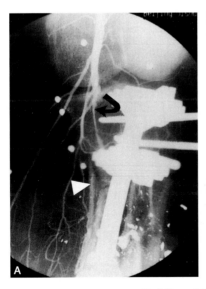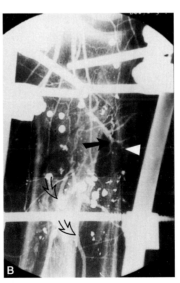

图 3-5-1　小腿枪弹伤胫腓骨上段粉碎骨折血管损伤

男,45 岁。小腿枪弹伤,胫腓骨骨折,钢板螺钉内固定术后经股动脉造影。A. 腘动脉于关节水平明显狭窄(弯黑箭),胫骨上段粉碎骨折(白箭头),软组织中有多个圆形枪弹;B. 腘动脉下段胫前动脉于骨间膜裂孔处完全梗死(黑箭),该处正邻近于腓骨上段粉碎骨折(白箭头)旁。经侧支循环胫后及胫前动脉显影(弯空箭)

（化疗药、抗炎药、溶栓药、止血药等），与静脉给药相比可使病变局部药物浓度提高 10～100 倍，延长作用时间，降低全身的药物副反应，提高药物治疗疗效（图 3-5-2）。②栓塞术：经导管将栓塞材料（栓塞颗粒、生物胶、钢圈等）有控制地注入到病变血管内，使之发生闭塞，中断血供，以期达到控制出血、治疗血管畸形和肿瘤性病变，也可以用于外科切除术前栓塞以减少术中出血。③血管成形术：利用球囊导管扩张狭窄、闭塞的血管，使血流再通。④支架置入术：狭窄、闭塞的血管内置入支架，保持血流通畅；也可以利用覆膜支架置入技术使异常扩张的血管隔离、重建，治疗全身各部位的动脉夹层、动脉瘤及血管破裂。⑤血栓清除术：利用导引导管直接抽吸血栓，利用腔内机械旋切抽吸装置清除血管内的血栓或斑块，使血管再通。

原发性恶性骨肿瘤是局部化疗的主要适应证，也有少数良性骨肿瘤行局部化疗的报道，如用于骨巨细胞瘤及动脉瘤样骨囊肿。低度恶性者，如骨旁骨肉瘤、髓腔内骨肉瘤，更适于局部切除，局部化疗主要用于高度恶性者。继发性恶性骨肿瘤通常不是局部化疗的适应证。疗效判定方法：治疗有效时，X线和 CT 检查可显示肿瘤边界较前清晰；MRI 可显示肿瘤周围水肿较前减轻；血管造影显示肿瘤血管减少；所有方法均可显示肿块缩小，较晚还可见到钙化量增加。但影像学的改变均为非特异性的，需结合组织学改变，即肿瘤破坏比率达 60%～100%，明显纤维血管再生者方为完全缓解，40%～59% 的肿瘤破坏加上纤维血管再生的证据为部分缓解，40% 以下的肿瘤破坏则可能为自发性的，不一定反映疗效。

局部化疗的止痛效果通常于几天内即可显示，完全或部分缓解的比率可达 60% 或更高。

糖尿病足血管病变首选介入治疗。操作方法是将一根导管，插入下肢血管，通过造影，显示血管的病变，如狭窄、闭塞、血栓栓塞等，并通过球囊扩张技术、支架支撑技术及通过导管灌注溶血栓的药物等方法治疗糖尿病血管病变，从而达到促进溃疡愈合，解决下肢发冷、麻木、疼痛等症状，介入治疗目前已为国际广大专家接受和推荐。优点是治疗成功率高，85%～90% 患者中成功实施；治疗风险小，并发症少；治疗后保肢率高，介入治疗患者截肢率仅为 4%，没有处理病例，截肢率达 34%；可重复治疗；治疗效果明显，绝大多数患者的临床症状如间歇性跛行和静息痛均可得到不同程度的缓解，并可促进缺血性溃疡的愈合，是膝下血管闭塞治疗的唯一有效方法（图 3-5-3）。

非血管性介入治疗是采用经皮穿刺病变的途径，引入介入器械，完成治疗性操作，包括以下内容：

①椎间盘突出的介入治疗：主要有经皮化学髓核溶解术、经皮椎间盘切吸术、经皮激光汽化椎间盘减压术、臭氧混合气体注射术及射频热凝消融术。②肿瘤性病变的消融治疗：利用穿刺技术引入介入器械到达病变部位，运用物理性手段（高温加热、低温冷冻）或化学性手段（注射乙醇、乙酸、化疗药等）对肿瘤进行毁损，其中物理消融应用较多，包括射频消融术、微波消融术、氩氦刀冷冻消融术等（图 3-5-4）。③肿瘤性病变的放射性粒子植入治疗：利用穿刺技术将放射源（^{125}I 粒子）植入到肿瘤内，使其持续释放出射线治疗肿瘤，该技术对肿瘤骨质破坏引

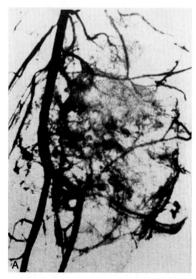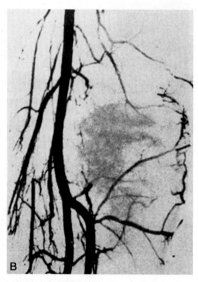

图 3-5-2 胫骨近端骨肉瘤化疗前后
胫骨近端骨肉瘤。A. 化疗前肿瘤血管丰富；B. 化疗后肿瘤血管完全消失

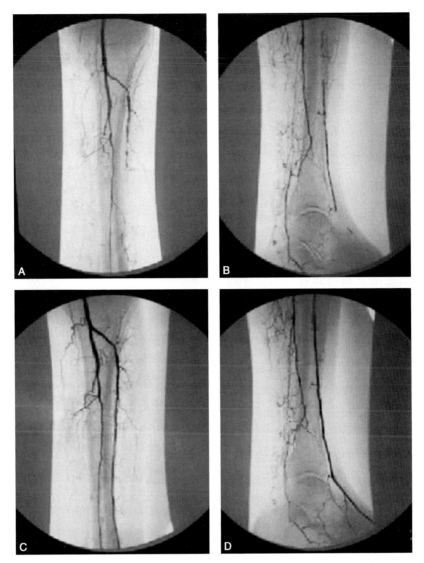

图 3-5-3 糖尿病足膝下血管闭塞治疗前后

A、B. 胫后动脉闭合,多发性阻塞伴有胫前动脉阻塞超过 10cm,足动脉闭合,腓动脉狭窄;C、D. 腓动脉及胫前动脉狭窄的完全性再通,包括足动脉

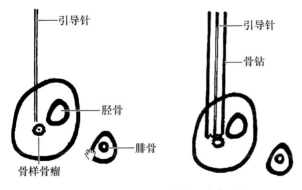

图 3-5-4 骨样骨瘤介入治疗

起的疼痛有较好的疗效。④疼痛性病变的介入治疗:包括椎间小关节综合征及骶髂关节综合征的封闭治疗、神经根封闭治疗、椎管内神经封闭治疗等。⑤经皮椎体成形术:影像设备导引下,经皮向椎体内注入骨水泥以达到增加椎体强度和稳定性,防止塌陷,缓解疼痛,甚至部分恢复椎体高度,治疗脊柱溶骨性破坏及钙缺失病变。⑥引流术:穿刺病变后置管,使之与外界相通,解决液体排出的同时还可以注射药物,主要治疗各类积液、积水、积脓等。

骨样骨瘤介入治疗有三种,CT 引导下经皮瘤巢毁损术、激光冷冻术、经皮射频消融术。CT 引导下经皮射频消融(radio frequency ablation, RFA)方法操作安全、简便,创伤小,术后恢复快,并能够保证完全破坏瘤巢,高精确度、有效率及低复发率,明显优于长期水杨酸类药物治疗、完整手术切除及单纯经皮切除术等传统治疗方法,现已被公认为对于经影像学检查结合临床表现诊断为骨样骨瘤患者的首选治疗方法。

第六节 骨与关节系统的比较影像学

骨骼肌肉系统由两个主要部分构成,一为骨骼,二为骨骼周围的软组织。骨骼有两个特点,首先是骨骼含矿物质多,密度高,在X线检查上和周围组织有良好的自然对比,其次是骨骼系统各个骨的形态复杂多样,如各种关节、四肢长短管状骨、脊柱不规则形态骨、头颅扁骨等。软组织包括肌肉、肌腱、韧带、血管、神经、脂肪、关节囊、滑膜、软骨等,它们之间呈软组织密度,彼此之间在X线检查上不能区分。

根据以上两种情况,骨和关节应以X线检查为主,在X线检查不能确定异常和异常性质的情况下,再应用其他影像检查。软组织疾病虽然在X线检查缺乏对比,但因有时能给诊断提供一些信息,故也应从X线检查开始,之后再应用其他检查。

X线能穿透物质,它的衰减与该物质的原子序数成正比。骨(钙化组织)与软组织的密度差别很大,所以X线检查显示骨结构最为清晰。X线检查的分辨力最高,但组织对比度差。它的主要缺点是很难区分软组织。如肌肉,软骨,韧带,肌腱及液体等密度相似的组织,另外X线检查是平面投影,所成的影像是在视野内所有结构的重叠像,对头颅,脊柱,骨盆等部位显示重叠。

CT是断层图像,解决了结构重叠问题,组织对比度也比X线检查有所提高。因此CT在头颅、脊柱、骨盆、肩关节、膝关节等部位用处较大。对这些部位的创伤、感染性病变,CT扫描往往有帮助。CT可更好地显示骨折情况,骨折对脑、脊髓等结构的影响。同样对这些部位的骨肿瘤及软组织肿瘤显示比X线检查好,对肿瘤的分级,评估肿瘤对血管神经的侵犯,以及与周围结构的关系有所帮助。这些都对手术治疗有帮助。CT对骨肿瘤的定性诊断有限,但对个别肿瘤,如脂肪瘤,则有帮助。CT还有助于对肿瘤的疗效观察。CT的组织对比度高于X线,但对软组织结构和损伤的诊断效果不理想,如半月板、关节软骨等。

MRI与X线、CT完全不同,它利用人体内氢质子与磁共振特性成像,MRI的信号强度还与所选用的序列有关。MRI也是数字化图像,分辨力与CT相当。但MRI的组织对比度高,尤其对软组织,如肌肉、脂肪、韧带、肌腱、软骨及液体等显示清晰。这些组织的密度差别不大,但它们的T_1、T_2弛豫时间不同,所以这些组织在MRI上显示清晰。MRI的另一个特点是可以任意方向成像,没有放射损伤等。MRI的缺点是显示骨结构、钙化和气体等不如X线和CT检查。另外MRI是全新技术,各种疾病的MRI特点还有待于深入研究。

PET/CT显像是正电子计算机断层显像PET与X线计算机断层显像CT结合的影像学新技术,除了骨骼还可以同时探测全身其他脏器及组织病变,在恶性肿瘤诊断及临床分期方面有特殊的优势。[18]F-FDG PET/CT显像可同时提供代谢、功能及解剖信息,诊断骨转移的灵敏度及特异度均较高。原发灶不明的骨转移在临床上也不鲜见,有文献报道约60%的骨转移是在明确原发肿瘤部位前发现的,CT、MRI及X线检查仅能发现40.63%的原发灶,而PET/CT检查则能发现80%以上的原发肿瘤部位,对患者的诊断及治疗均有重要意义。在骨髓转移的早期诊断方面,[18]F-FDG PET/CT显像可以显示仅限于骨髓尚未引起成骨或溶骨反应的转移性病变,较CT有更高的准确率。但是[18]F-FDG PET/CT显像对成骨性病变的敏感性较低,对炎性及感染性等良性病变的鉴别缺少特异性,易导致骨转移瘤诊断的假阴性和假阳性。比如发生在骨骼系统的结节病,其在放射性核素骨显像上的表现呈多样性,与骨转移瘤的MRI表现也极其相似,多发的骨结节病灶在[18]F-FDG PET/CT显像上更常误诊为广泛骨转移。

随着影像技术的不断发展,PET/MRI正逐渐走入临床,利用MRI更高的空间分辨率及更好的软组织对比度,结合PET反映的病灶代谢、增殖变化,将有望使骨肿瘤性病变的诊断正确率得到更大的提高。有研究者发现,与单独的MRI相比,PET/MRI虽然没能提高原发性骨肿瘤与软组织肿瘤T分期的正确率,但全身PET/MRI却具备较高的TNM分期准确率。另外,PET/MRI利用PET快速识别代谢异常区域,并结合MR波谱成像提供的异常区域的代谢信息,来判断其为肿瘤、炎症还是坏死,从而指导软组织肉瘤的放疗及手术治疗,并可监测治疗反应。

骨扫描是利用放射性核素$^{99}Tc^m$的对骨亲和性,利用其发出的γ射线成像,所以骨扫描可以反映骨的代偿功能情况。骨扫描可以显示整个骨骼系统,有助于扫描肿瘤转移等。骨扫描的图像分辨率差,敏感性虽高,但特异性差。

目前X线、CT、MRI和骨扫描为诊断骨骼系统疾病的常用检查方法。它们各有优缺点,互为补充。放射科、骨科医生应该了解它们各自的特点,根据患者病情,量体裁衣,合理使用,以最少的费用,对患者最少的损伤解决问题。下面对一些重要的骨骼肌肉系统疾病进行比较影像学讨论。

一、运动损伤

在四肢骨关节损伤的影像学检查中,X线检查仍是首选的影像检查方法,依然保持着最基础、最常用的地位。X线检查可通过密度对比形成图像,具有较高的空间分辨力,能显示骨和关节细微的骨质结构;并且X线检查经济高效、简单易行,又具有相对可靠的诊断准确性。X线检查亦是四肢骨折治疗后复查的主要手段,可用于判断骨折整复后对位是否符合要求,可用于复查固定后的位置及骨痂生长情况。四肢骨关节损伤的X线诊断,除常规正侧位外,有时需结合一些特殊投照位置,必要时(如怀疑轻微移位的骨骺损伤)补充拍摄对侧肢体相应位置对比。关节脱位也应该首先应用X线检查,一般在正侧位像上均可显示,若临床上没有什么特殊要求可以终止检查。但应该明确脱位的同时,几乎均合并有周围韧带的损伤和关节囊的破裂等,若有必要应进行MRI检查。

X线检查对骨性结构重叠较多和解剖结构复杂的四肢骨关节损伤,尤其是对于细微骨折、不规则骨骨折和半脱位常常遗漏;在软组织病变的诊断中存在较大限制;对骨挫伤、软骨损伤均无法检出异常征象。X线检查在复杂骨关节损伤诊断中存在较大局限性。当X线检查不能满足诊断的要求时,应考虑选用CT或MRI检查。

在四肢关节损伤的影像学检查中,CT发挥着越来越重要的作用,可以进一步明确是否存在骨折和脱位以及骨折的范围;可以进一步检出一些复杂解剖部位的骨折和脱位,如颅面骨、脊柱、骨盆、腕关节、踝关节和足部骨折等;可以进一步检出肘关节、腕关节、手部、膝关节、踝关节和足部微小骨折碎片和细微骨折线,减少漏诊;CT检查速度快,舒适性明显强于X线检查,可不去除石膏固定进行检查。CT的三维后处理技术在四肢关节损伤诊断中广泛应用,常用的有多平面重组和容积再现,其他还有曲面重组和最大密度投影等;CT的三维后处理图像可以提供全面和直观的信息,立体多角度的呈现骨骼与相邻结构的解剖关系,有力支持了复杂四肢骨关节损伤的临床诊断和治疗及手术方案的制订,还能为司法鉴定提供比较精准的影像信息。

此外,MRI可以检出骨髓水肿和骨挫伤,指导影像医师对骨髓水肿部位进行重点观察,能明显减少工作量,能进一步确诊细微骨折和降低漏诊率。骨挫伤是无骨折骨关节损伤后疼痛的主要原因,应引起影像科医师的高度重视。MRI检查可以全面评估与软骨相关的骨折,如骺板骨折、骨软骨骨折、关节透明软骨骨折;可以全面评估纤维软骨结构损伤的

情况,包括腕关节三角软骨以及膝关节半月板等,MRI是直接显示软骨的最好影像技术,是膝关节半月板损伤首选的影像诊断方法,并可进行损伤的精确分度(图3-6-1);可以明确肌肉和肌腱损伤的性质和范围,特别对于深部肌肉和肌腱损伤,MRI是首选的检查方法;可用于关节韧带损伤的诊断,能显示韧带损伤所致的信号异常和形态异常,广泛应用于膝关节、踝关节的韧带损伤的检查;可以鉴别外伤性关节腔积液的性质,关节腔积血表现为液-液平面,关节脂血症表现为脂-液平面。对于以上MRI检查的优势方面,常规X线检查和CT检查均不能提供有价值的影像信息。

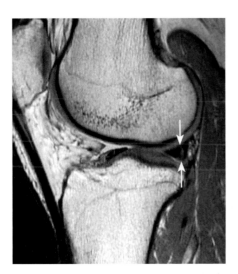

图3-6-1 半月板撕裂

众所周知,MRI检查在四肢骨关节损伤诊断中的应用存在明显不足。如MRI检查时间较长,导致部分患者不能耐受、舒适感差,部分检查被迫中止。患者体内有铁磁性植入物、心脏起搏器时不能进行MRI检查。MRI检查对骨皮质、骨小梁、各种钙化和骨化的细节显示能力不如X线检查和CT。

虽然MRI的使用越来越普及,但高质量的X线检查仍然是骨骼系统X线诊断中必不可少的第一步。X线检查分辨率最高,显示骨皮质、骨小梁结构、钙化及气体等密度差别大的组织最好,往往这些结构在MRI上显示不良,尤其是钙化和空气,容易造成混淆。四肢骨干的骨折一般X线检查就可以明确诊断,必要时再做CT和MRI检查。平片还可以为CT和MRI检查的定位及方法提供帮助。

二、肿瘤

(一)骨肿瘤与肿瘤样病变

骨肿瘤的发病率较低,大约只有其他组织肿瘤

发病率的十分之一。由于骨肿瘤组织来源复杂,骨肿瘤有良、恶性之分,非肿瘤性质的肿瘤样病变,更因骨肿瘤的放射表现多种多样,同一肿瘤可有不同X线表现,而不同肿瘤可有类似的X线表现。因此骨肿瘤的X线诊断一直是放射科医师的难题,也就是骨肿瘤的X线诊断要密切结合临床资料和病理检查,三者缺一不可。

影像学检查在骨肿瘤的诊断和治疗中起着很重要的作用。就检查方法而言,有X线检查、DSA、CT和MRI。它们各有优劣势,互为补充。放射科、骨科医生应该了解它们各自的特点,根据患者病情,量体裁衣,合理使用,以最少的费用,对患者以最快的速度,最好的检查提供临床诊断和治疗参考。

骨皮质、骨松质、软组织和空气的密度差别很大,所以X线检查显示骨结构最为清晰。X线检查显示解剖关系清楚,可以发现骨肿瘤生长的部位、大小、范围、边缘、轮廓、骨膜反应、生长方式和周围软组织情况等,显示出骨肿瘤和肿瘤样病变的组织学特征,使医生和患者一目了然,因而X线检查仍然是骨肿瘤基本的影像学检查方法。此检查方法必不可少,是其他检查方法不能替代的。X线检查的检查目的:①确定有无骨与软组织肿瘤;②确定肿瘤发生的部位和性质(肿瘤与非肿瘤,良性与恶性);③鉴别诊断以及确定下一步的检查与治疗的参考。通过对X线检查的分析,大部分骨肿瘤可以得到明确的诊断。

CT使用的也是X线,所以CT图像的密度与X线检查一样,与物质的原子序数有关。CT是断层图像,解决了X线检查的重叠问题。因此,CT在头颅、脊柱、骨盆、肩关节等部位肿瘤性病变中用处较大。

CT可以更好地显示骨肿瘤的位置、大小、与周围组织的关系以及确定有无软组织肿块等。CT显示肿瘤骨化、钙化优于X线检查和MRI。更重要的是CT能显示肿瘤对脑组织、脊髓等结构的影响。CT还有助于对骨肿瘤进行分型、分级,评估肿瘤对血管神经的侵犯及与周围结构的关系。CT对评估恶性骨肿瘤在骨髓内的侵犯范围不如MRI。CT是排除骨肿瘤肺转移的首选方法,有些X线检查显示小的转移癌不如CT显示的数量多,特别是纵隔内和心脏后的转移癌X线检查容易漏掉,这些都对手术治疗有帮助。CT对骨肿瘤的定性诊断有一定的局限性,对个别肿瘤如脂肪瘤,CT有帮助。

MRI对骨肿瘤和肿瘤样病变的价值有下列几个方面:①协助确定在骨内侵犯的范围,由于肿瘤组织在T_1WI上呈低信号,和周围的正常骨髓高信号形成对比,比X线更清楚地显示骨内范围。②协助确定软组织侵犯的情况,此点比X线检查和CT都好,有时可以依此,确定肿瘤性质。③判断肿瘤的良恶性,良性肿瘤信号均匀,境界清楚,有时周围有低信号带包绕。恶性肿瘤则由于其内出血、坏死,而信号不均;由于向周围浸润生长,境界不清。恶性肿瘤多破坏骨皮质在软组织形成肿块(图3-6-2)。但是MRI对骨肿瘤和肿瘤样病变的组织学类型的判定意义不大。CT和MRI增强及动态增强扫描,根据其增强效应的方式,如时间曲线等,对肿瘤的良恶性和组织学类型的判定有一定的意义。MRI的这些特点非常适合于骨肿瘤的分级和观察肿瘤对化疗的反应。

(二) 软组织肿瘤

由于在X线检查软组织肿瘤上多缺乏对比,故诊断困难,部分肿瘤其内有钙化,根据钙化的形态可

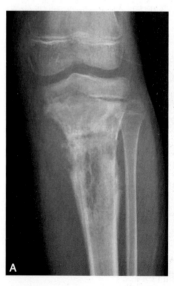
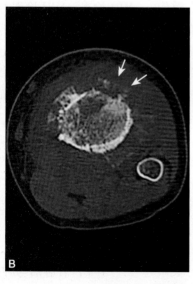
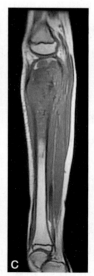
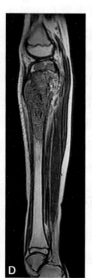
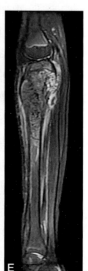

图3-6-2 骨肉瘤

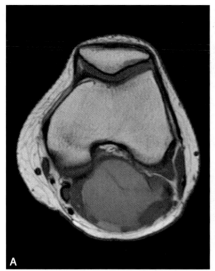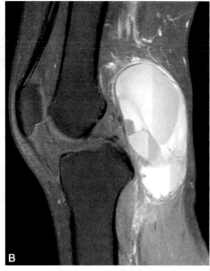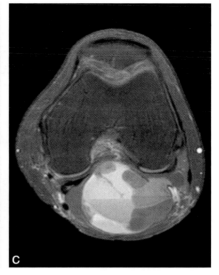

图 3-6-3 滑膜肉瘤

以提出诊断。对于无钙化而在 X 线检查显示不清的软组织肿瘤,则应进行 CT、MRI、血管造影等检查。CT 对软组织肿瘤各种成分的显示有帮助,如脂肪、液体、实质成分等,除观察外,还可以测定 CT 值,确定是何种软组织。MRI 显示软组织肿瘤最好,可以分清肿瘤的边界及其与周围组织的关系,肿瘤组织内的血管、脂肪等,可以根据其表现,做出良恶性肿瘤的诊断,部分肿瘤可以根据其表现特点做出组织类型的诊断(图 3-6-3)。遗憾的是,MRI 显示钙化不敏感,此时应结合 X 线检查和 CT 综合表现做出诊断。脉管造影对淋巴管瘤、淋巴淤滞、血管瘤可以做出明确诊断,此类肿瘤有时有静脉石可以结合临床做出诊断,而不需血管造影。淋巴淤滞在 T_1WI 上,皮下组织内有网格状低信号,同时软组织增厚,很有特征。

此外,血管造影(angiography)可以显示骨关节及软组织肿瘤血运情况,对诊断有所帮助,显示肿瘤对血管的侵犯最清晰。DSA 还可以找出肿瘤的营养血管,对恶性肿瘤可以进行局部高浓度化疗,使肿瘤缩小,而全身副作用小。也可以栓塞血管,使肿瘤缩小,坏死,有利于手术切除。脊椎椎体的血管病很常见,大部分没有症状,对有症状的血管病,血管造影可以显示供应血管,栓塞供应血管可以减轻症状。

三、感染性骨关节炎和炎症性关节病

关节结构比单纯骨结构复杂,而且由于关节内结构为软组织密度,缺少 X 线检查的自然对比,故关节疾病的检查,应在 X 线检查的基础上进行多种影像检查。

(一) 感染性骨关节炎

关节炎无论是急性或慢性的,也无论是什么原因引起的,为了全面了解关节的骨质和关节软组织的变化,应首先进行 X 线检查。一般 X 线平片所显示的征象能做出诊断,但是某些关节炎性病变 X 线征象相似,为了鉴别诊断的需要,或者为了进一步了解关节内的情况而需进行其他影像学检查。如临床经常诊断的滑膜炎,X 线平片只能显示关节周围软组织肿胀和骨质疏松,但 MRI 检查能发现关节内积液。如在退行性骨关节病,X 线检查只能发现关节间隙变窄、关节面硬化、关节面下密度不均等,而 CT 和 MRI 则能发现关节软骨、骨性关节面部分消失、关节面下囊性变、关节囊内积液等。MRI 增强扫描还可以显示滑膜的变化,例如在颈椎寰-枢关节的类风湿关节炎、膝腕等关节的色素沉着绒毛结节性滑膜炎,滑膜有增强效果,可以协助诊断,并为活检提供准确的部位。

CT 以其横断面成像和良好的密度分辨率,在很大程度上弥补了 X 线检查的不足,可较早地显示骨质破坏和脓肿侵犯的范围,并能发现较小的关节软骨破坏、窦道、异物、髓腔和软组织内微量气体,准确反映骨和软组织病变的范围。CT 检查范围至少覆盖关节囊和病变全部,摄取骨窗和软组织窗两种图像。CT 具有较高的密度分辨率。与 X 线检查相比,在显示病变方面具有较多的优势:①关节及周围软组织异常,CT 不仅可显示 X 线检查难以发现的软组织异常,而且可明确病变部位、边界和范围,区分关节腔滑囊积液、关节囊肥厚、关节周围软组织水肿、囊肿和肿瘤等;②前后部关节间隙和骨性关节面异常;③关节内游离体,CT 可显示 X 线检查难以发现

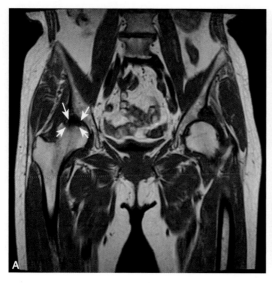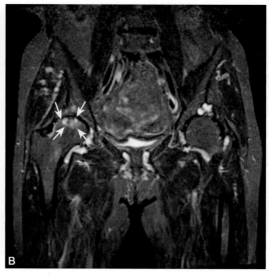

图 3-6-4 骨关节炎

的关节内钙化、骨化游离体等;④邻近关节内病灶,CT 不仅可发现 X 线检查不能显示的邻近关节内病灶,而且能明确其大小、位置、边界和成分。

MRI 利用氢质子进行成像,具有良好的软组织对比度,在确定滑膜和软组织感染方面,明显优于 CT。MRI 易于区分滑膜和关节软骨的炎性浸润与正常骨质结构,因此可确定骨质破坏前的早期感染。MRI 因具有多方位成像、较高软组织对比度以及无电离辐射等特点,除了具有关节囊及周围软组织、前后关节间隙、关节内游离体和邻近关节内病灶的显示优势外,尚可直接显示关节软骨的改变和邻近关节骨端髓内浸润性病变及水肿,对少量关节积液亦较清楚(图 3-6-4)。

(二)炎症性关节病

影像技术在炎性关节病的诊断与治疗中发挥着重要作用,其中应用最为广泛的是 X 线检查。X 线检查能发现骨侵蚀及关节间隙变窄等长期慢性病变,但是无法发现滑膜炎和骨髓水肿等活动性炎症改变,因此临床上仅依靠 X 线检查,对于炎性关节病的早期诊断和疗效判定有很大的局限性。MRI 通过三维成像能够早期发现炎性关节病的骨髓炎症和滑膜炎症,很好地弥补了 X 线检查敏感性差的缺点,因此逐渐得到广大医生的重视。

滑膜炎作为类风湿关节炎(rheumatoid arthritis,RA)和脊柱关节炎(spondyloarthritis,SpA)的最基本病理学改变,对于 RA 的诊断和疾病活动性判断具有十分重要的意义。MRI 对滑膜炎的诊断准确度很高,在对滑膜体积的估测上,MRI 检查可以达到与关节镜检和滑膜活检较为一致的结果。

骨髓水肿是骨髓炎症的表现,与骨侵蚀的关系密切。传统放射学和超声检查均无法提示骨髓水肿病变,而 MRI 的 T_2WI 抑脂及 STIR 图像均可以非常敏感地反映骨髓水肿病变。骨髓水肿在 MRI 上表现为在小梁骨内出现边界模糊的长 T_2、长 T_1 信号。骨侵蚀以及关节间隙变窄甚至融合是 RA 慢性活动性炎症的结局。虽然传统 X 线检查也能够发现骨侵蚀,但 MRI 检出骨侵蚀病变的敏感性是 X 线的 9 倍。同时 MRI 具有很高的特异性,以 CT 作为"金标准"时,MRI 平扫对骨侵蚀的特异性达 96%,对于 X 线没有发现骨侵蚀的检出特异性也高达 96%。

MRI 的诸多特性决定了它在炎性关节病诊治领域中的重要性。MRI 是目前最敏感的检测手段之一,它对炎性关节病变过程中最易受累的骨髓以及软组织均具有很好的检出能力,能够在早期发现骨髓水肿、滑膜炎、骨侵蚀、脂肪浸润等病变,为炎性关节病的早期诊断和合理治疗提供了重要信息(图 3-6-5)。

四、畸形与发育异常

(一)骨软骨发育障碍、先天性畸形和变异

骨软骨发育障碍、先天性畸形和变异的主要改变是骨骼的形态异常,选择 X 线检查即可,不必应用其他影像检查。在检查中,应注意几个问题:①骨软骨的发育障碍疾病很多,有些影像表现相同,所以为了鉴别诊断,应该把易受累和有特征性改变的部位作为检查的重点,其中有颅骨侧位像、腰椎正侧位像,骨盆正位像,一侧上肢、下肢的正位像,绝大部分软骨发育障碍类疾病根据上述部位的异常改变可以做出诊断。②先天性变异遍及全身骨骼,其中以四肢骨为多,为了排除病变,确诊变异,必须结合临床,

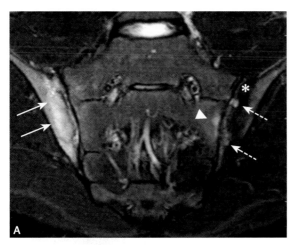
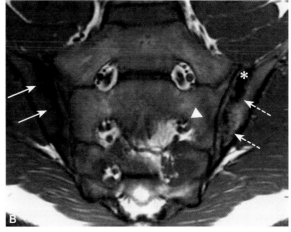

图 3-6-5　骶髂关节炎

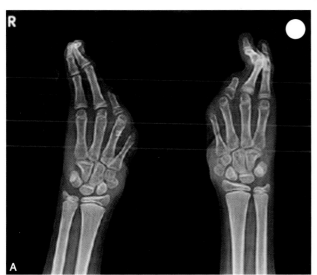
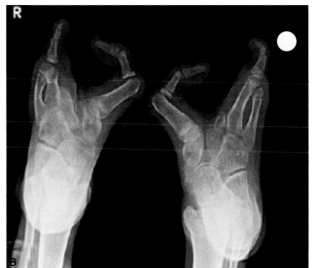

图 3-6-6　掌骨及趾骨发育畸形

并作两侧相同部位互相比较,如仍不能确定的,应追踪观察。③先天性畸形的骨骼改变虽以 X 线检查为主(图 3-6-6),但有些畸形往往和内脏、神经系统畸形同时存在,此时可应用其他影像检查。

（二）脊柱畸形

脊柱畸形主要指脊柱侧弯后突畸形,分为两类,一类是无脊椎畸形者,往往为后天性的,此类畸形一般不伴有椎管内结构异常;另一类是伴有脊椎畸形者,如半椎体、蝴蝶椎、椎体融合、脊柱裂等,此类畸形均伴有椎管内结构异常,应引起注意。

无论任何脊柱畸形,均应先采用 X 线检查,了解属于上述的哪一类脊柱侧弯,若为前一类,X 线检查即可满足要求(图 3-6-7);若为后一类则应进行脊柱 CT 或 MRI 检查。上述检查方法,虽然均可提供椎管内结构的信息,但是以 MRI 最为简便有效且最易为患者接受。MRI 可以发现椎管内有无先天发育性肿瘤、脊髓空洞和低位(脊髓)脊膜膨出、脊髓纵裂等,

在检查的过程中同时可观察膀胱、肾脏等的情况。

（三）关节内结构异常

先天性发育异常如先天髋关节脱位、膝关节滑膜皱襞综合征等,都有关节内结构的异常。在先天性髋脱位时关节腔内多填充有多余脂肪组织,关节内韧带松弛,关节囊及关节盂唇异常;膝关节滑膜皱襞综合征时,滑膜皱襞过大。X 线检查能检查有无关节脱位(图 3-6-8),但对缺乏对比的关节内结构则不能显示,超声可以提供一些关节内结构的信息,但是由于其分辨力较低,且难以进行术前术后对比,故少用,关节造影可以间接判定关节内结构异常,但区别异常的性质困难。CT 和 MRI 则可以分清韧带、脂肪、软骨等结构,特别是 MRI,韧带、脂肪、软骨分别呈低、高、中等高的信号有很好的对比,显示的更为清楚。

总之,骨骼肌肉系统的影像学检查应以 X 线检查为基础,若已诊断明确,则不应再做其他检查。假

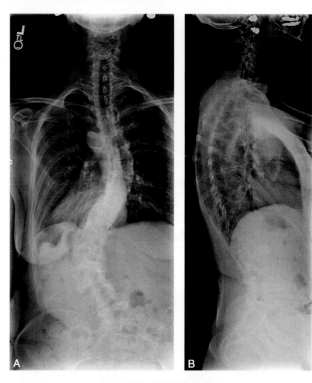

图 3-6-7　脊柱侧弯畸形

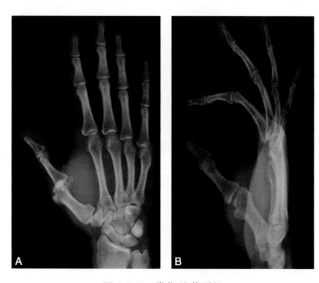

图 3-6-8　掌指关节脱位

若需要做其他检查,也应本着从简到繁、由易到难、由非损伤性到损伤性,一切从患者出发的原则进行。

(查云飞)

参 考 文 献

[1] 中华医学会影像技术分会,中华医学会放射学分会.数字 X 线摄影检查技术专家共识[J].中华放射学杂志,2016,50(7):483-494.

[2] Claus S. Simpfendorfer. Radiologic Approach to Musculoskeletal Infections[J]. Infectious Disease Clinics of North America,2017,31(2):299-324.

[3] Lin DJ,Wong TT,Kazam JK. Shoulder Injuries in the Overhead-Throwing Athlete:Epidemiology,Mechanisms of Inju-ry,and Imaging Findings[J]. Radiology,2018,286(2):370-387.

[4] 中华医学会放射学分会.CT 检查技术专家共识[J].中华放射学杂志,2016,50(12):916-928.

[5] 李小虎,王旭,余永强,等.双能量能谱 CT 基物质图像检测痛风患者尿酸盐沉积的价值[J].中华放射学杂志,2014,48(4):303-307.

[6] 曹建新,王一民,孔祥泉,等.双能量 CT 虚拟去钙图像诊断膝关节外伤性骨髓损伤的应用研究[J].中华放射学杂志,2014,48(12):1013-1018.

[7] De Cecco CN,Schoepf UJ,Steinbach L,et al. White paper of the society of computed body tomography and magnetic resonance on dual-energy CT,part 3:vascular,cardiac,pulmonary,and musculoskeletal applications[J]. J Comput Assist Tomogr,2017,41(1):1-7.

[8] Kaup M,Wichmann JL,Scholtz JE,et al. Dual-energy CT-based display of bone marrow edema in osteoporotic vertebral compression fractures:impact on diagnostic accuracy of radiologists with varying levels of experience in correlation to MR imaging[J]. Radiology,2016,280(2):510-519.

[9] Gondim Teixeira PA,Gervaise A,Louis M,et al. Musculoskeletal wide detector CT:principles,techniques and applications in clinical practice and research[J]. Eur J Radiol,2015,84(5):892-900.

[10] Del GF,Santini F,Herzka DA,et al. Fat-suppression techniques for 3-T MR imaging of the musculoskeletal system.[J]. Radiographics,2014,34(1):217-233.

[11] Surov A,Nagata S,Razek AAA,et al. Comparison of ADC values in different malignancies of the skeletal musculature:a multicentric analysis[J]. Skeletal Radiology,2015,44(7):995-1000.

[12] Bihan DL,Breton E,Lallemand D,et al. Separation of diffusion and perfusion in intravoxel incoherent motion MR imaging.[J]. Radiology,1988,168(2):497-505.

[13] Anderson SW,Barry B,Soto J,et al. Characterizing non-gaussian,high b-value diffusion in liver fibrosis:Stretched exponential and diffusional kurtosis modeling[J]. Journal of Magnetic Resonance Imaging,2014,39(4):827-834.

[14] 陈民,袁慧书.超短回波时间磁共振(UTE-MRI)在骨皮质成像中的应用[J].磁共振成像,2016(2):156-160.

[15] Argentieri EC,Koff MF,Breighner RE,et al. Diagnostic Accuracy of Zero-Echo Time MRI for the Evaluation of Cervical Neural Foraminal Stenosis[J]. SPINE,2017,42(5):534-541.

[16] Dillenseger JP,Molière S,Choquet P,et al. An illustrative review to understand and manage metal-induced artifacts in musculoskeletal MRI:a primer and updates[J]. Skeletal Radiology,2016,45(5):677-688.

[17] Lee YH,Lim D,Kim E,et al. Usefulness of slice encoding

for metal artifact correction(SEMAC) for reducing metallic artifacts in 3-T MRI[J]. Magnetic Resonance Imaging, 2013,31(5):703-706.

[18] Gutierrez LB, Bao HD, Gold GE, et al. MR Imaging Near Metallic Implants Using MAVRIC SL:Initial Clinical Experience at 3T[J]. Academic Radiology, 2015, 22(3): 370-379.

[19] 袁慧书,徐文坚.骨肌系统影像检查指南[M].北京:清华大学出版社,2016.

[20] 殷玉明,潘诗农.MR 关节造影的临床应用.中华放射学杂志,2012,46(3):197-202.

[21] 杨建勇,陈伟.介入放射学理论与实践[M].北京:科学出版社,2014.

[22] 徐克.中华医学影像案例解析宝典.介入分册[M].北京:人民卫生出版社,2018.

[23] 贾梦,徐文坚.四肢运动损伤 MRI 应用与研究进展[J].中华放射学杂志,2014,48(1):69-71.

[24] 韩丽君,屈婉莹,潘纪成,等.正电子发射计算机体层摄影-CT 诊断骨转移瘤的临床价值[J].中华放射学杂志.2005,39(11):1157-1161.

[25] 王绍武,张丽娜,孙美玉,等.软组织肿瘤 MR 扩散成像与灌注成像的比较研究[J].中华放射学杂志,2009,43(2):136-140.

[26] 刘伟,杨军,邵康为,等.膝关节外伤性骨挫伤的 MR 诊断及临床意义[J].中华放射学杂志,2007,41(12):1319-1322.

[27] Costelloe CM, Chuang HH, Madewell JE. FDG PET/CT of primary bone tumors[J]. AJR Am J Roentgenol,2014,202 (6):W521-31.

[28] Makis W, Palayew M, Rush C, et al. Disseminated Multisystem Sarcoidosis Mimicking Metastases on ^{18}F-FDG PET/CT[J]. Mol Imaging Radionucl Ther,2018,27(2):91-95.

[29] Buchbender C, Heusner TA, Lauenstein TC, et al. Oncologic PET/MRI, part 2:bone tumors, soft-tissue tumors, melanoma, and lymphoma[J]. J Nucl Med,2012,53(8):1244-52.

第四章　骨与关节基本病变和影像学表现

第一节　骨骼基本病变与影像学表现

一、骨质疏松

【基本病理与临床】

骨质疏松（osteoporosis）是指单位体积内骨组织含量减少，即骨组织的有机和无机成分均减少，但两者的比例仍正常。

在正常情况下，通过破骨细胞的活动使骨质吸收而改建塑形，成骨细胞形成类骨质并被包埋，相继矿物盐在骨样组织上沉积形成骨质。破骨在先，成骨在后。两种过程处于不断转换的平衡状态。若两种过程失去平衡，成骨活动减弱或破骨活动增强，均可引起骨质减少。成骨活动减弱使骨样组织形成不足，而矿化过程正常。虽骨样组织和钙盐含量比例正常，但因骨基质数量不足，使单位体积内的骨质减少。破骨活动增强使骨基质和钙盐均过度吸收，引起骨质减少。骨小梁表面的骨吸收可使骨小梁变细，哈弗氏管内面骨吸收可使骨皮质出现多条纤细的透亮线或骨皮质成层状。

病理上表现为骨小梁变细，数目减少，间隙增大。骨皮质变薄，骨皮质内面吸收，骨髓腔增宽，哈弗氏管壁亦可见骨吸收使管腔增大，髓腔内脂肪组织增多。

骨质疏松的常见病因主要有老年性骨质疏松、医源性骨质疏松如长期使用激素、内分泌性骨质疏松如甲状旁腺功能亢进、先天性疾病如成骨不全、营养代谢性骨质疏松如维生素C缺乏等。

【影像学表现】

骨质疏松在X线及CT检查上主要表现为骨密度的减低（图4-1-1）。在常规X线片上，只有骨内矿盐减少达30%以上才能判断有骨密度减低。骨质疏松在长骨表现为骨小梁减少及间隙增宽，骨皮质变薄分层呈条纹状（图4-1-2），骨内膜骨吸收可造成骨皮质内缘弧形扇贝样改变；在脊椎可表现椎体上下终板骨皮质变薄，横行骨小梁减少或消失，纵向骨小梁相对明显，椎体与椎间盘区域的密度差别减少，椎体上下缘凹陷呈双凹变形，轻微外伤或负重常导致椎体压缩骨折使椎体变扁（图4-1-3）。颅骨骨质疏松可表现为颅骨内、外板变薄；重者，颅骨内、外板影几乎消失，使颅骨呈弥漫颗粒状外观。颌骨骨质疏松可表现齿槽硬板消失。CT表现与X线相同，骨小梁稀少及皮质变薄。

MRI虽难以清楚显示骨小梁，但因髓腔内脂肪组织增多，T_1WI和T_2WI骨髓信号增高。脊椎骨质疏松主要表现为椎体内脂肪样信号沉积，是由于增宽的骨小梁间隙被过多的脂肪组织充填所致；长骨的骨质疏松在MRI上除表现为髓腔内脂肪沉积之外，还可表现为低信号的骨皮质

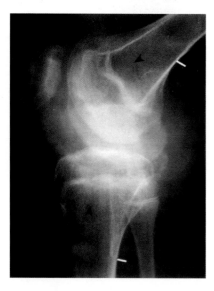

图 4-1-1　失用性骨质疏松

男，13岁。血友病性关节炎，X线检查显示股骨远端和胫骨近端骨小梁稀少变细，干骺端明显疏松（黑箭头），骨皮质变薄（白道）。注意两骨的骺板菲薄，为骺板萎缩，骨小梁形成稀少

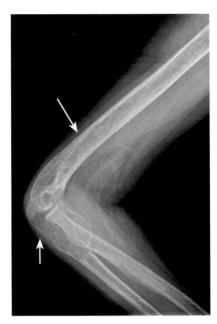

图 4-1-2 甲状旁腺功能亢进合并骨质疏松
男,56 岁。甲状旁腺功能亢进,X 线检查显示肱骨及尺骨、桡骨普遍性骨质密度减低,骨皮质变薄分层呈条纹状(长箭)。尺骨上端可见纤维囊性骨炎所致的膨胀性溶骨性骨质吸收区(短箭)

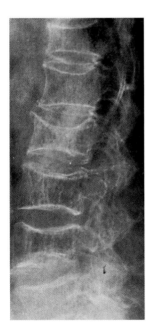

图 4-1-3 老年性骨质疏松并椎体压缩骨折
男,80 岁。老年性骨质疏松并椎体压缩骨折。侧位 X 线检查示腰椎椎体骨质疏松、密度减低及椎体压缩变扁

内出现异常等信号区,由哈弗氏管扩张和黄骨髓侵入所致。

骨质疏松对于良恶性病变的鉴别作用:骨质疏松常提示病变存在的时间长,产生失用性的骨质疏松,提示为良性骨病变,或者大范围的骨质疏松合并单发或多发的局限性骨质破坏,提示甲状旁腺功能

亢进,应查甲状旁腺素予以确认或排除,而不应贸然诊断恶性肿瘤或转移瘤。

【影像检查技术与优选】

X 线检查简单易行,是诊断骨质疏松的首选方法。CT 上骨质疏松的征象基本与 X 线检查相同,但对骨小梁的异常改变显示得更为清晰。近年来较常用的定量测定骨质疏松的方法有:定量 CT 法(QCT),双光子吸收法(DPA),双能 X 线吸收法(DXA),其中 DXA 是目前公认的诊断骨质疏松的"金标准"。

【诊断要点】

骨质疏松在 X 线检查和 CT 上主要表现为骨密度减低,骨小梁减少。

【鉴别诊断】

骨质疏松主要需与骨质软化鉴别,两者均表现为骨质密度减低,但骨质软化是由于未钙化的骨样组织的堆积造成骨小梁和骨皮质的边缘模糊及承重部位骨骼的弯曲变形。

【小结】

骨质疏松是骨组织内有机和无机成分按比例的减少,造成骨密度减低、结构脆弱和骨折的危险性增加。

二、骨质软化

【基本病理与临床】

骨质软化(osteomalacia)是由于单位体积内骨组织的有机成分正常而钙化不足所引起的骨质变软。病理上表现为未钙化的骨样组织增多。组织学上显示骨样组织钙化不足,常见骨小梁中央部分钙化,而骨小梁表面的骨样组织缺乏钙化,小儿干骺端新形成的类骨质不能钙化。

骨质软化的病因主要有:维生素 D 缺失如佝偻病、肾排泄钙磷过多如肾病综合征、肠道吸收功能减退、碱性磷酸酶活性减低如低磷酸酶血症。

【影像学表现】

主要表现为在 X 线检查和 CT 上显示骨密度减低,骨小梁边缘模糊,承重骨骼变形(图 4-1-4),骨盆内陷,长骨弯曲,还可见假骨折线(图 4-1-5),是骨样组织集聚形成的线状低密度区,表现为宽 1~2mm 的低密度线状影,与骨皮质垂直,边缘稍致密,好发于耻骨支、肱骨、肩胛骨、股骨上段和胫骨,是骨质软化的特征性表现,类似骨折线但有不同,鉴别点在于长期观察很少发生变化,无骨痂形成,双侧对称多发,与骨折明显不同。骨质软化在脊椎

表现为椎体普遍性双凹变形且形态及变扁程度相似(图4-1-6)。在儿童常可见骨骺和干骺端的异常改变,如骺线增宽,先期钙化带模糊呈毛刷状等佝偻病的表现(图4-1-4)。

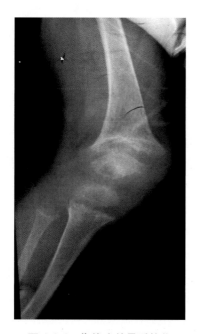

图 4-1-4 佝偻病并骨质软化

男,1岁。股骨下段、胫骨及腓骨上段骨质密度减低,骨小梁边缘模糊,骨干弯曲变形,干骺端凹陷模糊,呈杯口状、毛刷状

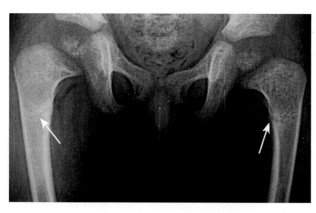

图 4-1-5 佝偻病并骨质软化及假骨折线

女,5岁。双髋关节正位X线检查显示骨质密度普遍性减低,双侧股骨上段弯曲变形,可见假骨折线(箭)

【诊断要点】

骨密度减低,骨小梁边缘模糊,骨骼变形,假骨折线。

【鉴别诊断】

骨质软化主要需与骨质疏松鉴别,两者均表现为骨质密度减低,但骨质软化骨小梁的数量减少不明显,由于未钙化的骨样组织的堆积造成骨小梁和骨皮质的边缘模糊及承重部位骨骼的变形,如骨盆内陷,骨干弯曲等,多发椎体变扁的程度相似,与骨

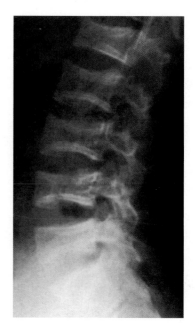

图 4-1-6 腰椎骨质软化

男,48岁。骨质软化症。腰椎侧位X线检查示腰椎普遍性密度减低及双凹变形,且变扁程度相似

质疏松引起的改变有明显不同。

【小结】

骨质软化是由于单位体积内骨组织的有机成分正常而钙化不足所引起的骨质变软。X线和CT上主要表现为骨密度减低,骨小梁边缘模糊,骨骼变形,常可见双侧对称多发的与骨干垂直的假骨折线。

三、骨质破坏

【基本病理与临床】

骨质破坏(bone destruction)是指正常骨组织被病理组织所代替而溶解或缺失,破坏区内的病理组织可以是水、血液、脓液、空腔、脂肪、软骨、纤维、坏死组织、肉芽、反应骨及肿瘤组织等。骨质破坏的原因可能是病变组织直接溶解替代骨组织,也可以是病变内的病理组织引起的破骨细胞生成增多和活动亢进所造成,也可以是病变组织压迫骨质引起。

骨质破坏见于骨骼系统的多种疾病,良性和恶性病变均可出现骨质破坏,如炎症、结核、肿瘤、肿瘤样病变、肉芽肿等。

【影像学表现】

骨质破坏主要表现为X线检查和CT上骨结构的局限性的密度减低,骨小梁的减少,骨结构的溶解消失而形成骨质缺损。骨质吸收破坏早期可以表现为筛孔样,虫噬状,后期可表现鼠咬状、融冰样、穿凿样、大片状,甚至骨质完全溶解消失,骨质破坏可破坏长骨骨皮质引起骨质中断和病理性骨折,椎体的骨质破坏可引起椎体的塌陷形成病理性压缩骨折。

对骨质破坏,最重要的是鉴别良恶性、侵袭性和非侵袭性,这对指导治疗和估计预后至关重要。影像学分析应从以下几方面考虑。

1. **骨质破坏的类型** 良性病变的骨质破坏多为膨胀性的骨质破坏(图4-1-7),表现为骨形态或外形膨隆增粗,骨皮质的变薄及外膨,是由于骨质的不断吸收,外围区域的新骨形成,然后再次破坏和再度的新骨形成造成的骨质膨胀性的外观。这种骨质破坏形式主要见于生长较为缓慢的骨骼疾病,由此推断良性病变的可能性大,但不能绝对化,因为高分化的恶性肿瘤也可能出现此征象,需密切结合其他征象。恶性肿瘤多表现浸润性骨质破坏,该破坏类型反映病变迅速发展和具有强的侵袭性,表现为骨质破坏边界模糊不清楚,与正常骨质之间可见较宽的逐渐移行区(图4-1-8),显示不出病变的确切边界,如鼠咬状、虫噬状、筛孔样的溶骨性骨质破坏就属于这一种。实际上,病变与正常骨质混杂在一起,病变的实际范围要比X线检查和CT上相似的病变范围要大,这一点可以在MRI上得到证实。需要注意的是,一些快速进展的良性病变,如急性骨髓炎和迅速发展的骨质疏松亦可有这种表现,诊断时应同时观察其他征象及结合临床资料进行鉴别。

2. **骨质破坏的边缘及周围骨质情况** 良性病变的生长较为缓慢,在骨质破坏的边缘有足够的时间形成反应性的新骨和骨质硬化,所以在破坏区边缘有硬化边(图4-1-9)和周围骨质硬化。若骨质破坏有硬化边,强烈提示良性病变。恶性肿瘤一般不会出现硬化边,周围区域骨质硬化也少见,而表现为

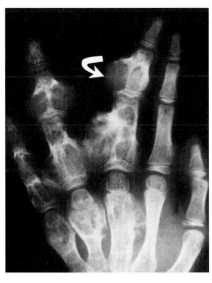

图4-1-7 良性骨肿瘤的膨胀性骨破坏
男,11岁。多发内生软骨瘤。手指粗大倾斜多年,X线检查显示多发掌指骨膨胀性骨破坏,骨质增粗,骨皮质膨胀变薄(弯白箭)

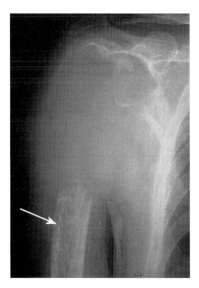

图4-1-8 恶性骨肿瘤的浸润性骨破坏
男,21岁。肱骨上段骨肉瘤。X线检查显示肱骨上段浸润性溶骨性骨质破坏,边界不清,与正常骨质之间可见较宽的逐渐移行区(箭)

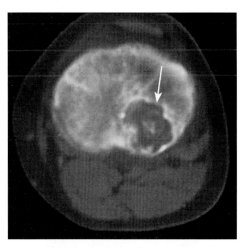

图4-1-9 良性骨肿瘤骨质破坏区的硬化边
男,17岁。胫骨上端软骨母细胞瘤。CT横断面显示胫骨上端骨骺区域骨质破坏,边缘可见硬化边(箭),边界清楚

周围骨质密度减低即移行区。

3. **骨质破坏区域骨皮质的连续性** 骨皮质对骨内病变的进展是一道屏障,良性病变骨质破坏区域的骨皮质常保持连续,即使中断也是膨胀过度引起的局部病理性骨折、呈线样的不连续区域。而侵袭性病变或恶性骨肿瘤可直接穿透骨皮质(图4-1-10)。骨皮质中断的区域呈较宽的溶解状或多发的筛孔样,提示肿瘤的快速生长导致骨质多点同时溶解,缺损处常有异常实性软组织影向外生长延伸。

4. **骨质破坏区域骨皮质内膜面的改变** 非侵袭性或良性的病变在髓腔内向阻力小的方向发展,骨皮质内膜面仅形成压迫的改变使骨皮质内膜面呈

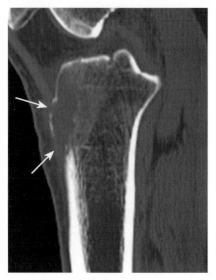

图 4-1-10 恶性骨肿瘤引起的骨皮质穿透
女,65 岁,胫骨上端骨淋巴瘤。CT 矢状位多平面
重组图像显示胫骨上端前部骨质破坏区前缘骨皮
质穿破(箭)

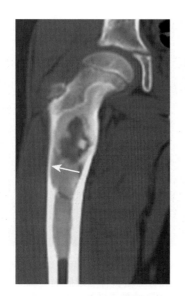

**图 4-1-11 良性骨肿瘤引起的骨皮质内膜面弧形
压迹**
男,8 岁,股骨上段骨的纤维结构不良。CT 冠状位
多平面重组图像显示股骨上段骨质破坏区骨皮质
内膜面受压,骨质吸收变薄呈弧形压迹(箭)

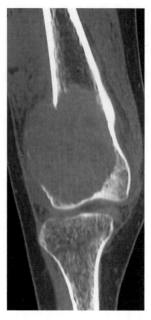

**图 4-1-12 骨巨细胞瘤的常见部位(骨端关
节面下)**
男,20 岁,股骨下端骨巨细胞瘤。CT 冠状位
多平面重组图像显示骨质破坏区位于股骨下
端紧邻关节面下

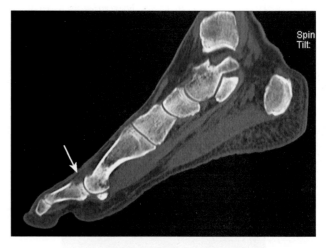

图 4-1-13 痛风的好发部位(第 1 跖趾关节周围)
男,32 岁,痛风性关节炎。CT 矢状位多平面重组图像
显示第一跖趾关节区域骨质破坏

分叶状或弧形压迹和扇形变薄(图 4-1-11)。恶性肿
瘤一般无此改变。

5. 骨质破坏位置对诊断的提示作用 一些病
变引起的骨质破坏常有好发部位,如骨巨细胞瘤的
骨质破坏常见于长骨骨端紧邻关节面下(图 4-1-
12),软骨母细胞瘤的骨质破坏常见于骨骺区域,骨
母细胞瘤的骨质破坏常见于脊椎附件,骨样骨瘤的
瘤巢区域骨质破坏常见于长骨皮质,软骨瘤的骨质
破坏常见于短管骨,脊索瘤的骨质破坏常见于脊柱
两端,如骶椎和颅底蝶枕交界区,结核的骨质破坏好

发于相邻脊椎并累及椎间隙或椎间盘,痛风引起的
骨质破坏好发于第一跖趾关节(图 4-1-13)。

【诊断要点】
骨质破坏表现为局部的骨质吸收密度减低区。

【鉴别诊断】
对于骨质破坏征象本身,一般无需鉴别诊断。

【小结】
骨质破坏是由于骨组织被病理组织所代替而造
成的骨质局限性缺失,可见于良恶性的多种病变,对
骨质破坏特点的具体分析,如其部位、数目、大小、形
态、边界、内部密度或信号、邻近骨质和骨膜及软组

织的改变,对定性诊断有很大帮助。

四、骨质坏死

【基本病理与临床】

骨质坏死(osteonecrosis)是由于骨质的血供中断造成的局部骨组织的代谢停止,其所导致的坏死的骨质称为死骨(sequestrum)。在组织学上,骨细胞死亡,而骨小梁和钙盐含量无变化。骨质坏死和死骨常见于骨髓炎、骨结核、骨缺血坏死、外伤骨折后,恶性肿瘤内的残留骨有时也为死骨。骨质失去血运或物理化学因素均可造成骨质坏死。骨质坏死有三种基本病理改变,即死骨、肉芽组织和新生骨。骨坏死发生后周围产生肉芽组织,不断将死骨吸收,继而形成新生骨。这三种基本征象是各种影像诊断的基础。

【影像学表现】

死骨在 X 线检查上表现为骨质破坏区内游离的高密度影,死骨之所以呈现高密度,其原因为死骨骨小梁表面有新骨形成,骨小梁增粗或死骨被压缩造成骨的绝对密度增高,其次,死骨在周围肉芽组织、脓液和骨质疏松的衬托下,显示为相对密度增高(图4-1-14)。死骨的病理学定义为骨质坏死过程中,病变区内游离的完全坏死的骨质。根据其定义,死骨没有血供。但在临床工作中,X 线检查与 CT 图像均无法将真正的死骨与残余活骨、基质的钙化或骨化分开,MRI 动态增强有可能区分真正的死骨与残余活骨,前者始终不强化,后者会出现不同程度的强化,但前提是体积不能太小。较大的死骨常见于急性化脓性骨髓炎(图4-1-14),较小的死骨常见于骨结核(图4-1-15),可表现为砂砾样死骨。恶性肿瘤内死骨少见。

【诊断要点】

死骨在 X 线检查和 CT 上表现骨质破坏区内游离的骨质高密度影,周围环绕低密度区。MRI 动态增强有可能区分真正的死骨与残余活骨。

【鉴别诊断】

死骨需与骨质破坏区内残留骨鉴别,关键在于骨质破坏区中的游离骨质有无血供。较大的死骨可通过 MRI 动态增强予以确认。较小的死骨鉴别诊断困难。

【小结】

骨质坏死和死骨是由于骨质的血供中断而代谢停止造成的。在 X 线检查和 CT 上表现为骨质破坏区内游离的高密度影。死骨对骨质病变的定性诊断有一定帮助。

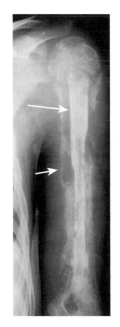

图 4-1-14 急性骨髓炎大块死骨
男,38 岁,肱骨急性骨髓炎。X 线检查正位片显示肱骨大块死骨呈高密度(长箭)和周围明显的骨膜增生新生骨,呈骨枢状(短箭)

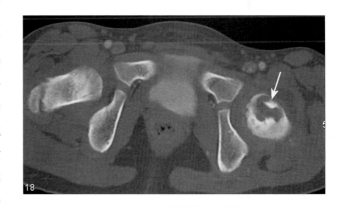

图 4-1-15 骨结核小死骨
男,4 岁,左侧股骨颈结核。CT 横轴位图像显示左侧股骨颈骨质破坏区内高密度小死骨(箭)

五、骨膜反应

【基本病理与临床】

骨膜反应(periosteal reaction)又称骨膜增生(periosteal proliferation),是骨膜受到物理或化学性刺激,发生骨膜水肿增厚、骨膜内成骨细胞活动增强而形成骨膜新生骨的一种状态。病理上表现为骨膜外层水肿增厚,内层成骨细胞增生形成新生骨小梁。骨膜反应是骨膜对骨内、外病理改变引起的反应,病因包括外伤、炎症、肿瘤、出血、先天性异常、营养代谢性骨病、静脉曲张、局部缺氧等。骨膜反应可分为早期的无骨膜新生骨的骨膜反应,不能在 X 线检查和 CT 上显影,只能在 MRI 上显影。随着时间的延长,增生的骨膜区域有骨膜新生骨形成后,在 X 线检查上能清晰显示。通过骨膜反应的范围、形态及密度的变化可准确反映出病变本身的生物学特征,如病变的生长速度、病理类型,所以骨膜反应对骨疾病的诊断具有非常重要的意义。

【影像学表现】

骨膜反应主要靠 X 线检查或 CT,观察骨膜新生骨的范围和形态均优于其他影像检查。骨膜反应 X 线检查表现为骨皮质表面的略高密度影。骨膜反应只有出现的新生骨小梁才能在 X 线检查和 CT 上显示,一般从病变开始到 X 线检查显示一般需要 10 天到 3 周。早期,呈与骨皮质平行的线状影,密度较低,随病程发展骨膜反应渐增厚,密度增浓。病变好转或愈复,增生骨膜与骨皮质融合表现为皮质增厚。对于侵袭性或恶性病变,增生的骨膜可被破坏而不连续。MRI 观察骨膜新生骨不如 X 线检查或 CT,但 MRI 可显示早期肿胀增厚尚未出现骨膜新生骨的骨膜反应,表现为 T_2WI 或抑脂像上骨皮质表面的高信号。有骨小梁形成或钙盐沉积骨化的骨膜反应或骨膜新生骨在 MRI 上表现为低信号。骨膜下组织呈等 T_1 长 T_2 信号影,增强扫描可见强化。

骨膜反应多种多样,主要表现范围和形态的多样性。骨膜反应可以弥漫性分布,也可局灶性分布。当骨膜反应呈弥漫性分布时,主要见于系统性疾病或先天发育异常引起的骨质改变,可双侧对称,如肥大性骨关节病、Caffey 病(婴儿骨皮质增生症)等。双下肢受累提示血管病变。局部骨膜反应提示局部病变。炎症引起的骨膜反应范围可较大,而肿瘤引起的骨膜反应则常较局限。

骨膜反应的形态可表现完整连续或被破坏中断。良性病变的骨膜反应常连续,可呈单层、多层、线状、葱皮样、波浪状。不连续的骨膜反应可表现为骨膜三角和放射状或针状骨膜反应等。骨膜的形态在病变定性上虽有一定帮助,但无特异性。骨膜的不同表现可帮助估计病变过程或病程长短。薄层或间断性骨膜反应通常反映病变早期,或病变进展较快及侵袭性较强的病变。厚的骨膜反应通常反映病变发展缓慢、病程较长,多为良性病变。儿童骨膜较成人活性较高,且较松弛的附着于骨皮质上,因此,骨膜反应发生较快,且容易出现广泛的骨膜反应,良性病变也可呈现出病变侵袭性较强的假象,在日常诊断过程中应注意。骨膜反应的影像学形态学分型主要有以下几种:

1. 单层状骨膜反应 骨膜在持续被动充血的条件下,外层的无活性的成纤维细胞化生为成骨细胞,这就形成了一层邻近骨皮质的新骨层。在骨皮

质表面可看到距离皮质表面 1~2mm 的一个均匀致密的薄层骨。单一层状骨膜反应多提示一个活跃的、良性的病变过程(图 4-1-16)。骨折愈合的早期、骨髓炎和朗格汉斯细胞组织细胞增生症、肺性骨病等可见单一层状骨膜反应。这种骨膜反应偶尔可见于尤因肉瘤、骨肉瘤等恶性病变,很少见于转移瘤。6 个月龄的早产儿,生理上可以看到单一层状骨膜反应。

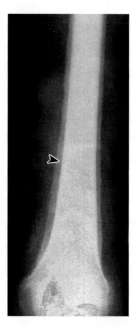

图 4-1-16 肺性骨病单层状骨膜反应
男,60 岁。肺性骨病。X 线检查显示股骨干广泛单层状骨膜反应(黑箭头)

2. 多层状骨膜反应 多层状骨膜反应又称为洋葱皮样骨膜反应(图 4-1-17):钙质沿疏松结缔组

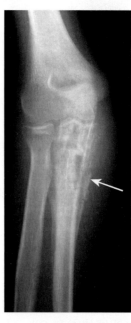

图 4-1-17 尤因肉瘤多层状骨膜反应
男,32 岁。尤因肉瘤。X 线检查显示尺骨上段骨质破坏及多层状骨膜反应(箭)

织内的扩张血管呈多个同心层沉积在骨皮质表面。这种骨膜反应的成因为强烈的或反复的局部刺激,可见于骨髓炎、朗格汉斯细胞组织细胞增生症、骨肉瘤、尤因肉瘤等。

3. 致密性骨膜反应 致密性骨膜反应也称为骨皮质增厚或肥厚,当病变持续存在,单层骨膜成骨内或单层骨膜成骨与骨皮质之间最终骨化,从而形成一个连续的、致密的骨膜新生骨层,这种骨膜反应主要见于慢性良性病变(图4-1-18)。该骨膜反应的主要特点是密度均匀,且随着病程的进展其形态一般无变化。这种骨膜反应可以看作厚或薄的骨片。当骨膜新生骨外形呈波浪状且较厚、较致密时,多提示病变发病时间较长。致密性骨膜反应多见于骨髓炎、骨样骨瘤、朗格汉斯组织细胞增生症、软骨母细胞瘤、骨折愈合等。典型的恶性肿瘤几乎不出现致密性骨膜反应,但骨肉瘤、尤因肉瘤、转移瘤偶可见这种骨膜反应。致密性骨膜反应也可见于治疗后有好转倾向的恶性骨肿瘤。

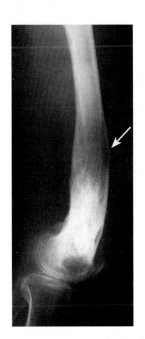

图4-1-18 慢性骨髓炎致密型骨膜反应
男,49岁,慢性骨髓炎。X线检查显示股骨下段弯曲增粗变形及骨质硬化和致密性骨膜反应(箭)

4. 壳状骨膜反应 壳状骨膜反应(图4-1-19)是一种连续或几乎连续的骨膜反应并伴有骨质破坏。膨胀的壳状外观是同时由骨皮质骨质破坏吸收和骨膜新生骨同时存在所形成的。充血和机械压力可刺激破骨细胞,其活性增加,导致骨质吸收。骨皮质表面产生骨膜新生骨质导致骨直径增大。壳状骨膜反应提示病变发展十分缓慢使骨膜新生骨有足够时间形成壳样外观。病变持续的时间越长及病变发

展过程中变化越少,形成的壳状骨膜反应越厚,可见于良性病变,如动脉瘤样骨囊肿、骨巨细胞瘤、骨结核等。也可见于低度恶性肿瘤,如软骨肉瘤等。

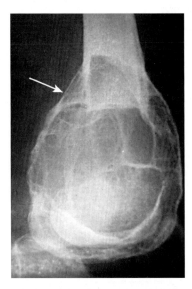

图4-1-19 动脉瘤样骨囊肿壳状骨膜反应
男,37岁,股骨动脉瘤样骨囊肿。X线检查显示股骨下端壳状骨膜反应(箭)及骨质膨胀,内部可见骨间隔

5. 针状骨膜反应 病变掀起骨膜后,骨膜新生骨沿着骨膜与骨皮质间的Sharpe's纤维和血管分布,在新生血管表面形成纤细的针状骨膜新生骨称之为针状骨膜反应。针状骨膜反应常提示病变进展较快,针状骨膜反应或骨针本身并不是肿瘤,但影像学上与瘤骨难鉴别。根据骨针走行的方向可以将针状骨膜反应分成不同亚型,包括竖发征(hair-on-end)、日光照射征或旭日征(sunburst)、绒状骨膜反应。骨针的方向提示病变的生长方向。

竖发征:因为平行垂直于骨皮质表面的骨针在外观上就像"头发竖起来",所以称为竖发征(图4-1-20)。骨针之间的空间可能被血管、疏松结缔组织或肿瘤组织取代。竖发征的骨针往往较细长,长度从中间向四周逐渐变短。这种骨膜反应最常见于尤因肉瘤、板障脑膜瘤,偶尔可见于骨肉瘤,很少见于转移瘤。骨炎性病变和骨折愈合偶尔也可见竖发征,但其骨针一般较粗短。竖发征还可见于地中海贫血的颅骨反应等良性病变。

日光放射征:自骨皮质表面发散出的骨针方向各异,外观就像"阳光照射",所以称为日光放射征(图4-1-21)。日光放射状骨膜反应较复杂,它包括增生的骨膜和恶性病变产生的类骨质,肿瘤细胞占据了骨针之间的空间。这种骨膜反应多见于侵袭性强的恶性肿瘤,最常见于伴有骨皮质破坏的骨肉瘤,也可见于血管瘤和侵袭性较强的成骨性转移瘤。在

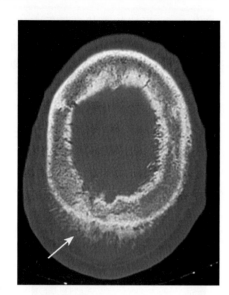

图 4-1-20 脑皮细胞型脑膜瘤针状骨膜反应竖发征
男,43 岁。脑皮细胞型脑膜瘤。CT 横轴位图像显示
顶骨针状骨膜反应呈竖发状(箭)

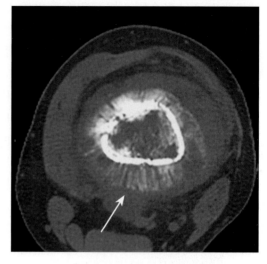

图 4-1-22 骨肉瘤针状骨膜反应(绒状骨膜反应)
男,22 岁。骨肉瘤。CT 横轴位图像显示股骨下段针
状骨膜反应呈天鹅绒状(箭)

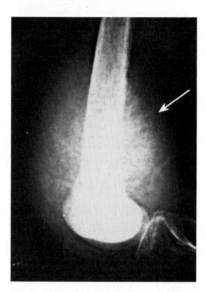

图 4-1-21 骨肉瘤针状骨膜反应(日光放射征)
男,28 岁。骨肉瘤。X 线检查显示股骨下段针状骨膜
反应呈日光放射状(箭)

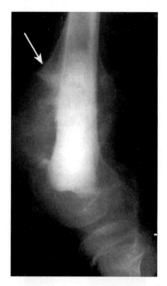

图 4-1-23 骨肉瘤骨膜三角
男,19 岁。骨肉瘤。X 线检查显示股骨下段骨
膜三角(箭)

儿童,日光放射征主要见于继发于神经母细胞瘤的转移瘤。这种骨膜反应还偶可见于颅骨板障内脑膜瘤、成骨细胞瘤、骨嗜酸性肉芽肿等良性病变。

绒状骨膜反应:这种骨膜反应的骨针在外观上就像"天鹅绒"(图 4-1-22),一般较短。这种亚型的针状骨膜反应较罕见,可见于骨肉瘤、软骨肉瘤。

6. 骨膜三角 骨膜三角(periosteal triangle)又称 Codman 三角(Codman triangle),是增生的骨膜新生骨被快速生长的病变组织破坏、穿破中断或掀起,破坏区两端的残留骨膜新生骨呈三角形或袖口状的形态改变(图 4-1-23)。在过去很长一段时间内,骨膜三角被认为是恶性骨肿瘤的表现,现在发现任何可以掀起骨膜的良性或恶性病变在一定条件下都可

引起骨膜三角。骨膜三角提示病变侵袭性强、生长快速,骨膜新生骨被穿破中断、掀起,导致没有足够的时间、空间形成连续的骨膜新生骨,并且快速生长的病变还可刺激破骨细胞,导致骨质吸收加速。骨膜三角出现在肿块与骨皮质夹角之间。骨膜三角最常见于侵袭性强的恶性肿瘤,如骨肉瘤、尤因肉瘤等,但在儿童朗格汉斯细胞组织细胞增生症也可发生骨膜三角,还可见于其他良性病变,如急性骨髓炎、骨膜下血肿、骨结核(图 4-1-24)、动脉瘤样骨囊肿、骨巨细胞瘤、骨的纤维结构不良等。

7. 复杂型骨膜反应 复杂型骨膜反应是骨膜新生骨呈混乱、异常的外观,最多见于侵袭性较强的骨肉瘤。有时一个病变存在多种不同类型的骨膜反应时也可形成复杂的模式,可见于良性肿瘤恶化后

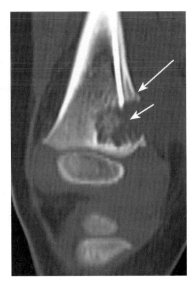

图 4-1-24　骨结核骨膜三角
女,4 岁。骨结核。CT 冠状位多平面重组图像
显示股骨下部干骺端骨皮质破坏中断(短箭)
和骨膜三角(长箭)

加速生长。当良性病变或恶性病变发生病理性骨折
或感染时也可产生复杂型骨膜反应。

【诊断要点】

骨膜反应的骨膜新生骨可呈多种形态,提示病
变的存在和范围。不连续的或中断的骨膜反应如骨
膜三角和针状骨膜反应提示侵袭性或恶性的病变可
能,但不能绝对化,需结合其他征象。

【鉴别诊断】

良性病变的骨膜反应的共同特点为骨膜反应一
般均较完整连续。而恶性病变骨膜反应的共同特点
为骨膜新生骨可中断不连续,常表现骨膜三角和针
状骨膜反应。良恶性病变的骨膜反应没有严格的界
限并有交叉,恶性病变的早期骨膜反应也可以是连
续完整的,快速进展的良性病变的骨膜反应也可以
是不连续不完整的。骨膜三角和针状骨膜反应虽多
见于恶性肿瘤,少数情况下也可见于良性病变。骨
膜反应的良恶性还需要结合病变的骨质破坏、软组
织肿块的情况及临床症状进行鉴别诊断。同时还需
注意患者的年龄,年龄越小,骨膜反应出现快且显
著,年龄越大则反之。

【小结】

骨膜反应是骨膜受到刺激后水肿增厚并新生骨
小梁形成。多种病因均可引起骨膜反应。骨膜反应
早期无骨膜新生骨形成之前只能在 MRI 上显影,X
线检查和 CT 可显示骨膜新生骨的位置、形态和密
度。骨膜反应的形态和连续性与否对判断骨病变的
良恶性有一定的作用。

六、骨质硬化

【基本病理与临床】

骨质增生(hyperostosis)与骨质硬化(osteoscle-
sis)均是由成骨活动增加或破骨活动减弱,形成骨或
软骨内成骨过多,致单位体积内骨量增加。组织学
上,骨小梁变粗增多,骨皮质增厚,骨矿盐量增加,骨
外形可增大或/和变形。前者可致骨体积增大变形,
后者指单位体积内骨量增多,多数情况下两者并存,
常称其为骨质增生硬化。

引起骨质增生硬化的原因有 3 种。①先天性:可
为成骨活动增加,如进行性骨干发育不良;或为破骨
活动减弱致钙化的软骨或骨质过多的蓄积,如石骨
症、骨斑点症、蜡泪骨病等。②肿瘤性:为肿瘤性成骨
细胞形成的新生骨(肿瘤骨),如成骨性肿瘤的肿瘤
骨。成骨性转移的机制仍不明确,可能为反应性骨增
生。③反应性:骨骼受病理刺激如炎症、外伤和肿瘤
等,成骨细胞活跃,产生过量的骨组织。反应性骨多
发生在病变区(如骨质破坏)的周围,可范围较大(如
炎症),硬化程度远离病变逐渐变淡,亦可在破坏边缘
呈壳状硬化,境界清楚(如良性肿瘤或肿瘤样病变)。

【影像学表现】

X 线检查和 CT 对骨质硬化的显示优于其他影
像检查。骨质增生硬化 X 线检查表现骨密度增高,
骨小梁增粗增多,骨皮质增厚致密,骨结构亦可呈象
牙质样,难以区分骨皮质、骨松质和髓腔。

全身性骨硬化见于氟骨症、石骨症,以及某些代
谢性骨病等(图 4-1-25)。局部骨增生见于多种骨疾
患,如创伤、感染、骨软骨发育异常、骨蜡油样病等
(图 4-1-26)。肿瘤骨发生在肿瘤性破坏病灶内或周
围软组织肿块内,呈斑片状、无结构的高密度影,或
密度较淡呈云絮状,或呈致密的象牙质样。象牙质
样瘤骨可见于成骨性骨肉瘤(图 4-1-27)。发生在骨
表面的瘤骨可呈放射或针状,常见于骨肉瘤、尤因肉
瘤以及骨转移瘤。成骨性转移瘤通常呈圆形骨质密
度增高区,可融合成不规则形,为均匀一致的高密度
影,一般边界清楚。成骨性转移在椎体可表现整个
椎体的均匀性密度增高。骨岛(内生骨瘤)也表现局
部的骨质硬化高密度影。

【诊断要点】

骨质增生硬化 X 线检查或 CT 表现为骨密度增
高,骨小梁增粗增多密集。

【鉴别诊断】

骨质增生硬化随病因不同而有不同特点。

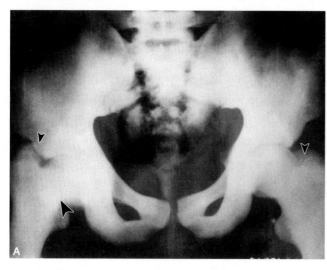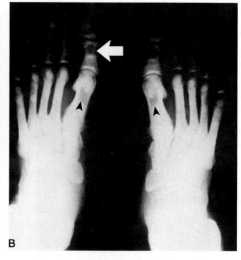

图 4-1-25　石骨症骨质硬化

男,18 岁。髋关节活动受限,X 线检查显示:A. 骨盆诸骨高度致密,骨纹结构完全消失,呈象牙质样。注意:双侧股骨大粗隆高位(小黑箭头),股骨头低,股骨颈短(大黑箭头)为双侧髋内翻畸形;B. 双足骨质高度致密,注意各跖骨干均有相对透亮区(小黑箭头),特别是近节趾骨中透亮区(白箭)为骨中骨,说明这一时期骨发育正常

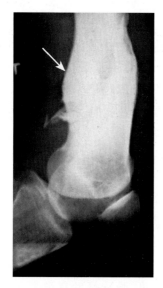

图 4-1-26　慢性骨髓炎骨质硬化

男,60 岁。股骨慢性骨髓炎,X 线检查显示股骨下段骨质硬化密度增高及增粗变形(箭)

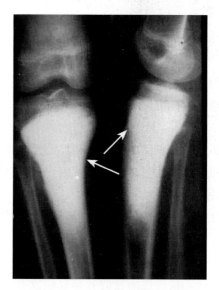

图 4-1-27　骨肉瘤骨质硬化(瘤骨)

男,19 岁。胫骨骨肉瘤,X 线检查正侧位显示胫骨上段骨肉瘤的骨内瘤骨呈高密度骨质硬化区域(箭)

【小结】

骨质硬化由于由成骨活动增加或破骨活动减弱所致的单位体积内骨量的增加。可见于多种疾病包括先天性骨疾病和后天性疾病(肿瘤与非肿瘤性疾病)。

七、骨或软骨内钙化

【基本病理与临床】

骨内钙化是指骨或软骨内出现异常钙盐沉积,常见软骨钙化、坏死性钙化、转移性钙化等。软骨钙化最常见于软骨类肿瘤的软骨基质钙化。坏死性钙化为坏死组织内的病理性钙沉积,常见于骨梗死引起的骨髓坏死并钙化,也可见于软骨坏死钙化、结核干酪钙化、痛风尿酸结晶钙化等。转移性钙化为高血钙引起多种组织钙沉积,特别是维生素 D 中毒可发生广泛多种脏器转移性钙化,病理发现转移性钙化都沉积在坏死组织内,因此属于病理性钙沉积。X线平片和 CT 扫描均可良好显示钙化的范围和形态,MRI 对于钙化显示不敏感。

【影像学表现】

X 线检查表现为骨内的弧形或小环状、颗粒状、片状或斑片状高密度影。骨内的弧形或小环状钙化对诊断软骨源性的肿瘤具有重要价值(图 4-1-28)。骨梗死的骨内钙化常双侧对称、多骨多发(图 4-1-29)。

【诊断要点】

骨内钙化表现骨内高密度影,内部无骨小梁结构。

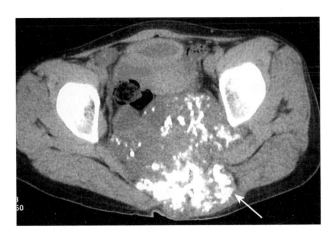

图 4-1-28　骶骨软骨肉瘤钙化（瘤软骨钙化）
女,56 岁。骶骨高分化软骨肉瘤。骨盆横轴位 CT 图像显示骶骨骨质破坏,软组织肿块内多发弧形、小环状、斑片状、斑点状钙化(箭)

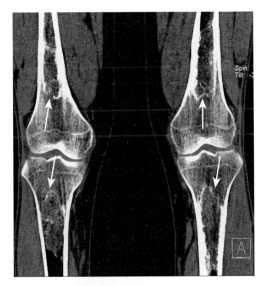

图 4-1-29　骨梗死骨内钙化
男,36 岁。双侧股骨及胫骨骨梗死。CT 冠状位多平面重组图像显示双侧股骨下段及胫骨上段骨髓腔内对称性钙化(箭)

【鉴别诊断】

骨内软骨瘤肿瘤的钙化常呈弧形或小环状,提示软骨小叶的钙化。骨梗死的骨内钙化常呈片状高密度影,常双侧对称多发。

【小结】

骨内钙化表现骨内无骨小梁结构的钙质样高密度影,常见于软骨类肿瘤和骨梗死。

八、骨骼变形

【基本病理与临床】

骨骼变形是指骨骼形态发生的异常改变,包括骨骼形态和大小的异常,可表现为骨骼膨大增粗、变小变细、轮廓不规整、骨的缺损或突出或凹陷、长骨弯曲及变形引起的位置异常等。

【影像学表现】

X 线平片是诊断骨骼变形的最佳手段(图 4-1-30),对解剖复杂的部位可行 CT 检查。骨骼变形最常见于先天性骨发育畸形和先天性骨软骨发育障碍。后天性骨畸形病因较多,感染、外伤、地方病、维生素 A 中毒等可在骨发育期引起骨骺早闭,继而发生骨骺镶嵌、骨端变形、骨质缺损、短肢畸形。关节退行性变晚期骨端增大,蘑菇状变形。骨内病变或病理骨折愈合后都可发生骨骼变形。

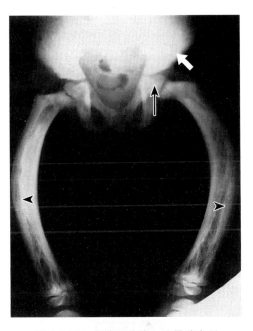

图 4-1-30　高磷酸酯酶血症骨骼变形
男,8 岁,高磷酸酯酶血症。自幼矮小,大腿弓向外弯曲,X 线平片显示骨盆诸骨均匀性骨硬化,骨结构完全消失(白箭),双股骨弓向外弯曲、骨皮质增厚(小黑箭头),髓腔变窄,股骨头硬化(小黑箭)

【诊断要点】

骨骼变形可见于多种疾病,应结合其他征象综合诊断定性。正常变异、发育畸形或先天异常、创伤、炎症和肿瘤或肿瘤样病变等均可引起骨骼变形。先天异常可仅表现为骨骼变形,而骨结构无明显改变,这一点有助于同其他骨病相鉴别。

【鉴别诊断】

全身性疾患如骨发育障碍、内分泌与代谢异常、造血系统病变、贮积性病变和染色体异常等,均可引起骨形态的异常,表现为全身或大部分骨骼发病,常双侧对称,多数无特异性,需要结合临床资料及病史和家族史、实验室检查等作出诊断。但有些骨发育障碍性疾病的命名主要根据发病部位和形态改变,如多发性骨骺发育不良、干骺发育不良、脊柱骨骺发育不良等,其形态变化对诊断则有重要意义。在先天性疾病,骨骼变小和形态不规则称为骨发育不良;骨骼部分或完全缺如称为骨发育不全。局部病变引起的骨变形对定性诊断通常无显著意义,但有时在鉴别诊断上可有参考价值,如骨巨细胞瘤、动脉瘤样骨囊肿常见骨质局部的明显膨胀。

【小结】

骨骼变形有多种表现,对于局限性的骨骼变形需结合其他征象定性诊断。多发或普遍性的骨骼变形对于骨发育障碍的定性诊断有较大意义。

九、骨内矿物质沉积

【基本病理与临床】

铅、磷、铋、氟等矿物质进入人体过多,可在骨内沉积,引起骨质的异常改变。铅、磷、铋等进入体内,大部沉积于骨内,在生长期或儿童主要沉积于干骺端。氟的过多摄入,与骨基质中的钙结合可形成氟骨症,同时可造成骨代谢的紊乱,引起成骨活跃或破骨增强。

【影像学表现】

矿物质沉积:铅、磷、铋等进入体内,大部沉积于骨内,在生长期内主要沉积于干骺端。X线检查表现为多条相互平行的横行致密带(图4-1-31),成年人则不易显示。

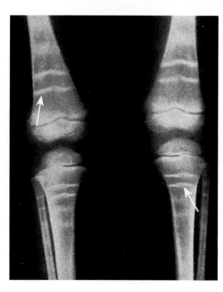

图 4-1-31　磷中毒骨内沉积
男,4岁。磷中毒。双膝关节正位平片显示双侧股骨下段及胫骨上段干骺部多发双侧对称的横行致密带

氟与骨基质中的钙结合可形成氟骨症,X线检查表现骨小梁粗糙紊乱及密度增高,多处对称的韧带明显骨化。氟进入人体过多同时可引起成骨活跃及骨量增多,形成骨质增生硬化。但也可引起破骨活动增强,发生骨质疏松和骨质软化。

【诊断要点】

铅、磷、铋等沉积于骨内,儿童主要沉积于干骺端,X线表现为多条相互平行的横行致密带。

【鉴别诊断】

骨内矿物质沉积多有较特异的X线检查表现,一般无需鉴别诊断。

【小结】

儿童干骺端X线检查表现的多条相互平行的横行致密带,应想到骨内矿物质沉积,如铅、磷、铋的摄入过多或中毒引起。

第二节　关节基本病变与影像学表现

关节的基本病变主要包括:关节肿胀、关节破坏、关节退行性变、关节强直、关节脱位等。

一、关节肿胀

【基本病理与临床】

关节肿胀(joint swelling)常由于关节积液或关节囊及其周围软组织充血水肿、出血或炎症所致。常见于炎症、外伤和出血性疾病。

【影像学表现】

X线检查或CT表现为关节周围软组织肿胀膨隆,脂肪垫和肌间脂肪层变形移位或模糊消失(图4-2-1),关节区域密度增高,关节积液并关节间隙增宽。MRI可见关节周围软组织水肿,关节积液。

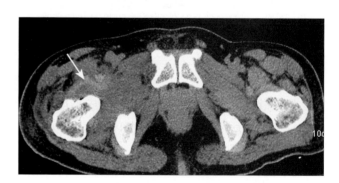

图 4-2-1　化脓性髋关节炎关节肿胀
男,52岁。化脓性髋关节炎。CT横轴位图像显示右侧髋关节软组织肿胀(箭)

【诊断要点】

关节肿胀表现关节周围软组织肿胀膨隆及水肿,关节积液。

【鉴别诊断】

MRI可根据信号的不同区分软组织水肿、关节积液或积血。

【小结】

关节肿胀主要由关节周围软组织水肿、出血或积液引起。

二、关节破坏

【基本病理与临床】

关节破坏（joint destruction）是指关节软骨及软骨下的骨质为病理组织所替代所致。常见于关节感染、肿瘤及异常代谢物沉积,如痛风等。

【影像学表现】

当破坏仅累及关节软骨时,X线检查及CT表现关节间隙狭窄,MRI可显示关节软骨的变薄、缺损或消失。当累及软骨下的关节面骨质时,X线平片和CT、MRI均可见关节面的骨质破坏和缺损(图4-2-2)。

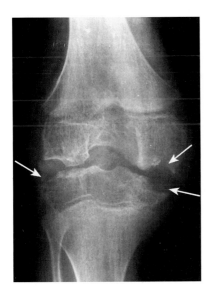

图4-2-2 关节结核关节破坏
女,8岁。膝关节结核。右膝关节正位平片显示右膝关节面多发骨质破坏(箭)

【诊断要点】

关节破坏是诊断关节疾病的重要依据,可以通过关节破坏的部位和进展速度推断关节病变的性质。

【鉴别诊断】

急性化脓性关节炎的关节破坏常起始于关节的持重部位,软骨与骨的破坏进展迅速,范围广泛,然后出现关节面的骨质增生硬化。关节滑膜结核的关节面破坏起始于关节的边缘非持重部位,进展缓慢,表现为关节边缘的虫噬状骨质破坏。类风湿关节炎常先双侧对称性累及双手指间小关节和腕关节,常从关节边缘出现小囊状骨质破坏,常伴有明显的骨质疏松。痛风性关节炎常起始于第一跖趾关节,表现为关节边缘骨质破坏或缺损,CT和MRI上关节周围可见痛风结节。

【小结】

关节破坏包括关节软骨破坏和软骨下骨质的破坏。关节破坏的部位、进展速度、周围软组织的改变和是否伴有周围骨质疏松,对定性诊断有重要意义。

三、关节退行性变

【基本病理与临床】

关节退行性变（joint degeneration）病理上表现为关节软骨变性坏死,逐渐被纤维组织替代。关节软骨坏死、脱落后引起关节间隙变窄,再累及软骨下骨性关节面,导致关节面增生硬化、凹凸不平,关节边缘骨赘形成,关节囊肥厚及韧带骨化等改变。关节退行性变多见于老年人,以承重的大关节如髋关节、膝关节和脊柱为著,是生理性退行性变的表现。关节退行性变还可继发于其他关节病变导致的关节软骨和骨质的破坏,如骨折累及关节面或关节软骨,关节的炎性病变如关节结核和化脓性关节炎等。

【影像学表现】

关节退行性变在X线平片和CT上表现为关节面骨质的模糊和密度减低,然后可出现关节间隙的不均匀变窄,关节面的骨质增生硬化,关节面下可出现多发大小不等的囊变区,关节面边缘骨赘形成(图4-2-3),但一般不出现明显的骨质破坏。X线平片和CT无法显示关节软骨的异常改变。MRI可显示关节软骨的变薄及磨损改变,关节软骨的凹凸不平甚至吸收消失,关节面下骨质出现 T_1WI 低信号、T_2WI 抑脂像高信号,代表骨髓水肿或骨挫伤。

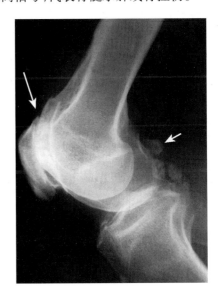

图4-2-3 膝关节退行性变
男,65岁。膝关节退行性变。膝关节侧位平片示膝关节面及髌骨关节面边缘骨质增生,髌股关节间隙变窄(长箭),关节内多发游离体(短箭)

【诊断要点】

关节退行性变在 X 线平片和 CT 上主要表现关节间隙变窄,关节面增生硬化,关节面下囊变区,关节面边缘骨赘形成。MRI 可显示关节软骨的变薄、吸收消失,关节面下的骨髓水肿。

【鉴别诊断】

主要是原发老年性关节退行性变与关节病变继发退行性变的鉴别。继发者会伴有关节原发病变的影像学表现,如关节面的破坏,关节周围软组织的肿胀等。关节退行性变引起的关节面下较大的囊变区需与骨巨细胞瘤和骨囊肿等鉴别,但退变性囊肿一般有硬化边,与关节面紧邻且有细小裂隙与关节腔相通,而且常多发,且伴有关节退行性变的其他征象。

【小结】

关节的退行性变主要由关节软骨变性坏死并累及关节面下骨质引起。影像学上表现关节间隙变窄,关节面骨质增生硬化,关节面下囊变区,关节面边缘骨赘形成。

四、关节强直

【基本病理与临床】

关节强直(joint ankylosis)分为骨性强直和纤维性强直。骨性强直是关节明显破坏后,关节间隙消失,关节相对骨端由骨组织连接。纤维性强直是关节破坏后纤维组织增生并越过关节间隙连接关节两端。虽然骨性强直与纤维性强直连接关节两端的组织不同,但关节均丧失了活动功能。

【影像学表现】

骨性强直 X 线平片及 CT 表现为关节间隙消失,骨小梁通过关节间隙连接关节两端或关节两端骨性融合。关节骨性强直多见于化脓性关节炎愈合后,骶髂关节的骨性强直多见于强直性脊柱炎(图 4-2-4)。纤维性强直在 X 线平片和 CT 上仍可见狭窄的关节间隙,无骨小梁穿越关节间隙。纤维性强直多见于关节结核。纤维性强直的诊断不能依赖于影像学检查,需结合临床。

【诊断要点】

X 线检查及 CT 可诊断骨性强直,表现关节间隙消失及关节两端骨性融合,常见于化脓性关节炎愈合后。

【鉴别诊断】

关节骨性强直多见于化脓性关节炎愈合后。骶髂关节骨性强直常见于强直性脊柱炎累及骶髂关节。

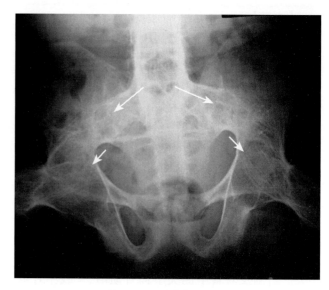

图 4-2-4　关节骨性强直
男,42 岁。强直性脊柱炎累及双侧骶髂关节、双侧髋关节及脊椎。骨盆正位平片显示双侧骶髂关节骨性强直(长箭),双侧髋关节骨性强直(短箭),关节间隙骨性融合消失

【小结】

关节强直分为骨性强直和纤维性强直。X 线检查及 CT 可诊断骨性强直。

五、关节脱位

【基本病理与临床】

构成关节的两个骨端的正常相对位置发生的异常改变称为关节脱位(joint dislocation)。关节脱位包括关节端的相对侧方移位和距离增宽。关节相对骨端完全脱开称为完全脱位,部分脱开称为半脱位。关节脱位的病因主要有先天性、外伤性和病理性。先天性关节脱位多见于婴幼儿,常见于先天性髋关节脱位。外伤性关节脱位继发于外伤后,常伴有骨折或软骨的损伤。病理学关节脱位继发于关节病变或关节周围软组织的病变,化脓性关节炎、结核性关节炎、类风湿关节炎均可引起关节脱位。

【影像学表现】

关节脱位影像学上表现关节的两个骨端的相对位置发生异常改变(图 4-2-5)。

【诊断要点】

应熟悉正常不同关节的影像学表现,才能发现关节脱位。

【鉴别诊断】

关节脱位的原因很多,应结合临床病史及其他征象诊断关节脱位的原因。

【小结】

关节脱位可为先天性、外伤性和病理性。

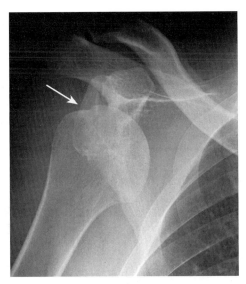

图 4-2-5 关节脱位
男,35 岁。外伤性肩关节脱位。肩关节正位平片显示右肩关节脱位,关节盂空虚(箭)

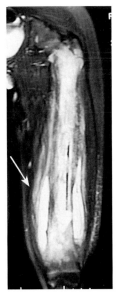

图 4-3-1 软组织肿胀
女,16 岁。股骨骨髓炎。MRI T_2WI 抑脂像显示股骨及周围软组织增厚及明显大范围抑脂像异常高信号(箭)

第三节 软组织基本病变与影像学表现

软组织的基本病变包括软组织肿胀、软组织肿块、软组织内钙化或骨化、软组织内气体、肌肉萎缩等。

一、软组织肿胀

【基本病理与临床】

软组织肿胀(soft tissue swelling)的原因可为炎症、水肿、出血、外伤或邻近骨的骨髓炎、结核、骨折或肿瘤等引起。病理上表现肿胀区域软组织内的弥漫性水肿、炎性细胞浸润或出血。

【影像学表现】

X 线平片表现为软组织肿胀区域的增粗,肌肉间的脂肪间隙模糊或消失或移位。CT 除显示上述征象外,还可表现为皮下脂肪层内网状略高密度影,脂肪间隙浑浊,皮下组织与肌肉之间境界不清。MRI 的 T_2WI 抑脂像或 STIR 抑脂像除显示上述征象外,还可显示软组织内片状抑脂像异常高信号,边界不清(图 4-3-1)。

【诊断要点】

软组织肿胀影像学上表现相应区域的软组织增厚及肢体增粗,脂肪间隙模糊及内部网格状影,MRI 抑脂像软组织内片状高信号。

【鉴别诊断】

软组织肿胀的原因较多,软组织本身或邻近骨质的病变均可引起软组织肿胀,应根据其他征象综合诊断进行定性和病因诊断。

【小结】

软组织和邻近骨病变均可引起软组织肿胀,影像学上表现软组织增厚、皮下脂肪间隙模糊及密度增高,MRI 抑脂像呈片状高信号。

二、软组织肿块

【基本病理与临床】

软组织肿块(soft tissue mass)可由软组织内的良恶性肿瘤或肿瘤样病变引起,也可为软组织的炎性包块或血肿,具有一定占位性效应。恶性骨肿瘤突破骨皮质侵入软组织也可形成软组织肿块。软组织肿块内的成分可为炎性细胞、出血、积液、坏死、囊变、肿瘤细胞浸润、肉芽肿、脂肪、蛋白或胆固醇结晶、尿酸盐结晶等。

【影像学表现】

来源于软组织的肿块,影像学表现中含脂肪、有环形钙化、含有较成熟骨组织对诊断有重要提示作用。以脂肪成分为主的肿块提示脂肪类的肿瘤,其内部呈脂肪组织的负 CT 值,在 MRI 上呈短 T_1 长 T_2 高信号,抑脂像呈低信号。有环形钙化的肿块提示软骨来源的肿瘤。含有较成熟骨组织的肿块提示骨化性肌炎。软组织血肿在 CT 平扫上呈略高密度。除此之外,局限于软组织内的肿块的其他表现无特异性诊断意义,如清楚的边界和内部均匀的密度不是良性软组织肿块所特有的征象,很多的软组织来

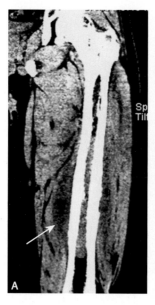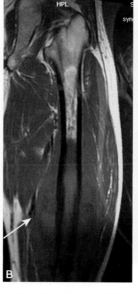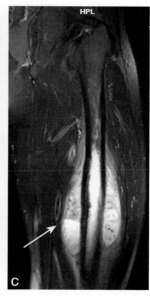

图4-3-2 软组织肿块

男,31岁,股骨软骨肉瘤。A. CT冠状面多平面重组图像显示软组织肿块呈稍低密度
影,累及股骨周围软组织及髓腔(箭);B.冠状面MRI T_1WI 显示软组织肿块呈等信号影
包绕骨干(箭);C. MRI T_2WI 抑脂像显示软组织肿块呈明显高信号包绕骨干(箭)

源的恶性肿瘤或肉瘤也表现均匀的密度和信号及光滑的边缘和清楚的边界。良性肿块内部也可因多种成分而密度和信号不均匀或混杂。但对于骨内的病变突破骨皮质后在周围软组织内形成紧密包绕骨质的实性肿块(图4-3-2),强烈提示骨恶性肿瘤。

【诊断要点】

单纯局限于软组织内的肿块,含有脂肪、环形钙化、成熟骨组织的肿块分别提示脂肪类肿瘤、软骨类肿瘤、骨化性肌炎,除此之外的肿块定性诊断较为困难。来源于骨内并紧密包绕骨组织的实性肿块强烈提示恶性肿瘤。

【鉴别诊断】

除软组织内脂肪类肿瘤、内部有钙化的软骨类肿瘤、骨化性肌炎之外,其他软组织肿瘤影像学鉴别诊断困难。

【小结】

软组织肿块内的脂肪成分、软骨钙化、成熟骨组织对诊断有重要提示作用。良恶性软组织肿瘤的影像学表现有很大的重叠,诊断时应注意并密切结合临床资料。

三、软组织内钙化或骨化

【基本病理与临床】

软组织内钙化指软组织内出现异常钙盐沉积。软组织内骨化是指软组织内的钙盐沉积并有骨小梁形成。

软组织内的出血、退行性变、坏死、肿瘤、结核、寄生虫、血管病变均可引起软组织内的钙盐沉积和钙化。钙化可发生于肌肉、肌腱韧带、关节囊、血管、淋巴结、皮下脂肪间隙等区域。软骨小叶的钙化呈环形、半环形或点状。血管壁的钙化呈条状。血管瘤的钙化静脉石呈多发大小不等的类圆形。

软组织中的骨化或成骨多见于骨化性肌炎和骨肉瘤。骨化性肌炎的软组织内骨化较为成熟,可见到骨小梁甚至骨皮质;而骨肉瘤软组织内的瘤骨不成熟,与正常骨质的差别较大,呈不定型的形态。

【影像学表现】

软组织内钙化在X线平片及CT上表现无定型结构的高密度影。软骨小叶的钙化表现环形、半环形或点状高密度影。血管壁的钙化呈条状,常能勾画出血管的形态。血管瘤的钙化静脉石呈多发大小不等的类圆形高密度影(图4-3-3)。

软组织中的骨化或成骨多见于骨化性肌炎和骨肉瘤。骨化性肌炎的软组织内骨化较为成熟,可见到骨小梁甚至骨皮质(图4-3-4);而骨肉瘤软组织内的瘤骨不成熟,密度与正常骨质差别大,可呈象牙质样很高的密度,也可呈淡片状、云絮状略高密度影。

【诊断要点】

软骨类肿瘤、血管瘤、骨化性肌炎在软组织内的钙化有各自的特点。骨肉瘤的瘤骨在软组织内出现时有重要的诊断价值。

【鉴别诊断】

观察钙化形态和密度,可对一些软组织的病变作出鉴别诊断。

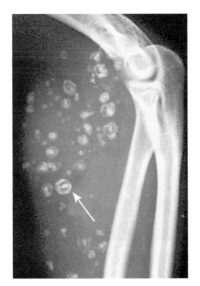

图 4-3-3　软组织内钙化
女,27 岁。肘部软组织血管瘤。X 线平片显示
肘前软组织肿块内大量类圆形钙化影(箭)

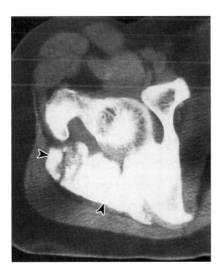

图 4-3-4　软组织内骨化
骨化性肌炎,CT 扫描显示髋臼后方臀中肌骨
化(黑箭头)

【小结】

软组织内的钙化对软组织病变定性有一定的诊
断价值。

四、软组织内气体

【基本病理与临床】

正常软组织内无气体存在。外伤或手术时气体
可进入软组织内。产气菌感染时,软组织内可出现
气体密度影。四肢软组织内的气体多因外伤或感染
性病变引起。

【影像学表现】

气体在 X 线检查和 CT 上表现为低密度,CT 值
在 −1 000HU 左右,通过 CT 值测定可明确气体的存
在(图 4-3-5)。MRI 的所有序列上气体均呈低信号,

但难与其他低信号的组织如骨质、纤维成分、钙化等
鉴别。

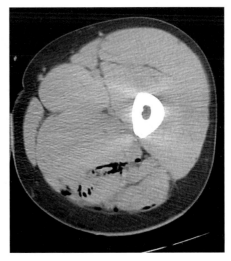

图 4-3-5　软组织内气体
男,45 岁。外伤后关节内积气。CT 扫描横轴位
图像显示股二头肌、半腱肌间隙内气体密度影

【诊断要点】

有外伤史时,四肢软组织内的气体提示软组织
的裂伤,颅骨内板下的气体密度影或气泡提示骨折
的存在。在无外伤史时,软组织内气体密度影的存
在提示软组织或邻近骨组织内感染性病变。

【鉴别诊断】

根据病史、病变部位及有无外伤史,软组织内气
体可分别提示外伤软组织裂伤、颅骨骨折、空腔脏器
的破裂、软组织或骨的感染性病变。特别是在其他
征象无特异性时,软组织内气体的存在可能是诊断
成立的唯一可靠证据。

【小结】

软组织内气体多见于外伤后及感染性病变存
在时。

五、肌肉萎缩

【基本病理与临床】

长期的骨和软组织病变可引起患侧肢体的活动
减少,可引起肌肉萎缩。先天性骨疾病可引起全身
肌肉发育不良。神经系统疾病引起肢体软组织的神
经支配障碍,可导致肌肉萎缩。长期卧床或肢体的
长期活动受限也可导致肌肉萎缩。肌肉本身的疾病
如先天性肌发育不全也是肌肉萎缩的原因之一。

【影像学表现】

X 线检查、CT 或 MRI 可显示肢体变细,肌肉形
态较正常变薄及体积减少,肌肉密度减低,肌肉内及
肌间隙内脂肪沉积(图 4-3-6)。

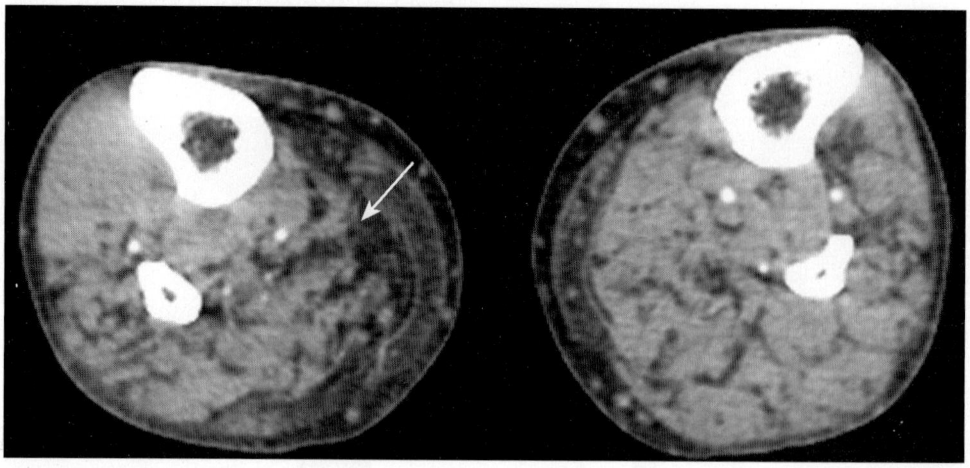

图 4-3-6　肌肉萎缩
男,67 岁,下肢肌肉萎缩。CT 增强扫描横轴位图像显示双侧小腿肌肉萎缩,右侧明显,小腿变细,肌肉及肌间隙内脂肪沉积(箭)

【诊断要点】

影像学上肌肉萎缩表现肌肉体积缩小,密度减低,肌肉内脂肪沉积。

【鉴别诊断】

肌肉萎缩的存在提示病变的长期存在和慢性过程,从而提示良性病变的可能性。

【小结】

骨关节系统的慢性病变或神经支配的异常都是肌肉萎缩的原因。

（陈海松）

参 考 文 献

［1］荣独山.骨与关节基本病变.中国医学百科全书 X 线诊断学［M］.上海:上海科学技术出版社,1986:148-152.

［2］曹来宾.骨与关节 X 线诊断学［M］.济南:山东科学技术出版社,1987:129-132.

［3］梁碧玲.骨与关节疾病影像诊断学［M］.北京:人民卫生出版社,2006:613-627.

［4］Remotti F,Feldman F. Nonneoplastic lesions that simulate primary tumors of bone［J］. Arch Pathol Lab Med,2012,136(7):772-788.

［5］Arkun R,Argin M. Pitfalls in MR imaging of musculoskeletal tumors［J］. Semin Musculoskelet Radiol,2014,18(1):63-78.

［6］Miller TT. Bone Tumors and Tumor-like Conditions:Analysis with Conventional Radiography［J］. Radiology,2008,246(3):662-674.

［7］Bisseret D,Kaci R,Lafage-Proust MH,et al. Periosteum:Characteristic imaging findings with emphasis on radiologic-pathologic comparisons［J］. Skeletal Radiology,2014,44(3):321-338.

［8］Jeh SK,Jee WH,Hong SJ,et al. Extracranial skeletal Langerhans cell histiocytosis:MR imaging features according to the radiologic evolutional phases［J］. Clin Imaging,2012,36(5):466-471.

［9］陈应明,孟悛非,江波,等.骨肉瘤骨膜异常的影像表现与病理研究［J］.中华放射学杂志,2008,42(3):247-252.

［10］陈桂玲,张晓军,张新荣,等.儿童四肢长骨郎格汉斯细胞组织细胞增生症影像表现与临床病理对照分析［J］.中华放射学杂志,2016,50(2):110-113.

［11］张静,郭勇.截瘫后巨大骨化性肌炎 1 例［J］.中国医学影像学杂志,2004,12(6):480.

［12］陈海松,韩燕,耿青,等.骨肿瘤的 MR 恶性征象与病理学对照分析——良恶性鉴别诊断［J］.实用放射学杂志,2013,29(12):2001-2004.

第五章　先天性骨与关节畸形

先天性骨骼畸形是指出生时骨骼外形或功能上的缺陷,本章主要介绍发生于并且临床和影像学表现以骨关节为主,与遗传、染色体等无关的偶发畸形。

第一节　躯干畸形

一、头颅先天性畸形

头颅按种系发生来源分为脑颅(neurocranium)和咽颅(splanchnocranium),咽颅又称脏颅(viscerocranium)。脑颅直接起源于间充质并通过膜内成骨形成额顶骨,通过软骨内成骨形成颅底部分(枕骨、蝶骨、颞骨岩部和乳突部及筛骨)。脏颅起源于神经嵴并分化演变为上下颌骨和咽后部诸骨。出生时头颅诸扁骨间有致密结缔组织膜构成的颅缝,即额缝、冠状缝、矢状缝和人字缝,形成纤维连接。胎儿晚期和婴儿期有6个较大的纤维连接区,称为囟门(fontanelles),分为前囟、三角形后囟、左右蝶囟和乳突囟。一般情况下,后囟和蝶囟在出生后2~3个月闭合,乳突囟1岁闭合,前囟2岁半闭合,额缝在出生后4~7个月开始骨化,2岁开始闭合,其他颅缝在成年时闭合。

胚胎发育包括胚胎前期、胚胎期和胎儿期,头颅畸形可发生于胚胎发育任何一个时期。头颅先天性畸形包括先天性颅骨凹陷、颅底凹陷、颅缝早闭和颅裂畸形。

(一)先天性颅骨凹陷

先天性颅骨凹陷(congenital skull depression, SD)又名颅骨乒乓球样凹陷骨折(ping-pong fractures),是与创伤无关的不明原因的伴或不伴骨折的膜性颅骨凹陷。

【基本病理与临床】

在发达国家新生儿中发病率约1/10 000。分为先天性和继发性,先天性颅骨凹陷确切原因不明,可能与胎儿颅骨较软,子宫肌瘤对胎儿头颅长期存在的压力、母体骨盆(骶岬或耻骨联合)、脊柱的骨性突起或双胎儿中一者对另一者局部压迫有关。继发性颅骨凹陷多由于分娩时生产不当导致。一些学者将颅骨凹陷分为两类:①颅骨凹陷畸形;②颅骨凹陷畸形伴骨折(类似儿童长骨青枝骨折)。一般无神经系统症状,可伴颅内血肿。

【影像学表现】

X线表现:颅骨呈圆形或卵圆形局限性凹陷,边界较清,伴或不伴骨折。

CT、MRI表现:可显示颅骨凹陷是否伴脑内水肿、脑血肿及其他颅内异常。CT的VR成像可立体显示颅骨凹陷。

【小结】

先天性颅骨凹陷表现为局限性颅骨凹陷,应行CT和MRI检查排除颅内病变。

(二)先天性颅底凹陷

先天性颅底凹陷(congenital basilar invagination, CBI)是以枕骨大孔为中心的颅底骨组织、寰椎及枢椎骨质发育畸形。

【基本病理与临床】

颅底凹陷分为先天性和继发性。先天性颅底凹陷最早由Chamberlain在1939年报道,是枕颈部最常见的畸形。病因包括斜坡、枕髁、寰椎发育不良和寰椎枕化。25%~35%的CBI可伴发中枢神经系统异常,如Chiari畸形、脊髓中央管积水空洞症和脑积水。按照是否伴寰枢椎脱位分为稳定型和不稳定型。

先天性颅底凹陷患者枕大孔周围颅底骨发育异常凹陷致齿状突升高经枕大孔进入颅底,引起枕大孔狭窄,脑干腹侧受压。主要临床表现有:①颈部畸形及活动受限:后发髻低、短颈伴颈蹼,或有斜颈,合并寰枢椎不稳定可有枕颈部疼痛及活动受限;②后组脑神经受损：主要是三叉神经、舌咽神经、迷走神经和舌下神经受损；③小脑症状：眼球震颤、小脑共济失调；④延髓脊髓受压：可有中枢性瘫痪，甚至有神经源性膀胱和呼吸困难，也可导致夏科氏关节。

【影像学表现】

X线表现：若颈椎张口位X线平片不能观察到$C_{1~2}$寰枢关节应高度怀疑颅底凹陷。常用测量方法（图5-1-1）包括4种。①Chamberlain线（钱氏线）：为硬腭后缘至枕大孔后缘连线，齿状突超过该线3~5mm。②McRae线：枕骨大孔前后缘连线，齿状突超过该线即可诊断。③Bull角（波氏角）：硬腭平面与寰椎平面所成的角度，正常小于13°，大于13°即为颅底凹陷症。④McGregor线（麦氏线）：硬腭后缘到枕骨最低点连线，齿状突高于该线7mm。近来也有人将其应用到MRI及CT测量。

CT表现：可清晰显示寰枕、寰枢椎有无骨性融合及寰枢关节是否脱位（图5-1-2A）。

MRI表现：对椎管狭窄程度显示更为直接，对颅底凹陷症导致的脊髓空洞、Chiari畸形一目了然，是术前不可缺少的检查（图5-1-2B）。

【小结】

先天性颅底凹陷为颅底发育畸形导致齿状突上移并常引起延髓压迫，应注意有无伴发脊髓、颅脑病变。主要鉴别诊断：①类风湿关节炎导致的继发性颅底凹陷：可有寰椎骨质破坏、寰枢关节脱位或半脱位、类风湿肉芽组织形成；②扁平颅底（platybasia），指蝶鞍中心与斜坡构成的颅底角增大，颅底角>

145°，导致颅底扁平，可与颅底凹陷伴发。

（三）颅缝早闭

颅缝早闭（craniosynostosis）又名颅狭症（craniostenosis），是指一个或多个的颅缝过早闭合，导致颅骨和颅脑发育受限，颅骨形状改变。

【基本病理与临床】

发病率约3.4/10 000，男女之比约3.5∶1。分为原发性和继发性。原发性颅缝早闭是由于颅骨胚胎发育障碍所致，继发性者可能与早产、巨大儿或多系统综合征、某些致畸因子或控制颅骨膜化成骨的编码蛋白质的基因（如*EFNB1*、*EFNA4*、*MSX2*、*FGFR 1e3*和*TWIST1*）突变有关。约15%的病例为综合征型颅缝早闭，伴其他畸形，如多指、并指畸形。按照颅骨畸形的形态将其分为6种（图5-1-3）。①舟状头（scaphocephaly）：矢状缝早闭，头颅前后径增大，额骨前凸、枕骨后凸，颅骨呈舟状，最多见；②三角头畸形（trigonocephaly）：额缝早闭，额骨呈三角形样突出，眼距过窄，多伴其他中线畸形；③偏头畸形（plagiocephaly）：一侧冠状缝早闭，头颅不对称，患者额部平坦、睑裂增大；一侧人字缝早闭，头颅呈不规则四边形，后颅窝较小；④短头畸形（brachycephaly）：双侧冠状缝早闭，头颅横径增大，前后径短小；⑤尖头或塔状畸形（turricephaly）：所有颅缝过早闭合，头颅前后及横向生长受限向囟门薄弱处生长，颅顶肩耸呈塔状；⑥苜蓿叶状颅（clover leaf skull）：先天性人字缝、冠状缝和面部骨缝过早闭合，患儿颅骨呈三叶草形。

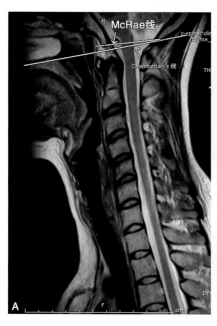
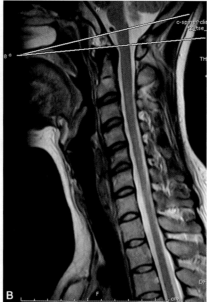
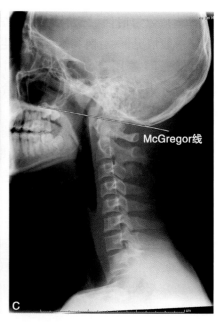

图5-1-1　颅底凹陷测量方法
A. Chamberlain线（钱氏线）和McRae线；B. Bull角（波氏角）；C. McGregor线（麦氏线）

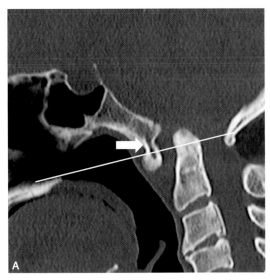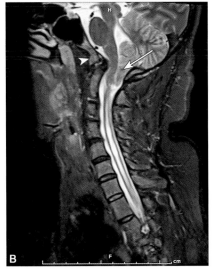

图 5-1-2 颅底凹陷

A. 女,37 岁,颈部疼痛,活动受限。CT 矢状面示枢椎齿状突上移,高于 Chamberlain 线约 6mm,寰椎与枕骨基底部融合,间隙消失(白箭);B. 女 45 岁,头晕、头疼。MRI 矢状位 T$_2$WI 示寰椎枕骨融合(白箭头),枕骨大孔前后径变窄,枢椎齿状突向上突入枕骨大孔,高于 Chamberlain 线约 7mm,颈髓内见纵形条形长 T$_2$ 信号影为脊髓空洞,小脑扁桃体下缘变尖与延髓共同疝出枕骨大孔平面约 6mm(白箭),为先天性颅底凹陷伴 Chiari 畸形 Ⅱ 型

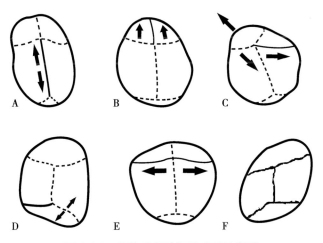

图 5-1-3 颅缝早闭致颅骨畸形示意图

A. 舟状头;B. 三角头畸形;C、D. 偏头畸形;E. 短头畸形;F. 尖头或塔状畸形

患儿主要临床表现:①智力低下、癫痫、肌力减弱;②颅内压增高症状:头痛呕吐、视盘水肿,晚期可有视神经萎缩、视野缺失;③其他症状:可有突眼、分离性斜视。

【影像学表现】

X 线表现:颅缝消失,骨性融合,颅骨形态异常,颅骨密度增高,颅板变薄。全骨缝闭合由于颅内压增高可见多发颅裂,可有"铜打颅骨征(copper-beaten skull)"。

CT 表现:可评价颅脑其他结构是否异常,如脑积水、脑萎缩。颅狭症可伴发颅内孔道狭窄,尤其注意是否有颈静脉孔狭窄。

MRI 表现:可评价是否伴发其他畸形、脑实质有无异常、颅内出血、脑积水。颅狭症可继发颅颈交界

区脑疝。

【小结】

颅缝早闭以颅骨畸形为主要表现。注意鉴别姿势性斜头畸形(plagiocephaly),颅缝早闭需要神经外科手术治疗,而姿势性斜头畸形为矫正颅脑姿势及物理矫正疗法。

(四) 颅裂畸形

颅裂畸形(cranium bifidum)是由于胚胎期神经管未能完全闭合导致的颅骨先天性缺损。

【基本病理与临床】

颅裂畸形确切病因不明,一般认为与胚胎期神经管发育不良、中叶胚层发育停滞有关。神经管闭合大约在胚胎 6 个体节时,自神经管中部逐渐向头尾两端进行,神经后孔约于胚胎 30 个体节时完全闭合,闭合越晚的部位越容易发生畸形,如枕部。若中胚叶分化较好,阻止了颅内容物的疝出而仅有颅骨缺失,称为隐形颅裂。若颅骨缺失伴颅内容物膨出形成包块,称为显性颅裂。

好发于颅骨中线部位,少数偏于一侧颅顶及颅底,颅底者可自鼻根、鼻腔和眼眶部膨出,多有面部发育畸形表现为鼻根扁宽,眼距增加。颅裂畸形多伴发其他部位畸形,如唇腭裂、多指畸形、灰质异位、脑穿通畸形、脑积水、脊柱裂等。

【影像学表现】

X 线表现:颅骨 X 线平片可以确定颅骨缺失部位和大小。隐性颅裂表现为圆形或卵圆形骨质缺失,边界较光滑。显性颅裂可见软组织密度膨出影

与颅骨相连,局部颅骨缺失,边缘光整。

CT 表现:可显示颅骨缺失及否合并颅脑畸形,表现为脑组织或脑脊液经颅骨缺损处向颅外膨出,形成软组织包块,膨出附近的脑实质萎缩。

MRI 表现:可更清晰显示颅内结构与膨出包块的关系以及是否有颅内畸形、脑积水等。

【小结】

颅裂畸形以颅骨局限性缺损伴或不伴脑内膨出物为特征。CT 和 MRI 有利于显示是否合并颅内畸形。

二、脊柱先天性畸形

(一) 椎体融合

先天性椎体融合(vertebral coalition)又称阻滞椎(block vertebrae),为脊椎骨之间的先天性骨性融合。

【基本病理与临床】

先天性椎体融合是由于发育过程中脊椎分节不良所致,多认为是胚胎发育异常所致,最常见于腰椎和颈椎,少见于胸椎,发生于两个或两个以上的椎体,只侵犯椎体或椎体与附件同时受累。枕骨和寰椎间分节不完全形成寰枕融合,可因寰椎发育不良所致,使齿状突上移而导致神经症状。椎间盘可完全缺如或被发育不完全的不规则钙化结构替代。临床可表现为先天性脊柱侧弯,脊柱后凸或无外观畸形表现。

【影像学表现】

X 线表现:椎间隙变窄或消失,或遗留一线样高密度影;椎间盘水平呈腰形缩窄,阻滞椎的总高度与两个椎体加一个椎间隙高度相等;常伴其他畸形如半椎体、棘突融合(图 5-1-4A、B)。

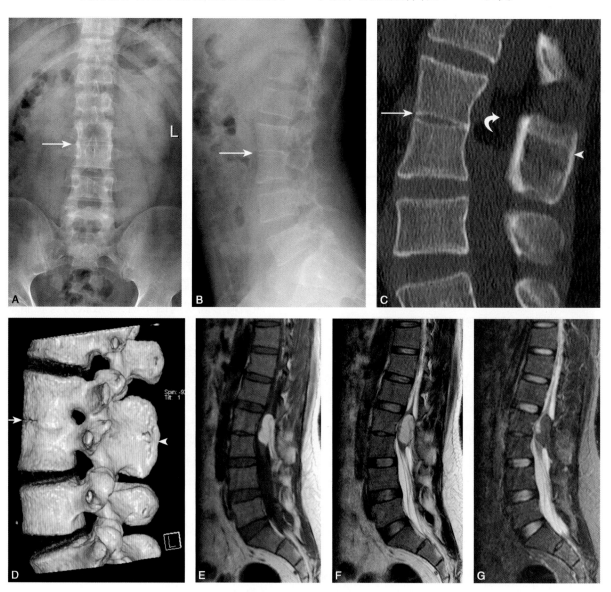

图 5-1-4　椎体分节不良

男,35 岁,腰痛数月余就诊。A. 腰椎正位平片,L$_{2/3}$ 椎间隙变窄(白箭);B. 腰椎侧位平片,L$_{2/3}$ 椎间隙变窄,椎体呈腰形缩窄(白箭);C. CT 矢状面 L$_{2/3}$ 椎间隙变窄,椎体边缘(白箭)及棘突融合(白箭头),同层面椎管内见不规则低密度影(弯箭);D. VR 成像示 L$_{2/3}$ 椎体及棘突融合;E、F、G. MRI 矢状位 T$_1$WI、T$_2$WI 及 STIR 相脊髓圆锥低位,约平 L$_3$ 椎体下缘,L$_{2-3}$ 椎体水平椎管内髓内不规则短 T$_1$ 长 T$_2$ 信号影,STIR 序列呈低信号,病变边缘可见一囊状长 T$_1$ 长 T$_2$ 信号,术后病理证实畸胎瘤局部囊变

CT 表现:可显示椎体分节不良的部位及程度及其他合并畸形(图 5-1-4C、D)。

MRI 表现:可明确是否伴脊髓纵裂、脊髓栓系等神经系统畸形及髓内占位(图 5-1-4E、F、G)。

【小结】

先天性椎体融合以椎间隙变窄或消失、椎体或附件骨性融合为特征,可伴发附件畸形或髓内病变。

(二) Klipple-Feil 综合征

是指两节或多节颈椎融合,是颈椎分节不良的复杂类型。

【基本病理与临床】

颈椎生骨节形成软骨性颈椎后,发生分节不全造成颈椎融合。最初 Klipple 和 Feil 在 1912 年分别报道本病,包括短颈、低发际线和颈部活动受限三联征,可合并高位肩胛骨和颈蹼。临床表现:①上位颈椎融合常合并枕颈部畸形(寰椎枕化、颅底凹陷),早期有脊髓受压神经症状;②中低位颈椎融合早期不伴神经症状;③32%的患者有颈部短、后发际低、颈部活动受限;④可合并心脏畸形、泌尿生殖系统畸形。

【影像学表现】

X 线表现:①相邻节段颈椎体融合,椎体间未见椎间盘结构(图 5-1-5)。②椎体可部分融合或完全融合,可累及椎体、椎板或棘突。③伴发其他畸形:蝴蝶椎、半椎体畸形、肋骨融合、先天性高肩胛。

CT 表现:多平面重组及三维重建可更清楚显示

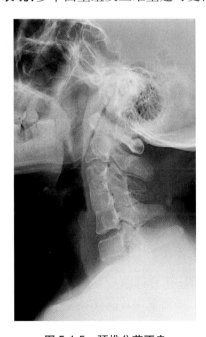

图 5-1-5　颈椎分节不良
男,45 岁,颈部疼痛、活动受限伴后发际低。颈椎正位片示颈 3~5 椎体椎间隙消失,椎体融合,未见椎间盘结构

融合部位及寰枕关节、寰枢关节异常。

MRI 表现:可发现合并中枢神经系统畸形。

【小结】

Klipple-Feil 综合征为颈椎两节或多节融合,平片可确诊,MRI 有助于显示脊髓的神经病变情况。

(三) 椎体畸形

包括半椎体、蝴蝶椎。

【基本病理与临床】

椎体的发生始于胚胎第 4 周,起源于左右一对软骨中心,以后形成各自的骨化中心,然后又各自由脊索的残余分隔成前后两部分。如果成对的椎体软骨中心的一个不发育则形成侧向半椎体(lateral hemivertebra)。如果是骨化时期前侧不发育,则形成后侧半椎体(posterior hemivertebra)。如果是两个软骨中心左右联合异常,则椎体成为左右两个三角形骨块,称为矢状裂椎畸形(sagittal cleft vertebra),即蝴蝶椎(butterfly vertebra)。如果两个骨化中心中央前后联合异常,则可形成前后两个相对的骨块,称为冠状裂椎畸形(coronal cleft vertabra)。

临床表现:①单侧或多发半椎体畸形导致脊柱侧弯畸形;②后侧半椎体导致脊柱后凸畸形;③蝴蝶椎好发于胸腰椎,可无症状或出现脊柱侧弯。

【影像学表现】

X 线表现:椎体中部变矮或缺如,椎体由单个楔形或两个尖端相对的楔形构成(图 5-1-6A、图 5-1-7A)。

CT 表现:椎体发育不良,半椎体一端呈尖角状或椎体中央矢状位裂隙存在,蝴蝶椎的椎体由两个尖端相对的楔形块构成,多平面重组及三维重建可直观显示椎体形态(图 5-1-6B,图 5-1-7B、C)。

MRI 表现:更好显示有无伴发脊髓病变(图 5-1-6C)。蝴蝶椎可见患椎上下椎间盘均进入矢状裂缝内。

【小结】

椎体畸形表现为半椎体或蝴蝶椎,CT 可直观显示畸形椎体,应行 MRI 排除脊髓病变。

(四) 先天性脊柱侧弯

先天性脊柱侧弯(congenital scoliosis)是一种脊柱侧方弯曲角度大于 10°的脊柱三维畸形。

【基本病理与临床】

脊柱侧弯(scoliosis)为脊柱在冠状面上异常地向一侧弯曲。80%原因不明而被称为特发性脊柱侧弯(idiopathic scoliosis)。一出生就有的脊柱侧弯常被称为先天性脊柱侧弯(congenital scoliosis),多由

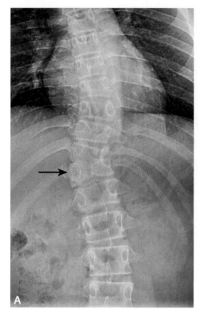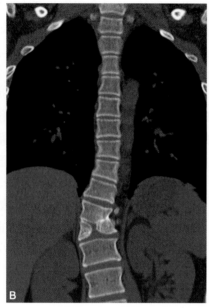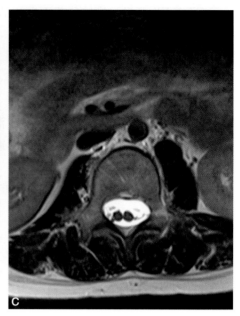

图 5-1-6　脊椎畸形（蝴蝶椎）

女，14 岁，双肩不等高。A. 正位平片脊柱右突，椎管变形，T_{11} 椎体为蝴蝶椎（箭），左侧第 12 肋缺如；B. 冠状位 CT 显示 $T_{10\sim11}$ 椎体分节不良，T_{11} 椎体为蝴蝶椎；C. 横轴位 T_2WI 该患者合并 L_2 椎体水平二分脊髓

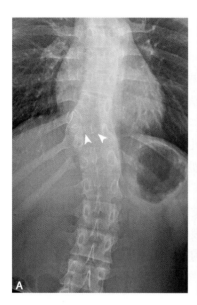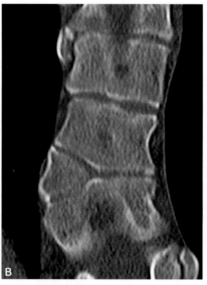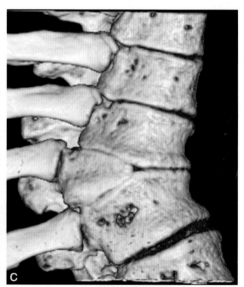

图 5-1-7　脊椎畸形（半椎体）

男，18 岁，双肩不等高。A. 胸椎正位平片 T_{10} 椎体发育不良呈小楔状（白箭头），左半椎体及附件、左侧第 10 肋缺如；B. 冠状面 CT 显示 T_{10} 椎体呈小楔状，上下椎间隙变窄；C. VR 成像直观显示 T_{10} 椎体楔形改变，左半椎体及附件缺如

半椎体、脊椎先天融合等发育畸形或神经肌肉疾病等引起。继发性脊柱侧弯（secondary scoliosis）则常指生后因神经肌肉病、感染、肿瘤和退行性等疾病导致。

先天性脊柱侧弯可合并其他畸形：神经系统畸形如脊膜膨出、脊髓空洞症、脊髓栓系，泌尿系统畸形如马蹄肾、膀胱外翻，肋骨、椎体及胸壁畸形、先天性心脏病。

临床表现主要与畸形椎体部位和数目有关：①胸段侧弯：凸侧肩部高于凹侧肩部、肩胛骨后凸；

②胸腰段侧弯：无明显背部畸形，严重者可有骨盆倾斜，双肩不等高，躯干与下肢比例失调；③腰段侧弯：骨盆倾斜。

侧弯曲度测量方法有 2 种（图 5-1-8）。①Lippman-Cobb 法：在脊柱前后位平片上，沿原发侧弯的上端椎体上缘和下端椎体下缘各划一条直线，两条直线的交角或垂直于两条直线的两线交角为侧弯角度，适用于侧弯角大于 50° 者；②Ferguson 法：原发侧弯两端的椎体中心点和侧弯顶点椎体中心点之间连线的交角，适用于侧弯角小于 50° 者。

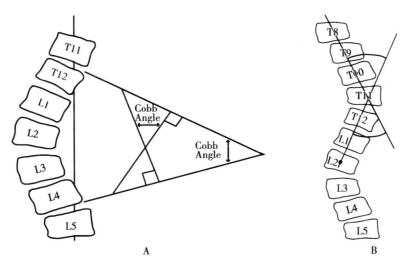

图 5-1-8　脊柱侧弯测量方法示意图
A. Lippman-Cobb 法；B. Ferguson 法

【影像学表现】

X 线表现：摄片要求在站立位下摄脊柱全长正侧位片，并包括两侧髂嵴。①脊柱侧弯呈 S 型或 C 型：脊柱偏离中线大于 10°（图 5-1-9）；②先天性脊柱侧弯伴椎体畸形包括半椎体或蝴蝶型椎、半椎体-分节不良型（图 5-1-10A）。

CT 表现：三维重建可准确显示椎体畸形部位、数量、类型及侧弯角度（图 5-1-9B）。

MRI 表现：有助于发现是否伴神经系统畸形如脊髓空洞、脊髓纵裂、脊髓栓系（图 5-1-10B、C）。

【小结】

先天性脊柱侧弯是脊柱侧弯角度大于 10° 的脊柱三维畸形，于脊柱正位 X 线片测量侧弯角度，MRI 利于发现神经系统畸形。

（五）脊椎裂

脊椎裂（spinal bifida）指的是椎弓不联合，腰骶部多见。

【基本病理与临床】

是由于胚胎期神经管及（或）周围中胚层组织发育障碍，使椎管不全闭合或缺如。视椎管有无内容

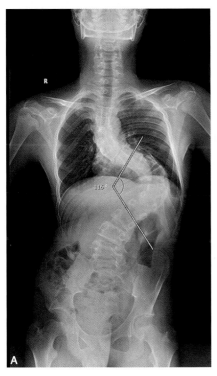
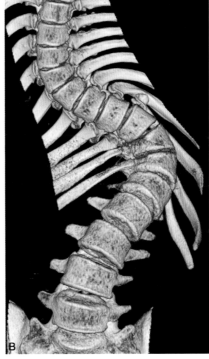
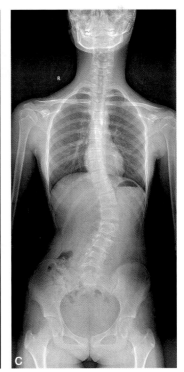

图 5-1-9　脊柱侧弯

A. 女，13 岁，双肩不等高就诊，脊柱正位 X 线示脊柱呈 C 型弯曲，以 T_8 椎体为中心凸向左侧，未见半椎体及蝴蝶椎，Cobb 角约 116°；B. VR 成像直观显示脊柱侧弯；C. 男，15 岁，发现脊柱侧弯，全脊柱平片示脊柱呈 S 型弯曲

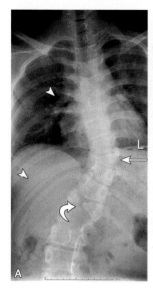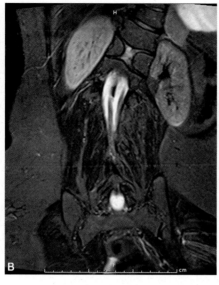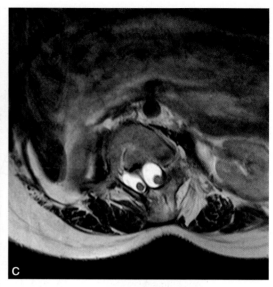

图 5-1-10　脊柱侧弯

女,17 岁,腰痛 2 个月余。A. 正位 X 线脊柱侧弯畸形,以 T_9 椎体为中心突向左侧,T_9 椎体为半椎体(箭),T_{12} 椎体为蝴蝶椎(弯箭),右侧第 9、12 肋缺如,右侧第 6、9 肋骨分叉(箭头);B. MRI 冠状位 STIR 相 T_{12} 椎体呈蝴蝶样改变,椎间盘进入矢状裂缝内;C. MRI 横轴位 T_2WI 椎体扭曲,椎管变形扩大,局部可见骨性分隔,脊髓呈二分改变

物突出,分为隐性脊柱裂和显性脊柱裂。隐形脊椎裂椎板缺损较小,缺口由软骨或纤维组织填补,一般无临床症状,好发于骶尾部。显性脊椎裂可见软组织包块影突出于椎管。

【影像学表现】

X 线表现

(1)隐形脊椎裂:游离棘突、棘突缺如和铡刀棘突 3 种。①游离棘突为棘突借助软骨或韧带与椎弓相连,在 X 线正位片显示棘突呈游离状;②棘突缺如则显示椎弓中央仅存骨裂隙(图 5-1-11A);③铡刀棘突表现为脊柱裂上方的棘突过度发育,或与其下方发育不全的棘突融合,端部呈杵状改变形似铡刀。

(2)显性脊椎裂:椎弓裂、椎弓根间距增宽伴局部软组织密度阴影突出于椎管外。

CT 表现:显示裂的程度和范围(图 5-1-11B、C),若伴膨出则可见椎管后方边界清楚的圆形或椭圆形结构,与硬膜交通,密度与脑脊液相同。

MRI 表现:可清楚显示椎弓裂,显示脊髓及脊膜膨出情况,明确脊膜膨出类型(图 5-1-11D),可发现脊髓病变如脊髓空洞、椎管内脂肪瘤、脊髓低位、脊髓栓系等伴发情况。

【小结】

脊椎裂以椎弓不联合为特点,可伴脊髓病变,应行 MRI 排除脊髓病变。

(六)移行椎

移行椎(transitional vertebrae)是指颈、胸、腰、骶各段脊椎交界处相互移行呈另一椎骨形态者,脊椎总数量正常,而各分段数目相应增加或减少。

【基本病理与临床】

腰骶部移行椎的形成系先天发育异常所致,移行椎占腰骶椎先天发育畸形的 10% 左右。移行椎分为颅侧移行和尾侧移行两型,腰骶移行椎最常见。移行椎本身并不产生症状,但由于移行椎可能导致脊柱生物力学的不平衡,容易造成损伤、劳损、退变及假关节周围软组织充血水肿,进而引起腰背痛的临床症状,运动时移行椎椎间盘负荷增加,因而易导致该椎间盘突出或退行性变。

【影像学表现】

X 线表现

(1)颅侧移行:①颈肋和第 7 颈椎横突过长,形成颈椎胸化;②第 12 肋骨短(1~7cm)或完全缺如,形成胸椎腰化;③第 5 腰椎与第 1 骶椎融合,或横突融合,形成腰椎骶化(图 5-1-12A、B);④骶椎趋向尾椎化。

(2)尾侧移行:①第 1 胸椎肋骨缺如,第 1 胸椎颈化;②第 1 腰椎出现肋骨,即腰肋,形成腰椎胸化;③骶 1 椎体腰化(图 5-1-12C、D);④第 1 尾椎骶化。

CT 及 MRI 表现:腰骶移行椎的 CT/MRI 定位较困难,以下方法有助于定位:①腰骶部 CT 矢状位重建图像上最后一个较宽大的椎间隙为 L_5/S_1 椎间隙;②髂前上嵴连线所对椎间隙为 $L_{4/5}$ 椎间隙;③最后一对肋骨附着的椎体为第 12 胸椎,但需考虑胸椎腰化的可能。

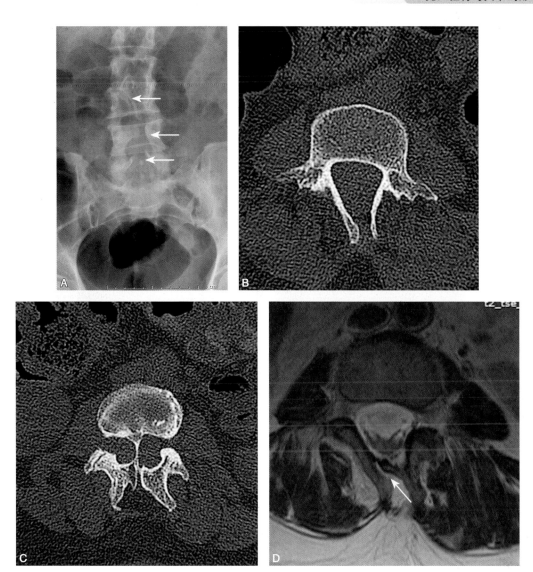

图 5-1-11 脊椎裂

女,48 岁。A. X 线平片正位 L$_{3-5}$ 椎体双侧椎板不连,棘突缺如(白箭);B、C. CT 横轴位 L$_{2/3}$ 椎间隙水平椎管内可见骨性分隔,双侧椎板不连,椎管扩大,棘突缺如,未见异常密度影自椎管内膨出;D. 横轴位 T$_2$WI L$_4$ 椎体双侧椎板不连(白箭),未见异常信号影自椎管内膨出,为隐形脊椎裂

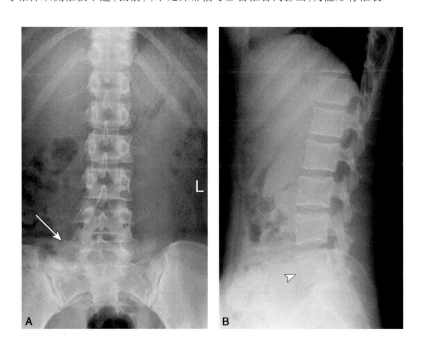

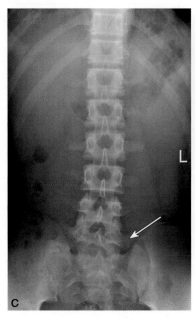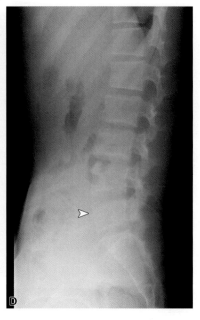

图 5-1-12　移行椎

A、B. 男,20 岁,腰痛。腰椎正位平片双侧 12 肋短小,L_5 椎体右侧横突肥大呈翼状(箭、箭头)为腰椎骶化;C、D. 女,17 岁,腰痛。S_1 椎体呈腰椎样改变(箭、箭头),$S_{1/2}$ 椎体间隙增大为骶椎腰化

【小结】

有时仅靠腰椎 CT/MRI 计数腰椎还不能完全确定,如合并胸椎、骶椎变异,需行全脊柱像确认。因此,普遍认为全脊柱成像是诊断的"金标准"。要确定手术部位,X 线定位片(包括术中 X 线透视定位)、CT 或 MRI 片缺一不可,但必须注意的是,腰椎 CT 和 MRI 检查结果是以骶椎为基准定位,也就是从下往上定位,普通 X 线片是从上往下定位,两者定位诊断的差异,手术时必须高度重视。

（七）脊椎滑脱

脊椎滑脱(spondylolisthesis)是真性脊椎滑脱,定义为脊椎所有或部分结构相对于其下部稳定的脊椎滑动,必须同时具备峡部缺损(或不连)和椎体向前滑动两要素。只有椎弓峡部缺损无椎体移位称为滑脱前征或椎弓峡部不连;由于椎间小关节病变或椎间盘病变引起椎体移位无峡部不连称为假性椎体滑脱或退行性脊椎滑脱。

【基本病理与临床】

病因尚不明确,分为先天性和外伤性。先天性者椎弓峡部可能存在先天性的发育缺陷如椎弓两个骨化中心不融合、一个骨化中心分裂为两个或存在潜在薄弱区,创伤可诱发峡部缺损部位出现。缺损部位充填纤维软骨组织而形成假关节。这类异常主要见于腰椎(90%),最常发生于腰$_{4/5}$ 与腰$_5$/骶$_1$ 水平。临床表现取决于滑脱程度,重者可有腰背部疼痛,劳累后加重,休息后缓解,臀部或大腿后放射痛。

【影像学表现】

X 线表现: ①正位,椎弓峡部表现为由内上斜向外下的斜形透亮间隙。②侧位,峡部缺损部位位于椎弓上下关节突之间,自后上斜向前下的透亮线影,边缘可硬化。相对于下位椎体,椎体向前移位,即滑脱按 Meyerding 法分为四度,即将下位椎体上终板从后向前分为 4 等份,移位对应相应度数。③斜位,左右侧斜位 45°位片可显示清晰的"狗颈"影像,当"狗颈"见条状透亮影时,称为"狗颈项圈"征,是腰椎椎弓峡部裂的特异征象(图 5-1-13)。

CT 表现: ①上位椎体前移;②椎体后缘与椎弓根间距增宽,椎管前后径增加;③多平面重组可显示椎弓峡部不连;④假性椎间盘膨出征;⑤在较厚的层面显示"双边征":前移椎体与下位椎体后缘出现相互平行的两条弧形高密度影(图 5-1-14)。

MRI 表现: 矢状位可观察峡部裂及椎体移位,注意脊髓有无损伤。

【小结】

脊椎滑脱 X 线检查表现典型,常规腰椎正侧位及双斜位多可确诊。MRI 注意脊髓有无损伤。

三、肋骨畸形

人胚胎发育第 6~8 周,椎骨原基形成的肋突先分化为前软骨性肋骨,后形成软骨性肋骨。胚胎第 9 周开始出现 3 个骨化中心,分别位于肋骨干、肋骨结节和肋骨头。所有肋骨的远端终生为肋软骨。发生

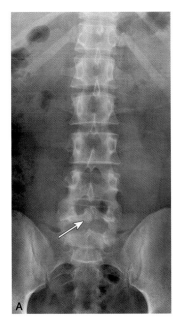
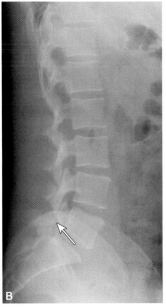
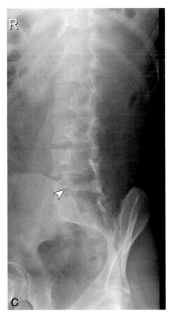

图 5-1-13　腰椎滑脱

男,24 岁,腰痛。A. 腰椎正位平片 L₅ 椎体棘突不连,见裂隙为脊柱裂(箭);B. 腰椎侧位平片 L₅ 椎体向前 Ⅰ 度移位,椎弓峡部不连(箭)为 L₅ 椎体椎弓峡部裂伴脊椎滑脱;C. 腰椎 45°斜位示"狗颈项圈"征(箭头)

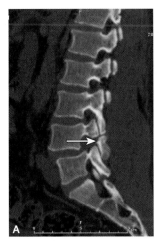
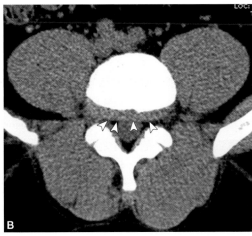
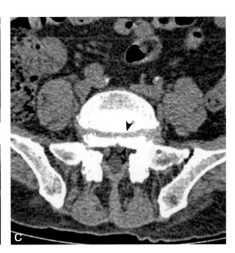

图 5-1-14　腰椎滑脱

男,30 岁,腰痛。A. 腰椎矢状位 CT L₄ 椎体向前移位(Ⅰ°),椎弓峡部不连(白箭);B. 横轴位 CT L₄/₅ 椎间盘假性膨出(白箭头);C. 横轴位 CT 可见"双边征"(黑箭头),为脊椎滑脱特征性表现

之初肋骨与椎骨相连,椎骨与肋骨形成后,则形成关节连接。肋骨腹侧与胸骨相连,腰、骶、尾肋骨在发生后不久萎缩退化,但颈部肋骨与椎骨的横突或椎体合并,形成颈椎的横突孔。腰部肋骨完全合并到腰椎横突。骶部肋骨与骶椎两旁的扁平骨融合。尾骨的第一尾椎骨暴露肋突痕迹,其余退化。

先天性肋骨畸形包括肋骨数量和结构异常,数量异常包括先天性肋骨缺如、多生肋,结构异常包括叉状肋、肋骨联合。

(一) 先天性肋骨缺如

先天性肋骨缺如(congenital rib absence)是指肋骨部分或完全、一根或数根缺如。

【基本病理与临床】

胚胎期局部血液供应不足可导致肋骨发育障碍,临床表现为部分或全部、一根或多根缺如。胸骨旁第 2～5 肋骨缺如多见。临床表现:轻者可无症状。多根肋骨缺如者生后吸气时局部胸廓塌陷,出现反常呼吸和严重呼吸窘迫。呼气时缺如区胸廓隆起上部肋骨缺如会表现为双肩不对称,胸椎侧弯,胸骨下部多根肋骨缺如出现肺疝并有纵隔摆动,患儿呼吸困难,气急、发绀,哭闹时加重,常伴有半椎体、膈膨升、脊髓脊膜膨出,或有先天性心脏病及肠道畸形,其他伴先天性肋骨缺如的疾病有 Poland 综合征、21 三体综合征和小颌畸形综合征。

【影像学表现】

X线表现：一根或数根肋骨部分或全部缺如。

CT表现：三维CT可直观显示双侧肩胛骨不对称，肋骨缺如侧肩胛骨可升高，肩胛角向中心旋转移位，注意观察有无伴发其他畸形。

【小结】

先天性肋骨缺如诊断容易，注意有无合并其他畸形。

（二）多生肋

多生肋（supranumeral rib）指肋骨多于12对，包块颈肋和腰肋。

【基本病理与临床】

最常见为颈肋，从第7颈椎产生之多生肋称为颈肋（cervical rib）。发病率为0.2%~8%。可单侧或双侧，可偶发或伴发于Klipple-Feil综合征。儿童期颈肋多无症状，成年人颈肋可无症状或有臂丛神经或锁骨下动脉受压导致胸廓出口综合征。腰肋多无临床症状。

【影像学表现】

X线表现：颈肋多比第1肋骨小，较直而无弧形，有的可一直伸展到胸骨柄，可与第1肋骨构成关节或骨性联合（图5-1-15）。腰肋出现在第1腰椎横突旁，呈很小的骨块影，可见肋横突关节，鉴别横突骨折。

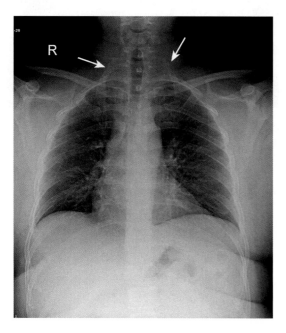

图5-1-15　颈肋

男，34岁，体检时发现，无明显症状。胸部正位平片双侧可见第7颈肋（箭），走行平直，呈弧形

CT表现：VR成像可立体显示颈肋，CTA可显示锁骨下动脉受累情况。

MRI表现：可显示臂丛神经受累情况。

【小结】

CT的VR成像为显示多生肋最佳影像方法。

（三）叉状肋

叉状肋（bifid rib）系前胸壁某根肋骨的软骨部分呈分叉状生长。

【基本病理与临床】

该病可散发或伴发于基底细胞痣综合征（basal cell nevus syndrome）。多见于患儿上胸部，单侧多见，第4肋骨胸骨端分叉畸形较多见，分叉处及其上下相邻的肋软骨往往同时表现前凸畸形，状如小丘，以叉状肋骨最高。叉肋可与邻肋搭桥融合，亦可与胸骨缘相连。临床表现为局部胸廓隆起，该畸形虽对心肺不造成压迫，但却有碍胸廓美观。

【影像学表现】

X线表现：多发生在第2至第5肋骨，前端呈叉状扩展，有时一支明显，另一支很短，甚至仅在肋骨上见一突起（图5-1-16A）。

CT表现：VR可立体直观显示肋骨改变（图5-1-16B）。

【小结】

叉状肋为肋骨前部分叉，VR为显示叉状肋最佳影像方法。

（四）肋骨联合

肋骨联合畸形（fusion of rib）为两根或两根以上的肋骨之间有骨性联合或骨桥连接。

【基本病理与临床】

常在肋骨后端近脊柱处形成联合，易误认为肺内病变，多数为两根肋骨联合，少数为更多的肋骨联合。上部肋骨第1、2肋较常受累，可为两根肋骨的大部分合并成一根较宽的肋骨，也可为肋骨的前部或后部有部分骨性连接。该病可见于Jarcho-levin综合征，伴脊柱畸形。临床查体可有胸廓畸形，一般没有临床症状。

【影像学表现】

X线表现：肋骨局部骨性连接，伴假关节形成。

CT表现：CT VR成像可直观显示肋骨整体情况，有时肋骨联合间有缝隙，即形成假关节（图5-1-17）。注意观察有无伴发脊柱畸形。

【小结】

肋骨联合为肋骨之间有骨性联合或骨桥连接，注意不要误诊为肺内病变。

四、胸骨畸形

胸骨畸形包括先天性胸骨裂、漏斗胸和鸡胸。

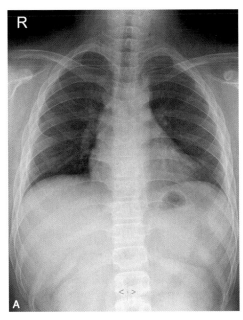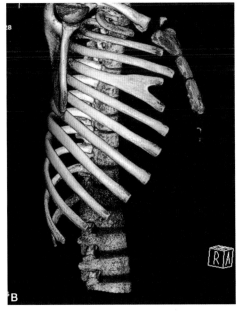

图 5-1-16 叉状肋
男,12 岁,前胸部间断疼痛 1 年,无外伤。A. 胸部正位平片右侧第 4 前肋增宽、分叉;B. VR 成像直观显示右侧第 4 前肋增宽呈分叉状改变

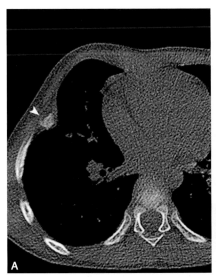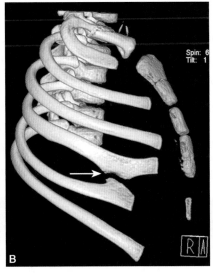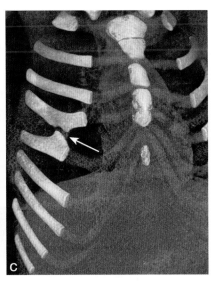

图 5-1-17 肋骨联合
男,10 岁,胸廓局部凹陷畸形。A. 横轴位 CT 右侧胸壁局部凹陷(箭头);B. VR 直观显示右侧第 4 肋前部局部凹陷,且与第 5 肋前部均可见骨性突起(箭);C. 右侧第 4、5 肋骨性突起处可见假关节,假关节间可见软骨连接(箭)

(一) 先天性胸骨裂

【基本病理与临床】

胸骨起源于中胚层左右外侧板,于胚胎第 6 周向腹中线区迁移,胚胎第 9~10 周时胸骨始基形成左、右胸骨板在中线融合形成胸骨,如果胚胎发育过程中未能完成这种融合或仅部分融合,则形成胸骨裂。按照裂隙部位和程度,胸骨裂分为上段裂、下段裂和全胸骨裂(即胸骨缺如),上段裂最常见,裂隙延续到胸骨体则呈"U"形,若延续到剑突则呈"V"形,常伴颈面部血管瘤和自剑突至脐类似瘢痕的中线嵴,伴中线嵴者少数可有心脏大血管畸形。下段胸骨裂与发育缺陷有关,如心脏异位和 Cantrell 五联征(包括胸骨裂胸骨下段缺损,膈肌前部半月形缺损,心包壁层缺如与腹腔交通,脐上腹壁缺损脐疝,心脏畸形)。胸骨缺如少见,与严重畸形有关。胸骨裂主要表现为胸骨中线区骨质缺损,表面皮肤变薄,可触及心脏搏动,患儿有反常呼吸、发绀、呼吸困难和呼吸道反复感染。

【影像学表现】

X 线表现:胸骨柄和胸骨体有多个骨化中心,剑突骨化中心形成于三岁以后。胸骨裂可见胸骨区对称的未融合骨化中心。

CT 表现:前胸壁中线区凹陷,胸骨分裂或未见正常骨化胸骨,心脏前凸紧邻皮肤,严重者呈胸外心,可伴皮肤萎缩。容积再现 VR 成像可立体显示本病全貌,准确定位胸骨裂累及范围,为最佳诊断方法。增强 CT 可筛查心脏大血管畸形。

【小结】

胸骨裂为少见的胸骨畸形,影像检查可确诊,主要鉴别漏斗胸,漏斗胸胸骨结构完整。此外应排除患儿伴心脏大血管畸形。无特殊伴发畸形的胸骨裂应在新生儿期手术矫治。

（二）漏斗胸

漏斗胸(pectus excavatum)是指形成前胸壁的胸骨、肋软骨及肋骨的一部分向脊柱方向呈漏斗状凹陷的先天性畸形,是胸廓最常见的先天性畸形。

【基本病理与临床】

发病率约 1/400,男性多见。15%的漏斗胸与后天发育有关,大部分为先天性,发病原因可能有胎儿发育障碍、胸骨发育异常、膈肌异常、呼吸道狭窄、体质异常、先天性梅毒感染等。可见于马凡综合征和Turner 综合征。患儿表现为对称性前胸壁漏斗状凹陷,胸骨下部及附着的肋软骨向内凹陷,胸骨角突出。成年患者表现为偏右侧的对称性凹陷。严重的漏斗胸可使胸腔前后径变短、左右径增宽,纵隔器官受压,心脏向左移位。

【影像学表现】

X 线表现:胸部正位片示前肋走行倾斜,肋软骨过长,右心房影像与胸椎影像重叠无法区分,主动脉弓及肺动脉弓影像呈直线;侧位片胸骨下端持续性凹陷,胸椎侧弯,正常生理后弯消失(straight back),骨性胸廓前后径缩短。

CT 表现:①为胸骨下段不同程度内陷,骨性胸廓前后径明显缩短(图 5-1-18A),胸骨常部分向右旋转,心脏向左侧移位旋转;②MPR 矢状面重建图像可较清晰地展示胸骨的凹陷(图 5-1-18B),VR 图像可以显示胸廓结构,确定肋骨和肋软骨的位置以及与胸骨的关系;③CT 测量胸廓指数:即 Haller 指数,为胸骨凹陷最严重的层面胸廓内缘横径与前后径的比值,可评价漏斗胸的严重程度。有研究认为,Haller 指数<3.2 为轻度,3.2≤Haller 指数<3.5 为中度,Haller 指数≥3.5 为重度。Haller 指数>2.56 可确诊,≥3.25 为手术指征。

【小结】

漏斗胸影像表现为胸骨下段及部分肋软骨凹陷,CT 测量胸廓指数可评估严重程度。

（三）鸡胸

鸡胸(pectus carinatum)是指胸骨上部及肋软骨向前突出,胸廓左右径相对变窄,是第二大常见胸廓畸形。

【基本病理与临床】

鸡胸通常是由于胸骨及肋软骨生长失衡并伴随发育不成熟的胸骨异常融合所致。本病可散发或有家族史,男性好发,发病年龄大于漏斗胸,多在青春

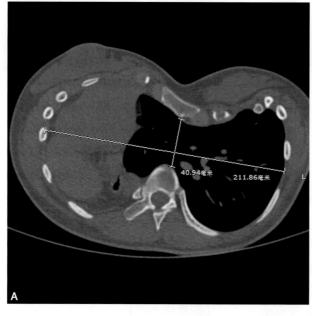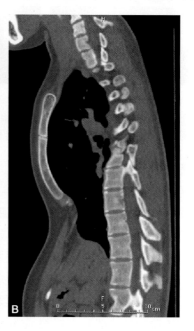

图 5-1-18　漏斗胸

女,22 岁,发现胸壁凹陷 20 年。A.横轴面 CT 胸骨下缘倾斜凹陷,胸廓前后径变小,纵隔气管右侧移位,右侧胸腔内见心脏及肝脏影,伴右肺未显示,Haller 指数为 5.17,为重度漏斗胸;B.矢状面CT 胸骨下缘明显凹陷,胸廓前后径变小伴脊柱侧弯畸形

期突出程度更加明显。本病多无症状,可独立发生或与 Marfan 综合征、Ehlers-Danlos 综合征、努南综合征、Morquio 综合征、先天性心脏病、脊柱侧弯等合并发生。临床上分为 3 型:①对称性鸡胸,胸骨弓形向前凸起;②非对称性鸡胸,以胸壁的一侧突出为特点,常伴有胸骨旋转;③球形鸽胸,少见,胸骨柄、胸骨角连接处与相邻的肋软骨隆起,胸骨体下 2/3 凹陷。

【影像学表现】

X 线表现:两侧胸廓扁平,胸骨体和与之相连的下位肋软骨呈对称性向前突出,少数呈不对称状。

CT 表现:①MPR 矢状位重建图像可较清晰地展示胸骨的前突,VR 图像可以重现胸廓结构,确定肋骨和肋软骨的位置以及它们与胸骨的关系,并且可以通过调节阈值展示含皮肤在内的胸廓大体形态(图 5-1-19)。②鸡胸的相关测量参数使用 Haller 指数,Haller 指数<2.3 可确诊,Haller 指数<1.8 需要手术治疗。

【小结】

鸡胸患者胸廓局部隆起,影像表现为胸骨体和与之相连的下位肋软骨向前凸起,三维 CT 为最佳检查方法。

五、骨盆畸形

骨盆骨的形成不全及形成后的发育障碍,都可以形成骨盆畸形。常见畸形包括:Otto 骨盆、Nagele 骨盆、Robert 骨盆、髂骨角(遗传性)、耻骨联合分离。

(一) Otto 骨盆

Otto 骨盆又称骨盆髋臼向内突出症或髋臼底突出症(protrusio acetabuli),是指因髋臼对称性变深内陷向骨盆内突出。

【基本病理与临床】

Otto 骨盆是 1824 年 Otto 在骨骼标本上发现髋关节髋臼异常陷入命名。病因不明,发病基础是髋臼软化和作用于其上的压力,特别是当股骨头承受压力强度超过髋臼即发生。为先天性或发育缺陷。分为两型:①特发型,多见于女性,累及双侧,青春期前后发病;②后天型:累及单侧,髋关节周围骨质可硬化。

【影像学表现】

X 线表现:①正位片双侧髋臼边缘密度增高,髋臼变深且对称性向骨盆突出,局部将骨盆壁推向盆腔内,股骨头深入髋臼,因负重变得扁平,并有斑点状骨质硬化;②关节间隙变窄,髋臼、股骨头边缘骨质增生;③骨盆、股骨骨质疏松。

(二) Nagele 氏骨盆

为一侧髂骨翼发育不良或缺如伴同侧骶髂关节强直,因小骨盆入口直径斜向变形,常造成分娩障碍。

【基本病理与临床】

Nagele 氏骨盆主要病理改变为一侧髂骨翼发育不良或缺如,伴患侧骶髂关节强直。患者站立式肩胛不平行,脊柱代偿性弯曲,臀部不对称,骨盆倾斜,骨盆侧壁不对称。

【影像学表现】

X 线表现:①为一侧髂骨翼发育不良或缺如伴同侧骶髂关节强直;②患侧骨盆向后上偏斜、髂嵴提高,

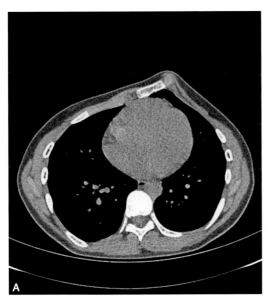
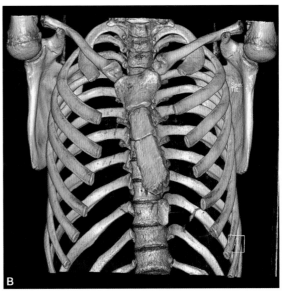

图 5-1-19 鸡胸

男,13 岁,局部前胸隆起,无症状。A. 横轴位 CT 双侧胸廓不对称,胸骨下部旋转倾斜,胸骨及部分左侧肋软骨隆起,为非对称性鸡胸;B. VR CT 胸骨旋转左偏,胸骨体局限性隆起

髂耻线伸直,对侧骶髂关节正常;③骨盆入口倾斜,横径缩短;④下段腰椎向患侧倾斜,骶峡偏向患侧。

（三）Robert 骨盆

Robert 骨盆又名横斜径狭窄骨盆(ankylotic transversely contracted pelvis)。

【基本病理与临床】

本畸形最先由 Robert 于 1942 年首先发现。有学者认为可能为胎儿期骶骨两翼发育不全所致。但多数学者认为两侧骶髂关节炎是比较重要的原因,由于单侧骨化而引起骨盆横斜径狭窄畸形出现较为常见。双侧髂骨翼发育不良,小骨盆入口呈极度狭窄的椭圆形。临床表现:患者髋部瘦小,缺乏女性特征;骨盆前后径长,横径短;骨盆较深,骶骨多为6节,耻骨弓狭窄。

【影像学表现】

X 线表现:①双侧髂骨翼发育不良;②小骨盆入口呈极度狭窄的椭圆形。

（四）耻骨联合分离

是先天性膀胱外翻的并发症,膀胱外壁及相应腹壁部分先天性缺损,膀胱后壁疝出。

【基本病理与临床】

本病是由于胚胎期中胚层未能在中线区正常融合,下腹部和有关肌肉韧带先天性发育不全,下腹壁和膀胱前壁缺乏,膀胱后壁向前外翻及输尿管口暴露于外,并伴骨盆发育异常,使骨盆各骨翻转和移位所致。多数患者在十岁之前死于逆行感染,少数可活至成年。

【影像学表现】

X 线表现:①耻骨弓分开,耻骨联合间隙明显增宽,耻骨支发育不全并骨化延迟;②髂骨翼及坐骨向两侧张开并移位,骨盆呈"门"形;③常并发膀胱外翻及尿道上裂等畸形。

第二节 上 肢 畸 形

一、Sprengel 畸形

Sprengel 畸形(Sprengel's deformity)又称为先天性高肩胛症(congenital elevated scapula, CES),为肩胛骨最常见的先天畸形。1863 年 Eulenberg 首次报道本病,1891 年 Sprengel 报道了 4 例该病随后将其命名为 Sprengel 畸形。

【基本病理与临床】

病理:肩胛骨在胚胎发育的第 5 周以间充质的

形式出现于颈 4~5 椎体水平,并自第 6 周逐渐向下移行至正常位置,至胎儿期第 9~12 周肩胛骨降落至正常位置,约平行于第 2~7 肋间,形态近似成人肩胛骨。若肩胛骨在其生长过程中受某种因素的影响,如羊水过多使宫内压力加剧、肩胛骨与脊椎棘突异常连接、肩胛骨肌肉发育不良、肩胛骨发育停止及肩胛骨大小形态异常引起肌张力紊乱等,可以使肩胛骨下降中止,发育也受到影响,导致肩胛骨短小或肩关节盂浅小等改变,形成 Sprengel 畸形。本病可独立发生或伴随其他先天发育异常,包括肋骨发育异常,锁骨形态和位置异常,椎体异常如伴 Klippel-Feil 综合征、脊柱裂、脊柱侧弯、肩椎骨桥(omovertebral bone)或纤维、软骨性肩椎连接。骨外异常包括脊髓纵裂、Poland 综合征、肾重复畸形或腭裂等。

男女发病率约 3:1。可单侧或双侧发病,90% 为单侧,以左侧多见,表现为:双侧肩胛骨不对称,病变侧肩胛骨偏高,肩胛骨上下角及颈部呈肿块样凸出,可伴相应区域肌肉发育不良或萎缩、臂丛神经麻痹、翼状肩胛(scapula alata)、上臂外展高举活动受限、斜颈。双侧发病者表现为颈部基底部较宽,双肩外展高举活动受限,颈椎前屈明显。Cavendish 按畸形严重程度分为四度。Ⅰ度:非常轻微,肩胛骨几乎等高,患者穿衣时不被发现;Ⅱ度:轻度畸形,肩胛骨几乎等高,患者穿衣时畸形可见,表现为颈根部或肩背部肿块;Ⅲ度:中度畸形,双肩关节不对称,患侧肩胛骨较健侧高 2~5cm;Ⅳ度:严重畸形,患侧肩胛骨高于健侧 5cm 以上,肩胛上角靠近枕部,伴颈璞和短颈畸形。

【影像学表现】

X 线表现:①肩胛骨位置异常,双侧肩胛骨不对称,患侧肩胛骨旋转变形,内上缘转向中线,下角转向腋部,关节盂向下内侧倾斜(图 5-2-1),可伴同侧锁骨肩峰端高位,部分肩胛骨内侧缘与颈椎椎体之间可见骨性连接,即肩椎骨,其与肩胛骨或颈椎之间可形成假关节。②肩胛骨发育不良,肩胛骨变形,发育不良,横径增加,纵径缩短。③患侧颈肩软组织增厚;④伴其他畸形,脊柱侧弯、脊柱裂、融合椎、半椎体、锁骨及胸廓畸形等。

Rigault 等根据影像学表现将其分为 3 级。1 级:肩胛骨内上角低于 T_2,高于 T_4 横突;2 级:肩胛骨内上角位于 C_5 和 T_2 横突之间;3 级:肩胛骨内上角位于 C_5 横突以上。

CT 表现:多平面重组和 VR 可清晰显示肩胛骨的形态,精确测量两侧肩胛骨高度差,评价肩胛骨弯

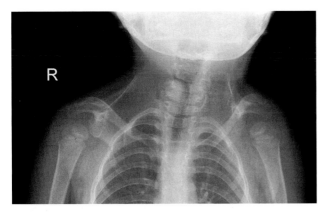

图 5-2-1　Sprengel 畸形
女,3岁,以身材矮小、短颈、双肩高耸就诊,自然分娩史。平片示双侧肩胛骨对称性旋转抬高,双侧肩胛骨及锁骨远端上移,左侧肩胛骨上角平 C_3 椎体上缘水平,右侧肩胛骨上角平 C_4 椎体上缘水平,C_4 左侧横突与左侧肩胛骨间见骨性连接

曲、旋转及锁骨倾斜角度,观察有无肩椎骨及其他伴发畸形。

MRI 表现:可显示纤维性或骨性肩椎连接,以及髓内异常如脊髓纵裂。但当患者斜颈时行 MRI 体位受限。

【小结】

当患儿双肩不等高,肩胛骨位置异常和发育不良应考虑到此病,同时应行 CT 或 MRI 检查观察有无其他畸形。当患者为儿童或斜颈时,超声观察肩椎连接较好。

二、先天性肩关节脱位

先天性肩关节脱位(congenital shoulder dislocation)指出生时就有肩关节脱位,在母体内已存在肩关节脱位,是一种少见的先天关节发育畸形。不包括因臂丛神经损伤或分娩产伤所致的脱位。

【基本病理与临床】

主要由先天性肩胛骨发育不良、肱骨头发育不良或缺如、三角肌挛缩导致肩关节不稳所致。临床主要表现为肩部功能障碍,患肢可短小,Dugas 征阳性,合并其他畸形如先天性肩关节-脱位合并肘关节、前臂骨、掌骨、指骨融合或缺如。

【影像学表现】

X 线表现:肩关节可向前、后或下脱位,以后脱位多见。表现为肩胛骨较小,肩关节盂浅,肱骨头缺如或发育不全,可合并上肢畸形。

CT 表现:VR 可直观显示肩关节脱位及肩胛骨发育情况。

MRI 表现:注意观察有无关节盂唇、韧带损伤及

骨髓水肿。

【小结】

先天性肩关节脱位平片不难诊断,主要鉴别分娩产伤导致的创伤性肩关节脱位和臂丛神经损伤所致麻痹性肩关节脱位,后两者胎儿有分娩过程中被牵拉史。

三、Madelung 畸形

Madelung 畸形(Madelung deformity)又称先天性下尺桡关节半脱位,为桡骨远端内侧及掌侧骨骺发育障碍而外侧骨骺及尺骨发育正常所致的腕关节畸形。1878 年 Madelung 详细报道并命名该病。

【基本病理与临床】

Madelung 畸形好发于青春期,常双侧发病,男女发病率之比约 1:4。桡骨远端掌内侧骨骺发育障碍,导致桡骨弯曲,桡骨远端关节面倾斜,月骨下移形成 Madelung 畸形。分为假性型和真性型,假性 Madelung 畸形为其他疾病后遗或并发,如多发性遗传性外生骨疣、Ollier 氏病、骺板早闭、体操腕。真性 Madelung 畸形为约 1/3 的病例有遗传性,患者存在异常的矮小同源盒基因(short stature homeobox gene,SHOX),它能调节软骨细胞增殖与凋亡,促进骨发育异常。患者常伴发 Leri Weill 综合征、侏儒及肢中骨发育不良。有学者提出真性 Madelung 畸形存在特征性的异常 Vickers 韧带,即肥厚的掌侧短桡月韧带,从而与假性 Madelung 畸形鉴别(图 5-2-2)。

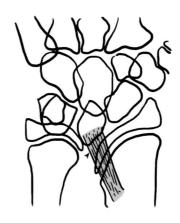

图 5-2-2　Vickers 韧带示意图
Vickers 韧带(黑箭头)异常起源于干骺端而非骨骺,随着骨骺发育,韧带形成一个系带跨越掌侧尺侧桡骨骨骺并影响其生长

临床表现:①腕部畸形:前臂缩短,尺骨远端向背侧突出呈"刺刀样"(bayonet deformity);②腕部活动受限:尺偏、背伸活动减弱,前臂旋后受限。可伴桡腕关节疼痛、无力及腕关节不稳。

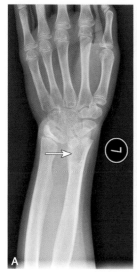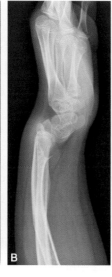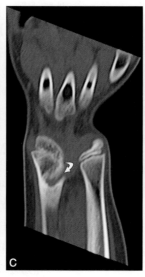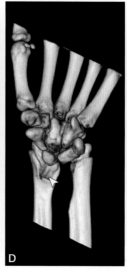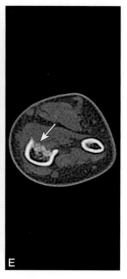

图 5-2-3　Madelung 畸形

女,10 岁,发现左腕畸形 6 个月余,无明显其他不适。A. 平片正位左尺桡关节间隙增宽,近端腕骨排列呈"V"形,桡骨远端尺侧可见局限性密度减低区(白箭)为 Vickers 韧带桡骨附着点;B. 平片侧位尺骨远端向背侧移位;C. 冠状面 CT 桡骨远端关节面向尺侧倾斜,并可见局限性骨质形态不规则区(弯箭)为 Vickers 韧带桡骨附着点;D. VR 桡骨远端局限性骨质缺损(箭头);E. 横轴面 CT 桡骨远端尺侧骨皮质不完整,局限性骨质缺损为 Vickers 韧带桡骨附着点

【影像学表现】

X 线表现:①桡骨干变短,桡骨向桡背侧弯曲,远端关节面向掌尺侧倾斜,严重者可有肱桡关节分离(间隙>4mm);②桡骨远端干骺端尺侧缘可见局限性低密度区,为 Vickers 韧带桡骨附着点,为真性 Madelung 畸形的特征性表现,部分病例桡骨远端骨骺与干骺端间可见骨桥;③桡尺关节间隙增宽,尺骨远端向背侧移位,畸形严重者尺骨半脱位;④近排腕骨由拱形呈倒三角形排列,月骨位置下移位于倒三角形尖端;⑤腕骨角变小(<130°)(图 5-2-3A、B)。

CT 表现:更清楚显示桡骨远侧干骺端尺侧局限性骨质缺损区提示 Vickers 韧带存在(图 5-2-3C、D、E)。

MRI 表现:①冠状面可见真性 Madelung 畸形的 Vickers 韧带异常起源于桡骨远侧干骺端尺侧缘和肥厚的桡三角韧带;②三角纤维软骨复合体(TFCC)弥漫性增厚倾斜;③对于骨骺未闭的患者,可显示桡骨远端骨骺生长缓慢及低信号生长障碍带。

【小结】

Madelung 畸形在 X 线检查上有特征性表现,桡骨远端向掌尺侧倾斜,月骨位置下移,近排腕骨排列呈倒三角形。Vickers 韧带为真性和假性 Madelung 的鉴别点。

第三节　下肢畸形

一、发育性髋关节发育不良

发育性髋关节发育不良(developmental dysplasia of the hip,DDH)以前被称为先天性髋关节发育不良(congenital dysplasia of the hip),是髋关节在发育过程中以空间和时间上的不稳定为特征的一组病变的总称,包括髋臼发育不良、先天性髋关节半脱位和先天性髋关节脱位(congenital dislocation of the hip,CDH)。

【病理与临床】

大约 1/3 的患儿有家族史,左侧多于右侧。大约 98% 的 DDH 发生在孕期最后 1 个月,可能继发于机械力学因素或生理性因素,机械因素包括胎儿臀位、孕妇羊水过少,生理性因素主要与孕妇激素如雌激素和松弛素有关。以女婴为主,可能女婴对母体雌激素水平更敏感。CDH 较常见,发生率约为 1.5‰。髋臼发育不良、股骨颈前倾、关节囊松弛或外源性宫内或分娩机械性因素都可以导致 CDH。

DDH 临床表现主要取决于患者年龄,新生儿主要表现为髋关节外展受限。学步期儿童表现为异常步态。成人型 DDH 表现为髋关节疼痛和退行性骨关节炎。髋关节脱位者体检发现患肢短缩,患侧臀部皱褶增多加深,Trendelenburg 征阳性,牵拉小腿时股骨头如"打气筒样"上下移动。

【影像学表现】

影像学检查方面,在股骨头明显骨化发生之前,超声是首选检查,骨化后 X 线检查和超声具有一样诊断价值。

X 线表现:X 线检查是 6 个月以上儿童初步诊断 DDH 的首选方法。通过以下测量方法可以量化髋臼发育不良程度，即覆盖股骨头多少的程度。①骨性髋臼指数（osseous acetabular index，OAI），髋臼外上缘与髋臼的髂骨下外侧点之间的直线与 H 线（Hilgenreiner's 线，即双侧髂骨下缘连线、双侧 Y 形软骨中心连线）相交形成的锐角为 AI，适用于儿童。1 岁以下儿童 AI<30°、1~3 岁 AI<25°、4 岁以上 AI<21°，AI 可用于评估髋关节发育不良的程度，AI≤21°为正常、22°~24°为轻度发育不良、AI≥27°为重度发育不良。②Sharp 角，为双侧泪滴下缘与髋臼外缘连线的夹角，用于 Y 形软骨闭合的大龄儿童（约 10 岁以上）及成人（图 5-3-1A）。Sharp 角在 10 岁时平均值为 46.72°，18 岁时降为 39.10°。③中心边缘角（center-edge angle，CE 角），经过股骨头中心（center）作垂线，从股骨头中心到髋臼外缘（edge）作另一直线，两线交角为中心边缘角，CE 角正常值>20°，<20°提示 DDH，但 5 岁以下的儿童股骨头骨化中心尚未明确，CE 角并不适用。

CDH 除有髋臼发育不良表现外，还有髋关节脱位，其 X 线表现为：①Shenton 线不连，正常闭孔上缘弧形线与股骨颈内侧弧形线连线在一个抛物线上，称 Shenton 线，脱位时此线呈不连状态。②双侧 Y 型软骨中心连线画水平线，过双侧髋臼外侧缘垂直于该线分别垂直线，构成 Perkin 象限，正常股骨头应位于内下侧（图 5-3-1B）。③单侧者股骨头骨骺常较健侧小，双侧者股骨头骨化较同龄健儿发育迟缓，股骨头脱出于髋臼之外上方，股骨头骺软骨多数为扁圆形，股骨颈缩短。④先天性髋脱位常于蛙式位闭合复位后发生股骨头缺血坏死，骨骺发育较小，扁平

囊变、塌陷、骨化延迟，髋臼硬化，成年后股骨头变扁，变为扁平髋。⑤造影所见髋臼底常有较厚的软组织充填，髋臼容量常比股骨头骺软骨径线为小。盂唇软骨较长、肥厚、内翻，阻挡股骨头复位（图 5-3-2）。关节囊随股骨头脱位拉长呈葫芦状，包裹着股骨头与颈部。

Dunn 等根据关节唇和缘的外形将 DDH 分为 3 型：Ⅰ型表现为位置不稳定；Ⅱ型为半脱位，进行性关节盂缘外翻；Ⅲ型表现为股骨头完全性脱位，关节唇消失，盂缘关节包囊反折内翻。

CT 表现：因电离辐射 CT 应用较少，主要用于骨盆骨切除的术前评估，可精确测量股骨前倾角，指导术者选择合适的治疗方案和手术入路。

MRI 表现：可测量软骨性髋臼指数（cartilaginous acetabular index，CAI），全面反映股骨头与髋臼的发育以及髋关节的对应关系。显示关节盂唇肥厚内翻、关节囊拉长、圆韧带肥厚、关节内脂肪或纤维组织增生等影响复位的因素（图 5-3-3）。增强检查可显示复位后股骨头血运情况，闭合复位人形石膏外固定后，髋关节外展使股骨头血运减少，强化减低。髋关节外展角大于 55°与股骨头缺血性坏死（avascular necrosis，AVN）的发生相关。

【小结】

发育性髋关节发育不良有多条评价标准，注意各测量参数的适用年龄。主要鉴别先天性髋内翻和病理性髋关节脱位。先天性髋内翻 X 线检查示股骨头变扁、碎裂并有透亮区，髋臼发育良好。病理性髋关节脱位多继发于髋关节结核和急性化脓性髋关节炎。

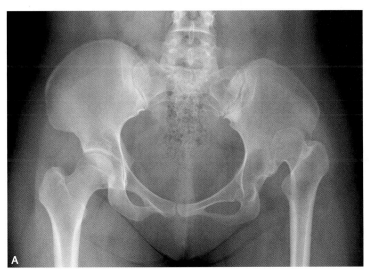
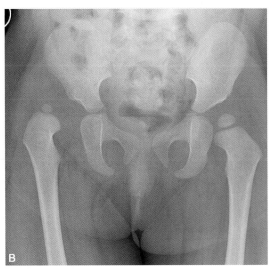

图 5-3-1 DDH 影像

A. 女 25 岁，左髋关节完全脱位。髋关节正位平片，左髋臼发育较浅，髋臼面硬化，Sharp 角增大，Shenton 线不连续，左侧股骨头较对侧小，股骨头向外上方脱位，与髂骨外侧面形成关节，形成假髋臼，为完全脱位；B. 男，8 个月，双侧腿纹不对称。髋关节正位平片右髋臼发育较浅，右侧骨骺较对侧小，右侧股骨头向外上方脱位，位于 Perkin 象限的外侧

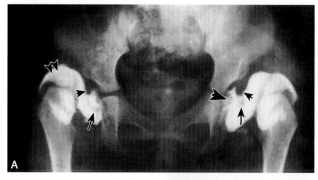
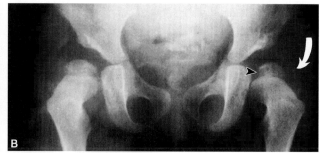
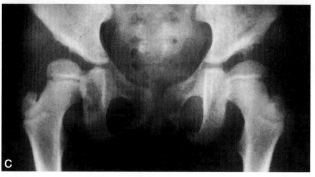

图 5-3-2　DDH,复位后股骨头骨骺坏死

A. 女孩,1 岁,髋关节造影显示双侧髋臼发育平浅,盂唇内翻(小黑箭)阻挡股骨头骨骺(双小黑箭头)复位。髋臼有结节状结缔组织增生向关节内突出(大黑箭),注意股骨头圆韧带(细长黑箭)拉长;B. 复位后 1 年复查,左股骨头骨骺内侧轻度骨吸收(小黑箭头)为轻度骨坏死。左髋关节囊肥厚膨隆(弯白箭);C.5 年后随诊双侧股骨头正常

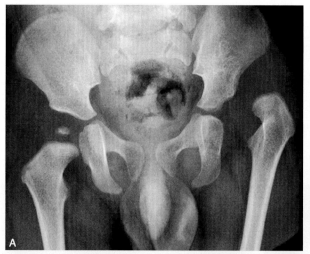
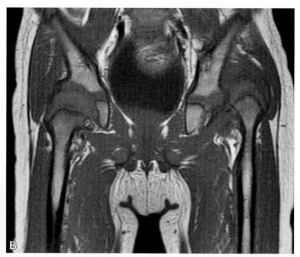
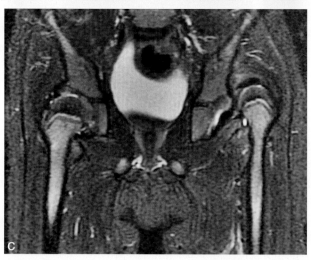

图 5-3-3　DDH 影像特点

A. 患儿 X 线检查;B、C. T$_1$WI 和 T$_2$WI,显示左髋发育不良,左侧股骨头半脱位,左侧关节盂唇肥厚

二、先天性多关节挛缩症

先天性多关节挛缩症(arthrogryposis multiplex congenita,AMC)指的是两个或两个以上的关节出生时即有屈曲挛缩,是一种较少见的先天性疾病。

【基本病理与临床】

新生儿的发病率是 0.03%。由于胎儿神经性、肌源性或孕妇某些疾病、机械因素、血管性或营养障碍导致胎儿在宫内失去运动能力,关节周围结缔组织过度沉积、肌腱延伸小于正常长度,从而导致关节挛缩。AMC 是一级临床描述,包含的疾病达 300 多种。约 30% 的 AMC 受累患者与基因异常有关,可能为常染色体显性或隐性遗传、X 连锁遗传。不同疾病的遗传、发病史、治疗方式和预后均不同。

可分为有中枢神经系统病变和无中枢神经系统病变两大类,前者可分为中枢神经系统型 AMC 和神经肌肉型 AMC,后者可分为远端型 AMC、肌肉发育不良等。远端型 AMC 累及腕关节、指间、掌指关节及足踝关节,为常染色体显性遗传。先天性肌肉发育不良型(congenital multiple arthrogryposis)亦称关节挛缩(contracture of joint),出生时即表现多发关节挛缩,持续性多发性关节扭曲。肌肉被脂肪和纤维组织替代,60%~92% 患者的临床表现为对称性累及上肢或下肢,肩关节则内收、内旋和三角肌功能障碍;屈肘障碍;尺桡关节骨性融合,关节挛缩;下肢外展或旋转,关节不能屈伸;髋膝踝关节扭曲或膝关节横行活动,不能下蹲;脊柱侧弯。

【影像学表现】

X 线表现:影像学在其中主要评价关节畸形情况,并指导手术(图 5-3-4)。表现为两个或多个关节对合关系异常,无关节破坏,骨骺大小形态正常。

MRI 表现:成像显示四肢肌肉发育不全,呈低信号索条,皮下脂肪增厚,可伴发脊柱侧弯(图 5-3-5)。

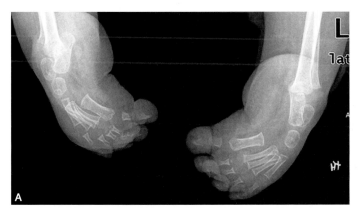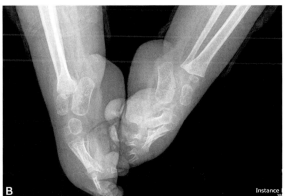

图 5-3-4 先天性多关节挛缩症患儿双足挛缩畸形

平片所见踝关节扭曲,胫腓骨表现呈正位时,跟距骨则呈侧斜位,舟距关节脱位,跟骨结节相反向上,呈先天性扁平足

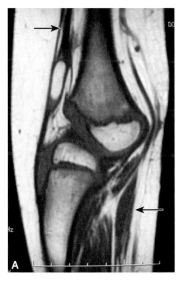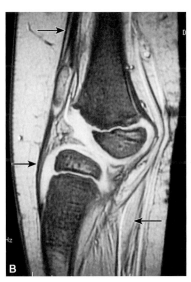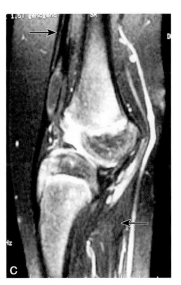

图 5-3-5 先天性肌肉发育不良 MRI 检查

女,6 岁。MRI-SE-T$_1$WI(340/14)(A)、GR-T$_1$WI(340/15)(B)、FSE-T$_2$WI(2 860/83)(C)3 个不同序列均显示,胫骨在股骨髁的前方,然而 FSE 序列则显示股骨和胫骨骨干的骨髓呈高信号充血性水肿。股四头肌和腓肠肌等呈索条状发育不良(黑箭)

【小结】

先天性多关节挛缩症影像主要表现为多关节对合关系异常或脱位,肌肉发育不全,但无关节破坏。

三、髌骨畸形

髌骨畸形是一种少见的发育畸形或变异,包括髌骨缺如、二分髌骨、三分髌骨、多分髌骨。二分髌骨最多见,发病率为 0.2% ~ 1.7%,男性青少年多见,多双侧。1883 年 Gruber 首次报道二分髌骨。

【基本病理与临床】

髌骨缺如由髌骨不发育所致,可能与股四头肌发育障碍或膝关节前部在胚胎期受压迫有关,为常染色体显性遗传。分裂髌骨是因为髌骨为软骨化骨,出生时完全由透明软骨构成,77%的儿童只有一个骨化中心,少数有 2 ~ 3 个骨化中心,这些骨化中心在青春期会融合,若不融合则使髌骨形成 2 个或 3 个永不发生骨性联合的骨块,形成二分髌骨、三分髌骨或多分髌骨。骨化中心不融合的可能原因有:①髌骨骨化中心发育异常;②纤维组织或纤维软骨的存在阻碍了骨化中心融合,已证实在伴膝关节疼痛的二分髌骨内发现退变和坏死的纤维软骨,其中心缺乏血供;③股四头肌牵拉导致骨化中心分离不能愈合。多髌骨畸形临床表现:①髌骨上可有游离骨块,可见正常松质骨结构及骨皮质;②可有膝关节疼痛,局部压痛;③触诊时可扪及小的骨隆起、骨裂隙或有异常活动的小骨块。

【影像学表现】

X 线表现:①髌骨缺如,髌骨骨化中心最早出现在 2 ~ 3 岁,最晚不超过 6 岁,6 岁以后摄片未见骨化中心者应高度怀疑髌骨缺如;②分裂髌骨,发育不全的小髌骨的位置常较高,可伴有其他先天畸形,如足内翻、膝伸、髋脱位、股骨与胫骨部分缺如等,可并发于某些综合征,如髌甲综合征(nail patella syndrome)。

CT 表现:为主副髌骨间较宽的低密度带,两者骨面光滑且有硬化带影。

MRI 表现:①伴膝关节疼痛者可有二分髌骨骨髓水肿,可能由于运动过度所致;②游离骨块与主髌骨之间的软骨联合与透明软骨相似,T_2WI 为高信号。

【小结】

二分髌骨主要鉴别髌骨骨折,二分髌骨多双侧,不伴软组织肿胀,透亮线贯通侧方,伴边缘硬化边。

四、先天性胫骨假关节

先天性胫骨假关节(congenital pseudarthrosis of the tibia,CPT)是一种先天性骨发育不良导致胫骨向前外侧成角畸形可伴病理骨折形成假关节的疾病,先天性胫骨假关节用词并不十分确切,因为大部分病例并不是出生即有假关节,而是仅存在胫骨弯曲畸形和发育不良。1891 年 Paget 首次描述该病。

【基本病理与临床】

CTP 病因尚不明确。多数学者认为是发育缺陷所致,是原始软骨基质没有正常骨质形成的现象。40%~80% 的 CTP 伴有神经纤维瘤病 I 型(neurofibromatosis type 1,NF1),但假关节处少有纤维瘤样改变。Aegerter 则认为本病因局部神经纤维瘤、纤维结构不良及局部骨血供不佳所致。

临床表现:多单侧,男女发病率无差异。典型改变:①患儿小腿缩短,中部或下 1/3 处向前弯曲畸形,畸形顶点位于小腿外侧,一般出生后即可诊断;②患肢短缩,足内翻;③假关节形成时,胫骨向前成角,局部反常活动;④若同时存在纤维瘤病,则有皮肤改变。

【影像学表现】

X 线表现:1986 年 Crawford 将先天性胫骨假关节影像表现分为四型(图 5-3-6),所有分型胫骨均向前外侧成角,弯曲变形。I 型:骨髓腔密度增高,此型预后最好;II 型:骨皮质增厚,髓腔变窄,骨小梁缺失;III 型:囊性型,早期可能骨折;IV 型:胫骨骨折伴假关节形成,预后最差。此型未考虑腓骨改变。

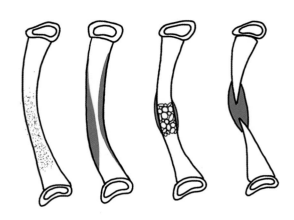

图 5-3-6　先天性胫骨假关节 Crawford 分型示意图

表现:①胫骨向前外侧弯曲畸形成角,皮质增厚(图 5-3-7);②中下 1/3 处假关节存在,骨质变细,断端骨质吸收呈圆锥形或"V型",骨端硬化,髓腔闭锁;③部分病例受累处存在纤维囊性骨吸收区;④可伴腓骨畸形或不连。

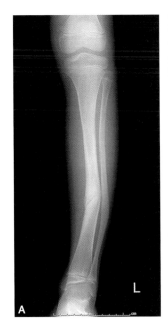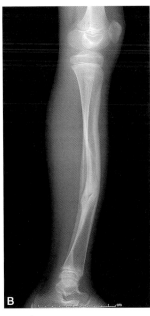

图 5-3-7　先天性胫骨假关节
A、B，男，10岁，小腿弯曲疼痛。正侧位平片示左胫腓骨中下 1/3 处向前外侧弯曲，胫骨下段骨折，邻近髓腔硬化

CT 表现：显示胫骨皮质增厚，胫骨弯曲处髓腔硬化，闭锁或存在纤维囊性骨质破坏吸收区。

MRI 表现：可观察到骨皮质增厚，胫骨弯曲处骨髓及周围软组织可有 T_2WI 信号增高。

【小结】

CTP 有特征性 X 线检查表现，胫骨前外侧弯曲畸形伴或不伴假关节形成，主要鉴别外伤性胫骨骨折不愈合，患儿有外伤史且骨折断端有大量骨痂形成。当确诊为先天性胫骨假关节时，应对患儿系统检查排除神经纤维瘤病 I 型。

（崔建岭　高　垒）

参 考 文 献

［1］Shamsian N, Robertson AT, Anslow P. Congenital skull indentation: a case report and review of the literature［J］. BMJ case report, 2012, 22:1-3.

［2］Veeravagu A, Azad TD, Jiang B, et al. Spontaneous Intrauterine Depressed Skull Fractures: Report of Two Cases Requiring Neurosurgical Intervention and Literature Review［J］. World Neurosurgery, 2018, 110:256-262.

［3］梁碧玲. 骨与关节疾病影像诊断学［M］. 北京：人民卫生出版社, 2016:140-151.

［4］孟悛非. 中华临床医学影像学, 骨关节与软组织分册［M］. 北京：北京大学医学出版社, 2015:38-63.

［5］程晓光, 崔建岭. 肌骨系统放射诊断学［M］. 北京：人民卫生出版社, 2018:44-74.

［6］曹来宾. 实用骨关节影像诊断学［M］. 济南：山东科学技术出版社, 1998:155.

［7］Davran R, Bayarogullari H, Atci N, et al. Congenital abnormalities of the ribs: evaluation with multidetector computed tomography［J］. Journal of the Pakistan Medical Association, 2017, 67(2):178-186.

［8］Mak SM, Bhaludin BN, Naaseri S, et al. Imaging of Congenital Chest Wall Deformities［J］. BJR, 2016, 89:1-8.

［9］Atay E, Tokmak M, Can E, et al. Congenital depressed fracture of the skull in a neonate［J］. Journal of Neonatal-Perinatal Medicine, 2012, 5(1):71-74.

［10］Agrawal SK, Kumar P, Sundaram V. Congenital depression of the skull in neonate: a case of successful conservative management［J］. Journal of Child Neurology, 2010, 25(3):387-389.

［11］Smith JS, Shaffrey CI, Abel MF, et al. Basilar invagination［J］. Neurosurgery, 2010, 66(3):39-47.

［12］Vedajallam S, Chacko A, Andronikou S, et al. Cranium bifidum occultum［J］. Pediatric Neurosurgery, 2013, 48(4):261-263.

［13］Nagaraja S, Anslow P, Winter B. Craniosynostosis［J］. Clinical Radiology, 2013, 68(3):284-292.

［14］Wilson WG, Alford BA, Schnatterly PT, et al. Craniolacunia as the result of compression and decompression of the fetal skull［J］. Am J Med Genet, 1987, 27(3):729-730.

［15］Pahys JM; Guille JT. What's New in Congenital Scoliosis?［J］. Journal Of Pediatric Orthopedics. 2018, 38(3):172-179.

［16］郭启勇. 中华临床医学影像学 神经分册［M］. 北京：北京大学医学出版社, 2016:303-321.

［17］Hanson EH, Mishra RK, Chang DS, et al. Sagittal whole-spine magnetic resonance imaging in 750 consecutive outpatients: accurate determination of the number of lumbar vertebral bodies［J］. J Neurosurg Spine, 2010, 12(1):47-55.

［18］谭永明, 何来昌. 腰骶移行椎的临床影像研究进展［J］. 实用放射学杂, 2014(11):1924-1926.

［19］Adam Greenspan 著; 程晓光主译; 赵涛副主译. 骨关节影像学——临床实践方法［M］. 4版. 北京：中国医药科技出版社, 2011:397.

［20］Zhang C, Wang J. Congenital absence of ribs: A case report and review of the literature［J］. Pediatrics & Neonatology, 2018, 59:100-101.

［21］Stevens DB, Fink BA, Prevel C. Poland's syndrome in one identical twin［J］. J Pediatr Orthop, 2000, 20(3):392-395.

［22］张琳, 刘俊刚, 王立英. 儿童先天性胸廓畸形的 MSCT 诊断［J］. 中国临床医学影像杂志, 2015, 26(4):289-291.

［23］Glass RB, Norton KI, Mitre SA, et al. Pediatric ribs: a spectrum of abnormalities［J］. Radiographics, 2002, 22

（1）：87-104.

[24] 吴振华.骨关节疾病影像诊断图谱［M］.安徽：安徽科学技术出版社,2001：30.

[25] Kupeli E,Ulubay G. Bony bridge of a bifid rib［J］.Cleveland Clinic Journal of Medicine,2010,77（4）：232-233.

[26] Pachowicz M,Staskiewicz G,Opielak G,et al. Complex rib anomalies in patient undergoing PET/CT study-a case report［J］.Nucl Med Rev Cent East Eur,2017,20（1）：64-65.

[27] Abdollahifar MA,Abdi S,Bayat M,et al. Recognition of a rare intrathoracic rib with computed tomography：a case report［J］.Anatomy & Cell Biology,2017,50（1）：73.

[28] Kayıran SM,Gumus T,Kayıran PG,et al. Supernumerary intrathoracic rib［J］.Archives of Disease in Childhood,2013,98（6）：441-441.

[29] Kamano H,Ishihama T,Ishihama H,et al. Bifid intrathoracic rib：a case report and classification of intrathoracic rib［J］s.Internal Medicine,2006,45（9）：627-630.

[30] Mahajan PS,Hasan IA,Ahamad N,et al. A Unique Case of Left Second Supernumerary and Left Third Bifid Intrathoracic Ribs with Block Vertebrae and Hypoplastic Left Lung［J］.Case Reports in Radiology,2013,2013：1-4.

[31] Abel RM,Robinson M,Gibbons P,et al. Cleft sternum：Case report and literature review［J］.Pediatric Pulmonology,2004,37（4）：375.

[32] 王立英,李欣,赵滨.先天性胸骨裂二例［J］.临床放射学杂志,2011,30（3）：447-447.

[33] 侯志彬.MSCT 诊断先天性胸骨缺如一例［J］.影像诊断与介入放射学,2017,26（4）：340-340.

[34] Aronson LA,Martin DP. Anesthesia and bifid sternum repair in an infant［J］.Journal of Clinical Anesthesia,2013,25（4）：324-326.

[35] 杨东元,保阪善昭,原口和久,等.日本和欧美漏斗胸诊疗进展［J］.中华整形外科杂志,2003,19（2）：142-143.

[36] 张琳,刘俊刚,王立英.儿童先天性胸廓畸形的 MSCT 诊断［J］.中国临床医学影像杂志,2015,26（4）：289-291.

[37] Haller JA Jr,Kramer SS,Lietman SA. Use of CT scans in selection of patients for pectus excavatum surgery：a preliminary report［J］.Journal of Pediatric Surgery,1987,22（10）：904-906.

[38] Cobben JM,Oostra RJ,van Dijk FS. Pectus excavatum and carinatum［J］.European Journal of Medical Genetics,2014,57（8）：414-417.

[39] Mak SM,Bhaludin BN,Naaseri S,et al. Imaging of Congenital Chest Wall Deformities［J］.BJR,2016,89（1061）：1-8.

[40] Eric W. Fonkalsrud. Open Repair of Pectus Excavatum With Minimal Cartilage Resection［J］.Annals of Surgery.2004,240（2）：231-235.

[41] 路涛,陈加源,吴筱芸,等.小儿鸡胸的多层螺旋 CT 分型及其临床意义［J］.实用放射学杂志,2015（2）：277-279.

[42] 陈文昌,施能木,林谦.髋臼向内突出症（Otto 骨盆）1 例报告［J］.福建医学院学报,1990（02）：135-138.

[43] 温柱德.先天性耻骨联合分离 3 例［J］.山西医药杂志,1992,4：321-322.

[44] Guillaume R,Nectoux E,Bigot J,et al. Congenital high scapula（Sprengel's deformity）：four cases［J］.Diagn Interv Imaging,2012,93（11）：878-883.

[45] Rigault P,Pouliquen JC,Guyonvarch G,et al. Congenital elevation of the scapula in children. Anatomo-pathological and therapeutic study apropos of 27 cases［J］.Rev Chir Orthop Reparatrice Appar Mot,1976,62（1）：5-26.

[46] Bindoudi A,Kariki EP,Vasiliadis K,et al. The Rare Sprengel Deformity：Our Experience with Three Cases［J］.Journal of Clinical Imaging Science,2014,4（1）：55.

[47] 倪庆宾,李琳,王继孟,等.三维 CT 重建在先天性高肩胛症中的应用［J］.临床小儿外科杂志,2003,2（1）：1-4.

[48] Dhir R,Chin K,Lambert S. The congenital undescended scapula syndrome：Sprengel and the cleithrum：a case series and hypothesis［J］.Journal of Shoulder & Elbow Surgery,2018,27（2）：252-259.

[49] 隗永媛,郭志祥.先天性高肩胛症 2 例［J］.临床军医杂志,2013,41（11）：1121.

[50] Sudesh P,Rangdal S,Bali K,et al. True congenital dislocation of shoulder：A case report and review of the literature［J］.International Journal of Shoulder Surgery,2010,4（4）：102-105.

[51] 桂彤,何炳书,杨星海.先天性肘关节融合合并肩关节脱位一例［J］.中华小儿外科杂志,2009.30（9）：656.

[52] Casey S,Boris K,Kushagra V. Congenital anterior shoulder dislocation in a newborn treated with closed reduction［J］.Radiology Case Reports,2018,（5）：920-924.

[53] Ali S,Kaplan S,Kaufman T,et al. Madelung deformity and Madelung-type deformities：a review of the clinical and radiological characteristics［J］.Pediatric Radiology,2015,45（12）：1856-186.

[54] 王锐,曾庆玉,金光曈.马德隆畸形 X 线及 MRI 诊断进展［J］.中国医学影像学杂志,2014,22（1）：51-52.

[55] Seringe R,Bonnet JC,Katti E. Pathogeny and natural history of congenital dislocation of the hip［J］.Orthopaedics & Traumatology Surgery & Research Otsr,2014,100（1）：59-67.

[56] Ortiz-Neira CL,Paolucci EO,Donnon T. A meta-analysis of common risk factors associated with the diagnosis of developmental dysplasia of the hip in newborns［J］.European Journal Of Radiology,2012,81（3）：344-351.

[57] Alsaleem M. Developmental Dysplasia of Hip: A Review [J]. Clin Pediatr(Phila) ,2015,54(10):921-928.

[58] 高珊,田德润,王植. 发育性髋关节发育不良闭合复位术失败影响因素的 MR 评价[J]. 中国临床医学影像杂志,2018,29(1):50-54,68.

[59] Kowalczyk B,Feluś J. Arthrogryposis:an update on clinical aspects,etiology,and treatment strategies[J]. Archives of Medical Science Ams,2016,12(1):10-24.

[60] Skaria P,Dahl A,Ahmed A. Arthrogryposis multiplex congenita in utero:radiologic and pathologic findings[J]. J Matern Fetal Neonatal Med,2017(6):1-10.

[61] Kalampokas E,Kalampokas T,Sofoudis C,et al. Diagnosing Arthrogryposis Multiplex Congenita:A Review[J]. Isrn Obstetrics & Gynecology,2012:1-6.

[62] 唐小锋,陈锋. 先天性多发性关节挛缩症的影像学表现. 中华全科医师杂志,2011,10(6):437-438.

[63] Kavanagh EC,Zoga A,Omar I,et al. MRI findings in bipartite patella[J]. Skeletal Radiology,2007,36(3):209-214.

[64] Mélanie P-G,Benoit C,Céline C,et al. Small patella syndrome[J]. Joint Bone spine,2017,84(3):377-378.

[65] Crawford AH,Bagamery N. Crawford AH. Osseous manifestations of neurofibromatosis in childhood[J]. Journal of Pediatric Orthopaedics,1986,6(1):72-88.

[66] Mahnken AH,Staatz G,Hermanns B,et al. Congenital pseudarthrosis of the tibia in pediatric patients:MR imaging[J]. AJR,2001,177(5):1025-1029.

第六章　染色体畸变

第一节　染色体概论

染色体是细胞核的重要组成部分和遗传物质基因的载体。染色体在数目和形态结构上的变化,称为染色体畸变(chromosomal aberration)。研究其与人类细胞异常的关系的科学称为人类细胞遗传学,它涉及某些先天畸形、发育异常和恶性肿瘤等。

一、人体细胞染色体

每一种生物都有一定数量和形态稳定的染色体。人体细胞的染色体为 23 对(46 个),其中一对(2 个)是决定性别的,称为性染色体,女性为 XX,男性为 XY;其余 22 对(44 个)男女都一样,称为常染色体。这种在生物学上具有成对染色体的细胞,称为二倍体;成对的染色体称为同源染色体。基因在染色体上呈直线排列,因此基因也是成双地存在于细胞内。基因是决定每一种遗传性状的独立遗传功能单位。

生物的体细胞通过有丝分裂而繁殖、发育、生长,形成身体的组织、器官和系统;而新个体的产生,则是通过生殖细胞的减数分裂,使精子和卵子成对的染色体减去一半,产生只有一套染色体的单倍体。受精后,精子与卵子结合的受精卵细胞内的染色体又重新成为双倍体。这样,每一种生物细胞的染色体能够在世代相传中保持稳定的数目,借以维持其遗传特性。

二、遗传的变异

遗传物质的变异是突然的,飞跃地出现的;这种现象称为突变,它分为两类:基因突变和染色体畸变。基因突变是基因化学基础的变化,也就是 DNA 分子内核苷酸排列组合的改变,在显微镜下观察不到。基因突变,使染色体上 DNA 的遗传信息发生改变,合成蛋白的模板(mRNA)亦从而发生误差,以致不能合成具有正常功能的酶或蛋白质,造成人体内酶的缺陷或蛋白质的异常。人类的许多遗传性疾病就是由于基因突变引起的。

染色体畸变包括染色体形态结构和数目的改变,一般可用细胞学方法检查出来。染色体形态结构上的改变很多,如缺失、倒位(染色体断裂,重新排列时位置颠倒,基因的次序因而改变)、易位(两个非同源染色体的一部分互换)、重复、等臂染色体等(图 6-1-1);染色体数目的改变有多倍体(染色体的数目

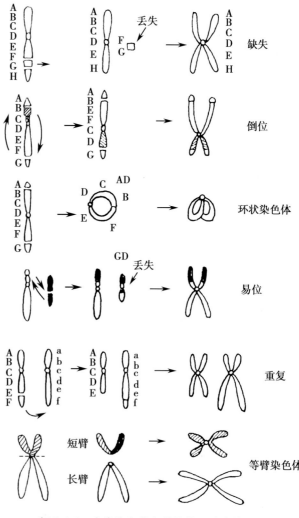

图 6-1-1　人类染色体各种结构上畸变的形成

在三倍体数 3n = 69 以上时称多倍体)和非整倍体〔亦称多体性,是指减数分裂时某一对染色体不分离,如第 21 对染色体三体性(trisomy 21)等〕。人类染色体畸变中,较多见者为三体性。染色体畸变的原因大致可归纳为 5 种。①断裂(breakage):染色体的断裂是造成染色体重组、缺失或重复的基本原因。②不分离(nondisjunction):两个同源染色体在有丝分裂或减数分裂时不分离,结果使一个子细胞多了一个额外染色体,而另一个子细胞则缺失了一个染色体(图 6-1-2)。③相互易位(reciprocal translocation):一个染色体的一部分与另一个非同源染色体的一部分相互交换。④单个染色体的丢失:在分裂中期单个染色体丢失。⑤嵌合体(mosaicism):同一人不同器官或同一器官内有两个不同染色体数目的细胞,常由于胚胎发育分化初期有丝分裂的不分离所致。

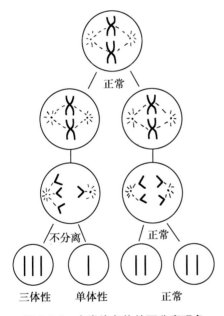

图 6-1-2　人类染色体的不分离现象

三、染色体的分组和命名

60 年代以来,细胞遗传学有了迅速发展,为了有利于国际交流和统一命名,国际上先后召开过多次重要会议。

1960 年在美国丹佛市举行首次国际会议,制订了统一的染色体鉴别标准,发表了文件《人类有丝分裂染色体标准命名系统》,即丹弗体系(Denver system)。

1963 年在英国伦敦举行了"正常人类染色体核型"(normal human chromosomal karyotype)会议,按英文字母 A ~ G 的顺序将 46 个染色体分为 7 组。核型分析的两个原则是染色体大小和着丝点位置(表6-1-1)。

表 6-1-1　人类染色体核型表

组别	染色体数(对)	染色体编号	着丝点类型	大小	随体
A	3	1~3	中部着丝点	最大型	
B	2	4~5	亚中部着丝点	大型	
C	7+X	6~12	亚中部着丝点	中型	
D	3	13~15	近端着丝点	中型	有
E	3	16~18	16 对中部着丝点 17~18 对亚中部着丝点	小型	
F	2	19~20	中部着丝点	次小型	
G	2+Y	21~22	近端着丝点	最小型	有

染色体总数:女性 44+XX = 46 个;男性 44+XY = 46 个

1966 年在美国芝加哥举行第三次国际会议,提出用英文字母和符号,代表染色体的结构(图 6-1-3)。

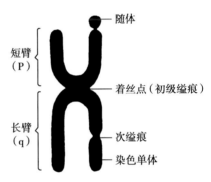

图 6-1-3　人类分裂中期细胞染色体

1971 年在巴黎召开第四次国际会议,商定了由于荧光染料使用后染色体分带技术(banding technique)的命名标准化问题。

此后,又分别于 1978 年和 1980 年在斯德哥尔摩和巴黎召开了两次国际会议,制订了《人类细胞遗传学命名的国际体制(1978)》(An International System For Human Cytogenic Nomenclature)的统一文本,缩写为"ISCN(1978)"。

第二节　性染色体畸变性疾患

一、特纳综合征

特纳综合征(Turner syndrome, TS)又称先天性卵巢发育不全症,是最常见的性染色体疾病。发病机制是一组 X 染色体部分或完全缺失,或结构异常引起卵巢发育不全。临床上显著表现为女性第二性征不发育或发育不良，及某些先天畸形。

【基本病理与临床】

本病是由 Turner 于 1938 年首次报道。表现型为女性，发病概率在女性中为 1:5 000 或 1:2 500。TS 单一的 X 染色体来自母亲，失去的 X 染色体由父亲的精母细胞性染色体不分离造成。最常见核型为 45,X，约占 55%。也可发病于性染色体结构异常，如嵌合型和结构异常的核型如 46,XX/45,X 和 46,X,i(Xq)。

临床表现与染色体缺失多少有关。嵌合型的临床表现较轻，而有 Y 染色体的嵌合型可表现出男性化的特征。主要临床表现为①身材矮小，面容呆板，颈部松弛，盾状胸，后发髻低，乳头位于锁骨中线外，两侧乳头距离远；②生殖系统：原发性闭经，外阴幼稚型，生殖器及乳房不发育，阴毛稀少或缺如；③肌骨系统：髋关节发育不良，脊柱侧弯，弥漫性骨质疏松。膝或肘外翻，第 4、5 掌骨较短；④大血管异常：可有先天性主动脉缩窄，主动脉瓣狭窄，静脉回流异常；⑤肾脏发育异常：盆腔肾，马蹄肾；⑥其他：自身免疫性甲状腺炎，甲状腺功能减退，糖耐量减低、高胆固醇血症。实验室检查尿中有大量促性腺激素。

【影像学表现】

X 线表现：①骨的一般表现，患者 5 岁前骨成熟的速度正常，骨化中心出现时间正常，但骨骺闭合时间延迟。大部分患者普遍性骨质疏松：尤以手、足、脊椎诸骨为著。②指骨优势(phalangeal preponderance)，正常人第 4 掌骨的长度与第 4 指近与远侧指骨长度之和相等。一些 Turner 综合征患者此两节指骨长度超过第 4 掌骨 3mm 以上，此种现象称为"指骨优势"。③掌骨征(metacarpal sign)阳性，正常手的正位像上连接其 4~5 掌骨远端的切线不与第 3 掌骨头相交，而在其远侧横过，如此线横贯第 3 掌骨头则为掌骨征阳性。④腕征(carpal sign)，舟、月骨切线与三角、月骨切线二线交角称为腕角(carpal angle)。约半数患者月骨向近侧移位，近排腕骨形成以月骨为顶点的成角排列，其顶端指向近侧。由于月骨向近侧移位使腕角减小。正常人腕角均值为131.5°。本病患者的腕角均值为 117°。<117° 的腕角称为阳性腕征。需要注意的是正常人腕角亦可小于上述正常值，其发生率为 5.4%，以左手为多见。本病中腕角减小的发生率较正常人约高 10 倍。⑤肘外翻，肘携带角加大。⑥脊柱发育不良，侧弯或驼背，颈脊椎裂，腰椎呈方形，椎体边缘不规则，可有许莫氏结节和骨骺板骨软骨炎的改变。⑦膝关节，

胫骨内平台塌陷，股骨内髁增大，正位像胫骨内髁呈鸟嘴状凸出，有如 Blount 病的表现(图 6-2-1)。⑧此外蝶鞍小于正常，鞍上有骨桥形成。髂嵴骨骺闭合晚，往往于 25~30 岁才闭合。骶骨翼和髂翼小，耻骨弓窄，骶坐骨切迹窄，骨盆入口呈男性型。肋骨边缘不规则，宽度不一致，有时后段变窄。⑨本病亦可发生主动脉缩窄、主动脉弓下狭窄、室间隔缺损和右位心等先天性心脏病(图 6-2-2)。肾转位异常和双重输尿管。卵巢缺如和婴儿型子宫。

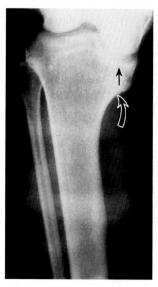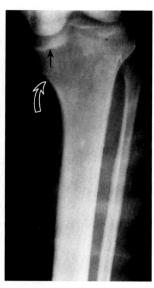

图 6-2-1 特纳综合征

女，30 岁，主诉，从来无月经。X 线平片显示双膝胫骨内侧平台塌陷(黑箭)，内侧平台下骨皮质弧形凹陷(空弯白箭)，内髁突出

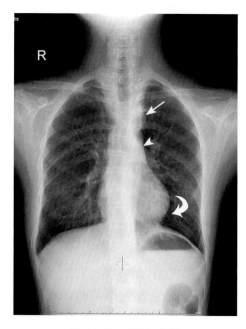

图 6-2-2 特纳综合征

女，17 岁，因未来月经就诊。胸部正位主动脉弓小(箭)，肺动脉段稍突出(箭头)，心尖较圆钝(弯箭)，提示房间隔缺损

【鉴别诊断】

努南综合征（Noonan syndrome）又称假性特纳综合征或男性特纳综合征，本病为一遗传性疾患而非染色体畸变，临床表现与特纳综合征类似，但核型分析正常。患者身高可以正常，性腺发育可由无性腺到发育正常。智力障碍及眼距过宽常见于努南综合征而少见于特纳综合征。颈蹼及携带角加大两者皆常见。先天性心脏病在努南综合征时，多侵犯右心引起肺动脉狭窄；特纳综合征患者则多累及左心引起主动脉缩窄。其他临床症状包括齿列咬合不正，胸骨畸形及下颌发育不全。努南综合征患者可见于男性及女性。通过核型分析，可以区分两者。影像学所见胸骨异常最为常见，表现为漏斗胸或鸡胸。胸骨变短，上方（头侧）前凸。下方（尾侧）内凹。心脏扩大是由于肺动脉狭窄或房间隔缺损所致。不足半数的患者可有骨质疏松，肘外翻及骨龄延迟。齿列咬合不正及颌骨发育不良颇为常见。

二、克兰费尔特综合征

克兰费尔特综合征（Klinefelter syndrome）又称先天性睾丸发育不全综合征、原发性小睾丸症、先天性生精不能症，患儿较正常多一条或一条以上的 X 染色体，是一种罕见的性染色体数目异常。

【基本病理与临床】

该病由日本医生 Hashiomoto 于 1912 年首先报道。1942 年 Klinefelter 医生详细描述并命名该病。1959 年 Jacob 等发现其病因是有额外的 X 染色体。本病为人类染色体畸变性疾患中较常见的一种，发病率约为 1∶1 000。

克氏综合征常见的核型为 47，XXY（约占 80%）及 46，XY/47，XXY、45，X/46，XY/47，XXY、46XX/47XXY 等嵌合型（15%）。少见报道类型有 49，XXXXY/48，XXXY。发病机制主要为配子减数分裂或受精卵有丝分裂时父方或母方 X 染色体发生不分离。患儿母亲年龄越大，染色体不分离的概率越高。男性的 X 染色体数目越多，智力发育障碍越严重，男性化障碍越明显，其他畸形越多见，但无论 X 染色体数量增加多少，只要有 Y 染色体存在，表现型即为男性，额外的 X 染色体可导致生精细胞发育障碍。

临床表现：①性腺功能低下、小睾丸、无精、男性乳房发育、无胡须、体毛少、阴毛分布如女性。②愚笨面容、智力低下、体格细长、精神运动发育迟缓。③骨骼发育异常，如骨质疏松等。④缺乏自信，容易害羞和紧张。⑤先天性腭裂、牛牙症、先天性牙齿缺损。

青春期患者尿内有大量促性腺激素。在青春期后期作睾丸活检，可见精细管玻璃样变而睾丸间质细胞（Leydig cell）有所增加。

【影像学表现】

①骨骼纤细，发育迟缓，骨化中心的出现和愈合均迟缓。②掌骨征（metacarpal sign）阳性。正常人自 4、5 掌骨远端画一切线，不通过第 3 掌骨头，所谓掌骨征阳性是指此切线通过第 3 掌骨，是由于第 4 掌骨绝对缩短而造成。③额窦不发育。④尺桡骨联合或脱位，肘外翻。⑤膝内翻。⑥脊柱侧弯或驼背。⑦胸骨增厚或异常分节。⑧蝶鞍小或呈桥状，有时出现肢端肥大征。

三、脆性 X 染色体综合征

脆性 X 综合征（fragile X syndrome）在临床上是与 X 染色体相关的以智力迟钝、特殊面容、视力下降、睾丸肥大和骨骼肌肉系统异常为主要特征的一组综合征。

【基本病理与临床】

1969 年，Lubs 首次发患儿 X 染色体长臂末端存在脆性位点，即在 Xq27~Xq28 带之间的染色体呈细丝状，细丝部位易断裂而造成远端随体样结构的丢失，将 Xq27 处有脆性部位的 X 染色体称为脆性染色体（fragile X chromosome），而由此引起的疾病称为脆性 X 综合征，并认为是本病的致病基因。脆性 X 综合征的病因基本明确，遗传学研究发现其致病基因 FMRl 位于 Xq27.3，表现为 X 连锁半显性遗传。女性为基因携带者，其子代 50% 有异常基因，但所有的男性均发病。作为携带基因的女性也有某种程度的智力异常。

临床表现可有智力异常、头围增大、前额突出、大嘴巴和突出的下颌，眼部异常如近视和斜视，结缔组织功能异常如异常松软的皮肤、手指关节过度伸展。

【影像学表现】

X 线表现：可以发现脊柱侧凸畸形、足内侧纵弓下降、扁平足等异常。

CT 表现：可有脑室扩大，以三、四脑室为著，脑萎缩或伴脑积水。

第三节 常染色体畸变性疾患

常染色体不分离发生在减数分裂时则引起三体综合征（trisomy syndrome）。

一、唐氏综合征

唐氏综合征（Down syndrome）又称为先天愚型、伸舌样痴呆、21 三体综合征（trisomy 21 syndrome）。

【基本病理与临床】

本病为一种常见的胚胎性脑发育障碍，发病率在新生儿中约为 1：650。此病于 1866 年被 Down 首先发现，1959 年 Le Jenue 首次证实本病的染色体异常为 21-三体（trisomy 21），即第 21 对染色体多一个染色体，这种情况称为三体性（trisomy）。

病理改变：主要变化为大脑和小脑的发育异常，大脑可能不对称，皮质变薄，视丘下部发育不全，小脑缩小，部分脑沟发育不正常。伴发的畸形包括心房下部间壁缺损、心室间隔缺损或房室联合缺损、十二指肠闭锁、膈疝、脐疝等。

临床表现：患儿智力低下，有特殊面容：短小头型，眼球较突出，双眼外眦向上斜，眼距宽，鼻梁低，口半开，舌伸出，流涎多。四肢关节松弛，小指末节内弯，掌纹往往只有一条，呈通贯手状。多并发先天性心脏病（房间隔缺损最常见）及手足畸形。男性患者多不育，女性可遗传此病于后代。

【影像学表现】

X 线表现：①骨盆，髂翼更倾向于冠状面，髋臼扁平，髋臼指数变小。由于髋臼发育不良、韧带松弛和肌张力低，1.5%～7% 的患儿有髋关节不稳、习惯性髋关节脱位。坐骨削尖。②脊椎，8%～63% 的患儿有枕环枢椎不稳，1%～2% 有症状。侧位上椎体前缘变直或内凹，椎体呈方形。③颅面骨，呈短头型，鼻骨、上颌窦及蝶窦发育不良，额窦不发育。颅缝晚闭，腭弓高拱，眼距增宽。④1～4 岁患儿 90% 可有胸骨柄的额外化骨中心。⑤有些患儿仅有 11 对肋骨。⑥正常儿椎体前缘凸出，本病患儿凹陷。⑦小指中节及末节指骨发育不良，短宽且内弯。⑧常并发房间隔缺损等先天性心脏病，

亦有并发十二指肠狭窄及闭锁，先天性巨结肠（又称 Hirschsprung 病）者。

CT 表现：颅脑可见基底节区点状钙化，侧裂及额顶区蛛网膜下腔增宽，小脑发育不良。

鉴别诊断：需与呆小病鉴别。呆小病二次化骨中心较本病出现更晚，且呈不规则斑点状。呆小病很少并发其他先天畸形。最后需概括基础代谢测定及染色体分析确诊。

二、18 三体综合征

18 三体综合征（trisomy 18 syndrome）又称三染色体 E 综合征。1960 年 Edward 首先报告此病，故又称为 Edward 综合征。

【基本病理与临床】

核型分析发现患者有 47 个染色体，47，XX 或 47，XY（80%），此多余的染色体见于 17～18 组内位置。患儿多在生后 3 个月内夭折，亦有存活至 10 岁以上者。本病在新生儿中的发病率约为 1：3 500。

临床表现：患者智力低下，蹼颈，耳下移且畸形，先天性心脏病（室间隔缺损或动脉导管未闭），马蹄肾，膈膨出，手指紧握，肌力亢进。足趾间有蹼。

【影像学表现】

①手：手部改变最具特征，拇指及第 1 掌骨短缩，3、4、5 指尺侧偏斜，2、3 指间距增宽，多有并指屈曲畸形。②颅骨：穹隆菲薄，枕骨突出，上下颌骨发育不良。③胸部：胸廓不对称，锁骨内 1/3 缺如，肋骨纤细削尖，胸骨发育不良。常可发现先天性心脏病。④腹部：可有马蹄肾、肠管旋转异常等。⑤骨盆：呈现反先天愚型表现如髂翼前旋，盆腔狭小。⑥足：仰趾内翻及垂直距骨。

三、13 三体综合征

13 三体综合征（trisomy 13 syndrome）又称三染色体 D 综合征。1657 年，Bartholin 首先报道此病。1966 年，Patau 发现其病因，故又称为 Patau 综合征。

【基本病理与临床】

核型分析证实为 D 组 13～15 染色体组内的一对为三体性，染色体数为 47 个。本病的发病率在新生儿中约为 1：7 000。临床表现为患儿智力低下，小眼或无眼，腭裂、唇裂，耳位低下，手指畸形与 17～18 三体性相似，指甲凸出。可合并先天性心脏病，大脑

畸形,肾畸形,隐睾等。

【影像学表现】

X 线表现:①颅骨,两眼眶距过近,穹窿骨化不良。②胸部,肋骨畸形及先天性心脏病。③腹部,常合并腹腔及泌尿系器官畸形。④手部,多有多指、并指畸形,与 17~18 三体性的手部畸形相似。

四、8 三体综合征

【基本病理与临床】

1971 年,Grouchy 首先报告 8 三体综合征(trisomy 8 syndrome)。

临床表现:智力低下,身体细长,小头或舟状头,小颌畸形,斜视,耳低位,手指细长弯曲,关节活动受限,髋脱位,隐睾,小阴茎,先天性心脏病。

【影像学表现】

小头或舟状头畸形,下颌骨小,手指细长呈蜘蛛脚样,脊椎或肋骨发育异常,可合并先天性心脏病。

五、猫叫综合征

猫叫综合征(cat's cry,cri du chat syndrome)又称 5p 综合征,第 5 对染色体短臂缺失综合征。

【基本病理与临床】

1963 年 Le Jenue 报道第一个病例,染色体异常为第 5 对染色体的短臂缺失。临床表现:最突出者为患儿的猫叫样啼哭,其次是严重的智力低下,生长障碍,小头,满月脸,耳低位,斜视,并指(趾),拇指背屈,先天性心脏病。患儿存活期限一般较 17~18 三体性为长。

【影像学表现】

影像缺乏特征性,常表现为:①小头征,颅骨小、下颌小,眼距宽。②骨盆狭小,髋关节脱位,髂骨角增大,髋臼角正常。③脊柱侧凸或后凸。④长管状骨细长,骨质疏松继发于肌张力低下。⑤肋骨缺少或发生融合。⑥并指畸形、中掌骨短,凹足或弯足畸形。⑦部分患者有脑桥、胼胝体发育不全和马蹄肾。

(崔建岭 高垒)

参 考 文 献

[1] Edeiken,Jet al. Roentgen diagnosis of bone[M]. 2 ed. Baltimore Williams,1973:300.

[2] 天津医学院附院妇产科组培室. 细胞遗传学与妇产科临床的应用[M]. 天津:天津医药,1974,2:453.

[3] 葛秦生,等. 性染色体及染色质在妇科范围内的应用[J]. 中华医学杂志,1978,58:385.

[4] Resnick&Niwayama. Diagnois of Bone and Joint Disorders[M]. Philadelphia:Saunders Company,1981:2616-2619.

[5] Williameon SL,Clericuzio CL. Review & radiologic and clinical findings in the recombinant 8 syndrome[J],Pediatr Radiol,1991,21(2):125-127.

[6] 李云飞,陈重芬,赵鼎,等.49,XXXXY/48,XXXY 嵌合型 Klinefelter 综合征一例[J]. 中华医学遗传学杂志. 2018,35(2):306.

[7] P Verma Grupta,Musale Prasad. Pediatric Dentistry for Special Child[M]. JAYPEE BROTHERS MEDICAL PUBLISHERS,2016:325-329.

[8] 谭明红. 48,XXYY Klinefelter 综合征一例[J]. 中华内分泌代谢杂志,2016,32(8):700-701.

[9] 梁碧玲. 骨与关节疾病影像诊断学[M]. 北京:人民卫生出版社,2016:113-117.

[10] 曹来宾. 骨与关节 X 线诊断学[M]. 济南:山东科学技术出版社,1981:146-185.

[11] 焦阳,李小英. Klinefelter 综合征的诊疗现状及进展[J]. 中华内分泌代谢杂志,2013,29(3):267-270.

[12] Bejarano RN,Redondo Calvo FJ,Galán GE. Complications related to Turner syndrome[J]. Medicina Clínica,2017,149(1):39-40.

[13] Bahíllocurieses MP,Prietomatos P,Quiroga GR,et al. Turner syndrome:Study of 42 cases[J]. Medicina Clinica,2016,147(8):348-351.

[14] 孟悛非. 中华临床医学影像学·骨关节与软组织分册[M]. 北京:北京大学医学出版社,2015:146-185.

[15] Gravholt CH. Epidemiology of Turner syndrome[J]. Lancet Oncology,2008,9(3):193-195.

[16] Sidney H. Ingbar. Contemporary Endocrinology[M]. Berlin:Springer,2013:109-135.

[17] 赫荣国. 儿科临床综合征与骨关节畸形[M]. 长沙:中南大学出版社,2011:232.

[18] 陆国辉,徐湘民. 临床遗传咨询[M]. 北京:北京大学医学出版社,2007,3:477.

[19] 李景学. 骨关节 X 线诊断学[M]. 北京:人民卫生出版社,1982:108-116.

[20] Maranho D,Fuchs K,Kim YJ,et al. Hip Instability in Patients With Down Syndrome[J]. Journal of the American Academy of Orthopaedic Surgeons,2018,26:1-8.

[21] Kaste SC,Pratt CB. Radiographic findings in 13 a-syn-

drome［J］. Pediatr Radiol,1993,23:545.

［22］ Kwark T, Nishizaki T, Nakayama H, et al. Detection of structural aberrations of chromosome 17 in malignant gliomas by fluoresence in situhybridization［J］. Acta Oncol,

1995,34(1):27-30.

［23］ Nandhagopal R, Udayakumar AM. Cri-du-chat syndrome ［J］. Indian J Med Res,2014,140(4):570-571.

第七章　骨与软骨发育异常

骨与软骨发育异常分类复杂,1970 年在巴黎首次制定了目录,之后又进行了多次修改,概括起来分类大致如下。

1. 骨软骨发育不良

（1）管状骨和/或脊椎生长缺欠

1）出生时即发现:软骨发生不全、致死性侏儒、软骨发育不全、点状软骨发育不良、腐物寄生性侏儒、畸形性侏儒、软骨外皮层发育不良、窒息性胸腔发育不良、先天性脊柱骨骺发育不良、肢体中段短缩性侏儒(Nievergel 型和 Langer 型)、颅骨-锁骨发育不良。

2）出生后生长中发现:软骨发育减退、骨软骨生成障碍、干骺端软骨发育不良(Jansen 型和 McKusick 型)、多发性骨骺发育不良、遗传性关节-眼病、假性软骨发育不全性发育不良、迟发性脊柱骨骺发育不良、脊柱干骺端发育不良、肢端发育不良,包括发-鼻-指骨综合征、骨骺型和骨骺干骺端型。

（2）骨骼的软骨与纤维组成发育紊乱:半肢骨骺发育不良、多发性软骨性骨疣、内生软骨瘤病(Ollier 综合征)、内生软骨瘤病并有血管瘤、纤维结构不良、纤维结构不良并有色素沉着和青春早熟、颌骨增大症、多发性纤维瘤病。

（3）骨密度、皮质骨干结构或干骺端塑形异常:先天性成骨不全、迟发性成骨不全、幼年特发性骨质疏松、骨硬化病,早熟型和迟发型、致密性骨发育不全、脆弱性骨硬化、肢骨纹状肥大、骨干发育不良、硬皮性骨膜病、颅骨骨干发育不良、骨内膜骨肥厚、管骨狭窄、骨成形不良、骨膨胀、干骺端发育不良、颅骨干骺端发育不良、额骨干骺端发育不良、眼眶-齿-骨(手指)发育不良。

2. 骨形成异常或发育不全

（1）头颅与面部发育不全:颅缝早闭、颅面发育不全、尖头并指、尖头多指并指、下颌面部发育不全、下颌发育不全、眼眶下颌面部综合征、痣样基底细胞癌综合征。

（2）以躯干为中心的发育不全:椎体分节缺欠、颅-眼眶-听骨综合征、高位肩胛骨、脊柱肋骨发育不全、眼眶椎体综合征、骨-指甲发育不全。

（3）以肢体为中心的发育不全:无肢畸形、半肢畸形、无手畸形、无足畸形、五指(趾)和缺指(趾)、短肢、无舌无指综合征、长骨弓形畸形、家族性尺桡骨性连接、指(趾)关节粘连、多指(趾)、并指(趾)、屈指(趾)、指弯曲、Biedl-Bardet 综合征、腘翼综合征、胸肌发育不全-指运动障碍综合征、全血细胞综合征-肢体发育异常综合征、血小板减少-桡骨发育不全综合征、口面指综合征、心脏肢体综合征。

3. 特发性骨溶解　指端骨溶解(跖-腕型),可伴有或不伴有肾病。

4. 原发性生长紊乱　原始性侏儒、Corneliade Lange 综合征、鸟头状侏儒、矮妖精貌综合征、Russell-Silver 综合征、早老、Cockyne 综合征、Bloom 综合征、老年皮肤骨性营养不良、圆晶状体-短形态综合征、Marfan 综合征。

2015 年版修订的目录将具有相同临床和影像表型的病种进行了合并,但所列的病种基因数量却大幅增加。反映了新基因的发现在分类中将占有越来越重的分量。本章将从上述分类中挑选出一些常见和临床影像表现较为恒定的病种列节进行阐述。

第一节　软骨发育不全

软骨发育不全(achondroplasia)是骨软骨发育异常中发病率最高,被最早发现的疾病,早在 1878 年就由 Parrot 正式命名为软骨发育不全。但长期以来,人们将其他类型的侏儒症均称作软骨发育不全。目前,已将点状软骨发育异常(Conradi,1914)、扭曲性发育异常(Lamy & maroteaux,1960)、变形性发育异常(Maroteaux,1966)和假性软骨发育不全(Maroteaux,1959)等骨软骨发育异常从软骨发育不全中分离出来。

【基本病理与临床】

患儿四肢短小,属短肢型侏儒症,出生即可辨认。身长中等度短小,平均47cm。四肢短小,以上臂和大腿短得更为明显,属对称性根性短肢。上臂和大腿的皮肤相对地增长,形如套袖。第3、4指常自然分开,形如三股叉,故称三叉手畸形。头面部有明显的特点:头大呈舟状,额部前凸,鼻梁低,面部较正常人小。儿童晚期和成年人身材矮小显得更为突出:身高平均约120cm,坐高较正常人小,但不甚明显。脊柱胸腰段后凸,下腰椎前凸,臀部又向后凸。因此,在侧位上观察,躯干形成一条特殊的曲线。性功能正常。

【影像学表现】

X线表现:新生儿时期四肢长骨短粗,干骺端增宽、倾斜。干骺端与长骨长轴形成的外开角为锐角,以股骨远侧干骺端表现得最明显(图7-1-1)。四肢长骨中以肱骨和股骨短得更为明显,且双侧对称。骨盆短,骶坐切迹小。髂骨翼小,呈方形。髋臼顶呈水平状,其中央部分稍向下凸,并有内刺形成。下腰椎椎弓根间距缩小(正常人的腰椎椎弓根间距由上到下逐渐增宽)为本病独特的表现。脊柱的侧位平片上,椎体高度略大。颅骨穹窿的前后径大,额骨前凸。因颅底软骨发育不良而导致颅底短。鼻梁低平。手呈三叉状。中、近位指骨短粗。

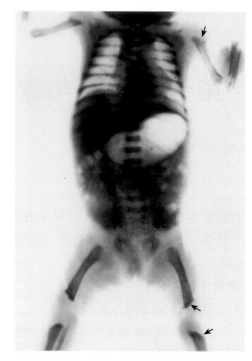

图 7-1-1　新生儿软骨发育不全
生后即发现患儿四肢短小,头略大。X线检查:四肢长骨略短,干骺端明显倾斜,与长骨的长轴形成外开锐角(小箭头)

生长期儿童:除上述表现外,长骨骨干增粗,干骺端增宽,使长骨呈哑铃形。肱骨的三角肌粗隆变得明显。股骨远侧干骺端和胫骨的干骺端凹陷,形成"V"形切迹;骨骺小,其生长板面呈楔形,陷入"V"形切迹中。股骨颈短,颈干角加大,形成髋外翻。下腰椎椎弓根间距小仍是关键性的X线征象。椎体在侧位平片上略呈方形(图7-1-2～图7-1-4)。

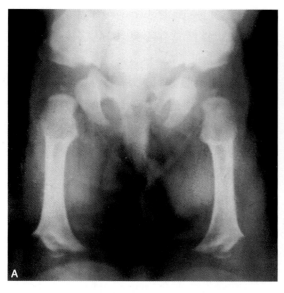
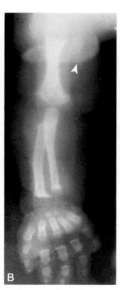
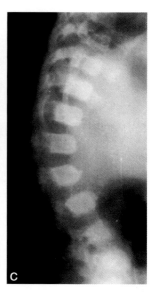

图 7-1-2　幼儿软骨发育不全
女,1岁。因身长增长缓慢就诊。X线检查:A.骨盆短。骶坐切迹小。髋臼顶呈水平状。双股骨短而粗,干骺端扩张。股骨远侧干骺端倾斜,其与股骨长轴形成的外开角为锐角;B.肱骨短而粗,两端扩大。上臂皮肤相对增长,形如"套袖"(箭头)。中近位指骨短粗;C.椎体的高度略增高。第2、3椎体前缘略呈舌状突出

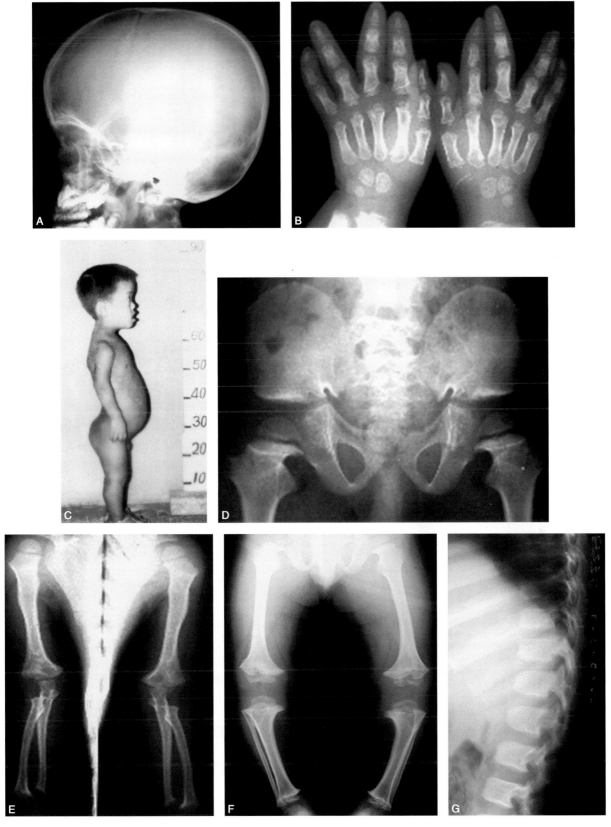

图 7-1-3 儿童软骨发育不全

男,6 岁。身材矮小就诊,身高 85cm,鼻呈马鞍形(C)。双下肢内翻。其母亲也是侏儒症。X 线检查:双手 3、4 指分
开较大,呈三叉畸形。中、近位指骨较短粗(B)。颅骨穹隆大,额部凸出,颅底短,面骨小(A)。骨盆骨的骶坐切迹明
显变窄,髋臼顶呈水平状(D)。肱骨两侧干骺端也明显扩张,三角肌粗隆隆起明显(E)。双股骨远侧干骺端扩张呈
喇叭形,干骺端中央出现"V"形切迹。胫骨两侧干骺端也明显扩张(F)。脊柱侧位平片上,椎体呈方形,第 1、2 腰椎
体略有楔状变形(G)

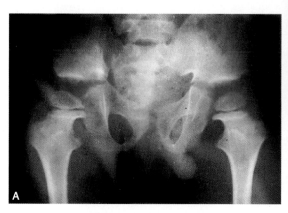
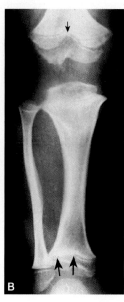
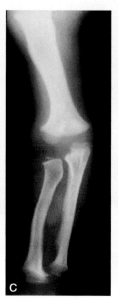
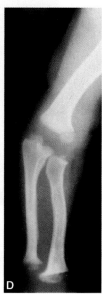

图 7-1-4　生长期软骨发育不全

男,7岁。生后发育差,四肢短小。躯干正常,智力正常。X线平片(A~D):骶坐切迹变窄。髋臼顶变平。四肢骨短粗,
两侧干骺端扩张呈喇叭状。右股骨远侧干骺端呈"V"形凹陷,骺线中心早闭(小黑箭),骨骺镶嵌。右胫骨远侧骺板软
骨外侧一半早闭(双黑箭)

青年和成年期:除具有上述的特点外,长管骨骨干短粗更明显。股骨颈短,大小转子异常增大。股骨远端的髁间窝加深。胫骨近端髁间隆起向下凹陷。骨盆前后径变小,髋臼向后上方移位。腓骨较胫骨长,因而导致距骨内翻。椎体高度较大,在侧位平片上呈方形。胸腰段个别椎体呈楔状变形(图7-1-5)。

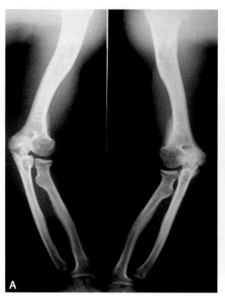
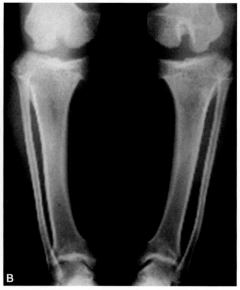

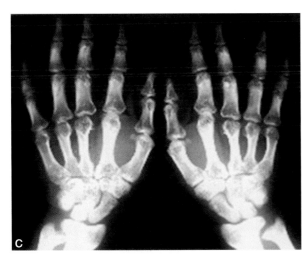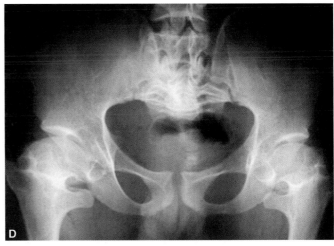

图 7-1-5　成人软骨发育不全

男,24 岁。自幼身材矮小,发育迟缓,头大,四肢短,身高 128cm,坐高 82cm,有阴毛。智力及体力正常。X 线检查(A~D):双肱骨短粗,三角肌粗隆隆起明显,双侧对称性肘外翻(A)。双股骨髁间窝加深。双胫骨短粗,两端扩张,以近端尤甚,髁间隆起凹陷。腓骨下端长(B)。掌指骨短粗。左手 3、4 指分开较大,呈“三叉状”(C)。腰椎(L$_5$)椎弓根间距明显缩短。股骨颈短粗,颈干角增大,大小转子明显突出(D)

第二节　假性软骨发育不全

假性软骨发育不全(pseudoachondroplasia)是常见的短肢型侏儒症,长期以来与软骨发育不全混淆。1959 年才由 Maroteaux 和 Lamy 将其从典型的软骨发育不全和脊椎骨骺发育异常中分离出来。Maroteaux 认为,假性软骨发育不全是最具有代表性的骨骺干骺端发育异常。Cooper(1973)等认为,假性软骨发育不全是一种粗面内质网蓄积病(rough surfaced endoplasmic reticulum storage disorder)。

【基本病理与临床】

出生时,患儿头面部正常,无三叉手畸形,短肢表现不明显。2 岁左右生长缓慢,出现根性短肢或肢中段短肢。腰椎略向前凸。手和足变短更明显。手呈茶托状、指甲短、头和面部正常、走路迟。肌肉无力,步态蹒跚。韧带松弛,使关节形成不完全过伸。下肢畸形明显。有的患儿出现膝内翻或膝外翻。发生膝内翻一侧的髋关节呈外展状,而膝外翻一侧的髋关节呈内收状,因而形成所谓风吹状畸形(windswept deformity)。肘关节伸屈受限。腕和指关节活动过度。智力正常。

【影像学表现】

X 线表现:婴幼儿期,骨骼只有骨骺和干骺端的轻微改变而常被忽略。当病变明显时,以肢中段短肢占优势,有的患儿前臂骨短得较明显。长骨大骨骺边缘不规则,出现晚且小,晚期扩大,边缘不规则呈“爆米花”状。干骺端增宽,向外扩张,两侧形成侧刺,尤以股骨远端更为明显。侧刺背向关节,呈“挽袖样”外观。骺线不规则,中央凸,与侧刺之间出现凹陷。有时股骨远侧干骺端也出现轻度“V”形凹陷,三角形骨骺陷入其中。而其他长骨干骺端多不呈“V”形凹陷。由于骨骺和干骺端的异常生长而导致膝内翻,甚至膝反屈。手的掌指骨和足的跖趾骨短而粗。骨盆改变不明显,髂骨翼无扩张。髋臼顶水平或倾斜。婴幼儿期,椎体在侧位平片上呈卵圆形,以腰段明显。椎体高度正常,但前后径加大,前缘呈中心舌状突出。前后位平片上,下腰椎椎弓根间距不缩小。生长期儿童,上述椎体椭圆形改变消失,最后只残留轻度楔状变形。颅骨及面骨正常(图 7-2-1、图 7-2-2)。

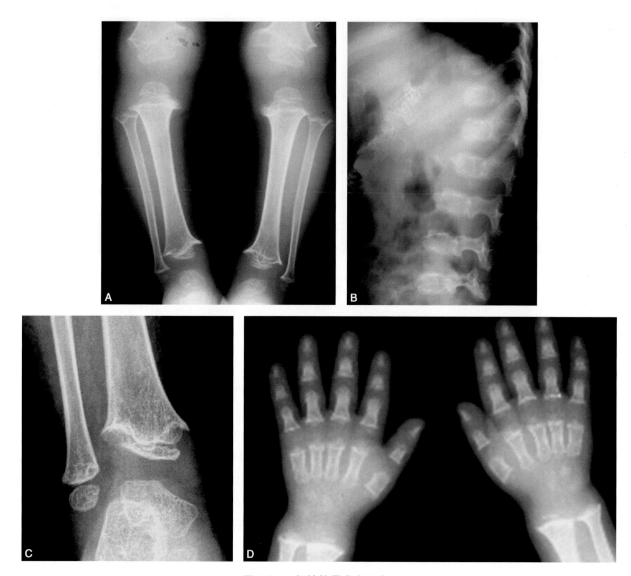

图 7-2-1 假性软骨发育不全

男,5 岁。因身材矮小,双小腿内翻就诊。血钙、血磷和碱性磷酸酶值正常。角膜不混浊。随访 9 年,有 X 线平片对照比较。无家族史。双亲有血缘关系。X 线平片(A~D)(5 岁):双侧胫腓骨及尺桡骨比股骨和肱骨短,形成对称性肢中段短肢。股骨、胫腓骨和尺桡骨远侧干骺端明显扩张,并形成侧刺。干骺端中央隆起,与侧刺间形成凹陷。腰椎椎体前缘中央出现舌状突起(B)。双手掌指骨短粗,右手第 3、4 指间距略扩大。头颅及面骨正常。腰椎 X 线平片复查(14 岁):椎体高度无明显增大,但前缘的中央舌状突起消失

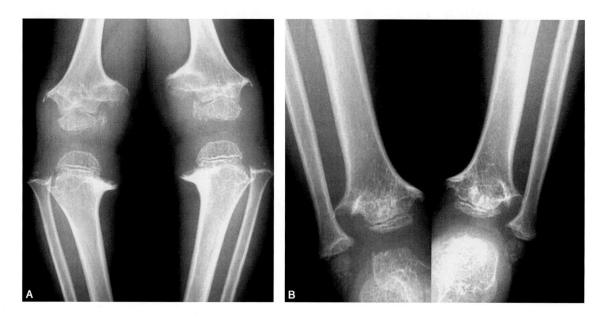

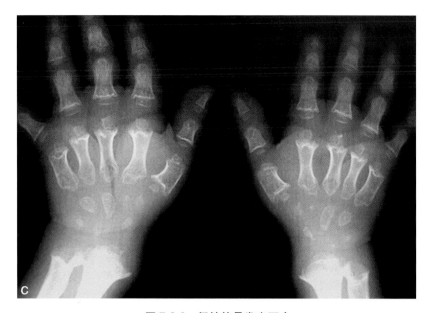

图 7-2-2　假性软骨发育不全

男,6岁,双膝内翻,身高93cm。X线平片(A～C)长骨及掌骨干骺端明显"山"字变形。双手掌指骨短粗,掌骨干骺端凹陷不规则

第三节　点状软骨发育异常

点状软骨发育异常(chondrodysplasia punctata)又称点状钙化性软骨发育异常和点状骨骺病,首先由Conradi(1914)报道。当时认为,此病系软骨发育不全的一种变异。骨骼病变、皮肤病变、先天性白内障和先天性心脏病是此病的四大特点。

【基本病理与临床】

2/3病例有非对称性根性短肢。先天性白内障的发生率约为本病的30%。皮肤病变包括皮肤增厚、鱼鳞癣、角化过度、红皮症和皮肤脱落等。先天性心脏病包括房间隔缺损、室间隔缺损、动脉导管未闭或其他复杂缺陷。

【影像学表现】

X线表现:四肢的大骨骺增大,轮廓不规则。骨骺内见簇状钙化点(图7-3-1),或不规则的块状钙化。新生儿骨骺呈簇状钙化点,到三四岁时,点状钙化有逐渐融合的趋势。除长骨骨骺呈点状钙化外,手、足、脊椎、骨盆骨、髌骨附近和关节周围组织也可出现点状钙化。股骨和肱骨短粗双侧不对称。

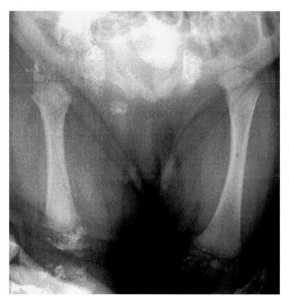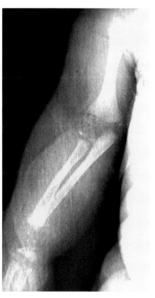

图 7-3-1　点状软骨发育异常

男,10天,右侧股骨上下端、坐骨、胫骨近端、右肱骨远端、尺桡骨近端骨骺及腕骨骨化中心均有多发点状钙化

第四节 多发性骨骺发育异常

多发性骨骺发育异常(multiple epiphyseal dysplasia)由 Ribbing(1937)首次报道。1947 年 Fairbank 将该病正式命名为多发性骨骺发育异常,故又称 Fairbank 病和 Ribbing 病。

【基本病理与临床】

病理可见透明软骨不规则分布,镜下所见软骨细胞有黏液样退变。因而骨骺骨化不规则,或呈斑点状。此病罕见,系常染色体显性遗传。本病的主要特征为身材矮小,四肢短,伴关节畸形和疼痛。患儿常于 2~3 岁发病,行走不稳呈鸭子步态。身材矮小,四肢短。手足短粗,可伴有扁平足。患儿头大面小。智力正常。

【影像学表现】

X 线表现:患儿 2 岁即可出现典型表现。①骨龄晚,即骨骺出现晚,联合时间延迟;②长骨骨骺小且骨化不规则,呈斑点状、扁平状或节裂。骨骺密度不均匀增高。病变最明显的部位是髋、膝、踝和腕关节。干骺端增宽,先期钙化带密度高而不规则。长骨骨干外形正常;③晚期,发育不良的骨骺与干骺端联合后形成关节畸形。关节间隙增宽。髋臼变平。股骨颈短粗。有的患儿可合并髋内外翻、膝内外翻和踝关节外翻等畸形。晚期继发退行性骨关节病;④腕骨、跗骨发育不全。指(趾)骨短粗;⑤脊椎一般表现正常,有的可出现脊柱轻度侧弯和胸腰段椎体终板轻度不规则;⑥颅底短,蝶鞍小而扁平(图 7-4-1、图 7-4-2)。

MRI 表现:GRE T_2WI 显示骨骺呈低信号,透明软骨呈高信号,骨骺不规则,软骨内有斑点状低信号钙化(图 7-4-3)。

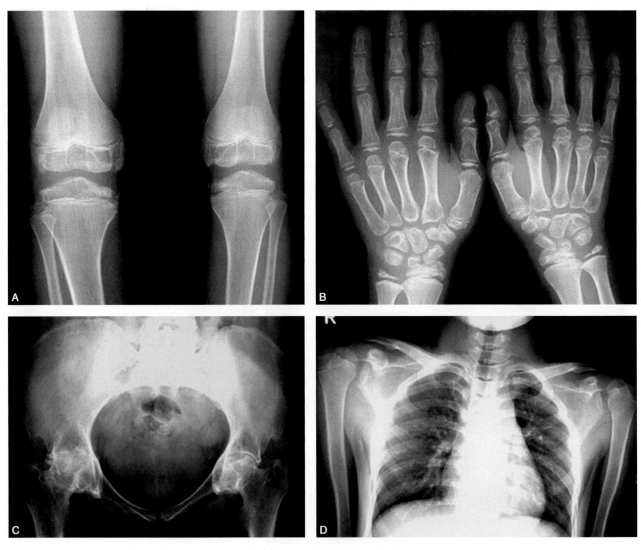

图 7-4-1 多发性骨骺发育异常

男,12 岁。股骨远端和胫骨近端骨骺发育小,边缘不规则。双腕骨化中心小、出现晚。股骨头骨骺出现晚,边缘不规则,关节间隙变窄。双侧肱骨头骨骺小

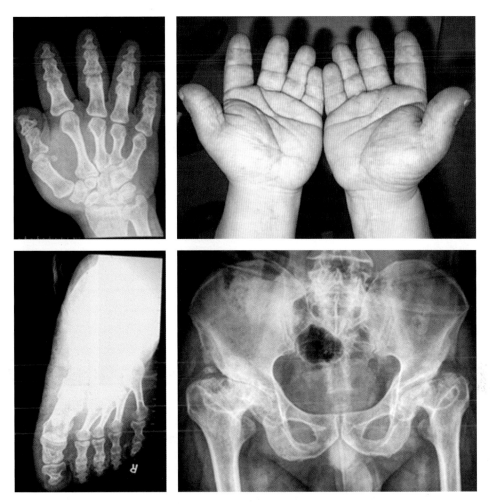

图 7-4-2　多发性骨骺发育异常
男,35 岁,手脚短粗。双手掌上位呈茶托状。手足短骨短粗,双股骨头骨骺发育不良,
股骨颈短粗,髋臼变平。左髋关节间隙增宽。右侧髋关节间隙因退变而变窄

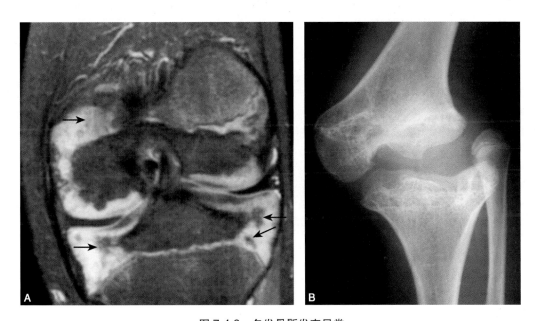

图 7-4-3　多发骨骺发育异常
GRE T$_2$WI 骨骺低信号,形态不规则。骺软骨高信号。骨骺周围骺透明软骨条带内有低信号斑点(细
黑箭),系软骨化骨障碍

第五节　半肢骨骺发育异常

半肢骨骺发育异常（hemimelic epiphyseal dysplasia）是一种少见的骨骺发育异常，首先由 Mouchet 和 Belot（1926）报道，称做跗骨巨大症（tarsomegaly）。Fairbank（1956）将其命名为半肢骨骺发育异常，以区别于多发性骨骺发育异常和点状骨骺发育异常。

【基本病理与临床】

本病常发生于 2~14 岁的儿童，偶见于成年人。男性多见，约为女性的三倍。好发部位是下肢的内侧，上肢罕见。临床表现为关节无痛性肿大、局部畸形、跛行和活动受限等。病程较长、年龄较大的患者，因合并创伤性骨关节病，可出现疼痛。少数患者可出现肌肉萎缩和肢体不等长。

【影像学表现】

X 线表现：主要为单一肢体的一个或数个骨骺呈偏心性增大。病变常发生在下肢骨的内侧，其中以距骨发病率最高，其次为股骨远端和胫骨近端骨骺的内侧，有时累及足舟骨和第一楔状骨。病变早期，增大的骨骺表现为一些散在的斑点状和不定型骨化。之后，散在的骨化块逐渐融合成均匀的结节状和分叶状肿块，从而引起骨骺的一侧异常增大，并

使相邻关节面倾斜，进而导致关节内翻或外翻畸形。少数病例可合并干骺端发育异常。异常增大的骨块还可压迫邻近骨骼，使其发生移位、变形和压迫性骨缺损。病程长而又未进行治疗的病例还可合并创伤性骨关节病（图 7-5-1、图 7-5-2）。

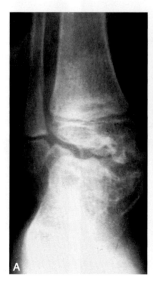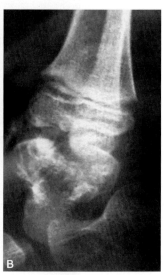

图 7-5-1　半肢骨骺发育异常

男，6 岁半。右踝内侧隆起 5 年余，不疼。X 线正位片上，胫骨远端骨骺和距骨向内侧突出，踝关节面不规则，呈锯齿状（A）。侧位片上，距骨增大、变形，有一骨性隆起向前上方凸出，使距骨呈三叶草形。骨性隆起的顶部有一弧形钙化的软骨帽（B）

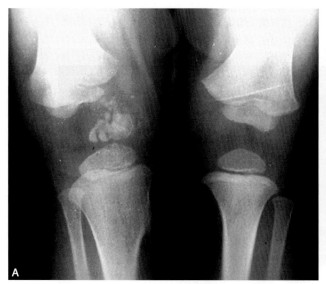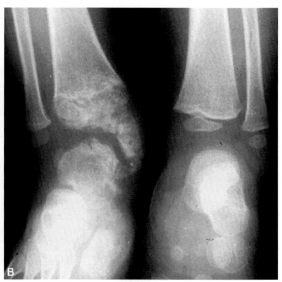

图 7-5-2　半肢骨骺发育异常

男，1 岁半。生后 3 个月，家人即发现患儿下肢不能伸直。膝和足均为外翻畸形。X 线平片：右膝关节间隙内有一椭圆形密度不均匀的骨化块，边缘不规则（A）。右踝关节正位片示胫骨远端骨骺发育较大，密度高而不均匀，内侧更为明显。距骨内侧发育较大，密度增高，正常滑车外形消失，伴踝外翻畸形（B）。右足舟骨和第一楔状骨也表现骨化异常。手术所见：右膝关节腔内无异常骨块。X 线平片上所见椭圆形骨块为增大的、骨化不全的股骨远端骨骺

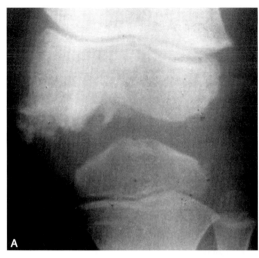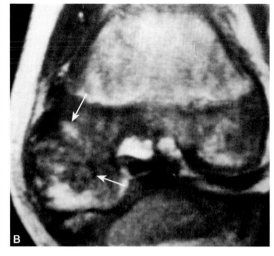

图 7-5-3　半肢骨骺发育异常
平片示股骨内髁增大突出,有不均匀弧形和斑点状钙化(A)。GRE T_2WI 显示股骨内髁增大的骨骺内有
很多弧形和班点状低信号,其中掺有斑点高信号和小片高信号(白箭)

MRI 表现:T_2WI 显示骨骺局限性增大,内有高信号未钙化软骨成分和低信号软骨钙化。后者呈低信号,透明软骨呈高信号,骨骺不规则,软骨内有斑点状低信号钙化(图 7-5-3)。

第六节　干骺端软骨发育异常

干骺端软骨发育异常(metaphyseal chondrodysplasia)又称干骺端骨发育障碍(metaphyseal dysostosis),是一组选择性地累及长骨干骺端并导致软骨化骨异常的遗传性疾病,首先由 Jansen(1934)报道。骨骺和脊椎相对正常。根据不同的临床表现,分为多种类型。

一、Schmid 型

是干骺端软骨发育异常中最常见的类型,属常染色体显性遗传。

【基本病理与临床】

主要临床表现为身材轻度或中度矮小和关节畸形。患儿出生时表现正常,2 岁左右出现下肢弯曲,走路不稳。身高较同龄儿童矮小。四肢短粗,关节粗大。髋关节外展轻度受限。膝关节可出现内、外翻畸形。脊柱和颅面部正常。

【影像学表现】

X 线表现:软骨发育异常主要发生在股骨和肱骨近侧干骺端、胫骨两侧干骺端、腓骨和尺桡骨远侧干骺端。骨骺软骨板增厚,干骺端先期钙化带不规则,呈锯齿状,有时倾斜或呈杯口状。先期钙化带附近骨质结构异常,有不规则透亮区。干骺端受侵厚度约在 0.5cm 以内。下肢病变较上肢的明显,其中又以髋和膝关节的干骺端和生长板的改变最明显。股骨颈短,常导致髋外翻。膝部病变则常引起膝内翻或膝外翻。四肢骨干短而粗,骨骺正常。骨骺干骺端闭合后,干骺端骨质结构异常现象消失。但留有骨端粗大,骨干短粗或弯曲畸形。关节较早出现退行性变(图 7-6-1~图 7-6-3)。

二、Jansen 型

是干骺端软骨发育异常中最严重的类型,罕见,属常染色体显性遗传。

【基本病理与临床】

此型为严重的短肢型侏儒。出生时身长正常。儿童早期,身材矮小变得明显。许多长骨变弯,骨端粗大,关节活动受限。前额突出,下颌小。智力正常或发育迟缓。有时出现耳聋。有的患者血清钙增高,血清碱性磷酸酶轻度增高。

【影像学表现】

X 线表现:病变广泛累及长骨干骺端。各年龄组 X 线表现不同,以儿童期表现最明显。新生儿即有易辨认的 X 线表现:干骺端增宽,呈杯口状变形;长骨的生长板增宽,先期钙化带不规则,其下方出现弥漫性透亮区;正常骨皮质边缘消失,并有广泛的骨膜下骨吸收。儿童期,骨骺表现正常,骨骺软骨生长板仍有增宽,邻近的干骺端扩张、不规则和节裂。这些改变系未骨化的软骨组织向骨干侧伸延,形成的不规则透亮区所致。骨干短而粗,并有弯曲变形。成年后骨端仍保留隆起样增大,但分布不对称。干骺端部位透亮区可长期存在。偶尔出现颅骨增厚(图 7-6-4)。

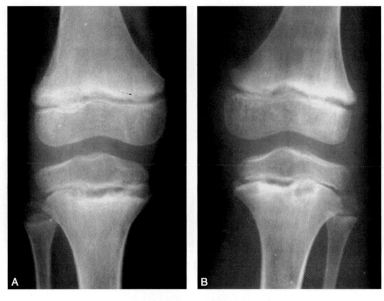

图 7-6-1 干骺端软骨发育异常（Schmid 型）

血钙、血磷和碱性磷酸酶值在正常范围。X 线平片示股骨远侧和胫骨近侧干骺端略增宽。生长板先期钙化带不规则，邻近干骺端松质骨呈横带状硬化，伴少许不规则小透亮区

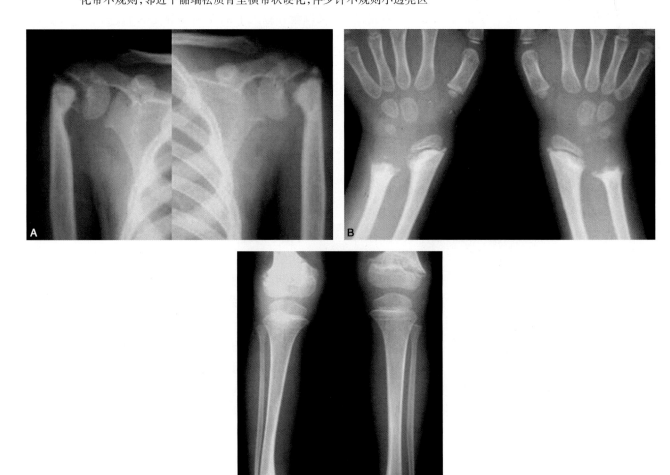

图 7-6-2 干骺端软骨发育异常（Schmid 型）

X 线平片示双侧肱骨近端发育不良，骨干变细。生长板增宽，先期钙化带模糊，有不规则点状钙化。肱骨头向下滑脱（A）。双尺桡骨远侧干骺端增宽，先期钙化带不规则，其下方骨质轻度硬化，骨骺小。双侧桡骨干骺端明显向尺侧倾斜（B）。双股骨远侧及双胫骨两侧干骺端增宽，生长板增厚，先期钙化带模糊，其下方的骨质有不规则硬化和点状钙化。右胫骨下端向内倾斜（C）

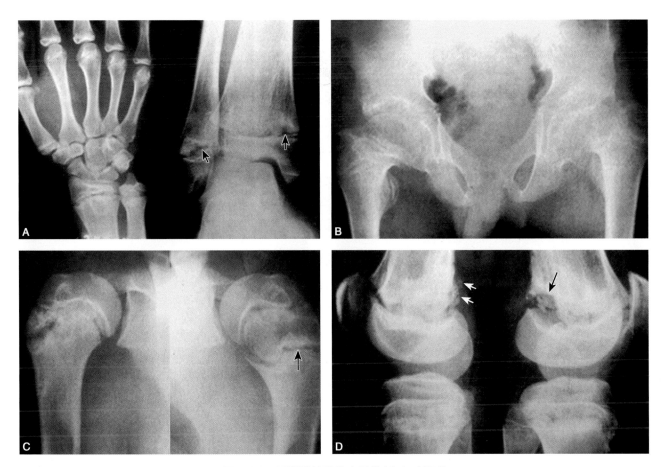

图 7-6-3 干骺端软骨发育异常（Schmid 型）

男，17 岁。自幼体弱，四肢无力，行走困难，关节痛。X 线平片示长骨干骺端先期钙化带模糊不清，有不规则透亮区（A～C）；左肱骨上段透光线（黑箭）曾有文献报道为双骺板（C）；左侧胫腓骨远侧干骺端凹陷（黑箭）为骺板软骨内成骨障碍（A），凹陷周围有反应性骨硬化（D）；此征象曾经在其他疾患病理证实为骺板坏死。股骨远侧干骺端有不规则钙化及透亮区（双白箭和黑箭）（D）

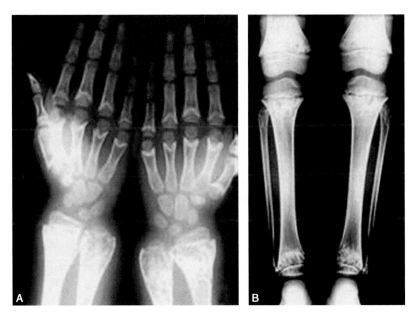

图 7-6-4 干骺端软骨发育异常（Jansen 型）

尺桡骨远侧干骺端大范围明显增宽，内有不规则钙化（A）。股骨远侧干骺端和胫骨近远侧干骺端轻度扩张，有不规则钙化，范围较大（B）。掌指骨干骺端凹陷并先期钙化带轻度增宽（A）

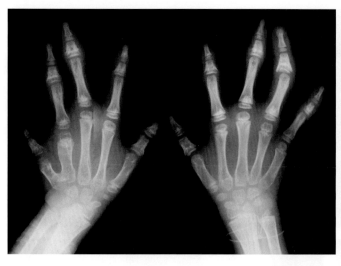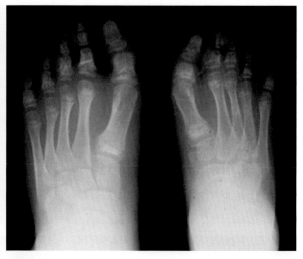

图 7-6-5 干骺端软骨发育异常（Mckusicik 型）

男，12 岁。头发稀少、色淡黄。X 线平片显示多个掌指骨、跖趾骨干骺端杯口状增宽，相应骨骺呈"锥形"陷入骨骺。双手中节掌指骨明显粗短

三、Mckusick 型

此型又称软骨-毛发发育不全，属常染色体隐性遗传。

【基本病理与临床】

主要呈现短肢、侏儒、头发和体毛脆而稀少并缺乏色素等体征，也可合并肠道吸收紊乱、巨结肠、小肠异位、免疫缺陷和造血系统紊乱。患者身材中等度矮小。手足小，指（趾）节短粗。指甲短而宽。指间关节松弛，因而出现手指过伸。小腿轻度弯曲。踝关节可出现内翻或外翻畸形。智力正常。指甲的改变和头发细软和稀疏提示外胚层发育不良。某些家族患者的血清球蛋白异常。

【影像学表现】

X 线表现：四肢骨短。干骺端增宽，边缘不规则，沿整个宽度都可出现囊状改变。骨骺生长板轻度增宽。股骨远侧干骺端中心凹陷，呈杯口状或扇贝样改变。手指骨短，以中位指骨最明显。远位指骨短罕见，但由于基底部宽而呈三角形（图 7-6-5、图 7-6-6）。肋骨略增宽，前端呈杯口状。椎体有增高的趋势。颅骨正常。

四、Schwachman 型

罕见，又称 Schwachman-Diamond 综合征，属常染色体隐性遗传。

【基本病理与临床】

主要临床表现是身材矮小，胰腺功能不全和血中性粒细胞减少。由于胰腺功能不全，婴儿长期腹泻，因而导致生长迟滞。经 CT 证实，胰腺功能不全系胰腺脂肪变性所致。血中性粒细胞减少为持续性的或为周期性的，并可合并血小板减少和贫血。

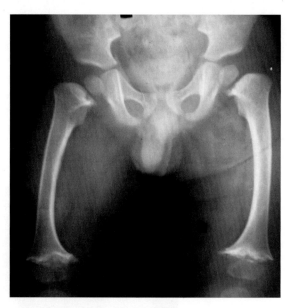

图 7-6-6 干骺端软骨发育异常（Mckusicik 型）

男，7 岁。身材矮小就诊，2 岁因巨结肠接受手术治疗。X 线平片示股骨远端干骺端增宽外展，松质骨不规则硬化，骺板增宽

【影像学表现】

X 线表现：长骨干骺端增宽而不规则，以股骨近侧干骺端表现得最明显。骨骺的生长板侧变为楔形，插入干骺端出现的三角形缺损区内。晚期，骨盆骨可出现大而平的髋臼，也可出现髋外翻畸形。由于骨骺滑脱又可导致髋内翻畸形。其他长骨干骺端的改变非常轻微。肋骨的胸骨端短而宽。脊椎终板轻度不规则，伴前缘轻度楔形变。

第七节 干骺端发育异常

干骺端发育异常（metaphyseal dysplasia）又称Pyle病（1931）。既往文献中曾用过家族性干骺端发育异常（familial metaphyseal dysplsia）和干骺端骨发育异常（metaphyseal osteodysplasia）等病名。

【基本病理与临床】

此病是一种罕见的干骺端塑形缺陷，属常染色体隐性遗传或显性遗传。由于干骺端缺乏正常吸收，因而导致干骺端扩张。患者有轻度四肢畸形。关节疼痛，活动受限，甚至发生骨折。有的患者合并轻度膝外翻、扁平足和小腿过长。触诊可发现干骺端增粗。

【影像学表现】

X线表现：长骨干骺端缺乏塑形，呈"啤酒瓶"状。干骺端区扩张，骨皮质菲薄，松质骨密度减低，有时出现横线。扩张干骺端的长度范围可达长管骨的1/3，甚至1/2。骨干中段略变细，皮质增厚，髓腔略变小。塑形缺陷可伴有骨干轻度弯曲。病变最常发生的部位是股骨远端和胫骨近端，其次为前臂骨和肋骨。指骨和锁骨也可发生同样的病变。坐耻骨的病变表现为坐耻骨扩张。如合并颅骨病变，则额骨、枕骨和颅底骨增厚，密度增加，下颌角加大，鼻窦和乳突缺乏气化，此时则称颅骨干骺端发育异常（craniometaphyseal dysplasia）（图7-7-1）。

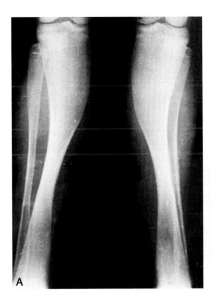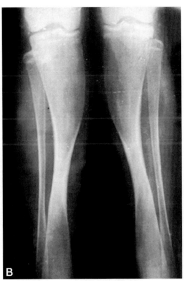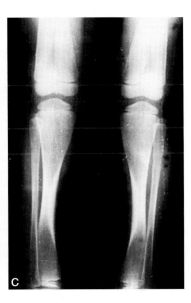

图7-7-1 干骺端发育异常

男，33岁。两小腿增粗、变弯多年，走路不便。X线平片示双侧胫骨两侧干骺端扩张，以近侧更明显，呈"啤酒瓶"状，皮质菲薄，松质骨密度减低，骨干明显变弯（A）。其两子女发病，X线表现类同（B、C）

第八节 骨骺干骺端发育异常

一、骨骺干骺端发育异常

骨骺干骺端发育异常（epiphyseometaphyseal dysplasia）是一组选择性地侵犯骨骺和干骺端的骨软骨发育异常。除假性软骨发育不全（也属于骨骺干骺端发育异常）外，还有几种侵犯脊椎比较轻或不侵犯脊椎的骨骺干骺端发育异常，包括 Blount 病。

【基本病理与临床】

骨骺干骺端发育异常的病变选择性地侵犯骨骺和干骺端，四肢短，脊椎、头颅正常，属常染色体隐性遗传。患儿生长缓慢，双下肢内翻，步态蹒跚。

【影像学表现】

X线表现：骨骺小而扁。邻近干骺端增宽，先期钙化带呈锯齿状或边穗状。邻近干骺端的骨质出现不均匀的透亮区。骨干短而粗。掌指骨也短粗。至成年，生长板闭合，干骺端的异常改变消失。骨干短粗。骨骺畸形仍保留（图7-8-1~图7-8-3）。

二、Blount 病

Blount 病也属骨骺干骺端发育异常，又称胫骨畸形性骨软骨病（osteochondrosis deformans tibiae），1937年由 Blount 首次报道。

【基本病理与临床】

病变仅限于胫骨近侧干骺端的内侧部分。组织学证明病变骨骺无缺血坏死表现，干骺端内侧孤立的骨块是不规则骨化所致。故此病应列为局限于胫骨近端的骨软骨发育异常。患儿小腿弯曲变形多数发生在1~3岁间。半数病例为双侧性的。

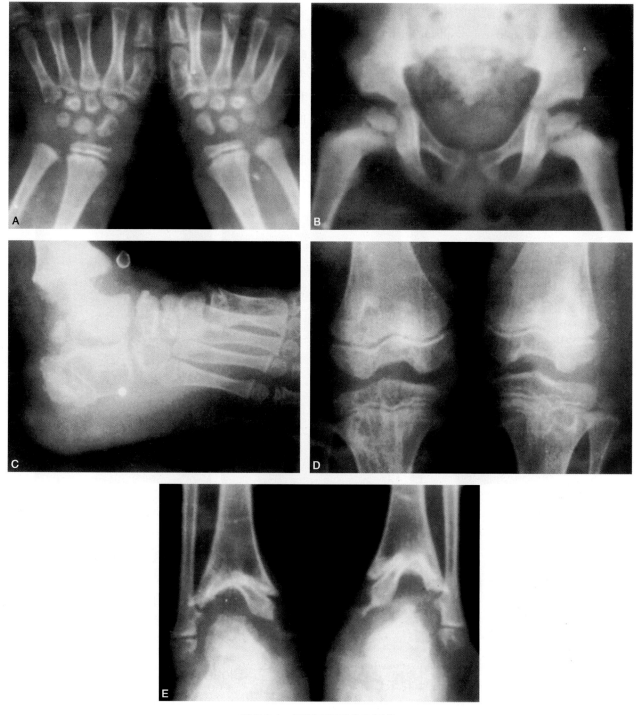

图 7-8-1　骨骺干骺端发育异常

女,7 岁。双足内翻,跛行。X 线平片:双腕骨骨化中心小。双桡骨远端骨骺小,干骺端先期钙化带模糊,其下方骨质
轻度硬化(A);双侧股骨头骨骺小,股骨颈先期钙化带不规则,其下方骨质不均匀骨化(B);足跗骨骨化不良,边缘不
规则。跖骨干骺端及骨骺正常(C);双侧股骨远端和胫骨近端骨骺扁平,边缘不规则,股骨远侧干骺端和胫骨近侧
干骺端均有不规则硬化(D);双胫骨远侧干骺端扩张,中心凹陷呈杯口状,骨骺仅内侧部分骨化,并与干骺端部分早
期联合(E)

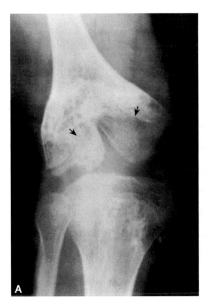
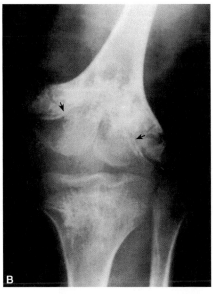

图7-8-2 骨骺干骺端发育异常

女,11岁。近5年来身材矮小,双膝外翻,关节疼痛。X线平片示双侧股骨和胫骨骨端增宽,双股骨干骺端呈"V"形凹陷,骨骺镶嵌并早期联合(小黑箭),骨骺发育不良。干骺端骨化不良,呈不均匀片状钙化

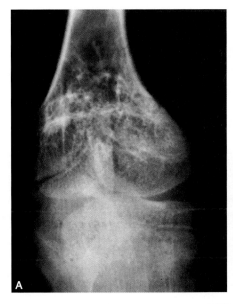
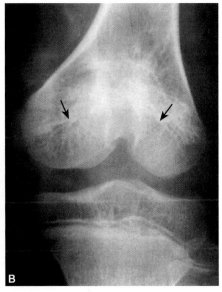

图7-8-3 骨骺干骺端发育异常

女,12岁。身材矮小。右膝内翻,活动受限。X线平片示双股骨和胫骨骨端扩大。双股骨干骺端呈"V"形凹陷(黑箭),骨骺镶嵌其中,干骺部分联合,干骺端骨纹紊乱,有斑点状或片状钙化。双股骨髁间窝加深

【影像学表现】

X 线表现:胫骨近端骨化中心内侧轻度变平,胫骨近侧骨端生长线不规则,生长线下方干骺端内侧有骨缺损和不规则骨块。晚期,胫骨近端骨骺轻度不规则,骺板内侧部外形不规则更明显,骨骺与干骺端间可有骨桥形成。胫骨向内侧倾斜,形成膝内翻畸形(图 7-8-4)。

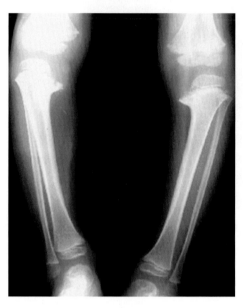

图 7-8-4　Blount 病

男,6 岁。自幼小腿弯,近 1 年加重。身高 94cm。血钙、血磷及碱性磷酸酶值正常。X 线平片示双侧股骨远端和胫骨近端骨骺小,干骺端扩张,以胫骨近侧明显。胫骨近侧干骺端不规则硬化,内侧明显,有不规则碎块及缺损区,并形成内刺向内侧突出。双胫骨明显内翻

第九节　脊椎骨骺发育异常

脊椎骨骺发育异常(spondylo-epiphyseal dysplasia)分早发性、晚发性和晚发性伴进行性关节病。早发性脊椎骨骺发育异常(spondylo-epiphyseal dysplasia congenita,SEDC)首先由 Spranger 和 Wiedmann(1966)将此病确立为独立的疾病,系常染色体显性遗传病;晚发性脊椎骨骺发育异常(Spondylo-epiphyseal dysplasia tarda,SEDT)长期以来被认为是 Morquio 病,直到 1957 年 Maroteaux 等人才将此病从 Morquio 病中分离出来,确立为一种独立的疾病。此病的遗传方式为 X 伴性遗传或常染色体显性遗传,男性多见;晚发性脊椎骨骺发育异常伴进行性关节病(spondylo-epiphyseal dysplasia tarta with progressive arthropathy,SDTPAP)由 Wynne-Davies 等于 1982 年首先报道,系常染色体隐性遗传。

一、早发性脊椎骨骺发育异常

【基本病理与临床】

发病年龄小,有的出生时即出现异常,为短躯干型侏儒症,有短颈、驼背、桶状胸、鸡胸和膝关节内外翻畸形等征象。有些病例可合并马蹄内翻足和腭裂。50%的病例有视网膜剥离和近视。

【影像学表现】

X 线表现:先天性脊椎骨骺发育异常的椎体可呈扁平形、楔状或轻度卵圆形,边缘不整。齿状突发育不良。长骨骨骺出现晚,骨化不规则。儿童期,股骨头骨骺出现晚,边缘不规则,呈扁平状或有节裂。股骨颈发育不良,伴髋内翻和髋臼扁平(图 7-9-1)。

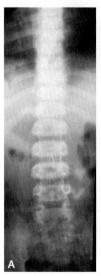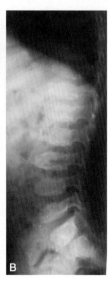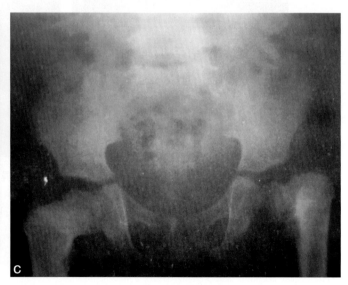

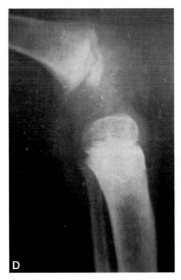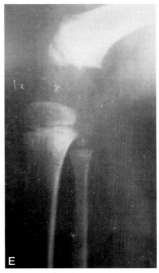

图 7-9-1　早发型脊柱骨骺发育异常

男,7 岁。出生时即有短颈和桶状胸。腰椎正侧位 X 线平片显示普遍性椎体变扁,前部明显,中后部上下缘呈驼峰状圆凸。椎间隙略变窄,椎弓发育正常(A、B);骨盆正位 X 线平片显示髂骨基底部较宽,股骨头较小,股骨颈短而不规则,左髋明显内翻(C);双膝关节侧位 X 线平片显示股骨远端骨骺小而不规则,干骺端增宽并硬化和骨赘形成(D、E)

二、晚发性脊椎骨骺发育异常

【基本病理与临床】

常在 5~10 岁开始出现生长迟缓,青春期后更为明显,表现为躯干短,胸骨突出,颈短。患者可有腰、背和四肢大关节疼痛,活动受限。头部和四肢长度正常。智力正常。生化检查无异常。

【影像学表现】

X 线表现:晚发性脊椎骨骺发育异常的脊椎为普遍性扁平椎,椎体前后径增加,椎间隙变窄。椎体(侧位观)中、后部凸出,而前部凹陷,使椎体似平放的"古花瓶"状。髂骨翼和骶骨发育小,坐耻骨相对较长。股骨头骨骺发育不良是最常见的征象,呈现扁平或节裂。髋臼外上缘发育不良,髋臼浅,关节面不整,常合并骨关节病改变。股骨内外侧髁平坦,髁间窝变浅,关节面失去其自然弧度。胫骨髁间隆起变钝甚至消失。足距骨滑车变平。有些病例,椎间盘和骶髂关节出现真空征;椎体上下缘中后部驼峰样隆起部硬化并融合;近列腕骨发育不良,并拥挤、移位(图 7-9-2、图 7-9-3)。

三、晚发性脊椎骨骺发育异常伴进行性关节病

【基本病理与临床】

常于 3~8 岁开始出现缓慢加重的腰骶部疼痛和四肢关节肿大、疼痛、活动受限和屈曲。身材矮小,以躯干短缩为主,指间距相对增宽。腰骶部压痛、活动受限,四肢关节肿大、压痛、活动受限、被动活动疼痛和轻度屈曲或内外翻畸形。四肢关节多对称受累,以髋关节最多见,其次为近侧指间关节、膝关节、肘关节、远侧指间关节、腕踝关节和肩关节。智力和性发育正常。

【影像学表现】

X 线表现:脊椎椎体普遍性变扁,横径和前后径增大,中后部上下缘呈驼峰状圆凸或呈楔形。椎体上下缘和环状骨骺边缘硬化不规则,椎体后缘浅弧形凹陷。椎间隙变窄,中后部明显。椎弓根变短致椎管前后径变小。腰椎曲度变直或侧弯。椎间小关节增生硬化。骨盆改变主要表现为骨盆狭小,骶髂关节和耻骨联合间隙增宽,关节面硬化并不规则。骶骨发育小,髂骨翼小而竖直。髋关节因髂骨基底部增宽变短致髋臼窝深大。关节间隙变窄,关节面硬化囊变,髋臼外上缘增生。股骨头(骨骺)和大小转子(骨骺)增大扁平,股骨颈粗短,颈干角增大或变小。偶见股骨干骺端不规则。肩、肘、膝和踝关节邻近骨骺、干骺或骨端增粗,骨质疏松,并可有轻度退变。腕关节除腕骨及相邻长骨骨骺、干骺增大外,常有关节面硬化、不规则及边缘尖角状增生突出和关节间隙不同程度变窄。手足管状骨骨质疏松,骨骺、干骺和骨端亦增大,边缘可呈尖角状向侧方突出。关节面硬化且不规则,关节间隙不同程度变窄,多见于近侧指间关节。少数有关节屈曲和内外翻畸形(图 7-9-4、图 7-9-5)。

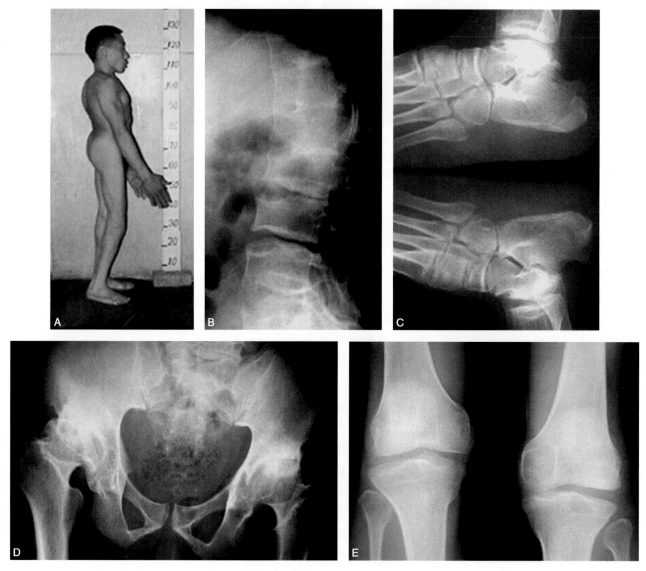

图 7-9-2 晚发性脊椎骨骺发育异常

男,30岁。因身材矮小而就诊。7岁时身高与同龄儿童等高。以后生长缓慢,近17~18年来不再长高。外观照片:患者身高130cm,颈和躯干短,胸骨突出,四肢长度正常,属短躯干侏儒症(A);X线平片示椎体扁平,前后径增大。椎体上、下缘中央部分凸出,前部凹陷,使椎体呈平放的"古花瓶"状。椎间隙变窄(B);双距骨变扁,滑车扁平而不规则(C);双股骨头扁平、增宽,股骨颈变短,髋臼浅,合并双髋创伤性关节病(D);双股骨髁变平,髁间窝变浅,双胫骨髁间隆起变平(E)

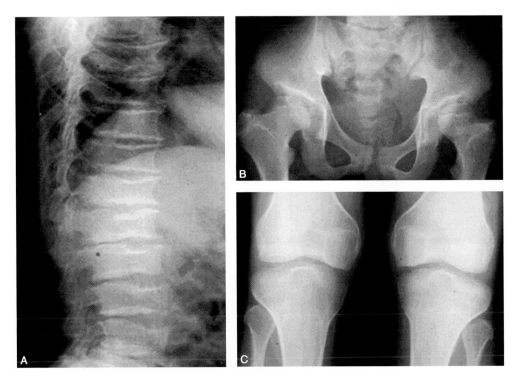

图 7-9-3　晚发性脊椎骨骺发育异常
因身材矮小而就诊,无明显症状。体检发现躯干短,四肢长短正常。X 线平片示椎体扁平,椎间隙变窄(A);双侧股骨头扁平,双髋臼角加大(B);双侧股骨髁变平,髁间窝变浅,双胫骨髁间隆起变平(C)

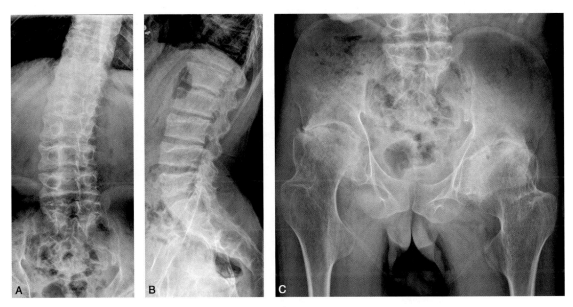

图 7-9-4　晚发性脊柱骨骺发育异常伴进行性关节病
男,21 岁。身材矮小,脊柱侧弯就诊。腰椎正侧位 X 线平片显示脊椎椎体普遍性变扁,前 1/3 略明显,椎体上下缘不规则,椎体后缘浅弧形凹陷。椎弓根变短致椎管前后径变小。椎间隙变窄,中后部明显。腰椎曲度变直并侧弯(A、B)。骨盆 X 线正位平片显示骨盆狭小,骶骨发育小,髂骨翼小而竖直。髂骨基底部增宽,髋臼窝深大。股骨头和大小转子骨骺增大,股骨颈粗短,颈干角增大。髋关节间隙变窄,关节面硬化囊变,髋臼外上缘增生(C)

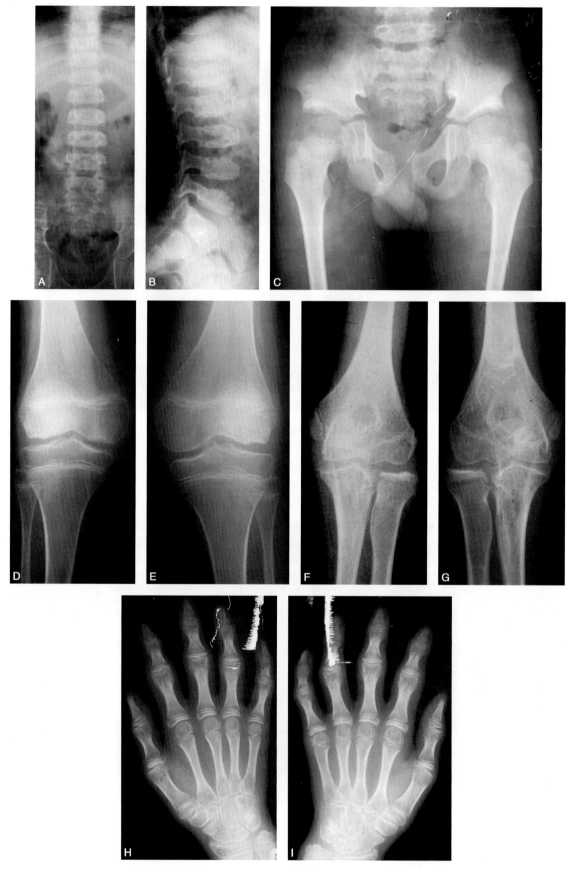

图 7-9-5　晚发性脊柱骨骺发育异常伴进行性关节病

男,12 岁。髋膝肘关节疼痛,手部关节进行性肿大 6 年余。腰椎正侧位 X 线平片显示脊椎椎体普遍性变扁,横径和前后径增大,中后部上下缘呈驼峰状圆凸,椎体上下缘略不规则。椎间隙变窄,中后部明显(A、B)。骨盆 X 线正位平片显示骨盆狭小,骶髂关节和耻骨联合间隙增宽。骶骨发育小,髂骨翼小而竖直。髂骨基底部增宽变短致髋臼窝深大,髋臼外上缘关节面硬化、不规则。股骨头和大小转子骨骺增大,股骨颈粗短,颈干角增大(C)。膝、肘关节正位 X 线平片显示关节邻近骨骺和干骺增粗,关节面不规整或部分硬化(D~G)。双手及腕关节正位 X 线平片显示轻度骨质疏松。腕骨及手足管状骨骨骺、干骺或骨端增大,关节面硬化,关节间隙不同程度变窄。腕骨部分边缘尖角状突出(H、I)

第十节　脊椎干骺端发育异常

脊椎干骺端发育异常（spondylometaphyseal dysplasia）又称脊椎干骺端骨发育不全（spondylometaphyseal dysostosis），由 Kozlowski（1967）首次报道。他将伴有扁平椎的 Schmid 型干骺端软骨发育异常命名为脊椎干骺端发育异常。此病为常染色体显性遗传。

【基本病理与临床】

主要临床特点是短躯干型侏儒症。患儿在两岁左右出现生长缓慢，身材矮小。躯干短，步态蹒跚。髋关节活动轻度受限。部分患儿出现脊柱侧弯伴有进行性驼背和胸骨突出。有的关节出现畸形。智力正常。

【影像学表现】

X 线表现：主要表现为扁平椎和长骨干骺端软骨骨化异常。

普遍性扁平椎：椎体高度缩小，前后径和宽径加大。侧位上，椎体前缘呈舌状前伸。前后位上，椎弓根间距增宽，以胸椎较为明显。椎体终板不规则，有时伴有程度不同的脊柱侧弯和后凸畸形（图 7-10-1、图 7-10-2）。

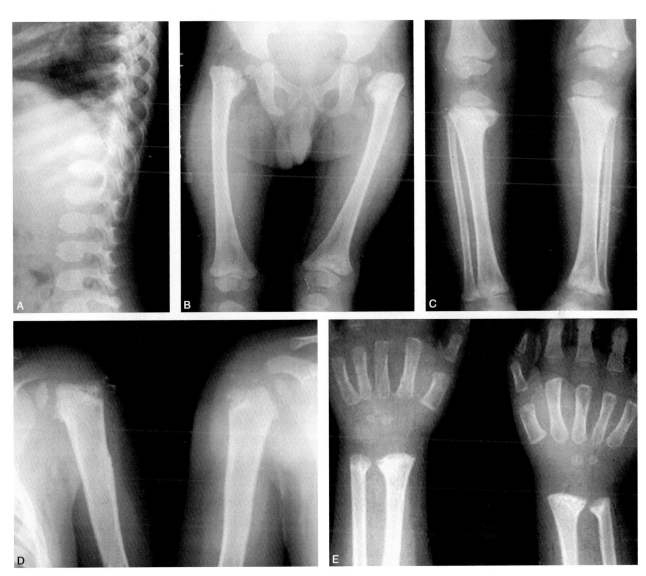

图 7-10-1　脊椎干骺端发育异常

男，5 岁。自幼生长缓慢。腰椎 X 线侧位片示椎体前部轻度舌状突出，胸腰交界段椎体变扁增长（A）。四肢 X 线正位片示长骨干骺端增宽、不规则。先期钙化带模糊不清，相邻松质骨密度不均匀，双侧股骨颈轻度内翻。双侧肱骨头骨骺变小。双腕骨骨化略延迟，发育小（B～E）

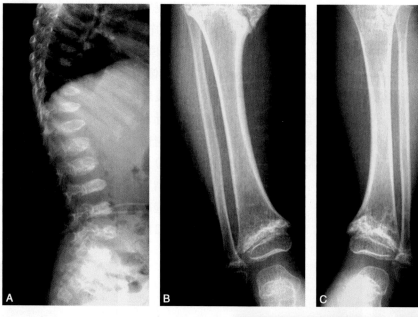

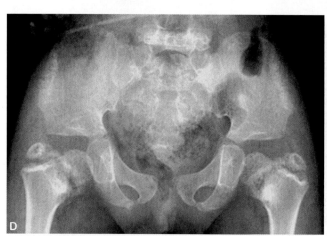
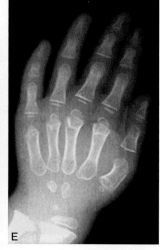
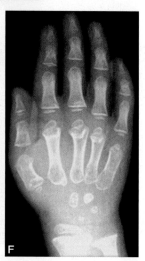

图 7-10-2 脊椎干骺端发育异常

女，4岁半。双膝内翻，身高92cm。X线平片显示椎体扁平，有中央舌(A)。胫骨远近干骺端和掌骨干骺端明显骨化不良，干骺端增宽、骺板侧不规则，并部分凹陷。双踝内翻(B~F)

长骨干骺端骨化异常：干骺端增宽而不规则。先期钙化带模糊不清，其下方骨化不均匀，有横带状硬化，以股骨颈表现为最明显。

骨骺的改变：长骨骨骺一般无明显变化，少数可出现骨骺轻度变小或变扁。

骨盆的改变：髂骨翼短而不规则。髋臼变平。坐骨切迹窄。股骨颈短而宽，颈干角小，出现髋内翻畸形。

腕骨和跗骨骨化延迟，发育小而轮廓不整。手足短骨增粗，有时出现锥形骨骺。

第十一节 肢端发育不全

肢端发育不全(acrodysostosis)又称肢端发育异常(acrodysplasia)和周围型骨发育不全(peripheral dysostosis)。病变只限于手和足的骨骺和干骺端，患者关节肿胀，活动受限，数指轴向倾斜。身高低于平均身高。

【影像学表现】

X线表现：指骨短。骨骺畸形，结构不规则，密度略高，锥形骺常见。干骺端轻度不规则，有些凹陷或形成"V"形，骨骺陷入其中。干骺早期联合。指节短粗，2~4指中位指节是易受累部位。干骺联合后，指骨基底呈"V"形凹陷。腕骨出现早。

手部病变并发股骨头骺病变的应诊断为多发骨骺发育异常。

肢端发育异常并发面部改变的患者，除手足极短外，并发异常面容，智力低下和肥胖。患者手极短，掌上位呈茶托样。鼻梁低。眼距宽。鼻子小。下颌牙齿突出。口常开。

假性甲旁减患者具有上述手部同样的改变，但钙磷代谢无异常改变(图7-11-1)。

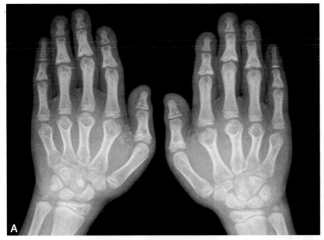
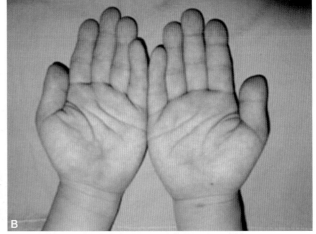
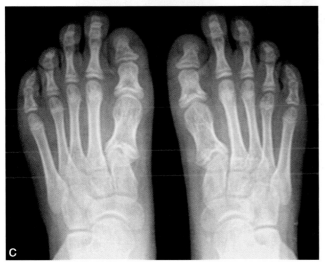
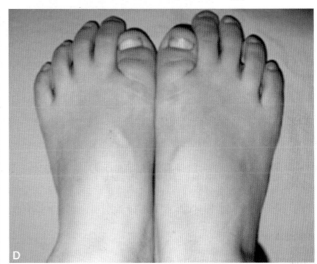

图 7-11-1　肢端发育异常
手中位指节短,基底凹陷。足第一趾短粗

第十二节　肢端肢中段发育异常

肢端肢中段发育异常(acromesomelic dysplasia)首先由 Maroteaux 等(1971)报道。患儿出生时或生后数月即能发现前臂和小腿短。成人身高不及1.2m。手短而宽,似碟状。

【影像学表现】

X 线表现:指骨节呈方形。骨骺正常。尺骨短。桡骨弯。半数患者合并桡骨小头半脱位。

第十三节　肢中段发育异常

肢中段发育异常(mesomelic dysplasia)是一组选择性地侵犯四肢中段[前臂骨和/或小腿骨]的骨软骨发育异常,也称作肢中段侏儒症。它有许多类型:

一、Langer 型(1967)

是尺骨、腓骨和下颌骨发育不良型。其特点是严重的短肢,选择性地侵犯前臂和小腿,以前臂尤为明显。尺桡骨极短,伴桡骨弯曲变形。腓骨可完全缺如。手和足的短骨一般不受累。下颌骨发育不良(小下颌)不经常出现(图 7-13-1)。

二、Nievergelt 型(1944)

特点是双侧胫腓骨极短,两骨中段呈疣状向外侧突,使腓骨呈三角形。此型也可侵犯前臂骨,出现桡骨小头半脱位和上尺桡关节联合,也可合并短指畸形、弯指畸形和腕、跗骨联合。

三、Robinow 综合征(1969)

特点是肢中段短合并严重的脊椎分节紊乱,还可合并眼距宽、鼻子短、面部平坦和外生殖器小等征象。

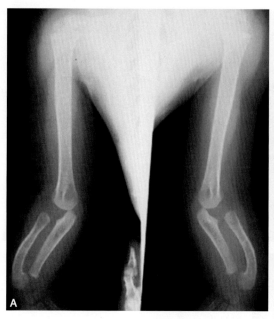
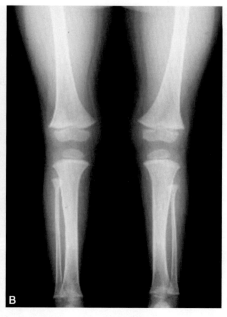

图 7-13-1　Langer 型肢中段发育异常

男,3 岁。出生后,发现患儿双侧前臂短而弯曲,随年龄增长而越发明显。双侧小腿也较短。X 线平片:尺桡骨明显地比肱骨短,桡骨变弯(A)。双侧胫腓骨较股骨短(B)

四、Reinhardt-Pffeiffer 型(1967)

特点是前臂和小腿骨短而弯,伴有程度不同的腕骨和跗骨联合。

五、Werner 型(1915)

罕见,其特点是胫骨发育极差。胫骨短而粗,呈块状。胫腓近侧关节脱位。对称性多指、趾畸形和拇指缺如(图 7-13-2)。

六、软骨骨生成障碍

软骨骨生成障碍(dyschondrosteosis)由 Léri 和 Weill(1929)首先报道,是一种罕见的肢中段骨发育异常。其特点是前臂极度发育不良,桡骨变弯,尺骨短,桡腕关节的改变似 Madelung 畸形(图 7-13-3)。其他长骨中可见胫腓骨变短,胫骨内侧塑形不良和出现外生骨疣。肱骨头呈轻度斧样畸形。严重的病例还出现长骨增粗、髋外翻和肘外翻,双侧掌骨、跖骨变短,远位趾骨可出现锥形骨骺。颅骨、脊柱、骨盆正常。

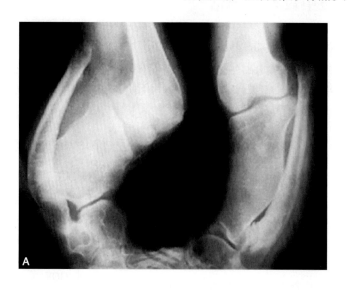

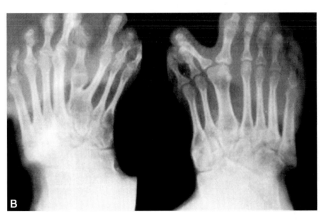
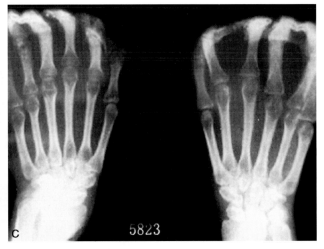

图 7-13-2　Werner 型肢中段发育异常

女,21 岁。生后即发现双小腿短而弯,双足多趾,双手多指、并指。身高 128cm。双小腿短粗,呈"O"形。双足均有 8 趾。双手均为 6 指,有蹼,末节屈曲。双手均缺少拇指,桡侧手指只能屈曲,不能做对指活动。患儿的母亲为多指、并指畸形。其妹右手中、示指并指。X 线平片:双胫骨短粗呈块状。双腓骨长而弯,腓骨小头外上方脱位(A)。双侧不完全性双足畸形即严重型多趾畸形(B)。双手多掌、指骨畸形,拇指缺如(C)

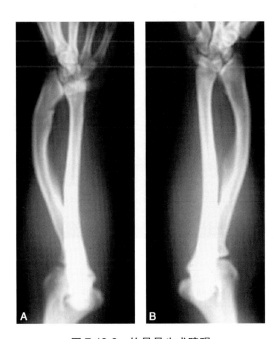

图 7-13-3　软骨骨生成障碍

X 线平片:双侧桡骨弯曲变形。桡骨远侧关节面倾斜度加大,使桡腕关节呈"V"形

第十四节　肢根性发育异常

众所周知,近位肢体短或根性短肢(rhizomelia)是多数已知侏儒症的特征。另外,在一些罕见的发育异常综合征中可见明显的根性短肢。从背后观察,根性短肢最明显。

Kozlowski 等人(1974)报道了 2 例婴儿具有根

性短肢,肱骨远端分叉,肘关节半脱位,椎体冠状裂,马蹄足和先天性心脏病等特征。兄妹两人同母异父。遗传方式系常染色体显性遗传。

第十五节　弯肢发育异常

弯肢发育异常(campomelic dysplasia)又称弯肢侏儒症和弯肢综合征,是一种除累及骨骼外,还累及中枢神经系统、肾脏和心脏等多种系统的全身性发育异常。

大多数患儿在出生后即出现小腿和大腿前弓伴胫前皮肤酒窝征。酒窝征是一种特殊表现,而且是经常出现。此外,还可伴有中等度肢中段短肢、马蹄内翻足、跟骨外翻和全身肌张力低下。头大属长头型,伴有鼻梁低、小嘴、小下颌、腭裂和耳位异常。胸部狭窄呈钟状。遗传方式未定。

【影像学表现】

X 线表现:本病最明显的特点是胫骨中段和股骨中段前弓。其次是肩胛骨和腓骨发育不良。胫骨近端、股骨远端骨骺和跟骨继发骨化中心骨化不全或缺如。髋脱位和马蹄内翻足较常见。上肢受累比下肢轻。上肢轻度弯曲伴桡骨远端发育不良,常伴肘关节脱位。骨盆狭窄,髂骨竖长,髋臼浅。多数脊椎骨化中心出现晚。有的患者出现气管狭窄。部分患者,皮肤酒窝征的底部与弯肢凸出部之间有致密的纤维索条相连(图 7-15-1)。

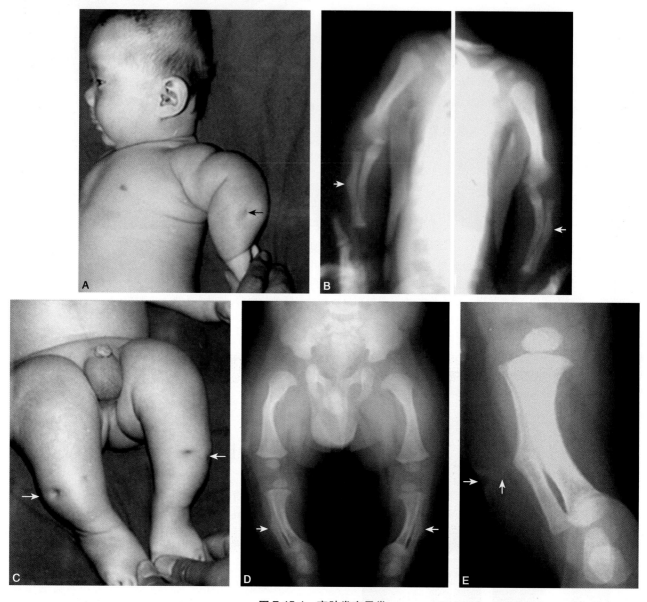

图 7-15-1 弯肢发育异常

男,5 个月。生后即发现双下肢弯曲。双亲非近亲婚配,生 3 胎,第 2、3 胎正常。X 线平片:双侧股骨胫骨弯曲,凸向前外侧。胫腓骨短而弯,腓骨腓侧皮质局限性增厚,呈尖角状,与皮肤酒窝征底之间有纤维索条相连(B、D、E,白箭)。双侧尺桡骨骨干粗细不均,左侧桡骨略向外凸(B,C)。外观照片:双侧肘关节及膝关节的外侧皮肤均出现局限性圆形凹陷,即酒窝征(箭)(A,C)

第十六节 骨干发育异常

骨干发育异常(diaphyseal dysplasia)是一种累及长骨骨干的对称性硬化性发育异常,首先由 Cockayne(1920)报道,接着由 Camurati(1922)和 Engelmann(1929)报道,故又称做 Camurati-Engelmann 病,或 Engelmann 病。Neuhauser(1948)将此病命名为进行性骨干发育异常(progressive diaphyseal dysplasia)。体质性骨病国际命名(1977)改为现病名。此病为常染色体显性遗传,多在婴幼

儿和青少年时发病。病变除累及四肢长骨外,还侵犯颅骨和锁骨,但侵犯脊柱、掌骨、跖骨、肋骨和髂骨者少见。

Hundley(1973)等根据 70 例统计,发病年龄为 3 个月~57 岁,多见于 4~10 岁。幼儿学会走路晚,步态蹒跚,肌力低,易疲劳,不愿意或不能跑。大部分患儿到 10 岁以后渐变为正常。智力正常。约有 1/3 病例受累肢体出现轻微疼痛,无其他不适感。患者四肢较长,常伴有肌萎缩和营养不良。少数患者有头疼症状。血清碱性磷酸酶和血红细胞沉降率升高。

【影像学表现】

X 线表现:婴幼儿四肢各长骨骨干的骨皮质不均匀增厚,骨干变粗,髓腔变窄。骨骺不受累。儿童生长期,病变进展较快。至成年,骨皮质明显增厚且变均匀,并向两侧干骺端扩展,但不累及骨端。少数病例增厚的皮质松变,类似畸形性骨炎,但程度较轻,无骨的弯曲变形。颅骨穹窿和颅底骨常受累,致使颅骨穹窿增厚。侵犯下颌骨、肋骨、掌跖骨、脊柱和髂骨者罕见。成年后,病变趋于稳定,进展缓慢。有的病例伴有下颌骨增宽、膨大和双侧锁骨中近段膨大变形,骨皮质及骨膜增厚(图 7-16-1~图 7-16-7)。

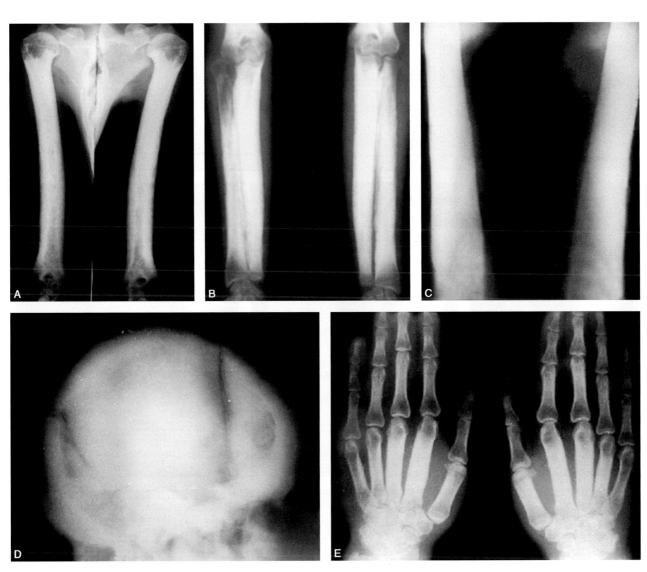

图 7-16-1　骨干发育异常

男,57 岁。17 岁时因四肢骨增粗而就诊。患者四肢骨增粗,头大,曾多次更换较大号的帽子,当时戴头围为 64cm 的帽子。本组 X 线平片为患者 31 岁时所摄,骨干硬化较 17 岁时稍加重。患者除步态蹒跚和双膝疼痛外,无其他不适。其配偶健康,非近亲结婚,生一女、一男,均患本病。X 线平片:双侧肱骨(A)、双侧尺桡骨(B)、双侧股骨(C)、双侧胫腓骨均表现为对称性骨皮质增厚,骨干增粗,髓腔变窄或消失,骨端不受累。双侧尺桡骨间隙消失(B)。双肩关节轻度内翻,肱骨干轻度内凸(A)。颅骨穹窿增厚,板障消失。颅缝不受累,表现为低密度的线条状影。颅底骨和下颌骨硬化(D)。掌骨皮质的增厚和长骨的表现相似,不侵犯骨端,以第 2,3 掌骨硬化较显著(E)

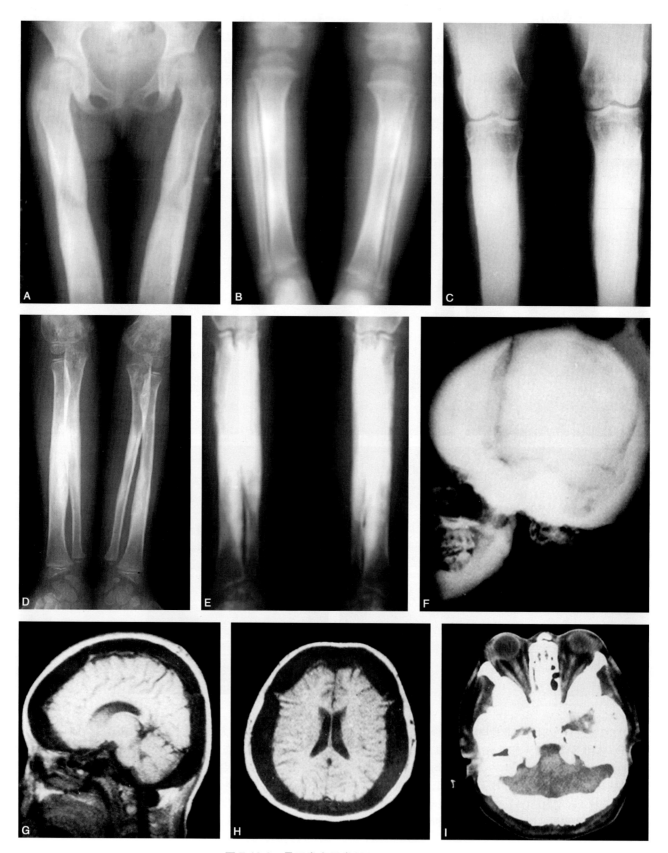

图 7-16-2 骨干发育异常(图 7-16-1 之女)

女,23 岁。患者自幼为鸭子步态。现有一过性颅内压升高表现。随访 15 年。X 线平片(8 岁):双股骨(A)、双胫腓骨
(B)和双尺桡骨(D)的骨干均出现对称性骨皮质不均匀增厚,骨干增粗,髓腔不均匀变窄,而颅骨穹窿和颅底正常。15
年后(23 岁)X 线平片复查显示各长骨干明显增粗,皮质增厚,髓腔闭塞。骨硬化向两侧干骺端扩展,但不累及骨端(C、
E)。颅骨平片及颅脑 MRI:颅骨明显增厚。颅缝处增厚不明显,故颅缝显示清晰。MRI 显示冠状缝处脑组织呈犄角样
向两侧突出,为冠状缝增厚不明显所致(F~H)。颅底 CT 平扫:颅底骨普遍性增厚(I)

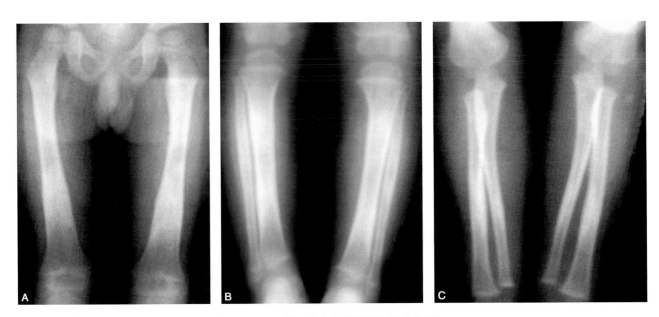

图 7-16-3 骨干发育异常(图 7-16-1 之子)

男,3 岁。步态蹒跚。余无异常。X 线平片:双侧胫腓骨骨干的皮质对称性不均匀增厚,骨干增粗,髓腔不均匀变窄,干骺端尚未波及

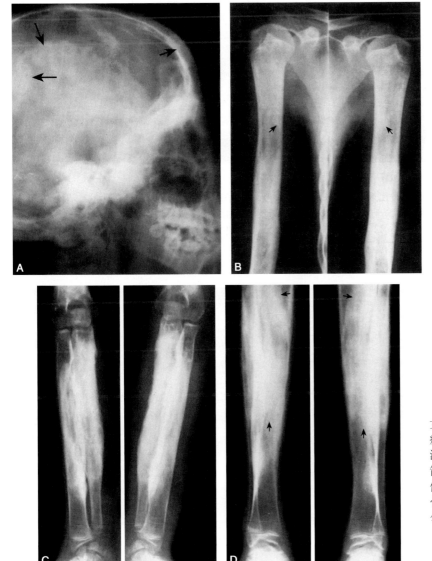

图 7-16-4 骨干发育异常

女,17 岁。8 岁时即感觉走路不稳,易疲乏,逐渐加重。近几年前臂和小腿逐渐增粗。X 线平片:颅骨穹窿(大黑箭)及四肢长骨皮质有不均匀性硬化,使骨干有不规则增粗(A~D)。双侧肱骨髓腔及双侧胫骨髓腔内呈对称性均匀骨化(小黑箭)(B、D)

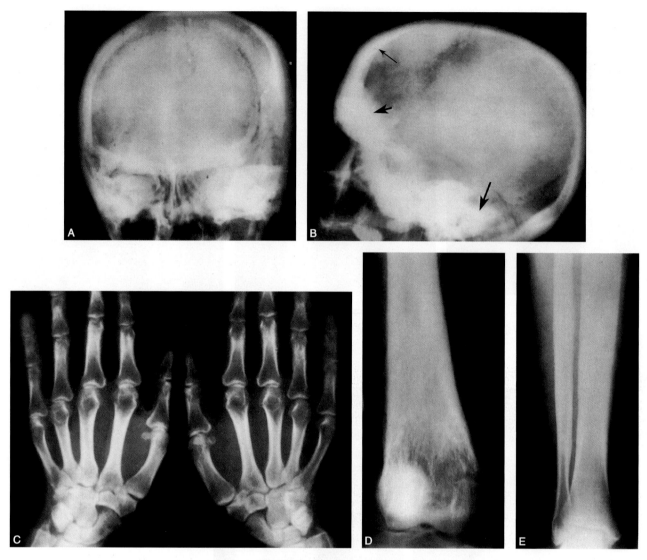

图 7-16-5 骨干发育异常

男,58 岁。多年来四肢无力、疼痛,逐渐加重。双下肢逐渐增粗。一女和一子患有同样疾病。X 线平片:A. 颅骨穹窿硬化,双岩骨硬化,内听道不清;B. 颅骨侧位片清晰显示颅骨硬化,板障消失(细黑箭)。前颅窝及额窦硬化,窦腔消失(粗短黑箭)。乳突硬化,乳突气化消失(粗长黑箭)。颅底包括蝶窦、筛窦及上颌窦都均匀硬化;C. 双手第 2~4 掌骨有不同程度的硬化;D,E. 股骨、胫骨和腓骨的皮质增厚硬化,但未波及骨端

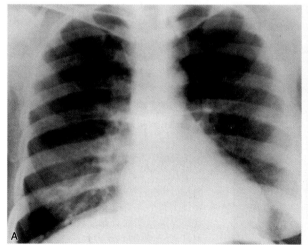

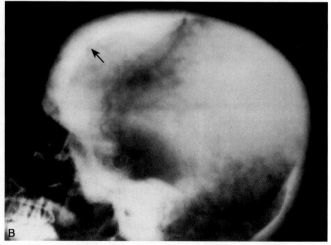

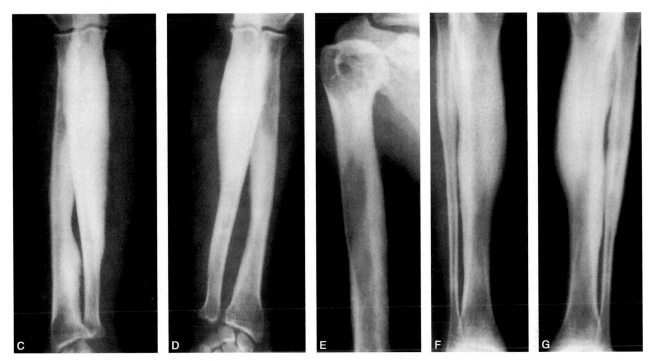

图 7-16-6　骨干发育异常（图 7-16-5 之女）

女，30 岁。患者 12 岁即感觉四肢疼痛。20 岁月经初潮。前臂旋转受限。四肢骨增粗。X 线平片：双侧肋骨及锁骨尚正常（A）。颅骨穹窿及颅底有不同程度的硬化，以额骨（黑箭）和颅底硬化增厚较明显，额窦及蝶窦消失（B）。双侧尺桡骨、肱骨及双侧胫腓骨的骨皮质均有程度不同的增厚和硬化，致使髓腔变窄和骨干增粗，以尺骨的近端尺侧和胫骨近端的胫侧更为突出（C~G）

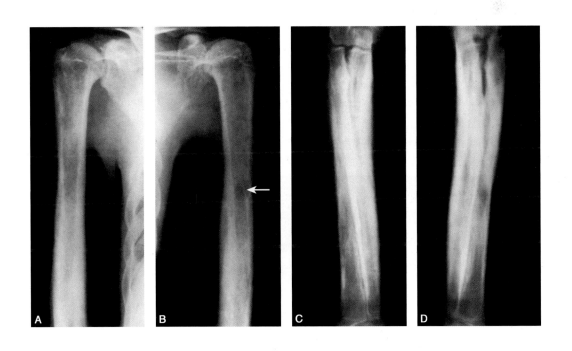

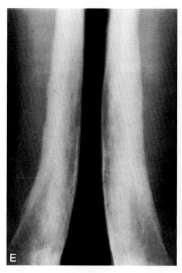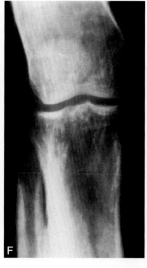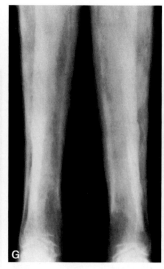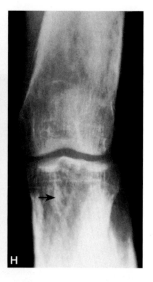

图 7-16-7　骨干发育异常（图 7-16-5 之子）

男，20 岁。患者 6 岁时即感觉全身无力和疼痛。现全身肌肉萎缩，走路不稳。智力正常。X 线平片：四肢长骨骨干皮质不规则增厚，致使髓腔变窄，骨干增粗，骨端不受累（A～H）。左肱骨干髓腔内有一圆形透亮区（白箭），皮质内面骨质吸收，考虑为纤维结缔组织（B）。左股骨远侧及胫骨近侧干骺端骨小梁明显减少，为发育期成骨障碍所致。并见干骺端有粗大索条状骨结构（黑箭）（H）

第十七节　骨内膜骨增生症

骨内膜骨增生症（endosteal hyperostosis）一般系常染色体隐性遗传疾病，van Buchem（1955）首次以家族性泛发性皮质增生症（hyperostosis corticalis generalisata familiaris）的病名报道。Worth 和 Wollin（1966）报道了更罕见的常染色体显性遗传型。Gorlin 和 Glass 建议将 Worth 病命名为常染色体显性遗传性骨硬化症（autosomal dominant osteosclerosis）。在临床和 X 线检查上，van Buchem 病和 Worth 病稍有不同，后者较轻。两者的病理改变均为骨内膜成熟的板状新生骨形成，髓腔狭窄。

患儿多在 10 岁左右发病，下颌和额部增大、变形，锁骨增宽。由于颅神经孔变小，常出现面神经麻痹和耳聋。少数患者出现视力障碍。鼻梁增宽和鼻塞多见于 van Buchem 病，而腭隆凸（torus palatinus）则常见于 Worth 病。化验室检查一般无异常，仅 van Buchem 病偶有血碱性磷酸酶升高。

【影像学表现】

X 线表现：病变广泛累及颅底骨、颅骨穹窿、下颌骨、肋骨、四肢长骨和骨盆骨。受累长骨骨内膜有新生骨形成，髓腔狭窄或消失。骨干外径不加大，不累及骨骺。下颌骨骨质增生、变宽。颅骨穹窿内外板增厚硬化，板障消失。极少数病例鼻窦发育不全。晚期，肋骨和锁骨也硬化。脊椎的棘突增生硬化，椎体硬化轻微。骨盆骨，特别是髋臼也出现轻微硬化。van Buchem 病还可形成骨膜疣（periosteal excrescence），而 Worth 病尚无此报道（图 7-17-1）。

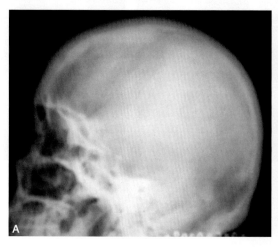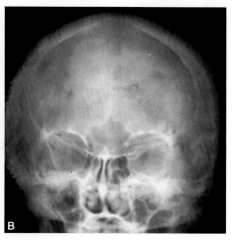

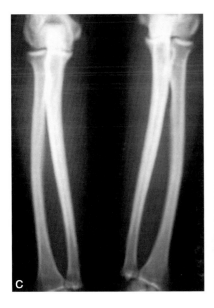
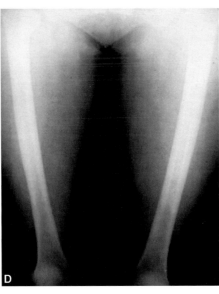
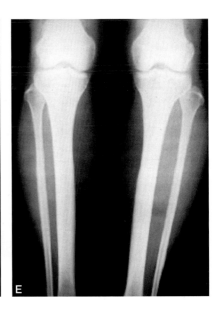

图 7-17-1　van Buchem 病

女,45 岁。除间断性头疼 8~9 年外,无其他不适。现在患者能正常工作。X 线平片:颅骨穹窿内板内膜增生,使颅骨穹窿略增厚并硬化,板障消失(A、B)。掌指骨皮质增厚,髓腔变窄,但外形无改变。双侧尺桡骨、双侧股骨和双侧胫腓骨均为对称性骨皮质均匀性增厚和硬化,髓腔变窄,但骨外形无改变(C~E)

第十八节　厚皮性骨膜病

厚皮性骨膜病(pachydermoperiostosis)又称骨皮肤病(osteodermatopathia)和 Touraine-Solente-Gole 综合征,为常染色体显性遗传。

发病年龄在 3~38 岁之间,多数在青春期发病。病变进展缓慢,10 年左右趋于稳定。小腿和前臂的皮肤呈粒状增厚。手和足的远端表现为明显的杵状指(趾)。头皮和面部皮肤粗糙伴有松垂的皱褶,特别在头皮呈脑回状,且常伴有皮脂溢出,即溢脂症(seborrhea)。一般无自觉症状,少数患者

有关节炎和神经肌肉症状。完全型的综合征是由厚皮、骨膜炎和脑回状头皮组成,不完全型不侵犯头皮。

【影像学表现】

X 线表现:主要表现为长骨皮质增厚和硬化,骨髓腔变窄,骨干增粗;尺桡骨和胫腓骨有明显的骨膜反应;手(足)近位和中位指(趾)骨皮质增厚和硬化,而远位指(趾)的软组织有明显增厚,但骨不受累。而 Guger(1978)等报道的四例有不同程度的肢端骨质溶解。我们发现的两例均有颅骨穹窿菲薄,颅缝宽广和颅骨骨化不良等表现。骨化不良的颅骨周围有多数骨岛(图 7-18-1)。

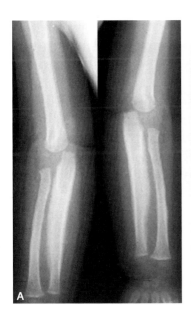
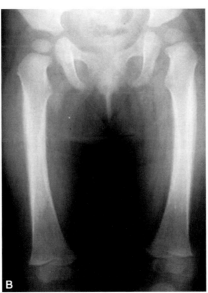
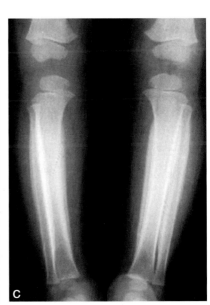

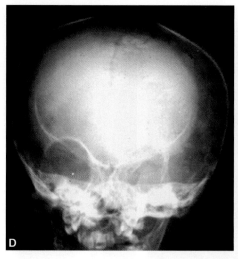
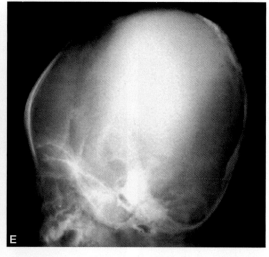

图 7-18-1　厚皮性骨膜病（不完全型）

女,1 岁 5 个月。生后即发现杵状指。体检发现前囟未闭,两小腿增粗,皮肤增厚,双手(足)指(趾)远端呈杵状。血钙 2.38mmol/L,血磷 1.42mmol/L,碱性磷酸酶 1.3μmol/L。X 线平片:双肱骨、尺桡骨、股骨和胫腓骨出现对称性骨外膜增生,骨皮质增厚,骨干增粗,有的髓腔稍变窄(A,B,C)。颅骨穹窿骨化不良,颅骨菲薄,周围形成多个骨岛,颅缝宽广,前囟硕大(D,E)。双手指端软组织增厚呈杵状。双手短管状骨正常

第十九节　软骨外胚层发育异常

软骨外胚层发育异常(chondroectodermal dysplasia)又称 Ellis-van Creveld 综合征,是软骨和外胚层联合发育异常。主要特征为牙齿、指甲发育异常、多指畸形、膝外翻和先天性心脏病。遗传方式为常染色体隐性遗传。

手足多指(趾)畸形、指(趾)甲发育不良和先天性心脏病为出生时即可辨认的特征。患儿为轻度短肢型侏儒,以中远段明显。手小,指短粗。双手足均出现轴后多指(趾)。指甲小而不规则,常凹陷呈勺状。1/3 患儿在生后 1 个月内牙齿过早萌出,但牙齿生长得慢,小而不规则,牙间隙加宽。严重者牙齿完全缺如。有时出现上唇龈系带或龈唇沟消失。有时

出现上唇裂(兔唇)。大约 2/3 患儿患有先天性心脏病,以房间隔缺损最常见。1/4 的患儿出现性器官异常,包括尿道上裂、尿道下裂、外生殖器官发育不良和隐睾。胸廓正常或略狭窄。头、脊柱和智力正常。存活的患儿身高可达 1.35m,比软骨发育不全患儿身材略高。

【影像学表现】

X 线表现:长骨短而粗,以小腿骨和前臂骨明显,属肢中段短肢。由于尺骨短而导致桡骨小头脱位。尺骨近端和桡骨远端增粗。双手出现对称性轴后(尺侧)多指。全手中位指骨短而粗,干骺端凹陷伴锥形骨骺。远位指骨变细而尖。远侧腕骨可出现第五腕骨,与第 5 或第 6 掌骨相关节。生长期的最大特点是头、钩腕骨联合。足的短骨改变与手骨相似,但程度较轻,约有 1/4 的患儿出现轴后多趾(图 7-19-1)。

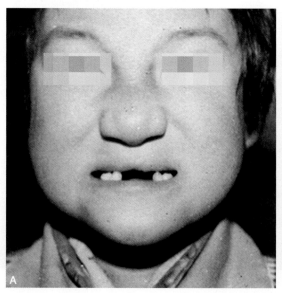
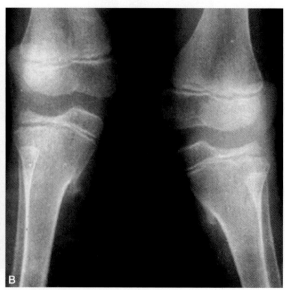

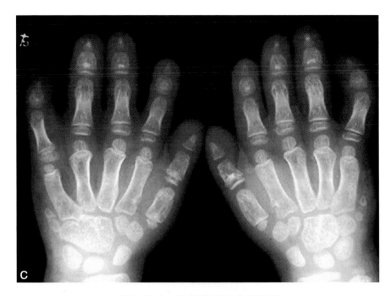

图 7-19-1 软骨外胚层发育异常

女,6 岁。自幼双膝外翻,轻度唇裂,牙齿生长不好,双手多指(多指已切除),手指短粗,双足也为多趾。其兄也为多指,弟妹正常。患儿姑奶奶的 3 个儿子均为多指畸形。A. 外观照片:牙齿发育不良。B、C. X 线平片:双侧胫骨近端骨骺外侧出现深压迹,导致双侧膝外翻,以左侧较明显。双侧胫骨近侧干骺端塑形不良,内侧有对称性小骨疣。双手中位指骨短粗,远位指骨细而尖。腕头骨和钩骨联合。远侧腕骨出现第 5 腕骨。尺侧显示轴后多指手术切除后之残留掌骨

婴儿的骨盆小,髂骨呈小方形。髋臼顶呈水平状,内侧略外凸,内、外缘出现骨刺。许多婴儿股骨头骨骺早期骨化。生长期儿童,胫骨近端骨骺发育不良,仅见骨骺内侧骨化,而外侧部分出现得晚,结果导致胫骨外侧平台成角,关节面内侧斜面短而外侧斜面长。成熟后,胫骨外侧关节面平台出现深的压迹,导致严重的膝外翻。

胸廓正常或略狭窄。肋骨短而平。头颅、脊柱正常。

第二十节 发鼻指发育异常

发鼻指发育异常(tricho-rhino-phalangeal dyspla-sia)也称作发鼻指综合征,是一种少见的软骨和外胚层同时并存的发育异常,属常染色体显性遗传。主要表现为毛发稀少、鼻和手发育异常。因体征明显,较易诊断。

患者毛发稀少、干涩而无光泽,生长缓慢。鼻根部宽而平坦,鼻骨过长,两侧鼻翼较小,致使鼻尖呈梨形,两侧鼻孔朝向侧前方。双手(足)短小,近位指间关节粗大而弯曲畸形。此外,还可合并其他发育异常,如髋关节和颅面骨发育异常,以及脊柱侧弯和多发性外生骨疣。患者身材略矮,智力一般正常,偶有精神迟钝表现。Alvin曾报道一个家族四代人中有 16 例为发鼻指发育异常。

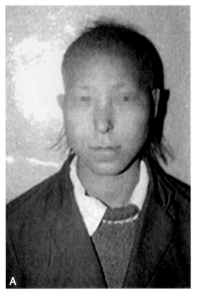
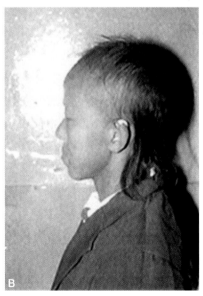

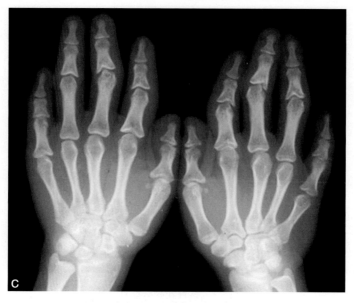

图 7-20-1　发鼻指发育异常

女,20 岁。自幼头发稀少,双手短小,手指弯曲畸形,近位指间关节粗大,第 2~4 指向尺侧偏斜,以中指弯曲、偏斜最明显,指甲和皮肤发育良好。双足也短小(略)。阴毛稀少。月经正常。其妹有同样表现。A、B.外观照片:头发稀少,长短参差不齐。双侧眉毛稀少,外 1/3 短缺。鼻梁低平,双侧鼻翼小,鼻尖呈球形扩大。C.X 线表现:双手掌骨短,以右手第 4、5 掌骨短得明显。双手指骨短,以中位指骨明显。中位指骨基底部呈杯口状凹陷,并向两侧扩展。第 2、3 指中位指骨向尺侧偏斜

【影像学表现】

X 线表现:手(足)短小。中位指骨较短,合并锥形骨骺。干骺早期联合,致使中位指骨变短,其基底部呈杯口状或横"S"形凹陷。因此,导致手指偏斜。股骨骨骺骨化迟缓且不规则,可发展为扁平髋或巨大髋,导致股骨头呈蕈状,并继发退行性骨关节病。股骨干颈角变小,形成髋内翻畸形。髋关节的改变可为双侧的或为单侧性的。其他长骨骨骺骨化晚且发育得小(图 7-20-1)。

第二十一节　骨甲发育异常

骨甲发育异常(osteo-onychodysostosis)又称 Fong 病、甲髌综合征(nail patella syndrome)、髌甲肘发育异常和遗传性甲骨发育异常(hereditary onycho-osteodysplasia),属常染色体显性遗传。

本病为四联畸形,即甲、髌、肘发育异常和髂骨角(80%的病例出现髂骨角)。患者的指甲萎缩,角化不全,有的出现纵裂甚至指甲缺如。有的指甲凹陷呈勺状。髌骨小,伴脱位。膝关节有疼痛症状,有的出现膝外翻,但活动不受限。肘关节旋后、旋前或背伸受限。

【影像学表现】

X 线表现:髌骨发育不良伴脱位或髌骨缺如。桡骨小头和肱骨外髁发育不良,伴桡骨小头外后方脱位。髂骨角为角状骨性突起,位于髂骨的背面,骶髂关节的外侧,髂骨角的尖端指向外侧(图 7-21-1)。

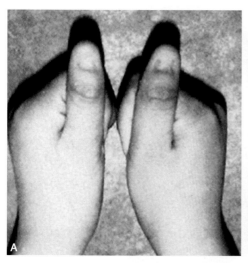
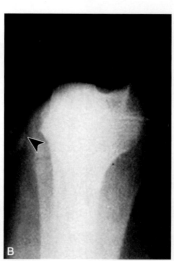
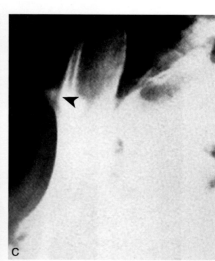

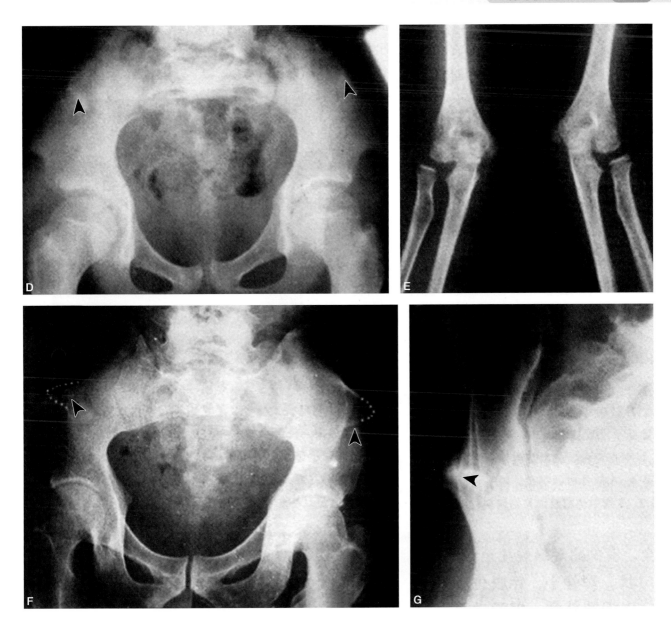

图 7-21-1　骨甲发育不全

女,9岁。双手指甲和肘关节发育不良,指甲发育略差。双膝发育正常。A. 外观照片:双手指甲发育不良。B~D. X
线平片:双侧髌骨脱位及髂骨翼骨突(箭头,右侧略)。E. X 线平片:双侧桡骨小头半脱位,伴肘外翻。F. 双侧髂骨
出现髂骨角(黑箭头),在髂骨斜位平片上显示清晰(C.箭头)。G.患儿父亲髂骨角大而清晰(箭头)

第二十二节　成骨不全

成骨不全(osteogenesis imperfecta)又称脆骨病
(fragilitas ossium 或 osteopsathyrosis)和骨膜发育异
常(periosteal dysplasia),是一种全身性结缔组织
病,累及骨骼、内耳、巩膜、皮肤、韧带、肌腱和筋膜
等组织和器官,属常染色体隐性或显性遗传。在组
织学上,由于成骨细胞活力减低或缺乏成骨细胞而
造成骨质形成障碍,从而导致骨质脆弱而易发生骨
折。但骺软骨的生长发育并无严重的紊乱。一般
将成骨不全分为先天性和晚发性两型:先天性成骨

不全又称 Vrolik 氏病,多数为粗骨型;晚发性成骨
不全又称 Lobstein 病,一般为细骨型。多发骨折、
蓝色巩膜和耳硬化为成骨不全三联征,即 Hoeve 三
联征。

一、先天性成骨不全

产前检查时,胎儿发育小,触诊摸不到胎头。出
生时,胎儿头大而软,前额突出。四肢短粗而弯曲。
手足一般不受累。严重者不能存活。

【影像学表现】

X 线表现:颅骨穹窿骨化不良,颅缝增宽,常有
许多缝间骨,以顶枕区最为多见,以后可导致"镶嵌"

表现。严重的病例,整个颅骨穹窿都由一块块相距较远的菲薄骨板组成。四肢长骨有多发骨折和广泛的骨痂形成,致使四肢长骨变得短粗而弯曲,故又称此种表现为粗骨型(图 7-22-1)。有的长骨骨皮质很薄,骨轮廓呈波浪形。松质骨密度很低,骨小梁结构不清。椎体呈扁平或楔状变形,骨质密度减低。肋骨和骨盆骨也有骨折和各种畸形。

二、晚发性成骨不全

大多数儿童在开始走路后出现生长缺陷、四肢畸形和反复自发骨折。患儿的典型表现是身材矮小、腿弯曲、股骨向外侧弓、躯干短、胸骨前突和颅骨顶间径增大。虽然 Hoeve 三联征是本病的特征性表现,但蓝色巩膜的出现率不到 50%,而耳硬化则更少见。

【影像学表现】

X 线表现:四肢长骨表现为细骨型。四肢长骨纤细,且弯曲变形。骨质密度极低,皮质菲薄,可见多发骨折。骨痂形成正常。股骨和胫腓骨表现得最明显,上肢骨表现较轻微。胫骨向前弓形成腰刀状。椎体密度减低,变扁,呈双凹变形。个别椎体呈楔状变形是由压缩骨折所致。颅骨前后径加大,穹窿变薄。人字缝附近可见多数缝间骨,呈"镶嵌"表现。1/3 的病例可出现颅底凹陷(图 7-22-2~图 7-22-4)。

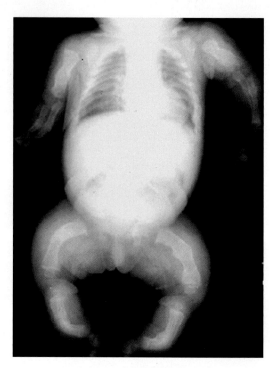

图 7-22-1 先天性成骨不全
女,2 个月。生后即发现患儿四肢短小,巩膜发蓝。X线平片:双侧股骨和肱骨短而粗,有骨折及骨痂形成。双侧尺桡骨及胫腓骨均有骨折及弯曲变形

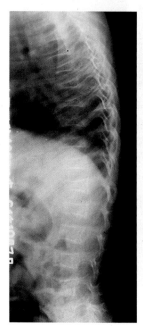
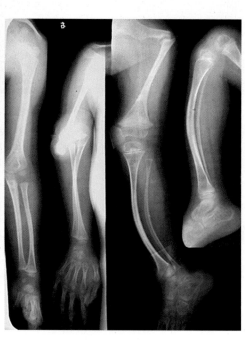

图 7-22-2 晚发性成骨不全
男,7 岁。因四肢多次骨折而就诊。双小腿前弓。患儿不能站立,巩膜发蓝。X 线平片:胸腰椎椎体骨质密度减低、变扁,有的呈双凹变形。四肢长骨骨干纤细,密度减低,双侧胫腓骨向前弓,右肱骨及左股骨均有骨折

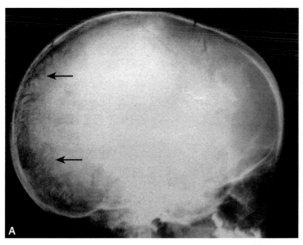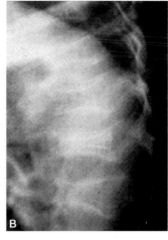

图 7-22-3　晚发性成骨不全

女,7 岁。发育矮小,曾因摔伤后不能行走。A. X 线平片:颅骨前后径加大,穹窿变薄。人字缝合附近有多数缝间骨呈"镶嵌"状(黑箭)。颅底凹陷;B. X 线平片:胸椎椎体骨质密度减低,外形变扁,呈双凹变形。椎间隙加宽,呈双凸形

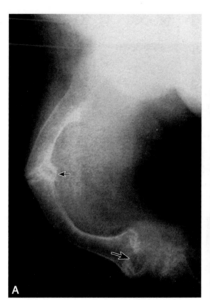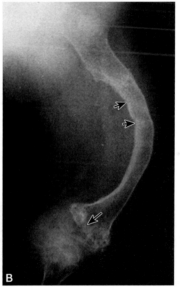

图 7-22-4　晚发性成骨不全

女,8 岁。生后经常发生骨折。两大腿弯曲,不能行走。A、B. X 线平片:双股骨骨质密度极低,皮质变薄。骨干弯曲变形,左股骨骨干有多处陈旧性骨折(短黑箭)。右股骨骨干骨折(小黑箭),双侧股骨远端骨骺软骨板早闭(长黑箭)

第二十三节　石　骨　症

石骨症(osteopetrosis)又称 Albers-Schonnberg 病(1904)、全身性(泛发性)骨硬化症(osteopetrosis generalisata)、大理石骨(marble bones)、全身性脆性骨硬化(osteosclerosis fragilis generalisata)和粉笔样骨等,是一种罕见的泛发性骨质硬化症。遗传方式为显性或隐性遗传。2/3 患者的双亲有血缘关系(Nussey,1938)。

先天性石骨症病势急剧,常因严重贫血和感染反复地发作而死亡。由于骨髓发生硬化而导致贫血。主要症状表现为面色苍白、发热、肝脾和全身淋巴结肿大。晚发性石骨症病变进展缓慢,症状也较轻,常因轻微外力导致骨折而就诊。有些患者因症状不明显,偶然在胸部透视时才被发现。

【影像学表现】

X线表现：全身骨骼(包括骨骺)普遍性密度增高，但是非均匀性的。四肢长骨皮质和髓腔的界限消失。长骨干骺端有轻度塑形不良。干骺端的密度并非十分均匀，在致密的干骺端区域内可出现数条横行的或纵行的更致密的线条。指(趾)骨两端可出现两个锥形致密区，即所谓"骨中骨"。锥形的尖端指向骨干中段。婴儿的长骨骺软骨板先期钙化带增厚，且不规则。先期钙化带的骨干侧出现带状透亮区。髂骨翼也出现不均匀的骨硬化，硬化带与髂

骨嵴平行。各硬化带间有密度较低的骨质隔开，因而形成多层平行排列的弧形致密带。椎体的密度也不一致，椎体上、下端的骨质明显硬化，而中央区密度较低，使椎体呈"夹心蛋糕"样。椎间隙一般不受影响。颅骨普遍性密度增高，板障消失，以颅底硬化尤为明显。垂体窝通常相当小。蝶鞍的前、后床突增厚，呈杵状。颅底诸孔因骨硬化而变小。乳突的气房常不发育。额骨与鼻骨也可增厚，密度增高。上颌骨可受累而下颌骨硬化则不明显(图7-23-1、图7-23-2)。

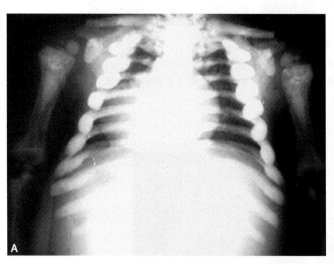
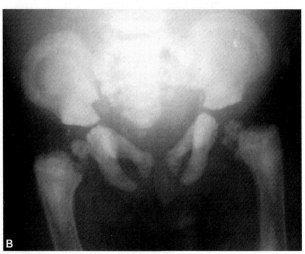

图 7-23-1　石骨症

男，1岁半。胸部透视时偶然发现肋骨密度增高。A. X线平片：肋骨密度极高；B. X线平片：双肱骨近侧和双股骨近侧干骺端内不均匀硬化，出现"骨中骨"征象。双侧髂骨呈多弧形不均匀硬化

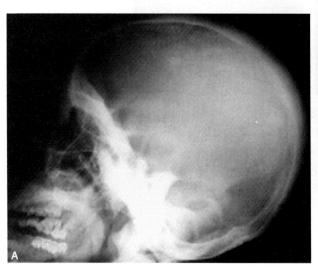
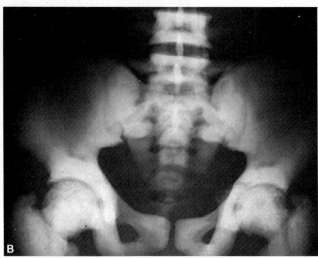

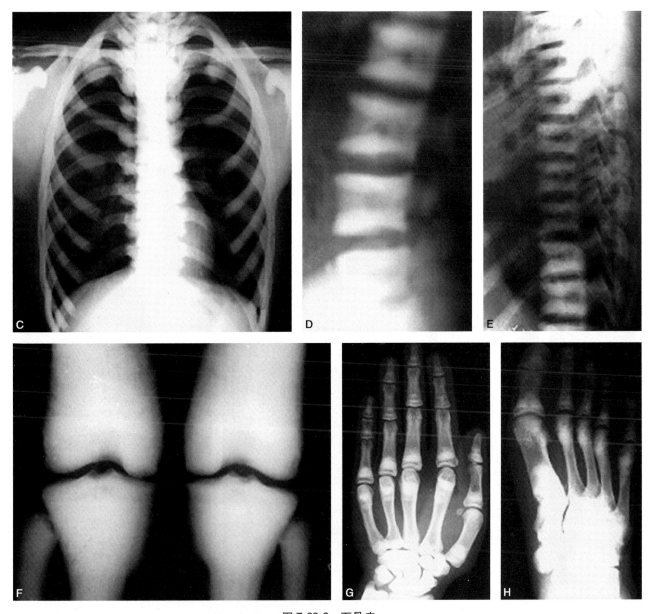

图 7-23-2 石骨症

男,22 岁。透视时发现双侧肋骨密度增高。X 线平片:颅骨穹窿硬化,密度增高,部分板障消失。颅底骨硬化明显,蝶鞍小,前后床突增厚呈杵状。额窦未气化(A)。髂骨翼呈多弧形排列骨硬化(B)。双侧肋骨不均匀硬化,以前段上缘硬化较明显(C)。胸椎和腰椎的侧位平片显示椎体的上和下 1/3 的骨质密度增高而中央部分的密度相对较低,使椎体呈"夹心蛋糕"样,椎间隙无改变(D、E)。双股骨远端和胫骨近端明显硬化,但并不均匀,出现较致密的横带,干骺端塑形不良(F)。双手掌指骨不均匀硬化,以干骺端硬化明显,有的呈锥形;腕骨硬化较均匀(G)。跖、趾骨不均匀硬化,以干骺端硬化明显;第 1 跖骨干骺端呈典型的锥形硬化;足舟骨周围硬化明显(H)

第二十四节 致密性骨发育异常

致密性骨发育异常(pycnodysostosis)是一种罕见的骨发育异常。其特点是全身骨骼发生均匀的致密性硬化,并伴有其他生长缺陷。长期以来,人们将此病与石骨症相混淆。直至 1962 年,Maroteaux 和 Lamy 两位学者才将此病从石骨症中分离出来。此病有家族史。遗传方式为常染色体隐性遗传。男性的发病率约为女性的两倍以上。

患者常因生长缺陷和头部的异常改变而就医。患者身材矮小。由于下颌骨发育不全及下颌角消失,而使颅面发育不相称。颜面狭小而头颅硕大,枕额部突出。前囟不闭,颅缝增宽。眼球突出伴蓝色巩膜。鼻根部凹陷。指甲宽而凹陷,形如勺状。患者易发生骨折。

【影像学表现】

X 线表现:全身骨骼的密度普遍地均匀增高,失去正常骨纹理。干骺端出现轻度塑形缺陷,但无横行致密带。颅底增厚。颅骨穹窿轻度硬化。前囟不闭并扩大。颅缝增宽,以顶枕缝最明显。鼻窦发育不良或未气化。下颌骨发育不全,下颌角消失,使下颌骨体部与升支形成一条直线。长管状骨的密度普遍地增高,皮质增厚,髓腔狭窄但仍存在,有多发性

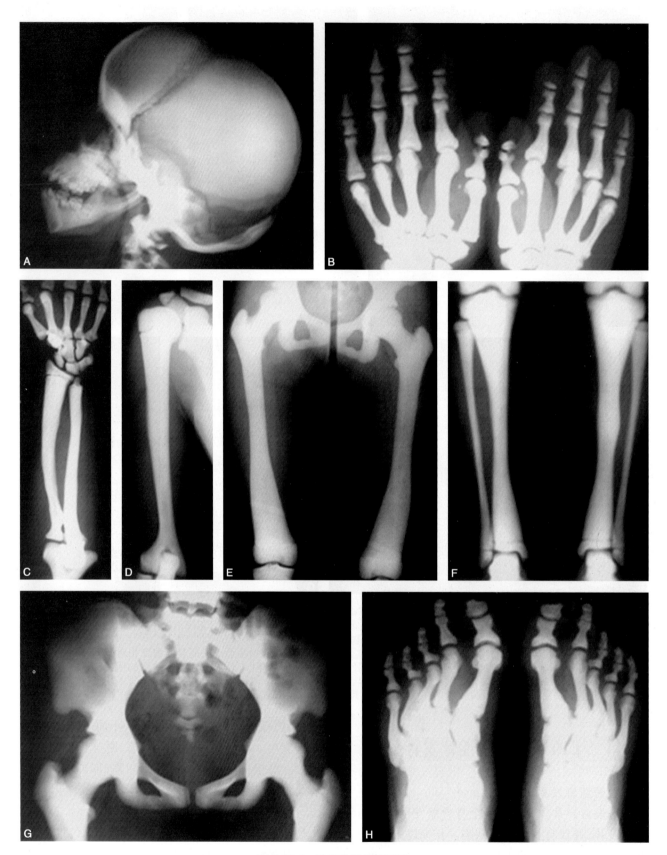

图 7-24-1 致密性骨发育异常

女,17 岁,身高 123cm。自幼指甲发育不良。16 岁月经初潮。智力正常。血钙、血磷及碱性磷酸酶值正常。X 线平片:
颅骨穹窿及颅底均有明显硬化。囟门扩大,颅缝明显增宽。上颌骨发育不良。下颌角消失,下颌升支与体部形成一条
直线(A)。双手掌指骨均匀一致性硬化。双手拇指、示指和右手中指的末节指骨大部分缺如,其余末节指骨均变细而
尖(B)。四肢长骨呈均匀性硬化,骨质结构模糊。干骺端塑形不良,无致密的横带和纵带(C~F)。骨盆骨均匀性硬化
(G)。双足短管状骨也为均匀性硬化,趾末节趾骨部分缺如,断端如刀削状(H)

自发骨折的倾向。骨折线都为横形的,而骨折愈合仍正常。短管状骨有特征性改变,除骨质均匀性硬化外,末节指(趾)骨细小,变尖或远端部分缺如。中位指(趾)骨短而粗。椎体均匀性密度增高,中央部分无相对低密度带。脊柱常出现分节异常。锁骨肩峰端发育不全。髋关节有髋外翻和髋臼浅等改变(图7-24-1)。

本病应与石骨症鉴别。全身骨骼均匀一致性硬化;末节指骨部分缺如;前囟不闭,颅缝增宽;下颌角消失等特征可与石骨症区别。

第二十五节 骨斑点病

骨斑点病(osteopoikilosis)又称弥漫性致密性骨病、局限性骨质增生、家族性弥漫性骨硬化症和点状骨,是一种罕见的骨发育异常。有人认为此种表现是一种解剖变异。大多数患者没有临床症状。病因不明。有家族史。从胎儿到69岁以下的年龄段均有报道。男性的发病率比女性高。显微镜检查发现斑点状骨硬化是由许多排列规则的不同厚度的骨小梁组成,与骨皮质和骨骺软骨无关。病灶无炎症、坏死、病理骨折和恶变。

本病一般无临床症状,常因其他疾病做X线检查时偶然发现。血钙、血磷和碱性磷酸酶值正常。患者有时合并并指和腭裂等先天畸形。有的患者还并发硬皮病、丘状皮肤纤维化、皮肤纤维瘤、糖尿病和额骨内板增生等。

镜下,病灶由多数较厚的、排列规则而紧密的骨小梁构成。

【影像学表现】

X线表现:在松质骨内有多发的圆形或椭圆形的骨致密灶,直径1~2mm,边缘光滑锐利。这种斑点状病灶呈对称性分布,主要分布于手和足的短管状骨、腕骨、跗骨以及长骨干骺端的松质骨内,也侵犯骨盆和肩胛骨,较少发生于脊柱、肋骨、锁骨、胸骨和髌骨,颅骨和长骨的骨干则更少见。手骨的病变较密集,为小圆形的。长骨干骺端的病变较稀疏,除圆形病灶外,还有长条形骨硬化,宽1~2mm,长可达1.5cm(图7-25-1)。

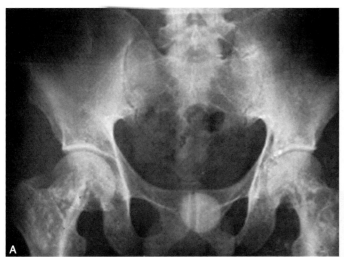
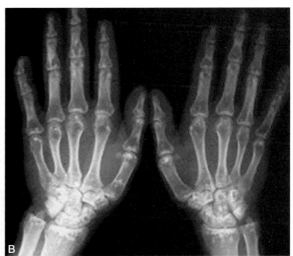
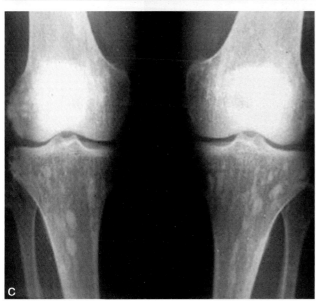
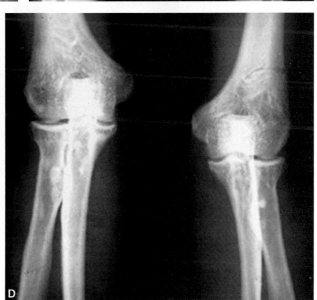

171

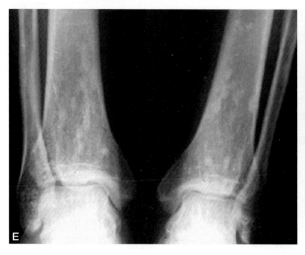
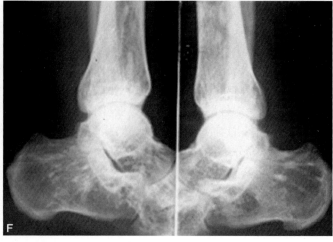

图 7-25-1　骨斑点病

男,35 岁。右下肢疼痛 40 天。皮肤无异常。X 线平片:长骨两端及手和足的松质骨内有多数散在的小圆形骨硬化灶（A~D）。股骨远端、胫骨两端和跟骨松质骨内的骨硬化灶有的呈长条状（E~F）

第二十六节　骨条纹病

骨条纹病（osteopathia striata）是一种罕见的先天性骨发育异常。主要特征为双侧长骨松质骨内对称性地出现纵行条状骨质密度增高,以长骨干骺端表现尤为明显。病因不明。Voorhoeve 认为本病可能与软骨发育障碍和骨斑点病有关。此病有明显的遗传性,男性发病率高,约占 3/4。发病年龄多数在儿童时期。

患者无明显症状,有时全身大关节（髋、膝、肩）可反复出现轻微疼痛和关节肿胀,偶尔有步态异常和肢体活动不灵活的表现。

【影像学表现】

X 线表现:全身骨骼,除颅骨和锁骨外,均有不同程度的致密条纹出现。典型的表现在长骨干骺端内出现平行于骨干的致密条纹影。条纹致密影厚度不一,边缘清晰,能伸延至骨干或骨骺。条纹之间的骨质较疏松。这种表现以股骨远端和胫骨近端最明显。有的骨骺也有致密的斑点状影。皮质一般不被波及。骨皮质的厚度与密度均正常。髂骨翼部的条纹状致密影常呈扇骨形分布。椎体的条纹状致密影为粗的纵行条纹状硬化。跟骨和髌骨也有致密条纹状改变。有的病例的颅底骨有增厚和硬化现象（图 7-26-1）。

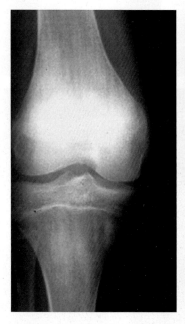
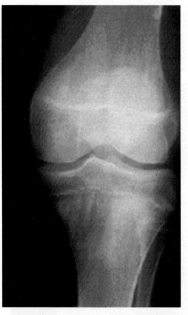

图 7-26-1　骨条纹病

男,16 岁。因游走性关节疼痛而入院。X 线平片:双侧股骨远侧和胫骨近侧干骺端有宽窄不一、长短不等、平行排列的致密线条影,并延伸至骨骺

第二十七节 骨蜡泪样病

骨蜡泪样病（melorheostosis）是一种罕见的局限性骨质硬化性疾病，因骨外硬化灶向外突出形如蜡泪而得名。此病首先由 Léri 和 Johanny（1922）以 melorheostosis 的病名报道，故又称 Léri-Johanny 综合征。Putti 发现病变多发生在一侧肢体，故又称其为单肢型象牙样骨质增生症（osteosis eburnisans monomelica）。也曾采用过其他不同译名，如肢骨纹状肥大（增生、硬化）、烛泪样骨质增生症、骨泪状骨膜骨质增生症、蜡油骨病等。此病为遗传性疾病，遗传方式为显性遗传。病因不明，多数作者倾向于先天性发育畸形的学说。

男性比女性多见。发病年龄由 5～54 岁不等，3/4 的患者在 36 岁以下。因病变早期并无症状，故患者多为成年人。1/3 的患者因局部疼痛而就诊。关节周围的病变可导致关节畸形和活动受限。病理上可见的膜内骨化，沿增厚的骨小梁边缘有活动性骨化伴有小梁间隙内的纤维化，近关节软骨部分与骨膜下广泛的骨化结合表现为软骨增厚，并可见散在的软骨增生。软组织内异位骨化的组织学检查为成熟的骨组织和软骨组织，伴区域性钙质沉着。

此病最重要的表现是骨质增生呈纵行条纹状排列，是少数以 X 线表现进行命名的疾病之一，诊断也是依据 X 线的典型表现而无病理组织学的特殊表现。在临床上本病也有其特殊的发展过程，在婴儿和儿童往往仅有皮肤和皮下组织的变化，随着年龄的增大，软组织纤维化亦继续进展，产生严重的挛缩和畸形。软组织变化显然是此病的重要组成部分，通常早于骨质变化而易被发现。此病在年轻时进展

迅速而年龄较大即发展缓慢。患者肢体的缩短在此病中系一较为常见的临床现象，这是由于骨骺提早愈合或增生的骨质环绕骺板使骨的纵行生长停止。少数病例可出现受累肢体的伸长、变细或增粗等表现。

此病 X 线片上表现在不同年龄期间可有不同表现：幼年以软组织变化为主，青年时骨、关节和软组织变化均趋于明显，可分为单骨和多骨两种类型，成年时病变侵犯骨、关节和软组织的范围已基本定型。典型表现是沿长骨的一侧骨质增生延伸到肢体的全长，呈条纹状，部分病例骨质增生向皮质外堆积如波浪状。在非管状骨上骨质增生表现为团块状或斑片状，晚期常伴有软组织内关节周围的斑片状钙化（图7-27-1）。

Pillmore 曾根据 X 线检查所见骨质增生的分布将此病分为：①全肢型，增生骨质自肩（髋）关节开始，向下伸延直达指（趾）端；②部分型，病变限于肢体的一部分骨质；③断续型，在肢体上有多处病变，但彼此之间相互不连续；④局限型，病变限于一个或数个小管状骨。亦有作者将此病分为两类八型。Spranger 将之分为单骨型，多骨型和单肢型三种。上述分型的共同点是根据病变的分布部位，骨骼病变的分布部位，往往只表明此病处于某一发展阶段，单骨可发展为多骨，部分型可发展为全肢型。而此病在不同年龄时期其临床、病理和 X 线检查均具有不同特点，从不同年龄的发展阶段更能反映此类患者、关节和软组织疾患的临床病理过程，据此，笔者根据 12 例经证实的病例，提出本病可分为幼年型、青年型、成年型和局限型四种类型，可以作为临床治疗和判断预后的根据。此病的诊断以 X 线平片为主。

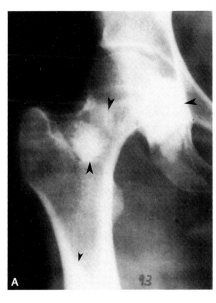

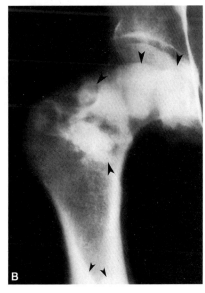

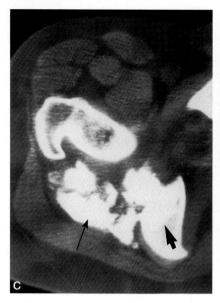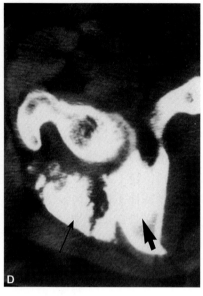

图 7-27-1 骨蜡油样病合并肌肉骨化

女,28 岁。5 年前右臀部疼痛,当时 X 线检查:A. 显示右髋不规则团块状骨化(大黑箭头)。注意图下方股骨干皮质增厚(小黑箭头)。此后疼痛逐渐减轻,至今疼痛消失,但右臀膨隆有硬块;B. 5 年后 X 线片显示髋部骨化比以前增多(大黑箭头),骨干皮质增厚如前(小黑箭头);C、D 为 B 图之 CT 检查显示髋臼体部骨内有大团骨化(粗黑箭),臀中肌及臀小肌亦发生大团骨化(细黑箭)。自述和经检查右髋关节活动自如,髋内旋稍受限

【影像学表现】

X 线表现:病变发生于长骨骨干和干骺端的骨内和骨皮质外。骨内的病变为沿长骨长轴走行的不规则条索状骨硬化,边缘不规则。骨干的病变多靠近骨皮质内侧。骨外的病变为骨皮质外不规则性骨硬化,表面高低不平,好似蜡烛油由上向下流注的形状,故称为骨蜡泪样病。病变也侵犯腕骨,为骨内斑点状硬化,或为越过腕骨的索条状硬化。病变常侵犯单侧肢体,双侧者少见。病变的分布有特征性,多数病变沿四肢神经和大血管的走行分布。如上肢病变侵犯肩胛骨腋窝缘和肩胛盂,然后沿肱骨大小结节间下降。至肱骨髁,病变可分两路下降:桡侧病变沿肱骨外髁下行,累及桡骨和第 1、2 掌骨和指骨,而肱骨内髁、尺骨及尺侧其余掌指骨正常;与此相反,尺侧病变仅累及肱骨内髁、尺骨及第 3、4、5 掌指骨。以桡侧病变较多见。有的病例合并骨斑点病和骨旁软组织骨化(图 7-27-2~图 7-27-4)。

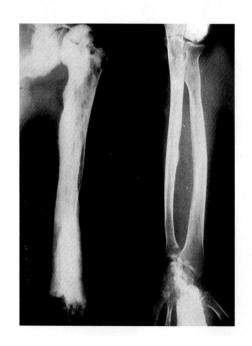

图 7-27-2 骨蜡泪样病(桡侧型)

男,25 岁。左肩关节及腕关节轻度活动受限 5 年。左手示指及中指逐渐增粗、变形。X 线表现:左肩胛盂及颈部有不规则块状骨硬化。左肱骨全长的骨内及骨皮质外均有明显的不规则骨硬化,唯独肱骨内髁不受累。部分突出于骨皮质外的骨质增生、硬化呈蜡油流注状,骨干不规则增粗。腕月状骨、头状骨和钩状骨均有斑点状骨硬化,硬化组织呈长条状,越过腕间关节延伸到第 2、3 掌指骨,使其硬化、增粗

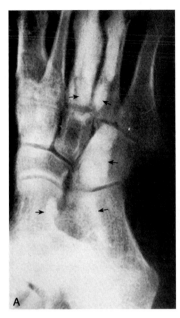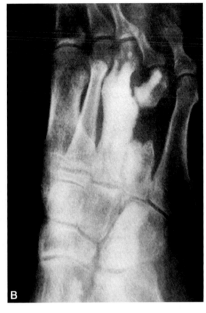

图 7-27-3 骨蜡泪样病

男,29 岁。近 2 年右足跖部疼痛,走路不稳,有时摔倒。2、3 跖骨部位有压痛。X 线平片:左足距骨、跟骨、骰骨和第 1 楔骨远端有大小不等的斑片状及索条状骨硬化(黑箭)。这些骨硬化似能越过关节,并波及第 3、4 跖骨,使松质骨(黑箭)和骨皮质硬化、增厚,髓腔变窄(A);B 为术后平片,可见第 4 跖骨中段骨质缺损,第 3 跖骨变得更粗

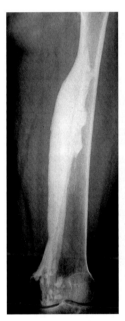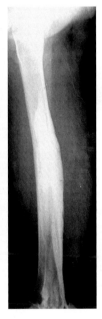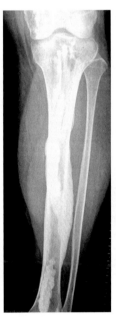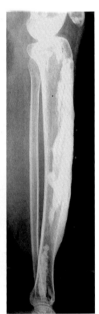

图 7-27-4 左下肢单肢型骨蜡泪样病

第二十八节 Larsen 综合征

Larsen(1950)综合征是一种罕见的体质性骨病。轻型病例为常染色体显性遗传,严重型为常染色体隐性遗传。

主要的临床特点是多发性先天性关节脱位、面部特殊表现和手足发育异常。患儿有多发性关节松弛。脱位见于大关节,如髋关节和膝关节,也可发生肘关节脱位和马蹄内翻足。严重者出现步态不稳、脊柱畸形和脊髓压迫症状。

【影像学表现】

X 线表现:出生时即可发现双髋、双膝脱位。掌指骨短粗呈圆柱状,尤其是远位指骨、掌指骨可出现脱钙。有些病例偶尔出现腕骨发育异常。足骨最典型的表现是跟骨双骨化中心,也可出现多余的跗骨,有的距骨较短,有些病例合并颈胸段脊椎分节不良(图 7-28-1、图 7-28-2)。

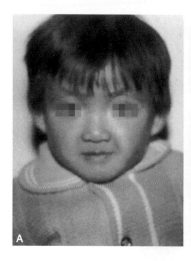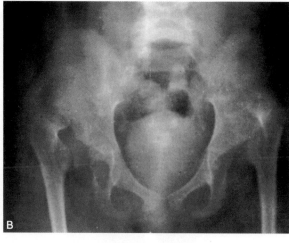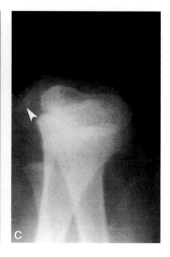

图 7-28-1 Larsen 综合征

女,4 岁。1 年半来走路不稳,易跌倒。全身关节松弛。尤其双髌骨松弛更为明显,可用手任意推移。双手小指短。牙齿发育不良。A. 外观照片:眼距宽,鼻梁塌陷。X 线平片:B. 骨盆骨质密度低。双髋关节脱位;C. 双侧髌骨发育不良,右侧为脱位(箭头),左侧髌骨位置不正

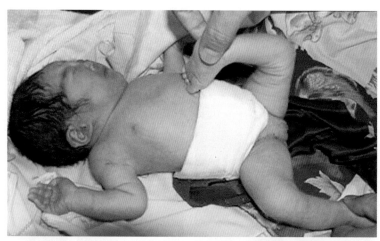

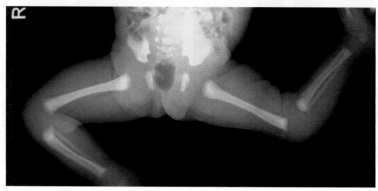

图 7-28-2 Larsen 综合征

女,10 天。双侧膝关节松弛。左膝关节出现反膝

第二十九节 骨溶解症

骨溶解症(osteolysis)是一组慢性、进行性骨质被破坏、吸收的疾病。按发病部位分为肢端骨溶解症和大块性骨溶解症两大类。肢端骨溶解症又分为特发性和继发性两类。

一、特发性肢端骨溶解症

特发性肢端骨溶解症(idiopathic acro-osteolysis)是一组不常见的遗传性疾病,病因尚不明,可能为遗传性血管异常。按病变发生的解剖部位,特发性肢端骨溶解症又分为指(趾)骨型、腕(跗)骨型和多中心性骨溶解症三型(图 7-29-1)。

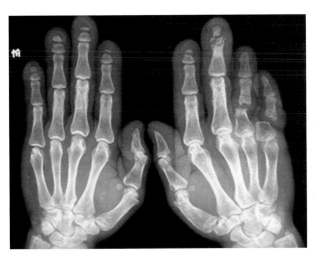
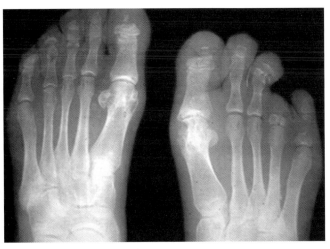

图 7-29-1　特发性肢端骨溶解症，指（趾）节型

【影像学表现】

病变最常见于指（趾）骨末端和腕（跗）部。表现为发病部位的骨质自发性地破坏、吸收，直到部分骨质和全部骨质消失。

二、继发性肢端骨溶解症

继发性肢端骨溶解症（secondary acro-osteolysis）由其他病因引起的肢端骨溶解病变均包括在内：其中皮肤性病变有硬皮病（scleroderma）、大疱性表皮松解症（epidermolysis bullosa）；结缔组织病变有类风湿关节炎、系统性红斑狼疮；神经血管性病变有糖尿病、麻风病、冻伤、Raynand 病，以及致密性骨发育不全和聚氯乙烯中毒等（图 7-29-2~图 7-29-4）。

【影像学表现】

除了相应的病因以外，影像学表现同特发性肢端骨溶解症。

三、大块性骨溶解症

大块性骨溶解症（massive osteolysis）又称 Gorham-Stout 综合征和"鬼怪"骨病（vanishing bone disease），是一种慢性、进行性、大量的骨溶解病变。临床症状与病骨溶解的程度不符，虽有大量骨溶解，但症状轻微，有轻微疼痛或无疼痛。病因尚不完全明确。近年来影像学和组织学研究骨溶解症是由薄壁淋巴管增生所致。侵犯纵隔常并发乳糜胸，也可并发乳糜性心包压塞。

【影像学表现】

早期骨皮质内局限性密度减低，后逐渐扩大为溶骨性破坏，甚至呈融冰样全骨消失，无成骨现象，常合并病理性骨折，骨折后无骨膜反应，残端骨呈削尖状；病变可累及邻近的骨组织，并可跨越关节。

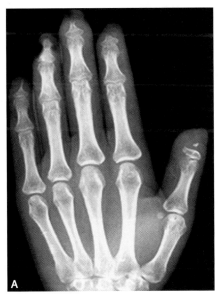
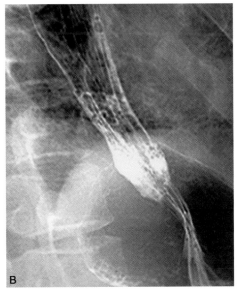

图 7-29-2　硬皮病指骨末节骨吸收，病变侵犯贲门

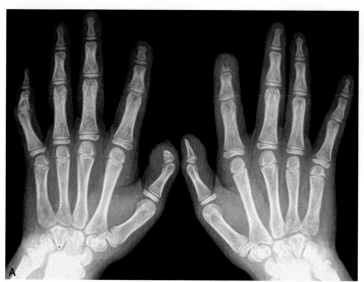
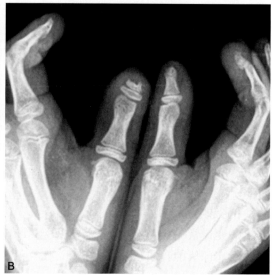

图 7-29-3 大疱性表皮松解症
A. 指骨末节骨质吸收；B. 局部放大像

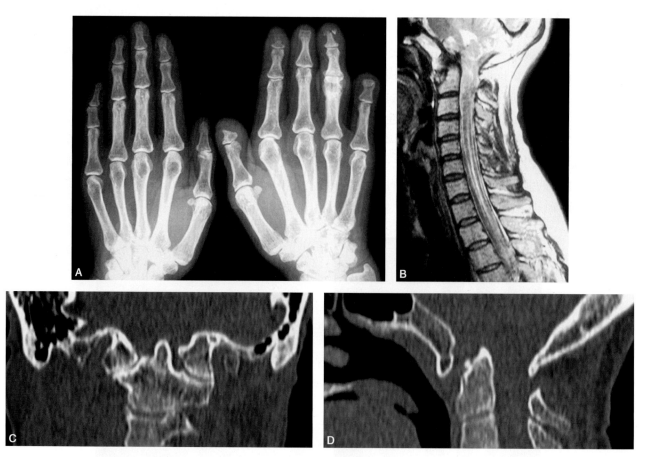

图 7-29-4 神经性肢端骨溶解症
指骨末节骨质吸收，寰枕联合，枢椎齿状突上移（颅底凹陷），颈髓中央管扩张（MRI）

第三十节　颅-锁骨发育不全

颅-锁骨发育不全(craniocaudal dysplasia)又称 Hulkerantt 骨形成不全、Schenthaurer 综合征、骨牙形成障碍等病,是一种少见的先天性骨发育畸形,主要累及膜化骨,是以颅盖骨骨化迟缓或骨化不全及颅缝闭合晚、锁骨发育不全或缺如为特征的全身骨化发育障碍综合征,属常染色体显性遗传,也有散发者。病因不明。

患儿头面部比例失常,颅骨相对增大,主要为横径增大。囟门和颅缝闭合晚。前额及顶骨均膨隆。眼距增宽。鼻梁低。腭弓高。乳牙发育迟缓,恒牙发育不规则。患者颈长,上胸部狭窄,且塌陷,锁骨上窝不明显,双肩距缩小,肩胛骨小。两肩下垂。肩部活动范围较大,两肩可明显地向中线移位,甚至可在胸前相互靠拢。患者多因锁骨异常或牙齿畸形而就诊。

无智力减退,对生活劳动无明显影响。有家族史。

【影像学表现】

X 线表现:

颅骨:额骨、顶骨、枕骨突出,面骨小,使颅骨呈短头型。颅骨穹窿变薄。颅缝增宽,囟门增大,内有多块缝间骨。颅缝和囟门闭合晚,额缝可持久存在。鼻窦发育不良或完全不气化。乳突气化不良。乳牙发育迟缓。恒牙萌出甚少且排列不规则,并有早期腐蚀现象。有的病例出现局限性颅骨缺损和局限性脑萎缩。

锁骨:锁骨有部分或完全性缺损,可发生于一侧或双侧。最常见的骨缺损发生在肩峰端。如缺损发生在骨干中段则可形成假关节。单侧受累多见于右侧。双侧受累也以右侧显著(图 7-30-1)。

其他骨骼:中线骨骼发育欠缺,如耻骨联合骨化不全、椎弓缺损、腭裂和下颌骨中部缺损等。此外,还可见到髋外翻、膝内翻和指(趾)骨发育短小等改变。

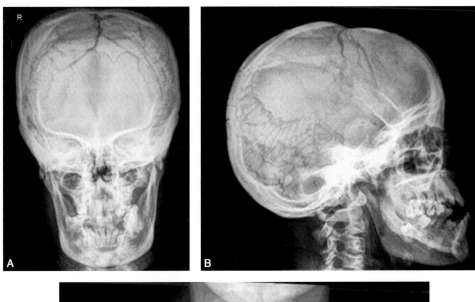

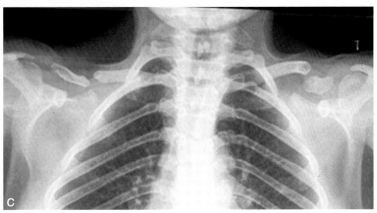

图 7-30-1　颅-锁骨发育不全

X 线平片:头横径增大,面部小。颅缝宽,囟门大,内有多数缝间骨。牙齿发育不良,排列不规则(A、B)。胸部上部略窄。双侧锁骨中部部分缺如(C)

（刘吉华　郝大鹏　崔久法　王玉坚　田　娜）

参 考 文 献

[1] Bonafe L, Cormier-Daire V, Hall C, et al. Nosology and classification of genetic skeletal disorders: 2015 revision[J]. American journal of medical genetics Part A, 2015, 167 (12): 2869-2892.

[2] 曹来宾,徐爱德,徐德永. 实用骨关节影像诊断学[M]. 济南:山东科学技术出版社,1998:167-175.

[3] 金珍珍,曹少曼,陈涛. 超声诊断胎儿软骨发育不全1例 [J]. 中国超声医学杂志,2017,33(2):193-193.

[4] 王德杰,王兆信,孙吉保. 婴儿期软骨发育不全的X线表现(附2例分析)[J]. 中国医学影像技术,2000,16(10): 853-853.

[5] 杜凤帜. 小儿软骨发育不全的临床表现及X线分析[J]. 宁夏医学杂志,2015,37(3):271-272.

[6] Ornitz DM, Legeai-Mallet L. Achondroplasia: Development, pathogenesis, and therapy[J]. Developmental Dynamics An Official Publication of the American Association of Anatomists, 2017, 246(4): 291-309.

[7] Daugherty A. Achondroplasia: Etiology, Clinical Presentation, and Management. [J]. Neonatal Network, 2017, 36 (6): 337-342.

[8] Gautam D, Malhotra R. Bilateral simultaneous total hip replacement in Achondroplasia. [J]. Journal of Clinical Orthopaedics & Trauma, 2017, 8(7): 76-79.

[9] Ranza E, Huber C, Levin N, et al. Chondrodysplasia with multiple dislocations: comprehensive study of a series of 30 cases[J]. Clinical Genetics, 2017, 91(6): 868-880.

[10] 徐德永. 实用体质性骨病[M]. 北京:人民卫生出版社, 1998:145-163.

[11] 李惠民. 假性软骨发育不全[J]. 中华放射学杂志, 1993,27(9):639.

[12] 陈怀德,李纯玉,安崇宁,等. 1例假性软骨发育不全X 线表现与基因检测[J]. 中外医学研究,2013(23): 153-1541.

[13] 田忠甫,郭斌,张新荣. 假性软骨发育不全X线诊断 [J]. 江苏医药,2009,35(11):1351-1352.

[14] Gamal R, Elsayed SM, El-Sobky TA, et al. Pseudoachondroplasia in a child: The role of anthropometric measurements and skeletal imaging in differential diagnosis[J]. Egyptian Journal of Radiology & Nuclear Medicine, 2016, 48(1): 245-250.

[15] Gamble C, Nguyen J, Hashmi SS, et al. Pseudoachondroplasia and painful sequelae[J]. American Journal of Medical Genetics Part A, 2015, 167(11): 2618-2622.

[16] 李辛子,何长江,胡丽丽,等. 先天性点状软骨营养障碍 一例[J]. 中华放射学杂志,2018(4):317-317.

[17] 尹磊. 点状软骨发育不良1例[J]. 实用放射学杂志, 2011,27(1):37.

[18] 谢浩勋. 点状软骨发育不良1例报告[J]. 中国民康医 学,2014(18):129-130.

[19] Schweiger C, Nassar MN, Goebel D, et al. Chondrodysplasia punctata presenting with tracheal obstruction[J]. International Journal of Pediatric Otorhinolaryngology, 2017, 2 (93): 100-102.

[20] Gonzálezortiz CL, Jaimes SL, Contrerasgarcía GA. Peroxisomal disorder, rhizomelyc chondrodysplasia punctata type 1: case report. [J]. Rev Chil Pediatr, 2017, 88(6): 511-516.

[21] Muratoğlu ŞN, Bilici ME, Kurnaz E, et al. Type 1 rhizomelic chondrodysplasia punctata with a homozygous PEX7 mutation[J]. J Pediatr Endocrinol Metab, 2017, 30(8): 889-892.

[22] 徐德永,曹来宾,薛英杰,等. 多发性骨骺发育异常(晚 发型)X线分析(附30例报告)[J]. 中华放射学杂志, 1993,27(1):26.

[23] 宋立群,张慧杰,李灼,等. 多发性骨骺发育不良的诊断 与中医治疗2例[J]. 中国中西医结合肾病杂志,2016, 17(6):542-543.

[24] 杨林根. 多发性骨骺软骨发育不全1例[J]. 实用放射 学杂志,2011,27(7):1127.

[25] 刘国明,荆霞,董杰. 多发骨骺发育不良临床影像学分 析[J]. 放射学实践,2006,21(8):117-118.

[26] Sakamoto Y, Yamamoto T, Kajino Y, et al. Multiple epiphyseal dysplasia mimicking osteoarthritis due to acetabular dysplasia: A report of a familial case with a COMP mutation[J]. Journal of Orthopaedic Science, 2017, 22(5): 967-971.

[27] 胥晓明,于爱红,程晓光. 半肢骨骺发育异常的MRI诊 断价值[J]. 中国临床医学影像杂志,2016,27(11): 815-818.

[28] 梁琼鹤,杨明,管红梅. 半肢骨骺发育异常的影像学表 现[J]. 临床放射学杂志,2018(3):486-489.

[29] 赵振江,李石玲,崔建岭,等. 半肢骨骺发育异常的影像 特征[J]. 中华放射学杂志,2012,46(6):540-543.

[30] Bosch C, Assi C, Louahem D, et al. Diagnosis and surgical treatment of dysplasia epiphysealis hemimelica. A report of nine cases[J]. Orthopaedics & Traumatology Surgery & Research, 2014, 100(8): 941-946.

[31] Tyler PA, Rajeswaran G, Saifuddin A. Imaging of dysplasia epiphysealis hemimelica(Trevor's disease)[J]. Clinical Radiology, 2013, 68(4): 415-421.

[32] 徐德永,曹来宾,徐爱德,等. 干骺端软骨发育异常21 例分析[J]. 临床放射学杂志,1990,9(6):303.

[33] 时维东,肖永鑫,孙献勇. 管状骨干骺端软骨发育异常

的 X 线诊断 3 例［J］. 现代诊断与治疗,2012,23（8）:
1322-1323.

［34］ 牟忠波.X 线在 Schmid 型干骺端软骨发育异常的临床
诊断［J］.中国保健营养旬刊,2014（6）:3593-3593.

［35］ 魏罡,刘望平,王霞.Schmid 型干骺端软骨发育异常 X
线诊断（附 4 例报告）［J］.实用医学影像杂志,2008,9
（6）:372-374.

［36］ Al KA,Ghachem MB,Nabil NM,et al. Schmid's type of
metaphyseal chondrodysplasia:diagnosis and management
［J］. Orthopaedic Surgery,2018.10（3）:241-246.

［37］ Woelfle JV,Brenner RE,Zabel B,et al. Schmid-type me-
taphyseal chondrodysplasia as the result of a collagen type
X defect due to a novel COL10A1, nonsense mutation
［J］. Journal of Orthopaedic Science, 2011, 16（2）:
245-249.

［38］ 李群伟,索朗次登,边巴次仁,等.干骺端骨发育障碍一
例报告［J］.中国优生与遗传杂志,2015,9（8）:
102-102.

［39］ Christodoulou L,Pavlidou E,Spyridou C,et al. Metaphyse-
al dysplasia associated with chronic facial nerve palsy［J］.
Childs Nervous System,2016,32（7）:1333-1336.

［40］ Soares DX,Almeida AM,Barreto ARF,et al. Pyle disease
（metaphyseal dysplasia）presenting in two adult sisters
［J］. Radiology Case Reports,2016,11（4）:405-410.

［41］ 梁慧.Blount's 病的影像学表现（附 5 例报告并文献复
习）［J］.医学影像学杂志,2012,22（7）:1192-1194.

［42］ 曹瑞治,张正之,杨平,等.Blount 病的 X 线表现［J］.山
西医科大学学报,1994（3）:274-276.

［43］ 刘杰,曹蕾,郭士方,等.股骨、胫骨和腓骨外翻截骨治
疗婴幼儿型 Blount 病［J］.临床骨科杂志,2015,18（1）:
64-66.

［44］ Birch JG. Blount disease［J］.J Am Acad Orthop Surg,
2013,21（7）:408-418.

［45］ De PJ,Arbeloa-Gutierrez L,Arenas-Miquelez A. Update on
treatment of adolescent Blount disease［J］. Current Opin-
ion in Pediatrics,2018,30（1）:71-77.

［46］ 曹来宾,任连兴,王世山,等.脊椎骨骺发育不良（晚发
型）的新 X 线征［J］.中华放射学杂志,1991,25
（2）:67.

［47］ 王顺民,孟亚轲,徐锡明,等.晚发型脊柱骨骺发育不良
伴进行性骨关节病并发多节段椎间盘突出一例［J］.中
华医学杂志,2018,98（15）:1194-1195.

［48］ 曹冬雪,朱平.晚发型脊柱骨骺发育不良伴进行性关节
病误诊为幼年特发性关节炎一例［J］.中华风湿病学杂
志,2015,19（3）:192-194.

［49］ 顾光,张颖,王俊祥,等.晚发型脊柱骨骺发育不良伴进
行性骨关节病 1 例并文献复习［J］.医药,2015（6）:

275-276.

［50］ 李石玲,王溱.脊椎干骺端发育异常:中国罕少见病影
像诊断分析［M］.北京:中国展望出版社,1993:267.

［51］ 杨曦,刘玉洁,马慧娟.蛋白聚糖型脊柱骨骺干骺端发
育不良 1 例报告［J］.临床儿科杂志,2016,34（8）:
589-591.

［52］ 程健豪,傅文贞,何进卫,等.TRPV4 基因突变导致 Ko-
zlowski 型脊柱干骺端发育不良病一例家系研究［J］.
中华骨质疏松和骨矿盐疾病杂志,2018,11（02）:
160-165.

［53］ Duarte ML,Élcio Roberto Duarte,Solorzano DB,et al.
Spondylometaphyseal dysplasia:an uncommon disease［J］.
Radiologia Brasileira,2017,50（1）:63-63.

［54］ Nair N,Satapathy AK,Gupta N,et al. Spondylometaphyseal
dysplasia corner fracture（Sutcliffe type）［J］. Indian Jour-
nal of Pediatrics,2016,83（10）:1-4.

［55］ Ibrahim S,Labelle H,Macthiong JM. Brace treatment of
thoracolumbar kyphosis in spondylometaphyseal dysplasia
with restoration of vertebral morphology and sagittal pro-
file:a case report.［J］. Spine Journal,2015,15（6）:
e29-e34.

［56］ 丁建平,王溱,李彦格.Langer 肢中段发育异常 1 例
［J］.中华放射学杂志,1995,29（1）:6.

［57］ 张玉群,王溱,王振庭.Werner 型肢中段发育异常 1 例
［J］.中华放射学杂志,1993,27（9）:636.

［58］ 钟仕森,伍筱梅,梁荣光.发鼻指（趾）综合征（附一家族
四例报告）［J］.中华放射学杂志,1995,29（12）:854.

［59］ 程秀珍,王溱.发鼻指综合征 2 例［J］.中华放射学杂
志,1993,27（2）:130.

［60］ 成明富.遗传性指甲-骨关节发育不良一例报告.临床放
射学杂志,1990,9（5）:260.

［61］ 屈辉,王云钊,贾佑民,等.家族性进行性骨干发育不良
［J］.中华放射学杂志,1985,19（1）:25.

［62］ 曹庆选,曹来宾.家族性进行性骨干发育异常的新征象
［J］.临床放射学杂志,1993,12（3）:178.

［63］ 李景学,孙鼎元.骨关节 X 线诊断学［M］.北京:人民卫
生出版社,1982:122-124.

［64］ 李彦格,崔建岭,李渡斌,等.进行性骨干发育异常（附
一家族三例报告）［J］.中华放射学杂志,1955,29
（11）:798.

［65］ Murry RO,Jacobson HG,Stoker DJ,et al. The radiology of
skeletal disorders. 3rd ed. Vol 2. New York:Chuchill liv-
ingstone,1990:920-922.

［66］ 曹庆选,惠生才,赵岗.家族性致密性骨发育不全［J］.
中华放射学杂志,1996,30（3）:209.

［67］ 钱大椿,张书盛,王学仁,等.骨斑点症 17 例综合报告
［J］.临床放射学杂志,1992,11（1）:324.

[68] 孟宪慎,李云田,刘文明,等.烛泪样骨病 11 例综合报告[J].临床放射学杂志,1992,11(1):323.

[69] 王云钊,曹来宾.骨放射诊断学[M].北京:北京医科大学/中国协和医科大学联合出版社,1994:97.

[70] 王溱.X 线诊断学[M].2 版.石家庄:河北教育出版社,1994:300.

[71] 李石玲,程秀珍,王溱.半肢骨骺发育异常 10 例[J].河北医学院学报,1991,12(3):167.

第八章　骨关节创伤

第一节　概　述

骨关节创伤(bone and joint injuries)泛指外力作用下引起的骨骼、关节及软组织的损伤，包括骨折、关节脱位(半脱位)、关节囊撕裂、肌肉拉伤和肌腱韧带撕裂，也包括骨骺板、生长板、关节软骨和纤维软骨结构的损伤。本章重点介绍骨骼创伤。

骨骼创伤是指在外力作用下发生骨和/或软骨结构断裂、连续性中断，即骨折(fracture)。骨折包括骨折解剖、骨折对软组织的损伤以及软组织对骨折的影响。骨折解剖是指骨折线、关节损伤和错位情况。骨折对软组织的损伤包括关节囊、韧带、肌腱以及骨折对肌肉、血管、神经的损伤，有无开放性感染等。软组织对骨折的影响主要是肌肉收缩牵拉骨折端移位或旋转，骨折端是否夹有软组织。医学影像检查对骨折解剖、邻近结构损伤以及相关并发症的良好显示和评估，将为骨科医师治疗提供重要的帮助。

一、骨折解剖

骨折解剖(fracture anatomy)包括下列几个方面：

骨干骨折(fracture of bone shaft)根据骨折线可分为横形、短斜形、长斜形、螺旋形、蝶形、粉碎形骨折。根据两骨折端对位和对线可分为错位、成角、缩短、重叠或旋转等情况。

成人关节内骨折(intraarticular fracture)骨折累及关节称为关节内骨折。根据骨折线可分为 Y 形、T 形、粉碎、劈裂和关节边缘撕脱骨折等。

儿童骨折(juvenile fracture)和婴幼儿骨折(infantile fracture)骨发育期的骨关节创伤具有特殊性，因骺软骨、骺板软骨并不比关节囊、韧带坚韧，因此儿童或婴幼儿创伤发生关节脱位者少见。最常见的是骨骺分离、骨骺滑脱、骨骺干骺端骨折，骨骺骨折、骺板软骨骨折等。儿童骨干骨折多为青枝型骨折。骨折一旦累及骺板并损伤，则必发生骺早闭(图 8-1-1、图 8-1-2)。

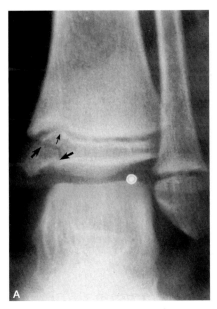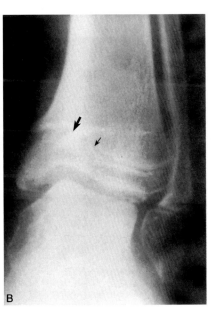

图 8-1-1　骺板软骨损伤、骺早闭

男，13 岁，左踝关节外伤后疼痛 1 天，不能行走。A. X 线平片显示，左踝关节内踝有弧形之骨折线(大黑箭)，该部位骨骺板折断(小黑箭)为骨折累及骺板软骨；B. 1 年半后内踝上方骨骺早闭(黑箭)，并见邻近之骺板变窄(小黑箭)，腓骨弯曲，后遗踝关节内翻畸形

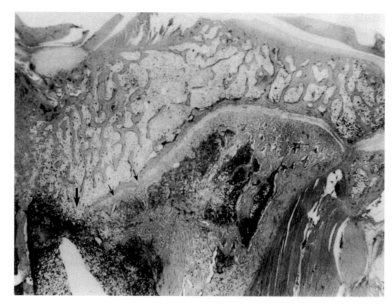

图 8-1-2 实验性骺板损伤骨骺早闭组织切片

实验兔胫骨平台前部骨骺纵行骨折累及骺板软骨,骨骺已早闭(大黑箭)。注意邻近之骺板亦有点状骺早闭(小黑箭),此实验证明骺板损伤后,骺早闭之邻近骺板亦有损伤

二、骨折对软组织的损伤

骨折对软组织的损伤有下列几种:

1. **肌肉损伤(muscle injuries)** 骨折端锐利可刺入肌肉内。移位严重的骨折对邻近肌肉、肌腱极易造成挫伤,甚至断裂。猛烈的肌肉收缩,也可造成肌肉、肌腱撕裂伤(图 8-1-3)。骨折端分离后,肌肉可嵌在两骨折端之间,导致骨折不愈合。

2. **血管损伤(vascular injuries)** 骨折端锐利可刺破周围大血管,如锁骨骨折刺破锁骨下动脉,肱骨干骨折刺破肱动脉,股骨干骨折刺破股动脉、腘动脉,肋骨骨折刺破肋间动脉。骨干骨折一旦错位必损伤髓内滋养动脉和静脉窦。上述血管损伤都可引起骨折周围出血,形成血肿(见本章第五节)。

3. **神经损伤(nerve injuries)** 神经贴近骨干的部位如肱骨外科颈旁有腋神经,内上髁有尺神经,肱骨下段骨干旁有桡神经、腓骨上段有腓总神经,颈椎椎间孔有臂丛神经等。骨折或骨折脱位可直接造成该部位的神经挫伤或压迫。上肢骨折还可造成臂丛神经牵拉撕断,脊柱骨折、脱位可造成脊髓损伤。

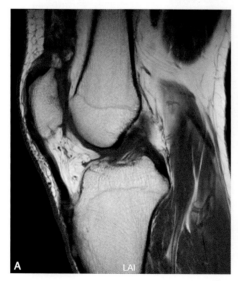
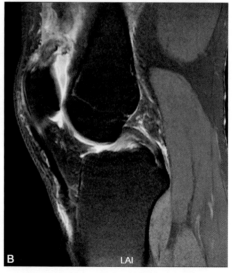

图 8-1-3 急性股四头肌损伤 2h

A. MRI 矢状位 T_1WI(TR 428ms,TE 6.1ms)显示股四头肌腱及部分肌肉损伤呈中低信号强度;B. 质子密度加权抑脂像(TR 2 000ms,TE 35ms)呈混杂高信号

三、软组织对骨折的影响

软组织对骨折的影响主要是周围肌肉对骨折的影响。有利方面,骨折周围肌肉多时,血运丰富,有利于骨折愈合。骨折如无移位,或经解剖复位后,肌肉的收缩可使骨折端紧密接触。不利方面,肌肉的收缩可使骨折端移位、成角、缩短或骨折端发生旋转等均影响复位和骨折愈合。

四、影像诊断

(一) X线平片

骨关节创伤首选 X 线检查,以了解骨折本身的解剖变化。

(二) CT 扫描

对于脊柱、骨盆、胸部、四肢大关节等复杂解剖部位的损伤,CT 扫描能发现 X 线平片难以显示的骨折线、骨折碎片和软组织损伤,如出血、水肿等。CT 增强扫描和 CT 血管造影(CT angiography, CTA)可显示血管损伤情况和活动性出血。

(三) MRI 检查

MRI 具有良好的软组织分辨力,对骨髓组织、软组织显示最佳。MRI 能发现隐性骨折,MRI 能显示骨折端周围的血肿和水肿范围,MRI 能显示四肢和脊柱中线旁肌肉牵拉、挫伤的部位和轻中重损伤程度,对肌腱韧带、盘状软骨和关节软骨损伤显示最佳,MRI 能显示骨折、脱位造成的神经或脊髓压迫、断裂、变性和坏死,MRI 还能显示臂丛神经以及其他周围神经牵拉、撕裂损伤的程度。

(四) 超声检查

肌肉损伤和肌腱腱鞘和韧带的损伤,超声检查具有很高的诊断价值。

骨折可分为:外伤性骨折、病理性骨折和应力性骨折。

一、外伤性骨折

外伤性骨折(traumatic fracture)是指正常骨骼受到直接或间接外力的作用所引起的骨折,多有明确外伤史。在日常生活劳动中,打伤、摔伤、砸伤、撞伤和工伤事故等最为常见。意外情况如交通事故、战伤、地震灾害等,多为严重损伤。直接外力如打、碰、撞、砸、压等和间接外力如成角、扭转、肌肉牵拉、韧带牵拉、韧带撕脱等均可造成骨折。外伤性骨折包括下列几种:

1. **隐性骨折(occult fracture)**　亦称骨挫伤(bone contusion),为骨小梁微骨折,骨髓内沿骨折线出血,X 线检查不能显示出骨折线。隐性骨折多发生于松质骨内,骨折后 2~3 周 X 线检查或 CT 扫描偶可显示骨折裂缝。MRI 可表现为骨髓水肿,T_1WI 为低信号,T_2WI 脂肪抑制像为高信号强度(图 8-2-1)。

2. **无错位骨折(non-displaced fracture)**　X 线检查可见骨折裂纹。青枝骨折表现骨皮质凹陷折裂,凸出折裂或嵌压骨折等。无错位骨折处,皮质大部分完整。

3. **错位骨折(displaced fracture)**　骨皮质完全中断、分离、移位,骨膜撕裂、剥离或掀起。骨膜下出血,骨折周围血肿。特别是爆裂骨折,常有多个骨折碎片,称为粉碎性骨折(Comminuted fracture)。

4. **开放性骨折(open fracture)**　多为严重的压砸伤,骨折部位有开放性软组织损伤。

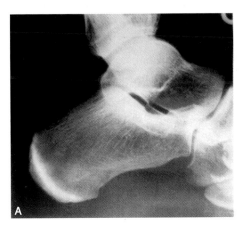

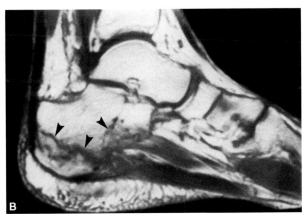

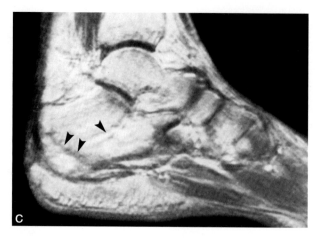

图 8-2-1 隐性骨折

女,52 岁。外伤后足跟疼痛。A. X 线平片,左跟骨未见骨折线;B. 足矢状位,MRI T$_1$WI,显示跟骨体及跟骨结节上部骨折线呈低信号强度(黑箭头);C. T$_2$WI 跟骨骨折线呈高信号强度和中低信号强度(黑箭头)

5. 产伤骨折(birth fracture) 分娩难产时,产钳分娩可造成新生儿颅骨凹陷骨折。用力牵拉新生儿常易造成锁骨、肱骨和股骨骨折。

二、病理性骨折

病理性骨折(pathologic fracture)是骨内病变破坏了骨的正常结构而发生的骨折。常因轻微外伤而导致骨折。见于很多骨疾患,如良性骨肿瘤、性质未明骨肿瘤(图 8-2-2)、恶性骨肿瘤、骨转移瘤、血源性骨感染以及全身性遗传、营养、代谢、内分泌障碍骨疾患包括骨软化等均易发生病理性骨折。老年人骨质疏松,支持力降低,轻微外伤或剧烈咳嗽、打喷嚏均易造成椎体压缩骨折,摔倒时极易发生股骨颈骨折,或粗隆间骨折,尺桡骨远端骨折或骨盆骨折等。

三、应力性骨折

应力性骨折(stress fracture)是指骨骼受到长期、反复外力的作用而引发的骨折,而该外力单次作用于骨骼不会引起骨折。应力性骨折又分为 2 型:①疲劳骨折(fatigue fracture),是指长期、连续、反复的外力作用于弹性抵抗力正常的骨骼而引起的骨折,如长期负重、跳跃、行军等,常见于战士、运动员、舞蹈演员、杂技演员等,好发于跖趾骨,胫腓骨,少见于肱骨、尺桡骨、肋骨和髂骨,多为不完全性骨折(图8-2-3)。②衰竭骨折(insufficiency fracture),又称功能

性骨折(functional fracture)是指长期、连续、反复的外力作用于弹性抵抗力减弱的骨骼而引起的骨折,多见于绝经后骨质疏松、放疗后骨质疏松及激素治疗后的患者,最常发生的部位为骶骨、耻骨、坐骨等(图 8-2-4)。

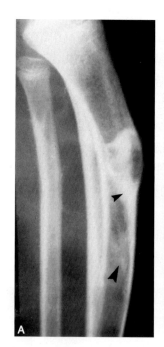
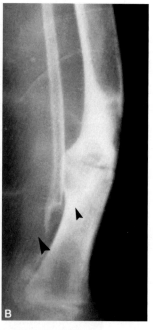

图 8-2-2 胫骨纤维异常增殖症病理骨折

A. X 线平片显示左胫骨上段凸向前方弯曲,上中 1/3 骨干有囊状破坏呈不均匀骨化并有 V 字征(小箭头),中段骨髓内亦有少量骨化(大黑箭头);B. 左小腿中下段凸向前方弯曲,中下 1/3 交界处有横行骨折裂缝(大黑箭头),骨髓均匀高密度骨化,其中有囊状破坏并出现"V"形征(小黑箭头)病理证实

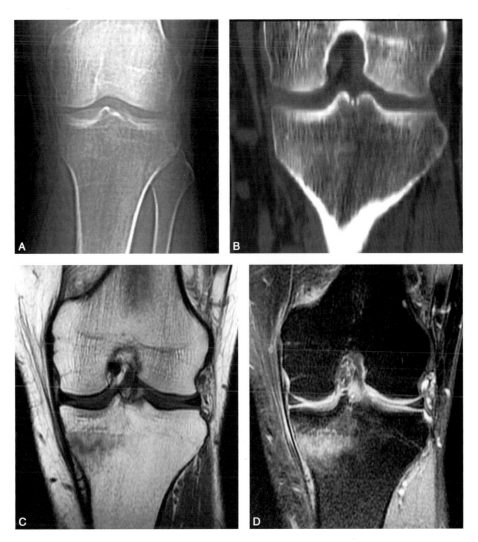

图 8-2-3　左侧胫骨疲劳骨折

A、B. 左侧胫骨正位片及 CT 冠状位重组像：左侧胫骨干骺端内侧骨松质区见片状骨质硬化改变，内缘皮质似不连续；C、D. 左侧胫骨 SE T_1WI 和脂肪抑制 FSE T_2WI：左侧胫骨干骺端内侧骨松质区见横行弯曲线样长 T_1 信号，T_2WI 显示不清，周围示大片状长 T_1 长 T_2 水肿样信号

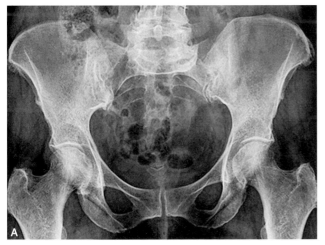

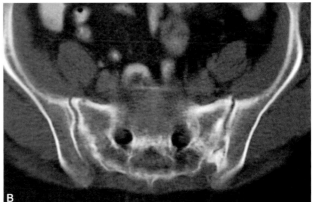

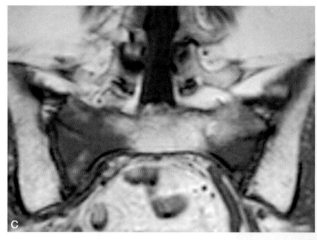
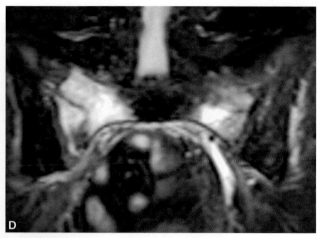

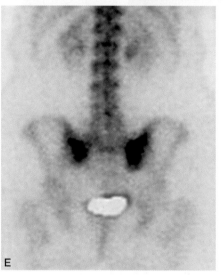

图 8-2-4 骶骨衰竭骨折

女性,65 岁,宫颈癌放疗后。A. 骨盆正位片:骨盆诸骨示弥漫性骨质疏松改变,右侧骶骨耳部骨密度减低明显;B. 骶骨 CT 平扫:骶骨弥漫性骨质疏松,双侧骶骨耳部隐见弯曲线样低密度影,周围示片状骨质硬化影。骶骨右前缘示局限性皮质中断;C、D. 冠状位 SE T_1WI 和脂肪抑制 FSE T_2WI 示双侧骶骨耳部弯曲线样低信号影,周围见大片状长 T_1 长 T_2 水肿信号;E. 核素扫描(后面观):双侧骶骨耳部核素浓聚,以右侧明显

四、鉴别诊断

外伤性骨折多为猛烈外力致伤,骨折线锐利,骨结构致密。病理性骨折常为自发性或轻伤导致骨折。骨折线模糊,骨折部位骨质疏松,或有骨质破坏,或骨干皮质骨变薄,或骨折部皮质骨有筛孔样改变,须仔细观察鉴别。对于骨内有潜在病变患者,因较强外力导致骨折极易忽视局部病变存在,但外伤刺激病变进展较快,可根据临床需要选择 CT 或 MRI 检查,及时发现骨内病变。

影像诊断的选择:一般四肢骨干骨折,X 线平片即可明确诊断。髋肩膝踝大关节、骨盆、脊柱、胸部等创伤,可常规进行 CT 检查。四肢关节创伤,如局部症状明显但 X 线或 CT 阴性者,应及时进行 MRI 检查,以显示软骨、肌腱韧带和软组织损伤。临床怀疑骨折损伤血管,应及时行 CTA 检查明确诊断。

第三节 骨折后血运变化

骨折后骨内血运变化因骨折部位不同而有所不同,分述如下。

一、松质骨骨折

松质骨骨折(fracture of spongy bone)都发生在骨端与骨干的连接部,即干骺部。周围的软组织血管从干骺部的四周进入骨内。骨折后血流不受影响。

二、关节内骨折

关节内骨折(intraarticular fracture)包括腕舟骨

骨折、肱骨小头骨折、股骨颈骨折、股骨髁骨折、距骨颈骨折等,骨折线都在关节内。由于关节内骨端的血液供应都来自关节囊动脉,因此关节内的骨折块都容易发生缺血性骨坏死。分述如下:①腕舟骨血管从舟骨远段结节部进入骨内,舟骨近段骨折,近折端骨块血流中断。②肱骨小头呈球形突向关节内。肱骨小头纵行劈裂骨折,骨折块血流断绝。③股骨颈骨折一旦错位,都不同程度的损伤上关节囊动脉、或上下关节囊动脉完全断裂。④股骨髁的内外侧壁有很多血管进入股骨内外髁内,因此股骨髁骨折后血运一般不受影响。⑤距骨体的血运都来自距骨窦,从距骨颈进入骨内,向后分布到距骨体,距骨体上下面均为关节软骨,没有血管进入骨内。因此距骨颈骨折后,骨折块血运中断。应了解:关节内骨折只要有一侧骨折端血流不受影响,仍可产生骨痂,即便另一骨折端发生缺血坏死,只要妥善固定,仍可达到骨性愈合。

三、骨干骨折

骨干骨折(fracture of bone shaft)一旦错位,骨内滋养动脉必然折断。髓内血液供应主要来自干骺动脉自骨的上下两端进入滋养动脉分支内维持髓内的血液供应。一般来说,骨折上段髓内血运好,骨折下段血流相对缓慢。骨皮质的血流由骨膜血管经哈弗管的血管向髓腔静脉窦内流动。骨干骨折后,上述血流方向改变是由于这些侧支循环的径路在正常解剖上是存在的。滋养动脉折断后,其末梢分支失去血压,周围侧支循环的血压相对增高,必然引起血流方向的改变(图 8-3-1、图 8-3-2)。

了解骨折后骨内血运变化,对于预后估计骨折能否发生骨坏死,骨折愈合是否顺利有重要参考价值。

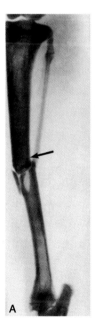
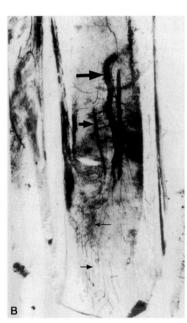
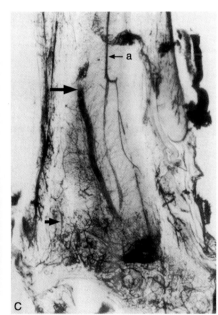

图 8-3-1 实验急性骨折后骨内微循环变化
A. 兔小腿中段骨折,有蝶形骨折片,骨折线通过滋养动脉管,为骨折当时检查(黑箭),该兔骨折后即进行微血管显影;B. 骨折上段骨内滋养动脉(短黑箭)、骨皮质哈弗管的血管(小黑箭)、静脉主干(长粗黑箭)均显影,证明骨折上段血运良好;C. 骨折下段,滋养动脉(a),干骺动脉(短黑箭)及髓腔静脉主干均显影(长黑箭),此实验证明:骨干骨折后,滋养动脉虽然折断,但血流从骨的干骺动脉向上流入滋养动脉,以保持骨内的血流不受很大的影响

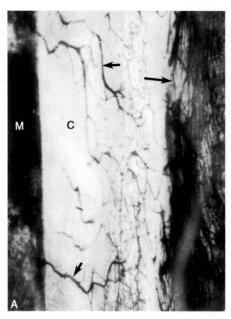
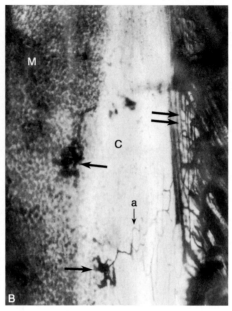

图 8-3-2 实验急性骨折后骨膜血管与骨皮质血流方向

A.图中心为骨皮质(C),图左侧为髓腔(M),右侧为骨膜血管(长黑箭),注意骨膜的血流经皮质哈弗管的血管(短黑箭)流向髓腔;B.骨髓(M),注意骨膜血管(双长黑箭)的血流经皮质(C)的哈弗管的血管(a)流向髓腔静脉窦(长黑箭),上两图为当时骨折后,经动脉灌注中国墨汁后 10 秒摄影

第四节 骨折后软组织的血管反应

骨折后软组织的血管反应在骨折第 3 天至 2 周内反应最明显。表现为骨折周围软组织的小动脉明显弯曲扩张,血流加速,静脉回流早现(图 8-4-1),对这种血管反应,有不同的解释。认为较多是动脉充盈使潜在的血管床开放,是一种生理性刺激反应。也

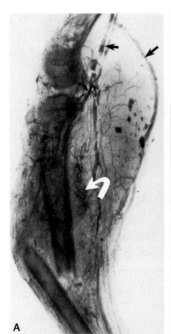
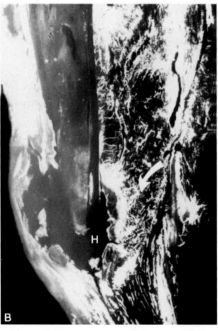
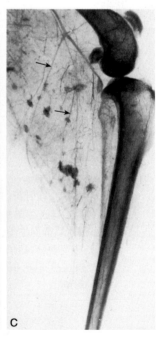

图 8-4-1 实验性骨折愈合过程中软组织的血管反应(微血管摄影,骨折后 1 周)

A.右小腿骨折后周围软组织肿,有较多的血管显影(白弯箭),静脉回流早期出现(黑箭);B.该标本组织大切片显示骨折端血肿(H),周围小动脉弯曲扩张(弯白箭);C.同一动物左小腿正常微血管摄影自身对照,小腿软组织不肿,肌肉内的小动脉细长而直,血管数量比伤肢少而细(小黑箭),无静脉回流。此例说明骨折后 1 周软组织的血管扩张弯曲,血流加速,流量增大,是骨折后的血管反应及新生血管开始进入骨折愈合的初期阶段

有认为受伤肢体的血管反应不只限于骨折部,而是整个伤肢循环的增加。在组织切片中观察,骨折部软组织的血管反应主要是原有小动脉弯曲扩张,静脉亦扩张。另外,骨折第3天,血肿周围即有新生血管开始生长;骨折后1~2周内,骨折周围即有大量新生血管。因此,骨折后软组织的血管反应,可视为骨折初期的修复性反应,这对于骨折端血肿的吸收机化,对骨痂生长加速,对骨折愈后顺利,起着极其重要的作用。对于临床治疗骨折闭合复位后、在保护骨折周围软组织有良好血运的原则下给以外固定,是十分重要的。

第五节　外伤性血肿

一、病理

骨折和软组织损伤引起的出血称为外伤性血肿(traumatic hematoma)。

骨折后,断端髓腔滋养动脉折断,大量静脉窦破裂,形成血肿。错位明显的骨折,血肿不仅存在于骨折端,而且出血还沿着剥离的骨膜下、骨膜外、肌间隙蔓延。钝性外伤、撕裂伤等可引起软组织内出血,局部形成血肿(图8-5-1)。

(一)血肿吸收机化

血肿的吸收主要依靠血肿周围软组织增生的最幼稚的新生血管旁细胞分化成大量吞噬细胞吸收血肿。血肿吸收后形成软骨与骨和纤维称为血肿机化。组织学观察,骨折后第三天,血肿边缘的软组织内毛细血管,特别是肌纤维束间的毛细血管弯曲扩张,形成血管芽(图8-5-2),继续生长形成非常密集的平行血管或称毛刷状血管伸向血肿内。一方面在新生血管的顶端由毛细血管旁细胞分化为大量组织细胞吞噬细胞吸收血肿。另一方面在新生血管之间的血管旁细胞分化为大量软骨细胞形成软骨,而后软骨内成骨形成骨痂。其结果是血肿吸收机化后形成骨痂(图8-5-3),骨折周围的骨痂连接起来即达到骨折愈合。

(二)血肿的生化转化

出血后红细胞等从血管内溢到组织间,红细胞内的氧和血红蛋白很快变成脱氧血红蛋白,当红细胞破坏后,红细胞内存的脱氧血红蛋白游离、氧化,变成高铁血红蛋白,又称变性血红蛋白,这种变性血红蛋白可继续氧化成血红素(Hemoglobin),被巨噬细胞吞噬后形成含铁血黄素。

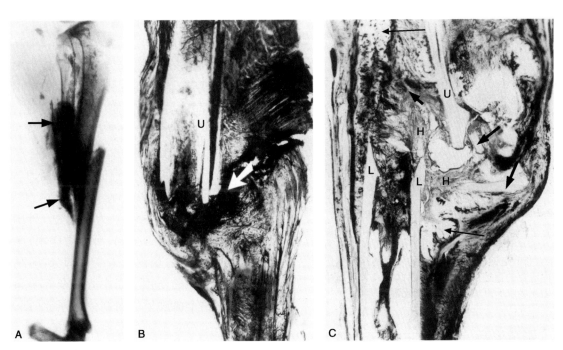

图8-5-1　骨折血肿(实验骨折微血管显影组织切片)
A.兔小腿骨折后10分钟,经腹主动脉灌注中国墨汁微粒钡混合液400ml,显示骨折端有墨汁沿骨膜外的肌间隙蔓延(黑箭),表示骨折端血肿的范围。B.同一兔标本组织切片,显示骨折端有墨汁充盈(白箭),为骨折端血肿。C.另一兔骨折后2周,组织切片显示:上骨折端(U)与下骨折端(L)之间有较大的血肿(H),并有骨折碎片(大黑箭)。注意血肿周围已有大量新生血管生长(小黑箭),骨折上段已有软骨痂生长(细长黑箭)

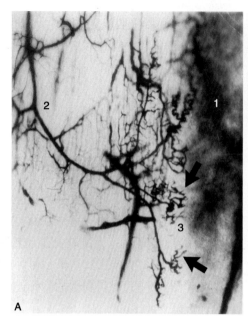
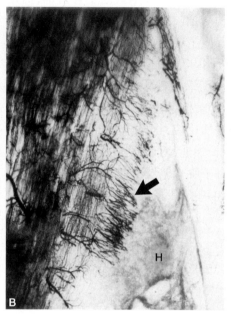

图 8-5-2 实验性骨折血肿吸收机化

A. 兔小腿骨折后第 3 天微血管摄影,图右边为血肿(1)。图左边,肌肉中的小动脉(2),注意血肿边缘肌肉中的毛细动脉弯曲扩张,已形成血管芽(黑箭)。B. 骨折后第 2 周,血肿(H)在图下方,肌肉中有毛刷状新生血管向血肿内伸入(黑箭)开始吸收血肿

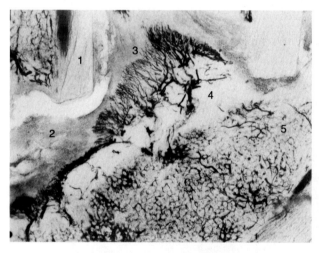

图 8-5-3 实验性骨折血肿吸收机化形成软骨痂

兔小腿骨折第 4 周,图上方为骨折端(1),骨折端血肿(2),有大量毛刷状新生血管向血肿内伸入(3),吸收血肿,新生血管的近侧已有无血管区的软骨团(4),并已形成软骨内成骨的骨痂(5),此图证明血肿经大量新生血管肉芽组织吸收后形成软骨而后骨化形成骨痂

二、影像诊断

(一) X 线平片

血肿大部分为外伤所致。X 线平片检查主要观察骨折解剖,不能显示血肿的部位和范围。

(二) CT 扫描

新鲜血肿的密度,一般高于肌肉密度。

(三) MRI 检查

MRI 检查是目前对血肿最好的检查方法。MRI 可以反映上述血肿的生化转化过程。

软组织血肿在其生化转化和吸收过程中分为超急性期、急性期、亚急性和慢性期。各期 MRI 信号强度变化不同。①超急性期:出血时间不超过 24 小时,T_1WI 上呈等信号或稍低信号强度。T_2WI 呈稍高信号强度。②急性期:出血 1~3 天内,红细胞内为脱氧血红蛋白,T_1WI 呈稍低信号强度,T_2WI 呈低信号强度。③亚急性期:出血 3~14 天内,T_1WI 可见环状高信号强度(图 8-5-4),为凝血块。外围部血红蛋白变性,呈高铁血红蛋白,有顺磁作用,而中心部低信号强度为凝血块内尚未变性部分,即脱氧血红蛋白部分,无顺磁作用。当中心部全部变为高铁血红蛋白时,整个血肿呈均匀高信号强度(图 8-5-5)。④慢性期:组织对血肿的吸收清除,都从边缘开始。巨噬细胞吞噬血色素后,变为含铁血黄素沉着。从周边向中心部进行,含铁血黄素为非顺磁性物质,T_1WI、T_2WI 均呈低信号强度。慢性期后血肿就成为低信号强度,在 MRI 上难与正常肌肉鉴别。

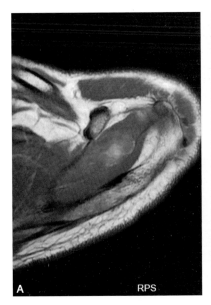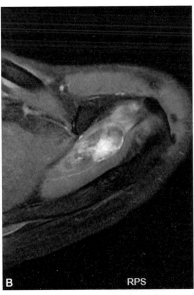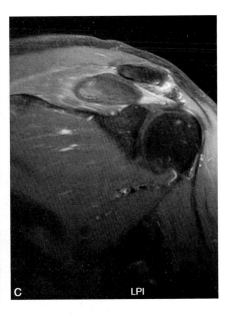

图 8-5-4　冈上肌血肿亚急性期

男,52 岁,左肩疼痛 10 天。A. MRI 轴位 T_1WI,左冈上肌内卵圆形异常信号肿块,呈高低混杂信号;B. 轴位质子密度加权抑脂像肿块亦呈高低混杂信号,边界清楚;C. 斜冠状位质子密度加权抑脂像显示冈上肌内长梭形异常信号强度,周边呈低信号强度环。手术见冈上肌内凝血块

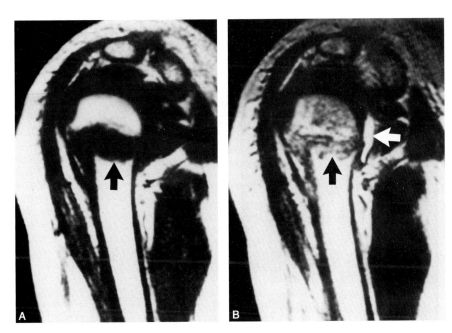

图 8-5-5　肱骨外科颈骨折血肿

女,57 岁,左肩部外伤 21 天。A. 矢状位,T_1WI(TR 500ms/TE 20ms)左肱骨外科颈骨折端出血呈较宽的低信号强度(黑箭);B. T_2WI(TR 3 000ms/TE 90ms)骨折端呈中高信号强度(黑箭),关节腔内积液(白箭)。骨折后 3 周血肿在 T_2WI 呈高信号强度为高铁血红蛋白

第六节　血管损伤

四肢严重骨折脱位、刀刺伤、火器伤均可造成局部血管损伤(vascular injuries)。剧烈暴力挤压,血管内膜损伤或脱落,24 小时内即可继发动脉栓塞。骨折碎片可刺破血管。严重挫伤、局部肿胀,亦可继发血栓形成(图 8-6-1)。手术中不慎亦可造成血管梗死(图 8-6-2)。

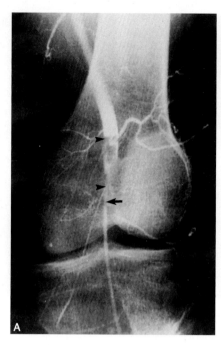
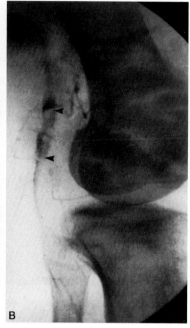

图 8-6-1 急性血管损伤腘动脉血栓形成

男,35岁,骑自行车摔入路旁深沟,左下肢受伤。当时还能骑自行车回家。伤后1.5h,左下肢疼痛麻木,运动受限。伤后9h入院发现腘窝软组织肿胀,范围5cm×20cm,临床诊断左下肢腘动脉损伤。A、B.数字点片血管造影显示腘动脉在股骨髁上水平梗阻(小黑箭头)先后陆续注射尿激酶50万IU,见有少量造影剂通过腘动脉远端(黑箭)。发现梗阻部有血栓1.5cm(两小黑箭之间)。造影后腘动脉搏动仍摸不清,膝屈30°,不能伸直。皮温仍存,足背动脉消失。当即手术,发现腓肠肌外侧头断裂,腘神经损伤。腘动脉有长2cm血管扩张,淤血,切开血管,取出血栓和脱落的血管内膜。取小隐静脉长4cm进行血管吻合,术后血运良好

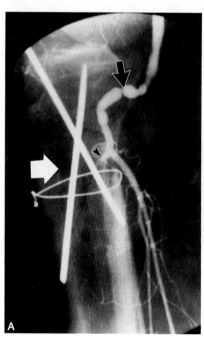
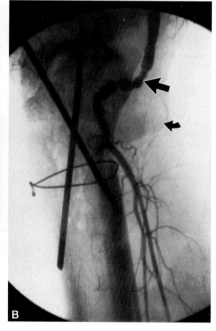

图 8-6-2 胫骨上段骨折血管损伤

男,31岁,车祸,右下肢胫骨上端骨折,手术内固定,血管移植术后下肢动脉搏动消失,由外院转来第2天进行血管造影。A、B.数字点片血管造影片显示左胫骨平台下方粉碎骨折(A,大白箭)腓骨小头(B,弯黑箭)骨折凸向前方成角。胫骨骨折端两个钢针交叉内固定。又用钢丝环状捆绑。骨折复位满意。血管造影显示在胫骨平台后下方有长3cm"香肠样"静脉血管移植吻合,造影剂充盈良好(A、B,黑箭),并顺利通过进入胫后动脉。注意,在环状钢丝捆绑之上方,胫前动脉分支开始部呈狭窄性阻塞(A,小黑箭头),因此下肢足背动脉搏动消失。在血管造影诊断明确后,此患者立即转回原医院治疗。很明显,此例胫前动脉狭窄性阻塞与钢丝环形捆绑骨折部有密切关系

血管损伤常合并肌腱断裂或神经损伤,因而产生一系列症状:①疼痛,血管损伤的远端肌肉缺血,很快丧失舒张能力,被动牵拉产生剧疼。②皮肤颜色改变,动脉阻塞,远端缺血,皮肤苍白。静脉回流受阻,淤血、皮肤发绀。③组织缺血自觉肢体发凉。④血管损伤出血造成血肿,组织缺血后毛细血管通透性增加,引起肿胀,均可产生肌间隔综合征(muscle compartment syndrome),肌肉坏死,缺血挛缩。⑤末梢血管搏动减弱或消失。⑥合并神经损伤,肢体麻木,运动障碍,不能伸屈。⑦血管破裂出血可产生搏动性血肿。

急性血管损伤的早期诊断和早期治疗,关系着肢体能否保留,功能好坏和生命的安危。需要及时进行 CTA 或 MRA,以明确血管损伤的部位、程度和病理状态,为早期手术治疗提供明确的诊断。对于陈旧性血管损伤更需进行 CTA 或 MRA 明确诊断。CTA 或者 MRA 检查阴性同样对临床决策有重要的价值。

第七节 骨折愈合

骨折愈合是从骨折后血肿吸收机化开始,骨痂形成、骨痂连接和骨痂改建的渐进过程。骨折愈合可以顺利,可以延迟,也可以不愈合。

一、骨痂形成

骨折后,骨痂形成来源于膜内成骨与软骨内成骨两种方式:①膜内成骨是骨折两端未剥离的骨膜中的间叶细胞增生、分化为成骨细胞,直接形成骨痂。②软骨内成骨是来自剥离骨膜中的间叶细胞增生,先分化成软骨,然后再由软骨形成骨痂(图8-7-1)。骨痂也来自血肿吸收机化过程中由新生血管旁细胞分化为软骨而后骨化形成骨痂。皮质旁的骨痂为外骨痂,髓腔内的骨痂称为内骨痂。

二、骨痂形态

由两种成骨方式形成的骨痂,在 X 线表现上有两种不同的形态:①膜内成骨形成的骨痂,X 线表现为骨折上下段皮质旁出现光滑整齐的骨膜反应。骨折愈合顺利者,在骨折后 7~9 天即可见到骨膜新生骨痂。②软骨内成骨形成的骨痂,开始呈不均匀钙化。早在骨折后 10 天,在骨折端旁或在错位的两骨折顶出现不均匀的骨痂"托"。随后不均匀钙化的骨痂逐渐增多,密度增高。在骨折后两周,如果出现这两种形态的骨痂,是骨折愈合顺利的先兆(图8-7-2)。

三、骨痂连接

一般在骨干骨折后 3~4 周,骨折上下段的骨膜新生骨痂与骨折端不均匀的骨痂融合,连接成桥,这是伤员可以扶拐持重、早期活动的指征。

四、骨痂改建

这是一个渐进的缓慢的过程。骨干骨折连接的两种骨痂密度逐渐增高,骨折后 3~4 个月,骨痂结构趋于一致,骨痂表面变光滑。半年后骨痂吸收、缩小,逐渐变为增厚的致密骨。骨痂改建又是一个漫长的过程,轻微成角或轻度错位的骨折愈合,数年或数十年后,仍可改善一些原有畸形。

应指出的是,骨干骨折是以外骨痂愈合为主,松质骨骨折是以内骨痂愈合为主。内骨痂的来源是由骨髓内新生血管旁细胞直接分化为成骨细胞形成的。

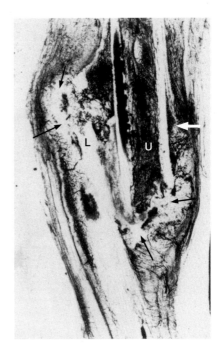

图 8-7-1 实验骨折愈合

兔胫骨干骨折后两周组织切片,微血管显影:上骨折端(U)及下骨折端(L)均有无血管软骨团(细长黑箭)形成软骨痂,托住两骨折端,称为软骨痂托,这是骨折软骨痂愈合期,注意上骨折端两旁有膜成骨痂(白箭)为未剥离的骨膜形成的骨痂,距骨折端较远

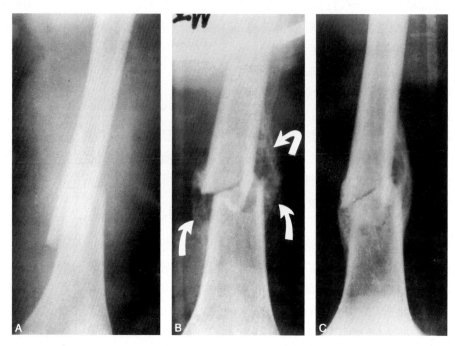

图 8-7-2 股骨干骨折软骨痂骨愈合

男,25 岁,车祸,大腿骨折。A. 左股骨干中下 1/3 交界处短斜形骨折;B. 经卧床牵引治疗 2 周,骨折端有较多不均匀钙化的骨痂生长,已连接成桥。上部骨痂呈带状或条状钙化 (弯箭),下部为多发小环形钙化(弧白箭)均为软骨痂之初期钙化阶段;C. 骨折 3 个月显示软骨痂已完全骨化,骨折愈合,并已进入骨痂吸收改建阶段。此例说明:股骨干骨折大腿肌肉多,骨痂出现早,骨折愈合以软骨痂骨化为主

第八节　骨折不愈合

骨折不愈合(nonunion of fracture)有多种原因,

包括固定不稳,骨折端活动或旋转,骨折端夹有软组织、感染、多次整复、牵引过度、手术干扰等均可发生骨折不愈合(图 8-8-1)。

骨干骨折 3~6 个月随诊,骨折端顶或骨折端旁

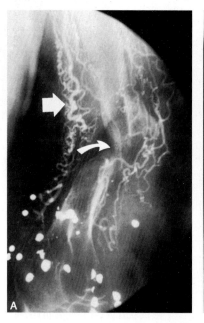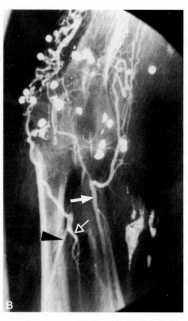

图 8-8-1 陈旧火器伤肱动脉完全闭塞,骨折不愈合萎缩型

男,41 岁,两年前被猎枪子弹打伤,肱骨骨折曾多次手术,至今骨折不愈合。检查左前臂肌肉萎缩,左手中环小指屈曲畸形,感觉功能减退,桡动脉搏动减弱。数字点片血管造影:A、B. 肱动脉上段完全闭塞(本图未包括)。上臂周围多数肌肉血管代偿性螺旋弯曲(A,白箭)汇流至尺动脉(B,大黑箭头)正中动脉(B,白空箭)和桡动脉(B,大白箭)。肱骨干中下 1/3 骨折不愈合,无骨痂生长,骨折端萎缩变尖(A,弯白箭),骨折端分离,并向外突出成角。肘部周围软组织内有很多圆形金属丸弹

见不到不均匀骨痂即软骨内成骨者,极易发生骨折不愈合。皮包骨的部位,如前臂尺骨背面,小腿胫骨前面都在皮下,无肌肉附着,骨痂生长缓慢,或不生长骨痂,也易发生骨折不愈合。关节内骨折如骨折端固定不稳,极易发生骨折不愈合,且易发生骨坏死。

位有大块骨缺损,软组织严重剥脱,肌肉收缩或肢体重力使骨折端成角、旋转、分离,骨折后感染,多次手法整复,手术导致骨膜广泛剥离,过度牵引,固定不当,以及固定时间过短或错误锻炼等,都可导致骨折不愈合。

一、影像表现

骨折不愈合 X 线表现有两种:一种为萎缩型,骨折端萎缩、变细、变尖、缩短,骨折端逐渐变为光滑,有薄层骨质封闭骨髓腔(图 8-8-1)。另一种为增生型,两骨折端髓腔广泛硬化,有大量新生骨痂,但骨折端无骨痂桥连接(图 8-8-2)。骨折不愈合 X 线检查可定诊。如骨折两端形成大量不均匀骨痂,难以判定骨折是否不连接时,可以正侧斜多方位 X 线检查。或者进行 MRI 检查。核素代谢骨显像和 PET 常常被用于骨折不愈合的诊断,并具有较高的诊断准确性。关节内骨折如固定不好,或无固定则可导致骨折不愈合(图 8-8-3)。

二、骨折手术治疗后不愈合的原因

1. 造成骨折迟缓愈合和不愈合的因素有骨折部

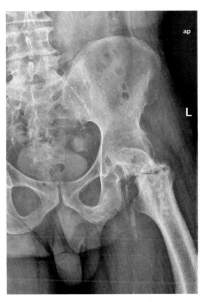

图 8-8-2　骨折不愈合增生型
左股骨颈骨折六个月,骨折端有骨痂,髓腔硬化闭塞,骨折不愈合

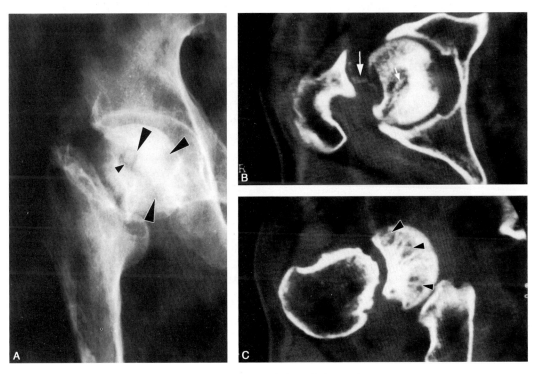

图 8-8-3　右股骨颈骨折不愈合已 1 年
A. 右髋 X 线平片显示右股骨颈骨折不连接,股骨头相对密度增高。股骨头内有 3 个密度减低区(大黑箭头),其中一个密度减低区内有小死骨(小黑箭头);B. CT 扫描右股骨颈骨折间隙增宽,其间有小碎骨片(大白箭),股骨头中心有一囊状破坏区,内有条状死骨片(小白箭);C. 股骨颈骨折间隙表面光滑,股骨头内有多个囊状破坏区(黑箭头)

2. 骨折愈合实验组织学所见，骨折后必然发生骨折端髓腔出血，并可沿肌筋膜间或骨膜下蔓延。血液被新生血管和吞噬细胞吸收后，血管旁细胞即分化成软骨细胞，形成软骨，初期软骨细胞幼稚，随后软骨细胞变为肥大细胞，钙化后经血管入侵后，形成骨痂。因此软骨形成的骨痂则呈团块状、索条状、环形、半环形或斑点状不均匀的骨痂（图 8-8-4～图 8-8-9）。临床还可以见到管状骨骨干骨折，特别是股骨干骨折后，因大腿肌肉多，有些病例 2 周后可以见到围绕骨折端，或骨折周围有大量不均匀的骨痂形成（图 8-8-10），这种骨痂是由于骨折部位髓腔大量出血，经肉芽组织吸收后分化成软骨，而后形成的软骨内成骨（图 8-8-11），软骨痂经改建塑形后骨折可愈合。骨折端的旋转，因肌肉收缩骨折端不稳，也导致骨折不愈合。

3. 骨折愈合实验中还发现在骨折断端的上下髓腔，有广泛的动静脉栓塞，骨髓和骨皮质完全缺血，不能形成骨痂，亦可导致骨折不愈合。这只是在实验中得到证实（图 8-8-12）。

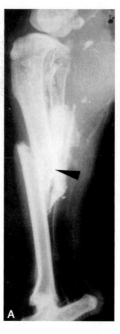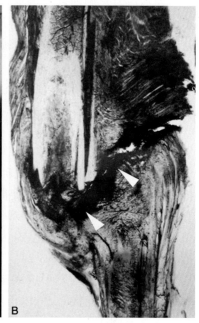

图 8-8-4 实验兔胫骨中段骨折后骨折端出血

A. 经腹主动脉灌注微粒硫酸钡和墨汁混合液，随后出现骨折端出血显影（黑箭）并沿肌间膜和骨膜下蔓延；B. 骨折部位整体切片显示骨折端有墨汁显影（白箭）表明骨折端出血

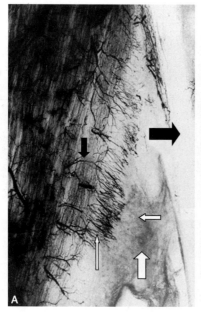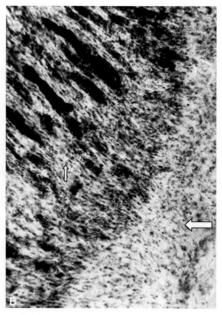

图 8-8-5 肌肉对骨折愈合的重要性

A. 骨折后 1 周，骨折端旁（粗黑箭）有血肿（粗白箭），来自肌肉的血管增生（中黑箭），形成密集平行的新生血管（细白箭）；B. A 图放大镜下所见，血管前方有吞噬细胞（白箭），吸收血肿，随后血管旁细胞分化成幼稚软骨

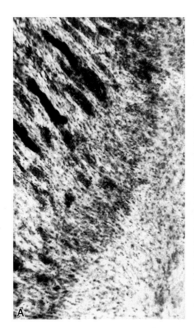
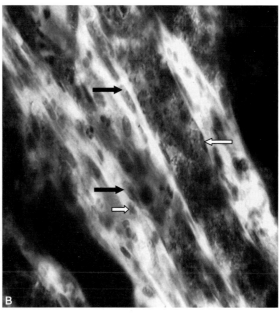

图 8-8-6 血肿机化后形成幼稚软骨细胞
A.图前力为新生血管分化的吞噬细胞(吸收血肿);B.A 图放大镜下所见,充满墨汁的黑色
血管有内皮细胞(长白箭)。血管旁细胞(黑箭)分化成幼稚的软骨细胞(短白箭)

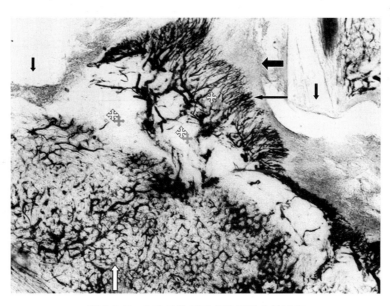

图 8-8-7 血肿吸收后形成软骨骨痂的过程
骨折端(短黑箭)血肿(粗黑箭)→新生血管(长黑箭)→血管旁细胞形成软
骨(十字)→最后以成软骨内成骨的方式形成骨痂(白箭)

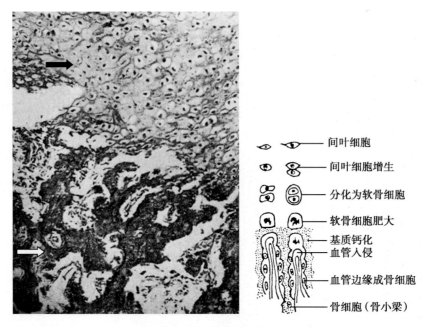

间叶细胞
间叶细胞增生
分化为软骨细胞
软骨细胞肥大
基质钙化
血管入侵
血管边缘成骨细胞
骨细胞（骨小梁）

图 8-8-8 软骨内成骨

软骨内成骨是由间充质细胞先分化成软骨（黑箭）而后再破软骨进行软骨内成骨（白箭），或由血管旁细胞直接分化成软骨细胞，再破软骨进行软骨内成骨，形成骨痂

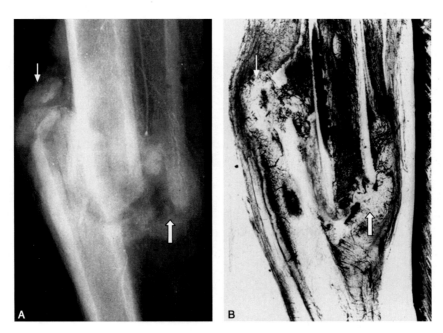

图 8-8-9 软骨形成的骨痂（实验骨折愈合）

A. 平片显示骨折错位明显，上下骨折端均有不均匀性团块状骨痂（白箭）；B. 该标本微血管造影和组织切片显示，上下骨折端均有软骨痂（白箭）形成，其中心有墨汁显影的部位，均已钙化和骨化，形成骨痂托

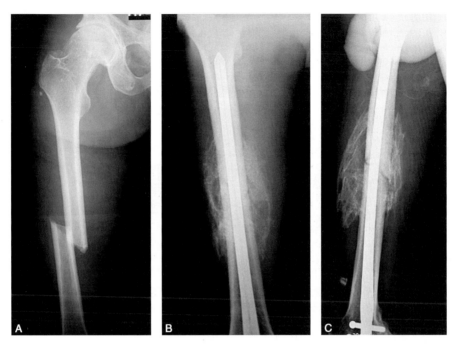

图 8-8-10　股骨干骨折髓内钉固定,骨折周围出血,形成软骨痂钙化

男,54 岁,因交通事故受伤,有股骨干中下 1/3 短斜行骨折,行髓内钉内固定术。伤后 3 个月,骨折端周围有团块状不均匀骨痂形成,为软骨内成骨的骨痂,但骨折线仍未愈合

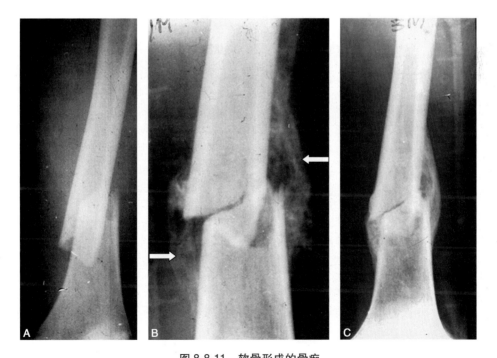

图 8-8-11　软骨形成的骨痂

A. 初诊 X 线检查显示股骨干下端骨折;B. 1 个月后骨痂密度不均,为软骨钙化后形成的骨痂;C. 3 个月后骨痂经过改建塑形,骨折愈合,以后还可改建塑形

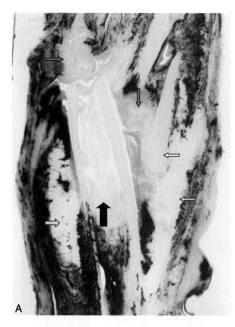
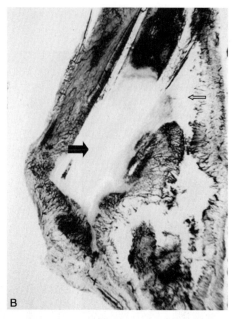

图 8-8-12　骨髓-骨膜-骨皮质缺血(实验性骨折愈合微血管造影)

A. 骨折后 3 周、大部分骨和软组织的微血管均已显影(小白箭),唯独下骨折端的骨髓、骨膜和骨皮质均无微血管显影;B. 上骨折端前侧骨皮质有少量骨膜血管显影(小白箭),但骨折端的骨髓和骨膜、骨皮质均缺血(大黑箭),无血管显影(大黑箭)

4. 骨折愈合实验提示,肌肉对骨折愈合起着非常重要的作用。因为骨折后邻近的肌肉在 24～48h 即可产生血管芽,一周后可迅速增生密集的新生血管(图 8-8-5),形成肉芽组织,吸收血肿,分化成软骨

痂。因此肌肉较少的部位,如尺骨背侧和胫骨前面经常发生骨折不愈合(图 8-8-13～图 8-8-25),并不是骨内血运缺乏,而是没有肌肉覆盖。不可否认手术干扰也是骨折不愈合的重要因素。

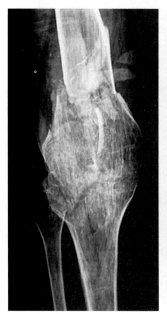
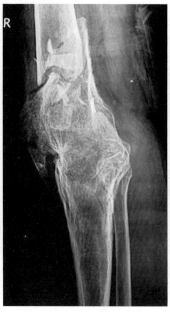
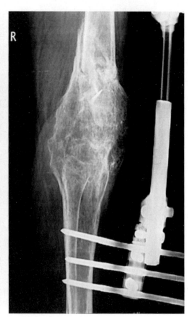

图 8-8-13　外固定架

男,73 岁。交通事故。膝关节原有骨性强直,骨质疏松。股骨下段粉碎骨折,外固定架固定 8 个月后,骨折不愈合。无骨膜反应,无外骨痂生长。因骨折部位无手术干扰,考虑为骨髓、骨膜、皮质骨缺血导致不愈合

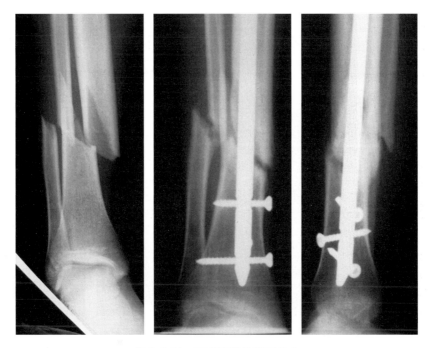

图 8-8-14　手术干扰骨折不愈合

男,18 岁。交通事故。小腿下端胫腓双骨折,髓内钉加螺钉内固定术后 9 个月骨折不愈合,骨折端无外骨痂生长,考虑可能骨髓和骨膜皮质骨缺血所致,肌肉覆盖较少也应考虑是不愈合的因素

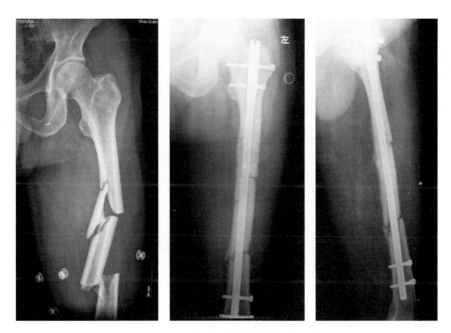

图 8-8-15　股骨干骨折髓内钉内固定

男,66 岁。因交通事故左股骨干 4 段骨折,大腿肿胀(有出血)。经髓内钉内固定术后,骨折顺列好。经 1 年 1 个月后无骨痂生长,骨折部分愈合

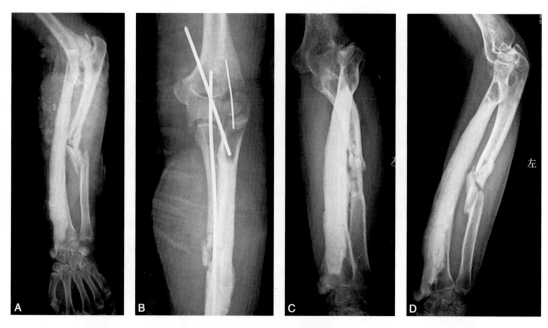

图 8-8-16　尺骨的骨折端旋转导致骨折不愈合

A. 女,45 岁。桡骨有骨蜡油样病。肘关节骨折脱位,尺骨干中段粉碎骨折,软组织损伤严重;B. 手术中见伤口内有大量砂石,已被清洗,肌肉损伤严重,肱骨小头粉碎骨折脱位,尺神经损伤。克氏针内固定术后 1 年 2 个月;C. 前臂旋前;D. 尺骨旋转 30°,骨折未愈合。但是桡骨蜡油样骨增生增多更为严重。A. 前臂正位显示两骨分开,为中立位。尺骨茎突在边缘无旋转。B. 两骨重叠,为前臂中立位。C. 尺桡两骨相互交叉,则为前臂旋前位。D. 尺桡两骨为中立位,而尺骨则旋转 30 度。克氏针不能保持尺骨的稳定性,再加上尺骨背面没有肌肉,因此导致尺骨骨折不愈合

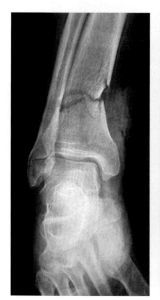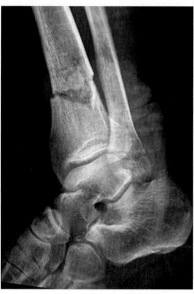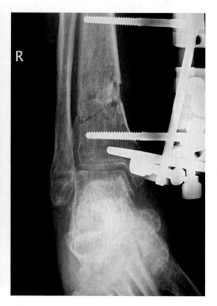

图 8-8-17　胫骨下端骨折

男,58 岁。被钢板砸伤,胫骨下端开放性粉碎骨折,腓骨外踝骨折。外固定器固定 8 个月后骨折不愈合,既无外骨痂又无内骨痂生长。本例胫腓下端虽为开放性骨折,但骨折端无吸收,又是外固定器固定,骨折后骨疏松严重,考虑是骨折端髓腔与骨膜、骨皮质缺血与无肌肉覆盖有关

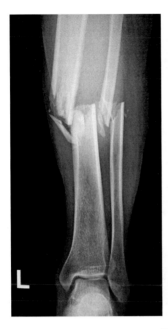
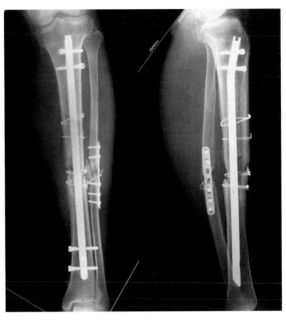

图 8-8-18　小腿胫腓骨骨折

男,38 岁。胫腓骨中段同一水平粉碎双蝶形骨折,髓内钉和螺钉内固定后,10 个月骨折不愈合,骨折端吸收,无内外骨痂生长。本例胫腓骨周围有肌肉覆盖,骨折不愈合原因考虑是骨折端髓腔缺血与手术干扰有关

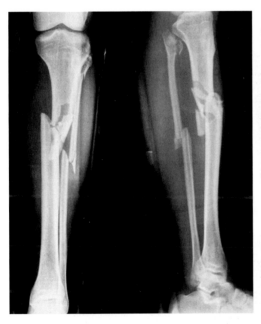
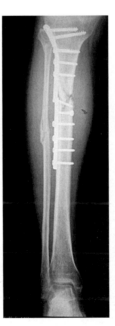
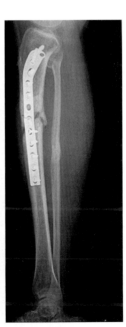

图 8-8-19　胫腓骨上段骨折

男,44 岁。因交通事故受伤。胫腓骨上 1/3 粉碎骨折,胫骨钢板螺钉内固定 10 个月后,腓骨骨折有骨痂愈合,钢板螺钉固定的胫骨骨折不愈合。本例腓骨周围有丰富的肌肉覆盖,因此骨折愈合。考虑胫骨折端因缺血不愈合

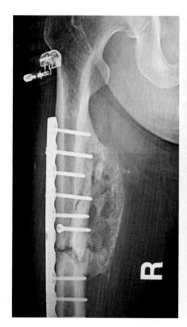
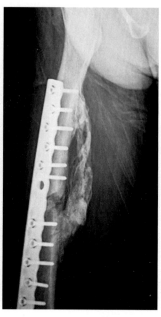

图 8-8-20 骨髓腔出血经软骨内成骨形成的骨痂骨折端不愈合
男,38 岁。因交通事故颅脑胸部多处受伤。大腿骨折原片已丢失,手术髓内钉和螺钉内固定后 10 个月,股骨干中段骨折部位骨折不愈合,但骨折内后侧有大量不均匀骨痂形成(为软骨痂骨化)也可达到骨愈合

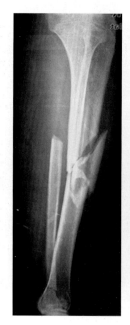
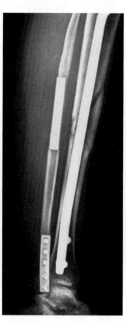
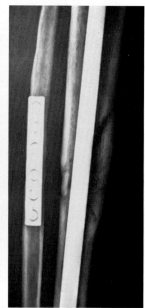

图 8-8-21 胫腓骨骨折不愈合
男,41 岁。交通事故。小腿胫腓骨中段双蝶形骨折。髓内钉内固定手术后 7 个月,骨折线吸收,无外骨痂生长,骨折不愈合。本例骨折不愈合的原因考虑是与骨折端髓腔、骨皮质缺血和手术干扰有关

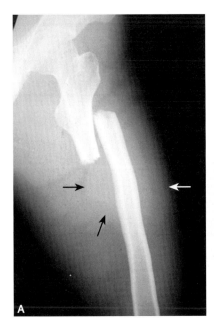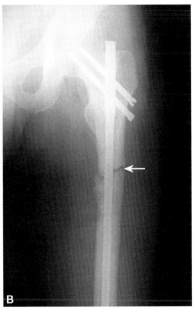

图 8-8-22　股骨干骨折后大血肿,手术清除不愈合

A. 男,25 岁,从高处摔下,左股骨干上段横断骨折,受肌肉收缩,骨折端缩短重叠。骨折端周围有一大血肿成球形高密度影(细箭);B. 手术后软组织血肿消失,髓内钉加螺钉内固定,术后 7 个月无外骨痂生长,骨折不愈合。本例股骨干骨折后、骨折端髓腔经常大出血,甚至血压下降。大腿周围肌肉丰富,血肿被肌肉新生血管和肉芽组织吸收后,经常形成软骨而后变为骨痂。手术后清除血肿后,再加髓内钉内固定,考虑骨折端缺血、或无血、导致骨折不愈合

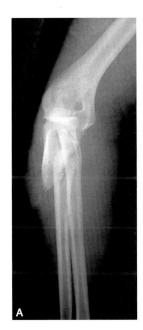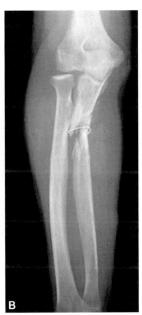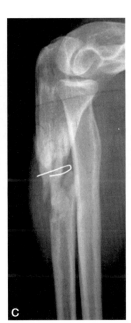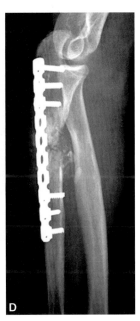

图 8-8-23　尺骨骨折端旋转不愈合

A. 男,37 岁,被人砍伤,尺骨背面软组织开放损伤;B. 尺骨上段骨折后第 2 次手术骨折有吸收,近端有骨痂生成,11 个月后骨折不愈合,经钢板螺钉内固定、并有碎骨植入,骨折仍未愈合;A 图和 C 图观察桡骨结节向前突出,为前臂旋后 120 度。旋前方肌牵拉尺骨向旋后方向旋转,因此骨折不愈合;D. 显示桡骨为中立位,植骨术后可能愈合

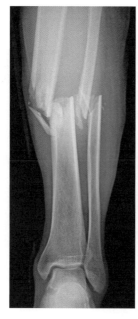
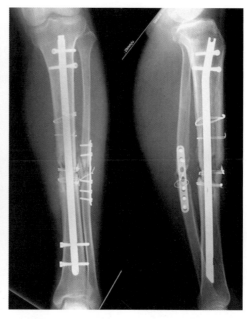

图 8-8-24　小腿胫腓骨骨折术后骨折不愈合

男,38 岁,胫腓骨中下 1/3 同一水平双蝶形骨折,髓内钉螺钉内固定后 10 个月骨折不愈合,骨折端吸收,无外骨痂生长。本例胫腓骨中段特别是腓骨周围有丰富的肌肉覆盖。但是无内外骨痂生长,考虑骨折端髓腔和骨膜以及骨皮质缺血、再加手术后干扰,都是骨折不愈合原因

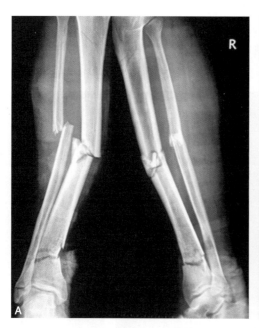
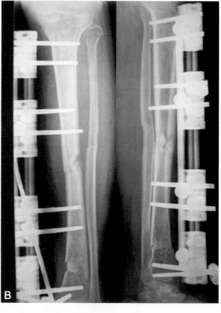

图 8-8-25　小腿胫腓骨中段骨折外固定器固定不愈合

男,58 岁,右侧胫骨中段和下段双骨折,腓骨中段骨折。手术外固定器固定,骨折顺列很好,但是手术后 8 个月胫腓骨骨折不愈合。本例胫腓骨骨折后,只是外固定器固定,无手术干扰。胫骨骨折不愈合的原因考虑是骨髓和骨干血管栓塞所致。因既无外骨痂又无内骨痂生长

三、管状骨骨折迟缓愈合和不愈合原因的思考

骨折不愈合的常见原因包括骨缺损、软组织剥脱、骨折端旋转、感染、牵引过度、固定不当等。

除上述记载的骨折不愈合的原因以外,还有下列原因:①手术干扰,新鲜骨折后经 MRI 检查,常显示骨折周围软组织出现血管反应,对骨折愈合有利,有些骨折病例手术清除血肿后骨折不愈合。②骨髓静脉栓塞、骨折端缺血,实验病理证明骨髓静脉栓塞、骨折端缺血是骨折不愈合重要原因。如临床手术后骨折端仍然出血,待周围血肿吸收后,可产生软

骨痂再转化成外骨痂,这时虽然骨折线仍清晰可见,也可由外骨痂达到骨折愈合。当骨折端的骨髓和骨膜没有内、外骨痂时,应当考虑骨折端髓腔和骨膜缺血的可能因素。

第九节 外伤性骨坏死

外伤性骨坏死(traumatic osteonecrosis)最常见于关节内骨折。包括股骨颈骨折致股骨头缺血坏死,腕舟骨骨折致近段骨坏死,肱骨小头骨折致骨折块坏死,距骨颈骨折致距骨体坏死等。

一、临床表现

股骨头缺血坏死(avascular necrosis of femoral head):股骨头的血液供应来自旋股内侧动脉。有两组分支即上关节囊动脉和下关节囊动脉,穿入关节囊内沿着股骨颈滑膜下进入股骨头内。上关节囊动脉自股骨头外上缘关节软骨下 0.5cm 进入头内,是股骨头的主要供血动脉(图 8-9-1),股骨颈骨折一旦错位、极易损伤此组血管、而发生股骨头坏死。下关节囊动脉由股骨头下面关节软骨边缘进入头内,股骨颈骨折错位严重、也易发生血管断裂。股骨颈骨折发生严重旋转错位者,可发生全部股骨头坏死。此外,还有闭孔动脉分支、通过圆韧带、进入股骨头圆韧带窝,对股骨头的血供应不起主要作用。

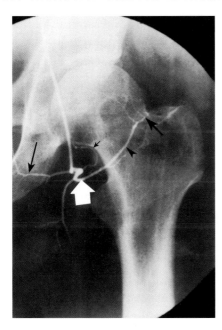

图 8-9-1 股骨头颈血液供应
左髋关节股骨头颈血管造影显示左股骨旋股内侧动脉(大白箭),供应股骨头血运的上关节囊动脉(小黑箭),血管绕过股骨颈后面(黑箭头)分布到股骨头内(大黑箭)。这些血管都是在关节内经骨面滑膜下进入骨内的。图左边为闭孔动脉(细长黑箭)

股骨颈骨折股骨头缺血坏死的发生率,要依据股骨颈骨折线的部位,有无错位和错位的程度,其骨坏死的发生率有所不同。总体发生率 20%～40%,有旋转错位者股骨头坏死可高达 74%。股骨颈骨折脱位者高达 100%。

骨缺血后,多长时间发生骨坏死,所得结论不同。光镜检查,Kenzora 等发现缺血区的骨细胞在相当长的时间内仍保持其细胞形态。然而有报道,用放射性核素行自体放射摄影,大部分骨细胞于缺血后 2h 即失去存活能力,缺血 12～24h,骨细胞坏死。

(一)股骨头坏死

股骨头坏死分为头骨折端全部骨坏死、部分骨坏死和分散小片骨坏死。

全股骨头坏死少见。伤后 1 个月,X 线即可显示坏死骨相对骨密度增高,但骨小梁仍保持正常结构。待 3～6 个月后,血运丰富的颈骨折端与坏死的股骨头骨折愈合后,大量新生血管与肉芽组织伸入坏死的股骨头内,将死骨吸收、移除,出现死骨吸收带时(图 8-9-2),因骨的支持力降低,在死骨吸收带处发生骨折。坏死的股骨头可长期"游离"在关节内。

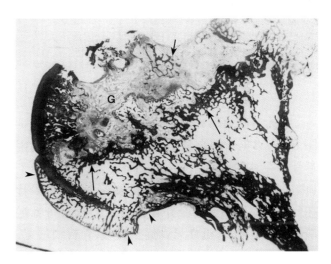

图 8-9-2 股骨头坏死标本切片
股骨头骨性关节面已脱落,股骨头外上方尚有小块死骨(短黑箭)未被吸收,死骨周边有较多的肉芽组织(G),最外围为新生骨带(长黑箭)。注意股骨头下方有新生骨(小黑箭头)贴在股骨颈与股骨头关节软骨上,形成蘑菇状变形,这些新生骨来自滑膜

部分股骨头坏死最常见的有头中心锥形骨坏死,半月状骨坏死,多"囊"状骨坏死等。骨坏死最好发于股骨头之前上部。X 线表现有三个基本征象:①死骨相对密度增高;②死骨边缘有吸收带;③吸收带之外围有新生骨硬化带。多"囊"状骨坏死,囊的形成是死骨被吸收的表现。囊内为肉芽结缔组织

（图 8-9-3）。囊周有新生骨环绕，形成硬化圈，囊内经常看到有残留的小死骨。应指出的是，上述部分股骨头坏死的三个基本征象，在 X 线片互相重叠，而表现股骨头不均匀硬化，外形不整，实际上都可辨认出死骨、吸收带和新生骨带，只不过是互相重叠而已。部分股骨头坏死的最终结局、不可避免地发生股骨头不同程度塌陷。但多发小"囊"状骨坏死可免于股骨头塌陷。

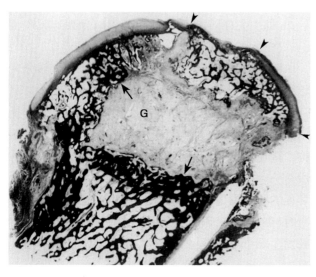

图 8-9-3　股骨头坏死标本大切片
股骨头顶有半月状死骨（小黑箭头），头中心大块死骨已被吸收形成团块状肉芽纤维组织（G），因此头关节面塌陷不明显。股骨头下部有环状新生骨带（黑箭）为头坏死之边缘

（二）腕舟骨缺血坏死

腕舟骨缺血坏死（osteonecrosis of carpal navicular bone）多见于腕舟骨中段或近段骨折，极易发生近骨折端缺血坏死。伤后 1~2 个月，近骨折端由于血运中断，X 线表现相对骨密度增高。舟骨近段骨坏死常与骨折不愈合合并存在。2 个月后，舟骨远端骨痂不断增多，近端死骨逐渐吸收，骨折线增宽，骨折不愈合。这时，近骨折端经肉芽组织吸收，形成大的囊状破坏，近段坏死骨逐渐缩小，游离在关节内，长期不能吸收。

（三）肱骨小头骨坏死

肘部肱骨小头关节面突向前方。肱骨小头纵行劈裂骨折，骨块血运中断，易发生肱骨小头骨坏死（osteonecrosis of humeral capitulum）。在妥善固定下，骨折仍可愈合。

（四）距骨缺血坏死

外伤性距骨头颈部骨折属于关节内骨折，骨折块极易发生缺血坏死，称为距骨缺血坏死（osteone-crosis of talus）。距骨体的血液供应来自距骨颈、距

骨窦和距骨非关节面的滋养动脉。距骨颈骨折合并距骨体旋转脱位，骨块与周围软组织血管完全剥离，血运完全断绝，距骨体缺血坏死是必然发生的。距骨体缺血坏死的 X 线表现为均匀性相对密度增高（图 8-9-4）。踝关节骨质疏松出现越早、越严重，缺血坏死的征象出现亦越早、越明显。伤后 1 个月，距骨体与其周围的骨质密度就会出现差异。距骨体缺血坏死并不影响骨折愈合。若复位好、固定稳，2 个月后骨折即可愈合。血运沟通后，随着功能活动的逐渐恢复，距骨体的密度增高征象，开始从距骨颈端向体部逐渐消散。数年后，缺血坏死的征象可完全消失。只是后遗晚发踝关节和距下关节软骨坏死，关节狭窄和骨性关节炎。这是与股骨头缺血坏死所不同的。

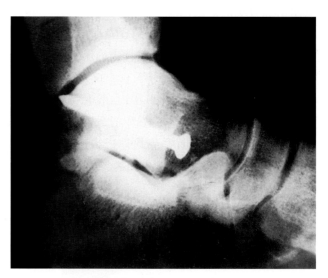

图 8-9-4　距骨体缺血坏死
距骨颈体交界处骨折，骨折愈合后，距骨体相对骨密度增高

二、影像诊断

（一）X 线平片

任何部位骨坏死，范围或大、或小，X 线平片都表现为三个征象：死骨在中心，周围有死骨吸收带，最外围有新生骨带。死骨不断被吸收缩小，新生骨不断增生充填坏死区。小块死骨逐渐被消失。大块死骨则发生关节塌陷。大死骨多处吸收，新生骨互相重叠，X 线表现密度不均匀增高，其实都是上述三个征象的互相重叠。亦见有大块死骨被吸收后，由大量结缔组织充填其中形成"大囊"（图 8-9-3）。

（二）CT 扫描

由于 CT 是断层扫描，克服了 X 线平片所见死骨与新生骨互相重叠的缺陷。因而显示死骨居中，周围吸收带，外围新生骨带较清楚。

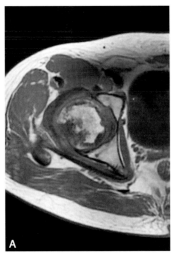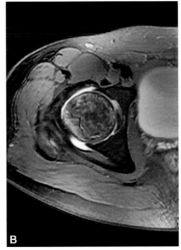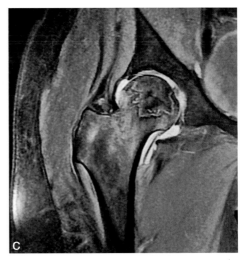

图 8-9-5　右股骨头缺血坏死

男,30 岁。右髋疼痛 1 个月。A. 轴位 MRI T_1WI,显示右侧股骨头信号不均匀,其中可见不规则高信号区(脂肪信号),周围可见低信号环绕;B. 轴位 MRI T_2WI 抑脂像显示右侧股骨头不均匀低信号,周围可见低(新生骨)高(肉芽组织)信号环;C. 冠状位 T_2WI 抑脂像显示右侧股骨头不均匀低信号,"双环征"表现更加明显

(三) MRI 检查

死骨的骨髓内如有脂肪存在时,MRI T_1WI 与正常骨髓信号强度相同。死骨的骨髓变为细胞碎渣时,T_1WI 或 T_2WI 均呈低信号强度。死骨周围的肉芽组织 T_1WI 呈中低信号强度,T_2WI 呈中高信号强度。新生骨带 T_1WI 和 T_2WI 均呈低信号强度带或低信号强度圈。骨内液化性坏死 T_1WI 呈低信号强度,T_2WI 呈高信号强度。如液体吸收后变为空洞则全呈低信号强度。

目前,公认 MRI 检查为骨坏死最为敏感的早期诊断方法(图 8-9-5)。并认为 MRI 表现低信号带和低信号圈为最早征象。低信号带的组织病理改变是骨坏死边缘新生的纤维结缔组织或初期形成的骨组织。MRI 表现的低信号带是判断骨坏死边界最准确的征象。但随着 PET-CT、PET-MR 的发展,可用于 MRI 不能确定的早期缺血性骨坏死。

(龚向阳)

参 考 文 献

[1] Matcuk GR Jr, Mahanty SR, Skalski MR, et al. Stress fractures: pathophysiology, clinical presentation, imaging features, and treatment options[J]. Emerg Radiol, 2016 Aug; 23(4):365-375.

[2] Colip CG, Gorantla V, LeBedis CA, et al. Extremity CTA for penetrating trauma: 10-year experience using a 64-detector row CT scanner[J]. Emerg Radiol, 2017, 24(3):223-232.

[3] Muckart DJ, Pillay B, Hardcastle TC, et al. Vascular injuries following blunt polytrauma[J]. Eur J Trauma Emerg Surg, 2014, 40(3):315-322.

[4] Özkan S, Nolte PA, van den Bekerom MPJ, et al. Diagnosis and management of long-bone nonunions: a nationwide survey[J]. Eur J Trauma Emerg Surg, 2019, 45(1):3-11.

[5] Moya-Angeler J, Gianakos AL, Villa JC, et al. Current concepts on osteonecrosis of the femoral head[J]. World J Orthop, 2015, 6(8):590-601.

[6] Frerix M, Kröger K, Szalay G, et al. Is osteonecrosis of the lunate bone an underestimated feature of systemic sclerosis? A case series of nine patients and review of literature[J]. Semin Arthritis Rheum, 2016, 45(4):446-454.

[7] Manenti G, Altobelli S, Pugliese L, et al. The role of imaging in diagnosis and management of femoral head avascular necrosis[J]. Clin Cases Miner Bone Metab, 2015, 12(Suppl 1):31-3.

[8] Agrawal K, Tripathy SK, Sen RK, et al. Nuclear medicine imaging in osteonecrosis of hip: Old and current concepts[J]. World J Orthop, 2017, 8(10):747-753.

第一节　肩关节功能X线解剖

肩关节骨折脱位特别是肱骨外科颈骨折时,肱骨头常发生旋转移位。复位前,如何识别肱骨头的旋转移位,对于复位较为重要。因此,需要了解肩关节功能X线解剖(functional radiographic anatomy of shoulder joint)。

肩部盂肱关节的功能有前屈、后伸、内收、外展和旋转活动。当每一种单一活动时,肱骨头和肩盂的解剖标志在正位X线平片上,都产生相应的解剖变化,故称为功能X线解剖。两种单一活动联合运动时,仍保持着单一活动时的解剖标志变化。

从肩关节正位X线平片观察肱骨头颈的功能位置有以下解剖标志:

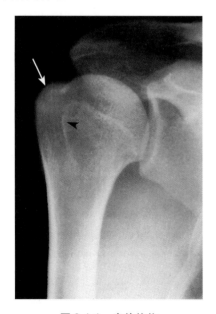

图9-1-1　肩外旋位

右肱骨头关节面向内上方,小结节(小黑箭头)在前方稍偏外,大结节(白箭)在外侧,大小结节间为结节间沟。肩盂向外

功能位:人直立,肱骨下垂,屈肘90°,前臂贴在前胸,肩关节周围的肌肉、韧带和关节囊都处于松弛状态,称为功能位。此时正位片显示肱骨头关节面向后,大小结节在前方,肱骨头颈呈侧位观。

外旋位:肱骨下垂,屈肘90°,前臂向外使肱骨最大外旋,正位片显示肱骨头关节面对向肩盂,大结节向外,小结节在前稍偏外。此时,肱骨头呈正位观(图9-1-1)。

内旋位:肱骨下垂,屈肘90°,前臂放在背后为最大内旋。此时正位片上显示肱骨头向后、向外,类似肱骨头"脱位",大小结节向内,靠近肩盂前方(图9-1-2)。

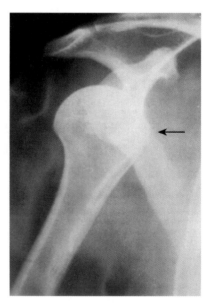

图9-1-2　肩内旋位

此图为正常右肩最大内旋位置,肱骨头面向外后方,大小结节(黑箭)向内侧旋转,肩盂向前。这种正常肩内旋易误认为肩关节脱位

前屈和外展:肱骨头大小结节向上,关节面向下旋转。

后伸和内收:肱骨大小结节向下旋转,肱骨头关节面向上旋转。

掌握上述肩部功能 X 线解剖,对于识别肩关节骨折后的解剖变化有帮助。对于如何复位亦有帮助。

第二节 肩胛骨骨折

【基本病理与临床】

肩胛骨骨折(scapular fracture)约占肩部骨折的 5%,并不常见,多由高能量损伤,如车祸、高处坠落等所导致,好发于 25~40 岁的人群。肩胛骨骨折大多伴有脑外伤、胸部损伤、神经损伤等威胁生命的急重症,这些严重的伴发伤常使急诊医师忽视肩胛骨骨折的诊断,从而造成漏诊或延误治疗。肩胛骨骨折个体差异化极大,依据解剖学位置,肩胛骨骨折可分成 3 类:肩盂骨折、肩胛骨突起骨折和肩胛骨体部骨折。

【影像学表现】

肩胛骨正位和侧位为常规 X 线体位,前者观察肩胛骨的整体形态及关节的对应关系,后者可了解肱骨头及肩盂情况。腋轴位照片作为补充体位,可用于判断肩盂前后缘、肩峰、喙突基底、锁骨远端及肱骨头的骨折脱位情况。大部分肩胛骨骨折可采用非手术治疗,手术治疗用于移位或成角畸形的肩胛骨体部骨折、肩盂缘骨折导致盂肱关节不稳定、肩盂骨折关节面移位>0.5cm 或阶梯变>0.3cm、肩峰或喙突骨折移位>1.0cm 以及肩峰或喙突疼痛性骨不愈合等。

CT 能清晰显示肩胛骨骨折和骨折块的移位,可精确地测量移位及成角畸形的程度。CT 三维重建可以立体地、多角度地显示骨折及邻近结构的解剖关系,从而更利于诊断和骨折分型(图 9-2-1)。

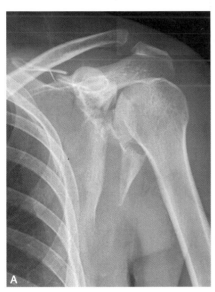
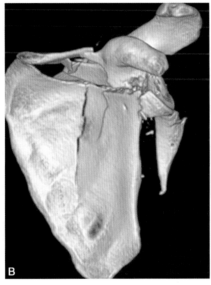
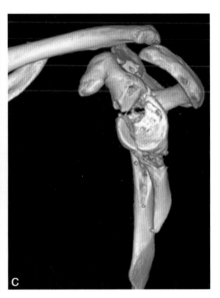

图 9-2-1 肩胛骨骨折
肩胛骨正位(A)显示肩盂粉碎性骨折,骨折同时累及肩胛骨体部;CT 三维重建(B、C)更清晰显示肩盂粉碎性骨折和关节面破碎塌陷情况,同时也更清晰显示肩胛骨体部的多发骨折和成角情况

【小结】

肩胛骨骨折发病率较低,因常合并其他部位的严重伤而漏诊或延迟治疗。肩胛骨骨折包括肩盂骨折、肩胛骨突起骨折和肩胛骨体部骨折,CT 比 X 线更利于诊断和骨折分型。

第三节 肱骨近端骨折和肱骨干骨折

【基本病理与临床】

肱骨近端骨折(proximal humerus fracture)指大结节基底部以上部位的骨折,常见于骨质疏松的老年人,临床表现为局部疼痛、肿胀、肩关节活动受限。

儿童和青少年肱骨近端骨折罕见,其中 70% 为干骺端骨折,30% 为骨骺分离。

肱骨干骨折(humeral shaft fracture)指肱骨外科颈以下 2.0cm 至肱骨髁上 2.0cm 之间的骨折,一般见于青壮年的高能量外伤或老年人的低能量外伤。直接暴力可造成肱骨干的横断或粉碎骨折。间接外力如摔倒成角或旋转应力可造成蝶形、斜形或螺旋形骨折。战士投掷手榴弹容易发生肱骨干螺旋形骨折。10%~20% 出现桡神经麻痹,少数可合并肱动脉损伤。

【影像学表现】

肱骨近端骨折常采用 Neer 分型。在该分型中,肱骨近端分为肱骨头、大结节、小结节和干骺端(外科颈)4个解剖部分。4个解剖部分之间,如骨折块分离超过1.0cm或两骨折块成角大于45°,称为移位骨折。若2个解剖部分之间发生移位骨折,称为二部分骨折,临床上常见的为肱骨外科颈骨折和大结节撕脱骨折(图9-3-1);若3个解剖部分之间发生移位骨折,称为三部分骨折,临床上常见的为肱骨外科颈骨折合并大结节骨折并移位(图9-3-2);若4个解剖部分间均有移位骨折,则称为四部分骨折,是肱骨近端骨折中最严重的一种,其软组织损伤严重,同时肱骨解剖颈骨折使肱骨头的血供系统破坏,因此

肱骨头坏死率高;一部分骨折指无移位骨折或未达标准的轻度移位骨折,最常见,约占肱骨近端骨折的85%左右。肱骨近端骨折可合并盂肱关节脱位。临床上,肱骨近端二部分骨折合并脱位常见,如移位的大结节骨折合并盂肱关节喙突下前脱位(图9-3-3)。

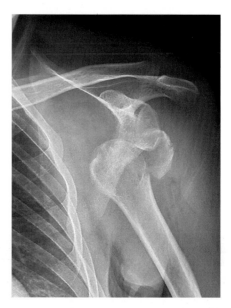

图9-3-3　肱骨近端的二部分骨折合并盂肱关节脱位
肩部正位显示肱骨大结节骨折并明显移位,为肱骨近端的二部分骨折,同时合并盂肱关节喙突下前脱位

肱骨干骨折一般仅需要肱骨正位和侧位。不同部位的骨折受不同肌肉牵拉而发生不同方向错

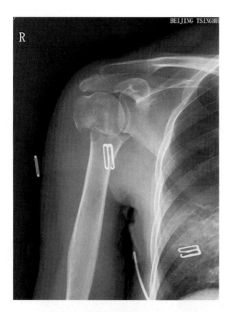

图9-3-1　肱骨近端的二部分骨折
肩部正位显示肱骨外科颈骨折、且骨折移位超过1.0cm,为肱骨近端的二部分骨折

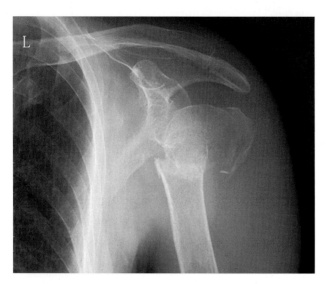

图9-3-2　肱骨近端的三部分骨折
肩部正位显示肱骨外科颈骨折、大结节骨折,且两处骨折均出现了明显移位,为肱骨近端的三部分骨折

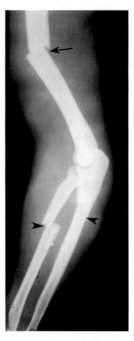

图9-3-4　小汽车型骨折(baby car fracture)
此伤员自己驾驶小汽车,对方来车撞击左前臂发生尺桡骨骨折(小黑箭头)。同时上臂撞到汽车窗门框上,也发生肱骨干骨折(黑箭)

位：①肱骨上段骨折，近折端受胸大肌牵拉向内向前错位。远折端被三角肌牵拉向外错位。②肱骨中段骨折与上述相反，近折端受三角肌牵拉外展向外错位，远折端向上移位，骨折端重叠。③肱骨下段骨折，近折端向前下方，肱三头肌牵拉远折端向上错位，因此骨折端不稳。另有一种肱骨干骨折称为小汽车型骨折（baby car fracture），此型骨折的发生是伤员驾驶小汽车时，将上臂和前臂放在车窗上，肘部向外突出。突然，对方行驶汽车撞到伸出的前臂，外力继续使肱骨施加在窗后框上，因此先发生前臂尺桡骨双骨折再发生肱骨干横骨折（图9-3-4）。肱骨干中下段骨折容易损伤桡神经而导致腕下垂。老年人肱骨干骨折易后遗肩关节或肘关节僵直。合并肱动脉损伤者，需行动脉造影明确。

在新鲜肱骨近端骨折中，由于患者疼痛往往难于获得满意的X线平片，此时CT及三维重建可以详细了解肱骨近端各解剖部分的形态、移位骨折情况以及移位骨折块的大小。

肱骨近端一部分骨折中（主要为大结节骨折），由于骨折块无移位或仅轻度移位，X线平片容易漏诊，MRI可用于确诊骨折（图9-3-5），若MRI阴性也可排除肱骨近端骨折。此外，MRI还有助于区分肩袖撕裂与骨折。

【小结】

肱骨近端骨折为常见骨折，与骨质疏松有明显的相关性，骨折可累及肱骨外科颈、大结节、小结节或解剖颈，并可合并盂肱关节脱位。肱骨干骨折也属常见骨折，大多数保守治疗可获得满意疗效，但目前手术治疗的适应证有逐渐扩大的趋势。

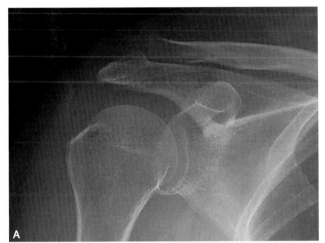
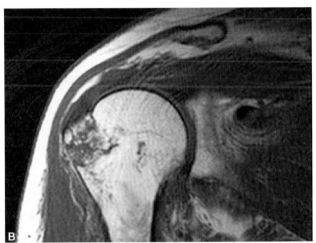
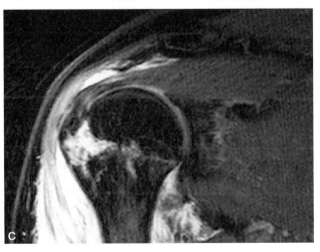

图 9-3-5 肱骨近端隐性骨折

肩部正位（A）显示肱骨大结节未见明显异常。斜冠状面自旋回波 T_1WI（B）显示肱骨大结节低信号骨髓水肿并多发更低信号骨折线影，脂肪抑制快速自旋回波 T_2WI（C）显示肱骨大结节骨髓水肿和三角肌水肿，冈上肌腱轻度水肿但无纤维连续性中断。最终诊断为肱骨大结节一部分骨折

第四节 肩关节脱位与肩关节不稳

【基本病理与临床】

盂肱关节的稳定性依赖于静态和动态稳定机制,前者包括关节盂唇、关节囊(包括盂肱韧带)、肩盂形态和关节内负压,后者包括肩袖及肩周肌群。若这些结构破坏,可出现盂肱关节不稳(instability of the glenohumeral joint),表现为半脱位或症状明显的脱位。依据病因,盂肱关节不稳可分为外伤性和非外伤性;依据脱位方向,可分为前脱位、后脱位和多向性不稳。临床上,以外伤性盂肱关节前脱位(traumatic anterior glenohumeral instability)最常见,占肩关节脱位的90%以上,其典型发病机制为跌倒时上肢外展外旋、手掌或肘部着地,导致肱骨头向前下脱出。40岁以下和男性患者中,外伤性盂肱关节前脱位易出现复发脱位或发展为习惯性前脱位。外伤性盂肱关节后脱位少见,常与严重创伤或者癫痫发作相关。非外伤性盂肱关节多向性不稳少见,为肩关节囊松弛导致多个方向上的脱位或半脱位,可累及双侧肩关节或其他关节。

【影像学表现】

盂肱关节前脱位时,肱骨头向前移位,位于肩盂前方。依据肱骨头的位置,可分为喙突下前脱位、肩盂下前脱位或锁骨下前脱位,以喙突下前脱位最常见(图9-4-1A、B)。少数盂肱关节前脱位可合并大结节骨折、小结节骨折或喙突骨折等。在盂肱关节前脱位的患者中,特别是在复发脱位和习惯性脱位时,容易出现骨性Bankart病变(肩盂前下缘的细小

骨折块)和Hill-Sachs病变(肱骨头后外上方的凹陷性骨折),但肩关节正位和侧位(穿胸位)常观察不清。腋轴位有助于显示骨性Bankart病变,肩关节内旋正位有利于显示Hill-Sachs病变。

盂肱关节后脱位在肩关节正位中容易漏诊,提示后脱位的常见征象包括:①"灯泡征":肱骨上端内旋固定,肱骨颈的轮廓消失(图9-4-2);②肱骨头与肩盂的正常椭圆形重叠影消失、变形,或肱骨头与肩盂前缘的距离大于0.6cm;③肱骨头反Hill-Sachs病变(肱骨头前内下方的凹陷性骨折)形成的槽线征(Trough line)。结合侧位和腋轴位有助于明确盂肱关节后脱位的诊断。

盂肱关节前脱位时,CT可以清晰显示肱骨头与肩盂的三维关系(图9-4-3A、B),并可确定有无骨性Bankart病变和Hill-Sachs病变。骨性Bankart病变指肩盂前下缘的细小骨折块,可游离或粘连于肩盂颈部(图9-4-4)。Hill-Sachs病变指肱骨头后外上方的压迫性骨折,明显者表现为凹陷骨折,轻微者可仅为骨软骨损伤(图9-4-5)。对于盂肱关节后脱位,CT可作为确诊的首选技术,并可显示相关的反骨性Bankart病变(肩盂后缘的细小骨折块)和反Hill-Sachs病变(图9-4-6)。

CT关节造影显示关节盂唇撕裂非常准确。在盂肱关节前脱位时,撕裂主要见于前下方盂唇,CT关节造影表现为盂唇自肩盂缘的分离或造影剂进入盂唇内部。在盂肱关节后脱位时,撕裂主要见于后方盂唇。在非外伤性多向性不稳中,关节盂唇可不出现撕裂,但也可同时出现前、后关节盂唇的撕裂。CT关节造影也可显示关节囊撕裂和盂肱韧带撕裂,但准确性并不太高。

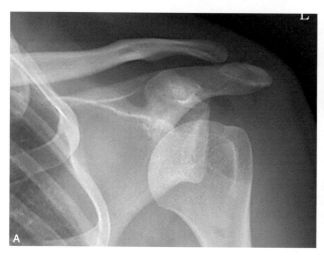
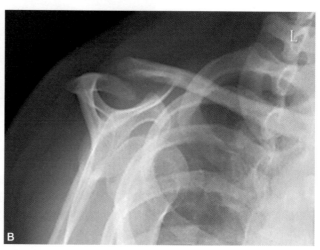

图9-4-1 盂肱关节喙突下前脱位
肩关节正位(A)显示肱骨头向前移位,位于肩盂前方,喙突下方;冈上肌腱出口位(B)显示肱骨头位于肩盂前方

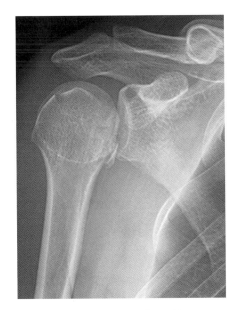

图 9-4-2 盂肱关节后脱位
肩关节正位显示肱骨上端内旋固定,肱骨颈的轮廓消失,形成"灯泡征";同时,肱骨头与肩盂的正常椭圆形重叠影消失,肱骨头内缘可见骨折。以上征象提示盂肱关节后脱位

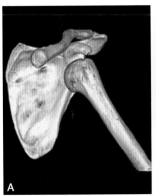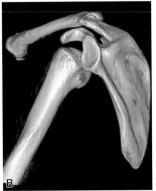

图 9-4-3 盂肱关节前脱位 CT
CT 三维重建前后位(A)和后前位(B)清晰显示盂肱关节前脱位时肱骨头和肩盂的关系

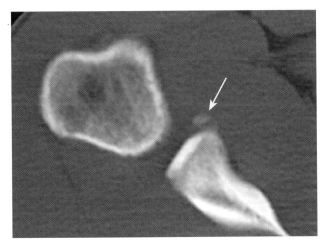

图 9-4-4 骨性 Bankart 病变
CT 横断面显示骨性 Bankart 病变,为肩盂前下缘的细小骨折块(箭)

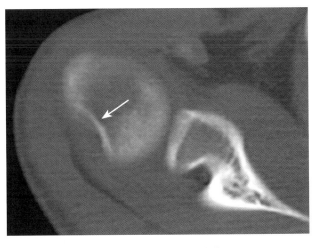

图 9-4-5 Hill-Sachs 病变
CT 横断面显示 Hill-Sachs 病变,为肱骨头后外上方的压迫性骨折(箭)

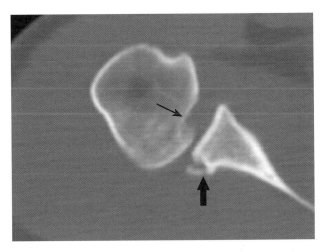

图 9-4-6 反骨性 Bankart 病变和反 Hill-Sachs 病变
25 岁,右肩关节复发性后脱位。横断面 CT 显示肩盂后缘的细小骨折块,为反骨性 Bankart 病变(粗箭);同时显示肱骨头前内下缘的局限性凹陷骨折,为反 Hill-Sachs 病变(细箭)

MRI 可以全面显示盂肱关节前脱位的骨性病变和软组织病变,前者包括骨性 Bankart 病变和 Hill-Sachs 病变,后者主要为关节盂唇撕裂,也包括少数的关节囊撕裂、盂肱韧带撕裂及肩袖撕裂。由于盂肱关节前脱位多为喙突下前脱位,因此多导致前下方关节盂唇的撕裂,称 Bankart 病变,不过这种撕裂可扩展累及其余区域的盂唇,尤其是在复发性前脱位或习惯性前脱位中。在 MRI 断层图像中,正常盂唇一般呈三角形或半圆形,边缘光滑,低信号,其基底部紧贴肩盂缘和关节软骨,关节造影时造影剂不进入盂唇内部和基底部。MRI 横断面是显示 Bankart 病变的最佳方位,表现为前下盂唇自肩盂缘的分离,或前下盂唇内到达关节面的异常线状信号增高区(图 9-4-7),或前下盂唇的缺失。MR 关节造影时,造影剂进入前下盂唇内部,或导致前下盂唇自肩

盂缘分离。

在急性盂肱关节前脱位后的数天和数周内，盂肱关节腔内常可见关节积液或积血，关节囊扩张，从而有利于 Bankart 病变的显示。在慢性复发性或习惯性前脱位中，关节积液常吸收消失，关节囊塌陷，此时常规 MRI 成像经常不能显示关节盂唇的损伤（敏感性仅约 20%），应该选择 MR 关节造影或 CT 关节造影作为诊断盂唇撕裂的首选方法（图 9-4-8）。

关节盂唇存在正常变异，需要与盂唇撕裂鉴别：①前上关节盂唇正常可缺如，与肩盂缘分离，或肥大而呈半月板状（图 9-4-9）。当仅有前上盂唇出现上述形态改变，前下盂唇形态正常时，一般代表正常变异，而非前上盂唇撕裂；但是，当同时存在前下盂唇撕裂且延续至前上区域，前上盂唇的上述形态改变通常代表撕裂。②上方盂唇正常时常常与肩盂缘分离，两者间由盂唇下沟分隔。盂唇下沟边缘光滑，宽

度不超过 0.2cm，斜行走向内上方（图 9-4-10）。③正常后方盂唇偶尔出现与肩盂缘的不全性分离。

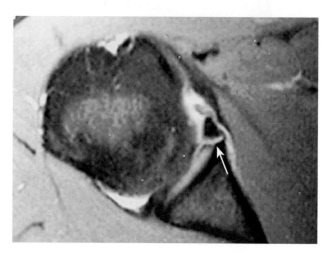

图 9-4-7　前下盂唇撕裂 MRI
前下盂唇撕裂（箭），与关节腔相连，提示前下盂唇撕裂（Bankart 病变）

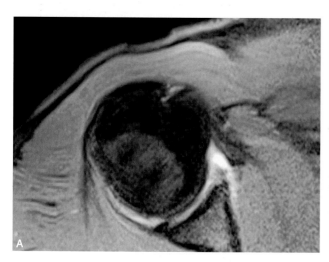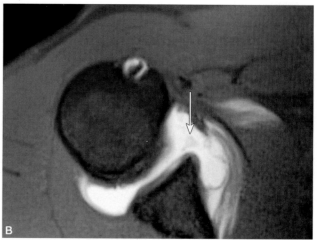

图 9-4-8　MR 关节造影诊断前下盂唇撕裂
A. 显示前下盂唇信号轻度增高，基底部可疑部分分离；B. MR 关节造影横断面脂肪抑制自旋回波 T_1WI 显示前下盂唇自肩盂缘完全分离（箭）

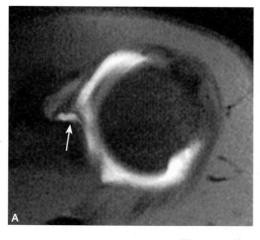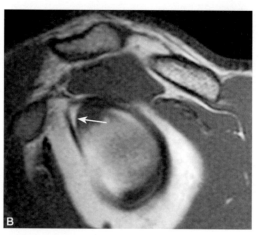

图 9-4-9　前上盂唇的正常变异
横断面（A）和斜矢状面（B）自旋回波 T_1WI 显示前上盂唇与肩盂缘分离（箭），代表前上盂唇的一种正常变异（又称盂唇下孔）

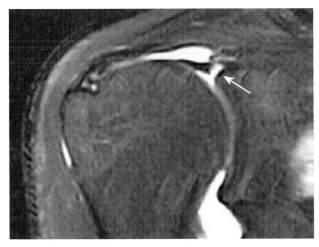

图9-4-10 正常的盂唇下沟
T_2WI 显示上方盂唇与肩盂缘分离,该裂隙边缘光滑,斜行走向内上方,代表正常的盂唇下沟(箭)

此外,一些正常结构也可能被误认为盂唇撕裂:①关节盂唇与其下方透明软骨间存在移行带,该移行带表现为信号高于盂唇的线状影,类似于撕裂。②在MRI横断面中,中盂肱韧带表现为低信号断面,平行于盂唇前部走行,易被误诊为盂唇外缘的撕裂,连续层面观察或结合斜矢状面可以确定为中盂肱韧带(图9-4-11)。③老年人盂唇内可以出现球形的增高信号,代表变性,随着年龄的增长越来越明显。

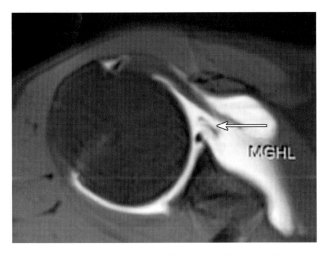

图9-4-11 正常中盂肱韧带断层类似前盂唇假撕裂
MR关节造影横断面脂肪抑制自旋回波 T_1WI 显示正常中盂肱韧带(MGHL)的断层,呈低信号(箭),平行于盂唇前部走行

【小结】

外伤性盂肱关节前脱位为盂肱关节不稳的最常见类型,且易发展为复发性前脱位和习惯性前脱位。在前脱位状态下,X线平片、CT和MRI均容易诊断。在复位后或复发性及习惯性前脱位中,CT有助于显示骨性Bankart病变和Hill-Sachs病变,MRI则可更好

地显示Bankart病变等软组织病变。不过,对于复发性及习惯性前脱位的关节盂唇撕裂,CT关节造影和MR关节造影均更为准确,应该作为首选影像方法。

第五节 肩 袖 撕 裂

【基本病理与临床】

肩袖是指肩胛下肌腱、冈上肌腱、冈下肌腱、小圆肌腱与肩关节囊的融合体。肩袖撕裂(rotator cuff tears)为中老年人群的常见疾病,可引起肩关节疼痛、活动受限和功能障碍。肩袖撕裂的病因包括:①肩峰下撞击的外源性压迫导致肩袖退变和撕裂;②年龄相关的肩袖内部退变、肩袖内血供变化和肩袖内生物力学特性变化等导致肩袖撕裂。外伤也可导致肩袖撕裂,但大多数肩袖撕裂与急性外伤无关。

90%以上的肩袖撕裂发生于冈上肌腱。部分撕裂是指撕裂未贯穿肌腱全层,可分为滑囊侧(上表面)、关节侧(下表面)和腱内的部分撕裂。全层撕裂是指裂口贯穿了肌腱的上下表面,导致肩峰下滑囊与盂肱关节腔交通,可分为新月形撕裂、"U"型撕裂、和"L"型撕裂。随着冈上肌腱撕裂口的扩大,向前扩展可导致肩袖间隙和肩胛下肌腱撕裂,向后扩展可导致冈下肌腱和小圆肌腱撕裂。

巨大肩袖撕裂一般指至少两条肌腱同时全层撕裂并明显回缩,或肩袖撕裂口(横径或纵径)超过5.0cm。后上型巨大肩袖撕裂指冈上肌腱撕裂向后扩展,临床上相对常见;前上型巨大肩袖撕裂指冈上肌腱撕裂向前扩展,相对少见,但预后更差。巨大肩袖撕裂常影响盂肱关节的稳定性,容易出现肱骨头向上半脱位,也可出现肱骨头后向或前向半脱位。很多慢性巨大肩袖撕裂为不可修复性肩袖撕裂(irreparable rotator cuff tears),指彻底松解肩袖的周围粘连组织后肩关节处于外展60°位仍无法将肩袖残端组织拉至原解剖足印区,或拉至原解剖足印区但出现明显张力极易导致术后再撕裂。

在慢性肩袖全层撕裂中,断裂肌腱常出现残端回缩、肌腹部继发性肌肉萎缩和脂肪变性。长期存在的肩袖撕裂可进一步导致肱骨头侵蚀和关节盂破坏,称为肩袖关节病。

【影像学表现】

X线平片可以排除肩部骨折、脱位、钙化性肌腱炎、炎症性关节疾病和肿瘤等,但对肩袖撕裂多缺乏诊断特异性。肩袖撕裂时,肩峰前缘和肱骨大结节可不规则增生硬化,并可发生囊变。在慢性巨大肩袖撕裂中,肱骨头与肩峰的间距变小,小于0.6cm或0.7cm(图9-5-1)。

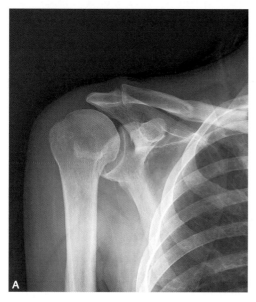
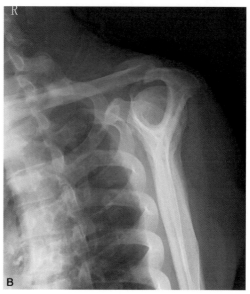

图 9-5-1　慢性巨大肩袖撕裂肱骨头与肩峰的间距变小
A. 慢性巨大肩袖撕裂肱骨头与肩峰的间距变小；B. 冈上肌腱出口位显示肱骨头上缘与肩峰前下缘
的间距小于 0.6cm 或 0.7cm，提示慢性巨大肩袖撕裂

肩关节造影可用于诊断肩袖撕裂。冈上肌腱全层撕裂时，盂肱关节腔内高密度造影剂进入肩峰下滑囊内，同时进入肩袖撕裂口（图 9-5-2）；冈上肌腱关节侧部分撕裂时，造影剂只能进入冈上肌腱内，但不能进入肩峰下滑囊内（图 9-5-3）。不过，随着超声和 MRI 这两种无创性技术的推广，肩关节造影目前并不作为肩袖撕裂的首选技术。

CT 一般不作为肩袖撕裂的诊断方法。不过，如果不考虑 CT 的辐射危害，CT 关节造影是诊断肩袖撕裂的准确方法。向盂肱关节腔内注射含碘造影剂后，肩袖全层撕裂表现为肩袖破裂口的高密度和肩峰下滑囊内的高密度，而关节侧部分撕裂则表现为

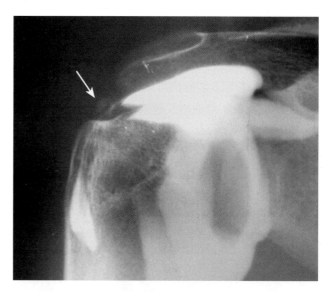

图 9-5-3　肩关节造影诊断肩袖关节侧部分撕裂
肩关节造影正位显示盂肱关节腔内的高密度造影剂
呈片状进入冈上肌腱内（箭），但未到达肩峰下缘，提
示关节侧部分撕裂

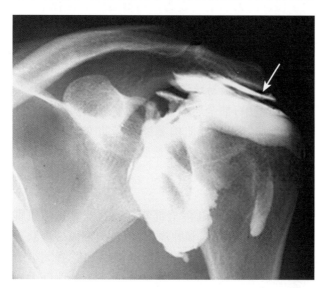

图 9-5-2　肩关节造影诊断肩袖全层撕裂
造影剂进入肩峰下滑囊（箭），提示肩袖全层撕裂

肩袖关节侧的高密度破裂口。CT 关节造影通常不能诊断滑囊侧和腱内的部分撕裂。

在慢性肩袖全层撕裂时，CT 可显示肩袖肌腹的脂肪浸润和萎缩并可进行程度分级，冈上肌、冈下肌和肩胛下肌最常受累。

MRI 诊断冈上肌腱全层撕裂的准确性非常高（大于 90%），同时可以精确显示撕裂部位、大小及其边缘情况，因此可作为冈上肌腱全层撕裂的首选方法。在斜冠状面脂肪抑制快速自旋回波 T_2WI 上，冈上肌腱全层撕裂表现为肌腱连续性的完全中断缺

损,或表现为贯穿肌腱上下表面的明显高信号影(图9-5-4)。斜冠状面有利于观察撕裂口的内-外径,而横断面和斜矢状面有利于观察撕裂口的前-后径。大的慢性全层撕裂可以出现肌腱断端的回缩、肌腹部的萎缩和脂肪浸润。

MRI 诊断冈上肌腱部分撕裂的准确性可达70%～80%。在斜冠状面脂肪抑制快速自旋回波 T_2WI 上,冈上肌腱部分撕裂表现为局限性肌腱缺损或明显高信号区。依据撕裂口位置,分为滑囊侧(上表面)、关节侧(下表面)和肌腱内的部分撕裂(图9-5-5),以关节侧部分撕裂最常见。MR 关节造影可以显著提高关节侧部分撕裂的诊断准确性。

鉴于冈上肌腱撕裂一般都发生在肌腱退变的基础上,且多与肩峰下撞击具有密切关联,因此冈上肌腱撕裂常伴有肌腱炎和肩峰下撞击综合征的相关

MRI 表现,包括肌腱增粗或变薄、肌腱内的轻中度信号增高、肩峰下滑囊炎、喙肩弓下脂肪层模糊或消失、肩胛下滑囊积液、盂肱关节积液和肱二头肌长头腱腱鞘积液等。

结合横断面、斜冠状面和斜矢状面 MRI 图像,可以较好地诊断冈下肌腱、肩胛下肌腱和小圆肌腱的撕裂,诊断标准可参照冈上肌腱撕裂。不过,目前的 MRI 成像对肩胛下肌腱部分撕裂的诊断准确性较低。

巨大肩袖撕裂的 MRI 表现包括(图9-5-6):①至少两条肌腱全层撕裂且残端常回缩至肩盂区域;②撕裂口的横径或纵径测量值超过5.0cm;③肱骨头向上固定半脱位,肱骨头与肩峰下缘的间距小于0.6cm 或 0.7cm;④撕裂肌腱的肌腹部明显萎缩和脂肪变性。这些 MRI 征象也常用于预测不可修复性的慢性巨大肩袖撕裂。

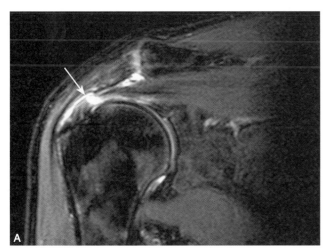
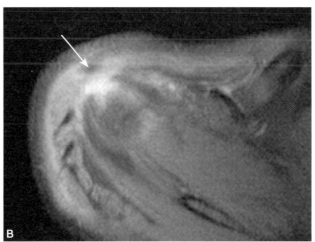

图9-5-4 冈上肌腱全层撕裂 MRI 表现

T_2WI(A)显示冈上肌腱连续性的完全中断缺损,诊断全层撕裂,可测量撕裂口的内-外径(箭)。横断面(B)可测量撕裂口的前-后径(箭)

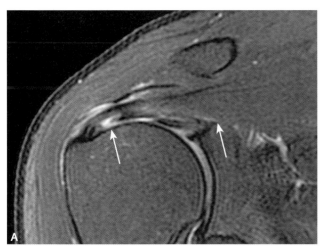
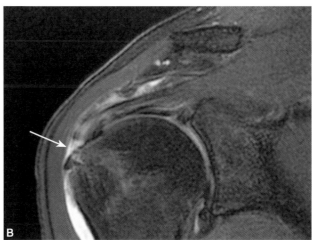

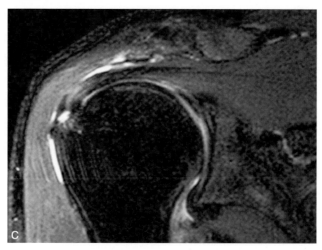

图 9-5-5　冈上肌腱部分撕裂 MRI 表现

T₂WI 分别显示关节侧（A）、滑囊侧（B）和肌腱内（C）的部分撕裂（箭），表现为肌腱连续性的局限性部分中断

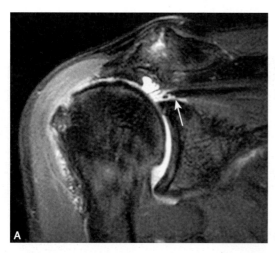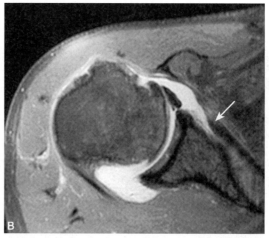

图 9-5-6　巨大肩袖撕裂 MRI 表现

T₂WI（A）显示冈上肌腱完全中断，残端回缩至肩盂缘（箭），同时肱骨头向上半脱位致肱骨头与肩峰下缘的间距明显变小；横断面脂肪抑制快速自旋回波质子密度加权像（B）显示肩胛下肌腱完全中断，残端回缩至肩盂缘（箭）。同时存在肱二头肌长头腱脱位

利用 MRI 诊断肩袖撕裂时，须注意以下误诊因素：①正常冈上肌腱在 T₁WI 和质子密度加权像上存在"魔角"现象，在这种情况下，与主磁场成 55°角的肌腱可在短 TE 图像上显示出明显高信号，容易误诊为冈上肌腱炎或撕裂。鉴于"魔角"现象不会在长 TE（大于 40ms）图像上出现，因此采用 T₂WI 可避免这种误诊。②肩部体位也可能导致误诊。如果手臂处在内旋位，斜冠状面上将出现冈上肌腱和冈下肌腱的交错对插，导致在短 TE 图像上出现明显的信号增高区。通过观察斜矢状面图像上完好的肌腱可以得到正确的结论。

【小结】

肩袖撕裂为中老年人群的常见疾病，以冈上肌腱撕裂最为常见，可分为全层撕裂和部分撕裂。X线平片和 CT 可用于排除骨折、脱位和其他骨关节疾病，但通常不能直接诊断肩袖撕裂。MRI 是肩袖撕裂的首选手段，既可以准确诊断，又可以精确显示撕裂程度、位置、大小和继发性改变。当患者存在 MRI 禁忌时，可以选择 CT 关节造影或传统 X 线肩关节造影进行诊断。

第六节　肩关节撞击综合征

【基本病理与临床】

肩关节撞击综合征通常指肩峰下撞击综合征（Subacromial impingement syndrome），由 Neer 在 1972 年阐明，是指上臂前屈或外展上举时，肩峰前下缘和喙肩韧带对肩峰下结构形成反复机械性压迫，从而引起肩部疼痛、无力和运动受限等症状。肩峰下撞击综合征的病理损伤分为三期：Ⅰ期，急性肩峰下滑囊炎和肩峰下水肿或出血，肩袖完好。Ⅱ期，肩袖肌腱炎期,肩峰下滑囊可增厚且纤维化。Ⅲ期,肩袖断裂期,肱二头肌长头腱也可同时断裂。

肩峰下撞击综合征是造成肩关节疼痛的最主要原因之一,诱发因素包括解剖性异常、动力性异常、长期不恰当的错误运动姿势和过度使用等。解剖学异常包括肩峰位置过低、钩状肩峰、大结节位置过高、肩峰前下缘骨赘形成、肩锁关节肥大和肩峰小骨等。动力性异常主要为肩袖肌群的功能障碍和盂肱关节的不稳定,导致前屈外展时肱骨头异常上移,从而发生撞击。肩峰下撞击综合征可分为原发性和继发性两种,前者一般和喙肩弓的变化相关,后者则与盂肱关节或肩胛骨的不稳有关,主要发生于手臂经常在头上进行运动的运动员。

【影像学表现】

肩峰下撞击综合征唯一的特异性X线征象是肩峰前下缘较大骨赘的形成(图9-6-1),但多出现在晚期。该骨赘发生在喙肩韧带的肩峰附着处,从肩峰的前下缘伸出,朝着喙突,向内侧并略偏下的方向延伸,长度一般大于0.5cm。其余X线征象包括钩状或弧线状肩峰、大结节增生硬化、肩锁关节增生和肩峰倾斜度下降等,但均无特异性。

与X线相比,CT三维重建可以更好地显示肩峰形态和肩峰前下缘骨赘。

肩峰下撞击综合征的MRI表现多种多样,程度轻者可无异常,程度重者可出现肩袖撕裂、肱二头肌长头腱断裂、慢性骨关节病等多种征象。与X线平片一样,MRI诊断肩峰下撞击综合征的唯一特异性征象是肩峰前下缘骨赘(图9-6-2),在斜冠状面或斜矢状面表现为骨性突出,常含有骨髓,从肩峰的前下缘伸出。

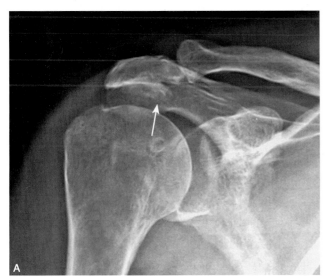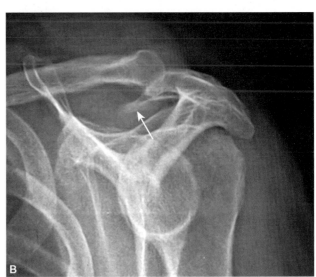

图9-6-1 肩峰下撞击综合征的特征性骨赘

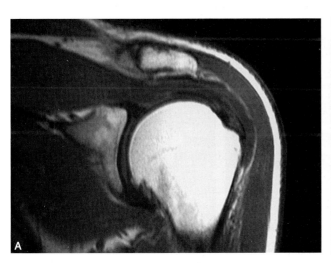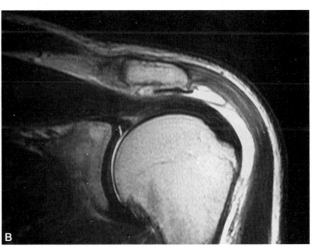

图9-6-2 肩峰下撞击综合征特征性骨赘的MRI

自旋回波T_1WI(A)和快速自旋回波T_2WI(B)显示肩峰前下缘骨赘形成,其内含有骨髓,从肩峰的前下缘伸出。同时该患者肩峰下滑囊明显扩张,提示肩峰下滑囊炎

MRI 的任务通常不是建立诊断,而是要确定肩峰下撞击综合征的严重程度和明确发病原因。MRI 可以明确肩峰下滑囊炎、肩袖(主要是冈上肌腱)肌腱炎(图9-6-3)、肩袖撕裂、肩锁关节骨关节炎、肱二头肌长头腱炎或断裂等。

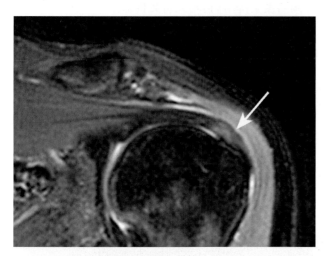

图9-6-3 肩峰下撞击综合征的肩袖肌腱炎
T_2WI 显示冈上肌腱连续性完好,肌腱远端信号轻中度增高(箭),但未达关节液样高信号,符合肩袖肌腱炎。与肩袖撕裂的鉴别点在于肌腱连续性是否中断和其内信号强度的差别

此外,肩峰下撞击综合征通常发生于上臂前屈或外展上举时,而目前 MRI 一般是手臂放在身体旁边的静态检查,因此并不能真正反映肩峰下撞击综合征。如果能在引发撞击的特定体位进行检查,MRI 的价值将增加,最近完善的开放式磁体将使这一方法成为可行。

【小结】

肩峰下撞击综合征是诱发肩部疼痛的最主要原因之一,分为原发性和继发性两种,前者常与喙肩弓的解剖变化相关,后者则多与关节不稳诱发的动力异常相关。肩峰下撞击综合征的影像表现多种多样,但只有肩峰前下缘较大骨赘形成为其特异性征象。MRI 有助于明确肩峰下撞击综合征的严重程度。

第七节 肱二头肌长头腱异常

【基本病理与临床】

肱二头肌长头腱病变包括肌腱炎、肌腱断裂和肌腱脱位或半脱位,是引起肩关节前侧疼痛及功能障碍的常见原因之一。肱二头肌长头腱病变一般不单独发生,而是伴随肩部其他病变存在,如肩袖撕裂、肩峰下撞击综合征、肩关节不稳、上盂唇前后向撕裂及盂肱关节炎等。

肱二头肌长头腱炎(tendinitis of long head of biceps)表现为肌腱的慢性炎症、纤维变性及弹力下降,一般无肉眼可见的断裂。肱二头肌长头腱断裂(rupture of long head of biceps)分部分断裂和完全断裂,多由肌腱炎发展而来,多见于中老年人,最常发生在肌腱起点处和结节间沟入口处。肱二头肌长头腱脱位(dislocation of long head of biceps)和半脱位的原因是滑轮系统及其毗邻结构的损伤,常发生在结节间沟入口和结节间沟。

【影像学表现】

X 线平片不能直接诊断肱二头肌长头腱病变。对结节间沟进行特殊位置投照,可以显示肱骨大小结节的退行性变、骨赘形成和继发性结节间沟狭窄。

CT 显示结节间沟比 X 线平片更清晰可靠,但通常也不能直接诊断肱二头肌长头腱的病变。

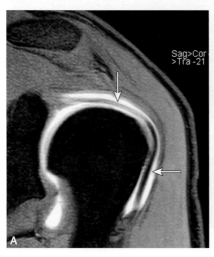
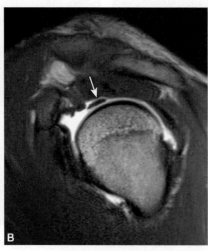
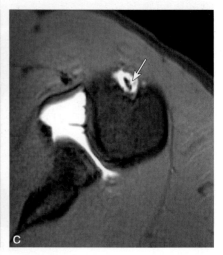

图9-7-1 正常肱二头肌长头腱的 MRI
斜冠状面 MRI(A)显示肱二头肌长头腱的长轴(箭),呈条状低信号影。斜矢状面 MRI(B)显示肱二头肌长头腱关节内部分的短轴(箭),呈扁平状低信号影。横断面 MRI(C)显示肱二头肌长头腱结节间沟部的短轴(箭),呈椭圆形低信号影

MRI可直接显示肱二头肌长头腱的全程,它自盂上结节或上方盂唇发出后,在盂肱关节腔内向前外走行,于肩袖间隙处穿出关节腔,下行进入结节间沟内。在平行于肌腱长轴的MRI断面上,肱二头肌长头腱呈条状低信号影,短轴断面上则呈扁平状或椭圆形低信号影(图9-7-1)。

肱二头肌长头腱炎主要累及肌腱的关节内部分,表现为肌腱异常增粗和内部信号增高,但无明确连续性中断(图9-7-2)。若累及肌腱的结节间沟部,除肌腱本身形态和信号变化外,还可伴有腱鞘积液和滑膜炎。需要注意的是,肱二头肌长头腱的腱鞘与关节腔相通,正常就存在一定量的液体。只有当腱鞘内的液体异常增多,与关节内液体量不成比例时,才提示肱二头肌长头腱的腱鞘炎。

肱二头肌长头腱完全断裂表现为关节内肌腱连续性完全中断,或表现为肌腱消失,或结节间沟内缺乏肌腱而表现空虚(图9-7-3)。部分断裂则表现为肌腱连续性的部分中断,或肌腱增粗但内部出现纵行或横行的明显T₂WI高信号影。旋肱前静脉正常走行于结节间沟内,有时导致在肱二头肌长头腱内出现纵行的线状高信号,不要误诊为肌腱的部分断裂。

肱二头肌长头腱脱位和半脱位在MRI横断面和斜冠状面容易诊断,典型表现为结节间沟空虚、肱二头肌长头腱内移至盂肱关节腔内,同时合并有肩胛下肌腱撕裂(图9-7-4)。偶尔,肱二头肌长头腱可内移至肩胛下肌腱的浅面,或内移至肩胛下肌腱内部。

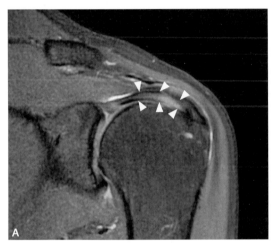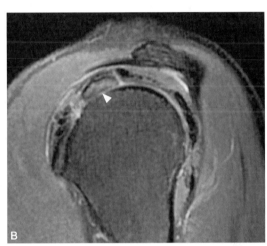

图9-7-2 肱二头肌长头腱炎
斜冠状面脂肪抑制快速自旋回波T₂WI(A)和斜矢状面脂肪抑制快速自旋回波质子密度加权像(B)显示肱二头肌长头腱关节内部(箭头)明显增粗并信号轻中度增高,肌腱连续性完好,关节镜证实为肱二头肌长头腱炎。MRI常不能鉴别肱二头肌长头腱炎和部分断裂

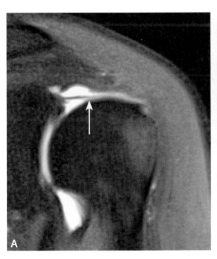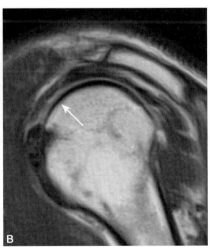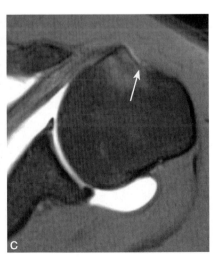

图9-7-3 肱二头肌长头腱完全断裂
MR关节造影斜冠状面脂肪抑制T₁WI(A)显示肱二头肌长头腱明显变细,远端消失(箭)。斜矢状面T₁WI(B)显示肱二头肌长头腱关节内部分消失(箭),横断面T₁WI(C)显示肱二头肌长头腱结节间沟部消失(箭)

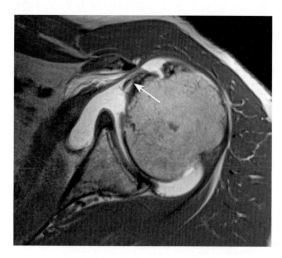

图 9-7-4　肱二头肌长头腱脱位
MR 关节造影横断面 T_1WI 显示结节间沟壁骨质增生，结节间沟狭窄，肱二头肌长头腱（箭）内移，结节间沟空虚。该患者同时合并肩胛下肌腱撕裂

【小结】

肱二头肌长头腱是肩关节重要结构之一，可出现肌腱炎、肌腱断裂和肌腱脱位或半脱位，常并发于肩部其他病变。X 线和 CT 通常不能诊断，MRI 可作为首选方法进行诊断和评估。

第八节　肩部神经卡压综合征

【基本病理与临床】

周围神经卡压综合征是由于某一神经的一小段在一个特殊的位置受到压迫而引起。肩部神经卡压综合征主要涉及肩胛上神经和腋神经，可导致肩部疼痛与功能障碍，多见于运动员，尤其是需反复过头运动的运动员。

肩胛上神经起源于臂丛上干，发出后向外走行，并向后穿过肩胛上切迹进入冈上窝，发出 1~2 支运动支支配冈上肌后，主干绕冈盂切迹转至冈下窝，分为 2 支或多支支配冈下肌。肩胛上神经卡压时，根据神经受累的位置，可以表现为冈上肌和冈下肌均发生无力和萎缩，也可仅累及冈下肌。肩胛上神经卡压综合征（suprascapular nerve entrapment syndrome）的原因包括肱骨和肩胛骨的骨折、盂肱关节前脱位、手术创伤、肩胛横韧带异常、肿瘤和腱鞘囊肿等。其中，腱鞘囊肿是很常见的一个原因，常出现在肩胛上切迹和冈盂切迹。年轻人肩盂周围的腱鞘囊肿常继发于邻近关节盂唇的撕裂。

腋神经起自臂丛后束，于肩胛下肌的前外下缘转向后方，在肩关节囊的下方向后走行，与旋肱后动脉一起穿四边孔，出四边孔后分为前、后 2 支，分别分布于三角肌和小圆肌。腋神经卡压（axillary nerce entrapment）常发生在四边孔，故又称四边孔综合征（quadrangular space syndrome），该解剖间隙的上界是小圆肌，下界是大圆肌，内侧是肱三头肌长头，外侧是肱骨外科颈。临床上本病表现为腋神经分布区的皮肤感觉异常，三角肌和/或小圆肌的无力，以及四边孔区的压痛。肩部后面的疼痛可因上肢的外展和外旋而明显加重。

【影像学表现】

X 线平片通常不能诊断肩胛上神经卡压综合征和四边孔综合征。

CT 可以显示肩胛上神经和腋神经走行区的占位性病变，从而提示诊断。腱鞘囊肿表现为境界清楚、边缘光滑的水样密度肿块。

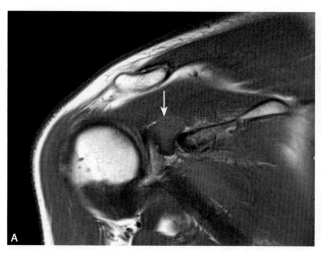
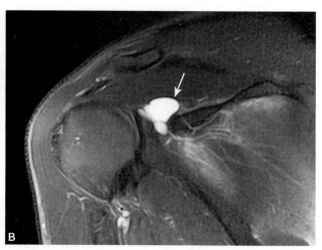

图 9-8-1　腱鞘囊肿 MRI
斜冠状面自旋回波 T_1WI（A）和脂肪抑制快速自旋回波 T_2WI（B）显示肩胛上切迹后部的腱鞘囊肿（箭），T_2WI 高信号，T_1WI 略高信号

MRI 可以清晰显示肩胛上神经和腋神经走行区的占位性病变。腱鞘囊肿表现为边界清楚、边缘光滑的囊性肿物，大小不一，内部可有分隔（图 9-8-1），T_2WI 通常为高信号，T_1WI 通常为低信号，少数可等、高信号。

骨骼肌的去神经支配为神经卡压综合征的另一典型 MRI 表现。在早期（2～3 周），受累骨骼肌表现为肌腹部弥漫水肿，但不伴邻近肌间隙和筋膜水肿，且肌肉质地完好；在中晚期，受累骨骼肌萎缩、内部不均匀性水肿和脂肪变性。肩胛上神经卡压综合征可单独累及冈下肌，或同时累及冈下肌和冈上肌（图 9-8-2）；四边孔综合征可累及三角肌和／或小圆肌（图 9-8-3）。选择性肌肉病变是骨骼肌去神经支配的重要特征。

【小结】

MRI 对肩部神经卡压综合征具有重要的诊断价值，直接征象为神经走行区的占位性病变（以腱鞘囊肿最常见），间接征象为所支配骨骼肌的去神经支配表现。

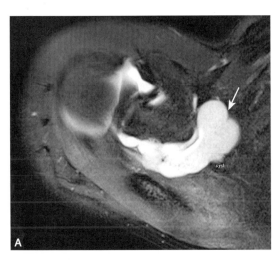
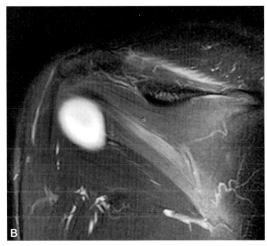

图 9-8-2 肩胛上神经卡压综合征

横断面脂肪抑制快速自旋回波 T_2WI（A）显示肩胛上切迹和冈盂切迹处的巨大腱鞘囊肿（箭）。斜冠状面脂肪抑制快速自旋回波 T_2WI（B）显示冈下肌肌腹部弥漫性水肿，但质地完好，且不伴邻近肌间隙和筋膜的水肿

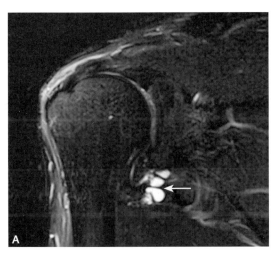
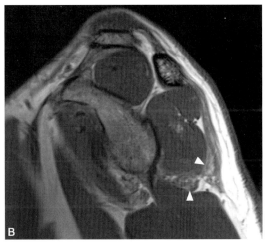

图 9-8-3 四边孔综合征

斜冠状面脂肪抑制快速自旋回波 T_2WI（A）显示肩盂下方的腱鞘囊肿（箭），恰位于腋神经走行区。斜矢状面自旋回波 T_1WI（B）显示小圆肌和三角肌选择性萎缩（箭头）

（郑卓肇）

参 考 文 献

[1] 王亦璁.骨与关节损伤.第4版[M].北京:人民卫生出版社,2007.

[2] Bencardino JT,Gyftopoulos S,Palmer WE. Imaging in anterior glenohumeral instability[J]. Radiology,2013,269(2):323-337.

[3] Larribe M,Laurent PE,Acid S,et al. Anterior shoulder instability:the role of advanced shoulder imaging in preoperative planning[J]. Semin Musculoskelet Radiol,2014,18(4):398-403.

[4] Macmahon PJ,Palmer WE. Magnetic resonance imaging in glenohumeral instability[J]. Magn Reson Imaging Clin N Am,2012,20(2):295-312.

[5] Tian C-Y,Guo-Qing Cui,Zhuo-Zhao Zheng,et al. The added value of ABER position for the detection and classification of anteroinferior labroligamentous lesions in MR arthrography of the shoulder[J]. Eur J Radiol,2013,82(4):651-657.

[6] Eajazi A,Kussman S,LeBedis C,et al. Rotator Cuff Tear Arthropathy:Pathophysiology,Imaging Characteristics,and Treatment Options[J]. AJR,2015,205(5):W502-W511.

[7] Morag Y,Jacobson JA,Miller B,et al. MR imaging of rotator cuff injury:what the clinician needs to know[J]. Radiographics,2006,26(4):1045-1065.

[8] 郑卓肇,谢敬霞,范家栋,等. 肩袖损伤的影像学诊断方法[J]. 中华骨科杂志,2001,21(7):412-416.

[9] Harrison AK,Flatow EL. Subacromial Impingement Syndrome[J]. J Am Acad Orthop Surg,2011,19(11):701-708.

[10] Neer CS II:Anterior acromioplasty for the chronic impingement syndrome in the shoulder:A preliminary report[J]. J Bone Joint Surg Am,1972,54(1):41-50.

[11] Tadros AS,Huang BK,Wymore L,et al. Long head of the biceps brachii tendon:unenhanced MRI versus direct MR arthrography[J]. Skeletal Radiol,2015,44(9):1263-1272.

[12] Jakanani GC,Botchu R,Rennie WJ. The MR arthrographic anatomy of the biceps labral insertion and its morphological significance with labral tears in patients with shoulder instability[J]. Eur J Radiol,2012,81(11):3390-3393.

[13] 田春艳,郑卓肇,李选,等. 肱二头肌长头腱撕裂的肩关节 MRI 评价[J]. 中华放射学杂志,2010,44(1):70-73.

[14] Safran MR. Nerve injury about the shoulder in athletes,part 1:suprascapular nerve and axillary nerve[J]. Am J Sports Med,2004 32:803-819.

第十章　肘及前臂创伤

第一节　肘关节骨折

【基本病理与临床】

肘关节骨折(fracture of elbow)包括肱骨远端骨折和尺桡骨近端骨折,为常见创伤。根据全身各部位骨关节创伤45 569例统计,肘关节损伤6 405例居首位(14.6%)。

在肘关节创伤中,最多见的是肱骨髁上骨折(几乎达40%),其次是肱骨内上髁骨折或骺分离(13%),这两种均为肱骨远端的关节外骨折。肱骨远端骨折还包括肱骨髁间骨折、肱骨外髁骨折、肱骨内髁骨折、肱骨小头骨折和肱骨远端全骨骺分离等,这些均属于关节内骨折。

尺骨近端骨折包括冠状突骨折和鹰嘴骨折,均属关节内骨折。尺骨冠状突骨折少见(0.62%),大多数因冠状突与肱骨滑车撞击所致。尺骨鹰嘴骨折常见(约占8%),可累及近端1/3、中1/3或远端1/3,以尺骨鹰嘴中1/3骨折最多见。

桡骨近端骨折主要为桡骨头颈骨折,也属于关节内骨折。桡骨头骨折成人多见,而桡骨颈骨折则多见于儿童。桡骨头颈骨折常由间接外力导致,如跌倒时手掌撑地、肘部处于伸直和前臂旋前位,导致桡骨头与肱骨小头发生撞击而出现骨折,骨折块常向外下或后外下旋转移位。

【影像学表现】

X线表现:肱骨髁上骨折常见于5~8岁儿童,分为伸直型、屈曲型和粉碎型。其中,伸直型占90%以上,肱骨远端骨折线由前下斜向后上方,远折端向后移位,并常伴有远折端的侧方移位;相反,屈曲型肱骨髁上骨折中,近折端向后移位、远折端向前移位。肱骨髁上骨折的并发症包括肘内翻、Volkmanns缺血挛缩、神经损伤、异位骨化和关节活动障碍等。

肱骨内上髁骺分离常见于儿童和青少年外伤中,这是因为肱骨内上髁骨骺可到20岁才发生融合,因此容易受到内侧副韧带和屈肌总腱的牵拉而发生撕脱骨折(图10-1-1),表现为骨骺板增宽、骨骺前下移位或骨骺破碎等,又称为小联盟肘(little lea-guer's elbow)。儿童和青少年肘关节脱位可合并内上髁骨骺撕脱,骨折块可向关节内移位,并停留在关节内而影响复位。成人肱骨内上髁骨折则多因直接暴力导致。

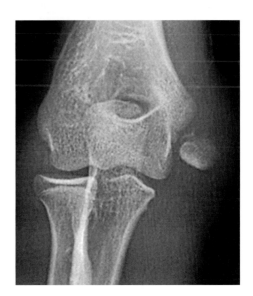

图10-1-1　肱骨内上髁骺分离
男,14岁。肘关节正位显示肱骨内上髁骨骺前下移位

肱骨髁间骨折为比较常见的复杂骨折,多见于青壮年的严重肘部损伤,常为关节内的粉碎性骨折,骨折线可呈"T"形、"Y"形、"H"形或"λ"形等,常伴有移位、滑车关节面损伤、内髁和外髁分离为独立骨块且伴旋转等(图10-1-2)。

肱骨外髁骨折是儿童肘部的常见损伤,以6~10岁最为常见,骨折线常由肱骨小头内缘或肱骨滑车外缘斜向外上髁嵴,骨折块通常包括肱骨小头骨骺、外上髁骨骺和干骺端骨质(图10-1-3)。肘外伤后,肱骨远侧干骺端外侧薄骨片和三角形骨片是诊断肱骨外髁骨折的主要依据,肱骨小头-桡骨干连线中断和肘后脂肪垫征("八"字征)(图10-1-4)是重要的提示征象。肱骨外髁骨折常发展为"鱼尾"样畸形。

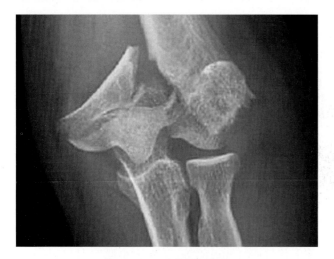

图 10-1-2　肱骨髁间骨折
男,26 岁。肘关节正位显示肱骨髁间骨折

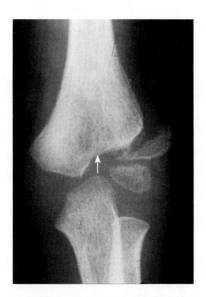

图 10-1-3　肱骨外髁骨折
男,6 岁,肱骨外髁骨折 1 年后。骨折未愈合,骨折块被伸肌腱牵拉向外下方轻微旋转移位。注意肱骨滑车中部成骨障碍凹陷(白箭),将来会发生肱骨远端的"鱼尾"样畸形

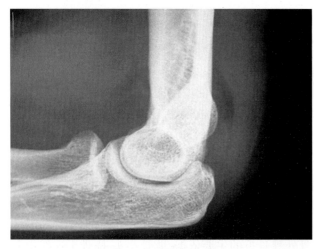

图 10-1-4　肘后脂肪垫征
肘关节侧位显示鹰嘴窝和冠突窝的脂肪垫隆起,呈"八"字形低密度影

尺骨鹰嘴骨折(图 10-1-5)和桡骨头颈骨折(图 10-1-6)一般可通过 X 线检查明确诊断。尺骨冠状突骨折容易漏诊或误诊,常需 CT 协助诊断。

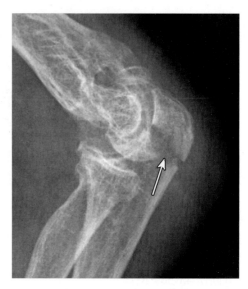

图 10-1-5　尺骨鹰嘴骨折
女性,65 岁。肘关节侧位显示尺骨鹰嘴中部骨折

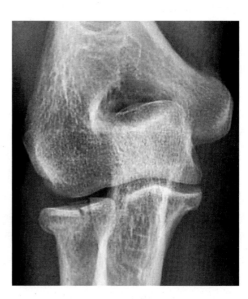

图 10-1-6　桡骨头骨折
男性,40 岁。肘关节正位显示桡骨头骨折,骨折块常向外下移位

CT 表现:CT 主要适用于小的骨折(如尺骨冠状突骨折)和累及关节面的复杂关节内骨折(如肱骨髁间骨折),比 X 线检查可以提供更多的诊断和治疗决策信息。

MRI 表现:MRI 主要适用于肘关节隐性骨折,包括成人的无移位骨折、急性骨软骨骨折和儿童青少年的关节内骨骺骨折。MRI 可直接显示骨骺板或骨骺软骨内的骨折线,在 T_2WI 上表现为明显高信号。

【小结】

肘关节骨折在成人和儿童中均为常见损伤，X线检查可作为首选。但是，儿童肘关节骨骺众多，各骨骺出现和闭合时间相差甚大，再加上放射或临床医师常缺乏经验，因此经常漏诊或误诊儿童肘关节创伤。拍摄非创伤侧作为对照、注意肱骨前线和肱骨小头-桡骨干连线的正常关系、观察肘后脂肪垫征等有助于提高诊断准确性，必要时可进行 MRI 检查。

第二节 肘关节脱位

【基本病理与临床】

肘关节脱位（dislocation of elbow）成人发生率位于肩关节脱位和指间关节脱位之后，儿童发生率则居于榜首。90%的肘关节脱位为后脱位，典型受伤机制为摔倒时用手撑地，关节在半伸直位，作用力沿尺、桡骨长轴向上传导，使尺、桡骨上端向上后方移位而脱出，有时还可向内侧或外侧移位。其他类型的脱位，如内、外侧脱位、前脱位及爆裂型脱位均少见。

在肘关节后脱位中，不合并骨折者称单纯性脱位，合并骨折者称复杂性脱位，合并骨折可为尺骨冠状突骨折、桡骨头颈骨折和肱骨内上髁骺离骨折等。若肘关节后脱位同时伴有尺骨冠状突骨折和桡骨头颈骨折，称"恐怖三联征"，代表一种严重的肘部高能量创伤，这种创伤常伴有内外侧副韧带的撕裂、前臂骨间膜的撕裂、桡骨或/和尺骨骨折以及下尺桡分离等，整个肘部和前臂都非常不稳定。

肘关节脱位若导致软组织稳定结构的广泛撕裂，可发展为复发性脱位。

【影像学表现】

X 线表现：侧位片可确诊肘关节后脱位，显示尺、桡骨近端相对于肱骨远端的后移，导致肱骨远端与尺、桡骨近端的对合关系异常。肘关节脱位可合并尺骨冠状突骨折、桡骨头颈骨折和肱骨内上髁骺离骨折等。在正位片上，脱位的尺、桡骨近端也可向内侧或外侧移位（图 10-2-1）。

CT 表现：CT 可用于诊断并发的尺骨冠状突骨折、桡骨头颈骨折或骨软骨骨折等。

MRI 表现：MRI 可用于明确软组织稳定结构的撕裂情况。肘关节后脱位时，关节周围软组织损伤常自外侧向内侧扩展：首先撕裂外侧副韧带中的外侧尺侧副韧带；然后进一步撕裂外侧副韧带的其余组分和前后关节囊；最后损伤内侧副韧带和内侧其余的软组织稳定结构（图 10-2-2）。

【小结】

肘关节脱位主要为后脱位，X 线检查即可确诊。CT 有助于诊断脱位并发的尺骨冠状突骨折、桡骨头颈骨折或骨软骨骨折等，MRI 则有助于明确脱位相关的软组织稳定结构撕裂。

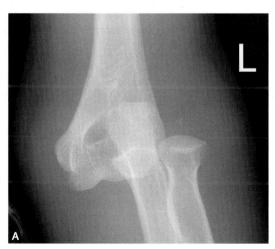
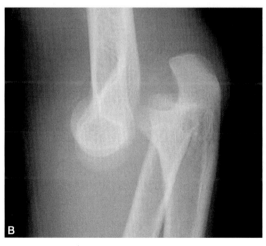

图 10-2-1 肘关节后脱位

男性，21 岁。肘关节正位（A）显示尺桡骨向外侧移位；侧位（B）显示尺桡骨向后方移位，为肘关节后脱位

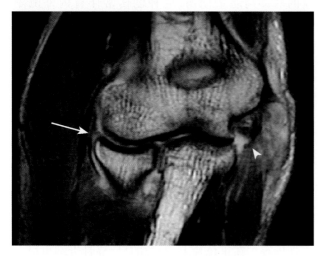

图 10-2-2　肘关节脱位的软组织损伤

男性,26 岁,急性肘关节后脱位,复位后。冠状面快速自旋回波 T_2WI 显示外侧副韧带(箭)断裂,同时内侧副韧带前束下止点(箭头)断裂,内侧软组织肿胀

第三节　肘关节韧带和肌腱损伤

【基本病理与临床】

肘关节韧带包括内侧副韧带和外侧副韧带(图10-3-1)。内侧副韧带分为前束、后束和横束,其中前束起源于肱骨内上髁的前下面,止于尺骨冠状突内侧,是抵抗肘外翻的主要稳定结构。外侧副韧带包括外侧尺侧副韧带、桡侧副韧带和环状韧带,其中外侧尺侧副韧带是限制肘内翻及旋转的最重要韧带,起自肱骨外上髁的后下方,沿桡骨头后侧向远端延行,止于尺骨的旋后肌嵴。内侧副韧带损伤是肘部的常见损伤,可见于投掷类运动员的慢性、重复性、过度外翻应力损伤,或见于急性外翻性损伤。外侧副韧带损伤比较少见,儿童中多见于急性肘关节脱位,成人则为急性内翻、过伸损伤。

肘部肌腱损伤绝大多数发生在伸肌总腱和屈肌总腱,分别称为肱骨外上髁炎(external humeral epicondylitis)(又称伸肌总腱肌腱病、网球肘)和肱骨内上髁炎(internal humeral epicondylitis)(又称屈肌总腱肌腱病、高尔夫球肘),均为慢性劳损性病变。肘部肌腱损伤也可见于前方的肱二头肌腱和后方的肱三头肌腱,但少见,主要见于慢性重复性应力损伤,少数见于急性外伤。

【影像学表现】

X 线表现: X 线检查不能直接显示肘关节的内侧副韧带和外侧副韧带,但可显示韧带撕脱骨折。在肱骨外上髁炎和肱骨内上髁炎中,X 线检查有可能显示肱骨外上髁和内上髁处的骨质增生硬化以及肌腱钙化。

CT 表现: CT 通常不用于诊断肘部韧带病变和肌腱病变,但 CT 有利于显示撕脱骨折和细微骨折(如尺骨冠状突骨折、尺骨鹰嘴骨折、肱桡关节骨软骨损伤等)。

MRI 表现: MRI 可以直接显示肘内侧副韧带的前束。内侧副韧带前束断裂最常发生在肱骨起点处,韧带中部及尺骨止点处少见。前束断裂可为完全断裂或部分断裂,急性期表现为韧带连续性中断、断端及其周围软组织 T_2WI 高信号(图10-3-2),慢性

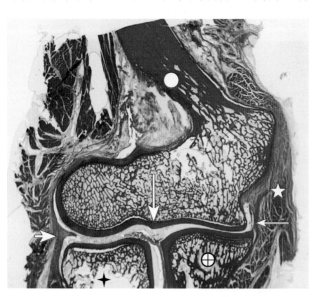

图 10-3-1　肘关节韧带和肌腱解剖

肘关节由肱骨(白点)、桡骨(黑十字)和尺骨(白十字)组成。肱骨下端关节软骨中心有小骨脊(长白箭)。外侧副韧带自肱骨外上髁止于桡骨颈(短白箭)。内侧副韧带起自内上髁止于尺骨的内侧关节边缘(细白箭),屈肌腱(白星)与尺侧副韧带融合

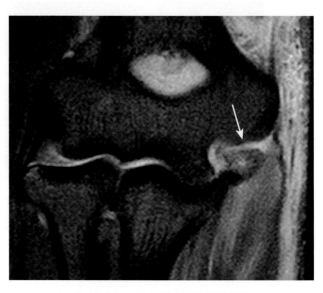

图 10-3-2　肘内侧副韧带急性断裂

男性,25 岁,肘急性外翻伤后。冠状面 STIR 显示内侧副韧带前束和屈肌总腱自肱骨内上髁完全断裂(箭),合并内侧软组织水肿

期表现为韧带增粗、冗长、松弛或显示不清。MRI 也可以直接显示外侧副韧带的外侧尺侧副韧带、桡侧副韧带和环状韧带。

MRI 可以直接显示伸肌总腱、屈肌总腱、肱二头肌腱和肱三头肌腱。肱骨外上髁炎 MRI 典型表现为（图 10-3-3）：①伸肌总腱内信号异常增高，代表变性或撕裂。②伸肌总腱增粗或变细。③可合并外侧副韧带增粗或撕裂。④肱骨外上髁处可出现骨髓水肿，伸肌总腱周围可出现软组织水肿。肱骨内上髁炎 MRI 典型表现类似于肱骨外上髁炎，仅发病部位不同。肱二头肌腱炎一般见于桡骨结节附着部，表现为变性增粗（图 10-3-4）。肱

二头肌腱断裂则表现为连续性中断，可向近端回缩。肱三头肌腱变性表现为肌腱增厚伴信号轻中度增高，肌腱断裂表现为连续性中断、残端回缩，常伴有鹰嘴撕脱骨折，并可合并鹰嘴皮下滑囊炎（图 10-3-5）。

【小结】

肘部韧带损伤主要见于内侧副韧带前束，X 线和 CT 有助于显示韧带的撕脱骨折，MRI 则可直接显示该韧带的急慢性损伤。肘部肌腱病变主要为肱骨外上髁炎，病变累及伸肌总腱和外侧副韧带，虽然 MRI 可直接显示而确诊，但影像价值通常在于评估保守治疗无效的患者。

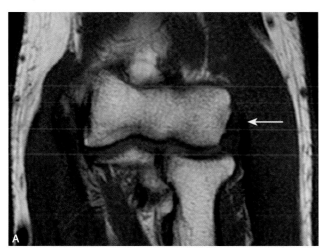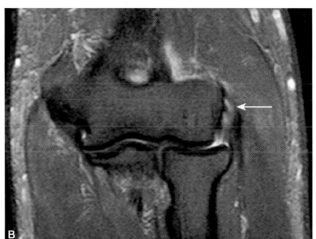

图 10-3-3 肱骨外上髁炎
冠状面自旋回波 T_1WI（A）和 STIR（B）显示伸肌总腱（箭）略增粗，其内信号异常增高，外侧副韧带轻度增粗

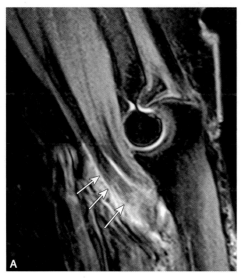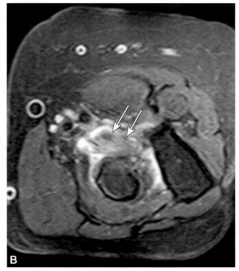

图 10-3-4 肱二头肌腱炎
脂肪抑制快速自旋回波 T_2WI 矢状面（A）和横断面（B）显示桡骨结节附着部的肱二头肌腱增粗并信号轻度增高（箭）

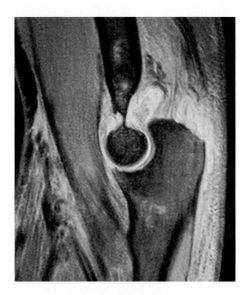

图 10-3-5　肱三头肌腱断裂
矢状面脂肪抑制快速自旋回波质子密度加权像显示肱三头肌腱自鹰嘴尖端完全断裂,肌腱向近端回缩

第四节　肘关节周围滑囊囊肿

【基本病理与临床】

　　肘关节的皮肤与肌腱、肌腱与骨之间存在滑囊,以减少肘部功能活动时的摩擦。肘关节周围主要有三个滑囊:①鹰嘴皮下滑囊,位于鹰嘴后方皮肤与肱三头肌腱止点之间。②肱三头肌腱下滑囊,位于肱三头肌腱深层与尺骨鹰嘴之间。③肱桡滑囊,位于肱二头肌腱与桡骨结节之间。这些滑囊受到局部刺激或受全身疾病累及时,可膨大形成囊性肿物,称滑囊炎或滑囊囊肿(synovial cyst)。

　　肘部滑囊囊肿表现为特定部位的局部疼痛、肿胀、囊性肿物、压痛,穿刺可抽出黄色或淡红色液体。一般关节活动不受限。

【影像学表现】

　　X 线表现:侧位片诊断鹰嘴皮下滑囊的滑囊囊肿容易,表现为肘后皮下肿物,密度均匀,有波动感。其余肘周滑囊囊肿 X 线不能显示。

　　CT 表现:肘周滑膜囊肿表现为特定部位的囊性肿物,多呈水样密度,边缘光滑。

　　MRI 表现:肘周滑膜囊肿表现为特定部位的囊性肿物,边界清晰,T_2WI 一般表现为明显高信号,T_1WI 一般表现为低信号(图 10-4-1)。滑囊囊肿内部可有出血或蛋白沉积,其 MRI 信号可相应改变。依据病因和病程,滑囊囊肿壁可薄或厚,可光滑或不规则。

【小结】

　　鹰嘴皮下滑囊、肱三头肌腱下滑囊和肱桡滑囊是最主要的肘周滑囊。MRI 是诊断肘周滑囊囊肿的最好方法,典型 MRI 表现为特定部位的囊性肿物。

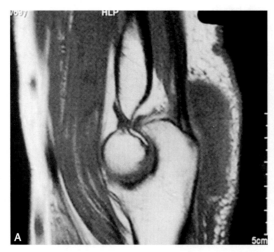
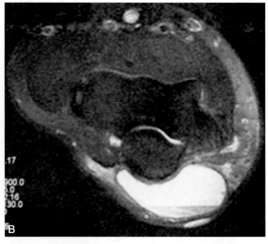

图 10-4-1　鹰嘴皮下滑囊的滑囊囊肿
矢状面自旋回波 T_1WI(A)显示鹰嘴后方皮肤与肱三头肌腱止点之间可见低信号肿物。横断面脂肪抑制快速自旋回波 T_2WI(B)显示该肿物呈高信号,边界清晰,符合囊肿。其内可见液液平面,代表囊内出血

第五节　前臂创伤性骨折

【基本病理与临床】

前臂尺桡骨之间有骨间膜连接,两骨均有旋前肌和旋后肌附着,使前臂产生旋转功能。前臂创伤性骨折为常见损伤,可由直接暴力或间接暴力引起。前臂尺桡骨双骨折按部位可分为近段、中段和远段骨折,骨折位置不同,两骨折端所处的旋转方位不同(受旋转肌牵拉之故)。单独桡骨干骨折青壮年居多,短缩重叠移位甚少,但常有两骨折端的旋转畸形。单独尺骨干骨折多系直接打击引起,多无短缩重叠,但可移位或成角,尺骨远段骨折可出现远折端的旋后畸形。

孟氏骨折(Monteggia fracture)系指尺骨近段骨折合并桡骨头脱位;盖氏骨折(Galeazzi fracture)系指桡骨中下 1/3 骨折合并下尺桡关节脱位。

【影像学表现】

X 线表现:前臂创伤性骨折须依赖 X 线检查了解骨折的详细特点。X 线检查应包括肘关节和腕关节,并须拍摄正侧两个位置,这样既可避免遗漏上、下尺桡关节的合并损伤,又可判断骨折端的旋转位置以利整复。王云钊教授提出,X 线检查除可诊断骨折部位和类型外,还可根据尺桡骨的功能 X 线解剖标志(图 10-5-1)判断两骨折端的各自旋转方向和角度。纠正旋转畸形时,须将前臂远折端置于与近折端相同的旋转位置上。

前臂尺桡骨双骨折在儿童多为青枝骨折,在成人可发生横断或螺旋形、蝶形双骨折。骨折后,桡骨和尺骨骨折端各自按其本身的功能解剖发生旋转。整复时,桡骨干骨折要求旋后复位,尺骨骨折端要求旋前复位。

单独桡骨干骨折若发生在旋前圆肌止点近侧,近折端受旋后肌牵拉而处于旋后位,远折端受旋前圆肌及旋前方肌牵拉而处于旋前位(图 10-5-2);若骨折发生在旋前圆肌止点远侧,近折端基本处于中立位,远折端受旋前方肌牵拉而处于旋前位。

单独尺骨干骨折常发生于中下段。肘正位前臂像上,正常尺骨茎突居中,骨折后尺骨远折端出现旋后(图 10-5-3),这时尺骨茎突向尺侧旋转居于尺骨小头的边缘。

孟氏骨折系指尺骨近段骨折合并桡骨头脱位。儿童常发生尺骨近段的纵行劈裂骨折,成人发生尺骨干的横断骨折。尺骨骨折成角的方向即为桡骨头脱位的方向(图 10-5-4)。

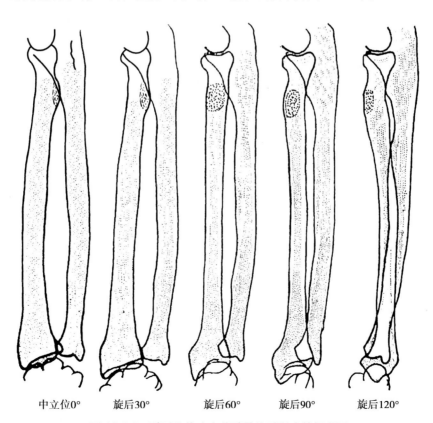

| 中立位0° | 旋后30° | 旋后60° | 旋后90° | 旋后120° |

图 10-5-1　肘侧位片确定前臂骨旋后程度的标准图

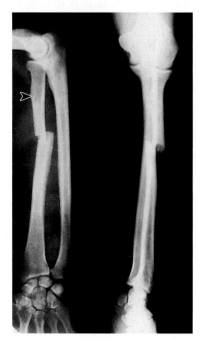

图 10-5-2　单独桡骨干近端骨折

左桡骨干近端横断骨折,远折端稍向背侧移位,肘侧位片显示桡骨骨折端的骨干宽度、髓腔直径和皮质厚度均不一致,说明两骨折端有旋转。根据标准测定,桡骨结节向前(小黑箭头)为旋后 120°。桡骨下段关节间隙清楚为桡骨下段旋后 30°,上下两骨折端有 90°旋转错位。如按此位置愈合,旋转功能将丧失 90°

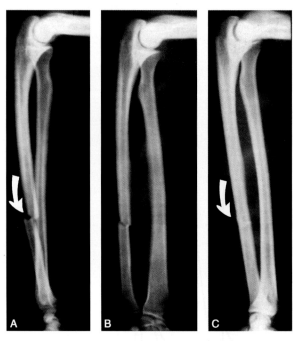

图 10-5-3　尺骨下段骨折旋前复位

A.肘侧位像显示尺桡骨重叠,为前臂旋后 120°,尺骨下段骨折端分离错位(白箭);B.肘侧位像显示尺桡骨分开,为前臂中立位,骨折错位有明显好转;C.肘侧位像前臂旋前,尺骨骨折端已达到解剖复位(白箭)。说明单独尺骨干骨折只要前臂旋前即可复位

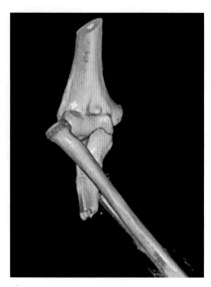

图 10-5-4　孟氏骨折
CT 三维重建显示尺骨近段骨折合并桡骨头脱位

盖氏骨折系指桡骨中下 1/3 骨折合并下尺桡关节脱位,而且常发生腕三角纤维软骨的损伤(图 10-5-5)。

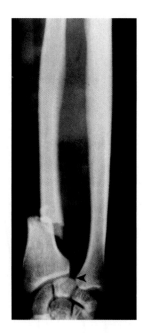

图 10-5-5　盖氏骨折
右前臂桡骨下段骨折,下尺桡关节脱位(小黑箭头),常发生腕三角纤维软骨的损伤

【小结】

前臂主司旋转功能,对手部功能的发挥至关重要,前臂骨折后如何最大限度恢复其功能是至关重要的问题。X 线检查有助于明确骨折的详细特点,包括骨折端的旋转位置和上、下尺桡关节的合并损伤,从而有利于骨折治疗。

(郑卓肇)

参 考 文 献

[1] 王亦璁,主编.骨与关节损伤.第4版[M].北京:人民卫生出版社,2007.

[2] Hauptfleisch J,English C,Murphy D. Elbow magnetic resonance imaging:imaging anatomy and evaluation[J]. Top Magn Reson Imaging,2015,24(2):93-107.

[3] Kijowski R,Tuite M,Sanford M. Magnetic resonance imaging of the elbow. Part Ⅱ:Abnormalities of the ligaments,tendons,and nerves[J]. Skeletal Radiol,2005,34(1):1-18.

[4] Kijowski R,Tuite M,Sanford M. Magnetic resonance imaging of the elbow. Part Ⅰ:normal anatomy,imaging technique,and osseous abnormalities[J]. Skeletal Radiol,2004,33(12):685-697.

[5] Sheehan SE,Dyer GS,Sodickson AD,et al. Traumatic elbow injuries:what the orthopedic surgeon wants to know[J]. Radiographics,2013,33(3):869-888.

[6] Binaghi D. MR Imaging of the Elbow[J]. Magn Reson Imaging Clin N Am,2015,23(3):427-440.

[7] Stein JM,Cook TS,Simonson S,et al. Normal and variant anatomy of the elbow on magnetic resonance imaging[J]. Magn Reson Imaging Clin N Am,2011,19(3):609-619.

第十一章 腕及手创伤

第一节 腕关节骨折与脱位

腕关节由尺桡骨远端、三角纤维软骨、八块腕骨和掌骨基底共同构成。近排腕骨舟、月、三角、豆骨与桡骨远端和三角纤维软骨构成桡腕关节。远排腕骨大、小、头、钩骨与掌骨基底构成掌腕关节。远排和近排骨构成中腕关节。腕关节韧带有背侧韧带、掌侧韧带、桡侧副韧带和尺侧副韧带，腕骨之间有骨间韧带连接。近排舟骨与月骨，月骨与三角骨在近侧关节软骨之间有骨间韧带连接。远排大、小、头、钩骨之间亦有骨间韧带连接。腕骨关节软骨面大，韧带多，既保持了腕关节稳定，又保证了腕关节的灵活。腕关节损伤后，不仅造成骨折或脱位，也会造成韧带损伤。这是有些腕关节损伤后遗留腕关节不稳的原因。

腕关节损伤(wrist injuries)有下列几种类型：

一、Colles 骨折

Colles 骨折(Colles fracture)是发生于桡骨远端2~3cm处最常见的骨折，几乎占腕部各种创伤的48%。伤时多为掌侧着地，伤后腕背部肿胀，活动受限，腕呈叉样畸形。骨折解剖包括桡骨远端距关节2~3cm处横断骨折，骨折端凸向掌侧成角，远折端向背侧移位(图11-1-1~图11-1-3)。严重者尺桡远端关节脱位，三角纤维软骨损伤。骨折愈合主要靠内骨痂。复位较好，愈合顺利；复位不佳者，将发生畸形愈合(图11-1-4)。儿童为桡骨远端骺分离(图11-1-5)。

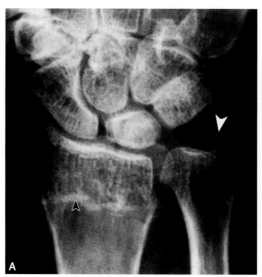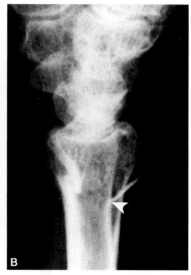

图 11-1-1 Colles 骨折

A.右侧桡骨远端骨折(小黑箭头)、尺骨茎突骨折(白箭头)；B.桡骨背缘凹陷骨折(白箭头)，远折端轻度向背侧移位

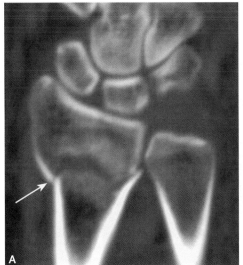
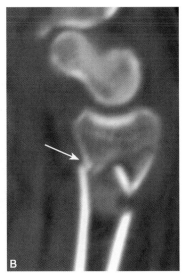

图 11-1-2　Colles 骨折

男,45 岁,外伤后就诊。A. CT 冠状位及 B. 矢状位重建图像显示桡骨远端骨折,远折端向桡、背侧移位(白箭),骨折端向掌侧成角

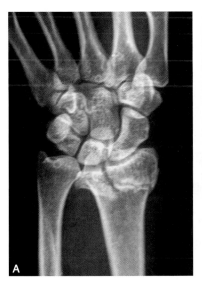
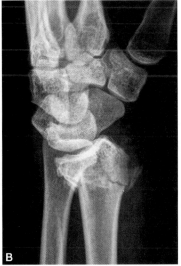

图 11-1-3　Colles 骨折

女,42 岁,交通事故。A. X 线正位片显示桡骨远端粉碎骨折,骨折线进入关节,并直接对向舟月骨间关节,这种损伤经常导致舟月骨间韧带撕裂。桡骨压缩变短,尺骨相对较长,应想到三角纤维软骨损伤。并见舟月骨内有小囊状破坏;B. 侧位片显示骨折向背侧移位

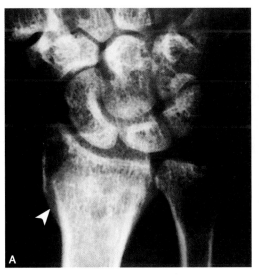
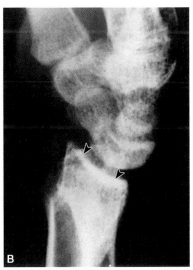

图 11-1-4　陈旧 Colles 骨折

A. 桡骨远端陈旧骨折已愈合(白箭头);B. 腕侧位片显示桡骨远侧关节面向背侧倾斜(小黑箭头)

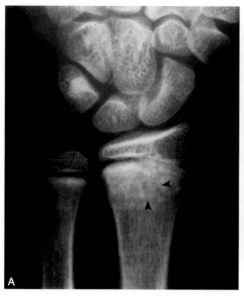
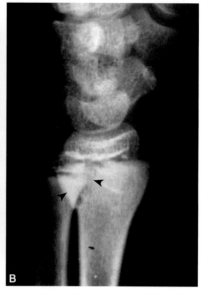

图 11-1-5　桡骨远端骺分离

A. X 线平片显示桡骨远端松质骨骨小梁扭曲（小黑箭头）；B. 侧位片显示桡骨远端骨骺
向背侧移位，干骺端背缘有一骨块与骨骺相连（小黑箭头）

二、Smith 骨折

Smith 骨折（Smith fracture）为发生于桡骨远端另一种类型的骨折，受伤机制与 Colles 骨折相反，为伤时手背着地，导致桡骨远端骨折，断端向背侧成角，远折端向掌侧移位，经常并发桡腕关节向前脱位（图 11-1-6）。

三、腕舟骨骨折

腕舟骨骨折（fracture of scaphoid）多发生于青壮年，临床分为腕舟骨结节骨折、舟骨远段骨折、舟骨中段或舟骨近段骨折（图 11-1-7～图 11-1-11），舟骨中段骨折多见。舟骨的营养血管从舟骨结节和中段进入骨内，舟骨近段骨折经常发生近段缺血坏死，如固定不稳，两周后可出现骨折端囊变、骨吸收。如固定较好，骨折后 2 个月，骨折面硬化为骨痂生长顺利，3 个月可愈合。

四、腕骨脱位

腕骨脱位（dislocation of carpal bone）是较重的创伤，有下列几种脱位都是以头骨月骨关节为中心发生脱位。

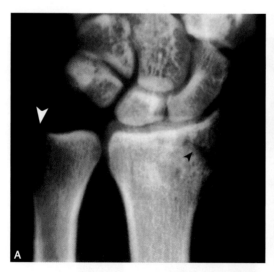
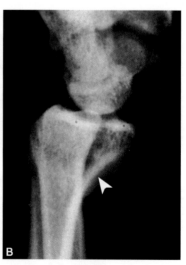

图 11-1-6　Smith 骨折

A. 桡骨远端骨折（小黑箭头）、尺骨茎突骨折（白箭头）；B. 桡骨远端骨折块向掌侧移位（白箭头）

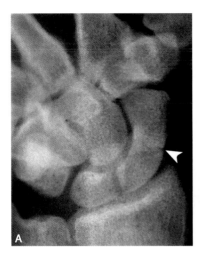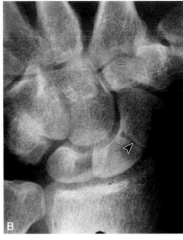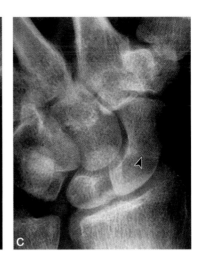

图 11-1-7 腕舟骨中段骨折

A. X 线正位片显示舟骨骨折线（白箭头），骨折只显示一个小裂口；B. 骨折后 2 个月复查，两骨折面均显示平行的硬化线，称为"骨折线硬化"（小黑箭头），是新生的骨痂，说明骨折愈合顺利；C. 3 个月后骨折已愈合（小黑箭头）。此例证明松质骨骨折主要靠内骨痂愈合。骨折面硬化不是骨折不愈合的征象

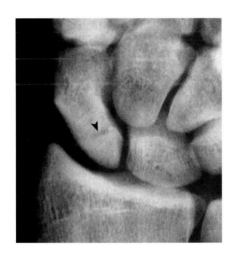

图 11-1-8 腕舟骨近段骨折 2 个月

舟骨近段有一骨折线（小黑箭头），部分骨折已愈合，近端骨密度相对增高为缺血坏死

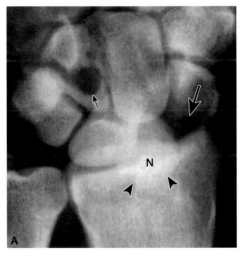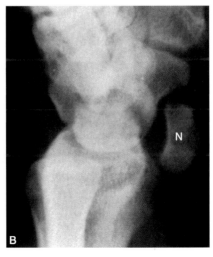

图 11-1-9 腕舟骨骨折脱位

左腕急性创伤。A. 腕正位 X 线平片显示舟骨中段骨折（黑箭），近段舟骨（N）旋转分离与桡骨重叠（小黑箭头），注意钩骨有一囊肿（小黑箭）；B. 侧位片，近段舟骨（N）向掌侧脱位

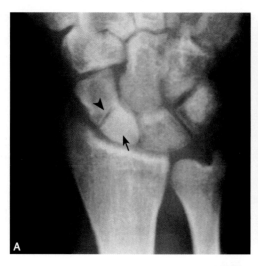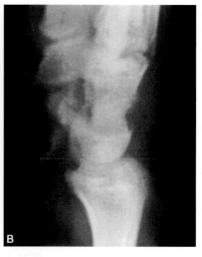

图 11-1-10　舟骨骨折近段骨坏死

A、B. 右腕舟骨骨折已 1 个半月,舟骨中段骨折线,骨折面有一薄层新生骨(小黑箭头),骨折未愈合,舟骨近段骨质相对密度增高(小黑箭)为骨缺血坏死

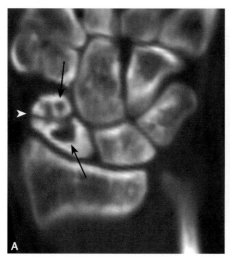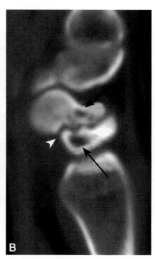

图 11-1-11　舟骨骨折骨坏死,骨折端囊变

A. CT 冠状位及 B. 矢状位重建图像显示舟骨中段骨折(白箭头),骨折未愈合,骨折断端硬化,骨折面下见小囊变影(黑箭)

(一) 月骨脱位

月骨脱位(dislocation of lunare)只有在月骨掌背侧韧带完全撕裂时,才能脱出桡腕关节之掌侧。

(二) 月骨周围脱位

月骨周围脱位(perilunar dislocation)最易漏诊,这种类型是月骨原位不动,与桡骨关节面保持正常位置,只是头状骨与其他诸腕骨一起向背侧脱位。正位 X 线片显示头月关节间隙重叠或消失,侧位片可见头状骨脱出于月骨关节面之背侧。

(三) 经舟骨月骨周围脱位

经舟骨月骨周围脱位(transcaphoid perilunate dislocation),此类型是经过舟状骨骨折而发生的月骨周围脱位。除舟状骨骨折外,X 线表现与月骨周围脱位相同(图 11-1-12~图 11-1-14)。

五、Barton 骨折

Barton 骨折(Barton fracture)是桡骨远端除 Colles 骨折以及 Smith 骨折以外的另一种骨折,为桡骨远端的关节内骨折合并桡腕关节脱位。可分为背侧型和掌侧型两种,以后者常见。其由于腕部伸展、旋前位摔伤增加腕部背侧压力所致,腕骨脱位的出现是其与 Colles 骨折以及 Smith 骨折的鉴别点(图 11-1-15)。

六、腕掌关节脱位

较少见,由于拇指活动度较大,故以第 1 腕掌关节脱位相对多见,一般平片可以诊断(图 11-1-16),严重外伤者可有腕骨骨折合并腕掌关节脱位。

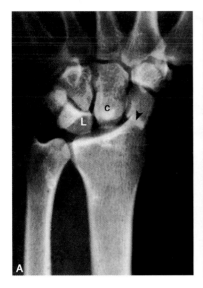

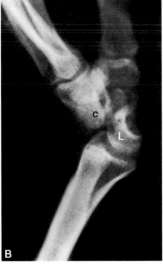

图 11-1-12　经舟骨月骨周围脱位
左腕急性创伤。A. 左腕正位 X 线平片显示舟骨中段骨折（小黑箭头）。头状骨之头（c）与桡骨关节间隙空虚，月骨（L）与头状骨脱位，月骨（L）向尺侧移位。B. 腕侧位片显示头状骨（c）向背侧脱位

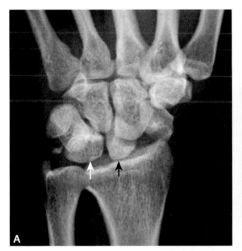

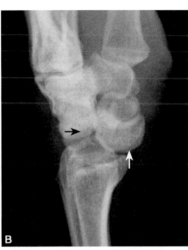

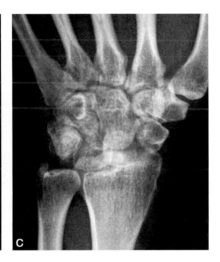

图 11-1-13　经舟骨月骨脱位
女,45 岁。A. 正位片显示舟骨骨折（黑箭）,月骨向尺侧移位（白箭）,并在月骨旁有小骨折片；B. 侧位片显示月骨向掌侧（白箭）与头状骨脱位（黑箭）；C. 此例因当时漏诊,3 个月后因功能障碍而发生明显骨质疏松

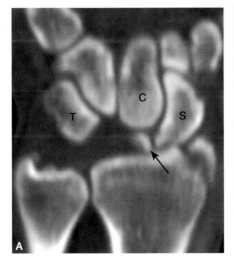

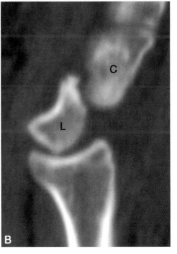

图 11-1-14　经舟骨月骨脱位,合并尺、桡骨茎突骨折
男,31 岁。A. CT 冠状位重建图像显示舟骨（S）中段骨折片（黑箭）,月骨未见明确显示,并可见尺、桡骨茎突骨折；B. 矢状位重建图像显示月骨（L）向掌侧移位,与头状骨（C）脱位

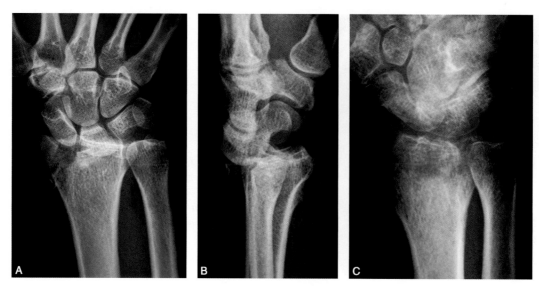

图 11-1-15　Barton 骨折

男,54 岁。交通事故。A、B. 腕关节向背侧半脱位,命名为 Barton 骨折(John Barton 美国外科医师)。同时导致桡骨远端骨折碎片。舟骨嵌入桡骨远端骨折内;C. 两个月后随诊显示桡骨远端骨折片手术切除,关节复位。注意桡骨远端关节面不平,并发生明显骨质疏松

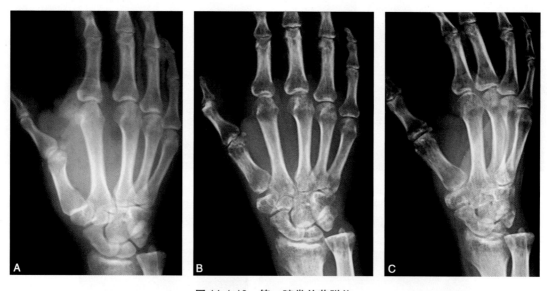

图 11-1-16　第一腕掌关节脱位

男,32 岁,工作中手被挤压。A. 平片显示第 1 腕掌关节有重叠为脱位。第 2 掌指关节软组织肿胀,并有皮下气肿;B. 复位后 3 个月骨质疏松,关节间隙增宽;C. 手斜位像显示关节间隙狭窄,表明关节松弛(关节韧带损伤)

七、三角骨骨折

三角骨骨折(fracture of triangular bone)以背部骨折碎片多见,在侧位像上易于显示(图 11-1-17~图 11-1-19)。骨折后可能合并三角骨或其他腕骨的囊状变性。三角骨有二分三角骨的变异,需留意。

八、钩骨骨折

钩骨骨折(fracture of hamate)仅占所有腕骨骨折的 1.7%,其中以钩骨骨折最为常见(图 11-1-20)。与 X 线相比,CT 检查更有助于检出钩骨骨折,并且可以判断钩骨骨折移位的程度,指导临床治疗。

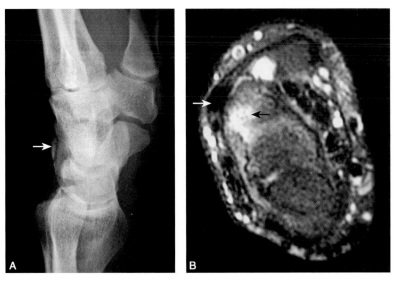

图 11-1-17 腕三角骨骨折
男,57 岁,外伤后手背疼痛。A. 平片显示手背部有一小骨折片(白箭),为三角骨骨折;B. MRI-FSE-T$_2$WI 显示手背侧三角骨有低信号(白箭),为骨折片。三角骨内高信号(黑箭)

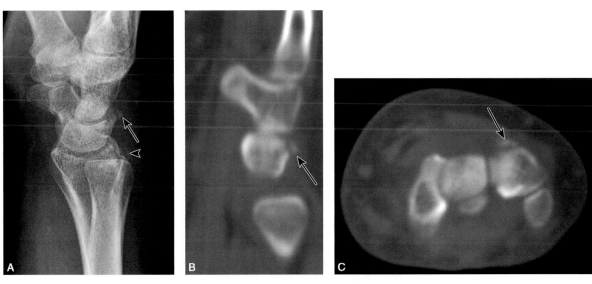

图 11-1-18 腕三角骨骨折和桡骨远端骨折
女,55 岁。A. 平片显示三角骨背侧(箭)和桡骨背侧(黑箭头)分别见一骨折片,为三角骨和桡骨远端骨折;CT 矢状位(B)及轴位重建图像(C)显示三角骨骨折片(黑箭)

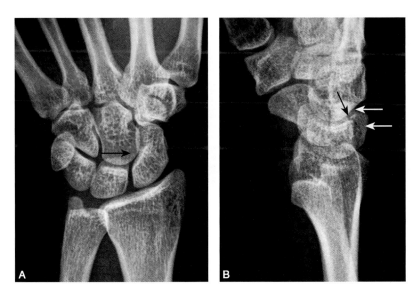

图 11-1-19 腕舟骨、月骨和三角骨骨折
女,34 岁,因交通事故手部受伤。A. 正位平片只显示腕舟骨骨折(黑箭);B. 侧位平片显示月骨和三角骨有骨折线(两白箭)

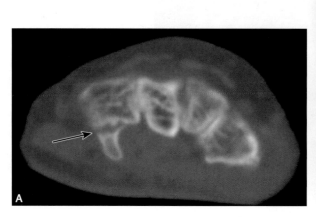
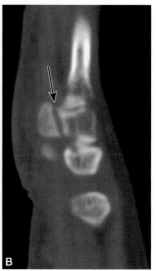

图 11-1-20　钩骨骨折

女,76 岁。CT 轴位(A)及矢状位重建图像(B)显示钩骨骨折(黑箭)

第二节　尺骨撞击综合征

尺骨撞击综合征(ulnar impaction syndrome)是指尺骨小头撞击月骨、三角骨而发生的骨坏死。其发生机制是腕关节反复长期受力、支撑、推挤、撞击,尺骨小头与月骨、三角骨互相碰撞,三角纤维软骨可发生退变、坏死或穿孔,继而月骨和三角骨的关节软骨发生退变、坏死、形成囊变和骨硬化。尺骨撞击综合征的 X 线检查最常表现为尺骨正变异(图 11-2-1、图 11-2-2),也可以显示由于桡骨远端骨折所致的桡骨缩短,以及软骨下骨的改变,包括月骨近端尺侧面、三角骨以及尺骨头的硬化、囊状改变等。MRI 检查不仅有助于显示骨的解剖变异,还可以显示尺骨撞击综合征的继发改变,如软骨的退变、缺损,骨髓水肿,软骨下囊肿形成,以及受累侧的硬化性改变。

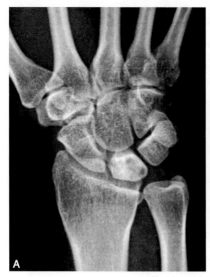
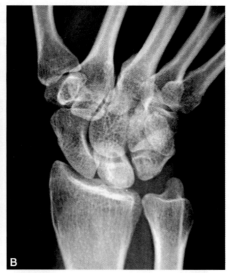

图 11-2-1　尺骨撞击综合征

女,55 岁,近几年右腕关节经常疼痛。A. X 线检查显示尺骨正变异,月骨密度增高,并有囊状破坏其内可见死骨;B.月骨密度较高,三角骨囊状破坏区内亦可见有死骨

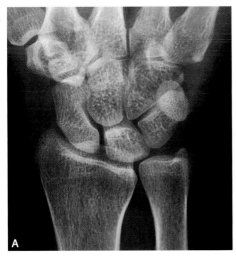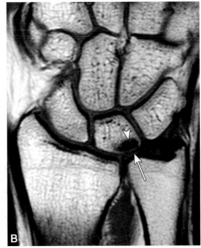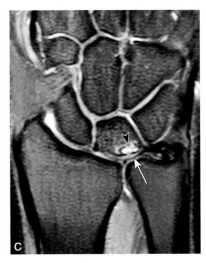

图 11-2-2　尺骨撞击综合征

女,35 岁。A. 右腕 X 线正位显示尺骨正变异,月骨尺侧面密度稍减低;冠状位 T_1WI(B)及冠状位脂肪抑制 PDWI(C)显示三角纤维软骨盘变薄(箭),月骨关节软骨变薄,关节面下囊变和水肿(箭头)

第三节　腕关节韧带损伤并尺骨头脱位

【基本病理与临床】

各种腕关节外伤,只要主诉疼痛或/和软组织肿胀,无论有无骨折,首先考虑韧带损伤。统计 4 792 例腕部创伤中,发生率高达 48% 的 Colles 骨折,均可造成系列韧带撕裂,一旦发生骨折错位,或合并尺骨茎突骨折,经常导致三角纤维软骨撕裂。其他骨折包括舟骨骨折,三角骨骨折和其他腕骨骨折等都可造成相应的韧带撕裂。

常见的腕关节韧带损伤如腕月骨周围脱位(perilunar dislocation),实际是头骨和月骨发生的脱位(图 11-3-1、图 11-3-2),月骨与桡骨原位不动,与桡骨远端保持正常对位关系,而其他 7 个腕骨都伴随着头骨一起与月骨脱位,故称为月骨周围脱位。头骨向背侧脱位多见。月骨周围脱位,可引起广泛的韧带撕裂。

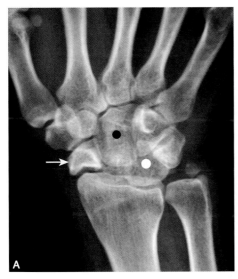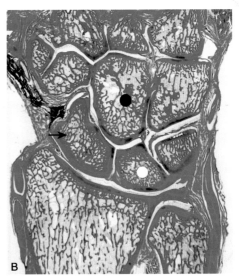

图 11-3-1　腕经舟骨月骨周围脱位系列韧带损伤

A. X 线检查,头骨在腕骨之中心(黑点),月骨向尺侧偏移(白点),注意:头月关节间隙消失为脱位征。舟骨一半缺失,密度增高(白箭)。这种脱位必导致系列韧带损伤;B. 腕冠状切片与上图月骨周围脱位对照

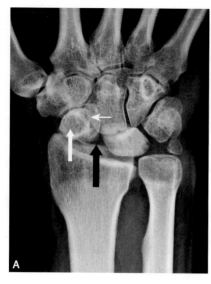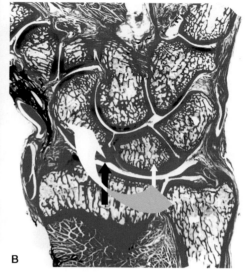

图 11-3-2　经舟骨月骨脱位手术后舟月韧带撕裂

A. X 线检查显示月骨密度增高,舟骨和月骨分离(粗黑箭),提示舟月韧带撕裂。其他异常征象包括:舟骨长轴垂直冠状面(粗白箭),头骨桡侧缘有骨质缺损(细白箭);B. 正常腕关节冠状大切片显示,舟骨长轴和舟月骨间韧带(黑箭)可与平片对照

【影像学检查方法对比】

对于腕关节韧带损伤,可采取 X 线检查辅以 CT 检查进行诊断,这对观察骨折特别是细微骨折是非常重要的。关节造影虽然为有创性检查,但对诊断有帮助。放射核素骨扫描非常敏感,但不能显示解剖形态。MRI 可准确显示韧带损伤的解剖形态和程度,对隐性骨折也较敏感。

【影像学表现】

X 线平片:对各种创伤的骨折解剖,包括细微骨折显示最佳。月骨周围脱位韧带损伤严重。单纯正位平片观察,只见头骨向后与月骨脱位(图

11-3-3)。实际上,头骨与 6 个腕骨一起和月骨脱位(图 11-3-4)。最常见的是头骨向后脱位,向前脱位者非常少见。应注意的是,在正位平片,病变易被误认为正常,因此要注意头月关节消失、头月两骨相互重叠或月骨向尺侧偏移(图 11-3-1),以上都应考虑月骨周围脱位。桡骨远端骨折线进入关节时,也常发生舟月骨间韧带撕裂。腕关节平片诊断时,还应注意腕骨之间如有分离,也可诊断为腕骨间韧带撕裂(图 11-3-2)。Colles 骨折时,如果见到桡骨远端骨折错位明显,尺骨相对过长,必有三角纤维软骨损伤。

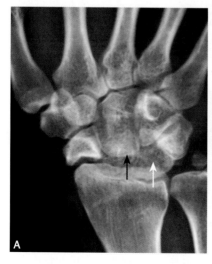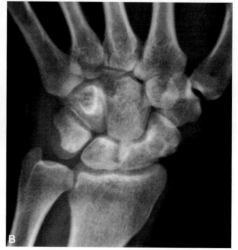

图 11-3-3　月骨周围脱位

A. 右腕头骨和舟月骨相对关节间隙消失(黑箭),月骨向尺侧偏移(白箭)。此即头月关节脱位;B. 与左腕比较:头骨和舟月骨对应关系正常

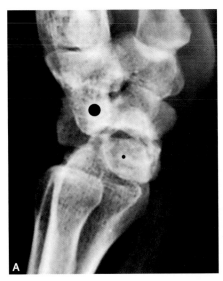
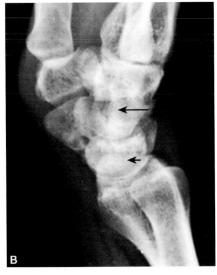

图 11-3-4　侧位平片显示月骨周围脱位

A. 桡骨远端的上面为月骨(小黑点),月骨与桡骨关节对位正常,头骨(大黑点)向后与月骨脱位;B. 与 A 图比较:头骨(长黑箭)与月骨(短箭)关节对位正常

MRI 表现:腕关节韧带损伤 MRI 检查常用的序列 T_1WI、T_2WI 是常规的,但是以 T_2WI-FFE 序列、STIR 序列、或用脂肪抑制技术显示最佳。各种腕关节创伤包括骨折或骨折脱位,MRI 均可显示其韧带损伤的部位和程度。下面以实例说明 MRI 对腕关节韧带损伤的诊断(图 11-3-5~图 11-3-17)。

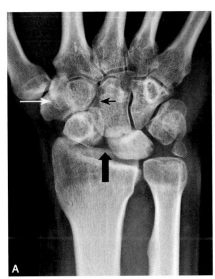
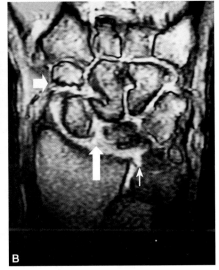

图 11-3-5　腕多个韧带撕裂,三角纤维软骨断裂变形

男,32 岁,右腕月骨周围脱位术后。A. X 线平片主要表现:月骨相对密度增高,舟骨和月骨分离(粗黑箭)。头骨边缘破坏(小黑箭)。有一骨块与大、小多角骨重叠(白箭);B. MRI 冠状位 T_2WI-FFE 序列,桡侧副韧带撕裂(短粗白箭),舟月韧带断裂(粗长白箭),舟月两骨分离。三角纤维软骨撕裂(细白箭)。头月骨坏死呈低信号

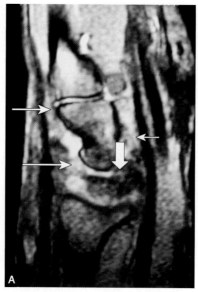
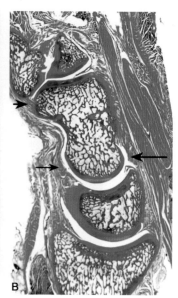

图 11-3-6　头月骨背侧韧带断裂
与图 11-3-5 为同一患者。A. MRI 矢状位 T_2WI-FFE 序列,头骨和月骨背侧韧带中断消失(长白箭)并有积液呈高信号,月骨坏死呈低信号(粗白箭)。注意头月掌侧韧带萎缩变细(细白箭),为部分撕裂;B. 腕矢状位大切片与 A 图比较对照

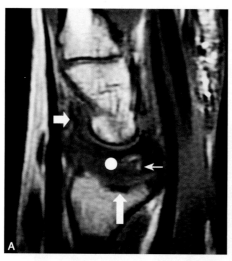
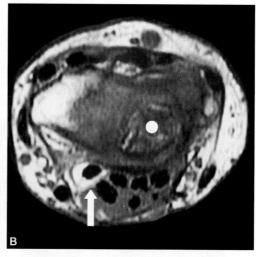

图 11-3-7　月骨坏死及桡骨关节软骨坏死,指深屈肌腱鞘积液
男,32 岁。A. MRI 矢状位 T_2WI 显示:头月背侧韧带增粗、呈低信号(短粗白箭)。桡骨关节面凹陷呈低信号(粗长白箭)。月骨坏死呈低信号(白点),但是坏死中心有点状高信号(细白箭),代表肉芽组织;B. MRI 轴位 T_2WI 显示,指深屈肌腱鞘积液(粗白箭)。桡骨中心骨坏死(白点)

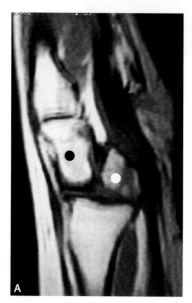
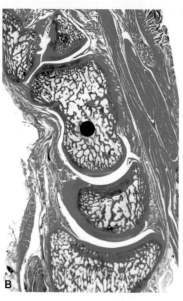

图 11-3-8　腕月骨脱位
女,36 岁。A. 腕 MRI 矢状位 T_2WI,月骨(白点)离开头骨(黑点)向掌侧脱位;B. 与 A 图对照,这种脱位将导致头月掌、背侧韧带完全断裂

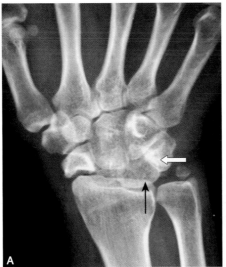
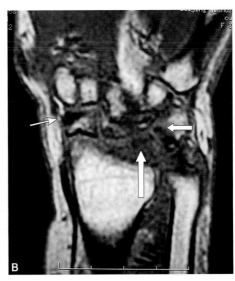

图 11-3-9　右腕月骨周围脱位，月骨和三角骨坏死

女，36 岁。A. 平片见月骨有两个囊状骨吸收区，其中有一小死骨（黑箭），三角骨局部硬化（粗白箭）；B. MRI 冠状位 T₂WI，主要显示大多角骨与舟骨间韧带部分撕裂（细白箭）。月骨和三角骨骨坏死均呈低信号（粗白箭）

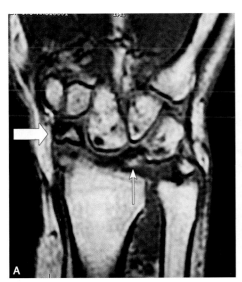
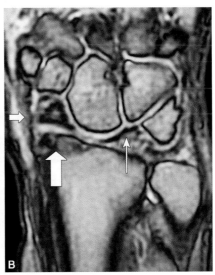

图 11-3-10　腕桡侧副韧带撕裂，多个腕骨灶性坏死

女，36 岁，与图 11-3-9 为同一患者。A. MRI 冠状位 T₂WI 显示舟骨一半缺失（粗白箭）。多个腕骨灶性坏死呈点状低信号（细白箭）；B. T₂WI-FFE 序列显示该点状低信号变为高信号，桡侧副韧带呈串珠样肥厚（短白箭），桡骨茎突撕脱骨折（粗白箭），月骨消失呈线样低信号（细白箭）

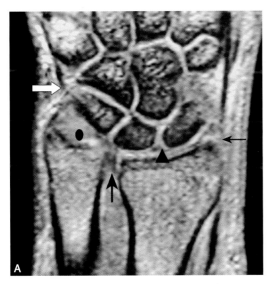
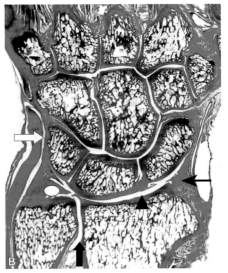

图 11-3-11　三角纤维软骨撕裂，尺桡侧副韧带撕裂

男，51 岁。A. MRI 冠状位 T₂WI-FFE 序列，三角纤维软骨呈高信号（黑点）。尺桡骨分离（粗黑箭），尺骨比桡骨长，尺侧副韧带断裂（白箭），桡侧副韧带撕脱（细黑箭）。舟月韧带撕裂（黑三角）；B. 腕冠状位大切片显示：每个腕骨正常骨间韧带与 MRI 图对照

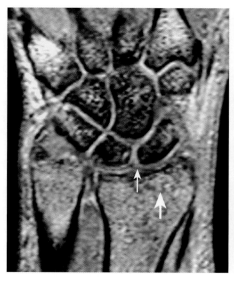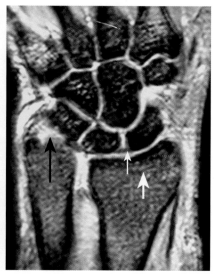

图 11-3-12　桡骨远端骨折导致舟月韧带撕裂

与图 11-3-11 同一患者。此图主要显示：桡骨茎突隐性骨折线贯穿到关节面（粗白箭），正在桡骨关节面骨折线相对处、舟月韧带断裂（细白箭）。其他征象上图已述

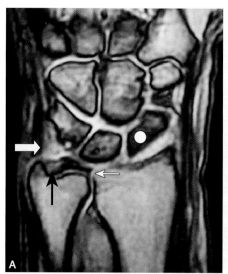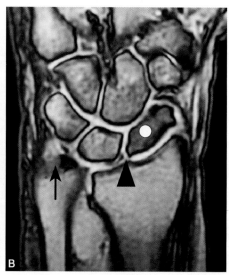

图 11-3-13　三角纤维软骨撕裂，尺侧副韧带断裂

A、B. MRI 冠状位 T₂WI-FFE 序列。三角纤维软骨尺侧附着端变性呈高信号（黑箭）、桡侧附着端撕裂（A，细白箭）。舟月韧带撕裂（B，黑箭头）。舟骨坏死呈低信号（白点）。尺侧副韧带断裂（A，粗白箭）

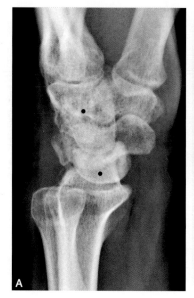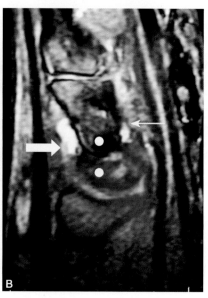

图 11-3-14　头月韧带损伤

男，32 岁。A. 侧位平片只见月骨和头骨内不均匀密度减低（小黑点）；B. MRI 矢状位 STIR 序列：头月背侧韧带消失，该处积液呈高信号（粗白箭），掌侧韧带下积液呈高信号（细白箭），头、月骨呈低信号（白点），中心囊变呈中高信号（为骨坏死后增生的肉芽组织）

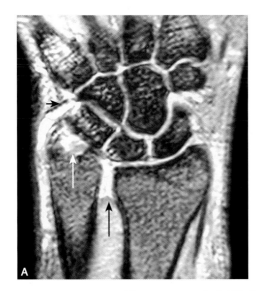
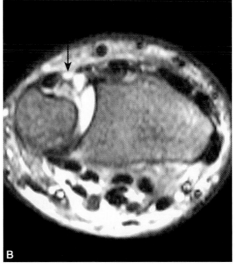

图 11-3-15　尺桡背侧韧带撕裂，三角纤维软骨退变

男，51 岁。A. MRI 冠状位 T_2WI-FFE 序列：尺侧副韧带断裂（短黑箭），腕三角纤维软骨退变呈高信号（白箭）。该处尺桡骨分离，三角纤维软骨撕裂，远端桡尺关节积液呈高信号（长黑箭）；B. 轴位显示尺桡背侧韧带断裂（黑箭），关节分离，积液呈高信号

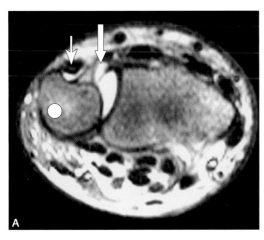
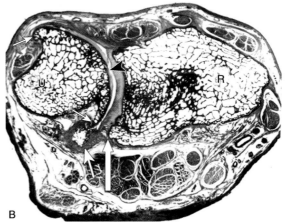

图 11-3-16　腕尺桡背侧和掌侧韧带撕裂

男，51 岁。A. MRI 腕轴位 T_2WI 显示尺侧腕伸肌腱（短白箭）旁，尺桡背侧韧带呈双线样（长白箭），积液呈高信号，关节裂开。尺骨（白点）向掌侧和外侧半脱位；B. 尺（U）桡骨（R）轴位大切片：尺桡骨掌侧韧带部分撕裂（长白箭），尺骨小头向背侧半脱位，并有骨增生（短白箭），尺骨关节软骨变薄（黑箭头）

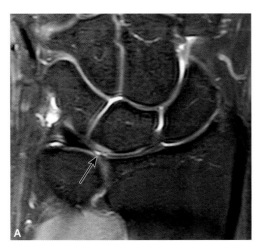
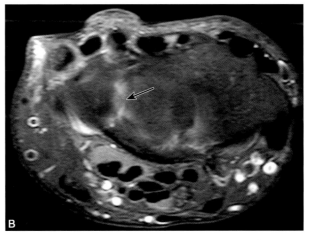

图 11-3-17　三角纤维软骨盘中心穿孔

男，24 岁。MRI 腕冠状位（A）及轴位脂肪抑脂 PDWI 序列（B）显示三角纤维软骨盘中心纤维不连续，可见线状高信号影（黑箭）

（白荣杰　钱占华　詹惠荔）

参 考 文 献

［1］高士濂. 实用解剖图谱［M］. 上海: 科学技术出版社, 1980: 202-203.

［2］王云钊, 兰宝森. 骨关节影像学［M］. 北京: 科学出版社, 2002: 110.

［3］Chan WP, Lang P, Genant HK. MRI of the Musculoskeletal System［M］. W. B. Saunders Company, 1994: 231.

［4］Escobedo EM, Bergman AG, Hunter JC. MR imaging of ulnar impaction［J］. Skeletal Radiol, 1995, 24: 85-90.

［5］王云钊. 中华影像医学［M］. 北京: 人民卫生出版社, 2002: 694.

［6］王云钊, 李果珍, 骨关节创伤 X 线诊断学［M］. 北京: 北京医科大学中国协和医科大学联合出版社, 1994:

233-236.

［7］Spence LD, Savenor A, Nwachuku I, et al. MRI of fractures of the distal radius: comparison with conventional radiographs［J］. Skeletal Radiol, 1998, 27: 244-249.

［8］Cerezal L, del Piñal F, Abascal F, et al. Imaging fingdings in ulnar-sided wrist impaction syndromes［J］. Radiographics, 2002, 22(1): 105-121.

［9］Watanabe A, Souza F, Vezeridis PS, et al. Ulnar-sided wrist pain. Ⅱ. Clinical imaging and treatment［J］. Skeletal Radiol, 2010, 39: 837-857.

［10］Zlatkin MB, Rosner J. MR imaging of ligaments and triangular fibrocartilage complex of the wrist［J］. Magn Reson Imaging Clin N Am, 2004, 12(2): 301-331.

第十二章　髋及股骨创伤

第一节　髋关节功能 X 线解剖

一、髋关节功能 X 线解剖

功能 X 线解剖是指关节在各方向活动时,X 线解剖标志变化的规律和征象。在分析和研究髋关节骨折脱位的创伤解剖时,必须首先了解正常髋关节的功能 X 线解剖,才能通过在 X 线平片上识别髋部骨折脱位后,股骨头颈干所处的功能位置,判断股骨头骨折端有或无旋转错位,判断骨折是否达到解剖复位,是否稳定以及能否发生股骨头缺血坏死等。

正常髋关节活动分为单一活动和联合活动。单一活动有前屈、后伸、内收、外展、内旋、外旋共 6 种,两种以上活动的联合如屈曲外展外旋联合,称为联合活动。股骨颈骨折后,球形的股骨头在髋臼窝内可自由的发生各方向活动,或处于任何一种位置。在内固定手术前,判断骨折是否达到解剖复位,非常重要。

在分析股骨头颈干各方向活动时,可利用的解剖标志有 4 种:股骨头外形的变化,股骨头颈持重骨小梁束排列方向的变化,股骨头圆韧带窝位置的变化和股骨大小粗隆投影形态的变化(图 12-1-1)。

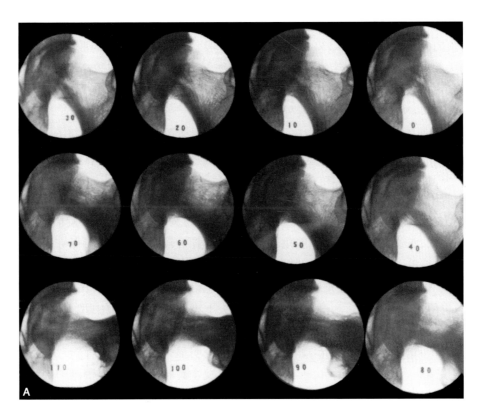

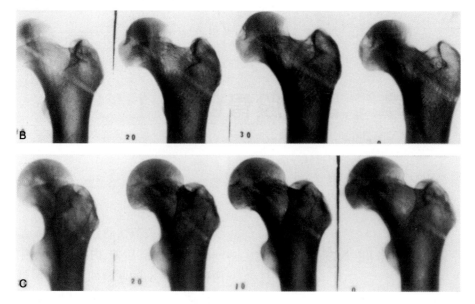

图 12-1-1 股骨头颈屈曲和内外旋转解剖变化

A. 髋关节正位片,观察股骨前屈由中立位0°每前屈10°取1张正位片,至110°为止,共12张正位片。显示股骨头颈骨小梁外展角逐渐增大,前屈至90°时股骨头颈呈侧位。B. 股骨内旋位,由中立位0°每内旋10°至内旋40°显示股骨颈逐渐变长,小粗隆逐渐消失,与骨干相重叠。C. 股骨外旋,由中立位0°,每外旋10°至40°显示股骨大粗隆与股骨颈逐渐重叠,股骨颈逐渐变短,乃至与头重叠。小粗隆越来越突出

二、髋关节正位 X 线平片的功能 X 线解剖变化

股骨头颈干中立位(0°)股骨头呈半球形,头颈持重骨小梁自头顶向垂线外下方倾斜13°,称为头颈骨小梁外展角。大粗隆内缘居于股骨颈正中,小粗隆稍突出,头圆韧带窝在髋臼顶内下方。

股骨头颈前屈(0°～90°)头持重骨小梁外展角逐渐增大乃至头呈侧影像。股骨头内收(0°～40°)头圆韧带窝逐渐上移。外展(0°～40°)逐渐下移。股骨头内旋(0°～40°)股骨颈逐渐"变长",大粗隆向外,小粗隆向后与骨干重叠"消失"。外旋(0°～40°)与内旋相反,股骨颈渐"短",大粗隆转向后方与头重叠,小粗隆突出最大,头颈持重骨小梁外展角逐渐变小。掌握上述髋关节单一活动的主要解剖标志变化,通过髋关节正位 X 线平片分析髋关节创伤解剖时,其有重要参考价值。

第二节 髋部骨折

髋关节是人体中最大最稳定的关节。因其支持体重,活动广泛,创伤发生率较高,占全身骨关节创伤的第八位。少年时期,易发生股骨头或大小粗隆骺分离。中年多为脱位。老年常发生粗隆间或股骨颈骨折。

髋关节骨折可分为两类,囊内骨折和囊外骨折。囊内骨折包括股骨头、股骨头下、股骨颈骨折;囊外骨折包括粗隆间和粗隆下骨折。如此分类的意义在于股骨近端囊内骨折的股骨头缺血性坏死、骨折不愈合等并发症发生率较高。

一、股骨颈骨折

股骨颈骨折(fracture of femoral neck)占髋部创伤的54%,分为嵌入型和错位型骨折(图12-2-1～图12-2-8)。

嵌入型股骨颈骨折占10%,骨折端嵌压,无错位,分为头外展嵌入,头外旋嵌入和头内收嵌入。前两者骨折较稳定,多采用保守治疗。后者头内收嵌入易发生错位。

错位型股骨颈骨折占90%,根据骨折部位分为头下型、头颈型和颈中型。真正的头下型骨折少见,血管损伤严重。头颈斜形骨折,两折端上下错位较明显。头颈 V 形骨折一旦发生错位,股骨头则发生旋转,此型复位困难。错位型骨折两折端上下错位达 1cm 以上者,或骨折端发生旋转,均易损伤供应股骨头的血管而发生股骨头坏死和晚发创伤性关节炎。股骨颈骨折不进行内固定治疗,骨折不能愈合。

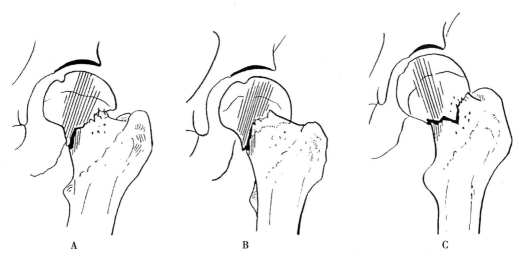

图 12-2-1 嵌入型股骨颈骨折

A. 股骨颈外展嵌入型骨折,头骨小梁束"内收",股骨干外展,头颈上缘骨折嵌入;B. 股骨颈外旋嵌入型骨折,头骨小梁束"内收",股骨头稍外旋,头颈上缘相重叠;C. 股骨颈内收嵌入型骨折,头骨小梁束外展,股骨干外旋,头向后倾斜

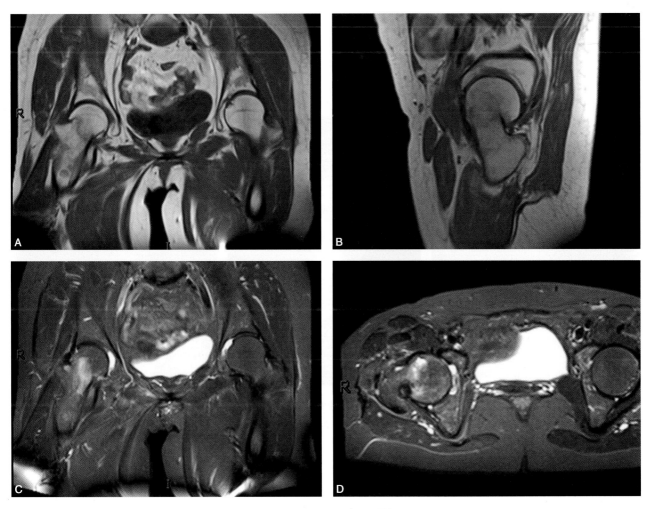

图 12-2-2 股骨颈嵌入型骨折

男,51 岁,左髋跌伤 2 天,T_1WI 冠状位(A)和斜矢状位(B)可见左股骨颈骨折呈低信号强度;T_2WI 抑脂序列冠状位(C)和轴位(D)示左股骨颈条状、片状高信号,提示骨折端周围骨髓水肿

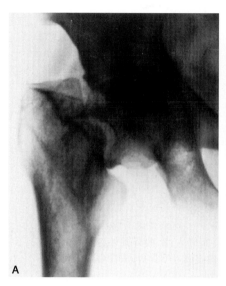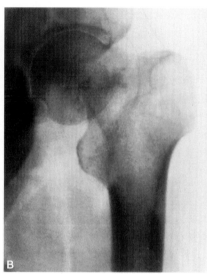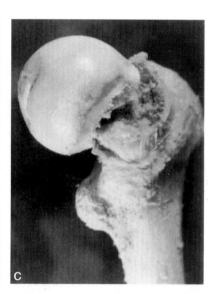

图 12-2-3 错位型股骨头颈 V 型骨折

A. 右股骨颈 V 型骨折,向上错位,股骨头呈屈曲、外展、外旋位;B. 左股骨颈 V 型骨折,与 A 图表现相同;C. 左股骨颈 V 型骨折标本显示股骨头屈曲、外展、外旋位,注意股骨头圆韧带窝向下旋转

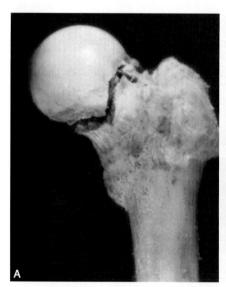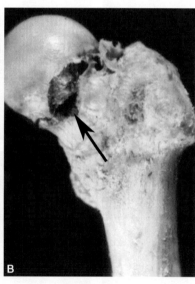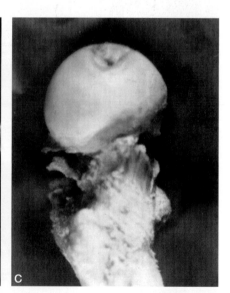

图 12-2-4 股骨颈 V 型骨折

A. 左股骨颈 V 型骨折标本,解剖复位;B. 在机体内当股骨头发生屈曲外展外旋后,闭合复位时,难以达到解剖复位。如此标本显示骨折端有一个梭形空虚区(大黑箭)不能解剖复位,两骨折端不能接触,难以达到骨折愈合;C. 为侧位观

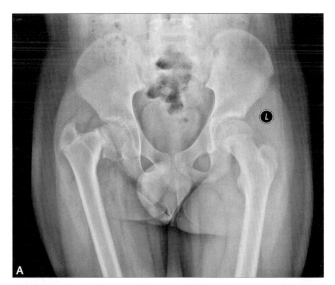

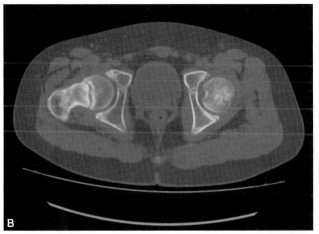
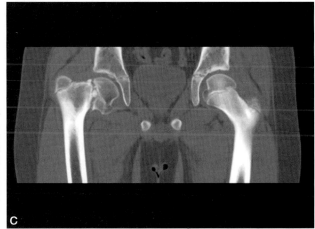

图 12-2-5　男,13 岁,右股骨颈骨折不愈合 1 年余

髋 X 线平片(A)显示股骨颈中部骨折,有较宽的裂隙,骨折端骨质硬化,未见骨膜反应;CT 扫描轴位(B)、冠状位(C)显示股骨颈骨折不愈合,骨折面硬化,未见骨膜反应,骨折间隙内可见小骨片

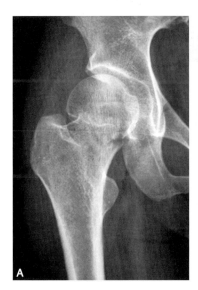
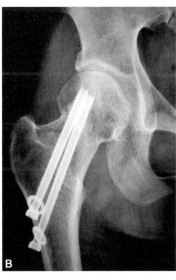
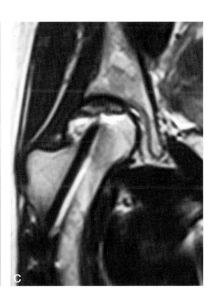

图 12-2-6　股骨颈外展型嵌入骨折

女,37 岁,交通事故。A. 平片显示股骨颈外展型嵌入骨折;B. 骨折后螺钉内固定术后 16 个月骨折已愈合;C. 术后 1 年 9 个月随诊 MRI-FSE-T_2WI 示股骨头顶半月状坏死,骨内钉柄内侧高信号水肿(表明有新生血管肉芽组织)

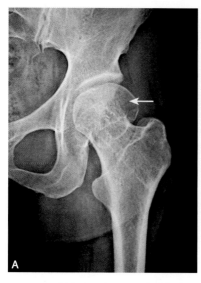
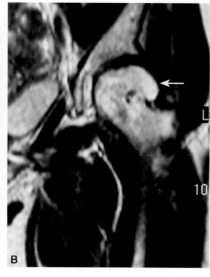
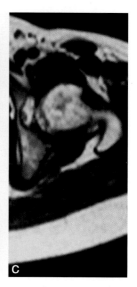

图 12-2-7　股骨颈骨折螺钉内固定术后骨坏死

女,42 岁。A. 平片显示股骨颈骨折内固定术拔钉后股骨头颈有多发低密度灶。注意股骨头外无亚区骨质疏松(白箭)。B. MRI-FSE-T$_2$WI 显示呈高信号充血性水肿。头颈部有多发片状中低信号。注意:股骨头颈中有光滑的低信号囊,因此区无信号,故考虑为液化性骨坏死吸收后遗留的小空腔。C. MRI 水平位显示股骨头中心亦见多发低信号"腔"

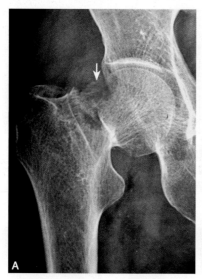
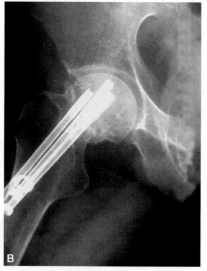

图 12-2-8　错位型股骨颈骨折

女,59 岁。被人推倒后不能行走。A. 平片显示股骨颈骨折,股骨颈向上错位 1cm。注意股骨头外上缘有一骨折片(白箭),此处正是股骨头后外侧动脉进入股骨头的部位(此处血管损伤),术前应考虑到股骨头会发生骨坏死。B. 术后 11 个月复查,显示股骨颈骨折端有很多骨痂生长,骨折未愈合,而且骨折线加宽。髋周围骨质明显骨质疏松(证明有新陈代谢)。唯独股骨头相对密度增高,保持原来骨质结构(表明股骨头无新陈代谢)为全股骨头坏死

二、股骨粗隆间骨折

股骨粗隆间骨折(intertrochanter fracture of femor)发生于 60 岁以上者占 80%,传统分为稳定型和不稳定型。稳定型是指骨折线自大粗隆向内下方到小粗隆。不稳定型骨折线与上相反,骨折线自小粗隆向外下方到大粗隆以下。然而临床实际经验认为:凡是粗隆间骨折发生髋内翻畸形者为不稳型,而无髋内翻畸形者,则较为稳定。股骨粗隆间骨折不愈合者少,治疗主要是减少髋内翻畸形(图 12-2-9)。

三、股骨头骨折及髋臼骨折

股骨头骨折(图 12-2-10)及髋臼骨折(图 12-2-11)相对股骨颈骨折及股骨粗隆间骨折少见,一般发生于交通事故等严重外伤。

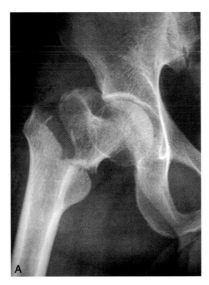
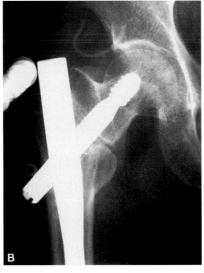

图 12-2-9　股骨粗隆间骨折

男,24 岁,交通事故受伤。A. 平片显示股骨粗隆间骨折线较宽,大粗隆比股骨头高,有严重的髋内翻畸形;B. 股骨颈和髓内钉内固定术后,骨折基本复位。1 年后骨折尚未完全愈合

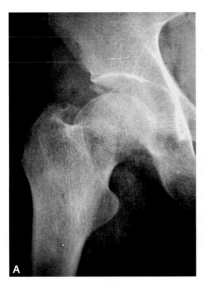
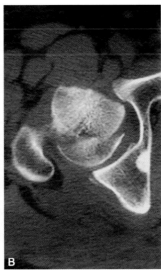
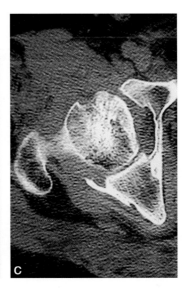

图 12-2-10　股骨头骨折

男,31 岁,因交通事故受伤。A. 原为右髋后脱位,复位后平片显示髋关节间隙加宽,关节内隐约见有两个股骨头影。关节外缘还见一个小骨折片。B. 当日 CT 扫描显示股骨头有两处骨折,而且前一半股骨头骨折片反而在后面。C. 手术切开复位后,经克氏针内固定 8 个月后骨折愈合。但股骨头外形不圆。髋臼后部紧贴有薄片骨化。髋臼内有 1 骨岛

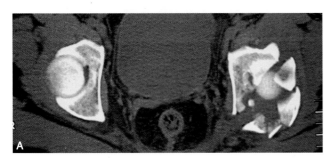
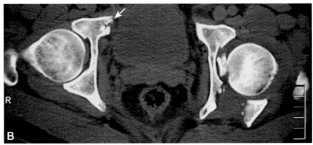

图 12-2-11　髋臼骨折关节内有骨折片

男,32 岁,交通事故受伤。A. CT 扫描显示髋臼上部粉碎骨折;B. 髋关节内有骨折片,右耻骨基底部有小骨折片(白箭)

第三节　髋关节脱位

髋关节脱位(dislocation of hip)可分为前脱位、后脱位或中心脱位。

一、髋关节后脱位

髋关节后脱位(posterior dislocation of hip)较为常见,摔伤、跌伤、挤压伤、车祸伤时,大腿屈曲内收位,猛烈外力从膝向后冲击,可发生后脱位,骨折解剖为伤侧股骨内旋内收畸形。单纯后脱位股骨头向后冲击时,可造成关节囊韧带血管损伤,并常合并髋臼后缘骨折或股骨头一半骨折,复位后6个月至1年,随诊易发生髋关节周围骨质增生肥厚,或股骨头坏死以及晚发创伤性关节炎(图12-3-1~图12-3-4)。

二、髋关节前脱位

髋关节前脱位(anterior dislocation of hip)少见,常发生于大腿急剧外展,大粗隆撞击髋臼后部,迫使股骨头突破关节囊而向前下方脱位。骨折解剖表现为大腿外展外旋或外展内旋畸形。可合并髋臼前缘骨折。成人髋关节前脱位,复位后半年随诊可在股骨颈周围形成骨痂,也可发生股骨头坏死。儿童髋脱位,因血管损伤,可影响股骨头骨骺发育,以致股骨头变小,骨化不均(图12-3-5)。

三、髋关节中心脱位

髋关节中心脱位(central dislocation of hip)少见,房屋倒塌、车辆压伤,均可造成骨盆骨折,股骨头通过髋臼底骨折突入盆腔内。骨折解剖常见髋臼顶骨折向外移位,股骨头随髋臼底骨折片突向盆腔。此型骨折脱位较为严重,难以复位。骨折愈合后关节内有不规则骨痂,骨盆口变形,青年女性可导致产道狭窄,晚发不同程度的髋关节功能障碍。髋关节中心脱位骨折片常合并髂外动脉损伤(图12-3-6)。

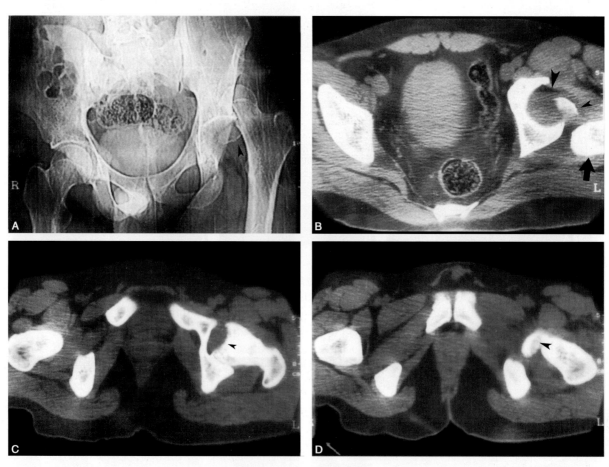

图 12-3-1　髋关节骨折脱位

男,25岁,车祸撞伤。A. 骨盆定位片显示左股骨头向后上方脱位,股骨头顶部劈下骨折片留于髋臼内(黑箭头)。B. 左髋臼窝水平股骨头骨折片留于髋臼窝内(小黑箭头),关节有积液并出现"脂液征"之液平(大黑箭头)。髋臼外后方为股骨颈(黑箭)。C. 显示股骨头已复位于髋臼窝内,但头顶骨缺损(小黑箭头)。D. 髋臼下缘层面显示左股骨颈与股骨头骨折块(黑箭头)

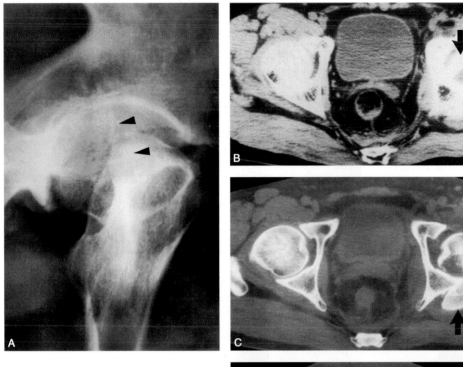

图 12-3-2　髋关节骨折脱位
男,52 岁,汽车撞伤左髋疼 6h。A. 左髋正位
X 线平片显示,左股骨头颈外展外旋位。股
骨颈向上突出成角,未见到骨折线。只见髋
臼部有骨折片(黑箭头)。股骨头密度减低;
B. CT:左髋关节周围软组织肿胀,关节内有
碎骨片(黑箭),骨折片间低密度区为关节内
出血(弯黑箭);C、D. 左股骨头碎裂成 3 个
骨折块,有一骨折块脱出关节外(黑箭)

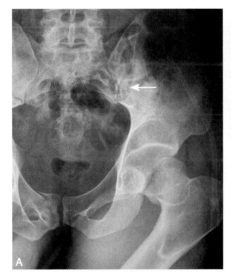

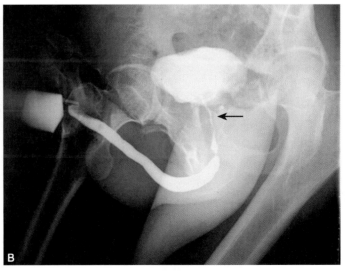

图 12-3-3　髋关节后脱位伴有耻骨骨折和骶骨骨折
男,29 岁,交通事故撞伤。A. 平片显示髋关节内收畸形,股骨头骨折,关节间隙加宽,有耻骨骨折,并见左骶髂关
节骨折。因有血尿,故考虑有尿道损伤。B. 尿道造影显示后部尿道狭窄(黑箭)

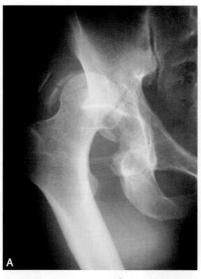
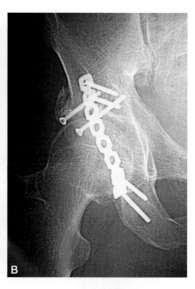

图 12-3-4　髋关节后脱位
男,39 岁,工伤事故。A. 右髋关节向后上方脱位,股骨头上下有骨折片,股骨呈内旋内收位;B. 螺钉内固定后关节已复位,但股骨头外上缘仍有碎骨片

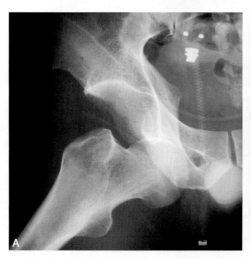
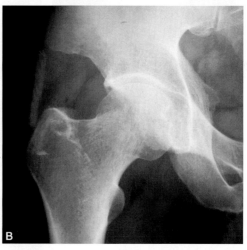

图 12-3-5　髋关节前脱位
男,52 岁,在铁矿工作中被石头砸伤。A. 平片显示股骨头向前脱出,对向右耻骨闭孔下,右股骨外旋外展;B. 复位后未发现骨折

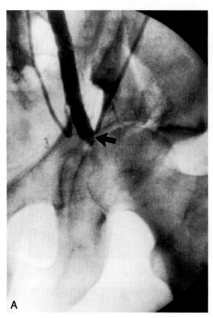
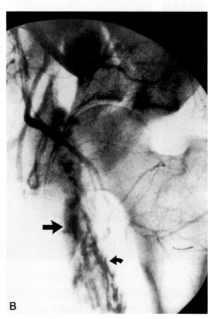

图 12-3-6　髋臼骨折髂外动脉损伤完全闭塞
男,43 岁,车祸。左髋臼骨折股骨头中心脱位。伤后两天足跟局部软组织坏死。血管造影显示:左髋臼粉碎骨折,股骨头中心脱位。髂外动脉于骨折处(A,黑箭)完全闭塞,阻塞端狭窄变尖。将导管继续向下插入,该处血管破裂,造影剂外溢(B,小弯黑箭)。再将导管转插入髂内动脉,造影剂经侧支循环使阻塞端下部股动脉显影(B,大黑箭)

第四节　股骨骨骺分离

髋关节骨骺分离（epiphysiolysis of hip）分为股骨头骺分离（epiphysiolysis of femoral head）和大小粗隆骨骺分离（epiphysiolysis of greater trochanter and lesser trochanter）。外伤性股骨头骺分离少

见。骨折解剖显示股骨头骨骺向后内后下方移位，为内收型。股骨头骨骺向外分离，亦可向外上方脱出关节之外为外展型。都为猛烈外力传导致伤，股骨头骨骺分离，因血运中断发生骨坏死。大小粗隆骺分离，多为断脱骨折。儿童或少年体操运动员，可因强烈"劈叉"而发生小粗隆骺分离（图12-4-1）。

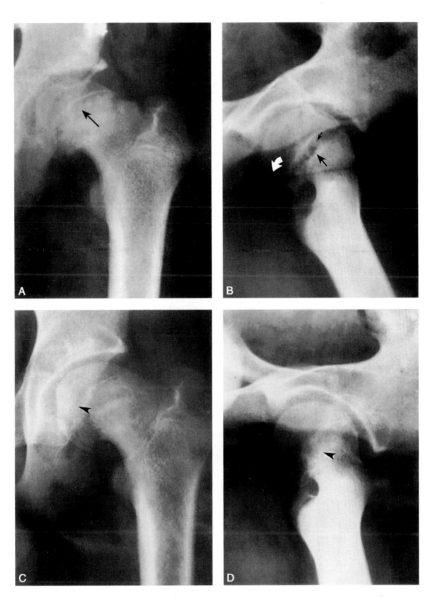

图 12-4-1　外伤性股骨头骺滑脱

男，13 岁。3 年前劈叉时，老师用力踩髋，自觉喀嚓一声疼痛，走路跛行。A、B. X 线平片示，2 年后左髋股骨头向后滑移（弯白箭），骺线增宽，其中可见分支状骨化（小黑箭），先期钙化带呈锯齿状（大黑箭）。C、D. 3 年后 X 线片显示，骺线已大部闭合（黑箭头）。股骨头向后下方滑移，畸形如前

第五节　股骨干骨折

股骨在全身骨骼中是最长、最坚实的管状骨。骨干轻度弓向前方。骨干前面和两侧面比较圆滑。

后面有两条纵行的粗嵴，称为股骨粗线（linea aspera）。很多屈伸收展和旋转肌群附着在粗线上。股骨干被周围肌肉包裹，血运丰富。大腿软组织锐器损伤，可刺破股动脉（图12-5-1）。

以下内容主要对股骨干骨折进行阐述。

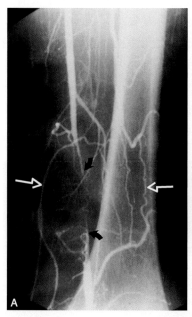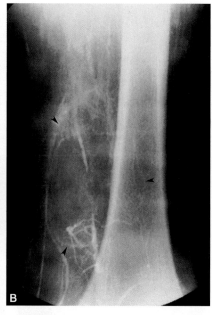

图 12-5-1 股动脉刀扎伤后血肿机化

男,20 岁。4 个月前被人用尖刀扎伤左大腿内侧,伤后加压包扎,保守治疗,伤后 1 个月左大腿内侧出现包块,曾诊断为假性动脉瘤。近 3 个月肿块逐渐变硬,下肢血运良好。A. 血管造影显示,左股动脉下段狭窄中断。造影剂通过侧支循环,使中断远侧股动脉显影。中断的血管长 3cm,并见中断处的上下两端血管均狭窄(弯黑箭)总长度达 6cm。显影的侧支动脉呈弧形(空白箭),在中断血管周围受压移位,显示其中有一肿块。B. 静脉期显示该肿块周围有毛细血管显影带勾画出该肿块大小 4.5cm×6cm,其中央无血管显影(三个小黑箭头)。造影诊断为股动脉被刀扎伤后血管中断,周围有一较大血肿,4 个月来血肿机化形成硬块。血管中断周围侧支循环血管显影良好

股骨干骨折(fracture of the femor)包括股骨粗隆下骨折、股骨干中段或下段骨折。直接暴力如打击、重物碰伤、交通事故所造成的骨折,多为横断或粉碎骨折。间接外力如成角应力、旋转扭力所致骨折多为蝶形或螺旋骨折。由于骨干坚实,非猛烈外力不足以造成骨折。因此,多数伤员骨折错位,成角、短缩和旋转错位明显(图 12-5-2~图 12-5-4)。并可累及周围肌肉、血管损伤和出血。特别是股骨下端髁上骨折,远折端受腓肠肌腱牵拉向后错位,骨折端可损伤腘动、静脉和神经,并可发生骨折端髓腔大出血。

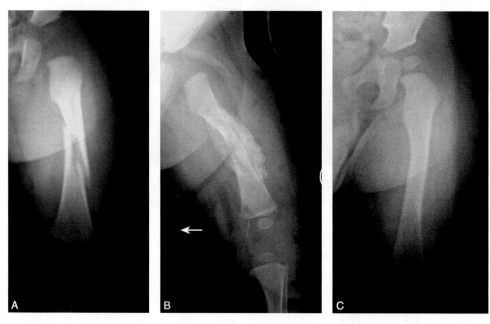

图 12-5-2 婴儿股骨干骨折

A. 男孩生后 40 天,因外伤左腿不能动,当日 X 线检查显示左股骨干骨折。B. 14 天后骨折部位有较厚的分叶状骨痂生长。骨痂的两端均见有少量的骨膜新生骨。根据实验骨折愈合组织学所见,大量较厚的分叶状钙化是骨折部位因出血产生的软骨内成骨的骨痂。而骨痂两端的少量骨膜新生骨是膜内成骨。C. 7 个月后骨痂完全吸收,只见上段骨干内侧骨皮质稍有弯曲

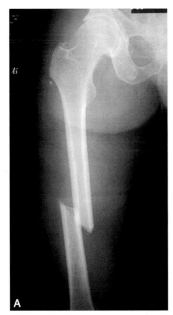
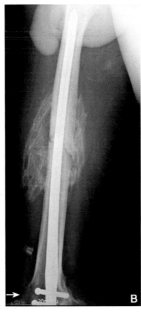

图 12-5-3 股骨干骨折

男,54 岁,因交通事故右股骨干骨折。A. 股骨干下段短斜行骨折,有错位和重叠缩短 2cm。B. 经手术髓内钉内固定,术后 3 个月骨折未愈合。但是围绕骨折部位产生了分叉状大量钙化,根据实验骨折愈合组织学所见均为软骨内成骨(因股骨干骨折后,经常出现大量静脉窦出血,血肿机化后形成软骨内成骨),注意股骨髁明显骨质疏松

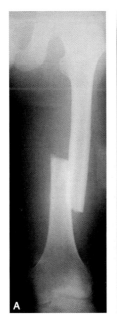
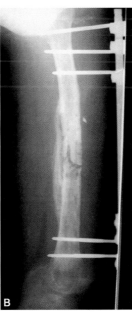
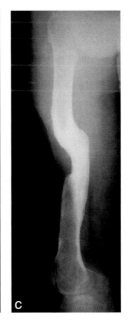

图 12-5-4 股骨干骨折感染,畸形愈合

男,26 岁,骑摩托车被汽车撞伤。A. 平片显示股骨干中段横断骨折,明显缩短重叠 5~6cm。B. 内外钢板螺钉固定,术后 9 个月骨折部位形成慢性骨髓炎,内有死骨。C. 后死骨取出,一年后骨干弯曲畸形愈合,但骨内致密硬化(将来经改建吸收,能恢复髓腔),但后遗大腿软组织缺损

【影像学表现】

X 线表现:可明确显示股骨干的骨折解剖。在闭合复位牵引下,除去观察骨折端移位、重叠是否得到纠正外,还要注意骨折端有无旋转错位。在适宜牵引下,可以避免骨折上下段的旋转,但在某种条件下,如肌肉的收缩牵拉、下肢牵引的姿势等,可发生骨折端的旋转。应了解,人在仰卧位时,髋关节外旋关节囊最松弛、最舒适。因此股骨骨折如下肢牵引,膝关节或踝关节在中立位,股骨上段处于外旋位,则必发生骨折端旋转,骨折愈合后,外旋受限。X 线平片观察骨折端有无旋转错位,可仔细观察股骨后面的粗线。正常股骨干处于中立位时,X 线平片可见一条纵行致密粗线居于骨干中线上。如骨折上下段粗线偏移不连,则证明骨折端有旋转。骨干外旋时该粗线消失或偏于内侧。由于股骨干骨折错位明显,软组织损伤重,血肿大,周围肌肉多,血供应好。所以如闭合复位骨折愈合过程中,软骨痂多、骨痂出现早、愈合快。

MRI 表现:可显示软组织水肿和肌肉内或骨折周围的血肿。特别是股骨干骨折,有时合并同侧膝

关节多种损伤,包括膝关节积液、前交叉韧带或后交叉韧带撕裂、内侧或外侧副韧带损伤、半月板撕裂、髌韧带及股四头肌腱撕裂等,有时还可合并股骨髁或胫骨平台骨损伤或隐性骨折。这些合并损伤都需MRI检查。股动脉损伤需进行股动脉造影。

影像检查的选择:股骨干骨折一般 X 线平片即可满足临床治疗要求。有肌肉损伤或合并同侧膝关节损伤者则应进行 MRI 检查。

（白荣杰　钱占华　詹惠荔）

参 考 文 献

［1］孟继懋.中国医学百科全书骨科学［M］.上海:上海科学技术出版社,1984:114-120.

［2］荣独山.中国医学百科全书 X 线诊断学［M］.上海:上海科学技术出版社,1986:159-160.

［3］王云钊,李果珍.骨关节创伤 X 线诊断学［M］.北京:北京医科大学北京协和医科大学联合出版社,1998:257-309.

［4］陈炽贤.实用放射学［M］.3 版.北京:人民卫生出版社,2007.891-896.

［5］王云钊,兰宝森.骨关节影像学［M］.2 版.北京:科学出版社,2010:237-241.

［6］王云钊,曹来宾.骨放射诊断学［M］.北京:北京医科大学北京协和医科大学联合出版社,1994:131-136.

［7］王书智,朱楠.髋臼骨折 CT 诊断的临床价值［J］.实用放射学杂志,1998,14(2):93-95.

［8］McGlade CT, Bassett LW, Mirra J, et al. Ischemic femoral heads with pathological fracture［J］. Skeletal Radiol, 1989, 18:322-326.

［9］程晓光,崔建岭.肌骨系统放射诊断学［M］.北京:人民卫生出版社,2018:75-126.

第十三章 膝关节和小腿损伤

第一节 膝关节骨折与脱位

膝关节是全身第二大关节,支持全身的重量,有较大范围的功能活动,因而容易遭受损伤,伤员多为青壮年。在膝关节损伤(knee joint injuries)中,63%为骨折和/或脱位,约37%为肌腱、韧带损伤。

X线平片是膝关节骨折或脱位首选的影像学检查方法,它简单易行,可显示膝关节正侧位两个方向的整体解剖情况,可满足常规诊断和治疗的要求。CT扫描速度快、密度分辨率高,同时可以做多平面重建多方位观察,有利于显示复杂解剖部位的细微骨折,可显示更多的骨折碎片和骨折块向周围移位的程度,以及软组织损伤和骨折周围出血情况。对于重度损伤,CT扫描可列为常规检查程序,用于评估骨折对周围血管、神经的影响。MRI软组织分辨率高,主要用于诊断隐匿性骨折、交叉韧带、内外侧副韧带、内外侧支持带、半月板等,尤其是软骨损伤,MRI是最佳检查技术方法。MRI检查的优越性在于能显示隐匿性骨折或骨挫裂伤后的骨髓水肿和膝关节周围软组织损伤的程度范围。急性损伤骨折线在T_1WI上呈低信号强度,在T_2WI上骨髓出血、水肿呈高信号强度。MRI还能显示关节积液或出血,并可显示脂血液平(fat-serum level)以及胫骨髁间嵴和胫骨平台后缘骨折。特别是膝交叉韧带撕裂和半月板损伤,只有MRI才能清楚的显示出来。对骨折伴韧带损伤MRI显示最佳。

影像学检查方法的选择以X线平片为首选。对于重度创伤,在病情允许的情况下建议行CT扫描,以利于复杂部位的细微骨折的显示。膝关节肌腱、韧带等软组织损伤应做MRI检查,特别是外伤后X线平片显示正常、而疼痛持续不能缓解时,能防止漏诊隐匿性骨折或肌腱、韧带软组织损伤。

一、股骨远端骨折

股骨远端骨折多为直接暴力所致,最常见于车祸。按骨折的部位与骨折线的延伸范围,股骨远端骨折可分为髁上骨折、髁骨折与髁内骨折。髁上骨折可进一步分为无移位的骨折、嵌入性骨折、移位性骨折与粉碎性骨折。股骨髁骨折(fracture of femoral condyle)少见,单髁骨折的骨折线由髁间窝斜向上方,双髁骨折为垂直压迫损伤,将股骨髁劈裂为二,乃至半脱位(图13-1-1、图13-1-2)。股骨髁骺分离(epiphyseal slipping of femoral condyle)少见,骨折线

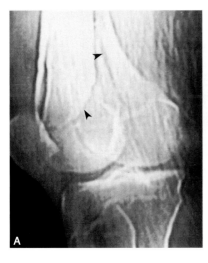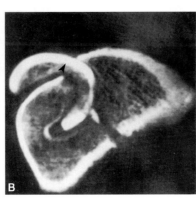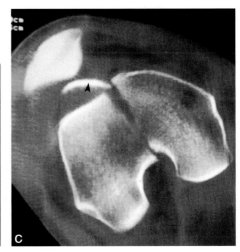

图 13-1-1 股骨髁骨折
A. 右股骨髁纵行劈裂骨折(小黑箭头);B、C. CT扫描显示股骨髁纵行骨折,有一个碎骨折片(小黑箭头),并见脂血平面

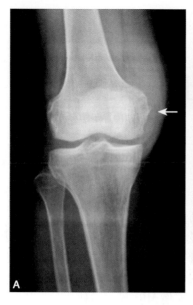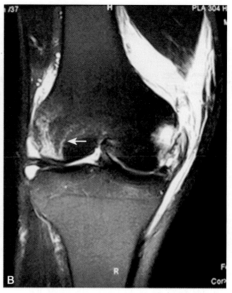

图 13-1-2　股骨髁骨折

男,39 岁,右膝外伤致关节肿痛。A. 平片仅见右股骨内髁小片骨折(白箭),软组织明显肿胀。B. MRI-FSE-T$_2$WI 显示股骨内髁胫侧副韧带附着处撕脱骨折,邻近股骨内髁骨髓呈均匀高信号(出血)。内侧股直肌和皮下组织均呈高信号(充血水肿)。注意 MRI 显示外髁有分支状高信号代表隐匿性骨折(白箭),而平片阴性

先从骺板边缘开始,然后折向干骺端,骨骺向两侧分离,可以准确地判断外力的方向。股骨髁骺分离一般不导致骺早闭。

二、胫骨平台骨折

胫骨平台骨折(fracture of tibial plateau)可由间接暴力或直接暴力引起。①胫骨内髁骨折少见,因为膝内翻损伤常有对侧下肢保护,难以造成内髁骨折。骨折线常由外髁关节面开始斜向内髁之下而发生骨折。骨折块向内下移位,骨折愈合以内骨痂愈合为主(图13-1-3、图 13-1-4)。②胫骨外髁骨折常见。垂直外翻应力,可造成胫骨外髁压缩骨折。亦见有胫骨外髁劈裂或塌陷骨折。同时还可发生腓骨小头骨折。偶见胫骨平台前部隐匿性骨折(图 13-1-5~图 13-1-7)。

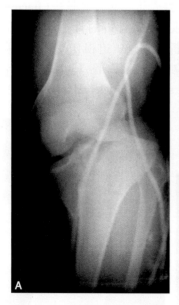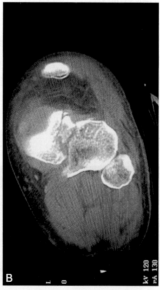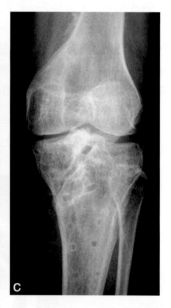

图 13-1-3　胫骨内髁骨折、外髁脱位(少见)

男,57 岁,因交通事故致左膝外伤。A. 平片显示胫骨内髁皮质连续性中断并塌陷,外髁向外脱位(因有对侧下肢保护,胫骨内髁骨折少见)。B. CT 片显示胫骨内髁骨折,外髁和腓骨小头向外移位(伴随交叉韧带损伤)。C. 手术中将胫骨内髁解剖复位,经钢板螺钉内固定两年半拔除后,骨折脱位畸形完全纠正,治疗效果满意

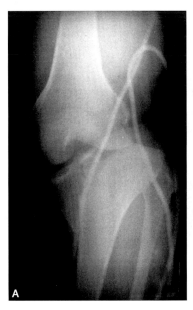
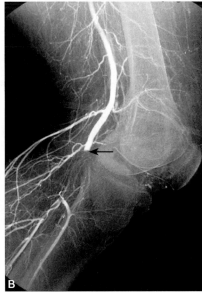
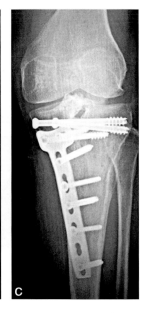

图 13-1-4　左胫骨平台骨折股动脉损伤

男,57 岁,因交通事故致左膝撞伤。A. 平片显示左胫骨平台内髁塌陷骨折,外髁向外移位;B. 经介入血管造影显示腘动脉栓塞(黑箭),胫前、后动脉经侧支循环供血而显影;C. 1 年后复查,骨折已完全愈合

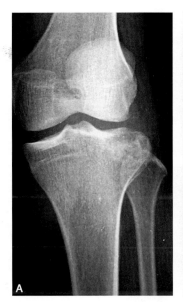
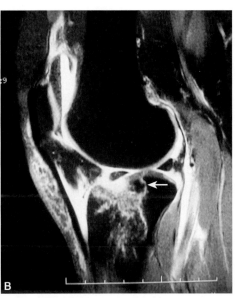

图 13-1-5　胫骨外髁骨折

女,35 岁,交通事故致膝关节受伤。A. X 线平片显示外髁骨结构紊乱和碎片样小骨折块。B. MRI T$_2$WI 显示胫骨外髁塌陷、骨结构中有细小分支样不均匀高信号,并有低信号碎骨块(白箭)。髌下脂肪垫见迂曲高信号代表静脉充血反应,关节腔积液呈高信号(出血性积液)

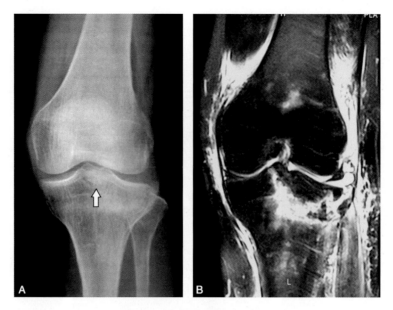

图 13-1-6　胫骨外髁压缩骨折

女,75 岁,因交通事故撞伤左腿。A. 左膝外髁向下倾斜,外髁边缘有一碎骨块。另外在胫骨髁间隆突之下有裂纹骨折(白箭)。B. MRI T_2WI 显示胫骨外髁塌陷压缩,见高信号骨髓水肿。膝关节周围软组织均呈高信号代表充血性水肿。特别是胫骨外髁皮下脂肪内有"血管样"高信号为静脉充血

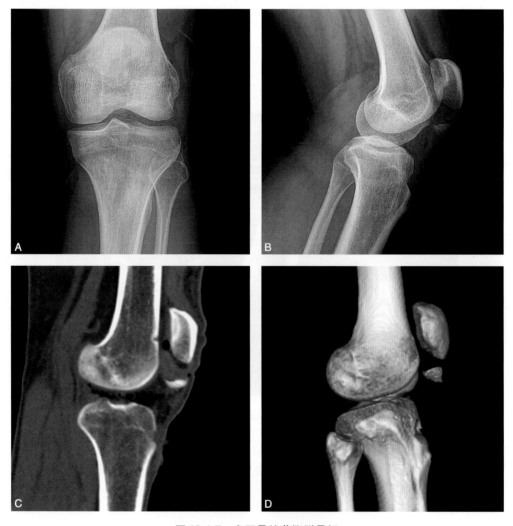

图 13-1-7　左胫骨结节撕脱骨折

男,49 岁,摔伤致左膝关节疼痛、活动受限。A、B. X 线左膝关节正、侧位片显示左髌骨下缘骨块游离,左胫骨结节局部见骨缺区,髌上囊肿胀、积气;C、D. CT 左膝关节 MPR 矢状位重组、VR 成像显示左胫骨结节撕脱、上移,关节囊积气、积液,周围软组织肿胀

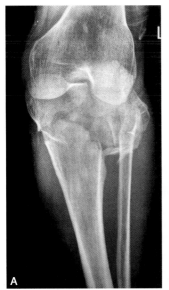
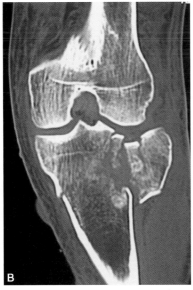
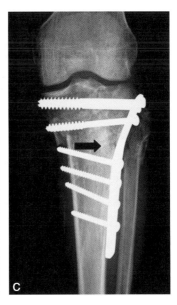

图 13-1-8　胫骨平台粉碎骨折

男,50 岁,因交通事故直接撞击左膝。A、B. 伤后平片、CT 冠状面重组图像显示胫骨平台粉碎骨折,手术取对侧股骨外髁一骨块,充填左膝骨折内,进行钢板螺钉内固定;C. 术后 2 个月骨折基本达到解剖复位,骨折中心致密骨为移植骨块(黑箭)

胫骨平台粉碎骨折(comminuted fracture of tibial plateau)为单纯垂直压迫损伤造成胫骨髁间骨折。骨折线呈倒 T 形或倒 Y 形,将胫骨平台分裂为多部分,骨折部位有多个碎骨片。此型损伤为压缩损伤,故常合并腓骨小头骨折。对一些平片难以显示的骨折或复杂骨折,CT 能清晰显示骨折移位、关节面受累以及软组织受累等情况(图 13-1-8)。

三、髌骨骨折

髌骨骨折(patella fracture)常见,多由间接暴力引起,如滑倒、膝关节突然屈曲、股四头肌反射性强力收缩,均可造成髌骨与股骨髁间切迹直接撞击而发生横断骨折。直接暴力多导致髌骨粉碎性骨折。支持带牵拉可致撕脱骨折。当怀疑髌骨骨折时,应加照髌骨轴位。CT 能显示髌骨的线形骨折和对复杂骨折进行评价。MRI 不仅能显示髌骨的骨折线,还能显示 X 线平片和 CT 无法显示的骨挫伤和骨软骨骨折以及周围韧带损伤的情况。髌骨纵行骨折少见。髌骨骨折可引起关节内大量出血(图 13-1-9)。

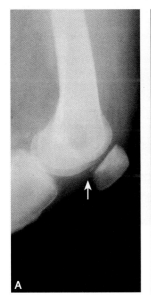
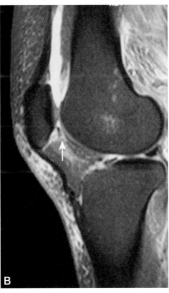
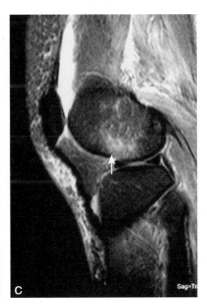

图 13-1-9　髌骨骨折

女,45 岁,左膝扭伤。A. 平片显示髌股关节间隙偏下有一小碎骨片(白箭);B. MRI T_2WI 显示髌下脂肪垫上方髌股关节间隙内有一低信号小碎骨片(白箭);C. 另见股骨髁骨髓内有细分支样中高信号(考虑股骨髁有骨小梁骨折)

273

四、小腿骨折

小腿骨折（fracture of lower leg）发生率很高，仅次于前臂骨折，小腿骨折中胫腓双骨折多见。直接外力引起的小腿骨折多在一个水平。间接外力多为旋转或成角外力致伤，造成胫骨或胫、腓两骨螺旋形或蝶形骨折、斜形骨折，骨折部位多不在一个水平。一般胫骨下段螺旋骨折，合并腓骨上段骨折，少数病例相反，胫骨骨折部位高于腓骨骨折。直接暴力，一般软组织损伤严重；间接外力软组织损伤轻微。胫腓双骨折容易发生错位、成角，骨折远端一般发生外旋畸形。开放骨折要特别注意软组织内有无散在积气，以注意有无气性坏疽感染。同时还应该注意观察骨折断端与周围血管神经的关系，评估有无损伤。

下段骨折，如果胫骨远端发生中重度骨质疏松者，常反映骨折愈合延迟。MRI 显示骨折端血肿、周围水肿最敏感。特别是在 X 线平片尚未见到骨痂出现时，MRI 能显示骨折端有无软骨痂桥连接，是早期预计骨折愈合是否顺利的重要征象（图 13-1-10、图 13-1-11）。

五、膝关节脱位

膝关节脱位（dislocation of knee joint）较为少见。来自侧方或前后方的暴力作用于膝的一侧可发生关节脱位。自高处坠下还可伴有旋转外力致脱位。脱位的方向以胫骨上端为准，如胫骨上端脱出于股骨髁的外方，称为膝关节向外脱位，反之亦然。

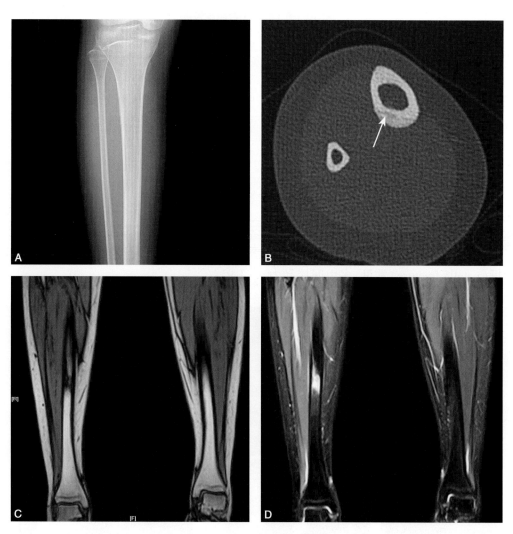

图 13-1-10　右胫骨中段骨折

女，14 岁，右小腿疼痛 10 天。A. X 光右胫骨中上段正位片示右胫骨未见明显异常；B. CT 右胫骨轴位示右胫骨中段后外侧骨皮质隐见透亮线影；C. MRI T$_1$WI 示右胫骨中段线样低信号影；D. MRI T$_2$WI-FS 示右胫骨中段处片状骨髓水肿内线样低信号影

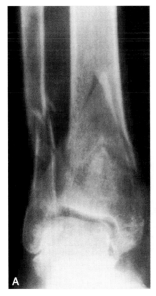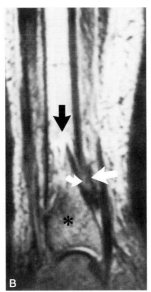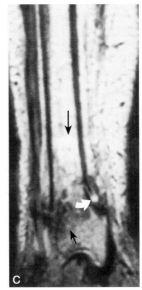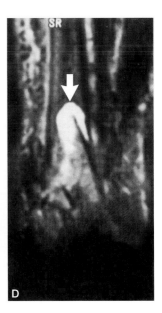

图 13-1-11　小腿下段骨折

女,73 岁,右小腿下段骨折 2 周。A. X 线平片显示右胫腓骨下段双骨折,有多个碎骨片,呈粉碎型,无骨痂生长;B、C. T₂WI 显示胫骨下段大三角形骨碎片,尖端向上,该处髓腔呈高信号强度为骨髓出血。骨折远端髓腔呈不均匀中低信号强度(B * ;C 小黑箭)为骨髓内成骨性组织及小碎骨片,注意骨折端内侧皮质骨旁已有低信号强度连接成桥(大白箭),为软骨痂连接,其下有一高信号(B、C 小弯白箭)为深层小血肿;D. 梯度回波显示骨折端髓腔内高信号强度的血肿(大白箭)

髌骨急性脱位多为外伤性脱位,根据脱位后髌骨的位置可分为外侧脱位、内侧脱位、上脱位、下脱位,其中外侧脱位最多见(图 13-1-12、图 13-1-13)。

髌骨慢性脱位较常见,就是常说的习惯性髌骨脱位,是指髌骨在特定体位或运动时反复向外侧脱位、或半脱位的状态,多由慢性创伤造成,常伴有膝关节解剖变异或发育不良等。

一过性髌骨脱位基本上都是髌骨外侧脱位,是常见的运动相关损伤,多数发生于关节扭伤的瞬间,髌骨脱位后自行复位。文献中王植等将其定义为急性滑脱性髌股关节撞击症,其原因是髌骨脱位或半脱位伤后自行复位,在随后的 X 线、CT 检查中并未发现髌骨脱位或半脱位征象,而磁共振检查可有特征性的表现,表现为髌骨内下部和股骨外侧髁的外面骨软骨损伤,伴有内侧支持带损伤,股内侧肌损伤和髌股内侧韧带断裂。

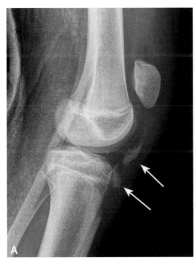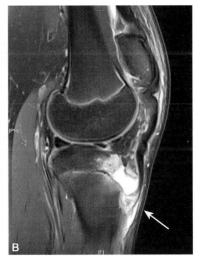

图 13-1-12　髌骨上脱位

A. X 线侧位片示:左髌骨上移,左胫骨结节撕脱上移(白箭);B. MRI 矢状位 PDWI-FS:髌骨上移,胫骨平台骨髓水肿、胫骨结节撕脱上移,髌下韧带胫骨结节区连续性中断、肿胀(白箭),周围积液,关节囊积液

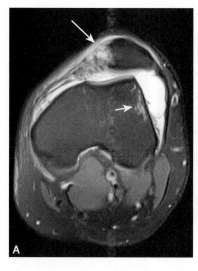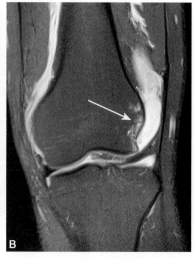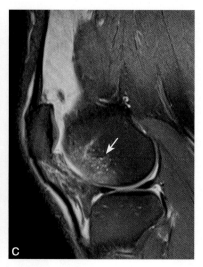

图 13-1-13　髌骨外侧脱位

A~C. MRI 左膝关节 PDWI-FS 轴位、冠状位、矢状位：左股骨外侧髁、髌骨内份可见片状长高信号影（白箭），髌骨向外侧移位，髌骨内侧支持韧带肿胀，连续性中断，关节囊内可见大片状液性信号影，关节周围软组织肿胀

六、髌股关节不稳

髌股关节不稳也称髌股关节紊乱（patellofemoral joint disorder，PFD），是由于多种因素造成的髌股轨迹失常，引起髌骨错位和异常运动，也称髌股轨迹病，膝关节屈伸或负重运动才容易被发现，是临床膝前疼痛的主要原因之一。膝关节由伸直变屈曲运动，随着屈曲角度的增加，髌骨深入到股骨滑车沟

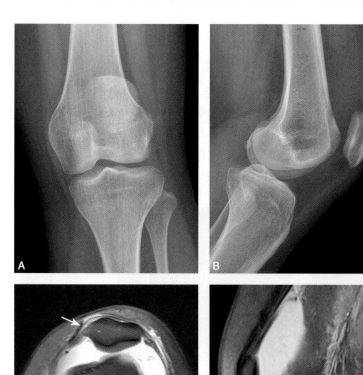

图 13-1-14　髌骨外侧半脱位

A、B. 左膝关节 X 线正、侧位片：左髌骨略外侧移，髌上囊肿胀，左膝关节诸构成骨骨皮质未见中断。C、D. MRI 左膝关节 PDW-FS 轴位、矢状位：左股骨外侧髁（D 白箭）、髌骨内份可见片状高信号影，髌骨略向外侧移位，髌面中央隆起未越过股骨外侧髁，髌骨内侧支持韧带肿胀（C 白箭），部分连续性中断，髌下脂肪垫肿胀、PDWI-FS 信号增高，关节囊内可见大片状液性信号影，关节周围软组织肿胀

内,滑车沟对髌骨有支持和稳定作用,当髌骨错位和运动异常时就出现髌股关节不稳。髌股关节不稳可表现为:单纯髌骨外侧半脱位;单纯髌骨倾斜;以及髌骨半脱位合并髌骨倾斜。髌骨外侧半脱位,指髌骨向外移位而髌骨面的中央隆起没有超越股骨外髁(图 13-1-14)。

(一) 髌股关节不稳的解剖学基础

膝关节由髌股关节和股胫关节组成。髌骨和股骨滑车组成髌股关节。髌骨是人体最大的籽骨,为长轴向下的倒三角形,位于股骨滑车的前方,其前覆盖股四头肌腱,集中传导股四肌各方的拉力,通过髌韧带传递到胫骨。其后关节面有垂直的中央隆起,膝关节正常伸屈运动时,髌骨中央隆起始终对着股骨滑车凹,股四头肌的拉力才能完全传递到胫骨。髌骨在股骨滑车凹中正常运动轨迹依赖于髌骨与股骨髁间凹的骨性关节和关节囊、支持带提供的静态稳定作用,以及股四头肌的动态稳定作用。

(二) 髌股关节不稳的常见原因

股骨滑车发育不良、高位髌骨、髌骨异位、髌韧带止点偏外也就是胫骨结节-股骨滑车沟间距(tibial tuberosity -trochlear groove distance,TT-TG)增大。

(三) 常用测量髌股关节不稳的方法

1. **滑车沟角** 在髌骨轴位片上股骨内、外侧髁顶点至股骨滑车最低点连线所成的角,正常小于 145°,大于 145°提示滑车沟变浅。

2. **Insall-Salvati 指数** 在膝关节侧位片上,髌骨对角线长度(LP)的测量是从髌骨后上角至髌骨下极的最低点。髌腱长度(LT)的测量是从髌骨下极最低点至胫骨结节顶点上缘。两测量值的比值(LP/LT)即 Insall-Salvati 指数,正常范围:0.8 ~ 1.2,高位髌骨:LP/LT<0.8。

3. **髌股外侧角** 股骨内、外髁最高点连线与髌骨外侧关节面切线形成开口向外的锐角。正常范围:夹角开口向外。当两线平行或夹角开口向内为异常,可用于评价髌骨倾斜的程度。

4. **髌骨适合角** 髌骨轴位屈曲 30°,滑车沟角的均分线,与通过髌骨嵴与滑车沟最低点连线的夹角为髌骨适合角,向内为负值,向外为正值。

5. **胫骨结节-股骨滑车间距离(TT-TG 距离)** 该距离的测量应在 CT 或 MRI 轴位扫描图像上进行,分别经过滑车最低点的髁线与胫骨髁间结节中点的髁线的垂线间距离。正常小于 15mm,15 ~ 20mm 为临界值,大于 20mm 为异常。需要注意的是,测量数值在 CT 和 MRI 检查上并非相同,MRI 检查上测量的数值略小于 CT 检查。

(四) 髌股关节紊乱的分型及提示诊断

1. **单纯髌骨外侧半脱位** 根据 Merchant 等和 Schutzer 等的判断标准,髌骨适合角大于 16° 为髌骨外侧半脱位。

2. **单纯髌骨倾斜** 根据 Laurin 等的判断标准,髌股外侧角平行,或开口向内(小于 0°)为髌骨倾斜。

3. **髌骨倾斜伴髌骨外侧半脱位** 髌股外侧角平行,或开口向内(小于 0°),同时髌骨适合角大于 16°。

第二节 膝关节软骨损伤

膝关节软骨损伤包括骨软骨剥脱、骨软骨炎、骨软骨骨折、软骨骨折、骺分离、软骨退变等。成人关节软骨损伤根据病因可分为两种:①急性外伤如撞击或骨折可引起关节软骨损伤。②慢性劳损也可引起软骨软化,或形成退行性骨软骨炎,后者更为常见。这两种损伤的病理结局都可引起软骨坏死,或引起软骨黏液样变性。X 线平片早期无异常改变,当软骨下骨板(骨性关节面)吸收后,X 线平片表现为骨性关节面模糊、变薄、中断、消失。X 线平片晚期表现为关节面硬化或凹凸不平,关节面下囊变。MRI 是目前公认的评价关节软骨的首选影像学方法,临床上,常常联合运用 T_1WI、T_2WI 以及 T_2WI-FS 三种技术来对软骨的损伤作出诊断,也可以采用质子密度加权脂肪抑制技术(PDWI-FS)。MRI 三维成像技术,是目前公认的最佳的显示关节软骨损伤序列。可以清晰地看到关节软骨的三层结构,第一层为高信号;第二层为线状的低信号;第三层亦为高信号。MRI 三维成像技术可以对软骨内部分损伤、全层损伤包括软骨下骨髓水肿清晰显示。T_1-ρ 和 T_2-mapping 技术用于研究关节软骨早期病理生理改变。

软骨损伤的分级:1961 年 Outerbridge 提出软骨损伤的关节镜分级,1985 年 Shahriaree 提出修正的软骨软化四分级,在此基础上 Yulish 提出了髌骨软化的三级分类法,在随后的研究中,修改为五级分类法。目前五级分类法应用最为广泛,0 级:正常软骨(对应关节镜下正常或软化中的软骨);Ⅰ级:轻微肿胀及信号不均匀;Ⅱ级:累及软骨厚度 1/2 以下的裂隙或溃疡;Ⅲ级:累及软骨厚度 1/2 以上的裂隙或溃疡;Ⅳ级:软骨下骨裸露的溃疡及糜烂。上述分类体系是基于退变软骨的改变所做。因此理论上并不适合用于描述急性软骨损伤,但实际上依然被广泛应用。

急性软骨损伤表现为软骨本身的撕裂、局限性变薄和局限性信号改变。轻度的软骨下骨损伤会造成骨挫伤，即骨小梁微骨折和骨髓水肿的联合出现，在 MRI 脂肪抑制 PDWI 和 T$_2$WI 上表现为软骨下骨边界不清的高信号。

一、髌骨软化症

髌骨软化症（chondromalacia patellae）亦称髌骨软骨炎，是髌软骨发生病理性损伤和退化变软。本病多见于青少年和年轻人，是髌股关节痛最常见原因之一。主要表现为髌股关节疼痛，以膝关节屈曲时疼痛加重。目前病因不明确，常见的原因有外伤、退行性变、高位髌骨等。病理改变主要为髌软骨变性、表面毛糙，纤维化，进而出现裂隙，最终导致软骨下骨裸露。髌骨软化可自愈或进一步发展为软骨剥脱和骨关节炎。X 线、CT 主要表现为髌软骨损伤后的继发改变。如关节面硬化、关节面下小囊变、骨边缘骨赘形成。MRI 是目前公认的诊断髌骨软化的最好影像学方法。

参照关节镜分级标准和病理改变，髌骨软化症的 MRI 表现亦分为五级：

0 级：为正常的髌骨软骨，表面光滑，在 T$_1$WI 上表现为带状的中等信号，信号强度略高于水，亦高于软骨下骨。在 T$_2$WI 上呈中等信号，信号强度低于水，稍高于软骨下骨。

Ⅰ级：髌软骨内局限性或表面局限性隆起异常信号，T$_1$WI、PDWI 表现为不均匀低信号，T$_2$WI、STIR 为不均匀高信号，软骨厚度可正常或局灶性增厚，表面光滑。

Ⅱ级：髌软骨局部变薄，但病变直径小于 1.3cm，可有或无局灶性信号异常。

Ⅲ级：髌软骨明显不规则，变薄或出现直径大于 1.3cm 病变，软骨下骨有（或）无小囊性改变。

Ⅳ级：软骨全层缺如，软骨下骨质暴露，范围大于 1cm，软骨下骨有硬化和囊变。

其中Ⅰ~Ⅱ级为早期，Ⅲ~Ⅳ级为晚期，早期主要为信号改变或伴有轻度轮廓改变，晚期有信号改变伴有明显轮廓改变，可伴有软骨变薄和软骨下信号改变（图 13-2-1）。

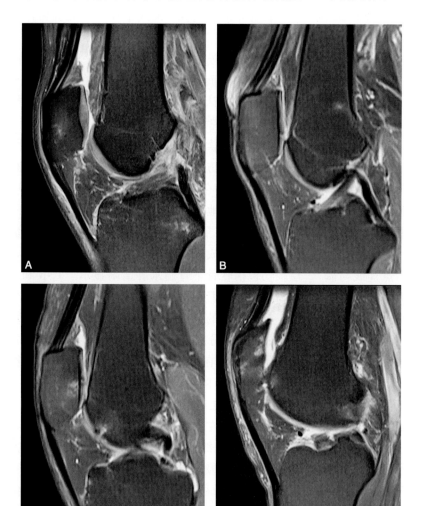

图 13-2-1 髌骨软化
A. MRI 矢状位 PDWI-FS：髌骨软骨无明显变薄，局部隆起，信号呈线样增高；B. MRI 矢状位 PDWI-FS：髌骨软骨变薄，小于 1/2，局部信号线样、斑片样增高；C. MRI 矢状位 PDWI-FS：髌骨软骨明显变薄，大于 1/2，局部信号呈线样、斑片样增高，达关节面，并见关节面下囊变区；D. 髌软骨消失、髌面不平，关节面下囊变，骨髓水肿呈高信号

二、膝关节剥脱性骨软骨炎

膝关节剥脱性骨软骨炎(osteochondritis disse-cans)是关节软骨及软骨下骨的局部无菌性坏死,并非真正的炎症。最常累及10~20岁青少年,尤其是好运动的男生,又称为青少年剥脱性骨软骨炎。剥脱性骨软骨炎的病因尚不明确,但创伤是其原因之一,股骨内侧髁的外侧面最易受累。X线平片上的典型表现是边界清楚的内含硬化的软骨下骨块,和周围骨之间有一条透光带。在骨性关节面上见到局限性骨质疏松区,有时在疏松区的骨巢内可见到致密的薄片游离死骨;当死骨脱落时,疏松的骨缺损区内空虚,而在关节腔内发现或见不到游离骨块,关节面的骨缺损区可因修复而产生硬化边,后期缺损区可修复填平,但关节面欠光滑。CT表现:在不同的层面上显示坏死区的骨巢,在缺损的骨破坏区内显示未脱落的死骨片,有时可见到一个大部分呈游离状态的骨片的一端仍连在关节面的骨皮质上。MRI可更多地显示剥脱骨片的周围反应,T₁WI呈低信号,其中见剥脱的骨片呈中等或偏高信号,梯度回波像呈低信号;剥脱骨片周围水肿区在梯度回波T₂WI呈高信号区。MRI较平片和CT检查能更多地了解病灶骨内的反应,最明显的特点是软骨下骨在T₂WI-FS呈高信号,病灶周边的高信号是骨髓水肿;而高信号线缺如是剥脱性骨软骨炎愈合的可靠征象(图13-2-2)。

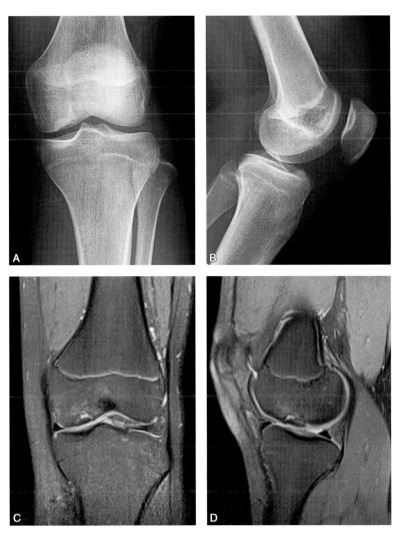

图13-2-2 左膝关节股骨内髁剥脱性骨软骨炎
A.X线正位片:左股骨内髁局部骨缺损区,边缘硬化,内见骨片影;B.X线侧位片:左股骨内髁局部骨缺损区亦见显示;MRI冠状位PDWI-FS(C)、矢状位PDWI-FS(D):左膝股骨内侧髁下份软骨下骨质小片骨块轻度游离,呈稍高信号改变,周围见高信号带包绕,邻近髓腔呈稍高信号

三、髌下脂肪垫炎

髌下脂肪垫（infrapatellar fat pad，IFP）是德国 Hoffa 于 1904 年首次提出其解剖结构并命名，所以髌下脂肪垫炎又称 Hoffa's 病，它是一位于髌腱、股骨髁和胫骨平台之间的约 20cm³ 或稍大一些的弹性脂肪组织。研究发现，膝关节镜手术中保留 IFP 可减轻术后疼痛，促进膝关节运动功能恢复及有利于维持关节稳定性。髌下脂肪垫炎是各种原因（外伤、磨损、炎症等）引起 IFP 水肿、增生、肥大，与胫股关节和/或髌股关节形成挤压或撞击，导致以膝前痛为主的临床综合征。髌下脂肪垫炎很常见，以往影像诊断常忽略，导致病情迁延或反复。近年来随着 MRI 在膝关节损伤中的广泛应用，髌下脂肪垫炎也日益受到重视。磁共振表现为髌下脂肪垫局部水肿、纤维化和钙化，髌下囊深部充满液体。

第三节　膝关节半月板损伤

一、半月板损伤

（一）半月板损伤的原因

半月板损伤（injury of meniscus）包括急性外伤、反复慢性损伤和进行性退变。急性外伤为运动性损伤，多见于青年人，半月板损伤多呈纵形撕裂；后两种为非运动性损伤，多见于中老年人，与年龄和职业有关，早期表现为软骨细胞坏死和黏多糖基质成分增加，当退变坏死区扩大波及关节面时形成撕裂，一般呈横斜形或半月板破碎。

（二）半月板损伤分级

根据半月板的形态、上下关节面的光滑程度和内部信号等特征，以及半月板内异常信号与半月板关节面的关系，在 MRI 上半月板损伤分为以下 4 级：

0 级：为正常表现，半月板形态正常，表面光滑完整，内部呈均匀低信号。

Ⅰ 级：表现为不与半月板关节面相接触的灶性的椭圆形或球状的信号增高影，在病理上表现为灶性的早期的半月板黏液样变性。

Ⅱ 级：表现为水平的、线性的半月板内信号增高，可延伸至半月板的关节囊缘，但未达半月板的关节面缘。

Ⅲ 级：半月板内的高信号达到半月板的关节面。根据高信号的形态不同又可分为两个亚型。Ⅲ A 型，线状高信号到达关节边缘；Ⅲ B 型，不规则的高信号达关节面的边缘，为半月板的撕裂（图 13-3-1～图 13-3-3）。

半月板退行性变和撕裂在 T₁WI 和 T₂WI 上均表现为信号增高，前者与退变区内黏多糖成分增加有关，后者同撕裂后关节液浸入有关（图 13-3-4）。

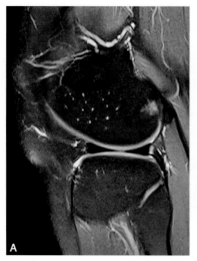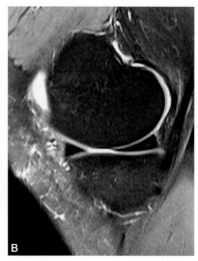

图 13-3-1　半月板损伤

A. MRI 矢状位 PDWI-FS：半月板形态完整，后角结节状高信号，未达关节面缘；B. MRI 矢状位 PDWI-FS：半月板形态完整，半月板后角线样高信号达关节囊缘

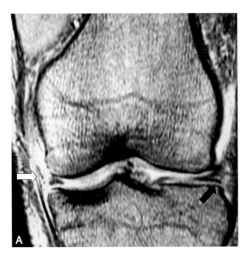
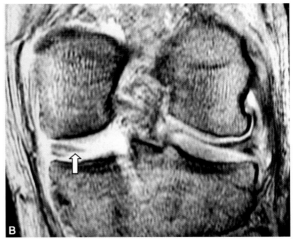

图 13-3-2　半月板撕裂Ⅲ级

A. MRI 冠状和矢状面梯度回波脉冲序列,右膝外侧半月板较小,胫骨与关节囊分离呈高信号(粗黑箭),外侧副韧带与关节囊分离,并有滑膜增生呈高信号(小白箭);B. 股骨髁间冠状面切层显示:半月板中心线样高信号,半月板一分为二(白箭),此Ⅲ级信号为半月板撕裂

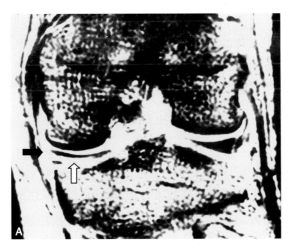
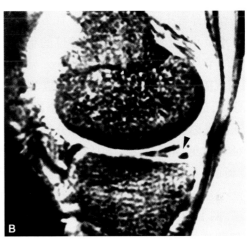

图 13-3-3　左膝内侧半月板撕裂Ⅲ级

A. MRI 冠状面梯度回波序列显示:内侧半月板中心黏液样变性呈高信号,胫骨面撕裂大部消失(白箭),并与内侧副韧带分离(黑箭);B. 矢状面梯度回波序列显示:后角中心高信号,股骨面和胫骨面均有裂口(黑箭头)

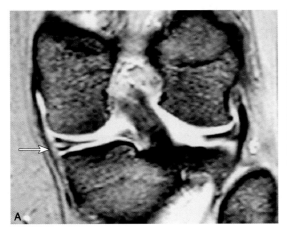
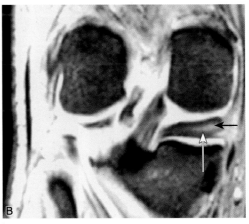

图 13-3-4　半月板黏液样变性与侧副韧带分离

A. MRI 冠状位 T_2WI-FFE 序列,左膝内侧半月板内呈高信号,为黏液变性。注意半月板外缘与内侧副韧带分离(白箭);B. 右膝偏后冠状切层显示:内侧半月板后角内呈高信号(白箭),内侧副韧带与关节囊之间呈高信号(黑箭),考虑为多血管的肉芽组织,图左侧为腓骨

（三）半月板损伤分型

半月板损伤典型的分为垂直撕裂、斜行撕裂、水平撕裂、周边部撕裂、复合撕裂共五种。垂直撕裂其高信号的方向与胫骨平台垂直,通常是由创伤引起的。垂直撕裂又可分为放射状撕裂(与半月板长轴垂直)和纵行撕裂(与半月板长轴平行)。斜行撕裂高信号的方向与胫骨平台呈一角度,是最常见的撕裂方式。而水平撕裂高信号的方向与胫骨平台平行,外缘达关节囊,通常继发于退变,周边部撕裂指半月板的外周1/3部发生撕裂,正确认识单纯的外周部撕裂是非常重要的,因为周边部分血供丰富,能自愈,不需要手术治疗。复合撕裂指有两种或两种以上的撕裂。

除了信号异常外,半月板撕裂还可表现为半月板形态的异常,半月板撕裂常见形态异常表现为失去三角形或领结样结构,内侧缘变钝,在关节面处出现小缺损或看到异常小的半月板碎片。如发现半月板比正常半月板小,应全面观察寻找移位的半月板碎片。移位的半月板撕裂有以下几种:

1. 桶柄状撕裂　半月板体部大部分撕裂后向髁间窝处移位,部分与半月板前角平行重叠,形成唇样半月板征象或称双半月板前角征,部分形成双后交叉韧带征。常见 MRI 征象:半月板前(后)角增宽;双半月板前(后)角;矢状面上出现双前或双后交叉韧带征;领结消失征;假性 ACL 撕裂征;股骨髁间窝碎片征(图13-3-5)。

2. 翻转移位　如在其他部位发现多余的半月板组织,很可能是移位的半月板碎片,当半月板的一部分损伤时,就会形成一个瓣通过一个窄蒂与完整的半月板前角或后角相连,从而导致"翻转移位",又叫做双前角或后角征。这种类型的撕裂最常累及外侧半月板。

3. 半月板关节囊分离　是指由于外伤半月板与邻近的关节囊分离,最常见于内则半月板,因内半月板与关节囊结合最紧密。也可发生于外侧半月板的后外侧角,此处与腘肌腱相邻,如果处理不当很可能导致半月板的不稳定。这种损伤只有在半月板与关节囊之间看到液体信号影或腘肌腱断裂时才能诊断。然而此种类型的损伤 MRI 检查结果阳性预测值很低,因此作出此诊断一定要半月板边缘撕裂在 T_2WI 上的典型表现"拉链征",即在半月板外缘与关节囊之间不规则线样高信号。

半月板周围一些正常结构需与撕裂鉴别,包括:外侧半月板与关节囊之间的腘肌腱及其腱鞘;半月板前角前方横行的膝横韧带;起自外侧半月板后角向内上斜行附着于股骨内侧髁的半月板股骨韧带;半月板外缘与胫骨髁缘间的冠状韧带;半月板周边的脂肪滑膜组织和血管结构以及与关节囊之间的上下隐窝等。

二、盘状半月板

盘状半月板(discoid meniscus)系半月板异常增大和增厚呈盘状结构而言,发生率为5%～10%,绝大多数见于外侧半月板(90%)。因盘状半月板面积大,周围附着广,结构较正常半月板松软,轻度损伤即可造成明显撕裂,因此盘状半月板是半月板损伤常见原因之一。临床表现包括膝关节疼痛和伸屈时弹响。

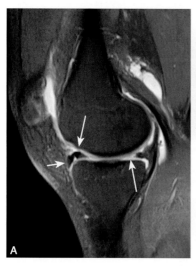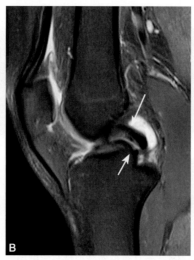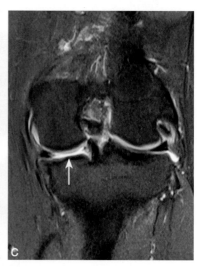

图 13-3-5　左膝关节内侧半月板桶柄状撕裂

MRI 左膝关节 PDWI-FS 矢状位(A、B)、PDWI-FS 冠状位(C):左膝关节内侧半月板体部、后角体积缩小,游离缘部分连续性中断并翻转至内侧髁间隆突旁,可见双前角征,后角截断征、双后交叉韧带征

盘状半月板分型有两种：一种是根据手术后标本分为原始型（完全）、幼稚型（不完全型）和Wrisberg's韧带型；另一种是根据关节镜下表现将其分为厚片状、楔形、中间双凹型和前后不对称型。MRI一般只能显示厚片状和楔形盘状半月板。盘状半月板的MRI诊断标准包括：①冠状位显示中体部增宽呈条带状，横径>15mm，或在中央层面半月板体部宽度大于胫骨髁1/2以上；②矢状位连续三层以上半月板前、后角相连，呈"蝴蝶结"样改变或双凹形或带状，（层厚为5mm）；③半月板外缘明显增厚，较对侧>2mm。70%~90%的盘状半月板合并Ⅲ~Ⅳ度损伤，其中横形撕裂较多。MRI表现为不同程度高信号影，可波及关节面（图13-3-6~图13-3-8）。

三、半月板囊肿

半月板囊肿（meniscus cyst）是半月板内和/或半月板周边滑液的积聚，多发生于外侧，属于腱鞘囊肿。主要分为3型：半月板内、半月板旁和滑膜囊肿。半月板囊肿比较常见，病因未明，可能是外伤和半月板退变撕裂后滑液进入其中。半月板囊肿可发生和扩展于半月板的任何部位，有报道半月板囊肿

侵犯邻近骨质。X线平片表现：可显示半月板囊肿对邻近骨质的压迫性吸收，呈半圆形穿凿性骨破坏，并有硬化边，但非常少见。MRI表现：半月板囊肿在T_1WI上表现为均匀的低信号，在T_2WI上表现为均匀的球形高信号（图13-3-9）。

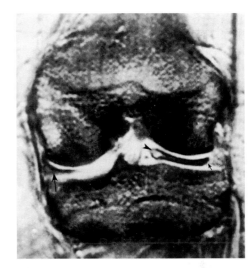

图13-3-6 盘状半月板
左膝冠状位MRI梯度回波内侧半月板（长黑箭）呈三角形低信号强度，中心有稍高信号强度为软骨黏液样变性。外侧半月板呈盘状（小黑箭）内侧缘较厚中心呈高信号强度（黑箭头）为Ⅰ度损伤

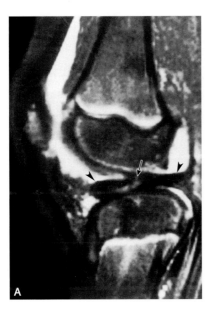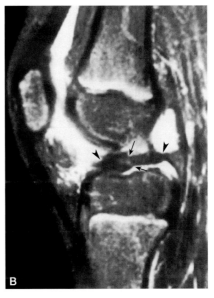

图13-3-7 盘状半月板撕裂Ⅲ级
女，7岁，左膝关节扭伤1天。矢状位T_2WI、STIR序列显示左膝盘状半月板（小黑箭头），半月板中心高信号影，半月板内纤维软骨黏液样变性并有撕裂，累及股骨面及胫骨面（细长黑箭）为Ⅲ级撕裂

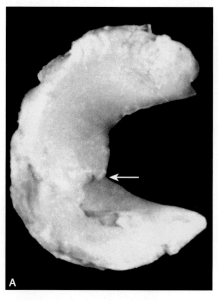
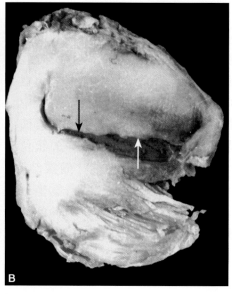

图 13-3-8　半月软骨板和盘状软骨板
A. 手术切除的外侧半月板呈"C"形,半月板股骨面前角有不规则撕裂(白箭);B. 盘状软骨板。中部胫骨面有横行撕裂(黑箭),在标本中还见到裂口的软骨内有水平撕裂(白箭)

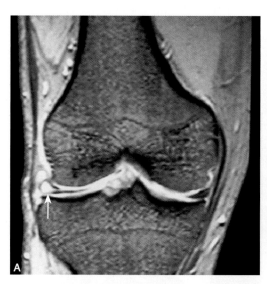
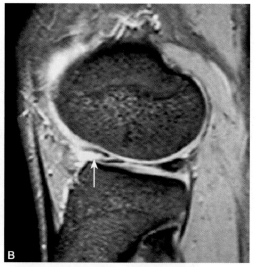

图 13-3-9　半月板囊肿
A. MRI 冠状面 T_2WI-FFE 序列,膝外侧半月板边缘部有一球形囊肿呈高信号(白箭);B. 矢状面显示,半月板前角撕裂有一囊肿(白箭)

第四节　膝关节韧带损伤

　　膝关节是全身持重而坚强的关节,在强烈的暴力下,无论胫侧或腓侧韧带撕裂、或者断裂,都不会是单一的损伤。它经常合并下列的外伤,包括交叉韧带撕裂、半月板损伤,甚至造成股四头肌腱、髌韧带和关节软骨的损伤,还可发生邻近的骨挫裂伤或隐匿性骨折。

　　MRI 是膝关节韧带损伤的最佳影像学检查技

术。下面分别介绍膝关节常见各种韧带损伤,包括前后交叉韧带、内外侧副韧带、髌骨支持韧带损伤。

一、前交叉韧带损伤

　　前交叉韧带(anterior cruciate ligament,ACL):起于股骨外髁的内侧面,止于胫骨髁间棘的前方,主要功能是限制胫骨过度前移。ACL 分前内侧束(AMB)和后外侧束(PLB)。

　　ACL 最常见的损伤机制是膝关节在屈曲位时的外翻应力作用和轴向移动;ACL 损伤发生在跑步或

是在足着地的情况下膝关节方向改变时的扭转运动;通常还会导致合并内侧关节囊韧带和内外侧半月板的后角损伤(三联征);典型损伤会累及关节的后外侧角(腘肌腱、腘肌、外侧半月板后角悬空、弧形韧带、后外侧关节囊)。

ACL损伤特点:在膝关节韧带损伤中最常见,多发生于前内束,撕裂大部分发生在中段,其次为股骨附着处,分部分撕裂和完全撕裂,常合并其他韧带损伤。

ACL损伤的分级:按其损伤的程度分为3级。Ⅰ级:轻度损伤,ACL连续性完整,低信号韧带内可见线条状、点状高信号影。Ⅱ级:中度损伤,ACL部分撕裂,韧带走行正常,局部增粗,轮廓不清晰,信号增高。Ⅲ级:完全撕裂,ACL韧带结构消失,连续性中断,MRI信号增高。

ACL部分撕裂MRI征象:主要表现为部分韧带纤维的中断,不连续;局部增粗,T$_2$WI-FS信号增高。ACL部分撕裂非常常见,但MRI诊断准确性较差。

ACL完全撕裂的MRI征象分为直接征象和间接征象。直接征象:①ACL连续性中断;②ACL增粗,或扭曲呈波浪状改变;③ACL全部或部分正常结构消失,见不到完整的纤维束;④在ACL走行区域内见异常信号影,T$_1$WI上呈等偏低信号,T$_2$WI上呈不均匀高信号;⑤ACL周围可见积液。间接征象:①后交叉韧带角度变小,弯曲度指数变小;②胫骨向前移大于7mm;③ACL和胫骨平台的夹角小于45°;④ACL和Blumenseat线(股骨髁后缘连线)之间的交角大于15°;⑤外侧半月板后移。

ACL损伤并发症:约有79%的ACL损伤合并有其他韧带、半月板、骨和/或软骨损伤。常见的有胫骨平台向前移位、股骨外侧髁骨挫裂伤、内侧后方胫骨平台骨挫裂伤,ACL附着点撕脱骨折(Segond骨折)(图13-4-1~图13-4-4)。

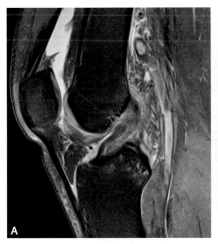
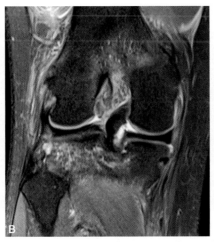
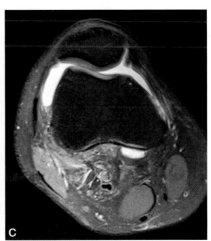

图13-4-1 前交叉韧带撕裂合并外侧副韧带损伤
MRI右膝关节PDWI-FS矢状位(A)、冠状位(B)、轴位(C):右膝关节前交叉韧带、外侧副韧带肿胀,PDWI-FS信号增高,部分连续性中断,髌骨内侧支持韧带亦见肿胀,PDWI-FS信号增高,关节囊内见液性信号影

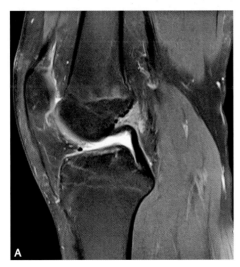
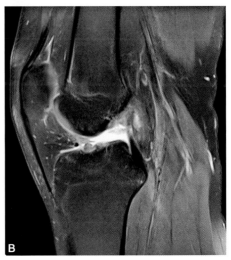

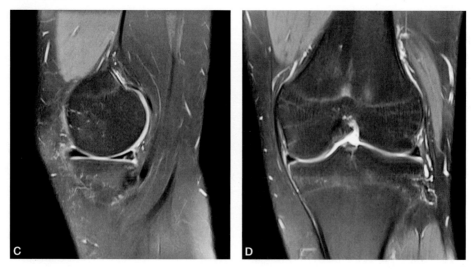

图 13-4-2 左膝关节前交叉韧带中断

MRI 左膝关节 PDWI-FS 矢状位(A、B、C)及 PDWI-FS 冠状位(D)显示,前交叉韧带中断回缩,后交叉韧带弓背向上;内侧半月板后角线样高信号达关节面缘;关节囊内液体信号影

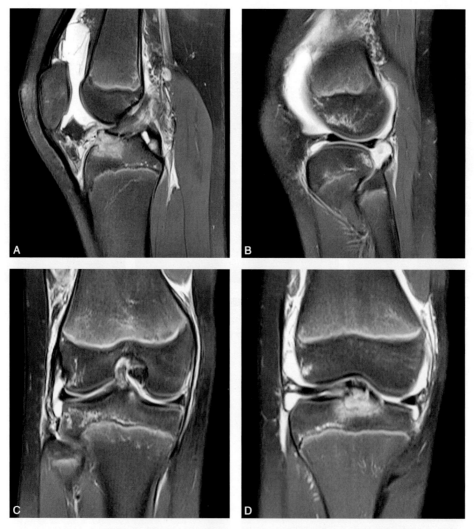

图 13-4-3 前交叉韧带撕裂,前外侧韧带撕裂,对吻性骨挫伤、胫骨髁间隆起撕脱

MRI 矢状位 PDWI-FS(A、B)及冠状位 PDWI-FS(C、D):胫骨髁间隆起撕脱;前交叉韧带撕裂,前外侧韧带肿胀,部分连续性中断,PDWI-FS 信号增高;股骨外侧髁、胫骨平台外侧片状 PDWI-FS 混杂高信号;周围软组织肿胀,关节囊积液

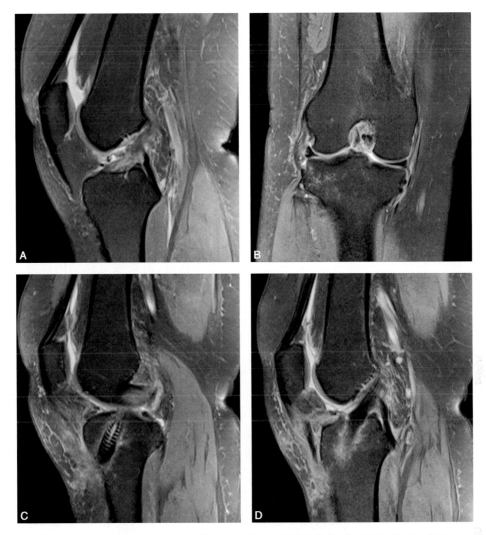

图 13-4-4　前交叉韧带撕裂合并胫骨外侧平台骨挫伤术前；前交叉韧带重建术后
术前 MRI 右膝关节 PDWI-FS 矢状位（A）、冠状位（B）示，前交叉韧带肿胀，连续性中断，PD-WI-FS 信号增高，胫骨外侧平台片状 PDWI-FS 高信号；关节囊积液。术后 MRI 右膝关节 PDWI-FS 矢状位（C、D）：见胫骨术后改变及重建之前交叉韧带

二、后交叉韧带损伤

后交叉韧带（posterior cruciate ligament，PCL）：起于股骨内髁的外面，止于胫骨平台髁间窝后方。主要功能是限制胫骨过度后移。诊断后交叉韧带损伤时，要熟悉连接外侧半月板后角和股骨髁间窝的正常韧带结构，即半月板股骨韧带，有两条分别位于后交叉韧带的前下方和后上方，前者叫 Humphry 韧带，后者叫 Wrisberg 韧带。

PCL 损伤机制：是膝关节在过伸或过屈状态下，胫骨前方受到向后移位的作用力。PCL 损伤最常见原因是膝关节过度屈曲同时伴有足跖屈时摔倒；第二个常见原因是膝关节屈曲时来自胫骨前方的直接撞击[仪表盘损伤（dashboard trauma of the knee）]。

PCL 损伤特点：PCL 宽而坚固，通常不易受伤，往往是较大的暴力作用下才导致 PCL 损伤；PCL 很

少单独损伤，多伴有 ACL、侧副韧带和半月板的损伤；中间段损伤最多，股骨端次之，胫骨端最少见，胫骨端损伤多合并有附着点撕脱骨折。

PCL 损伤分级：Ⅰ级，轻度损伤，PCL 连续性完整，低信号韧带内可见线条状、点状高信号影。Ⅱ级，中度损伤，PCL 部分撕裂，韧带走行正常，局部增粗，轮廓不清晰，信号增高。Ⅲ级，完全撕裂，PCL 完全撕裂，韧带结构消失，连续性中断。

PCL 部分撕裂 MRI 表现：PCL 可表现为局限性异常高信号；韧带整体连续，边缘部分纤维保持连续性；韧带肿胀、增粗或不规则变细，韧带扭曲呈波浪状走行，韧带边缘模糊等。

PCL 完全撕裂 MRI 征象：直接征象为 PCL 弥漫性增粗（前后直径超过 7mm）、T_2WI 和 T_1WI 上均表现为信号异常增高；韧带连续性中断、消失；断端的完全分离或断端挛缩呈团块状；韧带边缘不规则呈

波浪状。PCL 完全撕裂的间接征象：胫骨相对于股骨后移；内侧副韧带损伤；半月板损伤，尤其是外侧半月板前角损伤，PCL 撕裂合并的半月板损伤主要集中于外侧半月板前角，并且以纵裂居多；交叉韧带三角间隙积液（图 13-4-5、图 13-4-6）。

三、内外侧副韧带损伤

【基本病理与临床】

1. 膝内侧副韧带 膝关节内侧稳定结构包括内侧副韧带（medial collateral ligament，MCL）、鹅足、半膜肌和腘斜韧带，其中鹅足、半膜肌和腘斜韧带组成后内侧角。内侧稳定复合结构主要限制膝关节外翻和极度外旋和胫骨前后移位。

内侧副韧带由浅层和深层组成。浅层构成内侧结构的第二层（中间层），近端起于股骨内侧髁的后面，止于胫骨内侧平台的下方，距关节面 4~5cm，位于鹅足的下面。浅层可分为前部和后部，当膝关节屈曲 70°~105° 时，前部纤维呈紧张状态，后部纤维起自后斜韧带。浅层主要阻止关节的外翻。深层是内侧结构的第三层（深层），大部分与浅层之间分离，中间为滑囊；深层分为板股韧带和板胫韧带，连接半月板边缘和胫骨平台及股骨内侧髁，与半月板紧密连接，但对阻止膝关节外翻作用不大。膝关节韧带中 MCL 最薄弱，较易受损伤，股骨附着点处撕裂最为常见，MCL 损伤多为复合型，MCL 断裂多与 ACL 断裂以及内侧半月板撕裂并存。在诊断内侧副韧带损伤时，需要确定损伤的部分（近端、中间、远端），需要确定是否韧带浅层和/或深层断裂。

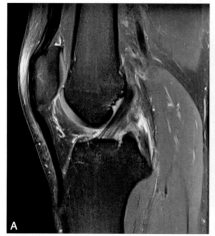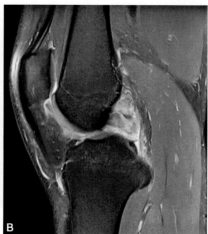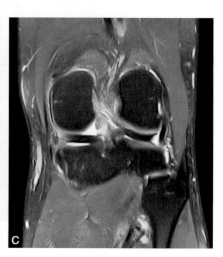

图 13-4-5 后交叉韧带撕裂

MRI 矢状位 PDWI-FS（A、B）、MRI 冠状位 PDWI-FS（C）：后交叉韧带中段肿胀，大部连续性中断，呈 PDWI-FS 高信号，关节囊积液，前交叉韧带未见明显异常

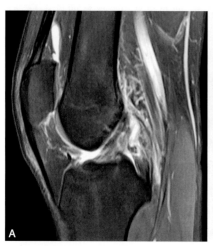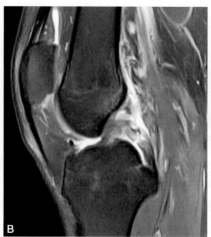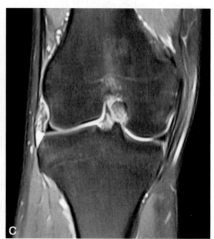

图 13-4-6 后交叉韧带撕裂、前交叉韧带部分撕裂

MRI 矢状位 PDWI-FS（A、B）、MRI 冠状位 PDWI-FS（C）：后交叉韧带中段肿胀，大部连续性中断，呈 PDWI-FS 高信号；前交叉韧带肿胀，部分连续性中断，呈 PDWI-FS 高信号；关节囊积液

2. **膝外侧副韧带** 外侧副韧带(lateral collateral ligament,LCL)位置表浅,起于股骨外侧髁腓肠肌外侧头起点前方的外面结节,和股二头肌腱形成联合肌腱止于腓骨头,股二头肌腱在髂胫束的后方下行。LCL 损伤多由交通事故等强大的外力作用引起,可有膝关节脱位等严重损伤以及复合韧带损伤。LCL 单独损伤少见,多伴有外侧支持组织特别是外侧膝关节囊的破裂,韧带中间部断裂或腓骨头的撕脱骨折并有 LCL 断裂多见。LCL 损伤不像 MCL 损伤那样累及内侧半月板,LCL 损伤可以不伴有外侧半月板损伤。但是可能会同时发生 ACL 和 PCL 撕裂。LCL 损伤可以从非常轻微到完全断裂。

【影像学表现】

MRI 表现:Ⅰ级,轻度损伤,侧副韧带连续性完整,低信号韧带内可见线条状、点状高信号影。Ⅱ级,中度损伤,侧副韧带部分撕裂,局部增粗,轮廓不清晰,信号增高。Ⅲ级,完全撕裂,侧副韧带完全撕裂,韧带结构消失,连续性中断。

四、髌骨支持韧带损伤

髌骨内侧支持韧带位于髌骨中上部,与内侧副韧带不连续,而髌骨外侧支持韧带全层附于髌骨,且浅深两层均与髂胫束相连,使得髌骨外侧支持韧带更为稳固,故髌骨内侧支持韧带损伤明显多于外侧,且常合并髌骨损伤、股骨外髁损伤、甚至髌骨脱位。髌骨外侧脱位,MRI 检查能发现 70%~100% 的患者有内侧支持韧带的损伤。

髌骨支持韧带损伤分 3 级。Ⅰ级:轻度损伤,韧带连续性完整,低信号韧带内可见线条状、点状高信号影。Ⅱ级:中度损伤,韧带部分撕裂,韧带走行正常,局部增粗,轮廓不清晰,信号增高。Ⅲ级:完全撕裂,韧带完全撕裂,韧带结构消失,连续性中断。

【影像学表现】

MRI 表现:急性损伤主要表现为 T_2WI 呈明显高信号,韧带增粗,或连续性中断、扭曲、变形、边缘模糊。慢性损伤表现为 T_1WI 呈略高信号,T_2WI 呈等信号,在形态学上支持韧带萎缩、变细、扭曲、变形,连续性中断,边缘清晰(图 13-4-7、图 13-4-8)。

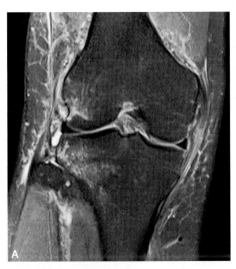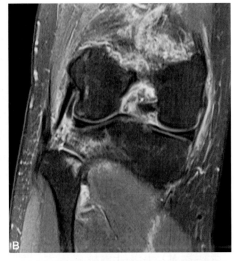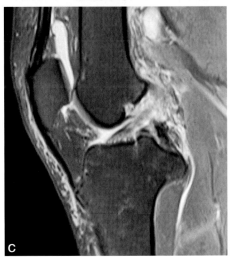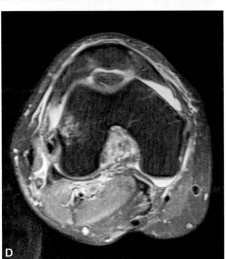

图 13-4-7 右膝关节多发韧带撕裂,合并多发骨挫伤
MRI 冠状位 PDWI-FS(A、B)、MRI 矢状位 PDWI-FS(C)、MRI 轴位 PDWI-FS(D):内、外侧副韧带、前交叉韧带、腘韧带、髌骨内外侧支持韧带肿胀,部分连续性中断,PDWI-FS 信号增高,股骨外侧髁、胫骨平台后份多发片状 PDWI-FS 混杂高信号,关节囊积液

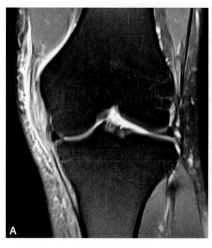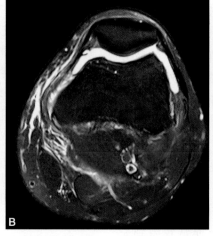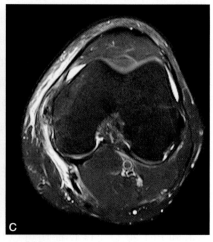

图 13-4-8　左膝关节内侧副韧带撕裂,内侧支持韧带部分损伤

MRI 冠状位 PDWI-FS(A、B)、MRI 轴位 PDWI-FS(C):内侧副韧带、髌骨内外侧支持韧带肿胀,部分连续性中断,PDWI-FS 信号增高,周围软组织肿胀,关节囊积液

（李绍林　洪国斌　俞　文）

参 考 文 献

[1] 曹来宾.实用骨关节影像诊断学[M].济南:山东科学技术出版社,1998:223,239,240,242.

[2] 王云钊,曹来宾.骨放射诊断学[M].北京:北京医科大学北京协和医科大学联合出版社,1994:136-138.

[3] 王云钊,李果珍.骨关节创伤 X 线诊断学[M].北京:北京医科大学北京协和医科大学联合出版社,1998:310-342.

[4] 王云钊,屈辉,孟悛非,等.骨关节影像学[M].北京:科学出版社,2010.

[5] 江浩.骨与关节[M].上海.上海科技出版社,2011:238-250.

[6] 陆勇,严福华,王绍武,等.肌肉骨骼影像学[M].上海:上海科学技术出版社,2018:403-463.

[7] 郭启勇.实用放射学[M].3 版.北京:人民卫生出版社,2009.

[8] 孟继懋.中国医学百科全书:骨科学[M].上海:上海科学技术出版社,1984:120-128.

[9] 荣独山.中国医学百科全书:X 线诊断学[M].上海:上海科学技术出版社,1986:159.

[10] Deutsch AL, Mink JK, Waxman AD. Occulf fractures of proximal femur MR imaging[J]. Radiology, 1998, 170:113-116.

[11] Marmor L. Fracture as a complication of osteonecrosis of tibial plaleau[J]. J Bone Joint Surg(Am), 1988, 70:454.

[12] Blackin MF, Zurlo JV, Levy AS. Internal derangement of the knee after ipsilateral femoral shaft fracture MR imaging findings[J]. Skeletal Radiol, 1998, 27:434-439.

[13] Barry KP, Mesgarzadeh M, Triolo J, et al. Accuracy of MRI patterns in evaluation anterior cruciate ligament tears[J]. Skeletal Radiol, 1996, 25:365-370.

[14] Sellars H, Yewlett A, Trickett R, et al. Should We Resect Hoffa's Fat Padduring Total Knee Replacement? [J]. Journal of Knee Surgery, 2017, 30(09):894-897.

[15] Rjfc DA, Almeida HV, Kelly DJ, et al. Infrapatellar Fat Pad Stem Cells:From Developmental Biology to Cell Therapy[J]. Stem Cells Int, 2017, 2017(4):684-689.

[16] Cai J, Xu J, Wang K, et al. Association Between Infrapatellar Fat PadVolume and Knee Structural Changes in Patients with Knee Osteoarthritis[J]. Journal of Rheumatology, 2015, 42(10):1878-1884.

[17] Cowan SM, Hart HF, Warden SJ, et al. Infrapatellar fat pad volume isgreater in individuals with patellofemoral joint osteoarthritis and associated with pain[J]. Rheumatology International, 2015, 35(8):1439.

第十四章 足踝损伤

第一节 踝关节骨折和脱位

踝关节是由胫腓骨远端内外踝和距骨组成的榫眼状关节,是全身第三大持重关节。踝关节损伤最多见于青壮年,老年和儿童较少见,包括韧带损伤(4%~8%)、骨折和/或脱位(89%)与儿童骺分离(3%)。

一、踝关节骨折

根据受伤范围及程度,踝关节骨折分为单踝骨折、双踝骨折、三踝骨折等。

1. 单踝骨折 单踝骨折(single ankle fractures)发病率最高,约占所有踝关节骨折脱位的2/3,可分为外踝骨折、内踝骨折和后踝骨折,其中外踝骨折最常见。外踝骨折是指单独发生于腓骨远端的骨折(图14-1-1)。根据伤力又分为外旋损伤、外翻损伤、内翻损伤及垂直压迫损伤,外旋损伤所致外踝骨折发生率高达62%。临床上主要表现为踝外侧肿胀,疼痛,局部压痛明显。内踝骨折多为外翻或内翻损伤所致,多位于滑车角处,骨折线多为横行或向内向上斜行,骨折片可向外移位(图14-1-2)。临床主要表现为踝关节呈外翻位,踝关节内侧肿胀,压痛,皮下淤血、瘀斑。后踝骨折是指发生于胫骨远端后缘的骨折。常为外旋损伤所致,胫骨后唇骨折,骨折线均为垂直向上,主要在侧位片上显示(图14-1-3)。

2. 双踝骨折 双踝骨折(double ankle fracture)指内踝和外踝同时发生的骨折。多由外旋、内翻及外翻等间接暴力所致。外旋损伤所致的双踝骨折主要表现为外踝为斜行骨折,内踝多为横行骨折,骨折片常向腓侧错位,多发生于内踝滑车角以下。内翻损伤通常所致外踝为横行骨折,内踝骨折线多数自内踝滑车角纵行垂直向上,距骨向内脱位时,内踝骨折片向内向上错位。外翻损伤所致的内踝骨折多位于下胫腓联合的上或下方发生横行或斜行骨折,若伴有下胫腓分离,其分离程度与骨折向外错位程度一致(图14-1-4)。腓骨下1/3骨折合并内踝骨折,通常称为Pott骨折(图14-1-5)。

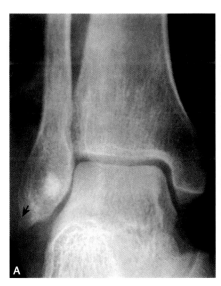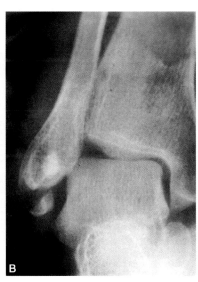

图14-1-1 外踝撕脱骨折

女,32岁,右踝关节扭伤。A.X线平片显示右踝关节外踝有一细微骨折裂缝(小黑箭头),并见一骨岛;B.投照时右踝关节被动内翻,见外踝骨折处有骨折片与骨分离下移,外侧关节间隙分离,距骨体内翻。此例说明外踝撕脱骨折为内翻损伤

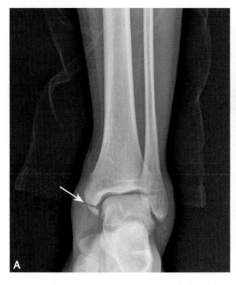
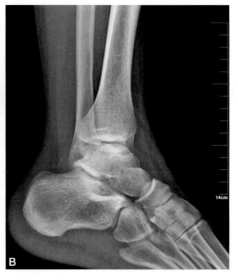

图 14-1-2 内踝斜行骨折
A. X 线正位片见斜形骨折线（白箭头）；B. X 线侧位片未见明确骨折线，内踝软组织明显肿胀

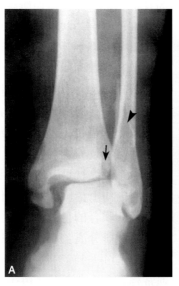
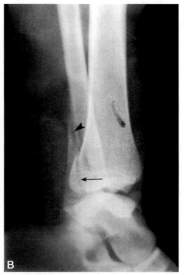

图 14-1-3 踝外旋损伤
A. 左踝正位平片显示内踝横断骨折，向腓侧移位。腓骨下段螺旋骨折（黑箭头），注意胫腓联合分离不明显（小黑箭），与外翻损伤不同；B. 侧位片可见腓骨下段骨折（黑箭头），后踝骨折（细长黑箭）

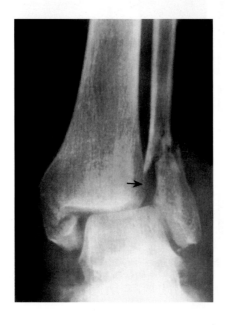

图 14-1-4 踝外翻损伤双踝骨折
左踝关节内踝横断骨折向外错位，腓骨下端外踝骨折亦向外错位，胫腓联合关节分离（黑箭），此为成人外翻损伤，距骨向外移位

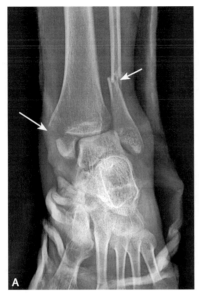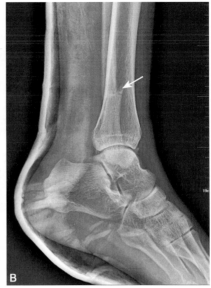

图 14-1-5　Pott 骨折

踝关节 X 线正位、侧位片示内踝于滑车角以下横形骨折（长白箭），远折端骨折
片随距骨向外错位；腓骨下段螺旋形骨折（短白箭）；下胫腓骨联合分离伴踝关节
外侧半脱位

3. 三踝骨折　三踝骨折（trimalleolar fracture）指
内踝、外踝和后踝同时发生的骨折。常由较为严重
的间接暴力所致。内踝骨折线多为横行，外踝骨折
线多为斜行，后踝骨折线多垂直向上（图 14-1-6），合
并踝关节半脱位（图 14-1-7）。

二、踝关节脱位

根据距骨移位情况，踝关节脱位（dislocation of
ankle）可分为踝关节前脱位、后脱位、上脱位和侧脱
位。踝关节脱位通常伴有内外踝或胫骨远端关节面

的骨折。

1. 踝关节前脱位　踝关节前脱位（anterior dis-
location of ankle）距骨相对于胫骨远端向前移位，当
足处于极力背伸时，小腿前面的外力使足跟前移。
距骨向前移位常伴有单踝、双踝或胫骨前唇骨折，有
时伴有踝关节侧或上脱位（图 14-1-8）。

2. 踝关节后脱位　踝关节后脱位（posterior dis-
location of ankle）距骨相对于胫骨远端向后移位；当
足处于极度跖屈位时，暴力使前小腿前移，距骨向后
脱位（图 14-1-9）。

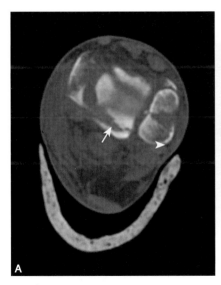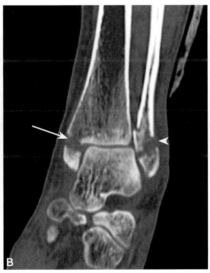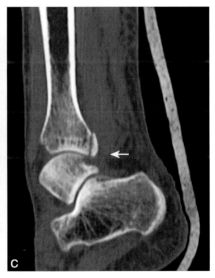

图 14-1-6　三踝骨折

A. CT 横断面；B. CT 矢状位重组；C. CT 冠状位重组示外踝粉碎性骨折（箭头），内踝横形骨折（白长箭）及后踝纵形骨折
（白短箭），周围软组织肿胀

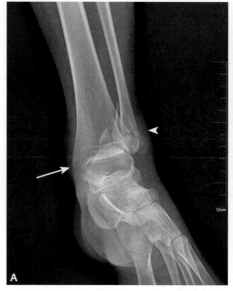
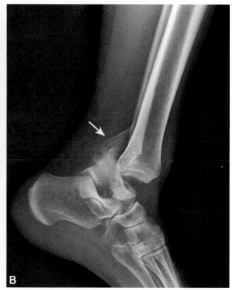

图 14-1-7 三踝骨折
踝关节 X 线正位、侧位示
外踝粉碎性骨折（箭头），
内踝骨折（白长箭），及后
踝垂直骨折（白短箭），周
围软组织肿胀，踝关节后
脱位

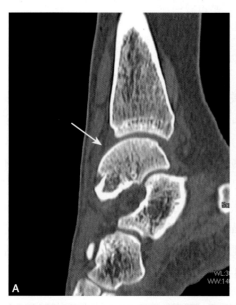
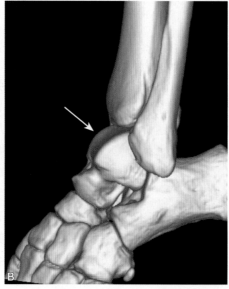

图 14-1-8 踝关节前脱位
A. 踝关节 CT 矢状位重组
图；B. 踝关节 CT-VR 成像
示距骨向前移位，距骨半脱
位（白长箭）

图 14-1-9 踝关节后脱位
A. 踝关节 X 线侧位片；
B. CT 矢状位重组图示距骨
向后上方移位，后踝骨折
（白长箭）

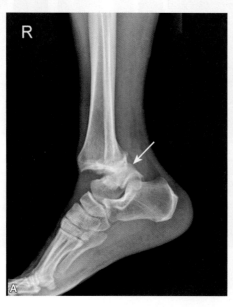
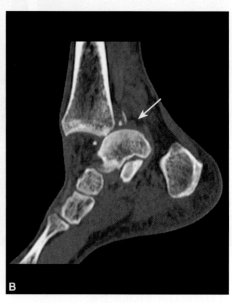

3. **踝关节上脱位** 踝关节上脱位(superior dislocation of ankle)当距骨上关节面超过胫骨远端关节面 0.5cm 以上时称为踝关节上脱位。当暴力致踝关节前、后、侧方脱位时,紧接再受到一垂直暴力,距骨相对向上脱位。踝关节上脱位罕见,距骨向近端移位,常伴有胫骨远端粉碎性骨折及腓骨骨折、下胫腓关节完全分离(图 14-1-10)。跖骨与足一起向后移位,常伴有三踝骨折。

4. **踝关节侧脱位** 踝关节侧脱位(lateral dislocation of ankle)指距骨相对于胫骨远端向侧方移位。主要分为外侧和内侧脱位,以外侧脱位最常见。外侧脱位指距骨向外侧移位,是足踝处于过度外翻及足旋前时,造成内踝骨折和三角韧带损伤,腓骨远端骨折,距骨向外脱位(图 14-1-11)。内侧脱位指距骨向内侧移位,常伴双踝骨折,且有明显错位,是足踝过度内翻及足旋后,暴力继续作用于内踝所致(图 14-1-12)。

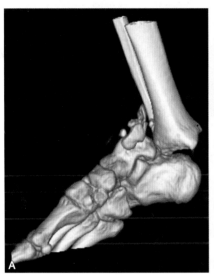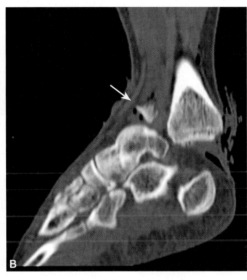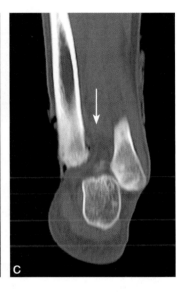

图 14-1-10　踝关节上脱位

A. CT VR 重组示距骨向上、前、外方移位,位于胫腓骨远端之间,腓骨下段粉碎性骨折;胫骨远端外侧及内踝骨折;B. CT 矢状位重组图示胫骨远端骨碎片随距骨向上、向外移位(白短箭);C. CT 冠状位重组图示下胫腓联合分离(白长箭)

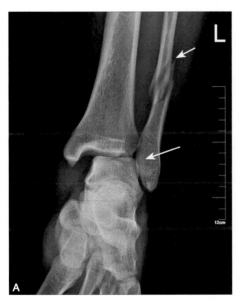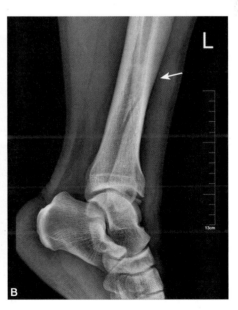

图 14-1-11　踝关节外侧脱位

X 线正位片(A)、侧位片(B)示,距骨向外侧移位(白长箭),腓骨远段斜形骨折(白短箭),骨折线由后下至前上

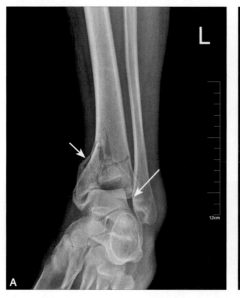
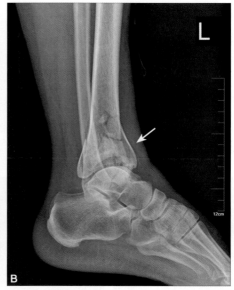

图 14-1-12　踝关节内侧脱位

X 线踝关节正位片（A）、侧位片（B）示,胫骨下段粉碎性骨折(白短箭),距骨向内侧移位(白长箭)

【影像学表现】

X 线表现:踝关节骨折及脱位的影像学检查方法以 X 线平片为主,可以显示骨折部位、类型及是否合并关节脱位以及脱位类型等。

CT 表现:CT 检查有利于观察胫腓联合韧带分离、是否存在撕脱骨折以及撕脱骨片的移位情况等。

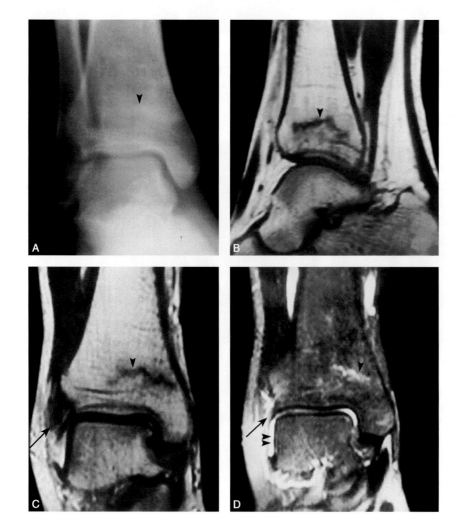

图 14-1-13　胫腓远端隐性骨折

男,45 岁,右踝关节外伤已 3 周。A. X 线平片胫骨远端有横行新生骨致密带(小黑箭头),周围骨皮质未见骨折线。B、C. MRI 冠状位与矢状位 T_1WI 示该新生骨致密带均呈低信号强度(小黑箭头)。D. T_2 WI 显示该处呈高信号强度(小黑箭头)。另外胫腓联合韧带撕裂,呈高信号强度(黑箭)。关节内积液呈高信号强度(双小黑箭头)

MRI 表现：MRI 检查对胫腓骨远端隐性骨折、骨骺损伤、软骨损伤和周围韧带损伤，以及关节内出血、软组织水肿显示最佳（图 14-1-13）。

第二节 足部骨折和脱位

足部由跗骨、跖骨、趾骨等 26 块骨骼组成，主要功能是负重、行走、维持平衡和吸收震荡。站立时，足的负重点落在跟骨结节、第一跖骨头和第五跖骨头之上，但主要持重点是距骨和跟骨。跗骨之间有跗骨间关节，其前方有跗跖关节、跖趾关节和趾骨间关节，以距跟关节（也称距下关节）、距跟舟关节和跟骰关节较为重要。跗跖关节又称 Lisfranc 关节，由 3 块楔骨和骰骨的前端与 5 块跖骨的底构成。跖骨间关节由 Ⅱ～Ⅳ 跖骨底的毗邻面借韧带连结构成。跖趾关节由跖骨头与近节趾骨底构成。趾骨间关节由各趾相邻的两节趾骨的底与滑车构成。

一、足部骨折

足部的急性骨折脱位易被漏诊，主要由于病变隐匿或患者的临床表现提示踝关节扭伤。跖趾骨损伤的发生率高达 70% 左右。跗骨的损伤，特别是距骨和跟骨的损伤，在诊断和治疗上要求最高，预后发生足底加宽、足外翻畸形和距下关节、中跗关节骨性关节炎后遗症的发生率亦最高。

1. **距骨骨折**　距骨骨折（fracture of the talus）可分为距骨体骨折、距骨颈骨折、距骨颈骨折伴距骨体脱位和距下关节全脱位，亦见有距骨头骨折脱位和距骨外突骨折伴距下关节半脱位。距骨颈骨折很少发生在真正的距骨颈位置，多数发生在颈与体的交界处。距骨颈骨折脱位易造成距骨体缺血坏死。因为距骨的血运主要来自距骨颈内的血管向距骨体分布，其次距骨上下面均为关节软骨，距骨的血运也来自距骨的非关节面。当距骨颈骨折后距骨体发生后脱位或旋转脱位时，骨折块的血运完全断绝，必然发生距骨体缺血坏死。伤后 1 个月，X 线平片即可显示距骨体的骨折块相对密度增高。但并不影响骨折愈合，待血运沟通后，坏死的距骨体被吸收发生囊变，关节塌陷，骨质增生硬化，晚发骨性节关炎。但是，亦见到骨折愈合后，距骨体密度增高的征象从颈端向体部逐渐消散。数年后，缺血坏死的征象可以完全消失（图 14-2-1）。

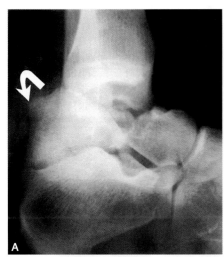
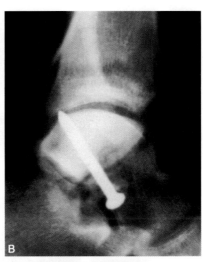
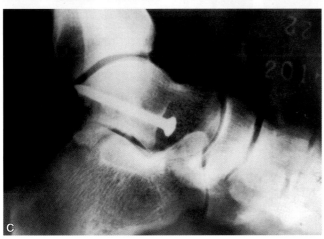

图 14-2-1　距骨颈骨折距骨体脱位
A. X 线平片示左踝关节距骨颈体交界处骨折，距骨体向后旋转脱位（弯白箭）。B. 手术螺钉固定后，距骨相对密度明显增高。骨折线清晰，骨折对位非常满意。C. 骨折半年后复查，骨折已完全愈合。而距骨体在骨折愈合部骨质密度逐渐减低。关节间隙无明显狭窄

2. **跟骨骨折**　跟骨骨折(fracture of the calcaneus)多数是由高处坠下,足跟着地所致。实际上是跟骨的垂直压迫损伤。跟骨压缩骨折包括跟骨体粉碎骨折,载距突骨折,跟骨外缘皮质骨壳状骨折。其中最重要的骨折解剖是跟骨的距下后关节骨折块的压缩下陷(图14-2-2)。侧位X线平片上可见跟骨后关节面出现两个"台阶",轻者距下后关节面向前下方倾斜(图14-2-3),重者距下后关节面可直立起来,这样造成距下关节的严重分离,关节空虚(图14-2-4、14-2-5)。跟骨的压缩骨折,使跟腱缩短,跟骨水平,足弓消失。治疗不当,骨折愈合后将造成距下关节骨性关节炎。另外,还可发生跟骨结节骨折,跟骨体水平骨折和跟骨载距突骨折(图14-2-6)。

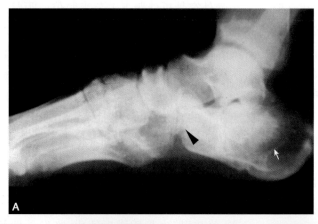

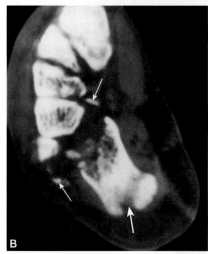

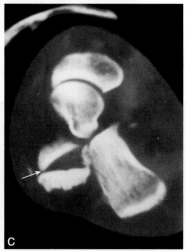

图14-2-2　右足跟骨骨折
男,54岁。A.右足侧位X线平片显示右跟骨前部骨折(黑箭头),跟骨后部有一致密线样骨片(小白箭)。B.右足冠状位CT扫描显示右跟骨前部有多个粉碎骨折片(长白箭)。跟骨结节部斜形骨折(大白箭)。C.右足舟距及跟骨冠状位CT扫描显示跟骨前部有两个骨折片并向外侧移位(白箭)。为跟骨骨折后分离的骨块,中央为分离的跟骰关节

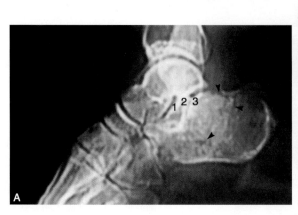

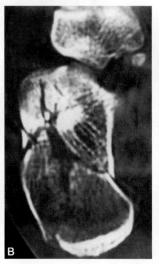

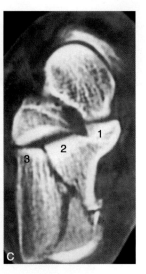

图14-2-3　跟骨粉碎骨折并关节塌陷
A.CT定位片显示跟骨体骨折(小黑箭头)。注意距下关节的跟骨面出现三个关节面:1为距下前关节即载距突与距骨形成的关节为正常关节。2为距下后关节亦为正常所见。只是3为骨折块压缩下陷为骨折后距下关节出现两个台阶征象。B,C.为跟骨粉碎骨折,C图中之1、2、3与A图1、2、3相对应,为相一致的解剖部位

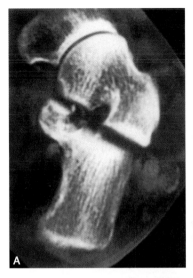
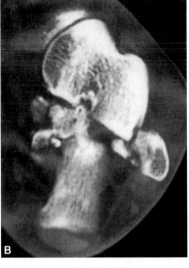

图 14-2-4　CT 示跟骨粉碎骨折,距下关节分离空虚
跟骨骨折面有很多碎小骨折片,必将发生后遗骨关节病

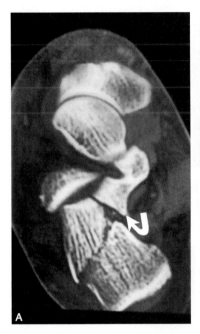
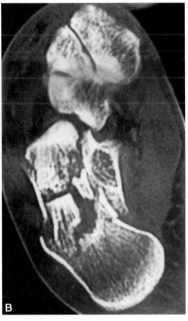

图 14-2-5　CT 示跟骨粉碎骨折载距突骨折(弯白箭)

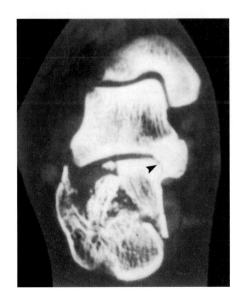

图 14-2-6　跟骨粉碎骨折
CT 扫描跟骨体部粉碎骨折,跟骨上部
关节面塌陷空虚,跟骨载距突骨折(小
黑箭头)

3. **足舟骨骨折** 足舟骨是中足和内侧纵弓的重要组成部分,足舟骨骨折(fracture of the navicular bone)主要由于前足强力背伸致使楔骨和距骨头挤压舟骨造成横断骨折,一般背侧缘骨折块较跖侧面大。胫后肌骤然收缩可造成舟状骨结节撕脱骨折。重物挤压可造成舟状骨粉碎骨折。足舟骨骨折发生率较低,临床易漏诊。可分为舟骨结节撕脱骨折、舟骨背侧缘骨折(图14-2-7)、舟骨横行骨折、舟骨粉碎性骨折(图14-2-8)。

4. **楔骨、骰骨骨折** 楔骨、骰骨骨折(fracture of the cuneiform or cuboid bone)多为重物坠落砸伤所致,常合并距骨骨折。单纯骨折(图14-2-9)少见,常合并跗骨间关节或跗跖骨关节脱位,或伴有跟骨骨折(图14-2-10)。

5. **跖骨骨折** 跖骨骨折(fracture of the metatarsal bone)多为扭伤、车轧伤或重物撞击足部所致。按部位分基底部、干部、颈部骨折,其中基底部(图14-2-11)骨折最多见,干部次之(图14-2-12),颈部最少(图14-2-13)。

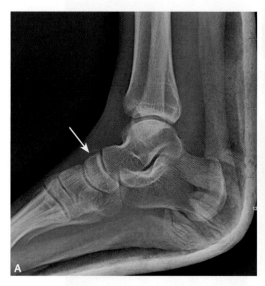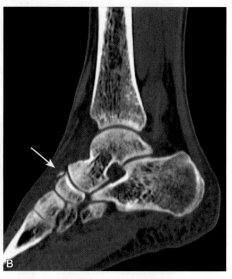

图14-2-7 舟骨背侧缘撕脱骨折
踝关节X线侧位(A)、CT矢状位重组(B)示,舟骨背侧片状游离骨片(长白箭)

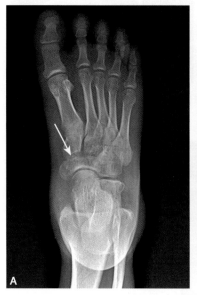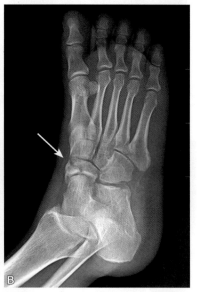

图14-2-8 舟骨粉碎性骨折
足部X线正位(A)、斜位片(B)示,舟骨变扁,舟骨多发透亮骨折线影(长白箭),断端无明显移位

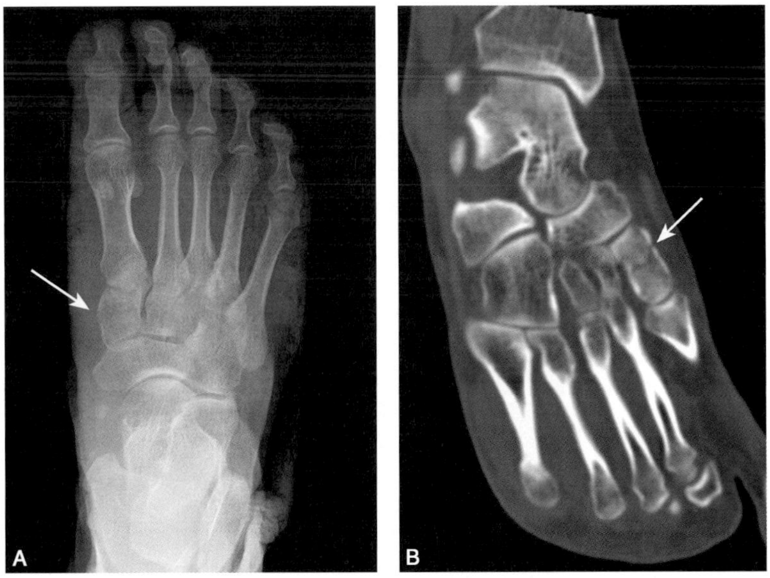

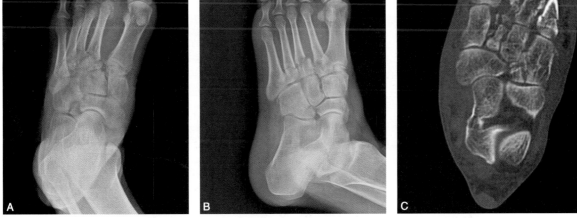

图 14-2-9 内侧楔骨骨折
足部 X 线正位(A)、CT 横断面重组
(B)示,内侧楔骨横行透亮骨折线(长
白箭),断端无移位

图 14-2-10 楔骨、骰骨、第 2、3、4 跖骨骨折
足部 X 线正位片(A)、斜位片(B)及 CT 横断面重组图(C)示,中间楔骨粉碎性骨折,楔骨正常形态消失,骰骨骨折,
断端无明显移位,第 2、3、4 跖骨骨折,断端稍移位

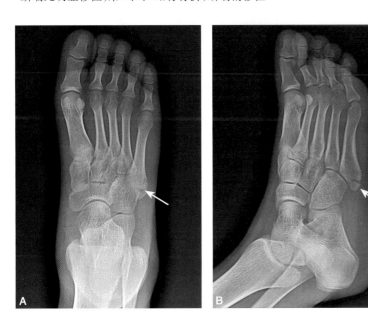

图 14-2-11 第 5 跖骨基底部骨折
足部 X 线正位片(A)及斜位片(B)示,
第 5 跖骨基底部横形骨折线(白长
箭),断端无明显错位

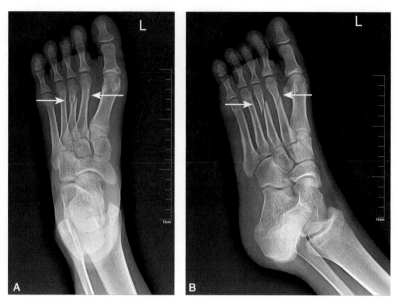

图 14-2-12　第 2、3 跖骨干骨折

足部 X 线正位片（A）及斜位片（B）示，第 2、3 跖骨干部斜形骨折线（长白箭），第 3 跖骨断端稍移位

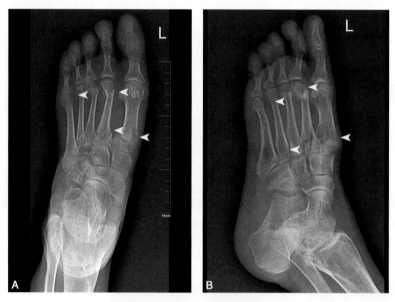

图 14-2-13　多发跖骨骨折

足部 X 线正位片（A）及 X 线斜位片（B）示，左足第 1、2 跖骨近端、第 2、3 跖骨远端骨折（箭头），局部骨片稍分离，断端略褶曲、错位，周围软组织肿胀

6. **趾骨骨折**　趾骨骨折（fracture of the phalangeal bone）占足部损伤的第二位，踇趾最多见。多为重物砸伤压伤所致。按骨折线形态可分为横行、斜行、纵行或粉碎性；按部位分为趾骨头下、趾骨干和趾骨基底骨折。

二、足关节脱位

1. **距骨脱位**　距骨脱位（dislocation of the talus）

包括距下关节脱位（dislocation of subtalar joint）和距骨全脱位（total dislocation of the talus）。距下关节脱位即距-跟-舟骨脱位，足跟猛烈内翻最易发生距下关节脱位，并发生严重的软组织损伤（图 14-2-14）。根据外力方向不同分为距下足内侧脱位、外侧脱位、后侧脱位和前侧脱位，以距下足内侧脱位多见。距骨全脱位是指在踝关节韧带广泛撕裂、跗间关节骨折脱位、距舟关节脱位的条件下，距骨与周围软组织剥离，向前完全脱位。

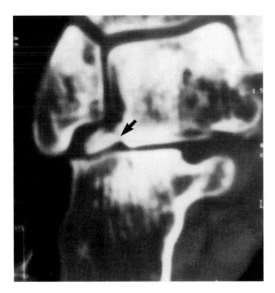

图 14-2-14　距骨骨折脱位
CT 扫描显示距骨外突骨折(黑箭),跟骨向外不全脱位

2. **跗间关节脱位**　跗骨间关节脱位(dislocation of intertarsal joint)临床少见。多因高处跌下、车祸撞伤或重物挤压所致。主要表现为跗骨对位不良,关节间隙宽窄不一。

3. **跗跖关节脱位**　跗跖关节脱位(dislocation of tarsometatarsal joint)又称 Lisfranc 关节脱位,指第 1~3 楔骨及骰骨的远端与跖骨近端所构成的关节发生脱位。高处坠下时,足呈跖屈内翻位着地,足尖向足心卷曲,跖骨基底部的全部或部分受外力作用向跗

骨的背侧和外侧移位,背侧的跗跖韧带可断裂或大部分断裂,亦可并发关节构成骨折。根据 X 线表现分为 3 型。A 型:同向脱位(完全性失调),即所有 5 个跗跖关节同时向一个方向脱位;B 型:部分脱位(部分性失调),仅有 1 个或几个跗跖关节脱位(图14-2-15);C 型:分离(异向)型脱位,第 1 跗跖关节向一侧脱位,而其他 4 个跗跖关节中有一个或几个跗跖关节向相反方向脱位(图 14-2-16)。各型均合并有跖骨骨折。

4. **跖趾关节脱位**　跖趾关节脱位(dislocation of tarsometatarsal joint)指跖骨头与趾骨关节的基底部构成的关节发生分离错位。多为间接外力迫使足趾过度背伸所致。第 1 跖趾关节脱位常见,背侧脱位多见(图 14-2-17),正位片示近节趾骨和跖骨头重叠,侧位显示近节趾骨在跖骨头背侧。

5. **趾间关节脱位**　趾间关节脱位(dislocation of the interphalangeal joint)为外伤后趾间关节分离,正位片显示趾间关节间隙增宽、变窄、消失,侧位片显示关节面对应关系紊乱(图 14-2-18)。

【**影像学表现**】
X 线表现:X 线平片空间分辨率高,可整体观察足部跗趾骨骨折或脱位,特别是距跟骨的骨折或脱位,X 线平片基本可满足诊断和治疗的要求,是足部骨折和脱位首选的影像学检查方法。对跗骨特别是距跟骨的骨折或骨折脱位,X 线平片有观察整体骨折解剖的诊断价值(图 14-2-19)。

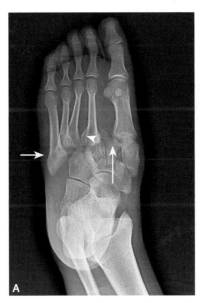
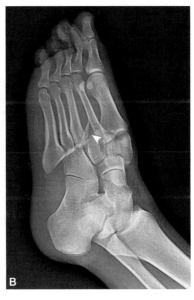

图 14-2-15　跗跖关节部分脱位
足部 X 线正位片(A)及斜位片(B)示,左足第 1 跖骨位置正常,第 2~5 跖骨明显向外侧移位(短白箭),第 1、2 跖骨分离(长白箭),第 2 跖骨基底部粉碎性骨折,骨碎片分离移位(箭头)

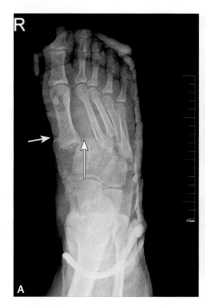
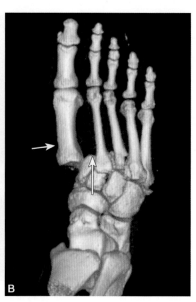

图 14-2-16 跖跗关节分离性脱位
足部 X 线正位片（A）及 CT-VR 重建图
（B）示，左足第 1 跖骨稍向内移位（短
白箭），第 2~5 跖骨明显向外侧移位，
第 1、2 跖骨分离（长白箭），第 2、3、4、5
跖骨基底部粉碎性骨折，骨碎片分离
移位

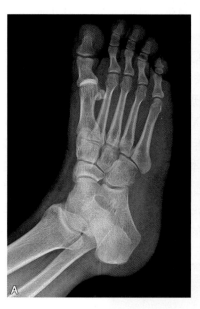
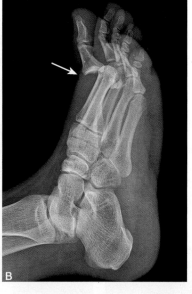

图 14-2-17 第 1 跖趾关节脱位
A. 足部 X 线正位片第 1 趾跖关节部分
重叠；B. 足部 X 线侧位片示第 1 跖趾
关节向背侧脱位（白箭）

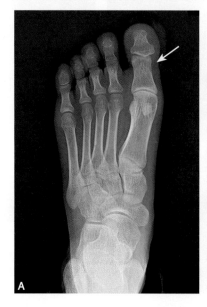
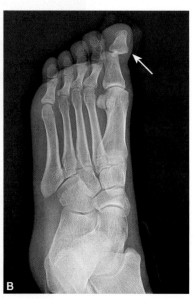

图 14-2-18 趾间关节脱位
足正位片（A）、斜位片（B）示第 1 趾间
关节脱位（白箭）

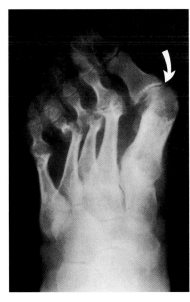

图 14-2-19 重度跗外翻跖趾关节脱位

女,25 岁,芭蕾舞演员,多年来左足趾外翻疼痛。X 线平片显示左足重度外翻畸形,第 1 跖趾关节间隙狭窄(弯白箭),1~4 跖趾关节脱位

CT 表现:CT 扫描对跟骨压缩骨折有很高的诊断价值,可显示骨折碎片移位分离的创伤解剖,可观察跟骨后关节塌陷的情况,可显示距骨或骰骨有无损伤。对跟骨压缩骨折,CT 扫描检查应列为常规检查方法。

MRI 表现:MRI 检查对骨折部位出血、水肿及韧带显示最佳,对隐性骨折或骨挫伤诊断价值最高。

第三节 足踝关节软组织损伤

踝关节是由胫腓骨下端和距骨组成榫眼关节。胫骨下端为内踝,腓骨下端是外踝。距骨是全身唯一无肌肉附着的骨骼。踝关节由关节囊韧带和肌腱的加强以保持关节的稳定。足部解剖结构复杂,由众多骨骼、韧带和关节构成。足部韧带,尤其是中后足部韧带的损伤往往会对足弓的稳定性和足的功能产生影响。

一、踝关节周围软组织解剖

踝关节主要由三组韧带构成,内侧组、外侧组和联合韧带复合体。内侧组亦称三角韧带,分为浅层和深层。浅层包括胫舟韧带、胫跟韧带、胫距后韧带浅层及胫弹性韧带;深层包括胫距前韧带深层、胫距后韧带深层。外侧组由距腓前韧带、距腓后韧带、跟腓韧带组成(图 14-3-1、图 14-3-2)。联合韧带复合体包括前下胫腓联合韧带、后下胫腓联合韧带、后踝下横韧带及骨间膜组成。联合韧带复合体的功能是保持胫腓两骨的稳定不分离。踝关节肌腱除跟腱外均有腱鞘包绕,共分为前组、内侧组、外侧组和后组 4 组,其中前组包括胫骨前肌腱、跚长伸肌腱、趾长伸肌腱、第三腓骨肌腱;内侧组包括胫骨后肌腱、趾长屈肌腱、跚长屈肌腱;外侧组包括腓骨短肌腱和腓骨长肌腱;后组主要由跟腱组成。

二、足部周围软组织解剖

中后足部的韧带数量众多,分布广泛,是维持足部功能结构稳定的重要组织。中后足部的韧带按部位可分为背侧、骨间和跖侧部分。背侧的大多数韧带呈四边形,扁而薄,各相邻跗骨均有韧带相连,其走行呈横行、纵行或斜行。第 1~5 跖骨基底部与相应的跗骨均有韧带相连;其中第 2 跖骨基底部与 3 块楔骨均有韧带相连。骨间韧带数量众多,多数呈柱状,长短粗细不一,呈横行,斜行、纵行连接骨骼。第 2 跖骨与内侧楔骨间有 lisfranc 韧带,第 3、4 跖骨基底部与外侧楔骨有骨间韧带相连,除第 1、2 跖骨间无骨间韧带外,相邻的跖骨基底部有骨间韧带相连。跖侧的韧带形态差异较大,总体上以舟骨结节和跟骨底面为起点向远侧呈放射状分布,止于舟骨、骰骨、楔骨和跖骨近端基底部,其中弹簧韧带、足底长短韧带和楔舟韧带在足底围成一"三角形"结构,不同个体间同一韧带的形态有时有一定差异。

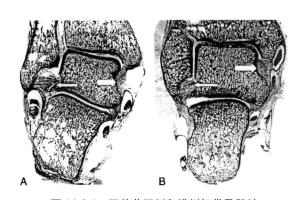

图 14-3-1 踝关节胫侧和腓侧韧带及肌腱

A. 冠状切片显示,距腓韧带和跟腓韧带(细白箭)、胫腓联合韧带;B. 内侧有胫距韧带(粗白箭)、距跟韧带。外侧距腓和跟腓韧带(长白箭)

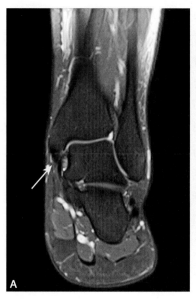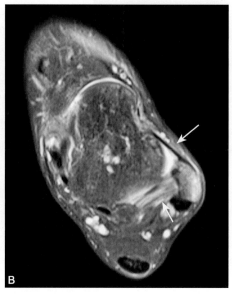

图 14-3-2　正常踝关节 MRI

A. 冠状位 PDWI-FS 显示内侧三角韧带(长白箭);B. 横轴位距腓前韧带(长白箭)、距腓后韧带(短白箭)

三、踝关节韧带损伤

踝关节虽有旋前、旋后的微小动作,但是不像腕和前臂旋前和旋后那样明显,因此踝关节损伤不必要分为旋前和旋后等类型。可大致分为三型:内翻损伤、外旋损伤、外翻损伤。应注意:几乎所有上述损伤类型,只要外伤后踝关节肿胀,几乎都有韧带损伤。

成人踝关节内翻损伤最为多见,儿童内翻损伤少见。足过度内翻首先发生外侧韧带撕裂或撕脱骨折,外力加剧,距骨撞击内踝导致内踝纵行骨折。儿童内翻损伤将造成内踝和生长板骨折,发生骺早闭。外力过猛,可发生骨折脱位,甚至内外侧韧带广泛撕裂(图 14-3-3～图 14-3-6)。

踝外旋损伤亦较常见,如滑冰摔倒足猛烈外旋,或足固定在地小腿极度内旋,距骨在踝关节榫眼内向外旋转,首先造成内侧三角韧带撕裂或内踝骨折,同时距骨外旋向后撞击腓骨发生联合韧带撕裂和腓骨下段螺旋骨折。猛烈外力即发生三踝骨折。外力再猛可导致胫腓骨间膜撕裂腓骨上端骨折(图 14-3-7～图 14-3-12)。

影像学上韧带损伤表现为韧带增粗,信号增高及周围软组织肿胀。急性撕裂伤可见韧带或部分韧带中断、缺如,T_2WI 韧带实质内有异常高信号,相邻软组织肿胀、积液。慢性损伤时韧带缺如、增粗,变细、延长或不规则,但缺乏周围软组织水肿。

(一) 踝内侧韧带损伤

踝关节内侧韧带比较坚韧,一般不易引起损伤,踝内侧韧带损伤(injury of medial collateral ligament)只占踝关节韧带损伤的 10%～15%。外翻导致内侧副韧带过度牵拉,可引起胫腓下韧带撕裂(图 14-3-13)。较重的外伤,通常除韧带损伤外,多伴有骨折或脱位(图 14-3-14)。临床表现为内踝疼痛、肿胀,压痛明显,跛行和足背出现皮下瘀斑,踝关节强迫外翻试验检查内踝前下方发生剧痛。

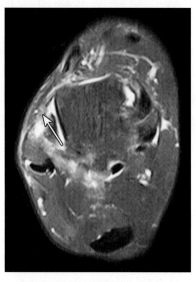

图 14-3-3　踝关节内翻损伤

男,32 岁,左踝歪脚伤,踝关节 MRI 横断面 PDWI 抑脂序列示距腓前韧带纤维断裂(细白箭)

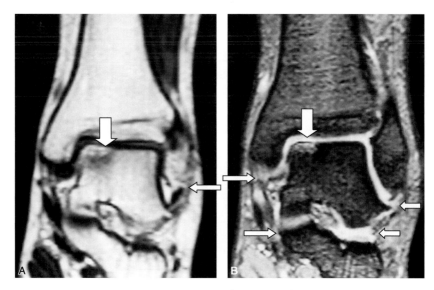

图 14-3-4 左踝内翻重度损伤

A.男,36岁,左踝关节扭伤后疼痛。T₁WI 显示:外侧距腓后韧带断裂(细白箭);
B.FFE-T₂WI 示腓距、腓跟韧带破裂(小白箭),胫距(长白箭)和胫跟韧带部分撕裂
(长白箭)。距下韧带亦呈线样高信号,距骨下关节呈高信号积液,距骨关节面下骨
小梁骨折呈高信号(粗白箭)

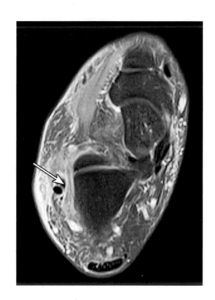

图 14-3-5 踝关节内翻损伤

女,28岁,左踝扭伤。踝关节 MRI 横断面 PDWI
抑脂像显示跟腓韧带增粗、信号增高,周围软组
织肿胀(长白箭)

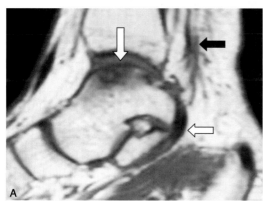

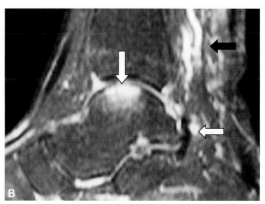

图 14-3-6 胫骨后肌腱和距骨骨小梁骨折

A.MRI 矢状位 T₁WI 示距骨关节软骨下呈低信号;B.STIR 序列呈高信号(长白箭),关节周围血管扩张充血
(黑箭)。在距骨的后下缘有胫后肌腱(小白箭)

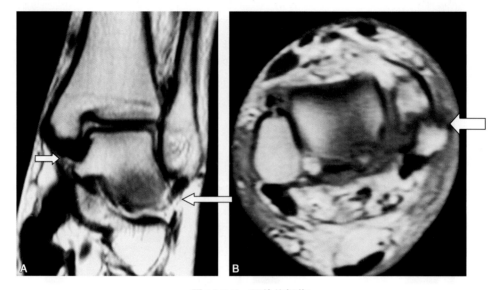

图 14-3-7　踝外旋损伤

男,37 岁。A.冠状位 T_2WI 显示:腓距、腓跟韧带撕裂(长白箭)。胫骨内髁呈低信号(短白箭)。B.T_1WI,显示胫骨内踝骨折(粗白箭)

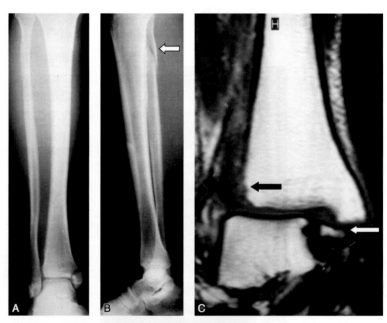

图 14-3-8　踝外旋损伤

男,37 岁,滑冰时足猛烈外旋,伤后肿痛。A、B. 平片显示胫骨内踝横断骨折,腓骨上端骨折(白箭)。C. MRI 冠状面 T_1WI 显示:内踝骨折(白箭),距骨向腓侧脱位。胫腓联合韧带撕断呈低信号(黑箭)

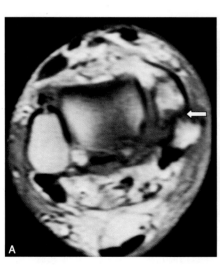

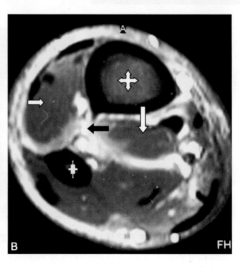

图 14-3-9　踝外旋损伤-胫腓上段骨间膜撕裂

男,37 岁。A. MRI-T_1WI 显示胫骨内踝骨折(小白箭)。B. MRI 轴位 T_2WI 显示:左胫骨(大白十字)腓骨(小白十字)的骨间膜断裂(黑箭)。伸趾长肌(小白箭)和胫后肌(长白箭)之间局部呈高信号(出血)

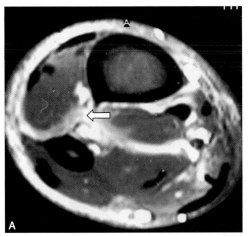
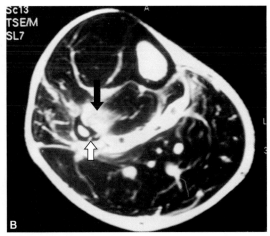

图 14-3-10　踝外旋损伤骨间膜撕裂与腓骨上端骨折

男,37 岁,与上为同一患者。MRI 轴位 T₂WI 踝外旋损伤,A. 胫腓骨骨间膜断裂(白箭)。B. 腓骨上段骨折(短白箭)并见局部呈高信号(出血)(黑箭)

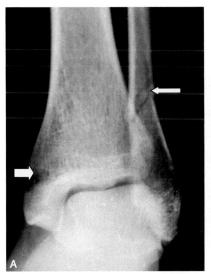
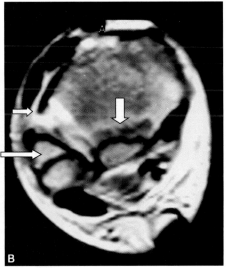

图 14-3-11　踝外旋损伤

男,39 岁,左踝外伤。A. 平片显示内踝骨折,骨折边缘裂口宽(粗白箭)。腓骨下段骨折(细白箭)。B. MRI 轴位 T₂WI 示胫腓韧带撕裂(短白箭),腓骨骨折(长白箭)。后踝骨折(粗白箭)

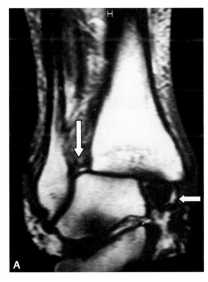
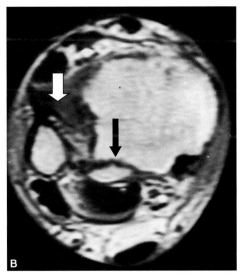

图 14-3-12　踝关节外翻损伤-胫腓联合韧带撕裂

男,29 岁。A. MRI 冠状位 T₁WI 显示内踝小骨折片(小白箭),胫腓联合韧带断裂,距骨撞击外踝向外脱位,胫腓两骨明显分离(长白箭)。B. T₂WI 示胫腓联合韧带断裂,两骨分离(粗白箭),后踝骨折(黑箭)

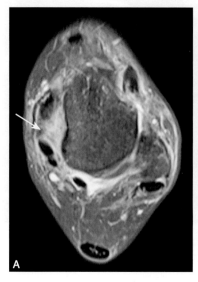
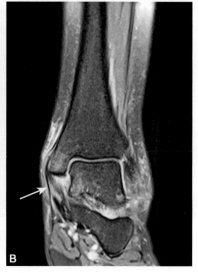

图 14-3-13　踝内侧韧带损伤

A. MRI 横断位 PDWI 抑脂像显示踝关节内侧三角韧带模糊,信号不均匀增高（长白箭）;B. 冠状位 PDWI 抑脂像示内侧三角韧带损伤（长白箭）,距骨、内踝及外踝骨质内少许片状高信号

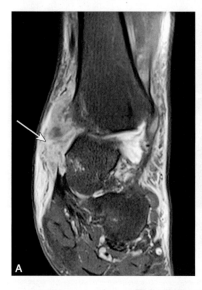
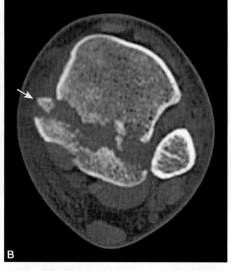

图 14-3-14　踝关节内副韧带拉伤

A. 踝关节 MRI 冠状位 PDWI 抑脂像显示踝内侧三角韧带正常结构消失,明显肿胀（长白箭）,内踝、距骨局部信号增高为骨髓水肿;B. 踝关节 CT 骨窗横断面示内踝及后踝骨折（短白箭）

（二）踝外侧韧带损伤

踝关节外侧副韧带较内侧副韧带薄弱,且踝关节内翻机会多,故单纯踝关节韧带损伤常为外侧副韧带。踝外侧韧带损伤（injury of lateral collateral ligament）以距腓前韧带和跟腓韧带最易发生损伤。急性期主要表现为外踝明显肿胀、疼痛和淤血,可见韧带或部分韧带中断、缺如（图 14-3-15、图 14-3-16）;陈旧性踝关节外侧副韧带损伤,多数为急性期损伤后未按正规诊疗,致使断裂的韧带未能愈合,慢性损伤时韧带缺如、增粗,变细、延长或不规则,但缺乏周围软组织水肿。

（三）下胫腓联合韧带损伤

下胫腓联合韧带损伤（injury of lower tibiofibular ligament）多为暴力使下肢过度外旋或外翻所致,踝过度外翻造成内侧韧带撕裂或内踝骨折,距骨向外撞击腓骨导致胫腓联合韧带断裂,两骨分离。踝外旋使腓骨向后,而踝外翻则是使腓骨向外,因而胫腓两骨分离明显（图 14-3-17）。下胫腓联合韧带过度牵拉,造成了下胫腓联合韧带损伤。踝关节前方明显肿痛、皮下瘀斑,韧带增粗或断裂,常合并不同程度的皮下水肿（图 14-3-18、图 14-3-19）。

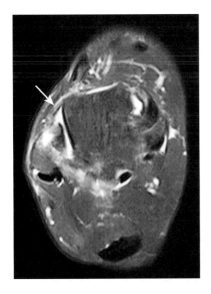

图 14-3-15 距腓前韧带断裂
踝关节 MRI 横断位 PDWI 抑脂像示距腓前韧带纤维
断裂,信号增高及周围软组织水肿(白箭)

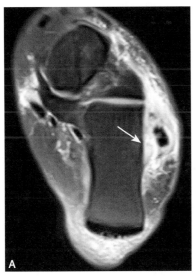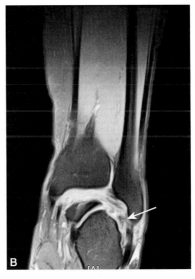

图 14-3-16 跟腓韧带断裂
A. 踝关节 MRI 横断位 PDWI 抑脂像,跟腓韧带走行区空虚(白箭);B. 踝关节 MRI 冠状位 PDWI 抑脂像示
跟腓韧带走行区信号增高,周围软组织肿胀(白箭)

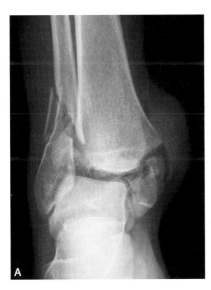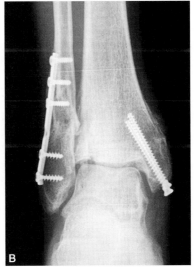

图 14-3-17 踝关节外旋损伤
男,24 岁,交通事故撞击右踝明显肿疼。A. 平片显示内踝粉碎骨折,为开放性损伤。腓骨下段亦有粉碎骨折。距
骨虽然明显向腓侧移位,但胫腓联合无明显分离(因距骨向右后旋转)。此为踝外旋损伤重要征象。B. 手术钢板
螺钉内固定 4 个月后,解剖复位,骨折愈合治疗效果很好

311

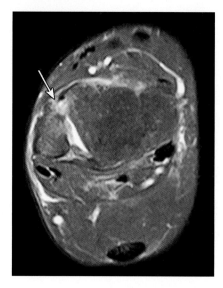

图 14-3-18 胫腓前韧带损伤
MRI 横断面 PDWI 抑脂像示胫腓联合韧带前韧带信号增高（白箭），局部韧带中断，周围间隙肿胀，邻近腓骨下端骨髓水肿

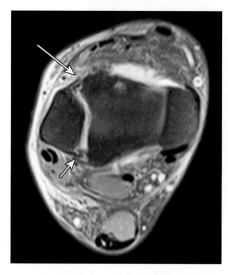

图 14-3-19 下胫腓韧带损伤
MRI 横断面 PDWI 抑脂像示胫腓联合韧带前韧带（长白箭）及胫腓后韧带（短白箭）增粗，信号增高，皮下脂肪间隙肿胀

（四）跗骨窦韧带损伤

跗骨窦韧带损伤（injury of tarsal sinus ligament）主要表现为脚外侧痛，跗骨窦区域触痛，自感后足站立不稳，称为跗骨窦综合征。距跟骨间韧带主要作用是维持距下关节的稳定，此韧带位于距骨和跟骨之间的中心，并在小腿延长线上，身体重量会通过距骨、跟骨向下传导，因此距跟骨间韧带承受强大应力，并易收到牵拉和扭伤（图 14-3-20）。颈韧带位于跗骨窦外口稍后方，覆盖并封闭跗骨窦外口，此韧带亦联接距、跟骨，当踝关节扭伤，特别是内翻扭伤时会牵拉颈韧带，从而使跗骨窦外口相对扩大，距下关节内脂肪垫、滑膜等软组织发生嵌顿并形成瘢痕或挛缩，从而引起疼痛。踝关节扭伤急性期，当只有窦内小血管损伤出血时，窦内积血、水肿，窦内信号不均匀，可见水肿和异常液体积聚等非特异性炎性改变；亚急性损伤或亚急性期窦内充满血液时，则 T_1WI、T_2WI 均表现为高信号；损伤慢性期时，窦内组织纤维化或形成瘢痕组织，T_1WI 及 T_2WI 上表现为低信号。

（五）跳跃韧带损伤

跳跃韧带被认为是维持距跟舟关节稳定和足底内侧纵弓的重要结构。跳跃韧带损伤（injury of spring ligament）可导致慢性胫骨后肌腱功能不全，进而导致扁平足。单纯韧带的损伤 X 线难以发现，诊断困难，漏诊率较高。运动员是跗跖关节损伤的好发人群，且多为韧带损伤（图 14-3-21）。因此有必要了解足部各韧带的解剖及功能，减少失治、误治，提高临床诊断和治疗水平。

（六）Lisfranc 韧带复合体损伤

Lisfranc 韧带复合体损伤指发生在跖跗关节的

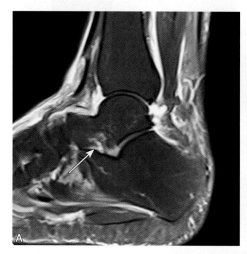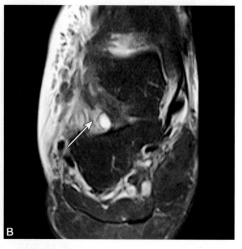

图 14-3-20 跟距间韧带损伤
A. MRI 矢状位 PDWI 抑脂像示跟距间韧带增粗，信号增高（长白箭）；B. MRI 冠状位 PDWI 抑脂像示跟距间韧带信号增高，局部见液性信号（长白箭），软组织肿胀

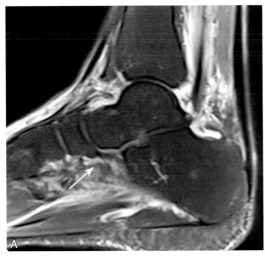
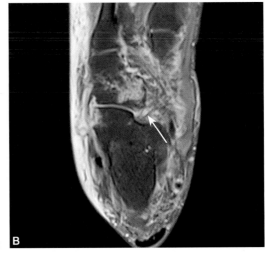

图 14-3-21　跳跃韧带损伤
A. MRI 矢状位 PDWI 抑脂像示跳跃韧带信号增高（白箭）；B. MRI 横断面 PDWI 抑脂像示跳跃韧带信号增高，周围软组织肿胀（白箭）

损伤，包括涉及跖跗关节任何韧带的损伤，多由直接暴力或前足外展、外旋损伤、足跖屈等间接暴力所致，临床表现取决于受伤机制和移位程度，跖跗关节韧带损伤 X 线表现为第 1、2 跖骨或第 1、2 楔骨间距超过 1mm，第 1 楔骨～第 2 跖骨间距大于 2mm。MRI 表现为中断、波浪状改变，韧带不规则，也可见局部增厚和韧带内信号异常（图 14-3-22）。两个纤维束中的任何一个中断均提示为部分撕裂，两者都中断则完全撕裂。

四、足踝部肌腱损伤

肌腱损伤类型主要分为肌腱炎、肌腱周围炎、腱鞘炎、肌腱卡压、肌腱撕裂和肌腱脱位六类。

足踝部肌腱损伤多由急性外伤或慢性及退行性病变所致。踝关节肌腱损伤主要发生在屈肌腱，跟腱最易发生损伤，其次是腓肌腱、胫骨后肌腱、跗长屈肌腱和胫骨前肌腱。肌腱损伤的影像学表现主要包括肌腱内部信号异常、连续性中断、肌腱变细或增厚，肌腱周围液体增多，此时应注意与相伴行的肌腱进行比较，明显增粗或变细即可提示有肌腱损伤。肌腱表面有支持带稳定肌腱位置，一旦发生支持带损伤，肌腱脱离原来位置，形成脱位。

踝关节肌腱损伤可分为 3 级，Ⅰ 级为肌腱少量撕裂，表现为肌腱增粗，但小于肌腱厚度的 50%；Ⅱ 级为肌腱断裂约 50%；Ⅲ 级为肌腱完全断裂，表现为肌腱连续性完全中断。

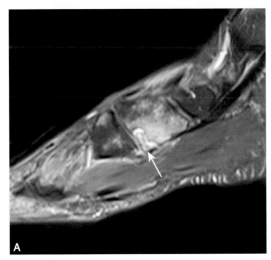
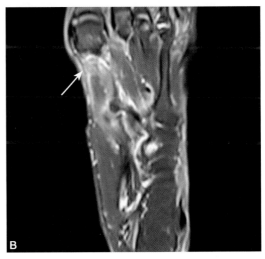

图 14-3-22　Lisfranc 韧带损伤
A. MRI 矢状位 PDWI 抑脂像示，足底跗跖局部断裂，信号增高（白箭），周围脂肪间隙模糊；B. MRI 横断面 PDWI 抑脂像示，跗跖韧带走行区肿胀

（一）跟腱撕裂

急性跟腱撕裂（achilles tendon rupture）多为跟腱猛烈暴力牵拉伤。慢性损伤主要继发于痛风、甲状旁腺功能亢进、肾性骨病或长期应用激素等引起跟腱退变而发生自发撕裂。急性损伤跟腱断裂常发生于跟腱附着点（图14-3-23）。慢性跟腱撕裂常发生跟腱距跟骨上缘2~3cm处。

（二）腓肌腱损伤

腓骨长肌腱慢性损伤通常表现为肌腱病（图14-3-24），急性损伤所致的腓骨长肌腱断裂，常发生在中足的足底位置。腓骨短肌腱慢性损伤是长期受腓骨长肌腱和腓骨反复挤压、磨损所致，急性断裂通常发生于踝关节脱位，腓骨短肌腱损伤类型中最常见的是纵向撕裂，通常位于外踝后方。腓肌腱脱位，腓肌腱位于腓骨远端的前外侧，在撕裂开的上支持带形成的袋状结构内。常见于踝关节扭伤，常被误诊。横轴位能最佳显示肌腱与腓骨后踝窝之间的关系。

（三）屈肌腱损伤

屈肌腱损伤主要包括胫骨后肌腱、跛长屈肌腱和趾长屈肌腱损伤。胫骨后肌腱是维持足弓的一条重要肌腱，最易损伤，损伤后会造成马蹄外翻足，胫骨后肌腱损伤绝大多数是由于退行变性所致（图14-3-25），急性损伤相对少见。长跑运动员、芭蕾演员和足球运动员可引起跛长屈肌腱及趾长屈肌腱损伤（图14-3-26、图14-3-27）。

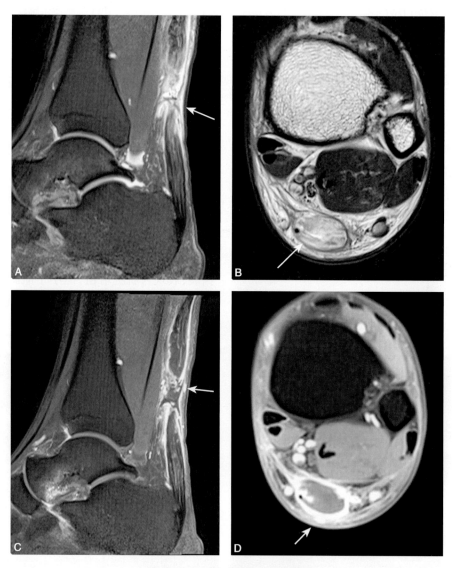

图14-3-23　跟腱损伤完全断裂
A. MRI矢状位T$_2$WI抑脂像示跟腱连续性中断，跟腱肿胀、增厚伴断端回缩（长白箭）；B. 横断位T$_2$WI示断端明显增粗（长白箭）；C. 矢状位T$_1$WI抑脂增强示跟腱边缘强化，中断区无强化（长白箭）；D. 横断位T$_1$WI抑脂增强示断端周围软组织明显强化（长白箭）

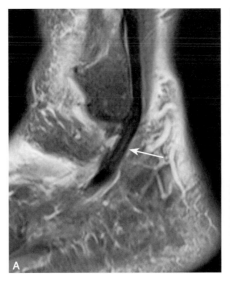
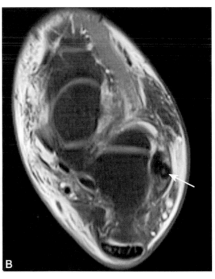

图 14-3-24　腓骨长肌腱部分撕裂

A. MRI 矢状位 T_2WI 抑脂像示腓骨长肌腱肿胀,内信号不均匀增高(长白箭);B. 横断位 T_2WI 抑脂像示腓骨长肌腱信号增高(长白箭),周围软组织肿胀

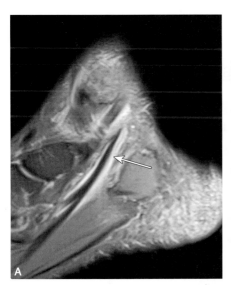
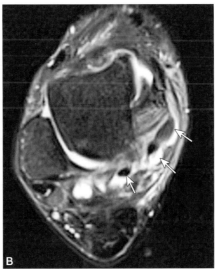

图 14-3-25　胫骨后肌腱损伤

A. MRI 矢状位 T_2WI 抑脂像示胫骨后肌腱肿胀,信号不均匀增高(长白箭);B. 横断位 T_2WI 抑脂像示姆长屈肌腱、趾长屈肌腱及胫骨后肌腱周围积液(短白箭),脂肪间隙信号增高

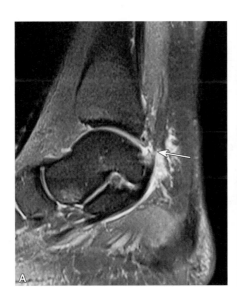
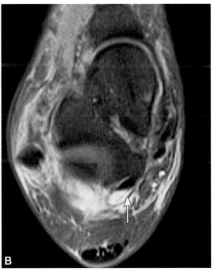

图 14-3-26　姆长屈肌腱损伤部分断裂

A. MRI 矢状位 T_2WI 抑脂示姆长屈肌腱肿胀,信号不均匀增高(长箭头);B. 横断位 T_2WI 抑脂像示腱鞘积液,周围软组织肿胀(短箭头)

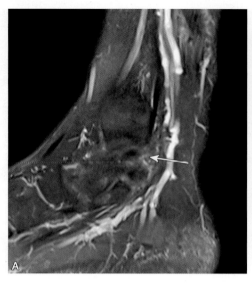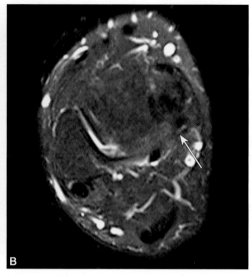

图 14-3-27　趾长屈肌腱断裂

A. MRI 矢状位 PDWI 抑脂像示趾长屈肌腱信号不均匀增高,连续性中断(长箭头);B. 横断位 T_2WI 抑脂像示趾长屈肌腱走行区空虚(长箭头),周围软组织肿胀

(四)伸肌腱损伤

伸肌腱损伤主要包括胫骨前肌腱、踇长伸肌腱、趾长伸肌腱损伤,损伤相对少见,以胫骨前肌腱多见,自发性断裂多见于糖尿病、痛风和类风湿关节炎的患者。表现为肌腱增粗,信号增高及周围软组织水肿,完全断裂时肌腱鞘内空虚,被液体信号充填。

第四节　软骨损伤

踝关节急性或反复创伤可导致关节软骨损伤,形成剥脱性骨软骨炎,可造成胫骨穹窿关节面和距骨滑车关节面软骨损伤,其中以距骨的滑车关节面最常见。

一、距骨软骨损伤

距骨软骨损伤多无特异性症状和体征,诊断主要依靠 MRI 检查。1991 年 Dipaola 提出了基于 MRI 质子密度加权成像的分期系统。1999 年 Hepple 在此基础上,提出了应用于 MRI 的修正分期系统:1期,仅有关节软骨损伤(图 14-4-1);2a 期,关节软骨损伤,伴有软骨下骨折和周围骨髓水肿(图 14-4-2);2b 期,关节软骨损伤,伴有软骨下骨折,无周围骨髓水肿;3 期,软骨碎片分离,但无移位(图 14-4-3);4期,软骨碎片分离,有移位(图 14-4-4);5 期,关节软骨下囊肿形成(图 14-4-5)。2003 年 Mintz 等提出了

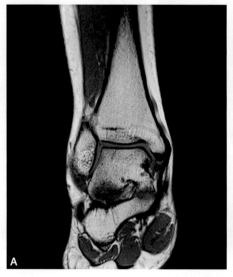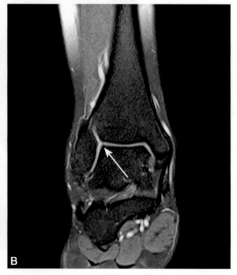

图 14-4-1　1 期距骨软骨损伤

A. 踝关节 MRI 冠状位 T_1WI 未见明显异常;B. T_2WI 抑脂像示距骨软骨面仅有点片状低信号(长箭头)

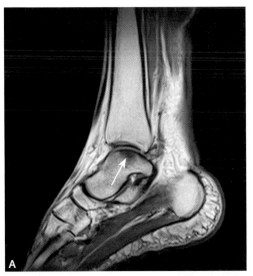
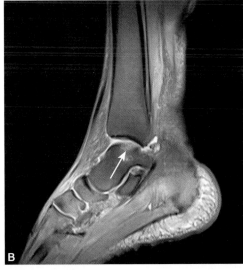

图 14-4-2　2a 期距骨软骨损伤
A. 踝关节 MRI 矢状位距骨软骨下方片状 T_1WI 低信号；B. T_2WI 抑脂像示距骨顶部楔形骨髓水肿，呈高信号

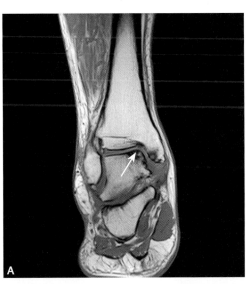
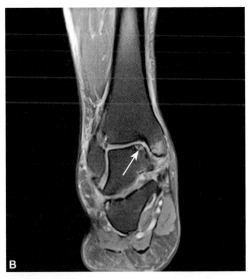

图 14-4-3　3 期距骨软骨损伤
踝关节 MRI 冠状位 T_1WI（A）、T_2WI 抑脂像（B）示，距骨软骨面和距骨体分离的骨软骨块，但无明显移位（长箭头）

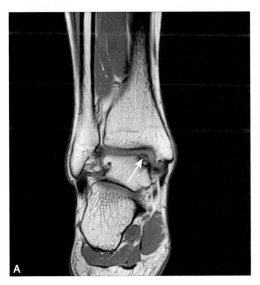
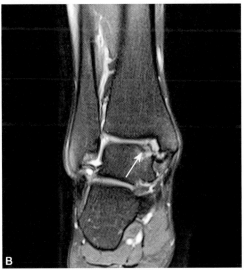

图 14-4-4　距骨软骨下骨折
踝关节 MRI 冠状位 T_1WI（A）、T_2WI 抑脂像（B）示，距骨顶部条形病变骨与其下方骨分离，形成游离骨折片

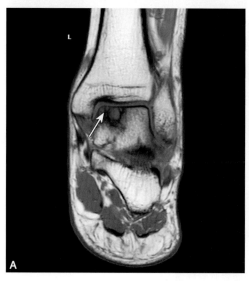
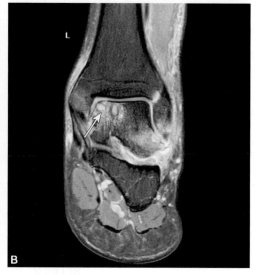

图 14-4-5　距骨软骨下骨囊性病变

踝关节 MRI 冠状位 T₁WI(A)、T₂WI 抑脂像(B)显示,距骨顶部软骨下骨囊性病变区,T_1WI 呈低信号,T_2WI 呈高信号,周围可见片状骨髓水肿区

同时适用于 MRI 和关节镜的分期系统:0 期,正常;1 期,关节软骨面保持完整但在 T_2WI 上呈高信号;2 期,关节面纤维形成或有裂隙,但未累及软骨下骨质;3 期,软骨片悬垂或软骨下骨质暴露;4 期,有松弛、无移位的骨碎片;5 期,有移位的骨碎片。

二、胫骨穹窿关节面软骨损伤

胫骨穹窿关节面软骨损伤相对少见,主要表现为软骨变薄、消失(图 14-4-6),关节面下骨髓水肿或囊变,急性创伤可导致关节软骨局部缺如(图 14-4-7)。

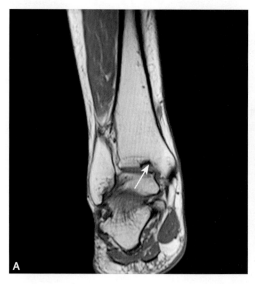
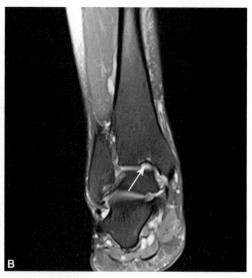

图 14-4-6　胫骨穹窿关节面软骨损伤

踝关节 MRI 冠状位 T₁WI(A)、T₂WI 抑脂像(B)示,胫骨穹窿关节面软骨变薄、消失(白长箭),周围无骨髓水肿区

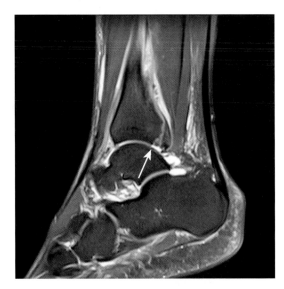

图14-4-7 胫骨穹窿软骨缺损，后踝骨折
踝关节 MRI 矢状位 T_2WI 抑脂像示后踝线样骨折线，
胫骨穹窿关节面消失（白长箭）

（李绍林 洪国斌 方义杰 李 葳）

参 考 文 献

［1］曹来宾.实用骨关节影像诊断学［M］.济南:山东科学技术出版社,1998.

［2］王云钊,曹来宾.骨放射诊断学［M］.北京:北京医科大学北京协和医科大学联合出版社,1994.

［3］孟继懋.中国医学百科全书:骨科学［M］.上海:上海科学技术出版社,1984.

［4］荣独山.中国医学百科全书:X 线诊断学［M］.上海:上海科学技术出版社,1986.

［5］王云钊,李果珍.骨关节创伤 X 线诊断学［M］.北京:北京医科大学北京协和医科大学联合出版社,1998.

［6］陈炽贤.实用放射学［M］.北京:人民卫生出版社,1993.

［7］王云钊,屈辉,孟悛非,等森.骨关节影像学［M］.北京:科学出版社,2010.

［8］陆勇,严福华,王绍武,等.肌肉骨骼影像学［J］.上海:上海科学技术出版社,2018:403-463

［9］李绍林,赵文吉,郝帅,等.男性职业足球运动员踝关节损伤影像学特征分析［J］.中华医学杂志,2015,97(17):1290-1294.

［10］黄劲柏,万迪红.踝关节创伤时软组织改变的意义［J］.实用放射学杂志,1998,14(4):232.

［11］江浩.骨与关节［M］.上海:上海科技出版社,2011,238-250.

［12］任彦玲,侯建明,叶添生.正常踝距腓前韧带和跟腓韧带的解剖学观察及其 MRI 扫描方法学的研究［J］.临床放射学杂志,2008,27(9):1243-1246.

［13］郝大鹏,王振常,张建中.距骨骨软骨损伤的 MRI 研究进展［J］.国际医学放射学杂志,2008(6):466-468.

［14］Park HJ,Cha SD,Kim SS,et al. Accuracy of MRI findings in chronic lateral ankle ligament injury:comparison with surgical findings［J］. Clin Radiol,2012,67(4):313-318.

［15］Joshy S,Abdulkadir U,Chaganti S,et al. Accuracy of MRI scan in the diagnosis of ligamentous and chondral pathology in the ankle［J］. Foot Ankle Surg,2010,16(2):78-80.

［16］Moss EH,Carty H. Scintigraphy in the diagnosis of occult fractures of the calcaneus［J］. Skeletal Radiol,1990,19:575-577.

［17］Kanobo H,Khurana B,Sheehan S,et al. Simplified diagnostic algorithm for Lauge-Hansen classification of ankle injuries.［J］. Radiographics,2012,32(2):71-84.

［18］Linklater JM,Hayter CL,Vu D. Imaging of Acute Capsuloligamentous Sports Injuries in the Ankle and Foot:Sports Imaging Series.［J］. Radiology,2017,283(3):644-662.

［19］Hepple S,Winson I G,Glew D. Osteochondral lesions of the talus:a revised classification［J］. Foot & Ankle International,1999,20(12):789-793.

［20］Sartoris Dj. et al. Magnetic Resonance Imaging of Tendons in the Foot and Ankel. J FootSurg,1989,28.370.

［21］刘凯.正常成人足部韧带的解剖观测及 MRI 分析研究［D］.南方医科大学,2013.

第十五章　躯干损伤

躯干分为胸部、脊柱和骨盆,容纳人体绝大部分脏器。躯干创伤很多为外部骨性支架与内脏的复合伤。

第一节　胸　部　损　伤

在躯干三个部位中,胸部损伤的发生率低于脊柱,高于骨盆。碰撞、击打、挤压引起的胸部损伤常见,在车祸或塌方时造成严重多发伤。锐器伤、火器伤常导致贯通伤或开放性胸部外伤,累及心脏及大血管者,死亡率高。

【临床表现】

轻者,伤后呼吸时疼痛;重者,呼吸困难、咯血、胸部一侧出现反常呼吸,以及发绀甚至休克。

胸部创伤临床分闭合式损伤和开放性损伤。影像诊断分为单纯胸部骨折和胸部骨折合并脏器损伤。胸腔脏器损伤主要有肺挫伤、肺破裂、气管断裂以及心血管损伤,从而引起气胸、血气胸、皮下纵隔气肿和胸腔内外出血以及继发肺部感染等。

【影像学表现】

X线表现:X线平片为胸部损伤的首选检查方法,包括胸部正位、侧位、斜位,必要时可透视定位点片。平片可显示胸部明显的骨折、皮下气肿、纵隔气肿、胸部异物、肺间质水肿、肺撕裂伤及肺血肿、肺萎陷和大量血气胸(图15-1-1)。

CT表现:CT是胸部损伤重要的检查方法,CT对无错位骨折、不全骨折、少量皮下气肿、少量纵隔气肿、少量血气胸的检出率明显优于X线平片(图15-1-2),对轻微肺部损伤、肺部损伤细节、心脏大血管损伤的显示同样优于X线平片,特别是肋骨、肋软骨曲面重组对肋骨骨折、肋骨不全骨折、肋软骨断裂的诊断已广泛应用于临床。

超声表现:超声检查可用于评价心脏损伤、胸腔积液的评估及胸腔积液的引导下穿刺引流。

MRI表现:MRI检查较少应用于胸部创伤,但是当患者合并胸椎脊髓损伤时,病情允许的情况下,

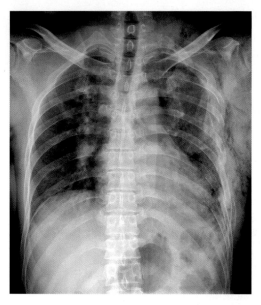

图15-1-1　挤压伤,肋骨骨折、肺挫裂伤
男,29岁,X线平片显示左侧胸壁弥漫性肿胀,皮下积气,左侧胸廓塌陷,左侧第3~7肋骨骨质断裂,断端明显错位,左侧中下肺野散在斑片状高密度,左侧肋膈角显示不清

MRI对脊髓损伤程度的评价是必要的。

一、胸部骨折及脱位

(一)肋骨骨折

【基本病理与临床】

肋骨骨折(fracture of rib)在胸部损伤比较常见,可单发,也可多发,还可表现为单根肋骨多段骨折,多根肋骨多段骨折可引起胸廓塌陷。临床主要症状为胸痛,呼吸时、活动时加重。肋骨骨折可以发生于任何肋骨,临床以第3~10肋骨骨折多见,骨折以腋部、背部多见。骨折可以为完全骨折,也可以是不完全骨折。

【影像学表现】

X线表现:X线胸片可以直观地显示骨折线的位置及走行,评价骨折的错位情况,同时可以发现胸部其他损伤征象,如皮下气肿、气胸、液气胸、纵隔气肿、肺挫裂伤等(图15-1-3)。但是由于肋骨弓状解剖特征,体部骨折、无错位骨折及不全骨折容易漏诊。

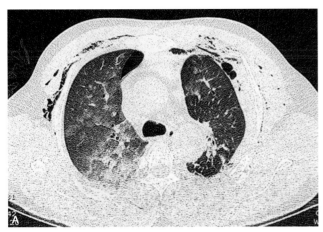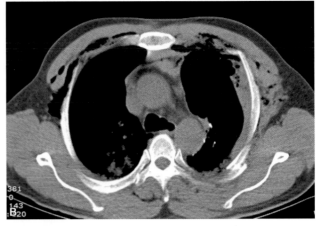

图 15-1-2　车祸,胸外伤
男,45 岁,胸部 CT 显示双侧胸壁弥漫性肿胀,软组织内散在积气,左侧肋骨骨折,断端错位,左侧胸腔可见液气平面,右侧胸腔可见游离气体,双肺上叶可见斑片状高密度,边缘模糊

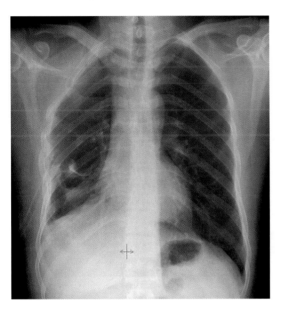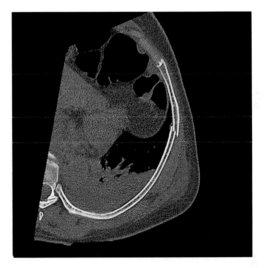

图 15-1-4　肋骨完全骨折
女,55 岁,肋骨 CT 曲面重组显示左侧肋骨骨质断裂,断端明显错位,左侧胸腔积液,左肺下叶局部膨胀不全

图 15-1-3　肋骨骨折、肺挫裂伤
男,27 岁,X 线平片显示右侧胸壁弥漫性肿胀,可见引流管,右侧胸廓塌陷,右侧第 3~6 肋骨骨质断裂,局部断端错位,右侧中下肺野散在斑片状高密度,右侧肋膈角变钝

软骨骨折征象。

CT 表现:CT 可以显示肋软骨,肋软骨曲面重建及三维重建能够直观地显示肋软骨断裂征象(图 15-1-8、图 15-1-9)。

(三)胸骨骨折

【基本病理与临床】

胸骨骨折(fracture of sternum)多为强大的钝性直接暴力引起。疼痛为主要临床症状,可触及骨擦感,常伴有肋软骨骨折和肋骨骨折,可合并纵隔损伤。骨折可位于胸骨任何部位,胸骨体上段多见,亦可见胸骨柄和胸骨体分离,骨折线多为横形。

【影像学表现】

X 线表现:胸骨骨折在 X 线正位片常不能显示,胸骨侧位或斜位平片观察。

CT 表现:CT 容易发现肋骨骨折,常规扫描有时难以判断哪一根肋骨骨折,多平面重组及曲面重组技术能够准确地评价肋骨骨折及错位情况,同时能够直观地显示无错位肋骨骨折、不全骨折(图 15-1-4~图 15-1-7)。同时 CT 还能够发现肺、胸膜腔、纵隔、胸壁的外伤性改变。

(二)肋软骨骨折

【基本病理与临床】

肋软骨骨折(fracture of costicartilage)多为直接暴力所致。

【影像学表现】

X 线表现:X 线平片不能显示软骨,难以显示肋

CT 表现:CT 的多平面重组能够更直接准确地评价胸骨骨折及错位情况(图 15-1-10~图 15-1-12)。

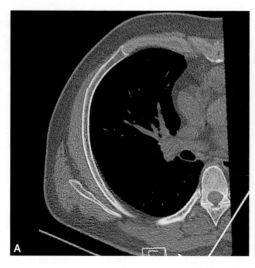
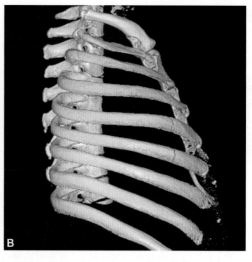

图 15-1-5 肋骨不完全骨折

男,41 岁,肋骨 CT 曲面重组及三维重建显示右侧肋骨外侧骨皮质断裂,错位不明显,内侧骨皮质连续性完整

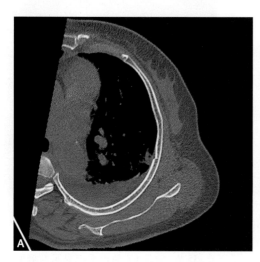
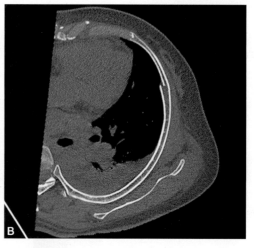

图 15-1-6 肋骨不完全骨折

女,55 岁,肋骨 CT 曲面重组显示左侧第 4、6 肋骨内侧骨皮质断裂,第 6 肋骨内侧骨皮质明显翘起,外侧骨皮质连续性完整

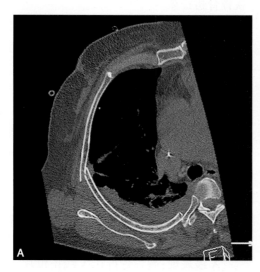
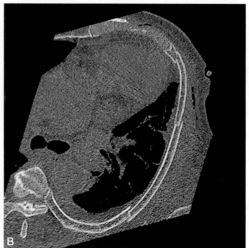

图 15-1-7 肋骨多段骨折

A. 女,71 岁,肋骨 CT 曲面重组显示右侧肋弓及后肋骨质断裂,断端错位,右侧胸腔积液;B. 男,74 岁,肋骨 CT 曲面重组显示左侧前肋及肋弓三处骨质断裂,断端稍错位,左侧胸壁皮下积气,左侧胸腔积液

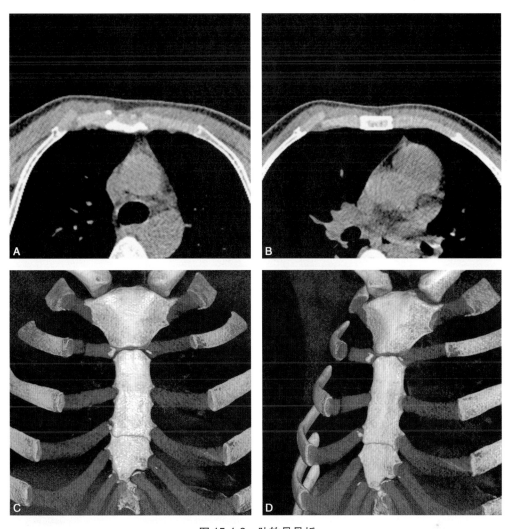

图 15-1-8 肋软骨骨折

男,41 岁,肋软骨 CT 曲面重组及三维重建显示右侧第 2、3 肋软骨断裂,断端重叠错位,三维重建
显示胸骨体下段骨质断裂

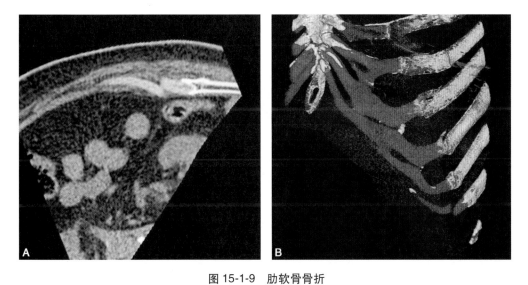

图 15-1-9 肋软骨骨折

男,59 岁,肋软骨 CT 曲面重组及三维重建显示左侧第 10 肋软骨断裂,断端重叠错位,三维重建显
示左侧第 6~9 前肋骨质断裂

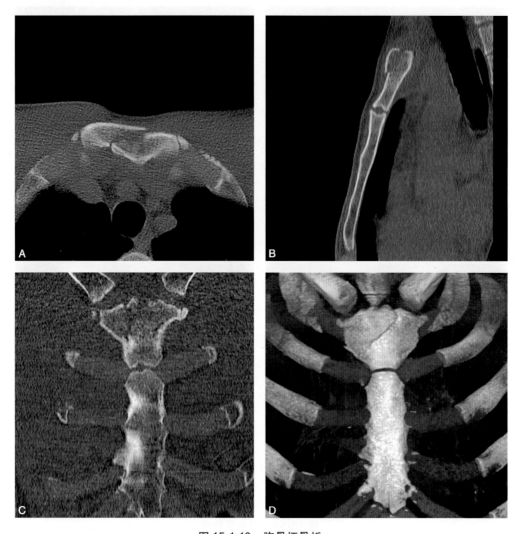

图 15-1-10 胸骨柄骨折

男,26 岁,胸骨 CT 横断面、矢状面、冠状面及三维重建显示胸骨柄骨质碎裂,可见多个骨块,断端稍错位,周围软组织肿胀

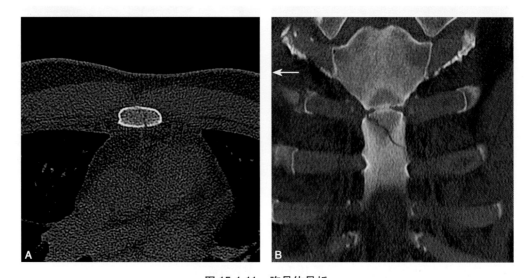

图 15-1-11 胸骨体骨折

男,37 岁,胸骨 CT 横断面、冠状面显示胸骨体骨质断裂,可见线样低密度,断端错位不明显,周围软组织稍肿胀

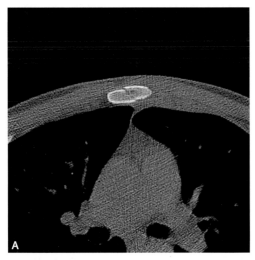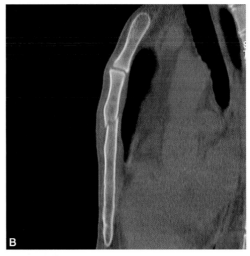

图 15-1-12　胸骨体骨折

男,31岁,胸骨CT横断面、矢状面显示胸骨体骨质断裂,可见线样低密度,断端稍错位,周围软组织稍肿胀

(四)胸锁关节脱位

【基本病理与临床】

胸锁关节脱位(dislocation of sternoclavicular joint)比较少见,分为前脱位和后脱位,亦可发生向上脱位。前脱位时可触及向前突出的锁骨近端,后脱位时锁骨近端区空虚,不可触及锁骨近端。

【影像学表现】

X线表现:胸锁关节前后脱位常规正位X线片难以判断。

CT表现:CT横断面能够清晰的显示前后脱位,多平面重组和三维重建有助于上脱位的诊断(图15-1-13~图15-1-15)。

(五)肋椎关节脱位

【基本病理与临床】

肋椎关节包括肋头关节和肋横突关节,肋椎关节脱位(dislocation of costovertebral joint)常由于较大的外力引起,多见于椎体爆裂骨折,导致肋横突关节脱位,或肋头关节及肋横突关节均脱位。

【影像学表现】

轻微的肋椎关节脱位X线平片常难以显示,CT可清晰地显示肋椎关节脱位(图15-1-16、图15-1-17)。

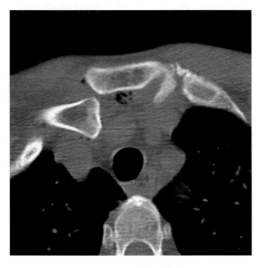

图 15-1-13　胸锁关节脱位

男,33岁,CT横断面显示右侧胸锁关节失去正常对应关系,锁骨近端向后移位,周围软组织肿胀,散在斑点样气体密度

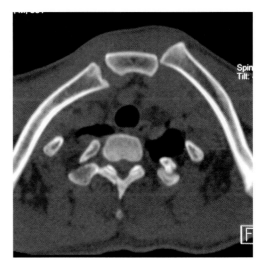

图 15-1-14　胸锁关节脱位

男,30岁,CT曲面重组显示左侧胸锁关节失去正常对应关系,锁骨近端向前移位,周围软组织肿胀

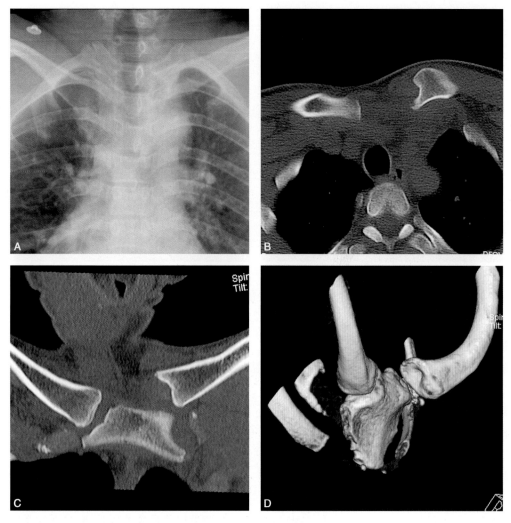

图 15-1-15　胸锁关节脱位

男,26 岁,X 线平片、CT 横断面、曲面重组及三维重建显示左侧胸锁关节失去正常对应关系,锁骨近端向前上移位,周围软组织肿胀

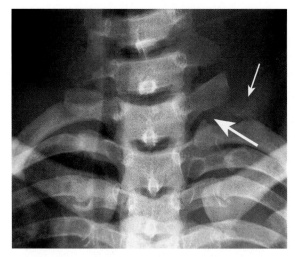

图 15-1-16　肋椎关节脱位

男,23 岁,X 线平片显示左侧第 1、2 后肋向下移位,第 1 肋头关节及肋横突关节间隙明显增宽(粗白箭),横突外下方可见一骨折片(细白箭)

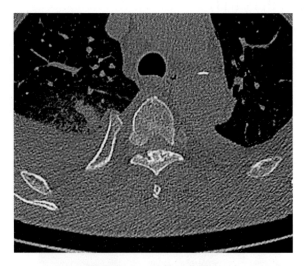

图 15-1-17　肋椎关节脱位

男,74 岁,CT 横断面显示右侧第 5 肋椎关节失去正常对应关系,第 5 后肋向右前方移位,双侧胸腔积液,右肺上叶可见斑片状高密度,黄韧带钙化,椎管变窄

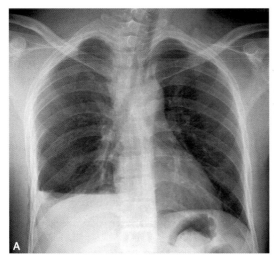
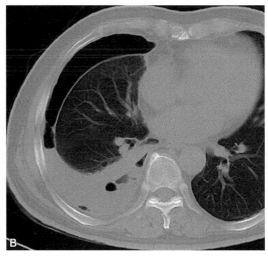

图 15-1-18　血气胸

男,39 岁,X 线平片显示右侧第 8 后肋骨质断裂,断端稍错位,右侧胸腔可见气体密度,肺组织受压内移,
右下肺野可见液气平面,右侧肋膈角消失,右侧胸壁可见气体密度;复查 CT 横断面显示右侧胸腔气体密
度,肺组织内移,可见液气平面,液体区可见多发小气体密度区

二、气胸和血气胸(肺萎陷)

气胸(pneumothorax)和血气胸(pneumohemotho-
rax):肋骨骨折刺破肺或肺撕裂引起气胸或肺血管
及肋间动脉断裂造成血气胸、仰卧位 X 线平片常不
能发现少量气胸或血气胸,CT 扫描能清楚显示气胸
和血气胸(图 15-1-18、图 15-1-19),特别是胸腔前方
的气体或少量气血液平。胸内出血与渗出的胸水在
形态上不能区别,可以测量 CT 值加以区分,出血与
水混合 CT 值一般为 15~50HU 之间,出血 CT 值在
50HU 之上。

肺萎陷(pulmonary collapse,atelectasis):肺萎陷
常为气胸、胸腔积液或液气胸所致肺组织萎陷。CT
显示萎陷的肺组织向纵隔和肺门收缩,肺血管聚拢,
还可发现轻度的肺容积缩小或叶间积液,于萎陷的

肺内,可显示其中的血肿(图 15-1-19、图 15-1-20)。

三、皮下气肿及纵隔气肿

皮下气肿为胸壁开放伤直接所致,胸腔或纵隔气
肿扩展到胸部皮下,尤其在高压性气胸时,气体迅速
蔓延,可扩展到头颈部和上肢,形成广泛的皮下气肿。
胸壁软组织内可见条状透亮带,并分布于腋部和颈
部,常合并有纵隔气肿(图 15-1-21、图 15-1-22)。

纵隔气肿为各种原因所致的气体进入纵隔内,
纵隔内气体可延伸至颈部软组织间隔,也可进入腹
膜后及腹膜间隙。正位胸片表现为纵隔两旁有一条
索状阴影为界的透亮带,上纵隔较为明显,心影边缘
透亮带多见于左侧。CT 显示最为清楚,尤其是少量
积气,胸片难以发现。纵隔气肿常合并皮下气肿,在
颈、面、胸部皮下组织见到积气征象(图 15-1-22)。

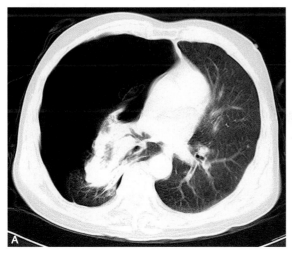
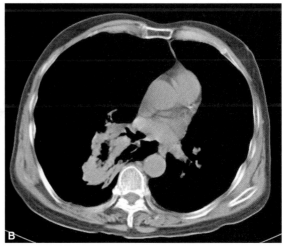

图 15-1-19　气胸、肺萎陷

男,47 岁,CT 横断面肺窗和纵隔窗显示右侧胸腔大量积气,右肺萎陷,纵隔向左侧移位

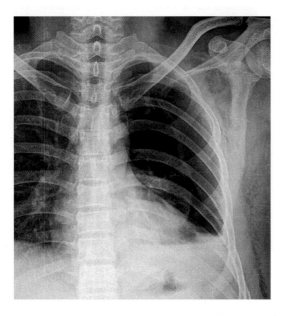

图 15-1-20　血气胸、肺萎陷

男,51 岁,X 线平片显示左侧胸腔大量气体密度,左肺萎陷于肺门区,左下肺野可见气液平面,左侧膈肌及肋膈角消失,左侧胸壁肿胀,其内散在气体密度

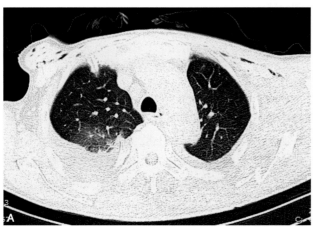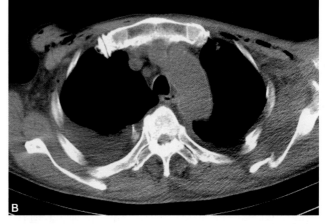

图 15-1-21　胸壁皮下气肿

男,72 岁,CT 横断面显示双侧胸壁软组织肿胀,散在气体密度,左侧肋骨骨折,左侧肩胛骨骨质断裂,右侧胸腔积液,右肺上叶高密度

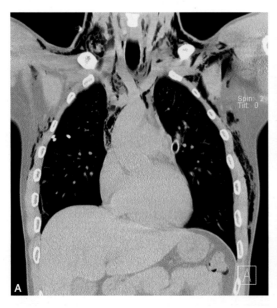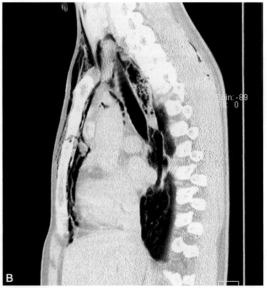

图 15-1-22　胸壁、纵隔气肿

男,35 岁,CT 冠状面及矢状面重组显示双侧胸壁及颈部软组织内弥漫分布气体密度,纵隔内可见气体密度

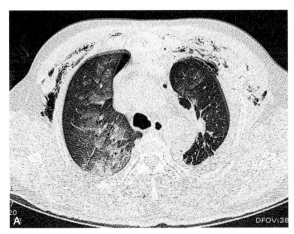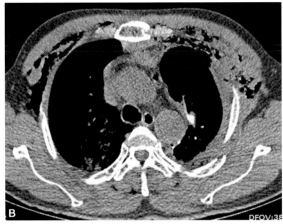

图 15-1-23　肺挫伤

男,52 岁,CT 横断面显示右肺上叶散在斑片状高密度,边缘模糊,右侧胸腔可见少量气体密度,左侧胸腔可见小液气平面,双侧胸壁弥漫性肿胀,其内散在气体密度

四、肺挫伤

肺挫伤(lung contusion):受伤处的肺组织由于血管壁通透性改变,迅速出现肺间质水肿或肺泡出血。渗出轻、范围小时 X 线片不能显示,CT 检查可早期发现,病变集中于受伤侧的肺外围,无肺节段分布规律(图 15-1-23、图 15-1-24)。随诊观察可迅速吸收或大片实变(consolidation),在实变的肺组织中显示出透亮的支气管腔。

五、肺撕裂伤及肺血肿

肺撕裂伤(lung laceration):发生于肺组织外围的挫裂伤一般形成气胸,而发生于深部的裂口,在肺组织的弹性回缩后,形成囊腔——假囊肿,其内可含有气体、血液或气血液平面。小的囊腔 X 线平片不易发现。CT 可区分含气囊腔——假囊肿、气液囊腔和实性肺血肿,肺血肿呈边缘清楚,高密度的圆形或椭圆形阴影,发生于受伤处肺的表面或隐藏在萎陷

的肺实质内(图 15-1-25~图 15-1-27)。随诊复查,假囊肿及肺血肿可在 8 天至 2 个月内闭合、吸收。

六、气管、支气管损伤

气管、支气管损伤(tracheal、bronchial injuries):肺挫裂伤或穿通伤都可引起大气管、支气管断裂,造成萎陷的肺组织向膈面陷落,CT 检查有限度,仅部分患者在 CT 检查时显示断裂的支气管腔(图 15-1-28)。

七、心脏损伤

心脏损伤(cardiac injuries):胸部钝挫伤或锐器穿通伤,可造成心包内出血或积液,以及心肌的损伤,CT 扫描显示心包内环绕心肌的液带,或显示心包内的气液平面,MRI 检查可观察心肌受损情况。挫伤严重造成心肌破裂,引起心包压塞,多在现场死亡。心脏锐器伤轻者可自行封闭,导致心包压塞,无大出血。CT 可观察穿通伤的径路。

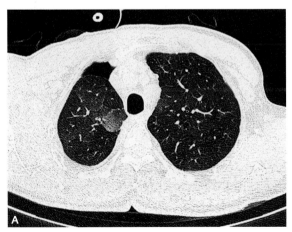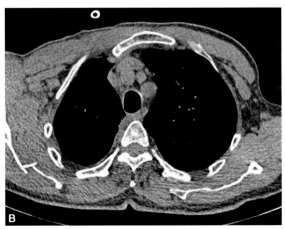

图 15-1-24　肺挫伤

男,69 岁,CT 横断面显示右肺上叶尖段可见斑片状磨玻璃灶,边缘模糊,右侧胸腔可见气体密度,右侧肩胛骨骨质断裂

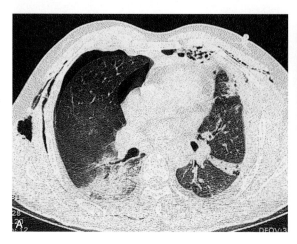
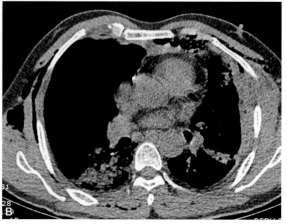

图 15-1-25 肺裂伤

男,52岁,CT横断面显示右肺下叶可见大片状高密度,边缘模糊,其内可见小气囊,左肺可见多发斑片状高密度,边缘模糊,其内可见小气囊,右侧胸腔可见气体密度,左侧胸腔可见小液气平面,双侧胸壁弥漫性肿胀,其内散在气体密度

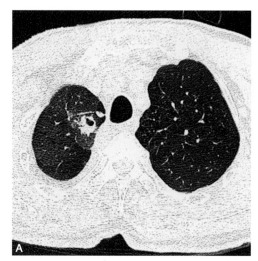
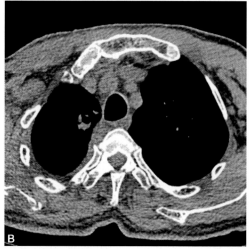

图 15-1-26 肺裂伤、气液囊腔

男,69岁,CT横断面显示右肺上叶尖段可见斑片状高密度,其内可见气液囊腔,可见小气液平面,右侧肩胛骨骨质断裂

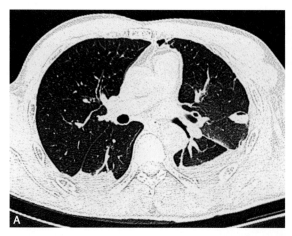
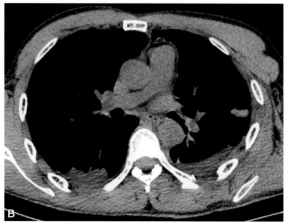

图 15-1-27 肺裂伤、气液囊腔

男,39岁,CT横断面显示左肺上叶尖后段可见椭圆形气液囊腔,其内可见小气液平面,双肺下叶背侧可见斑片状高密度,双侧胸膜肥厚,前纵隔可见少量气体,左侧肋骨骨折

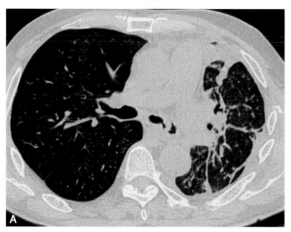
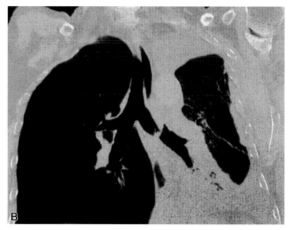

图 15-1-28 支气管断裂

男,60 岁,CT 横断面及冠状面最小强度投影显示左侧主支气管断裂,断端错位,纵隔向左侧移位,左肺多发条片状高密度,左侧胸膜增厚,左侧多发肋骨骨折

八、胸内血管损伤

胸内血管损伤(intrathoracic vascular injury):车祸猛烈挤压或高处坠落的挫裂伤,肋骨或锁骨骨折可刺破胸内大血管。胸主动脉的撕裂好发于起始部,大血管如无名动脉、锁骨下动脉及颈总动脉等的撕裂亦好发于主动脉的分支起始部。破裂的血管周围形成大血肿,产生特定部位的压迫症状,如声音嘶哑、吞咽困难、脉搏减弱等。CT 平扫不易显示破裂部位,但可见纵隔增宽,主动脉弓周围血肿,胸腔内血性液体及气管、支气管移位。CT 增强有助于显示裂口。动脉造影是血管损伤最佳检查方法,可发现大血管破裂的裂口及范围。

九、食管损伤

食管损伤(esophagus injury):多由穿通伤引起,服用碘水食管造影可显示破裂口的部位和蔓延的范围。切忌钡餐检查。

十、外伤性膈疝

外伤性膈疝(traumatic diaphragmatic hernia):外伤性膈疝好发于左侧。X 线平片表现为左膈升高,膈面模糊不清,左肺受压,或左胸腔内有胃泡或充气结肠。CT 检查可观察到突入左胸的内容物为胃、结肠或脾(图 15-1-29)。用三维重建技术可显示膈裂口的部位和范围,为外科手术提供可靠的诊断依据。

十一、晚期胸内感染

肺挫裂伤及开放性胸部创伤、血气胸时,呼吸道分泌物排出不畅极易并发感染,晚期形成包裹脓胸,CT 扫描可区别肺部感染、包裹脓胸或肥厚胸膜。

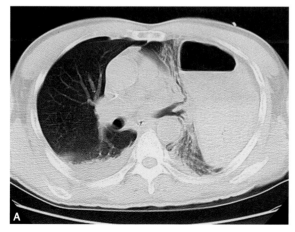
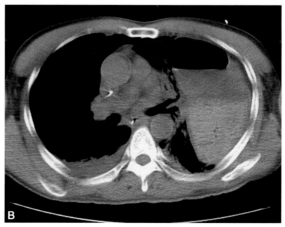

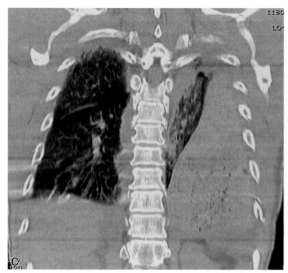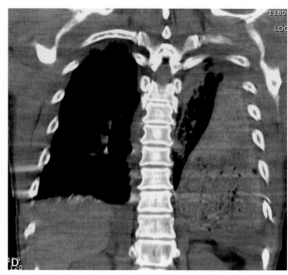

图 15-1-29　外伤性膈疝

男,59岁,CT横断面及冠状面重组显示胃疝入胸腔,可见胃内容物、气体及气液平面,左肺受压膨胀不全,双肺背侧肺挫裂伤,右侧胸腔积气,纵隔稍向右侧移位,冠状面重组图像呼吸运动伪影明显

第二节　脊　柱　损　伤

脊柱是全身骨骼的支柱,附挂着胸腹内脏器官,保护着椎管内脊髓。因此,脊柱损伤不仅使全身失去支柱,影响内脏的生理功能,还可损伤脊髓,造成截瘫。

一、脊柱损伤概论

【基本病理与临床】

脊柱损伤绝大多数为间接外力致伤,如跌、碰、撞、坠等强大暴力均可造成脊柱损伤。脊柱损伤类型可分为过屈型损伤和过伸型并联合旋转、压迫和剪式复合损伤,亦可分为稳定型和不稳定型,还可按解剖部位分为颈椎、胸椎、胸腰段和腰椎骨折。

临床表现:脊柱损伤最明显的症状是局限性或自发性脊柱疼痛,活动受限,不能坐立,不能翻身,局部压痛,脊柱后突,侧弯畸形。伴有脊髓损伤者出现完全或不完全截瘫,或运动感觉障碍,内脏麻痹,肠道膀胱功能障碍。

【影像学检查】

X线平片:是诊断脊柱骨折首选检查方法,常规位置为正侧位,根据临床需要旋转斜位、过屈位、过伸位,张口位用于寰枢椎检查。X线平片可基本诊断脊柱骨折的部位、类型及脱位情况等。但是由于X线平片前后或左右结构重叠,对椎体及附件的细微结构显示不佳,对椎管受累程度评价不够精确,并且不能显示软组织的损伤情况。

CT检查:对椎体的碎片骨折、附件骨折、骨性椎

管狭窄情况诊断价值高于X线及MRI。多排螺旋CT多平面重组可以从多方位、多角度来评价脊柱损伤情况,三维重建图像可以直观、逼真显示明显的骨折错位。CT对椎体周围韧带和脊髓的损伤情况观察欠佳,同时CT可造成患者接受射线量的增加,应该谨慎选择。

MRI检查:对脊柱椎体骨折的诊断最为敏感,可以发现轻微的压缩骨折或骨挫伤。MRI可以评价椎间盘、椎旁软组织及脊髓损伤的情况,是目前观察脊髓、椎间盘和韧带损伤的最佳检查方法,此外,MRI常用来鉴别新鲜和陈旧性骨折。其缺点为检查时间较长,易因患者运动形成伪影。

【影像学表现】

X线表现:X线检查需具有良好清晰度和对比度,仔细观察和分析骨折解剖,判断属于哪种损伤类型,并具体分析下列征象。

1. 椎体骨折(fracture of vertebral body)　有压缩骨折和粉碎骨折。压缩骨折,表现为椎体楔形变形,周围皮质骨有断裂,凹陷或凸出成角;或椎体内有骨小梁嵌压的致密骨折线;或椎体上角有骨折块,才能诊断为骨折。单纯椎体楔形变,不是骨折的可靠征象。粉碎骨折,呈粉碎骨块,骨折片向周围移位或向椎管内移位(图 15-2-1、图 15-2-2)。

2. 椎弓骨折(fracture of vertebral arch)　正位平片显示椎弓的皮质环中断,一个椎弓环,变为两个椎弓环,或分裂为上下两个半环,或两个椎弓结构不清,间距增大。

3. 椎板骨折(fracture of verterbral lamina) 有纵行或横行骨折线。

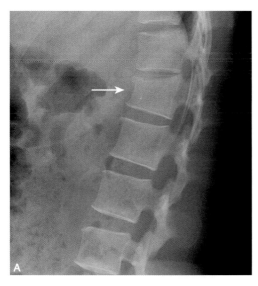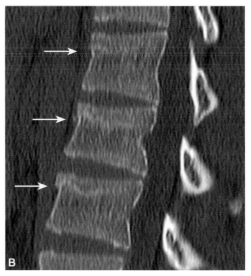

图 15-2-1　椎体压缩骨折

A. 男,25 岁,X 线平片显示 L_1 椎体楔形变,椎体前上缘可见压缩带(箭);B. 男,22 岁,CT 矢状面重组显示 $L_{1\sim3}$ 椎体上缘塌陷,可见压缩带(箭)

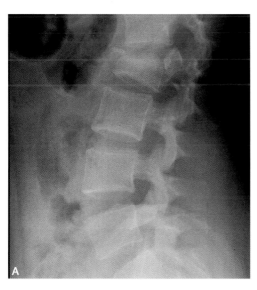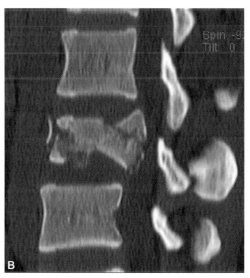

图 15-2-2　腰椎爆裂骨折

男,36 岁。A. X 线平片显示 L_2 椎体骨质碎裂,上缘塌陷,骨块后移,椎管变窄;B. CT 矢状面重组显示 L_2 椎体骨质碎裂,椎体后缘后凸,椎管狭窄

4. **关节突损伤**(fracture of vertebral facet)有尖端或基底骨折,或脱位。

5. **横突骨折**(transverse process fracture)为腰肌猛烈收缩牵拉骨折。因之常为多发横突骨折或单侧或双侧,但要注意平片质量不好,或骨质疏松,则难以清晰显示(图 15-2-3)。

6. **棘突骨折**(fracture of spinous process)有纵行和横行水平骨折。多数表现为伤椎棘突上下分离(图 15-2-4)。

7. **椎旁血肿**(paraspinal hematoma)　表现为脊柱旁软组织增厚,膨隆或形成梭形肿块(图 15-2-5)。

8. **过屈型脊柱损伤**(Hyperflexion spine injury)　表现为椎体压缩骨折,小关节骨折或骨折脱位,后部棘间韧带撕裂、棘突骨折棘间距离增大。

9. **过伸型脊柱损伤**(overextension spine injury)　与过屈型相反,前纵韧带撕裂,上一椎体自椎间盘附着处向后滑移脱位,下一椎体相对向前,椎间关节突前后分离或骨折,后棘间和棘上韧带撕裂。

CT 表现:脊柱的稳定性是由椎骨周围韧带包括脊柱前后纵韧带、椎弓关节韧带以及后部棘间、棘上韧带的连接保持稳定。Denis(1984)、Mcafee(1983)提出脊柱三柱概念应用于脊柱损伤 CT 诊断。前柱包括椎体前 2/3 和前纵韧带。中柱包括椎体后 1/3

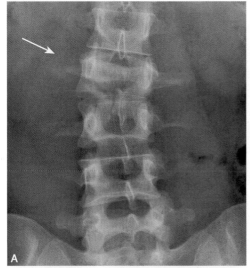

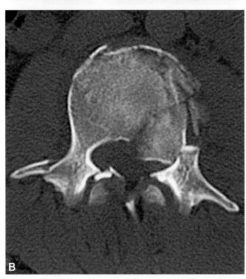

图 15-2-3 腰椎附件骨折

男,36 岁。A. X 线平片显示 L_2 椎体变扁,椎板纵向骨质断裂,右侧横突骨折;B. CT 横断面显示 L_2 椎体骨质碎裂,椎体后缘后凸,椎管狭窄,左侧椎弓根骨质断裂,椎板骨质断裂,右侧横突骨质断裂,断端错位

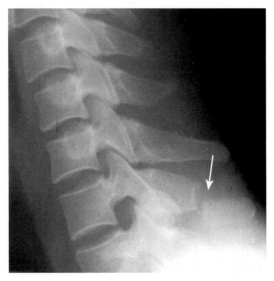

图 15-2-4 棘突骨折

男,21 岁,X 线平片显示 C_7 棘突骨质断裂,断端错位(箭)

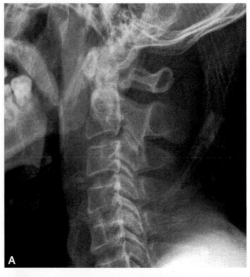

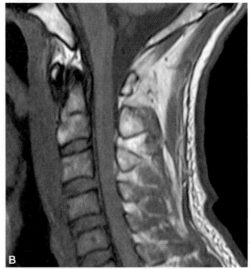

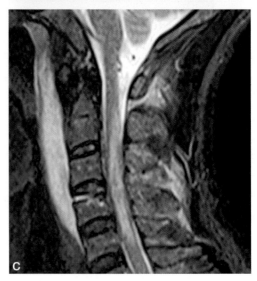

图 15-2-5 椎旁血肿

男,37 岁。A. X 线平片显示颈椎未见明显骨折征象,颈前软组织明显增厚;MRI T_1WI(B)和 T_2WI(C)显示 C_4 椎体上缘终板分离,可见线样等 T_1 长 T_2 信号,棘间韧带损伤,$C_{2\sim5}$ 脊髓损伤,椎前血肿,呈等 T_1 长 T_2 信号

和后纵韧带。后柱由椎弓关节和后部韧带共同组成。认为两柱或两柱以上损伤即为不稳定型,脊柱损伤一旦发生骨折,必有前后韧带损伤,如过屈型脊柱损伤,椎体压缩骨折,关节突及后部韧带损伤,伸展型脊柱损伤则前纵韧带撕裂,上段椎体向后移位,小关节分离,后部韧带损伤,都是不稳定型损伤。脊柱椎体和关节突骨折脱位是最不稳定的(图15-2-6)。

MRI 表现:毫无疑问,由于具有高对比、高分辨的特性,MRI 是观察急性和慢性脊柱损伤最好的检查方法。特别是观察韧带损伤和脊髓损伤是其他影像无法比拟的(图15-2-5、图15-2-6),自旋回波和梯度回波序列都可显示韧带损伤的直接准确征象。韧带损伤在 T_2WI 和小翻转角梯度回波像信号强度增高。如过度屈曲脊柱损伤,椎体压缩骨折,前后纵韧带低信号线消失、中断,椎体向前移位,棘间及棘上韧带撕裂呈高信号强度。过伸型脊柱损伤与之相反。MRI T_1WI 可显示硬膜外血肿呈高信号强度,亦可显示血肿内间盘突出的碎片,呈低信号强

度。但要注意鉴别或参考 X 线平片,间盘突出的部位有无退行性变的征象或黄韧带肥厚。MRI 可清晰地显示脊髓血肿和晚发脊髓萎缩和脊髓空洞。总之 MRI 三维图像是 X 线平片和 CT 扫描的重要补充。

二、颈椎损伤

颈椎骨折分类以及表现基本同前述的脊柱损伤,寰椎的结构特征与其他椎体不同,一般平片容易漏诊,通过 CT 多平面重建可提高诊断率。枢椎骨折多见于齿状突,寰枢椎的损伤容易合并寰枢关节脱位,可通过颈椎张口位平片或 CT 诊断。颈椎也可见附件骨折,部分可见脊髓损伤。

(一)寰椎骨折
【基本病理与临床】

寰枢椎结构特殊,骨折后如未能准确诊断和及时治疗,则有可能损伤邻近的延髓和颈髓,危及生命;因此,寰枢椎骨折的准确诊断及时复位十分重要;其诊断除临床的症状和体征外,主要依靠 X 线平

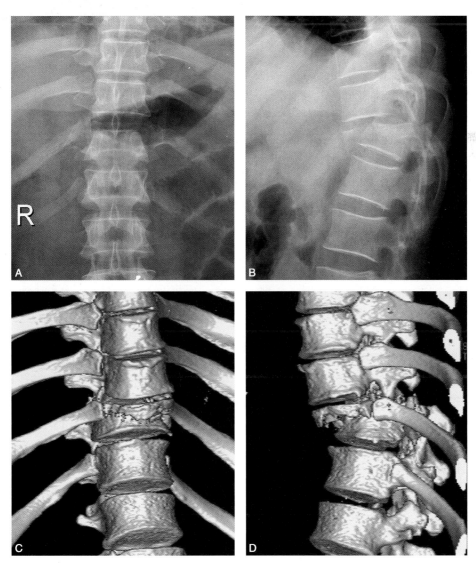

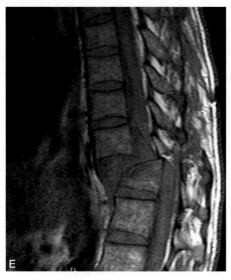
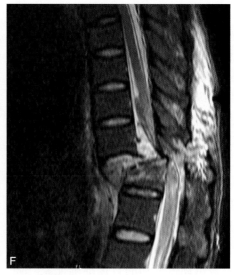

图 15-2-6 椎体骨折脱位

男,28 岁,X 线平片及 CT 三维重建显示胸 11 椎体骨质断裂,断端明显错位,T_{10} 椎体明显前移,椎小关节骨折脱位;MRI 矢状 T_1WI 及 T_2WI,T_{11} 椎体压缩骨折,$T_{10\sim11}$ 椎间盘损伤,小关节骨折脱位,脊髓完全横断,椎前血肿,前后纵韧带分离

片、直线断层、CT 和 MRI 等影像学检查。直线断层虽然是一种老的 X 线检查方法,但是在骨科医生应用 Halo-Vest 金属外固定架上、整复寰枢椎骨折复位时,直线断层是平片、CT、MRI 均不能代替的。

【影像学表现】

寰椎骨折根据 AO 分型方法分为三型:A 型是前弓或后弓骨折;B 型是爆裂骨折(也称为 Jefferson 骨折);C 型是寰枢椎脱位。A 型:X 线侧位片及开口位均容易漏诊。CT 横断面扫描或重建图像可以显示骨折情况(图 15-2-7)。B 型:X 线开口位可以部分寰椎爆裂骨折,但是由于受到患者体位配合的影响,开口位常在颈椎损伤的患者不能正常拍摄,对于错位不明显的寰椎骨折 X 线平片常常不能诊断,CT 重建的横断面图像是诊断寰椎骨折的最佳检查方法(图 15-2-8),MRI 对寰椎骨折的帮助不及 CT 检查,但可显示韧带及脊髓损伤的情况。C 型:X 线侧位示寰椎向前移位,齿状突与寰椎前弓后缘间距增大,儿童超过 4mm,成人超过 3mm 提示寰枢关节脱位;X 线张口位和 CT、MRI 冠状位显示齿状突与寰椎两边侧块间距不等宽(图 15-2-9、图 15-2-10);MRI 观察横韧带和翼状韧带连续性中断和信号异常,合并脊髓损伤时可见相应平面脊髓 T_2WI 高信号。

(二)枢椎骨折

【基本病理与临床】

枢椎骨折约有 30% 发生齿状突骨折。分为三型:Ⅰ 型齿突尖骨折,Ⅱ 型齿突中骨折,Ⅲ 型齿突底骨折。另外,还有枢椎椎弓骨折(Hangman's 骨

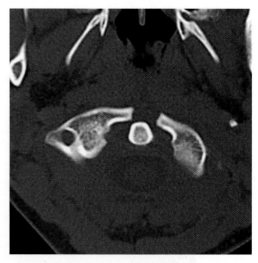

图 15-2-7 寰椎前弓骨折

女,36 岁,CT 横断面显示寰椎前弓骨质断裂,断端分离,颈前软组织肿胀

折),枢椎椎体前下缘骨折(泪滴骨折),棘突骨折等。

【影像学表现】

齿状突骨折 Ⅰ 型:是齿状突尖骨折,由翼状韧带撕脱形成斜经齿状突尖部的斜行骨折,多为稳定性骨折,X 线侧位及开口位常不能显示,CT 冠状面及矢状面重建可清晰显示(图 15-2-11)。Ⅱ 型:是齿状突中骨折(图 15-2-12),此型骨折位于齿状突与横韧带相关处,血液供应差,骨折后易出现骨折不愈合。Ⅲ 型:齿状突基底部骨折,发生于齿状突与枢椎椎体相连部,为不稳定骨折(图 15-2-13)。颈椎侧位可见显示骨折线,CT 能够明确诊断,关节突关节移位,椎体前部骨折呈屈曲性移位。

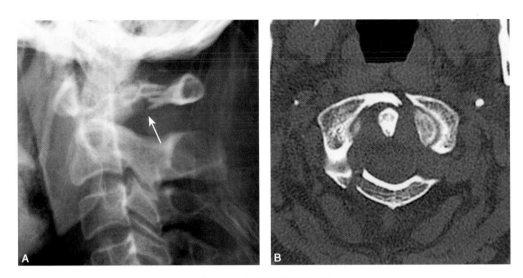

图 15-2-8　寰椎爆裂骨折

男,47 岁,X 线平片显示寰椎后弓骨质断裂,断端错位不明显(箭);CT 横断面显示寰椎前弓、后弓
多处骨质断裂,断端错位

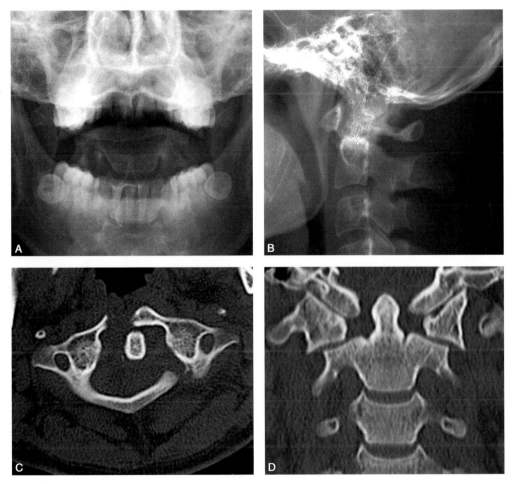

图 15-2-9　寰椎骨折脱位

男,29 岁,X 线平片张口位及侧位显示寰椎双侧侧块向外侧移位,超出枢椎椎体外缘,寰椎后弓骨
质断裂,断端错位不明显;CT 横断面及冠状面重组显示寰椎前弓、后弓骨质断裂,断端错位,双侧
寰椎侧块向外侧移位

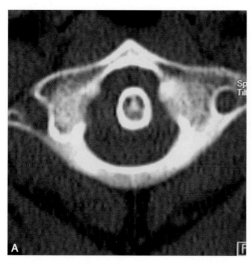
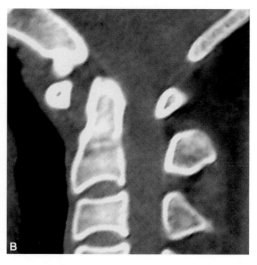

图 15-2-10 寰枢关节脱位

女,42岁,CT横断面及矢状面重组显示枢椎齿状突与寰椎前结节间隙增宽,提示寰枢关节横韧带损伤

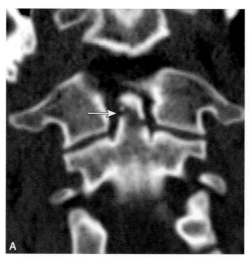
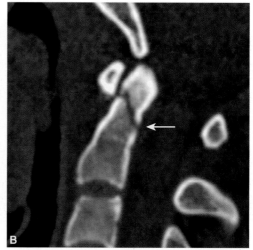

图 15-2-11 枢椎齿状突骨折

男,38岁,CT冠状面及矢状面重组显示齿状突尖部可见斜形骨质断裂,断端错位不明显(箭),颈前软组织肿胀

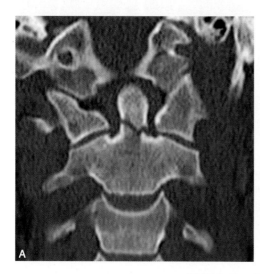
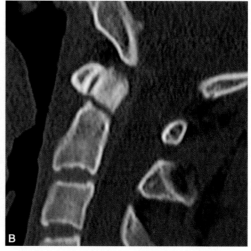

图 15-2-12 枢椎齿状突骨折

男,51岁,CT冠状面及矢状面重组显示齿状突中部可见横形骨质断裂,断端错位不明显

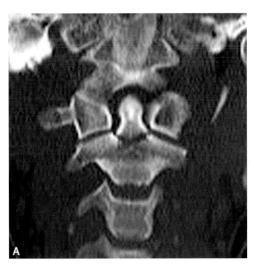
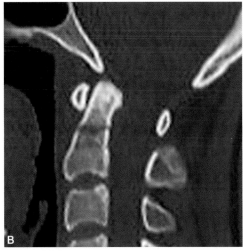

图 15-2-13　枢椎齿状突骨折
男,43 岁,CT 冠状面及矢状面重组显示齿状突基底部骨质断裂,断端错位不明显

枢椎椎弓骨折多为过伸与牵拉造成的双侧骨折通过枢椎的椎弓根,伴椎体的向前移位与脊髓的继发撕裂。移位较大的通过颈椎侧位可确诊,移位较小的需要 CT 确诊。

(三) 下部颈椎骨折

【基本病理与临床】

下部颈椎由 $C_{3\sim7}$ 构成,椎体结构相似,由椎体、双侧椎弓根、双侧横突、双侧上下关节突、椎板及棘突构成。每个椎体的上缘侧面有钩形突起,与上位椎体形成钩椎关节。颈椎棘突为分叉状。

【影像学表现】

下部颈椎骨折根据受伤外力分为屈曲型和过伸型。具体可分为椎体压缩骨折、铲土工 (clay-shoveler) 骨折、椎体爆裂骨折、泪滴骨折、颈椎前脱位、小关节脱位、绞锁等类型(图 15-2-14 ~ 图 15-2-16)。

下部颈椎的损伤,如果椎体的形态或位置变化不明显,或无明显错位的骨折出现在附件区,X 线平片常常漏诊,MRI 也常常出现误判,最准确的检查手段为薄层 CT 和 CT 重建,对颈椎附件的骨折的诊断有重要的作用,下颈部因肩部的遮挡,X 线平片常常不能显示 $C_{6,7}$ 椎体及棘突骨折,需要 CT 矢状面重建或 MRI 矢状面。另外椎体小关节的骨折及脱位,特别是单侧脱位,X 线平片常不能正确诊断,需要 CT 矢状面重建。

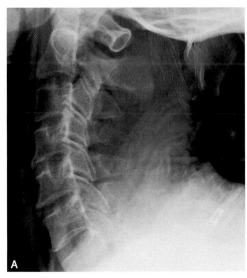
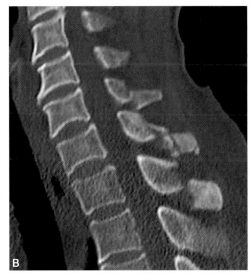

图 15-2-14　颈椎棘突骨折
男,55 岁。A. X 线平片显示 C_6 棘突不规则,C_7、T_1 棘突显示不清;B. CT 矢状面重组显示 $C_{6,7}$ 及 T_1 棘突骨质断裂,断端错位

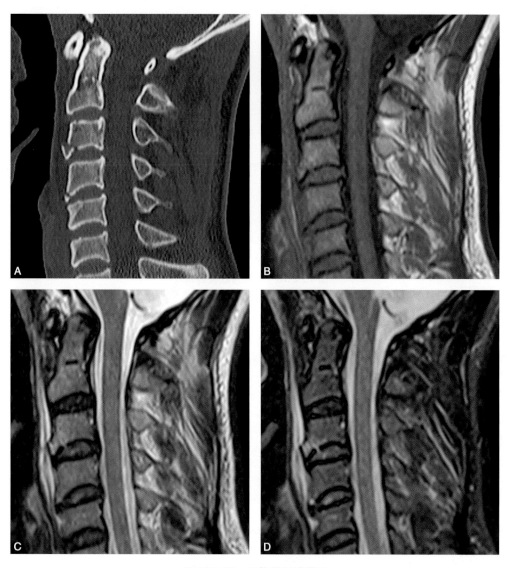

图 15-2-15　颈椎前下缘骨折

男,36 岁。CT 矢状面重组显示 $C_{3,4}$ 椎体前下缘可见三角形小骨片;MRI 矢状面 T_1WI、T_2WI 及 T_2WI 脂肪抑制序列显示 C_3 椎体前下缘骨质断裂,稍错位,C_4 前下缘骨折显示不清,近期软组织明显肿胀,可见纵行血肿形成

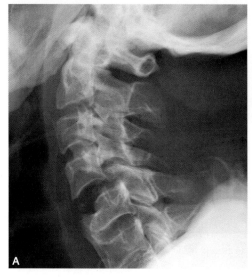

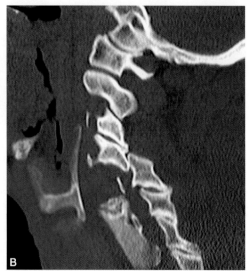

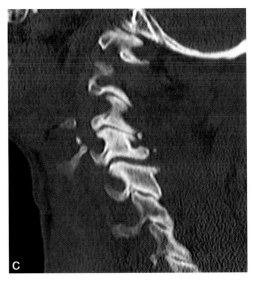

图 15-2-16 颈椎脱位骨折

男,42 岁。A. X 线平片显示 C_4 椎体向前移位,椎小关节对应尚可;B、C. CT 矢状面重组显示右侧椎小关节脱位,左侧椎小关节间隙略增宽

三、胸腰椎损伤

胸腰椎损伤多数为间接暴力,如高处坠落或躯干猛烈前屈;直接暴力较少见,多为交通事故直接撞击;肌肉牵拉可导致棘突撕脱骨折或横突骨折。

【基本病理与临床】

临床表现腰背部疼痛、活动受限;损伤脊髓或马尾神经时,产生神经症状,严重者可出现截瘫。

损伤类型:按骨折的部位分为前、中、后柱骨折。按损伤机制分为①屈曲压缩骨折:Ⅰ型(轻度压缩骨折);Ⅱ型(中度压缩骨折);Ⅲ型(重度压缩骨折);②爆裂型骨折;③屈曲牵拉型损伤(Chance 骨折,也叫安全带骨折);④屈曲旋转型骨折脱位;⑤剪力型脱位。

【影像学表现】

1. **压缩性骨折** 椎体不同程度压缩变扁,X 线平片和 CT 检查可见椎体内密度增高的压缩带,MRI表现为 T_1WI 低信号 T_2WI 抑脂高信号,压缩明显者出现脊柱成角畸形,也可合并附件骨折、韧带和脊髓损伤(图 15-2-17~图 15-2-19)。

2. **爆裂骨折** 椎体碎裂、分离,旋转,移位,骨折片突入椎管,常伴椎弓根、椎板骨折和椎小关节脱位(图 15-2-20、图 15-2-21)。

3. **安全带骨折** 脊椎水平劈裂,开始于棘突或椎板,延伸通过椎弓根与椎体。

4. **骨折脱位** 关节突关节半脱位、绞锁,常与骨折并存。

5. **附件骨折** 包括椎板、横突、棘突等。

四、骶尾椎损伤

骶椎又称为骶骨,由 5 个椎体融合而成,上连腰5 椎体,下与尾椎相连。骶骨外侧有耳状面与髋骨

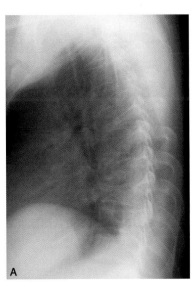

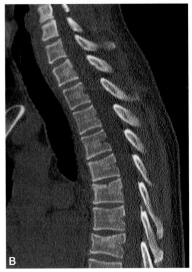

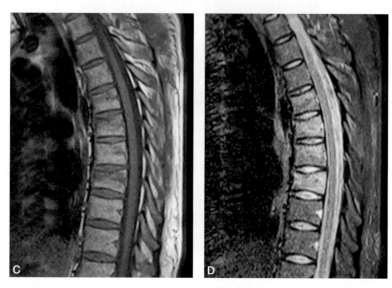

图 15-2-17　胸椎压缩骨折

男,24 岁,X 线平片显示胸椎未见明确骨折征象;CT 矢状面重组显示 $T_{5,7}$ 椎体压缩骨折;MRI 矢状面 T_1WI 及 T_2WI 脂肪抑制序列显示 T_{4-7} 椎体压缩骨折,椎管未见明显变窄

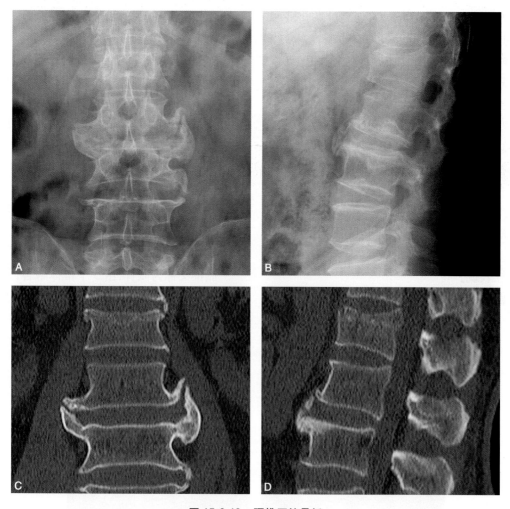

图 15-2-18　腰椎压缩骨折

男,63 岁,X 线平片显示 L_1 椎体变扁呈楔形,椎体上缘塌陷;CT 冠状面及矢状面重组显示 L_1 椎体变扁,可见压缩带,椎管未见明显变窄

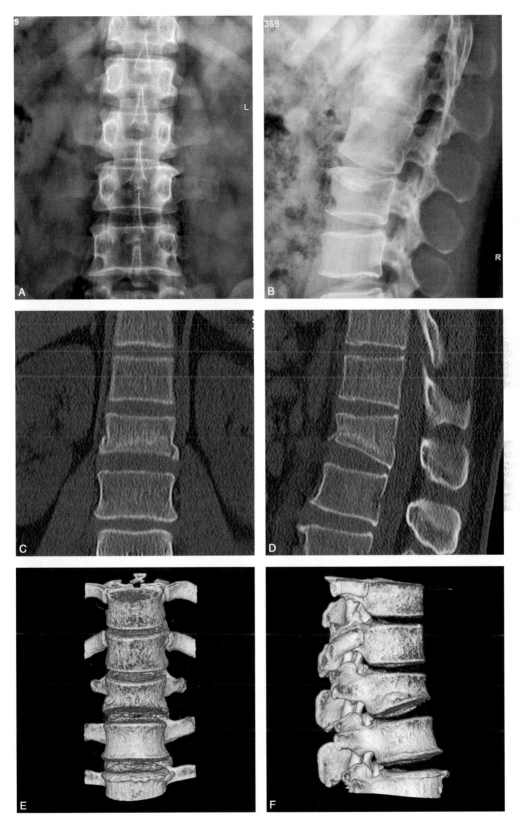

图 15-2-19　腰椎压缩骨折

男,35 岁,X 线平片显示 L₁ 椎体变扁呈楔形,椎体下缘塌陷;CT 冠状面、矢状面重组及三维重建显示 L₁ 椎体变扁,可见压缩带,椎管未见明显变窄

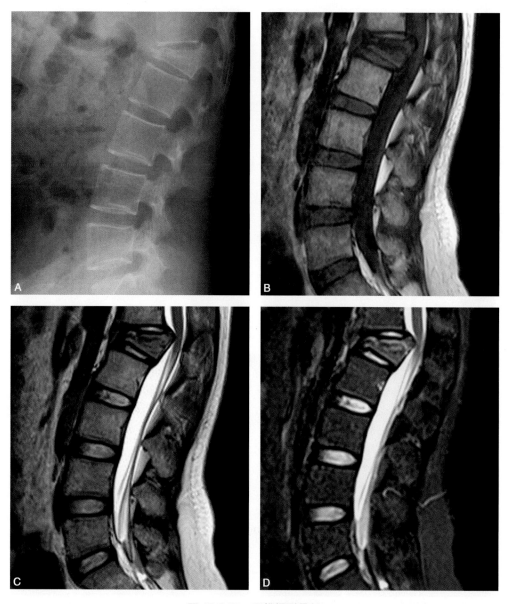

图 15-2-20　腰椎爆裂骨折

男,20 岁,X 线平片显示 L_1 椎体明显变扁,局部后凸,椎管变窄;MRI 矢状面 T_1WI、T_2WI 及 T_2WI 脂肪抑制序列显示 L_1 椎体骨质碎裂,局部后凸,椎管变窄,脊髓受压

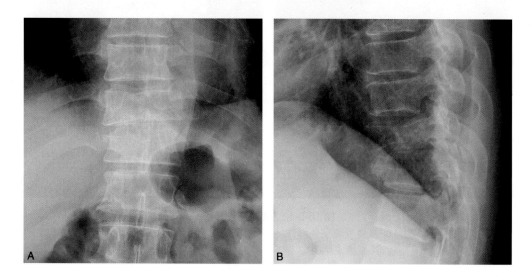

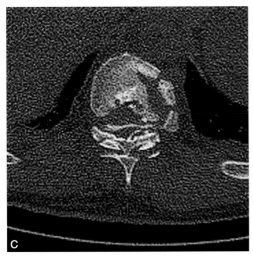
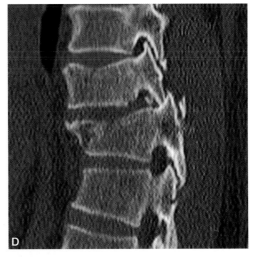

图 15-2-21　胸椎爆裂骨折

男,49 岁,X 线平片显示 T_{10}、T_{11} 椎体变扁,T_{10} 椎体前移,椎管变窄;CT 横断面、矢状面重组显示 T_{11} 椎体压缩骨折块后移,椎管狭窄,T_{10} 椎体前移,$T_{10~11}$ 椎小关节脱位,多个关节突骨质断裂,局部可见碎骨片影

耳状面构成骶髂关节。尾椎又称为尾骨,位于骶骨的下端,由 3 至 4 块尾骨融合形成。骶尾椎损伤多为仰面滑倒,骶椎首先着地直接撞击所致。

(一) 骶椎骨折

【基本病理与临床】

临床表现:骶骨骨折后表现为骶骨区疼痛、肿胀、腰骶部活动受限,不能正常坐起,查体时出现骨盆分离挤压试验阳性应想到存在骶骨骨折的可能。

【影像学表现】

常规 X 线片常常漏诊骶骨骨折,侧位对骶椎的前缘皮质显示较为理想,对于骨折线累及前缘皮质造成错位的诊断较为明确,但是对于错位不明显或骶椎附件区的骨折 X 线平片常不能正确诊断,CT 矢状面重建及冠状面重建对骶骨骨折的诊断有着重要的作用。故 CT 成为诊断骶骨骨折的有效方法。目前,凡是怀疑骶骨骨折的即使 X 线片上没有骨折征象也不能排除骨折,应进行 CT 检查(图 15-2-22~图 15-2-26)。

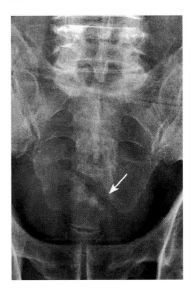

图 15-2-23　骶 3 椎体骨折

女,44 岁,X 线平片显示骶椎下部斜形骨质断裂,断端稍分离(箭)

(二) 尾椎骨折

尾椎损伤分为尾骨骨折和骶尾关节脱位。尾椎骨折后远端骨片多向前移位。

【基本病理与临床】

临床表现:最明显的表现是骶尾部疼痛,严重的尾骨骨折可影响直肠功能,造成排便困难。

【影像学表现】

影像表现:尾椎骨折在 X 平片容易漏诊,正位图

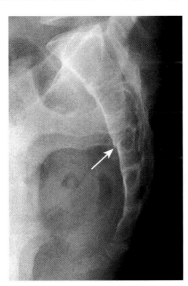

图 15-2-22　骶 3 椎体骨折

男,32 岁,X 线平片显示 S_3 椎体前缘骨皮质断裂,断端稍错位(箭)

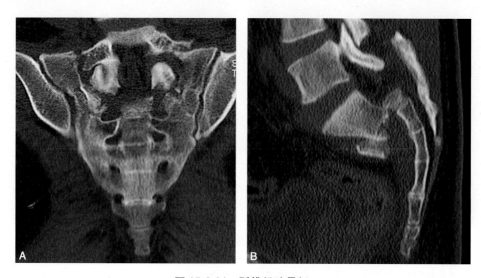

图 15-2-24　骶椎粉碎骨折

男,35岁,CT曲面重组及矢状面重组显示$S_{1,2}$椎体及附件骨折断裂,呈粉碎状,明显错位,骶管变窄

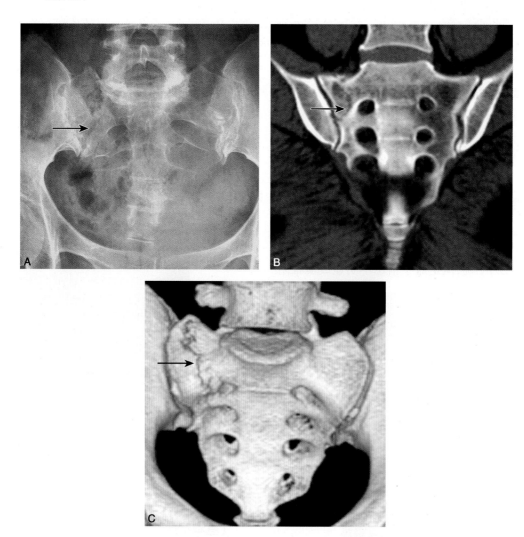

图 15-2-25　骶骨翼骨折

女,55岁,X线显示右侧骶骨翼骨质断裂(箭);CT曲面重组及三维重建显示骶骨右侧翼骨质断裂(箭),断端稍嵌插

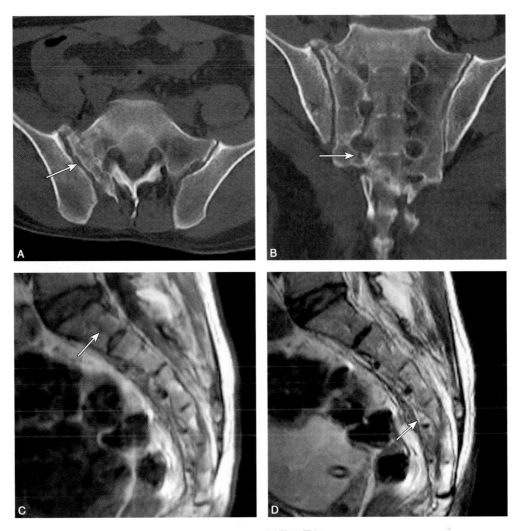

图 15-2-26 骶骨翼骨折

男,63 岁,CT 横断面及曲面重组显示右侧骶骨翼纵行骨质断裂(箭),断端稍嵌插;MRI 矢状面 T_1WI 和 T_2WI 显示 S_1 椎体可见条状长 T_1 长 T_2 信号(箭),S_4 椎体骨质断裂(箭),周围软组织肿胀

像受到肠管内容物的影响,骶椎的下半部分及尾椎不能清晰显示,侧位平片能够很好地显示尾骨脱位,尾骨多向前移位,常合并骨折,小的骨折 CT 较平片敏感(图 15-2-27、图 15-2-28)。

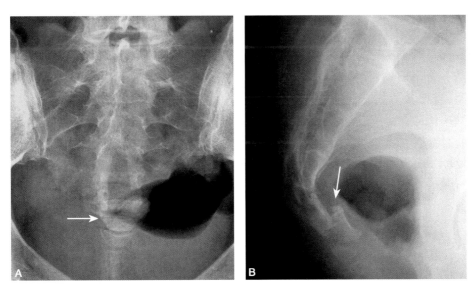

图 15-2-27 尾椎骨折脱位

女,56 岁,X 线平片显示尾骨向前移位,局部可见小骨片(箭)

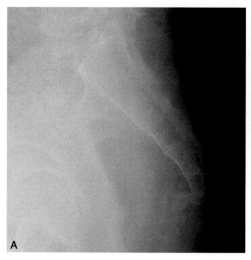
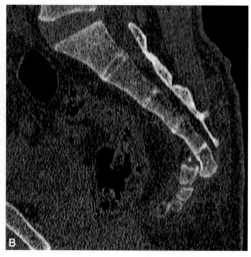

图 15-2-28　尾椎骨折脱位

男,48岁,X线平片显示尾骨向前移位,局部似可见小骨片(箭);CT矢状面重组显示尾骨向前移
位,局部可见小骨片

第三节　骨盆骨折

骨盆由双侧髂骨、耻骨、坐骨及骶骨组成。骨盆环分为前环和后环,前环包括双侧坐骨、耻骨支及其间的耻骨联合,双侧耻骨联合间为软骨连接;后环由骶骨、两侧髂骨相对的耳状面构成的骶髂关节连接,骶髂关节上半部分为韧带关节,下半部分为滑膜关节。骨盆后环是负重部分,骨质坚硬不易骨折。骨盆前环骨质比较薄弱,故容易发生骨折。骨盆的外部是躯干和下肢诸肌的起止点,如股二头肌、半腱肌和半膜肌附着于坐骨结节,缝匠肌起于髂前上棘,股直肌抵止于髂前下棘等。如果这些肌肉急骤收缩,可造成相应附着点上的撕脱骨折,同时也可因为这些肌肉的收缩而引起骨盆骨折的移位。

【基本病理与临床】

骨盆损伤(pelvic injuries)多属于严重创伤。因为骨盆入口是一个坚硬的骨环,若造成骨折,外力多为非常猛烈,直接暴力如车祸损伤、高处坠落伤、严重压砸伤等,均可直接造成耻坐骨、髂骨或骶骨骨折。严重的骨盆骨折常合并创伤性失血性休克及盆腔脏器损伤。骨盆又是连接躯干和下肢的桥梁,主要是支持体重,因此骨盆骨折与脱位造成骨盆环的破坏常会留下持久性疼痛,甚至丧失劳动能力。

根据骨折后骨盆环损伤机制、受累部位以及骨盆环的稳定性 AO/OTA 将其分类为:后弓完整、稳定的骨折;后弓不完整、部分稳定的骨折;后弓完全损伤、不稳定的骨折。

【影像学检查方法】

常规骨盆前后位 X 线片是骨盆创伤最基本的首选检查方法,骨盆入口位、骨盆出口位可以评价骨盆环的连续性及损伤程度(图 15-3-1),当骨折累及髋臼时应加照髂骨斜位、闭孔斜位来评价髋臼前柱、后柱、前壁、后壁。CT 扫描能避免重叠和肠气的影响,使骨盆的各部位显示清晰,尤其对骶尾骨骨折及骶髂关节骨折脱位显示更具优越性,能够显示平片很难发现的骶髂关节软骨下骨折或骶髂关节骨骺损伤。多层螺旋 CT 多平面重组可以更好地显示骨折的细节及微小骨折,三维重建可以更直观地显示明显的骨盆骨折及脱位,同时 CT 也能够显示盆腔的组织器官损伤情况。CT 血管成像能很好地显示血管损伤情况以及骨盆损伤与血管的关系(图 15-3-2)。骨盆 MRI 检查不仅能清晰显示骨盆各部分的显性骨折,还能很好地发现骨盆隐匿性骨折,对骨盆的软组织及内脏损伤的显示优于 CT。骨盆 DSA 能清晰显示骨盆血管损伤的部位及程度,还能对损伤血管进行介入栓塞治疗防止骨盆创伤性大出血(图 15-3-3)。

【影像学表现】

后弓完整、稳定的骨折包括下列几种损伤:①髂前上棘骨骺分离及撕脱骨折,踢球赛跑起步,缝匠肌强烈收缩引起,可见髂前上棘弧形骨片,多向内下方移位,X线平片基本能够做出准确的诊断(图 15-3-4、图 15-3-5)。②髂嵴骨骺分离,亦发生于青少年。髂嵴为腹内斜肌所附着,此肌强烈收缩可引起髂嵴骨骺分离,X线可见髂嵴前一半有长条骨骺掀起,骨骺软骨透亮间隙较对侧增宽,因腹内斜肌止于此处,

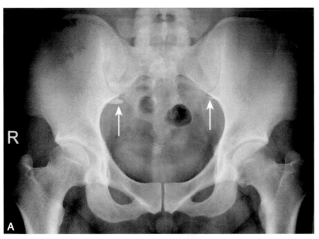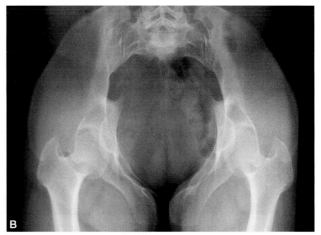

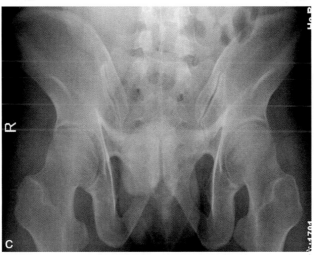

图 15-3-1　骨盆正位、入口位、出口位

A.X 线骨盆正位,双侧骶髂后韧带钙化(箭);B.骨盆入口位,可清晰的显示骨盆环的连续性,主要显示耻骨联合及双侧骶髂关节在前后方向的移位;C.骨盆出口位,主要评价骨盆环的上下方向移位以及骶骨骨折情况

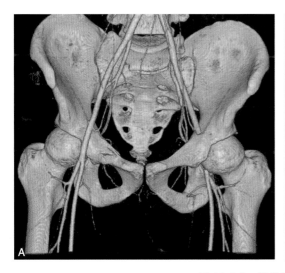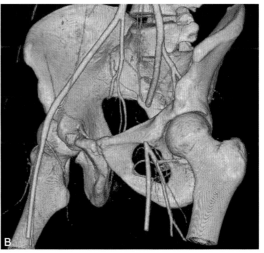

图 15-3-2　骨盆骨折伴血管损伤

男,35 岁,CTA 三维重建显示右侧耻骨上支骨质断裂,错位不明显,左侧髂外动脉未见造影剂充盈

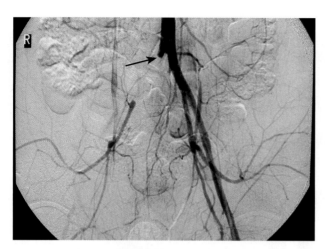

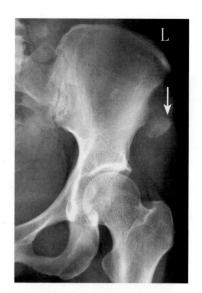

图 15-3-3　右侧髂总动脉起始部严重挫伤合并血栓
DSA 示右侧髂总动脉起始部中断(剖腹术中见局部血管严重挫伤可见大范围的血栓形成),范围约 5.2cm(箭),通过侧支交通动脉,右侧髂内、髂外动脉及右侧股浅动脉显影浅淡

图 15-3-4　髂前上棘骨折
男,25 岁,X 线平片显示左侧髂前上棘骨质断裂,局部骨块向下方移位(箭),周围软组织肿胀

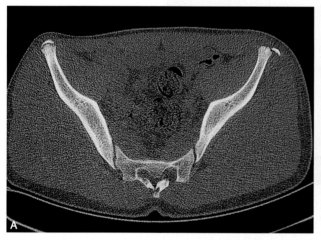

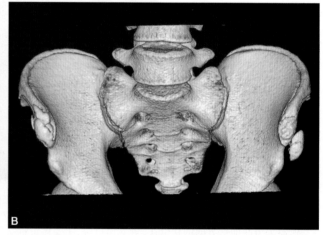

图 15-3-5　髂前上棘骨骺分离
男,14 岁,CT 横断面及三维重建显示左侧髂前上棘骨骺分离,骨骺向外下方移位

X 线平片基本能够作出准确的诊断(图 15-3-6)。③坐骨结节骨骺分离最多见于少年猛力劈叉时肌肉收缩撕脱骨折,X 线平片可见坐骨结节下方弧形骨块,向下方移位,X 线平片基本能够作出准确的诊断(图 15-3-7)。④髂骨翼骨折,多为直接暴力引起,髂骨翼简单或粉碎骨折,X 线平片可见髂骨翼骨质断裂,多有错位,当骨折线错位不明显或稍有重叠时 X 线平片常会误诊,CT 扫描是很有必要的(图 15-3-8)。⑤耻骨上、下支骨折,发生率最高,因为耻骨联合最向前突出,骨结构薄弱,不管是仰卧或侧方挤压,耻骨联合部都首先遭受外力而发生耻骨骨折,或耻骨联合分离(图 15-3-9)。耻骨上下支骨折,应注意是否有对侧骶髂关节分离或骶骨骨折。耻骨体骨折,常累及髋臼合并髋臼骨折。⑥尾侧骶骨横形骨

折(本部分在骶尾骨骨折部分介绍)。

后弓不完整、部分稳定的骨折包括下列几种类型:①后弓不完全损伤,单侧开书状外旋损伤,X 线正位平片多表现为前弓耻骨上下支分离错位骨折或耻骨联合分离,髂骨外旋,后弓骶髂关节前方分离或骶骨骨折,骨盆出入口位可以清晰地显示骨盆环的损伤情况,CT 扫描能够更直接的显示骨折及脱位的细节(图 15-3-10)。②后弓不完全损伤,单侧侧方挤压样内旋损伤,X 线正位平片多表现为前弓耻骨上下支嵌插骨折或耻骨联合前后重叠错位,髂骨内旋,后弓骶骨翼骨折、骶髂关节部分骨折脱位或后方髂骨骨折,骨盆出入口位可以清晰地显示骨盆环的损伤情况,CT 扫描能够更直接的显示骨折及脱位的细节(图 15-3-11)。③双侧后弓不完全损伤,X 线正位

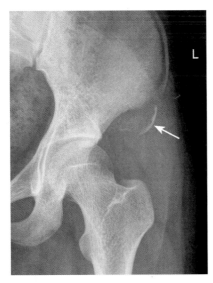

图 15-3-6 髂前上棘骨骺、髂嵴骨骺分离

男,13 岁,X 线平片显示左侧髂前上棘骨骺分离,骨骺向外下方移位,左侧髂嵴骨骺软骨板明显增宽,骨骺分离,周围软组织肿胀

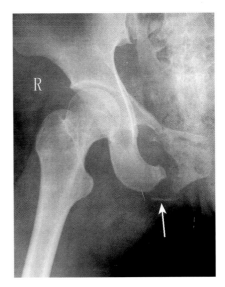

图 15-3-7 坐骨结节骨骺分离

女,16 岁,X 线平片显示右侧耻骨上下支骨质断裂,断端明显错位,右侧坐骨结节骨骺分离

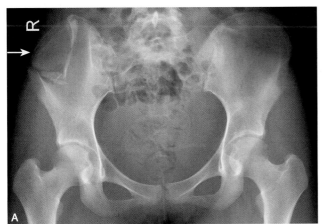

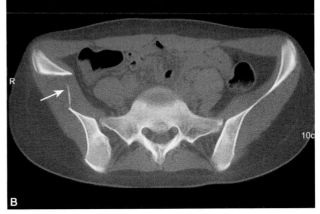

图 15-3-8 髂骨骨折

女,15 岁,X 线平片显示右侧髂骨骨质断裂,断端错位,CT 横断面显示右侧髂骨骨质碎裂,断端明显错位,软组织肿胀

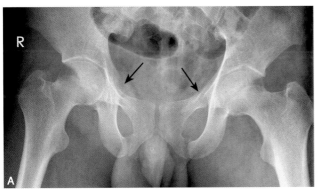

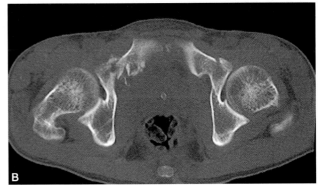

图 15-3-9 耻骨支骨折

男,39 岁,X 线平片显示双侧耻骨上下支骨质断裂(箭),局部稍错位;CT 横断面显示双侧耻骨上支骨质断裂,局部断端错位,周围软组织肿胀

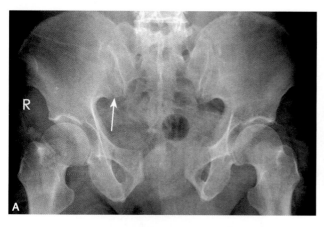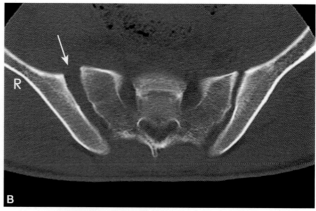

图 15-3-10　右侧骨盆外旋开书状损伤

男,52 岁,X 线平片显示双侧耻骨联合分离,右侧骶髂关节间隙较对侧明显增宽(箭),骶髂关节没有上下移位,周围软组织肿胀;CT 横断面显示右侧骶髂关节明显增宽(箭)

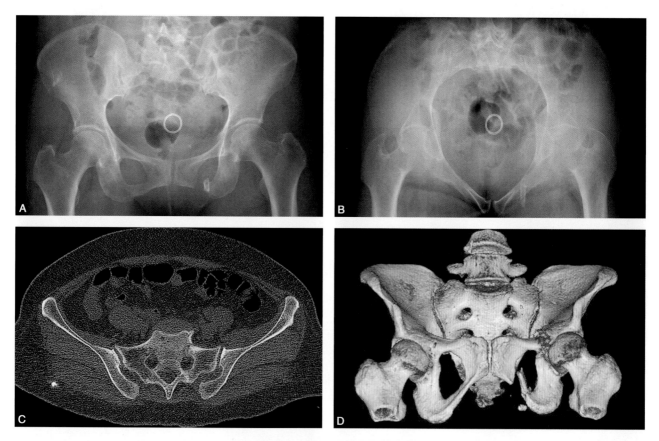

图 15-3-11　左侧骨盆内旋挤压性损伤

女,49 岁,X 线平片骨盆正位及入口位显示左侧耻骨上下支骨质断裂,断端错位,骨盆入口位显示左侧骶骨翼骨质断裂;CT 横断面及三维重建显示左侧骶骨纵行骨质断裂,断端稍嵌插,左侧耻骨上下支骨质断裂

平片表现为双侧髂骨开书状外旋损伤、双侧髂骨挤压内旋损伤或单侧髂骨开书状外旋损伤对侧髂骨挤压内旋损伤。骨盆出入口位可以清晰地显示骨盆环的损伤情况,CT 扫描能够更直接的显示骨折及脱位的细节(图 15-3-12、图 15-3-13)。

后弓完全损伤、不稳定的骨折:①分为单侧后弓完全损伤,X 线正位平片多表现为前弓耻骨上下支分离错位骨折或耻骨联合分离,后弓损伤为后方髂骨完全骨折、骶骨翼完全骨折、骶髂关节完全脱位、通过骶髂关节经髂骨的骨折脱位、通过骶髂关节经骶骨的骨折脱位。骨盆出入口位可以清晰地显示骨盆环的损伤情况,CT 扫描能够更直接的显示骨折及脱位的细节(图 15-3-14、图 15-3-15)。②单侧后弓完全损伤,对侧不完全损伤,X 线正位平片多表现为前弓耻骨上下支分离错位骨折或耻骨联合分离,单侧后弓完全损伤,对侧后弓不完全损伤。骨盆出入口位可以清晰地显示骨盆环的损伤情况,CT 扫描能够更直接的显示骨折及脱位的细节(图 15-3-16)。

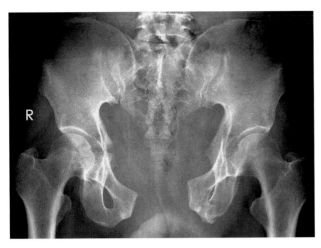

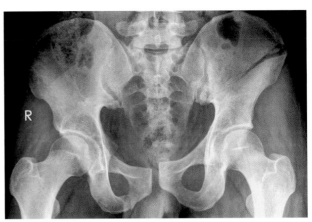

图 15-3-12 双侧骨盆外旋开书状损伤
男,56 岁,X 线平片显示双侧耻骨联合分离,右侧髋臼骨质断裂,左侧耻骨上下支骨折,双侧骶髂关节间隙增宽,右侧明显,周围软组织肿胀

图 15-3-13 双侧骨盆外旋开书状损伤
男,43 岁,X 线平片显示双侧耻骨联合分离,左侧耻骨联合稍上移,右侧耻骨上下支骨质断裂,错位不明显,双侧骶髂关节间隙增宽、右侧稍明显,左侧髂骨骨质断裂,断端错位,周围软组织肿胀

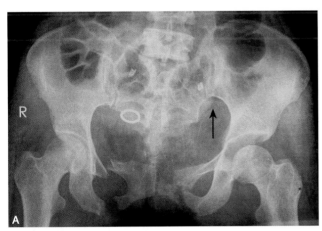

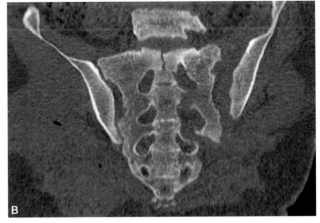

图 15-3-14 单侧骨盆外旋开书状完全损伤
女,45 岁,X 线平片显示左侧耻骨联合骨折伴双侧耻骨联合部分分离,右侧耻骨上下支骨质断裂,断端错位,左侧骶髂关节分离,髂骨向上方移位,左髋关节间隙明显增宽,CT 曲面重组显示左侧骶髂关节间隙明显增宽,髂骨向后上方移位,骶骨骨质断裂,错位不明显,周围软组织肿胀

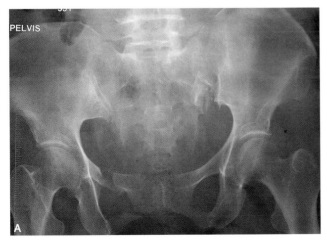

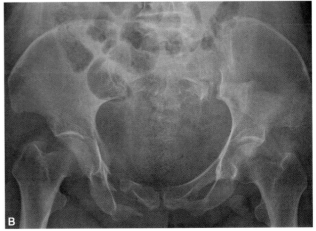

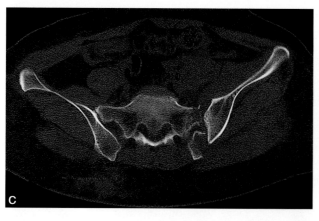

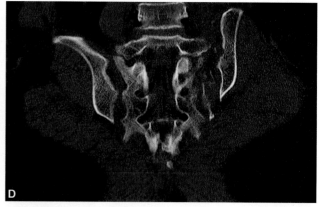

图 15-3-15　单侧骨盆内旋挤压性完全损伤

女,55 岁,X 线平片骨盆正位及骨盆入口位显示右侧耻骨上下支骨质碎裂,断端明显错位,左侧骶骨翼骨质碎裂,左侧髂骨后上棘不规则,左侧骶髂关节间隙增宽,左侧髂骨向外上方移位;CT 横断面及曲面重组显示左侧骶骨骨质碎裂,左侧骶髂关节间隙明显增宽,髂骨向后上方移位,周围软组织肿胀

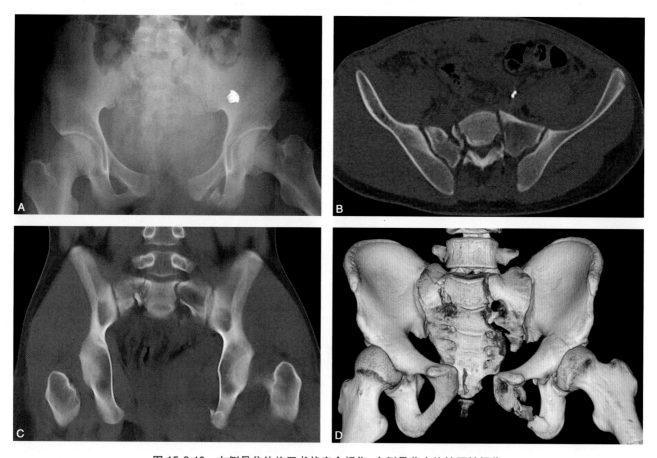

图 15-3-16　左侧骨盆外旋开书状完全损伤、右侧骨盆内旋挤压性损伤

男,17 岁,X 线平片骨盆正位显示双侧耻骨联合分离,左侧耻骨上下支骨质断裂,双侧骶骨翼骨质断裂,软组织明显肿胀;CT 横断面、冠状面重组及三维重建显示耻骨联合分离,左侧耻骨上下支骨质断裂,断端错位,左侧骶骨翼骨质碎裂,断端分离错位,右侧骶骨翼骨质断裂,断端嵌插,周围软组织肿胀

③双侧后弓完全损伤,X 线正位平片多表现为前弓耻骨上下支分离错位骨折或耻骨联合分离,双侧后弓完全损伤。骨盆出入口位可以清晰地显示骨盆环的损伤情况,CT 扫描能够更直接的显示骨折及脱位的细节。

常规 X 线平片能够对骨盆骨折脱位情况做出比较准确的诊断,多层螺旋 CT 多平面重组可以更好地显示骨折的细节及微小骨折,同时 CT 也能够显示盆腔的组织器官损伤情况。MRI 检查不仅能清晰显示骨盆各部分的显性骨折,还能很好地发现骨盆隐匿性骨折,对骨盆的软组织及内脏损伤的显示优于CT。骨盆 DSA 不仅能准确的诊断骨盆血管损伤的部位及程度,还能进行栓塞治疗。因此对于骨盆损伤多种影像学检查互相补充,为临床提供更直接、更准确的诊断。

（丁建平　张泽坤）

参 考 文 献

[1] 丁建平,李石玲,殷玉明.骨与关节损伤影像诊断学[M].
2 版.北京:人民卫生出版社,2015:524-551,588-592,604-
623.

[2] 王云钊,李果珍.骨关节创伤 X 线诊断学[M].北京:北京
医科大学北京协和医科大学联合出版社,1998:411-420.

[3] 孟继懋.中国医学百科全书·骨科学[M].上海:上海科
学技术出版社,1984:17-20.

[4] 荣独山.中国医学百科全书·X 线诊断学[M].上海:上
海科学技术出版社,1986:46.

[5] 曹来宾.实用骨关节影像诊断学[M].济南:山东科学技
术出版社,1998,226:237.

[6] 王云钊,曹来宾.骨放射诊断学[M].北京:北京医科大学
北京协和医科大学联合出版社,1994:143-145.

[7] 陈炽贤.实用放射学[M].2 版.北京:人民卫生出版社,
1993:887.

[8] 周春香,孟悛非.寰枢关节脱位的影像诊断[J].国际医学
放射学杂志,2017,40(4):441-449.

[9] 翟美玲,叶薇,钱占华,等.多层 CT 多平面重组在寰枢椎
骨折诊断中的价值[J].中国老年学杂志,2015,(1):232-
233.

[10] 欧阳鹏荣,贺西京,蔡璇.上颈椎骨折分型的研究进展
[J].中国骨伤,2017,30(9):872-875.

[11] Elgafy H,Dvorak MF,Vaccaro AR,et al. Treatment of dis-
placed type ? odontoid fractures in elderly patients [J].
Am J Orthop,2009,38(8):410-416.

[12] Schenarts PJ,Diaz J,Kaiser C,et al. Prospective compari-
son of admission computed tomographic scan and plain
films of the upper cervical spine in trauma patients with al-
tered mental status[J]. J Trauma,2001,5l(4):663-668.

[13] Marcon RM,Cristante AF,Teixeira WJ,et al. Fractures of
the cervical spine[J]. Clinics,2013,68(11):1455-1461.

[14] Jain NB,Ayers GD,Peterson EN,et al. Traumatic spinal
cord injury in the united states,1993—2012 [J]. JAMA,
2015,313(22):2236-2243.

[15] Smith HE,Kerr SM,Fehlings MG,et al. Trends in epidemi-
ology and management of type ? odontoid fractures:20-year
experience at a model system spine injury tertiary referral
center [J]. J Spinal Disord Tech,2010,23(8):501-505.

[16] Daniels AH,Arthur M,Esmende SM,et al. Incidence and
cost of treating axis fractures in the United States from
2000 to 2010 [J]. Spine,2014,39(18):1498-1505.

[17] Curfs I Grimm B Van der Linde M et al. Radiological pre-
diction of posttraumatic kyphosis after thoracolumbar frac-
ture[J]. Open Orthop J,2016,10(1):135-142.

[18] Stahel PF,Mauffrey C,Smith WR,et al. External fixation
for acute pelvic ring injuries:decision making and techni-
cal options[J]. J Trauma Acute Care Surg,2013,75(5):
882-887.

第十六章　骨与关节化脓性感染

化脓性骨关节感染（bone and joint suppurative infection）包括血源性和外源性感染，均可引起化脓性骨髓炎、关节炎、骨脓肿和软组织脓肿。软组织感染亦可侵犯骨与关节。病原菌以金黄色葡萄球菌最多（72%～85%）。其余为溶血性葡萄球菌、链球菌、大肠杆菌等。布鲁氏菌、沙门氏菌和真菌骨关节感染均少见。急性化脓性骨关节感染发病急，高热，可引起全身中毒症状，必须早期诊断，早期治疗，否则必将导致残疾。

【病理过程】

急性感染分为三期：①骨髓炎性浸润期，发病2～3天内骨髓广泛炎性浸润，静脉窦被破坏，有少量脓血。②骨膜下脓肿期，发病3～4天，骨髓腔内形成较多的脓液，经皮质骨哈弗管达骨膜下，形成骨膜下脓肿。骨膜被剥离，骨膜血管进入骨内的分支完全中断。③骨膜破裂期，在发病5～6天后，骨膜破裂，脓液蔓延。此时即发生广泛的骨与软组织坏死，也极易引起脓毒败血症。哪里有脓肿，哪里就发生骨破坏，哪里必发生骨坏死。这就是早期能够较确切地估计预后的病理基础。

慢性感染期：骨内和骨外软组织的脓液逐渐被肉芽组织吸收、机化、纤维化。骨内脓肿被肉芽组织吸收后，可产生大量新生骨。坏死骨被破骨细胞吸收后或形成新生骨，或被纤维结缔组织代替。软组织肌肉坏死，被肉芽组织吸收后形成瘢痕。残留的炎性病变，可长期潜在骨髓腔内，在一定条件下，可再次化脓、急性发作，形成骨性窦道，久治不愈。

第一节　急性化脓性骨髓炎

【基本病理与临床】

为血源性感染，最多见于儿童，发病急，症状重。需在发病后4天做出明确诊断，弄清脓肿的部位、范围。及时进行手术或介入治疗，彻底引流脓液，才能收到良好治疗效果。在发病7～8天后，如失去治疗机会，必将发生不可挽回的骨质破坏和骨质坏死。当大部分骨干形成死骨时，死骨周围如有骨包壳连接，手术取出死骨后，骨包壳可以在将来改建成为新的骨干。如死骨干周围无骨包壳形成，死骨取出或吸收后，将发生骨缺损不连，造成残疾。

【影像学表现】

X线表现：临床一旦怀疑急性化脓性骨髓炎，平片为首选检查。急性期，X线平片只能发现感染部位软组织肿胀，皮下组织出现网状结构样密度增高影。脓肿所在部位软组织密度相对稍高，界限模糊，肌间脂肪可被推移或消失。有时软组织内可见气体。随着病变进展，平片提示急性化脓性骨髓炎的特征还包括因骨皮质侵蚀显示出骨皮质不连续，缺损；骨髓浸润性破坏后导致的虫蚀样或不规则透亮区；骨膜反应常显示为平行或者葱皮样特点，边界欠清晰。

CT表现：密度分辨率高，较平片更好更早的显示轻微的皮质破坏和骨髓浸润性破坏，显示死骨最佳。增强扫描可勾画和显示软组织内形成的脓肿，可明确显示早期脓肿的部位和蔓延范围。骨髓充满脓液，密度稍高。晚期，显示骨破坏、死骨、骨瘘、软组织窦道、异物、骨内或软组织气体等都很清楚（图16-1-1、图16-1-2）。

MRI表现：骨髓炎早期时，平片和CT都无法显示病变，而MRI可以清晰显示骨髓内的异常病变，及明确病灶的范围。由于骨髓炎引起渗出，水肿、充血，水分增多，T_1WI呈低信号强度，T_2WI和STIR序列为高信号强度。骨髓脓腔和骨膜下脓肿T_2WI显示为高信号强度。骨膜呈低信号线样结构（图16-1-3）。采用STIR序列，在显示脓肿、炎性反应和肌间水肿更为明显。这对于外科治疗，可提供非常确切的病理解剖图像（图16-1-4～图16-1-6）。Gd-DTPA增强扫描后对显示骨髓病变价值有限，

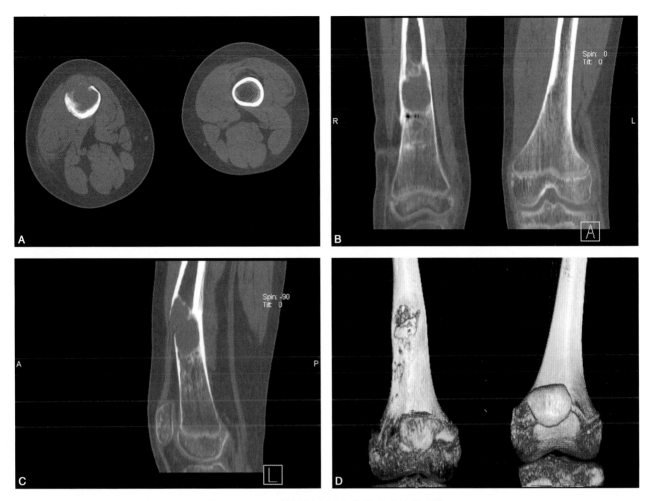

图 16-1-1 胫骨骨折内固定去除术后继发感染

11 岁,男性。CT 轴位(A)、CT 冠状位重建(B)、CT 矢状位重建(C)和 CT 三维重建(D)显示,胫骨远侧骨干线样高密度骨痂形成,提示骨折发生部位。胫骨大片骨质破坏,骨皮质部分中断消失,邻近少许高密度的骨膜反应。病灶内少许气体影

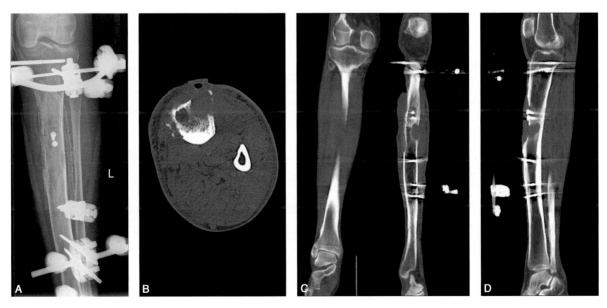

图 16-1-2 胫骨骨干开放性骨折固定术后 3 个月继发感染

65 岁,男性。A. 平片显示,胫骨内外固定在位。胫骨干骨折线存在,胫骨部分髓腔内骨密度减低,远端更明显,提示骨质破坏。轴位 CT(B)、冠状位重建 CT(C)和矢状位重建 CT(D)显示,明显的溶骨性骨破坏,骨皮质消失,局部软组织内见气体影

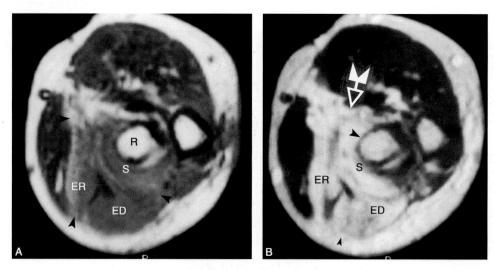

图 16-1-3 桡骨周围炎症

女,78 岁。左肘及前臂红肿发热、压痛,白细胞增多,经抗生素治疗好转。A. MRI 轴位 T_1WI 显示左桡骨(R)周围旋后肌(S)、桡侧伸肌(ER)、伸指肌(ED)呈中低信号(黑箭头);B. T_2WI 该部肌肉呈高信号强度(白旗箭),注意桡骨的骨皮质变薄有轻度破坏(黑箭头)为桡骨周围炎症并沿肌间隙蔓延

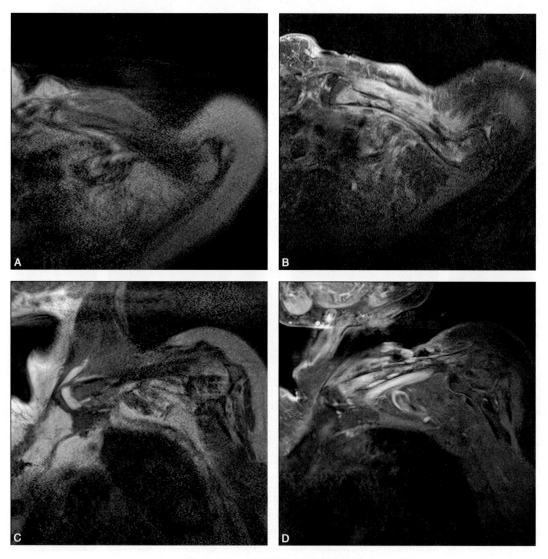

图 16-1-4 左侧锁骨化脓性骨髓炎

75 岁,女性。14 个月前发现左肩部有破口、流脓,伴有低烧,最高体温 38.0℃。脓液培养显示金黄色葡萄球菌。行骨髓炎病灶清除术及引流术,(左肩部)皮肤及皮下软组织急慢性炎伴大量脓性坏死渗出、肉芽组织增生,另见少量破碎的死骨组织。锁骨轴位 SE T_1WI(A)、锁骨轴位脂肪抑制 FSE T_2WI(B)、锁骨冠状位 SE T_1WI(C)和锁骨冠状位 FSE T_2WI(D)显示,锁骨骨干大范围信号异常,T_1WI 呈低信号,T_2WI 呈高信号,部分低信号骨皮质不连续,病灶向邻近软组织内延伸,且部分境界清晰,形成脓肿

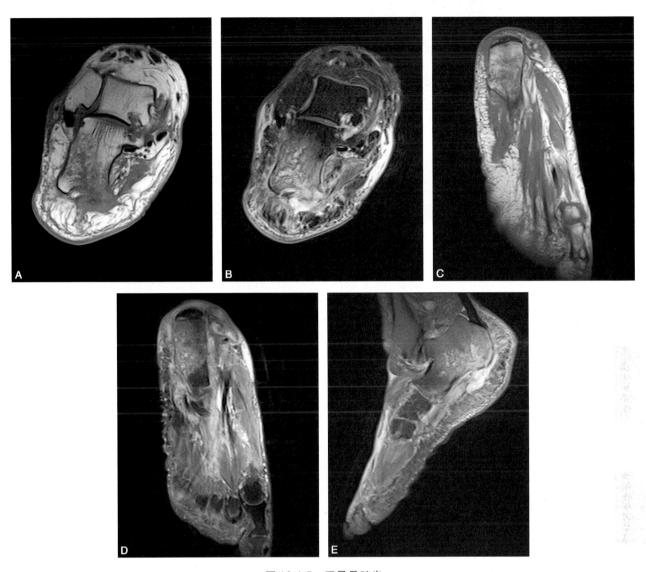

图 16-1-5 跟骨骨髓炎

67 岁,女性。足跟痛行小针刀治疗后继发跟骨骨髓炎。跟骨轴位 SE T$_1$WI(A) 和跟骨轴位脂肪抑制 FSE T$_2$WI(B) 显示,跟骨中后部骨髓信号不规则异常,部分融合形成脓肿,后内侧骨皮质穿破突入软组织内。跟骨冠状位 SE T$_1$WI(C) 和跟骨冠状位脂肪抑制 FSE T$_2$WI(D) 显示,跟骨体后 2/3 骨髓受累,无明确硬化边界。E. 跟骨矢状位脂肪抑制 FSE T$_2$WI 显示跟骨突破足底筋膜,进入足底脂肪且形成软组织脓肿包裹

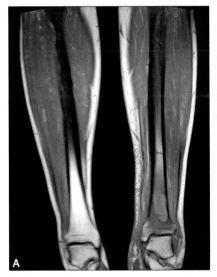

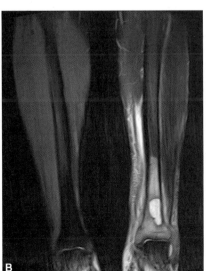

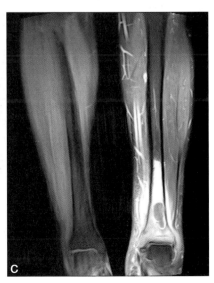

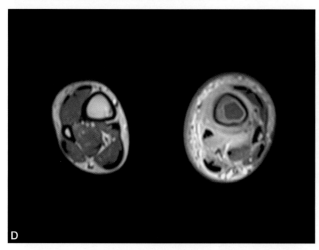
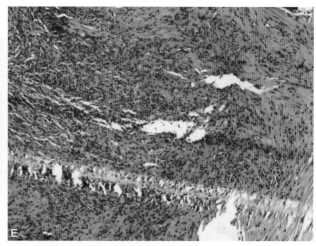

图 16-1-6　胫骨骨髓炎

31 岁，男性。左小腿下段疼痛肿胀 1 个月余，活动后加重。夜间休息时疼痛明显，无发热。手术见深筋膜深层组织水肿明显，大量骨膜增生，胫骨下段开窗约 3cm×1cm，见髓腔内充满乳白色脓液、坏死组织及少量死骨，并见明显分隔形成。冠状位 SE T$_1$WI（A）和冠状位脂肪抑制 FSE T$_2$WI（B）显示，胫骨远端髓腔骨破坏，部分形成包裹性脓肿，周围见不成熟的骨膜反应。冠状位 SE T$_1$WI 增强（C）和轴位冠状位 SE T$_1$WI 增强扫描（D）显示，骨髓腔和周围软组织明确的强化改变，髓腔内脓肿脓液无强化。E：病理（左胫骨远端）碎骨组织示局部骨小梁腔内胶原纤维增生，伴多量急慢性炎细胞浸润及组织细胞反应，符合骨髓炎

但可以显示软组织内脓肿，脓肿周围的肉芽组织呈高信号强度，脓肿内容物呈低信号无强化特点。

【鉴别诊断】

尤因肉瘤（Ewing sarcoma）好发于 10～15 岁儿童及青少年的恶性骨肿瘤，以局部疼痛和肿胀为临床表现，有时可伴发热、消瘦、贫血和白细胞增高，类似感染的临床症状。在长管状骨的尤因肉瘤好发于骨干，80%～100% 的病例伴有骨外软组织肿块，且比骨内肿瘤范围更大，对放疗敏感。平片可见股骨、胫骨等长管状骨骨干或髂骨等扁骨的虫蚀样溶骨质破坏，周围层状或葱皮样骨膜反应，病变常突破骨皮质侵犯软组织，形成巨大软组织肿块。CT 对骨膜反应及软组织肿块显示更加清晰，并可发现较少见的斑点状骨质硬化。MRI 扫描病变于 T$_1$WI 呈低信号，T$_2$WI、STIR 呈高信号，病变周围软组织肿块显示较 CT 更清晰，增强扫描显示肿瘤不均匀明显强化，出血、坏死区及瘤周水肿无强化。化脓性骨髓炎常发生于长骨干骺端。在平片和 CT 上急性期主要表现为斑片状溶骨性骨质破坏，可伴有成骨性反应，慢性期以骨质硬化为主。MRI 扫描病变在 T$_1$WI 上呈片状低信号，脂肪抑制 T$_2$WI 序列呈高信号，增强扫描病灶明显强化。周围可有软组织肿胀或形成软组织肿块，但较弥漫，界限不清，增强扫描呈斑片状强化。化脓性骨髓炎常有明确的急性起病病史，持续性高热，受累骨常有剧痛，活动受限，血常规示白细胞升高，红细胞沉降率加快。

第二节　慢性骨髓炎

【基本病理与临床】

急性血源性骨髓炎延误治疗，或治疗不彻底，引流不畅，在骨内遗留感染病变、死骨或脓肿时，即转为慢性骨髓炎（chronic osteomyelitis）。

慢性化脓性骨髓炎的全身症状轻微，局部肿疼，或发生窦道，流脓流水，时好时坏，可数年或十数年久治不愈。有些慢性骨髓炎的骨内炎性病变可长期隐匿存在，致密菌毒力轻，全身症状轻微，预后良好。病变部位广泛骨质增生硬化，骨破坏不明显者，称为硬化性骨髓炎（sclerosing osteomyelitis），也称 Garre 骨髓炎（Garre osteomyelitis）。另外，局灶性骨破坏伴脓腔形成及周围明显骨增生硬化者，称为 Brodie 骨脓肿（Brodie abscess）。

慢性骨髓炎各种检查方法都有各自的诊断价值，但都必须弄清下列 6 个问题，即①观察病变部位有无软组织肿胀。②在软组织肿胀部位有无骨膜反应。③观察骨增生硬化的结构。④在骨硬化中寻找破坏区。⑤在破坏区内寻找有无死骨，目的是寻找慢性骨髓炎中的残留活动病灶（图 16-2-1、图 16-2-2）。⑥化脓感染可侵犯骺板软骨，慢性期受侵骺板可发生成骨障碍。

【影像学表现】

X 线表现：显示为骨硬化，皮质不规则增厚，骨髓腔内斑片状低密度骨破坏。平片对慢性骨髓炎

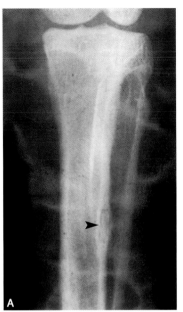
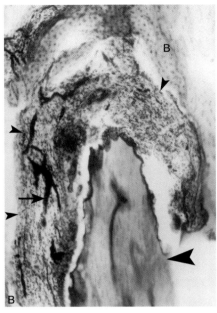

图 16-2-1　皮质骨脓肿
A. 实验病理,左胫骨中段外侧骨皮质内有一破坏区(黑箭头);B. 图下方为死骨
(粗黑箭头),死骨周围为肉芽组织(小黑箭头)及新生血管(黑箭),最外围
(右上角)为新生骨(B)

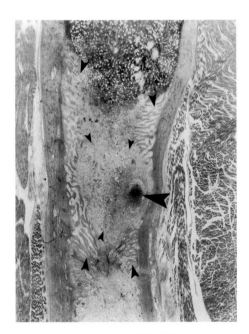

图 16-2-2　骨髓脓肿
实验病理,股骨干中段髓腔内有一小脓肿(大黑
箭头),脓肿周围有肉芽组织吸收带(小黑箭
头),外围髓腔有新生骨包绕(中黑箭头)

有较高的诊断价值:①对骨质破坏可显示出两种
不同的病理改变,脓液对骨的溶解破坏,边缘模
糊,为活动病变。肉芽组织对死骨的吸收,呈虫蚀
样破坏为修复改变。这两种不同的病理改变和其
相应的 X 线征在 MRI 上显示更容易鉴别。②X 线
平片对骨质增生硬化也可显示出不同的病理改
变。均匀无骨小梁结构的骨硬化,表明骨硬化中
必有活动病灶。相反,有骨小梁结构的骨硬化则

表明炎症已被吸收,新生骨在改建之中。此外,X
线平片还可显示硬化中的破坏区和死骨,周围骨
膜反应,骨包壳,软组织肿胀和窦道(图 16-2-3、
图 16-2-4)。

CT 表现:对显示骨质破坏,死骨和脓液、气体
比 X 线平片更为敏感。显示髓腔内低密度肉芽组
织中的硬化骨片段,往往提示病变有活动性(图

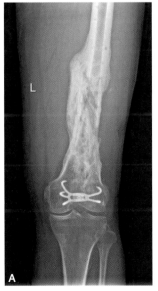
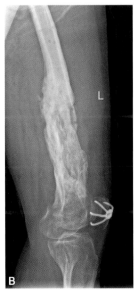

图 16-2-3　股骨干慢性骨髓炎
66 岁,男性。股骨干骨折后继发慢性骨髓炎。股骨
正位平片(A)和股骨侧位平片(B)显示,股骨干远端
骨折,大量骨痂形成,骨折线基本消失。但骨干髓腔
内见斑片状低密度骨破坏区,增厚骨皮质内也见少
许斑片状低密度骨破坏,骨骼整体增生硬化显著

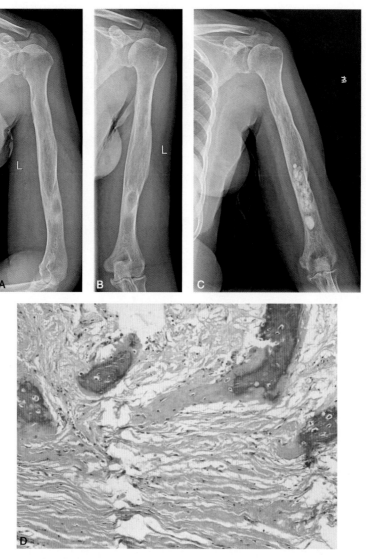

图 16-2-4 肱骨干慢性骨髓炎

65 岁,女性。反复左上臂疼痛 45 年,加重 4 个月,左上肢至手指肿胀,左上臂肤色呈花斑状,局部皮温稍高。肱骨正位平片(A)和肱骨侧位平片(B)显示,肱骨干不规则增粗,骨髓内散在低密度的骨破坏和骨增生改变,部分骨皮质增厚。C. 术后平片显示病灶刮除术后高密度植入的骨水泥影。D. 病理镜下见碎骨组织及骨髓组织,灶性区散在死骨及少量慢性炎细胞浸润,可见浆样细胞。免疫组化示:散在的少量浆样细胞 CD38(+),EMA(−),CD138(+)。结合 HE 切片及临床,符合骨髓炎诊断

16-2-5)。

MRI 表现:慢性骨髓炎中的死骨显示为 T_2WI 局限性低信号,纤维组织、水肿、炎性病变、肉芽组织和脓液 T_1WI 均为低信号,T_2WI 上呈高信号(图 16-2-6、图 16-2-7)。骨质增生硬化 T_1WI 和 T_2WI 上均呈低信号强度。Gd-DTPA 增强扫描,肉芽组织强化呈高信号,坏死和脓液不强化呈低信号强度。因此,MRI 对慢性骨髓炎活动病灶或残留炎性病变显示最佳,还能显示骨性瘘孔和软组织窦道(图 16-2-8)。

【鉴别诊断】

1. 骨样骨瘤 平片上很难与皮质内骨脓肿鉴别,如果皮质内骨脓肿有死骨时,与骨样骨瘤瘤巢内的钙化非常相似。CT 上,骨样骨瘤瘤巢内壁光滑,圆形钙化位于瘤巢中央。骨脓肿内壁常不光整,死骨形态不规则,偏心性分布。MRI 上,皮质内脓肿 T_1WI 呈低信号,T_2WI 呈高信号,DWI 弥散受限呈高信号,增强扫描外脓肿周边环形强化,中央无强化。骨样骨瘤未矿化的瘤巢强化显著。

2. 应力性骨折 平片显示局限性皮质增厚,类似骨样骨瘤。病灶内部结构不同,增厚的皮质内可见骨折线。骨样骨瘤增厚的皮质内可见圆形瘤巢。皮质增厚程度也不一致,应力性损伤由皮质边缘至骨外膜、骨内膜两侧同时明显增厚,骨样骨瘤皮质增厚程度取决于肿瘤横向和纵向位置,而非皮质侧明显。CT 冠状位和矢状位重建对鉴别诊断有帮助。核素扫描应力骨折线样强摄取,骨样骨瘤瘤巢强摄取,而周围呈中等度摄取。短期随访,应力骨折范围可减少。

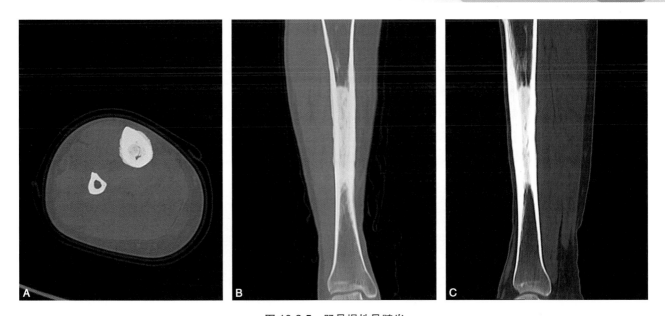

图 16-2-5 胫骨慢性骨髓炎

47 岁,女性。右小腿疼痛 1 年余。胫骨轴位 CT(A)、胫骨冠状位重建 CT(B) 和胫骨矢状位重建 CT(C) 显示,胫骨骨干明显增粗,髓腔密度明显增高改变,骨皮质不规则增厚,境界清晰

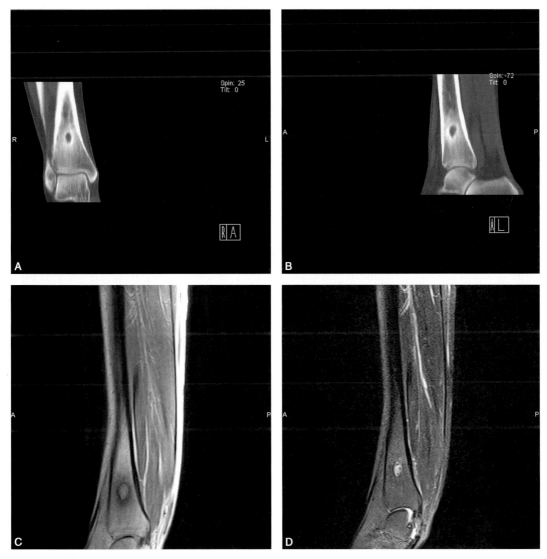

图 16-2-6 右胫骨慢性骨脓肿

31 岁,女性。矢状位 CT 重建(A) 和冠状位 CT 重建(B) 显示胫骨远侧干骺端髓腔内局限性圆形骨破坏,边界清晰,周围广泛性硬化明显;矢状位 SE $T_1WI(C)$ 和矢状位脂肪抑制 FSE T_2WI 扫描(D) 显示病灶边界清晰,周围硬化变成低信号特点,骨髓水肿不明显

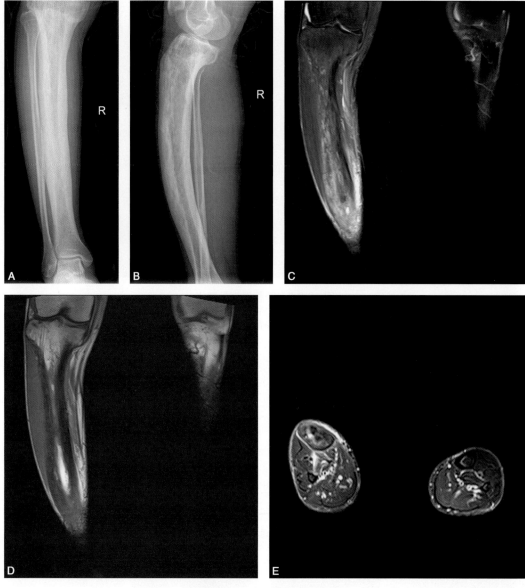

图 16-2-7　胫骨慢性骨髓炎

62 岁,男性。20 年前小腿碰磕后偶发疼痛。胫骨正位平片(A)和侧位平片(B)显示胫骨干增粗,骨皮质增厚,骨干密度不均匀增高。冠状位脂肪抑制 FSE T_2WI(C)、冠状位 SE T_1WI(D)和轴位脂肪抑制 FSE T_2WI(E)显示髓腔内不均匀高信号改变,提示有活动性炎症

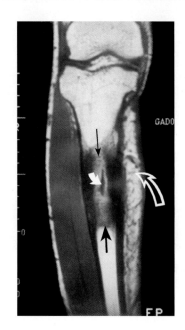

图 16-2-8　胫骨慢性骨髓炎

男,20 岁。右小腿外伤后肿痛数月。MRI 冠状位 T_1WI 增强扫描示右胫骨中段,骨皮质增厚,骨干增粗。髓腔病变区呈中低信号强度(粗黑箭),病变中心有一长条死骨(弯白箭),死骨周围有强化(细长黑箭)为肉芽组织。小腿内侧皮下脂肪组织内有一粗网状信号结构(白弯空箭)为皮下组织间质水肿

第三节　肩关节化脓性关节炎

【基本病理与临床】

化脓性关节炎(pyogenic arthritis)多为血源性感染,好发于婴幼儿和儿童,发病突然,高热寒战,极易引起脓毒败血症。临床红细胞沉降率和C反应蛋白都增高,血液白细胞计数升高。关节液穿刺培养可找到致病菌。

肩关节化脓性关节炎(pyogenic arthritis of shoulder)少见,占所有感染性关节炎的3%~5%。肩关节化脓性关节炎按其感染过程,可分为原发于肩关节滑膜和原发于骨髓炎侵犯到关节。亦有滑膜与骨髓同时发生的血源性感染。

原发于肱骨近侧干骺端的血源性骨髓炎,脓液可从解剖颈侵入关节,或干骺端化脓病变穿过骺板,侵入肱骨头,再从关节囊附着处扩展到关节腔。不管哪种感染方式,化脓病变和脓液直接破坏了关节囊的血管,可发生肱骨头坏死。破坏了邻近关节的肌支动脉,即可发生肌肉坏死。脓液蔓延亦可破坏肩关节周围的所有组织,包括肩峰和肩锁关节。如不早期治疗清除脓液,则整个肩部骨与关节遭到破坏,造成不可挽回的肩部功能障碍(图16-3-1)。

【影像学表现】

X线表现: 急性期表现为肩关节周围软组织肿胀,层次消失,均匀性密度增高。实际上关节腔内已充满脓液,引起关节周围软组织水肿。无法直接显示关节软骨破坏,骨性关节面破坏时显示局部骨密度减低,模糊特点。

CT表现: 可显示关节囊膨隆和关节内积脓的程度,可发现脓液蔓延的范围。显示骨皮质侵蚀和关

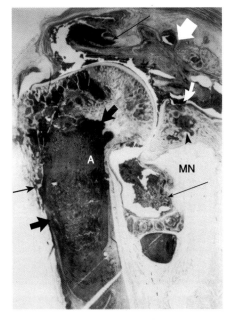

图16-3-1　肩化脓性关节炎
实验病理大切片显示右肱骨急性化脓性骨髓炎和化脓性关节炎同时感染,右肩肱骨上段髓腔内有一巨大脓肿(A),充满髓腔,脓液沿肱骨干外侧骨皮质哈弗管蔓延(中黑箭)。脓液穿破关节囊,形成关节周围脓肿(长黑箭),注意脓液从肩胛盂上关节囊附着处(弯白箭)侵及肩盂骨内形成骨脓肿(黑箭头),脓液还侵犯了肩锁关节(粗白箭),并发肩盂下肌肉坏死(MN)。这些病理改变说明,化脓感染时,出现脓肿处必会发生骨与软组织破坏,这些病理变化是X线、CT扫描和MRI诊断的基础

节面下骨髓浸润较平片敏感。

MRI表现: 可发现关节周围软组织水肿,关节内外积脓。可显示化脓病变是否导致关节软骨受侵,缺损或者消失。化脓侵及关节软骨下骨质时,可显示骨髓内炎性浸润和脓肿的大小和部位。化脓病变T_1WI呈低信号强度,T_2WI呈高信号强度,因此MRI检查是对肩部化脓性关节炎最敏感的检查手段。

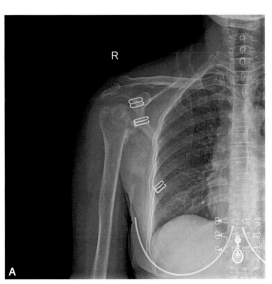

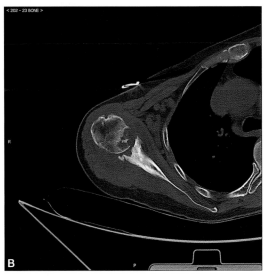

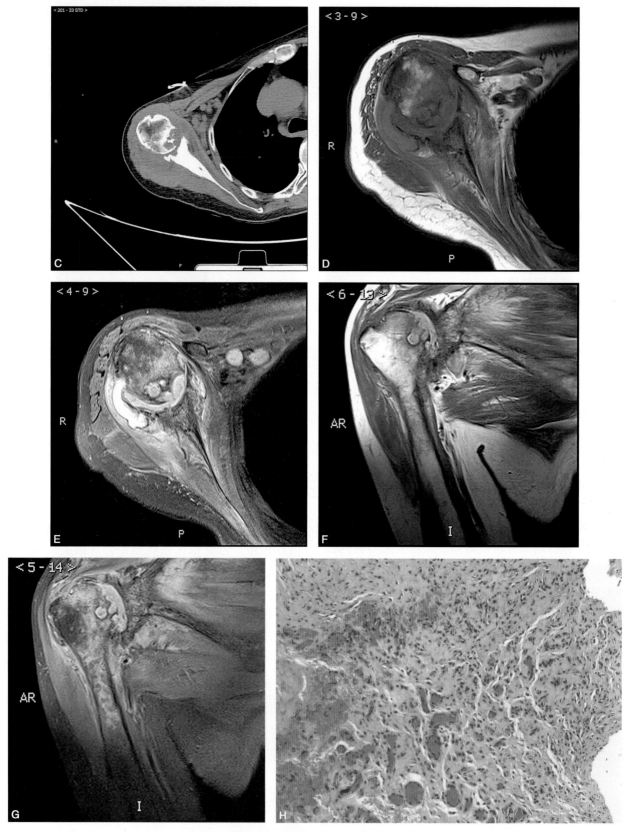

图 16-3-2 肩化脓性关节炎平片、CT 和 MRI

64 岁,女性。右肩部疼痛不适一年余,活动后明显,活动稍受限,无发热。住院行化脓性关节炎病灶清理+抗生素骨水泥填充术。A. 肩关节平片显示,肱骨头关节面骨质破坏。肩关节 CT 骨窗(B)和软组织窗(C)显示,肱骨头关节面和肩胛盂关节面均有骨质破坏,周围关节囊肿胀。轴位肩关节 SE T_1WI(D)、脂肪抑制 FSE T_2WI(E)、冠状位 SE T_1WI(F)和脂肪抑制 FSE T_2WI(G)显示,关节滑膜明显增生改变,关节腔积液,肩关节面骨质破坏,关节软骨消失。腋窝见肿大淋巴结。H. 病理提示(右肩关节)碎骨组织间多量纤维结缔组织增生伴多量淋巴、浆细胞浸润,符合骨髓炎表现

【影像检查选择】

X线平片为首选检查方法,但早期不能提出确切的诊断。CT扫描虽可显示脓肿,但不如MRI的诊断价值高,MRI可早期发现病变,诊断敏感性最高,可以判断关节累及的范围和程度(图16-3-2)。

【小结】

肩关节化脓性感染少见,主要见于婴儿,如果出现肩关节疼痛和炎症的特点,要考虑到该病的可能。治疗主要是抗生素和外科手术引流,可治愈。早期发现、早期诊断和早期治疗非常重要,否则会导致关节功能的丧失及其他严重并发症。

第四节　腕关节化脓性关节炎

【基本病理与临床】

腕关节由多骨组成,肌腱腱鞘多,关节软骨面多。急性腕关节化脓性关节炎(pyogenic arthritis of wrist)极易造成各个腕骨关节软骨破坏。脓液侵入肌腱内,沿腱鞘蔓延,后期可关节粘连或骨性融合。

从病理大切片中观察,腕关节急性化脓性感染、早期软组织肿胀病理改变明显。关节肿胀不是一般炎性反应和水肿,而是关节内化脓、脓液蔓延和软组织脓肿形成。脓液可破坏关节囊、掌背侧韧带、尺桡侧副韧带、腕骨骨间韧带、周围肌腱和腱鞘等结构。破坏关节囊血管,引起腕骨失去血运,可形成骨坏死。炎性病变还可从关节囊附着处侵入骨内,在骨内形成脓肿。进入亚急性期,则发生广泛的骨质破坏。进入慢性期,出现骨质增生、关节粘连,骨性融合(图16-4-1)。

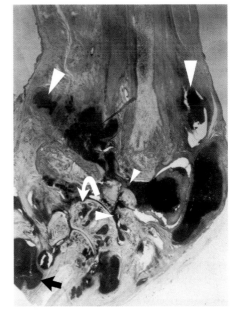

图16-4-1　腕化脓性关节炎

实验性血源性骨关节感染后1.5个月,腕部化脓感染大切片显示腕关节及腕骨间关节、掌腕关节充满大量脓液(小白箭头),关节囊破裂脓液外溢(大白箭头)向掌侧蔓延(黑箭),并在关节囊韧带附着处侵及骨内(弯白箭),在骨内形成脓肿

【影像学表现】

X线表现:腕关节化脓性关节炎,早期在未发生骨质破坏前,X线平片只能显示软组织肿胀的范围和程度,不能显示感染后的病理变化。亚急性期,主要征象是腕骨破坏,关节软骨坏死表现为骨性节面模糊、中断、消失。腕骨之间的骨间韧带被破坏,表现腕骨分离、松散。关节软骨完全坏死脱落,则关节间隙变窄。慢性期表现为骨质增生硬化、骨性融合、关节软组织挛缩等(图16-4-2)。

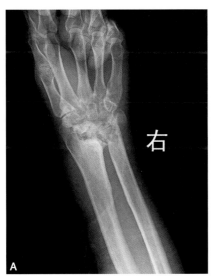
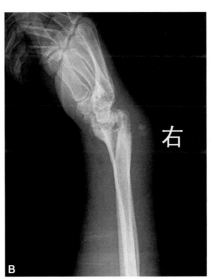

图16-4-2　腕关节慢性化脓性关节炎

42岁,男性。腕关节正位片(A)和侧位片(B)显示,腕关节面明显骨质破坏,骨性关节面皮质消失,局部硬化改变

CT表现:在急性期可显示关节内外脓肿,在亚急性期显示破坏和死骨敏感但不如X线平片显示全面,清晰度亦较差,可以不用CT扫描。

MRI表现:对早期、亚急性期的腕关节化脓性关节炎具有很高的诊断价值,特别是冠状位MRI几乎可以显示化脓性关节炎的整体病理解剖改变。T_1WI可显示关节内和软组织脓肿的范围,骨髓的炎性浸润和化脓病变,病变均呈低信号强度。T_2WI或梯度回波可显示关节内外、骨内外的脓肿呈高信号(图16-4-3)。Gd-DTPA增强扫描,脓液呈低信号,而肉芽组织新生血管呈高信号,有明显强化。慢性期,MRI可显示骨内的残留活动病灶,T_2WI呈高信号,特别是增强扫描可显示病灶内有无脓液和死骨。

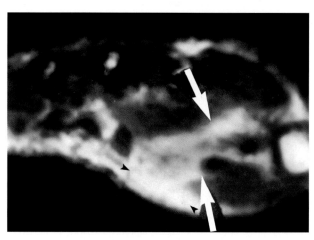

图16-4-3 大鱼际肌炎症
男,26岁,左手掌肿胀疼痛2个月。MRI轴位T_2WI显示,左手掌大鱼际肌间隙呈弥漫高信号(大白箭),边界不清,并蔓延至皮下(小黑箭头)水肿

【小结】

本病早期以滑膜炎症及关节内渗出改变为主,MRI显示敏感。亚急性期及慢性期以骨质破坏和反应性骨质增生硬化为主,两者并行出现,后期关节间隙变窄、消失或骨性强直。临床早期需与痛风、假痛风、蜂窝织炎等鉴别。

第五节 髋关节化脓性关节炎

【基本病理与临床】

髋关节是人体最大的持重关节,关节囊宽阔,活动度大,股骨头颈很长一段位于关节囊内。血管进入关节内,沿着股骨颈骨面滑膜下走行,分布到股骨头内。髋关节化脓性关节炎(pyogenic arthritis of hip)感染后48小时即可发生化脓,产生脓液,关节囊极易被破坏,发生病理性脱位。脓液可穿破关节囊向关节外软组织蔓延,形成脓肿。脓液破坏关节囊血管,导致股骨头坏死。脓液还可穿破髋臼底进入盆腔(图16-5-1)。化脓病变沿着关节囊附着处侵入骨内可形成脓肿。急性期,如不及时彻底引流脓液,进入亚急性期后,股骨头颈及髋臼将很快发生广泛骨质破坏。步入慢性期时,不可避免地发生关节粘连,或骨性融合,造成残疾。

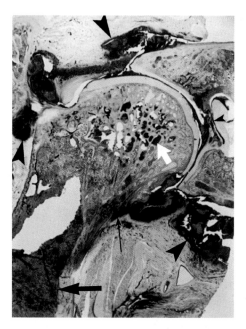

图16-5-1 实验髋关节化脓性关节炎
右髋关节病理大切片显示:关节腔内充满深染液体为脓液。脓液穿破上下关节囊形成软组织脓肿(大黑箭头),髋臼窝充满脓液(小黑箭头),脓液沿股骨颈下缘关节囊附着处侵入股骨颈内(长黑箭),并在股骨头内形成脓肿(白箭)。股骨上段骨髓内炎性浸润,脂肪消失(大黑箭)

【影像学表现】

X线表现:急性期,髋关节软组织肿胀,在骨质未破坏以前,关节内化脓穿破髋臼底,进入盆腔内,脓液沿着闭孔内肌蔓延出现"闭孔内肌征"。在髋臼下方沿着闭孔外肌蔓延,形成"闭孔外肌征"。进入亚急性期,X线表现股骨头骨性关节面破坏变模糊,关节间隙变窄,或发生病理性脱位,随后髋臼顶及股骨头骨质破坏,并发生病理性骨折,股骨头坏死相对密度增高。如果发现股骨头疏松,则表明股骨头血运未遭到破坏,预后较好(图16-5-2)。

CT表现:CT显示关节面破坏和关节下骨破坏较平片更清晰,还可冠状位重建显示关节全貌。早期仅显示关节囊肿胀(图16-5-3)。

MRI表现:MRI对软组织和骨髓病变显示敏感,可早期发现病变。髋关节化脓性关节炎MRI可显示关节滑膜增厚、渗出改变(图16-5-4),脓液蔓延范围及关节软骨、软骨下骨侵犯。诸病灶在T_1WI呈低

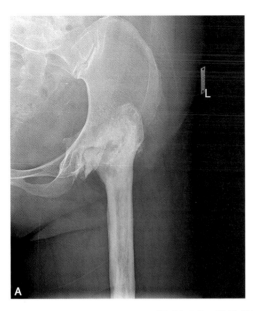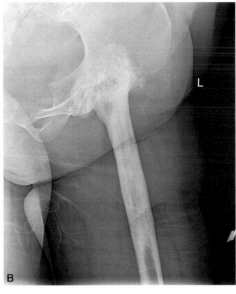

图 16-5-2　髋关节慢性化脓性关节炎
46 岁,女性。右髋关节正、侧位片显示,右侧股骨头关节面大部分破坏缺如,髋臼关节面硬化,股骨头外上移位,髋关节间隙明显狭窄

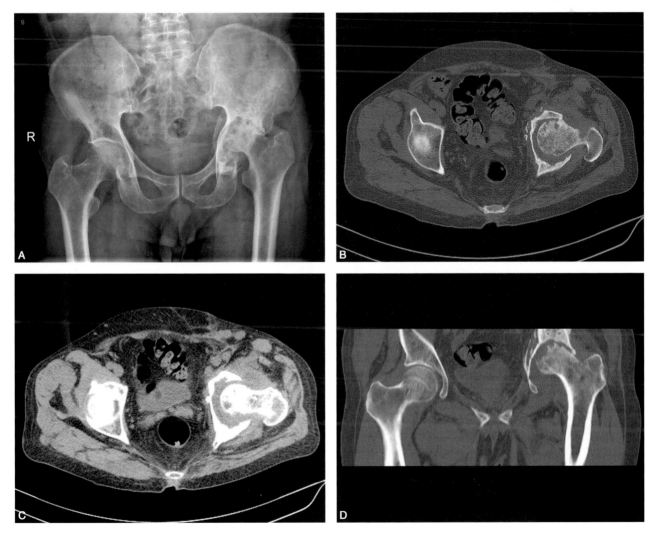

图 16-5-3　左髋臼骨折后继发髋关节表皮葡萄球菌感染
62 岁,男性。2 年前左髋臼骨折内固定术,左髋活动后疼痛半年,疑髋臼骨折内固定术后感染,经抗生素治疗,红细胞沉降率及 CRP 转归正常。5 个月前再次出现左髋活动后不适,考虑左髋臼骨折内固定术后感染,行左髋臼骨折内固定装置取出术,髋关节灌洗液药敏培养示表皮葡萄球菌。A. 髋关节正位平片显示,右侧髋关节面骨破坏,髋臼关节面增生硬化明显,关节间隙狭窄,股骨头外上移位。B. 轴位髋关节 CT 骨窗(B)、软组织窗(C)和冠状位 CT 重组图像(D)显示,关节破坏情况更清晰,除了硬化性稳定性改变外,同时显示关节囊肿胀

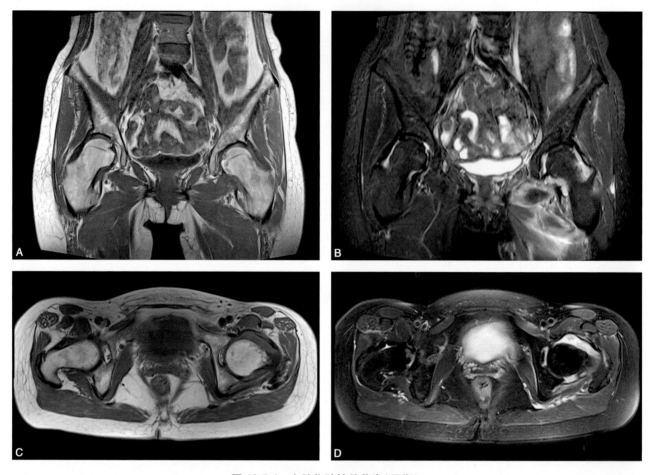

图 16-5-4 左髋化脓性关节炎(早期)

58 岁,女性。3 天前无明显诱因发热,体温 38.0℃,伴有畏寒、四肢肌肉酸痛,中性粒细胞 89.60%。经抗感染治疗,左髋关节疼痛缓解。髋关节冠状位 SE T_1WI(A)、脂肪抑制 FSE T_2WI(B)轴位 SE T_1WI(C)和脂肪抑制 FSE T_2WI(D)显示,左侧髋关节滑膜增生改变,关节腔内少许积液。骨性关节面光整,未见明确破坏,关节软骨尚可

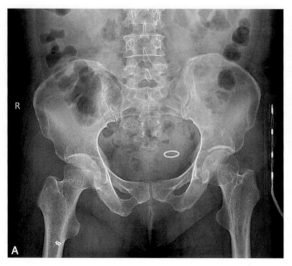
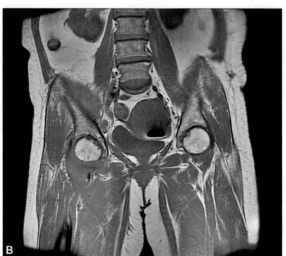

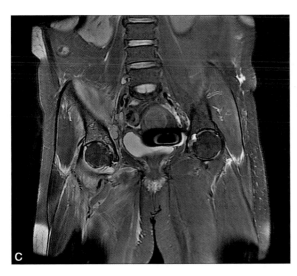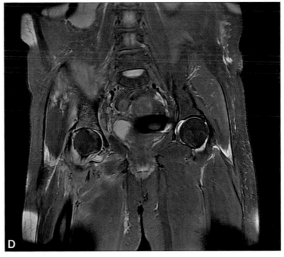

图 16-5-5　右髋关节化脓性关节炎

54 岁,女性。2 周前无明显诱因右髋关节疼痛,屈髋时缓解,伸直或行走时加重,伴夜间痛及静息痛,WBC:19.86 ×10⁹/L(↑),ESR79.00mm/h(↑),CRP259.0mg/L(↑)。右髋关节穿刺见脓液,细菌培养示金黄色葡萄球菌。A. 右髋关节平片示,关节间隙狭窄,无关节面异常。轴位 SE T_1WI(B)、冠状位脂肪抑制 FSE T_2WI(C)和 D. 脂肪抑制 FSE T_2WI(D)显示,右髋关节软骨缺损,股骨头骨性关节面偏内侧骨破坏,关节滑膜增生明显,关节积液

信号,T_2WI 脓液与水肿呈高信号(图 16-5-5)。Gd-DTPA 增强扫描脓液区不强化,环形强化区代表脓肿周围肉芽组织。

【小结】

髋关节化脓性感染在关节感染中不少见,影像学检查早期发现、早期诊断直接关乎患者预后。病变早期 X 线平片和 CT 常无阳性征象,MRI 可早期显示滑膜炎症及关节内渗出改变。亚急性期及慢性期诊断较容易,以骨质破坏和反应性骨质增生硬化为主,两者并行出现,后期关节间隙变窄、消失或骨性强直。

第六节　膝关节化脓性关节炎

【基本病理与临床】

膝关节由股骨远端、胫骨近端和髌骨组成。膝关节化脓性关节炎(pyogenic arthritis of knee)感染途径最常见于血源性传播,开放性损伤也可合并感染。感染可原发于骨,也可原发于滑膜,或两者同时感染。股骨远端或/和胫骨近端急性骨髓炎易破坏关节软骨侵及关节。髌骨化脓性骨髓炎更易侵犯关节。亦有原发于胫骨近侧干骺端化脓感染,穿过骺板侵入胫骨近端骨骺。后者发生于少年,为局限性骨髓炎,可无明显全身中毒症状。

【影像学表现】

X 线表现:早期只见关节周围软组织肿,髌上囊膨隆。随病变进展,股骨髁和胫骨平台发生关节软骨破坏,继而出现骨质破坏。X 线表现为骨性关节面模糊、中断、破坏消失,并发生软骨下囊状破坏,关节间隙变窄,早期以关节承重区明显。少数患者关节内脓液可穿破滑膜、关节囊及皮肤,形成窦道,长期不能愈合。慢性期关节面骨质增生硬化,也可出现骨性强直。

CT 表现:膝关节化脓性感染早期表现为关节囊肿胀,局部软组织密度增高,境界模糊。累及骨性关节面后显示关节间隙狭窄,骨性关节面破坏,局部骨密度减低特点。慢性期显示关节硬化,关节面不光整或骨性强直(图 16-6-1)。

MRI 表现:可早期发现关节病变,关节滑膜增厚、渗出,关节软骨破坏、消失,软骨下骨侵犯病灶 T_1WI 呈低信号,T_2WI 呈高信号。Gd-DTPA 增强扫描滑膜增厚并强化,骨髓侵犯区域有增强。若并发髌骨急性化脓性骨髓炎,在急性或亚急性期,T_1WI 髌骨骨髓和髌上囊呈低信号强度,T_2WI 呈高信号。Gd-DTPA 增强扫描骨髓病变区及关节囊滑膜增生、肥厚区明显强化;股骨远端和胫骨近端骨髓炎,在急性或亚急性期,SE T_1WI 上骨髓腔呈斑片状不均匀低信号,反映骨髓内脓液和炎性浸润。股骨髁和胫骨平台骨性关节面变薄,呈断续不连的低信号线,提示关节软骨坏死脱落。T_2WI 骨髓和髌上囊呈不均匀高信号。Gd-DTPA 增强后,骨髓腔内出现多发强化环,中心低信号灶提示为脓液或死骨,外围为肉芽组织修复带呈环状强化。MRI 对慢性期骨内残留感染灶也有较高的诊断价值(图 16-6-2);胫骨近端干骺骨髓炎为青少年时期的局限性骨感染,可侵犯骺板软骨,或蔓延至骨骺,MRI 表现为干骺端骺板下出

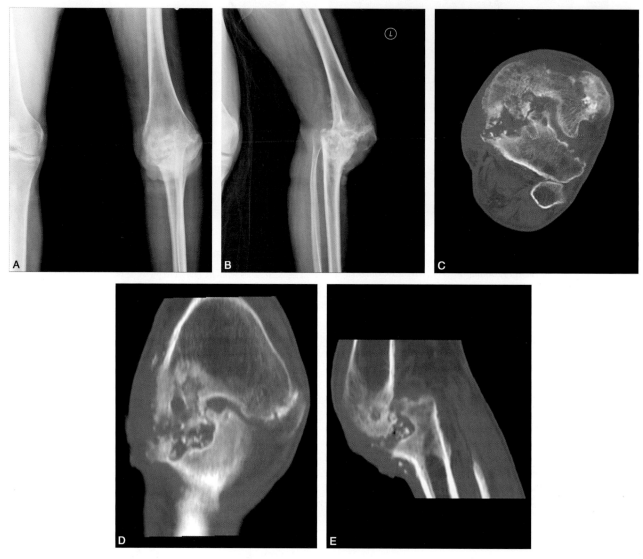

图 16-6-1　左膝化脓性关节炎

69 岁,男性。2 型糖尿病 15 年,1 个月前无明显诱因下出现左膝肿胀疼痛伴发热、左膝皮肤破溃流脓。血培养示革兰阳性球菌阳性。左膝正位片(A)和侧位片(B)显示,左膝关节畸形,关节面明显骨质破坏、不光整,关节面硬化,关节间隙狭窄。轴位 CT(C)、CT 冠状位重组(D)和矢状位重组图像(E)显示,关节面碎裂、破坏、不光整,周围游离体形成,关节变形

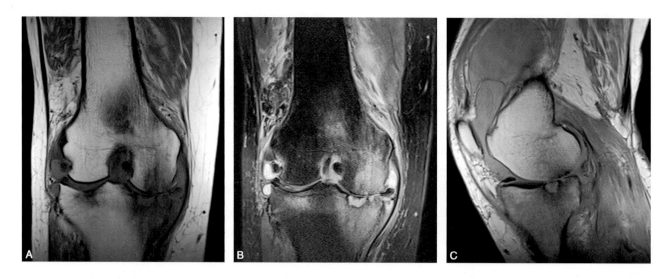

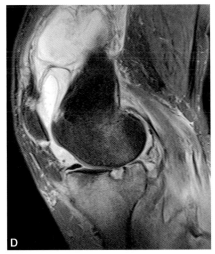
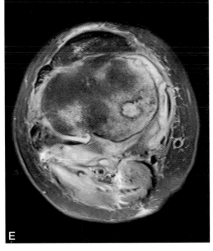
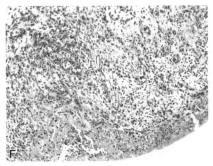

图 16-6-2　右膝化脓性关节炎

65 岁,女性。糖尿病多年。右膝肿痛,局部皮温稍高。冠状位 SE T_1WI(A)、脂肪抑制 FSE T_2WI(B)、矢状位 SE T_1WI(C)、矢状位脂肪抑制 FSE T_2WI(D)和横轴位脂肪抑制 FSE T_2WI(E)显示,右膝关节面大量滑膜增生,关节积液,关节面骨质破坏并累及负重面,以胫骨内侧平台最显著。胫股关节软骨局部缺如。F.病理(右膝关节滑膜)示,滑膜组织增生伴多量急慢性炎细胞浸润、纤维素样渗出和肉芽组织形成

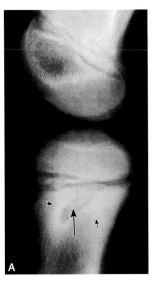
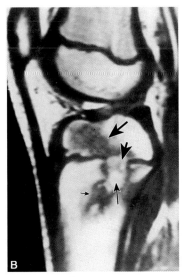
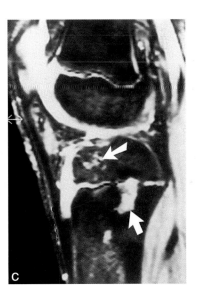

图 16-6-3　骨骺干骺骨髓炎侵犯骺板

A.男,10 岁,右膝阵发性疼痛 1 年,X 线平片显示右胫骨近侧干骺端有舌状破坏区(大黑箭),其周围有新生骨(小黑箭)。胫骨近端骨骺未发现异常征象。B.右膝矢状位 SE T_1WI(TR427,TE16),骨骺中心偏前骨髓呈低信号强度(大黑箭),干骺端破坏区呈中高信号强度(细黑箭),其周围有低信号环(小黑箭),骺板软骨中断(中黑箭)。C.T_2WI(TR3 964,TE100)骨骺前方病灶及干骺端病变均呈高信号强度(白箭)。此例说明干骺端骨髓炎可以侵犯骺板侵入骨骺

现陷阱样非骨化沟,T_1WI 呈低信号,T_2WI 呈高信号,其中可见死骨(图 16-6-3)。

【小结】

膝关节化脓性关节炎在关节感染中发病率最高,最常见感染菌是金黄色葡萄球菌,约占 80%。最常见感染人群是 40 岁左右,并发症相对其他关节少见。病变早期以滑膜炎症及关节内渗出为主,MRI 应为最敏感影像学检查方法。亚急性期及慢性期,X 线平片及 CT 表现典型,以骨质破坏和反应性骨质增生硬化为主,两者并行出现,后期关节间隙变窄、消

失或骨性强直,诊断不难。

第七节　踝关节化脓性关节炎

【基本病理与临床】

化脓性关节炎主要累及负重关节,最常见于膝关节,其次是髋关节和踝关节,踝关节化脓性感染占关节感染的比例不超过 10%,以金葡菌感染最常见,占一半左右。其他致病菌包括表皮样葡萄球菌、沙门氏菌、链球菌等。

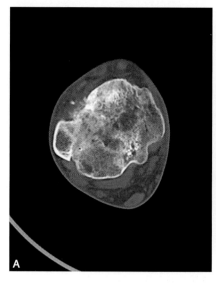
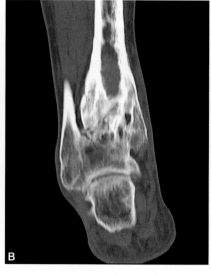
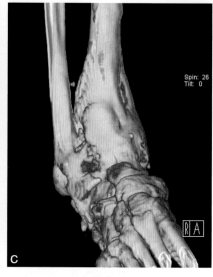

图 16-7-1 胫骨远端继发性慢性感染

43 岁，男性。10 年前因踝关节骨折行关节融合术。3 年前胫骨远端再次骨折并手术，术后钢板位置继发感染。轴位 CT（A）、冠状位 CT 重组（B）和三维重建 CT（C）显示，胫腓骨远端和踝关节骨性融合。胫骨远端骨质破坏，周围增生硬化改变

踝关节由胫腓骨远端内外踝构成榫眼，距骨体嵌在其中。踝关节周围韧带多，前踝有胫骨前肌腱、趾长伸肌腱和姆长伸肌腱及腱鞘通过，胫骨内踝后面有胫骨后肌腱、趾长屈肌腱和姆长屈肌腱及腱鞘通过，外踝有腓骨长、短肌腱及腱鞘通过。后踝有跟腱通过。踝关节和距下关节后部仅有一薄层纤维膜相隔。因此，踝关节化脓感染，在早期炎症和脓液极易侵犯距下关节，并侵入腱鞘向足底蔓延。踝关节化脓性关节炎（pyogenic arthritis of ankle）常见于胫骨下端骨髓炎向下侵犯关节、跟骨骨髓炎向上侵犯关节、或滑膜感染直接形成化脓性关节炎。

【影像学表现】

X 线表现：急性期，X 线只表现踝关节软组织肿胀。踝部软组织薄，化脓病变容易穿破关节囊，在皮下形成脓肿。X 线表现该部软组织膨隆，均匀密度稍高，境界不清。感染向足底蔓延时，足底部软组织肿胀。在发病 4~5 天内，如及时抽脓引流，预后较好。亚急性期，踝关节脓肿形成，X 线平片表现为关节囊膨隆，密度增高，边界相对清晰，跟腱前方 Kager 脂肪垫受压或变为混浊，密度增高。同时可出现骨性关节面模糊、破坏、消失，或关节面下囊状破坏及边缘骨质硬化。如踝关节和距下关节同时感染遭到破坏，将造成关节粘连或骨性强直、融合。

CT 表现：对观察骨皮质的细微结构更仔细，骨皮质中断、缺损，细微骨破坏显示较平片观察清楚，可发现筛孔样或浸润性骨质破坏，密度减低，病灶边界模糊。破坏区内可见死骨。亚急性期及慢性期，

可见骨破坏区周围不同程度骨质增生硬化，关节间隙变窄、消失或骨性强直（图 16-7-1）。

MRI：对软组织和骨髓病变显示清晰。可早期发现踝关节滑膜的异常，包括滑膜增厚，滑膜渗出性改变等。随病变进展，可显示关节软骨连续性中断或局部缺损；软骨下骨性关节面骨髓水肿、囊变，关节面不光整、连续性中断。胫骨下端干骺部骨髓炎 T_1WI 呈低信号，T_2WI 呈中高信号。Gd-DTPA 增强后，病灶有强化（图 16-7-2、图 16-7-3）。MRI 显示骨质改变不如 CT 清楚、直观。

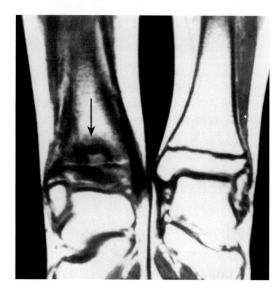

图 16-7-2 胫骨下端干骺部限局骨感染

冠状位 SE T_1WI 增强扫描显示右踝关节胫骨远侧干骺端及骨骺有片状低信号区（黑箭），其中有高信号病灶，内有一个小死骨，提示本病可能原发于干骺端的感染，穿破骺板软骨侵入骨骺内，因为感染病灶在干骺端骺板软骨下

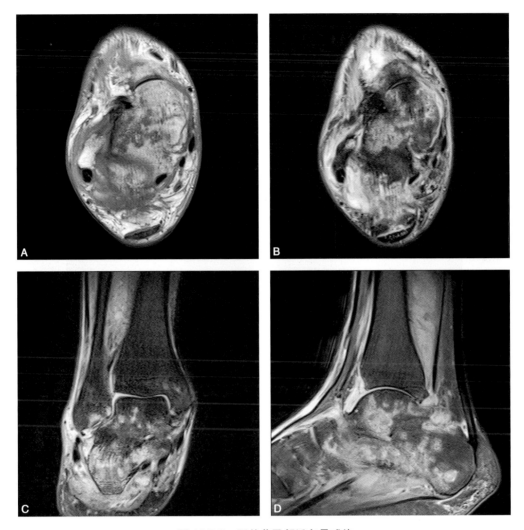

图 16-7-3 踝关节及邻近多骨感染
53 岁，男性，右踝关节无明显诱因持续性肿痛 10 天，夜间尤甚，发热 1 天。局部皮肤发红，皮温升高，右踝关节活动受限。血常规：WBC 10.04×10⁹/L，NE 79.3%。血培养金黄色葡萄球菌感染。轴位 SE T₁WI（A）、轴位脂肪抑制 FSE T₂WI（B）、冠状位脂肪抑制 FSE T₂WI（C）和矢状位脂肪抑制 FSE T₂WI（D）显示，踝关节滑膜增生，关节内渗出性改变，外踝骨性关节面异常信号。距骨和跟骨多发骨髓信号异常，提示化脓性病变浸润

【小结】

与其他关节化脓性关节炎表现类似，病变早期以滑膜改变为主，MRI 显示敏感性高。随病变进展逐步累及关节软骨、软骨下骨结构，表现为骨质破坏及反应性骨质硬化并行出现，后期关节间隙变窄、消失、骨性强直等改变。

第八节　化脓性脊柱炎

【基本病理与临床】

化脓性脊柱炎（pyogenic spondylitis）较少见，易发生于 30~40 岁的成年男性。多累及腰椎和颈椎。致病菌以金黄色葡萄球菌为常见，链球菌次之，亦可为沙门氏菌。感染途径可为血源性或邻近组织感染造成的蔓延。前者多因生殖泌尿系统的感染引起。

感染灶多发生在椎体的松质骨内，有时可始于椎体的软骨下骨板。骨破坏发生较快，但在骨破坏早期即出现成骨性反应，这是与结核性病变的重要区别。椎体破坏的同时椎间盘亦受到破坏。本病亦可形成椎旁脓肿但一般不如结核病那样显著。血行感染可有急性期症状，包括高热、谵妄或昏迷，并伴脊柱剧痛常被迫卧床，背肌痉挛，脊柱活动受限，并有局限性棘突叩击痛。白细胞计数升高，血培养阳性。Puig Guri 提出四种不同的临床表现：①髋关节综合征：髋部急性疼痛，屈曲收缩，活动受限；②腹部综合征：表现如急性阑尾炎；③脑膜综合征：表现如急性化脓性或结核性脑膜炎；④背疼综合征：背疼可为急性或渐进性。本病分为急性、亚急性及慢性三种类型，以急性者为多见。随着抗生素的广泛应用，典型临床表现的化脓性脊柱炎已不多见，多数病例临床

表现不典型,给诊断和治疗造成困难。

【影像学表现】

X 线表现:病变多累及椎体,附件较少受累,但较结核受累机会要多。急性期,发病 2 周以内,椎体化脓感染广泛者,X 线表现椎旁软组织肿胀,颈椎感染者咽后壁增厚,胸椎感染者椎旁可见梭形软组织增厚,腰椎感染者可见腰大肌肿胀。发病 2～4 周方可见到椎体骨质破坏,椎体病变可发生在中心部或边缘部,起初为溶骨性破坏,迅速扩大,椎间盘亦受到破坏或因椎体破坏而向椎体内陷入,使椎间隙变窄(图 16-8-1)。椎体的破坏虽然很快,但因相继发生成骨性反应,故一般只有轻度受压变形,很少发生塌陷。晚期,椎体破坏周围骨质增生硬化,椎旁韧带骨化,椎间骨桥形成或椎体骨性融合(图 16-8-2)。

CT 表现:可显示椎体骨破坏、死骨及因水肿和炎性渗出所造成的低密度椎旁软组织肿块(图 16-8-3)及其中的气体,对比增强扫描可见炎性肿块的强化。CTM 可发现硬脊膜外脓肿和蜂窝织炎以及硬脊

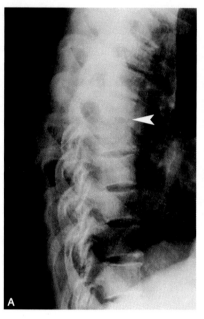
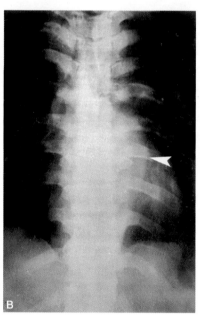

图 16-8-1 急性化脓性脊柱炎
A. X 线侧位像,T_6、T_7 椎体破坏,椎间隙变窄(箭头);B. X 线前后位像,T_6/T_7 椎间隙变窄,左侧椎旁脓肿(箭头)

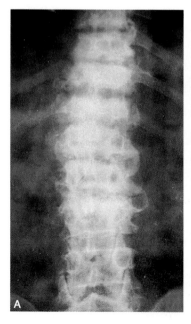
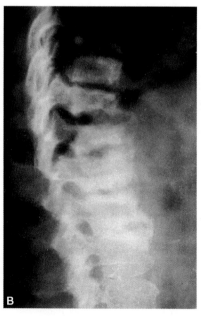

图 16-8-2 化脓性脊柱炎
A. X 线前后位像,胸腰椎广泛骨破坏及骨硬化,椎间隙变窄,椎旁骨桥形成;B. X 线侧位像,胸腰椎椎体破坏,椎体上、下缘骨硬化,脊椎前缘骨桥形成,椎间隙变窄,腰椎椎小关节间隙消失

膜囊与脊髓的受压移位情况。CT 还可发现邻近肋椎关节与肋骨的破坏。CT 可较早显示骨的修复,椎体边缘新骨和骨嵴形成,骨密度增加。晚期椎旁软组织因机化而密度增高。

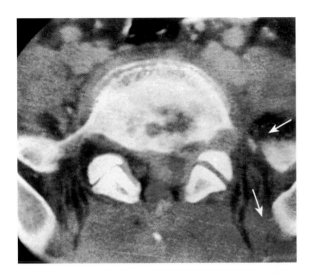

图 16-8-3 椎间盘脱出术后感染致骨髓炎、椎间盘炎和硬脊膜外脓肿
CT 平扫 L_5/S_1 椎间盘密度减低并膨出,相邻椎体破坏,并见硬脊膜外脓肿(箭),棘突及部分椎板缺如,为手术所致

MRI 表现:MRI 比 X 线平片和 CT 能更早地发现病变,可在骨破坏发生之前发现骨髓和椎间盘的炎性病变,是早期诊断的重要方法。骨髓内的炎性改变在 T_1WI 上呈弥漫或片状低信号区,与高信号的脂肪形成良好对比,在脂肪抑制 T_2WI 上骨髓内脂肪信号被抑制,而炎性病变含水量高而呈明显高信号。椎间盘受累及在 T_2WI 上呈不规则的高信号,失去其正常结构(图 16-8-4～图 16-8-6)。脊椎骨髓炎在骨和椎间盘破坏的同时,多伴有邻近软组织炎症。累及前纵韧带下或椎管硬脊膜外组织,形成肉芽组织或脓肿,椎管内病变可压迫脊髓。MRI 可显示脊髓受压以及受压的程度。Gd-DTPA 增强扫描可显示病灶内的肉芽组织呈明显强化,而脓液和死骨不强化(图 16-8-7、图 16-8-8)。

【鉴别诊断】

化脓性脊椎炎急性期临床症状明显,出现骨质改变之前影像检查以 MRI 做为首选检查,主要表现为椎体骨髓和椎间盘的炎性水肿改变。随病变进展,出现椎体骨质破坏、反应性骨质增生硬化等改变,诊断不难。本病主要应和脊柱结核鉴别:①化脓性骨髓炎进展迅速,于骨破坏的同时出现骨质硬化增生,可在 4～6 周出现。结核则以骨质破坏为主,常有骨质疏松改变及泥沙样死骨,一般在半年后出现轻微骨质增生硬化,提示病变进入修复期或合并感染;②化脓性骨髓炎椎体破坏迅速,但因成骨反应及时出现,一般很少引起椎体塌陷。结核则常有椎体塌陷及脊柱后凸成角畸形;③化脓性骨髓炎累及附件的机会较多,结核常累及椎体边缘及椎间盘;④化脓性骨髓炎固定治疗后相邻椎体之间很快形成骨桥(2～3 个月内),结核椎旁常见寒性脓肿并随腰大肌向下流注,脓肿壁可有并钙化;⑤化脓性骨髓炎常

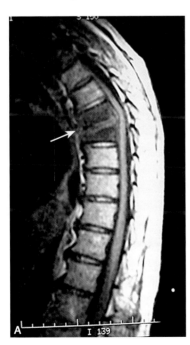
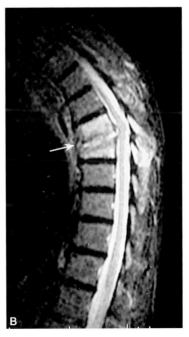

图 16-8-4 胸椎急性化脓性骨髓炎
在 FSE T_2WI 上,T_5、T_6 椎体呈高信号,椎间盘呈高信号(箭),失去正常结构,向后突向椎管,局部脊髓受压

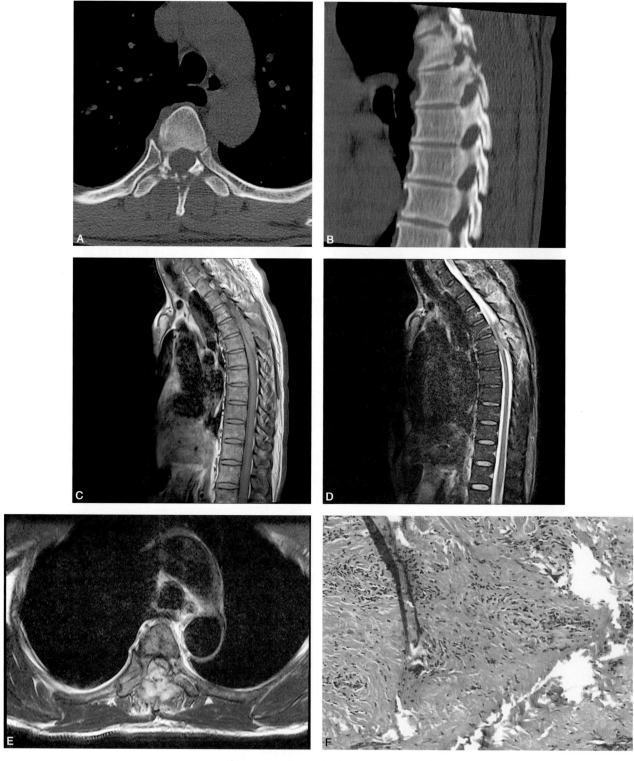

图 16-8-5 T₄～₆ 附件化脓性骨髓炎

52 岁,男性。术中探及 $T_{4～6}$ 大量脓性液体、脓性坏死组织及肉芽增生组织。轴位 CT(A)和矢状位 CT(B)重组图像显示胸椎椎板、小关节突和棘突骨质破坏;矢状位(C)SE T_1WI、矢状位 FSE T_2WI(D)和轴位 T_2WI(E)显示后方附件骨质破坏,异常信号,病变延伸进入椎管内形成软组织脓肿,脊髓受压变细;F. 病理(胸椎)为破碎的骨组织及增生的纤维结缔组织,示骨小梁间纤维增生,其内见多量中性粒细胞、浆细胞及淋巴细胞浸润。局部伴脓肿形成、小血管增生等,符合骨髓炎改变

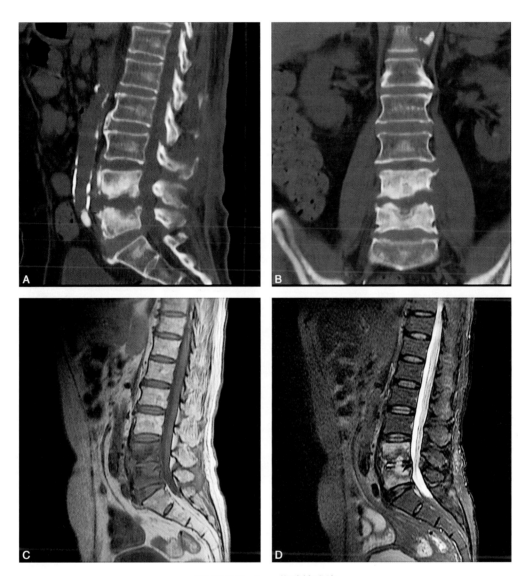

图 16-8-6　L$_{4\sim5}$化脓性感染

75 岁,男。6 个月前无明显诱因腰痛,2 个月前左下肢麻木,由左臀部后方放射至左大腿及小腿后外侧、脚踝外侧及足背和足底,站立时加重,平卧休息后可缓解。全麻下行"脊柱感染切开引流冲洗置管术+腰椎间盘突出摘除术+椎管扩大减压术+脊髓和神经根粘连松解术"。术后病理示:退变坏死髓核组织伴间质出血、多量炎性细胞浸润及肉芽组织增生。矢状位 CT 重组(A)和冠状位 CT 重组(B)L$_4$、L$_5$ 椎体骨质破坏和明显增生硬化,骨皮质不规则中断,相应椎间隙假性增宽。矢状位 SE T$_1$WI(C)和矢状位脂肪抑制 FSE T$_2$WI(D)显示,L$_4 \sim 5$ 椎体和椎间盘不均匀长 T$_1$ 长 T$_2$ 异常信号改变

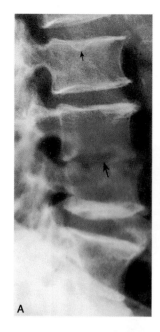
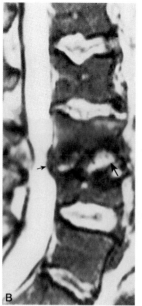
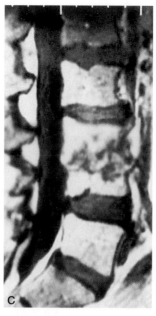

图 16-8-7　腰椎化脓性骨髓炎
A. 男，73 岁。腰痛发热 2 个月，X 线平片显示 $L_3 \sim L_4$ 椎体相对面骨质破坏（黑箭），其中有小的碎死骨片，椎间隙变窄；B. MRI 矢状位 T_2WI 显示 $L_3 \sim L_4$ 椎间骨质破坏呈低信号强度，其中高信号区为残留退变的间盘（黑箭）。注意 $L_3 \sim L_4$ 间盘后部向椎管内突出，压迫硬膜囊（小黑箭）；C. Gd-DTPA 增强后，病变区有不均匀强化及散在点状低信号小死骨片。T_2WI $L_1 \sim L_5$ 间盘呈高信号强度为间盘退变。经细菌培养为大肠杆菌感染

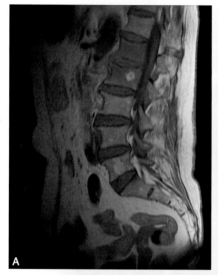
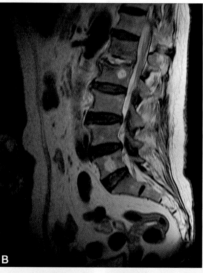
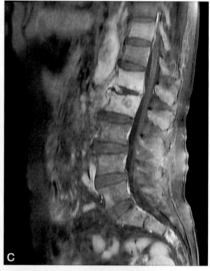

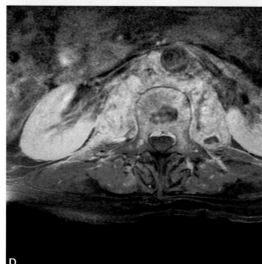
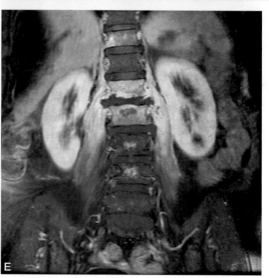

图 16-8-8　脊柱感染
77 岁，女性，有糖尿病、肝脓肿病史。矢状位 SE T_1WI（A）和矢状位 FSE T_2WI（B）示 $L_1 \sim L_2$ 椎体弥漫性信号异常，合并相应椎间盘信号改变。L_2 椎体局部脂肪沉积。矢状位 SE T_1WI 增强扫描（C）、轴位增强扫描（D）和冠状位增强扫描（E）显示 $L_1 \sim L_2$ 椎体和椎间盘明显强化，周围形成软组织脓肿有强化，低信号区为无强化脓液

有急性发病史。发病突然,持续高热,疼痛剧烈。结核进展缓慢,临床症状常不明显。

第九节 椎间盘炎

【基本病理和临床】

椎间盘炎(diskitis)通常是椎体感染蔓延的结果,化脓性和非化脓性脊椎炎最终常累及椎间盘。椎间盘感染也可继发于手术椎间盘摘除术、椎间盘穿刺、椎间盘造影或邻近软组织感染。来自泌尿系统、皮肤和呼吸道的血源性感染可通过动脉直接累及椎间盘,通过静脉丛的感染很少。儿童期椎间盘富于血管,椎间盘炎的发生率较高。成人的椎间盘虽不富于血管,但椎体终板血供丰富,可被直接感染,然后累及椎间盘。成人的椎间盘炎多见于年纪较大者,以腰椎为好发部位,多为金黄色葡萄球菌感染。椎间盘炎通常只累及一个椎间盘和邻近椎体。多部位侵犯较少见,只累及椎弓而椎体正常者更少见。

发病常于术后2~3天,局部剧疼,体温升高,腰椎不敢活动。亦可出现后腹膜刺激症状、小肠胀气、麻痹性肠郁张。2~3周后可见椎体溶骨性破坏,椎间隙变窄,椎旁软组织肿,并可侵犯椎小关节。间盘化脓极易进入椎管,压迫脊髓,引起脊髓压迫症状。

晚期破坏周围骨质增生硬化,椎体骨性融合(图16-9-1、图16-9-2)。

【影像学表现】

X线表现:椎间盘破坏后导致的椎间隙狭窄可以显示,无法直观观察椎间盘情况。

CT表现:椎间盘炎出现症状后第5天CT即可显示异常表现,CT上,椎间盘炎表现为邻近椎间盘的椎体发生破坏,与椎间盘无清楚界限,椎间盘与相邻椎体破坏可形成缺损。椎间盘变扁、膨大,这是因为炎症造成的纤维环膨大和破坏并向椎旁延伸所致,以后软骨板发生硬化,椎体有新骨形成。矢状和冠状面显示相邻椎体边缘不规则破坏和硬化,椎间隙变窄,椎体压缩(图16-9-3)。

MRI表现:MRI对椎间盘炎的显示敏感性高。椎间盘感染后,在T_1WI上椎间盘的正常信号消失,邻接椎体内出现低信号区,与椎间盘的低信号相融合。椎体内低信号为炎症组织取代骨髓组织所致。儿童期由于红骨髓较多,黄骨髓较少,脊椎在T_1WI上信号较低,与含水量较多的炎症组织信号差别较小,可能被忽略。在T_2WI上,感染椎间盘呈高信号,髓核裂隙征消失,形态不规则。相邻椎体边缘在T_1WI上显示为低信号区,T_2WI上呈高信号(图16-9-4、图16-9-5)。

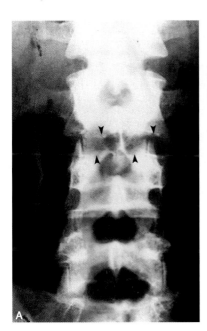
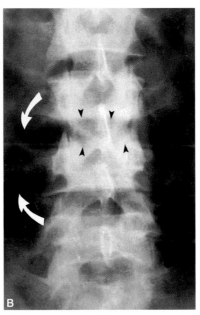

图16-9-1 急性椎间盘炎
男,40岁,腰椎间盘突出间盘摘除术后第2天腰痛加重,第3天高热。A.腰椎正位片(10天后)示L_3下位骨性终板和L_4上位骨性终板结构断续不连(小黑箭头);B.腰椎正位片(3周后)示L_3~L_4椎体相对面骨质破坏,两个椎体高度下降(小黑箭头),全腹小肠麻痹扩张充气(弯白箭)

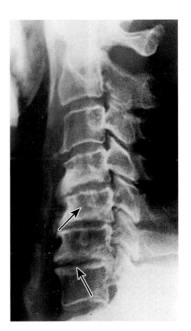

图16-9-2 颈椎慢性感染
男,51岁。颈痛数月。颈椎侧位片示C_4~C_7椎体有不同程度骨质破坏(黑箭),周围骨增生硬化,椎体前缘骨质增生。注意C_6~C_7椎间隙变窄,椎体上下位终板增厚提示为椎间盘感染,经活检证实为颈椎慢性感染

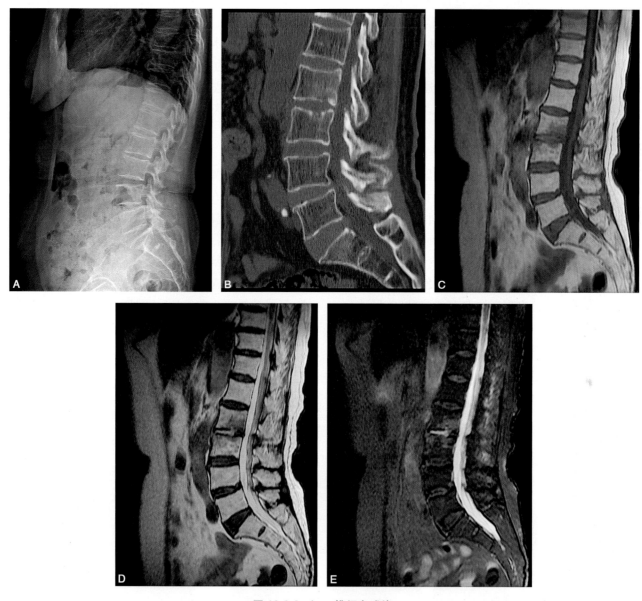

图 16-9-3 L$_{2-3}$ 椎间盘感染

女,77 岁。反复腰痛 3 个月余,加重半月入院。血常规白细胞升高,中性粒细胞百分比 81.30%,给予哌拉西林他唑巴坦抗感染,治疗后患者症状缓解。A. 腰椎侧位片显示 L$_{2-3}$ 椎间隙狭窄;B. 腰椎 CT 矢状位重组显示 L$_2$ 椎体上缘和 L$_3$ 椎体下缘骨质破坏,皮质不连续;C. SE T$_1$WI 显示 L$_{2-3}$ 椎间盘和相应椎体终板信号下降;D. FSE T$_2$WI 显示 L$_{2-3}$ 椎间盘和相应椎体终板信号增高;E. 脂肪抑制 FSE T$_2$WI 显示 L$_{2-3}$ 椎间盘信号增高,相应椎体终板骨髓水肿,信号升高改变,提示椎间盘感染

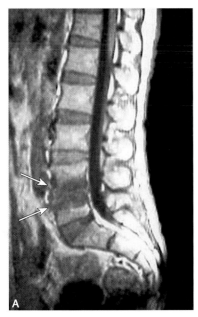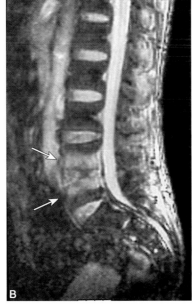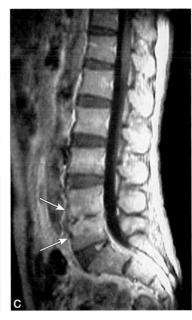

图 16-9-4　椎间盘炎

L₄、L₅ 腰椎间盘脱出术后 MRI 检查。矢状面 SE T₁WI(A)、T₂WI(B)、T₁WI Gd-DTPA 增强扫描(C)示 L₄、L₅ 椎间盘结构紊乱,椎间盘及上下邻近椎体呈长 T₁ 长 T₂ 信号改变,并呈明显强化(箭)

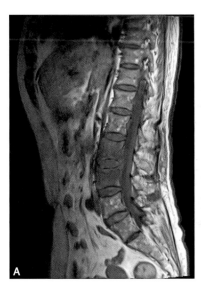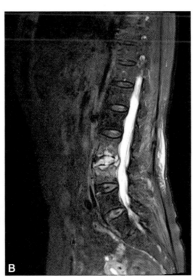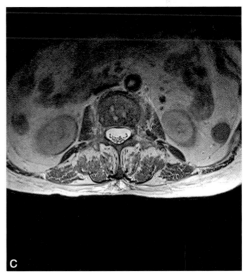

图 16-9-5　L₂₋₃ 椎间盘感染

女,82 岁,发热、腰痛 1 个半月。无明显诱因下出现畏寒、寒战,后体温升高至 38.9℃。血常规示,WBC 12.24×10⁹/L;NE 85.6%,予抗感染治疗后患者体温降至正常,腰痛缓解。A. 矢状位 SE T₁WI 显示 L₂₋₃ 椎间盘和椎体信号明显减低,未见明确软组织肿块;B. 矢状位脂肪抑制 FSE T₂WI 示 L₂₋₃ 椎间盘和椎体呈明显高信号改变;C. 横轴位 FSE T₂WI 显示椎间盘信号不均匀增高

【鉴别诊断】

1. **脊椎结核**　结核进展较缓慢,症状以低热、乏力等为主。常累及椎体边缘及椎间盘,椎间隙变窄,骨质破坏、泥沙样死骨及骨质疏松;椎间盘炎发病急骤,临床症状明显,椎体终板及终板下骨质破坏,常并反应性骨质增生硬化。

2. **椎间盘退变**　椎间盘退变有时可合并相邻终板炎症,MRI 显示为 T₁WI 低信号,T₂WI 上高信号,与椎间盘感染相似,但无明确临床症状和实验室检查的炎性改变。

（邹月芬）

参 考 文 献

[1] 刘玉杰,张伯勋,卢世璧,等.腰椎间隙感染的影像学诊断价值[J].中国医学影像学杂志,1995(1):24-26.

[2] 哈振国,蔡中,黄嗣玉.慢性布鲁菌性脊柱炎和脊柱结核 CT 表现比较[J].临床放射学杂志.1998,17(5):294.

[3] 崔建岭,刘玉杰,杨汉雄,等.椎间盘炎(附 43 例分析)[J].临床放射学杂志,1996(5):300-303.

［4］ 金盛辉. 髌骨慢性骨髓炎［J］. 临床放射学杂志. 1995,4（增刊）:86.

［5］ 刘智惠,盛春田,孙海宁,等. MRI 对儿童急性骨感染的诊断价值［J］. 现代医用影像学,1997（6）:266-268.

［6］ 王云钊,曹来宾. 骨放射诊断学［M］. 北京医科大学中国协和医科大学联合出版社,1998,175-199.

［7］ 徐爱德,魏丛裕. 长骨不典型骨髓炎的 X 线诊断:（附 50 例分析）［J］. 中华放射学杂志,1992（7）:439-442.

［8］ 尹青山. 慢性骨髓炎窦道和瘢痕癌变 13 例报告［J］. 中华放射学杂志. 1991,25（2）:20.

［9］ 贾振英. 布鲁菌性骶髂关节炎 X 线诊断［J］. 中华放射学杂志,1991,25（3）:137.

［10］ 李宁富. 胸骨包虫病 1 例报告［J］. 中华放射学杂志,1991,25（2）:299.

［11］ Weingardt JP,Kilcoyne RF,Russ RJ,Et al. Complex presenting with osteomyelitis of the distal femur and proximal tibia［J］. Skeletal Radiol,1996,25:193-196.

［12］ Biumenthal D,Zuchker J,Hawins CC,et al. Complex-induced septic arthritis and osteomyelitis in a patient with the acquired immunodeficiency syndrome［J］. Arthritis Rheum,1990,33:757-758.

［13］ Munk PL,Lee MJ,Poon PY,et al. Osteomyelitis and disc space infection of the lumbar spine［J］. Skeletal Radiol,1997,26（1）:42-46.

［14］ Dembarter J,Bohndorf K,Michl W,et al. Chronic recurrent multifocal osteomyelitis:A radiological and clinical investigation of five cases［J］. Skeletal Radiol,1977,26（10）:579-588.

［15］ Birkst NB,Boquist I. Histopathological aspects of chronic recurrent multifocal osteomyelitis［J］. J Bone Joint Surg,1980,62:376-380.

［16］ Malpani AR,Ramani SK,Sundaram M. Multicentric osteomyelitis［J］. Skeletal Radiol,1989,18:399-401.

［17］ Walker JW,Hennrikus WL. Septic Arthritis of the Pediatric Shoulder:From Infancy to Adolescence［J］. International Journal of Pediatrics,2016,7:1-4.

［18］ Lee YJ,Sadigh S,Mankad K,et al. The imaging of osteomyelitis［J］. Quantitative Imaging in Medicine and Surgery,2016,6（2）:184-198.

［19］ Wall C,Donnan L. Septic arthritis in children［J］. Clinical,2015,44（4）:212-215.

［20］ Pääkkönen M. Septic arthritis in children:diagnosis and treatment［J］. Pediatric Health,Medicine and Therapeutics,2017,8:65-68.

［21］ Chen SH,Wang T,Lee CII. Tuberculous Ankle Versus Pyogenic Septic Ankle Arthritis:a Retrospective Comparison［J］. Jpn J Infect Dis,2011,64,139-142.

［22］ de Souza Miyahara H,Helito C. P,Oliva G. B,et al. Clinical and epidemiological characteristics of septic arthritis of the hip,2006 to 2012,a seven-year review［J］. CLINICS,2014,69（7）:464-468.

［23］ Ellanti P,Moriarity A,Barry S,et al. Radiographic progression of septic arthritis of the hip［J］. BMJ Case Rep,2015.

［24］ Kini GS,Gabr A,Das R,et al. Two-stage Revision for Periprosthetic Hip and Knee Joint Infections［J］. The Open Orthopaedics Journal,2016,10:579-588.

［25］ Tan CD,Moritz D,Lora AJM,et al. Native-Joint Septic Arthritis:Case Report and Review of the Literature［J］. Case Reports in Infectious Diseases,2017,12:1-3.

［26］ Anwer U,Yablon CM. Imaging of Osteomyelitis of the Extremities［C］. Seminars in roentgenology. 2017,52（1）:49-54.

［27］ Yap R. T. J,Chao T. S. Wrist Septic Arthritis:An 11 Year Review［J］. Hand Surgery,2015,20（3）:391-395.

［28］ Helito CP,Teixeira PRL,de Oliveira PR,et al. Septic arthritis of the knee:clinical and laboratory comparison of groups with different etiologies［J］. Clinics,2016,71（12）:715-719.

［29］ Suda AJ,Richter G,Abou-Nouar M. J et al. Arthrodesis for septic arthritis of the ankle:risk factors and complications［J］. Arch Orthop Trauma Surg,2016,136:1343-1348.

第十七章　骨与关节结核

第一节　骨与关节结核概论

结核病(tuberculosis)的病原体是长而稍弯曲的结核分枝杆菌,由 Koch 于 1882 年发现。传染主要通过呼吸道,95%以上的骨关节结核继发于肺结核。目前,结核病已成为全球性感染疾患,死亡率超过艾滋病和其他传染病的总和,是威胁人类生命最严重的疾患之一。全世界每年报告的新结核病例为 900 万例,其中约 100 万(13%)发生在人类免疫缺陷病毒(HIV)阳性的患者中。2018 年全球结核病报告指出,虽然估计发病率在缓慢下降,但中国仍然是仅次于印度和印度尼西亚的结核病高发国家之一。结核在老年人的发生率有逐年增多的趋势。在中国,肺外结核患者约占全部结核病患者的 10%~20%,骨关节结核(tuberculosis of bone and joint)往往继发于肺及胸膜结核,约占肺外结核患者的 11.3%~34.5%。

结核分枝杆菌侵入机体后,是否引起结核病,除菌量和菌毒的因素外,主要取决于机体的抵抗力、免疫力和过敏反应状态。抵抗力表现为机体组织细胞对结核分枝杆菌的吞噬作用和局部组织反应。但由于机体自然抵抗力较弱,结核分枝杆菌一旦侵入机体,一般都发生初染肺结核。结核分枝杆菌的类脂成分可刺激机体产生免疫力,使结核分枝杆菌不易繁殖。若机体的免疫力缺欠,极易感染结核病。当机体内有潜在结核分枝杆菌时,外伤常是骨关节结核的发病诱因,发病原因是由于局部抵抗力低下。

【基本病理与临床】

骨与关节结核是由结核分枝杆菌引起的一种常见的慢性破坏性疾病,发病隐袭,病程缓慢,症状轻微,全身症状可有低热、食欲差、乏力等结核中毒症状,临床表现常不典型。大多数患者没有明显症状,通常以关节炎或骨髓炎的形式出现。主要表现为局部骨关节肿胀、疼痛、活动受限及功能障碍。骨关节结核常见于脊柱、髋关节、膝关节、肩关节、肘关节和踝关节等处,其中脊柱结核最常见,占骨与关节结核 60%,其次是关节结核,骨结核少见。发病年龄以 10 岁以下儿童和青壮年多见,近年 60 岁以上发病率有上升趋势。男性稍多于女性。

结核病的基本病变包括渗出、变质和增殖三种基本病理改变。

1. **渗出性病变**　结核分枝杆菌侵入机体产生渗出反应。渗出性病变,是以液体渗出为主。关节及滑囊中的结核,产生浆液性渗出物,有时呈半透明黄色液体。有时是较稠的混浊的脓,内含有蛋白、纤维素和淋巴细胞,单核细胞。在骨髓组织中,渗出可形成炎性浸润。在关节内形成结核性滑膜炎。渗出性病变,表明为结核活动期。渗出性病变,可逐渐吸收,变为纤维组织。但更易于发生干酪样坏死。

2. **变质性病变**　结核病的变质性病变主要是组织坏死,常见为干酪样坏死(caseous necrosis)和干酪样钙化(caseous calcification),因此又称干酪样坏死性病变。干酪样物中常见或多或少的结核分枝杆菌。

3. **增殖性病变**　主要是上皮样细胞的增殖,增殖的细胞形成小结节,称为结核结节或结核性肉芽肿。结核结节中心有干酪样坏死,外围有大量上皮样细胞和少量朗格汉斯细胞,最外层有淋巴细胞浸润和成纤维细胞包围。增殖性病变是结核病走向愈合的趋势。但是增殖性病变也可发展成为干酪样坏死。

在结核病变中,这三种基本病理改变经常混合存在。

【实验室检查】

骨关节结核主要的实验室检查包括血红细胞沉降率(ESR)增快、C 反应蛋白(CRP)升高、结核感染 T 细胞斑点试验(T-SPOT. TB)阳性、病理诊断、脓液抗酸杆菌涂片及培养阳性等。ESR 及 CRP 代表机体炎性反应，对于骨关节结核疗效评估、手术时机选择和病灶预后判断具有重要意义。T-SPOT.TB 用于检测结核特异性抗原刺激下记忆性 T 细胞反应，近年来成为结核病诊断、决定是否进行抗结核治疗的重要辅助手段。以 T 细胞介导的免疫反应为基础的 γ 干扰素释放试验（interferon γ release assay，IGRA）是近年来研发并用于临床的一种新型免疫诊断方法，通过检测结核分枝杆菌特异性的 γ 干扰素（IFN-γ），可以有效地区分结核分枝杆菌感染和卡介苗疫苗接种引起的免疫应答反应。

骨关节结核确诊需要病理组织学检查和/或细菌学检查，前者诊断标准为标本组织内显示结核性肉芽肿和干酪样坏死组织，标本可以是活体组织切片、冷脓肿或窦道标本。局部组织、脓液抗酸涂片和分枝杆菌培养阳性是目前细菌学确诊骨关节结核的"金标准"。由于骨关节结核病变组织处于循环终末端，病灶中结核分枝杆菌数量少，脊柱等深部病灶直接获取困难，所以传统细菌培养阳性率不高，应用以 PCR 技术为基础的分子诊断技术，尤其是利福平耐药实时荧光定量核酸扩增检测技术（GeneXpert MTB/RIF，简称"Xpert 技术"）在结核病和利福平耐药结核病的诊断中发挥着越来越大的作用，可以早期诊断骨关节结核和对评估利福平的耐药情况。

【影像学检查方法】

X 线平片仍然是诊断骨关节结核首选的影像学检查，其可对骨质破坏、骨质增生及骨膜增生等基本病变进行整体观察，简便易行。CT 可比 X 线平片更清楚地显示病骨内的小脓肿、病灶内小死骨及脓肿流注、侵犯椎管累及脊髓脊膜等情况，CT 增强扫描可以更好地显示脓肿及病变边缘的状况，脓肿可以是单房或多房，对比增强后脓肿内不强化，壁呈不规则环形强化。增强扫描后可以清楚显示脓肿、肉芽肿病变及与周围组织的关系，延迟增强扫描效果更佳。MRI 在显示早期病变、脊髓受累和关节内结构等方面优于 CT。MRI 检查 T_2WI 或 PDWI 抑脂序列对早期病变的炎性水肿敏感，磁共振扩散加权成像（diffusion weighted imaging，DWI）结合表观弥散系数（apparent diffusion coefficient，ADC）可以从分子水平提供定量的对疾病诊断有用的信息。

^{18}F-FDG PET 可用于骨关节结核诊断。由于结核病灶含有大量的类上皮细胞、朗格汉斯巨细胞、淋巴细胞及外围的网状纤维，葡萄糖代谢旺盛，FDG 摄取可以很高，SUVmax 可以在 10 以上，是结核病 ^{18}F-

FDG PET 显像的基础。FDG 呈环形摄取提示感染性病变。超声可以快速检测软组织肿块、脓肿、肌腱及腱鞘受累、关节内积液，超声或 CT 引导穿刺活检病理学检查、PCR 细菌 DNA 检测及培养方面具有独特优势。

【影像学表现】

骨关节结核约 95% 继发于肺结核，常见有下列病理改变：干酪样坏死，结核性肉芽组织，结核性死骨，脓液或冷脓疡，纤维瘢痕组织和钙化等。这些病理改变 X 线平片、CT、MRI 等成像都可以反映出来，也是骨关节结核各种影像诊断的基础，使骨关节的结核具有不同于一般感染性病变的影像学表现，下面分别叙述：

1. **干酪样坏死（caseous necrosis）** 是渗出性病变发生变质或增殖性病变再次合并渗出时发生的。手术中发现干酪样坏死物，则可确诊为结核病变。干酪样坏死物中有大量脂类和乳酸。一方面，抑制结核分枝杆菌的繁殖，另一方面，干酪样坏死物中埋藏着结核分枝杆菌，是一个潜在的祸根。在机体良好的情况下，干酪样坏死物周围有上皮样细胞和纤维组织包裹，形成一个干酪球，其中可发生干酪钙化（图 17-1-1），在骨内形成一个边缘光滑的囊状

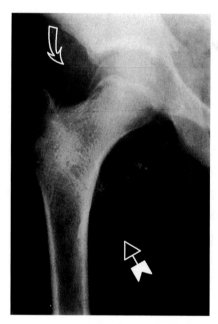

图 17-1-1　髋关节结核软组织结核性脓肿干酪钙化
女，15 岁。右髋及腰部疼痛 7~8 个月，右大腿肿疼不能站立，临床诊断右髋关节结核、腰椎结核。X 线平片显示右髋关节膨隆（弯空箭），右股骨颈内下方有多发斑点状钙化（空箭），髋臼和股骨头关节面模糊，提示为关节软骨坏死。手术切开关节囊即有干酪样物排出，扩大切开关节囊，将股骨头脱出关节外，关节软骨大部破坏。髋臼内有多量干酪样物，关节囊有瘘口，在软组织形成巨大脓肿。病理诊断为滑膜结核并软组织结核性脓肿

破坏区,其中为干酪样坏死物,也潜伏着结核分枝杆菌。因此,骨科手术病灶清除干酪样坏死物,不仅防止结核的发展,也可加速病变的治愈。

2. **结核性肉芽组织**(tuberculous granulation tissue) 在骨结核和滑膜结核手术中经常见到。结核性肉芽组织表明病变已走向修复阶段。镜下所见和一般多血管、多细胞的肉芽组织完全相同。因此,手术中如只发现肉芽组织,不能确诊为结核病变。然而在镜下如见到有上皮样细胞和朗格汉斯细胞则是结核病理诊断的依据。经过 X 线与手术对照,发现骨内破坏区周围有新生骨包绕时,手术中多为结核性肉芽组织(图 17-1-2)。关节囊肥厚也经常发现病灶内有肉芽组织,MRI T_2WI 表现为高或中高信号强度。

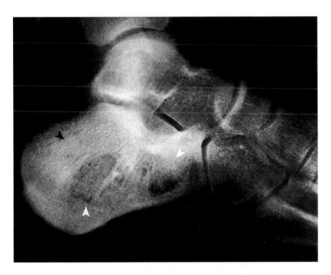

图 17-1-2 跟骨结核——结核性肉芽组织
女,24 岁。左踝肿胀 1 年。X 线平片显示左踝关节间隙正常,左跟骨有两个囊状破坏区(白箭头),边界比较清楚,左跟骨后上部骨小梁有中断(黑箭头)。手术病灶清除结核性肉芽组织及干酪样坏死物

3. **结核性死骨**(tuberculosis sequestrum) 发生于松质骨的结核病变区,骨组织坏死是影像诊断中的重要征象。死骨的密度比周围疏松的正常骨组织密度相对高。但应了解有的死骨坚硬,埋藏于干酪样物之中;有的死骨软化,可用手指捏成湿粉末;有的死骨如砂砾状。坏死骨也可被分解,被肉芽组织吸收。这些病理改变,可以理解手术中发现的死骨数,往往比 X 线平片发现的多。CT 扫描更为敏感(图 17-1-3)。还应了解病变中有死骨存在时,即使抗痨药物治疗,真正能治愈者少或慢,多数转入稳定状态。骨结核很少形成骨膜下脓肿,因之很少形成大块骨干坏死,不同于化脓性骨髓炎。

4. **结核性脓肿**(tuberculous abscess) 干酪样

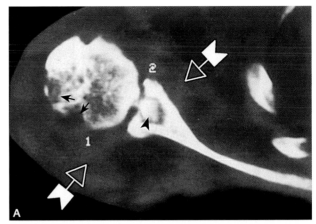

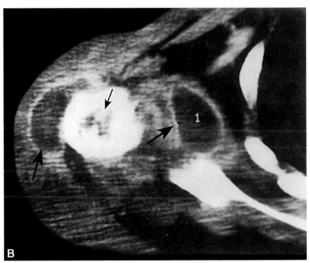

图 17-1-3 肩关节结核——结核性死骨
A. 男,34 岁,右肩部肿疼 1 个月余,CT 扫描显示右肱骨周边有骨质侵蚀性破坏(小黑箭),肩胛盂亦破坏,中心有死骨(小黑箭头),关节前后方有低密度(旗空箭)脓肿;B. CT 扫描软组织窗可见关节内侧及三角肌内均有脓肿(黑箭),肱骨外科颈部有死骨(细长黑箭)

坏死物可以液化形成脓液,其原因有多种解释。一般认为干酪坏死物的液化与其中的蛋白水解酶有关,液化的干酪样坏死物呈乳白色、稀薄脓汁,其中有大量结核分枝杆菌,可以造成结核病的扩散。在骨内,干酪样物液化形成结核性骨脓肿,可穿破骨形成软组织寒性脓肿(图 17-1-3、图 17-1-4)。穿入关节形成关节积脓,穿破皮肤形成结核性溃疡或瘘管。X 线、CT、MRI 检查都可做出明确诊断,脓肿 CT 表现为低密度,MRI 表现为长 T_1 长 T_2 异常信号。

5. **纤维化**(fibrosis)**和钙化**(calcification) 是结核增殖性病变和干酪坏死趋向愈合的结果。渗出性病变被吸收后也可发生纤维化。纤维化是结核治愈的表现。钙化是干酪样坏死物被纤维组织包裹起来、有钙盐沉着的结果。钙化虽然也是结核病痊愈的表现,但相当多的干酪钙化灶内,仍有结核分枝杆菌存在,病灶仍有复发的可能性。纤维化和钙化以

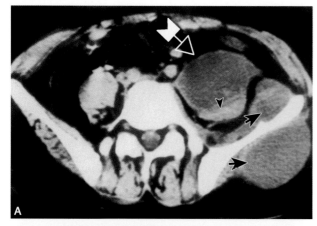

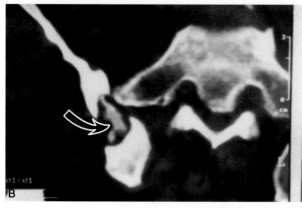

图 17-1-4　腰及骶髂结核寒性脓疡

男,38 岁。CT 扫描腰椎结核图省略。A. CT 扫描显示,左腰肌萎缩(小黑箭头),其前方有脓肿(旗箭),左髂骨窝及髂骨外肌肉脓肿(黑箭);B. 右骶髂部髂骨后部骨质破坏(空箭),其中有死骨块(空箭),手术病理证实为骨结核性脓肿

X 线平片和 CT 检查最敏感,MRI 均表现为长 T_1 短 T_2 信号。

总之,实验室检查联合影像学检查有助于临床对骨关节结核的诊断,骨质破坏合并脓肿形成是诊断骨关节结核的重要依据,合并肺结核及其他肺外结核是诊断骨关节结核的重要线索。

第二节　肩关节结核

肩关节结核(tuberculosis of shoulder)发生率低,占全身骨关节结核的 1.7%。以往文献多以个案的形成报道,病变多单发,早期病变多误诊肩周炎或延误诊断。

【基本病理与临床】

发病年龄多数为儿童和青少年。发病缓慢,症状轻微,关节肿胀,活动受限。病情严重时,疼痛加剧,夜不能眠。腋窝和锁骨上窝淋巴结肿大。体质衰弱者,关节周围形成脓肿。晚期出现方肩畸形,关节粘连,或窦道形成。肩关节结核有下列特殊性:

①肩部肌肉多,血运好,病变容易吸收。②肩关节结核容易侵犯关节周围肌腱。③肩盂浅,容易发生病理性关节脱位。④即使关节发生粘连,肩胛骨仍能代偿一部分活动功能,不致造成残疾。肩部结核还应包括锁骨结核和肩胛骨结核。

【影像学表现】

X 线表现:肩关节结核在平片上可以有多种非特异的表现,包括局部骨质疏松,关节多发溶骨性骨质破坏、囊性变,晚期常伴随反应性的骨质硬化,并最终造成骨与关节的广泛破坏。对于临床症状迁延,而 X 线表现阴性的患者应该进一步做 CT 或 MRI 检查。

活动期:肩关节周围软组织肿胀,层次消失,骨质疏松。肱骨上段包括肱骨大小结节和肱二头肌腱周围出现骨膜反应。常见肱骨头下移,甚至发生脱位、半脱位。病情严重者,关节穿刺可抽出脓液,肱骨头关节边缘和肩盂均可发生侵蚀性骨破坏,骨性关节面模糊(图 17-2-1)。

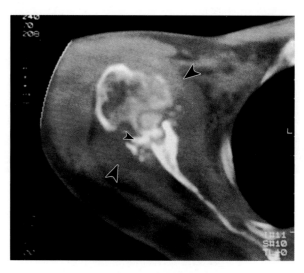

图 17-2-1　肩关节结核

CT 平扫:右肩关节软组织肿(大黑箭头),肱骨头破坏,肩胛盂骨质缺损,关节间隙内有多个大小不等的死骨块(小黑箭头)

修复期:肩部软组织肿胀消退。骨质疏松,但骨小梁清晰。关节间隙狭窄,但关节面硬化。骨质破坏,但骨质增生明显。

晚期:肩周围肌肉萎缩,关节挛缩。骨结构紊乱,骨小梁清楚。关节面硬化,变为光滑。骨质破坏,边缘骨增生明显。显示病变已大部吸收或已治愈。

CT 表现:肩关节 CT 检查建议包括双侧,以利于双侧对比,发现病变肩关节位置、关节间隙、骨质密度、周围软组织等细微异常,同时全面观察邻近肩

锁关节、肩胛带骨等有无异常。分别采用骨窗、软组织窗进行分析,对于可疑病变建议常规采用3D和多平面重建方式进行观察。CT图像能够清晰显示肩关节结构,早期病变多见于肱骨头及肩盂边缘,骨破坏区死骨呈小而不规则状,修复期或晚期周围骨质硬化范围增多。

滑膜结核表现为关节囊及滑囊壁增厚、积液,如伴有囊壁或滑膜结节钙化则强烈提示结核诊断,该点有助于与其他肩关节慢性损伤、粘连性肩关节炎鉴别。可显示关节周围结核性脓肿,可清晰显示骨质破坏和小块死骨。晚期,对观察有无活动病变优于X线平片(图17-2-2)。

MRI表现: 能更明显的显示软组织病变。能够清晰显示关节周围肌腱、韧带、肩盂软骨、关节囊及滑囊异常。晚期,关节周围纤维组织和骨质增生明显,T_1WI和T_2WI信号强度变低。可显示骨质破坏,

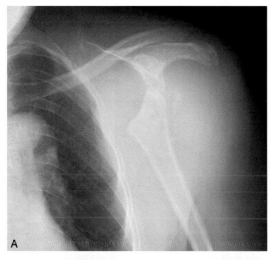
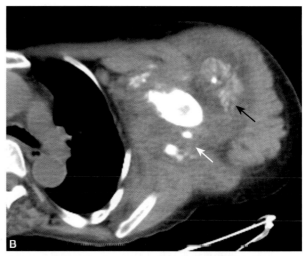
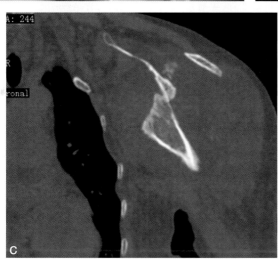
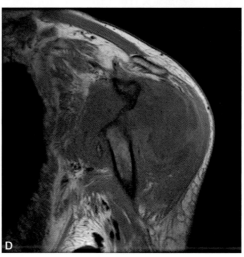
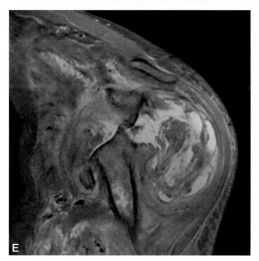

图17-2-2 肩关节结核

A. X线正位示,左肩胛盂形态失常,左肱骨头大部分缺失,并向内下脱位,肩关节空虚,周围软组织肿胀。CT平扫轴位(B)、冠状位重建(C)示,左肩关节软组织肿胀,肩胛盂及肱骨头骨质破坏,关节囊内有多个大小不等的骨化、死骨块(白箭头)及多发钙化(黑箭头)。MRI平扫冠状$T_1WI(D)$、冠状T_2WI抑脂(E)示,左肩关节囊肿胀,滑膜增厚,关节腔积液,肱骨头形态失常、脱位,左侧肱骨近段骨髓受侵。周围软组织弥漫性肿胀。右肩关节软组织肿,肱骨头破坏,肩胛盂骨质缺损、关节间隙内有多个大小不等的死骨块

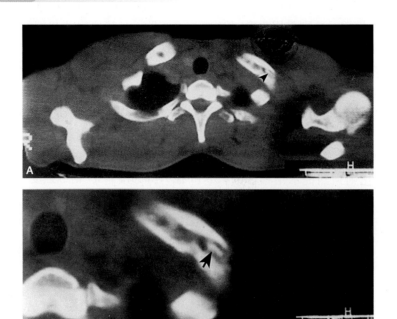

图 17-2-3 锁骨结核
男,23 岁,左锁骨肿疼。A. CT 扫描显示左锁骨有限局性骨破坏,其中有一条状死骨
(小黑箭头);B. 上图放大显示左锁骨破坏区之死骨(黑箭)。手术病理证实为骨结核

滑膜增生,滑囊积液,肩袖肌肉、肌腱及滑囊的广泛破坏以及肱骨骨髓的浸润。增强扫描可以更清晰的显示病变的边界。缺点:不能显示死骨和干酪样钙化,因此 MRI 在鉴别诊断上不具有特异性。

锁骨结核和肩胛骨结核影像学表现:锁骨与肩胛骨位置表浅,容易早期发现局部软组织肿胀,病变进一步发展容易形成脓肿和窦道(图 17-2-3、图 17-2-4)。

【小结】

早期肩关节结核的临床诊断比较困难,而延误

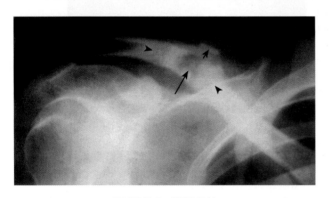

图 17-2-4 锁骨结核
女,55 岁。右锁骨中部肿胀疼痛已 5 个月,破溃流脓
3 个月,X 线平片显示右锁骨中段有溶骨性破坏(长
黑箭),病理性骨折并有碎骨片。邻近骨髓腔骨质增
生硬化(小黑箭头),手术见病变内有黄色脓液,并有
干酪样坏死物,病理诊断为结核性肉芽组织及干酪
坏死钙化

诊断会造成关节功能严重损害,所以临床上主张长期肩关节疼痛的患者,如肩关节撞击综合征,肩关节结核需要考虑到鉴别诊断中,其他还应考虑慢性骨髓炎、脓肿和恶性骨肿瘤等。X 线平片为首选检查方法,但对早期肩关节结核不能显示其病理变化。CT 对观察肩周软组织脓肿,关节积液和骨破坏区内死骨较为敏感。MRI 检查则对关节周围水肿、关节腔和关节周围滑囊、肌腱的病理改变显示最佳。

第三节 肘关节结核

【基本病理与临床】

肘关节结核(tuberculosis of the elbow)较为常见,占全身骨关节结核的 4.9%,肘关节结核有下列特殊性:①肱桡、肱尺和尺桡近端三个关节互相交通,一骨发病容易引起全关节结核。②肘部软组织较薄,骨内结核病变容易穿破皮质、穿破关节囊形成窦道。③容易发生软组织脓肿。

临床表现为开始发病,症状轻微,发展缓慢,只是局部软组织肿胀、疼痛。骨内结核一旦侵犯关节则肿胀明显,疼痛加重,肘关节屈伸和前臂旋转活动均受限。肘关节结核极易引起滑车上淋巴腺结核。晚期关节粘连,纤维或骨性融合,造成关节强直

畸形。

【影像学表现】

X 线表现: 活动期结核肘部软组织肿胀,骨质疏松,骨性关节面模糊、中断、破坏、消失。修复期骨质破坏周围骨质增生,破坏边缘更为清楚。其中可见大小不等的死骨。有的破坏区较小,髓腔硬化。有的破坏区较大,髓腔扩大,有较厚的骨膜反应。晚期结核可见破坏区骨质硬化,破坏边缘变得光滑。手术时会发现其中大量纤维病变、肉芽组织、干酪坏死或少量脓液。

CT 表现: 在显示软组织脓肿和骨质破坏中的死骨优于 X 线平片(图 17-3-1)。CT 扫描可以观察骨质病变的细微结构,特别是如发现肱骨远端内髁上淋巴结肿大,即可确诊为肘关节结核。

MRI 表现: 能够对早期的骨及软组织内的病变都比较敏感。从冠状、矢状和轴位观察,可确切的显示出肘关节结核的大体病理解剖变化,如肘部软组织水肿,关节囊积脓,屈伸肌腱受侵,鹰嘴三头肌腱和鹰嘴滑囊结核以及骨破坏区的活动病灶,均表现为 T_1WI 低信号,T_2WI 高信号强度。增生的滑膜表现为 T_2WI 低信号。晚期关节内和骨破坏区中的纤维组织和骨质增生信号强度降低。MRI 对肘关节内积液、滑膜增生、肌腱受侵、滑车上淋巴结和骨破坏区的活动病变显示最佳。

【小结】

肘关节结核中,无骨质破坏的滑膜结核甚为少见。绝大多数肘关节结核都是骨内病变侵犯关节。最常见的是尺骨鹰嘴结核侵犯关节。其次为肱骨外髁、肱骨滑车结核。骨内结核单发或多发,关节都遭到广泛的破坏,并常见肘部滑车上淋巴结肿大。

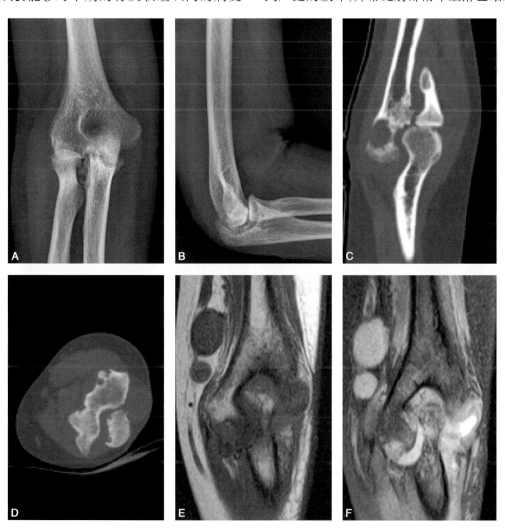

图 17-3-1 肘关节结核
女,39 岁。右肘关节肿疼 1 年余。A、B.X 线正侧位,显示右肘骨质疏松,关节面模糊,不光整,关节面下小斑片状骨质破坏影(黑箭头)。肘关节间隙狭窄。C、D. 右肘关节 CT 矢状位重建及轴位扫描,显示肱骨远端、尺骨鹰嘴突、桡骨小头下关节面不同程度骨质破坏,尺骨鹰嘴显示较大的类圆形骨质破坏灶,关节间隙狭窄,关节囊肿胀。E、F. 右肘关节 MRI 冠状 T_1WI 及 T_2WI 抑脂扫描,显示右侧肱尺、肱桡及尺桡关节囊肿胀、积液,骨端 T_2 信号增高,肱骨远端内髁上两枚卵圆形肿大淋巴结

第四节　腕关节结核

【基本病理与临床】

腕关节结核(tuberculosis of the wrist)罕见,占全身骨关节结核的1%以下,发生率成人多于儿童,单侧多见,偶见于双侧手腕和多部位发生,多部位发生时以指骨结核发生率高,也可见单发指骨结核和结核性腱鞘炎(tuberculous tenosynovitis)。临床表现缺乏特异性,病程一般长达几周至半年以上,开始表现腕部肿痛,疼痛并不明显。病情加重,肿胀越明显,疼痛越严重。实验室检查红细胞沉降率和C反应蛋白等炎症标志物轻度异常,结核分枝杆菌素皮内试验、T-SPOT等检查有助于诊断,确诊靠穿刺活检。早期临床诊断困难,尤其是儿童腕关节结核,延误诊断可能造成关节功能障碍。混合感染后症状加重,引起全手腕肿胀,关节活动受限,手指屈伸障碍,腕下垂,手指屈曲畸形。部分腕关节结核患者查体可见滑车上淋巴结肿大。腕关节结核有下列特殊性:①腕部由多骨构成,关节软骨面多,只靠关节囊韧带血管供应腕骨血运,因此腕关节结核容易破坏血运发生腕骨坏死。②腕部肌腱多,结核病变容易穿破关节囊韧带侵犯腱鞘,并沿着肌腱上下蔓延,形成软组织脓肿。③腕部软组织薄,结核病变容易穿破软组织形成窦道。④腕骨间韧带遭到破坏,腕骨分离,愈合后造成关节畸形,功能障碍。

【影像学表现】

X线表现:活动期,腕关节滑膜结核只表现为关节周围软组织肿胀,腕部骨质疏松,骨质密度普遍减低,无明显骨质破坏,如早期治疗,逐渐好转,不发生腕骨破坏。延误治疗,病情加重,腕骨关节面模糊、中断、消失,甚至造成腕骨缺损性破坏,骨质疏松进一步加重,腕骨分离,甚至发生病理性骨折(图17-4-1)。原发于腕骨的结核,多表现腕骨中心性坏死。原发于尺桡骨远端的结核侵犯腕关节,则见桡骨远端关节面和尺骨小头的破坏,多为穿凿性或形成空洞穿入关节。首先破坏近排腕骨。特别是月骨大部分为关节软骨覆盖,一旦掌背韧带遭到破坏,则发生月骨坏死。原发于掌骨结核,以增生为主,有时可伴死骨形成,受累的掌指骨干有骨膜新骨形成,常见有

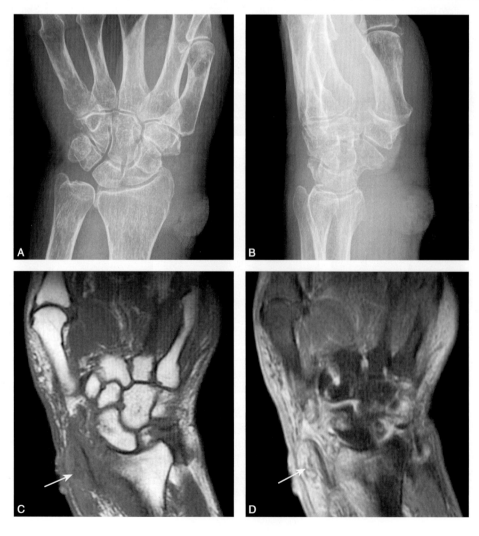

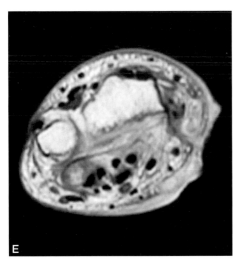
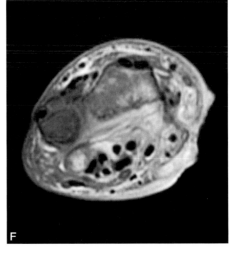

图 17-4-1　左腕关节结核

男,67 岁,发现左手肿块 2 个月。A、B. 左腕关节正侧位,示骨质疏松,腕关节周围软组织肿胀,骨质破坏平片未见明确显示。C~F. 冠状位 T_1WI、T_2WI 抑脂及轴位 T_2WI,T_2WI 抑脂 MRI,示桡侧软组织明显增厚并局部少量积液,边界模糊,左侧桡骨远端关节面不光整,见局限性骨髓水肿及骨质破坏影,左腕舟骨、月骨、小多角骨、头状骨见斑点状长 T_1 长 T_2 骨质侵犯影。桡侧软组织皮肤局部破溃,内侧软组织间隙内见脓肿形成(箭头)

骨气臌的改变,即骨质膨胀、变薄,髓腔因溶骨性破坏而扩大,病变容易波及关节(图 17-4-2)。不管哪种情况,凡是严重的腕骨破坏,都可造成腕骨残缺、破碎,腕骨分散或腕骨拥挤,关节间隙狭窄。甚至晚期会出现软组织挛缩、腕关节畸形、腕骨融合,导致功能丧失。

CT 表现:在显示腕部软组织肿胀,骨质破坏中的死骨或干酪样钙化和腕骨缺损方面优于 X 线平片,还能够进一步显示结核引起的腕关节积液、腱鞘周围脓肿及窦道。

MRI 表现:SE 序列 T_1WI,从冠状、矢状和轴位观察,对腕骨和尺桡骨骨质破坏,软组织肿胀,关节积液、积脓、腱鞘滑囊炎和肉芽组织等均为低信号强度。而 T_2WI 或质子密度加权像抑脂序列则为中高或高信号强度,骨髓水肿呈弥漫型高信号,周围软组织肿胀范围广泛,常跨越邻近关节。Gd-DTPA 增强后,充血性多血管肉芽组织和增生的关节滑膜组织明显强化,而关节积液,积脓不强化,周围受累的骨髓、肌腱或屈肌支持带、软组织也呈弥漫型强化,提示炎症的活动期。因此 MRI 检查,对腕关节结核的

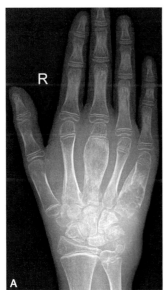
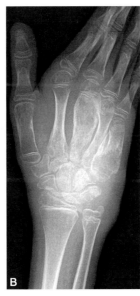
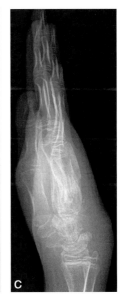

图 17-4-2　右腕关节及掌骨多发结核

男,14 岁,A~C. 右腕关节正、斜和侧位片示,腕关节及手掌、背部高度肿胀、畸形,骨质密度减低,第 2~5 掌骨及对应的远排腕骨、三角骨及豆骨多发骨质破坏,层状骨膜反应,其中第 3、5 掌骨呈"骨气臌"改变。腕骨间隙狭窄,腕骨排列无紊乱

活动期或修复期,有很高的诊断价值。

【小结】

腕关节结核相对少见,临床症状轻,病程隐匿,单侧发生多见。病灶内死骨或钙化有助于手及腕部结核与其他疾病的鉴别。腕关节滑膜结核主要表现为关节周围软组织肿胀,骨质疏松和结核引起的关节软骨破坏和关节边缘骨质侵蚀,与类风湿关节炎很难鉴别。一般说,单侧发病多考虑结核,双侧发病为类风湿关节炎,两种关节病 X 线、CT 和 MRI 检查都难鉴别,需结合临床及实验室检查综合诊断,必要时活检。腕关节结核以骨破坏为主的,一般 X 线平片即可定诊。关于类风湿因子阴性的患者,如已除外结核病变,则可诊断为类风湿因子阴性关节病。其他鉴别诊断还需要考虑急性腱鞘滑囊炎、短骨内生性软骨瘤。急性腱鞘滑囊炎主要表现为大量的滑囊积液,起病急,病程短。结核性腱鞘滑囊炎多表现为滑膜增厚、充血和少量积液,CT 检查可显示腱鞘周围脓肿及局部窦道形成。短骨内生性软骨瘤以无症状、病灶内软骨钙化、局限性膨胀性生长和无周围软组织炎症反应为特点,不难鉴别。

第五节　髋关节结核

【基本病理与临床】

髋关节结核(tuberculosis of the hip)占骨关节结核的第二位,仅次于脊椎结核,约占全部骨关节结核的 15%～20%。其发病机制是体内潜在结核分枝杆菌经血液循环通过滑膜亚血管或直接通过骨骺进入关节腔,可首先侵犯骨或滑膜,分为骨型和滑膜型,且骨型较滑膜型多见。先侵犯骨骺或相邻关节的干骺端,如髋臼、股骨头、颈或大粗隆,形成破坏性病变,然后蔓延至整个关节。先侵犯滑膜时,滑膜水肿并充血,形成肉芽组织,导致结核性滑膜炎,而后造成关节软骨与骨的破坏。病变以渗出为主,滑膜明显充血肿胀,表面常有纤维性炎性渗出物或干酪样坏死物覆盖。晚期由于纤维组织增生而使滑膜增厚。关节积液增多由混浊而变黄,渗出液中常缺少蛋白质溶解酶,因而关节软骨破坏较晚。病变进一步发展,滑膜肉芽组织先破坏关节软骨,再侵入软骨下骨质,也可从关节囊附着处的关节非承重面侵入骨组织,并沿软骨面下蔓延。关节软骨剥离,发生变性、坏死,形成游离碎片,一般病程较长,所以关节间隙变窄较晚,且不均匀。晚期关节组织及骨质均有明显改变时,成为全髋关节结核。关节内形成的冷脓肿可穿透关节囊出现在髋关节周围,如股三角,大腿的内外侧或后方,坐骨直肠窝。

髋关节结核多见于儿童和青少年,单侧发病较多,发病缓慢,临床症状主要表现为关节疼痛肿胀,跛行及关节活动受限。根据受累程度,可有畸形、肢体缩短、关节肿胀及病理性脱位。Babhulkar 和 Pande 基于临床放射学表现,把髋关节结核分期为滑膜期、关节炎早期、关节炎晚期、关节炎晚期伴病理性半脱位/脱位 4 期。滑膜期可有关节积液,受累肢体弯曲,外展、外旋,肢体表观上延长,伴有关节活动受限。关节炎早期,随着病程的进展,肢体屈曲、内收、内旋,表观上缩短,此期关节间隙仍存在,患者表现为肌肉痉挛,关节活动时疼痛,患儿走路呈防痛步态。关节炎晚期,骨质破坏致关节边缘模糊、不规则,伴有关节间隙变窄,该阶段关节活动受限愈加明显,肢体缩短。关节炎晚期,可有病理性脱位,股骨头及髋臼上缘的严重骨质破坏进一步加重了肢体的畸形及缩短。肢体的畸形程度并不总是与关节炎的分期相对应。

【影像学表现】

X 线表现:X 线平片具有很高的诊断价值。

1. 滑膜炎期　无明显特征性表现,骨性关节边缘模糊,骨质疏松,有时只表现为周围软组织的肿胀。

2. 关节炎早期　此期 X 线表现典型,骨质疏松,关节面骨质模糊,可见股骨头、髋臼或两者兼有的局灶性骨质破坏,无关节间隙变窄(图 17-5-1)。

3. 关节炎晚期　以上表现均有,同时有关节面明显骨质破坏和关节间隙变窄。

4. 关节炎晚期伴半脱位/脱位　关节间隙明显变窄和消失,髋臼窝空虚(图 17-5-2)。

CT 表现:髋关节骨型结核以骨骺或干骺部局灶性溶骨性破坏为主,股骨头和髋臼最多见,其次是股骨颈,部分患者由于治疗修复或合并化脓性细菌感染等原因可见骨破坏周边硬化征象,关节面骨质破坏表现为模糊、中断,呈虫蚀样、斑片样及碎裂样不连续。滑膜型结核在 CT 可清楚地显示关节囊增厚,关节腔积液和周围软组织肿胀,明确周围脓肿形成的准确部位和范围,关节积液密度低于正常肌肉组织。增强检查关节囊和脓肿壁呈现均匀强化,脓液不强化。CT 显示关节腔、骨破坏区和周围脓肿内颗粒状或长条状碎骨片或钙化灶有明显优势,有助于定性诊断(图 17-5-3)。

MRI 表现:由于 MRI 软组织分辨率高,又具有

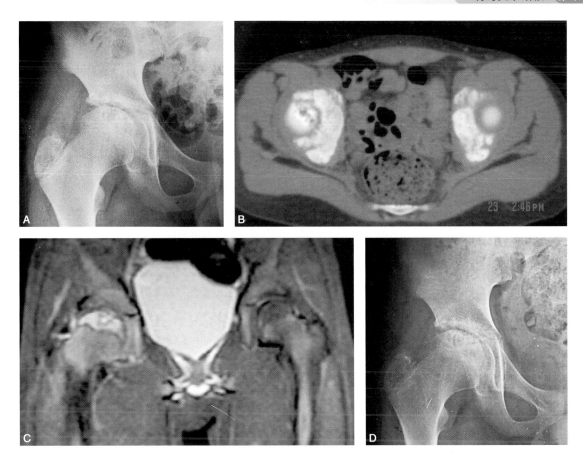

图 17-5-1　右侧髋关节骨型结核

12 岁,男,外伤后右腿跛行 20 天,查体右髋运动尚好。红细胞沉降率 15mm/h,结核菌素试验阴性。A. X 线平片示,右髋关节囊肿胀,股骨头骺可见局限性溶骨性病变,关节间隙不窄。B. CT 轴位示,右侧股骨头骺单纯溶骨性病变,关节囊中量积液。C. MRI 冠状位 T_2WI 抑脂示,右侧股骨头骺弥漫性水肿,病灶局限,边缘有低信号环绕提示少量骨硬化改变。D. 抗结核治疗 5 个月复查有效,关节明显修复

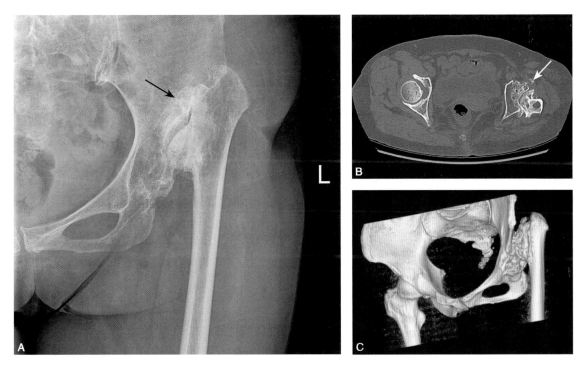

图 17-5-2　左髋关节结核并髋关节脱位

女,66 岁。左髋疼痛 60 年,60 年前高处坠落后左髋疼痛,下肢缩短,未做特殊处理,50 年前患髋关节结核。A. X 线平片示,左股骨头缺失,左髋臼和股骨头骨质严重破坏(黑箭),关节间隙明显变窄,关节囊稍肿胀,邻近骨质均疏松,左股骨向外上移位,髋臼明显变浅;B. CT 扫描左髋臼及股骨呈不规则的溶骨性破坏,髋臼缘及股骨边缘骨质增生,关节面下多发囊状透亮影,关节间隙变窄(白箭);C. CT 三维重组成像可以全面显示左股骨头及髋臼明显骨质破坏及左股骨向外上方移位。病理诊断:左髋关节结核

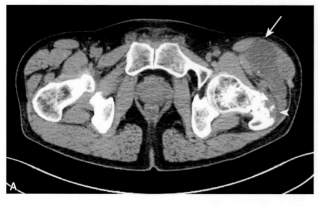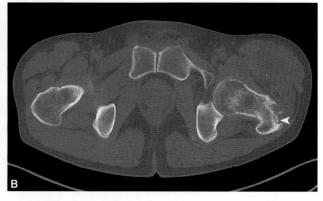

图 17-5-3　左侧股骨大转子结核伴周围冷脓肿形成

男,39 岁。左腹股沟区肿物 5 个月。A.骨盆 CT 平扫左腹股沟区皮下有一较大囊性低密度腔,壁较厚(长箭),外缘光滑,囊壁可见点状钙化灶;B.骨窗示左股骨大转子呈溶骨性虫蚀样骨质破坏伴碎屑状死骨及少量碎屑状死骨(短箭)

多参数、多方位、多层面及多序列成像等特点,对髋关节结核的早期诊断及病变周围软组织范围的显示较平片及 CT 有优势,但不具有特异性。早期阶段 MRI 主要表现为关节腔积液、骨髓水肿和滑膜增厚,关节腔积液呈 T_1WI 略低信号,T_2WI 高信号,脂肪抑制像为高信号。关节炎期可见骨破坏呈 T_1WI 低信号,T_2WI 高信号影,脂肪抑制为高信号,关节腔内有游离骨或软骨块时信号不均匀,关节间隙变窄,该期滑膜明显不均匀增厚,增强扫描呈明显强化。关节周围脓肿呈囊状 T_1WI 低信号,T_2WI 高信号影,脂肪抑制像为高信号,DWI 呈高信号,增强扫描囊壁明显强化(图 17-5-1)。

超声表现:对儿童髋关节结核的早期诊断比较实用,必要时超声引导下滑膜活检进行组织学检查有助于定性诊断。

【小结】

髋关节结核相对常见,多见于儿童和青少年。DR 平片是筛选病变最简单、经济的手段。CT 显示病灶内死骨或钙化灶有明显优势,有助于定性诊断。MRI 能够发现早期病变,特别是对关节滑膜、软骨及滑膜的显示较 DR 平片及 CT 更清晰,对病变早期发现及术前病灶部位和范围的显示具有重要的价值。

第六节　膝关节结核

【基本病理与临床】

膝关节结核(tuberculosis of knee joint)发生率位于四肢骨关节结核的第二位,约占约 10%。膝关节是滑膜最丰富的关节,故滑膜结核最常见。早期滑膜组织充血水肿,表面覆盖纤维素性炎症渗出或干酪样坏死物质,进而纤维组织增生致滑膜增厚,病变进一步发展,形成特异性肉芽组织侵犯关节软骨和软骨下骨质,其特点是从关节囊附着部位,即承重较轻的边缘部位开始,逐渐侵犯整个关节;因病变首先侵犯滑膜,而后累及关节软骨、软骨下骨质,因此关节间隙变窄出现较晚,且多不对称,关节破坏严重时可引起脱位或半脱位,关节周围软组织因干酪样坏死形成冷性脓肿,有时穿破关节囊形成瘘管。晚期结核肉芽组织继发纤维修复,从而形成纤维性强直。儿童单膝关节结核的特征是其能够穿透骨骺达关节腔。结核病变发生于股骨髁、胫骨平台或髌骨而后侵犯关节者,少见。

膝关节结核多数在 30 岁以下发病。儿童亦不少见。发病缓慢、疼痛、多有夜间静息痛病史,关节肿胀,关节活动受限。随着病程进展进入全关节结核期,可出现冷脓肿,冷性脓肿可在膝关节周围反复形成窦道后流出,渗液中可见干酪样物质。晚期,可出现关节屈曲畸形,有时肌肉痉挛或膝外翻和小腿内旋畸形。

【影像学表现】

X 线表现:膝关节结核的 X 线表现与病变发展各阶段的病理改变相互联系。无骨质破坏的滑膜结核与有骨质破坏的关节结核截然不同(图 17-6-1)。

1.**软组织改变**　滑膜结核主要表现为软组织肿,髌上囊膨隆。可超过髌上缘 6~7cm。髌下脂肪垫受压缩小,同时出现网状结构。有骨质破坏的关节结核,关节内积脓,粘连或干酪坏死物以及肉芽组织增生,脂肪可消失。晚期,患肢肌肉萎缩,唯独膝关节粗大,但并非软组织肿胀,而是软组织瘢痕挛缩。

2.**骨质疏松**　滑膜结核,骨质疏松轻微,只表现骨小梁变细,但结构清楚。当发生关节软骨与骨破坏时,即出现严重骨质疏松,骨小梁结构模糊。甚至发生斑片状骨小梁缺失区。修复期,骨结构逐渐

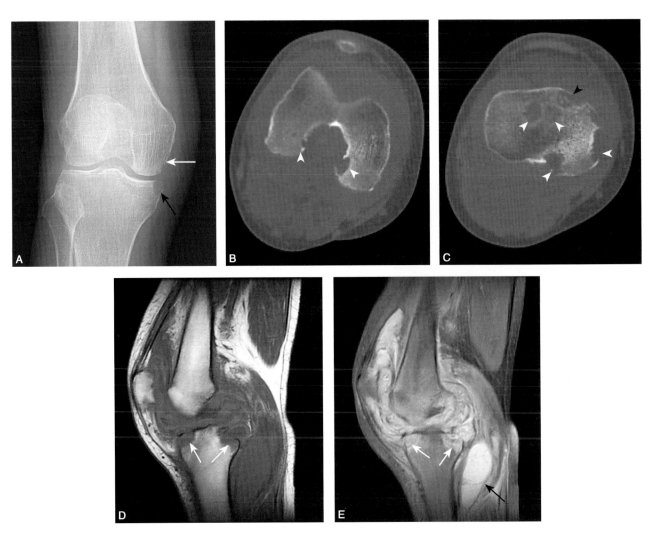

图 17-6-1 右膝关节结核

女,58 岁。右膝疼痛肿胀 2 年。A. X 线平片显示右膝股骨内侧髁关节边缘有骨质侵蚀(白箭),胫骨内侧髁有囊状骨质破坏(黑箭),边缘光滑,手术证实破坏区内为结核性肉芽组织;B. CT 扫描股骨内外髁有多个圆形骨质破坏区(白箭头);C. 胫骨内外髁可见多个圆形骨质破坏区(白箭头),部分周围有硬化边环绕,其一内有较大死骨块(黑箭头);D. 右膝矢状位显示,T_1WI 胫骨髁前部及后部呈不均匀低信号(白箭),关节腔内不均质低信号影充填,压迫脂肪垫,同时累及髌上囊。腘窝胫骨后方可见椭圆形低信号。E. 矢状位 T_2WI 显示,股骨髁前部及后部为不均质稍高信号(白箭),关节腔内关节腔内不均质高信号影充填。腘窝胫骨后方可见椭圆形高信号(黑箭),推测为寒性脓肿形成

变为清晰。晚期,骨小梁结构粗大、紊乱。同时表现关节面硬化,凹凸不平。

3. **骨质破坏** 关节软骨坏死表现为骨性关节面模糊、中断、消失、破坏。活动期,股骨髁或胫骨平台、髌骨可发生囊状破坏,中心有死骨块,破坏边缘模糊(图 17-6-2)。晚期,可出现股骨内外髁骨质缺损,胫骨平台塌陷,破坏周围骨质硬化。手术时,经常发现破坏区内充满纤维瘢痕和少量干酪坏死,亦有时可发现少量稠脓,十数年或数十年仍可急性发作。

CT 表现:CT 能较好地显示膝关节滑膜结核及骨质破坏的程度、范围以及死骨、冷脓肿等特征性表现,与 X 线检查相比,其对早期病变的诊断更有优势,能提前数月发现 X 线表现不明显的病变,是诊断膝关节结核的重要影像学手段。膝关节滑膜结核在

CT 中显示为关节囊增厚、关节腔积液和周围软组织肿胀,骨质破坏的影像学表现与 X 线基本相似(图 17-6-1)。

MRI 表现:MRI 对软组织分辨率高,能较好地显示关节的各种结构。早期充血增厚的滑膜为扭曲的条状,在 T_1WI 上呈低信号,T_2WI 上呈低信号,关节腔内液体呈长 T_1 长 T_2 信号;当关节滑膜进一步增厚,并形成特异性肉芽组织时可呈团块状、结节状,肉芽组织在 T_1WI 上呈低信号,在 T_2WI 上为明显不均匀稍高信号;干酪样坏死在 T_2WI 上为中等信号。肉芽组织、增厚的滑膜在 STIR 上均为高信号。累及关节软骨时,T_1WI 可见软骨正常层次模糊、变薄、毛糙,信号减低,软骨不连续,部分或大部分消失;肉芽组织侵蚀破坏软骨下骨时,在 T_1WI 上呈低信号,T_2WI 上呈较高信号,且信号不均匀,并与关节内增

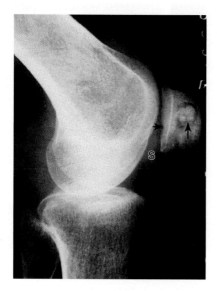

图 17-6-2　髌骨结核

生滑膜相连续。骨质破坏区内有干酪性小脓肿形成时,呈边界清楚、均匀无结构的长 T_1、长 T_2 信号,在 STIR 上呈明显高信号(图 17-6-1)。Gd-DTPA 增强扫描可见充血增厚的滑膜呈较明显的外周或花边状强化,与关节内液体和周围软组织分界清楚;骨破坏区内肉芽组织明显强化,但多不均匀,内常有小片状无强化干酪性病灶。邻近骨端常有呈长 T_1、长 T_2 信号的骨髓水肿,邻近软组织肌炎、蜂窝织炎、腱鞘炎、关节脓肿形成及皮肤窦道形成亦可见。

【小结】

X 线平片是膝关节结核最初合适的常规检查方法,但对早期病变不敏感。CT 扫描能够有效地评估骨质破坏程度、死骨的形及周围软组织的浸润。MRI 能够显示膝关节结核早期病变,结核性增生的滑膜在 T_2WI 上呈低信号是区别于其他增殖性滑膜关节病的特征表现,增强扫描可见增厚的滑膜明显强化。

第七节　踝关节结核

【基本病理与临床】

踝关节结核(tuberculosis of the ankle joint)较髋膝少见,约是骨关节结核发病率第四位,占全身骨关节结核的 0.1%~3.4%,占下肢结核的 12.7%。踝关节位置低、负重大、易损伤,易被侵袭,该部位单纯滑膜结核较单纯骨结核常见,且单纯滑膜结核远比单纯骨结核更容易发展成为全关节结核;骨病灶多来源于距骨体,其次为胫骨下端,较少位于内、外踝。踝关节结核有下列特殊性:①踝关节为榫眼状关节,

发生病理脱位者极少。②距骨后突上有踝关节、下有距下关节,关节囊很薄,两个关节容易互相受累。③关节周围肌腱多,结核病变容易侵犯肌腱,并沿腱鞘蔓延。④关节周围软组织薄,容易形成窦道。

踝关节结核发病年龄多在 30 岁以下。儿童亦不少见。常有扭伤史。踝关节结核患者常见主诉有疼痛、肿胀、功能障碍、肌萎缩和脓肿及窦道形成等。临床上表现为踝关节跖曲位、跛行、疼痛伴肿胀、局部皮温升高、皮肤窦道形成等。因踝关节周围缺乏肌肉覆盖,骨骼较表浅,冷脓肿形成后皮肤容易破溃形成窦道,脓液从窦道流出。踝关节周围有强劲的韧带包绕,以及内、外踝的约束,踝关节结核早期多仅感觉踝部不适、乏力,往往于踝部扭伤后症状趋于加重,较少产生病理性脱位。如果踝关节结核病程较长,病变常波及周围跗骨,引起继发性跗骨结核。

【影像学表现】

X 线表现:是诊断踝关节结核的主要检查方法。

1. 活动期　软组织肿胀,关节囊膨隆,常在关节囊后方形成脓肿,位于跟骨上缘,压迫关节后脂肪块(图 17-7-1)。脓液穿破关节囊,向上下蔓延,极易破入胫后腱鞘,向下蔓延至足底。随后骨性关节面破坏,胫腓联合分离,胫腓骨下端出现骨膜反应,踝关节间隙增宽,距骨滑移(图 17-7-2)。

2. 修复期　软组织肿逐渐消退,但关节囊仍有膨隆,边缘清楚。手术中常发现关节囊肥厚。关节间隙狭窄,关节面逐渐变为硬化。关节边缘韧带附着部位可出现骨质增生。骨结构变为清晰。均表示病变好转进入修复阶段。

3. 晚期　关节面硬化,关节软组织肿胀消失,层次清楚。骨小梁粗大紊乱,或发生骨性强直,或关节广泛破坏,形成不规则腔隙,周围硬化。其中仍可有潜在活动病变,在一定条件下仍可复发。

CT 表现:CT 能很好地显示关节周围软组织情况,克服检查部位重叠的影响,更清晰的显示破坏区的位置、范围,病灶内部结构,与周围组织的关系等,在细微病变如骨皮质变薄、虫蚀状破坏、脓肿形成、砂砾状死骨、关节腔积液等的检出优于 X 线平片(图 17-7-2),能较 X 线平片提前数周甚至数月发现上述不明显的病变,为骨关节结核的早期诊断、早期治疗提供可靠的依据,对指导手术及随访均具有重大价值。有冷脓肿形成时可确定部位和范围,便于临床进行相应的治疗。但在显示关节间隙狭窄方面不如 X 线直观。结合 X 线和 CT,可以互补,提高诊断率。

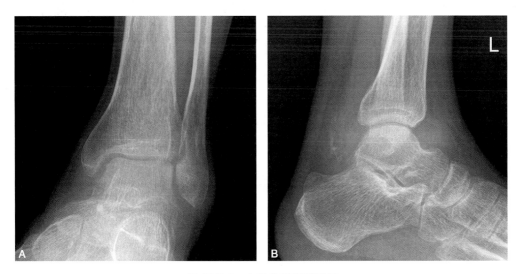

图 17-7-1　左踝关节滑膜结核
A、B 示左踝关节囊高度肿胀,后部可见弧线形钙化,关节结构未见明显异常。行左踝关节结核病灶清除术

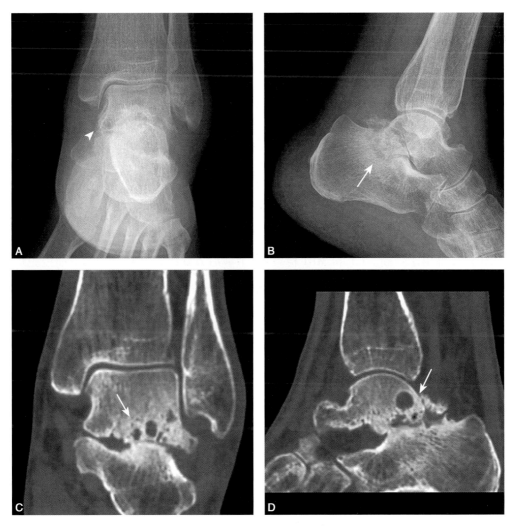

图 17-7-2　左踝关节及跗骨多发结核
A、B. 左踝关节软组织肿胀,以后部明显,可见跟距后关节骨质密度不均性减低,后缘皮质破坏,内可见不规则高密度死骨(白箭),跟距关节间隙变窄,关节面模糊(白箭头)。C、D. CT 冠状位及示左踝关节距骨可见多发虫蚀状骨质破坏(白箭),跟距关节面模糊,关节间隙明显变窄消失

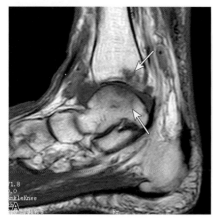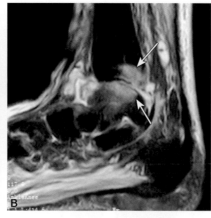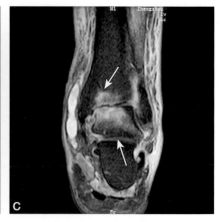

图 17-7-3　左踝关节结核

A. MRI T₁WI 示左踝关节胫骨远端及距骨可见片状低信号(白箭);B、C. MRI T₂WI 抑脂示左侧踝关节胫骨远端和距骨同时见水肿高信号即对吻征(白箭),关节面破坏,关节腔内可见液体高信号影

MRI 表现:MRI 对早期诊断踝关节结核有帮助,典型表现是关节腔明显积液,有时积液中可见低信号病灶组织,胫骨远端和距骨同时见水肿高信号(对吻征)(图 17-7-3),水肿信号弥散范围通常大于骨关节炎,而肿瘤或骨坏死早期病变时,骨水肿信号往往局限在胫距关节的一侧,在踝关节周围较容易观察到软组织脓肿表现,甚至距下关节也受累。MRI 由于具有无创、敏感的优势,因此其可作为踝关节结核的常规检查。Gd-DTPA 强化后,对结核病的修复和活动病灶显示更佳。

【小结】

踝关节结核临床特异性不高,容易与各种急慢性疾病相混淆,造成其早期诊断困难。踝部关节结核影像学表现,一般直至感染后 2~5 个月会出现。X 线、CT 和 MRI 检查可用于诊断。CT 和 MRI 检查在明确疾病进展程度上很有用,MRI 对软组织较敏感,而 CT 对骨损害较敏感。

第八节　足　结　核

【基本病理与临床】

足部诸关节间隙内滑膜不丰富,关节小,相对运动度少,临床以单纯骨结核和全关节结核最为多见,足部跟骨结核发生率最高,其次为舟、距、楔、骰诸骨,跖趾骨结核少见。足结核可发生在任何年龄,成人比儿童发生率高,不存在性别差异,也可无结核接触史或感染史,常缺乏低热、盗汗、消瘦等结核中毒症状,实验室检查阳性率不高,并且临床医师常缺乏诊断该病的意识,为临床正确诊断带来了困难。足结核的主要临床特点起病缓慢,表现为无明显诱因的局部足踝部疼痛、肿胀、关节功能受限,常在关节

扭伤后出现症状加重。由于足部承担全身重量,一旦发生足部结核,症状严重,治疗困难,病程较长,一般都在数年,十数年之久。足部肌腱多,软组织薄,结核病变容易形成窦道和多部位感染、混合感染,久治不愈。

【影像学表现】

X 线表现:为足部结核主要检查方法。

跟骨结核(tuberculosis of the calcaneus)的 X 线检查最好采用侧位和轴位相结合观察。跟骨为松质骨,骨内多形成结核性脓肿,单个病灶或多个病灶,彼此孤立,或互相融合。早期骨破坏轻微,跟骨侧位片极易漏诊。但轴位像可明显的见到跟骨外缘出现骨膜反应,并见该部软组织肿,对早期诊断非常重要。跟骨体上部结核容易穿破上缘皮质,侵犯踝关节囊后方软组织,形成脓肿,继而侵犯踝关节和距下关节。跟骨前部结核又极易侵犯跟骰关节和舟距关节。跟骨结核可形成大块骨坏死(图 17-8-1)。

其他趾骨、跖骨和跗骨的结核 X 线检查以正斜位为佳。跗骨结核(tuberculosis of tarsal bones)有下列特殊性:①多骨受侵。②关节软骨破坏广泛,关节韧带破坏跗骨松散分离,易侵犯距骨基底。③跗骨多囊状破坏,易发生骨坏死(图 17-8-2)。多数患者为长期慢性的修复过程。跖趾骨结核少见(详见图 17-9-4)。

CT 表现:由于足部骨骼形状不规则,X 线片有重叠,不易观察细节,在疾病破坏期,CT 检查可帮助确定病变范围、骨质破坏程度,邻近关节间隙情况和有无多骨侵犯,并能够清楚地显示其中细小死骨、干酪样钙化等高密度影,有助于定性诊断,并对活检也很有帮助。部分患者 CT 能看到死骨完全吸收。即使临床和放射学检查显示结核治愈后,CT 上也可能

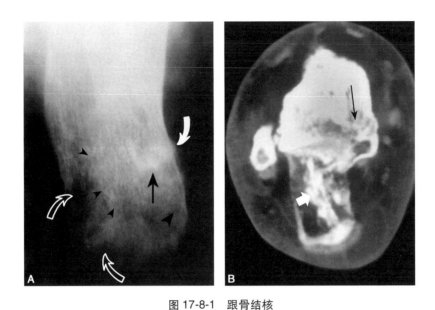

图 17-8-1 跟骨结核

男,45 岁。左踝及足跟肿痛 7 个月。A. X 线平片显示左跟骨大部骨破坏(弯白空箭),其中有大片死骨(小黑箭头),跟骨内侧皮质旁有骨膜新生骨(弯白箭)。邻近内侧骨髓内有新生骨,无骨纹结构(大黑箭);B. CT 扫描显示跟骨骨破坏区内有大块死骨(白箭)比 X 线平片显示清楚的多。跟骨前部及载距突亦有广泛骨质破坏(长黑箭)

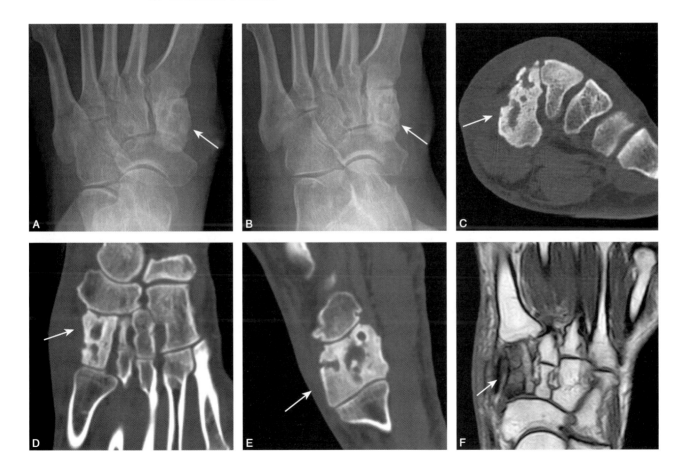

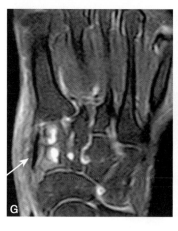
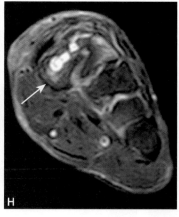
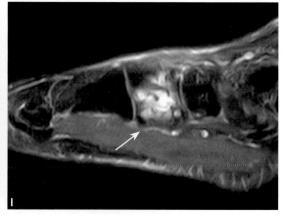

图 17-8-2　足跗骨结核

A、B. 左足第一楔骨骨质密度不均,内可见囊状低密度骨质破坏区(白箭)及片状高密度硬化影。横断位(C)、冠状位(D)、矢状位(E)CT 从不同角度显示左足第一楔骨虫蚀状骨质破坏,内可见点状碎屑状小死骨。左足第一楔骨可见片状 T_1WI 低信号(F)、T_2WI 及 T_2WI 抑脂高信号(G~I),其内可见条状双低信号影,周围软组织增厚并呈高信号,手术病理证实为结核

会显示残留的囊状骨质破坏(图 17-8-2)。

MRI 表现:一些 X 线检查正常的患者 MRI 检查能够发现明显的骨髓信号异常和软组织病变,有助于早期发现病变,部分学者认为应将 MRI 作为首选检查方法。在感染发病 6~12 周内的破坏前期,MRI 检查显示明显的骨髓水肿,在 T_2WI 显示异常高信号(也可能由干酪样坏死引起),T_1WI 显示低至中等信号区域(图 17-8-2)。在疾病破坏期,皮质骨骨折、囊状骨质破坏、软组织液体积聚等 MRI 表现可提示结核感染。

【小结】

足部结核以单纯骨结核和全关节结核最为多见,足部跟骨结核发生率最高。实验室检查常阴性,临床表现结合影像学检查是重要的确诊依据。影像检查应以 X 线平片诊断为主,进一步 CT 扫描为病变范围和定性诊断提供有力证据,MRI 能够提供更多骨髓及软组织病变细节,有助于早期诊断。影像学鉴别诊断主要应考虑与其他类型感染,尤其是化脓性骨髓炎鉴别。

第九节　骨干结核

【基本病理与临床】

骨干结核(diaphyseal tuberculosis)是指发生于管状骨不侵犯关节的结核。包括发生于骨干髓腔和干骺端松质骨。长骨骨干结核较为少见。锁骨、肱骨、尺桡骨、股骨及胫腓骨均可发生。青少年和成人均可发病。骨干结核有下列特殊性:①病变局限性骨破坏,全身和局部症状轻微。区别于急性骨髓炎的弥漫性骨破坏和严重中毒症状。②病变发展缓

慢,很少或不出现骨膜下脓肿。③很少发生骨膜破坏,很少形成大块骨干坏死。上述特殊性可与急性骨髓炎相鉴别。但是发生于松质骨的较小的结核性骨脓肿与化脓性骨脓肿难以鉴别。

多数发病缓慢,开始症状轻微。患部隐痛、肿胀、进而局部出现肿块。亦有破溃,流出黄水或稀脓。少数患者发病急,症状重,全身发烧,疲乏无力,由于局部骨质疏松,可以合并病理骨折。

短骨的骨干结核较长骨相对常见,由于短骨松质骨多而髓腔小,如掌、指骨和趾、跖骨,结核可累及整个骨骼。多见于儿童,有时多骨发生。手足短管状骨结核被称为结核性指(趾骨)炎或"骨气臌"。结核性肉芽组织始于短骨的髓腔或松质骨内,可累及几乎整个短管状骨,进一步破坏骨皮质,并逐渐向外缓慢膨胀生长,类似"吹气样"改变,即"骨气臌"。

点外,还与局部解剖有明显关系。

【影像学表现】

X 线表现:骨干结核病变开始于髓腔,只有发生局限性溶骨性破坏后才能发现,一般不形成大的死骨。骨皮质破坏从内面开始,形成囊状破坏,可发生膨胀性改变,随病灶压力增大,脓液经 Volkmann 管汇集到骨膜下,将骨膜掀起,形成骨膜新骨,甚至呈葱皮样增生。出现骨膜反应(图 17-9-1)。活动期可形成较厚的骨壳。亦见有囊状骨破坏沿着髓腔的长轴发展,形成纵行膨胀性结核性骨脓肿。有的病变中心可见干酪钙化(图 17-9-2)。骨干结核可以合并病理骨折,这时容易遮盖原发病灶,造成治疗延误(图 17-9-3)。形成窦道者,病变区骨皮质有骨性空洞(图 17-9-4)。儿童骨干结核可以完全吸收,破坏区缩小,骨质增生逐渐吸收,经过改建,膨胀性改变

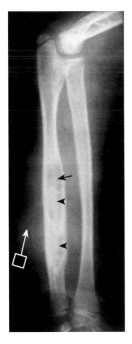

图 17-9-1 骨干结核

女,13岁。右前臂肿胀已4年,脓包形成20天,尺背侧软组织肿,隆起4cm×4cm。有明显波动。X线平片显示:右前臂尺骨中下段骨髓腔囊状膨胀性骨破坏(黑箭)。其中有死骨呈长条形(小黑箭头)。尺骨背侧有软组织肿块(空白箭)。手术:切开皮肤,有黄色黏稠脓液50ml,将长条死骨取出,尺骨中下段有5个瘘孔(本片未发现),切开髓腔内充满坏死和肉芽组织及碎死骨片。病理诊断:结核性肉芽组织

可以缩小,但骨性窦孔可长期存在。

CT表现:能够更好显示多发囊状骨皮质破坏的细节,伴随骨膜增生,皮质增厚,髓腔狭窄,轻度骨质硬化,尤其对骨内外脓肿和小的干酪钙化显示较好,但骨质硬化程度不及慢性化脓性骨髓炎,死骨或钙化多细小,该点有助于定性诊断,见图17-9-3。

MRI表现:T₂WI能够清晰显示骨髓腔内炎症及水肿、不成熟炎性骨膜反应,对病变周围软组织炎症

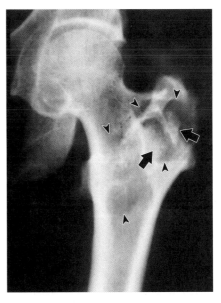

图 17-9-2 股骨粗隆间骨结核

左股骨粗隆间有数个囊状骨破坏(小黑箭头),其中有死骨(黑箭)手术病理证实为结核性肉芽组织及干酪样坏死物

范围及脓肿的显示更清楚。增强扫描脓腔不强化,脓肿壁环形强化,骨髓炎症、周围受累及的肌肉及皮下软组织呈弥漫型强化,有助于与肿瘤性病变鉴别。

短骨结核以发生于指骨相对常见。初期病变骨质局限性密度减低,随后侵蚀破坏骨髓腔或松质骨,形成中央性、类圆形或多灶状溶骨性破坏,骨皮质膨胀,骨膜增生,骨髓腔内的脓肿可以穿过皮质形成窦道。骨膜增生可呈层状,并伴随溶骨性破坏逐渐向外缓慢膨胀生长,类似"吹气样"改变,即"骨气臌"(图17-4-1),为短骨结核典型X线表现。有时可见病灶内干酪样坏死物钙化,呈砂砾状,有助于结核的诊断。不典型指骨结核多见于成人,表现为指骨骨质疏松,多灶状溶骨性破坏及骨质硬化、轻度膨胀,

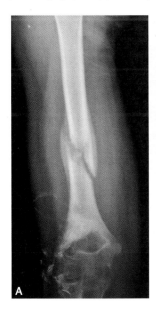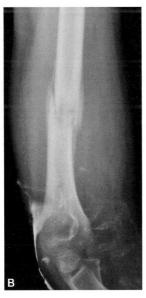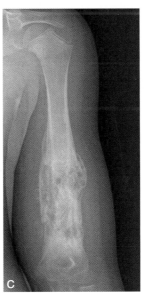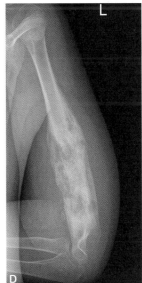

A B C D

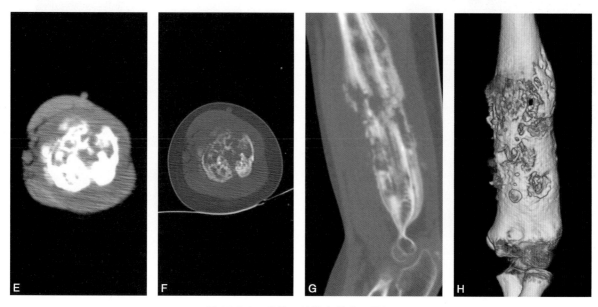

图 17-9-3 肱骨干结核合并病理骨折

左上臂外伤骨折行外固定治疗后5个月,病变进展。A、B示左肱骨干斜形骨折,髓腔中部密度稍减低。C、D示5个月后肱骨干中下段明显增粗,骨膜不规则增厚,骨髓腔及骨皮质呈多囊状膨胀性骨质破坏,其中可见小死骨。E～H分别为CT轴扫软组织窗、骨窗、矢状位重建和CR重建图像,病变范围广泛,多发囊状骨质破坏,骨干增粗类似慢性化脓性骨髓炎,但骨质硬化程度不及慢性化脓性骨髓炎。手术病理见大量炎症细胞浸润,可见干酪样坏死、上皮样细胞及多核巨细胞,诊断结核

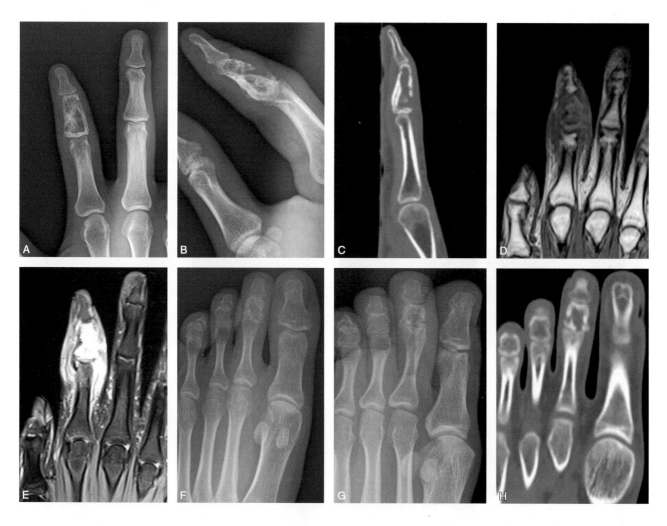

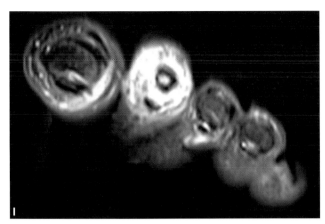 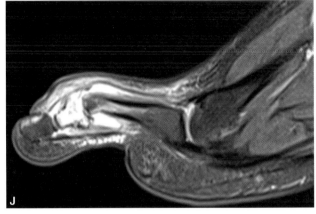

图 17-9-4 多发指骨、趾骨结核

多发指骨、趾骨结核,第2指骨及第2趾骨均受累,胸片阴性。右手示指X线正侧位(A、B)和矢状位CT重建(C)示,右手示指第二节指骨干膨胀性骨破坏,有多数较大的筛孔为指骨干髓腔内结核性脓肿向骨外软组织蔓延形成的筛孔,该处软组织肿胀。D、E.T₁WI、T₂WI抑脂MRI显示范围最大,右手示指末节基底部、第二节、近节指骨结核,第二节多处皮质破坏,脓液经皮质缺损区达皮下软组织。X线片仅示第二节破坏。右足X线正斜位(F、G)和冠状位CT重建(H),左足第2趾骨显示第2趾第2节溶骨性骨质破坏。轴位及矢状位T₂WI抑脂MRI(I、J)显示末节关节积液,第2节多发皮质破坏,脓液经皮质缺损区达皮下软组织

骨膜反应少,可发生病理骨折。周围软组织呈梭形肿胀增厚,邻近关节很少累及(图17-9-4)。

位于二次化骨中心的结核容易向骨外发展,形成软组织脓肿。大转子结核多继发于大转子滑囊感染,晚期可在附近滑囊区有软组织肿块和钙质沉着。大转子二次化骨中心出现的年龄为2~6岁(男)、2~4岁(女),闭合的年龄为17~19岁(男)、15~17岁(女)。由于解剖学的特点,股骨上段的病变,如肿瘤及肿瘤样病变、骨髓炎及结核很少直接波及大转子(图17-9-5)。

【小结】

骨干结核应以X线平片诊断为主,CT扫描为辅助诊断手段,MRI能够提供更多骨髓及软组织病变细节,有助于鉴别诊断。长骨骨干结核较为少见,诊断困难,应与化脓性骨髓炎、Brodie's骨脓肿、骨囊肿、骨肿瘤及骨的嗜酸性肉芽肿相鉴别。短骨骨干结核呈典型"骨气臌"表现时诊断不难,但成人短骨结核不典型,应与内生软骨瘤相鉴别。内生软骨瘤表现为骨质膨胀性改变,并其内斑点状、环状软骨钙化,或呈"多房"样改变,髓腔骨质破坏区边界清晰,无骨膜反应。扁骨结核容易突破皮质形成软组织脓肿,当CT或MRI显示脓肿特征,结合病灶内砂砾状钙化或死骨不难诊断。

第十节 脊柱结核

【基本病理与临床】

脊柱结核(spine tuberculosis)由结核分枝杆菌引起,在所有结核病中占比不到1%,在骨关节结核中居首位,其发病率占全身骨与关节结核的50%左右。可发生于任何年龄,但多见于儿童和青年,近年60岁以上发病率有上升趋势。我国脊柱结核发病的趋势有两大特点:①多发于贫困地区,我国农村及西部地区较城市及中东部地区发病率更高;②老年结核病的发病率已高居各年龄组之首位,老年性脊柱结核发病率呈现逐渐增高的趋势。临床表现为慢性中毒表现,如衰弱、食欲缺乏、低热、乏力及腰背疼痛等。骨结核是一种慢性炎症,其特点为骨破坏胜于骨生成,病变以溶骨性破坏为主,骨增生硬化则不显著。病变常累及2个以上相邻椎体,严重的骨破坏可引起椎旁脓肿和脊柱畸形,呈特征性的后凸畸形(Gibbus畸形)。由于纤维组织形成,病变有局限

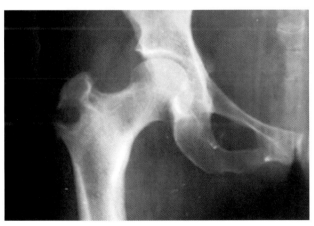

图 17-9-5 大转子结核

女,36岁,右侧髋部疼痛伴午后低热10年余,加重2个月。右髋关节正位显示大转子囊样溶骨性破坏,边缘光滑硬化,向外穿破皮质,外侧软组织肿胀。手术可见脓液流出,呈干酪样,约300ml。病理诊断:结核

化和自愈的趋势。在脊柱结核中,绝大多数发生在椎体,附件结核仅占1%。在脊柱各节段中,以腰椎的发病率最高,依次是胸椎、腰骶椎、颈椎及颈胸椎,其中成人以腰椎常见,儿童以胸椎多见。

【影像学表现】

X线表现:脊柱结核发病之初的3~6个月内,X线检查难于发现椎体、椎弓根或椎管内小结核病灶或肉芽肿。因此对X线片阴性应进一步随诊及检查。脊柱结核典型X线表现为椎间隙变窄、椎体破坏、成角畸形及寒性脓肿形成。以胸椎下段及腰椎上段为多见,常累及相连的2~3个椎体,偶有两处病变之间隔以正常脊椎。附件结核少见,主要表现为局限性骨破坏。按照骨质最先破坏的部位分为椎体结核边缘型(椎间型)、中心型(椎体型)、韧带下型(椎旁型)和附件结核。

1. **边缘型** 最多见,病变始于椎体终板,表现为椎间隙变窄,椎体上、下缘模糊或不规则,呈溶骨性破坏,有时两个相邻破坏椎体可相互嵌在一起,宛如一个椎体(图17-10-1)。椎旁脓肿的发现对诊断很有帮助,特别在胸椎,椎旁线影的膨隆,较腰大肌脓肿的改变更易早期发现。

2. **中心型** 多见于小儿,病变起于椎体的中心部,系因小儿期椎后动脉经椎体后缘进入椎体中心,血供丰富易于感染。病变呈圆形高密度影区,侧位像最宜观察(图17-10-2),病变进展较快可呈楔状塌陷,并累及椎间盘及相邻椎体。

3. **韧带下型** 多见于成人,病变始于椎体前骨

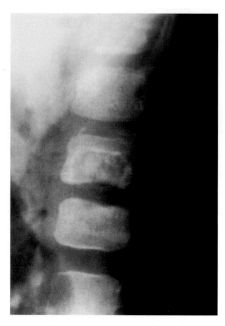

图 17-10-2 腰椎结核
X线侧位像,中心型,L$_2$、L$_3$椎体内局限性骨破坏,椎间隙无显著变窄

膜下,椎前区由肋间动脉及腰动脉分支供血,成人期血供丰富,故易受感染。表现为椎体边缘性侵蚀,侧位像上椎体前缘呈弧形凹陷,边缘模糊(图17-10-3),并伴有椎前寒性脓肿。早期椎体无明显破坏,椎间隙正常。骨膜下型病变亦可因邻近脊柱结核发生椎旁脓肿脓液侵蚀所引起。

4. **附件型** 少见。属血行感染,包括棘突、横突(骨突结核)、椎弓、椎板及小关节突结核,表现为骨小梁模糊、结构不清、密度不均匀。累及关节突时

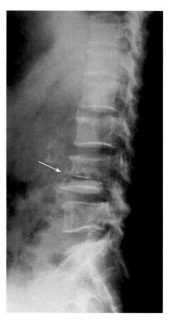

图 17-10-1 腰椎结核边缘型
X线侧位片,L$_3$下缘及L$_4$上缘破坏,融合,正常椎间隙消失,宛如一个椎体(箭)

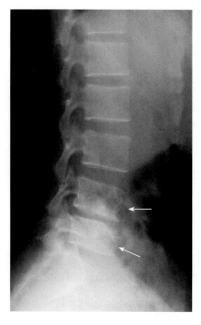

图 17-10-3 腰椎结核(骨膜下型)
X线侧位像,L$_4$、L$_5$椎体前缘弧形凹陷(箭头),边缘模糊

常跨越关节。

以上四型病变随病变进展,最终导致椎体和椎间盘明显破坏。

脊柱结核常伴发椎旁或椎前寒性脓肿。颈椎的寒性脓肿在侧位像上显示为椎前软组织局限性隆突,即咽后壁脓肿,儿童的咽后壁较厚,且可发生化脓性感染,参考临床症状可与寒性脓肿鉴别。胸椎结核引起的椎旁脓肿多呈梭形,早期使椎旁线膨隆(图17-10-4)。腰大肌影像增宽或局限性隆突,可为一侧或双侧(图17-10-5)。腰椎结核引起的脓肿可下行至大腿内侧及膝部背侧。脓肿缩小及钙化均表示病变好转或痊愈。由于椎体的严重破坏引起椎体塌陷并相互嵌入,形成脊柱后凸畸形(图17-10-6)。

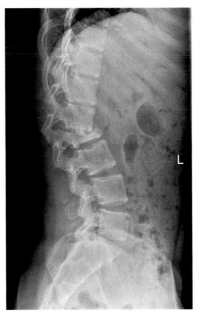

图 17-10-6　陈旧性腰椎结核
X线侧位像,腰椎结核伴脊柱后突畸形

治愈的表现为骨的修复,密度恢复正常,看不到骨破坏,椎间隙消失,呈部分或完全性骨性融合。附件结核可与椎体结核同时发生,或单独发生,主要表现为溶骨性破坏,附件轮廓消失(图17-10-7)。上胸段的附件结核常并发脊髓压迫症状。

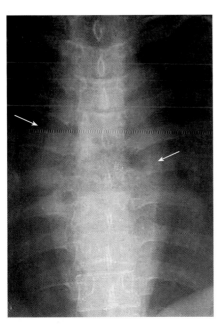

图 17-10-4　胸椎结核
X线前后位像,胸椎结核,伴椎旁脓肿(箭头)

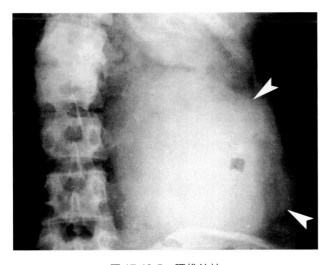

图 17-10-5　腰椎结核
X线前后位像,L₁~L₂结核(箭头),伴左侧腰大肌脓肿(箭头)

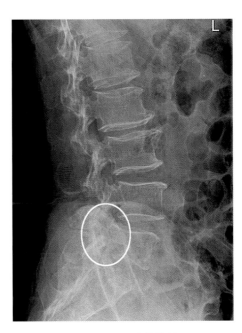

图 17-10-7　腰椎结核
X线侧位像,L₄、L₅附件结核

CT 表现: CT能更清楚显示骨质破坏、死骨及病理骨折碎片,显示脓肿或骨碎片位置、大小及其与周围大血管关系,以及突入椎管内情况。平扫显示椎体松质骨破坏、骨皮质失去完整性、死骨和轻微骨增生及塌陷。椎体破坏多始于椎体前角及椎体上缘,最有特征、最常见的破坏类型为碎骨片型,由无数残留的小死骨组成,这些碎骨片常常进入椎旁软组织肿块内,成为提示结核而非肿瘤或化脓性感染的重要特征;其次为溶骨型,表现为大片圆形或类圆形低密度区,矢状重建示以椎间盘为中心的破坏性空洞;韧带下型破坏表现为椎体前缘不规则骨蚀,也有一定特征性;边缘硬化型骨破坏提示长期感染,患者有较好的免疫反应,形成局限的、分隔开的病变,典型的边缘硬化型骨破坏的骨硬化带出现在骨破坏边缘,向外周密度逐渐变淡;或为灶性骨硬化,呈斑片状,中央密度高,而边缘模糊。椎体结核多有椎间盘受累,椎间隙变窄。椎旁脓肿为单房或多房(图17-10-8、图17-10-9)。对比增强显示为中心不强化的液体,周围有不规则环状强化。钙化是结核慢性过程的表现。如结核灶破坏椎体后壁,病变组织可向椎管内突入,形成硬膜外软组织肿块。当病变向前发展,可能侵蚀主动脉壁,CT血管成像有助于显示主动脉壁的完整性,规避手术风险。

MRI表现:MRI对早期病灶发现最敏感,随病变的发展可表现为椎体炎症,椎体炎症并脓肿和椎间盘炎。能敏感检出早期椎体上、下缘、椎体中心和起于椎体前下部沿前纵韧带下方蔓延的骨破坏,骨破坏区呈明显长 T_1 的低信号,在 T_2WI 上为高信号中混杂少许低信号影,内部死骨的信号强度接近正常椎体骨髓组织,不易分辨。破坏区形态不规则、边界不清。但椎间盘在相当长的时间内,即使椎体出现明显骨破坏或发生塌陷仍可保持完整,在 T_2WI 上椎间盘的中部仍表现为高信号,周围纤维环为低信号(图17-10-10)。进展期椎间盘可破坏消失,也可突入破坏椎体内,椎体塌陷变形。MRI能清楚显示病变向椎旁和椎管内延伸的范围以及对脊髓的压迫(图17-10-11)。在 T_2WI 上脓肿为均匀的高信号,脓肿壁厚、完整,可见分隔,结核性肉芽组织为较高的混杂信号。增强后脓肿不强化,分隔及肉芽组织强

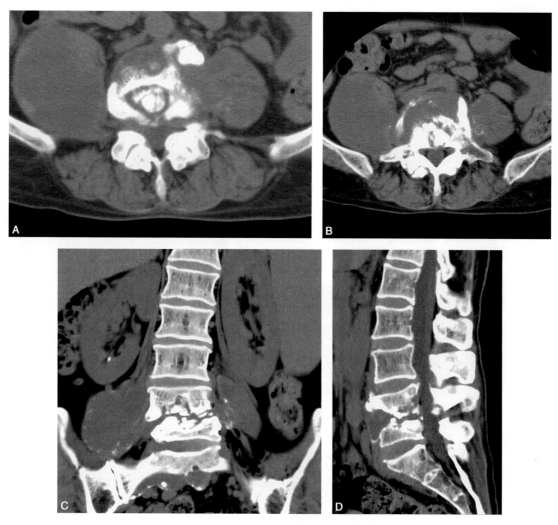

图 17-10-8 脊柱结核
CT横断面平扫(A)、(B)L₄、L₅椎体骨质破坏,碎骨片形成,双侧腰大肌脓肿.多排螺旋CT冠状面(C)及矢状面(D)示L₄、L₅椎体破坏,部分融合,双侧腰大肌脓肿形成

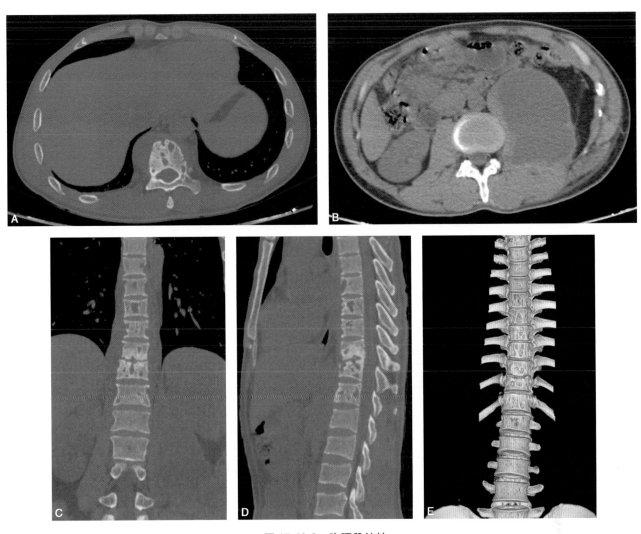

图 17-10-9 胸腰段结核

男,32 岁,左侧腰部肿胀 1 个月余。A、B. CT 横断面平扫示椎体骨质呈虫蚀状破坏,周围软组织增厚,左侧腰大肌脓肿。冠状面(C)、矢状面重组(D)及 VR 重建(E)示 $T_6 \sim L_1$ 椎体连续性破坏,T_{10}、T_{11} 椎间隙明显变窄,左侧腰大肌脓肿形成。手术见左侧腰大肌巨大炎性包裹病灶,抽吸可见脓性分泌物,刮除结核干酪样脓肿

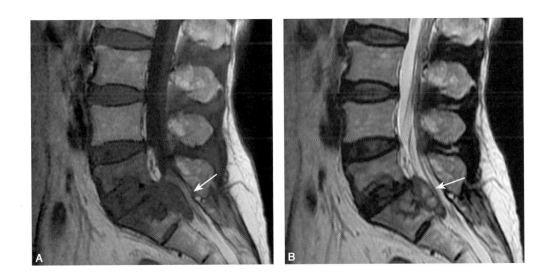

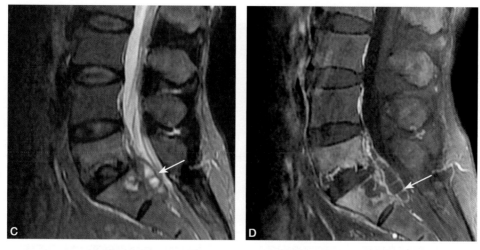

图 17-10-10　腰骶椎结核

女,61岁,腰部疼痛2年,伴右侧髋部疼痛半年,加重1个月。MRI矢状位T_1WI(A)、T_2WI(B)、T_2WI抑脂像(C)和增强T_1WI抑脂像(D)示L_5、S_1椎体相对缘骨质破坏,椎间盘部分变窄,呈长T_1长T_2信号。椎体后缘硬脊膜外脓肿(细箭)突向椎管,呈多分隔状T_2WI高信号,增强后分隔影明显强化。手术见硬膜及S1神经根周围大量干酪样坏死组织,病理诊断腰骶椎结核

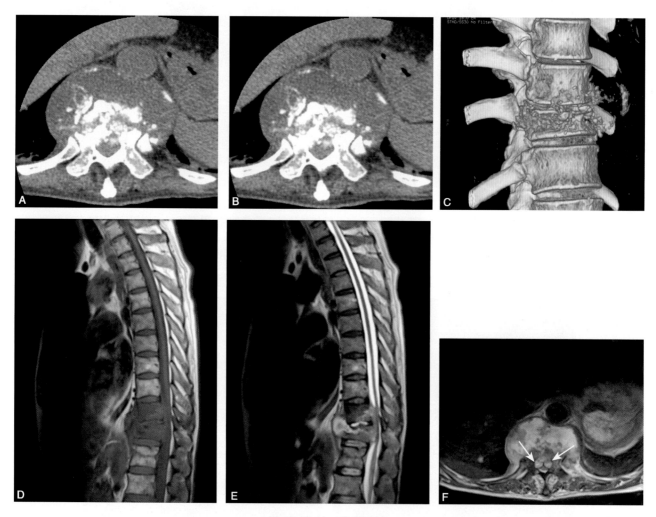

图 17-10-11　胸椎结核

男,54岁,腰痛1个月,进行性双下肢无力2天,加重伴活动障碍6小时。A、B. CT示T_{11}椎体严重骨质破坏,可见多发碎骨片及死骨,周围软组织增厚。C. T_{10}、T_{11}椎体骨质破坏,T_{11}椎体变扁。MRI胸椎结核矢状面T_1WI(D)、T_2WI(E)示T_{10}、T_{11}椎体破坏,椎间隙消失,椎体前后方硬脊膜外脓肿呈长T_1长T_2信号,椎管受压。F. 轴面T_2WI,椎体骨破坏,信号不均匀,其背侧的脓肿信号较高(箭),向后压迫脊髓,脓肿与脊髓之间界以低信号带,为后纵韧带及硬脊膜形成,脊髓后低信号边缘为脊蛛网膜下腔及硬脊膜,其后的高信号带为硬脊膜外脂肪

化。治愈后遗留椎体和椎间盘畸形，在 T_1WI 和 T_2WI 上信号强度均低于正常椎体和椎间盘组织。

MRI 对 X 线平片上显示的椎间隙狭窄的性质的鉴别有重要意义。退变性椎间盘在 T_1WI 和 T_2WI 上均为低信号；急性化脓性椎间盘炎在 T_1WI 上为低信号，T_2WI 上为广泛而不规则的高信号，失去椎间盘的正常结构；早期脊柱结核在 T_2WI 上椎间盘正常，进展期椎间盘结构紊乱、塌陷，并呈不规则高信号改变。

脊柱结核鉴别诊断需要考虑非特异性感染性病变，如化脓性脊柱感染、布鲁氏菌性脊柱炎和脊柱转移瘤。化脓性脊柱感染以金黄色葡萄球菌为主，起病急，背痛症状明显，影像学骨质破坏病变进展快。布鲁氏菌性脊柱炎由于其非特异性的临床、影像表现及认识不足极易误诊为结核性脊柱炎，血清凝集试验有助于确诊。脊柱转移瘤常见于老年人，多有原发肿瘤病史，椎体破坏多见于中后部，呈跳跃性，有椎间盘"回避"现象，早期不侵犯椎间盘。

【小结】

脊柱结核骨关节结核中居首位，绝大多数发生在椎体，以腰椎的发病率最高。X 线仍是脊柱病变筛查的首选方法，但对 X 线片阴性应进一步随诊及检查。CT 在显示骨质破坏、死骨等特点及定位、定性方面有重要的作用。MRI 敏感性较高，利于早期发现病变，显示椎周软组织病变和椎管胀肿有优势。

（葛英辉　张　璐　高菲菲　郭侨阁）

参 考 文 献

［1］ Broderick C, Hopkins S, Mack D, et al. Delays in the diagnosis and treatment of bone and joint tuberculosis in the United Kingdom［J］. Bone Joint J, 2018, 100-B（1）: 119-124.

［2］ Dunn RN, Ben HM. Spinal tuberculosis［J］. Bone Joint J, 2018, 100-B（4）: 425-431.

［3］ Michael FGH, Sven Hoppe, Maritz Laubscher, et al. Epidemiology of Musculoskeletal Tuberculosis in an Area with High Disease Prevalence［J］. Asian Spine J, 2017, 11（3）: 405-411.

［4］ Kulchavenya E. Extrapulmonary tuberculosis: are statistical reports accurate?［J］. Ther Adv Infect Dis, 2014, 2（2）: 61-70.

［5］ 马俊, 肖和平, 尹洪云, 等. 332 例骨关节结核的临床特点分析［J］. 中国防痨杂志, 2016, 38（2）: 129-132.

［6］ N A, Ahmad F, Huda N. Osteoarticular tuberculosis-a three years' retrospective study［J］. J Clin Diagn Res, 2013, 7

（10）: 2189-2192.

［7］ Ansari S, Amanullah MF, Ahmad K, et al. Pott's Spine: Diagnostic Imaging Modalities and Technology Advancements［J］. N Am J Med Sci, 2013, 5（7）: 404-411.

［8］ 董伟杰, 秦世炳, 兰汀隆, 等. Xpert MTB/RIF 技术在骨关节结核临床诊断中的应用研究［J］. 中国防痨杂志, 2017, 39（4）: 337-341.

［9］ 中国防痨协会结核病临床专业委员会. 结核病临床诊治进展年度报告（2014 年）（第一部分 结核病临床诊断）［J］. 中国防痨杂志, 2015, 37（6）: 549-582.

［10］ Agarwal A, Kumar A, Shaharyar A, et al. Shoulder tuberculosis in children: a report of two cases［J］. J Orthop Surg, 2015, 23（3）: 398-401.

［11］ Agarwal A, Bhandari A, Maheshwari R. Tuberculosis of Acromioclavicular Joint［J］. J Clin Diagn Res, 2017, 11（3）: D3-D4.

［12］ Nagaraj C, Singh S, Singh B, et al. Tuberculosis of the shoulder joint with impingement syndrome as initial presentation［J］. J MicrobiolImmunol Infect, 2008, 41（3）: 275-278.

［13］ Kapukaya A, Subasi M, Bukte Y, et al. Tuberculosis of the shoulder joint［J］. Joint BoneSpine, 2006, 73（2）: 177-181.

［14］ Ostrowska M, Gietka J, Nesteruk T, et al. Shoulder joint tuberculosis［J］. Pol J Radiol, 2012, 77（4）: 55-59.

［15］ Prakash M, Gupta P, Dhillon MS, et al. Magnetic resonance imaging findings in tubercular arthritis of elbow［J］. Clin Imaging, 2016, 40（1）: 114-118.

［16］ Novatnack ES, Protzman NM, Kannangara S, et al. Elbow mycobacterium tuberculosis in america［J］. J Glob Infect Dis, 2015, 7（1）: 44-45.

［17］ Dhillon MS, Goel A, Prabhakar S, et al. Tuberculosis of the elbow: A clinicoradiological analysis［J］. Indian J Orthop, 2012, 46（2）: 200-205.

［18］ Qian Y, Han Q, Wang W, et al. Surgical release for tubercular elbow stiffness［J］. Infect Drug Resist, 2018, 11: 9-16.

［19］ Khetpal N, Khalid S, Kumar R, et al. Tuberculous Arthritis of the Elbow Joint: An Uncommon Location with a Diagnostic Dilemma［J］. Cureus, 2018, 10（4）: e2462.

［20］ Rahman MS, Brar R, Konchwalla A, et al. Pain in the elbow: a rare presentation of skeletal tuberculosis［J］. J Shoulder Elbow Surg, 2008, 17（1）: e19-e21.

［21］ Agarwal A, Rastogi A. Tuberculosis of the Elbow Region in Pediatric Age Group-Experiences from a Single Centre［J］. J Hand Surg Asian Pac Vol, 2017, 22（4）: 457-463.

［22］ Yazici A, Kayan G, Yaylaci S, et al. Tuberculous arthritis of the elbow joint: A case report［J］. Eur J Rheumatol, 2016, 3（3）: 142-143.

［23］ Rahman J, Patel A, Lam F. Primary Tuberculosis of the Elbow joint:A Case Report[J]. Musculoskeletal Care,2016,14(3):166-168.

[24] Jain A,Rohilla R,Devgan A,et al. Tubercular Tenosynovitis of Hand:A Rare Presentation[J]. J Orthop Case Rep,2016,6(4):69-72.

[25] Prakash J,Mehtani A. Hand and wrist tuberculosis in paediatric patients-our experience in 44 patients[J]. J Pediatr Orthop B,2017,26(3):250-260.

[26] Karakaplan M,Koroglu M,Ergen E,et al. Isolated Tuberculosis of Capitate and Triquetrum[J]. J Wrist Surg,2017,6(1):70-73.

[27] Saraf SK,Tuli SM. Tuberculosis of hip:A current concept review[J]. Indian J Orthop. 2015,49(1):1-9.

[28] Ozttirkmen Y,Karamehmetoglu M,Leblebici C,et al. Cementless total hip arthroplasty for the management of tuberculosis coxitis[J]. Arch Orthop Trauma Surg. 2010,130(2):197-203.

[29] Babhulkar S,Pande S. Tuberculosis of the hip[J]. Clin Orthop Relat Res. 2002,398:93-99.

[30] Carender CN,Akoh CC,Kowalski HR. Mycobacterium Tuberculosis Monoarthritis of the Knee in Children:A Case Report[J]. Iowa Orthop J. 2018;38:17-23.

[31] Sanghvi DA,Iyer VR,Deshmukh T. MRI features of tuberculosis of the knee[J]. Skeletal Radiol 2009;38:267-273.

[32] Wallis RS,Maeurer M,Mwaba P,et al. Tuberculosis-advances in development of new drugs,treatment regimens,host-directed therapies,and biomarkers[J]. Lancet Infect Dis,2016,16(4):e34- e46.

[33] 彭旭,段小军,杨柳,等. 踝关节镜下微创治疗踝关节结核的临床疗效[J]. 中华关节外科杂志(电子版),2012,6(4):554- 560.

[34] 骨关节结核临床诊断与治疗进展及其规范化专题研讨会学术委员会. 正确理解和认识骨与关节结核诊疗的若干问题[J]. 中国防痨杂志,2013,35(5):384-392.

[35] Faroug R,Psyllakis P,Gulati A,et al. Diagnosis and treatment of tuberculosis of the foot and ankle-A literature review[J]. Foot(Edinb). 2018 Jul 25;37:105-112.

[36] Agarwal A,Qureshi NA,Khan SA,et al. Tuberculosis of the foot and ankle in children[J]. J Orthop Surg(Hong Kong),2011,19(2):213-217.

[37] 葛文涛,徐向阳. 足踝部结核诊断与治疗[J]. 国际骨科学杂志,2013,34(4):256-262.

[38] Lazrek O,Bassir RA,Sabri E M,et al. Tuberculosis of radius diaphysis:Case report and review of literature[J]. Int J Mycobacteriol,2018,7(3):292-294.

[39] Gahlot N,Saini UC,Chouhan DK. Diaphyseal tuberculosis-a rare manifestation[J]. BMJ Case Rep,2017,2017.

[40] 熬庆芳,林斌. 左股骨骨干结核误诊为慢性化脓性骨髓炎1例[J]. 中国骨伤,2014,27(11):955-956.

[41] Dunn RN,Ben Husien M. Spinal tuberculosis[J]. Bone Joint J,2018,100-B(4):425-431.

[42] Chen CH,Chen YM,Lee CW,et al. Early diagnosis of spinal tuberculosis[J]. J Formos Med Assoc,2016,115(10):825-836.

[43] Marais S,Roos I,Mitha A,et al. Spinal Tuberculosis:Clinicoradiological Findings in 274 Patients[J]. Clin Infect Dis,2018,67(1):89-98.

[44] Nagashima H,Tanishima S,Tanida A. Diagnosis and management of spinal infections[J]. J Orthop Sci,2018,23(1):8-13.

[45] Leonard Jr MK,Blumberg HM. Musculoskeletal tuberculosis[M]. Tuberculosis and Nontuberculous Mycobacterial Infections,Sixth Edition. American Society of Microbiology,2011:315-334.

第十八章　特殊类型骨与关节感染

骨与关节感染除了常见的化脓性细菌和结核分枝杆菌感染之外,还包括一些特殊类型的骨与关节感染。依据感染的病原体的不同,例如布鲁氏菌、梅毒螺旋体、沙门氏菌、寄生虫、真菌等,导致不同类型的骨关节感染。影像学表现有相似的地方,但也有各自的特点。

布鲁氏菌病(brucellosis)常反复发作,难以彻底治愈,细菌、毒素和变态反应(allergic reaction)的综合作用是造成慢性布病的主要因素。影像学特征是骨性关节面卜局灶性骨破坏,骨膜骨化及增生硬化,关节间隙常变窄以及关节囊骨化及游离体形成。骨梅毒(skeletal syphilis)因感染途径和发病时间不同,分为先天性骨梅毒和后天性骨梅毒。先天性骨梅毒病变可侵犯全身骨骼。病理表现有骨软骨炎、骨膜炎、骨髓炎,这三种病理改变经常合并发生。后天性骨梅毒,除了引起骨髓感染,骨皮质破坏,骨膜增生。还可产生树胶样肿,在镜下表现为梅毒性肉芽肿。影像表现为溶骨性的骨质破坏、周围广泛骨质硬化和骨膜增生,破坏区可见死骨。骨包虫病(osseous hydatid disease)是一种骨寄生虫病,是棘球蚴虫经过大循环进入骨骼中形成。在骨内形成大小不等囊状破坏,进展期,骨膨胀性破坏增大,可发生病理骨折,晚期可见骨质增生硬化。它们的鉴别诊断通常需要结合职业史及实验室特异性检查。沙门氏菌骨关节感染(salmonellal infection of bone and joint)罕见,不同于急性化脓性骨关节感染,病变分布广泛,四肢长骨与关节,甚至手、足诸骨以及脊椎骨与间盘均可同时受感染。单发者少。骨内总是以多发、大小不等的脓肿出现。

第一节　布鲁氏菌骨关节感染

【基本病理与临床】

布鲁氏菌病(brucellosis)简称布病,又称马耳他热(malta fever, Cyprus fever)、波浪热(undulant fever)。是由各型布鲁氏菌引起的人畜共患的全身传染性及变态反应性疾患。其流行范围广,遍布世界各地。我国以东北、内蒙古和西北地区农牧区为主要疫区,流行于牧工、皮毛及肉食加工、兽医等有病畜接触史的行业。但近年来随着食物流动性增加,布鲁氏菌病从一种职业相关性疾病发展到食源性疾病,患病率有上升趋势。通常通过食用受污染的未经巴氏杀菌的乳制品、未煮熟牛羊肉,直接接触受感染动物体液或通过呼吸系统吸入病菌而感染。布病是一种全身性疾病,可累及多种器官和组织,如肝脏、脾脏、淋巴结和骨髓等富含单核巨噬细胞的器官组织。骨关节是布病最常见受累部位,占10%~85%。骨关节受累包括脊柱炎、骶髂关节炎、周围性关节炎、骨髓炎、滑囊炎、腱鞘炎和肌炎等。

大量布鲁氏菌(Brucella)经消化道、呼吸道黏膜及皮肤侵入人体,是为初染。首先到达附近淋巴结,突破淋巴防卫功能后进入血液循环,并不断释放内毒素,随之侵犯肝、脾、骨髓、关节等组织。各种组织出现反应的结果是由类上皮细胞、吞噬细胞及淋巴细胞组成的布鲁氏菌性肉芽肿。细菌寄生于组织细胞中,生长繁殖并不断向血液循环释放,形成间断性菌血症,这就是临床上患者发生波浪热的原因。治疗不及时、不彻底及患者自身特异性免疫功能及细胞免疫反应低下,常难以将病原菌彻底清除并引发机体迟发性自身变态反应(tardive autoallergy),使疾病进入慢性期。细菌与机体之间形成长期的、不稳定的平衡,疾病得以迁延。一般认为,细菌、毒素和变态反应(allergic reaction)的综合作用是造成慢性布病的主要因素;而机体对布病所形成的特异性免疫的暂短性、不稳定性又是造成慢性布病反复发作,难以彻底治愈的病理基础。布病可能有两种关节受累机制,一种是病菌所致破坏性改变,另一种是反应性关节炎,而后者更为常见。

布病初始感染到临床症状出现需要1至3周，或更长时间。布病性骨关节病病程可分为急性、亚急性、慢性期，症状以发热（fever）、乏力（hypodynamia）、多汗（hyperhidrosis）、背痛（back pain）和关节痛（arthralgia）最为多见，并可见淋巴结、肝脾肿大，且可同时合并肺部感染、血小板减少、阴囊肿大、脑膜炎等。布病性骨关节病往往是多关节疼痛，主要累及腰椎、骶髂、髋、膝、肘、肩等大而受力重的关节，个别严重者亦可累及四肢小关节。据文献报道，布病累及脊柱者占6%~58%；累及骶髂关节者占0~72%且80%以上为单侧受累；周围性关节炎，特别是单关节炎，在儿童和年轻人中更常见；关节周围滑囊炎和肌腱炎少见，可以单独出现，也可以伴有关节炎。疼痛多为固定持续性钝痛，伴关节肿胀，可致关节功能障碍。有时症状逐渐缓解，但又在劳累、饮酒、气候变化、机体免疫力下降等因素刺激下，再度加重，多次反复。少数患者有关节积液、滑囊炎、腱鞘炎、关节周围炎的症状、体征。迁延数十年的严重病例，最终以关节面下骨破坏及反应性骨增生、关节挛缩、强直而致残。

实验室检查：布病性骨关节病单靠临床表现往往难以与风湿、类风湿、骨关节结核、强直性脊柱炎、严重的退行性骨关节病等疾病鉴别，只有结合其职业史及实验室特异性检查始能作出诊断，其中包括血及骨髓细菌培养、血清学检查、皮肤变态反应等。布病细菌培养阳性率很低，临床多依赖血清学的凝集反应、补体结合反应及皮内变态反应诊断布病，当布鲁氏菌病血清凝集试验（≥1∶100）为阳性。

【影像学表现】

影像学检查方法包括X线、CT、MRI和放射性核素骨显像。X线仅限于评价布病性骨关节病的局灶形态、关节晚期的骨质改变和软组织肿胀。CT在显示骨质破坏细节和伴随的骨质增生和周围脓肿方面有优势。MRI对布病早期的骨髓水肿很敏感，对病变椎间盘结构及椎体周围脓肿、关节滑膜炎和关节积液的显示较确切。

X线表现：有临床症状、体征的布病患者X线检查的阳性率仅为35%~42%左右，早期常表现正常或呈退行性改变，以至于容易延误诊治。随着病程迁延、反复，阳性率有增高趋势。某些慢性布病患者血清学检查已转阴或明显下降到无诊断意义时，典型的X线表现可提供有力的诊断依据，并可作为职业病及劳动力鉴定的重要指标。X线检查应以有临床症状、体征的脊柱、四肢大关节、负重关节为主，如

腰椎、骨盆、膝、肘、肩关节等（图18-1-1）。

1. **骨性关节面下局灶性骨破坏**　此种征象较特异，表现在脊椎者好发于下腰椎椎体终边上下缘，病变在椎体内呈扇形蔓延，这与布病椎体感染起始于血供丰富的终板有关。X线显示病变椎体骨质破坏多为直径2~5mm类圆形低密度灶、多发，周围有明显硬化带。椎弓、关节突等附件也可有类似表现。发生于骶髂关节者多为耳状关节面中下部串珠状骨破坏，类似强直性脊柱炎，但破坏灶周边有明显骨硬化，也可有死骨。发生于四肢大关节者亦表现为骨性关节面及其下方的类圆形骨破坏、多发，重者呈蜂窝状，有的相互融合成较大的不规则骨破坏，可有死骨。经多年随访观察表明，骨破坏灶无修复之可能，且破坏灶愈多、愈明显，其周边的骨膜骨化及增生硬化愈明显。

2. **骨膜骨化及增生硬化**　发生在脊柱表现为受累椎体边缘喙突状突出、甲胄状包壳，少数也可累及附件。反应性新生骨内也可见到骨破坏，形成"花边椎"。四肢关节者表现为骨端关节面下灶性骨破坏区周边有明显的骨硬化及关节面周边骨赘形成，骨赘内又可有小破坏区，继而进一步刺激反应性骨增生。形成巨大骨赘，使整个关节密度明显增高。

3. **关节间隙变窄**　布病常见受累关节间隙变窄，但亦可正常、增宽或宽窄不等。间隙变窄往往发生在关节负重部，年龄越大越明显。此征象表明关节软骨对布病有很强抵抗力，关节间隙变窄与继发性退行性变有很大关系。

4. **关节囊骨化及游离体**　布病累及滑膜、滑囊、腱鞘等可致关节积液、囊肿等。反复发作、经久不愈的慢性布病可见关节囊、滑囊钙化骨化及关节腔骨性游离体，多见于肘关节与膝关节，与肘、膝关节布病性滑囊炎发病率高有关。椎旁韧带及关节周围软组织骨化率亦较高。

CT表现：X线平片准确性受影像重叠及密度分辨率较低所限，假阳性、假阴性率均较高，而CT图像无重叠，除骨组织外，还可观察关节囊、关节软骨和周围软组织等X线平片无法显示的结构。对复杂解剖结构的显示及对微小病变的发现上有独到之处。

发生在脊柱者CT表现为椎体终板病变持续进展造成的椎体边缘多发囊状或斑片状骨质破坏灶，很少累及椎弓根，骨质破坏的同时常伴增生、硬化，严重时有骨桥形成或形成"花边椎"。病灶内有时可见死骨形成（图18-1-2）。椎体形态多正常，或呈轻度楔形改变，少见椎体塌陷、Gibbus畸形。椎间隙可

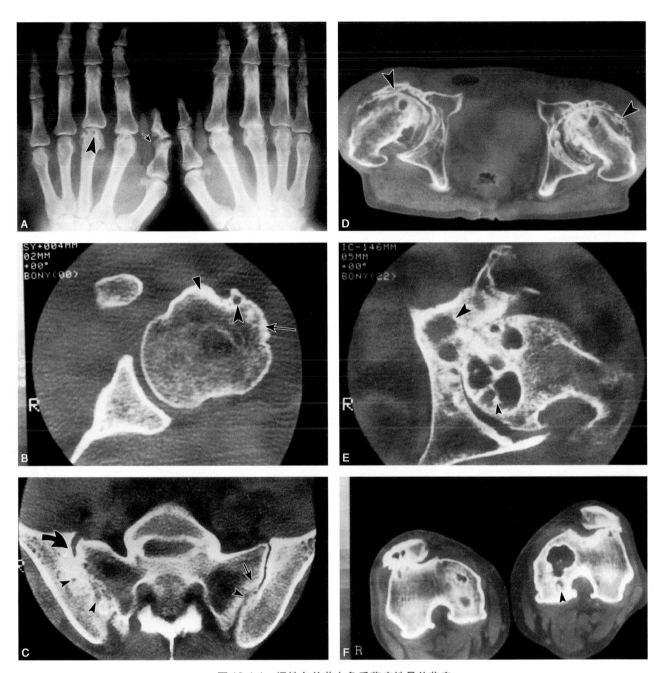

图 18-1-1 慢性多关节布鲁氏菌病性骨关节病

A. 双手正位片：双手末节指间关节间隙狭窄，扭曲。双手掌骨头增大、小囊变及骨增生硬化（黑箭头）；B. 左肩 CT 轴位：左肱骨大结节小囊状骨破坏（小黑箭头），周围骨质增生硬化（小黑箭）；C. 骶髂关节 CT：右侧骶髂关节骨性融合有多发小囊状病灶（小黑箭头），周围广泛增生硬化（弯黑箭）。左骶髂关节限局性小囊状病灶（黑箭头）；D. 髋关节 CT：双侧股骨头增大变形，骨内有多个小囊状破坏，双侧髋关节囊钙化骨化包绕股骨头（黑箭头）；E. 左髋关节 CT 局部放大片：显示髋臼及股骨头多发大小不等的囊状破坏（黑箭头），其中还可见小死骨块；F. 双侧膝关节 CT：双侧髌骨向外滑移，髌骨及双股骨髁亦见有多发小囊状骨破坏（小黑箭头），周围有硬化环包绕

见狭窄，椎间盘破坏，形态呈不规则低密度，与椎旁软组织改变相连。椎间小关节改变包括椎间小关节面边缘骨质虫蚀样破坏、椎间小关节间隙狭窄，椎间小关节突增生硬化，椎间小关节"真空征"。椎体周围软组织炎症表现为密度减低，椎体周围脓肿形成，脓肿内无钙化，CT 增强示脓肿壁明显强化，脓腔不强化。

发生于骶髂关节者 CT 表现为骶髂关节面不规则侵蚀，可见溶骨性骨质破坏伴真空现象，骨质破坏严重区域可能位于骶骨侧，关节间隙增宽或变窄，伴周边硬化，周围软组织肿胀及脓肿形成，急性期可见死骨形成（图 18-1-3）。

发生于四肢大关节者骨端骨性关节面下松质骨的多发、周边有明显硬化带环绕的局灶性破坏是其典型表现；骨破坏灶有"自限"性，但常无修复之可能。周围有明显的反应性骨和/或骨膜增生，新生骨

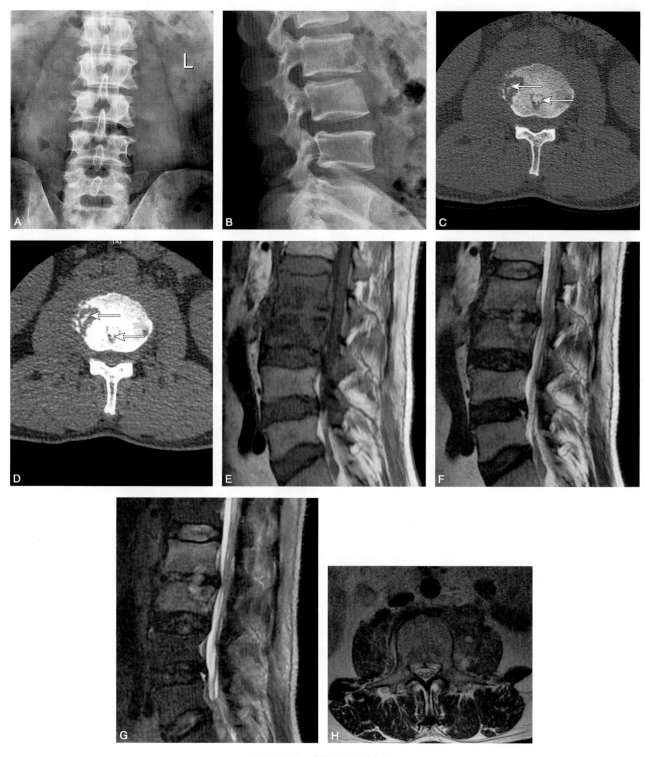

图 18-1-2 脊柱布鲁氏菌病

患者男,47 岁,腰痛 2 个月,向腰骶、臀部、腹股沟区放射。A、B. X 线正侧位显示 L$_2$/L$_3$ 椎间隙狭窄,L$_3$ 椎体上缘前角骨质缺损;C、D. CT 轴位骨窗和软组织窗显示多处骨质破坏灶,破坏灶周边可见硬化,伴死骨形成(箭);E~H. MRI 矢状位 T$_1$WI、T$_2$WI、T$_2$WI 抑脂及轴位图像,L$_2$、L$_3$ 椎体 T$_1$WI 呈低信号,T$_2$WI 及 T$_2$WI 抑脂呈混杂高信号

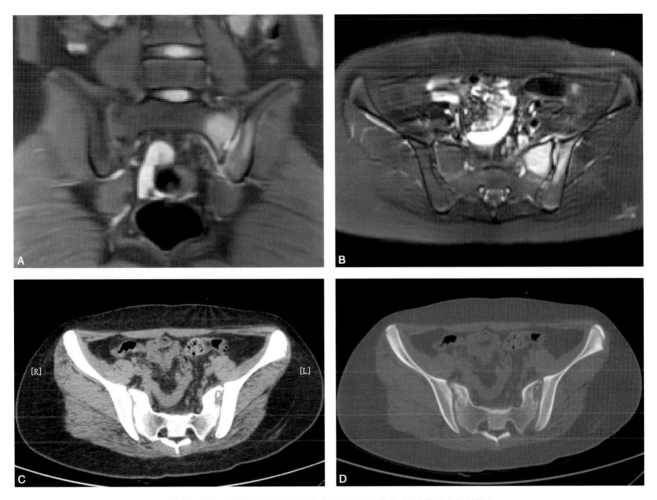

图 18-1-3 强直性脊柱炎伴发左侧骶髂关节布鲁氏菌病(急性期)

女,14 岁,无明显诱因间断左臀部疼痛 40 天,持续性加重 15 天。A、B. MRI 矢状位及轴位 PDWI 抑脂水相显示,左侧骶髂关节面下骨髓水肿,关节面不光整、毛糙、关节间隙增宽。右侧骶髂关节面 T_2WI 信号稍高。C、D. 骶髂关节 CT 显示,左侧骶髂关节边缘性骨质破坏,伴死骨形成,以骶骨面为重,关节间隙明显增宽,骶前韧带及关节囊轻度肿胀。右侧骶髂关节面局灶性骨质破坏,以髂骨面为重,诊断:强直性脊柱炎(静止期)伴发左侧骶髂关节布鲁氏菌病(急性期)

内可有新的骨破坏灶;受累关节可见间隙变窄、增宽、融合、关节软骨骨化、游离体及关节囊、滑囊钙化等。

CT 也可用于 CT 引导下的椎体穿刺活检或椎体周围脓肿的引流。

MRI 表现:MRI 是诊断骨髓水肿、关节积液、关节周围软组织受累和脊髓或神经根受压的首选方法,尤其在疾病的早期。脊柱布病的 MRI 表现复杂,包括以下几个方面:①椎体改变,椎体感染常起始于上下终板的前缘,在椎体内以扇形蔓延。急性期椎体呈 T_1WI 低信号,T_2WI 等或高信号,抑脂呈明显高信号,信号均匀,增强扫描病变呈均匀强化。亚急性期及慢性期椎体呈混杂长 T_1、T_2 信号,增强扫描呈不均匀强化。②椎间隙和椎间盘改变,早期椎间隙正常,椎间盘信号正常或呈 T_2WI 高信号,进展期的椎间隙呈不同程度狭窄,椎间盘 T_2WI 或抑脂 T_2WI 呈高信号。③椎小关节改变,病变累及脊柱后部者常见椎小关节炎改变,晚期椎小关节间隙狭窄,

关节面增生硬化,关节腔积液等。④椎体周围软组织改变,常见,椎体周围软组织呈不同程度肿胀、增厚,呈 T_1WI 低信号 T_2WI 高信号,抑脂呈高信号,边界模糊,增强扫描病灶呈不均匀条片状强化。且可见椎体周围脓肿形成,脓肿范围一般较局限,增强扫描后脓肿壁厚且不规则强化,脓腔不强化。⑤神经受压征象,椎体周围软组织炎症或硬膜外脓肿形成可致相应硬脊膜囊、脊髓、神经根、马尾受压或损伤。发生在骶髂关节者早期 MRI 表现类似强直性脊柱炎,但常为单侧关节,关节面下骨髓水肿范围广泛,进展期病变表现为关节面不规则、软骨异常信号及关节间隙增宽或变窄(图 18-1-3)。

发生在四肢关节者早期 MRI 表现呈关节滑膜炎表现,以关节积液和周围软组织水肿为主,进一步发展为关节面不规则、骨髓水肿、关节间隙变窄及骨内脓肿形成。

【鉴别诊断】

布病性骨关节病的临床表现与骨关节结核、类

风湿、严重的退行性骨关节病、强直性脊柱炎等相似，需一一鉴别。当以上病变伴发布病性骨关节病时，同时具有两种病变的征象，使诊断复杂化，需要结合临床及实验室指标综合判断。

1. **骨关节结核** 骨关节结核往往继发于肺及胸膜结核、多单发、胸椎多见，骨破坏范围较布病者大、不规则、死骨多，进展相对较快，周围骨质疏松明显而无增生硬化、关节软骨破坏快，常有关节间隙变窄、关节面破坏，容易伴压缩性骨折和脊柱后凸畸形，可伴有寒性脓肿，脓肿常见营养不良性钙化。以上与慢性布病者均不同。

2. **类风湿关节炎** 四肢小关节受累多、对称、骨疏松、关节间隙窄、关节面有小的灶性骨破坏而无较明显的增生硬化性反应。

3. **退行性骨关节病** 好发于40岁以上中老年，男>女，常见于负重大关节、多发，有关节间隙变窄、关节面增厚、硬化、边缘骨赘。可有关节囊钙化、关节腔内骨性游离体，甚至髋、膝等关节负重面也可见囊状透亮区。以上均与慢性布病者相似。但布病者灶性破坏区多发生在关节面下松质骨内，大多与关节腔不相通，周边有很宽的硬化带环绕，增生骨赘内可见松质骨结构，为其特征。结合临床病史、检验，不难鉴别。

4. **强直性脊柱炎** 好发于青年男性，首先累及两侧骶髂关节中下部、关节面毛糙、间隙窄，可有小的、多发的类圆形破坏灶。骨质疏松而无明显增生、硬化性反应。脊柱受累时明显脱钙，多有对称性、自下而上的椎旁韧带、椎弓关节囊骨化等也不似慢性布病。

【小结】

提高对布病的警觉和认识，结合职业史、流行病区生活史及布病的血清学、皮肤变态反应等检查。布病性骨关节病不难与其他感染性或非感染性骨关节疾患相鉴别。X线是布病筛查的首选方法，CT在显示骨质破坏方式、增生硬化程度和死骨等特点有重要的作用，有助于定位、定性和鉴别诊断。MRI敏感性高，利于早期发现病变。

第二节 骨关节梅毒

【基本病理与临床】

梅毒（syphilis）是少见的传染病，近年来几近灭绝的梅毒随着性传播疾病的蔓延，发病率有所上升。梅毒感染后可造成多个器官、组织的功能损害，其中骨骼受累最常见。骨梅毒（skeletal syphilis）因感染途径和发病时间不同，分为两种：①母体血液中的梅毒螺旋体通过胎盘传入胎儿感染，称为先天性骨梅毒。②因性接触或输入梅毒患者的血液或其他方式接触感染后而发病者，称为后天性骨梅毒。

先天性骨梅毒：母体血液中的梅毒螺旋体可直接穿过胎盘进入胎儿骨与软骨中。因为胎儿软骨内有血管，软骨膜、骨膜、软骨与骨以及骨髓均可遭到感染。特别是胎儿软骨内成骨的部位如四肢长短管状骨的干骺端、肋骨端、扁骨和椎体骨化中心均易发生梅毒性骨破坏。

先天性骨梅毒（congenital syphilis of bone）发生率为2%~5%，按其发病时期不同又可分为早发型和晚发型两种，早发型通常于出生后至4岁内出现病症。抗生素的发展和广泛应用，目前我国先天性骨梅毒很少见到，发生率也不清楚，严重先天梅毒感染的胎儿可发生流产或生后死亡。轻者，生后2~3周即可出现症状，如皮肤黏膜肿胀，梅毒性皮疹（syphilid），烦躁哭啼，全身各部位淋巴结肿大，肝脾肿大，间质性肺炎，四肢可出现假性瘫痪。先天性早发型骨梅毒如能早期诊断、早期治疗，将不留后遗症。晚发性先天梅毒见于幼儿、儿童或少年，常发现患儿体质发育障碍，智力低下，衰弱贫血，患角膜炎、耳炎、听神经炎耳聋等症状，甚至关节肿胀，行走困难。

后天性骨梅毒其发病机制于接触感染后1~2个月发生螺旋体败血症，全身扩散，螺旋体进入骨膜深层血管，引起血管周围炎性浸润，并扩散到皮质骨哈弗氏管和骨髓，引起骨髓感染，骨皮质破坏，骨膜增生。因此，梅毒性骨髓炎、骨膜炎经常是混合存在的。在Mindel等人对854例二期梅毒患者进行回顾性分析中，只有2例（0.2%）出现骨炎。在最大的病例系列研究中，Reynolds和Wasserman发现在1919至1940年间的10 000例早期梅毒患者中仅15例具有破坏性骨损害。后天性骨梅毒多见于二期和三期梅毒患者，早期后天性骨梅毒是罕见的，骨改变可能最早发生在硬下疳后的6周，极少数情况下，骨改变可能发生于皮损皮疹时。

后天性骨梅毒（acquired syphilis of bone）早期最常见的是梅毒性骨膜炎，以胫骨、颅骨、肋骨、胸骨最常见。其他骨骼如锁骨、股骨、腓骨及手足诸骨均可受侵。晚发后天性骨梅毒潜伏期可达十数年至数十年。病理分为树胶肿（gumma）样和非树胶肿样炎症，内为坏死组织，镜下所见为梅毒性肉芽组织，有大量新生血管,结缔组织伸入,中心为干酪样坏死,周围有淋巴细胞及上皮样细胞浸润和朗汉斯巨细胞。如果坏死区扩大到周围组织称为坏死骨疡(caries necrotica),其中充满干酪坏死物和恶臭脓液,甚至形成瘘道。皮质骨的死骨片可游离在树胶样肿之中。干酪样坏死被肉芽组织吸收后变为结缔组织而愈合。非树胶样肿之病变表现为梅毒性骨膜炎、骨炎或骨髓炎。临床病史、表现结合梅毒血清学试验阳性可确诊。

【影像学表现】

X线表现:早发性先天性骨梅毒可见于新生儿或6个月以内婴儿。病变可侵犯全身骨骼。病理分类有骨软骨炎、骨膜炎、骨髓炎,实际上中重度先天性骨梅毒患儿,这三种病理改变经常合并发生,很难严格区分出来(图18-2-1)。轻度者,四肢长骨干骺端对称性骨膜下吸收,骨皮质表面模糊,有广泛骨膜反应。中重度者,四肢长骨干骺端对称性骨质破坏,在胫骨称为Winberger征。Winberger征的典型表现为双侧胫骨上端干骺端内侧对称性骨质破坏,干骺端呈斑片状或大片状溶骨性破坏,局部软组织肿胀,或形成肿块(图18-2-2)。同时可见干骺端先期钙化带断续不连或破坏消失,骨骺钙化带破坏消失。重度患儿,干骺端病变可以扩展到骨干髓腔,形成大小不等的感染灶。最易发生于扁骨、颅骨或骨干髓腔内形成树胶样肿或梅毒瘤。可因树胶样肿的大小而

形成相应的破坏区,并引起骨膜增生形成新生骨。

1. 颅骨梅毒性骨髓炎、骨炎可发生于额骨、顶骨和枕骨。X线表现多样:①颅内外板多发大小不等的斑片状或筛孔样破坏,周围广泛骨质硬化,破坏区内可见死骨。②颅外板破坏中断,周围板障骨质增生硬化,颅内板骨膜增生。③颅骨大片溶骨性破坏,颅内外板完全消失,中心可见到死骨,周围骨质增生硬化,称为颅骨"开天窗"。

2. 鼻骨梅毒性骨炎可发生溶骨性破坏,甚至只见残留密度不高的碎骨片,软组织肿。锁骨梅毒性骨炎和骨髓炎常为双侧锁骨近端对称性骨皮质表面破坏,或近端骨髓腔溶骨性破坏,死骨,软组织肿,骨外膜增生以致骨干增粗,髓腔变窄,并侵犯胸锁关节乃至胸骨柄产生同样改变。

3. 肋骨常表现为双侧多发肋骨骨端斑点状破坏及广泛骨膜增生。

4. 四肢骨干发生的梅毒性树胶样肿,常见某一处骨皮质破坏、缺损,髓腔硬化,骨膜增生,皮质增厚,骨干增粗,特别是胫骨向前弓形弯曲,形成典型的军刀征。脊柱梅毒受侵常为椎体,骨内破坏,骨增生硬化呈象牙质样密度,骨唇增生,韧带骨化,有时椎体可发生半脱位,发生于脊髓痨患者可产生神经性关节病。跖趾骨梅毒性骨髓炎活动期,整个跖趾骨及中跗关节可发生广泛溶骨性破坏及死骨形成。

5. **关节梅毒** 先天性和后天性骨梅毒都可侵

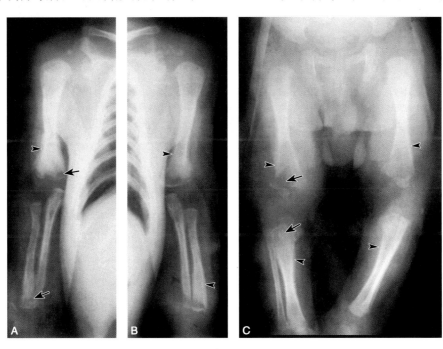

图 18-2-1 先天性骨梅毒

A、B.新生儿生后X线平片显示双侧肱骨、尺桡骨广泛骨膜反应(小黑箭头),各骨干骺端骨质破坏(黑箭);C.双股骨干及胫骨干均见广泛骨膜反应(小黑箭头),胫骨近端,股骨远端干骺部均有骨质破坏(黑箭),上述征象为先天性梅毒性骨膜炎和骨软骨炎

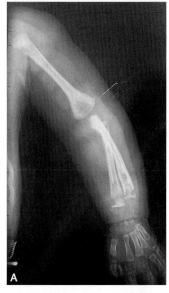
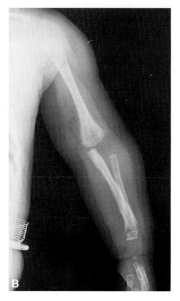
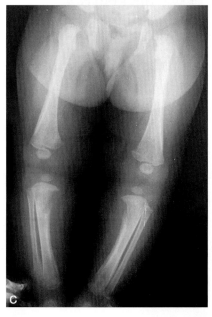
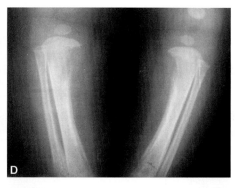

图 18-2-2 先天性骨梅毒

男,2 个月,发现双腕肿胀,无压痛。患儿及其父母亲梅毒螺旋体抗体检测试验(TPPA)和快速血浆反应素试验(RPR)均为阳性。X 线片(A、B、C)示左肱骨远端、双侧尺桡骨远端及双侧胫腓骨干骺端先期钙化带增宽,双侧下肢对称性层状骨膜反应,左尺桡骨远端、双侧胫骨近端、胫腓骨远侧干骺端骨质破坏,其中双胫骨近端骨质破坏以内侧为主,呈典型 Winberger 征(D)

犯关节发生关节梅毒(arthral syphilis)。先天性骨梅毒早期,可发生 Parrot 梅毒性软骨炎,婴儿的一个或多个肢体由于骨骺的梅毒性骨软骨炎、干骺炎而引起梅毒假麻痹,或称 Parrot's pseudoparalysis 并侵犯关节。可发生梅毒性跖趾炎。先天性梅毒晚期对称性无痛性关节积液,多是双膝对称性发病,称为 Clutton's joints,属于迟发性关节滑膜炎,表现为关节肿痛,数周后可自行缓解。后天性梅毒早期,可发生关节痛,即梅毒性关节炎(syphilitic srthritis),多发性梅毒性关节炎包括关节破坏增生,关节囊肥厚,关节积液。后天性梅毒晚期梅毒性关节炎可发生混合感染。

CT 表现: CT 检查能够更详细地显示 X 线可疑病变或因投照部位重叠而不易显示的解剖部位,表现为病变溶骨性骨质破坏为主,呈虫蚀状、筛孔样和不规则破坏,周围可伴新生骨形成(有时为主要表现),骨膜增生致骨干增粗,髓腔变窄,可见死骨,相邻软组织肿胀、脓肿形成,增强可见强化。薄层图像 3D CT 容积再现可以很好的显示病变整体轮廓改变以及与邻近结构的关系。

MRI 表现: 磁共振成像较 CT 更完整地显示骨髓水肿、骨膜改变和软组织受累情况。骨质破坏呈 T_1WI 低信号,T_2WI 高信号改变,增强可见强化;长骨干可表现为沿着皮质、皮质下、骨髓腔内分布的灶

状 T_1WI 低信号，T_2WI 高信号，增强后强化明显，呈多发结节状改变，病变以皮质下分布为主的 MRI 特征，在转移性肿瘤和骨髓瘤中也可见到。

核医学表现:骨显像对骨关节受累较敏感，有助于显示全身骨骼病变。受累区域可见放射性示踪剂摄取增加。在多发结节性病变中，梅毒也应被考虑到，特别是骨显像显示存在双侧胫腓骨、颅骨示踪剂摄取增加。

【鉴别诊断】

骨关节梅毒鉴别诊断需要考虑化脓性骨髓炎、骨结核、骨转移瘤和反应性关节炎。①化脓性骨髓炎:临床病史明确，肢体有明显红肿热痛等感染表现，单发常见，缺乏对称性发病特征，骨质破坏同时有骨质增生，死骨常见。②骨结核:临床起病隐匿，骨质可呈囊状破坏，死骨呈砂砾状，寒性脓肿形成时钙化常见。③骨转移瘤:发生于儿童的多骨病变需要与神经母细胞瘤骨转移鉴别，后者原发病灶能够提示诊断。④反应性关节炎:反应性关节炎是一种继发于身体其他部位感染后出现的急性非化脓性关节炎，不对称性多关节发病，除关节表现外，反应性关节炎常伴一种或多种关节外表现。先天性骨梅毒还需要与佝偻病、维生素 C 缺乏病(坏血病)、婴儿骨皮质增生症等鉴别。

【小结】

先天性骨关节梅毒主要表现为多发对称性骨软骨炎、骨膜炎、骨髓炎、多关节滑膜炎和晚期梅毒性关节炎，其中胫骨干骺端的骨骺炎最具特征性，以 6 个月以内婴儿常见。四肢关节全面的 X 线检查为早期诊断提供有力的证据。CT 检查有助于进一步肯定或排除 X 线可疑病变。MRI 检查能够更完整地显示骨髓水肿、骨膜改变和软组织受累情况。骨显像有助于显示全身骨骼代谢异常性病变。

第三节　骨包虫病

【基本病理与临床】

骨包虫病(osseous hydatid disease)亦称骨包虫囊肿、骨棘球蚴病(osseous echinococcosis)，是棘球绦虫的幼虫棘球蚴寄生于骨骼的骨寄生虫病。

棘球绦虫的成虫寄生于狗或羊的小肠内。患者接触狗或羊，食入被棘球绦虫的虫卵污染的食物，虫卵在患者小肠内孵化后，形成棘球蚴，穿入肠壁，经静脉血流进入肝、肺，即形成肝肺包虫病，又有很少

的蚴虫经过大循环进入脑内或骨骼中，即形成脑包虫病，或骨包虫病。骨包虫病发生率低，为 0.5%～4%，最常见受累部位是脊柱和骨盆，其次是股骨、胫骨、肱骨、颅骨和肋骨。棘球蚴经血流进入骨内后，形成多房性包囊，包囊肿逐渐增大，产生广泛的多囊性骨质破坏。骨受累时不形成外囊，而以不规则的分支方式沿着阻力最小的骨内管道浸润性扩散。包虫多个子囊在骨小梁间缓慢生长，随着时间的推移破坏骨皮层，并最终取代了骨组织、扩散至骨外软组织，或侵入胸腔内，亦可穿破皮肤形成窦道，继发感染。骨外囊肿可见钙化，然而骨内疾病很少钙化。

包虫病临床分为三期:①潜伏期，棘球蚴在骨内可长期不产生症状。随着棘球蚴在骨内形成大小不等的囊状破坏，患处即感局部疼痛，跛行。②进展期，骨膨胀性破坏增大，疼痛加重，可发生病理性骨折。侵犯脊柱骶骨时，膨胀性破坏可产生神经压迫症状。穿破皮肤，可形成窦道。③晚期可继发感染。

【影像学表现】

X 线表现:早期，仅表现病骨发生多发小囊状骨破坏。进展期，骨内发生明显的膨胀性溶骨性破坏，可发生病理性骨折或脱位。晚期，骨破坏区继发感染，骨质增生硬化，或发生钙沉积和骨骼变形。亦见有多房状破坏，似骨巨细胞瘤。典型的脊柱包虫病无明显骨质疏松和骨质硬化，但椎间隙无狭窄。

CT 表现:CT 可准确评估骨性病变和包虫病囊肿钙化。骨包虫病 CT 扫描可显示多种变化，如单囊型，多囊型，母子囊型。囊壁清楚，有硬化边环绕。亦呈皂泡状，有多个间隔。如囊肿破溃，继发感染，可出现气液平面，囊壁增厚硬化。晚期可实变钙化。

MRI 表现:MRI 能够更准确地显示包虫囊肿对邻近神经结构的压迫。骨内多囊状骨破坏，T_1WI 呈低信号强度，T_2WI 呈高或中高不均匀信号强度，在一个大囊内有多个小的子囊。有的囊壁光滑，有的大囊呈分叶状。包虫囊壁的特征是 T_1WI 和 T_2WI 上 4～5mm 的低信号环，代表纤维化或囊周钙化。囊肿或棘球蚴砂(hydatid sand)T_1WI 为低信号，T_2WI 为明显高信号。几乎在每个大囊或小囊内均可见低信号灶，为棘球蚴(图 18-3-1)。囊肿在 DWI 上呈高信号，增强扫描可见囊周强化。

【鉴别诊断】

骨包虫病少见，鉴别诊断需要包括以下疾病:

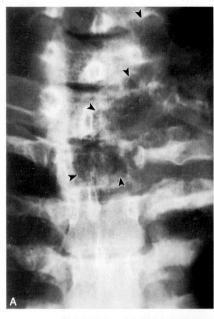
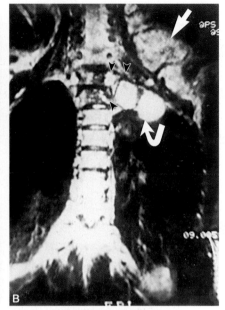
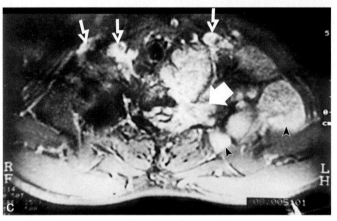

图 18-3-1 骨包虫病

A. X 线平片显示，C$_{6\sim7}$ 左半椎体附件及 T$_{1\sim2}$ 左侧椎体呈多囊状骨质破坏（黑箭头），边界清楚，周围有硬化环。B. MRI 冠状位 T$_1$WI 显示，C$_{1\sim2}$ 左半椎体有多个小囊肿呈高信号强度（黑箭头）。颈椎 2 旁，胸内有两个大囊，呈高信号强度（弯白箭），左锁骨上窝有 4 个大囊呈不均匀中高信号强度（大白箭）。C. 轴位 T$_2$WI T$_2$ 椎体及左横突呈囊状膨胀性骨破坏，呈高信号强度，并扩展到胸腔（大白箭），左锁骨上窝有 4 个大囊呈高信号强度（黑箭头），两侧前胸亦见多个小囊呈高信号强度（空白箭），其中有一个点状低信号为棘球蚴（空白箭）

①脊柱包虫病通常与脊柱结核或脊柱感染性病变鉴别困难。宿主骨缺乏骨质疏松和硬化，椎间盘保留，病变主要见于骨膜下和韧带下途径向椎周扩散的方式有助于与结核和其他感染性病变鉴别。②骨内囊样病变，如多房性骨囊肿、骨巨细胞瘤等。前者病灶局限于骨内，CT 值接近零。多房状骨巨细胞瘤好发于长骨骨端，临床包虫病史和多脏器病变有助于诊断和鉴别诊断。

【小结】

包虫病患者明确的疫区生活史或动物接触史，临床多脏器囊性病变，病变 MRI T$_2$WI 显示的特异的巨型囊状结构内呈现非常典型的多囊状结构，对诊断有重大意义。结合临床特点和影像学表现，尽早做出诊断，以避免漏、误诊。

第四节 沙门氏菌骨关节感染

【基本病理与临床】

非伤寒沙门氏菌感染（nontyphoidal salmonellosis）是指伤寒、副伤寒以外的各种沙门氏菌所引起的急性传染病，简称沙门氏菌感染。伤寒和副伤寒杆菌引起的感染不包括在内。致病的主要因素是菌体裂解时释放的内毒素。临床表现复杂，可分为胃肠炎型、类伤寒型、败血症型、局部化脓感染型，亦可表现为无症状感染。近十余年来沙门氏菌感染明显增加，任何年龄均可罹患，多发生于 10 岁以下儿童，青年亦有感染者，患有镰状细胞贫血或其他血红蛋白病、系统性红斑狼疮或免疫缺陷的婴儿和成人易感性增高。沙门氏菌侵入机体后发病与否取决于细菌的型别、数量、毒力及机体的免疫状态。细菌偶可进入血液循环引起菌血症、败血症及局部化脓性感染灶。局部化脓感染型多见于 C 组沙门氏菌感染。一般多见于发热阶段或热退后出现一处或几处局部化脓病灶。以支气管肺炎、肺脓肿、胸膜炎、心内膜炎、肋软骨局部脓肿及肋骨骨髓炎等较为多见，亦可发生脑膜炎、脾脓肿及胆囊炎等化脓性病灶。目前，发病率大幅度下降，骨关节感染非常罕见。

沙门氏菌骨关节感染（salmonellal infection of bone and joint）在各系统病变中占比小于 1%。成人沙门氏菌骨关节感染多为自幼发病。发病初期，侵犯肠壁集合淋巴结。局部病变肿胀，坏死和增生。可侵犯肝脾和骨髓。骨髓感染常有脓液、坏死，周围有上皮样细胞，淋巴细胞和单核细胞浸润。手术时，除病灶内有脓液和坏死物外，并有肉芽组织和弥漫性炎症。最常见的感染部位是长骨的骨干，如肱骨近端、股骨远端和胫骨远端，四肢多发骨关节疼痛。侵犯脊柱时，引起腰背痛。

病原学检查具有确诊价值。取患者呕吐物、粪便、血液或局部病灶的脓液进行培养，可发现病原菌。血清凝集试验：如凝集效价大于 1∶160，或发病两周后，凝集效价与发病时相比呈 4 倍以上增高者，均可考虑诊断为本病。

【影像学表现】

沙门氏菌骨关节感染 X 线表现有下列特殊性：①沙门氏菌骨关节感染，病变分布广泛。无论四肢长骨与关节。甚至手、足诸骨、关节以及脊椎骨与椎间盘均可同时受感染。单发者少。②沙门氏菌骨髓炎（salmonellal osteomyelitis），无论是单骨或多骨发病，骨内总是以多数大小脓肿出现，不形成或很少形成大块骨干坏死。亦无很厚的骨包壳形成。③沙门氏菌在骨内形成的小脓肿，初期表现多发骨破坏，晚期骨破坏周围新生骨包绕。发生于手足诸骨者，骨端呈穿凿性破坏。④沙门氏菌关节炎（salmonellal arthritis），易侵犯手足、腕、踝关节。初期，关节软骨广泛坏死，骨性关节模糊、中断、消失。晚期，可发生关节骨性融合。⑤沙门氏菌脊柱炎（salmonellal spondylitis），脊柱感染最常见的部位为下胸椎和腰椎。病变侵犯广泛，可累及多个椎体。活动期，多个椎体骨质破坏，椎间隙变窄，椎旁脓肿。病变更易侵犯椎间盘组织，以致晚期多个椎体融合，不发生椎体变形或后凸侧弯畸形（图 18-4-1、图 18-4-2）。

【鉴别诊断】

沙门氏菌引起的局部化脓感染型与其他细菌所致者，临床上很难区别，须通过局部病灶脓液培养来鉴别。影像学需要与急性化脓性骨髓炎和急性化脓性关节炎鉴别，后者容易形成大块死骨，慢

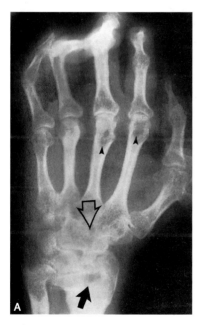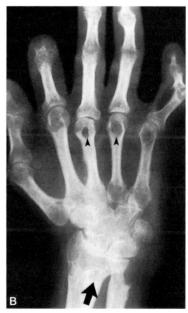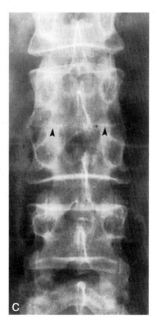

图 18-4-1 沙门氏菌骨髓炎

男，39 岁。18 岁时患伤寒病，发烧 10 余天，双手足肿胀，四肢躯干疼痛。消肿后双手足僵直，后遗前臂及踝部窦道。A、B. 双手 X 线平片显示：双手中节指间关节扭曲，骨性愈合。双手掌骨头多发穿凿性骨破坏（小黑箭头），双腕腕骨融合，双侧桡骨远端囊状骨破坏（黑箭）；C. 腰椎正位平片显示 L$_{2\sim3}$ 椎体愈合，未见破坏病变。前臂窦道手术病灶清除，破坏区内为肉芽组织及灰白色脓液，最后诊断为猪霍乱亚种沙门氏菌骨髓炎

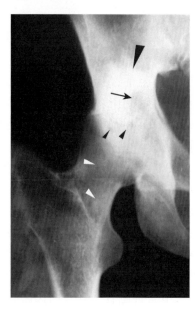

图 18-4-2 副伤寒骨关节感染

男,35岁。5年前患副伤寒菌血症,并感右髋痛,活动受限,反复发作。1年后又加重,右髋稍肿,髋关节功能障碍。X线平片显示右髋关节骨性僵直,股骨头有两个小囊状破坏区,其中有小死骨(小黑箭头),髋臼上部骨质增生硬化(大黑箭头),其中有骨质破坏区(黑箭)。股骨颈部尚可见骨髓腔有小片状骨化(小白箭头)

性期因骨质增生髓腔狭窄或闭塞,骨干花边状增生。沙门氏菌脊柱炎的影像学需要与脊柱结核、化脓性椎间盘炎和椎体炎鉴别,前者容易病理骨折、成角畸形,形成流注性寒性脓肿,因此容易与脊柱结核相鉴别。单个椎体沙门氏菌感染或椎间盘炎,与化脓性椎体感染难以鉴别,需依赖于了解病史,如患者有无胃肠炎和肝脾肿大,血象检查白细胞总数明显升高,血清学试验阳性,鉴别并不困难。

【小结】

沙门氏菌骨关节感染罕见,有一定的易感人群,影像学以多骨发生、骨内多发脓肿形成、多发穿凿样骨质破坏、不易形成死骨、不易发生脊柱病理骨折等为特征。鉴别诊断主要考虑常见的骨关节化脓性感染和结核。

（葛英辉 张 璐 高菲菲 郭侨阁）

参 考 文 献

[1] Raghavan M,Lazzeri E,Palestro CJ. Imaging of Spondylodiscitis[J]. Seminars in Nuclear Medicine,2018,48(2):131-147.

[2] Gao M,Sun J,Jiang Z,et al. Comparison of Tuberculous and Brucellar Spondylitis on Magnetic Resonance Images[J]. Spine,2017,42(2):113-121.

[3] Ebrahimpour S,Bayani M,Moulana Z,et al. Skeletal complications of brucellosis:A study of 464 cases in Babol,Iran[J]. Caspian J Intern Med,2017,8(1):44-48.

[4] Bosilkovski M,Zezoski M,Siskova D,et al. Clinical characteristics of human brucellosis in patients with various monoarticular involvements[J]. Clinical Rheumatology,2016,35(10):2579-2584.

[5] Zou Y,Marcus MA,Castles CR,et al. Congenital Syphilis of Bone:A Potential Mimicker of Childhood Histiocytoses[J]. Am J Surg Pathol,2017,41(9):1283-1289.

[6] Huang I,Leach JL,Fichtenbaum CJ,et al. Osteomyelitis of the skull in early-acquired syphilis:evaluation by MR imaging and CT[J]. AJNR Am J Neuroradiol,2007,28(2):307-308.

[7] Naraghi AM,Salonen DC,Bloom JA,et al. Magnetic resonance imaging features of osseous manifestations of early acquired syphilis[J]. Skeletal Radiology,2010,39(3):305-309.

[8] Zalaquett E,Menias C,Garrido F,et al. Imaging of Hydatid Disease with a Focus on Extrahepatic Involvement[J]. Radiographics,2017,37(3):901-923.

[9] Gezercan Y,ökten A I,çavuş G,et al. Spinal Hydatid Cyst Disease[J]. World Neurosurgery,2017,108:407-417.

[10] Pedrosa I,Saiz A,Arrazola J,et al. Hydatid disease:radiologic and pathologic features and complications[J]. Radiographics,2000,20(3):795-817.

[11] Muhamad Effendi F,Ibrahim MI,Mohd Miswan MF. Salmonella spondylodiscitis of the thoracic vertebrae mimicking spine tuberculosis[J]. BMJ Case Reports,2016:r2016215909.

[12] Laloum E,Zeller V,Graff W,et al. Salmonella typhi osteitis can mimic tuberculosis. A report of three cases[J]. Joint Bone Spine,2005,72(2):171-174.

第十九章 骨坏死与骨软骨炎

第一节 外伤性骨坏死

外伤性骨坏死(traumatic osteonecrosis)以股骨颈骨折股骨头坏死为最常见，且易合并骨关节炎(osteoarthritis)。根据实验病理观察，外伤性骨坏死有两种类型，即缺血性骨坏死和非血管性骨坏死。本节将就股骨头、腕舟骨、肱骨小头、距骨、椎体等部位的缺血坏死及非血管性骨坏死、创伤性骨关节炎展开讨论。

【基本病理与临床】

1. 缺血性骨坏死

（1）股骨头缺血坏死：股骨头缺血坏死(avascular necrosis of femoral head)的详细内容见本章第三节，本节不再赘述。

（2）腕舟骨缺血坏死：腕舟骨中段或近段骨折，极易发生近骨折端缺血坏死。腕舟骨是近排腕骨中体积最大的一块腕骨，也是活动性最大的腕骨。腕舟骨结构复杂，血供主要来自于桡动脉分支，分支自背侧进入舟状骨腰部，供应舟骨近端80%的血供，剩余20%由桡动脉掌侧分支进入腕舟骨近端结节部。腕舟状骨骨折是腕部最常见的骨折，由于骨折后近端血运受阻，常出现骨折不愈合，近端坏死，后期严重影响腕关节功能。绝大部分发生于青壮年男性。

（3）肱骨小头骨坏死：肘部肱骨小头关节面突向前方。肱骨小头损伤机制多为剪切应力所致，多见于以下两种情况：①肘关节屈曲前臂旋前位或肘关节伸直前臂旋后位手掌着地；②肘关节于屈曲位时肘部直接承受暴力。肱骨小头纵行劈裂骨折，骨块血运中断，发生骨坏死。在妥善固定下，骨折仍可愈合。晚发骨坏死与骨性关节炎不可避免。

（4）距骨缺血坏死：外伤性距骨头颈部骨折属于关节内骨折，骨折块极易发生缺血坏死，是为距骨

缺血坏死(osteonecrosis of talus)。距骨体的血液供应来自距骨颈、距骨窦和距骨非关节面的滋养动脉。距骨颈骨折合并距骨体旋转脱位，骨块与周围软组织血管完全剥离，血运完全断绝，导致距骨体缺血坏死。

（5）椎体缺血坏死：椎体缺血坏死的报道较少，可由椎体骨折不愈合及椎体骨折后囊腔形成、迟发性创伤性椎体塌陷、椎体骨坏死等造成，被定义为椎体骨质疏松、创伤后迟发性缺血坏死性塌陷病(Kummell 病)，患者常有重度难忍的腰背部疼痛。Murakami 等在 2003 年报道了无椎体塌陷的椎体缺血坏死，该组病例的腰背疼痛为中度，而有塌陷的椎体缺血坏死病例多为重度明显腰背部疼痛，这可能与塌陷后的畸形有关。椎体塌陷是由于血管损伤，进一步引起骨坏死。Kummell 病出现的概率尚不明确，但并不少见。创伤后椎体塌陷患者多为中老年人，创伤与椎体塌陷的时间间隔从数天到数年不等。

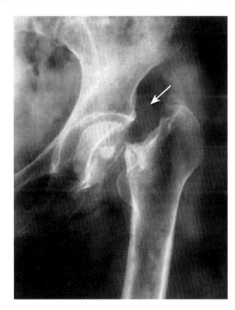

图 19-1-1　外伤性全股骨头坏死
X 线平片显示左股骨颈头下骨折，错位严重，骨折不愈合，股骨头呈半月状，相对密度增高，关节囊膨隆（白箭）边缘清楚，为关节囊肥厚

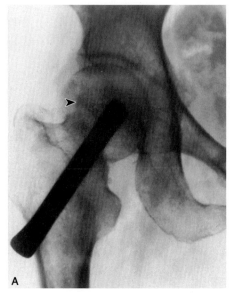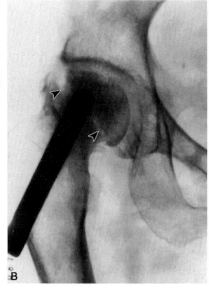

图 19-1-2　股骨颈骨折股骨头旋转错位全头坏死
A.右股骨颈骨折三刃钉固定,注意股骨头有严重屈曲外旋,主要征象是股骨头的颈端由下向外上方旋转(小黑箭头)达90°;B.2年后骨折已愈合,股骨头全骨坏死,死骨吸收带很宽(小黑箭头)发生再骨折

2.**非血管性骨坏死**　非血管性骨坏死(nonvascular osteonecrosis)是在临床X线诊断中发现股骨颈骨折不愈合,股骨头坏死与一般性外伤性股骨头坏死完全不同的现象。这种骨坏死在实验病理中发现是股骨头内有多发散在灶性或带状骨坏死。骨微血管摄影证实骨内微血管显影和分布均良好,骨髓内充满成骨性组织,并形成新生骨小梁,有散在的多发破骨细胞吸收死骨的洞穴。

【影像学表现】
X线表现:任何部位骨坏死,范围或大或小,X线平片都表现为三个征象:死骨在中心,周围有死骨吸收带,最外围有新生骨带。死骨不断被吸收缩小,新生骨不断增生充填坏死区。小块死骨逐渐被吸收、消失,骨端大块死骨则可引发关节塌陷。大块死骨多处吸收,新生骨互相重叠,X线表现密度不均匀增高,其实都是上述三个征象的互相重叠。亦见有大块死骨被吸收后,由大量结缔组织充填其中形成的"大囊"改变(图 19-1-1~图 19-1-5)。

外伤性骨坏死绝大多数都是由于骨折或骨折脱位后的晚发性骨坏死。

1.**股骨颈骨折或骨折脱位**　一般都有内固定,以X线检查为主:全股骨头坏死常在一个较长的时间内X线表现整个股骨头相对密度增高。晚期可见股骨头的骨折面或圆韧带窝周围骨质吸收。亦见到股骨颈骨折愈合部位头侧骨质出现死骨吸收带,而发生再骨折。

2.**腕舟骨缺血坏死**　伤后1~2个月,近骨折端由于血运中断,X线示相对骨密度增高。舟骨近段骨坏死常与骨折不愈合合并存在。2个月后,舟骨远端骨痂不断增多,近端死骨逐渐吸收,骨折线增宽,骨折不愈合。这时,近骨折端经肉芽组织吸收,形成大的囊状破坏,近段坏死骨逐渐缩小,游离在关节内,长期不能吸收。

3.**距骨缺血坏死**　距骨体缺血坏死的X线表现为均匀性相对密度增高。踝关节骨质疏松出现越早、越严重,缺血坏死的征象出现亦越早、越明显。

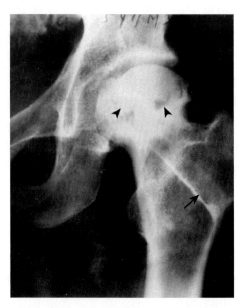

图 19-1-3　左股骨颈骨折 5 年后坏死
X线平片显示左股骨头中心大块死骨,边缘有死骨吸收带(黑箭头),股骨颈骨折处有较厚的新生骨带,粗隆间有三刃钉痕已骨化(大黑箭)

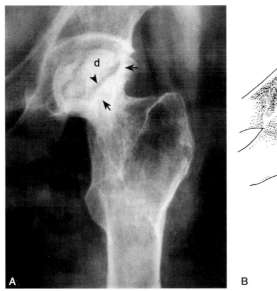
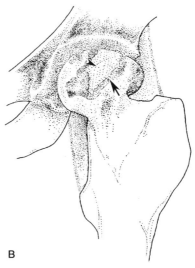

图 19-1-4　左股骨颈骨折股骨头中心大块骨坏死

A. X 线平片显示股骨颈骨折已愈合,4 年随诊 X 线片可见股骨头中心有大块死骨(d),死骨周围有较宽的吸收带(小黑箭头),最外围为新生骨带(小黑箭),原骨折线已愈合;B. 模仿图显示头中心为死骨(小黑箭头),死骨周围吸收带(黑箭)

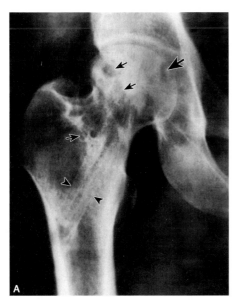
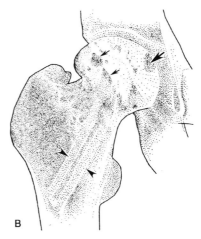

图 19-1-5　外伤性多发灶性股骨头坏死

A. 右股骨颈骨折已愈合,4 年后随诊 X 线片显示股骨头及股骨颈(小黑箭)有多发囊状骨破坏。主要股骨头圆韧带窝周围有死骨吸收区(黑箭)。粗隆间有三刃钉痕已骨化(小黑箭头);B. 模仿图

伤后 1 个月,距骨体与其周围的骨质密度即出现差异。距骨体缺血坏死并不影响骨折愈合。复位好,固定稳,两个月后骨折即可愈合。血运沟通后,随着功能活动的逐渐恢复,距骨体的密度增高征象,开始从距骨颈端向体部逐渐消散。数年后,缺血坏死的征象可完全消失。只是后遗晚发踝关节和距下关节软骨坏死,关节狭窄和骨性关节炎。这是与股骨头缺血坏死所不同的。

4. 椎体缺血坏死　主要累及下位胸椎和上位腰椎,典型影像学表现为压缩性骨折椎体内的真空区,内可积气或积液。真空区形成的是椎体内缺血性坏死的表现,这可能是由于椎体内血管由于骨质疏松和长期受压引起脂肪变性、损伤,引起缺血。X线平片可见骨质疏松,病变椎体呈楔形,可见低密度区域,周围密度增高、硬化。

5. 非血管性骨坏死　X 线表现股骨头外形增大,骨内有大片均匀密度增高的骨化阴影,骨小梁结构消失。无死骨吸收带,无囊变,股骨头无塌陷,只见在均匀密度增高的骨化阴影中,有数个小的斑点状低密度灶,整个股骨头呈绝对骨密度增高。

高分辨优质 X 线平片或 DR 也能反映出早期骨坏死的细微征象,特别是在骨坏死保守治疗的随诊过程中,X 线定期复查具有很高的诊断价值:①X 线平片观察死骨、吸收带、新生骨带最全面。②在 X 线平片上测量死骨大小、吸收、裂解,前后比较最准确。③观察新生骨增生前后比较最清楚。④观察骨性关节炎征象的变化前后对比最好。⑤测量骨塌陷变形程度前后对照最准。⑥测量关节间隙是否增宽或变窄最佳。X 线平片在观察这些征象的变化中,是其他影像不能比拟的。当使用 X 射线诊断骨坏死的早期阶段时,报告的放射诊断的敏感性约为 41%。骨坏死的病理进展需要 1~5 年才能产生 X 线片上明显的异常,创伤后骨坏死通常直到伤后 1~2 年才出现。一些报告显示患者在创伤后 2~3 年内显示骨坏死的影像变化,而另一些报告称在平片上内固定术后 11~24 个月检测到骨坏死。

CT 表现:由于 CT 是断层扫描,克服了 X 线平片所见死骨与新生骨互相重叠的缺陷。显示死骨居中,周围吸收带,外围新生骨带最清楚。早期病变骨内见簇状、条带状或斑片状高密度硬化影,边缘模糊,多位于骨质承重区及周围;病程进展,上述硬化区周围出现条带状或类圆形软组织密度区,其外侧或内侧伴有高密度硬化带,类圆形低密度区可伴有积气、硬化缘和相邻骨皮质的骨质缺失。

椎体缺血坏死,CT 可见病椎体低密度的骨折线,椎体内见空腔,内有积气或积液,即所谓的真空征。另可有脊髓腔或脊髓受压表现。

MRI 表现:①死骨的骨髓内如有脂肪存在时,T_1WI 与正常骨髓信号强度相同。死骨的骨髓变为细胞碎渣时,T_1WI 或 T_2WI 均呈低信号。②死骨周围的肉芽组织 T_1WI 呈中低信号,T_2WI 呈中高信号。③新生骨带 T_1WI 和 T_2WI 均呈低信号带或低信号圈。④骨内液化性坏死 T_1WI 呈低信号,T_2WI 呈高信号。如液体吸收后变为空洞则全呈低信号。

椎体缺血坏死 MRI 表现压缩骨折椎体内条片状长 T1 长 T2 信号影,边缘欠规整。增强扫描可见缺血坏死椎体的变扁部分强化。

其他影像学检查表现:骨扫描可用于早期诊断骨坏死,也有助于评估股骨头明显单侧骨坏死患者的对侧无症状髋关节。尽管骨扫描比传统 X 线检查能早发现坏死灶,但不及 MRI 敏感。在骨坏死的急性期,可示示踪剂("冷"病变)的摄取减少或不摄取。数周或数月后,骨示踪剂的累积增加("热"病变),伴有慢性血管淤滞的修复和血运重建。

单光子发射计算机断层扫描(SPECT)可以提高放射性核素对骨坏死诊断的敏感性。通过识别在骨扫描上可能不明显的连续图像上的光致缺陷,SPECT 可以有助于准确诊断骨坏死。在骨扫描上,增加了从髋臼后缘的骨关节炎变化中积累的骨示踪剂可能部分模糊了股动脉的光致缺损。

PET-CT 扫描根据所用放射性标记的类型提供生理学的实时图像。PET 成像已被广泛用于骨科骨骼疾病评估以及植入物干扰抑制其他成像方式的使用。在 PET 或 PET-CT 上,骨坏死被视为光固化区域。

【小结】

外伤性骨坏死按照病理类型分为缺血性骨坏死和非血管性骨坏死两种。最常见为股骨颈骨折股骨头坏死,全身多处骨均可发生外伤性骨坏死。目前公认骨坏死的早期诊断以 MRI 成像检查为最敏感,且 MRI 表现低信号带和低信号圈为最早征象,低信号带的组织病理改变是骨坏死边缘新生的纤维结缔组织或初期形成的骨组织。低信号带是判断骨坏死边界最准确的征象。

(魏 铃 潘诗农)

第二节 激素对骨、软骨、骨髓的影响

自 1957 年出现第一例肾上腺皮质激素(简称激素)诱导的股骨头坏死报道以来,许多人类和动物研究报道了激素与骨坏死之间的关联。迄今为止,激素被认为是非创伤性股骨头坏死的最常见原因。激素可对许多组织产生有害影响,并可在全身产生许多不良反应,包括发生骨坏死、软骨萎缩变性坏死、对骨发育产生影响、并发生破骨细胞性骨吸收和刺激骨髓增生等。主要取决于剂量,给药途径和治疗持续时间。

一、骨坏死

【基本病理与临床】

大剂量使用激素(2~3 个月内 2g 泼尼松)是骨坏死(osteonecrosis)最常见的危险因素,占骨坏死病例的近 10%~30%。然而,接受激素治疗的患者中只有 8%~10% 可能发生骨坏死,并非所有接受激素治疗的患者都会出现股骨头坏死,还存在其他危险因素或激素敏感性的差异。与激素代谢相关的基因可能会影响骨坏死患者对激素的敏感性。多药耐药

基因 1（ABCB1；MDR1）中突变体 2677T/A 变体的 *3435TT* 基因型个体具有增加的 P-gp 泵活性,这可能阻止骨细胞中激素的积累。

激素引起骨坏死文献报道有多种病因学说,如血管脂肪栓塞、血液凝固性增高,血管炎,骨髓脂肪细胞增大压迫血管,骨髓静脉压增高和主张多种因素学说等。过量激素在体内使用后可以引起皮下脂肪动员,造成高脂血症,且随着用药时间延长,血脂水平呈增高趋势。脂代谢紊乱将会引起血管内的脂肪栓塞,脂肪栓塞或脂肪代谢紊乱常引起非创伤性骨坏死。脂肪紊乱包括三个潜在机制和四个阶段。脂肪肝,血浆脂蛋白不稳定和聚集、脂质骨髓或脂肪组织的破坏均可导致脂肪栓塞。脂肪栓塞导致骨间血管闭塞,脂肪酶升高,进而增加游离脂肪酸和前列腺素。这些改变可引起局部血管内凝血,血小板聚集和血栓形成,最终导致骨坏死。

根据 Jones 的骨坏死血管内凝血理论,激素可导致血液高黏度、高凝、高脂血症和纤溶下降,具备血栓形成条件,加之缺血再灌注损伤和继发纤溶下降及局部内皮素和血栓素 A 所致血管收缩及局部血管受压、血流淤滞,这种凝血异常将造成软骨下区微血栓形成,并进一步诱发血管内凝血,治疗患者中股骨头内动脉有许多血栓形成有助于解释这一机制。

激素引起股骨头坏死,发生率最高,死骨多发生于股骨头顶前上方,有新月型、半月型骨坏死,有股骨头中心大块锥形骨坏死,弥漫多发灶性骨坏死,局限性骨坏死或液化性骨坏死形成囊肿。激素性骨坏死亦可发生于肱骨头、股骨髁或距骨体,但较少见。

股骨头坏死可见软骨下骨折,通常称为"新月征",该病征在病理上对应于骨折病变之间形成的空间。组织学上,骨折通常发生在与附着骨形成相关的增厚小梁与坏死骨小梁之间的交界处。新月征可能由以下三个原因引起:①坏死区内疲劳引起的微骨折的累积效应;②破骨细胞活动引起的修复前的骨小梁紊乱;③修复区增厚的硬化小梁与坏死小梁之间交界处应力的改变。

【影像学表现】

X 线及 CT 表现 骨坏死基本改变:①骨坏死后,在没有周围存活组织的新生血管和肉芽组织伸入死骨区以前,骨的结构保持原有的骨架,骨内没有破骨细胞吸收,也没新生骨生长。X 线表现为相对骨密度增高。②当骨坏死区有肉芽组织伸入、吸收死骨时,即在死骨的边缘出现破骨吸收带或囊变。③在肉芽组织对死骨进行吸收的同时,随之即产生新生骨带或新生骨环绕在吸收带的周围。这种演变过程反映了骨坏死三个基本病理改变,即死骨块,吸收带,新骨带（图 19-2-1、图 19-2-2）。即死骨发生后,很快出现肉芽组织吸收和新生骨增生。影响检查出现的相应征象是死骨周围有骨质吸收疏松带和新生骨硬化带。CT 表现为囊状破坏区内有死骨块,周围硬化环绕。

骨坏死非手术保守治疗,有其广泛而实际的临

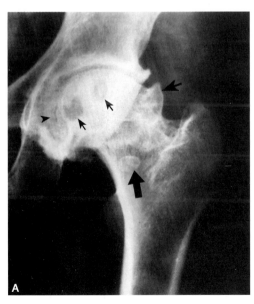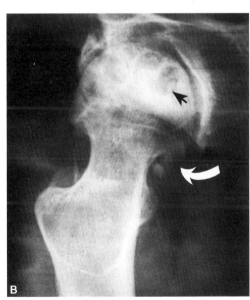

图 19-2-1　激素性股骨头坏死

女性,有过量服用激素史,左髋痛多年。A. X 线正位片显示左股骨头中心有两个囊状破坏,其中有小死骨块(小黑箭),头外上缘有骨唇增生(黑箭),股骨头内侧关节面有三层骨化带(小黑箭头),股骨头向外移位;B. 侧位平片显示股骨头内有三个囊状破坏(黑箭),股骨头关节软骨边缘呈蘑菇状变形(弯白箭),A、B 片均显示关节内有游离骨体(黑箭)

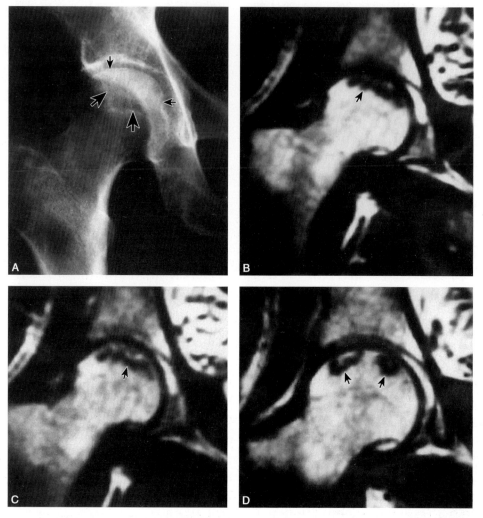

图 19-2-2　激素性股骨头半月状骨坏死
A. X 线平片显示右股骨头顶骨性关节面变薄（两个小黑箭之间），头顶中心骨密度减低，其外围有新生骨带环绕（大黑箭），头关节面尚未塌陷；B. MRI 冠状位 T_1 加权像显示股骨头顶半月状低信号；C. T_2 加权像显示股骨头顶低信号带内呈高信号（黑箭）；D. 头外上部及低信号圈内亦见高信号（黑箭）。此例显示低信号带和低信号圈为骨坏死之边缘。股骨头坏死，在头之前上方，MRI 所见之股骨头坏死范围比 X 线平片所见较小，头顶无塌陷。此例 X 线平片所显示的头坏死征象非常明确

床意义（图 19-2-3）。随诊观察骨坏死的修复甚为重要。由于骨坏死后必然产生肉芽组织将死骨吸收、移除，而后继发反应性增生和骨化。优质 X 线检查对观察骨坏死的修复有其独特的和其他影像检查不可比拟的诊断价值。特别是中医药治疗骨坏死后三个月随诊复查 X 线检查比较，可测量死骨大小、吸收缩小的程度，可观察死骨吸收带的进展，新生骨增多的程度，关节间隙增宽或变窄，可测量死骨塌陷，可前后比较髋臼和股骨头边缘骨唇增生的变化，以及测量髋臼底间隙增宽或变窄等。手术后随诊，X 线平片前后比较的价值，也是其他影像检查无法比拟的（图 19-2-4）。

MRI 表现：骨坏死的一般 MRI 特征包括在 T_1WI 上具有低信号强度的外接软骨下"带状"病变。该病变代表了坏死区和修复区之间的反应界面。在 T_2WI 上可以看到"双线征"，即在 T_2WI 像上位于周边低信号带的内侧与中央区边缘之间有一高信号区（已排除化学位移伪影），其出现率高达 80%，病理上为周边带内侧的一个充血和炎症细胞修复带，为修复最活跃的区域，内含液体成分，因而 T_2WI 出现高信号。

二、软骨坏死

自 1951 年即有文献报道激素对软骨组织有损害，最终发生软骨坏死（chondronecrosis）。软骨损伤的发展过程为：软骨下区形成局部缺损，毛细血管侵入钙化区及软骨深层，但形态及功能基本完好。随后关节软骨被完全破坏，由透明软骨变为纤维软骨。软骨损伤后，其胶原/己糖胺比例明显增高，己糖胺含量明显减少。Milgram 等作病理切片发现，软骨损伤机制有两种：①关节软骨表面酶分解损伤；②破骨细胞

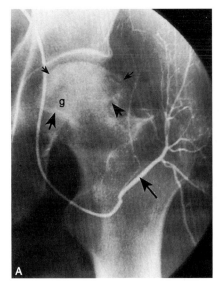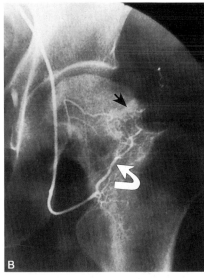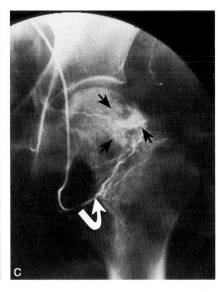

图 19-2-3　激素性股骨头坏死-血管溶栓治疗血管造影

左股骨头大块锥形骨坏死,股骨头顶大块死骨(两个小黑箭之间),死骨下方骨密度减低为肉芽组织对死骨的吸收带(g),最外围有密度较高的新生骨带(短黑箭)。股骨头顶稍有塌陷。X 线平片所显示的头坏死征象明确。A. 造影所见为旋股外侧动脉(长黑箭);B、C. 为旋股内侧动脉显影(弯白箭),在头坏死骨的边缘有片状造影剂显影为多血管的肉芽组织对死骨吸收(黑箭),其中包括增生的滑膜血管

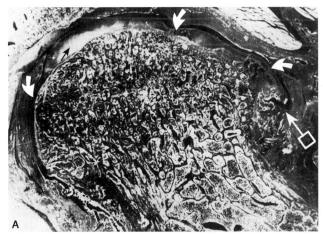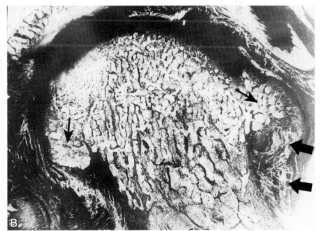

图 19-2-4　股骨头蘑菇状变形增生的骨质来自滑膜血管成骨

A. 股骨头骨性关节炎,薄层病理切片显示股骨头关节软骨坏死变薄(弯白箭),股骨头顶关节软骨变性坏死(黑箭),股骨头外上缘骨质增生(空白箭);B. 同一标本厚切片,微血管显影显示股骨头外上缘及内下缘有骨唇增生(细长黑箭),以致股骨头蘑菇状变形。注意增生的骨唇边缘,有大量新生血管(粗黑箭),分布到骨唇边缘。应视为股骨头关节软骨边缘增生的骨质是来自滑膜血管旁成骨

吸收软骨下骨至钙化区,使软骨与软骨下骨分离,软骨受压碎裂损伤。应用氢化可的松关节周围封闭 1 或 2 次后,可发生急性关节疼痛、肿胀,迅速发生关节软骨广泛坏死,最终导致关节强直。关节内注射醋酸泼尼松龙或氢化可的松,有 5%~50% 的患者发生关节破坏和关节闭锁。实验病理可见关节软骨深层带状坏死,或发生关节软骨壳状骨折(图 19-2-5)。

三、骨发育障碍

儿童发育期应用大量激素,可发生骺板软骨内成骨障碍,导致骨发育障碍(disturbanceof bone development)。

X 线平片显示长骨干骺端骨小梁明显变少或消失,表现明显的骨疏松。实验病理证实:口服或关节周围封闭或关节内注射激素均可造成骺板软骨肥大细胞萎缩、变性或成熟障碍,以致软骨基质不能钙化,软骨内成骨停滞。但停药后,仍可恢复正常软骨内成骨。

四、破骨细胞性骨吸收

正常骨代谢单位是由骨祖细胞、骨母细胞(成骨细胞)、骨细胞和破骨细胞组成一个"细胞家族",担负着骨的代谢更新,亦称为骨的生理单位。这种代谢更新,在人生机体中是非常缓慢的,但是一旦遭受

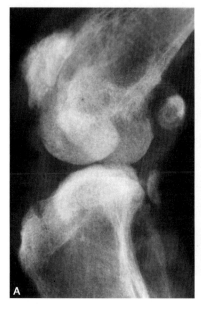
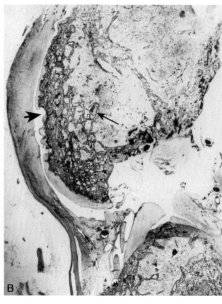
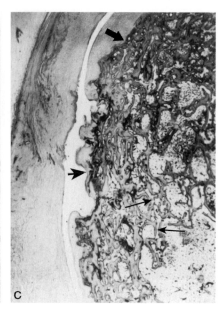

图 19-2-5 激素性破骨细胞性骨吸收

A. 实验兔膝关节周围波尼松龙封闭 6.25mg，每周 1 次，共 6 次，总剂量 37.5mg。X 线平片显示股骨远端及胫骨近端骨小梁结构消失，呈均匀骨密度；B. 标本大切片显示骨小梁中心骨质吸收，呈空心状（细长黑箭），注意关节软骨坏死凹凸不平（短黑箭）；C. 该大切片镜下所见，除骨小梁内吸收（长黑箭）外，还有紊乱的编织状密集的骨结构（粗黑箭），这种骨小梁内吸收和紊乱的编织骨，是 X 线所见骨小梁结构消失的成因。关节软骨坏死（短黑箭）

激活物质，如甲状旁腺素，肾上腺皮质激素或尿毒症等影响，这种代谢更新即引起剧烈反应，称为剧烈骨转换（turn over of bone），其病理过程为激活（activation）→吸收（resorption）→形成（Formation），简称为 ARF 现象。肾上腺皮质激素可激活这个代谢单位，先产生大量破骨细胞对骨质进行吸收，有两种方式：①骨小梁内吸收（intratrabecular resorption），破骨细胞在骨小梁中心吸收破坏，使骨小梁变为空心管；②骨皮质洞穴性骨吸收，破骨细胞沿着哈弗管吸收，形成洞穴。在这两种破骨细胞吸收的同时产生紊乱的新生骨，称为编织骨，这种吸收→成骨，再吸收→再成骨，致使松质骨结构模糊或消失，密度增高，皮质骨增厚、疏松。因此，大量应用激素可产生松质骨硬化，皮质骨松化的骨转换征象（图 19-2-5、图 19-2-6）。

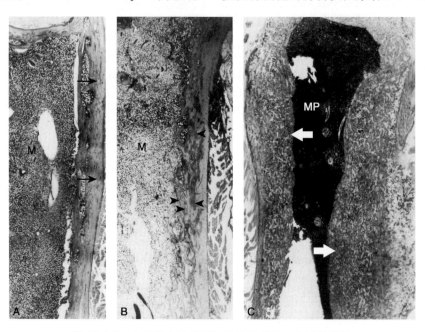

图 19-2-6 实验激素性破骨细胞性骨吸收—皮质骨松化

A. 实验兔口服可的松 175mg 7 天，左股骨皮质大切片显示，外侧骨皮质内有两处小的破骨细胞性骨吸收洞穴（小黑箭）；B. 实验兔口服可的松 750mg 30 天后，股骨外侧皮质骨内 2/3 破骨细胞性骨吸收已变为松质骨（黑箭头）；C. 实验兔口服可的松 4 500mg，半年后，骨皮质已完全变为松质骨（白箭），而且骨皮质明显增厚。注意 A、B 图骨髓为脂肪髓（M），C 图显示骨髓细胞增生（MP）深染，脂肪髓消失

五、骨髓增生

大量应用激素可产生骨髓增生（proliferation of bone marrow），镜下所见骨髓的脂肪组织被大量增生的骨髓细胞、中性粒细胞、淋巴细胞和单核细胞所代替。大量应用激素的患者，特别是儿童，进行骨髓MRI检查是必要的。

【小结】

大量应用激素不单发生股骨头坏死，对全身骨、软骨、骨髓、骨发育均有影响，激素对人体可产生多种不良反应。

（魏　铃　潘诗农）

第三节　股骨头缺血坏死

【基本病理与临床】

股骨头的血液供应来自旋股内侧动脉，有两组分支，即上关节囊动脉和下关节囊动脉，穿入关节囊内沿着股骨颈滑膜下进入股骨头内。上关节囊动脉自股骨头外上缘关节软骨下0.5cm进入头内，是股骨头的主要供血命脉（图19-3-1）。股骨颈骨折一旦错位、极易损伤此组血管、而发生股骨头坏死。下关节囊动脉由股骨头下面关节软骨边缘进入头内，股骨颈骨折错位严重，也易发生血管断裂。股骨颈骨折发生严重旋转错位者，可发生全部

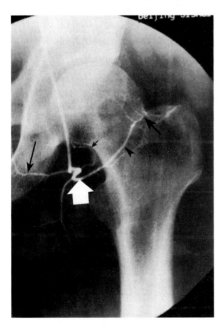

图19-3-1　股骨头颈血液供应
左髋关节股骨头颈血管造影显示左股骨旋股内侧动脉（大白箭），供应股骨头血运的下关节囊动脉（小黑箭），血管绕过股骨颈后面（黑箭头）分布到股骨头内（大黑箭）。这些血管都是在关节内经骨面滑膜下进入骨内的。图左边为闭孔动脉（细长黑箭）

股骨头坏死。

股骨头缺血坏死的发生也与一些临床病症有关，如使用激素，酗酒，肾上腺功能亢进，家族性脾性贫血，镰刀性红细胞性贫血，血红蛋白病，肥胖，胰腺炎等，目前最被认可的发病机制为血管性因素导致脂肪性栓塞，继发炎症，引起血管内凝血。常发生于30~40岁的年轻人，男性多于女性（4∶1），70%患者累及双侧股骨头。

血管假说被认为是解释股骨头坏死发病机制最具说服力的假设，如果发生血栓形成，继之发生血流阻塞、静脉压增加、动脉血流受阻、骨质缺氧和骨坏死的连续过程，缺氧诱导因子1（HIF1），血管内皮生长因子（VEGF），膜联蛋白6和过氧化氢酶（CAT）显示出与风险的关联。

股骨颈骨折股骨头缺血坏死的概率，依据股骨颈骨折线的部位，有无错位和错位的程度，骨坏死的发生率有所不同，总体发生率20%~40%。有旋转错位者，股骨头坏死发生率可高达74%；股骨颈骨折脱位者，发生率高达100%。

AVN的分期方法有很多种，无论哪种分期方法均强调软骨下骨折的意义，现在的分期趋向于结合X线平片和MRI的综合评价。

1. ARCO（国际骨循环和骨坏死联合会）分期法

0期：无症状、无X线片和MRI异常，组织学上可见骨坏死。

Ⅰ期：有或无症状，X线片正常，MRI异常，组织学上可见骨坏死。

Ⅱ期：有症状，X线片可见骨小梁改变，但无软骨下骨折（半月征），关节间隙正常。MRI可见典型表现。

Ⅲ期：有症状，X线片和MRI均见不同的骨小梁改变和软骨下骨折，股骨头外形尚保持正常，关节间隙正常。Ⅲa期：半月征累及关节面小于15%；Ⅲb期：半月征累及关节面的15%~30%；Ⅲc期：半月征累及关节面大于30%。

Ⅳ期：有症状，股骨头外形改变，关节间隙正常或狭窄。Ⅳa期：塌陷股骨头范围小于15%；Ⅳb期：塌陷股骨头范围15%~30%；Ⅳc期：塌陷股骨头范围大于30%。

2. Pennsylvania分期系统　2002年，宾夕法尼亚大学的学者结合影像学特征提出了该分期系统，在讨论股骨头坏死的治疗时有重要意义。

0期：平片、骨扫描和MRI均为正常

Ⅰ期：平片正常，骨扫描和/或MRI表现异常。

Ⅰa 期:轻度(病变累及股骨头小于 15%)

Ⅰb 期:中度(病变累及股骨头的 15%~30%)

Ⅰc 期:严重(病变累及股骨头大于 30%)

Ⅱ期:股骨头 lucent 和硬化改变

Ⅱa 期:轻度(病变累及股骨头小于 15%)

Ⅱb 期:中度(病变累及股骨头的 15%~30%)

Ⅱc 期:严重(病变累及股骨头大于 30%)

Ⅲ期:软骨下塌陷(新月征),股骨头外形正常

Ⅲa 期:轻度(病变累及关节面小于 15%)

Ⅲb 期:中度(病变累及关节面的 15%~30%)

Ⅲc 期:严重(病变累及关节面大于 30%)

Ⅳ期:股骨头塌陷

Ⅳa 期:轻度(病变累及关节面小于 15%,深度小于 2mm)

Ⅳb 期:中度(病变累及关节面的 15%~30%,深度为 2~4mm)

Ⅳc 期:严重(病变累及关节面大于 30%,深度大于 4mm)

Ⅴ期:关节狭窄和/或髋臼改变

Ⅴa 期:轻度

Ⅴb 期:中度

Ⅴc 期:严重

Ⅵ期:进一步退行性改变

股骨头坏死分为股骨头骨折端全部骨坏死、部分骨坏死和分散小片骨坏死。

1. **全股骨头坏死**　少见,伤后 1 个月,X 线即可显示坏死骨相对骨密度增高。待 3~6 个月后,血运丰富的颈骨折端与坏死的股骨头骨折愈合后,大量新生血管与肉芽组织伸入坏死的股骨头内,将死骨吸收、移除,出现死骨吸收带(图 19-3-2),因骨的支持力降低,在死骨吸收带处发生骨折。坏死的股骨头可长期"游离"在关节内(19-3-3)。

2. **部分股骨头坏死**　最常见的有头中心锥形骨坏死,半月状骨坏死,多"囊"状骨坏死等。骨坏死最好发于股骨头之前上部,X 线表现有三个基本征象:①死骨相对密度增高;②死骨边缘有吸收带;③吸收带之外围有新生骨硬化带。多"囊"状骨坏死,囊的形成是死骨被吸收的表现。囊内为肉芽结缔组织(图 19-3-4)。囊周有新生骨环绕,形成硬化圈,囊内经常看到有残留的小死骨。应指出:上述部分股骨头坏死的三个基本征象在 X 线片互相重叠,而表现股骨头不均匀硬化,外形不整,实际上都可辨认出死骨、吸收带和新生骨带,只不过是互相重叠而已。部分股骨头坏死的最终结局是发生股骨头不同

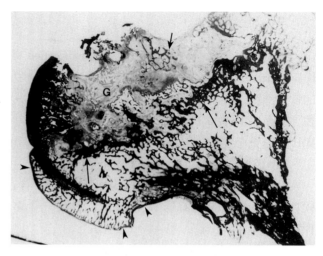

图 19-3-2　股骨头坏死标本切片

股骨头骨性关节面已脱落,股骨头外上方尚有小块死骨(短黑箭)未被吸收,死骨周边有较多的肉芽组织(G),最外围为新生骨带(长黑箭)。注意股骨头下方有新生骨(小黑箭头)贴在股骨颈与股骨头关节软骨上,形成蘑菇状变形,这些新生骨来自滑膜

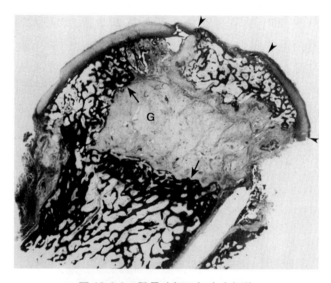

图 19-3-3　股骨头坏死标本大切片

股骨头顶有半月状死骨(小黑箭头),头中心大块死骨已被吸收形成团块状肉芽组织(G),因此关节面塌陷不明显。股骨头下部有环状新生骨带(黑箭)为股骨头坏死边缘

程度的塌陷。但多发小"囊"状骨坏死可免于股骨头塌陷。

【影像学表现】

X 线及 CT 表现:①骨坏死后,在没有周围存活组织的新生血管和肉芽组织伸入死骨区以前,骨的结构保持原有的骨架,骨内没有破骨细胞吸收,也没新生骨生长。X 线表现为相对骨密度增高;②当骨坏死区有肉芽组织伸入、吸收死骨时,即在死骨的边缘出现破骨吸收带或囊变;③在肉芽组织对死骨进行吸收的同时,随之即产生新生骨带或新生骨环绕在吸收带的周围。这种演变过程反映了骨坏死三个

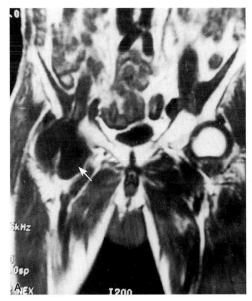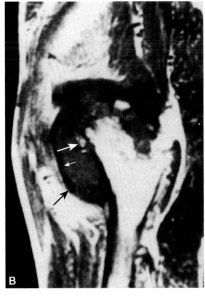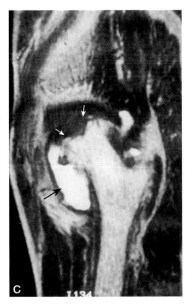

图 19-3-4　股骨头坏死关节积液 3 级

A. 男,53 岁。右髋疼痛,活动受限,股四头肌萎缩,双髋 MRI 冠状位 T1WI(TR500,TE20),右髋关节囊膨隆呈低信号强度(白箭);B. 右髋矢状位 T1WI(TR500,TE20)髋关节囊呈球形膨隆(黑箭)呈低信号强度。关节囊肥厚(小白箭)右股骨头变扁蘑菇状变形呈不均匀低信号强度(中白箭);C. 右髋矢状位 T2WI(TR3 000,TE85)关节囊膨隆大量积液呈高信号强度(黑箭)。股骨头顶呈半月状不均匀低信号为股骨头坏死区(小白箭)

基本病理改变,即死骨块,吸收带,新骨带。即死骨发生后,很快出现肉芽组织吸收和新生骨增生。影像检查出现的相应征象是:死骨周围有骨质吸收疏松带和新生骨硬化带。CT 表现为囊状破坏区内有死骨块,周围硬化环绕。

MRI 表现: Mitchell 等对一组病例进行 MRI 和 X线平片对照研究,确诊 AVN 典型表现为两部分:中央区及外周低信号环,根据中央区在 T_1WI、T_2WI 上信号的改变,将 MRI 改变分为四类:

A 类(class A):类似脂肪信号,T_1WI 为高信号,T_2WI 为中等信号。中央区为脂肪类组织,尚未被炎症组织及修复组织所侵蚀,周边区为修复带,主要为间质,纤维组织,细胞碎片及邻近坏死区的增厚骨小梁。

B 类(class B):T_1WI 像、T_2WI 像上均为高信号,类似亚急性出血。当病变进展,周边的修复带向坏死区中央扩展,中央区的类脂肪样物质为丰富的炎症组织或充血的毛细血管组织代替。

C 类(class C):类似液体信号,T_1WI 为低信号,T_2WI 为高信号。随着中央区充血的炎症组织及纤维组织成分增多。

D 类(class D):T_1WI、T_2WI 均为低信号,类似纤维组织。当纤维组织及类骨样组织成为主要成分后,这时,修复过程基本结束,坏死区处于海绵骨区,需要进行骨化和重塑,这时过分荷重使骨样组织产生骨折,及关节面塌陷,MRI 上表现为关节面下骨折及关节头变形。

MRI 信号的改变与临床及常规分期关系密切,基本反应病程。class A 症状轻而 class D 症状重,MRI 信号改变随病程进展由急性期(class A)到慢性期(class D)。与常规片比照,50%Ⅰ期,和 83%Ⅱ期在 MRI 上表现为 class A,Ⅲ~Ⅳ期则多数为 class C 或 class D。class A 病例少见于更加进展期(Ⅲ~Ⅳ期)。

Lang 等提出一种 MRI 与病理结合的分类方法,将 MRI 异常信号分为三个类型:Ⅰ 型:中央区为高信号,外周区为带状或环状低信号区。Ⅱ 型病灶呈楔形(segmental pattern):T_1WI 为低信号,T_2WI 上远侧部分为高信号。Ⅲ型:楔形:T_1WI、T_2WI 像均为低信号。这种分类包括了广泛的骨髓异常信号改变及平片阴性的早期病例。

"双线征",即在 T_2WI 像上位于周边低信号带的内侧与中央区边缘之间有一高信号区(已排除化学位移伪影),其出现率高达 80%,病理上为周边带内侧的一个充血和炎症细胞修复带,为修复最活跃的区域,内含液体成分,因而 T_2WI 出现高信号,Coleman 报道,在 class A 病例中,该征象出现率达76%,该征象以早期病例为主,晚期病灶区已经纤维化或类骨化,炎症和充血反应减少或消失,因而晚期病例出现概率较低。该征象可作为与其他病变的鉴别的可靠征象。

AVN 病例还可有弥漫性病变,MRI 上表现为股骨头及颈及转子间区广泛 T_1WI 低信号,T_2WI 为高信号,早期没有局灶性病变,而骨穿证实为 AVN。为局灶性病变的一个特殊类型,股骨头内及邻近区域内广泛的低信号(T_1WI)为一过性,可能为局限性股骨头前上区坏死的前期骨髓内水肿。

关节腔积液:在 T_1WI 为低信号,T_2WI 为高信号,关节间隙扩大不明显,这是由于液体量大时,进入关节周边的滑膜囊内(图19-3-4)。Mitchell 将关节腔积液分为 0~3 级:0 级为关节腔无液体;1 级有少量液体仅限于关节腔上、下隐窝内;2 级为中等量液体,液体包绕股骨颈周围;3 级为大量积液,液体扩展到关节囊周围的髂腰肌滑膜囊内。

骨髓水肿:股骨头或股骨颈水肿原因不明确,可能为软骨下骨折的继发反应,AVN Ⅲ 期水肿出现概率最高达 73%,组织学上可见坏死的脂肪细胞周围嗜酸性类似血浆的液体,也有作者观察到 MRI 上的水肿信号对应纤维化区,代表扩张的血管和脂肪细胞间的间质水肿。临床上水肿与疼痛有关,两者为平行关系。MRI 的 T_2WI 能清晰显示水肿的程度和范围(图19-3-5)。

核素显像表现:是骨坏死早期诊断的重要手段之一。在单侧股骨头明显坏死的病例中,核素显像对研究对侧"静息髋"可发挥作用。骨血供中断后,核素显像可立即显示放射性药物吸收减少或不吸收的区域,即"冷病变"。数周或数月后,随着周围骨质的再血管化,修复过程开始,表现为放射性核素的聚集增加,即"热"病变。在这两个阶段之间的某些时间点,放射性核素检查可能表现正常,此时需结合临床相关检查。

【鉴别诊断】

股骨头内斑片状或条带状硬化,其内囊样变,线

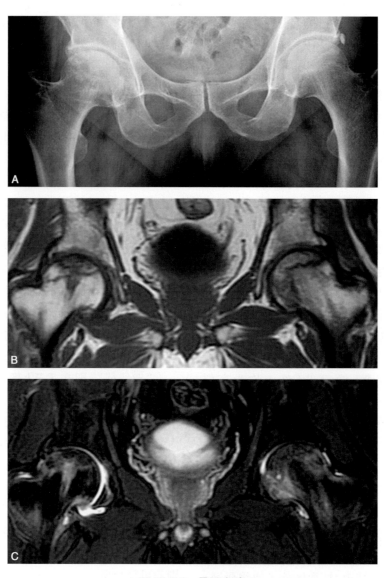

图 19-3-5 骨髓水肿

双侧股骨头坏死,A. X 线片;B、C. T_1WI 和 T_2WI。T_2WI 可清晰显示双侧股骨头及股骨颈水肿,以左侧为著

样征、新月征及台阶征是股骨头坏死的典型影像学特征,MRI 在早期诊断 AVN 的敏感性和特异性较高,是诊断早期股骨头坏死的最佳影像学检查方法。需与以下疾病鉴别:①退行性囊变,多为老年人,局限于骨性关节面下,呈圆形或类圆形,边缘清楚,常有窄硬化带。无明显股骨头塌陷。②髋关节结核,儿童和少年多见,首先在关节非持重区出现骨质破坏。关节间隙变窄较晚,且多为非匀称性,局部骨质疏松明显。③一过性骨质疏松,MRI 出现长 T_1、长 T_2 信号区,与股骨头缺血坏死早期改变相似,但本病短期随访信号可恢复正常,不出现典型的双边征。④骨纤维异常增殖症,X 线呈膨胀性囊状、磨玻璃样、丝瓜瓤状及虫蚀样改变。可数种并存,以其中一种改变为主,亦可单独存在。病变广泛,少有条带状低密度区和线样征。⑤骨岛,为孤立的圆形硬化区,边缘清楚、光滑,一般不难鉴别。

【小结】

AVN 的早期诊断非常重要,尤其在股骨头关节面塌陷形成碎片之前做出诊断,进行早期治疗如:①使用拐杖减轻负重;②骨髓减压;③楔形切除,能够避免关节置换。X 线和 CT 仅能发现晚期病例,放射性核素对早期诊断有价值,急性期血管损伤,放射性核素摄取下降,慢性期血管修复再生,放射性核素浓聚,其敏感性很高,但特异性很低,不能区别 AVN 和非 AVN 病变。MRI 对早期(Ⅰ期)AVN 诊断优于其他方法。对 AVN 诊断的敏感性达 97%(88%~100%),而特异性达 98%(98%~100%),同时还能观察到关节腔积液,软骨面完整程度。

(鲁　钊　潘诗农)

第四节　全身性疾病引起的骨坏死

多种全身性疾病引起的骨坏死包括代谢病、血液病、自身免疫性疾病等。

一、戈谢病

【基本病理与临床】

戈谢病(Gaucher disease)是一种常染色体隐性遗传疾病,其特征是由葡萄糖神经酰胺 β-葡萄糖苷酶活性缺乏引起的先天性糖脑苷代谢障碍病。发病机制为葡萄糖神经酰胺 β-葡萄糖苷酶活性的缺乏导致整个网状内皮系统中巨噬细胞中葡萄糖脑苷脂的异常积累,含有脑苷脂的大量戈谢细胞在多种脏器

内沉积,特别是沉积于肝脾和骨髓内。戈谢细胞沉积于骨髓内可挤压骨内滋养动脉,产生局部缺血,发生骨坏死和骨髓梗死,乃至引起弥漫性骨质破坏,甚至发生病理性骨折。

病理:戈谢病可通过导致血管受损而导致含有脂质的戈谢细胞进入骨髓,代替正常的骨髓细胞。受损巨噬细胞释放的酶会导致骨坏死,诱导免疫系统的其他改变。多达 60% 的戈谢病患者会出现骨痛和骨坏死等骨骼系统症状。Amstutz 和 Carey 报道,20 名患有骨骼表现的患者中有 15 名患有股骨头坏死。

【影像学表现】

X 线表现:戈谢病全身骨骼都可受侵。可发生弥漫浸润性骨破坏,局限性骨破坏或膨胀性骨破坏,多囊性破坏,骨缺血坏死和梗死。股骨头内营养血管受压,常见股骨头坏死。X 线表现局限性多发性骨破坏,周围硬化,股骨头变扁,关节塌陷。骨干髓腔梗死,呈索条形或梭形钙化骨化。

CT 表现:可清晰显示股骨头多个小囊状破坏,股骨头变形,骨性关节面骨折。

MRI 表现:戈谢细胞骨髓浸润引起的股骨头坏死,MRI 异常信号改变与外伤性或激素引起的股骨头坏死有所不同。戈谢病股骨头坏死除一般出现的征象如股骨头破坏,塌陷,变形外,还有戈谢细胞在骨髓内浸润。戈谢病晚期,骨髓可产生纤维化,在 T_1 和 T_2 加权像,均为低信号强度。在戈谢细胞浸润活动期,T_1 加权像显示骨内多发圆形中高信号强度。T_2 加权像呈高信号强度。其他长管骨膨胀性骨破坏,如 T_2 加权像呈高信号强度,则表明戈谢病活动期。因此戈谢病 MRI 异常信号的变化,对于判定病情是否稳定,具有较高的诊断价值(图 19-4-1)。

二、镰状细胞病

【基本病理与临床】

镰状细胞病(sickle cell disease)是一种常染色体隐性遗传疾病,也称为镰状细胞贫血症,属于异常血红蛋白 S(Hbs)所致的血液病,因红细胞呈镰刀状而得名。镰状细胞贫血(简称镰贫)分为 Hbs 纯合子镰贫,双重杂合子兼有 Hbs 和 Hba 镰状细胞—地中海贫血(thalassemia)和 Hbc 镰贫。病理上,镰状细胞僵硬,变形性差,不易通过毛细血管,导致毛细血管内血流缓慢,可引起微血管栓塞,因而易发生骨坏死和骨栓塞。临床特点本病以贫血、肝脾肿大、虚弱、四肢疼痛为主要症状,最常见并发骨坏死和骨

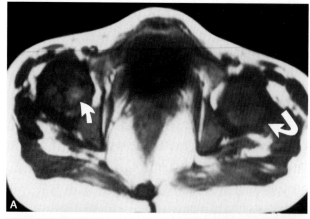

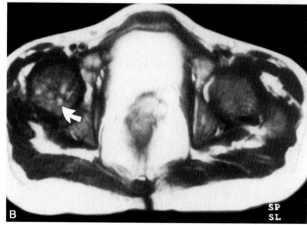

图 19-4-1 戈谢病股骨头坏死

女,30 岁。双下肢游走性刺痛反复发作已 18 年之久。肝大肋下 6cm,脾已切除。骨髓穿刺见多数戈谢细胞。双髋轴位 T₁ 加权像(A)、T₂ 加权像(B)均显示左股骨头颈呈低信号(长弯白箭)为戈谢细胞广泛浸润纤维化代替骨髓脂肪组织。右股骨头 T₁ 和 T₂ 加权像均显示多发的圆形中高信号强度(白箭)为戈谢细胞浸润活动期,挤压血管导致股骨头坏死髓炎。

【影像学表现】

镰状细胞病易发生股骨头坏死,其 X 线平片、CT 扫描和 MRI 检查与激素性骨坏死的征象和异常信号改变相似。唯独红骨髓过度增生时,四肢长骨的松质骨的骨小梁疏松,髓腔扩张,皮质变薄。严重患者松质骨呈多发细网状结构,MRI 检查 T₁ 加权像骨髓呈多发斑点状弥漫低信号强度。故本病宜以 X 线与 MRI 综合检查为佳。

三、糖尿病

【基本病理与临床】

糖尿病(diabetes)是糖代谢障碍疾患,为常见多发病。其慢性并发症常涉及血管、神经、皮肤和晶状体。血管并发症分为微血管和大血管。微血管病变是糖尿病特异改变。其特异性是微血管基底膜增

厚。大血管可引起动脉硬化,动脉中层钙化和血栓形成。神经病变,可造成疼觉、感觉障碍,四肢麻木。因血糖高,常因足部外伤发生感染。动脉血栓形成,发生足部骨坏死。足的严重感染和坏疽称为糖尿病性足病(diabetic pedipathy),久治不愈,最终只有截肢治疗。有些重症患者还合并广泛多发的骨髓梗死(bone marrow infarction)。

【影像学表现】

X 线表现:糖尿病性足病因骨坏死与感染并存,其 X 线表现有 4 种特殊性。①足部软组织感染与坏疽十分严重,而跖趾骨破坏轻微,无骨质疏松。②足部关节感染严重,而中跗关节间隙无明显狭窄。③足骨骨髓化脓感染广泛,而跗骨骨性关节面和骨质却大部分完整,脓液在骨髓内蔓延。④跖趾骨坏死广泛,因血运供应差,新生血管肉芽组织形成缓慢,很少出现大块游离死骨,而表现为整骨坏死。上述 4 个征象的特殊性,在于糖尿病性足病是骨坏死与感染并存,而且合并神经营养障碍造成的。

MRI 表现:能最佳显示糖尿病软组织感染和修复的大体病理改变,足部软组织化脓感染、水肿、骨质破坏、肉芽组织在 T₁ 加权像呈中低或低信号强度。T₂ 加权像和梯度回波像,对化脓病变水肿、呈高信号强度。Gd-DTPA 增强后,肉芽组织新生血管明显强化。脓液,水肿不强化,新生骨中有较多的血管,可稍有强化。因此 MRI 检查可以非常明确显示糖尿病性足病的病理发展过程和化脓感染的范围。是外科截肢术前必须要做的检查项目。糖尿病合并骨髓梗死 X 线平片显示骨髓内有地图样或梭形不均匀钙化和骨化。MRI 显示骨髓 T₁ 加权像呈地图样低信号强度,或低信号强度中出现与肌肉等信号病变(图 19-4-2)。

四、系统性红斑狼疮

【基本病理与临床】

系统性红斑狼疮(systemic lupus erythematosus,SLE)骨坏死的病因可能是多因素的,例如使用皮质类固醇,雷诺氏现象,血管炎,血栓性静脉炎,先兆子痫和关节炎。然而,皮质类固醇的使用仍然是 SLE 中与骨坏死相关的唯一主要因素,主要发生在接受皮质类固醇治疗的 SLE 患者中,而且很少发生于从未接受皮质类固醇治疗的 SLE 患者。此外,在没有皮质类固醇治疗的情况下,高凝状病可以在 SLE 患者中引发骨坏死,或由于骨血管的动脉或静脉血栓形成以及随后的骨组织中的缺血和梗死而发展。

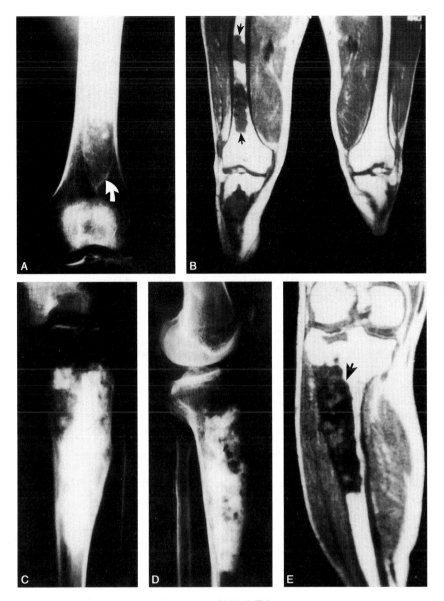

图 19-4-2　糖尿病骨梗死

男,58 岁。双膝疼痛,加重 2 个月。3 年前患糖尿病、心绞痛,自觉右下肢僵硬。A. 右股骨 X 线平片显示股骨下段髓腔有一梭形不均匀密度增高区,周围有光滑的硬化边环绕,其中有不均匀钙化(白箭);B. 双股骨冠状位 MRI T_1 加权像,显示右股骨髓腔有两片地图形低信号区(小黑箭);C、D. 左小腿正侧位 X 线平片,显示胫骨上段髓腔有高密度骨化,充满髓腔,其中有密度减低区;E. MRI 冠状位 T_1 加权像,左胫骨上段不均匀低信号强度(黑箭)与 X 线所见相同,其中有与肌肉等信号病变

骨坏死是 SLE 的一种相当常见的表现,并且在大多数情况下需要手术治疗。由 Dubois 和 Cozen 在 1960 年首次报道,报告的 SLE 患者症状性骨坏死患病率为 3%～30%,高于一般患者的患病率。在一组纳入 407 名 SLE 患者的研究中,Petri 报道患病率为 14.5%。格拉德曼等人报道,给予 744 例 SLE 患者平均随访 8 年,其中 13% 发生骨坏死。Cozen 等人报道,488 例 SLE 患者的患病率仅为 5%;同样,Sayarlioglu 等报道在 868 例 SLE 患者中,6% 发生骨坏死。然而,无症状的骨坏死并未包括在这两项研究中,因此,SLE 中骨坏死的真实患病率要高得多。

【影像学表现】

SLE 引起股骨头坏死,发生率最高,死骨多发生于股骨头顶前上方,有新月型、半月型骨坏死,有股骨头中心大块锥形骨坏死,弥漫多发灶性骨坏死,局限性骨坏死或液化性骨坏死形成囊肿。激素性骨坏死亦可发生于肱骨头、股骨髁或距骨体,但较少见。

骨坏死的一般 MRI 特征包括:在 T_1WI 上,具有低信号强度的外接软骨下"带状"病变。该病变代表了坏死区和修复区之间的反应界面。在 T_2WI 上可以看到"双线征",即在 T_2WI 像上位于周边低信号带的内侧与中央区边缘之间有一高信号区(已排除化学位移伪影),其出现率高达 80%,病理上为周边

带内侧的一个充血和炎症细胞修复带,为修复最活跃的区域,内含液体成分,因而 T_2WI 出现高信号。

五、抗磷脂综合征

【基本病理与临床】

抗磷脂综合征(anti-phospholipid syndrome)是一种自身免疫性疾病,其特征是在抗心磷脂抗体(aCLs)和狼疮抗凝血剂(LA)存在下多次血栓形成、血小板减少和习惯性流产。CLs 和 LA 属于被称为抗磷脂抗体的自身抗体家族。这些抗体与多个器官部位的血管血栓形成有关,包括骨血管。抗磷脂抗体在骨坏死的发病机制中的作用即造成骨的末端动脉处的血栓性微血管病变。骨坏死患者的抗磷脂抗体(aCLs 或 LA)的患病率高于未患的患者。骨坏死可能代表了抗磷脂综合征的另一个临床特征。多累及双侧髋关节。

【影像学表现】

X 线表现:骨坏死后早期,骨的形态结构未见明显改变,X 线仅表现为骨质密度增高;坏死区新生肉芽组织、死骨吸收后,可见死骨周围低密度带或囊性区;吸收带的外围可见高密度新生骨区。

CT 表现:可见低密度的囊性破坏区内有高密度骨块,周围有硬化缘围绕。

MRI 表现:死骨内如有脂肪存在,则与正常骨髓信号相同;如死骨内骨髓变为细胞碎渣,则 T_1 和 T_2 加权像均呈低信号强度;肉芽组织在 T_2 加权像上呈中度信号强度。新生骨带 T_1 和 T_2 加权像均呈低信号强度。

六、器官移植

据报道,经历过肾脏、肝脏或心脏移植的患者,髋关节骨坏死的发生率达 3%~24%。接受肾移植的患者,发生骨坏死的风险高于接受心脏或肝移植的患者。肾移植术后较高的骨坏死率与慢性类固醇使用加剧的潜在代谢问题有关。骨坏死是肾移植术后 12 周内发生的主要术后并发症,发生率为 3%~40%。Shibatani 等报道,发生骨坏死的风险取决于移植后 8 周施用的类固醇剂量。移植前透析持续时间,急性排斥反应发作次数,甲状旁腺功能亢进和低磷血症等,也被报道为肾移植术后骨坏死的危险因素。肝移植患者发生骨坏死的风险很高,特别是在股骨头。Papagelopoulos 等报道,285 名肝移植受者中有 23 名(8.1%)在手术后出现症状性骨坏死,7 名患者需要进行关节置换术。心脏移植后不会经常

出现症状性骨坏死。骨髓移植后骨坏死的发病机制可能是多因素的,免疫介导的机制也是骨髓移植后发生骨坏死的基础。

七、胰腺炎相关骨坏死

胰腺炎(pancreatitis)时产生的蛋白水解酶可能引发血管内凝血和骨坏死,且已经报道胰腺疾病与骨坏死之间存在关联。通常认为,骨脂肪栓塞或进入髓腔的脂肪可能是胰腺炎相关骨坏死发病机制的基础。Baron 等人报道了与胰腺炎,皮下脂肪坏死和关节炎相关的骨坏死综合征。此外,胰腺炎中血清胰脂肪酶水平升高会增加未结合的游离脂肪酸水平,从而导致骨坏死。

(鲁 钊 潘诗农)

第五节 物理性损伤骨坏死

物理性损伤骨坏死(physical injurious osteonecrosis)包括放射损伤、震荡、冻伤和烧伤等,均可造成骨缺血坏死。

【基本病理与临床】

1. 放射损伤(radiation injury) 多为局部放疗引起,机制归因于血管壁的损伤及对血管施加外部压力。常见于下颌骨、股骨、肋骨和椎骨。大剂量照射,骨吸收量大,在 5 周内给予总剂量 45Gy 的兆伏辐射的患者很少出现骨坏死。病理放射性损伤有两种病理改变,一是放射性动脉内膜炎,血管闭塞,导致骨营养障碍。二是放射直接造成骨细胞坏死。放射性骨坏死易继发感染。詹金斯等人报道 35 例接受肛门癌放化疗的患者中有 2 例确诊髋关节坏死,并提出微血管对细胞毒性药物的放射敏感性可以解释症状性骨坏死的明显高发。另一方面,Dzik-Jurasz 等人在化放疗治疗的 34 例肛门癌患者中未发现 MRI 或临床证据。

2. 震荡损伤(concussive injury) 使用风动工具的工人,手和前臂长期反复处于血管,神经紊乱状态,导致局部震荡病,如骨质疏松或腕骨三角骨坏死等。

3. 冻伤(cold injury) 主要发生于手足踝诸骨,冷冻可使血管痉挛、血栓形成。严重冻伤发生手指足趾骨坏死。

4. 烧伤(burn injury) 由热或电烧伤后可导致骨组织干性坏死或炭化,血管形成凝固性血栓,骨髓脂肪液化坏死。烧伤后,局部充血,肢体失用,肾

上腺皮质功能亢进,导致骨质疏松。晚期可发生骨化性肌炎,关节周围钙化和骨化。

5. 沉箱病(caisson disease) 与暴露于气压变化大的环境有关。这种疾病首先在隧道建筑工人中发现,因经常暴露于压缩空气中。减压病多见于潜水运动员。病变主要见于股骨头、肱骨头、膝关节。因长骨自身脂肪含量的影响更易形成气泡,因此沉箱病骨坏死更易累及长骨。易影响髋关节,造成股骨头坏死。调查显示,土耳其海绵潜水员和日本潜水医院的骨坏死患病率达到50%~85%。其发病机制涉及在减压过程中形成血管内气泡,阻塞末端小动脉。其他因素包括:①骨髓中氮气的积累;②骨髓过滤脂肪,导致微小动脉闭塞;③血小板聚集和血栓形成。病理上,引起骨坏死的临界压力水平和避免严重并发症所需的最佳减压条件尚未确定,病理机制可能为:气泡在骨端形成后,局部形成死骨。

【影像学表现】

各种物理性损伤均可发生骨坏死,在平片及CT表现为高密度灶,死骨吸收及肉芽组织生成后,形成囊性低密度改变。由于正常骨小梁与囊性区骨小梁的应力改变,可出现关节面塌陷,即新月征。随着新生骨的生成,在边缘形成高密度缘。影像表现可见受累骨出现硬化灶及囊性病变,股骨头及肱骨头塌陷,骨质碎裂,另可见钙化灶。

骨坏死不同时期表现各异。

①骨坏死后,在没有周围存活组织的新生血管和肉芽组织伸入死骨区以前,骨的结构保持原有的骨架,骨内没有破骨细胞吸收,也没新生骨生长。X线表现为相对骨密度增高。②当骨坏死区有肉芽组织伸入、吸收死骨时,即在死骨的边缘出现破骨吸收带或囊变。③在肉芽组织对死骨进行吸收的同时,随之即产生新生骨带或新生骨环绕在吸收带的周围。这种演变过程反映了骨坏死三个基本病理改变,即死骨块,吸收带,新骨带。死骨发生后,很快出现肉

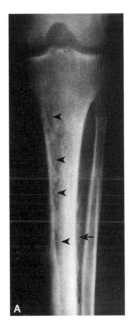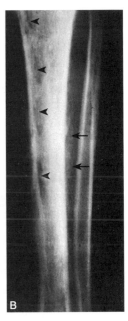

图 19-5-1 烧伤骨坏死

X线平片显示左胫骨上中段骨内侧骨皮质有4处骨质吸收区,其中有细条状死骨(小黑箭头),外侧骨皮质有花边样骨膜反应(小黑箭);B. A 图局部稍放大

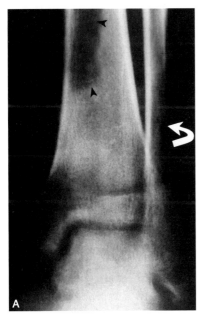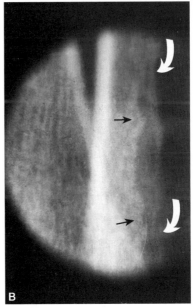

图 19-5-2 烧伤骨坏死

A. X线平片左胫腓骨下段及距骨骨质疏松,胫骨下段有骨质吸收区(小黑箭头),左腓骨下段骨干外侧骨皮质断续不连(弯白箭);B. 为左图局部放大片,显示腓骨外侧骨皮质破坏周围有新生骨(黑箭)

芽组织吸收和新生骨增生,影像检查出现的相应征象是:死骨周围有骨质吸收疏松带和新生骨硬化带。CT表现为囊状破坏区内有死骨块,周围硬化环绕。骨端坏死可引起关节塌陷变形。骨干坏死形成缺损或发生病理骨折,局部骨坏死脱落后,周围存活的骨组织不断产生新生骨以充填缺损区(图19-5-1、图19-5-2)。

不同原因引起的骨坏死也有不同表现:放射性骨干损伤,可形成骨干皮质骨大筛孔样破坏。冻伤可造成指趾骨萎缩吸收,干性坏疽。震荡损伤可引起骨坏死囊变塌陷。然而,烧伤X线表现变化多样,软组织缺损、死骨外露,骨质疏松有轻有重,骨膜反应广泛或断续不连。实验病理显示:电烧伤可发生骨皮质外层坏死,或中间层坏死、皮质外层存活。电热在骨内传导可呈放射状,分支状或闪电样热导扩散。沉箱病骨坏死的影像表现基础仍为坏死骨、吸收带及新生骨,其影像表现相较于一般骨坏死不具有特征性,需结合高压暴露史进行诊断。

(高　月　潘诗农)

第六节　感染性骨坏死

感染性骨坏死(infectious osteonecrosis)最常见于炎症性感染及结合感染,为血源性感染,多见于婴幼儿及儿童。化脓病变主要是脓液破坏了关节囊血管或关节内韧带血管,骨端缺血,造成不同程度骨坏死。严重者可发生整个骨端坏死和病理骨折。

一、化脓性感染

【基本病理与临床】

急性化脓性骨髓炎分为三期:①骨髓炎性浸润期,发病2~3天内骨髓广泛炎性浸润,静脉窦被破坏,有少量脓血。②骨膜下脓肿期,发病3~4天,骨髓腔内形成较多的脓液,经皮质骨哈弗管达骨膜下,形成骨膜下脓肿。骨膜被剥离,骨膜血管进入骨内的分支完全中断。③骨膜破裂期,在发病5~6天后,骨膜破裂,脓腔蔓延。此时即发生广泛的骨与软组织坏死,也易引起脓毒败血症。慢性:骨内和骨外软组织的脓液逐渐被肉芽组织吸收、机化、纤维化。骨内脓肿被肉芽组织吸收后,可产生大量新生骨。坏死骨被破骨细胞吸收后,或产生新生骨,或被纤维结缔组织代替。软组织肌肉坏死,被肉芽组织吸收后形成瘢痕。残留的病变可长期潜在骨髓腔内。

1. **原发于肱骨近侧干骺端的血源性骨髓炎骨坏死**　脓液可从解剖颈侵入关节,或干骺端化脓病变穿过骺板,侵入肱骨头,再从关节囊附着处扩展到关节腔。不管哪种感染方式,化脓病变和脓液直接破坏了关节囊的血管,可发生肱骨头坏死。破坏了邻近关节的肌支动脉,即可发生肌肉坏死。

2. **髋关节化脓性关节炎骨坏死**　髋关节是人体最大的持重关节。关节囊宽阔,活动度大,股骨头颈很长一段在关节囊内。血管进入关节内,沿着股骨颈骨面滑膜下走行,分布到股骨头内。

3. **胫骨近端干骺骨髓炎**(osteomyelitis of proximal metaphysis of tibia)**骨坏死**　在青少年时期常为局限性骨感染,并可侵犯骺板软骨,蔓延至骨骺,MRI表现为干骺端骺板下出现陷阱样非骨化沟,T_1加权像呈低信号强度,T_2加权像呈高信号强度,其中可见死骨。

【影像学表现】

化脓性骨髓炎骨坏死急性期,即在发病10天以内,未发生骨内破坏以前,从X线平片和脓腔造影所见,可以估计以后的发展变化。根据是:①哪里有骨膜下脓肿,哪里必将发生骨破坏。②哪里有骨膜剥离或破裂,哪里必将发生骨坏死。且无骨膜新生骨。X线平片表现广泛性软组织肿超越上下两关节,脓腔造影显示骨膜下脓肿包绕大部分骨干,必将发生严重骨破坏,并会形成大块骨坏死。当大部骨干形成死骨时,死骨周围如有骨包壳连接,手术取出死骨后,骨包壳可以在将来改建成为新的骨干。

慢性骨髓炎骨坏死后,纤维组织、水肿、炎性病变、肉芽组织和脓液T_1加权像均为低信号强度。骨质增生硬化在T_1和T_2加权像上均呈低信号强度。炎性病变的水肿、脓液在T_2加权像上呈高信号强度。Gd-DTPA增强后,肉芽组织强化呈高信号强度,坏死和脓液不强化,呈低信号强度。X线表现:①骨质破坏可显示出两种不同的病理改变,脓液对骨的溶解破坏,边缘模糊,为活动病变。肉芽组织对死骨的吸收,呈虫蚀样破坏为修复改变。这两种不同的病理改变和其相应的X线征在MR成像上显示更容易鉴别;②X线平片对骨质增生硬化也可显示出不同的病理改变,均匀无骨小梁结构的骨硬化,表明骨硬化中必有活动病灶。相反,有骨小梁结构的骨硬化则表明炎症已被吸收,新生骨在改建之中。此外,X线平片还可显示硬化中的破坏区和死骨,周围骨膜反应,骨包壳,软组织肿和窦道。

髋关节化脓性关节炎骨坏死:髋关节化脓感染

后 48h 即可化脓产生脓液，关节囊极易被破坏，发生病理性脱位。进入亚急性期，X 线表现股骨头骨性关节面破坏变模糊，关节间隙变窄，或发生病理性脱位，随后髋臼顶及股骨头骨质破坏，并发生病理性骨折。股骨远端和胫骨近端骨髓炎，在急性或亚急性期，T_1 加权像骨髓腔呈斑片状不均匀低信号，反映骨髓内有脓液和炎性浸润。股骨髁和胫骨平台骨性关节面变薄，呈断续不连的低信号线，证明关节软骨坏死脱落。T_2 加权像骨髓和髌上囊呈不均匀高信号。Gd-DTPA 增强后，骨髓腔内出现多数强化环，中心为低信号灶，表明中心为脓液或死骨，外围为肉芽组织修复带。

二、结核

【基本病理与临床】

结核病的基本病变包括渗出、变质和增殖三种基本病理改变。渗出性病变（exudative lesion）为结核分枝杆菌侵入机体产生渗出反应，表明为结核活动期，可逐渐吸收，变为纤维组织，但更易于发生干酪样坏死。变质性病变（degenerative lesion）主要是病变组织坏死，常见为干酪样坏死（caseous necrosis）和干酪样钙化（caseous calcification），干酪样物中常见或多或少的结核分枝杆菌。增殖性病变（proliferative lesion）主要是上皮样细胞的增殖并形成小结节，称为结核结节或结核性肉芽肿。结节中心有干酪样坏死，外围有大量上皮样细胞和少量朗格汉斯细胞（Langerhans cell），最外层有淋巴细胞浸润和成纤维细胞包围。增殖性病变是结核病走向愈合的趋势，但也可发展成为干酪样坏死。

关节结核分骨型和滑膜型，前者在出现骨骺与干骺端骨破坏的基础上，伴有关节周围软组织肿胀、关节骨质破坏及关节间隙不对称狭窄等即可诊断；后者可表现为关节肿胀和关节囊积液，同时伴有关节边缘骨质破坏，关节软骨破坏，关节间隙变窄，骨端骨质疏松，周围肌肉明显萎缩。注意与以下疾病相鉴别：化脓性关节炎，常表现为红、肿、痛、热较明显，起病较急，病程进展快，关节软骨可较早破坏，关节间隙变窄常呈匀称性，其骨破坏常发生在承重面，并伴有增生、硬化，最终结局多形成骨性强直；类风湿关节炎，骨破坏亦从关节边缘开始，骨质疏松明显，常对称性侵及多个关节，关节间隙变窄较早，最后侵及骨性关节面。

1. 肩关节结核（tuberculosis of shoulder） 肩部血运好，病变容易吸收。肩关节结核容易侵犯关节周围肌腱，肩盂浅，容易发生病理性关节脱位。即使关节发生粘连，肩胛骨仍能代偿一部分活动功能，不致造成残疾。活动期：肩关节周围软组织肿胀，层次消失，骨质疏松。肱骨上段包括肱骨大小结节和肱二头肌腱周围骨膜反应。肱骨头下移，甚至发生脱位、半脱位。病情严重者，关节穿刺可抽出脓液，肱骨头关节边缘和肩盂均侵蚀性骨破坏。修复期：肩部软组织肿胀消退。骨质疏松，但骨小梁清晰。关节间隙狭窄，但关节面硬化。骨质破坏，但骨质增生明显。晚期：肩周围肌肉萎缩，关节挛缩。骨结构紊乱，骨小梁清楚。关节面硬化。骨质破坏，边缘骨增生明显。显示病变已大部吸收或已治愈。

2. 髋关节结核（tuberculosis of hip） 最多见于儿童，发病缓慢，症状轻微，跛行。常因摔伤、扭伤突然恶化。亦有发病急、症状重，类似化脓感染。活动期：关节囊膨隆，软组织层次模糊，髋部骨质疏松，关节面模糊，骨破坏边界不清。可发生髋脱位。严重者可穿破髋臼底，在盆腔内形成结核脓肿。修复期：关节囊呈球形膨隆，边界清楚。髋部诸骨的骨结构清晰，破坏边缘骨质增生硬化。髋臼扩大，股骨头嵌入其中。关节内一般无脓液，股骨头或髋臼骨破坏区充满肉芽组织或干酪坏死物。晚期：多在发病后 5~10 年，髋关节软组织挛缩，骨密度增高，骨小梁粗大，结构紊乱，关节间隙极不规则或发生骨性愈合，大腿内收畸形，亦见有髋臼或股骨头囊状破坏，周围有骨质硬化环绕。

3. 膝关节结核（tuberculosis of knee joint） 以滑膜结核最常见，滑膜组织增生肥厚，关节积液。软组织改变：滑膜结核主要表现为软组织肿，髌上囊膨隆。可超过髌上缘 6~7cm。髌下脂肪垫受压缩小，同时出现网状结构。有骨质破坏的关节结核，关节内积脓，粘连或干酪坏死物以及肉芽组织增生，脂肪可消失。晚期，患肢肌肉萎缩，唯独膝关节粗大，但并非软组织肿胀，而是软组织瘢痕挛缩。骨质疏松：滑膜结核，骨质疏松轻微，只表现骨小梁变细，但结构清楚。当发生关节软骨与骨破坏时，即出现严重骨质疏松，骨小梁结构模糊。甚至发生斑片状骨小梁缺失区。修复期，骨结构逐渐变为清晰。晚期，骨小梁结构粗大、紊乱。同时表现关节面硬化，凹凸不平。骨质破坏：关节软骨坏死表现为骨性关节面模糊、中断、消失、破坏。活动期，股骨髁或胫骨平台、髌骨可发生囊状破坏，中心有死骨块，破坏边缘模糊。晚期，可出现股骨内外髁骨质缺损，胫骨平台塌陷，破坏周围骨质硬化。手术时，经常发现破坏区内充满纤维瘢痕和少量干酪坏死,亦有时可发现少量稠脓,十数年或数十年仍可急性发作。

【影像学表现】

X线表现:主要为关节或骨端松质骨破坏,骨质疏松,破坏周围不同程度骨质增生硬化。亚急性期,破坏周围骨增生不明显,中晚期可见骨质破坏周围增生硬化,并有死骨。骨端坏死在发生病理骨折后游离在关节内,坏死骨端相对密度增高(图19-6-1)。

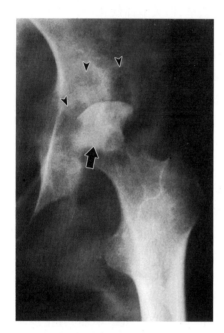

图19-6-1　感染性骨坏死

髋关节结核股骨头坏死X线平片显示左髋关节周围骨质疏松,髋臼上部及髋臼底骨质破坏(小黑箭头),关节间隙狭窄。股骨颈骨质破坏,病理性骨折,股骨头下部破坏缺损,股骨头变为残缺不全的死骨(黑箭),X线诊断为髋关节结核修复期。手术:关节腔内无液体,无脓液,关节囊肥厚肿胀。髋臼上部有2cm×1cm之骨质破坏,其中充满肉芽组织和死骨,股骨头残缺,股骨头窝及关节软骨坏死,骨质破坏,四周关节软骨消失,颈部病理骨折。髋臼内充满肉芽组织及滑膜组织,股骨头圆韧带已破坏消失。病理诊断为髋关节结核

CT表现:可明确显示早期脓肿的部位和蔓延范围。骨髓充满脓液,密度稍高。晚期,显示骨破坏、死骨、骨瘘、软组织窦道、异物、骨内或软组织气体等都很清楚。

MRI表现:由于骨髓炎引起渗出、水肿、充血,水分增多,T_1加权像呈低信号强度,T_2加权像和STIR序列为高信号强度。骨髓脓腔和骨膜下脓肿T_2加权像显示为高信号强度。骨膜呈低信号线样结构。采用STIR序列,在显示脓肿、炎性反应和肌间水肿更为明显。这对于外科治疗,可提供非常确切的病理解剖图像。Gd-DTPA强化后可显示脓肿周围的肉芽组织呈高信号强度,脓肿呈低信号强度。

核素扫描表现:对炎症非常敏感,脓肿周围放射性核素高摄取,放射性浓聚;脓肿为冷区,无放射性摄取。

（高　月　潘诗农）

第七节　液化性骨坏死

【基本病理与临床】

液化性骨坏死(colliquative osteonecrosis)病因不明。病理上,松质骨内有圆形或椭圆形破坏区,一般表现边缘光滑,周围有反应性新生骨环绕,内为均匀性蛋白液。吸收后变为空腔或仍有少量蛋白液残留(图19-7-1)。液化性骨坏死还见于脓毒败血症患者,骨髓内液化坏死形成圆形骨质破坏区,其中为蛋白液。亦曾见于糖尿病性足病,因足跗骨缺血性感染坏疽,在松质骨内发生液化性骨坏死。一般情况下液化性骨坏死都在1~2cm大小,或形成关节软骨下囊肿(图19-7-2、图19-7-3)。

【影像学表现】

股骨头坏死影像诊断已有诸多详细论述,但关于股骨头内液化坏死或骨坏死中的液化病变关注不多(图19-7-4)。根据一组200例统计,其发生率可达到33%,应引起注意。在X线平片中显示的特殊透明囊状病灶,MRI T_1WI常表现为低信号,FSE T_2WI或IR则呈特高信号,可能为股骨头液化坏死。液化被吸收后,即变为空腔或空洞,MRI各种序列均呈低信号的圆点(图19-7-5)。液化灶可单发、多发、或大或小,多数呈圆形有薄层低信号圈围绕。但是特别要注意:有的高信号圈中有低信号点或斑块(死骨)。大液化灶的边缘,如带有少量中高信号影像,可能是纤维肉芽组织(图19-7-6)。有低信号点或斑块者,也有高信号圈在病理切片上也为液化,中心是死骨(图19-7-7),也可诊断为液化性骨坏死。

MRI-T_2WI或MRI-FSE-T_2WI或MRI-IR股骨头内液化坏死灶、表现为高信号(图19-7-8~图19-7-9)。在病理切片上为"蛋白液"。虽然大块死骨可以有(坏死脂肪细胞)的脂肪信号,但是当坏死骨内有细胞碎渣时都呈低信号。还有纤维组织和新生骨各种序列也表现为低信号。如纤维组织中有些血管,则表现为中低信号。这些影像信号的组织学结构,MRI可以分辨出来。

【小结】

股骨头坏死的一般病理改变如上述,但要注意股骨头还有液化性骨坏死,其中的"蛋白液"由病理

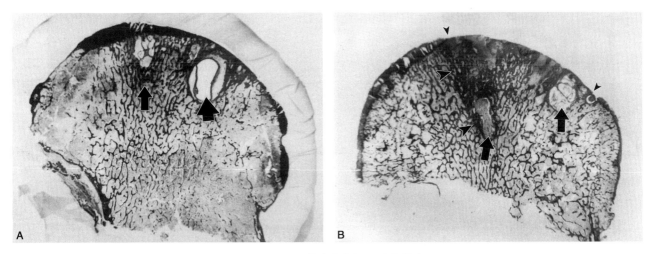

图 19-7-1 股骨头液化坏死形成囊肿

A. 左股骨头大切片显示股骨头顶上方有两个囊状破坏区(粗黑箭),其中充满液体及真空。囊肿周围有粗大骨小梁为增生的新生骨(黑箭);B. 另一标本切片显示头顶关节软骨完全坏死脱落(小黑箭头)仍可见两个小囊肿(大黑箭)其周围有增生的新生骨(大黑箭头)

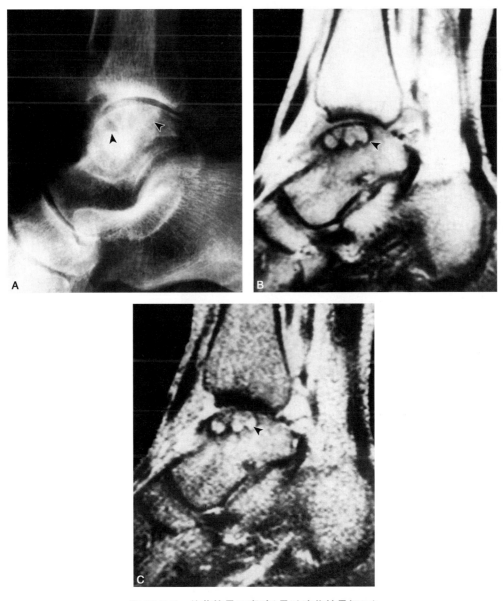

图 19-7-2 关节软骨下囊肿(骨髓液化性骨坏死)

A. X 线平片显示右踝关节距骨体关节软骨下有多个囊状破坏(小黑箭头);B、C. MRI T_2 加权像该破坏区呈高信号强度(小黑箭头)(梯度回波像呈高信号强度)(小黑箭头)

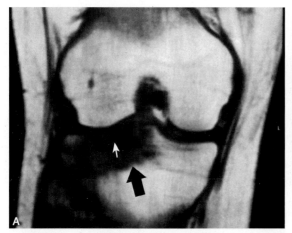

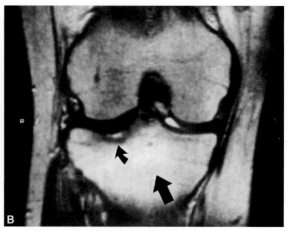

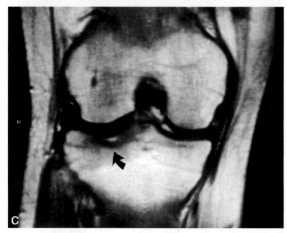

图19-7-3　右胫骨外髁关节软骨下骨坏死

A. 冠状位 T₁WI（TR 500,TE 30）显示右胫骨外髁大片低信号强度（黑箭），隐约可见外髁关节软骨下有半月状中低信号灶（小白箭）；B. 冠状位 T₂WI（TR 2 000,TE 120）胫骨外髁大片低信号区变为高信号强度（黑箭）为骨髓水肿。外髁关节软骨有半月状高信号区，外围呈低信号环（弯黑箭），此低信号环为新生骨，半月状高信号灶为液性信号；C. 冠状位 T₂WI（TR 2 000,TE 60）与 B 图所见相似。诊断：右胫骨外髁关节软骨下骨坏死

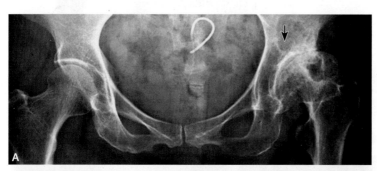

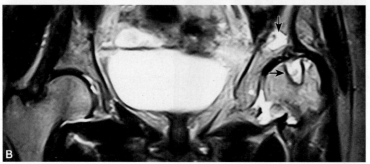

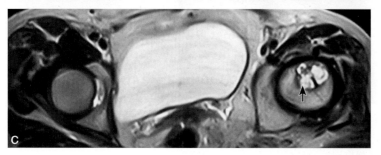

图19-7-4　股骨头液化坏死

女,53 岁。A. 左侧髋臼倾斜度大发育不良，髋臼体有一囊状破坏（黑箭）同时左股骨头也有一个囊状破坏；B、C. MRI 冠状及横断面 T2WI 序列上述囊状破坏均呈高信号，囊的周围均有低信号环。囊内有中高信号为残留影像（考虑为肉芽纤维组织）

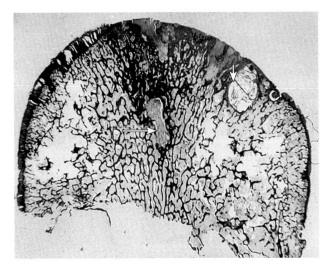

图 19-7-5 股骨头病理液化坏死

股骨头病理大切片显示：股骨头有两个液化坏死病变。股骨头右上关节软骨下一个大囊（短白箭），周围有一个薄层骨壳，囊内有三个薄层间隔，囊内液体已经吸收，但有少量残留物为纤维组织。另一个囊内股骨头的中心，囊内有"蛋白液"（长白箭），周围广泛的新生骨，与图 19-7-4 有相似之处（注："蛋白液"由病理学家朱昌仁命名）

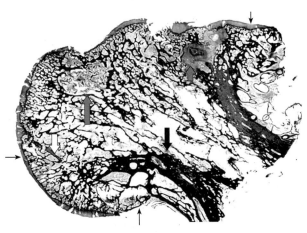

图 19-7-6 呈蘑菇状变形，股骨头内有两个液化坏死灶

股骨头外上侧有液化坏死囊，囊周有薄层骨壳，中心充满蛋白液（短灰箭），液内尚有残留物。周围有增生的骨小梁。股骨头顶关节软骨下还有一个囊，周围有骨壳围绕，囊内有蛋白液和残留物（长灰箭）。原股骨颈骨皮质（粗黑箭）下方有滑膜骨化包围股骨头（细黑箭），其中尚可见有残留的关节软骨（白箭），形成了股骨头蘑菇状变形

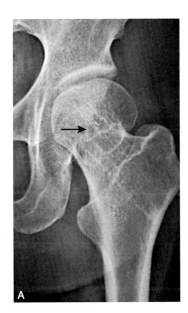
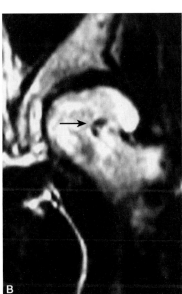
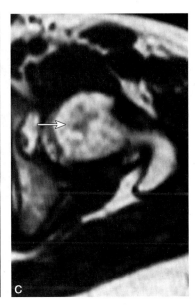

图 19-7-7 股骨头液化坏死后，液体被吸收

A. 女，42 岁，外伤后股骨颈骨折。手术穿钉内固定拔钉后，股骨头颈有几个低密度灶；B. MRI-FSE-T2WI 注意：股骨头颈交接部有光滑的特低无信号囊，考虑为液化性骨坏死吸收后遗留的小空腔。头颈部有多发点片状中低信号；C. MRI 轴面显示：头中心低信号"腔"

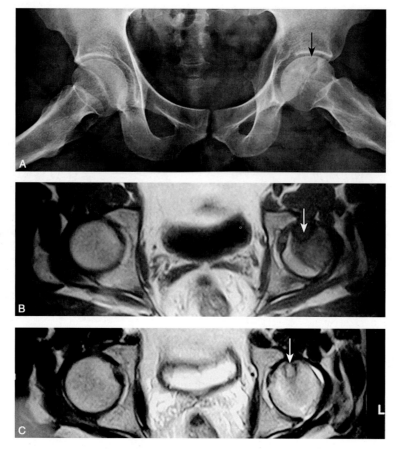

图 19-7-8 股骨头液化坏死
A. 男,20 岁。左股骨头左上部有一小囊(黑箭)其中有小死骨,周围有薄层骨环;B. MRI-T$_1$WI 显示呈低信号(白箭),小囊的周围有中低信号;C. MRI-FSE-T$_2$WI 小囊呈高信号

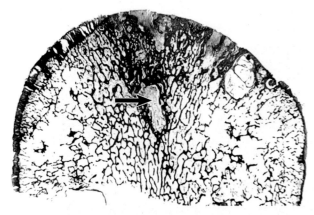

图 19-7-9 股骨头液化坏死-伴有广泛骨增生
手术切除标本(HE 染色)显示:股骨头中心有一囊状破坏,内有蛋白液(粗黑箭),其上面股骨头有广泛骨质增生。图左边亦有三个小囊,液体已吸收变为空洞。关节软骨坏死

学家朱昌仁教授命名。随诊观察可通过 X 线平片、CT 或 MRI 对死骨吸收、新骨形成等修复过程进行比较。

(高 月 潘诗农)

第八节 股骨头骨骺骨软骨病

股骨头骨骺骨软骨病又称 Perthes 病(Perthes

disease)、幼年变形性骨软骨炎、股骨头骨骺炎或扁平髋(coxaplana),是股骨头股骨骺的特发性骨坏死或特发性股骨头缺血性坏死,由 Arthur Legg、Jacques Calve 和 Georg Perthes 在 1910 年描述,也被称为 coxa plana,Legg-Perthes,Legg Calve 或 Perthes 病。

【基本病理与临床】

本病病因有很多研究报道,至今未定,有外伤、代谢障碍、内分泌体质异常、髋关节内压升高、激素过量应用史(28%)、生长障碍(15%)、外伤 25%、家族史 10%、遗传因素、骨龄延迟、机械应力等都可导致股骨头骨骺骨软骨病的发生。

股骨头骨骺骨软骨病的发展过程通常分为四个阶段:第一阶段,血液供应中断导致股骨头骨骺特别是软骨下皮质骨的坏死。随后,这导致骨化核的生长停止。坏死骨软化。第二阶段,坏死的骨被重新吸收。第三阶段,成骨细胞增生,股骨骺重新建立。第四阶段,新的股骨头可能会增大或变平。并在生长过程重塑。如保守治疗有效,可在 2～4 年内愈合。

其病理基础为骨坏死伴结构紊乱,股骨头扁平、塌陷,期间再生及修复同时发生。早期阶段:软组织

肿胀,关节间隙保持正常,但可因软骨下骨质的压缩而发生表面皱缩和裂缝,并出现继发性斑块状坏死,骨化延迟,软骨下出现透亮带;碎裂阶段:广泛性挛缩,骨骺碎裂,股骨头扁平、增大、增宽;再生阶段:股骨头重塑;晚期阶段:髋内翻,大转子异位,骨骺畸形,股骨颈缩短、增宽;早期阶段骨骺骨软骨结构可恢复,部分病例可完全恢复正常而无后遗症。永久后遗症包括扁平髋,股骨颈缩短,增宽,髋关节骨关节病,关节游离体等。骨骺缺血坏死同时,经骺软骨板分布到干骺端的骨骺动脉分支血供也发生中断,因而干骺端也常见缺血坏死改变。

发生于儿童股骨头骨骺区骨化中心的骨坏死,高发年龄为 4～8 岁,男孩明显多于女孩(4:1～5:1)。大多数单侧发病,在 10% 至 20% 的病例是双侧的,当累及双侧时,通常是不对称的并且处在不同阶段。如果对称,需考虑是否多个骨骺发育不良。高加索人和亚洲人更常患病。与经济收入及生活环境也有一定的关系。

Herring 侧柱分型是目前常用的分级方式,也适用于出现症状后 6 个月内的早期碎裂阶段。将股骨头分为外侧柱(15%～30%)、中间柱(50%)和内侧柱(20%～35%),根据外侧柱受累的程度进行分型,A 型:外侧柱未受累,且无密度改变;B 型:外侧柱受累,其压缩塌陷程度小于正常外侧柱高度的 50%;B/C 型:外侧柱狭窄,2～3mm,塌陷<股骨头正常高度的 50%;外侧柱仅剩小部分骨片,塌陷≤股骨头正常高度 50%;与中间柱相比,塌陷至股骨头正常高度

的 50%;C 型:外侧柱受累,其压缩塌陷深度大于正常外侧柱高度的 50%。

【影像学表现】

2003 年詹伟彦等回顾 30 年收治的 75 例单侧股骨头骨骺骨软骨病,对骨盆 X 线表现的病理征象的发生率进行了分析。发现"髋骨外旋"畸形发生率为 70%。髋骨发育不良 54%,髂骨和耻坐骨发育异常。并发现髋臼异常 15%。Y 形软骨化骨密度不均,同侧股骨干细小 4%。认为股骨头骨骺骨软骨病并非单一股骨头的病理改变,可能是儿童生长期骨骺发育异常疾病的系列表现。重庆医科大学儿童医院报道 57 例患儿,骨龄延迟 86%,并指出股骨头骨骺骨软骨病有家族史的儿童占 10%～20%。但无明显的遗传规律。临床表现髋疼 90%,跛行 45%,年龄集中在 4～8 岁。

骨骺的动态变化:研究股骨头骨骺骨软骨病的随诊动态,对判断预后有重要意义。据一项 22 例 Perthes 病随诊观察报道:随诊时间半年 3 例,随诊 1 年 12 例,2 年和接近 2 年 7 例。随诊次数 2 次 5 例。随诊观察 3 次 7 例,随诊 4 次 9 例,随诊 5 次只有 1 例。观察骨骺和干骺的变化是多变的(图 19-8-1)。

X 线表现:X 线平片是股骨头骨骺骨软骨病重要检查方法,常见表现如下:

1. **骨骺碎裂** 是最常见的征象,几乎占 60%。少者骨骺一分为二,出现两个化骨中心,多者股骨头可见 9～15 个骨化点(图 19-8-2)。根据骨骺骨化的组织学结构,只有正常的软骨组织才能成骨。骨骺

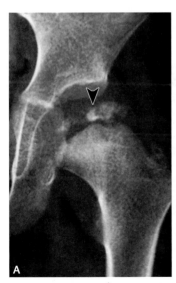
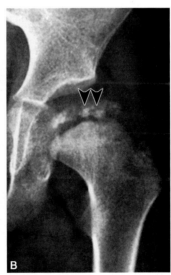
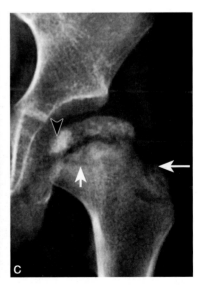

图 19-8-1 股骨头骨骺骨软骨病的易变性

男,5 岁。走路跛行。A.骨骺碎裂,中心密度较高(黑箭头);B.骨骺中心出现两个致密骨化(双箭);C.1 年后骨骺内侧又出现较大致密骨化(黑箭头)。经中医治疗 3 个疗程,1 年后,股骨头骨骺恢复接近正常形态,成为扁平髋。骨骺内侧高密度死骨(可能还要经过再吸收),骺线已接近正常,但干骺部仍有密度不均(白箭头)。注意:大粗隆骨骺密度不均(短白箭)

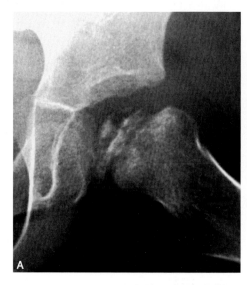
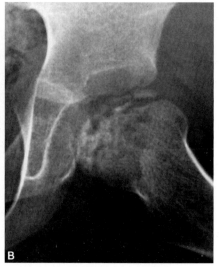

图19-8-2　股骨头骨骺骨软骨病——骨骺分裂多，骺早闭（Ⅱ型）
A. 男，8岁。蛙位：股骨头内有多个化骨中心骨骺"碎裂"，干骺端凹凸不平硬化，骺线不规则，有点状骺早闭；B. 1年后股骨头又出现多个骨化核，骨骺中心早闭。干骺端多个囊变和小死骨

碎裂间不能成骨的裂隙、必有软骨细胞萎缩、成熟障碍或软骨坏死。

初期，股骨头骨骺基本正常，3个月后随诊骨骺致密扁平。随诊1年后，骨骺周围出现吸收带，显示出中心为大死骨（图19-8-3）。初诊片显示在完整的股骨头骨骺中，出现囊变，内有死骨。随后股骨头颈部出现致密骨化，经过随诊1~2年或囊变逐渐缩小，死骨吸收后，骨骺恢复接近自愈。所有上述不同的变化只是表明：初诊片上所显示的骨骺变化不能分型，随后它有各种不同的发展，即股骨头骨骺坏死，吸收后，新骨形成，再坏死的组织病理性发展变化。

2. **骨骺早闭**（early fusion of epiphysis）　骨碎裂越多，越易发生骨骺早闭。初期表现为骺板厚薄不均，或断续不连，经随诊骺板变薄或部分点状骺早闭，或中心性骨骺早闭，或骺板一半早闭。

3. **干骺端坏死**　干骺病变发生率较高。有下列不同的表现：①干骺端多处凹陷，新生骨环绕，破坏区逐渐缩小，终被新骨充填。最终结果使股骨颈变粗变短。②干骺端V形凹陷是生长板软坏死后不能成骨导致的凹陷，可由小逐渐变大，而后又有新骨充填。③干骺端出现多发点状骨化，经随诊点状骨化逐渐吸收，被新生骨融合。④干骺端多发囊状破坏小死骨随后囊变缩小消失。⑤股骨干骺端变粗

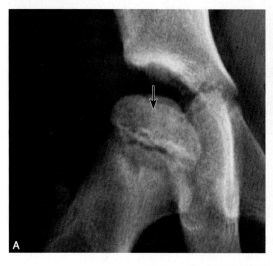
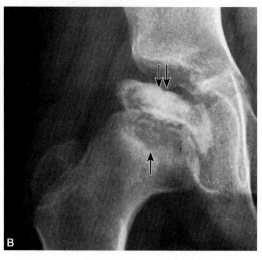

图19-8-3　股骨头骨骺骨软骨病的易变性（Ⅱ型）
A. 男孩，8岁，右股骨头骨骺接近正常（黑箭），随诊1年后，骨骺头变扁，中心变为大块死骨（双箭）；B. 死骨周围有明显的吸收带，同时干骺端破坏比之前明显扩大

和/或变短占多数。

Catterall 等以平片为基础,将该病分为四型:

Ⅰ型:股骨头骺区前部受损,无干骺端反应、死骨或软骨下骨折线。

Ⅱ型:骺区前部受累范围更大,约占骺区的50%,有死骨,干骺端前外侧有反应,软骨下骨折,骨折线位于前部,尚未达股骨头顶端。

Ⅲ型:整个骺区致密,有广泛干骺端反应,并股骨颈增粗,软骨下骨折线达后部。

Ⅳ型:整个股骨头受累,呈蘑菇状变平,塌陷,干骺端反应扩展,但有后期重塑(remodeling)。

MRI 表现:MRI 对股骨头骨骺骨软骨病的诊断,比平片和核素显像更敏感。可清楚显示骨头骨骺的再血管化、纤维肉芽组织、灶性液化坏死(图 19-8-4~图 19-8-11)。MRI-FSE-T$_2$WI 或 IR 上述组织改变均为高信号或中高信号,纤维组织如有血管,则呈中高或中低信号。病灶内的蛋白液呈特高信号,蛋白液吸收后,则 MRI 各种序列均无信号或呈特低信号。MRI 能敏感显示 X 线片阴性的病例,对进展期病例能观察病变区软骨、关节间隙、关节积液及髋臼的改变。儿童正常股骨头表现为双侧对称半圆形 T$_1$WI 高信号的骺区化骨核及中等信号的骺软骨。

本病早期表现为脂肪信号的骺区化骨核边缘不光滑,表面呈局限性斑点或线状 T$_1$WI 低信号,软骨正常,股骨头外形正常,此时 X 线片可完全阴性。病变进展,化骨核正常 T$_1$WI 高信号部分或完全消失,核变小,并向外移位,此时股骨头变扁,骺软骨及骺板软骨厚薄不均。梯度回波序列可更好地观察软骨改变。晚期表现骺板不均匀变窄或提早消失。股骨颈粗短,大转子相对增大并上移。骨骺信号可逐渐正常,但可较对侧扁平。骺软骨不同程度增厚,厚薄不均,最终可完全正常或表现为扁平髋及骨关节炎样改变。

骨核素扫描可早于 X 线平片 3 个月显示 Perthes 病改变,有利于早期诊断和治疗,具有很高的诊断价值。

超声检查可在疾病早期、X 线表现为阴性时发现积液,可发现因滑膜渗出引起的关节囊扩张及滑膜增厚。

CT 可表现早期骨折、细微的骨小梁改变及硬化改变。

MRI 随诊显示其修复变化信号复杂,解释不易,不如 X 线平片或 CT 直观,有待进一步研究。另外,由于 MRI 检查时间较长,MRI 机的噪声也导致幼儿

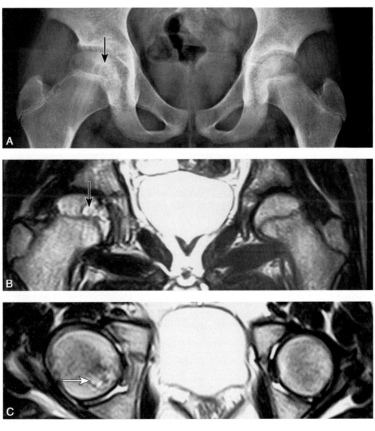

图 19-8-4 股骨头骨骺骨软骨病股骨头囊状坏死(Ⅰ型)
男,15 岁。A. 平片显示右股骨头骨骺囊状破坏,其中有小死骨;B、C.MRI-FSE-T$_2$WI 显示囊状破坏呈高信号(肉芽),囊肿内有低信号(小死骨)

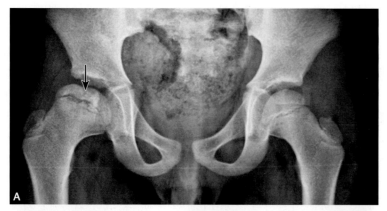

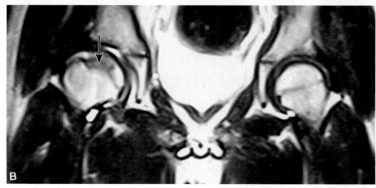

图 19-8-5　股骨头骨骺骨软骨病单纯股骨头坏死（Ⅰ型）
A.男孩,8 岁,有时行走跛行,右股骨头骨骺变扁,中心有致密死骨(黑箭)。股骨颈干骺端比对侧较宽;B.右股骨头骨骺中呈低信号(黑箭)

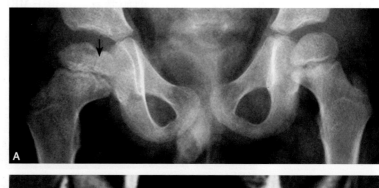

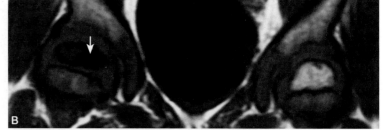

图 19-8-6　股骨头骨骺坏死（Ⅱ型）
男孩,7 岁,走路时有些疼痛。A.右股骨头骨骺内侧一半密度较高(小黑箭);B. MRI-T₁WI 骨骺内侧一半呈低信号(小白箭),干骺端囊变;C. GRE 显示右股骨头骨骺高信号(肉芽)中有低信号点,有两个骨坏死灶(小白箭)

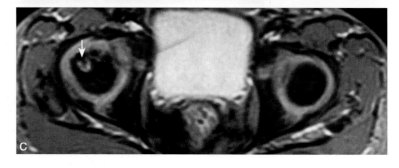

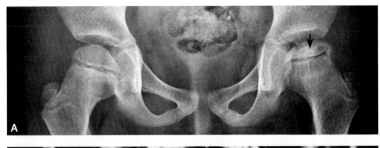

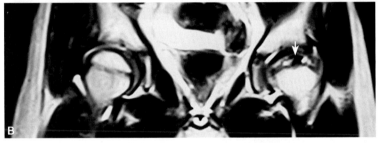

图 19-8-7　股骨头骨骺骨软骨病单纯骨骺坏死（Ⅰ型）

A. 男孩,8 岁。走路多时左髋有些疼痛,左股骨头骨骺扁平致密,中心有小死骨（黑箭）;B. MRI-FSE-T$_2$WI 显示:左股骨头骺软骨表面呈低信号。骨骺中心有一死骨呈特低信号（白箭）,死骨周围有两个呈特高信号（液化）,其周围有条索样中低信号（考虑为纤维组织）

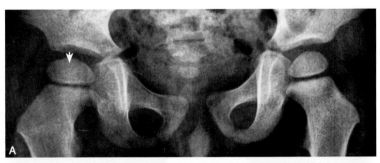

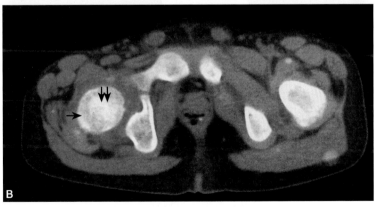

图 19-8-8　股骨头骨骺骨软骨病单纯骨骺坏死（Ⅰ型）

A. 男孩,2 岁,右髋走路跛行,右股骨头骨骺稍扁,但骨骺中心有一小骨骺,颇似骨中骨（白箭）;B. CT 检查显示:股骨头骨骺中心确有一个致密死骨（双黑箭）,周围密度较低（单黑箭）

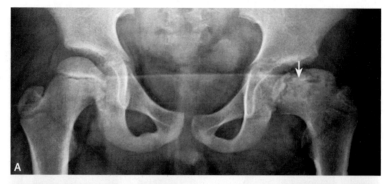

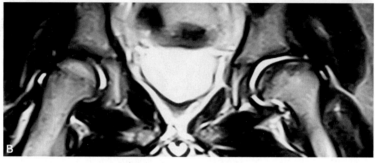

图 19-8-9　股骨头骨骺骨软骨病骨骺干骺坏死(Ⅱ型)
A. 男孩,6 岁,走路跛行,左股骨头骨骺变扁碎裂,其中有死骨(白箭)。股骨颈干骺端粗短;B. MRI-FSE-T$_2$WI 显示:两侧关节积液,左侧较多。股骨头有不均匀信号,干骺端只见有数个点状高信号

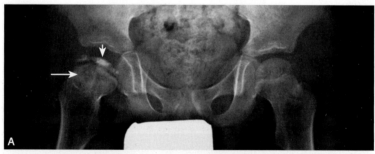

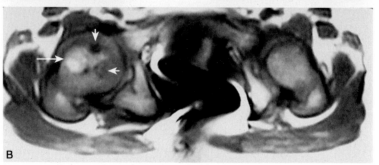

图 19-8-10　股骨头骨骺骨软骨病骨骺干骺坏死(Ⅱ型)
A. 男孩,6 岁,骨骺变扁,中心有致密死骨(短白箭),干骺端有一囊变较大(长白箭);B. MRI-T$_1$WI 显示股骨头骨骺有两个低信号死骨(短白箭)。注意干骺端有高信号囊肿(液化)(长白箭)

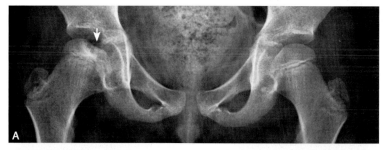

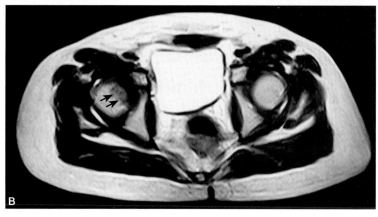

图 19-8-11　股骨头骨骺骨软骨病骨骺坏死（Ⅰ型）
A. 男,8 岁,右髋疼痛,右髋关节有低密度影,考虑真空征(白箭)。股骨头骨骺中心有一破坏区,
周围有硬化带;B. MRI-FSE-T$_2$WI 轴位显示:股骨头骨骺中心四个点状低信号(黑箭),外围有中高
信号(考虑周围有纤维组织)

和部分儿童不能坚持完成检查,也是一个应用限制。

【鉴别诊断】

本病鉴别诊断包括:①髋关节一过性滑膜炎,表现为髋关节滑膜增厚及髋关节积液,临床表现相似,但关节积液大多在 2 周内消退,而股骨头骨骺缺血坏死关节积液一般持续 4 周以上;②髋关节结核,好发于儿童,常继发于肺结核,临床症状重,范围较广泛,骨质破坏明显,关节周围可见冷脓肿形成;③类风湿关节炎,多表现为双侧发病,关节间隙狭窄、消失,关节强直,承重区关节面下囊状骨破坏,股骨头内无死骨,股骨头变形及关节积液少见。

【小结】

普通 X 线检查时发现骨骺密度增高,并出现骨骺变扁、节裂或囊变,关节间隙增宽;MRI 检查显示骨骺骨化中心长 T$_1$ 长 T$_2$ 信号改变,即可诊断为股骨头骨骺缺血坏死。

（殷国良　潘诗农）

第九节　骺软骨疾患

【基本病理与临床】

正常骺软骨内有多数软骨管（cartilage canal),内有毛细动脉在中心,外围有小静脉网包绕。毛细动脉旁间叶细胞分化成软骨细胞,是软骨生长的来源。骺软骨内血管来自关节囊动脉。有供应软骨组织以营养和软骨以血管为中心生长的双重功能（图 19-9-1~图 19-9-5)。

先天性骺软骨发育障碍如骨骺发育不良,扭曲性侏儒等,与软骨内血管旁细胞分化、生长缺欠有关,可导致骺软骨发育萎缩,成骨障碍,骨端缩小、缺损变形,而半肢畸形则与之相反,表现为骺软骨增生肥大,并发生异常软骨钙化。后天性软骨萎缩、变性、坏死,见于多种疾患:①外伤性骺软骨骨折,软骨内血管中断。②血源性感染包括化脓菌,结核分枝杆菌,梅毒螺旋体可随血运进入软骨管内。③关节感染破坏关节囊血管。这些因素均可使软骨内血管中断。软骨内一旦失去血运,必然发生软骨变性、坏死,骺软骨生长停滞,后遗骨端缺损。年龄越小,坏死范围越大,后遗骨软骨畸形亦越严重。④地方性骨病如大骨节病,氟中毒、氟铝中毒等为非血管性软骨变性、坏死,特别是大骨节病常发生骺软骨坏死,干骺早闭、骨端膨大变形。骺板软骨坏死后发生继发改变,如坏死区成骨障碍、周围存活的软骨细胞增生,坏死物吸收、机化和骨化。而后遗骨端缺损畸形。儿童先天性无痛症骺软骨内可产生不规则骨化,或发生关节脱位（图 19-9-6)。

骨骺发育不良是一组临床少见的骨发育障碍性疾病,对称多发性骨骺受累为本病的主要特征,属体

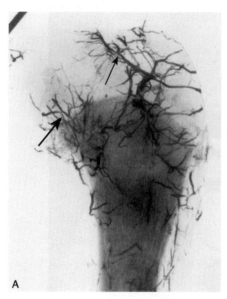
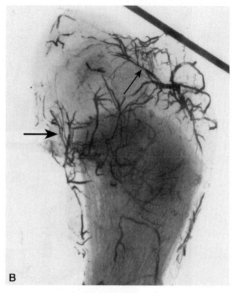

图 19-9-1 股骨头骺软骨内血管

A、B. 新生儿股骨头大粗隆骺软骨血管显影,头上支(骺外侧)动脉(小黑箭)和头下支(骺内侧)动脉(大黑箭),头上支和头下支两组动脉均见多数小动脉进入骺软骨内

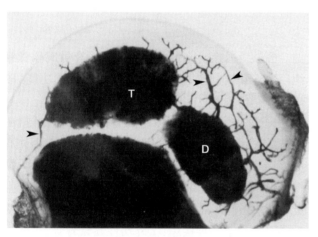

图 19-9-2 肱骨头骺软骨内血管

男,3岁。肱骨头有两个骨骺,肱骨头骨骺(T)和大结节骨骺(D),两个骨骺周围的骺软骨内,均见有多数血管(小黑箭头)

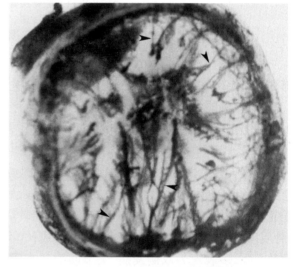

图 19-9-3 股骨头骺软骨内血管

新生儿股骨头骺软骨微血管摄影,轴位透明标本,骺软骨周围,有多数血管呈向心性进入骺软骨内,有27支之多(小黑箭头),每条血管互不吻合

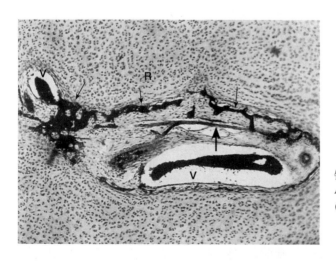

图 19-9-4 骺软骨内小动脉和静脉

镜下所见软骨内血管有一小动脉(大黑箭)在中心,外围有小静脉网(小黑箭)罩,并见有大静脉(V)引流。血管周围为骺软骨组织(R)

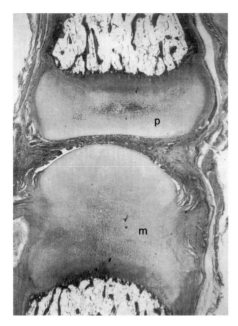

图 19-9-5　新生儿掌指骨骺软骨
新生儿掌指关节大切片,图上方为指骨近节
骺软骨(P),下为掌骨头骺软骨(m),因骺软
骨体积较小无血管分布

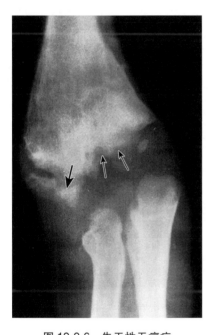

图 19-9-6　先天性无痛症
X 线平片显示尺桡骨向尺侧脱位,肱骨远端外髁有
不规则团块状骨化(粗黑箭),肱骨髁上骨质增生硬
化,而且滑车部骨化极不规则凹陷(细黑箭)为骺软
骨坏死。滑车部有两个骨化核

质性骨病,主要为四肢骨骺的发育异常,突出的临床
表现为短肢型侏儒和骨关节畸形,病变主要位于 2
次骨化中心,骨骺生长延迟、发育不良,形态碎裂或
呈斑点状、密度可增高。关节畸形常见,以持重关节
为著,髋关节为本病必然受累部位。程度不同的骨
关节畸形,以髋、膝、踝等关节显著。骨性关节病出
现较早,骨骺变扁、碎裂导致髋内翻、踝外翻、肘外

翻、腕外翻等改变常见,关节软骨较早发生退变,关
节周围软组织肿胀。脊柱骨骨骺的软骨发育多受累
不明显,可有轻度异常。

【影像学表现】

X 线表现:不能直接显示软骨内的病变,只能从
软骨内病变造成的后遗畸形推测其原始软骨内病变
发生在何部位、何范围。

MRI 表现:骺软骨在 T_2WI 序列上可表现出三种
不同的信号强度。①表层软骨:MRI 呈薄层高信号
带,病理上为关节软骨母细胞带;②中层骺软骨:即
关节软骨与骨化中心之间的软骨,呈中等低信号带,
病理上为骺软骨母细胞带;③深层软骨:即骨化中心
周边,MRI 显示一薄层高信号带,组织切片证实为骨
化中心周围的肥大软骨细胞带。MRI 不仅能直接显
示骺软骨的轮廓及骺软骨管的血管,还能显示软骨
内病变的部位和范围,并可预测将要发生何种畸形。
坏死的软骨组织 T_1WI 和 T_2WI、梯度回波像均表现
低信号强度。而正常软骨组织在梯度回波像上呈高
信号强度,对比鲜明。

(殷国良　潘诗农)

第十节　骺板软骨坏死

【基本病理与临床】

儿童时期,骺板软骨疾患是一大组病,称为干骺
端病变。

正常骺板的软骨细胞呈柱状排列。分为生发
层、增殖层、成熟层、肥大层(包括成熟软骨细胞、退
变和先期钙化带)和钙化层(包括初级和二次骨小梁
层)。Trueta 计算在骨生长活跃期,骺板软骨柱 24h
即可增殖 10~16 个细胞。骺板是骨发育的活跃部
位,因此骺板又称为生长板(图 19-10-1~图 19-10-
3)。骺板软骨在 T_2WI 序列中,生发层与增殖层呈高
信号,两者不能区分;先期钙化带呈纤细的低信号
线;初级骨小梁带在 MRI 上呈高信号带;因为初级
骨小梁实际是肥大软骨细胞基质的钙化管,而每个
钙化管中(即初级骨小梁之间)都有一条毛细血管
袢,血管密集,平行纵向排列,故在 T_2WI 序列中呈高
信号;二次骨小梁区有红骨髓和脂肪细胞呈中等略
低信号强度;在 T_1WI 及 T_2WI 序列中,生发层、增殖
层及初级骨小梁带均呈中等信号,先期钙化带呈低
信号线。

骺板软骨病变有多种因素:①先天性骨软骨发
育障碍如软骨发育不全、黏多糖代谢障碍为软骨细

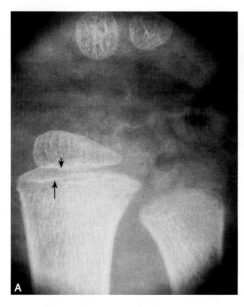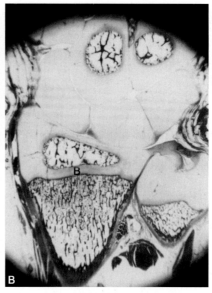

图 19-10-1　骺板软骨

男，2 岁半。A. 右腕 X 线平片显示桡骨远端骺线，上方致密线为骨骺终板（短黑箭），下方为先期钙化带（长黑箭），两线之间称为骺板；B. 该标本之组织大切片显示骨骺与干骺之间为骺板软骨（B）

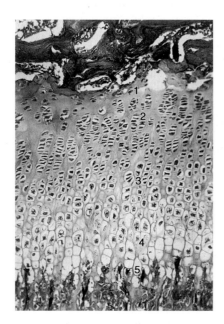

图 19-10-2　骺板软骨

骺板分为生发层（1）、增殖层（2）、成熟层（3）、肥大层（4）和先期钙化带（5）

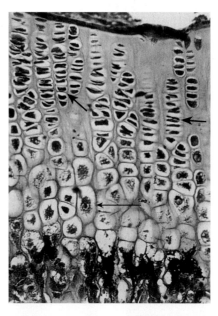

图 19-10-3　骺板软骨

本图显示软骨柱中的增殖层软骨细胞扁平互相挤压，为增生分裂较快（粗黑箭）。图下部为肥大细胞软骨基质较少（细黑箭）

胞萎缩，成熟障碍，骨生长缓慢，四肢骨粗短（图 19-10-4）；②后天性因素最常见于骨骺骨折损伤骺板；骨化脓感染、骨结核破坏骺板；维生素 A 中毒骺板软基质不能钙化，形成大量类骨质，出现干骺端毛刷状征。骨折、骨化脓感染或大量应用激素等还可导致一时性成骨障碍，在干骺端遗留生长障碍线。幼儿大骨节病骺板软骨可发生局灶性或广泛性骺板软骨带状坏死（图 19-10-5~图 19-10-6），可累及全身骺板软骨，发生变性坏死，随后干骺早闭、骨端膨大变形。骺板软骨坏死后发生继发改变，如坏死区成骨障碍、

周围存活的软骨细胞增生，坏死物吸收、机化和骨化。放射性损伤可招致骺板软骨细胞增殖性死亡。还有其他多种因素均可造成一时性或永久性骺板成骨障碍（图 19-10-7）。

黏多糖病为一种以黏多糖代谢障碍为特点的遗传性疾患，由于黏多糖降解所必需的溶酶体酶活化发生突变而引起的酶缺乏所致，黏多糖病分为 8 个亚型，最常见的是 I 型和 IV 型。该病为黏多糖广泛沉积于各种结缔组织内，并导致其病理改变。骨骼

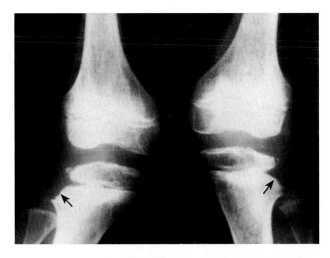

图 19-10-4 黏多糖病
X 线平片显示双膝外翻双侧胫骨外侧干骺端骨缺损（黑箭）为骺板软骨膜环的软骨内成骨障碍

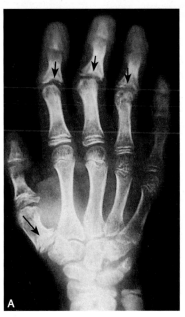

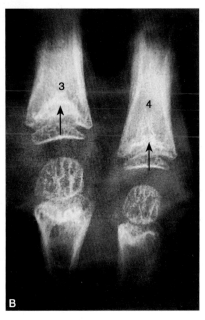

图 19-10-5 大骨节病骺板软骨坏死
A. 男，13 岁。生于大骨节病流行区。自幼指间关节疼痛、畸形。A. X 线平片显示右手食、中、环指中节指骨近端干骺凹陷硬化（短黑箭头）、拇指第一掌骨近端骨骺早闭（长黑箭），均为软骨坏死；B. 右手中指（3）和环指（4）中节指骨近侧干骺端深凹陷硬化（长黑箭）为骺板软骨坏死

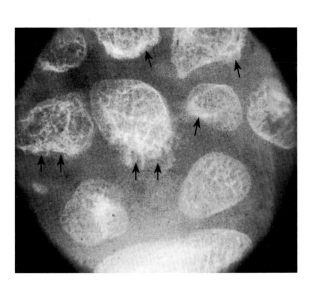

图 19-10-6 大骨节病腕骨软骨坏死
男，7 岁。左腕小多角骨及头骨、钩骨以及 2、3 掌骨基底均有凹陷加硬化（小黑箭），为骺软骨坏死，凹陷为坏死区成骨障碍，硬化为反应性继发骨增生

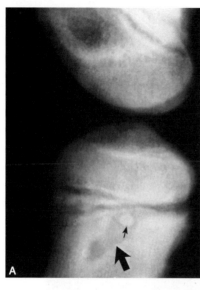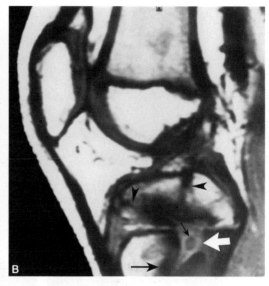

图 19-10-7 骺板感染成骨障碍

A. 男,8 岁。6 个月前右膝外伤后疼痛,但仍能坚持行走,X 线平片显示胫骨近侧干骺端自骺板下有舌状骨质破坏区(大黑箭),周围有新生骨环绕。破坏中心有一小死骨块(小黑箭);
B. MRI 右膝矢状位 T₁加权像(TR 500,TE 20)显示胫骨近侧骨骺有多个隐性骨折线(黑箭头),骨骺中心骨髓呈大片低信号区,干骺端骺板下有舌状中低信号区(白箭),中心有一小死骨(小黑箭),外周有低信号环绕(黑箭)为外伤后干骺端感染骺板软骨坏死成骨障碍

系统表现为骨生长缓慢,成熟障碍,形态异常(详见本书第三十一章第一节)。

【影像学表现】

骺板软骨的病理改变有两种:一是骺板软骨细胞萎缩、成熟障碍;二是骺板软骨细胞变性、坏死。两者的后果都是成骨障碍,在干骺端形成凹陷。然而骺板软骨细胞萎缩只是在干骺端形成凹陷,其周围不产生反应性骨增生。而骺板软骨细胞坏死,则必然刺激周围血管增生,形成肉芽组织,将坏死物吸收、移除,并有反应性新骨增生。

X 线表现: 干骺端凹陷无硬化为骺板软骨萎缩,成熟障碍。干骺端凹陷加硬化为骺板软骨坏死。凹陷有大有小,有深有浅,凹陷的部位和范围完全代表骺板软骨萎缩变性坏死的范围。如黏多糖病,可表现骨生长缓慢,成熟障碍及形态异常。胸腰椎出现后突,髋臼变浅及髋外翻,四肢骨粗短、髓腔膨胀、皮质变薄,上肢骨更粗短于下肢骨,掌、指骨增粗。颅骨呈舟状,蝶鞍可出现浅大改变。

MRI 表现: 骺板软骨萎缩区形成的凹陷在 T₁和 T₂WI 均表现与骺板骨等信号强度。而骺板软骨坏死区形成的凹陷在 T₁加权像上呈中低信号强度,周围有低信号环包绕。T₂加权像上呈中高或高信号强度,亦有低信号环包绕。同时,在相应的骨骺内也出现相似的异常信号改变。

预后: 一般干骺端凹陷只代表骺板软骨增殖层以下的病变,是可逆的,半年或一年内即消失。骺板全层坏死则发生骺早闭为不可逆性,亦有长期遗留干骺端陷阱样深凹陷而不能骨化。先天性因素所致骺板软骨成骨障碍为不可逆性。

(吕晓虹 潘诗农)

第十一节 关节软骨坏死

【基本病理与临床】

关节透明软骨覆盖于滑液关节的表面,使其浸浴于滑液内而非常光滑,滑液覆盖于关节软骨表面,使关节在运动时几乎无任何摩擦,关节软骨及其他关节结构的弹性可缓解冲击力,使整个关节具有一定的灵活性。软骨有不少的并有明显各向异性的纤维。关节软骨分为表层、中层和深层,表层软骨原纤维排列紧密与表面平行,中层成楔形或弓形,深层呈垂直状,骨细胞存在于原纤维间质中,其排列与纤维走行一致,软骨无直接血液供应,其营养来自于软骨下的骨组织血液、滑膜附着处关节软骨边缘血管及滑液,滑液为主要营养来源,成人软骨生长为无丝分裂,故软骨损伤后不能再生,关节软骨在 MRI T₁WI 呈低信号强度,梯度回波像呈高信号强度。软骨下有一薄层钙化带和骨板壳融合,构成 X 线所见的骨性关节面。发育期的关节软骨较厚(图 19-11-1)。关节软骨坏死的原发病理改变为软骨萎缩、变性、坏死。继发病理改

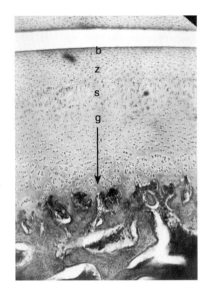

图 19-11-1　发育期关节软骨
发育期,关节软骨较厚。上图分为关节软骨表层（b）、中层（z）和深层（s）,其下（g 和长箭）为骺软骨即骨骺尚未完全骨化的骺软骨

变为软骨坏死的吸收、移除、钙化和骨化。随着年龄的增加,关节软骨坏死的发病率增加。

1. **剥脱性骨软骨炎（osteochondritis dissecans）**为关节软骨下骨质的局限性缺血坏死,可见于全身任何关节,最常累及股骨髁、距骨滑车和肱骨远端。病因不明,可能与重复性损伤、局灶性缺血及骨化障碍有关。患者多为儿童、青少年及青年。创伤为主要原因,坏死骨片可连同局部关节软骨一起分离、脱落,形成关节内游离体。X 线平片显示剥脱部分的边缘有高密度硬化缘,MRI 表现剥脱部分的信号可不均匀,有小灶性低信号区,病灶边缘在 T_1WI 序列为低信号,如剥脱部分与周围骨的边界在 T_2WI 序列为线状高信号影,则可能是肉芽组织或积液,如是肉芽组织,则注射钆造影剂后可见信号增强,贯穿软骨全层到关节间隙的线状高信号影或该线状高信号影长度大于 5mm 且伴有软骨内分叉,则提示可能是剥脱软骨脱落,MRI 造影有助于定性,剥脱部分下大的囊性改变也提示脱落。影像上需与关节结核相鉴别,后者估值破坏所致骨缺损区常位于关节边缘部,常同时伴有关节间隙变窄及关节囊肿胀,不难鉴别。

2. **其他部位骨软骨炎**　常见如耻骨联合骨软骨炎可见骨边缘毛糙,骨质呈虫蚀样破坏,耻骨联合关节面的骨质密度增高、硬化;胫骨结节骨软骨炎表现胫骨结节前游离骨碎片,二次骨化中心密度不均匀增高,周围软组织肿胀。

【影像学表现】

X 线表现:不能直接显示关节软骨坏死的原发病理改变,然而却能从继发病理改变准确地认识关节软

骨坏死的部位,范围和病变发生的早晚。骨性关节面变薄、模糊是早期关节软骨坏死的间接征象。骨性关节面中断、消失是肉芽组织对关节软骨下骨板壳的吸收。关节面硬化、凹凸不平是晚期关节软骨坏死周围反应性新骨增生的修复征象(图 19-11-2)。

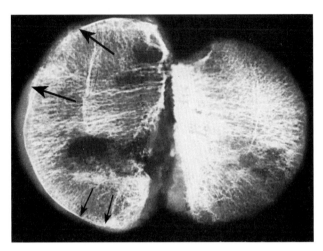

图 19-11-2　关节软骨坏死
股骨头标本 X 线检查显示:骨性关节面变薄、模糊（细黑箭）为早期软骨坏死,该处软骨变薄。图左上部关节软骨消失脱落,骨性关节面粗糙隆起,为陈旧性软骨坏死,继发钙化和骨化(大黑箭)

CT 表现:主要表现为软骨表面不光整,凹凸不

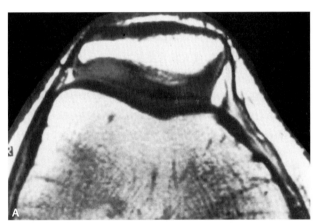

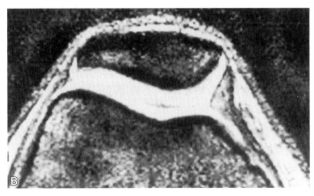

图 19-11-3　成人关节软骨
A. T_1 加权像显示髌骨及股骨髁间软骨为低信号强度;B. 梯度回波像显示关节软骨呈特高信号强度

平,可见数目不等的形态不规则的钙化游离体,伴滑膜不同程度的充血、增厚、肿胀。

MRI 表现: 关节软骨 MRI T_1 加权像呈低信号强度,梯度回波像呈高信号强度(图 19-11-3)。MRI 能直接显示关节软骨坏死的部位和程度。分为三级:Ⅰ级为关节软骨内局灶性 T_1 和 T_2 加权像低信号强度。Ⅱ级为关节软骨表面不光滑、变薄或溃疡形成。Ⅲ级为关节软骨缺损或骨面裸露,同时可见软骨下骨髓低信号强度或骨性关节面呈凹凸不平的低信号强度。

（吕晓虹　潘诗农）

参 考 文 献

［1］王亦璁,孟继懋,郭子恒.骨与关节损伤［M］.第 2 版.北京:人民卫生出版社,1991:34-40,252.

［2］李果珍.临床 CT 诊断学［M］.北京:中国科学技术出版社,1994:621-630,648-668.

［3］王云钊,李果珍.骨关节创伤 X 线诊断学［M］.北京:北京医科大学中国协和医科大学联合出版社,1994:112-114,469-484.

［4］张陆弟,汤致成.肱、股骨头颈部的分区方法及减压性骨坏死的病灶分布特点［J］.中华放射学杂志,1992,26(9):592.

［5］路淮英,栾德广,姜书平,等.股骨头缺血坏死的 X 线、CT 和 MRI 表现和诊断价值［J］.中国医学影像技术,2001,17(11):1113-1114.

［6］曹来宾,杜学厚.成人股骨头缺血坏死 X 线诊断:附 310 例 X 线分析［J］.中华放射学杂志,1991,25(6):342.

［7］阳正星.骨坏死问题解答［J］.中华放射学杂志,1991,25(3):191.

［8］蔡俊,杨松林.40 例电击伤骨改变的 X 线表现［J］.中华放射学杂志,1993,27(7):491.

［9］孙广义.骨冻伤平片 X 线分型与血管造影对照研究［J］.中华放射学杂志,1994,28(5):325.

［10］董岩青,李坤成,王云钊.Ⅰ型高雪病的影像诊断(附一例报告及文献复习)［J］.中华放射学杂志,1999,33(1):578.

［11］刘璋,胡丽彩,张亚琴.股骨头缺血性坏死的影像学诊断与临床分析［J］.实用放射学杂志,1998,14(1):38.

［12］王云钊.股骨头坏死诊断、类型、演变［J］.中国医学影像学杂志,1993,1(1):6-10.

［13］严学君,刘兆玉,吴振华,等.成人股骨头缺血坏死 MRI 与病理对照［J］.中华放射学杂志,1995,29(5):327.

［14］王成纲,朱亮,任鹏.股骨头缺血坏死 DSA 研究［J］.实用放射学杂志,1999,15(2):66-68.

［15］魏龙晓,刘玉敏,黄铨儒.糖尿病性足病 X 线诊断(附 4 例报告)［J］.实用放射学杂志,1998,14(10):611.

［16］张伟,杨铎,徐万峰,等.激素致股骨头缺血性坏死的临床

X 线分析(附 54 例分析)［J］.医学影像学杂志,1996,6(2):91.

［17］贾卫斗,郑铁钢,杨博贵,等.成人股骨头缺血性坏死骨髓内压变化规律及减压术的改进［J］.中国骨与关节损伤杂志,2005,20(8):515-517.

［18］梁碧玲,刘尚礼.股骨近端的静脉回流及在股骨头缺血坏死的表现［J］.介入医学杂志,1996,1(1):1416.

［19］张学哲,孙进.股骨头缺血坏死 CT 表现［J］.中华放射学杂志,1990,24(6):345.

［20］江浩.骨与关节 MRI［M］.上海:上海科技出版社,1999:219-220.

［21］曹来宾.实用骨关节影像诊断学［M］.济南:山东科学技术出版社,1998:253-256.

［22］李勇,沈钧康,陆之安,等.60 例儿童 Perthes 病临床 X 线分析［J］.苏州大学学报,2005,717-727.

［23］Pettersson H,Allison D,Resnick D,et al. The encyclopaedia of medical imaging［J］. The NICER Institute,1999,252-253.

［24］詹伟彦,巫伟东.中国矫形外科杂志儿童股骨头缺血性坏死的治疗［J］.2003,11:1265-1267.

［25］王晨光,肖湘生,刘光华,等.长骨生长板创伤性骨桥形成 MRI 病理学对照实验研究［J］.中华放射学杂志,1998,32(12):859.

［26］徐德永,曹来宾,徐爱德,等.干骺软骨发育异常 24 例分析［J］.青岛大学医学院学报,1991(1):18-21.

［27］王文中.跟骨神经性关节病 2 例［J］.中华放射学杂志,1991,25(6):377.

［28］赵艳珍,白降禅.先天性无痛症骨关节改变三例报告.中华放射学杂志,1991,25(3):187.

［29］韩冰,郝效刚,刘一星.大骨节病 30 例临床 X 线分析［J］.医学影像学杂志,1996(1):23-25.

［30］刘国明,荆霞,董杰.多发骨骺发育不良临床影像学分析［J］.放射学实践,2006,21(8):868-869.

［31］王云钊,徐均超,薛殿民.软骨内微循环与软骨生长［J］.中华医学杂志,1973,10:623-627.

［32］Beltran J,Marty Delfaut E,Bencardino J,et al. Chondrocalcinosis of the hyaline cartilage of the knee:MRI manifestations［J］. Skeletal Radiol,1998,27:369-374.

［33］Cruess RL. The musculoskeletal system embryology,biochemistry and physiology［M］. Newyork:Churchill Livingstone,1982.

［34］Brien EW,Mirra JM,Luck Jr JV. Benign and malignant cartilage tumors of bone and joint:their anatomic and theoretical basis with an emphasis on radiology,pathology and clinical biology. II. Juxtacortical cartilage tumors［J］. Skeletal radiology,1999,28(1):1-20.

［35］Wang YC,Hsu CC,Hsieh TM. Intrachondral microcirculation and cartilage growth (embryonic cartilage and bone development)［J］. Zhonghua yi xue za zhi,1973,10:623-

627.

［36］曹庆选,徐文坚,刘红光,李文华. 体质性骨病影像诊断图谱［M］. 北京:人民卫生出版社,2012.

［37］Wang Y,Yang Z,Gilula LA,et al. Kashin-Beck disease:radiographic appearance in the hands and wrists［J］. Radiology,1996,201(1):265-270.

［38］Cao J,Li S,Shi Z,et al. Articular cartilage metabolism in patients with Kashin-Beck disease:an endemic osteoarthropathy in China［J］. Osteoarthritis and cartilage,2008,16(6):680-688.

［39］Sasaki T,Ishibashi Y,Okamura Y,et al. MRI evaluation of growth plate closure rate and pattern in the normal knee joint［J］. Journal of Knee Surgery,2002,15(2):72-76.

［40］Reiser MF,Semmler W,Hricak H,et al. Magnetic resonance tomography［M］. Springer Science & Business Media,2007.

［41］Freestone,Kristin A. MRI of the Musculoskeletal System［J］. Radiology,2001,84(2):334-a-334.

［42］Madkour MM,Sharif H. Bone and Joint Imaging［M］. People's Military Medical Press,2007:90-132.

［43］Koo KH,Mont MA,Jones LC. Osteonecrosis［M］. Springer Berlin Heidelberg,2014.

第二十章　关节周围病及慢性骨关节病

第一节　退行性骨关节病

【基本病理与临床】

退行性骨关节病(degenerative osteoarthropathy)又称为退行性骨关节炎(osteoarthritis,OA),为滑膜关节的退行性病变为常见。病变主要位于软骨和骨,而滑膜相对较轻。典型表现为关节间隙狭窄,软骨下骨硬化,骨赘形成及骨内囊肿等。可分为原发性和继发性两类。原发性是无任何基础病变的关节退变,好发于承重关节或多动关节,如膝关节、髋关节,颈腰椎也是好发部位;而继发性者则发生于原有基础病变的关节,如创伤、感染、先天畸形或局部缺血等导致关节软骨发生损伤变性。

【影像学表现】

X线表现:典型表现为关节间隙变窄,以承重区明显。骨性关节面硬化、模糊、不规则,关节边缘增生形成唇样或鸟嘴样骨刺。晚期骨性关节面下可见单发或多发圆形、类圆形囊肿,边界清晰,常伴有硬化边。关节囊、肌腱和韧带附着处可见钙化,可有关节内游离体(图20-1-1、图20-1-2)。

CT表现:与X线平片类似,可更清楚显示骨性关节面及其下方骨质变化。

MRI表现:早期关节软骨破坏较轻,X线片上关节间隙可正常,MRI则能很好的观察关节软骨面的改变,以冠状和矢状位观察最佳,透明软骨在T_1WI上呈中等信号,PDWI为高信号,梯度回波观察软骨显示最清晰。正常软骨厚度均匀、光滑,当出现破坏时表现为表面不光滑,厚度不均匀,甚至局部缺损。关节软骨面破坏后,则出现关节间隙狭窄,MRI可在关节间隙变窄前早期对软骨病变进行评价。退变中后期,表现为关节间隙变窄,骨性关节面凹凸不平,关节面下骨髓可见水肿信号,关节边缘部骨质增生硬化或骨赘形成(图20-1-3)。如髋关节的骨赘常见于股骨头颈交界处及髋臼缘外侧,在T_1WI和T_2WI上均为低信号;软骨下囊肿表现为T_1WI低信号、T_2WI高信号,大小约2~20mm,周边可有低信号的硬化边,髋臼的软骨面下囊肿又称为Egger囊肿。

软骨退变MRI分级:0级正常;1级关节软骨内局灶性低信号,软骨表面尚光滑;2级软骨内低信号,伴有软骨表面不光整或变薄、溃疡形成;3级为软骨碎裂缺损,软骨下骨质暴露。近年来,借助MR T_2 MAP等功能成像手段可对形态改变前的软骨成

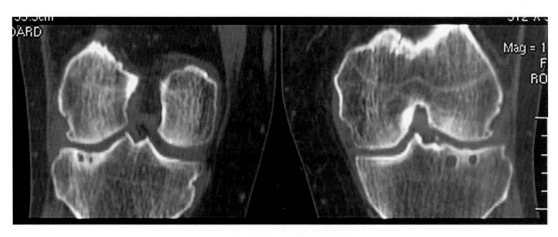

图20-1-1　膝关节退行性骨关节病
双膝关节退行性骨关节病,可见关节面下囊肿,边缘硬化

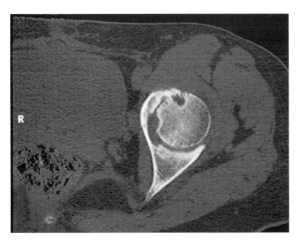

图 20-1-2 左侧髋关节退行性骨关节病
关节间隙狭窄,股骨头关节面下囊肿形成,边缘硬化

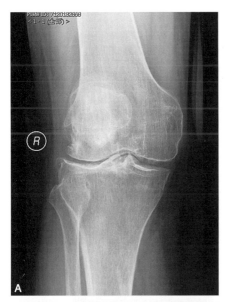

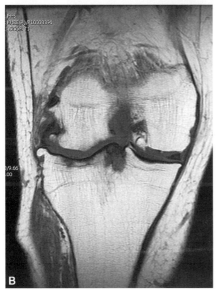

图 20-1-3 膝关节退行性骨关节病
图 A 为 X 线平片;图 B 为 MRI 的 T_1WI,可见骨赘形成,关节间隙变窄,以及软骨下骨质改变

分进行评估。

【小结】

退行性骨关节病主要以关节软骨和软骨下骨性关节面退行性病变为主要改变,早期主要是关节软骨变薄、缺损,以 MRI 显示清楚。随病变进展,出现关节间隙变窄,软骨下骨性关节面增生硬化、囊肿形成、关节边缘骨赘形成等改变,X 线平片和 CT 显示清楚。软骨下囊肿应与骨内腱鞘囊肿鉴别,后者发病年龄较轻,而且无退行性骨关节病的表现。

第二节 类风湿关节炎

【基本病理与临床】

类风湿关节炎(rheumatoid arthritis,RA)是多系统自身免疫病,以慢性、多发性、侵蚀性关节炎为主,并可累及全身各器官,故又称类风湿病(rheumatoid disease),幼年类风湿病称为斯蒂尔病(Still disease)。

近年来发现 HLA-DR_4 和 HLA-DR_1 抗原与本病发病有关。抗原抗体复合物在关节腔内与类风湿因子再结合,激活补体系统,引起巨噬细胞增生,将免疫复合物吞噬,释放水解酶,破坏滑膜、关节软骨、骨性关节面及周围组织,引起滑膜、血管翳及纤维结缔组织增生致纤维性关节强直及骨性关节强直。本病另一特殊性病变是类风湿结节,属肉芽组织,可发生于关节周围或皮下。类风湿结节组织学所见,结节中心为纤维蛋白样坏死,中间为栅栏状排列的噬细胞及成纤维细胞,最外层为肉芽组织包绕。

类风湿关节炎在美洲发生率约 1%~1.5%,55 岁以上发病率高达 4.5%,在我国有报道为 0.4%。本病常为对称性、多关节受累,易侵犯手、腕、足等四肢小关节,四肢大关节也可受累。躯干关节受累较少,通常只侵犯颈椎,多见于颅颈区和高位颈椎,常发生齿状突皮质侵蚀和环枢椎半脱位。

病程可达数年至数十年。早期全身不适,低热,手、腕与足小关节肿痛,梭形肿胀,关节僵硬,早晨起床前活动受限,称晨僵。急性发作期,白细胞增高,红细胞沉降率快,免疫球蛋白 IgG、IgA 及 IgM 均增高,类风湿因子 60%~80% 为阳性。少数患者有肝脾肿大,胸腔积液,肺间质纤维化,肺类风湿结节。幼年类风湿病可发生一过性心包炎。

【影像学表现】

X 线表现:早期关节周围软组织肿胀,骨质疏松,关节边缘骨质侵蚀,关节软骨下囊变。有人认为囊变是真正的类风湿结节,为类风湿关节炎的重要征象。晚期,关节间隙狭窄,骨性关节面侵蚀破坏,肌肉萎缩,关节可发生半脱位。亦可发生关节部分纤维性融合、强直或/和关节周围类风湿滑囊炎(图20-2-1、图20-2-2)。

　　CT 表现: CT 检查的优越性在于从横断层面显示关节周围软组织肿胀、关节囊肥厚、关节积液和软骨下囊状破坏等比 X 线平片清楚。对类风湿滑囊显示清楚。

　　MRI 表现: 可显示类风湿关节炎的大体病理改变。软组织水肿、关节囊肥厚,关节积液(图20-2-3),血管翳等,T_1WI 均呈低信号强度。而 T_2WI 则可显示关节周围水肿、关节积液呈高信号强度。Gd-DTPA 增强后,血管翳和肉芽组织明显强化则可与水肿、积液纤维组织呈低信号强度区分开来。因此 MRI 对类风湿关节炎显示最佳。对滑囊炎显示最好(图20-2-4、图20-2-5)。

　　【小结】

　　类风湿关节炎可累及全身关节,以手、足部小关节受累多见,主要表现为关节周围软组织梭形肿胀,骨质疏松,关节边缘骨质侵蚀,关节软骨下囊变。中晚期出现关节间隙变窄、关节半脱位及关节纤维性强直等改变。一般 X 线平片即能满足诊断、治疗和随诊观察的要求,对于关节囊肥厚、关节积液和类风湿滑膜炎,可进行 CT 和 MRI 检查。

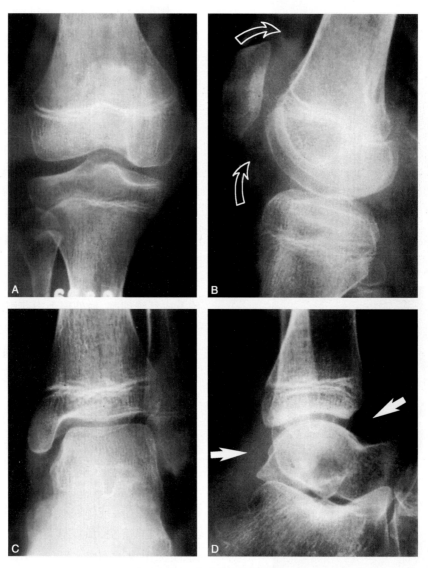

图 20-2-1　儿童类风湿关节炎
A. 右膝关节软组织肿胀,骨质疏松。B. 侧位片显示髌上囊膨隆(弯空箭),提示为关节积液。髌下脂肪垫混浊(弯空箭)亦为关节腔积液所致,脂肪垫受压。C、D. 左踝关节骨质疏松,踝关节前后关节囊膨隆(白箭)为关节积液所致

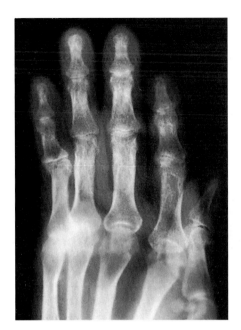

图 20-2-2 手类风湿关节炎
左手骨质疏松,各指间关节间隙变窄,示指及小指扭曲畸形

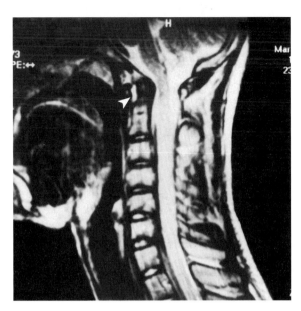

图 20-2-3 类风湿关节炎
矢状面 FSE T_2WI 示环枢关节积液,于齿状突和环椎前弓后缘之间的积液呈高信号(箭头)

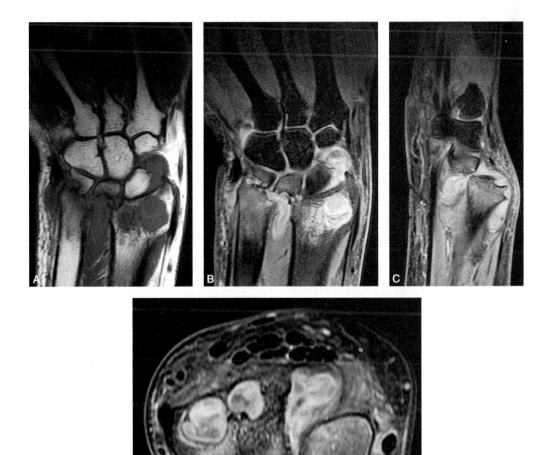

图 20-2-4 腕关节类风湿关节炎
A. 冠状位 MRI T_1WI 尺桡骨远端骨质侵蚀呈低信号,舟、月、三角骨缺损,关节间隙增宽呈低信号,尺桡远侧关节脱位;B~D.T_2WI 脂肪抑制序列冠状位、矢状位、横轴位示以上骨侵蚀均呈高信号;关节滑膜增生,关节积液

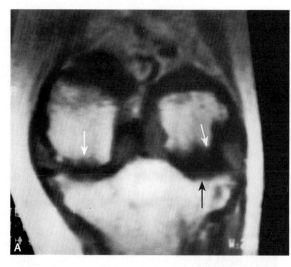
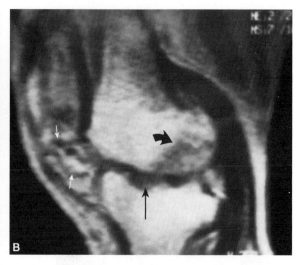

图 20-2-5　左膝关节类风湿关节炎

A. 女,28 岁,左膝冠状位,T₁WI(TR 500,TE 30)双股骨髁关节面破坏直达骨面,呈不规则低信号强度(白箭),胫骨平台关节亦凹凸不平(黑箭);B. 左膝矢状位 T₂WI(TR 2 000,TE 100)显示股骨髁关节面及胫骨平台关节面破坏,凹凸不平(黑箭)。股骨髁后部骨髓中有弥漫性中低信号强度,推测为骨髓组织增生反应(弯黑箭)并显示髌下脂肪垫有粗大网状低信号线状结构,为脂肪垫内间质或纤维细胞增生(小白箭)是滑膜炎的间接征象

第三节　强直性脊柱炎

【基本病理与临床】

强直性脊柱炎(ankylosing spondylitis,AS)是成人常见的一种血清阴性脊柱关节病,发生率约占人群的 0.20%～1.4%,30 岁以下男性多见,男女患病比为 4:1～10:1,有家族倾向。多青壮年起病,又称竹节状脊柱,病因不明。其特点是从骶髂关节开始逐渐向上蔓延至脊柱关节,造成骨性强直。本病90% 以上患者类风湿因子阴性,组织相容性抗原(HLA-B27)阳性率达 90% 左右。最初症状为间歇性下腰痛或低烧,红细胞沉降率快。此外尚可出现坐骨神经痛,腹部及肋间神经痛。颈部、枕部及臀部疼痛亦常见。大关节受累时可出现积液及疼痛。约80% 病例髋关节及肩关节被累及,周围小关节受累者占 5%。晚期出现脊柱和关节僵直,形成驼背及关节屈曲畸形。胸廓骨关节僵直可使呼吸运动受限,患者轻微损伤即容易引起骨折。AS 的骨外表现为肺间质性病变和肺曲霉菌病、虹膜炎、升主动脉炎。

本病和类风湿关节炎不同之处为:①AS 多有明显家族史,而类风湿关节炎不明显;②类风湿关节炎发病高峰为 30～50 岁,而 AS 好发年龄为 16～30 岁;③类风湿关节炎女性远多于男性,而 AS 男性多见;④类风湿关节炎多呈多关节炎,受侵关节呈对称性,大小关节皆可受累,而 AS 大关节受侵多于小关节;⑤类风湿关节炎很少侵犯骶髂关节,而 AS 则全部侵犯骶髂关节;⑥类风湿关节炎一般只影响颈椎,而 AS 则可影响全脊柱;⑦类风湿关节炎类风湿因子阳性,而 AS 多为阴性;⑧类风湿关节炎病理表现主要为炎性滑膜炎,AS 主要为肌腱韧带椎间盘纤维环附着处钙化或骨化。

【影像学表现】

X 线表现:本病通常自骶髂关节开始,向上逐渐延及脊柱。骶髂关节是最先发病的部位,可一侧先出现,亦可双侧同时发病。病变最先开始于骶髂关节下 1/3 具有滑膜的部位。初期,边缘模糊,继而出现关节虫蚀样破坏。当关节软骨和软骨下骨质破坏后,关节间隙显示增宽(图 20-3-1),之后破坏区边缘出现骨增生硬化,最后形成骨性强直。

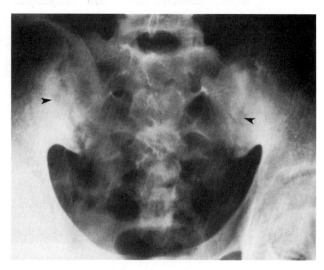

图 20-3-1　强直性骶髂关节炎

双侧骶髂关节虫蚀样破坏(小黑箭头)周围骨质硬化

病变累及脊柱,有呈上行性受累趋势,表现为普遍性骨质疏松;椎间小关节面模糊、硬化,小关节间隙模糊变窄。椎体前角表面骨质吸收,导致正常椎体前缘凹陷消失,椎体变成方形,呈所谓方椎(图20-3-2A)。晚期,椎间纤维环外层、椎间小关节囊、前纵韧带、后纵韧带、黄韧带、棘上韧带及棘间韧带可发生不同程度骨化,使椎体彼此间相连,正位像上脊柱呈竹节状(图20-3-2B),形成"竹节状"脊柱(竹节椎)。棘间、棘上韧带和两侧椎间小关节囊骨化、形成三条致密纵带,颇具特征,脊柱变直或呈驼背畸形(图20-3-3)。强直性脊柱炎椎间盘一般保持完整,但可变窄或不规则增宽或前窄后宽、伴上、下椎体终板广泛骨质破坏,形成安德逊病损,个别椎间盘可钙化。少数病变自颈椎或下胸椎开始,向下扩延,发展较慢,病程较长。约半数病例,病变按上述过程发展,但约40%病例各期之间相隔数年,耻骨联合的病变进展过程与骶髂关节相同。脊柱骨折是进展性强直性脊柱炎的并发症,它包括脊柱融合后外伤性骨折和应力性骨折。这需引起重视。强直性脊柱炎亦可累及髋、肩和膝关节等四肢关节,其影像表现为骨质稀疏、关节间隙变窄、骨质侵蚀、骨增生硬化、囊变、骨强直和关节半脱位、畸形等。

CT表现:早期骶髂关节间隙尚好,但关节面出现毛糙不整和关节面模糊;随后出现关节间隙不规则变宽,骨性关节面受侵蚀加重,呈现毛刷状或锯齿状,软骨下可见微小的囊变,破坏区周围弥漫

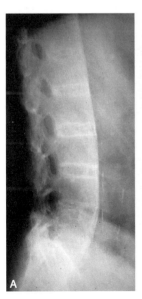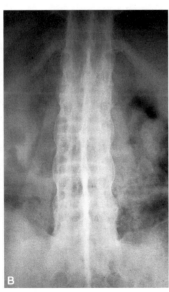

图20-3-2 强直性脊柱炎
A. X线前后位像,腰椎椎体两侧及棘突间骨桥形成,呈竹节状,椎小关节骨性融合;B. X线侧位像,腰椎椎体呈方形,椎体之间骨桥形成,椎小关节骨性融合

性骨质硬化;晚期出现骶髂关节骨性强直(图20-3-4)。

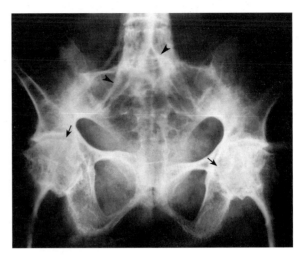

图20-3-3 强直性骶髂关节炎
骨盆口变为"三叶状",骶髂关节间隙消失,骨性融合,髂腰和骶髂韧带骨化(黑箭头),连接在一起。双股骨头增大,关节间隙变窄(小黑箭)

早期椎间小关节面、肋椎关节面毛糙不整、继而出现关节下骨质硬化(图20-3-5),晚期主要表现小关节肥大增生、关节囊及黄韧带肥厚骨化。多排螺旋CT重建能直观显示椎体形态改变(图20-3-6)。

MRI表现:虽然AS最早侵犯骶髂关节,但是AS在早期病变时,X线平片及CT不一定能显示骨质改变,而MRI是目前早期发现骶髂关节面骨质改变的最敏感的方法。AS的特征性改变包括在T_1WI上代表软骨的中等信号强度的正常薄带状结构消失,被不均匀的混杂信号区取代,Gd-DTPA增强扫描可见强化(图20-3-7)。对于骶髂关节MRI检查的方法,除用常规的T_1WI、T_2WI、T_1WI或T_2WI抑脂序列及增强扫描外,DWI序列对水肿更为敏感,特别是早期及轻度水肿时,更有意义,并可显示其他序列不能显示的关节腔积液。而增强扫描可显示滑膜血管翳的强化。所以,除应用常规序列外,DWI是不可缺少的检查序列,对病变的炎症活动提供更可靠信息。

MRI对脊柱AS患者的另一个作用是显示椎小关节、肋椎关节、肋横突间关节的情况及由于黄韧带受累所致的椎管狭窄。MRI也是评估AS的脊柱并发症的首选检查技术(图20-3-8),如骨折、椎体融合、假关节形成、马尾综合征。

髋关节炎是AS最多受累的关节(占37.8%),多为双侧发病。发病年龄小者较易累及,表现为髋关节间隙变窄,关节面侵蚀,关节面外缘骨赘形成。

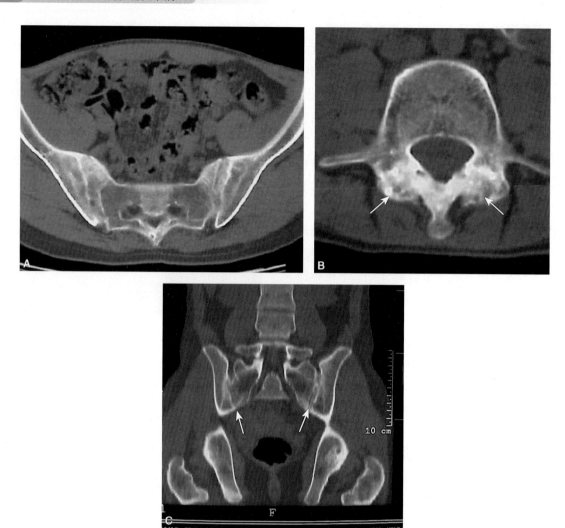

图 20-3-4 强直性脊柱炎

A、B、C 为同一患者。A. CT 横断面,双侧骶髂关节面破坏并骨性强直;B. CT 横断面,双侧关节突关节增生肥大及骨性连接(箭);C. MPR 冠状面螺旋 CT 重组,双骶髂关节骨性强直(箭)

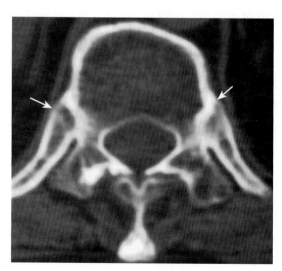

图 20-3-5 强直性脊柱炎
CT 横断面,肋椎关节间隙狭窄、强直(箭)

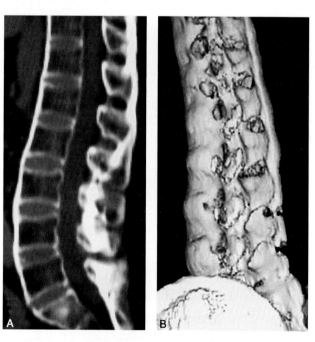

图 20-3-6 强直性脊柱炎
MPR 及螺旋 CT 三维重组显示椎体前缘正常的内凹陷消失,椎体呈方形,前纵韧带、棘间韧带骨化

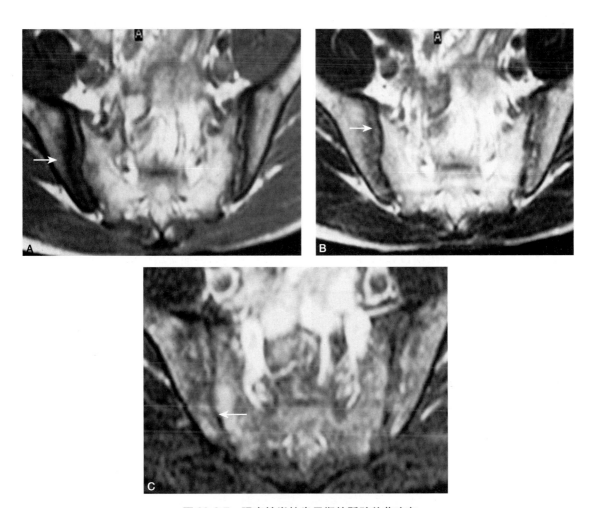

图 20-3-7　强直性脊柱炎早期的骶髂关节改变

A. 横断面 MRI T_1WI 双骶髂关节见长 T_1 低信号;B. 横断面 MRI T_2WI 显示双侧双骶髂关节见长 T_2 稍高信号;
C. 增强 MRI T_1WI 上述部位见小片状强化

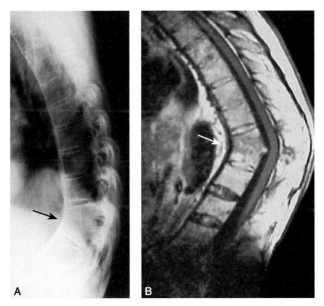

图 20-3-8　强直性脊柱炎

A、B 为同一患者,A. X 线侧位片,前纵韧带钙化,T_{11}、T_{12} 椎体融合、
变扁,向后成角(箭);B. MRI 矢状 T_1WI,T_{11}、T_{12} 椎体向后成角致椎
管狭窄

晚期骨纹理跨过关节,形成关节强直(图 20-3-9)。强直性髋关节炎不仅有骶髂关节侵蚀硬化,而且最常见的征象是髋关节间隙狭窄,关节积液几乎达 90% 以上。MRI-FSE-T$_2$WI 经常表现:髋臼底泪痕线骨髓水肿和关节积液呈高信号(图 20-3-10)。股骨头出现多发灶性坏死,绝大多数患者不发生股骨头塌陷。关节间隙明显狭窄者,MRI-T$_2$WI 呈低信号线。因关节疼痛,常引起髋臼部反应性骨增生。新形成的编织骨小梁之间,有密集的新生血管,MRI-FSE-T$_2$WI 呈高信号。髋臼盂唇骨化(长黑箭)呈低信号。髋关节间隙狭窄患者,周围还可发生肌肉萎缩(图 20-3-11)。儿童强直性髋关节炎患者,骨质疏松以迁移性多发片

状骨小梁丢失或减少为主,发生率为 76%。成年人发生迁移性骨疏松者更高。迁移性骨疏松平片表现为多发区域性骨小梁丢失。放射性核素扫描表现示踪剂浓聚,表明骨髓呈多血管性。MRI-T$_1$WI 表现呈低信号,MRI-FS-T$_2$WI 或 STIR 序列表现为充血性水肿(图 20-3-12~图 20-3-17)。儿童强直性髋关节炎还可导致大粗隆骺板先期钙化带下硬化。MRI-FSE-IR-T$_2$WI 显示右侧大粗隆骺板先期钙化带下呈低信号,与平片所见骨化一致。右侧髂骨及双股骨骨髓均呈高信号。左髋周围臀肌和闭孔外肌充血性水肿(图 20-3-18、图 20-3-19)。偶见强直性髋关节炎合并股直肌骨化性肌炎(图 20-3-20)。

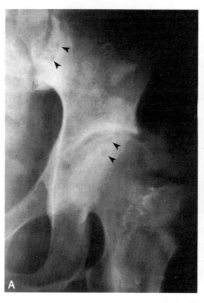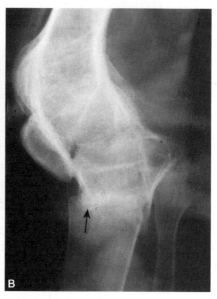

图 20-3-9 类风湿关节炎
A. 左髋关节间隙狭窄,股骨头软骨下及髂骨关节面有多个小囊变(小黑箭头),囊变周围有新生骨增生;B. 右膝关节侧位片显示胫骨平台后脱位,膝关节及髌骨与股骨、胫骨均已骨性融合,注意胫骨上端陈旧骨折(黑箭)

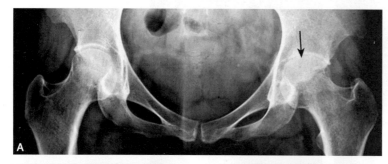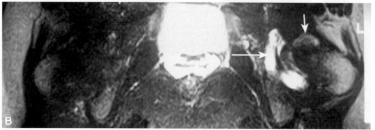

图 20-3-10 强直性髋关节炎(Ⅱ型)
女,29 岁。左髋疼痛,行走困难 1 年,HLA-B27 阳性。A. X 线平片显示左髋关节间隙明显狭窄(黑箭),左髋臼和股骨头颈均有区域性骨小梁丢失;B. MRI-FSE-T$_2$WI 显示髋关节后缘积液呈高信号(长白箭)。并见左股骨头前部呈高信号水肿(短白箭)。本例左髋臼底呈高信号,考虑为血管反应(充血性水肿),因可见低信号圆韧带相隔

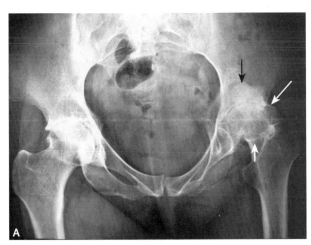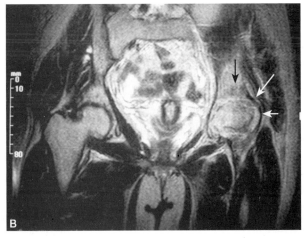

图 20-3-11　强直性髋关节炎（Ⅲ型）

女,28 岁。自幼下腰疼,近几年关节疼痛加重,行走困难。A. X 线平片显示双侧骶髂关节侵蚀硬化。左髋关节间隙明显狭窄,髋臼上有骨化团块（黑箭）。左股骨头多发小囊变,股骨颈基底有致密线是"垂线征"（短白箭）,左盂唇骨化（长白箭）,左股骨干较细。B. MRI-FSE-T$_2$WI 显示左股骨头多个低信号点,为股骨头多发灶性小死骨。关节间隙明显狭窄,形成低信号线。平片所见髋臼上骨化块（黑箭）MRI 呈中高信号（黑箭）,股骨头周围与关节囊（短白箭）之间呈高信号带,为关节囊滑膜肥厚。髋臼盂唇骨化（长白箭）呈低信号。左髋周围所有肌肉均较右侧萎缩

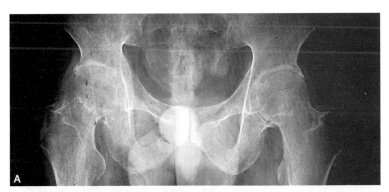
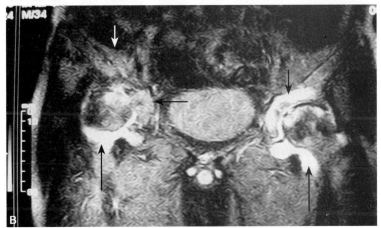

图 20-3-12　强直性髋关节炎——迁移性骨疏松

男,34 岁。自幼发病,双髋行走困难。A. X 线平片所见全骨盆骨质疏松,两侧骶髂关节融合。双髋有区域性骨小梁丢失;B. MRI-STIR 序列显示:右侧髋臼（白箭）及双髋臼底、股骨头均呈斑片状高信号（短黑箭）,两侧关节积液呈高信号（长黑箭）

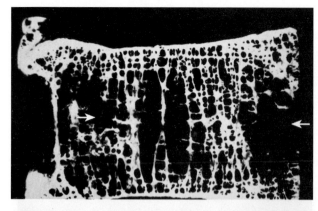

图 20-3-13 迁移性骨疏松

腰椎标本 1cm 薄骨片平片显示：有的区域骨结构保持原来结构，如椎体上面，但是多个区域表现区域性骨小梁丢失（白箭）。Jaffe 称之为迁移性骨疏松（migratory osteoporosis），Resnick 命名区域性迁移骨疏松（regional migratory osteoporosis）

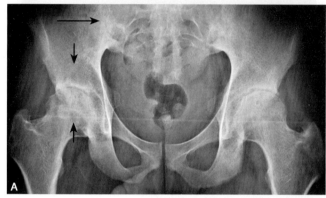

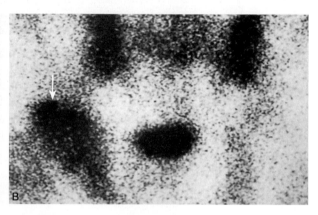

图 20-3-14 迁移性骨疏松

男，32 岁。下腰和髋关节疼痛。A. 右髋臼及股骨头灶性骨坏死，右侧股骨头颈部区域性骨质疏松，骨小梁减少（短黑箭），双侧骶髂关节骨性融合（长黑箭）；B. 核素扫描显示右侧髋关节放射示踪剂浓聚高摄取（白箭）

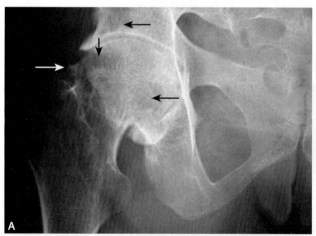

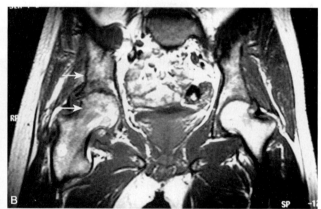

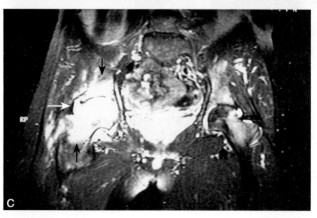

图 20-3-15 强直性髋关节炎 迁移性骨疏松

A. 右股骨头颈多发区域性骨小梁丢失（黑箭），为迁移性骨疏松。关节间隙稍窄，股骨头边缘有滑膜骨化突出（白箭）；B. MRI-SE-T$_1$WI 显示，双侧髋臼有斑片状低信号，右侧股骨头颈已有散在片状低信号（白箭）；C. MRI-FSE-T$_2$WI 显示，右侧髋臼和股骨头颈粗隆均呈显著高信号（黑箭）。左侧髋臼和股骨头颈亦有部分区域呈高信号，右侧关节囊（白箭）内有积液呈高信号

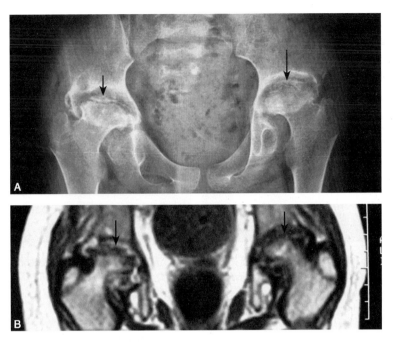

图 20-3-16 强直性髋关节炎

女,12 岁。自幼腰背疼痛,诊断类风湿关节炎,曾用大量激素治疗,HLA-B27 阳性,不能行走。A. 骨盆骨质疏松,双侧髋臼破坏关节间隙增宽,右股骨头骨骺致密变扁(短黑箭),左股骨头骨骺碎裂(长黑箭);B. MRI-FSE-T$_2$WI 显示双髋臼及股骨头颈均呈低信号,右髋关节腔内呈高信号(黑箭),左髋关节呈低信号(黑箭)

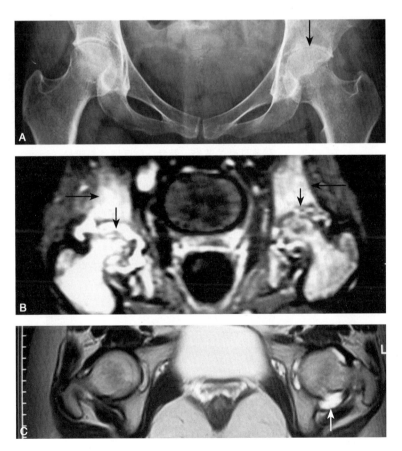

图 20-3-17 强直性髋关节炎(Ⅱ型)

女,29 岁。A. X 线平片示左髋关节狭窄(黑箭);B. MRI T$_2$WI 脂肪抑制序列上示双髋关节积液,双侧股骨、髋臼水肿呈高信号(黑箭),左侧股骨头变形,信号不均;C. MRI T$_2$WI 序列上示左髋关节积液(白箭)

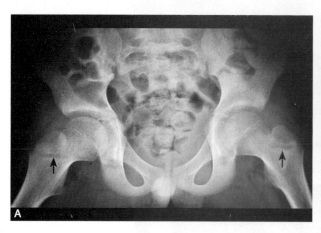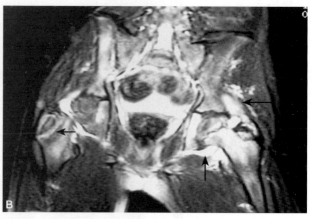

图 20-3-18 儿童强直性髋关节炎,骨髓广泛充血水肿,大粗隆骺板硬化

男,10 岁,双髋疼痛数月。A. X 线平片显示,右侧骶髂关节侵蚀硬化,双髋骨质疏松,关节正常。注意:大粗隆骺板先期钙化带下硬化;B. MRI T$_2$WI 脂肪抑制序列示右侧髂骨及双股骨骨髓均呈高信号,右侧大粗隆骺板先期钙化带下呈低信号,与平片所见骨化一致。左髋周围臀肌和闭孔外肌充血性水肿(黑箭)

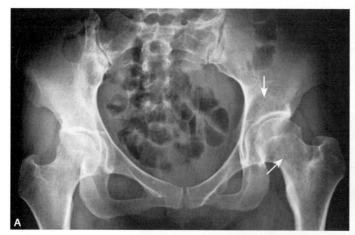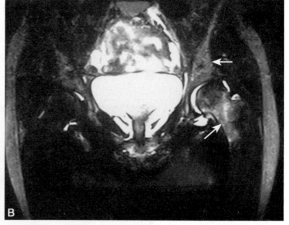

图 20-3-19 强直性髋关节炎 骨盆一侧区域性骨疏松

女,31 岁。左侧髋关节疼痛,仍可行走。A. X 线平片示右骶髂关节有侵蚀硬化。左侧骨盆比右侧普遍区域性骨疏松(白箭)。注意:左侧髋臼比右髋臼倾斜度较大。但关节对位尚好,髋臼窝间隙比右侧稍宽;B. MRI-IR-FSE-T$_2$WI 示左髋臼及股骨颈抑脂后呈高信号(白箭),表明左侧骨盆区域骨疏松使骨髓充血性水肿

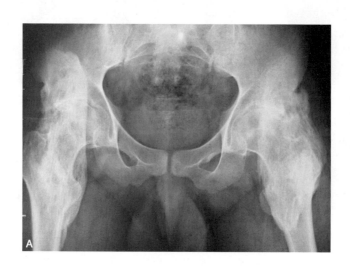

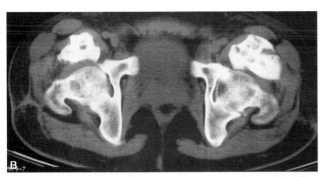
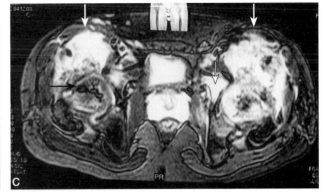

图 20-3-20　强直性髋关节炎伴有肌肉骨化

男,21 岁。自幼腰背疼痛,髋关节不能屈伸。A. 双大腿上段有结构骨化,甚至向上跨越髋关节之上。骨化密度不均;B. CT 扫描显示:两侧骨化在髋关节前方,为股直肌骨化,其中有多个低密度孔,左侧骨化孔中还见有小点状骨;C. MRI-FSE-T$_2$WI 显示不仅骨化团块呈高信号(白箭),连股骨头、两侧前髋臼以及周围肌肉都呈高信号,显示髋周围有广泛的充血性水肿。还注意右股骨头有三个低信号圈(黑箭),中心呈高信号,考虑股骨头内有几个小骨坏死灶

【小结】

强直性脊柱炎是成人常见的一种血清阴性脊柱关节病,以男性青壮年多见,病因不明。90% 以上类风湿因子阴性,HLA-B27 阳性率达 90%。特点是从骶髂关节开始逐渐向上蔓延至脊柱关节,造成骨性强直。病变最先开始于骶髂关节下 1/3 具有滑膜的部位,初期关节边缘模糊,继而出现关节软骨和骨性关节面虫蚀样破坏,关节间隙显示增宽,之后破坏区边缘出现骨增生硬化,最后形成骨性强直。病变累及脊柱,有呈上行性受累趋势,表现为弥漫性骨质疏松,椎间小关节面模糊、硬化,小关节间隙模糊变窄。椎体前角表面骨质吸收,导致正常椎体前缘凹陷消失,椎体变成方形,呈所谓方椎;晚期,椎间纤维环外层、椎间小关节囊、前纵韧带、后纵韧带、黄韧带、棘上韧带及棘间韧带可发生不同程度骨化,使椎体彼此间相连,正位像上脊柱呈竹节状改变,形成“竹节状”脊柱(竹节椎),表现具有特异性。

第四节　血友病性关节病

一、血友病性关节病

【基本病理与临床】

血友病是 X-连锁隐性遗传疾患,表现为男性缺乏Ⅷ因子(血友病 A)或Ⅸ因子(血友病 B,Christmas 病)引起的凝血机制异常。关节内反复出血,继发关节内含铁血黄素沉积,引起滑膜血管增生,关节囊肥厚。在增生的滑膜中有蛋白水解酶(proteolytic enzyme)释放出来,直接破坏软骨细胞和软骨基质,引起血友病性关节病。因此,发病早期,在关节软骨尚

未破坏以前,切除滑膜,可缓解或减轻血友病的病理过程。

【影像学表现】

X 线表现:关节内出血最明显的变化是关节软组织肿胀,关节囊膨隆,因有含铁血黄素沉积,而显密度增高。血友病性关节病常发生于膝、肘或髋关节。关节软骨破坏表现为骨性关节面模糊消失。进而关节软骨下骨质侵蚀、破坏、缺损。膝关节血友病性关节病正位 X 线平片,常因关节不能伸直,而显示股骨髁间窝扩大,并认为是血友病性关节病的特征。重症患者还可出现关节软骨下囊状骨质破坏或出现关节内钙化。并因关节功能障碍而表现明显的骨质疏松(图 20-4-1)。

CT 表现:除显示关节软骨下骨质侵蚀和破坏外,在显示关节囊肥厚、积液和滑膜增生均明显优于 X 线平片。

MRI 表现:因关节囊滑膜有含铁血黄素,在 T$_1$WI 和 T$_2$WI 上均显示为低或中低信号强度。梯度回波可显示滑膜内含铁血黄素沉积的斑块呈低信号强度。由于含铁血黄素在梯度回波显示最敏感,MRI 还可显示关节软骨下骨质破坏和骨内囊状破坏或出血性囊肿,均因有含铁血黄素沉积而显示低信号强度。因此 MRI 对血友病性关节病诊断价值最高。

二、血友病假瘤

【基本病理与临床】

血友病性假瘤为血友病一种少见而严重的并发症。临床常因忽略患者易出血的病史,而误诊为骨肿瘤或肿瘤样病变。血友病假瘤好发于股骨,其次是胫骨、髂骨、跟骨等易于发生损伤的部位。Fernandex 将血友病性假肿瘤分三个类型。①单纯

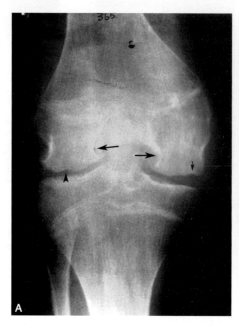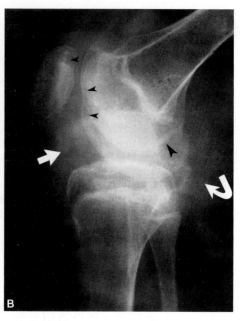

图 20-4-1　血友病性关节炎

男，13 岁。刷牙时经常出血，双膝关节肿大疼痛。A. X 线平片显示双膝部骨质明显疏松，骨小梁纤细，皮质变薄，股骨髁间窝内壁骨质侵蚀（大黑箭），股骨外髁关节面破坏（黑箭头），内髁关节凹陷（小黑箭）；B. 膝侧位片显示关节囊肿胀，髌下脂肪垫消失密度增高（白箭），腘窝囊膨出（弯白箭），髌骨及股骨髁关节面骨吸收（黑箭头）为关节软骨坏死，股骨髁后部凹陷（大黑箭头）为软骨坏死成骨障碍缺损

囊肿：血肿位于肌肉、筋膜间，X 线无法肯定诊断；②发展型：血肿位于肌肉和肌腱附着处，可出现骨改变；③骨膜下血肿：血肿发生于骨膜下，将骨膜掀起，引起骨膜反应。Fernandez 未提及发生于骨髓内的血肿。我们发现 1 例是属骨髓内出血，引起骨内假囊肿与骨肿瘤难以区别（图 20-4-2）。

血友病性假肿瘤多见于青少年。一般为单发。病者多有外伤、出血倾向或血友病家族史。Fernandez 总结文献中 22 例血友病性假肿瘤可逐渐吸收，软组织肿胀块缩小，骨质重建。

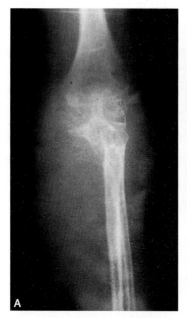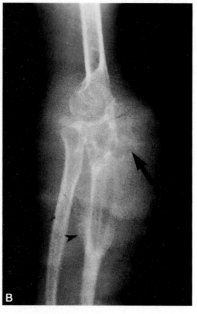

图 20-4-2　血友病假肿瘤

男，7 岁。右肘关节跌伤后肿胀 1 年多，近 3 个月肿胀加剧。A、B. X 线平片左肘尺骨上段髓腔囊状膨胀性骨破坏，有骨膜新生骨（小黑箭头）。骨质破坏的背侧软组织明显肿胀，有少量钙化（黑箭）。住院详细检查凝血时间 3 分钟 30 秒。临床诊断为血友病 B-Ⅸ因子缺乏

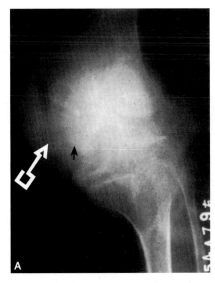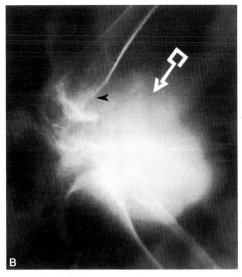

图 20-4-3 血友病假肿瘤

男,18 岁。左膝肿痛 3 个月,近几天加重。膝屈曲畸形,活动受限。腘窝部有 3cm×9cm 大小肉芽创面。有鲜血渗出。A、B. X 线平片显示股骨远侧干骺端骨质破坏(小黑箭头),股骨髌骨性关节面消失(小黑箭),腘窝部巨大软组织肿块(空箭)。密度均匀增高,患者住院后追问病史,常有牙龈出血,鼻出血,血尿。膝关节穿刺抽出血性液体,导致针孔滴出鲜血不止,出血时间 1 分 30 秒,凝血时间 3 分钟,确诊为血友病 B-IX 因子缺乏

【影像学表现】

主要 X 线征象有:①多囊性溶骨性破坏,大小不等,边缘清楚,可出现骨嵴;②骨皮质破坏、中断、消失,残留骨皮质膨胀变薄,伴有外压性侵蚀,使骨皮质外缘不规整;③骨膜增生可呈"袖口状"Codman 三角,为出血所引起,一般无平行连续骨膜反应;④软组织肿胀或肿块,密度增高(图 20-4-3),肿块内可发生钙化;⑤常并发病理性骨折,且长期不愈合。常因发生骨破坏、吸收及病理骨折,局部出现畸形;⑥血友病性假肿瘤经保守治疗未继续出血。

【小结】

本病临床虽属少见,但能掌握上述 X 线征象,又能仔细询问病史,注意异常出血倾向和血友病家族史是避免误诊的关键。本病 X 线征象酷似骨肿瘤的表现,但归根结底不是真的肿瘤,一般患者全身情况尚好(除不断大量出血者外),病情进展缓慢,经保守治疗后,都有好转的倾向,这与骨肿瘤有所区别。而出现血友病性假肿瘤的患者,常伴有血友病关节炎存在。当有骨性关节面凹凸不平或不规则凿孔状囊状骨缺损,对诊断本病更有帮助。另外,还要注意可疑病例,虽然血常规及出凝血时间正常,但有极微的外伤引起伤口出血不止或由此而产生的巨大血肿,应引起重视,不可轻易否定血友病,应及时向临床医师提出,做凝血机制实验室检查,以免漏诊。

第五节 先天性无痛症

一、先天性无痛症

先天性无痛症(congenital absence of pain)又名先天性无痛感症(congenital insensitivity to pain),特点是全身单纯无痛感。对一般能引起痛感的烧伤、针刺无保护性反应,不躲避,因而造成烧伤,甚至骨折。1932 年 Dearborn 首先报道 1 例,属少见病。

生后 1 年内即可发现不像正常儿童那样对致痛性刺激做出反应。烧伤、刺伤不哭,因对伤害不知躲避而多处皮肤受伤留下瘢痕,甚至骨折变形。口腔及舌可见溃破,智力发育无异常。检查痛觉消失,也有的患者伴有自主神经功能紊乱。因痛觉消失患儿发生骨折或骨骺分离,不知疼痛,骨折不愈合。关节穿刺可见混浊液体,滑膜肥厚,关节内多发游离体。

【影像学表现】

X 线表现:因年龄而异。婴幼儿常见骨膜下出血,骨膜新生骨,皮质增厚。骨骺分离,骺板软骨增厚,骺线增宽而不规则。骨骺缺血坏死,囊变、塌陷变形。常见肘、髋、膝、踝关节肿大,关节积液、骨干骨折不愈合,大量骨痂增生,跟骨骨折,骨折碎片不愈合,骨折片吸收,骨骼变形(图 20-5-1、图 20-5-2)。成人则对创伤、感染能够避免而少发生骨折,但多见骨端骨坏死、塌陷、缺损、变形、骨质增生硬化,关节

肿胀积液等出现神经性骨关节病。儿童出现神经性关节病改变,应怀疑为先天性无痛症。

CT 及 MRI 表现:与神经性关节病的表现相同(图 20-5-3)。

二、先天性无汗无痛综合征

先天性无汗无痛综合征是一种先天性外胚层发育不良(congenital ectodermosis),见图 20-5-4。

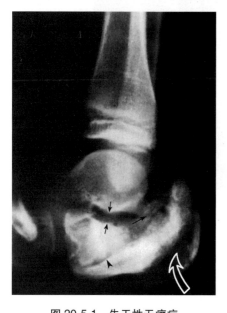

图 20-5-1 先天性无痛症
男,7 岁。自幼不知疼痛,右足外伤骨折后仍不断行走、奔跑、玩耍,X 线平片显示跟骨骨折、硬化(小黑箭头)距骨后突处骨折碎片有吸收(小细长黑箭)距下关节间隙增宽(小短黑箭),跟骨体呈水平位,足弓消失,跟骨结节骺分离(空白箭)

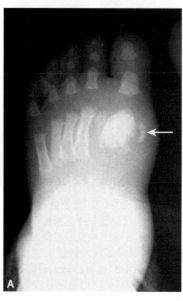

图 20-5-2 先天性无痛症
男,2 岁 7 个月。踝关节肿胀,无痛无汗。A. X 线平片示前足软组织肿胀,第 1 跖骨增宽缩短,密度增高,第 1 跖骨两旁多发游离骨化(白箭);B. 踝关节成球形肿胀(黑箭),除第 1 跖骨高密度骨化外,距骨也呈类圆形无结构致密骨化,其后缘也有碎骨片(白箭)

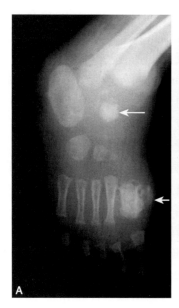
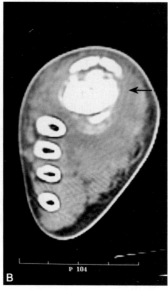
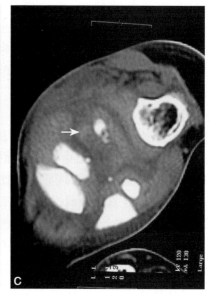

图 20-5-3 先天性无痛症
与图 20-5-2 同一患者。A. X 线平片显示第 1 跖骨和距骨高密度不均匀骨化(白箭);B. CT 示第 1 跖骨外有骨膜淡影(黑箭),考虑该跖骨周围的骨片是分离的骨膜新生骨;C. 显示距骨化骨核周围有肿大的软骨组织(白箭)。分析:踝关节的肿胀,不是积液而是软骨也增大

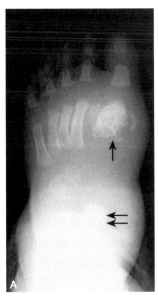
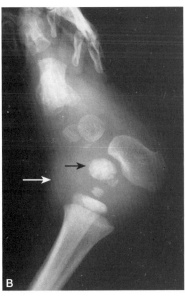
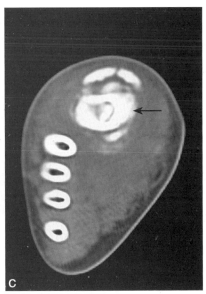
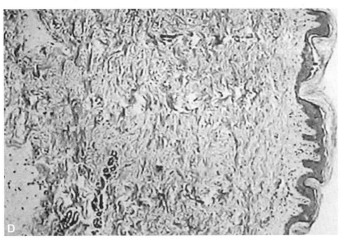

图 20-5-4　先天性无汗无痛综合征

男孩,2 岁 7 个月。左足肿物 1 年多,增大迅速 2 个月。从小疼觉不敏感,不出汗,左足踝部及踇趾软组织肿大。A. 踇趾膨大、致密,外围有碎骨片(细箭),注意左足距骨致密(双箭);B. 左足踝关节软组织明显肿大(白箭),踇趾致密变粗,距骨密度增高(黑箭);C. CT 扫描显示:踇趾骨皮质增厚增粗,踇趾髓腔及外围均有骨片;D. 送检皮肤,病理所见:表皮细胞变薄,真皮层未见毛囊和皮脂腺结构,可见少量小汗腺。病理诊断:符合先天性外胚层发育不良

第六节　胸-肋-锁骨肥厚症

胸-肋-锁骨肥厚症(sternocostoclavicular hyperostosis)是近年来新命名的骨疾患,以胸骨、肋骨和锁骨增生肥厚合并胸骨后纵隔软组织增生形成肿块为特征。本病常见于 50~60 岁患者,发生于儿童和青年者骨质增生病变常很广泛。有 50% 的患者合并手掌足底脓疱疮(palmoplantar pustulosis)故又名脓疱病性关节骨炎(pustulotic arthro-osteitis)。有些患者患有慢性复发性多灶性骨髓炎,现认为与本病有关。由于胸肋锁骨增生肥厚及胸骨后纵隔软组织肿块,致使上胸出口狭窄,压迫无名静脉,造成阻塞,导致无名静脉栓塞。故有脓疱病性关节骨炎合并软组

织侵犯、纵隔性假瘤和静脉栓塞的个案报道。

【影像学表现】

X 线表现:轻者本症胸肋锁骨平片可无明显异常发现。重者双侧锁骨近侧 2/3 骨干增粗,梭形膨大,密度增高,皮质髓腔界限消失,上纵隔增宽(图 20-6-1)。长期慢性多灶性骨炎可侵犯腰椎椎体骨质增生,膨大变形,韧带骨化,并可侵犯腰骶髂骨增生。

CT 表现:对本症显示最佳,轻症患者 X 线表现虽无异常发现,而 CT 可发现第 1 肋及软骨骨化并与胸骨相连,还可见骨增生肥厚向纵隔内突出。中度患者第 1 肋骨及锁骨骨化增粗,梭形膨大,第 1 肋软骨骨化与胸骨相连。同时可见胸骨后软组织肿。重度患者,胸骨、肋骨、锁骨极度梭形膨大,骨质增生,

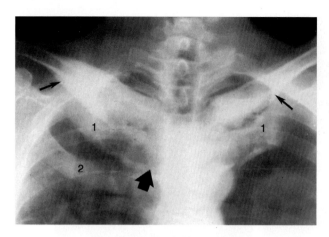

图 20-6-1　胸-肋-锁骨肥厚症
X 线平片显示双侧锁骨近中段骨干增粗,髓腔硬化(黑箭)右侧第 1,2 肋骨(1,2),左侧第 1 肋骨(1)增粗硬化,肋软骨钙化与胸骨柄融合(粗黑箭)

密度增高。亦有重症患者高度膨大的胸骨锁骨内密度不均匀,有多发囊变,并可见断续不连的原皮质骨条片。CT 增强可见胸骨后巨大肿块形成假瘤包绕无名动脉。并可见胸膜肥厚、广泛脂肪浸润,压迫血管移位。

上臂静脉造影:可见无名静脉及头部静脉淤积扩张、栓塞。

第七节　钙沉积疾病

羟基磷酸钙沉积物病变,包括钙化性肌腱炎或滑囊炎、特发性破坏性关节炎(Milwaukee 肩部综合征)和肿瘤性钙质沉着症,可累及多数肌腱,但最常发生在冈上肌肌腱。

一、钙化性肌腱炎

虽有该报道病可发生在 3 岁小孩,但一般多发生于中年人,女性比男性多见。常用肩部更易受累。该病病因尚不清楚。沉积物也可以从肌腱突入肩峰下三角肌下滑囊,导致钙化性滑囊炎。沉积物可以侵蚀骨。蓬松的、可吸收的钙化可引起疼痛。而边界清楚的钙化常见无症状的患者。

【影像学表现】

X 线表现:典型的钙化性肌腱炎通过 X 线片就可以确诊(图 20-7-1、图 20-7-2)。确定冈下肌及肩胛下肌肌腱是否受累需要冈上肌出口位。

MRI 表现:可能会漏掉小的钙沉积物,较大的则表现为低信号区。但可清楚显示冈上肌肌腱及周围组织结构改变。滑囊周围的脂肪垫可消失。如果发生骨化出现骨髓,它的信号则和其他的骨髓相似。滑囊的沉积物常伴有滑囊积液。

二、肩部的特发性破坏性关节炎

又称 Milwaukee 肩部综合征,最常见于老年妇女。其特征性表现是大量血性含羟基磷酸钙的积液以及广泛的骨和软骨的破坏。并常伴有肩袖和近侧的肱二头肌长头肌腱的异常。另外它还有双侧发生和累及其他大关节特别是髋膝关节的倾向。Milwaukee 肩部综合征一般可通过临床诊断。进行 C 和 MRI 检查可以显示积液和关节面的破坏。CT 还

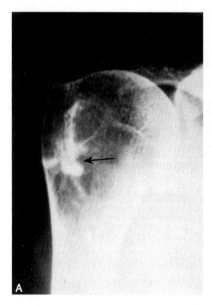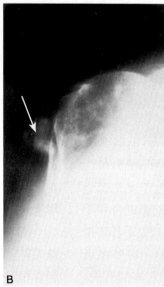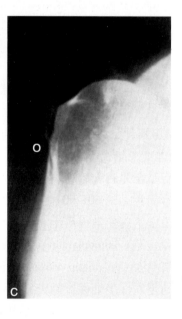

图 20-7-1　肩周炎钙化 2 周后消失
男,50 岁,右肩疼痛,不能上举,活动受限。A. X 线平片右肩正位片显示肱骨小结节边缘有多个斑点状钙化(黑箭);B. 外旋斜位该钙化在骨旁软组织内(白箭);C. 2 周后右肩外旋斜位片显示钙化已被吸收(O)

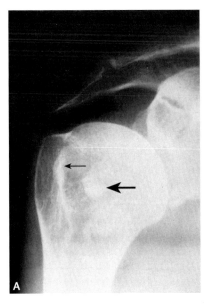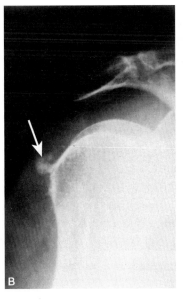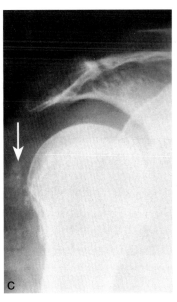

图 20-7-2 肩周炎钙化 10 天后大部分吸收变淡

男,45 岁,右肩疼,活动受限。A. X 线平片右肩正位显示肱骨小结节骨质增厚(小黑箭),外科颈部有一钙化团
块(粗黑箭);B. 右肩内旋功能位该钙化团块在右肱骨大结节外下方(白箭)相当于冈下肌腱的附着部;C. 10 天
后复查 X 线片显示肩功能位该钙化团块已部分吸收,密度减低(白箭)

可以显示在滑膜表面的钙沉积物。

三、肿瘤性钙质沉着症

于关节旁可见到无定型的、通常是液态的钙质沉着物(尤其是肩、髋和肘)。该病受遗传因素的影响,有报道可同时发生在兄弟姐妹中,而且容易在黑人中发生。钙化类似白垩沉积,亦常发生于系统性病变,特别是慢性肾衰竭。通过 X 线平片并结合病史、体格检查和实验室检查可做出诊断,无需 CT 和 MRI 检查。钙化团块行 CT 检查可帮助区分其他有钙化表现的肿块,如软骨肉瘤和骨肉瘤等。

第八节 一过性骨质疏松

【基本病理与临床】

一过性骨质疏松(transient osteoporosis)又称一过性骨髓水肿综合征(transient bone marrow edema syndrome),是一种少见、自限性、且原因不明的疾病,可能与反射性交感性营养不良综合征(reflex sympathetic dystrophy syndrome)有关。好发于髋关节、脊柱、膝关节、足踝等处,以中年男性及孕产妇多见,单侧发病稍多,孕产妇可双侧发病。患者发病时无创伤或感染史,临床表现为突发髋关节疼痛,进而跛行,肌肉萎缩,功能受限,负重时疼痛加重。给予支持治疗后,常在平均 6 个月左右(3~12 个月)自行缓解,部分患者可在缓解后于身体其他关节发生局限性骨髓水肿,称为局限性游走性骨质疏松。

【影像学表现】

X 线表现:X 线片可表现正常或进行性股骨头和股骨颈的骨质疏松。较少累及髋臼,关节间隙正常。放射性核素扫描股骨头及近端摄取增加,穿刺活检提示骨骼更新活动增加和炎症反应,但其影像表现并无特异性。

MRI 表现:MRI 上显示股骨头和股骨颈、部分可向股骨干延伸的弥漫性的 T_1WI 均匀低信号,抑脂 T_2WI 或 STIR 上均匀的高信号,提示骨髓水肿(图 20-8-1),同时可伴有关节腔积液。MRI 上出现异常表现要早于 X 线平片数周。

【鉴别诊断】

此病需与能引起股骨头和股骨颈骨髓水肿的其他病变相鉴别,如 AVN、骨骺应力骨折、骨关节病、骨样骨瘤和感染等。AVN 和本病有时鉴别困难,其鉴别要点是一过性骨质疏松缺乏 AVN 时的软骨下改变,也无 AVN 时的线样征,且一过性骨质疏松水肿区域相对较广泛弥漫。MRI 随访复查一过性骨质疏松,可观察到水肿信号消失。其余鉴别不难。

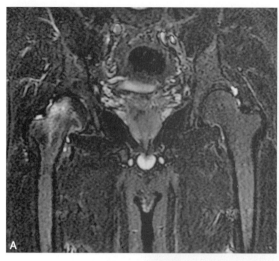
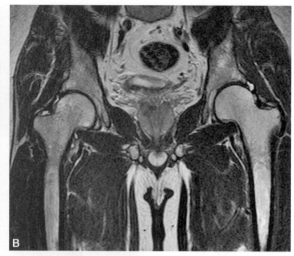
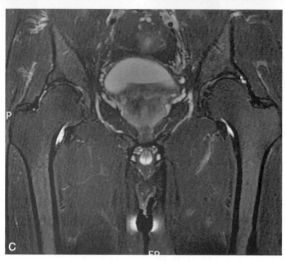

图 20-8-1　一过性骨质疏松患者

$T_2WI(A)$ 和 $T_1WI(B)$ 可见右股骨头、颈骨髓水肿，股骨头未见线样征；C. 3 个月后复查，T_2WI 上述水肿信号消失（图片由北京积水潭医院程晓光教授提供）

第九节　膝关节囊性病变

根据其起源部位分为腱鞘囊肿、半月板囊肿、腘窝囊肿、关节旁骨内囊肿、肌膜或肌腱囊肿、关节周围滑囊积液或滑囊炎和其他少见囊性病变等。临床表现主要为关节肿胀、局部肿物、关节疼痛和活动障碍。

一、腱鞘囊肿

腱鞘囊肿（ganglion cyst）为关节附近结缔组织黏液变性和液化所形成的囊性结构，内衬以扁平梭形细胞并含胶胨样黏液。多数源于关节腔外的关节囊、腱鞘或韧带周围和关节腔内交叉韧带。关节周围的腱鞘囊肿多不伴有临床症状，MRI 表现为边缘清楚的圆形或有分隔的多囊状病变（类似葡萄状），周边呈伪足样突出，T_1WI 为等或稍低信号和 T_2WI 明显高信号。关节腔内腱鞘囊肿位于前交叉韧带下端或后交叉韧带的后方，常引起局部疼痛、腘窝肿胀和伸屈受限等。MRI 表现为邻近交叉韧带的边缘清楚的卵圆形囊性病变，后交叉韧带囊肿多有分隔，前交叉韧带囊肿因沿韧带纤维排列多呈纺锤状，较大的囊肿可伴有股骨髁骨质侵蚀或软组织广泛被推移。

二、腘窝囊肿

腘窝囊肿（popliteal cyst）泛指腘窝内的滑囊炎，有关节囊和滑囊两个来源，前者为关节腔内压力升高使滑膜经后关节囊薄弱区（如腘肌腱陷窝处）突出所形成的关节外滑膜疝或憩室（图 20-9-1～图 20-9-3）；后者为发生在膝关节后面的滑囊炎，半数以上的腘窝囊肿系积液膨胀的腓肠肌内侧头-半膜肌腱滑囊，又名 Baker 囊肿。腘窝囊肿的发生常与膝关节腔内病变密切相关，如慢性积液、半月板撕裂（尤其

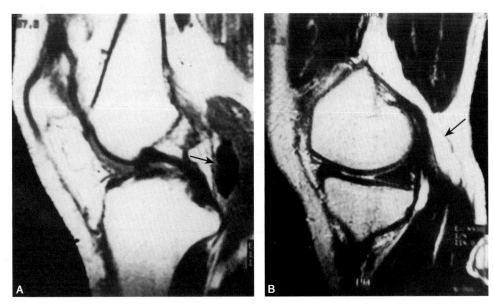

图 20-9-1 腘窝囊肿

A. 右膝 MRI 矢状位 T_1WI 显示右膝关节后部有一囊性病变呈低信号强度(黑箭);B. T_2WI 呈高信号强度(黑箭)

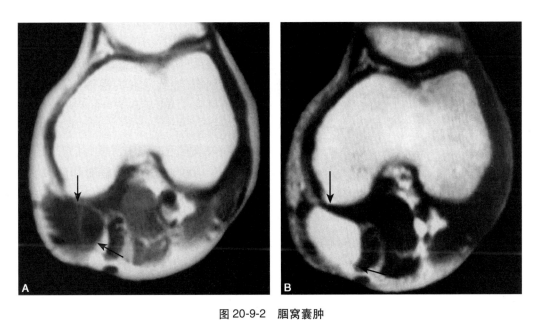

图 20-9-2 腘窝囊肿

男,40岁。左膝包块1年。MRI T_1WI(A)及 T_2WI(B)显示,左膝后方囊性病变(黑箭),内部为水样信号

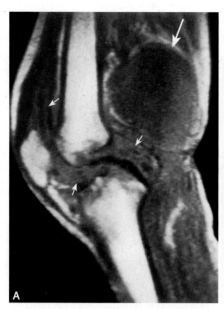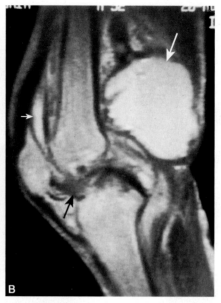

图 20-9-3　右膝腘窝囊肿并化脓性关节炎

男,52 岁。A. 右膝矢状位,T₁WI(TR 500,TE 30)显示腘窝部巨大囊状病变,呈低信号强度(白箭),关节囊积液呈低信号(小白箭);B. T₂WI(TR 2 500,TE 90)显示囊肿呈高信号(白箭),关节囊积液亦呈高信号(小白箭)。髌骨下方股骨髁前方的低信号(黑箭)考虑为滑膜增生结缔组织

内侧半月板后角撕裂)、交叉和侧副韧带撕裂、骨关节炎或炎症性病变等,其发病率占 10%~41%,并随年龄增长而增加。典型 MRI 表现为位于腘窝内边界清楚的积液区,呈 T₁WI 低信号和 T₂WI 明显高信号强度可有分隔呈多房状(图 20-9-3)。囊肿破裂MRI 显示皮下脂肪和筋膜层明显水肿。囊内伴有出血、游离体或碎屑时,MRI 呈不规则或斑点状混杂信号。

三、关节旁骨内囊肿

关节旁骨内囊肿(intraosseous cyst)多发生在交叉韧带或半月板的胫骨附着面下方,发生率占膝关节 MRI 检查病例的 1%。病因不明,可能与交叉韧带或半月板慢性撕脱性牵拉所引起的骨质吸收有关。MRI 表现为小而边缘规整的囊性病变,呈 T₁WI 低和 T₂WI 高信号,腔内可有骨性分隔,周围骨髓可伴轻微水肿改变。

第十节　滑　囊　炎

关节周围的滑膜囊为一结缔组织扁囊,位于肌腱和肌肉之间,内有少量囊液,起着减少邻近运动结构间的摩擦作用。囊壁分两层,外层为薄的致密的纤维结缔组织,内层为滑膜,其腔为潜在性的裂隙,多数与关节腔不通。正常情况下囊腔内含极少量的液体,MRI 可显示均匀分布于关节腔内,无局部聚集。

滑囊炎可继发于过度的局部摩擦、感染、关节炎或直接创伤,导致滑囊内液体积聚,MRI 显示 T₁WI呈低信号和 T₂WI 呈高信号的积液区,合并出血则呈混杂信号。

髋关节附近有很多滑囊,其中有三个主要滑囊,即大转子滑囊、坐骨臀肌滑囊和髂腰肌滑囊。X 线片常无帮助偶尔可见滑囊壁钙化。但常规需行 X 线检查除外其他疾病,如 OA 引起的局部疼痛。MRI表现为局部滑囊扩大、积液,T₁WI 低信号,T₂WI 高信号(图 20-10-1)。伴有出血,则根据出血时期的不同表现相应信号,晚期陈旧出血则 T₁WI 和 T₂WI 均为低信号。Gd-DTPA 造影剂增强扫描感染的滑囊可不均匀强化。MRI 的另外优势在于能够同时检出骨髓和相邻肌腱末端病变。

膝关节区常见的滑囊包括:膝内侧的鹅足腱囊和胫副韧带滑囊;膝前的髌上滑囊、髌前滑囊和髌下滑囊和膝外侧的腓侧副韧带滑囊。膝关节滑囊炎MRI 上类似于关节周围囊性病变(图 20-10-2),如滑膜(骨)软骨瘤病、滑膜血管瘤、血肿、腘静脉曲张和神经纤维瘤等,需注意鉴别。

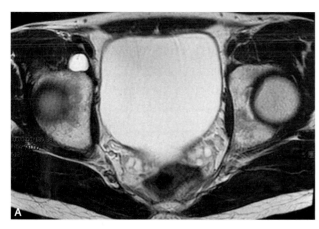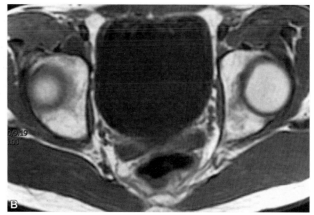

图 20-10-1　滑囊炎
A. 髂腰肌囊积液，T₂WI 高信号；B. T₁WI 低信号

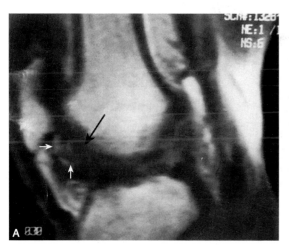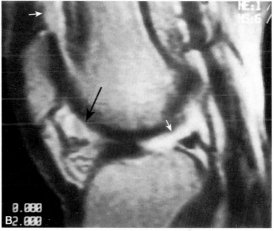

图 20-10-2　右膝关节滑膜炎
男，41 岁，右膝矢状位。A. T₁WI(TR 500，TE 30)显示髌骨下和股骨髁前方有团块状不均匀低信号强度(黑箭)，外围呈中高信号强度(小白箭)；B. 矢状位，T₂WI(TR 2 000，TE 80)显示该低信号病变为高信号强度(黑箭)，为滑膜结节增生，关节积液呈高信号强度(小白箭)

（李小明　刘丽思）

参 考 文 献

[1] Davies AM,Johnson K,Whitehouse RW. Imaging of the hip & bony pelvis[M]. Springer-Verlag Berlin Heidelberg,2006.

[2] Bernstein RM. Arthrogryposis and amyoplasia[J]. JAAOS-Journal of the American Academy of Orthopaedic Surgeons,2002,10(6):417-424.

[3] 司建荣,姜兆侯.骨关节肿瘤和肿瘤样病变的鉴别诊断[M].北京:中国医药科技出版社,2004,395-400.

[4] 陈志刚.关节病影像诊断学[M].西安:陕西科学技术出版社,1999,282-285.

[5] 梁碧玲.骨与关节疾病影像诊断学[M].北京:人民卫生出版社,2006.

[6] Pettersson H,Allison D,Resnick D,et al. The encyclopaedia of medical imaging[M]. The NICER Institute,1999,40-41.

[7] Blanchette V S,Srivastava A. Definitions in hemophilia:resolved and unresolved issues[C]. Seminars in thrombosis and hemostasis. Thieme Medical Publishers,2015,41(08):819-825.

[8] Van Ommeren JW,Mooren DWF,Veth RPH,et al. Pseudotumor occurring in hemophilia[J]. Archives of orthopaedic and trauma surgery,2000,120(7-8):476-478.

[9] Stafford JM,James TT,Allen AM,et al. Hemophilic pseudotumor:radiologic-pathologic correlation[J]. Radiographics,2003,23(4):852-856.

第二十一章　脊柱疾病

第一节　检查方法

一、X线平片

(一)普通X线平片检查

脊柱X线平片检查通常包括正位像及侧位像，一般分节段(颈椎、胸椎、腰椎、骶尾骨)投照(图21-1-1A、B)。

欲观察颈椎椎间孔大小和腰椎椎弓峡部连续性时，进行斜位摄影，可观察到身体旋转方向同侧椎间孔和对侧椎弓(图21-1-1C、D)。

欲观察寰椎侧块与枢椎齿突间的对位关系时，进行开口正位摄影，使寰枢椎投影于开口区域。

欲观察完整的全脊柱顺列、曲度及多节段病变时，可以使用全脊柱正侧位摄影，通过多次采集图像拼接获得完整的全脊柱图像(图21-1-1E、F)。

欲观察脊柱各椎体间的稳定性关系和脊柱的活动度时，进行过屈、过伸位摄影，可观察如寰枢椎齿突前间隙的宽窄变化以及正常中立位难以观察

的脊柱不稳定现象。对部分脊柱侧弯畸形的患者，欲观察脊柱侧向稳定性时，可进行左右侧屈正位摄影。

X线检查应包括脊柱周围软组织，如颈前软组织等，以显示椎旁软组织病变情况。如疑为高颈位病变时，摄片应包括颅底。

X线检查野内应注意包括具有解剖特征的脊柱段，以便计算节数和部位，如投照腰椎时应包括下部胸椎或上段骶椎。检查局部病变可用小聚光筒技术、体层摄影或放大摄影获得更有诊断价值的图像。

目前CR与DR在大、中型医院已普及，由于它对图像可进行窗宽、窗位的调节，对骨关节及周围软组织的显示远远优于传统X线平片，因此更有利于细微病变的显现。

(二)X线脊髓造影

脊髓造影(myelography)又称椎管造影，是一种通过腰椎管穿刺技术，将造影剂注入蛛网膜下腔，并用X线摄像或透视观察椎管狭窄、脊髓和神经根受压及椎管内病变的有效手段。CT和MRI的问世使X线脊髓造影检查明显减少(图21-1-2)。

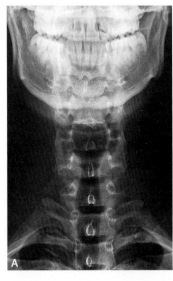
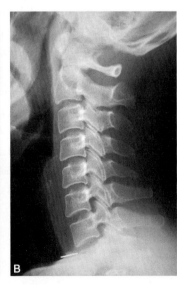
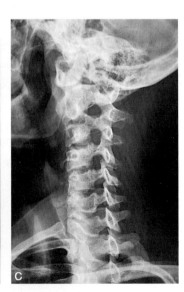

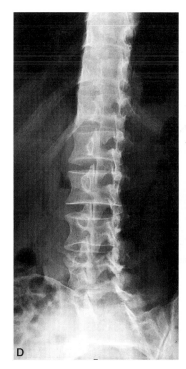
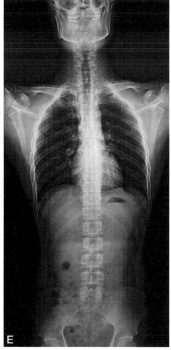
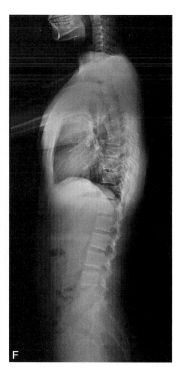

图 21-1-1　脊柱 X 线平片
A. 颈椎正位;B. 颈椎侧位;C. 颈椎斜位;D. 腰椎斜位;E. 全脊柱正位;F. 全脊柱侧位

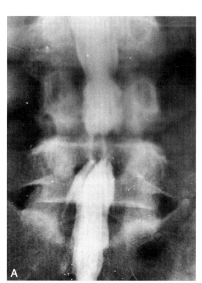
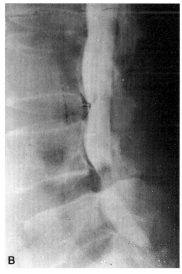
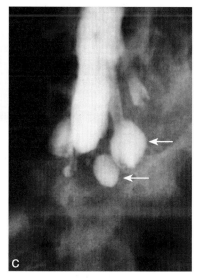

图 21-1-2　X 线脊髓造影
A. X 线脊髓造影正位;B. X 线脊髓造影侧位;C. X 线脊髓造影斜位

二、CT 检查

（一）扫描断层定位图像

扫描断层定位图像(tomogram 或 scout view)是根据临床拟诊的病变平面而选择扫描的节段,并用于扫描相应节段的定位图像。

（二）层厚选择

确定扫描范围后,依部位来确定层厚,目前层厚通常≤5mm,其中颈椎多≤3mm,扫描范围应包含扫描节段的全部椎体及附件结构,同时也应充分包含椎旁软组织如颈椎前方软组织、腰大肌等。

（三）重组技术

在横断面扫描的基础上,利用后处理软件进行冠状面、矢状面的多平面重组(multiple planes reformation,MPR),便于多方向观察病变形态及其与周围结构的关系(图 21-1-3A,B)。为准确观察椎管及椎间盘情况,克服因扫描层面与椎间盘不平行引起的测量误差,可重建与椎间盘完全平行的横断面图像(图 21-1-3C,D)。

通过容积再现(volume rendering,VR)技术能得到可旋转观察的立体图像,有助于更直观地显示脊柱复杂区域的解剖结构以及病变与骨结构间的关系。

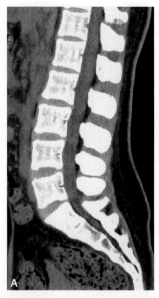
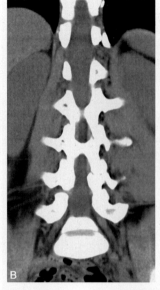
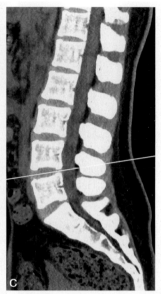
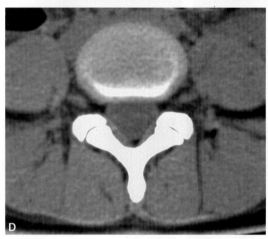
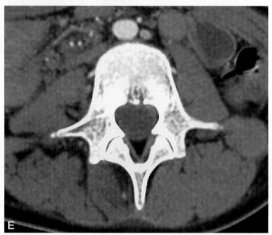

图 21-1-3　腰椎 CT 平扫与增强

A. 矢状面 CT MPR 重建；B. 冠状面 CT MPR 重建；C. 沿椎间盘方向重建横断面（定位像）；D. 沿椎间盘方向重建横断面；E. 横断面 CT 增强

（四）窗技术

脊柱 CT 检查应分别观察骨和软组织结构，其窗宽、窗位不同。

（五）靶 CT 技术

靶 CT 技术是将 CT 图像放大，但像素数量不减少，因此不影响空间分辨力，图像仍然清晰，有助于观察脊柱横断面各部结构细节。

（六）增强检查和造影检查

包括静脉注射经肾排泄的水溶性碘造影剂进行造影增强扫描和非离子型造影剂作 CT 脊髓造影（CT myelography，CTM）检查。

增强检查用于观察病变的强化程度，评价病变的血流供应及内部成分，以对病变的性质进行诊断（图 21-1-3E）。

CTM 用于椎管内病变的发现和定位。多在常规脊髓造影后进行 CT 扫描，为轻微有创性检查，目前已多由 MRI 水成像取代。但是 CTM 具有解剖结构

显示清晰、可用于了解椎管内脑脊液循环状态的优点，因此仍在使用（图 21-1-4）。

进行 CTM 检查时，患者先侧卧于 CT 检查床行腰椎穿刺。腰穿成功后在 3～5min 内连续注入非离子型造影剂，通常浓度为 240 或 300mgI/ml，如碘海醇。观察腰段病变，通常注入 3～5ml，胸段者 5～8ml，颈段者 8～10ml。腰段检查者注药后先仰卧 2～3min，后俯卧 2～3min 后行 CT 扫描；颈段、胸段检查者腰穿后采取头低脚高位行 CT 扫描。

在临床上，通常主张先行 X 线脊髓造影，在完成脊髓造影摄片后 1～2h 内行 CT 扫描为宜，且扫描前嘱患者做数次翻身，使脊柱蛛网膜下腔内的造影剂与脑脊液充分混合，避免由于造影剂比重大，患者仰卧时沉积于硬膜囊内背侧，形成脑脊液与造影剂的液-液平面，影响对病变的观察。对于可疑脊髓空洞者可在注射造影剂后 24h 延迟 CT 扫描，对脊髓空洞

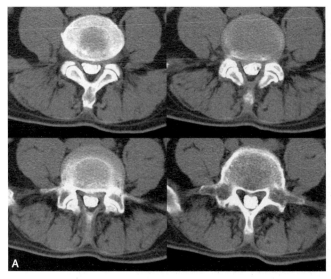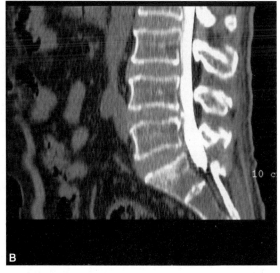

图 21-1-4　CT 脊髓造影
A. CTM 横断面；B. CTM 矢状面 MPR 重建

显示最佳。

（七）能谱成像技术

由于物质对不同能量的 X 线的吸收率不同，且不同物质间的吸收谱存在差异，因此通过 CT 球管发射不同能量的 X 线并采集图像进行后处理能对物质的性质进行区分。该技术可通过分析病变平扫和增强检查的能谱图像，判断病变性质；通过物质分离及能量补偿去除金属伪影；通过计算脂肪含量评价骨质疏松等。该技术目前有广阔的应用前景。

三、MRI 检查

（一）平扫序列选择及设计

目前，脊柱检查常使用自旋回波序列（SE）或快速自旋回波序列（FSE/TSE）进行 T_1WI 平扫扫描，使用快速自旋回波序列（FSE/TSE/FRFSE）进行 T_2WI 平扫扫描。常规平扫扫描至少应包括矢状面及横断面，当病变位于椎管一侧、需要观察两侧对称性或观察神经根及臂丛神经时可增加冠状面扫描。在至少一种平面上（通常是矢状面）同时做 T_1WI 和 T_2WI。脂肪抑制序列（STIR）在脊柱 MRI 检查中现已常规使用，为了增加对比，更清晰显示病变，通常在进行 T_2WI 扫描时将脂肪信号抑制（图 21-1-5 A~D）。

矢状面和冠状面的扫描通常采用 3mm（高场）/4~5mm（低场）层厚，0.5mm 层间距，FOV 一般为 260~360mm，矩阵一般采用 320×256~512×256。相位编码方向通常为上下方向，以减少脑脊液的流动伪影、减少呼吸及血管搏动伪影并增加空间分辨力。

横断面扫描通常采用 3~5mm/4~6mm 层厚，1mm 层间距，FOV 一般采用 180~220mm，矩阵一般为 256×256~320×256。扫描颈椎时相位编码方向通常为前后方向，胸椎、腰椎和骶椎时相位编码方向通常为左右方向。为减轻脑脊液流动伪影或流空效应，可施加流动补偿技术。为了减少运动伪影，可在脊柱前方设置空间预饱和带。

（二）Gd-DTPA 增强检查

增强检查可用于感染、肿瘤的诊断以及椎间盘突出手术后复发与硬脊膜外纤维化的鉴别。对于后者，注入造影剂后应立即进行扫描，如延误扫描造影剂可弥散到间盘碎片中，使鉴别困难。增强检查通常采用 SE T_1WI 或 GRE T_1WI 序列进行冠状面、矢状面及横断面扫描。增强序列一般采用脂肪抑制，注射造影剂前应进行相同序列的平扫检查以便进行对比（图 21-1-5E、F）。随着扫描速度的提高，可以进行动态增强检查，在注射造影剂的同时于目标病变处进行不同时相的反复多次扫描，观察病变的血液灌注及排空情况。动态增强可以为病变的诊断和鉴别诊断提供更多依据。

（三）MR 脊髓造影

MR 脊髓造影（MR myelography，MRM）是 MRI 水成像技术的应用，是利用重 T_2WI 配合脂肪饱和技术，获得含水丰富且流动缓慢的脑脊液影像。在影像中，蛛网膜下腔信号强度明显增强，同时可以使神经根袖清楚显影，达到与常规脊髓造影相似的效果。常用成像序列有：①FSE 序列，采用重 T_2WI 序列，进行冠状面扫描，并采用最大强度投影重建（MIP），必要时采用 MPR 重建消除重叠，显示病变细节；

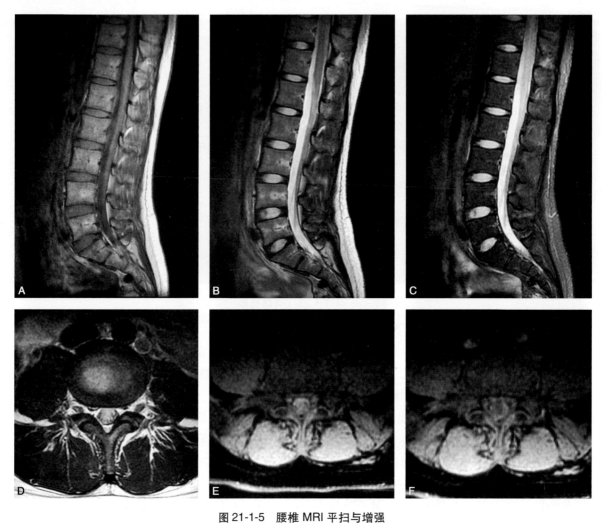

图 21-1-5　腰椎 MRI 平扫与增强

A. 矢状面 T_1WI 平扫；B. 矢状面 T_2WI 平扫；C. 矢状面脂肪抑制 T_2WI 平扫；D. 横断面 T_2WI 平扫；E. 横断面脂肪抑制 T_1WI 平扫；F. 横断面脂肪抑制 T_1WI 增强

②HASTE 序列，是单次激发 TSE 序列与半傅立叶转换技术的结合，可显著缩短扫描时间，较好地显示硬膜囊及神经根鞘袖，但在显示脊髓和神经根上效果稍差，重建方式与 FSE 序列相同；③3D FISP 序列，指稳态进动快速三维成像序列，其显示神经根鞘袖范围更长，能显示脊神经节及一小段节后纤维。在 MRM 中，椎管内蛛网膜下腔脑脊液 T_2 值很长，T_2WI 上呈高信号，而其他组织结构（非液性）T_2 值相对较短，呈低信号，借高信号脑脊液勾画出脊髓及神经根形态。（图 21-1-6）

（四）弥散加权成像

随着磁共振梯度系统的不断发展和完善，近年来在磁共振功能成像中弥散加权像（DWI）的应用前景日趋广阔。弥散加权像主要是检测分子的随机微小运动。在临床应用中，它主要反映组织内水分子的运动。以往 DWI 多应用于脑部和腹部，近年来在脊椎与脊髓检查中的应用日益增多，在鉴别良性及恶性病因导致的椎体压缩性骨折方面，DWI 是一种非常

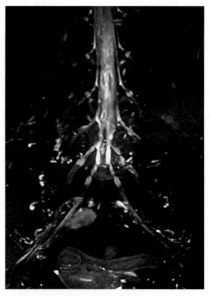

图 21-1-6　MR 脊髓造影重 T_2WI 序列 MIP 重建

有用的方法，如在老年人群中椎体急性压缩性骨折是一种常见现象，DWI 常用于鉴别椎体骨质疏松骨折和

椎体转移瘤等恶性肿瘤所致的病理性骨折。

（陈 雯 袁慧书）

第二节 脊柱退行性骨关节病

脊柱退行性骨关节病（spinal degenerative osteo-arthropathy）为常见疾患，多为生理性老化过程，急性创伤或慢性劳损、自身免疫性、遗传性等原因也可促使脊柱发生退行性变。本病以颈椎和腰椎多见，可累及椎间盘、椎体、椎小关节和韧带等，出现椎间盘退行性变（包括纤维环、髓核、软骨终板退变）、脊椎骨骼改变（相邻椎体骨髓水肿、脂肪沉积、骨质增生硬化等）、椎小关节退行性变、韧带退行性变和继发性改变（椎管狭窄、脊椎滑脱等）。本病一般不引起明显临床症状，也可出现颈部、腰背部僵硬和/或疼痛，当上述病变压迫脊髓、神经根或血管时则引起相应症状和体征。

X 线平片为重要的影像学检查技术之一，但它只能反映骨的变化，不能直接显示椎间盘、关节囊、关节软骨和脊柱韧带的改变。CT 可以直接显示骨、椎间盘、韧带和椎小关节改变，而 MRI 多序列、多平面成像能更好地显示椎间盘、韧带和脊髓等改变。三种方法相结合可全面反映脊柱退变性骨关节病的病理改变。

一、椎间盘退行性变

【基本病理与临床】

椎间盘由髓核、纤维环、软骨终板组成。髓核是退化的脊索细胞和一些纤维软骨组织组成的黏液胶冻样物质，位于椎间盘中心稍后。髓核外的纤维环由纤维软骨和多层胶原纤维组成。椎体上下面的骨骺板骨化停止后形成骨板，即为骨性终板，椎体终板的中央仍为一薄层透明软骨覆盖并终生存在，即为软骨终板。软骨终板与髓核和纤维环连接共同构成椎间盘。

椎间盘退行性变包括纤维环、髓核和软骨终板的退变。纤维环退变多发生于 20 岁以后，出现网状改变和玻璃样变，失去原来清楚的层次和韧性，并出现裂隙，以纤维环的后方和后外侧多见。退变的纤维环亦可有钙盐沉着而发生钙化。髓核退变晚于纤维环退变，主要表现为脱水、缩小、碎裂。10 岁以前，髓核含水达 85%~88%，纤维环内环部分（主要由纤维软骨束构成）含水约 75% 左右；10 岁以后，髓核自其腹侧与背侧边缘开始纤维化，逐渐向中心发展，糖蛋白含量减少，脊索残余消失；至 30 岁以后，

髓核的大分子糖蛋白分解，胶原含量增加，含水量进一步下降，大体病理上纤维环与髓核分界不能区分。髓核退变有时可出现气体和钙化。软骨终板退变表现为软骨内囊变、软骨细胞坏死、钙化和裂隙。椎间盘特别是腰椎间盘的退行性改变为进行性，可贯穿终生。

【影像学表现】

X 线表现： 椎间盘退行性变时，可以出现椎间隙变窄，椎体终板骨质增生硬化，椎体缘骨赘形成，可于椎间隙内出现横行低密度影（图 21-2-1A），这是由于椎间隙内形成半真空性裂隙，使气体自体液中游离出来。由于椎间盘缺乏血运，这些气体很难被吸收，90% 以上的气体为氮气。椎间隙前方可见小骨片，不与椎体相连，常称为椎缘骨，为椎间盘疝入椎体前角所致。椎体上下缘常可见许莫氏结节（schmorl's nodes），又称髓核压迹，为椎间盘组织在压力的作用下通过终板进入椎体引起。

CT 表现： 正常椎间盘表现为与相邻椎体形状大小一致、密度均一的软组织影，不能区分髓核与纤维环。椎间盘退变时可在椎间盘内见气体样低密度影，其 CT 值<-500HU，称为"真空现象"（图 21-2-1B）；髓核钙化表现为髓核区钙质样高密度影；椎间盘边缘退变所致高密度影，为 Sharpery 纤维钙化、韧带骨化和椎体边缘骨质增生所致。许莫氏结节 CT 表现与扫描层厚及结节深度有关，2~3mm 薄层扫描可见与终板相邻的向椎体骨髓内陷入的低密度结节状骨缺损影，边缘光滑锐利伴硬化。其位置与表现易与骨肿瘤，特别是转移瘤相鉴别。

MRI 表现： 正常椎间盘在 T_1WI 上比椎体（脂肪）信号低，在 T_2WI 上椎间盘的中心区域因含水量高而呈高信号，高信号中心有时可见水平线状低信号影，多见于 30 岁以后，可能为原始脊索生骨节分隔纤维化所致。椎间盘外缘的外纤维环的致密纤维带在 T_1WI 和 T_2WI 上均为低信号。椎间盘退变时，髓核呈低信号，以 T_2WI 明显，可与纤维环信号强度相似，椎间盘失去正常夹层样结构。但有时可见到横行线状高信号影，可能为退变的椎间盘裂隙中的液体。椎间盘"真空现象"和钙化在 T_1WI 和 T_2WI 上均呈低信号或无信号影。椎间盘退变不一定伴有椎间盘脱出，但椎间盘脱出大多伴有退变。少年椎间盘脱出和急性外伤性椎间盘脱出可不伴椎间盘退变。纤维环撕裂在 T_2WI 上呈高信号，由于环状纤维与其相邻的后纵韧带信号相似，MRI 不能发现其早

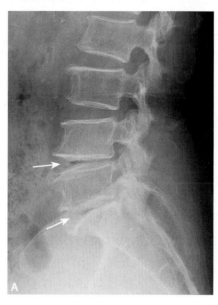
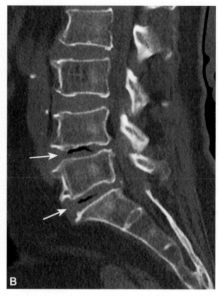

图 21-2-1 椎间盘真空现象

A. X 线侧位像,L$_{4/5}$、L$_5$/S$_1$ 椎间隙变窄,其内见横行低密度影(箭);B. 矢状面 CT,L$_{4/5}$、
L$_5$/S$_1$ 椎间盘内见横行线状气体密度影(箭)

期的微细改变,当出现较大的撕裂时,在 T$_2$WI 上可见放射状、横行或向心性高信号线状影。

椎间盘退变时,终板邻近椎体内的骨髓信号可发生改变,按 Modic 法分为三型:

Ⅰ型:椎间盘退变可引发终板区的侵蚀性骨软骨炎,椎间盘发生血管化,终板破裂,邻近椎体内出现富于血管的纤维组织和骨髓水肿。在 T$_2$WI,椎间盘血管化表现为椎体与椎间盘间的条纹状高信号,在增强扫描的 T$_1$WI 上有强化,平扫 T$_1$WI 则难以显示。累及椎体内的病变在 T$_1$WI 上于椎体前部呈近似三角形或横行的带状低信号带,T$_2$WI 上为高信号(图 21-2-2)。

Ⅱ型:在 T$_1$WI 上于 Ⅰ 型的相同部位出现高信号区,在 T$_2$WI 上为等信号或高信号,在脂肪抑制序列上信号强度减低(图 21-2-2、图 21-2-3),此型改变是由于终板破裂,邻近椎体软骨下红骨髓为黄骨髓或脂肪组织取代,使 T$_1$ 和 T$_2$ 弛豫时间变短。

Ⅲ型:在 T$_1$WI 和 T$_2$WI 上,邻近椎体的软骨下区皆为低信号区。组织学改变为终板区常有编织骨形成的骨硬化区。

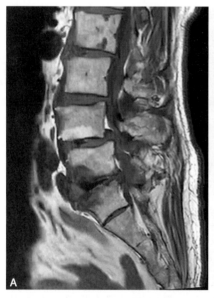
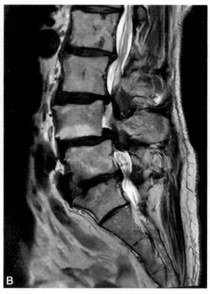
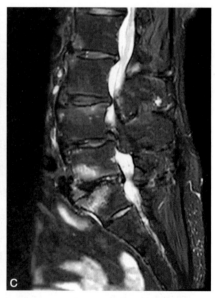

图 21-2-2 椎间盘退变

A. 矢状面 FSE T$_1$WI,L$_{4/5}$ 相对终板下区呈高信号,L$_5$/S$_1$ 相对终板下区呈低信号;B. 矢状面 FSE T$_2$WI,腰椎间盘信号减低,
提示退变,椎间盘不同程度膨出、突出,L$_{4/5}$ 相对终板下区呈高信号,L$_5$/S$_1$ 相对终板下区呈稍高信号;C. 矢状面 FSE 脂肪
抑制 T$_2$WI,L$_{4/5}$ 相对终板下区呈等信号(Ⅱ型),L$_5$/S$_1$ 相对终板下区呈高信号(Ⅰ型)

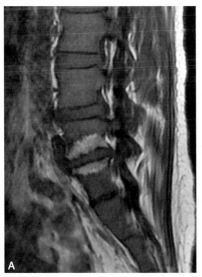
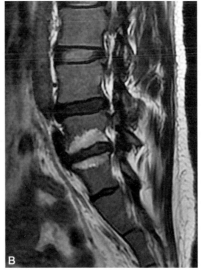
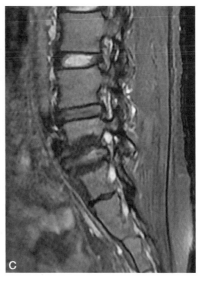

图 21-2-3　椎间盘退变

A. 矢状面 FSE T_1WI，L_5/S_1 相对终板下区呈高信号；B. 矢状面 FSE T_2WI，$L_{4/5}$、L_5/S_1 椎间盘信号减低，提示退变，L_5/S_1 相对终板下区呈高信号；C. 矢状面 FSE 脂肪抑制 T_2WI，L_5/S_1 相对终板下区呈低信号（Ⅱ型）

二、脊柱骨刺

【基本病理与临床】

由于椎间盘退变、膨大，骨性终板受压，不断被吸收，椎体内不断有新生横骨梁形成，椎体上下面终板凹陷、硬化、增厚。椎体边缘骨质增生、骨刺形成。Schmorl 认为，椎间盘纤维环边缘发生退变，纤维环外层 Sharpey 纤维于椎体缘附着处断裂，椎间盘物质向外移位，使前纵韧带等受牵拉，应力作用于韧带在椎体的附着处，出现骨膜性骨增生，纤维环深层纤维增生并向软骨化生，经软骨内成骨形成骨刺。增生骨刺可向水平方向延伸形成骨唇，也可向垂直方向生长形成钩形骨刺。

颈椎后缘的骨刺可发生在椎体上缘或下缘，位于中线或中线旁区的大骨刺是引起脊髓症状的原因之一，当骨刺向侧方延伸，累及椎间孔并压迫位于椎间孔内的神经根时，可引起根性痛，出现颈痛、活动受限、上肢疼痛和麻木等。胸椎骨刺较少见，骨刺常引起脊髓病而非神经根病。由于胸椎的生理性后凸，椎体后缘与脊髓间的距离较小，中线或中线旁区的骨刺容易压迫脊髓，形成切迹或变形。腰椎骨刺可刺激或压迫神经产生腰背痛、坐骨神经痛、马尾神经受压症状等。

【影像学表现】

X 线表现：椎体前后的上下边缘可形成骨刺且密度增高，表现为椎体边缘骨质肥大或呈三角形、唇样外突，重者相邻椎体之间形成骨桥。骨刺也可突

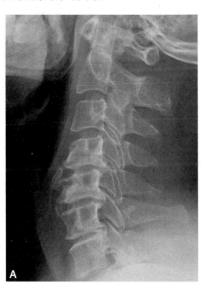
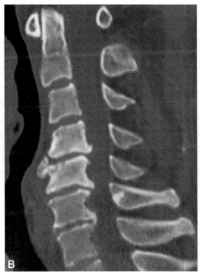
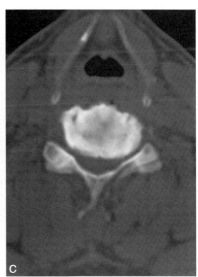

图 21-2-4　脊柱骨刺

A. X 线侧位像，颈椎骨质增生硬化，椎体后缘增生骨刺突入椎管，$C_{4~7}$ 椎间隙狭窄；B. 矢状面 CT，$C_{4~7}$ 椎体后缘增生骨刺突入椎管，硬膜囊受压；C. 横断面 CT，$C_{5/6}$ 椎体后缘增生骨刺突入椎管，硬膜囊及脊髓受压，继发椎管狭窄

入椎管或椎间孔(图 21-2-4A)。

CT 表现:于轴面见椎体上下缘的前后边缘有局部密度增高区且边缘不规则的骨增生改变,可有硬膜囊、脊髓或神经根受压,局部硬膜外脂肪间隙变窄或消失(图 21-2-4B、C)。

MRI 表现:小的骨刺在 T_1WI 和 T_2WI 上呈低信号,与骨皮质相同。大的骨刺中含有骨髓并与正常椎体骨髓相延续,在 T_1WI 上可出现高信号。不含骨髓的骨刺在矢状面或轴面 T_1WI 上,因为与邻近的韧带和脑脊液同为低信号而不能显示。但偏于侧方突向椎间孔的骨刺由于硬脊膜外静脉丛或脂肪的对比而能显示。在 T_2WI 上脑脊液形成的高信号与骨刺形成良好对比,硬膜囊前缘受压,脊髓可有或无受压移位。

三、椎小关节退行性骨关节病

【基本病理与临床】

上、下关节突自椎弓根和椎板连接处发出,相邻脊椎的上、下关节突构成小关节,又称关节突关节或椎弓关节,上关节突在下关节突的前内或前外。两侧小关节一般对称,关节面光滑,皮质厚度一致,表面覆盖关节软骨。

椎小关节属于滑膜关节,同其他滑膜关节一样容易发生退行性骨关节病,多为椎间盘退行性变以后导致的椎间关节异常活动和失稳所致。关节病变早期为损伤性滑膜炎,随之出现关节软骨退变,形成骨软骨碎片(关节鼠),滑膜绒毛嵌夹,软骨下骨增生硬化,退行性囊变,关节面肥大和骨刺形成,以上关节面为著,关节积液、积气,关节囊松弛、钙化,滑膜自关节囊疝出形成滑膜囊肿。

本病多见于中老年人,好发于颈椎和腰椎,主要症状为颈肩痛及腰痛,神经根受压时出现神经根病,腰痛可放射至臀部及大腿,过伸位时疼痛加重,改变体位可缓解疼痛,查体可有小关节区压痛。钩椎关节骨质增生时可造成椎动脉狭窄,产生眩晕、头疼等中枢神经系统症状。

【影像学表现】

X 线表现:平片能显示椎小关节上下关节突增生变尖,关节面骨硬化、增厚,关节间隙变窄等病理改变。颈椎钩椎关节可见骨硬化和骨刺增生。椎小关节退行性变使脊柱稳定性降低,可发生椎体滑动。

CT 表现:小关节退行性变最常见于第 4、5 腰椎与第 1 骶椎,CT 可以显示其病理变化。关节软骨侵蚀表现为间隙变窄,在腰椎如上下关节突间距小于 2mm 则可认为变窄。关节软骨完全破坏,则表现为关节软骨下骨侵蚀、骨硬化,关节面毛糙、糜烂、凹凸不平,关节间隙狭窄或增宽,20% 患者 CT 显示关节的皮质下囊变。小关节突肥大、增生,CT 表现为关节突增大、关节面变形、对位不良、小关节边缘骨赘形成以及侧隐窝狭窄。关节囊松弛、小关节半脱位时,可见关节面有轻度错位和间隙增宽,椎体也可发生滑脱(图 21-2-5)。小关节周围钙化,呈点状或弧线状钙化,发生在关节囊,也见于黄韧带。小关节积气发生在两侧或一侧小关节,程度不一,CT 可见小关节内点状、透镜形或不规则形气体密度影,CT 值在 −100HU 以下,呈真空现象。

MRI 表现:小关节面肥大和骨刺形成可造成中心

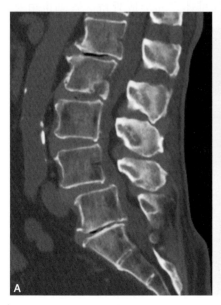
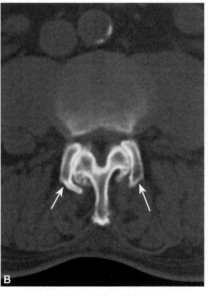
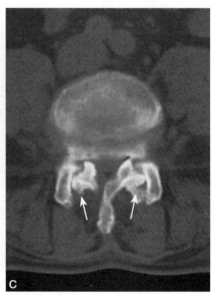

图 21-2-5 椎小关节退变

A. 矢状面 CT,腰椎骨质增生硬化,L$_4$ 椎体前移;B. 横断面 CT,L$_{3/4}$ 椎小关节肥大、增生硬化,边缘骨赘形成,关节间隙变窄(箭);C. 横断面 CT,L$_{4/5}$ 椎小关节增生硬化,关节面毛糙、变形、对位不良(箭)

性或偏侧性狭窄及侧隐窝狭窄,硬膜囊、脊髓或神经根受压。头尾侧半脱位可引起椎间孔上部狭窄,椎弓关节自后侧方向椎管突入,关节积液、关节囊膨大,压迫神经根。椎间孔或间盘切除术后,对侧椎弓关节受额外压力可引起小关节病。含骨髓的骨刺容易被发现,不含骨髓的骨刺容易同邻近的关节囊、韧带结构混淆,特别在关节的后部,该处关节囊经常为低信号。关节软骨在 SE T_1WI 和 T_2WI 上通常为低信号,难于同其下方的骨皮质区别,但在梯度回波序列上为高信号,腰椎的小关节面在轴面像上显示最好。椎小关节软骨退变表现为软骨面不平整、变薄、碎裂或缺损,关节间隙狭窄或消失。小关节积液在 T_2WI 上呈关节间隙内线状高信号影(图21-2-6)。滑膜囊肿多为自小关节间隙向外突出的结节状 T_2WI 高信号影,可位于硬膜囊后方或后外侧,约50%见于第4、5腰椎平面。

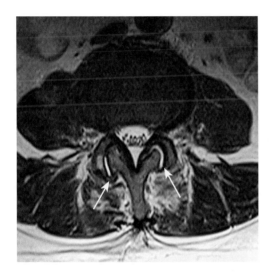

图 21-2-6　椎小关节退变
横断面 TSE T_2WI,腰椎小关节肥大、增生,边缘骨赘形成,小关节积液(箭)

四、黄韧带肥厚和骨化

【基本病理与临床】

脊柱的韧带包括前纵韧带、后纵韧带、黄韧带、棘间韧带、棘上韧带、项韧带和寰枢韧带复合体等。黄韧带起自上位椎板的前下面,止于下位椎板的后面和上缘,向前外侧延伸至关节突关节内侧,呈节段性分布,构成椎管的软组织后壁。

黄韧带骨化(ossification of ligamentum flavum,OLF)多见于老年人,好发于胸椎,尤其是 T_9 至 L_1 节段。病因尚不明确,可能与退变、局部力学因素、代谢异常、遗传等因素有关。骨化可发生于一侧或双侧,常合并椎小关节和椎间盘退行性变、后纵韧带骨化等。单纯黄韧带骨化可无神经系统症状,当其明

显肥厚骨化,或合并后纵韧带骨化及其他退行性病变时可导致椎管、椎间孔狭窄,脊髓、神经根受压而产生相应症状和体征。

【影像学表现】

X 线表现:黄韧带骨化在 X 线片中不易被发现。正位片有时可见椎板间隙变窄或模糊不清、密度增高。侧位片见椎间孔区后缘突向椎管的高密度影。

CT 表现:轴面像黄韧带呈 V 形,密度与肌肉相似。腰段黄韧带最厚,约为 3 ~ 5mm,颈段为 1 ~ 3mm,胸段为 2mm。黄韧带厚度大于 5mm 时即可诊断黄韧带肥厚。肥厚多较匀称。黄韧带骨化可由韧带前方向后方发展,个别可由后向前发展。骨化最初发生在头侧和/或尾侧的附着点,轴面像见沿小关节囊前缘、椎板前缘或上下椎板间的点条形、结节状、山丘形、V 形高密度影,单侧或双侧,对称或不对称,可多节段发生,骨化与椎板间可有透亮缝隙,也可与椎板及关节囊融合致椎管呈三叶草状或窄菱形(图21-2-7)。黄韧带肥厚、骨化可导致椎管、椎间孔狭窄,硬膜囊、脊髓、神经根受压。

MRI 表现:脊柱韧带由胶原纤维构成,在 T_1WI 和 T_2WI 上呈低信号,与骨皮质及其他纤维结构(如纤维环和硬脊膜等)不能区分。但黄韧带中由于弹力纤维成分较高,在 SE T_1WI 和 T_2WI 上信号通常略高于骨皮质和其他韧带。黄韧带肥厚、骨化在 T_1WI 的矢状面上呈低信号,与脑脊液不易区分,但可显示肥厚的韧带对脊髓压迫的程度(图21-2-8A)。在 T_2WI 上呈低信号,与高信号的脑脊液形成显著对比,可清楚显示肥厚骨化的韧带向椎管突入的程度和范围,亦可见硬膜外脂肪移位、连续性中断,硬膜囊及脊髓受压变形(图21-2-8B)。轴面像可显示韧带肥厚骨化沿椎管周径分布的情况(图21-2-8C)。

五、退变性脊椎滑脱

【基本病理与临床】

脊椎滑脱(spondylolisthesis)是指一个椎体在其下方椎体的上面向前、后或侧方移动。按其是否合并脊椎关节突间峡部裂分为真性滑脱与假性滑脱。但多数作者认为"假性滑脱"表达不确切,主张用"退变性脊椎滑脱"(degenerative spondylolisthesis,DS)来指椎弓完整的脊椎滑脱。脊椎滑脱最多见于第4、5腰椎,颈胸椎少见。根据上位椎体移动的方向可分为前滑脱、后滑脱和侧方滑脱,以前滑脱多见,侧方滑脱少见。后滑脱即反向脊椎滑脱是指上方脊椎在下方脊椎的上面向后移位,在颈椎和腰椎

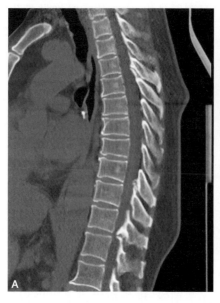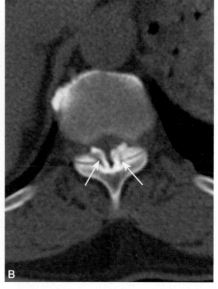

图 21-2-7　黄韧带肥厚和骨化

A.矢状面 CT,胸椎多发黄韧带肥厚、骨化,以 $T_{11/12}$ 水平为著,硬膜囊受压;B.横断面 CT,$T_{11/12}$ 水平椎板及小关节前缘见 V 形高密度影(箭),硬膜囊及脊髓受压,椎管狭窄

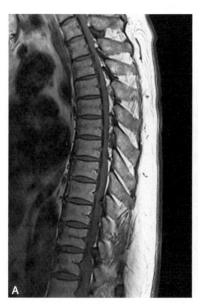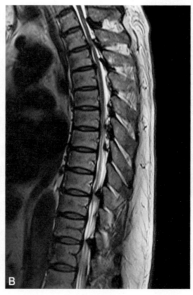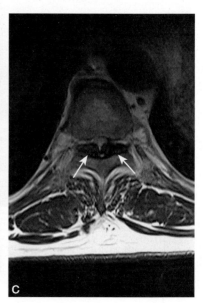

图 21-2-8　黄韧带肥厚和骨化

A.矢状面 TSE T_1WI,胸椎多发黄韧带肥厚、骨化,呈低信号;B.矢状面 TSE T_2WI,胸椎黄韧带肥厚、骨化呈低信号,硬膜囊及脊髓受压;C.横断面 TSE T_2WI,肥厚骨化的黄韧带突入椎管(箭),硬膜囊及脊髓受压,椎管狭窄,局部胸髓信号增高

常见,可能为姿势不良或因疼痛引起,并无椎弓断裂。本病主要是由于椎间关节和椎间盘的退变以及其他因素异常,导致椎体椎弓一并向前或向后移动,而椎弓保持完整,可引起继发性椎管、椎间孔和侧隐窝狭窄,常伴发关节突关节病,并可使峡部变长。本病多见于老年女性,可引起神经根和马尾压迫症状,出现腰腿痛或臀部疼痛、间歇性跛行等。

【影像学表现】

X 线表现:椎体滑脱在侧位像上表现为椎体前、后缘同时相对于下方椎体向前或向后移位。只前缘或后缘"移位"并非滑脱,可因脊柱侧弯和旋转所致。评估滑脱程度多采用 Meyerding 法,即将下位椎体上缘由后向前分为四等份,根据上位椎体后下缘的位置将脊椎滑脱分为四度。退变性脊椎滑脱多不超过 I°。在斜位像上,椎后附件的影像如"狗"形,被检测横突的投影似"狗嘴",椎弓根的投影似"狗眼",上关节突的投影似"狗耳",下关节突的投影似"狗前腿",上下关节突之间的峡部似"狗颈",椎弓似"狗的体部",退变性脊椎滑脱不伴峡部裂,故表现为"狗颈"连续(图 21-2-9)。

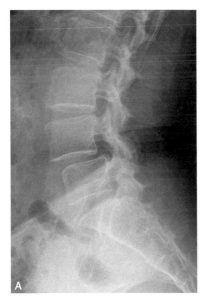
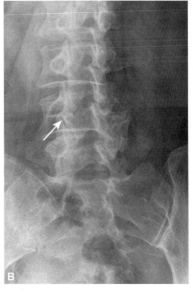

图 21-2-9　退变性脊椎滑脱

A. X 线侧位像,L₄ 椎体向前移位,前移距离不足椎体前后径的 1/4(Ⅰ°);

B. X 线斜位像,L₄ 椎弓峡部"狗颈"连续(箭)

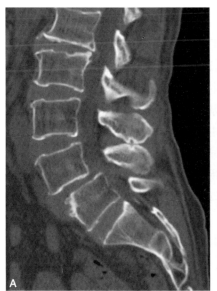
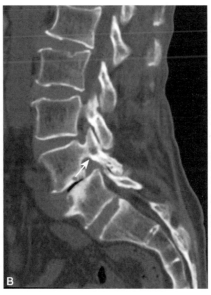
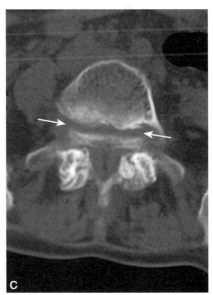

图 21-2-10　退变性脊椎滑脱

A. 矢状面 CT,L₄ 椎体向前移位,前移距离不足椎体前后径的 1/4(Ⅰ°);B. 矢状面 CT,L₄ 椎弓峡部连续(箭);C. 横断面 CT,由于椎体前移,L₄、L₅ 椎体相邻终板在横断面上前后错位显示,呈"双终板"征、"三明治"征(箭)

CT 表现:与平片相比,CT 不但可显示脊椎滑脱的程度和有无椎弓峡部裂,还可显示相应椎间盘膨出与椎管狭窄的情况。由于椎体前移,上位和下位椎体的相邻终板可在同一轴面像上前后错位显示,呈"双终板"征、双边征、"三明治"征(图 21-2-10)。滑脱水平的椎间盘可退变、膨出,膨出的椎间盘后缘可看到下一椎体终板的后缘,似双椎管,而非椎间盘纤维环的钙化。由于椎弓完整,椎管前后径无增加。脊椎滑脱可致椎管、椎间孔、侧隐窝狭窄,椎管多呈"三叶草"形,椎间孔可呈分叶状甚至 8 字状变形,硬膜囊及神经根受压。同时还可有椎间隙变窄,椎体

缘增生硬化,椎体移位可引起椎间关节过度运动,导致或加重椎间关节退行性变,晚期可出现椎间关节半脱位、关节变形、关节囊及黄韧带钙化或骨化。

MRI 表现:矢状面像上可显示椎体滑脱的程度及硬膜囊和脊髓受压的情况。中线旁矢状面像上可显示神经根在椎间孔内受压的程度。MRI 显示有无椎小关节排列失常和峡部异常不如 CT 显示得清楚和确切,但可清楚显示椎间盘变性等改变。

【小结】

脊柱退行性骨关节病多为生理性老化过程,以颈椎和腰椎多见,可累及椎间盘、椎体、椎小关节和

韧带等,并可继发椎管狭窄、脊椎滑脱。本病一般不引起明显临床症状,当上述病变压迫脊髓、神经根或血管时则引起相应症状和体征。本病影像学表现具有特征性,一般不需与其他疾病鉴别。

（陈 雯 袁慧书）

第三节 椎间盘膨出与疝出

一、椎间盘膨出

【基本病理与临床】

2001年美国专家小组（ASSR,ASNR,NASS）将椎间盘膨出（disc bulge）定义为"大于50%圆周的椎间盘组织超出椎体环突的边缘,不包括增生骨赘",并在2014年修改定义为"大于25%圆周的椎间盘组织移位"。椎间盘膨出不被认为是椎间盘疝出的一种亚型。一般认为是由于椎间盘发生退行性改变,髓核体积缩小,不能充盈纤维环;失去弹性的纤维环承受的压力增加,高度下降,纤维环向周边膨出,椎间盘直径增大,以致边缘超出椎体环突的边缘。但椎间盘膨出也可以是一种正常表现（多见于 $L_5 \sim S_1$ 间盘）,可继发于负荷或角向运动导致的韧带松弛,或是容积效应导致的伪影。需要指出的是,椎间盘膨出是一个描述性用语而非诊断性用语,用以描述椎间盘的轮廓改变,而不包括髓核的位置改变。当髓核沿纤维环裂隙向周缘移行,但未引起椎间盘外形明显改变时,影像上仍表现为"膨出"。椎间盘膨出十分常见,可单独存在或与疝出合并存在。最常见的部位包括颈椎的 $C_5 \sim C_6$ 和 $C_6 \sim C_7$ 间盘,腰椎的 $L_4 \sim L_5$ 和 $L_5 \sim S_1$ 间盘。20岁以上的成人至少有1个腰椎间盘膨出。

椎间盘膨出可导致硬膜囊前缘受压,但椎管狭窄和侧隐窝狭窄不常见。绝大多数患者无症状。如同时伴有腰椎管狭窄,可能出现腰腿痛。

【影像学表现】

X线表现：X线无法直接观察到椎间盘组织。当椎间盘高度下降明显时,在侧位像上可见椎间隙变窄。

CT表现：诊断主要依靠轴面CT上椎间盘边缘的表现。平扫显示椎间盘的边缘均匀地超出相邻椎体的边缘,椎间盘后缘正常肾形凹陷消失,呈平直或浅弧状后凸;或与相邻椎体后缘形态一致（图21-3-1）。这与后纵韧带紧张程度有关,当韧带松弛时,则出现前两种表现,如韧带坚韧有力则为后一种表现。一般膨出组织不超过椎体边缘的3mm,重度膨出时椎间盘边缘明显增宽,可超出上下椎体边缘的5mm

以上,但椎间盘仍为对称的椭圆形,可伴有真空变性及椎体边缘骨赘。存在严重的脊柱侧凸时,椎间盘可出现不对称性膨出。

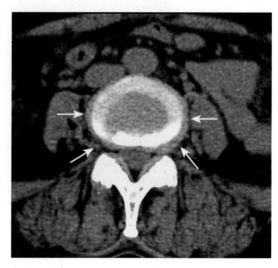

图21-3-1 腰椎间盘膨出（横断面CT平扫）
可见椎间盘的边缘均匀地超出相邻椎体的边缘（箭），椎间盘后缘呈平直状

MRI表现：T_1WI 上膨出的椎间盘呈中等信号,矢状面可见椎间盘边缘超过椎体骨髓信号形成的椎体后缘（不包括增生骨赘）,轴面可见膨出部分超过椎间盘圆周的25%,基底部宽广。T_2WI 上,椎间盘物质呈中等信号,其周围有黑线样边缘。T_2WI 矢状面可见膨出的椎间盘与脊髓蛛网膜下腔之间线样低信号带,代表后纵韧带和硬脊膜,两种结构不能区别。T_2WI 上可清晰显示硬膜囊前缘受压及硬膜囊外脂肪的移位。

【小结】

椎间盘膨出十分常见,多无明显临床症状。X线对观察椎间盘膨出意义不大。CT及MRI轴面像可见椎间盘后缘均匀地超出椎体边缘,椎间盘后缘正常肾形凹陷消失,硬膜囊前缘受压。

二、椎间盘疝出

【基本病理与临床】

椎间盘疝出（disc herniation）是指任何椎间盘组织局限性移位并超出椎体环突的边缘,不包括增生骨赘。疝出的组织可以是髓核或纤维环,也可以是软骨终板或环突碎片。椎间盘疝出是一个局部化的过程,涉及小于25%的椎间盘周长。2001年美国专家小组（ASSR,ASNR,NASS）将涉及25%~50%椎间盘周长的椎间盘组织移位定义为宽基底疝出,2014年将此类疝出归为膨出。膨出并不是疝出的一种亚型,但两者可合并存在。疝出的椎间盘组织也可超过终板向头侧或尾侧移位,即所谓椎体内疝出,或施莫尔结节,将重点在本节第四部分介绍。

椎间盘疝出可以进一步分为突出(protrusion)和脱出(extrusion),包含性和非包含性。突出指疝出组织的基底部分最大直径大于疝出部分的最大直径。脱出指疝出组织的基底部分在至少一个平面上小于疝出部分的最大直径,或者疝出组织游离。游离的椎间盘组织可向头侧或尾侧移行。如果移位的组织有外层纤维环和/或后纵韧带包绕,称为包含性疝出,如果表面既无纤维环也无后纵韧带覆盖,称为非包含性疝出。影像上关于突出和脱出的定义仅限于对移位的椎间盘组织形状的描述,不指代任何病因学因素。

椎间盘疝出的部位可分为中央区、旁中央区(外侧区,即椎管中央与椎弓根之间的区域)、椎间孔区和椎间孔外区(远外侧区)。腰椎间盘疝出最常见,多发生于 $L_4 \sim L_5$、$L_5 \sim S_1$ 间盘。疝出组织多位于椎管内,极少数位于椎间孔区或外侧区,且旁中央区疝出远比中央区疝出常见,可能与椎间盘后缘中央后纵韧带的加固作用有关。颈椎间盘疝出多发生于下颈段,$C_5 \sim C_6$、$C_6 \sim C_7$ 间盘。颈椎间盘疝出多位于中央区,可能与颈椎椎体两侧钩突关节的限制有关。胸椎间盘疝出罕见。

椎间盘疝出可分为急性和慢性疝出。急性疝出多见于中青年,有腰部扭伤或其他外伤史。慢性疝出发病年龄较大,病程较长,起病隐匿。临床上习惯将疝出的椎间盘组织分为软突和硬突。软突多指经撕裂的纤维环疝出的髓核,硬突是指出现骨化或钙化的疝出组织。疝出的间盘组织可导致椎管狭窄、脊髓及神经根受压,引发相应的临床症状,如腰腿痛、颈肩痛,肢体肌力减弱、肌萎缩等。

【影像学表现】

X 线表现:X 线侧位片可见椎间隙狭窄及椎体后缘骨刺。

CT 表现:与椎间盘膨出类似,椎间盘疝出的 CT 诊断主要依靠轴面 CT 上椎间盘边缘的形状。矢状面重建有助于判断突出或脱出。

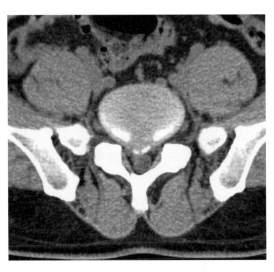

图 21-3-2 椎间盘中央区疝出(横断面 CT 平扫)
$L_5 \sim S_1$ 椎间盘疝出,疝出组织位于后方正中,边缘钙化,局部硬膜囊受压

椎管内疝出的直接征象:中央区及旁中央区疝出均表现为与椎间盘后缘相连的、局限性后凸的软组织块影,边缘光滑,其周边可有钙化(图 21-3-2)。疝出与膨出可同时存在(图 21-3-3)。疝出组织较大时,轴面 CT 可显示其占据该层面的整个椎管。疝出的间盘组织可穿过后纵韧带进入硬膜囊外脂肪间隙,即非包含性疝出。轴位图像上观察到疝出组织边缘光滑时,更可能为包含性疝出;如果疝出组织边缘不规则,呈息肉样或分叶状,更可能为非包含性疝

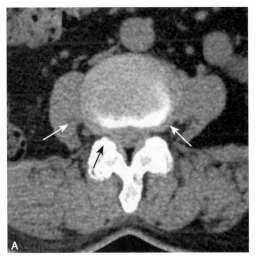
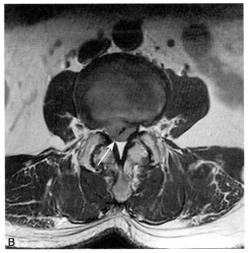

图 21-3-3 椎间盘旁中央区疝出
A. 横断面 CT 平扫,椎间盘膨出合并疝出,椎间盘广泛超出相邻椎体边缘(白箭),并明显向右后方突出(黑箭),压迫硬膜囊;B. 横断面 T_2WI,清晰显示疝出组织及硬膜囊受压(白箭)

出。如果间盘脱出并远离母盘向头侧或尾侧移位，可见椎管内游离的软组织块，压迫神经根鞘或硬脊膜囊，边缘不清。罕见情况下疝出间盘可进入硬膜囊，原因不明。CT表现为硬膜囊内软组织块影与硬膜外疝出间盘组织相连，蛛网膜下腔受压。

椎管内疝出的间接征象：硬脊膜外脂肪、硬脊膜囊和一侧神经根受压、移位或不显影。CTM有助于显示神经根鞘和硬脊膜囊的变化。

颈椎间盘疝出CT显示要比腰椎困难，这主要是由于颈椎间盘薄，颈段硬脊膜外脂肪少，对比差的缘故。薄层面（1～2mm）扫描和CTM检查，对显示疝出部分有帮助。对比增强扫描，疝出组织周围的硬脊膜外静脉强化，移位的静脉可将疝出部分勾画出来。

椎管外疝出征象：椎间孔区疝出显示为椎间孔内软组织块，脊神经节显示不清。椎间孔外区疝出表现为椎间孔外与椎间盘相连或游离的软组织块。椎间孔外疝出易漏诊，读片时需特别注意。

椎间盘旁中央区疝出累及椎间孔，或椎间孔区疝出应与神经鞘瘤神经根鞘袖囊肿和大的神经根静脉丛鉴别。神经鞘瘤常伴有椎间孔的扩大，典型表现为"哑铃型"外观。神经根鞘袖囊肿CTM可见造影剂充盈。神经根静脉丛可见强化，但CT敏感性较MRI低。

MRI表现：疝出的间盘组织往往伴有退变，在T_1WI及T_2WI上呈中等信号。轴面像上疝出的间盘组织呈局限性凸起，通常与椎间隙对应，在椎管前方硬脊膜囊外形成肿块。中央区疝出在矢状面上显示

良好。在T_1WI上，疝出的间盘组织超出由椎体骨髓信号形成椎体后缘（不包括增生骨赘），硬脊膜囊和/或脊髓前缘出现压迹或轻微变扁，但多不能直接显示疝出的间盘组织。如只有旁中央区疝出，仅矢状面T_1WI可以漏诊，尽管在旁中央区的层面上可出现轻微改变，如在椎体后方，椎间盘的头侧或尾侧水平出现由扩张的硬脊膜外静脉丛形成的中等信号向后移位。在矢状面、轴面T_1WI上，正常的硬脊膜外脂肪移位是椎间盘疝出的重要间接征象，特别是向侧方疝出的椎间盘，可见相应部位的硬脊膜外脂肪消失、变形、移位。矢状面T_1WI上，椎间孔显示良好，其中可见神经根呈暗影，其周围为高信号的硬脊膜外脂肪覆盖。当出现旁中央区疝出累及椎间孔或椎间孔区疝出时，可见椎间孔内肿块，局部脂肪受压、移位或消失，神经根受压移位或显示不清（图21-3-4）。横断面T_2WI由于脑脊液表现高信号，能更准确地显示硬脊膜囊、脊髓和神经根的受压及椎间孔内硬脊膜外静脉丛和脂肪的移位。矢状面T_2WI可见疝出组织与高信号的脑脊液之间线样低信号带，代表疝出组织的外层纤维、后纵韧带和硬脊膜，此三种结构不能区别。罕见情况下疝出组织进入硬膜囊时，除间盘疝出、硬膜囊受压等征象外，还可见髓外混杂信号肿块与疝出组织相连，周围见脑脊液信号包绕，增强后不强化。脊髓可见受压、信号改变。

脱出的间盘组织可与母盘分离，游离碎片可在椎间隙水平，也可向尾侧或头侧移行（图21-3-5）。T_1WI上，游离碎片与母盘呈等信号；T_2WI上，游离碎片通常表现为高信号的硬脊膜外缺损，包绕碎片

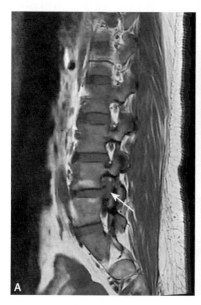
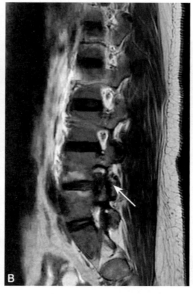
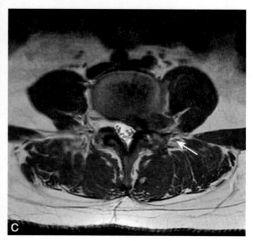

图21-3-4 椎间盘椎间孔区疝出
矢状面T_1WI（A）、矢状面T_2WI（B），$L_{4～5}$左侧椎间孔区脂肪信号移位、消失，神经根受压、移位（箭）；C. 横断面T_2WI，椎间盘向左侧椎间孔区疝出，左侧神经根显示不清（箭）

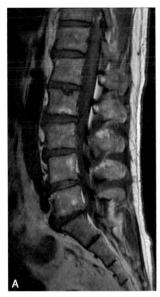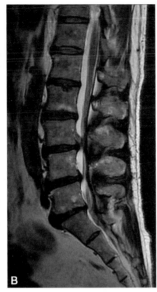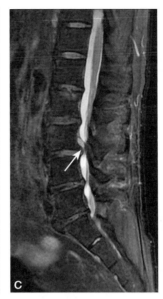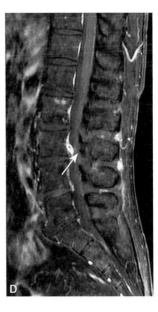

图 21-3-5　椎间盘脱出、游离

矢状面 T_1WI(A)、矢状面 T_2WI(B)、矢状面 FST_2WI(C),游离椎间盘碎片向头侧移位,呈 T_2 高信号(箭);D. 矢状面 T_1 WI 增强,游离碎片可见环形强化(箭)

的纤维和韧带呈弧线状低信号影。脱出或游离的间盘组织呈高信号的原因不明,可能由于引起症状早,发现也早,其中水分尚未完全丧失,故 T_2WI 上呈亮影。另一种解释为,间盘破裂后水分丧失,于修复过程出现肉芽组织,故 T_2WI 上呈高信号。确定游离碎片是重要的,因为误诊可导致制订错误的治疗计划。游离碎片需要与神经鞘瘤鉴别,后者边界清楚,可有囊变,信号不均,增强后表现为明显均匀或不均匀强化。游离碎片边缘肉芽组织呈环形强化(图 21-3-5D),可资鉴别。

读片时需要注意椎间孔外侧区域。突出的椎间盘和脱出的游离碎片在这个区域并不少见,其发生率约为 0.7%~11.7%,最常见的部位是下颈椎和下腰椎。评估矢状面图像非常有帮助。疝出组织的信号特征包括 T_1WI 上相对母盘呈等信号,T_2 信号多变,增强后可有边缘强化。由于几乎所有的病例都需要手术干预,评估椎间孔外侧区域十分重要。

椎间盘术后症状不减轻或复发,MRI 检查有助于确定残存和复发的椎间盘疝出。手术后正常解剖界限紊乱,硬脊膜囊邻近的硬脊膜外脂肪被纤维组织取代,还有骨缺损及术后瘢痕组织,故难于发现残存和新疝出的间盘物质。术后瘢痕组织与疝出的鉴别主要取决于信号差别。这两种组织在 T_1WI 上通常为低信号,但在 T_2WI 上,手术后硬脊膜外的瘢痕组织呈高信号。在 4~6 周后瘢痕组织的高信号消失,而间盘物质的信号则较高,此时能做出鉴别。严重退行性变的间盘组织在 T_2WI 上呈低信号,此时如

为新鲜的瘢痕组织,则呈高信号,两者也可鉴别。如两者皆为低信号,可根据瘢痕组织通常无肿块效应,不会对硬脊膜囊形成局限性压迹加以鉴别。有时在矢状斜位 T_1WI 上,通过椎间孔可以看到脱出的间盘物质与椎间隙相连续,而在轴面像上则难于显示这种关系。

Gd-DTPA 增强扫描,可对疝出间盘组织和瘢痕组织作出鉴别。注射造影剂后,即刻扫描,瘢痕组织强化而间盘物质无强化,在延迟扫描上间盘物质可有一定强化,可能因间盘物质伴发血管纤维组织所致。增强检查通常用矢状面和轴面,有时用矢状斜位。

【小结】

椎间盘疝出十分常见,容易引起椎管狭窄及硬膜囊、脊髓、神经根受压,进而引发临床症状。正确评估间盘突出及脱出,确定游离碎片及椎间孔外区疝出,对手术计划的制订十分重要。MRI 对脊髓、神经根受压情况及术后残留或复发的评估都优于 CT。CT 对钙化敏感,可协助临床区分软突或硬突。

三、椎缘骨

【基本病理与临床】

椎缘骨(limbus vertebrae)系位于椎体边缘缺损处的三角形骨块,在日常的腰椎 X 线检查中时可见到。其发病机制众说不一,曾有外伤史、永存骨骺、椎间盘疝出等学说,因此又被称为边缘骨、永存骨骺、椎角离断体等。目前公认的发病机制为椎体骨

化中心融合前,髓核经椎体环突向骨内疝出,其依据是髓核造影时见有造影剂进入骨块与椎体间的透亮间隙,因而确认为髓核疝出的表现。椎缘骨的发病原因与施莫尔结节和舒尔曼病有关。

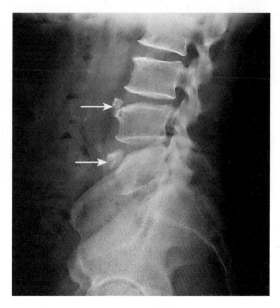

图 21-3-6 椎缘骨
腰椎侧位 X 线片示 L₄、L₅ 椎体前上角见三角形骨块影(箭)

椎缘骨发生率不明,大多无临床意义,仅在影像检查时偶然发现。多见于腰椎,绝大多数发生于 L₄(94%),其次为 L₃、L₅,骶、胸椎少见。一般为单发,少数为多发,可连续 2~3 个椎体或间断发生。绝大多数发生在椎体前部上角,其次为椎体前部下角,个别发生于同一椎体的前上、下角。发生于椎体后角的少见,但骨块可向后移动造成椎管狭窄,引发腰痛等临床症状。

【影像学表现】

X 线表现:腰椎正位片一般无显示,侧位片表现为大小不一的三角形骨块,位于椎体前角或后角,与椎体相对缘为一斜面,其边缘硬化如皮质,其内为骨松质。椎体边缘与骨块相对应处则为一斜形缺损,颇似椎体角被利刃削下,边缘也见硬化,厚 2~3mm,并逐渐消失在骨质中。骨块与椎体间夹有一条厚薄一致的透亮带(图 21-3-6)。

CT 表现:主要表现为椎体前角或后角不规则形骨质缺损,约占椎体边缘 1/3,边缘硬化,其中有游离骨块位于缺损区,呈长条或节段状,即为侧位片上的三角形骨块影,密度不均,与椎体分离(图 21-3-7A、B)。骨缺损区 CT 值为 70~88HU,与相同层面的椎间盘密度一致,此即平片上的带状透亮区。

MRI 表现:椎体前角或后角不规则游离骨块影,信号与椎体信号一致,邻近椎间盘多变扁,信号减低,可见椎间盘髓核疝入骨片与椎体之间的间隙(图 21-3-7C、D)。

【小结】

椎缘骨为椎间盘髓核经环突向骨内疝出所致的游离骨块,一般无临床意义。发生于椎体后角可导致椎管狭窄。影像上表现明确即可诊断。

四、施莫尔结节

【基本病理与临床】

施莫尔结节(Schmorl 结节)也称椎间盘椎体内疝出,是由椎间盘组织疝入椎体终板所致。疝入的部分通常为髓核。其病因学尚不明确,有学者认为是发育性疾病或退变性疾病,也有人提出可能与轴

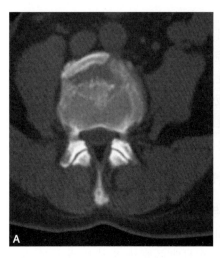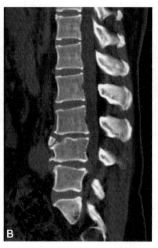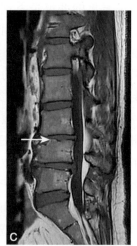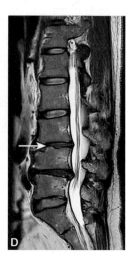

图 21-3-7 椎缘骨
A. 横断面 CT 平扫(骨窗),L₄ 椎体前部有不规则骨质缺损,约占椎体前 1/3,缺损边缘硬化,游离骨块横于缺损区,边缘亦见硬化;矢状面 CT 平扫(骨窗)(B)、矢状面 T₁WI(C)、矢状面 T₂WI(D),L₃₋₄ 椎间盘变扁并向前下疝入椎缘骨与椎体之间(箭)

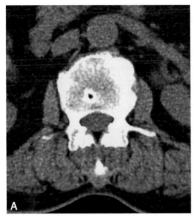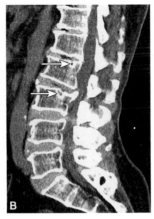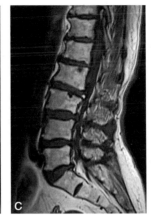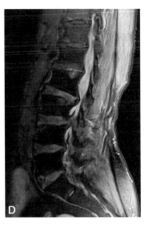

图 21-3-8 施莫尔结节

横断面 CT 平扫(A)、矢状面 CT 平扫(B),L$_{2~3}$ 椎体终板下结节样骨质缺损,边缘硬化(箭);矢状面 T$_1$WI(C)、矢状面 FS T$_2$WI(D),可见 L$_1$ 下终板、L$_{2~3}$ 上终板局限性缺损,周围骨髓信号增高。同时可见 L$_3$ 椎体后上角椎缘骨

向负荷损伤、感染或恶性肿瘤有关。经典的学说认为,发育过程中供应椎间盘的血管未能及时退化,导致椎体软骨终板薄弱,椎间盘组织疝出至软骨终板下。其他学说则认为,施莫尔结节继发于软骨终板下骨质缺血坏死。一项大宗的病例研究发现施莫尔结节具有较高的遗传性(>70%),并且和退行性病变有正相关,尤其是多发的施莫尔结节。大部分学者认同施莫尔结节与终板 Modic 改变有一定关系。Modic 改变合并外伤或感染、舒尔曼病等因素时,可导致软骨终板破坏,间盘组织疝出。这在一定程度上解释了施莫尔结节周围的水肿和骨髓病理性改变。组织学上结节边缘可见软骨细胞增生和骨小梁增厚。

施莫尔结节有显著的男性发病倾向(76%),好发于 T$_7$~L$_1$ 椎体,下终板(62.3%)多于上终板,椎体中心部位(63.7%)多于边缘部位。在无症状人群中,施莫尔结节的发现率高达 19%。施莫尔结节被认为与下腰痛有一定关系,但文献对此意见不一。一些病灶在 MRI 上可见结节周围长 T$_1$ 长 T$_2$ 信号,提示结节周围骨髓水肿和炎性改变,这类结节在与下腰痛的关系中表现出更高的特异性,也被称为"痛性施莫尔结节"。施莫尔结节与骨质疏松性骨折有一定关系。有文献认为施莫尔结节是早期的终板骨折。有研究表明,大多数水肿性施莫尔结节在 6 年内几乎没有变化。当施莫尔结节表现出快速进展时,几乎总是与骨折、感染或恶性肿瘤有关。对于绝大部分无症状施莫尔结节患者和有其他原因导致下腰痛的患者,往往不需要干预。但在一些 MRI 上表现为痛性施莫尔结节患者中,可采用融合或椎体成形术缓解症状。

【影像学表现】

X 线表现:多见于胸腰段,表现为自椎体上缘或下缘向椎体内突入的弧形或半月形切迹,边缘有骨质硬化。

CT 表现:2~3mm 薄层扫描可见与终板相邻的向椎体骨髓内陷入的高密度或软组织密度结节影,局部终板可见结节样骨质缺损,边缘硬化(图 21-3-8A)。

MRI 表现:T$_1$WI 可见椎体终板的局限性缺损,填充以疝出的椎间盘组织,呈中等信号(图 21-3-8B)。T$_2$WI 和增强图像可显示急性或亚急性期病灶边缘的高信号及强化,代表骨髓水肿及炎性反应。STIR 序列及 T$_2$WI 脂肪抑制序列显示急性期水肿会更明显(图 21-3-8C)。施莫尔结节的疝出组织总是与母盘相连。可与 Modic 改变合并出现。

【小结】

施莫尔结节是由椎间盘组织经椎体软骨终板疝入椎体内所致,病因不明确。大多无症状,当 MRI 上表现为结节周围 T$_2$WI 高信号时,与下腰痛相关。

(陈慧莹 袁慧书)

第四节 后纵韧带骨化

【基础病理与临床】

后纵韧带骨化(ossification of posterior longitudinal ligament, OPLL)是以后纵韧带的多节段增厚、骨化为特征的病变。其病因学尚不明确,但与弥漫性特发性骨肥厚(DISH)有很高的关联性,可能由于慢性劳损、创伤、炎症等因素的作用,导致后纵韧带逐渐发生肿胀、硬化、钙化和骨化。发病人群多为亚裔,尤其日本报告较多,发病率约为 1.9%~4.3%,也被称为"日本病"。最常见于颈椎,其次为胸椎,严重时全颈椎至上胸椎呈连续条带状骨化增厚,增厚的韧带可超过椎管的 60%。40 岁以上人群发生较多。男女比例 2∶1~4∶1。

颈椎后纵韧带骨化患者的临床表现与颈椎管狭窄症、颈椎病的临床表现十分相似,既可有脊髓压迫症状,也可有神经根受压症状。临床严重程度与颈椎管狭窄程度相关。颈椎管狭窄率大于 40% 者,症状、体征大多较为严重,患者表现为四肢肌力明显减退,行走困难,甚至瘫痪,多有明显的锥体束征。狭窄率小于 30% 者,临床表现相对较轻,大多数日常生活能自理,部分患者尚能工作,由于狭窄肌力减退,此类患者极易跌倒受伤,形成颈椎脊髓损伤,使病情骤然加重。狭窄率在 30%~40%,临床表现基本上介于两者之间。但椎管狭窄率与脊髓压迫也并非绝对平行。

【影像学表现】

X 线表现:正位片显示欠佳,侧位片可见椎体后缘条状或斑块状高密度影,相应节段椎管狭窄(图 21-4-1)。颈椎管狭窄率 = OPLL 最大厚度(mm)/椎管矢状径(mm)×100%。

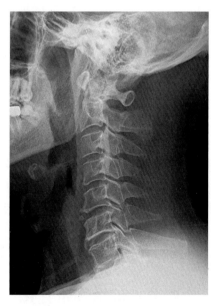

图 21-4-1　颈椎后纵韧带骨化
侧位 X 线片可见 C$_{2-4}$ 椎体后缘条带状高密度影

CT 表现:CT 扫描是诊断后纵韧带骨化的重要方法,可以在横断面上观察和测量骨化物的形态分布及其与硬膜囊的关系。轴面 CT 图像上椎体后缘正中或偏侧可见骨块突入椎管,呈带状、类圆形或分叶状,骨块和椎体后缘间可有间隙或相连(图 21-4-2A),也常可见前纵韧带骨化。螺旋 CT 三维重组及 MPR 能清晰显示椎体后纵韧带骨化的范围、厚度及

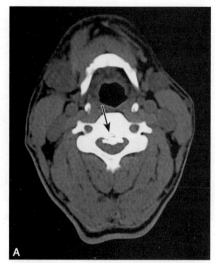

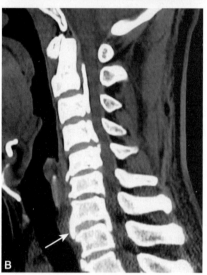

图 21-4-2　颈椎后纵韧带骨化
A. 横断面 CT,C$_4$ 椎体后缘相连的骨化突起(黑箭),呈浅分叶状,其中有带状低密度裂隙,突入椎管,致椎管狭窄;B. 矢状面 CT,椎体后方带状骨化;同时可见前纵韧带骨化,显示为椎体前不连续骨化带(白箭)

形状,多角度直观逼真的观察病变(图 21-4-2B),克服常规 X 线片和普通 CT 只能单角度观察病变的局限,提高诊断准确性,并有助于手术入路设计,有助于理解骨化的复杂性,是最好的检查方法,应该常规使用。

MRI 表现:后纵韧带骨化在 MRI 上表现为椎体后缘隆起性病变,T$_1$WI 呈低信号,部分在低信号内可见等或高信号,T$_2$WI 亦为低信号,部分低信号内可见等信号影(图 21-4-3)。其 MRI 信号强度与病理改变有关,T$_1$WI 上低信号内的等或高信号区,可能与骨化的韧带内成骨区含骨髓组织或脂肪浸润有关。MRI 对硬膜囊、神经根的压迫显示最清楚,可敏感显示脊髓水肿、变性、坏死和囊变等信号改变(图 21-4-3C),有助于制订手术减压计划。脊髓 T$_2$WI 信号增高也提示术后预后不良风险增加。

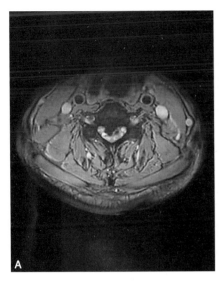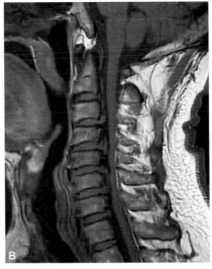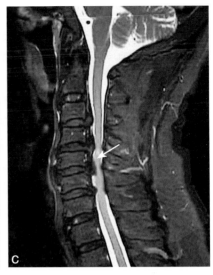

图 21-4-3 颈椎后纵韧带骨化

A. 横断面 T_2WI，C_5 椎体后缘低信号突起，突入椎管，脊髓明显受压；B. 矢状面 T_1WI；C. 矢状面 FST_2WI，可见 $C_{4\sim5}$ 水平脊髓内高信号（箭）

【小结】

后纵韧带骨化以后纵韧带的多节段增厚、骨化为特征，颈椎多见，最严重的并发症为脊髓压迫。CT可清晰显示骨化的程度和范围，MRI 对脊髓、神经根受压更敏感，对手术计划的制订和评估预后有重要意义。

（陈慧莹　袁慧书）

第五节　椎管狭窄

【基本病理与临床】

椎管狭窄是因构成椎管的骨和软组织的异常，导致椎管、侧隐窝和椎间孔缩小，挤压脊髓和神经根等结构。可为先天性（发育性）和后天性或两者兼有。

先天性椎管狭窄包括①特发性；②软骨发育不全（achondroplasia）；③季肋发育不全（hypochondroplasia）；④黏多糖病 4 型（Morquio 病）；⑤环枢关节发育不良性疾病，包括脊椎发育不良，多发性骨骼发育不良，点状软骨发育不良，变形性侏儒（metatrophia dwarfism）；⑥唐氏综合征（第 1～2 颈椎不稳）；⑦低磷性抗维生素 D 佝偻病。

后天性椎管狭窄包括①退行性脊椎病；②先天性椎管狭窄伴发脊椎退行性改变；③脊椎滑脱；④后纵韧带、黄韧带肥厚、钙化或骨化；⑤累及椎管的肿瘤性病变；⑥医源性：椎板切除和脊椎融合术后；⑦外伤性；⑧强直性脊柱炎；⑨弥漫性特发性骨质增生症（diffuse idiopathic skeletal hyperostosis，DISH）；⑩代谢性疾病：畸形性骨炎，硬脊膜上脂肪瘤病

（Cushing 综合征或长期用类固醇治疗后），肢端肥大症，氟骨症，假性痛风等。后天性椎管狭窄的发病率远高于先天性。

当患者存在先天性椎管狭窄的因素时，较轻的后天性椎管狭窄因素即可引起椎管狭窄的症状。

椎管狭窄最常见于颈椎和腰椎，胸椎管狭窄相对少见。通常见于中、老年人，发病年龄多在 30 岁以后。就诊时症状已出现数月到几年。椎管狭窄除引起脊髓和神经根受压和牵拉导致症状外，动、静脉毛细血管受压形成的压力及动脉梗阻也是引起症状的重要因素。但需要注意，存在椎管狭窄不一定引起相应症状而就诊。研究发现，CT 与 MRI 发现无症状的人群中椎管狭窄者约为 4%～28%。

颈椎管狭窄常表现为单侧或双侧神经根及脊髓压迫症状和体征。颈痛和肩痛虽常见但无特异性，还可出现阳痿、括约肌功能紊乱。有时出现 Lhermitte 征，即患者低头时，出现短暂的电击样感觉自上向下传播。少见的表现有 Horner 综合征和脊髓半侧损伤（Brown-Sequard）综合征。Horner 综合征表现为瞳孔缩小，眼睑下垂及眼裂狭小，眼球内陷，患侧额部无汗。脊髓半侧损伤综合征则表现为患侧脊髓导致同侧瘫痪和差别觉与关节感觉丧失及对侧痛觉与温觉丧失。

腰椎椎管狭窄可压迫圆锥和神经根。由于椎间盘突出引起椎管狭窄，常出现关节炎如背痛、麻刺感、冷感、烧灼感和小腿无力，坐骨神经痛和运动障碍。发育性椎管狭窄常见的症状为双侧神经根痛，感觉功能障碍，运动障碍多在站立或走路时出现，卧床时消退。神经性跛行在椎间盘突出引起的椎管狭

窄中多见。

胸椎椎管狭窄出现症状相对较晚,其症状因脊髓受压,导致脊髓缺血,进一步引起感觉和运动障碍,病程呈进行性加重,症状多种多样。可出现下肢感觉异常、肌力减弱、肌张力增高,与腰椎不同,其症状与体位无关,而呈进行性加重。亦可表现为间歇性跛行,主要表现为行走一段时间后出现下肢疼痛、乏力、不灵活,休息后可适当缓解,又称脊髓源性间歇性跛行。还可表现为胸腹部束带感、二便功能障碍等。

【影像学表现】

X 线表现:在标准侧位片依径线测量情况确定椎管狭窄。正常颈椎前后矢状径大于 13mm,小于 10mm 考虑狭窄(图 21-5-1A);正常胸椎前后矢状径大于 15mm,小于 12mm 考虑狭窄(图 21-5-2A);正常腰椎前后矢状径大于 18mm,小于 15mm 考虑狭窄;侧隐窝矢状径正常大于 3mm,小于等于 3mm 为狭窄(图 21-5-3A)。

CT 表现:诊断骨性椎管狭窄主要依靠椎管径线测量来确定。颈椎椎管前后径小于 10mm 提示椎管狭窄(图 21-5-1B、C),胸椎椎管前后径小于 12mm 提示椎管狭窄(图 21-5-2B、C),腰椎椎管前后径小于 15mm、面积小于 1.5cm^2、约-汤商小于 1/4.5 时提示椎管狭窄(图 21-5-3B、C)。侧隐窝矢状径小于等于 3mm 则可诊断侧隐窝狭窄(图 21-5-3D,E)。

在 CT 图像上测量椎管前后径时,应注意图像角度与椎间盘平面不平行造成椎管前后径测量偏大的误差。应采用正中矢状面或与椎间盘完全平行的横断面重建图像测量椎管前后径。侧隐窝的测量则选择椎弓上缘层面,此层面为侧隐窝上口,最狭窄且最易受椎间盘及上关节突病变的影响。与 MRI 相比,CT 显示骨皮质更好,测量侧隐窝宽度较 MRI 更准确。

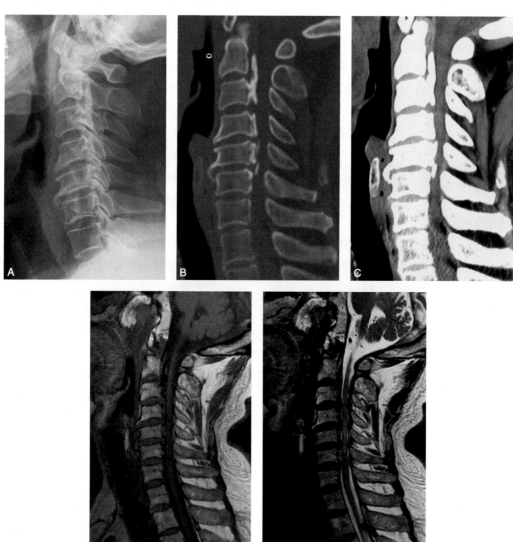

图 21-5-1 颈椎椎管狭窄
A. 颈椎 X 线侧位;B. CT 矢状面骨窗正中层面;C. CT 矢状面软组织窗正中层面;D. MRI T$_1$WI 矢状面正中层面;E. MRI T$_2$WI 矢状面正中层面

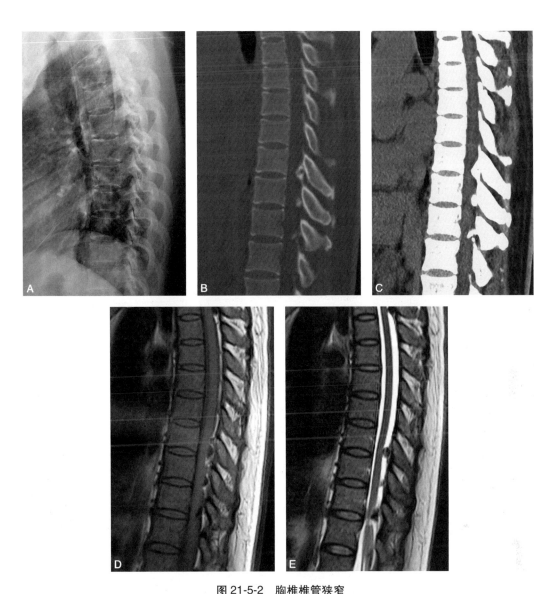

图 21-5-2　胸椎椎管狭窄
A. 胸椎 X 线侧位；B. CT 矢状面骨窗正中层面；C. CT 矢状面软组织窗正中层面；D. MRI T_1WI 矢状面正中层面；E. MRI T_2WI 矢状面正中层面

除了对径线进行测量，CT 上还可显示引起椎管狭窄的疾病。相应疾病请参看相应章节。

MRI 表现：MRI 除了通过测量径线评价椎管狭窄外，还可以更直观的观察对脊髓及神经根的影响。

颈、胸椎椎管狭窄通常通过压迫硬膜囊进而压迫脊髓。硬膜囊受压表现为硬膜囊壁移位，脊髓周围的蛛网膜下腔变小或消失。在 T_1WI 及 T_2WI 中，硬膜囊均为线样低信号，与骨皮质伴行，硬膜囊受压时，可观察到线样低信号向椎管内移位。如果椎体和硬脊膜之间可出现高信号，为扩张的硬脊膜外静脉丛，多见于椎间盘突出引起的椎管狭窄。脑脊液在 T_1WI 呈低信号，影响对蛛网膜下腔的观察，但出现脊髓压迫时可观察到脊髓受压变形的表现；在 T_2WI 中，脑脊液呈高信号，因此可清楚显示狭窄的椎管对硬膜囊的压迫以及脊髓受压。残留的脑脊液通

常位于前侧隐窝，部分位于后方中线区（图 21-5-1D、E；图 21-5-2D、E）。

颈段椎管狭窄中，因椎间盘突出或后纵韧带增厚骨化发病率较高，因此脊髓受压常见于腹侧（图 21-5-1D、E）。而胸段椎管狭窄则多因椎板、椎小关节和黄韧带肥厚引起，好发部位为第 10～12 胸椎水平，脊髓压迫通常在后外侧（图 21-5-2D、E）。

脊髓受压可引起脊髓发生水肿或软化变性，表现为脊髓内的异常信号，T_1WI 呈中低信号，T_2WI 呈高信号。其中 T_2WI 中，水肿多呈片状的中高信号，边界稍模糊；软化变性则表现为边界清晰的高信号（图 21-5-1E）。水肿在椎管减压术后可恢复，而软化变性则是由神经元丧失、脱髓鞘改变和梗死形成的坏死和空洞（图 21-5-4）。这些改变经椎管减压术后通常不能恢复。需要注意的是，脊髓内的异常信号，

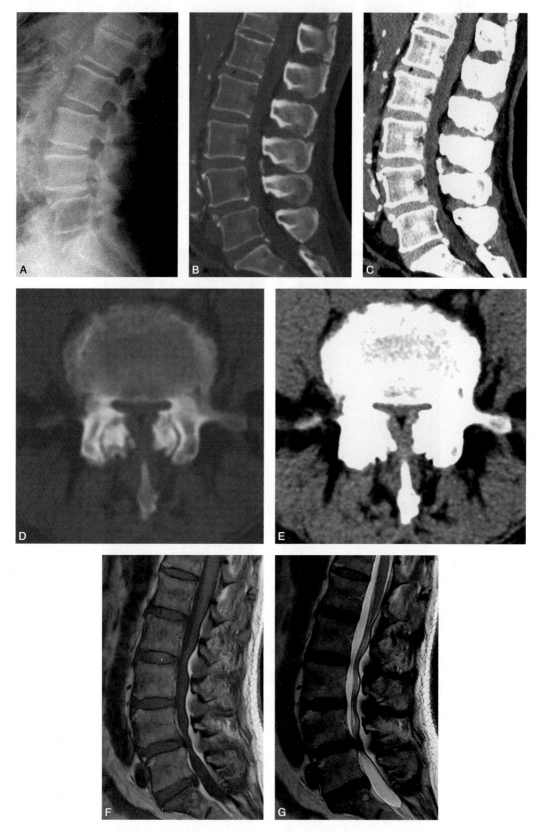

图 21-5-3 腰椎侧隐窝及椎管狭窄

A. 腰椎 X 线侧位;B. CT 矢状面骨窗正中层面;C. CT 矢状面软组织窗正中层面;D. CT 横断面骨窗(侧隐窝层面);E. CT 横断面软组织窗(侧隐窝层面);F. MRI T_1WI 矢状面正中层面;G. MRI T_2WI 矢状面正中层面

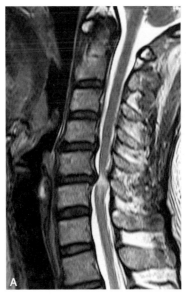
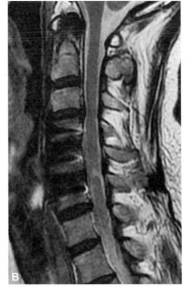

图 21-5-4 颈椎椎管狭窄伴脊髓部分变性、部分水肿
A. 术前 MRI T$_2$WI 正中矢状面;B. 术后 9 个月 MRI T$_2$WI 正中矢状面

需要与髓内占位性病变鉴别,可进行增强 MRI 检查。

由于脊髓圆锥位于 L$_1$~L$_2$ 水平,因此腰椎管狭窄通常不会引起脊髓压迫,多为马尾神经及神经根受累(图 21-5-5)。在 T$_2$WI 中,在硬膜囊内可观察到高信号脑脊液衬托的中等信号神经,正常情况下分布于硬膜囊背侧。发生腰椎管狭窄时,狭窄区上下部的神经根集拢成束,位于硬脊膜囊的中心,亦可见神经根走行紊乱(图 21-5-6)。T$_2$WI 还能显示狭窄上方及下方脑脊液的信号差异。狭窄上方脑脊液的信号低于狭窄下方的脑脊液,因为狭窄下方脑脊液搏动弱,相对静止,故信号较强。此外,还可以观察到椎管形态变化,上段腰椎中央管正常为圆形或卵

圆形,狭窄时可表现为上段腰椎椎管呈三叶草样。

值得注意的是,与体位相关的椎管狭窄,在仰卧位的 MRI 检查可无异常发现。其原因在于只有在直立负重时,椎间盘和韧带的隆突和脊椎的半脱位出现,进而引起椎管狭窄。这些改变在立位脊髓造影时可以发现。

椎间孔狭窄引起神经根压迫在椎管狭窄中也较为常见,多由于椎间盘和椎小关节的退变导致。因此在斜位或矢状面正中旁区扫描观察椎间孔的情况十分必要。在 T$_2$WI 中,椎间孔区表现为高信号脑脊液环绕着中等信号的神经根。椎间孔狭窄时表现为神经根走行及脑脊液分布异常(图 21-5-5B)。

除上述表现外,MRI 还可以显示导致椎管狭窄

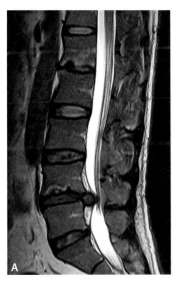
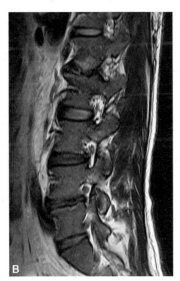
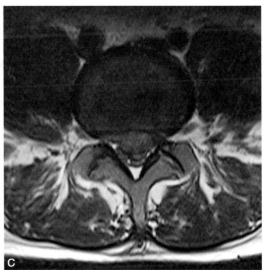

图 21-5-5 腰椎椎管狭窄、间盘脱出伴椎管狭窄、马尾神经受压
A. MRI T$_2$WI 正中矢状面;B. MRI T$_2$WI 椎间孔层面矢状面;C. MRI T$_2$WI L$_{4~5}$ 椎间盘水平横断面

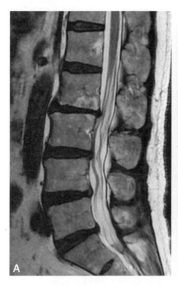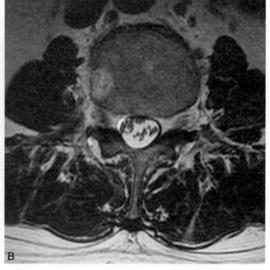

图 21-5-6 腰椎管狭窄伴马尾神经走行异常
A. MRI T_2WI 正中矢状面;B. MRI T_2WI $L_{4\sim5}$ 椎间盘水平横断面

的原发病,相应疾病表现请参看相应章节。

【小结】

椎管狭窄是脊柱疾病引起症状的最常见表现。多种病因均可能导致椎管狭窄,压迫硬膜囊,并进一步压迫脊髓或神经根。其临床表现根据脊神经支配范围不同而存在明显的节段性差异。

影像学检查对椎管狭窄的评价主要分为:寻找椎管狭窄的病因、评价椎管狭窄的程度以及椎管狭窄对脊髓及神经根的影响。对椎管狭窄的诊断而言,径线的测量尤为重要。一般认为前后矢状径颈椎小于 10mm、胸椎小于 12mm、腰椎小于 15mm 或侧隐窝小于 3mm 考虑椎管狭窄。

X 线检查可以进行一定程度的测量并发现部分病因,但由于重叠因素较多,测量准确性欠佳。CT可以对骨性结构进行更准确的评价,进一步寻找病因,同时测量更为准确,但要注意测量的层面和角度,椎管矢状径的测量平面要沿椎间盘方向,侧隐窝的测量要在椎弓上缘层面进行。MRI 除了可以对椎管狭窄进行测量并更进一步寻找病因外,还可以直接观察脊髓及神经根受压、损伤情况,得以对椎管狭窄进行全面评价。

（陈　宁　袁慧书）

第六节　脊柱峡部裂与脊椎滑脱

【基本病理与临床】

脊椎滑脱(spondylolisthesis)是指上位椎体相对于相邻下方椎体向前移动,于 1782 年由产科医生 Herbinaux 首先描述。根据发生脊椎滑脱的病因,

Wiltse 将脊椎滑脱分为六类,分别为发育性、峡部性、退变性、创伤性、病理性及医源性。根据目前广泛应用的 Meyerding 分类系统,脊椎滑脱按照椎体前移的程度分为五度,将下位椎体上终板平均分为四份,I度为椎体相对于下位椎体前移 0%~25%,II度为前移 25%~50%,III度为前移 50%~75%,IV度为前移 75%~100%,V度为椎体完全滑脱,前移大于 100%。其中前移超过 50%(III~V度)的滑脱为高度滑脱。

峡部裂性脊椎滑脱(isthmic spondylolisthesis)仅次于退变性脊椎滑脱,为脊椎滑脱第二常见的病因。峡部是连接椎板、椎弓根、及横突的骨性结构,位于上下关节突之间,是腰椎所有结构中受力最大的部位,也是椎弓断裂最常见的部位。峡部裂(isthmic-spondylolysis)最常见的原因是反复的应力性骨折,起病年龄常为 5~20 岁。最好发的部位为第 5 腰椎椎弓峡部,其次为第 4 腰椎,极少数累及更高节段腰椎,常常与反复的腰椎伸屈运动、腰椎轴向负荷及旋转负荷有关。未直立行走的婴幼儿不会发生峡部裂。此外,峡部裂与发育相关,部分学者认为峡部裂为正常压力作用于发育不良的椎弓峡部所致。约 90% 有峡部裂的儿童伴脊柱隐裂,也提示发育因素可能导致峡部裂。峡部裂也可由急性外伤所致。

发生峡部裂者并非都伴有脊椎滑脱,只有断裂而无滑脱称滑脱前期,约见于全部人群的 2%~5%。典型的峡部裂为双侧峡部裂。单侧峡部裂较少见,其发生率文献报道不一致,约占所有峡部裂的 3%~33%,可见于第 3 腰椎~第 5 腰椎。单侧峡部裂者一般不会出现脊椎滑脱,但也有出现轻度脊椎滑脱的报道,而双侧峡部裂者约 40%~66% 发生脊椎滑脱。

少数峡部裂可能自然愈合。

峡部裂性脊椎滑脱的发生是椎体受力失衡的结果。椎体正常顺列的维持有赖于后部附件结构及纤维环的完整。峡部是连接相邻两椎体的关键部位，峡部的完整对于维持椎体正常顺列具有重要作用。出现峡部裂后，上位椎体在重力、后方竖脊肌收缩造成的前向力的作用下逐渐向前移位。此外，成人椎体滑脱与椎间盘退变密切相关，椎间盘退变使稳定、无椎体滑脱的峡部裂逐渐转换变为不稳定的、峡部裂性脊椎滑脱。

峡部裂性脊椎滑脱见于全部人群的 4%~8%，男性与女性的发病率约为 3:1。此外，峡部裂性脊椎滑脱具有一定的家族性，约 26% 患者的一级亲属同时患病。峡部裂性脊椎滑脱最常见于第 5 腰椎至第 1 骶椎节段，其次为第 4 腰椎至第 5 腰椎节段。极少数患者可多个节段同时发生峡部裂性脊椎滑脱。各程度的脊椎滑脱在峡部裂性脊柱滑脱中均可见到，但最常见的为低度滑脱（椎体前移程度小于50%）。峡部裂性脊椎滑脱常见于青年期，是青少年及中年人下腰痛的常见病因。峡部裂及峡部裂性脊椎滑脱具有逐渐进展的病理过程，随着年龄的增长，其患病率不断增高。

峡部裂性脊椎滑脱可无明显临床症状。有症状者最常见的表现为慢性下腰痛，伴或不伴腿痛。脊柱滑脱可继发椎管、椎间孔、侧隐窝狭窄，并加速椎体、小关节及椎间盘退行性变，因此可出现神经压迫症状，最常见的是第 5 腰神经根对应区域的运动、感觉障碍，也可见肠道、膀胱功能障碍或马尾综合征。保守治疗无效、症状明显者需外科手术治疗。

【影像学表现】

X 线表现：X 线检查是诊断脊椎滑脱的良好影像手段，并可对脊椎滑脱进行分度。椎体滑脱在侧位像上表现为椎体前、后缘同时沿其下方椎体向前移。只前缘或后缘"移位"并非滑脱，可因脊柱侧弯和旋转所致。脊椎滑脱的分度在 X 线检查立位腰椎侧位像上进行判断（图 21-6-1），如前所述（Meyerding 分类系统）。脊椎滑脱的分度可辅助判断椎间盘功能（承受前向力的能力），具有重要的临床意义。

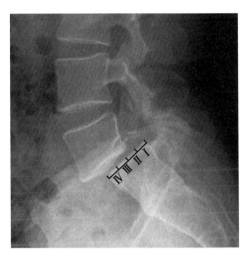

图 21-6-1 脊椎滑脱分度
36 岁，男性，腰椎侧位片示峡部裂性脊柱滑脱Ⅱ°。

X 线检查可显示椎弓峡部断裂。在前后位像上，将 X 线管球向头侧转 30°，有时可见裂纹位于椎弓根的下方。侧位像上发现裂纹多为双侧峡部断裂。斜位像可以更好地显示椎弓峡部、判断有无椎弓峡部裂。在斜位像上，椎后附件的影像如"狗"形，典型的峡部断裂发生在"狗颈"部，表现为清晰的斜行透亮线影，边缘可见骨质硬化，如"狗戴项圈"（图 21-6-2）。对于不典型峡部裂，如单侧峡部裂、不全

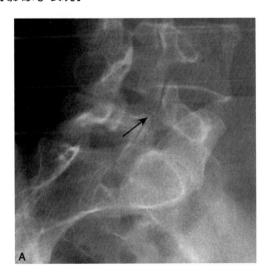
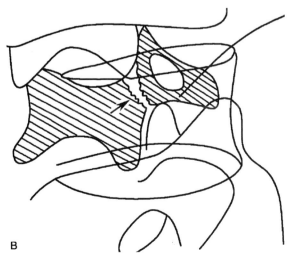

图 21-6-2 椎弓峡部断裂
A. X 线斜位像示 L$_5$ 峡部裂隙（箭）；B. 图 A 的线条图

性峡部裂、急性外伤所致峡部裂,X线检查诊断的准确性较低。

X线过伸过屈位检查可对峡部裂脊椎滑脱伴发的椎体不稳进行评估。在X线过伸过屈位检查中,腰椎椎体不稳的目前较为常用的诊断标准为矢状面相邻椎体前后移位>4mm,或椎体相对终板成角>10°。峡部裂脊柱滑脱伴发的椎体不稳主要见于高度滑脱者(椎体前移程度大于50%),最常见于第4腰椎~第5腰椎节段。此外,腰椎椎体不稳的诊断应结合临床进行,不应单纯根据影像表现诊断腰椎不稳。

峡部裂性脊椎滑脱应注意与峡部裂伴第5腰椎发育不良(hypoplasia)造成的第5腰椎至第1骶椎椎体后缘顺列不良进行鉴别(图21-6-3)。正常椎体大小由第1颈椎至第5腰椎逐渐增大。峡部裂伴第5腰椎发育不良由Frank和Miller于1979年首先报道,其定义为第5腰椎椎体下终板短于第1骶椎椎体上终板,第5腰椎椎体后部呈楔形,可因椎体后缘顺列不良误诊为脊椎滑脱。其鉴别要点为第5腰椎发育不良时,第5腰椎前缘与第1骶椎前缘顺列保持良好。此外,第5腰椎发育不良时,第5腰椎椎体后缘与第1骶椎椎体后缘的距离一般在7~8mm之内。

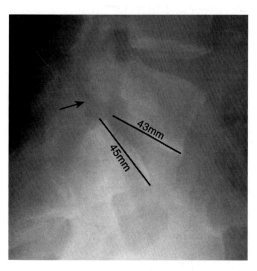

图21-6-3 峡部裂伴第5腰椎发育不良
64岁,男性,腰椎侧位片示L_5峡部裂(黑箭),L_5下终板短于S_1上终板2mm

此外,峡部裂性脊椎滑脱应与退变性脊椎滑脱进行鉴别。退变性脊椎滑脱最常见于第4腰椎至第5腰椎节段,多在40~50岁之后起病,其椎体前移程度通常小于30%。椎弓峡部连续完整为最主要的鉴别点。

CT表现:腰椎平片无法明确是否有峡部裂者可

行腰椎CT检查。CT是显示峡部裂的最佳影像学检查方法。与腰椎平片相比,CT不但可显示脊椎滑脱与峡部裂的程度,还可显示相应椎间盘膨出与硬膜囊狭窄的情况。对不典型的脊柱峡部裂,CT也可作出更准确的诊断。

典型的峡部裂为单一椎体节段的双侧峡部裂。双侧峡部裂CT可见脊椎峡部裂隙状骨缺损(图21-6-4A、C),呈斜行通过椎弓峡部,边缘不规则,锯齿状。峡部裂可具有不典型的形态,其中最常见的为下外侧部垂直走行、上内侧部水平走行的骨性裂隙(图21-6-5B)。单侧峡部裂则可见对侧椎弓根代偿性增粗,称为"椎弓致密征"(图21-6-5A、B),还可见棘突向健侧偏移。不全性峡部裂可见椎弓峡部部分骨质不连,骨裂隙未贯穿整个椎弓峡部,愈合期CT可见关节突间梭形增粗,密度增高(骨痂);矢状位MPR可显示关节突间延长。由于峡部的纤维性裂与小关节间隙几乎位于同一额状面上,轴位像上确定峡部裂,特别是较窄的峡部裂还是小关节间隙有时有一定困难。螺旋CT扫描重叠重建,与小关节面垂直的MPR像有助于分辨峡部裂与小关节间隙。经椎间孔MPR可显示椎间孔后上部受滑椎、骨痂或椎体缘骨赘的影响狭窄,呈分叶状甚至8字状变形(图21-6-4C)。

峡部裂伴脊椎滑脱时,椎管前后径增加(图21-6-4D),膨出的椎间盘后缘可看到下一椎体终板的后缘,似双椎管,而非椎间盘的纤维环的钙化。CT脊髓造影可见硬膜囊前后拉长,呈纺锤形。侧隐窝常见受累狭窄。

MRI表现:峡部裂发生发展的不同阶段具有不同的MRI表现。峡部裂早期因骨皮质尚未断裂,可仅表现为骨髓应力反应导致的骨髓水肿,MRI T_2WI可见峡部骨髓呈高信号,T_2WI抑脂或STIR序列显示更佳,此时CT及X线检查难以诊断。随着峡部应力性骨折的进展,MRI T_1WI及T_2WI可见低信号骨折线。目前较为广泛应用的MRI峡部裂分级为Hollenberg分级:0级为峡部骨髓信号正常,骨皮质线完整;1级为峡部骨髓水肿,骨皮质线完整,伴或不伴邻近椎弓及关节突异常信号;2级为峡部不全骨折,表现为峡部骨髓水肿,部分骨皮质不连续,未贯穿整个峡部;3级为峡部完全骨折,峡部骨质断裂伴骨髓水肿,4级为峡部骨质断裂,不伴骨髓水肿。

MRI显示不伴骨髓水肿的峡部骨缺损敏感性较差,单纯观察骨缺损,约1/3患者MRI会漏诊。因此,不推荐用MRI鉴别退变性脊椎滑脱与伴峡部裂

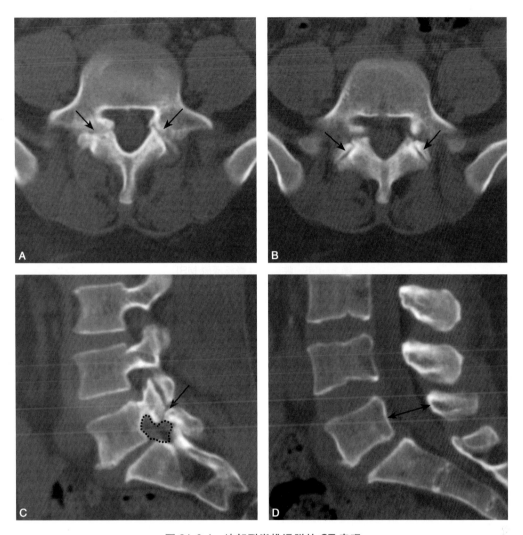

图 21-6-4 峡部裂脊椎滑脱的 CT 表现

A.40 岁,女性,L$_5$ 双侧峡部裂伴脊椎滑脱(Ⅰ°)。CT 轴位骨窗图像黑箭示双侧椎弓峡部裂;B. 图 A 下方层面的 CT 轴位图像,黑箭示正常双侧椎小关节间隙;C. 矢状位经椎间孔 MPR 图像示椎弓峡部斜行断裂(黑箭),椎间孔后上部狭窄、8 字状变形(虚线);D. 正中矢状位图像示椎管前后径增加

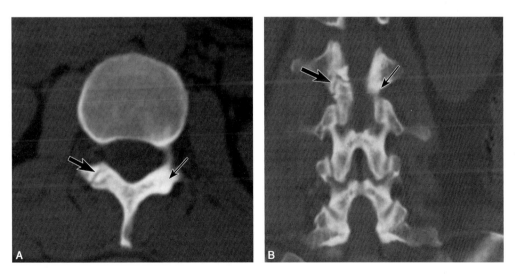

图 21-6-5 单侧峡部裂的 CT 表现

A.46 岁,女性,L$_2$ 右侧椎弓峡部裂。CT 轴位图像示 L$_2$ 右侧椎弓峡部裂(黑粗箭),左侧椎弓峡部增粗、密度增高,呈"椎弓致密征"(黑细箭);B. CT 冠状位示 L$_2$ 右侧峡部裂形态不典型(黑粗箭),左侧椎弓峡部骨质连续(黑细箭)

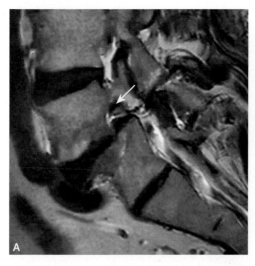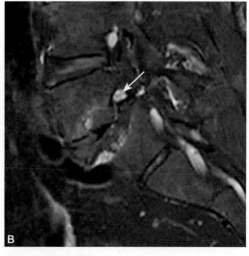

图 21-6-6 峡部裂性脊椎滑脱 MRI
A. 66 岁,女性,L$_4$(L$_5$ 骶化)双侧椎弓峡部裂伴脊椎滑脱(Ⅱ°),MRI T$_2$WI 旁矢状面图像示神经根受压(白箭);B. MRI T$_2$WI 抑脂图像更清晰地显示神经根(白箭)

的脊柱滑脱。MRI 正中矢状位上硬膜囊后缘与 L$_5$ 棘突之间存在脂肪间隙可能提示 L$_5$ 峡部裂。此外,椎管矢状径增宽、相应节段椎体后缘楔形变、邻近椎弓骨髓水肿也是峡部骨缺损的 MRI 间接征象。

对于存在神经损害症状的峡部裂性脊椎滑脱患者,应行 MRI 检查。矢状面 T$_1$WI 可显示上、下椎体滑脱的程度及硬脊膜囊和脊髓受压的情况。中线旁矢状面像上可显示神经根在椎间孔内受压的程度(图 21-6-6)。横断面 T$_2$WI 上可显示椎小关节排列失常和峡部的异常,但不如 CT 显示的清楚和确切。

【小结】

脊椎峡部裂及峡部裂性脊椎滑脱常见于中青年男性,可有或无临床症状。常见的临床表现为下腰痛,可伴腿痛或其他神经损害表现。X 线平片为首选的影像学诊断方法,立位腰椎侧位片可对脊椎滑脱的程度进行评估,斜位片有助于显示峡部断裂。CT 检查有助于明确峡部裂的诊断,并可准确诊断不典型峡部裂。此外,CT 检查也可更准确地观察椎间盘及脊椎退行性变的程度。MRI 检查对不伴骨髓水肿的峡部骨质缺损诊断敏感性较低,但对于伴有神经损害的峡部裂性脊椎滑脱,MRI 检查是评价硬膜囊及神经根受压情况的最佳手段。

（陈 宁 袁慧书）

第七节 弥漫性特发性骨质增生症

【基本病理与临床】

弥漫性特发性骨质增生症(diffuse idiopathic skeletal hyperostosis, DISH)是一种病因不明的系统性非炎症性疾病,多见于中老年人,男性较多见。它的特点是椎体侧前方的软组织逐渐骨化,以脊椎前外侧缘的多发骨质增生及脊椎以外韧带和肌腱附着部的钙化和骨化为特征,该病的骨质增生可以发生在全身骨骼,病变可累及脊椎、骨盆、四肢骨骼、韧带和肌腱组织,以脊椎最为多见,而在脊椎中又以下胸椎最为好发。

1950 年,法国医生 Forestier 和 Ròtes-Queról 首次详细描述了本病患者脊椎的影像学特征和病理性改变,比较了该病与强直性脊柱炎的异同,并根据发病者的年龄和临床特征将其命名为强直性骨增生肥厚(ankylosing hyperostosis),此后又大量文献亦将此病称为 Forestier 病(Forestier's disease)。1975 年美国的 Resnick 首次报道了 Forestier 病的脊椎以外的骨质表现,发现本病患者的跟骨、髌骨、尺骨鹰嘴、骨盆等多部位的肌腱和韧带均可发生弥漫性骨化,首次将该病命名为弥漫性特发性骨质增生症(diffuse idiopathic skeletal hyperostosis, DISH)。DISH 病这一称谓已得到学者们的广泛认可并沿用至今,同时也仍有学者在文献中沿用 Forestier 病这一名称。

DISH 病的病程可能始于 20~30 岁,但病程早期可无任何症状,需要数十年才会发展能够确认 DISH 的程度,临床中确诊 DISH 的患者多为 50 岁以上的中老年人,男女比例介于 2:1~4:1 之间。全球各地均可见 DISH 相关的研究与报道,人种不同患病率也不尽相同。国外文献报道,本病多见于 50 岁以上男性,北美地区 50 岁以上的男性人群中患病率为 30% 以上,女性患病率约为 12%~25%。日本一项对

1 479 名 20 岁以上受试者全脊柱 CT 的研究显示，DISH 的患病率为 19.5%，其中男性患病率为 21.1%，女性患病率为 16.0%，70 岁以上人群中的 DISH 患病率为 40.9%。韩国学者报道本国 16 岁以上人口 DISH 患病率为 24.4%，男性患病率为 31.7%，女性为 15.8%，而在 40 岁以下人群中未发现 DISH 患者。非洲人群中 DISH 的患病率约为 3.9%，50 岁以后患病率每年以 0.5%~1% 的速率递增，大于 70 岁的人患病率达 13.6%。国内相关流行病学资料较为匮乏。

DISH 的病因和发病机制尚不明确。许多危险因素包括遗传、性别、脊椎外伤史、内分泌失调、激素水平、高血糖、肥胖包括饮食习惯等均与其发病相关，其中遗传易感性被认为可能是最重要的影响因素。学者通过对一组 DISH 病例的观察后发现，其与肥胖、高尿酸血症、糖尿病等代谢性疾病存在一定的关连，为 DISH 发病的危险因素。进入 21 世纪后，随着分子生物学的飞速发展，研究人员为探求 DISH 的病因，在基因水平做了大量的工作。日本学者 Tsukahara 等通过筛查确诊为 DISH 患者的基因发现，脊柱主要韧带出现广泛骨化或钙化可能与基因 collagen 6A1 的表达有关。国内学者赵晓涛等对 DISH 患者与健康人群的差异 miRNA 表达进行研究，发现部分特异的 miRNA 有可能参与了 DISH 的形成机制，但尚无确切定论，尚需大量相关研究佐证。最近研究也发现单克隆丙种球蛋白表达异常与 DISH 的发生可能存在一定的相关性。

DISH 的主要病理改变是脊柱前纵韧带、椎旁结缔组织和纤维环退行性变伴血管增生，慢性炎症的细胞浸润及椎体前缘的骨膜新生骨形成。钙化最初见于椎体前的邻近部位，镜下观察前纵韧带内可见灶性钙化和骨化。早期，骨化邻近的椎间盘表现正常，随着病情的发展，椎间盘纤维环纤维退变、外周撕裂，伴有纤维组织的前侧方膨胀，可见血管过度增生和慢性炎性细胞围绕邻近退变的纤维环和前纵韧带，骨化发生在纤维环和前纵韧带的混合纤维内，在韧带附着处局部有新骨形成，可形成巨大骨赘。此病发生在胸椎区域，缓慢向头侧和尾侧延伸。病理变化有两型，Ⅰ型：病变时以椎前及椎旁竹节状或波浪状骨化为主要表现，为前纵韧带的纤维进行性增生、肥厚、钙化、骨化，偶可见软骨内成骨。Ⅱ型：除上述病理变化外，还伴有椎间盘特别是纤维环一系列的退行性改变，如椎间盘突出、椎间盘真空征和纤维环钙化等，故在平椎间隙的椎前骨化区内因椎间盘物质突入而形成切割状，使前纵韧带骨化影不连续。

除脊椎病变以外，DISH 患者还可发生脊椎外表现，部分表现有其特征性，包括肩关节关节盂和锁骨远端周围的骨质肥厚、尺骨鹰嘴的骨赘形成、前臂及手部的管状骨皮质增厚、髋关节旁的骨质增生及骨赘形成、髂骨翼和坐骨结节的韧带附着处骨赘形成、骶结节和髂腰韧带的钙化、跟骨骨赘等。

DISH 病程进展缓慢，患者可无任何临床症状，或临床表现轻微且无特征性，临床中确诊 DISH 的患者通常为有症状者或偶然行影像学检查发现者，常见的临床主诉为下背部疼痛和强直，颈部的进展性疼痛，发生并发症并出现症状者多表现为颈前骨赘压迫食管导致吞咽困难、由于骨质增生肥厚局部形成关节炎，造成髋关节或膝关节疼痛，少数病例椎体后缘骨质增生肥厚、骨赘形成或伴有后纵韧带骨化（ossification of posterior longitudinal ligament，OPLL）和黄韧带骨化（ossification of ligamentum flavum，OLF）引起椎管狭窄，压迫神经根、脊髓和马尾神经，可产生神经根性疼痛、肢体麻木、感觉减退、无力、行走不便、尿失禁、性功能减退等，并可检查出神经病学相关的体征，而影像学表现较为特殊且相对特异，故临床中诊断主要依靠影像学检查。

DISH 的确诊主要依靠影像学检查，典型的 DISH 只需借助脊柱正侧位 X 线片即可确诊。1976 年，Donald Resnick 在 Forestier 的研究基础上进一步进行总结完善，提出了 3 条 DISH 的诊断标准，同时满足此 3 条标准者即可确诊为 DISH，Resnick 诊断标准已被学者们广泛接受并沿用至今：①至少在连续 4 个椎体的前外侧有钙化或骨化，伴或不伴椎体骨赘；②受累脊柱的椎间盘无明显变性征象，如真空或椎体边缘骨硬化；③无椎间小关节的骨性强直，无骶髂关节侵蚀、硬化或骨性强直存在。

【影像学表现】

X 线表现：虽然 DISH 是一种全身性疾病，但以脊柱的影像学改变最为多见和典型。在脊柱中以胸椎为最常见的位置，约占 80%，其次为颈椎，腰椎往往缺乏典型的前纵韧带和后纵韧带骨化表现，可出现较广泛的黄韧带肥厚。脊椎右侧骨化较左侧明显，可能脊椎左侧因为主动脉搏动从而阻止骨化形成。DISH 在脊柱上的典型 X 线表现是前纵韧带和/或后纵韧带钙化或骨化，前纵韧带是主要的观察指标。根据 DISH 的病理学分型，其影像学表现也可分为两型：Ⅰ型不伴椎间盘前突，前纵韧带的骨化通常

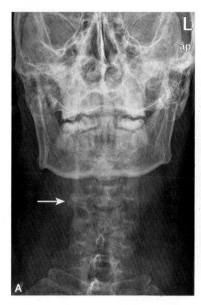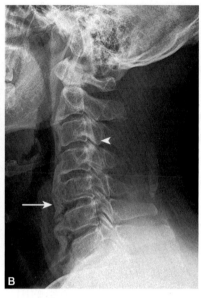

图 21-7-1　DISH 患者的颈椎 X 线

A. 颈椎正位 X 线片,可见颈椎多节段椎体缘骨赘形成,椎体外侧缘可见骨桥(箭),局部椎间隙基本保持正常;B. 颈椎侧位 X 线片,颈椎前缘连续性前纵韧带骨化(箭),$C_3 \sim C_4$ 椎体后缘见后纵韧带骨化(无尾箭),局部椎间隙正常,未见狭窄

具有连续性,以椎前及椎旁韧带波浪状骨化、进而形成骨桥为主要表现;Ⅱ 型合并椎间盘纤维环退变及椎间盘向前外侧突出,椎间盘突入骨化的韧带而中断其连续性,从而使椎前骨化区表现为不连续的前纵韧带骨化影。由于合并椎间盘退变突出的情况少见,其椎体前侧方可以出现连续的、波浪形的骨化,常常跨越椎间隙形成骨桥(图 21-7-1)。

此外,骨肥厚症中韧带的骨化与椎体前缘之间可以发现一条线状或半环状透光带,透光间隙可随疾病发展及骨化进展而逐渐消失。尽管并非每一个椎体都会出现这种典型改变,但这种透光带的出现仍被认为是骨肥厚症韧带骨化的特征性 X 线表现之一。有学者在回顾性研究中比较了 146 例强直性脊柱炎患者和 141 例 DISH 患者相隔 3 年 X 线片,观察颈椎和腰椎骨化的发展变化,从而提出一个区分骨肥厚型增生和普通骨赘的参考标准:骨刺与前方椎体的垂直线形成的角度大于 45° 为骨增生肥厚,小于 45° 为普通骨赘形成。骨肥厚症椎体骨赘形成特点是椎体上、下缘骨赘形成,但由于并非脊柱退变失稳导致的增生,椎间盘高度往往相对正常,且椎小关节间隙通常无明显改变。DISH 典型的肥厚型韧带骨化以下胸椎多见,如果病变发生在腰椎则以上腰椎为多,多数表现为两侧对称性骨赘,是以椎体上、下缘鸟喙状骨赘为主要表现,而像胸椎的连续性骨化者少见。在颈椎 DISH 最常发生于 $C_4 \sim C_7$ 椎体,上颈椎相对少见,其影像学表现与胸椎类似,同样是以

前、后纵韧带钙化和骨化以及椎体前缘骨质增生为主要特点,连续数个椎体受累的情况可随病变进展而出现(图 21-7-2)。

DISH 外周韧带骨化的影像学表现多缺乏特征性,主要表现为骨盆及四肢关节肌腱韧带附着处的钙化和骨化,但有一点可以区别于骨关节炎,就是 DISH 往往累及包括肘关节、腕关节、踝关节及肩关节等非负重关节。尺、桡骨的骨间筋膜可在前臂受累时出现钙化或骨化;坐骨结节韧带附着处、耻骨上韧带和髂腰韧带是骨盆受累时肌腱、韧带不同程度钙化或骨化的主要部位,可以从骨盆 X 线片观察到。DISH 一般不累及骶髂关节间隙,不会发生骶髂关节融合,但可在骶髂关节上、下方关节周围形成骨赘甚至骨桥。DISH 外周关节受累的表现通常有以下共性:外周受累的关节通常无原发性骨关节炎;即便存在原发性骨关节炎,其严重程度也远远不及骨肥厚改变的严重程度;受累关节周围的肌腱、韧带附着点处存在严重的炎性病变;钙化或骨化部位并不位于关节部位,而是位于远离关节的肌腱或韧带附着点。

CT 表现:CT 对 DISH 的诊断意义优于 X 线片,尤其是全脊柱 CT,其可以清晰地显示椎体前外侧缘的钙化和骨化,椎体后方条形或斑块状后纵韧带骨化,与椎体后缘间的透亮间隙(图 21-7-3)。

借助 CT 检查可直接测量椎管矢状径,了解有无椎管狭窄,显示椎间盘及椎管形态,为 DISH 进一步的治疗提供更有价值的信息。多排螺旋 CT 扫描后

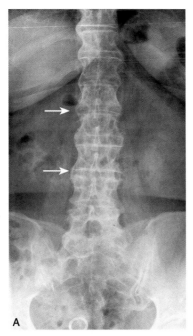
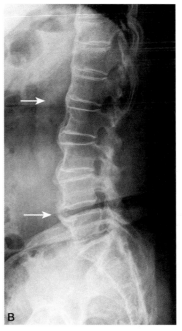

图 21-7-2　DISH 患者的腰椎 X 线

A. 腰椎正位 X 线片,腰椎椎体边缘骨质增生硬化明显,双侧缘见对称性骨赘形成(箭),椎间隙高度基本正常,上腰椎及下胸椎为著;B. 腰椎侧位片,可见 $T_{10} \sim L_5$ 连续性波浪形前纵韧带骨化(箭),局部椎间隙正常,未见狭窄

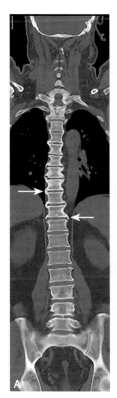
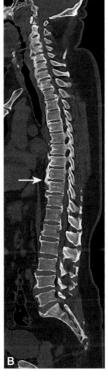

图 21-7-3　DISH 患者的全脊柱 CT

A. 全脊柱 CT 冠状位片,多个胸椎侧缘骨质增生硬化,椎体缘可见多发骨桥及鸟喙样骨赘形成(箭),椎间隙基本保持正常;B. 全脊柱 CT 矢状位片,颈、胸、腰椎前缘多发节段性骨化,以下胸椎为著(箭),局部椎间隙未见狭窄

多平面重建、三维表面遮盖法重建及容积重建可更直观显示椎体前外侧缘及后缘的钙化和骨化,在观

察韧带的骨化状态时提供更直观细致的断层图像,用以判断骨化程度。根据 CT 所显示的韧带骨化的形态,可将其分为结节型、连续型和混合型(图 21-7-4)。

MRI 表现: MRI 同样可以观察椎体前外侧缘的前纵韧带骨化和椎体后缘的 OPLL,其在磁共振 T_1WI 和 T_2WI 均呈低信号影;对钙化和骨化的显示 CT 较直观,但显示椎管狭窄及脊髓神经根受压情况则 MRI 优于 CT,MRI 对观察脊柱相应节段的软组织能够提供很好的帮助,可清晰显示硬膜囊及脊髓有无受压或继发椎管狭窄等情况(图 21-7-5)。

当脊髓内出现片状长 T_1、长 T_2 信号时,提示邻近硬膜囊和脊髓有不同程度受压,并出现水肿或变性,对制订治疗方案有重要意义。此外,通过 MRI 能够观察椎间盘信号改变的特点,判断其变性程度,为 DISH 与其他在 X 线或 CT 上具有类似影像学改变的疾病的鉴别诊断提供信息(图 21-7-6)。

DISH 病为脊柱退行性疾病的一种特殊类型。预后较好,罕有严重的并发症。本病应主要与强直性脊柱炎、脊柱退行性骨关节病等相鉴别。

强直性脊柱炎: 强直性脊柱炎多见于青年男性,DISH 多见于 50 岁以上中老年男性。强直性脊柱炎病变多自两侧骶髂关节开始向上蔓延,逐渐侵及腰椎、胸椎和颈椎,逐渐出现小关节间隙模糊强直,椎间纤维环连同椎旁韧带广泛骨化,但骨化薄而平。

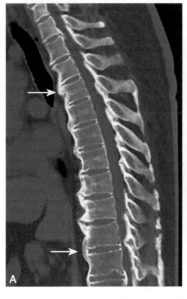
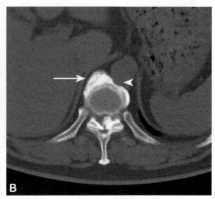

图 21-7-4　DISH 患者的胸椎 CT

A. 胸椎 CT 矢状位片,可见 $T_3 \sim T_1$ 椎体前外侧缘连续性流水样骨化(箭),局部椎间隙未见明显狭窄;B. 胸椎 CT 轴位片,胸椎椎体前外侧缘可见明显骨化(箭),主动脉旁局部骨化不明显(无尾箭)

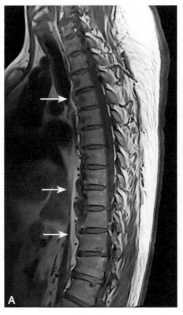
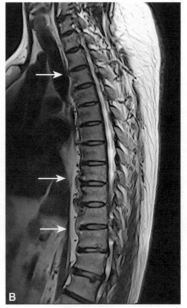

图 21-7-5　DISH 患者的胸椎 MRI

A. 胸椎 MRI 矢状位 T_1WI 片,B. 胸椎 MRI 矢状位 T_2WI 片,可见多个胸椎前缘连续性流水性骨化,多发骨桥形成(箭),椎间隙基本保持正常,未见狭窄

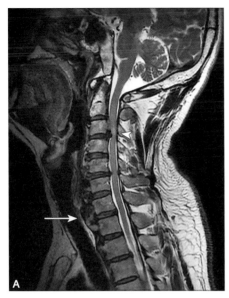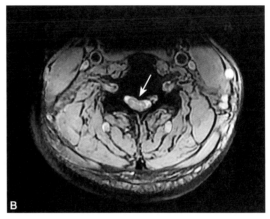

图 21-7-6　DISH 患者的颈椎 MRI

A. 颈椎 MRI 矢状位 T_2WI 片,颈椎前缘可见连续性波浪形前纵韧带骨化(箭),后纵韧带多节段增厚骨化,继发椎管狭窄,$C_3 \sim C_4$ 水平硬膜囊及脊髓受压,见条形稍长 T_2 信号(无尾箭);B. 颈椎 MRI 轴位 T_2WI 片,颈椎椎体前缘骨化明显,椎管内后纵韧带骨化压迫同水平硬膜囊及颈脊髓,脊髓内 T_2WI 信号增高,灰白质界限模糊(箭)

形成"竹节椎"和"方椎"。而 DISH 椎小关节正常,韧带骨化肥厚而弥漫为其主要特点。两者均可出现骨质增生、韧带骨化而使脊椎成为竹节状,但 DISH 病患者的小关节和骶髂关节未受累。临床表现强直性脊柱炎活动期疼痛剧烈,而 DISH 临床症状轻微,多数为于影像检查时偶然发现。

脊柱退行性骨关节病:脊柱退行性骨关节病的椎体边缘骨质增生硬化,可形成不全性或完全性骨桥。多发椎间隙狭窄、椎间孔变小、椎小关节增生硬化,可合并退变性脊椎滑脱,可有椎间盘真空现象,多见 Schmorl 氏结节,但多不表现为广泛的前纵韧带骨化。而 DISH 患者椎间隙正常,无滑椎表现,并且椎旁骨质增生、韧带骨化和钙化与退行性脊柱关节病的椎体边缘增生不同,DISH 多以波浪状骨化、连续性韧带骨化、骨桥为主要表现。值得注意的是两者可以并存,如胸椎的 DISH 可合并颈椎、腰椎退行性骨关节病,但同一部位如发生 DISH 则不易伴发退行性骨关节病。DISH 病还可伴有全身多部位的骨骼与肌肉附着处的特征性改变。

氟骨症:氟骨症也可产生脊椎骨赘、多发韧带骨化、骨盆骨沉积和周围骨膜炎等改变,但除骨质增生及韧带骨化外,尚有 DISH 所不表现的密度的改变,即骨密度增高、骨质软化、骨质稀疏;另外尺桡骨、胫腓骨骨间膜钙化也是该病特征之一。地方病史和牙齿异常有助于本病和 DISH 鉴别。

【小结】

弥漫性特发性骨质增生症是一类以肌腱附着点炎及相应的韧带出现骨化、钙化为主要特征的一种全身性骨骼肌肉系统性疾病,多见于中老年人,50 岁以上患者居多,年龄越大患病率越高,男性患病率高于女性。发病机制尚不明确,相关因素有饮食、环境、内分泌、代谢、退变以及遗传等,遗传易感性可能是最大的影响因素。目前 X 线检查仍然是诊断的主要手段,CT 和 MRI 则可以进行更为精细的观察,并判断继发性神经受压的情况。Resnick 标准为目前广泛接受并沿用的 DISH 的诊断标准,影像学和临床表现是与其他脊柱关节炎性疾病以及脊柱退变增生性疾病等相鉴别的主要依据。

（赵宇晴　袁慧书）

第八节　舒尔曼病

【基本病理与临床】

舒尔曼病(Scheuermann disease)又称少年性椎体骨软骨病、青年性驼背,休门氏后凸畸形、幼年性脊柱后凸、脊椎骨软骨炎和脊柱软骨病等,是 1920 年由丹麦医生 Scheuermann 报道的,发生在胸椎或胸腰椎结合部的一种疾病,发生率约占总人群的 0.4% ~ 8.3%,好发于 13 ~ 17 岁青少年,男性多见,具有家族遗传倾向。病变主要见于胸椎,约占 75%;

胸腰椎病变占 20% ~ 25%，腰椎病变<5%，颈椎罕见。

本病是否属骨软骨病，早年无异议，但近二三十年来有很大的争议。有些学者认为本病的起因不在椎体的继发性骨化中心（环状骨骺），而是由于软骨终板先天薄弱或存有裂隙，长期受压和应力作用致使椎间盘通过脆弱的终板向骨内疝出，形成多个施莫尔结节，周围骨小梁部分骨折坏死，局部发生炎症反应，促使骨小梁增粗，从而形成硬化带，在施莫尔结节形成过程中，椎间盘组织突向软骨终板导致软骨终板破裂，促使邻近软骨细胞反应性增殖，椎体生长不均衡，使软骨终板厚度不均，软骨细胞柱状排列紊乱，最终椎体终板下松质骨坏死从而加速椎间盘及终板不同程度的退变，引起生长障碍，椎体逐渐被压缩。又由于胸段椎间盘稍靠前，所以施莫尔结节大多位于椎体的前半部，椎体易被压缩，而椎体后半部受到椎间关节的支撑作用而不被压缩，因而椎体呈楔形，脊柱后凸呈驼背。当施莫尔结节发生在椎体后缘时，由于软骨终板和骺环异常后移，使椎体后下缘或后上缘形成嵴样后突，相应纤维环、髓核及软骨终板后移，椎间盘突出伸入椎管、占位，可导致神经根病和脊髓病。换言之，本病可能不属骨软骨病，而属终板和椎间盘病变的范畴。本病还可能有其他病因，例如遗传因素，McKenzie 报告家族性发病在胸椎尚未引起人们的注意，Bjersand 和 Gustavel 分别报告双胞胎发病在腰椎，所以有学者提出遗传因素可能与本病有关。

本病常见的临床表现为中下部背痛或者出现姿势异常，通常家长认为是由于学习时坐位姿势不正确造成的，从而耽误了早期诊断和治疗。后凸畸形加重之后可引起疼痛，主要在背部，活动、站立过久、持续坐位会加重，通常随生长结束畸形加重趋势明显减缓；畸形严重者尚可出现下腰部疼痛，可能与脊柱前凸代偿过度或偶然合并的下腰椎崩裂或滑脱有关。1/3 患者可伴有同程度脊柱侧凸畸形，表现为不同程度的腰椎前凸过大和颈前凸减少。由于休门氏病的后凸比较僵硬，过伸位不能纠正，因此常有肩胛带前侧肌肉、腘绳肌或髂腰肌紧张。严重后凸畸形或合并椎间盘突出时，可出现脊髓受压的一系列临床症状，但较少见。体格检查中，最常见的是胸椎后凸，通常成弧形，俗称圆背畸形，如果在下胸椎和胸腰段后凸，则腰椎代偿性前凸加大。后凸畸形角度过大，俯身伸展试验不能矫正。

通常情况下，本病为良性病程，有严重畸形和临床症状者极少。一般情况下，生长期可有加重，生长停止、骨骼成熟后病变不再进展，背痛或疲劳的症状也随之消失，且如果最终后凸畸形不超过75°，除了轻度背痛外，一般没有其他长期不适，不会致残。但也有研究发现，部分在青少年生长期未经治疗的本病患者可发展为进行性结构性后凸畸形，程度达中至重度（>75°），另有甚者可出现超过100°的畸形，并继发下肢轻瘫、硬膜囊肿和胸椎间盘突出等。另外，本病患者脊柱退变性改变较正常人出现得早，可伴有椎间盘突出，中年后可因生物力学因素致后凸畸形缓慢加重，甚至出现前方椎间融合等严重退行性改变。

值得一提的是，单纯发生于腰椎的舒尔曼病，有人称其为Ⅱ型舒尔曼病，部分作者认为其和胸椎舒尔曼病的发病机制不一样。腰椎舒尔曼病的发病公认和生物力学有关，可能是由于未发育成熟的腰椎轴向载荷过大所致。该病通常发生于运动量大的男性青少年或经常搬运重物的人。主要临床表现为局部腰背痛和胸腰段的椎体改变，但椎体楔形变的程度达不到经典舒尔曼病的诊断标准，同时不存在明显的后凸畸形，可伴有严重的施莫尔结节和形态不规则的终板。

本病一般随访观察即可；而在其他治疗方面，需要根据患者畸形的严重程度、疼痛情况及年龄因素进行综合考虑，主要的治疗方法是保守治疗，手术治疗需审慎考虑。

【影像学表现】

X 线表现：以站立侧位片的 Cobb 角为标准，胸椎后凸的正常范围一般为 20° ~ 40°，部分学者认为45°也可接受。腰椎前凸正常值通常认为为 40° ~ 65°。随着年龄增大，后凸角度增加，同龄女性后凸角度大于男性。脊柱站立侧位片上，一般 C_4 为颈椎前凸的顶椎，T_7 为胸椎后凸的顶椎，L_3 为腰椎后凸的顶椎，大致呈水平位。Sorenson 所述的本病的 X 线影像学诊断标准为后凸顶椎至少 3 个以上相邻椎体的楔形变超过 5°，测量方法为经椎体上缘平面做一直线，再经椎体下缘平面做另一直线，测量两条直线之间的夹角。

其他常见的影像学表现（图 21-8-1A）包括：因椎间盘内陷所致的终板不规则或扁平，或可见施莫尔结节形成；椎间隙狭窄，前部为著；脊柱后凸畸形，经典胸椎舒尔曼病的测量标准为 T_5 与 T_{12} 间的后凸角>45°，但腰椎舒尔曼病可表现为正常的腰椎前凸消失，而不一定出现腰椎后凸畸形。本病脊柱畸形曲

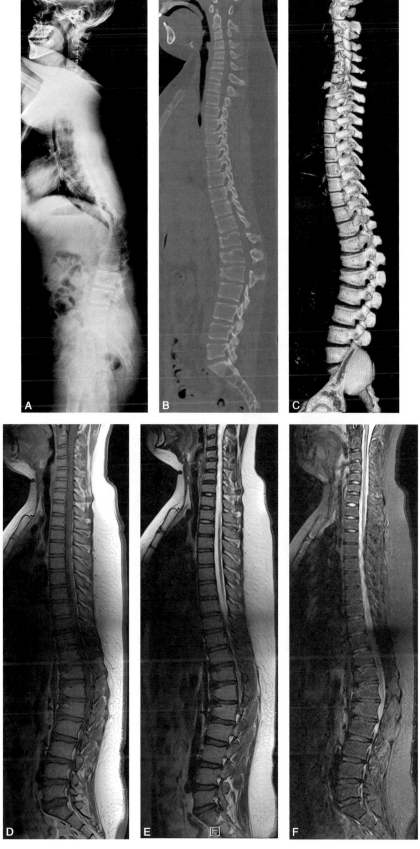

图 21-8-1 舒尔曼病

A. 全脊柱 X 线侧位片, 示胸腰椎后凸畸形, $T_{12} \sim L_2$ 椎体楔形变; B. 全脊柱 CT 矢状位片; C. 全脊柱 CT VR 重建片; D. 全脊柱 MRI T_1WI; E. 全脊柱 MRI T_2WI; F. 全脊柱 MRI 抑脂 T_2WI。CT 及 MRI 示胸腰椎后凸畸形, $T_{12} \sim L_2$ 椎体楔形变, $L_{1 \sim 2}$ 为著, 多发椎体终板区见施莫尔结节

线常见有两种曲度改变，最常见的在胸椎段，从 $T_{1/2} \sim T_{12}/L_1$，顶椎位于 $T_6 \sim T_8$；另一类是胸腰段，常从 $T_{4/5} \sim L_{2/3}$，顶椎位于胸腰椎交界处附近。胸腰段在过伸位常更具柔韧性，且缺少胸腔的支撑，成年后更易继续进展，故此种类型更容易出现疼痛，在女性中更常见，可能与呈斜向方向的 L_3 椎间盘退变有关。脊柱滑脱在本病患者也可见到，可能与腰椎过度前凸有关。

CT 表现：相比于 X 线检查，CT 对椎体楔形变、终板区改变、椎间隙狭窄及脊柱畸形的显示更加清晰明确（图 21-8-2~图 21-8-4）。

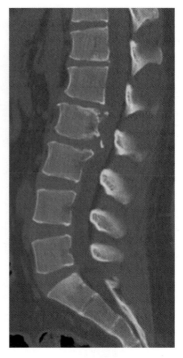

图 21-8-3 舒尔曼病
胸腰段 CT 矢状位片，示胸腰段后凸畸形，$T_{12} \sim L_2$ 椎体不同程度楔形变，L_1 椎体上下终板区后缘骨质不规则，多发椎体终板区见施莫尔结节。$L_{1 \sim 3}$ 椎间盘突出，继发椎管狭窄

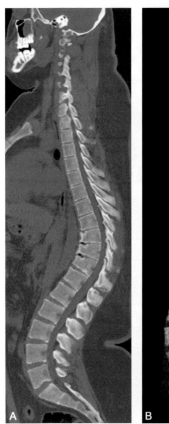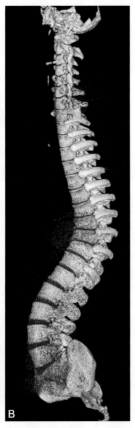

图 21-8-2 舒尔曼病
A. 全脊柱 CT 矢状位片；B. 全脊柱 CT VR 重建片。CT 示下胸椎后凸畸形，$T_{9 \sim 11}$ 椎体楔形变，多发椎体终板区骨质不规则，可见施莫尔结节

MRI 表现：常见表现为下胸椎或胸腰椎结合部多发椎体呈楔形改变，部分椎体上下缘椎体终板不规则，可见施莫尔结节（图 21-8-5、图 21-8-6），部分患者可见椎间盘突出表现或椎体退行性改变表现，有时也可见椎间盘源性骨硬化。施莫尔结节可为低信号也可为高信号，周围还可出现骨髓水肿相，主要取决于该施莫尔结节处于何种病理阶段，如处于水肿或炎症期，组织学表现为骨性终板撕裂，终板邻近椎体内的血管化合并骨髓水肿，逐渐由纤维血管组

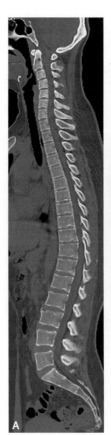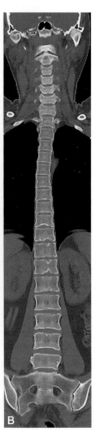

图 21-8-4 舒尔曼病
A. 全脊柱 CT 矢状位片；B. 全脊柱 CT 冠状位片。CT 示 $T_{11} \sim L_3$ 椎体不同程度楔形变，多发椎体终板区见施莫尔结节。$T_{10 \sim L_1}$ 椎间盘膨出，$T_{10 \sim 11}$ 黄韧带肥厚骨化，继发椎管狭窄

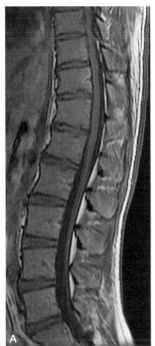
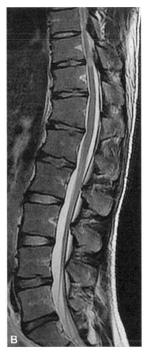

图 21-8-5 舒尔曼病

A. 胸腰段 MRI T_1WI;B. 胸腰段 MRI T_2WI。MRI 示 $T_{11} \sim L_1$ 椎体不同程度楔形变,多发椎体终板区见施莫尔结节。$T_{8 \sim 11}$ 黄韧带肥厚骨化,继发椎管狭窄。$T_{10 \sim 11}$ 水平脊髓内见小圆形稍长 T_1 稍长 T_2 信号影

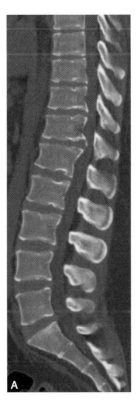
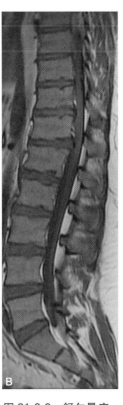
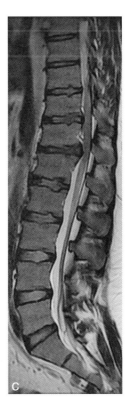

图 21-8-6 舒尔曼病

A. 胸腰段 CT 矢状位片;B. 胸腰段 MRI T_1WI;C. 胸腰段 MRI T_2WI。CT 及 MRI 示 T10 ~ L1 椎体不同程度楔形变,多发椎体终板区骨质不规则,可见施莫尔结节。T10 ~ L1 椎间盘膨出、突出,继发椎管狭窄

织替代了增厚的骨小梁间的正常骨髓,T_1WI 呈低信号,T_2WI 呈高信号;如处于脂肪期或黄骨髓期,在上述区域出现了黄骨髓,进而造成大量脂肪细胞沉积,T_1WI 呈高信号,T_2WI 呈等或高信号;如处于终末的骨质硬化期,组织学表现为终板以及终板下的骨质硬化,各序列均呈低信号。

【小结】

舒尔曼病好发于青少年男性,病变部位主要在胸椎或胸腰椎结合部,常因脊柱后凸畸形来诊。影像学诊断标准为至少 3 个以上相邻椎体的楔形变超过 5°,同时可见终板骨质不规则及多发施莫尔结节形成。

(赵宇晴 袁慧书)

第九节 Calvè病（扁平椎）

【基本病理与临床】

1925年Calvè首先报告发生在儿童单个椎体的一种疾病，椎体压缩呈扁平状，认为是发生在椎骨原发性骨化中心的骨软骨病。1927年，Buchman称椎骨的此种表现为扁平椎（vertebra plana）。那时认为由于外伤，致使血管受损、血运障碍，导致椎体发生缺血坏死，病椎在纵向压力作用下变扁。病变为单个椎体发病，可见于任何椎体，但多见于胸椎。常见于2~15岁儿童。早期常无症状，随着病程的进展，出现腰背酸痛，脊柱轻度后凸。

有关本病的病因和扁平椎的定义存在分歧和争议。在20世纪30、40年代，认为本病是骨软骨病，由椎体原发骨化中心的无菌性坏死所致。1954年Compere等报道了4例扁平椎病例，病理均证实为嗜酸性肉芽肿，因此其认为以往所谓的Calvè病其实是由于椎体的嗜酸性肉芽肿引起。随后的多篇文献和大量病例也支持了他的观点。文献报告扁平椎为嗜酸性肉芽肿所致者，有可靠的病理证实，而报告为骨软骨病者，缺乏有力的病理证据。随着研究的进一步深入，部分学者认为扁平椎并非一种独立疾病，而是多种疾病均可导致的一种病理征象，其中以嗜酸性肉芽肿最为常见。其他病因包括淋巴瘤、动脉瘤样骨囊肿、尤因肉瘤、骨髓瘤、转移瘤、白血病、骨髓炎、结核、创伤、骨质疏松、戈谢病等。但也有学者提出椎体原发性骨化中心不患骨软骨病，扁平椎就是

嗜酸性肉芽肿的表现，尽管结核、骨折、肿瘤等疾患也可使椎体压缩变扁，但不是真正的扁平，而是程度不等的楔状变形，故不能称其为扁平椎。近年来国外亦有个案报道认为，椎体也可发生骨软骨炎，其是扁平椎的罕见病因。回顾最近国外的文献和专著，对扁平椎的定义仍未达成共识，普遍认为嗜酸性肉芽肿为扁平椎的最主要病因，而其他疾病所致的椎体扁平样改变是否称为扁平椎尚有争议。因而很多国外专著将Calvè病从骨软骨病章节中删除，只在嗜酸性肉芽肿一病中提及扁平椎。然而对这种疾病性质认识的转变，并未引起我国学者足够的注意，近年国内出版的有些专著仍将本病列入骨软骨病。现今我们认为，儿童的扁平椎在未经病理证实为其他疾病以前，均应考虑为椎体嗜酸性肉芽肿。

朗格汉斯细胞组织细胞增生症包含三种病变：勒-薛病、韩-薛-柯病和嗜酸性肉芽肿。嗜酸性肉芽肿是三种病变中的最轻型，也最常见，占60%~80%，发病高峰为5~10岁，男性多于女性，好发于颅骨，发生于脊柱相对少见。脊柱病变好发于胸椎，主要累及椎体，也可向后累及附件，多数为单发，亦可连续或跳跃性累及多个椎体。病理表现为大量组织细胞增生和嗜酸性粒细胞浸润。根据病变的临床及病理特点可分为3期，即组织细胞增殖期、肉芽肿期和消退期。扁平椎为本病的特征性征象，多见于儿童，成人扁平椎少见。嗜酸性肉芽肿具有自限性，预后多较好。

【影像学表现】

X线表现：椎体内出现溶骨性骨质破坏，随后可

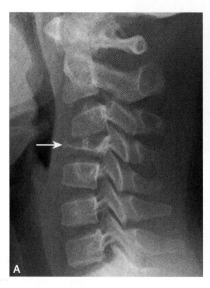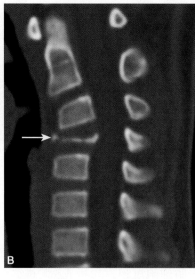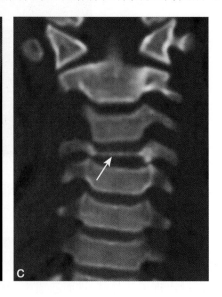

图 21-9-1 扁平椎

A.X线侧位像，C₄椎体明显变扁（箭），呈扁盘状，形似平置的硬币，椎体前后径增大，局部颈椎后凸，邻近椎间隙基本正常；B.矢状面CT，C₄椎体明显变扁（箭），前后径增大，局部颈椎后凸，硬膜囊及脊髓受压，椎管稍狭窄，邻近椎间隙基本正常；C.冠状面CT，C₄椎体压缩变扁呈盘状（箭）

发生病理性压缩,椎体前半部变扁呈楔形,局部脊椎后凸,严重者椎体压缩呈盘状或形似铜钱,即扁平椎,椎体密度增高,前后径及横径增大,超出相邻正常椎体,邻近椎间隙正常或稍增宽,椎旁可有软组织肿胀(图 21-9-1A)。由于儿童骨化中心再生能力强,修复期病椎高度可逐渐恢复,后突畸形可逐渐纠正。

CT 表现:与 X 线表现类似,但可更清楚地显示骨质破坏的范围及特点、骨皮质有无破坏和有无软组织肿块等(图 21-9-1B、C)。修复期病椎骨质破坏范围缩小,其内出现粗大的骨小梁及片状新生骨,骨质密度增高,周边骨质硬化,骨皮质增厚,软组织肿块缩小或消失,椎体高度逐渐恢复。

MRI 表现:病变在 T_1WI 上呈等或稍低信号,T_2WI 上呈稍高或高信号,增强扫描呈均匀明显强化。可伴有不同程度的椎旁、椎管内侵犯,软组织肿块易沿椎体上下蔓延,在脊柱长轴上超出受累椎骨范围。病变虽可累及相邻椎体,但一般不累及椎间盘,邻近椎间盘正常(图 21-9-2)。修复期椎旁软组织肿块可缩小甚至消失,椎体高度逐渐恢复(图21-9-3)。

【小结】

扁平椎的定义存在争议,一般认为嗜酸性肉芽肿为扁平椎的最主要病因。脊柱嗜酸性肉芽肿好发于儿童和青少年,多见于胸椎,多单发,主要累及椎体,扁平椎为其特征性征象,表现为椎体压缩呈盘状

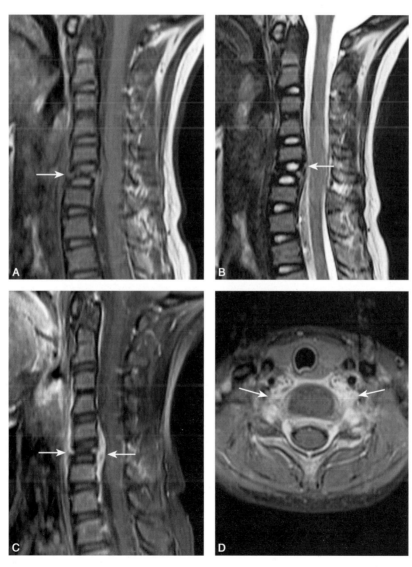

图 21-9-2 扁平椎

A. 矢状面 FSE T_1WI,C_6 椎体明显变扁呈盘状(箭),椎旁及椎管内见等信号软组织影向上下蔓延;B. 矢状面 FSE T_2WI,软组织影呈稍高信号(箭),硬膜囊受压,邻近椎间盘未见异常;C. 矢状面 T_1WI 抑压增强扫描,椎旁及椎管内软组织影呈均匀明显强化,沿椎体上下蔓延(箭);D. 横断面 T_1WI 抑压增强扫描,软组织影呈均匀明显强化,边界不清(箭)

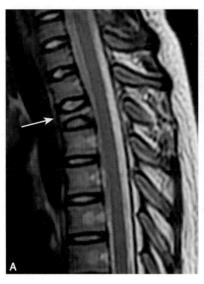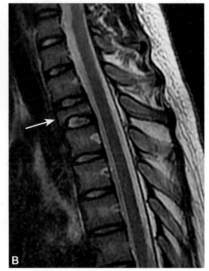

图 21-9-3 扁平椎

A. 矢状面 FSE T₂WI，T₂ 椎体明显变扁（箭），呈稍高信号，周围未见软组织肿块，上下椎间盘未见异常；B. 矢状面 FSE T₂WI，10 个月后复查，T₂ 椎体高度较前恢复（箭），信号未见异常

或形似铜钱，前后径及横径增大，邻近椎间隙正常或稍增宽。修复期椎体高度可逐渐恢复。

（田 帅 袁慧书）

第十节 儿童钙化性椎间盘病

【基本病理与临床】

儿童钙化性椎间盘病（calcifying discopathy in children，CDC）是一种儿童椎间盘内发生钙化现象，属原因不明的自限性良性病变，较少见。1924 年 Baron 首次报道，本病习称儿童椎间盘钙化，由于病因未明，也被称为特发性椎间盘钙化，近年来由于注意到本病累及髓核、纤维环和软骨板这一功能性整体并常发生椎体改变，故称为儿童钙化性椎间盘病更合理。CDC 有特征性的影像学表现，依靠 X 线平片可确诊，CT 与 MRI 可作为重要的补充。

本病发病年龄一般在 5～10 岁，男女比率相等，国外 1991 年报道 668 例 70% 发生于 5～12 岁小儿，亦可见于新生儿，男孩多见。文献报道钙化主要分布于颈段（70%）和胸段（20%），少数分布于腰段或同时累及颈、胸段。发生于胸椎者一般无临床症状，常偶然发现，而发生于颈椎者大多数有症状易被发现，可能是颈椎多见的原因之一。常见的临床表现有颈部疼痛，活动障碍，颈偏斜或僵直；少数患者可有发热、白细胞增高、红细胞沉降率加快等症状，也可无症状。多数病例临床症状于数周或数月后消失，预后良好。本病病因不明，可能由外伤、感染、无菌性坏死、维生素 D 及钙代谢障碍等原因引起，但均

无定论；有研究认为本病可能系多种因素共同作用，使小儿椎间盘髓核发生暂时性代谢改变，加速了局部钙的沉着，这种钙化沉着一般不产生临床症状，即为无症状者钙化区，一旦有外伤或感染等诱因存在，局部钙化处才发生炎症性反应，产生临床症状，又由于小儿椎间盘血供丰富，所以在炎症反应过程中钙化可被迅速吸收。

按临床症状可分为 3 种类型。①消失型：伴有急性症状的发生，如外伤、疼痛、相应神经节段支配区痛、活动受限、上呼吸道感染等，常于数月内钙化在 X 线上消失；②潜伏型：常为一种不太重要的 X 线表现，但不久就会有症状发生，以后钙化也可以在 X 线检查上消失；③静止型：偶然 X 线发现有椎间盘钙化，无症状与体征。多数研究者认为本病属于一种良性自限性疾病，无症状者无需处理，症状发作时一般只需保守治疗，钙化的团块突入椎管压迫脊髓或神经根引起相应症状时也可因该病的自限性而自愈。而对于有髓核突出伴有脊神经或脊髓压迫、经保守治疗症状不能缓解者，可考虑手术摘除突出的钙化髓核。

【影像学表现】

X 线表现：可显示椎间盘钙化，髓核脱出，椎体改变和脊柱顺列曲度失常。髓核钙化的影像学形态多种多样，可呈团块状、盘状或破裂状；团块状代表髓核整块钙化；盘状代表髓核钙化并压扁；破裂状钙化常超出髓核范围，超出时代表髓核破裂，不超出时代表髓核仅部分钙化。钙化不仅限于髓核，也可同时累及纤维环内层的纤维软骨和椎体的软骨终板，

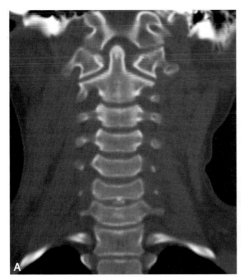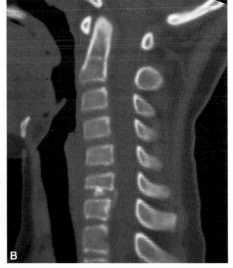

图 21-10-1　儿童钙化性椎间盘病
CT 冠状位（A）、CT 矢状位（B）示，$C_{6～7}$ 椎间盘髓核区内见小结节状高密度影，边缘清晰

可占据整个椎间隙，甚至向椎间隙外脱出、移位，压迫神经根、脊髓或食管，引起相应症状。钙化周边围以环状或半环状以及椎体面附近的线状钙化。半环状影代表髓核周围纤维软骨的环状钙化，而线状影代表软骨板的层状钙化。儿童椎间盘处于生长发育期，纤维环水分足、弹性好，不易发生破裂，但约40%的 CDC 患儿可出现髓核脱出、移位，提示纤维环已发生病变，使之丧失了部分生理特性，易于变形、破裂甚至塌陷，在 X 线平片上表现为椎间隙变窄。

椎体改变是 CDC 的一个重要表现，椎体前部可显著变扁，前缘呈尖角状突出甚至形成假性骨赘，椎体终板及附近骨质吸收，椎体面呈凹形或由钙化髓核导致局部压迹，上、下椎体改变显著时共同形成"钳口"样改变。部分髓核脱出可引起同侧钩突关节骨质增生，可能是重力线偏移后发生的代偿性改变。脊柱顺列曲度失常为本病的伴随现象。

CT 表现：CDC 诊断主要依靠 X 线平片，CT 可提供重要补充信息。CT 灵敏度高，发现钙化椎间盘比例明显高于 X 线平片，即使是 3mm 以下的小钙化也能清晰显示（图 21-10-1），并可清楚显示钙化的形态、范围及其与邻近结构的横断面关系以及脊髓、神经根受压情况。CT 对椎骨密度的变化敏感，显示小病变和附件骨质异常的能力优于 X 线平片。若采用多排螺旋 CT 重组，也可显示脊柱曲度、椎体形态改变和椎间隙高度纵向关系上的变化。

MRI 表现：MRI 具有组织分辨率高和任意方位断层成像等优点，可观察椎间盘的髓核-纤维环-软骨板三部分结构及韧带的显示，观察椎间盘与毗邻的硬膜囊、脊髓关系，评估脊髓受压状况和受压程度。T_1WI 及 T_2WI 上，椎间盘钙化灶均表现为低信号（图 21-10-2）。

【小结】

儿童钙化性椎间盘病好发于 5～10 岁小儿，主要累及部位为颈椎和胸椎间盘髓核，典型影像学表

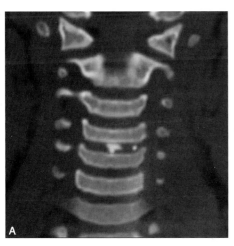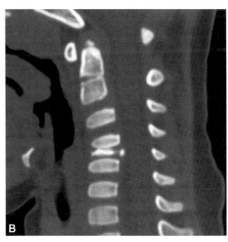

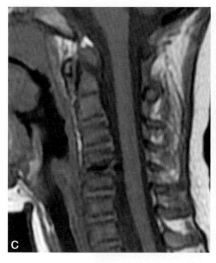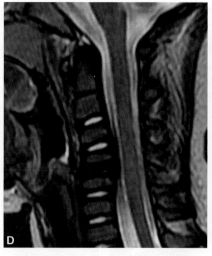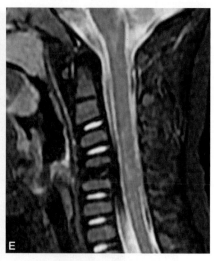

图 21-10-2　儿童钙化性椎间盘病

CT 冠状位（A）、CT 矢状位（B）示，$C_4 \sim C_5$ 椎间盘髓核区内见结节、条片状高密度影，边缘清晰；MRI T_1WI 矢状位（C）、MRI T_2WI 矢状位（D）、MRI 抑脂 T_2WI 矢状位（E）示，$C_4 \sim C_5$ 椎间盘髓核区条片状低信号影，相应椎间盘突出，压迫硬膜囊及颈髓（本组图片由深圳市儿童医院放射科提供）

现为髓核内出现形态多样的钙化灶。

（陈　民　袁慧书）

第十一节　少儿钢琴颈椎退变

【基本病理与临床】

少儿钢琴颈椎退变（juvenile cervico-degeneration due to play the piano）是少年儿童弹琴姿势不正确和长时间超负荷练琴而引发的一种不同于成人颈椎病的异常改变和相应的症状。

儿童学琴年龄普遍过早，有的 3 岁半就被强制学琴。幼小的身躯不能适应成人用的钢琴。业余教师专业水平较低，普遍存在姿势不正确的问题。家长强制少儿超负荷练琴，少儿身体承受了过重的负担。

少儿的颈椎尚未完成发育成熟，椎间盘和韧带的含水量大，髓核含水可达 80%～90%。因而，弹性大、可塑性强。

少儿的颈椎与成人颈椎的不同之处是椎间关节向后倾斜的角度小。椎间关节的倾斜是起固定作用，避免椎体向前滑动。年龄越小，越往上的椎间关节倾斜的角度越小，幼儿椎间关节几乎接近水平。

少儿的颈部肌肉松软无力，不能很好地起支持固定保护作用。所以少儿颈椎的稳定性差，特别是上部颈椎容易向前滑脱，即所谓的滑椎。

在练琴时，颈椎错误地持续前倾，肌肉紧张，椎间盘和韧带长时间受压和张力过高，造成水分外溢，弹性降低，椎体不能及时恢复常态，日常积累造成少儿颈椎的不稳、椎间关节的错位、重叠及椎体的滑脱。

椎体的滑脱使椎间孔变形变窄。颈神经受到挤压而引起相应的症状。滑脱均发生在第 4 颈椎以上，多数情况是颈神经的背支受累，引起枕后、颈后和肩部的疼痛。

椎间关节囊上附有交感神经末梢，沿椎动脉有祥状交感神经丛。当颈椎排列不稳和滑脱时关节囊的应力增加，交感神经受到刺激。在滑脱严重和多个椎体滑脱时，可使椎动脉拉伸和折曲，使椎动脉上的交感神经丛受到强烈的刺激。这些刺激可通过脊髓反射和脑-脊髓反射产生病理反应。由于交感神经有分布广泛的交通支，所以可引起广泛的病理反射。这主要是交感神经的节后纤维可沿颈外动脉、颈内动脉、椎动脉和心脏支去支配头面、颈和上肢的血管、汗腺、眼、内耳、心脏，引起相应的交感兴奋症状。所以少儿钢琴颈椎退变是神经根型和交感型颈椎病的混合型，所以肢体的麻木往往不按颈神经的节段分布。少儿的血管弹性大，软组织柔嫩，椎管宽敞。尽管可有多个椎体滑脱，但不会引起椎动脉供应不足和脊髓受压。

间歇性颈肩肌肉酸痛可向胸部放射。上肢有烧灼样感，针刺和串麻感。常有习惯性的"落枕"。严重时出现交感神经兴奋症状，如：头痛、头晕、头沉、视物模糊、手发凉和出虚汗，心跳加快和失眠。上述症状的出现往往无规律，有时持续几小时，有时持续几天。往往来得快消失得也快，似乎与练琴疲劳的程度无明显直接联系，常常易在夜间出现落枕和情绪烦躁，失眠等交感神经兴奋症状。这是因为在练琴时颈部肌肉处于紧张状态，颈椎相对较稳定。而

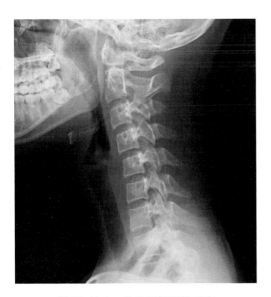

图 21-11-1　儿童钢琴颈椎退变
颈椎顺列变直

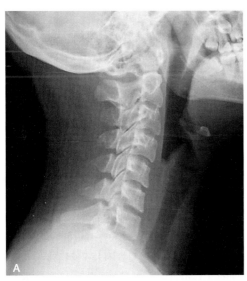

图 21-11-2　儿童钢琴颈椎退变
A.颈椎顺列变直;B.颈椎后下缘骨质欠规整,
骨质增生(黑箭)

在休息时,关节囊和韧带处于松弛状态很容易诱发滑脱和关节囊的嵌顿而产生落枕等一系列综合征。

【影像学表现】

X线表现:颈椎生理曲度消失,排列变直(图21-11-1、图21-11-2)。向后成角,多数在 $C_{4\sim5}$ 以上成角(图21-11-3)。

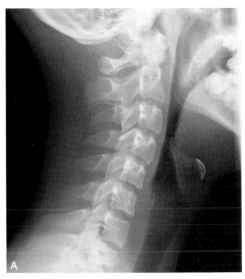

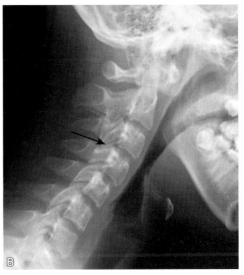

图 21-11-3　儿童钢琴颈椎退变
A.颈椎顺列欠佳;B. $C_{4\sim5}$ 关节滑移(黑箭),椎体后下缘骨质增生

颈椎向前滑脱,均在第4颈椎以上滑脱。常常 C_2、C_3、C_4 均滑脱,呈阶梯状。每个椎体滑脱均不足1°,椎间关节间隙不均匀,椎间孔轻度变形变窄,椎间隙均无变窄或后部稍变宽。

具有典型的X线表现结合临床练钢琴的程度即可做出本病诊断。由其他强迫体位,如:写字、操作电脑、玩游戏机所引起的颈椎变直往往不成角,也不出现滑脱,颈肩肌肉酸痛为疲劳性,休息即可缓解。无阵发性发作,更无交感神经兴奋综合征。

【治疗与预后】

无特殊治疗,可按常规按摩和牵引。虽然手法很易复位,但外力一解除又处于滑脱状态。主要是应纠正错误的弹琴姿势,注意劳逸结合,多参加体育锻炼,多做颈部后仰练习,日常注意保持正常的颈部健康姿态。随年龄的增长,身体的强壮,颈椎可逐渐恢复正常。

通过随机观察音乐学院钢琴系的学生,有的 20 岁即出现 40 岁以上才出现的颈椎退行性变。所以长期弹钢琴确实会引起颈椎的异常改变,其潜在的危害性是很大的,肯定能使成人的颈椎病发病年龄大为提前,所以应及时预防少儿钢琴颈椎退变。

【小结】

少儿钢琴颈椎退变是一种不同于成人颈椎病的异常改变和相应的症状,具有典型的 X 线片的表现,结合临床练钢琴的程度即可作出诊断。无特殊治疗,随年龄的增长,身体的强壮,颈椎可逐渐恢复正常。

(高丽香 袁慧书)

参 考 文 献

[1] (美)格林斯潘主编,屈辉,王武,白荣杰译.实用骨科影像学[M].5 版.北京:科学出版社,2012.

[2] 杨正汉,冯逢,王霄英.磁共振成像技术指南——检查规范、临床策略及新技术应用[M].2 版.北京:人民军医出版社,2013.

[3] (英)格兰特,(英)格里芬主编,刘爱莲,苗延巍,郭启勇译.格-艾放射诊断学精要[M].北京:人民军医出版社,2015.

[4] 朱勇,赵宏,邱贵兴.腰椎不稳的诊断和治疗进展[J].中国脊柱脊髓杂志,2009,19(2):150-153.

[5] Ahn DK, Lee S, Moon SH, et al. Ossification of the ligamentum flavum[J]. Asian Spine J,2014,8(1): 89-96.

[6] Feng FB,Sun CG,Chen ZQ. Progress on clinical characteristics and identification of location of thoracic ossification of the ligamentum flavum [J]. Orthop Surg, 2015, 7 (2): 87-96.

[7] Koreckij TD,Fischgrund JS. Degenerative spondylolisthesis [J]. J Spinal Disord Tech,2015,28(7): 236-241.

[8] He LC,Wang YX,Gong JS,et al. Prevalence and risk factors of lumbar spondylolisthesis in elderly Chinese men and women[J]. Eur Radiol,2014,24(2): 441-448.

[9] Segebarth B,Kurd MF,Haug PH,et al. Routine upright imaging for evaluating degenerative lumbar stenosis: incidence of degenerative spondylolisthesis missed on supineMRI[J]. J Spinal Disord Tech,2015,28(10): 394-397.

[10] Sun Y,Wang H,Yang D,et al. Characterization of radio-graphic features of consecutive lumbar spondylolisthesis [J]. Medicine,2016,95(46): e5323.

[11] Fardon DF. Nomenclature and classification of lumbar disc pathology [J]. Spine,2001,26(5):461-462.

[12] Fardon DF, Williams AL, Dohring EJ, et al. Lumbar disc nomenclature: version 2.0: Recommendations of the combined task forces of the North American Spine Society,the American Society of Spine Radiology and the American Society of Neuroradiology [J]. Spine J, 2014, 14 (11): 2525-2545.

[13] Zou J,Yang H,Miyazaki M,et al. Dynamic bulging of intervertebral discs in the degenerative lumbar spine [J]. Spine,2009,34(23):2545-2550.

[14] Guan Q,Xing F,Long Y,et al. Cervical intradural disc herniation: A systematic review [J]. J Clin Neurosci,2018, 48:1.

[15] Schroeder GD, Guyre CA, Vaccaro AR. The epidemiology and pathophysiology of lumbar disc herniations[J]. Semin Spine Surg,2016,28(1):2-7.

[16] Kadam G, Narsinghpura K, Deshmukh S, et al. Traumatic lumbar vertebral ring apophysis fracture with disk herniation in an adolescent[J]. Radiol Case Rep,2017,12 (2):427-430.

[17] Carrasco CC, Coelho Achega DG, Mã FNG, et al. Mechanical low back pain as a presentation of anterior limbus vertebra[J]. Reumatol Clin,2016,13(3):176-177.

[18] Huang PY, Yeh LR, Tzeng WS, et al. Imaging features of posterior limbus vertebrae[J]. Clin Imaging,2012,36(6): 797-802.

[19] Kyere KA,Than KD,Wang AC,et al. Schmorl's nodes[J]. Eur Spine J. 2012,21(11):2115-2121.

[20] Mattei TA, Rehman AA. Schmorl's nodes: current pathophysiological, diagnostic, and therapeutic paradigms [J]. Neurosurg Rev,2014,37(1):39-46.

[21] Sonneholm S, Jacobsen S, Rovsing H, et al. The epidemiology of Schmorl's nodes and their correlation to radiographic degeneration in 4,151 subjects [J]. Eur Spine J,2013,22(8):1907-1912.

[22] Moustarhfir M, Bresson B, Koch P, et al. MR imaging of Schmorl's nodes: Imaging characteristics and epidemioclinical relationships[J]. Diagn Interv Imaging, 2016, 97 (4):411-417.

[23] Wu HTH, Morrison WB, Schweitzer ME. Edematous Schmorl's nodes on thoracolumbar MR imaging: characteristic patterns and changes over time [J]. Skeletal Radiol,2006,35(4):212-219.

[24] Samartzis D, Mok FP, Karppinen J, et al. Classification of Schmorl's nodes of the lumbar spine and association with disc degeneration: a large-scale population-basedMRI study

[J]. Osteoarthritis & Cartilage,2016,24(10):1753-1760.

[25] Takatsu T,Ishida Y,Suzuki K,et al. Radiological study of cervical ossification of the posterior longitudinal ligament [J]. J Spinal Disord,1999,12(3):271-273.

[26] Ha Y,Moon B J,You NK,et al. Clinical Characteristics and Surgical Outcome of Revision Surgery in Patients with Cervical Ossification of the Posterior Longitudinal Ligament [J]. World Neurosurg,2016,90:164-171.

[27] Smith ZA,Buchanan CC,Dan R,et al. Ossification of the posterior longitudinal ligament:pathogenesis,management, and current surgical approaches[J]. Neurosurg Focus,2011, 30(3):E10.

[28] Epstein NE. Ossification of the yellow ligament and spondylosis and/or ossification of the posterior longitudinal ligament of the thoracic and lumbar spine[J]. J Spinal Disord, 1999,12(3):250-256.

[29] Yuan B,Wang Z,Zhao Y,et al. Radiographic Features and Correlation Analysis of Location of Ossification in Patients with Cervical Ossification of the Posterior Longitudinal Ligament Combined with Ossification of the Nuchal Ligament [J]. World Neurosurgery,2018,147(11):jn256180.

[30] Lee DH,Cho JH,Kim NH,et al. Radiological risk factors for progression of ossification of posterior longitudinal ligament following laminoplasty [J]. Spine J,2018,18(7): 1116-1121.

[31] Legaye J. Radiographic analysis of the listhesis associated with lumbar isthmic spondylolysis[J]. Orthop Traumatol Surg Res. 2018,104(5):569-573.

[32] Kreiner DS,Baisden J,Mazanec DJ,et al. Guideline summary review:an evidence-based clinical guideline for the diagnosis and treatment of adult isthmic spondylolisthesis[J]. 2016,16(12):1478-1485.

[33] Leone A,Guglielmi G,Cassar-Pullicino VN,et al. Lumbar Intervertebral Instability:A Review[J]. Radiology,2007, 245(1):62-77.

[34] Azar,Frederick M.,Beaty,James H.,Canale,S. Terry. Campbell's Operative Orthopaedics,Thirteenth Edition [M].//Keith D. Williams. Spondylolisthesis. Philadelphia: Elsevier,2017:1728-1741.

[35] Song D,Chen Z,Song D. Surgical treatment of double-level isthmic spondylolisthesis [J]. J Neurosurg Spine. 2014,20 (4):396-399.

[36] Nakayama T,Ehara S. Spondylolytic spondylolisthesis:various imaging features and natural courses [J]. Jpn J Radiol. 2015,33(1):3-12.

[37] Mazieres B. Diffuse idiopathic skeletal hyperostosis(Forestier-Rotes-Querol disease):what's new? [J]. Joint Bone Spine,2013,80(5):466-470.

[38] Mader R,Verlaan JJ,Buskila D. Diffuse idiopathic skeletal

hyperostosis:clinical features and pathogenic mechanisms [J]. Nat Rev Rheumatol,2013,9(12):741-750.

[39] Mader R,Verlaan JJ,Eshed I,et al. Diffuse idiopathic skeletal hyperostosis(DISH):where we are now and where to go next[J]. RMD Open,2017,3(1):e472.

[40] Taljanovic MS,Hunter TB,Wisneski RJ,et al. Imaging characteristics of diffuse idiopathic skeletal hyperostosis with an emphasis on acute spinal fractures:review[J]. Am J Roentgenol,2009,193(3 Suppl):S10-S19,S20-S24.

[41] Kim BS,Moon MS,Yoon MG,et al. Prevalence of Diffuse Idiopathic Skeletal Hyperostosis Diagnosed by Whole Spine Computed Tomography:A Preliminary Study[J]. Clin Orthop Surg,2018,10(1):41-46.

[42] Hiyama A,Katoh H,Sakai D,et al. Prevalence of diffuse idiopathic skeletal hyperostosis(DISH) assessed with whole-spine computed tomography in 1479 subjects[J]. BMC Musculoskelet Disord,2018,19(1):178.

[43] Kuperus JS,Smit E,Pouran B,et al. Anterior longitudinal ligament in diffuse idiopathic skeletal hyperostosis: Ossified or displaced? [J]. J Orthop Res,2018,36(9): 2491-2496.

[44] Kuperus JS,Waalwijk JF,Regan EA,et al. Simultaneous occurrence of ankylosing spondylitis and diffuse idiopathic skeletal hyperostosis: a systematic review [J]. Rheumatology(Oxford),2018.

[45] Oei L,Makurthou AA,Saddy SE,et al. Scheuermann's disease:evaluation of radiological criteria and population prevalence - Osteoarthritis and Cartilage[J]. Spine,2013, 21(19):S182-S182.

[46] Palazzo C,Sailhan F,Revel M. Scheuermann's disease:an update. [J]. Joint Bone Spine,2014,81(3):209-214.

[47] Gokce E,Beyhan M. Radiological imaging findings of scheuermann disease[J]. World J Radiol,2016,8(11): 895-901.

[48] Tomé-Bermejo F,Tsirikos AI. Current concepts on Scheuermann kyphosis:clinical presentation,diagnosis and controversies around treatment[J]. Rev Esp Cir Ortop Traumatol, 2012,56(6):491-505.

[49] Tyrakowski M,Mardjetko S,Siemionow K. Radiographic spinopelvic parameters in skeletally mature patients with Scheuermann disease [J]. Spine, 2014, 39 (18): 1080-1085.

[50] Sureka J,Samuel S,Keshava SN,et al. MRI in patients with tuberculous spondylitis presenting as vertebra plana:a retrospective analysis and review of literature [J]. Clin Radiol,2013,68(1):e36-e42.

[51] Huang WD,Yang XH,Wu ZP,et al. Langerhans cell histiocytosis of spine:a comparative study of clinical,imaging features,and diagnosis in children,adolescents,and adults

［J］. Spine J,2013,13(9): 1108-1117.

［52］ Maharajan K,Hallinan JT,Sitoula P,et al. Unusual presentation of osteoblastoma as vertebra plana-a case report and review of literature［J］. Spine J,2017,17(1): e1-e5.

［53］ hung S,Budzik JF,Amzallag-Bellenger E,et al. Skeletal involvement in Langerhans cell histiocytosis［J］. Insights Imaging,2013,4(5): 569-579.

［54］ Di Felice F,Zaina F,Donzelli S,et al. Spontaneous and complete regeneration of a vertebra plana after surgical curettage of an eosinophilic granuloma［J］. Eur Spine J, 2017,26(Suppl 1): 225-228.

［55］ Wang G,Kang Y,Chen F,et al. Cervical intervertebral disc calcification combined with ossification of posterior longitudinal ligament in an-11-year old girl: case report and review of literature［J］. Childs Nerv Syst,2016,32(2):381-386.

［56］ Li CH,Lui TH,Ngai WK. Acute Calcification of Intervertebral Disc and Posterior Longitudinal Ligament in a 7-Year-Old Girl: A Case Report［J］. J Orthop Surg(Hong Kong), 2016,24(3):424-426.

［57］ Sasagawa T,Hashimoto F,Nakamura T,et al. A pediatric case of single-level idiopathic cervical intervertebral disk calcification with symptom relapse 1 year after initial onset ［J］. J Pediatr Orthop,2013,34(3):282-286.

［58］ Tsutsumi S,Yasumoto Y,Ito M. Idiopathic intervertebral disk calcification in childhood: a case report and review of literature［J］. Childs Nerv Syst,2011,27(7):1045.

［59］ Chu J,Wang T,Pei S,et al. Surgical treatment for idiopathic intervertebral disc calcification in a child: case report and review of the literature［J］. Childs Nerv Syst, 2015,31(1):123-127.

第二十二章　骨肿瘤概论

第一节　骨肿瘤分类

骨肿瘤学（skeletal oncology）是在 X 线应用于临床和使用显微镜观察肿瘤组织病理之后，才迅速发展出来的。在 20 世纪初，首先对骨肿瘤进行系统病理研究的是美国 Bloodgood 和 Ewing 两位肿瘤专家。Bloodgood 是外科病理的主要创始人之一，Ewing 是一位骨肿瘤权威，另一位对骨肿瘤有贡献的是美国骨肿瘤专家 Codman。1922 年，Bloodgood、Ewing 和 Codman 三人提出了第一个骨肿瘤登记分类。

骨肿瘤病理资料的不断积累，各肿瘤专家论述骨肿瘤的区分和命名，为骨肿瘤分类提供了有利条件。最初，Lichtenstein 提出骨肿瘤分类。随后，各家又围绕他的分类如 Dahlin 根据 Mayo Clinic 的病例，提出了他自己的骨肿瘤分类。1962 年，世界卫生组织（World Health Organization，WHO）委托 Schajowicz 教授主持成立了拉丁美洲骨肿瘤登记处。由于这个中心和登记处的成立，推动了骨肿瘤科研的发展。

骨肿瘤分类的目的是对骨肿瘤的定性以及对治疗和预后的评估，有助于对骨肿瘤的发展规律及其转归进行研究。2002 年，WHO 出版了第三版《WHO 骨与软组织肿瘤分类》，之后该书成为骨与软组织肿瘤相关从业人员的重要参考书。2013 年，国际癌症研究机构（International Agency for Research on Cancer，IARC）出版了由 Fletcher 等来自 20 余个国家 147 位专家修订的《WHO 骨与软组织肿瘤分类》第四版。新版的 WHO 分类综合近十年来骨与软组织原发性肿瘤和肿瘤样病变在临床、病理、分子生物学和预后等多方面的进展，强调根据肿瘤的生物学行为进行分类，融入了近年来对肿瘤及其分类概念性认识的变迁和更新。新版删除了神经性肿瘤（神经鞘瘤）、尤因肉瘤/原始神经外胚层瘤和关节病变（滑膜软骨瘤病）3 大类。同时删除了家族性腺瘤性息肉病和其他肿瘤大类中的"骨的转移性肿瘤"。新版将尤因肉瘤并入其他肿瘤大类中，将滑膜软骨瘤病纳入软骨源性肿瘤大类中。新版分类增加了 9 个肿瘤（骨软骨黏液瘤、甲下外生性骨疣、奇异性骨旁骨软骨瘤样增生、骨瘤、骨的孤立性浆细胞瘤、小骨的巨细胞病变、良性脊索样细胞瘤、上皮样血管瘤和上皮样血管内皮瘤）、2 个肿瘤综合征（家族性巨颌症和 Li-Fraumeni 综合征）和 1 个肿瘤样病变（Rosai-Dorfman 病）。介绍如表 22-1-1。

另外，本次 2013 版分类中还将巨细胞瘤更名为富于巨细胞的破骨细胞肿瘤，平滑肌肿瘤更名为肌源性肿瘤，"其他病变"更名为未明确肿瘤性质的肿瘤，先天性和遗传性综合征更名为肿瘤综合征。恶性纤维组织细胞瘤更名为未分化高级别多形性肉瘤，并从旧版纤维组织细胞性肿瘤中分出，将其归入其他肿瘤大类中。胸壁错构瘤更名为软骨间叶性错构瘤。恶性淋巴瘤更名为骨的原发性非霍奇金淋巴瘤。

新版根据国际肿瘤性疾病分类，在旧版原有良性与恶性的基础上，引入了中间型，从而将骨肿瘤分为良性、中间型、恶性。中间型又分为局部侵袭和偶见转移两个亚型。良性：是指切除后局部复发能力有限，即使复发也不是破坏性生长，能通过完整切除或刮除得以治愈。中间型：包括局部侵袭和偶见转移型。前者是指切除后局部常复发，并呈浸润性、破坏性生长的一类肿瘤。没有证据表明这类肿瘤有转移潜能，但通常要求广泛切除，有时要求局部辅助治疗。典型的病变有软骨肉瘤 I 级、软骨黏液样纤维瘤、骨母细胞瘤、骨的促结缔组织增生性纤维瘤、动脉瘤样骨囊肿、朗格汉斯组织细胞增生症和 Erdheim-Chester 病等。偶见转移型是指局部呈侵袭性生长，偶尔发生远处转移的一类骨肿瘤，远处转移的比例不超过 2%，通常转移到肺，但无法通过组织学特征进行预测。典型的有骨巨细胞瘤、软骨母细胞瘤、上皮样血管瘤等。恶性是指除外局部破坏生长和复发，还具有突出的远处转移能力。远处转移的比例通常在 20%~100% 不等，主要取决于组织学类型和分级。

表 22-1-1　2013 WHO 骨肿瘤分类

软骨源性肿瘤	骨膜骨肉瘤	（骨的）平滑肌瘤
良性	高级别表面骨肉瘤	恶性
骨软骨瘤	**纤维源性肿瘤**	（骨的）平滑肌肉瘤
软骨瘤	中间型【局部侵袭】	**脂肪源性肿瘤**
内生软骨瘤	（骨的）促结缔组织增生性纤维瘤	（骨的）脂肪瘤
骨膜软骨瘤	恶性	（骨的）脂肪肉瘤
骨软骨黏液瘤*	（骨的）纤维肉瘤	**未明确性质的肿瘤**
甲下外生性骨疣*	**纤维组织细胞性肿瘤**	良性
奇异性骨旁软骨瘤样增生*	良性纤维组织细胞瘤/非骨化性纤	单纯性骨囊肿
滑膜软骨瘤病	维瘤*	纤维结构不良【纤维异常增殖症】
中间型【局部侵袭】	**造血系统肿瘤**	骨性纤维结构不良
软骨黏液性纤维瘤	恶性	软骨间叶性错构瘤
非典型软骨样肿瘤*/软骨肉瘤（Ⅰ级）	浆细胞骨髓瘤	Rosai-Dorfman 病
中间型【偶见转移】	（骨的）孤立性浆细胞瘤	中间型【局部侵袭、偶见转移】
软骨母细胞瘤	（骨的）原发性非霍奇金淋巴瘤	动脉瘤样骨囊肿
恶性	**富于巨细胞的破骨细胞肿瘤**	朗格汉斯细胞组织细胞增生症
软骨肉瘤（Ⅱ级，Ⅲ级）	良性	单骨型
去分化软骨肉瘤	小骨的巨细胞病变*	多骨型
间叶性软骨肉瘤	中间型【局部侵袭、偶见转移】	Erdheim-Chester 病
透明细胞软骨肉瘤	（骨的）巨细胞肿瘤	**杂类肿瘤**
骨源性肿瘤	恶性	尤因肉瘤
良性	骨巨细胞瘤内的恶性	釉质瘤
骨瘤*	**脊索样肿瘤**	（骨的）未分化高级别多形性肉瘤
骨样骨瘤	良性	**附：肿瘤综合征**
中间型【局部侵袭】	良性脊索样细胞瘤*	Bechwith-Wiedemann 综合征
骨母细胞瘤	恶性	家族型巨颌症*
恶性	脊索瘤	内生软骨瘤病：Ollier 病和 Maffucci
低级别中心型骨肉瘤	**血管源性肿瘤**	综合征
普通型骨肉瘤	良性	Li-Fraumeni 综合征*
成软骨型骨肉瘤	血管瘤	McCune-Albright 综合征
成纤维型骨肉瘤	中间型【局部侵袭、偶见转移】	多发性骨软骨瘤
成骨型骨肉瘤	上皮样血管瘤*	神经纤维瘤病Ⅰ型
毛细血管扩张型骨肉瘤	恶性	视网膜母细胞瘤综合征
小细胞骨肉瘤	上皮样血管内皮瘤*	Rothmund-Thomson 综合征
继发性骨肉瘤	血管肉瘤	Werner 综合征
骨旁骨肉瘤	**肌源性肿瘤**	
	良性	

*为新增病种

骨肿瘤的分期对制订治疗方案及判断预后至关重要，大多数骨肿瘤的分期系统包括肿瘤范围及肿瘤组织学级别。肿瘤范围的评估需要多种影像学检查综合评估。目前恶性原发性骨肿瘤的分期主要有两个不同的系统，即肌肉骨骼肿瘤协会的 Enneking 分期系统（表 22-1-2）和美国癌症联合委员会 AJCC 分期系统（表 22-1-3）。Enneking 分期系统最早出现于 1980 年，主要依据三项标准：肿瘤范围、转移、组织学级别。在该分期系统中，肿瘤可分为间室内（T1，局限于骨膜内）或间室外（T2，突破邻近的关节

软骨、骨膜、阔筋膜、关节囊），可无（M0）或有（M1）区域或远隔转移。跳跃转移灶视为 M1。组织学分级为低度恶性（G1）和高度恶性（G2）。该系统并不考虑肿瘤本身的大小。Enneking 分期仅适用于间叶性肿瘤，而不适用于圆细胞肿瘤。

AJCC 分期系统修订于 2010 年，修订后 AJCC 分期系统主要依据 4 项标准进行分期（表 22-1-3）：肿瘤范围、区域淋巴结和转移、远隔转移、组织学分级。肿瘤范围指的是肿瘤大小而不是间室内外。T1 指肿瘤直径小于 8cm，T2 指直径大于 8cm，T3 指存在

表 22-1-2　原发性恶性骨肿瘤 Enneking 分期

分期	描述	分级	肿瘤范围	转移
ⅠA	低度恶性、间室内	G1	T1	M0
ⅠB	低度恶性、间室外	G1	T2	M0
ⅡA	高度恶性、间室内	G2	T1	M0
ⅡB	高度恶性、间室外	G2	T2	M0
Ⅲ	低度或高度恶性、间室内、转移	G1/2	T1	M1
Ⅲ	低度或高度恶性、间室外、转移	G1/2	T2	M1

表 22-1-3　原发性恶性骨肿瘤的美国癌症联合委员会 AJCC 分期系统

分期	分级	肿瘤大小	淋巴结	转移
ⅠA	G1、G2 或 GX	T1	N0	M0
ⅠB	G1、G2 或 GX	T2/3	N0	M0
ⅡA	G3 或 G4	T1	N0	M0
ⅡB	G3 或 G4	T2	N0	M0
Ⅲ	G3 或 G4	T3	N0	M0
ⅣA	任何 G	T1/2/3	N0	M1a
ⅣB	任何 G	T1/2/3	N1	M1
ⅣB	任何 G	T1/2/3	N0/1	M1b

跳跃病灶。N0/1 代表有无区域淋巴结转移。M0/1 代表有无远隔转移，M1a 代表肺转移，M1b 代表其他部位转移。G1 代表组织学为高分化，G2 代表中分化，G3 代表低分化，G4 代表未分化。如果原发肿瘤、区域淋巴结、组织学无法评估，则分别被定义为 TX、NX、GX。该分期适用于原发性恶性骨肿瘤，包括尤因肉瘤，但不适用于多发性骨髓瘤和骨原发性淋巴瘤。

第二节　骨肿瘤的病理基础

一、骨肿瘤的基本病理

骨肿瘤的基本病理无疑是骨肿瘤影像诊断的基础，从事骨放射影像诊断的工作，应了解下列有关骨肿瘤的基本病理概念。

肿瘤的命名：

肿瘤分为良性肿瘤、中间型肿瘤和恶性肿瘤三大类。肿瘤的命名有瘤、癌、肉瘤等之分。

"瘤"：通常为良性肿瘤的命名。不管其组织来源统称为瘤。如骨瘤、软骨瘤、纤维瘤、脂肪瘤、神经鞘瘤、平滑肌瘤、血管瘤、淋巴管瘤、畸胎瘤等。其他系统良性肿瘤的命名亦然，如乳头状瘤、腺瘤、混合瘤等。

"癌"：由上皮组织发生的恶性肿瘤称为癌，如鳞状上皮癌、腺癌等。

"肉瘤"：由间叶组织发生的恶性肿瘤称为肉瘤，如骨肉瘤、软骨肉瘤、纤维肉瘤、脂肪肉瘤、骨巨细胞肉瘤、平滑肌肉瘤、血管肉瘤、淋巴肉瘤、网织细胞肉瘤、尤因肉瘤等（图 22-2-1、图 22-2-2）。

"母"或"成"细胞瘤：由神经细胞或神经胶质细胞发生的恶性肿瘤，不称为癌，也不称为肉瘤，而称为母（成）细胞瘤，如神经母细胞瘤或成神经细胞瘤，神经胶质母细胞瘤或成神经胶质细胞瘤等。来源于骨组织的中间型肿瘤有时也称"母"（或成）细胞瘤，如骨母（或成骨）细胞瘤，软骨母（或成软骨）细胞瘤等。

有些恶性骨肿瘤或由于组织来源不能肯定，可加上恶性两字。如恶性黑色素瘤，恶性纤维组织细胞瘤，恶性神经鞘瘤等。

二、骨肿瘤的实质

骨肿瘤的实质（parenchymal tissues of bone tumor）是指增生的肿瘤细胞，良性骨肿瘤的瘤细胞与其发源的组织非常相似，称为同型性（homotypia）。因为良性骨肿瘤的瘤细胞分化程度高，是比较成熟的细胞（图 22-2-3）。恶性骨肿瘤与之相反。恶性瘤细胞与来源的组织细胞大不相同，表现为瘤细胞大小不一，奇形怪状，核染色深，核分裂多，称为异型性（heterotypia）（图 22-2-4）。有时瘤细胞的核已经分裂成几个核，而胞质尚未分裂，称为瘤巨细胞。应了解，未成熟的恶性肿瘤细胞与骨发育或修复期未成熟的组织细胞截然不同。骨发育或修复期的组织细

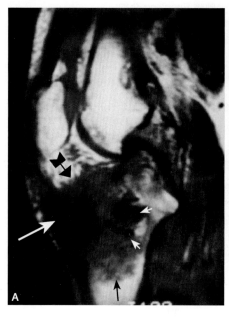
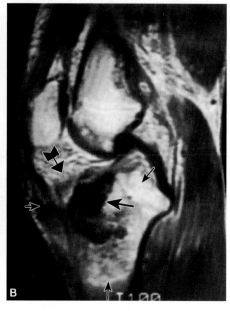

图 22-2-1　右胫骨近端骨肉瘤侵犯关节

A. 右膝矢状位，T_1WI 示右胫骨上端髓腔内大片不均匀低信号灶（小黑箭），其中有多个低信号环（小白箭），病变由胫骨平台前关节缘侵入关节（黑旗箭）呈低信号强度，并压迫髌下脂肪垫。病变还从胫骨结节处侵入髌韧带（长白箭），并向前方膨出；B. 矢状位注射 Gd-DTPA 后 T_1WI 示髓腔病变外围原低信号区呈中等信号强化（小黑箭），病变中心的多个低信号环更为明显（中黑箭），为瘤软骨钙化和瘤骨。诊断：手术病理诊断胫骨近端骨肉瘤侵入关节及髌韧带

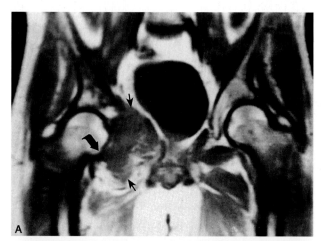

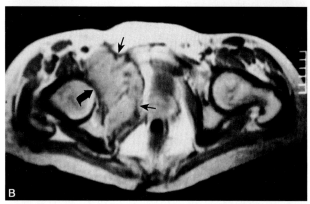

图 22-2-2　右髋臼底骨肉瘤侵犯关节

男，39 岁。A. 冠状面 T_1WI 示右髋臼底及前部较大肿块呈低信号强度（小黑箭）并侵及周围软组织，髋臼底破坏肿瘤侵入关节（弯黑箭）；B. 质子像肿块中高信号强度，略呈分叶状（小黑箭），肿瘤充满髋臼底（弯黑箭）进入关节内

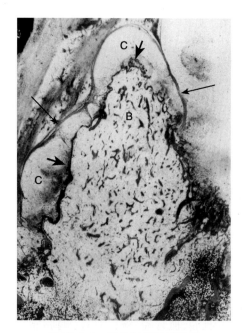

图 22-2-3　骨软骨瘤肿瘤实质

骨软骨瘤标本组织切片显示肿瘤实质有三种组织结构：①软骨帽（C）；②软骨下钙化带（黑箭）；③中心为骨和骨髓（B），注意在软骨帽的表层为软骨膜（细长黑箭），它是骨软骨瘤的生发组织

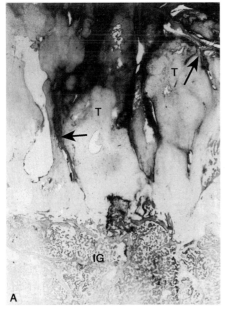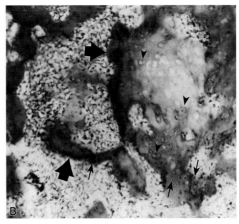

图 22-2-4　软骨肉瘤肿瘤实质
A. 软骨肉瘤标本大切片显示肿瘤实质有两种,瘤软骨(T)和瘤软骨细胞形成的肿瘤骨(IG);
B. 镜下所见由瘤软骨细胞(小黑箭头)和瘤成骨细胞(细长黑箭)形成的肿瘤骨小梁(粗黑箭)

胞可从未成熟向成熟细胞分化。而肿瘤细胞则不能分化,而且越发育越向不成熟发展,恶性肿瘤细胞这种不能分化的特征,称为间变(anaplasia)特征。

骨肿瘤的实质中特别是生长活跃的恶性骨肿瘤,在同一肿瘤中瘤细胞的分化程度可极不一致。有的区域瘤细胞分化好,较成熟,与正常细胞相似,为良性特征。但另一处的瘤细胞,可以是分化程度极低呈恶性特征。如骨肉瘤在术中冰冻切片诊断为分化好的纤维瘤,按良性骨肿瘤治疗。术后病理标本多处取材为骨肉瘤。术后两个月迅速复发转移。此种情况并非冰冻切片诊断错误,而是肿瘤实质中不同区域瘤细胞分化极不一致。

骨肿瘤实质中常含有多种组织成分。如骨肉瘤中常有瘤骨细胞、瘤软骨和瘤纤维细胞,局部穿刺活检或取材切片,不能反映肿瘤整体实质结构。这充分说明影像诊断与病理相结合的重要性。

内分泌腺发生的肿瘤如甲状旁腺腺瘤,肿瘤实质细胞能分泌其特有激素的功能,并对全身骨骼发生影响。

三、骨肿瘤间质

骨肿瘤间质(interstial tissues of bone tumor)是由血管、淋巴管、神经和结缔组织所构成(图 22-2-5、图 22-2-6),对肿瘤实质起支架作用,供应肿瘤以营养。肿瘤实质的代谢产物由间质中的静脉排出。肿瘤通过间质与机体发生联系。某些骨肿瘤的间质可形成骨组织。如骨巨细胞瘤除骨嵴外,在肿瘤的间

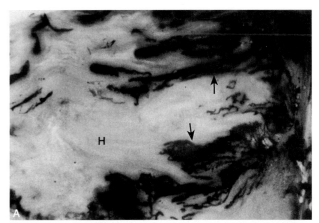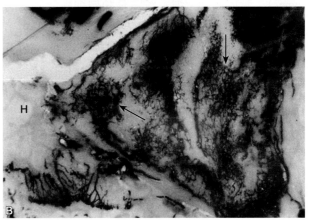

图 22-2-5　骨肉瘤肿瘤间质微血管摄影
A. 骨肉瘤标本显示肿瘤表层(图右侧)有粗大紧密排列的平行血管(黑箭)伸入瘤组织内。图左侧无血管区为肿瘤内坏死组织(H);B. 肿瘤内瘤骨小梁间的微血管(细长黑箭)形成非常密集的纤细血管网,此标本说明肿瘤内的血管为肿瘤间质。恶性骨肿瘤表层血管丰富,证明 CT 或 MRI 增强后肿瘤表层强化常为恶性肿瘤征象。骨肉瘤的瘤骨内血管丰富,MRI 增强后瘤骨有明显强化

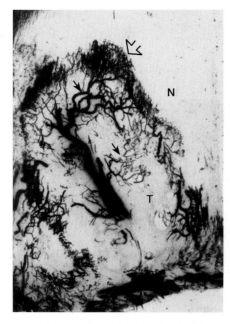

图 22-2-6 软骨肉瘤肿瘤间质血管

软骨肉瘤标本微血管摄影,图中心有多数肿瘤间质中的血管(黑箭)其末梢形成密集平行排列的毛刷状微血管(空箭),伸入坏死肿瘤组织(N),实际上是类似肉芽组织中的血管吸收坏死组织。大血管周围的组织为瘤软骨,是肿瘤的实质(T)

质中可形成骨性间隔。还有尤因肉瘤、网质细胞肉瘤、骨淋巴瘤或淋巴肉瘤以及有些骨转移癌,可以引起周围骨髓的间质产生大量新生骨,称为成骨性骨转移。

四、骨肿瘤的生长中心

目前几乎一致认为,幼稚而增殖能力较强的细胞常是骨肿瘤生长的中心(growing centres of bone tumor)。骨内血管旁细胞经常是肿瘤细胞分裂增殖的发源地。有些肿瘤是由体内残留的胚胎细胞增殖发展而来。来源于间叶细胞的骨肿瘤表现更为突出。如成骨肉瘤、软骨肉瘤、纤维肉瘤的瘤细胞,都是以血管为中心生长。瘤细胞的分化也是从肿瘤血管壁开始分裂、增殖、并逐渐分化为肉瘤性骨、软骨和纤维细胞。在病理大切片上观察,生长最活跃、最幼稚的瘤细胞,总是紧贴在血管壁上。当前,在骨肿瘤介入治疗的发展中,对恶性骨肿瘤经动脉灌注化疗药物,力求使血管周围瘤细胞的生发中心达到坏死。或栓塞供应肿瘤的动脉,给以化疗和阻断肿瘤的营养,已在临床上广泛应用。并取得了良好的治疗效果。

五、骨肿瘤的生长方式

膨胀性生长(expansive growth)为良性骨肿瘤的生长方式(growing mode of bone tumor)。肿瘤在骨内生长,周围的正常细胞包括骨髓脂肪细胞萎缩、消失,骨细胞被破坏,"让位"于肿瘤,但并不造成骨组织和骨髓被推移。肿瘤继续生长,充满髓腔再生长时,骨皮质只是被吸收,外面骨膜增生,形成新的骨壳。这种缓慢的膨胀生长,可形成完整光滑的骨壳,代表着良性骨肿瘤的特征。如果骨壳部分中断,表明肿瘤生长迅速,介于良恶性之间称为"中间型",或生长活跃。

浸润性生长(infiltrative growth)为恶性骨肿瘤的生长方式。肿瘤细胞自由地侵入邻近组织内,或沿组织间隙扩散。发生于松质骨的恶性骨肿瘤,骨小梁或被肿瘤溶解破坏,或松质骨结构完整无损,而肿瘤组织已在骨髓内广泛浸润。如尤因肉瘤、骨肉瘤,虽然骨皮质未被破坏,肿瘤组织早已沿着哈弗管侵入骨外软组织内。瘤组织还可以阿米巴运动渗入组织间隙、淋巴管、血管、神经鞘和各种管道内。因此,X线平片不能明确显示骨肿瘤侵犯的范围和边界。只有 MRI 显示肿瘤的边界最佳。

外生性生长(exophytic growth):在病理上发生于体表、脏器表面称为外生性生长。发生于骨表面的肿瘤亦称为外生性生长。良性骨肿瘤中如骨瘤、骨软骨瘤最多见。恶性骨肿瘤如骨旁成骨肉瘤和骨外膜发生的纤维肉瘤、骨肉瘤等从骨膜发生的恶性肿瘤,一方面向骨外生长,另一方面也向骨皮质和髓腔内侵犯(图 22-2-7)。

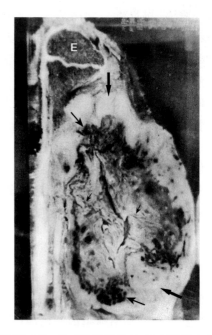

图 22-2-7 肿瘤外生性生长,骨旁软骨肉瘤

腓骨骨旁软骨肉瘤标本,图上方为腓骨小头骨骺(E)。肿瘤标本剖面外层为瘤软骨组织(粗黑箭),中心有条状肿瘤间质(小黑箭),瘤内黑色斑点为瘤内出血和肿瘤血管(细长黑箭)

六、肿瘤的蔓延和转移

恶性骨肿瘤经哈弗管穿出骨皮质外,破坏骨膜,侵入周围肌肉,为直接蔓延。肿瘤穿破关节软骨,浸润扩散到关节内,或破坏邻近骨骼,亦为直接蔓延。发生于脊柱骨的恶性骨肿瘤侵犯胸膜,纵隔或肺均属直接蔓延。

恶性肿瘤通过一定的途径扩散到远方或其他器官称为转移瘤(图22-2-8、图22-2-9)。常见的转移途径有3种。①淋巴转移:瘤细胞侵入淋巴管内,脱落成为瘤细胞栓子,随淋巴液转移至淋巴结。②血行转移:多数是由于肿瘤细胞侵入静脉或经淋巴液汇入血流而发生的血行转移。特别是来源于骨内的各种肉瘤,血运丰富,肿瘤血管粗大弯曲,血管只有一层内皮细胞,瘤细胞极易侵入血流。肉瘤生长迅速,易发生坏死、出血,大量瘤细胞沿血流转移至肺内。③种植转移或直接接触转移,在骨肿瘤中甚为少见。

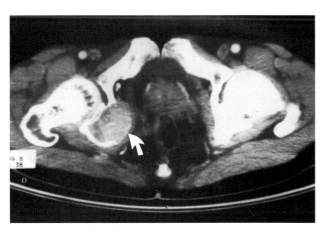

图22-2-8 坐骨转移癌

男,42岁。患肝右叶原发性肝癌。CT平扫显示右坐骨髋臼后部膨胀性骨破坏(白箭),表面光滑,骨壳消失

七、骨肿瘤对机体的影响

良性骨肿瘤在骨内膨胀性生长缓慢,可以很长时间无自觉症状。肿瘤长得很大时,在骨内膨胀性生长可发生病理性骨折,在骨外生长可压迫周围血管神经或滑囊乃至脏器,即产生相应的临床症状,一般不影响全身代谢功能。

恶性骨肿瘤对机体的局部和全身都有影响,局部影响可压迫邻近组织、生长快、疼痛。瘤细胞对正常组织的浸润和破坏,以及恶性肿瘤细胞的代谢产物可引起机体的代谢紊乱。肿瘤生长快,吸收体内的营养,肿瘤出血、坏死或感染都可促使机体贫血衰弱。晚期发生广泛转移,最终危及生命。

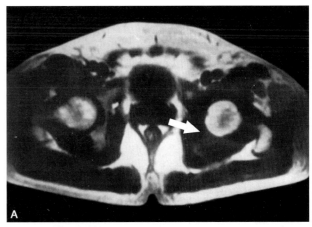

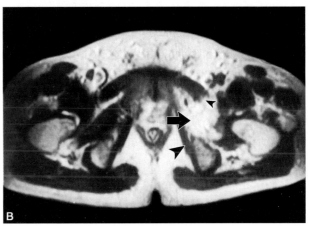

图22-2-9 闭孔外肌髋臼底骨转移

男,60岁,MRI示骨盆横断位股骨头颈平面。A. T_1WI显示髋臼底骨髓呈低信号(大白箭),股骨头正常;B. T_2WI示病灶呈高信号,病灶大部在闭孔外肌(大黑箭),并侵犯部分耻骨肌(小黑箭头),而闭孔内肌未受侵(大黑箭头)

第三节 骨肿瘤的诊断

骨肿瘤的临床表现、X线所见和某些化验报告,都是很重要的诊断依据。虽然有些骨肿瘤X线所见可疑确诊。但骨肿瘤的病理检查所见仍然是权威性的诊断依据。

活体组织冰冻切片:19世纪初叶Bloodgood首创在手术台上取活体组织,做冰冻切片,进行骨肿瘤的诊断,确实是一种有效的诊断手术。但也有时冰冻切片不能确定肿瘤的性质时,必须停止手术,等候蜡块切片,再作最后决定。

穿刺活检:1922年,Micotti首次在术前对1例拟诊为骨囊肿的患者穿刺活检。如今,穿刺设备的改进,诊断的准确率更高。

光镜检查:术前或术后进行多处取材,切片染色,在显微镜下进行细胞学检查是对骨肿瘤性质的最后确诊。

电镜观察细胞的超微结构:可以了解肿瘤组织

的来源,但电镜检查仍然不能代替光镜检查。

病理诊断是否就完全准确呢?从 Lichtenstein 写给病理学者的一段话中,了解到病理诊断也有局限性。他说,我觉得有必要再重申,有很多病理学者仍然冒着风险,仅从切片所见提出术前诊断的预后,完全忽视了 X 线平片所见、病史和临床材料的重要性。若仅作为阅读病理切片者,而忽视了有利的临床资料,有时会造成严重错误。因为病变部位或骨质反应同细胞形态是同等重要的,例如,骨化性肌炎进展期仅从细胞形态上就很像肉瘤。

骨肿瘤影像学检查的目的在于确定肿瘤的部位,对骨质破坏、增生的形态,骨膜反应类型、肿瘤基质的特征和周围软组织改变等进行分析,以判断骨肿瘤的良、恶性和侵犯范围,并探讨其组织学类型。影像学检查可以被看作骨肿瘤的大体病理检查,有些良性骨病,单凭临床和影像表现就能明确诊断,可以随访观察,不必做活检或手术治疗,如纤维结构不良、单纯性骨囊肿、脊椎骨血管瘤等;有些肿瘤有特征性的影像学表现,对良、恶性鉴别的价值甚至比组织学检查更重要,如软骨瘤与软骨肉瘤、骨软骨瘤与骨旁骨肉瘤等。但影像学检查也有其局限性,有很多病变单凭影像学改变很难作出正确诊断,必须结合临床与病理进行分析、诊断。

骨肿瘤影像学诊断首先应对肿瘤的良、恶性和侵犯范围做出判别,其次是尽可能地做出组织学定性诊断,尤其是前者对肿瘤治疗方案的选择和预后的评估尤为重要。骨肿瘤的影像表现复杂、多变,有共性的表现,也有特征性的改变,诊断时一定要仔细观察和认真分析其影像表现。分析骨肿瘤的影像学表现通常从以下六方面着手。①骨质破坏类型:地图状骨质破坏是良性肿瘤最常见的破坏方式,病灶与正常骨之间有清楚的界面。虫蚀样、浸润性或渗透性骨质破坏是恶性肿瘤最常见的破坏方式,骨破坏区与正常骨互相交叉混杂在一起,没有很清楚的边界,也可为多发性溶骨性破坏融合而成,常累及皮质。关节软骨是骨肿瘤浸润关节的一道屏障,肿瘤很少直接破坏关节软骨侵袭关节,关节腔受累更常见于炎症而不是肿瘤。②骨膜反应的形态:骨膜反应形态取决于病变对骨膜刺激的强度和时间的长短,实性骨膜反应常见于对骨膜刺激小或病程长的良性病变,如骨样骨瘤;单层骨膜反应多见于骨良性病变,如骨髓炎、朗格汉斯组织细胞增生症等;多层状骨膜反应常见于髓内型的骨肿瘤,如尤因肉瘤、骨肉瘤等,也可出现于急性骨髓炎、嗜酸性肉芽肿、应

力性骨折等良性病变;日光放射状骨膜常见于迅速生长的恶性肿瘤,偶尔可见于颅骨血管瘤和骨髓炎等良性病变;中断状骨膜反应(即 Codman 三角)提示新生骨膜又被肿瘤破坏并突破骨膜向外浸润,是恶性肿瘤常见的表现,偶尔也见于快速生长的良性病变如动脉瘤性骨囊肿、急性骨髓炎和骨膜下血肿等。③周围软组织变化:恶性骨肿瘤常穿破骨皮质、骨膜侵入软组织形成软组织肿块,良性肿瘤一般无软组织肿块,仅表现为软组织推移。骨炎症性病变引起的软组织肿胀常呈弥漫性,软组织的层次模糊无明确的边界。MRI 在区分肿瘤性软组织肿块与软组织肿胀方面有很高的价值。④肿瘤基质的骨化和钙化:肿瘤基质的骨化和钙化的形态能间接地反映肿瘤的组织学来源,积云状、象牙状、团块状骨化常见于成骨性肿瘤。环状、弓状、斑点状、点彩状钙化是成软骨性肿瘤的共同特征。毛玻璃样基质往往提示肿瘤为纤维源性,如纤维结构不良等。⑤患者的年龄:骨肿瘤的发生有非常明显的年龄倾向,5 岁以前的恶性骨肿瘤大多是转移性神经母细胞瘤,5~19 岁为骨肉瘤和尤因肉瘤的好发年龄段,巨细胞瘤 90% 以上发生在 20 岁以后,软骨肉瘤、纤维肉瘤、未分化高级别多形性肉瘤、造釉细胞瘤、淋巴瘤和脊索瘤大多发生于 30 岁以后,40~50 岁以后的中老年人以转移癌、继发性骨肉瘤和多发性骨髓瘤最常见,Paget 病几乎不发生于 40 岁以前。⑥肿瘤的部位:干骺端是许多良、恶性病变的好发区域,在骺板闭合前,骨肉瘤、骨母细胞瘤、骨软骨瘤、内生性软骨瘤、纤维性骨皮质缺损、非骨化性纤维瘤、软骨黏液样纤维瘤、动脉瘤样骨囊肿和单纯性骨囊肿等都好发于这一区域。长骨骨端和骨骺分别是巨细胞瘤和软骨母细胞瘤的经典部位。尤因肉瘤、淋巴瘤、骨髓瘤、纤维结构不良、骨纤维结构不良、朗格罕氏组织细胞增生症、骨样骨瘤和釉质瘤好发于骨干。中轴骨是骨转移性肿瘤、骨髓瘤、血管瘤、嗜酸性肉芽肿、脊索瘤和骨母细胞瘤的好发部位。90% 以上的脊索瘤位于脊柱的两端的骶椎和枕骨斜坡。

X 线平片是骨肿瘤诊断的基础和首选的检查方法,CT、MRI、核素扫描是 X 线平片的重要补充,但目前尚不能完全替代 X 线平片。一张优质的 X 线平片基本上都能发现骨与关节的肿瘤性病变,可以评估病变的范围和侵袭程度。通过观察骨质破坏、增生、硬化或瘤骨的形态和类型,对病变做出定性诊断。但在骨质改变尚未造成一定密度差异时(如早期骨髓炎、肿瘤等),X 线平片往往难以发现。X 线

是二维图像,所摄部位的结构相互重叠,尤其位于颅底、脊柱和骨盆等部位的病变容易遗漏,因此初次X线检查阴性,而临床又不能排除有早期或隐性病变存在时,应定期复查或进一步行CT、MRI检查。

电子计算机断层扫描(computed tomography,CT)显示的是断层解剖图像,避免了X线平片的解剖结构的重叠,对病变的检出(尤其是颅底、脊柱、骨盆等部位的病变)明显优于X线平片。CT有良好的密度分辨率,能清晰地显示病变破坏的范围,发现X线平片难以显示的淡薄骨化、钙化,更有助于肿瘤的诊断。CT的增强及灌注造影检查又能进一步了解病变的血供状况,这些都有助于提高肿瘤的检出和诊断的准确性。CT引导下肿瘤穿刺活组织检查是安全、创伤小、成功率高的肿瘤组织学诊断方法,目前已得到较广泛的应用,但穿刺采集的组织量少,如诊断困难时仍需作手术活检。

磁共振成像(magnetic resonance imaging,MRI)具有软组织分辨率高和多方位、多层面成像的优势,能清晰地显示骨、关节软骨、韧带、肌腱等软组织的正常解剖结构,是关节病变的首选检查方法。大部分骨肿瘤MRI呈长T_1、长T_2信号,在T_1WI图像上呈低信号,与高信号的骨髓形成鲜明对比。MRI能准确地显示肿瘤的部位、范围、软组织侵犯的程度和与毗邻组织和血管的关系,为术前骨肿瘤的分期和临床治疗的方案选择提供了可靠依据。骨骼肌肉系统各种组织由于化学成分不同,其MRI信号强度也有高低,如脂肪、软骨、骨化或钙化、水肿、出血或血肿、坏死和囊变等各有自的信号特征,正常组织和病理组织的信号也有差异,这对肿瘤的组织学定性有一定的帮助。但MRI对组织内细微的骨化、钙化的辨识能力远不如CT,不同组织的信号间有交叉重叠,对软组织肿瘤常缺乏特异的信号特征,对骨肿瘤的组织学定性也有一定的困难。Gd-DTPA增强和动态增强扫描有助于良、恶肿瘤的鉴别和对肿瘤放疗、化疗后疗效观察。

放射性核素显像是将放射性核素标记的化合物注入人体后,通过探测器对放射性核素进行追踪而获得在全身骨骼分布情况的图像。骨显像敏感性高,但特异性较差,在区分放射性浓聚的原因是肿瘤、感染还是外伤等比较困难,需结合病史及其他影像学检查做出诊断。

新设备的发展,X线、CR、血管造影、CT、MRI、超声和核素扫描包括ECT、SPECT等,对肿瘤在术前定位、定性的影像诊断提供了极其重要的依据。所以,对骨肿瘤的诊断,永远要求临床、影像诊断和病理相互结合来判断,才不致误诊。

(姚伟武)

参 考 文 献

[1] 李瑞宗.骨肿瘤分类学[M].骨肿瘤学汇编,1983:10-19.

[2] 陈伟,庄文权.骨肉瘤动脉内化疗栓塞术的临床研究[J].临床放射学杂志,1999(2):110-113.

[3] 曹来宾.良性骨肿瘤及肿瘤样病变的恶变[J].中华放射学杂志,1991,25(2):108.25(3):171.25(4):232.

[4] 王林森,张培功,孙鼎元,等.骨韧带样纤维瘤(附15例分析)[J].中华放射学杂志,1995(10):695-699.

[5] 李景元、孙鼎元.骨关节X线诊断学(骨肿瘤分类)[M].北京:人民卫生出版社,1982,263-268.

[6] 王云钊,曹来宾.骨放射学(骨肿瘤基本病理知识)[M].北京:北医大、协和医大联合出版社,1998.

[7] 杨世埙.影像学诊断手册骨骼四肢分册[M].上海:上海科技教育出版社,2004:198-210.

[8] 梁碧玲.骨与关节疾病影像诊断学[M].北京:人民卫生出版社,2006.

[9] Zambo I, Vesely K. WHO classification of tumours of soft tissue and bone 2013:the main changes compared to the 3rd edition[J]. Cesk Patol,2014,50(2):64-70.

[10] Jo VY, Fletcher CD. WHO classification of soft tissue tumours:an update based on the 2013(4th) edition[J]. Pathology,2014,46(2):95-104.

[11] 方三高,周晓军.解读新版WHO(2013)骨肿瘤分类[J].临床与实验病理学杂志,2014,30(2):119-122.

第二十三章　成骨性肿瘤

第一节　骨　瘤

【基本病理与临床】

骨瘤(osteoma)是来源于骨膜组织的良性骨肿瘤。病灶由分化良好的成熟的板层骨构成,突出于骨的表面。根据其内部结构不同,可分为致密型、松质型和混合型。最常发生于颅骨、上颌骨、下颌骨和鼻窦的骨壁上。

骨瘤病理所见是由骨细胞之板状骨组织构成。肿瘤组织结构有象牙骨骨瘤和海绵骨骨瘤之分。肿瘤内除有板状骨外,尚含有少量纤维者,称为纤维骨瘤。凡由炎症性、外伤性所引起的团块状骨增生、正常变异的骨性突起,均非真正的骨瘤,故均不属于骨瘤的范畴。骨瘤分松质型、致密型及混合型。致密型骨瘤由致密的成熟板层骨构成,不含松质骨和骨髓成分。松质型骨瘤含松质骨和密质骨,小梁间隙内有脂肪性骨髓或造血性骨髓成分。混合型骨瘤同时含有板层骨和编织骨成分。

骨瘤多数是在儿童期生长,发育成熟后即生长缓慢,或不再生长。发生于颅外板表面的骨瘤,有硬性肿块,一般不引起任何症状。骨瘤一般较小,为1~2cm。发生于颅内板的骨瘤,向颅内生长,大者压迫脑组织,出现头晕头痛。发生于鼻窦壁上的向窦腔内突起,可继发鼻窦炎而引起头痛。多发性骨瘤或伴长骨多发性骨瘤患者要考虑有 Gardner 综合征的存在,后者是常染色体显性遗传疾病,除骨病变之外,合并肠道多发性息肉、皮肤表皮囊肿、纤维瘤及硬纤维瘤病。

病理学家认为骨瘤只发生于颅骨和面骨。发生于四肢骨的骨瘤称为皮质旁骨瘤(juxtacortical osteoma)或骨旁骨瘤(parosteal osteoma),因其有继续生长的潜在恶性,与颅面骨的骨瘤不同,故称为颅骨区外骨瘤。皮质旁骨瘤多发生于四肢管状骨邻近关节处,以股骨远端后侧多见,其次为肱骨干。主要表现为局部肿块、固定、大小不一,无疼痛,无全身症状。

皮质旁骨瘤首先由 Geschickter 和 Copeland 在1951年提出,以后 Dahlin 和 Unni 进一步证实此一肿瘤,并从骨旁骨肉瘤中区分出来。虽然骨瘤通常在骨肿瘤分类中认为是形成骨的肿瘤,但其发生机制尚不明确。有些作者认为并非真正的肿瘤,而是骨膜引起的过度反应性骨增生,也有人认为此肿瘤是低度恶性病变,因为可局部复发但无远处转移。

【影像学表现】

X 线表现:发生于颅骨的骨瘤,正侧位头颅片常观察不甚满意,因骨瘤一般较小,需行切线位摄片。肿瘤完全是骨化组织,边缘光滑,呈圆形、椭圆形或分叶状骨性肿块。致密型骨瘤较多见,X 线表现为突出于骨的表面,可有蒂,呈高密度象牙样硬化肿块,边缘锐利,无骨小梁结构,呈圆形或卵圆形(图23-1-1)。松质型骨瘤较少见,表现为骨性突起,呈球形或扁平状,边缘光滑锐利,边界清楚,其内部密度与板障骨相似,有的呈毛玻璃样改变,外部为一薄层致密骨与骨外板连续。起自板障者可出现内外板分离,以内板向内侧突出明显。皮质旁骨瘤 X 表现为骨旁的致密的或疏松的团块,大小不一,形态不规则,边界清楚,与骨皮质可相连或不连,邻近骨皮质弧形压迹,但骨皮质一般不受侵蚀。

CT 表现:适用于观察发生于颅骨、鼻窦的骨瘤(图23-1-2)。皮质旁骨瘤在 CT 横断面上看到十分致密的骨质结构位于皮质旁骨的表面,密度均匀一致增高,边界清楚锐利,与骨皮质相连续但皮质完整,髓腔亦清晰,软组织亦无改变(图23-1-3、图23-1-4)。

MRI 表现:致密型骨瘤 MRI 可以显示受累处的皮质骨无侵犯,且不与病患骨髓腔相通。在 MRI 上于 T_1WI 及 T_2WI 上均呈低信号影。松质型骨瘤 MRI 上,肿瘤内部 T_1WI 呈高信号、T_2WI 呈等信号(信号与板障相似),外壳在 T_1WI 及 T_2WI 上均呈低信号影。

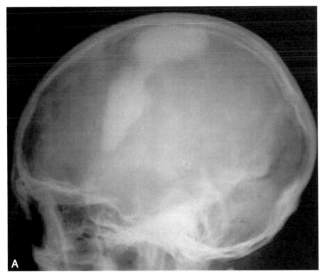
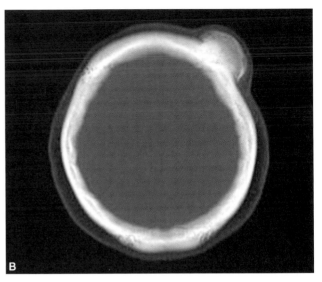

图 23-1-1　额骨骨瘤
A. X 线平片见左额部长条状象牙状骨致密影；B. 左额骨表面高密度骨性隆起性肿块

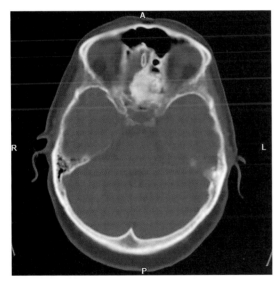

图 23-1-2　筛窦纸板骨瘤（松质型）
筛窦内致密骨化影，呈磨玻璃样与板障相似，注意与
纤维结构不良鉴别

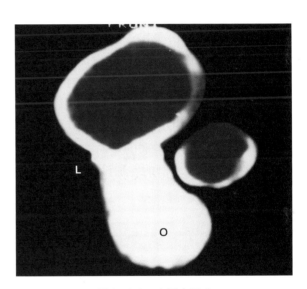

图 23-1-3　皮质旁骨瘤
女，35 岁。左胫骨近端后面有硬性肿物 1 年余，CT 扫
描显示左胫骨上端后部高密度肿块（O）与胫骨后面皮
质相连，基底宽

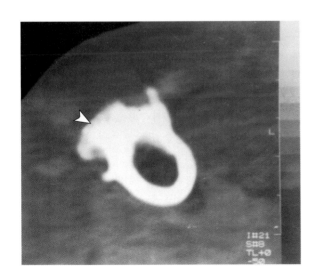

图 23-1-4　皮质旁骨瘤
CT 扫描右肱骨上段骨干外侧骨皮质旁有一骨
性肿块向外突出（箭头），其密度极高与骨皮质
近似，唯在肿块表面有点状低密度灶。病变内
无松质骨结构，因此不是骨软骨瘤

【鉴别诊断】

1. **脑膜瘤** 发生于颅骨内板的肿瘤应注意与脑膜瘤鉴别,CT 及 MRI 可直接显示脑膜瘤组织,脑膜尾征,增强后特征性的强化,易于鉴别。

2. **皮质旁骨肉瘤** 两者均表现为附着于骨表面的高密度肿块。皮质旁骨瘤有光滑的边缘、边界清楚且密度均匀,而皮质旁骨肉瘤在边缘处有一密度降低带,且瘤体密度较骨瘤低且不太均匀。

3. **宽蒂的骨软骨瘤** 骨软骨瘤其皮质和宿主骨皮质相连续,其松质骨也与宿主骨髓腔相通。

4. **骨化性肌炎** 骨化性肌炎 X 线特征表现为带状现象,病变中心为低密度的不成熟骨样组织,而病变边缘部为成熟的致密骨化带。偶尔可见病变与骨皮质黏合在一起,CT 可以显示典型的带状现象。

【小结】

X 线检查是简单、高效、辐射相对较少的检查方法,可以有效检出病灶,尤其是多发病灶。但对病灶的详细定位及明确诊断仍是 CT 较有优势,尤其是病灶多位于颅面骨解剖结构复杂的部位时。同时 CT 可以反映出骨瘤的类型。对于瘤体较大、症状明显、需要外科干预的病灶,CT 是术前准备不可或缺的检查方案。MRI 对致密型骨瘤的诊断并无特别优势,对于松质型及混合型骨瘤的鉴别诊断可以起到一定帮助。

第二节 骨样骨瘤

【基本病理与临床】

骨样骨瘤(osteoid osteoma)首先由 Jaffe(1935)报道,为一种特殊类型的良性病变,较常见,约占原发骨肿瘤的 4%。主要由成骨性结缔组织及其形成的骨样组织所构成。有自限趋势。病因不明,可能和炎症反应有关。骨样骨瘤好发于儿童及青少年,10~19 岁为发病高峰年龄,男性发病高于女性,为 2:1~4:1。骨样骨瘤可发生于任何骨骼,长骨最易受累(约占 65%),特别是股骨和胫骨。关节囊内骨样骨瘤以髋关节为多见,也有肘、踝、腕关节和脊柱小关节的报道。有 10% 的骨样骨瘤发生于脊柱中轴骨,发病依次为腰段(59%)、颈段(27%)、胸段(12%)及骶骨(2%)。

主要症状为局部疼痛,尤以夜间和休息时加重为其特征,发病缓慢,局部偶有隆起、红肿、热感、肢体活动受限,股骨颈骨样骨瘤均有疼痛及压痛。可由间歇性转为持续性,夜间为重,服水杨酸类药物(如阿司匹林)可在半小时内缓解疼痛。多数学者认为疼痛与病灶产生的前列腺素有关。有些患者有局部的肿胀和压痛点,也可有神经症状,包括肌肉萎缩、深部腱反射减弱和不同程度感觉丧失。位于椎体、椎弓的病变,常有疼痛性脊柱侧弯畸形,其病变位于侧弯的凹面。关节囊内骨样骨瘤往往没有特异性表现,呈感染性滑膜炎的症状,位于骺软骨板附近的病变,特别是在较小的儿童,可引起骨骼生长加速。

病理学上骨样骨瘤包括"瘤巢"及其周围骨质硬化两部分。"瘤巢"呈圆形或椭圆形,直径 0.5~2cm,2cm 以上者少见,"瘤巢"由类骨组织和血管丰富的结缔组织构成,中心部分以编织骨为主,伴有不同程度的钙化或骨化,外周为血管丰富的纤维基质,血管间含有无髓神经纤维,周围则由增生致密的成熟骨质包绕。病变初期以成骨纤维及成骨细胞为主,伴有丰富的血管,但骨质形成稀少;中期则形成骨样组织较多;成熟期以编织骨(woven bone)为主要成分。按病灶所在的部位分为骨皮质型、松质骨型和骨膜下型,位于关节囊内的称关节囊内型骨样骨瘤。

【影像学表现】

X 线表现:根据"瘤巢"的部位,X 线分为皮质型、松质骨型、中心型和骨膜型。"瘤巢"为骨样组织构成的密度减低影,是诊断本病的主要依据。"瘤巢"常为单个,偶见两个以上,半数以上巢内发生钙化或骨化,形成"牛眼征"。"瘤巢"周围骨质增生硬化伴骨膜新生骨形成。骨膜型比松质骨型病变的骨膜反应明显,而有些部位,包括关节囊内病变、末端指骨、肌腱或韧带附着处的"瘤巢"周围仅有轻微增生硬化(图 23-2-1~图 23-2-4)。关节囊内的骨样骨瘤的表现与松质骨骨样骨瘤相似,局部还可见骨质疏松、关节间隙增宽和积液等类似关节炎的表现。

CT 表现:早期"瘤巢"小,往往被骨质增生所掩盖,常规 X 线平片难以显示。CT 扫描,尤其螺旋 CT 能做冠状、横断、矢状面图像重建,能明确显示"瘤巢"的正确部位、大小、形态数目,以利于手术定位,保证"瘤巢"被完全切除。"瘤巢"呈环形低密度灶,边缘光整,其内见一圆点状钙化,形成"鸟蛋"状外观,还可观察股骨颈松质骨内之骨质硬化改变。骨样骨瘤以手术彻底刮除为宜,术后患者疼痛立即消失,预后良好(图 23-2-1)。

MRI 表现:"瘤巢"T_1WI 上呈低、中等信号,T_2WI 根据内部的钙化或骨化的程度可表现为低、中

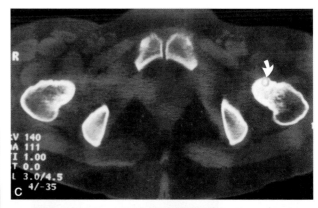

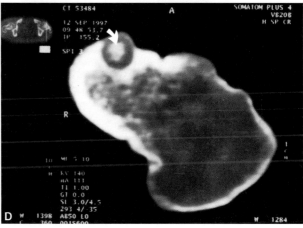

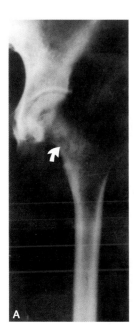

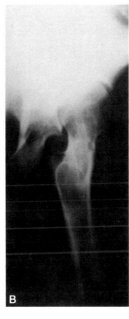

图 23-2-1　骨样骨瘤

女,27 岁。左髋部疼痛 1 年余,跛行 1 个月。A、B. X 线平片示,左股骨颈部有一约 1cm×0.8cm 大小之圆形透亮巢,内有淡薄之片状密度影,边界清楚,周围骨质轻微硬化(弯白箭);C、D. CT 扫描示,股骨颈前缘骨皮质内有一环形低密度灶,边缘光整,其内见一点状致密钙化影(弯白箭),邻近之股骨颈松质骨内有较多的骨质硬化改变。手术结果:左股骨头下、颈前方有一局限性骨隆起,凿除后见 0.5cm×1cm 大小之圆形骨块,质硬,光滑,切除并刮除股骨颈内之病灶组织。病理:左股骨颈骨样骨瘤

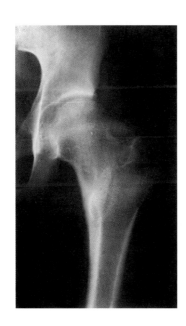

图 23-2-2　骨样骨瘤

男,17 岁。左髋关节疼痛 2 年。X 线平片:左侧股骨颈内侧有约 1cm×1.5cm 大小圆形透亮区,其内有不规则如绿豆大小之致密点,周围骨质轻微硬化。手术结果:滑膜明显增生,充血不明显,股骨颈内侧皮质增生,变硬,凿除病变组织约 2cm×4cm。病理:左股骨颈骨样骨瘤,滑膜组织充血及散在炎性细胞浸润。术后 6 天,左髋部疼痛消失

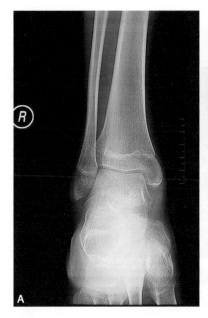
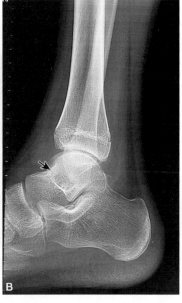

图 23-2-3　骨样骨瘤

男,15 岁。8 个月前右足扭伤疼痛,当地拍片未发现异常。服用活血药治疗无效。A. X 线正位片未见明显异常;B. 侧位片示前踝区软组织肿胀,距骨颈上缘有一小骨化病灶(黑箭)。注:当时未发现,报告正常

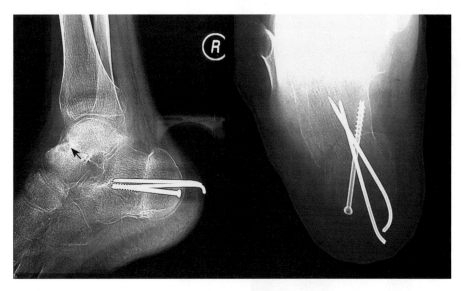

图 23-2-4　骨样骨瘤

男,15 岁。与图 23-2-5 同一患儿。术前诊断:①右距骨坏死超早期;②右踝关节滑膜瘤;③右胫后肌腱功能不全。手术:距骨减压手术后,跟骨骨折克氏针内固定,右踝滑膜瘤切除,距骨坏死钻孔减压术。术后病理,慢性炎症。手术后疼痛未减轻。仍服用止痛药,但疼痛照旧、无效

等或高信号,以骨样组织为主时为高信号,钙化或骨化明显者信号减低,增强后由于肿瘤的"瘤巢"血供丰富,"瘤巢"有明显强化,钙化较完全时可出现环形强化。瘤周的骨质硬化、皮质增厚及骨膜反映在各种序列上都为低信号。病灶周围的骨髓及软组织可出现反应性水肿,尤其位于关节囊内的股骨颈皮质的骨样骨瘤,往往范围较大,表现为 T_1WI 低信号,T_2WI 高信号,增强后有一定强化。部分出现关节的滑膜炎及关节腔内积液(图 23-2-5～图 23-2-7)。

【鉴别诊断】

1. **Brodie 骨脓肿**　好发于长骨干骺端,具有红、肿、热、痛等炎性症状,疼痛性质不同。骨质破坏区大,内钙化较少。

2. **硬化性骨髓炎**　骨干皮质广泛增生致密硬化,无透亮"瘤巢",疼痛常为间歇性。

3. **皮质型骨肉瘤**　皮质型骨肉瘤在 X 线上表现为皮质内骨质破坏,周围可包绕硬化带和瘤骨,透亮区内可见绒毛状密度增高影,病变骨皮质可轻度膨胀或不规则增厚。

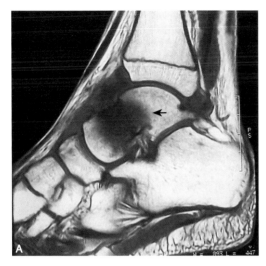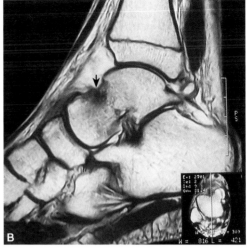

图 23-2-5　骨样骨瘤

男,15 岁。与上图为同一患儿。A. MRI-FSE-T$_1$WI(440/10)。显示关节囊内膨胀呈低信号。距骨体前和距骨颈大部呈低信号(黑箭);B. FSE-T$_2$WI(3 040/82)显示关节积液呈高信号。但是距骨颈上缘仍呈低信号(黑箭),但比 A 图缩小为局部。当时误诊为滑膜瘤和距骨超早期骨坏死

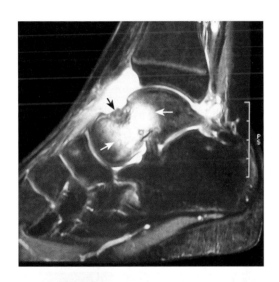

图 23-2-6　骨样骨瘤

男,15 岁。与图 23-2-5 同一患者。MRI-FSE-IR-T$_2$WI显示:右踝关节距骨体前部及距骨颈,呈大片状高信号改变(白箭),为距骨松质骨骨髓充血性水肿,仍考虑为超早期骨坏死。注意在距骨上缘,有一小低信号病灶,右踝关节腔大量不规则积液(黑箭)

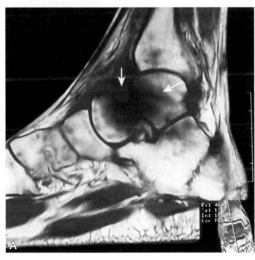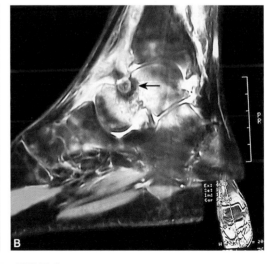

图 23-2-7　骨样骨瘤

男,15 岁。与图 23-2-5 同一患者。A. MRI-FSE-IR-T$_1$WI 显示距骨几乎全部呈低信号,胫骨下端和舟跟骨的部分区域也呈低信号(白箭);B. MRI-FSE-IR-T$_2$WI 显示距骨颈上部有低信号环,其中有低信号点(黑箭),周围呈高信号环。注意:该病变周围距骨体和颈几乎全呈高信号,另外胫骨远端和舟骨、跟骨也部分呈高信号(示皮质旁骨侵蚀或大的骨缺损、软组织水肿均优于 X 线平片)

【小结】

X线对于典型的骨样骨瘤可以显示出特征性瘤巢,对于早期病变有时可以表现为正常或仅为非特异的皮质增厚。CT是评估骨皮质病变的理想检查方法,骨CT检查是诊断该病的主要手段。薄层CT扫描检查对显示"瘤巢"明显优于X线平片,能够确诊平片所不能诊断的可疑病例,尤其适用于关节囊内、脊柱等解剖结构复杂部位的病变。CT能清楚显示"瘤巢"的大小、范围及其确切位置,以利于手术定位,保证"瘤巢"被完全切除。MRI对检出病灶有较高敏感性,但缺乏特异性,单纯依靠MRI容易产生误导,需要结合其他影像检查手段。

第三节　骨母细胞瘤

【基本病理与临床】

骨母细胞瘤(osteoblastoma)又称成骨细胞瘤,2013版WHO骨肿瘤分类将其定义为中间型(局部侵袭)骨源性肿瘤。占原发性骨肿瘤的1%,良性骨肿瘤的3%。Jaffe和Maer认为它是一种独立的病变,被描述为"巨大的骨样骨瘤",同时强调与骨样骨瘤在组织学上有相当的类似性。但两者有各自的临床表现、影像特征及自然病程,因此,多数文献认为两者属不同的疾病,骨样骨瘤倾向于自愈性,而骨母细胞瘤则倾向于有进展性甚至恶性发展。

骨母细胞瘤好发于30岁以下的青年,高峰年龄为10~30岁,男女发病率之比为2.5:1。侵袭性成骨细胞瘤的平均发病年龄略大(平均年龄约33岁)。约41%~50%的骨母细胞瘤发生于脊柱,多见于棘突、椎弓和横突等附件区,其次是长管状骨的干骺端或骨干,其中以股骨和胫骨较多见。骨母细胞瘤的临床表现与骨样骨瘤不一样,有的患者可没有临床症状,病变系偶然发现;也有的表现为局限性钝痛,但疼痛常不如骨样骨瘤剧烈,对水杨酸类药物的反应也不敏感。根据受累的脊柱平面可出现相应的神经症状。该病没有自愈性,多呈进行性增大,甚至有少数呈侵袭性生长。

骨母细胞瘤大体观为红色或灰色有砂砾样物质的富含血管的肿瘤,质硬、脆,易出血;镜下可见大量增殖的骨母细胞(成骨细胞)、丰富的血管性纤维间质以及分化成熟的骨小梁和排列规则的类骨组织,类骨组织可见不同程度钙化、骨化。侵袭性成骨细胞瘤是以"上皮样"成骨细胞为特征,其大小为原来成骨细胞的两倍。这种细胞圆形、核大,含有一个或多个核仁,胞质通常丰富;其骨小梁更宽且排列不规则,常缺乏钙化层。

【影像学表现】

X线表现:根据病变部位的不同,可分为四型:①中心型,较常见,病变发生于长骨髓腔内,呈中心性囊状破坏,吹泡样膨胀,类似动脉瘤样骨囊肿,骨皮质膨胀变薄、缺失或因骨外膜增生而致相邻骨皮质略有增厚,但较骨样骨瘤为轻(图23-3-1),如皮质破裂可形成软组织肿块。在肿瘤内部常有不同程度的成骨或钙化,呈斑点状或索条状,颇具特征性。少数病例呈单囊状破坏而无钙化。肿瘤也可呈多囊性,在主要病变附近可有散在的"卫星"病灶。肿瘤附近的骨质常轻度增生硬化,一般无骨膜反应,偶尔亦见浓密度的骨膜新骨形成。②皮质型,发生在皮质内,呈偏心性生长,皮质局部破坏,常呈薄壳状皮质膨胀,边缘清晰,其中可有不规则的钙化斑。③骨膜下型,常见于干骺端,呈偏心生长,局部皮质压迫性骨质吸收,缺乏周围的骨硬化,有新生骨膜成骨的薄壳覆盖病变(图23-3-2)。④松质骨型,病变位于脊椎或不规则骨的骨松质内,大小2~10cm不等,可伴有斑点状、索条状钙化,周围无明显骨质硬化或有环形高密度硬化圈。发生于脊椎的病变多位于棘突、椎弓和横突,椎体病变多由附件蔓延所致(图23-3-3)。

CT表现:CT检查能清楚显示骨母细胞瘤的部位、大小和界面,观察病灶内部的钙化、骨化程度,骨质破坏和骨壳情况以及有无软组织肿块。主要表现

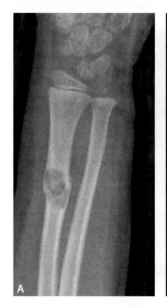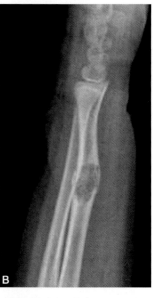

图 23-3-1　左侧桡骨骨母细胞瘤(中心型)

女,8岁。X线平片正位(A)、侧位(B):桡骨干中段吹泡样、膨胀性骨质破坏伴病理骨折,局部密度降低且病灶内部密度不均匀

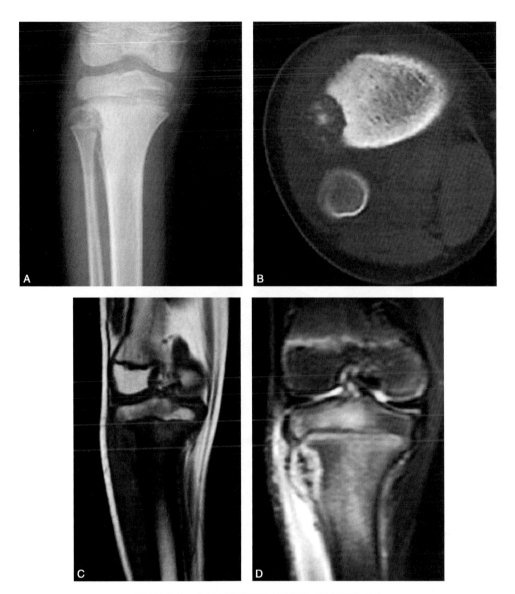

图 23-3-2 右胫骨干骺端骨母细胞瘤(骨膜下型)

男,12 岁。膝关节 X 线平片(A):胫骨干骺端局部骨质破坏,外侧骨皮质不连续且可见层状骨膜反应,周围软组织肿胀;CT 检查(B):胫骨上端外侧皮质卵圆形膨隆,边缘轻度硬化,内见多发斑点状钙化;MRI 冠状面:T_1WI(C)及 T_2WI(D)示胫骨干骺端局部骨质破坏,骨皮质局部膨胀,周围软组织明显肿胀,骨髓水肿

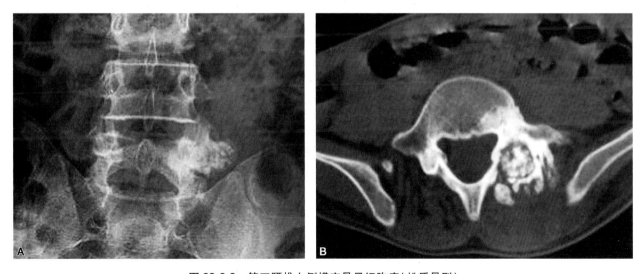

图 23-3-3 第五腰椎左侧横突骨母细胞瘤(松质骨型)

男,28 岁。腰椎正位 X 线平片(A):L_5 左侧横突骨密度增高伴轻度膨胀;CT 平扫(B):L_5 左侧椎板近横突处见约 2cm 卵圆形骨质破坏灶,伴大量斑点状钙化,病灶周边有增生、硬化环

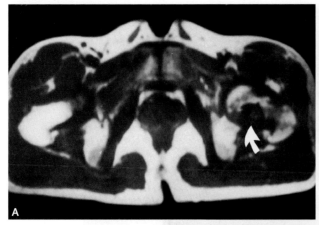
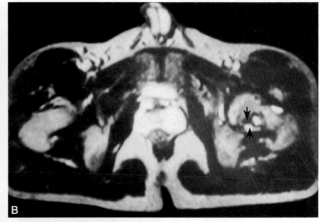
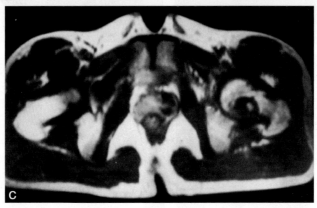

图 23-3-4 股骨颈骨母细胞瘤

男,29 岁。左侧股骨上端疼痛 1 年余。骨盆 MRI 横断位 A. T₁WI 显示左股骨颈偏后部骨质破坏呈低信号强度(白箭);
B. T₂WI 可见两个高信号强度灶(双箭);C. Gd-DTPA 增强后病灶内有高信号增强区,病灶边缘清楚呈低信号环

为膨胀性软组织密度的骨破坏,病灶有不同程度的钙化和骨化,周边厚薄不一的硬化缘。

MRI 表现:骨质硬化和钙化区在 T₁WI 和 T₂WI 上都为低信号,在 T₂WI 上还可见高信号区夹杂其中。Gd-DTPA 增强后,病灶内有高信号增强区,病灶边缘清楚呈低信号环(图 23-3-4)。

【鉴别诊断】

1. **骨样骨瘤** 病灶直径多小于 2cm,周围反应性骨质增生明显,在"瘤巢"周围有广泛骨质硬化与骨膜新生骨形成。而骨母细胞瘤的病灶直径常大于 2cm,膨胀较明显,骨质硬化较轻,强化明显。

2. **骨巨细胞瘤** 多见于男性、青壮年(20~40 岁),好发于骨端、骨突起部位,病变常贴近关节面呈偏心、膨胀性生长,无骨化、钙化,骨膜反应及骨质增生硬化少见。

3. **骨肉瘤** 侵袭性骨母细胞瘤有时与骨肉瘤很相似,骨肉瘤骨膜反应较重,多为放射状或针状骨膜反应,周围软组织肿块较明显,且与周围软组织分界不清。

【小结】

CT 为最佳影像学检查方法。X 线可以显示病变的部位、有无硬化边及基质钙化,CT 检查较平片定位更准确,尤其是位于脊柱的病灶,能够清楚展示病变的全貌、具体部位、大小,有无基质钙化或骨壳,以及周围软组织情况。MRI 在显示基质骨化和边缘硬化方面不如 CT,但可以较好显示病灶的强化程度、周围软组织受累及骨髓水肿情况。

第四节 骨 肉 瘤

一、普通型骨肉瘤

【基本病理与临床】

骨肉瘤(osteosarcoma,OS)又名成骨肉瘤、骨生肉瘤。经典型骨肉瘤是一种原发髓内的高度恶性肿瘤,起源于成骨性间叶组织,以瘤细胞能直接形成骨样组织或骨质为特征的最常见的非造血性骨原发性恶性肿瘤,发病率约为(4~5)/百万人,约占所有恶性肿瘤的 0.2%,骨恶性肿瘤的 19%。

骨肉瘤好发于 10~20 岁的青少年,90% 在 20 岁以下。男性多于女性(3:2),这种性别选择性在 20 岁之前更显著。四肢长骨是骨肉瘤的好发部位,股

骨下端和胫骨上端约占 70%,其次为肱骨近端,少见部位有颌骨、脊柱、扁骨和手足骨,长骨骨肉瘤约 90% 位于干骺端,2%~11% 存在骨干受累。骨骺闭合后,病灶可伸展至骨端,但骨骺部原发性病变非常罕见。虽然长骨是原发性经典型骨肉瘤最常见的发病部位,但是非长骨(颌骨、骨盆、脊柱和颅骨)的累及随着年龄的增长而增加。疼痛、局部肿胀和功能障碍为本病的三大症状,病程一般为几周到几个月,早期症状可能很重,也可能很轻,为间断性疼痛,渐转为持续性,尤以夜间为甚。典型的疼痛呈深部钻孔样疼痛。骨端近关节处肿块通常质地较硬,固定有压痛,局部皮温升高,血管扩张,有时可触及搏动。体格检查可发现肢体活动范围变小、功能受限、水肿、局部毛细血管扩张,可闻及局部血管杂音。肿瘤突然增大多归因于继发的改变,如病灶内出血。5%~10% 患者存在病理性骨折。实验室检查的诊断价值有限,可有血清碱性磷酸酶和乳酸脱氢酶升高,这与肿瘤性成骨细胞的活动程度有关,这些指标可用于监测术后疗效、复发或转移,但并非特异性肿瘤标记物。20 世纪 70 年代之前对骨肉瘤的治疗仅采用截肢手术,但仍有 80% 的患者死于转移性病变,5 年生存率仅为 20% 左右。近 40 年来,外科手术结合诱导化疗和辅助化疗的应用,保肢治疗已经成为主流,5 年生存率为 60%~80%。

大体病理:骨肉瘤一般体积较大,通常超过 5cm,位于干骺端中心,肉质或坚硬,可能包含软骨。肿瘤通常突破骨皮质,形成软组织肿块。骨肉瘤的主要组织成分为恶性肉瘤性肿瘤细胞和由肉瘤直接形成的肿瘤性骨样组织或肿瘤骨,原则上只要在镜下找到由肉瘤细胞直接形成的骨样组织就可以诊断为骨肉瘤。由于骨肉瘤细胞分化的多样性及其形成的骨或骨样组织在形态和数量上的差异,其病理学分型较多,常采用以下几种方法:

1. 根据瘤骨的多少分为:成骨型、溶骨型和混合型。成骨型骨肉瘤成骨显著,硬如象牙,又称为硬化型骨肉瘤。溶骨型骨肉瘤瘤骨稀少,分化较原始,脆如肉芽,容易出血,其中掺杂以少量砂砾样骨板。混合型骨肉瘤:介于上述两者之间。

2. 根据骨肉瘤产生的基质不同可分为:成骨型、成软骨型和成纤维型,其中成骨型占 50%,有丰富骨样和不规则肿瘤骨,常沉积于正常骨松质骨小梁内;成软骨型占 25%,具有分叶状、岛样软骨样组织和伴恶性表现的细胞位于腔隙内,类似于高分化的软骨肉瘤;成纤维型占 25%,含有大量梭形细胞及

丰富的奇异多形细胞。不同病理类型的肿瘤转移灶的组织类型类似于原发灶。

3. WHO 组织学分类　普通型(中央型)骨肉瘤(成骨型、成软骨型和成纤维型)、毛细血管扩张型骨肉瘤、小细胞骨肉瘤、低级别中央型骨肉瘤、继发性骨肉瘤、骨旁骨肉瘤、骨膜骨肉瘤和高级别骨表面型骨肉瘤。

【影像学表现】

X 线表现:骨肉瘤的 X 线表现不一,但大多数病例均有其特殊表现,可据此作出诊断,少数难与其他良、恶性病变鉴别。X 线表现主要反映骨肉瘤的大体病理变化,肿瘤发展过程中骨质破坏和瘤骨形成不断交替进行。肿瘤生长活跃分化差,则发生溶骨性破坏,分化较好则形成瘤骨。在肿瘤生长与破坏过程中,还不断刺激骨膜增生,并可突破增生的骨膜向外生长,形成软组织肿块。故其基本的 X 线表现有几个方面:①软组织变化,常见软组织肿胀和软组织肿块。肿胀多由于循环障碍所致,对诊断无特殊意义,而软组织肿块表示骨内生长的骨肉瘤已穿破骨膜进入软组织,或起源于骨膜者即代表肿瘤本身。肿块的边缘可清楚,但多数是模糊的。呈现局部软组织密度不均匀的阴影,边缘可不规则或呈分叶状。肿块中可发生瘤骨或环状钙化。深部软组织肿块可使肌间隙脂肪层受压移位。肿瘤向软组织浸润性生长,可见肌肉脂肪被分割和中断的征象。肿瘤侵犯关节可见脂肪垫受压,软组织肿块阴影在关节内表现更为清楚。②骨膜变化,有多种形态。当肿瘤发展的早期尚未侵及骨皮质时,骨膜反应表现为较薄而光滑的平行线状。较厚的层状或葱皮样骨膜反应常表明肿瘤的恶性程度高、生长快、或肿瘤已向骨外生长。肿瘤突破骨膜时,表现为骨膜反应层次模糊、破坏、中断或呈袖口征,骨膜新生骨小梁间有瘤骨形成时则骨膜反应密度增高且均匀一致。有时骨肉瘤的骨质破坏虽然轻微,但骨膜反应广泛而明显,常表示骨内肿瘤浸润已较广泛。③骨质变化,主要是骨质破坏,松质骨的破坏表现为骨质密度减低和骨小梁结构的消失。皮质骨则表现为骨质缺损。松质骨可发生弥漫浸润性破坏,是肿瘤侵蚀骨和骨髓的结果,也有时肿瘤虽向骨髓内浸润,原有骨结构并不发生溶骨性破坏,故肿瘤蔓延的范围远远超过 X 线平片所见骨破坏的范围。肿瘤侵犯皮质骨沿哈弗氏管蔓延,可发生筛孔样或虫蚀样破坏,显著的骨破坏易发生病理性骨折。④软骨变化,主要表现为软骨破坏和软骨钙化。骨肉瘤晚期可侵犯骺板软骨和关节

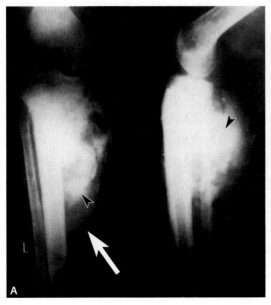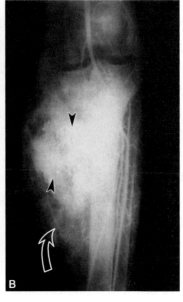

图 23-4-1　胫骨骨肉瘤

男,18 岁。A.胫骨上 1/3 内侧有一巨大软组织肿块(白箭)和高密度象牙质瘤骨(黑箭头);
B.动脉造影显示软组织肿块边缘有多数肿瘤血管(弯空箭头)和肿瘤染色。黑箭头所指为瘤骨

软骨。造成软骨细胞被肿瘤所吞没,软骨基质被溶解。骺板软骨被侵犯时,表现为先期钙化带破坏、中断、消失。肿瘤侵犯关节软骨,表现为骨性关节面破坏、中断和消失。软骨钙化系瘤软骨基质钙化,不少骨肉瘤的瘤体内部有瘤软骨,瘤软骨细胞分化越好,钙化就越多、密度越高;反之则钙化减少、越模糊。钙化呈环形,多位于软组织肿块内。⑤瘤骨,瘤骨是骨肉瘤的组织学特征,也是最重要的本质性 X 线表现。瘤细胞可向成骨、成软骨或成纤维方向发展。当其向成骨方向发展时,在同一肿瘤的不同部位,瘤细胞的分化程度和生长速度是不均衡的。毛玻璃样密度增高区是生长较活跃分化最差的肿瘤骨;棉絮状瘤骨密度均匀而边缘模糊是分化较差的肿瘤骨;象牙质瘤骨密度最高,边界清楚,生长缓慢,是分化较好的瘤骨;放射状瘤骨只在骨皮质外呈放射状向软组织内伸展(图 23-4-1)。

CT 表现:CT 较 X 线平片能更准确地显示肿瘤侵犯的范围,平扫表现为不同程度的骨质破坏或骨质增生硬化,骨膜增生在 CT 上表现为高密度,肿瘤侵犯髓腔时,使低密度的髓内组织变为不规则的密度增高,并沿骨长轴蔓延,也可在髓内形成跳跃性转移灶。肿瘤向外生长突破骨皮质时,可显示骨皮质中断,并在骨外形成软组织肿块,其 CT 值为 20 ~ 40HU,含有钙化或瘤骨时,CT 值可增高至 500HU 以上。肿块内瘤组织坏死时出现不规则密度减低区,其 CT 值近似液体。多数骨肉瘤推移或侵犯邻近肌肉血管,却很少累及关节。CT 增强后扫描可清楚显

示软组织肿块的边缘,并有利于显示肿瘤与大血管的关系,了解血供情况。

MRI 表现:MRI 具有较高的软组织分辨率,能精确地勾画出肿瘤的境界、范围和观察有无跳跃病灶(图 23-4-2),是目前骨肉瘤术前临床分期的最有效检查手段。MRI 检查时表现出的影像特点反映了肿瘤的主要细胞类型和肿瘤内部有无出血坏死,骨肉瘤的瘤骨在 T_1WI 和 T_2WI 上均为低信号强度,骨髓和骨皮质被肿瘤组织取代后,T_1WI 上的信号强度低于肌肉的信号强度,而在 T_2WI 上呈高信号强度。肿

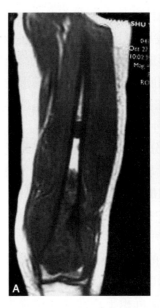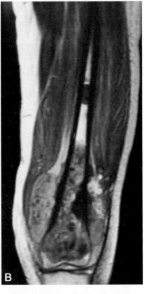

图 23-4-2　左股骨骨肉瘤

男,17 岁。股骨 MRI 冠状面 $T_1WI(A)$、$T_2WI(B)$:股骨下段病灶呈大片异常不均匀信号,伴软组织肿块,病灶的近侧股骨中部见一低信号的跳跃病灶

瘤破坏骨质时,可使原来极低信号强度的皮质变薄、不规则或消失,在 T_2WI 上由高信号强度的肿瘤组织代替。肿瘤可穿破皮质向周围组织侵犯,使软组织内出现不规则肿块,在 T_2WI 上,其信号强度较骨内肿瘤明显增高。若肿瘤侵犯血管神经束,MRI 能够清楚显示,较平片和 CT 优越(图 23-4-3 ~ 图 23-4-5)。MRI 在 X 线平片阴性时即可看到异常信号的改变为其优点。对疗效观察 MRI 也具有重要作用,可以发现软组织肿块的体积缩小,骨髓内肿瘤组织的破坏或修复。在 T_1WI 上表现为病灶区信号强度增高,T_2WI 上高信号的肿瘤由低信号的骨组织修复代替,注射 Gd-DTPA 增强后可鉴别治疗中的坏死组织(不强化)和肿瘤组织(明显强化)。MRI 诊断骨肉瘤的局部复发特别敏感,可以鉴别增生修复的组织与正常地解剖结构。在 T_2WI 上可区分缺少水分的瘢痕和信号丰富的肿瘤组织。但在手术或放疗后至少 6 个月,作为炎症修复过程而显示出 T_2WI 信号强度增高,以及注射 Gd-DTPA 后的强化增加,在这段时期内,单凭一次检查,由于信号特点相同,往往不能鉴别肿瘤复发。

四肢动脉造影或数字减影血管造影(DSA)对骨肉瘤的诊断和鉴别诊断以及治疗方面均有重要作用。骨肉瘤在血管造影时的表现主要是肿瘤供血血管的形态和分布异常,一般是供应肿瘤的血管增粗,在肿瘤内可见大小不一、密度不均、边缘不规则的新生血管(图 23-4-6)。部分病例还可见肿瘤染色将整个肿瘤的范围清楚显示。也可在静脉早期见到动静脉瘘等病理循环出现。血管造影有助于鉴别骨肿瘤的良、恶性,在 X 线平片表现不典型时可以采用。也可用于手术后复发的早期诊断,并有指导临床医师采取活检的精确定位以及对术后医师选择入路提供有价值的参考资料。

【鉴别诊断】

1. **急性化脓性骨髓炎** 临床上有感染、发热史。骨髓炎早期骨破坏模糊,新生骨密度低,骨膜反应轻微;晚期骨破坏清楚,新生骨密度高,骨膜反应光滑完整,软组织呈弥漫性肿胀,无瘤骨存在。CT 增强扫描显示脓腔或骨膜下脓肿。

2. **软骨肉瘤** 中心型软骨肉瘤有时与成软骨型骨肉瘤影像表现相似,但软骨肉瘤发病年龄多在 40 岁以后、症状较轻且一般不见瘤骨,而成软骨型骨肉瘤内或多或少可以发现瘤骨。

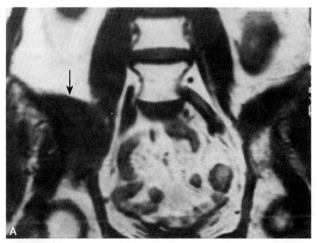

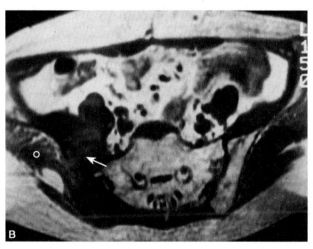

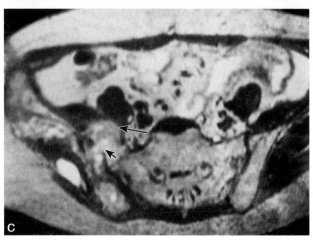

图 23-4-3 右髂骨骨肉瘤

女,64 岁。A. 骨盆冠状位,T_1WI(TR800,TE25),右髂骨体部肿瘤呈大片低信号强度(黑箭);B. 骨盆横断位,质子密度像(TR2000,TE20),该处病变信号强度增高不显著,仍呈不均匀低信号强度,病变已侵犯右侧骶髂关节(白箭);C. 横断位 T_2WI(TR2000,TE80),病变呈高信号强度,向盆腔内突出(长黑箭),注意病变已侵犯右侧骶骨侧块(短黑箭),突破关节

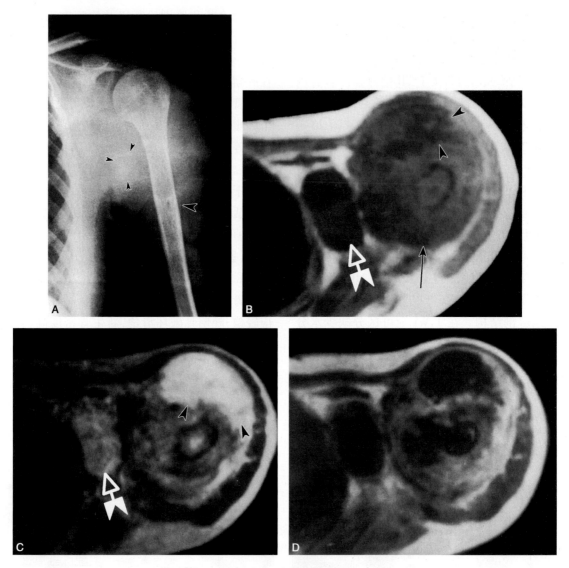

图 23-4-4　左股骨骨肉瘤

女,17 岁。A. X 平片显示左肩胛部软组织内淋巴结肿大(小黑箭头),肱骨干旁显示骨膜三角(黑箭头);B～D. MRI:左肱骨干骺端骨质破坏,周围巨大的软组织肿块(黑箭),软组织内可见水平放射状低信号区(小黑箭头),肿块实质部分呈 $T_1WI(B)$ 低信号、$T_2WI(C)$ 高信号;D.增强后有不均匀强化,同侧淋巴结肿大(空旗箭)

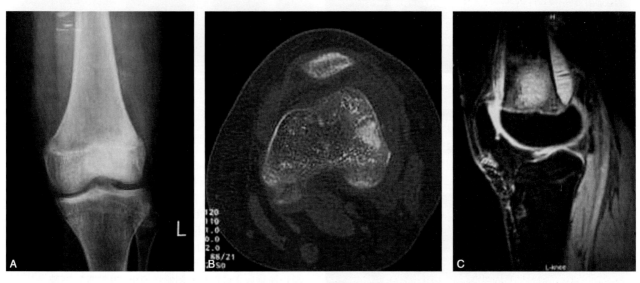

图 23-4-5　左股骨骨肉瘤

女,16 岁。膝关节 X 线平片(A)、CT 横断位(B):左股骨近干骺端外侧浸润型骨质破坏伴斑片状瘤骨,未见明显骨膜反应。MRI T_2WI 脂肪抑制(C):股骨干骺端病灶呈片状不均匀高信号,前缘见层状骨膜反应,后缘见垂直针状骨膜反应

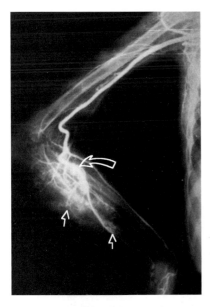

图 23-4-6　桡骨骨肉瘤

男,22 岁。右桡骨中上 1/3 广泛骨质破坏伴有软组织肿块。动脉造影显示供应肿瘤的血管增粗(弯空白箭)。软组织肿块内有多数肿瘤血管呈斑片状造影剂充盈(小空箭)

3. **尤因肉瘤**　好发于长管骨的骨干,以广泛性虫蚀样骨质破坏和葱皮样骨膜反应为特征。发生于干骺部者易误诊为骨肉瘤,但尤因肉瘤的软组织肿块中不会出现骨化影。

4. **疲劳骨折**　常有从事重复同一动作的工种或过度疲劳负荷的病史。好发于胫骨中上 1/3 交界处、第二跖骨、股骨下端和肋骨。影像学检查尤其是 MRI 检查可见骨折线且髓腔内可见骨髓水肿,但不会出现骨髓取代。

5. **骨化性肌炎**　易与皮质旁骨肉瘤混淆,骨化性肌炎可见成熟的骨结构,典型者呈"蛋壳样"外观,且多有外伤病史。

【小结】

骨肉瘤的影像学诊断尽管方法很多、各具优缺点,但实际应用中仍应以 X 线平片为主,X 线检查在该病诊断中仍起到重要作用,典型的病变 X 线表现非常具有特征性。CT 在显示骨质破坏、肿瘤骨、骨膜反应的形态和软组织肿块等方面明显优于 X 线平片。MRI 具有较高的软组织分辨率,能精确定位肿瘤的境界、范围,观察有无跳跃病灶,以及骺板、骨骺的受侵犯情况,是目前骨肉瘤术前临床分期的最有效检查手段。同时 MRI 增强检查是评价化疗效果及监测术后复发的有效手段。核素骨扫描可以提示跳跃病变的存在,以及多中心或全身转移病灶的信息。胸部 CT 用于检查肺转移。

二、特殊类型骨肉瘤

(一)皮质旁骨肉瘤

皮质旁骨肉瘤(juxtacortical osteosarcoma)又称骨旁骨肉瘤(parosteal osteosarcoma),是一种特殊类型的骨肉瘤。起自骨膜或骨皮质附近的成骨性结缔组织,是一种低度恶性或具有潜在恶性的肿瘤,一般预后较佳。肿瘤多呈不规则结节状肿块,大小不一,附着于骨皮质表面。肿瘤内部结构较致密,有些以纤维组织为主,不少肿瘤中有软骨组织和骨样组织,很少侵犯骨皮质。在肿瘤与完整骨皮质之间有一层结缔组织,形似骨膜。在肿瘤与骨膜之间亦有一层纤维组织分隔,但并不形成包裹。在高度恶性或复发的病例,骨化少,边界模糊,常破坏骨皮质并侵及髓腔。大多数病例发病缓慢,症状轻微,预后较好。多见于 30 岁左右的成年人,女性略多于男性。好发于股骨下端腘间窝,其次为胫骨、肱骨、肩胛骨喙突。此型骨肉瘤较少见,占骨肿瘤的 1%,占骨肉瘤的 4%。

【影像学表现】

X 线表现:典型表现是沿干骺端出现分叶状密度不均匀肿块,多发生于长骨干骺端,以股骨下端后侧为多见,有环形骨干生长的倾向,除基底部与骨皮质相连外,肿瘤与骨皮质之间常有一层透明带相隔,为一层纤维组织。肿瘤中央及其与骨皮质相连处密度最高,多表现为象牙质样瘤骨,伴有瘤软骨时则表现为斑点状透明区和环状钙化。随着肿瘤骨的不断生长,瘤体最后可将骨包围。当其侵犯软组织时,在软组织内可见多数大小不等的瘤骨。如未侵犯骨质,一般无骨膜反应出现(图 23-4-7)。如肿瘤侵犯骨质,多表现为溶骨性破坏。一般可根据瘤骨的密度及其均匀度,以及边界是否清楚和侵犯软组织与否来对肿瘤的恶性程度作出估计。段承祥等分析 18 例经病理证实的病例,将 X 线与病理进行对照,其结果是密度高而均匀的象牙质骨提示肿瘤分化较好,X 线表现为肿瘤边界清楚锐利、对骨和软组织很少侵犯者多属低度恶性;高度恶性者瘤骨密度淡而不均匀,边缘模糊不清,即棉絮状瘤骨,早期即可对邻近骨质侵蚀破坏。

CT 表现:CT 在皮质旁骨肉瘤的诊治上有其独特的价值,除了可以显示肿瘤的形态外,CT 可更准确地确定皮质旁骨肉瘤蔓延至髓腔的深度和沿皮质蔓延的长度。此外,CT 还能显示原发肿瘤向软组织内侵犯的范围,并明确肿瘤与肌肉、血管和神经的关系。这在决定是局部切除还是截肢时均是重要的参考资料,因此,CT 对指导治疗和判断预后具有重要意义。需要注意的是,皮质旁骨肉瘤 CT 表现的钙化类型与肿瘤的恶性程度无关,骨髓腔的受累不一定预后不良。

MRI 表现:肿瘤主要位于骨皮质外与骨皮质相连,T₁WI 上显示为低信号,边界较清楚,T₂WI 上肿瘤骨化和钙化区域显示为斑点状低信号,周围有非钙化的高信号肿瘤组织。此外,在 T₁WI 上可见低信号的肿瘤组织向骨髓腔内侵入的范围,Gd-DTPA 增强后,肿瘤实质轻度强化,肿瘤中央区无强化(图 23-4-8、图 23-4-9)。

(二)骨膜骨肉瘤

骨膜骨肉瘤(periosteal osteosarcoma)是起源于骨外膜的特殊类型骨肉瘤。少见,占骨肿瘤的 0.22%,骨肉瘤的 4.8%。好发于 15~20 岁,男性多于女性。以胫骨上 1/3 最多见,其次为股骨、桡骨和尺骨。病程一般在 6 个月左右,肿块发展速度,预后差。局部肿块和疼痛为主要症状和体征。

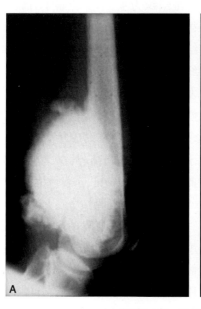
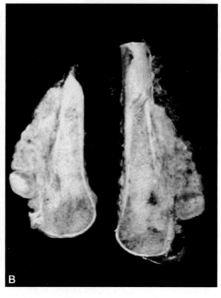

图 23-4-7 股骨下端皮质旁骨肉瘤
男,32 岁。膝关节 X 线侧位片(A):股骨下端团块状高密度灶,病灶与股骨下段后缘皮质分界不清;大体标本纵剖面(B):肿块呈宽基底与骨皮质相连,肿块突破骨皮质侵入髓腔

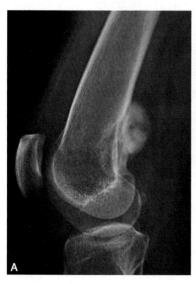
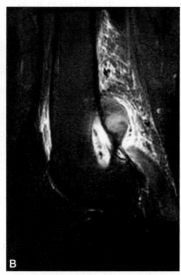
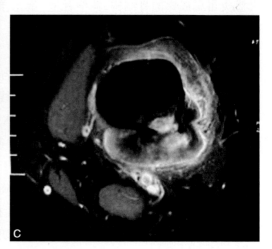

图 23-4-8 右股骨下段皮质旁骨肉瘤
男,28 岁。膝关节 X 线侧位片(A):大腿下端腘窝区紧贴骨皮质表面的卵圆形肿瘤,境界清晰,呈不均匀高密度;MRI T₂WI 脂肪抑制序列矢状位(B)、横断位(C):病灶呈不均匀偏高信号,基底部侵入髓腔

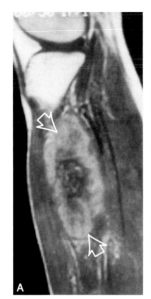
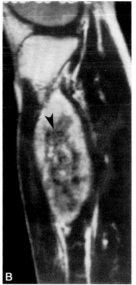
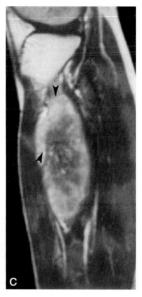

图 23-4-9 皮质旁骨肉瘤

女,31 岁,发现右腿肿块 1 年。A.T₁WI;B.T₂WI;C.增强扫描。MRI:右胫腓骨间膜肿块（空箭）,T₁WI 低信号,T₂WI 中等信号,病变边界清楚。病变中央斑片状低信号区为钙化（黑箭头）。Gd-DTPA 增强后,病变边缘实质轻度强化,病变中央区无强化

【影像学表现】

X 线表现:X 线表现为紧贴骨皮质的软组织肿块影,边界较清,长轴与骨干一致。肿瘤内有条状骨化影,多呈放射状或垂直于皮质的平行针状,也可呈不规则的杂草状或篝火状,肿瘤与皮质相连的基底部的瘤骨较致密,而周围则变稀薄。部分肿瘤可伴有点、环状软骨钙化。相邻骨皮质可表现为粗糙模糊、局限凹陷或向外增厚,范围相当于或超出肿瘤的长径,晚期可侵犯髓腔。肿瘤上下方可有小范围骨膜增生,有时形成骨膜三角。

CT 表现:可见围绕皮质生长的较低密度软组织肿块（图 23-4-10）,内可见与皮质相连的放射状或颗粒状钙质样密度瘤骨;邻近皮质和髓腔密度正常,亦可有自外向内浅细线状侵蚀破坏。增强扫描肿瘤软组织多有较明显强化,与正常组织分界更清楚。

MRI 表现:肿瘤软组织 T₁WI 呈略低信号,T₂WI 为较明显的高信号。瘤骨和正常骨皮质 T₁WI、T₂WI 上均为低信号。T₂WI 脂肪抑制或 STIR 序列上肿瘤

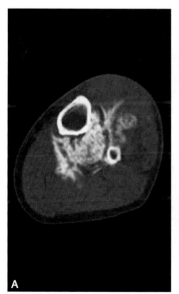
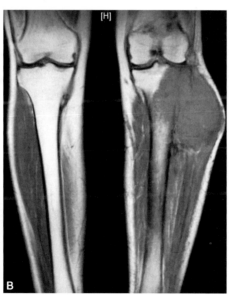
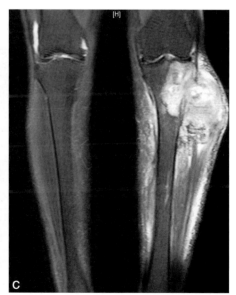

图 23-4-10 左胫骨上段骨膜骨肉瘤

男,17 岁。胫骨 CT 横断位（A）:肿瘤紧贴骨皮质,内见条状、片状骨化影,呈不规则的杂草状或篝火状,围绕皮质一侧生长;MRI T₁WI（B）、T₂WI 脂肪抑制序列（C）:病变呈软组织肿块紧贴皮质,累及骨髓腔。T₁WI 呈低信号,T₂WI 呈不均匀高信号

向皮质和髓腔浸润显示为条状和斑片状明显高信号,边缘较模糊。增强扫描肿瘤软组织成分强化较明显。

(三) 骨外骨肉瘤

骨外骨肉瘤(extraskeletal osteosarcoma,ESOS)又称软组织骨肉瘤(soft tissues osteosarcoma),系残留的中胚层组织或成纤维细胞化生所致,约占骨肉瘤的4%~6%。分原发性和继发性二型,继发者多源于骨化性肌炎和乳腺纤维腺瘤。

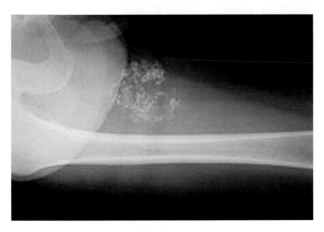

图 23-4-11 右侧大腿上内侧骨外骨肉瘤
男,65岁。股骨X线平片:大腿内侧软组织内可见絮状及斑片状瘤骨,右侧股骨骨质密度正常。

病程较长,自1.5个月至40年不等。原发者多见于中年,继发者多见于老年。以下肢尤以大腿肌肉内多见,约占69%,上肢约占20%,躯干及腹膜后约占9.5%,发生于脏器组织的以乳腺最多。约1/3的患者出现疼痛。肿瘤多在肌肉内呈弥漫性浸润生长(图23-4-11),中心部常有坏死。少数因压迫周围

组织,可形成假性包膜,X线表现为边界清楚的软组织肿块,内有斑点状、片状钙化,以后形成斑片状或棉絮状瘤骨,分布不均,边缘不规则,邻近骨骼多无改变。CT可显示出肿瘤与附近正常组织器官和骨骼的关系,明确肿瘤对邻近组织的浸润、压迫及转移情况。MRI可弥补X线和CT的不足,更精确地勾画出肿块的边界。

(四) 骨表面高级别骨肉瘤

骨表面高级别骨肉瘤(high-grade surface osteosarcoma)极少见,恶性程度高,预后差。多见于中青年,好发于长骨的骨干表面,以股骨发病为多。瘤体较大,常伴有出血和坏死,组织学上示高度间变的瘤细胞间有纤细的肿瘤样类骨组织。肿瘤紧贴骨皮质旁,可有高度致密的骨块影,与皮质间无游离间隙存在,相邻骨皮质表面侵蚀,相邻髓腔内可发生硬化,可侵蚀髓腔。肿瘤一般不环绕骨骼生长(图23-4-12)。

(五) 去分化皮质旁骨肉瘤

去分化皮质旁骨肉瘤(dedifferentiation juxtacortical osteosarcoma)发生于皮质外,系典型皮质旁骨肉瘤在多次不彻底手术的刺激下突变而成。与皮质旁骨肉瘤相比,预后不良。组织学上在分化较好的板状骨小梁和梭形成骨细胞区周围,可见高度间变的肿瘤细胞,有恶性瘤巨细胞和纤细的网状类组织形成。X线改变与典型皮质旁骨肉瘤相似,但肿瘤内瘤骨多较浅淡。

(六) 原发多源性骨肉瘤

原发多源性骨肉瘤(primary multicentric osteo-

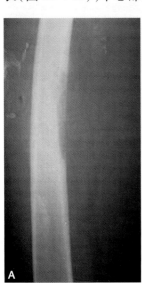
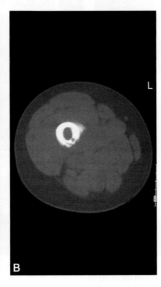
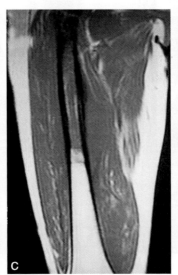
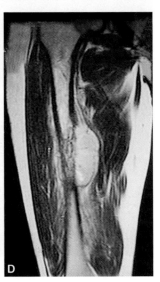

图 23-4-12 骨表面高级别骨肉瘤
男,36岁。股骨X线平片(A),CT横断位(B):右股骨中段后部骨皮质表层破坏,表面见少量瘤骨。MRI冠状位:股骨中段内侧紧贴骨皮质处软组织肿块,T_1WI(C)呈低信号,T_2WI(D)呈高信号,局部髓腔浸润

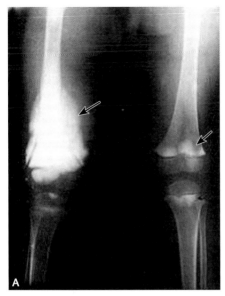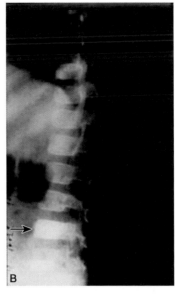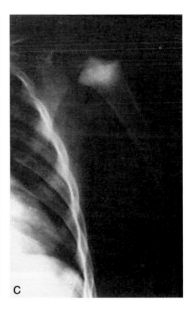

图 23-4-13　多发性硬化性骨肉瘤

女,6岁。双膝X线片正位(A)、腰椎侧位(B)、左肩关节正位(C):右股骨干骺端广泛性骨硬化,伴大量骨膜新骨形成,右胫骨上端骨骺、左股骨、胫骨,左肱骨,腰椎等多处斑片状骨硬化

genic sarcoma)又称多发性硬化性骨肉瘤。极少见,占全部骨肉瘤的 1.5%。临床上分为早发型和晚发型,前者多见于 10 岁以下的儿童,后者发生于 30 岁左右。

X线表现常有一个位于干骺端的硬化型骨肉瘤的病灶,同时伴多骨、广泛的硬化灶,长骨干骺端和骨骺、短管状骨、腕骨及跗骨均可累及,病灶均呈成骨性硬化灶(图 23-4-13)。MRI 检查,肿瘤病灶 T_1WI、T_2WI 均呈低信号(图 23-4-14)。

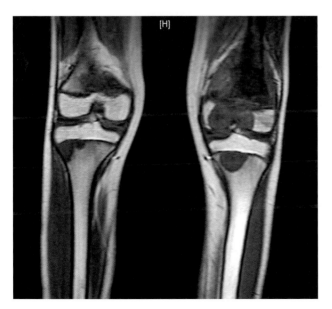

图 23-4-14　多发性硬化性骨肉瘤

女,8岁。双膝关节 MRI 冠状面 T_1WI:示左股骨干骺端及骨骺大片低信号灶,伴骨膜增生和软组织肿块,两侧胫骨干骺端及右股骨干骺端也见低信号病灶

(七) 毛细血管扩张型骨肉瘤

毛细血管扩张型骨肉瘤(telangiectatic osteosarcomatosis)是一种高度恶性的、侵袭性很强的骨肉瘤,预后差。少见,约占骨肉瘤的 4%。好发于 10~20 岁青少年,男性发病多于女性(1.5∶1)。好发于长骨干骺端,常侵及骨骺。股骨下端最为常见,其次是胫骨上端和肱骨。

大体病理表现由大的血肿样囊性空腔构成,内含血液或液化坏死的肿瘤组织,瘤细胞之间为少量的骨样组织,呈纤细的花边状。

X线表现:大片状边界不清的溶骨性骨破坏区,无瘤骨和硬化是此型肿瘤的特点。肿瘤生长迅速,骨质破坏、骨膜三角和软组织肿块十分常见(图 23-4-15)。少数为膨胀性骨破坏,边界清楚,可有薄层硬化边。

肿瘤常伴多发性囊腔,囊内可有液-液平面,提示肿瘤囊内有出血,应与动脉瘤样骨囊肿鉴别,后者病程进展缓慢,骨壳多完整,边缘有硬化,无软组织肿块,血清碱性磷酸酶不高。

(八) 小细胞型骨肉瘤

小细胞型骨肉瘤(small cell osteosarcoma)是组织学与尤因肉瘤相似、恶性程度高的特殊类型骨肉瘤,较为少见,占骨肉瘤的 1.5%。肿瘤主要由小圆形细胞构成,少数含普通型骨肉瘤的梭形细胞,后者产生骨样组织并有钙盐沉积。肿瘤有的区域血管丰富,血管周围有瘤细胞围绕,似血管外皮细胞瘤,有的区域呈尤因肉瘤改变,有的呈骨肉瘤改变。过半

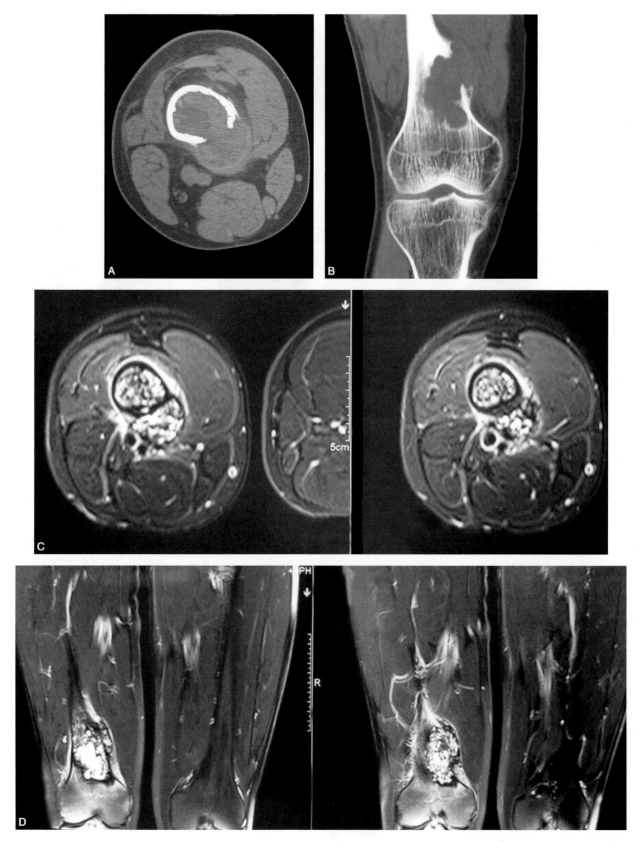

图 23-4-15　毛细血管扩张型骨肉瘤

男,26 岁。股骨 CT 横断位(A)、冠状位重建(B):右股骨干骺端髓腔内的溶骨性骨破坏,累及骨皮质伴局部软组织肿块形成;MRI T₂WI 脂肪抑制序列横断位(C)、冠状位(D):肿瘤呈多发性囊腔,囊内可有液-液平面

数发生于 30 岁以上。主要症状为局部疼痛和肿胀,病程短,一般为数周至数月,少数可达四年,发展快,预后较差。X 线表现无特征性,主要表现为骨皮质和骨松质广泛破坏,形态多样,长径可达 4～6cm,约 1/2 有骨膜新骨形成,近 1/2 有软组织肿块。少数发生在骨干病变颇似尤因肉瘤,有的病变

表现为巨大软组织肿块伴大块致密瘤骨,与皮质旁骨肉瘤相仿,但前者同时有广泛骨质破坏,可资鉴别。

(九) 低度恶性中心型骨肉瘤

低度恶性中心型骨肉瘤(low malignant osteosarcoma)又称高分化骨肉瘤,是骨肉瘤中少见的类型,占骨肉瘤的 2% 左右,发病年龄比常见型骨肉瘤大(平均 28 岁),好发于胫骨和股骨。本病有非特异性疼痛、不适和肿胀,病史较长,数月乃至数年才建立诊断。许多疾病初期常误诊为纤维结构不良,影像表现多呈良性表现,有界限清楚的硬化环。病变呈膨胀性,皮质变薄,骨膜反应及肿瘤累及软组织较少见(图 23-4-16),影像表现与纤维结构不良、巨细胞

瘤、硬纤维瘤和非骨化性纤维瘤非常类似。它的组织病理诊断也相当困难,肿瘤基质是由梭形细胞呈束状交织排列,通常无恶性表现,细胞核可呈轻度异型,但看不到常见骨肉瘤中的多形性、核分裂象。产生不等量的胶原和骨,基质细胞可以侵入髓腔、松质骨的小梁和皮质骨。

(十) 继发性骨肉瘤

继发性骨肉瘤(secondary osteosarcoma)是指纤维结构不良、畸形性骨炎、骨梗死、放射线辐射后等基础上发生的骨肉瘤。X 线表现为在原病变的基础上,迅速出现溶骨性破坏、肿瘤骨、放射状骨针、软组织肿块和骨膜反应(图 23-4-17)。这些肿瘤的预后都极为不好。

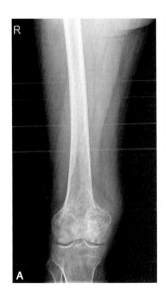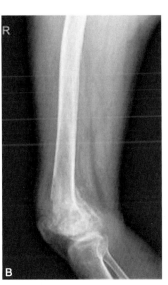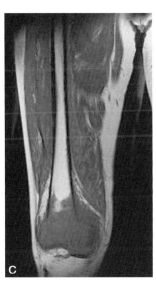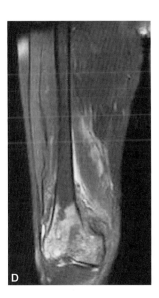

图 23-4-16　高分化骨肉瘤

男,27 岁。A、B. 股骨 X 线正侧位片:股骨下端大片虫蚀样骨质破坏灶,边界欠清,内前缘皮质破坏中断,伴软组织肿块形成;MRI 冠状位:肿瘤边界尚清晰,T_1WI(C)呈低信号灶,T_2WI 脂肪抑制序列(D)示病灶不均匀高信号,肿瘤突破内侧皮质形成软组织肿块

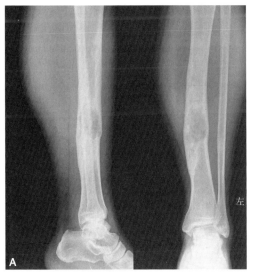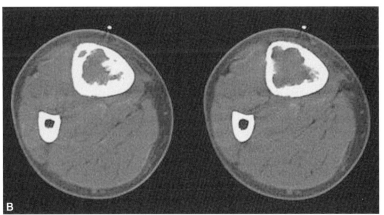

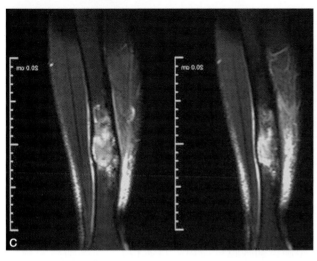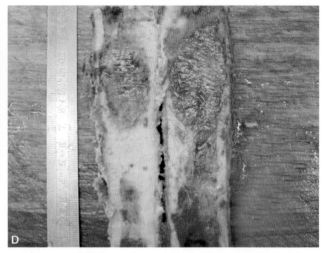

图 23-4-17　纤维结构不良继发骨肉瘤

男,63 岁。左胫骨 X 线平片(A):胫骨干呈大片毛玻璃样改变,中下端骨质破坏;CT 横断位(B):破坏区内见肿瘤骨;MRI 冠状位 T_2WI 抑脂序列(C):病灶呈不均匀高信号。大体标本(D):肉瘤变区呈鱼肉样改变

（姚伟武）

参 考 文 献

［1］荣独山. X 线诊断学 第 3 册(骨·关节·眼·耳·鼻·喉)［M］. 2 版. 上海:上海科学技术出版社,1993:240-241.

［2］蒋智铭. 骨关节肿瘤和肿瘤样病变的病理诊断［M］. 上海:上海科技教育出版社,2008.

［3］杨世埙. 影像学诊断手册骨骼四肢分册［M］. 上海:上海科技教育出版社,2004:198-210.

［4］梁碧玲. 骨与关节疾病影像诊断学［M］. 北京:人民卫生出版社,2006:575-580.

［5］曹来宾. 实用骨关节影像诊断学［M］. 济南:山东科学技术出版社,1998.

［6］刘子君,等. 骨肿瘤及瘤样病变 12 404 例病理统计分析［J］. 中华骨科杂志,1986,3:162.

［7］袁源,邢晓颖,袁慧书. 脊柱良性与侵袭骨母细胞瘤临床及影像对比研究［J］. 中华放射学杂志,2018,52(5):385-389.

［8］徐洪章,张玉玲,王平,等. 骨肉瘤与软骨肉瘤 CT 表现的对比分析［J］. 实用放射学杂志,2017,33(9):1401-1403,1415.

［9］丁晓毅,陆勇. 骨样骨瘤的 X 线、CT 和 MRI 表现和诊断价值［J］. 实用放射学杂志,2001,17(1):11-14.

［10］孟悛非,肖利华,陈应明,等. 骨样骨瘤的影像学诊断［J］. 中华放射学杂志,2003,37(7):615-619.

［11］房殿继,陈为民,丁厚俊. 腰椎椎体骨样骨瘤一例［J］. 临床放射学杂志,1994(5).

［12］曹丹庆,蔡祖龙. 全身 CT 诊断学［M］. 北京:人民卫生出版社,1996,647.

［13］李新瑜,张雪林. 骨母细胞瘤的 CT 和 MRI 诊断(附 12 例报告)［J］. 实用放射学杂志,2006,22(4):434-436.

［14］张雪哲,邓爱民. 骨母细胞瘤的 X 线诊断［J］. 临床放射学杂志,1986(6):315-316.

［15］姜云海. 恶性骨母细胞瘤一例报告［J］. 中华骨科杂志,1998,32:358.

［16］Kricun ME. Imaging of bone tumors［J］. Philadelphia:WB Saunders,1993:121-125.

［17］Fletcher CDM, Unni KK, Mertens F, et al. World Health Organization Classification of Tumours Pathology &Geneties Tumours of Tissue and bone［M］. Lyon:IARC Press,2002.

［18］Jafe HL. Osteoid osteoma:a benign osteoblastic tumor composed of osteoid and atypical bone［J］. Arch Surg,1935,31:709-728.

第二十四章　软骨源性肿瘤

第一节　骨软骨瘤

【基本病理与临床】

骨软骨瘤（osteochondroma）又称外生性骨疣（exostoses），由 Astley Cooper 于 1818 年首先报道。根据发生部位和数目，可分为以下三型：①单发性骨软骨瘤；②多发性骨软骨瘤（multiple osteochondromas），无家族史；③全身骨骼多发的骨软骨瘤，有家族史，即遗传性多发外生骨疣（hereditary multiple exostosis，HME）。骨软骨瘤是最常见的良性骨肿瘤，约占所有原发性良性骨肿瘤的 50%，原发性骨肿瘤的 10%～15%。

本病好发于儿童和青少年，男女比为 3：2，大部分患者无症状，仅表现为邻关节的质硬、无痛性肿块，常因其他原因摄片而发现。少数患者可因肿瘤压迫周围血管和神经引起相应症状。发生在脊柱的较大的骨软骨瘤可引起脊髓压迫症状。如肿块快速增大和疼痛，需怀疑有无恶变。单发性骨软骨瘤恶变较少见，约占 1%，而 HME 恶变约占 20%。

骨软骨瘤为一附着于干骺端的骨性突起，因基底形状不同可分为带蒂和广基两种类型，均与骨干相连。带蒂者常呈管状或圆锥状，表面光滑或呈结节状。广基者呈半球状或菜花状，外有厚薄不一的骨膜包绕与骨干相连，其顶端有透明软骨覆盖，形成所谓软骨帽盖。软骨层的厚薄与患者年龄和肿瘤基底部情况有关。骨软骨瘤可发生于任何软骨内化骨的骨骼上，多见于长骨的干骺端，最多见于股骨和肱骨，其次是肩胛骨和骨盆。肿瘤自干骺端突起，随骨骼的生长而后逐渐移向骨干。骨皮质自骨干延续至肿瘤远端，并逐渐变薄直至消失。顶部呈圆形或菜花状，可有不规则斑点状钙化或骨化斑。骨软骨瘤发生在颅骨者少见，特别发生于颅底、蝶鞍区者更为罕见，其临床表现为头痛及视力减退、神经系统损伤

常侵及鞍旁附近的第Ⅳ、Ⅴ、Ⅵ脑神经，其病因仍不十分清楚，有认为是颅底骨在胚胎发育时是软骨内成骨，这个部位的骨软骨瘤为残余软骨细胞遗留所致。

多发性骨软骨瘤或多发性外生骨疣的发病率比孤立性骨软骨瘤为小。它是一种骨骼发育异常，在骨骼上可形成大小不等的骨隆起。为常染色体显性遗传性疾病，大多数患者有家族遗传史。该病名称很多，又称为遗传性多发外生骨疣（hereditary multiple exostosis，HME）、多发性骨软骨瘤（multiple osteochondromas）、遗传性骨软骨瘤病（hereditary osteochondromatosis）、骨干续连症（diaphyseal aclasis），后者主要是指整个患骨的塑形有异常。

骨软骨瘤由骨质组成的基底（瘤体）、透明软骨组成的帽盖和纤维组织组成的包膜三部分构成的肿瘤。包膜深层为产生透明软骨的成软骨组织，骨软骨瘤的生长有赖于此。当发生恶变时，即由包膜深层开始。

【影像学表现】

骨软骨瘤好发于四肢长骨，依次为股骨（34%）、肱骨（18%）和胫骨（15%）。也可见于扁骨，如骨盆（8%）、肩胛骨（5%）和肋骨（3%）。脊柱的病变通常位于横突、棘突、椎板等。

X 线表现： 表现为起自骨皮质的骨性突起，底部呈宽基底或带蒂状，瘤体的骨皮质是母骨皮质的延续，髓腔也相通。肿瘤端部的软骨帽常可见钙化（图 24-1-1），大的骨软骨瘤可压迫邻近骨骼使之变形（图 24-1-2）。颅底骨软骨瘤表现为颅底鞍旁区的不规则钙化，形状不一，密度不均（图 24-1-3），常与颅底脊索瘤分辨不清，但后者除发生在蝶鞍外，还可延伸至后颅凹，其钙化点亦无定形。HME 多见于膝关节诸组成骨，且为双侧对称性，除多发的骨软骨瘤病灶外，多伴有四肢骨骼的发育畸形，长骨弯曲或短缩畸形（图 24-1-4）。

CT表现:可清晰显示瘤骨与"母骨"的关系,大多数骨软骨瘤CT显示为边界清楚的骨性肿块,其中密度减低,可见髓腔与"母骨"髓腔相连续,并有一较薄的软骨帽(图24-1-5),内可见钙化。CT有助于与软骨肉瘤鉴别,因为后者并无软骨帽存在,而软骨帽在X线片上不显影。无蒂的骨软骨瘤有时仅从形态

和部位上难与软骨肉瘤鉴别,此时CT除可清楚显示解剖细节外,还可明确病变向软组织内浸润的程度,以及向骨皮质和髓腔侵犯的范围,由此可在术前作出正确诊断。随着年龄的增长,肿瘤可向骨干方向退缩。骨软骨瘤恶变表现为病变生长突然加快,并出现不规则的骨质破坏和软组织肿块(图24-1-6)。

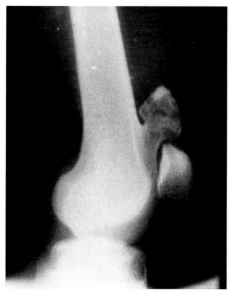

图24-1-1 股骨下端骨软骨瘤

男,19岁。左膝关节侧位X线平片:股骨下端带蒂的骨性突起,其皮质骨和松质骨与"母骨"皮质骨及松质骨相连,端部软骨帽钙化

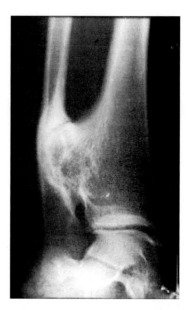

图24-1-2 胫骨下端骨软骨瘤

女,21岁。踝关节正位X线平片:胫骨下端宽基底骨性突起,毗邻腓骨受压、变形

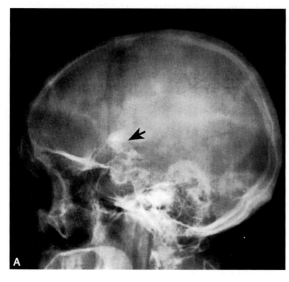

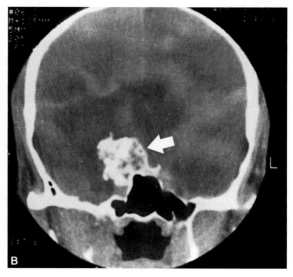

图24-1-3 颅底骨软骨瘤

男,48岁,左眼视力进行性减退13年,近年开始出现右侧头痛,右眼睑下垂,眼球活动不灵。A.X线平片:头颅右侧位片,蝶鞍区及其前后方有一不规则形骨性突起,其中可见点状钙化影(黑箭),周围骨质无破坏,考虑颅底骨软骨瘤;B.CT扫描:冠状位(平扫)清楚显示右侧蝶骨体、鞍背,并向鞍上突起之高密度影,其内可见环形钙化(白箭)。病变下达蝶窦顶,上至颅内,第三脑室和侧脑室向左移位,诊断右蝶骨体骨软骨瘤。手术所见:右蝶骨嵴内缘、近鞍旁有骨样组织突起,潜入脑组织内,行肿瘤大部分切除。病理诊断:右蝶骨体软骨瘤

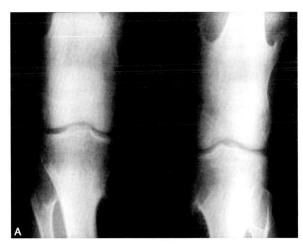
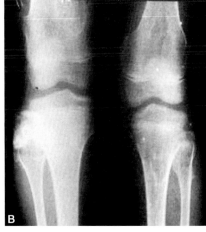

图 24-1-4　遗传性多发性骨软骨瘤

父(A)、子(B)双膝 X 线平片:父子俩的股骨下端、胫腓骨上端干骺端多发性疣状骨性隆起伴干骺端发育畸形

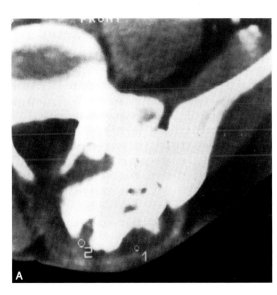
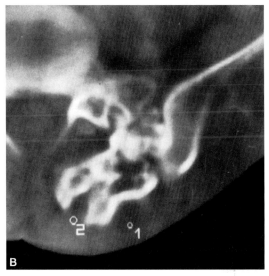

图 24-1-5　左侧骶髂关节骨软骨瘤

男,25 岁,偶然发现左臀部肿大。CT 扫描软组织窗(A)、骨窗(B)示,左骶髂关节后方菜花状骨性突起,表面有软骨密度的软骨帽,病变累及骶髂关节

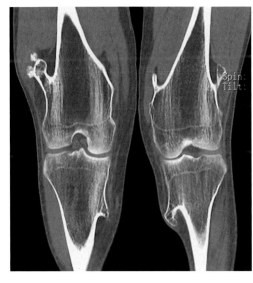
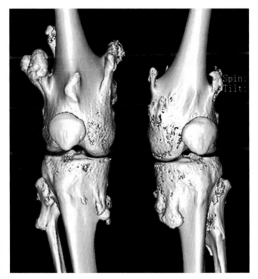

图 24-1-6　多发软骨性外生骨疣

男,21 岁,双膝周围发现硬性肿物隆起 2 年余。CT 显示多发性骨性隆起分别位于双侧膝关节周围。骨疣呈大小不等、形状不规则的菜花状或宽基底骨性隆起,右侧股骨远端骨疣顶部有不规则钙化的软骨

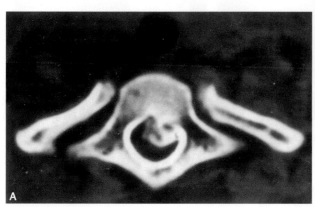
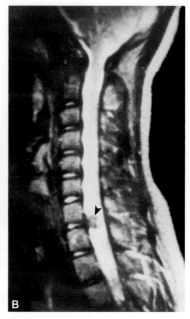

图 24-1-7　椎体骨软骨瘤向椎管内突出

A. CT 扫描显示胸 1 水平椎管内一骨性肿块，其有一细蒂与椎体后面相连；B. MRI T$_2$WI 显示胸 1 椎体后
缘有一骨性肿物向椎管内突出（小黑箭头）

MRI 表现：骨软骨瘤内的骨髓成分与骨干内的骨髓组织相连续，其信号强度特征一致。因 MRI 具有良好的软组织分辨率，可准确显示瘤体的范围，尤其是软骨帽的厚度。在 T$_2$WI 上，软骨帽为低信号骨皮质基底部外的高信号带（图 24-1-7），通常为几毫米至 1cm，如该厚度超过 1~2cm，或肿瘤随访中出现进行性增大，则要怀疑有恶变的可能，应进一步穿刺活检以明确诊断。

【鉴别诊断】

1. **皮质旁骨肉瘤**　为骨表面突出的肿块，进行性增大，肿块紧贴或浸润皮质，沿骨表面生长，但不相通，股骨远端后方为常见且典型的好发部位。

2. **骨瘤**　发生在骨表面者，呈高密度灶，有宽基底或蒂与宿主骨相贴，但不与母体骨的髓腔相通，且无软骨帽。

【小结】

典型的 X 线表现能明确诊断。位于长骨干骺端向外突出的骨性突起，病变的皮质骨和松质骨与"母骨"的相应结构相连。由于骨软骨瘤的特殊表现，容易在 X 线平片和 CT 上作出诊断，MRI 可以直接显示骨软骨瘤软骨帽情况，对于判断骨软骨瘤恶变具有重要价值。

第二节　软　骨　瘤

软骨瘤（chondroma）是较常见的良性成软骨肿瘤。可发生于髓腔内、骨膜下或软组织内。发生于髓腔内者称为内生软骨瘤（enchondroma），发生于皮质骨或骨膜下者称为骨膜软骨瘤（periosteal chondroma）。

一、内生软骨瘤

【基本病理与临床】

内生软骨瘤多自幼发病，各年龄都可见到。手足短骨最为多见。四肢长骨和躯干诸骨也可发生，但少见。多数患者无自觉症状。病程数年或十数年。肿瘤长大可形成局部肿块、较硬，无压痛。关节活动一般无障碍。肿瘤切面呈白色，有光泽，瘤内可见黏液变性，瘤软骨细胞分化较好的部位，软骨细胞肥大，基质发生钙化，软骨瘤内经常看到斑点状钙化。

多发性内生软骨瘤（multiple enchondromatosis）又称内生软骨瘤病（enchondromatosis）、软骨发育异常（dyschondroplasia）、Ollier 病等，是一种先天性软骨发育异常。由于软骨不能正常地进行软骨内骨化而于干骺端或骨干形成不能钙化的柱状或圆形软骨团，因而引起患肢缩短或畸形。本病好发于 1~10 岁儿童，发生于上肢者可见手指变形，尺骨常短于桡骨，前臂向尺侧弯曲。发生于下肢者可见足趾畸形，膝外翻，双下肢不等长等。由于病变的大小和分布的范围差异悬殊，故表现很不一致，但很少出现疼痛和病理骨折。

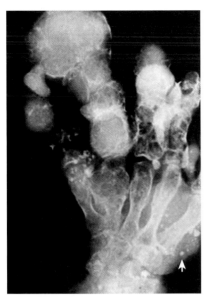

图 24-2-1　Maffucci 综合征
男,30 岁。双手指呈球形膨胀 7~8 年,合并软性肿物,压之可变形。X 线平片:双手掌指骨的干骺端和骨干的髓腔内均有程度不同的囊状膨胀,以左手示指膨胀得最显著,呈气球状。膨胀区内有磨砂玻璃样或斑点状钙化。此外,在手掌和腕部有多个结节状软组织肿物,其中有大小不等的钙化的静脉石。长骨骨端粗,塑形不良,使骨端呈"酒瓶状"。骨端骨纹紊乱,髂骨也有圆形软骨块

另外,本病若合并软组织血管瘤者称为 Maffucci 综合征(图 24-2-1),是一种罕见先天性、非遗传性疾病,于 1881 年由 Angelo Maria Maffucci 首次报道。临床上常在手足或其他部位出现多发的软性肿物,少数表面呈蓝色,用手压迫肿物缩小或消失。

成年后,肿瘤生长缓慢或停止生长。有 5% 可恶变为软骨肉瘤。合并血管瘤则恶变率可增至 20%。

【影像学表现】

X 线表现:内生软骨瘤的基本征象一是囊状骨破坏,二是破坏区内有钙化(图 24-2-2)。囊状骨破坏为其他良性骨肿瘤或类肿瘤骨疾患所共有。而软骨钙化具有特殊性,为软骨瘤定性诊断。指骨内生软骨瘤在骨内形成一个椭圆形破坏区,顺长轴生长,边界非常清楚,皮质骨膨胀变薄,非常光滑,无骨膜反应。肿瘤可由骨端向骨干生长,亦可充满整个指骨髓腔。肿瘤内钙化可有、可无、可少、可多、可大、可小,钙化呈砂砾、斑点状或环状,最大也不过 3~4mm。但要注意膨胀性骨破坏、软组织相应膨隆,极易视为软组织肿胀而误诊为指骨结核。

多发性内生软骨瘤:干骺端增宽,皮质变薄,骨骺附近的皮质出现缺损。干骺端内可见与骨干长轴平行的柱状或囊状密度减低区(未钙化的软骨),中间有骨性间隔及斑片状钙化。四肢长骨干骺端的病变常使骨干变形、变短和变弯,且长短不一。至成年,长骨干骺端塑形不良,干骺端与骨干间形成肩状改变,使干骺端呈酒瓶状,其内骨化不良。手足短骨常出现多发的球形膨胀的软骨瘤。瘤壳菲薄,其内有斑点状或磨砂玻璃样钙化。有学者认为,手部短骨的软骨瘤不发生在干骺端,其实不然,笔者曾遇到 1 例手部多发性内生软骨瘤,随访了 9 年:最初病变发生在指骨的干骺端,表现为多发的软骨柱样改变;9 年后,病变发展成鸡蛋大小的球形软骨瘤。说明手指骨的球形软骨瘤是该病的晚期表现,是由干骺端病变发展而来的(图 24-2-3~图 24-2-5)。

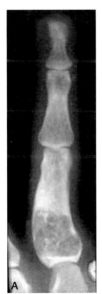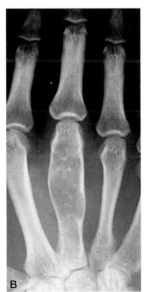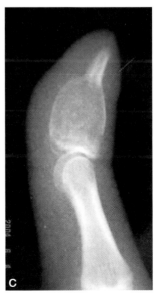

图 24-2-2　不同部位掌骨、指骨内生软骨瘤
指骨 X 线平片:第 3 指近节指骨(A)、第 3 掌骨(B)及拇指远节指骨(C):均可见偏心透亮骨质破坏区,边界清晰,内见斑点状钙化影,周围无明显骨膜反应

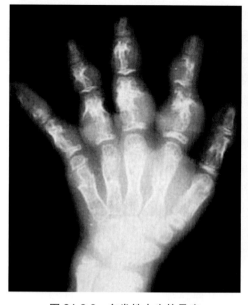

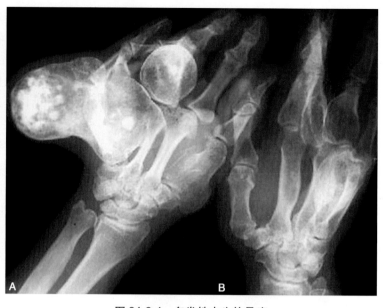

图 24-2-3 多发性内生软骨瘤
患者身材矮小,关节粗大,智力正常,肝脾不大。X 线平片:双侧掌指骨干骺端呈球形膨胀,其中有数条软骨柱,骺端皮质缺损,双侧四肢长骨干骺端普遍增宽,近骺端皮质缺损,干骺端内有数条与骨干平行的软骨柱

图 24-2-4 多发性内生软骨瘤
男,12 岁。双手掌指部隆起数年,不疼。A. X 线平片示,左手 3、4、5 掌指骨及右手第 3 掌指骨均出现数条软骨柱,有的已膨胀成球形,其中有的出现斑点状钙化;B. X 线平片示,右手第 4 掌指骨骨干中段髓腔内出现类椭圆形透亮区,使骨干轻度膨胀,皮质变薄。透亮区内有磨砂玻璃样钙化

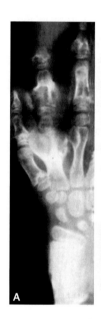

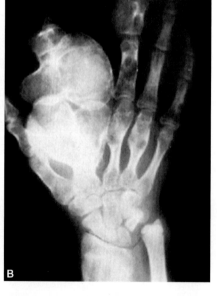

图 24-2-5 多发性内生软骨瘤
男,10 岁。双手足肿大 6 年余。A. 右手正斜位 X 线片示,右手第 2、3 掌指骨干骺端膨大,其内有 2~3 个纵行的软骨柱。其余右手掌指骨骨质尚属正常。右桡骨远侧干骺端塑形和骨化不良;B. 随访 5 年后,X 线平片显示第 2 掌骨和近位指骨干骺端的柱状病变已融合,并扩大如鸡蛋大小。其余掌指骨病变虽然无明显扩大,但向骨干方向扩展,病变区有磨砂玻璃样钙化

CT 表现:CT 能清楚显示髓腔内病变呈分叶状、类圆形骨质破坏或膨胀性骨质破坏,骨皮质变薄,多有硬化缘,软组织肿胀,无骨膜反应,病灶内有不同程度环状、点状或不规则钙化,这对本病的诊断具有特殊的价值,其中囊状透亮区内的钙化影被认为是诊断内生软骨瘤的主要依据。发生膨胀性骨质破坏可以观察到骨皮质是否连续,若患骨的膨胀程度相对较轻,当出现病理骨折,也应警惕恶变的可能。

MRI 表现:内生软骨瘤 T_1WI 呈中或低信号强度,其中可见斑点状低信号病变。T_2WI 信号强度增高,梯度回波像呈高信号强度。也易于诊断(图 24-2-6)。

【鉴别诊断】

指骨内生软骨瘤应与指骨结核相鉴别。指骨结核病变中可发生干酪钙化,与指骨内生软骨瘤的钙化极其相似。但指骨结核骨破坏周围都有骨膜反应。软组织肿胀,也易侵犯关节,引起关节周围软组织肿胀。

【小结】

X 线平片对指骨内生软骨瘤具有很高的诊断价值。对于无钙化的内生软骨瘤可做 CT 或 MRI 检查以除外骨囊肿。

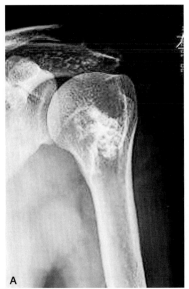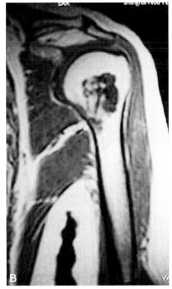

图 24-2-6　左肱骨上端内生软骨瘤

男，35 岁。A. X 线平片示，左肱骨上端干骺端片状及环状钙化；B. MRI 冠状面 T_1WI 示，病灶境界清晰，钙化部分均呈低信号，其间夹杂部分高信号

二、骨膜软骨瘤

骨膜软骨瘤（periosteal chondroma）是发生于骨膜表面的良性透明软骨肿瘤，较少见，在软骨瘤中不到 2%。儿童与成人均可发病，但以小于 30 岁的青年人多见。多单发于长管状骨和短管状骨，最常见于肱骨近端，其次为手骨、股骨和胫骨。病变生长缓慢，临床表现为局部肿胀和/或疼痛。

影像表现为骨旁或皮质内边界清晰的圆形或类圆形软组织密度肿块，大小为 2~3cm，50% 病灶内可见斑点状或环状钙化。病变相邻的骨皮质呈外压性破坏，形成"碟形"压迹。通常不侵及髓腔，但病变较大时可使正常髓腔变窄。

第三节　软骨黏液样纤维瘤

【基本病理与临床】

软骨黏液样纤维瘤（chondromyxoid fibroma）又称纤维黏液样软骨瘤、黏液纤维性软骨瘤等，最先由 Jaffe 和 Lichtenstein 在 1948 年描述并命名，将其归为良性软骨性肿瘤，2013 版 WHO 骨与软组织肿瘤分类中，将其列入中间型骨肿瘤（局部侵袭性），术后可复发。该病发病率低，低于所有骨肿瘤的 1%。

好发于青少年，约 75% 见于 10~30 岁，男女比约为 2∶1。典型部位为长骨贴近骨骺软骨板的干骺端，约 50% 患者发生于胫骨近端和股骨远端，长骨以外最常见于足部短骨，下肢的发病明显高于其他部位。此肿瘤起病缓慢，病程长，症状轻，主要表现为患部缓慢的进行性疼痛、压痛和肿胀。病变浅表或范围大者可触及肿块，累及关节者可有关节活动受限。病理骨折少见，仅占 5% 左右。偶尔可无症状，因外伤等偶然发现。

肿瘤呈圆形、椭圆形或分叶状实质性肿块，切面呈灰白色或淡蓝色。含软骨、黏液和纤维组织三种成分。有时肿瘤易误诊为软骨肉瘤或黏液肉瘤。

【影像学表现】

X 线表现：病灶主体位于干骺端，呈偏心单房或多房骨质破坏，病变可有不同程度膨胀，其长轴与骨干方向一致。病变髓腔缘的界面清晰，周边有硬化、骨嵴，呈典型的良性改变；而皮质缘有明显吸收、变薄，甚至破坏，常伴局部软组织肿块，似恶性肿瘤的表现，形成所谓的"阴阳"脸谱样表现（图 24-3-1）。病灶内钙化少见，仅占 2%~3%，但 CT 检查能提高钙化的检出率。

CT 表现：能清晰地显示病变的境界、皮质破坏的程度，如病灶内有点状钙化更有助病变的定性诊断。

MRI 表现：病灶 T_1WI 呈等低不均匀信号，T_2WI 混杂高信号。软骨、黏液在 T_2WI 上为高信号，纤维组织为低信号。增强后病灶全部或部分不均匀强化，或有软骨类肿瘤的环形、花边样强化。

【鉴别诊断】

1. **骨巨细胞瘤**　成人多见，好发长骨骨端，紧

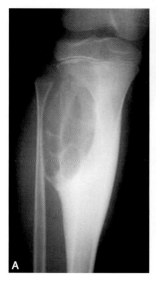
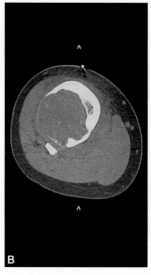
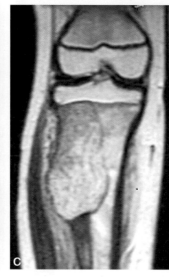
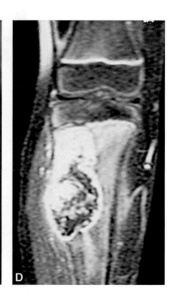

图 24-3-1　右胫骨软骨黏液样纤维瘤

男,11 岁。A. X 线平片示,胫骨干骺端偏心多囊状膨胀性骨质破坏,髓腔缘可见硬化,囊内可见粗大骨嵴,皮质膨胀、破坏。B. CT 横断面示,骨皮质吸收、破坏,病灶内散在点状钙化。MRI 冠状面示,病变边界清晰,T_2WI(C)呈不均匀高信号,STIR 增强(D)病灶上部显著强化,下部呈环形不均匀强化

邻关节面生长,骨性间隔较细,膨胀明显,边缘多无硬化。

2. 软骨母细胞瘤　病灶多位于长骨骨骺,膨胀较轻,一般无粗大骨嵴,病灶内钙化多见。

【小结】

青少年长骨干骺端偏心的多房或单房性骨破坏区,呈形成所谓的"阴阳"脸谱样表现,如 CT 发现点状钙化有助于诊断。

第四节　滑膜软骨瘤病

【基本病理与临床】

滑膜软骨瘤病(synovial chondromatosis)又称滑膜软骨化生或滑膜骨软骨瘤病,是一种原因不明的良性关节病变。本病起源于滑膜下层,是关节滑膜的软骨化生,表现为滑膜上的多发透明软骨结节,突向关节腔,这些软骨体结节可以游离于关节腔内,形成游离体,由关节滑液供给营养,并可钙化或骨化。本病早期为活动性滑膜增生,后期形成非活动性的滑膜病变和游离体,常早期导致骨性关节炎,恶性变罕见。

本病常见于 30～60 岁,男女发病率约为 2∶1。常见于膝关节,其次为髋关节、肘关节和肩关节等,很少累及小关节。主要临床症状为关节疼痛、肿胀或关节活动受限,病程一般较长。

关节滑膜表面呈多发性扁平状或息肉样软骨结节,有蒂或无蒂,结节可完全脱落成关节游离体。结节由软骨或软骨化骨构成,结节中央可有分化良好的骨小梁和脂肪性骨髓。

【影像学表现】

X 线表现：X 线平片根据疾病发病阶段和结节成分而不同。滑膜软骨瘤病的典型表现为关节内多发边界清晰、大小均匀的结节影(图 24-4-1)。早期无钙化时,表现正常或非特异的关节软组织肿块,也可表现为关节间隙增宽,如继发骨性关节炎则有关节间隙狭窄、关节面硬化和软骨下囊肿。

CT 表现：CT 能更清晰地显示关节内骨化、钙化的游离体,甚至可见游离体的骨小梁结构(图 24-4-2)。

MRI 表现：主要表现为滑膜增厚,T_2WI 或 STIR 表现为高信号,T_1WI 表现为中等信号。关节内小体信号有赖其成分。钙化小体表现为低信号,而软骨成分小体表现为 T_1WI 和 T_2WI 上为中等信号。晚期病例,骨化的小体可出现黄骨髓而在 T_1WI 上表现为高信号(图 24-4-3)。

【鉴别诊断】

剥脱性骨软骨炎：剥脱性骨软骨炎有关节游离体,同时有关节面缺损和硬化。

【小结】

滑膜软骨瘤病 X 线平片诊断困难,CT 特征性表现为关节内含骨化或钙化的石榴籽样游离体,MRI 表现为滑膜增厚及多发或相互融合的关节内游离体信号,后者有赖于其成分不同而表现为不同信号。

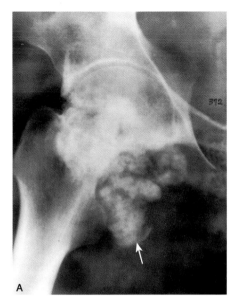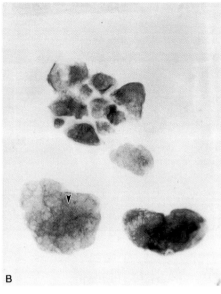

图 24-4-1　髋关节滑膜软骨瘤病（多发）
A. X 线正位片示右侧髋关节股骨颈周围有多数"石榴籽"样游离骨体（白箭），已超出小粗隆范围。手术证实这些"石榴籽"样游离体仍在关节内；B. 手术取出的部分游离骨体中可见到纤细网状骨小梁（小黑箭头）

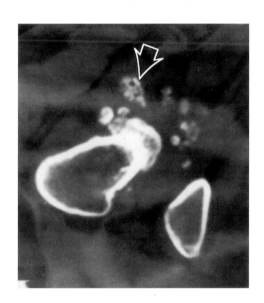

图 24-4-2　右髋关节滑膜软骨瘤病
CT 扫描显示右髋股骨头、颈周围有多数分散的游离骨体（空箭）

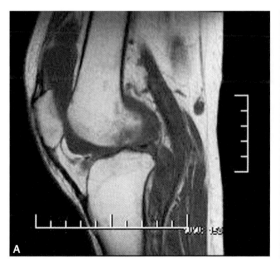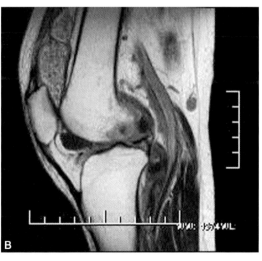

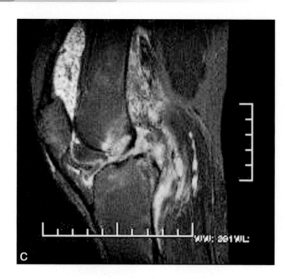

图 24-4-3 膝关节滑膜软骨瘤病

MRI 矢状面 $T_1WI(A)$、$T_2WI(B)$、T_2WI 脂肪抑制（C）：示膝关节髌上囊积液，T_1WI 呈低信号灶，T_2WI 及 T_2WI 脂肪抑制髌上囊积液呈高信号影，其内可见多发斑点状低信号影

第五节 软骨母细胞瘤

【基本病理与临床】

软骨母细胞瘤（chondroblastoma，CB）又名成软骨细胞瘤，起源于成软骨细胞或成软骨性结缔组织。由 Jaffe 和 Lichtenstein 首先命名、报道。2013 年世界卫生组织定义为好发于骨骼发育阶段长骨骨骺的中间型（偶见转移型）软骨性肿瘤。典型的软骨母细胞瘤发生在长管状骨骨骺、骨端，亦可见于足、手、颞骨、脊柱等不规则骨。约占骨肿瘤的 1%。

软骨母细胞瘤好发于青少年，60% 发生在 10~19 岁年龄段，非长骨软骨母细胞瘤的发病年龄偏大（平均 25 岁以上）。男女发病比例约为 2:1。临床上，由于肿瘤靠近关节，约 86% 患者有近关节处疼痛，局部肿胀、跛行、关节活动不便，病程从几周到几年不等。主要体征为局部触痛，可触及局限性肿块，

关节活动受限，病程长者有肌肉萎缩。

肿瘤与正常组织有明显的界线，周围有薄层硬化，常有囊性变，有时类似于动脉瘤样骨囊肿。肿瘤的主要成分为增生的成软骨细胞，核小，呈卵圆形，胞质淡粉红色或透明。软骨细胞周围有粉红色的骨基质或灶性钙化，约有 1/3 的病例可见特征性的窗格样钙化。病灶可有灶性坏死、囊变，或继发动脉瘤样骨囊肿。S-100 免疫标记阳性有助于本病的诊断。

【影像学表现】

X 线表现：典型的软骨母细胞瘤位于长骨的骨骺、骨突（粗隆、结节），有的可跨过骺板累及干骺端。非长骨的软骨母细胞瘤约占 10%，好发于足部，尤其多见于跗骨，如跟骨、距骨。特征性的 X 线表现为长骨骨骺区圆形、卵圆形偏心性溶骨破坏，病灶直径一般在 2~5cm 左右，边界清楚，周围有薄的硬化环，约 20% 可见斑点状钙化，少数病例可见骨膜反应及新骨形成（图 24-5-1）。非长骨的软骨母细胞瘤病灶一

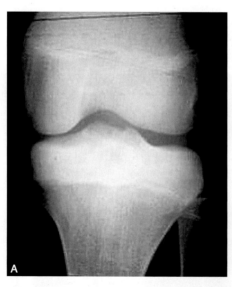

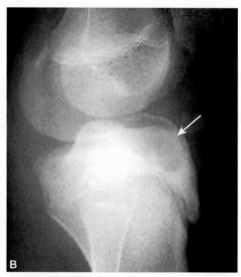

图 24-5-1 左胫骨骨骺软骨母细胞瘤

X 线正位（A）、侧位（B）平片：左胫骨骨骺前上方卵圆形透亮区，境界清晰，有轻微膨隆，边缘轻度硬化，病灶内见点状钙化（白箭头）

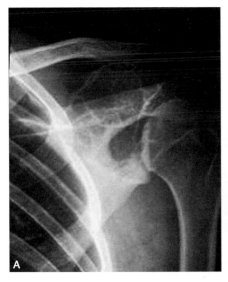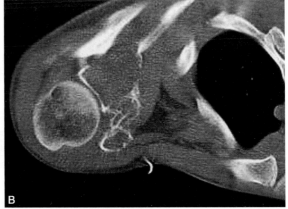

图 24-5-2 左肩胛骨软骨母细胞瘤继发动脉瘤样骨囊肿
A. X 线平片:左肩胛骨体囊性膨胀性改变,呈多房性结构;B. CT:病变贴近关节面,骨皮质破裂,局部软组织肿胀

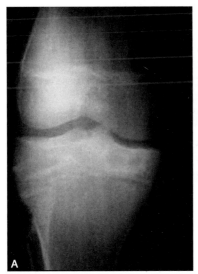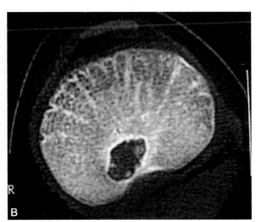

图 24-5-3 右胫骨软骨母细胞瘤
A. X 线平片:胫骨骨骺内侧卵圆形透亮区,境界清晰,边缘硬化;B. CT:病灶内见多枚点状钙化影

般较大,均有不同程度膨胀,部分可见分房,常继发动脉瘤样骨囊肿(图 24-5-2)。

CT 表现:病灶边界清楚,周围有硬化边,肿瘤实质部分表现为低密度,囊性变则呈水样密度。CT 能发现平片很难显示的软骨基质钙化,这一征象对软骨源性病变的诊断很有价值(图 24-5-3)。

MRI 表现:肿瘤多半呈分叶状,T_1WI 上为低到中等强度信号,T_2WI 上肿瘤为高、低混杂信号,病灶的液性成分表现为高信号,大量不成熟的软骨基质、含铁血黄素的沉积和钙化呈低信号。约有 82% 的病例病灶周围可见骨髓水肿。在增强 T_1WI 上,不成熟的软骨基质为无强化的低信号,软骨岛间的纤维间隔呈高信号的环形强化,肿瘤可突破骨皮质形成局

限性软组织肿块(图 24-5-4)。约有 16.7% 的软骨母细胞瘤伴发动脉瘤样骨囊肿,MRI 上可表现为液-液平面。

【鉴别诊断】

1. 巨细胞瘤 骨巨细胞瘤 90% 以上发生于 20 岁以上的成人。病灶明显大于软骨母细胞瘤,有膨胀和分房,周边无明显硬化,病灶内无钙化或骨化。

2. **骨骺结核** 儿童骨骺、干骺端结核,以骨质破坏或骨质疏松为主,无骨硬化和骨膜反应,常伴关节肿胀和积液。

【小结】

软骨母细胞瘤好发于青少年长骨骨骺、骨突区,可跨过骺板累及干骺端,圆形或卵圆形溶骨破坏,边

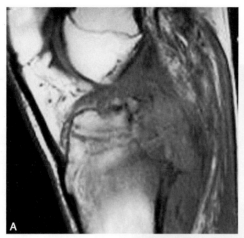
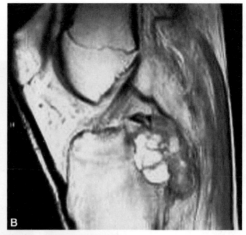
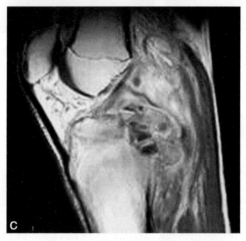

图 24-5-4　胫骨软骨母细胞瘤

膝关节 MRI 矢状面:病灶位于骨骺,累及干骺端并突破皮质形成局限性软组织肿块,部分囊变,$T_1WI(A)$ 呈等低信号,$T_2WI(B)$ 呈等高信号,骨骺及干骺端有广泛水肿;增强 $T_1WI(C)$ 肿瘤实质部分及囊壁有轻度强化

界清楚,周围有薄硬化环,破坏区内可见斑点状钙化。发病年龄、部位及表现特殊,影像诊断不难。

第六节　软骨肉瘤

【基本病理与临床】

软骨肉瘤(chondrosarcoma)是起源于软骨母细胞和胶原母细胞的纯软骨分化的恶性肿瘤。是仅次于多发性骨髓瘤和骨肉瘤居第三的原发性恶性骨肿瘤,占原发性恶性骨肿瘤的 20%。

软骨肉瘤分为原发性和继发性,前者起自正常骨骼的病变,后者系原先存在的良性软骨类病变(如骨软骨瘤、内生软骨瘤等)的恶变。根据肿瘤的部位又可分为中央型(起自髓腔内)和周围型(起自骨表面)和骨外软骨肉瘤。以中央型软骨肉瘤为多见,约为周围型的 5 倍,周围型软骨肉瘤常继发于骨软骨瘤和骨膜软骨瘤恶变,骨外软骨肉瘤极为罕见。

软骨肉瘤好发于 40~60 岁的中老年,男女比为

2:1。软骨肉瘤可发生在任何骨骼,但 2/3 发生在躯干骨,尤其以肩三角(肩胛骨、肱骨近端和锁骨)和盆三角(骨盆、骶骨和股骨近端)区最为好发。

病变早期可无症状,以局部疼痛和肿胀为最常见的症状,病程可长达数月至数年,有相当一部分患者出现临床症状时,病变已为进展期。快速生长的中央型软骨肉瘤,早期可出现剧烈疼痛,这与皮质破坏的程度及软组织肿块的大小相关。周围型软骨肉瘤通常仅表现为轻度不适和肿胀。发生于骨盆的软骨肉瘤可首先表现为因巨大肿瘤压迫盆腔内脏器、血管或神经所致的压迫症状。内生软骨瘤、骨软骨瘤等良性病变患者出现持续性加重的疼痛,则要怀疑有肉瘤变的可能。软骨肉瘤的进展较慢,血行或淋巴转移少见,根治性手术切除(保肢或截肢)是首选的治疗方法,早期手术切除的 5 年生存率可达90%。

组织病理学上,受累骨的骨髓脂肪和松质骨被有不同形式钙化的恶性透明软骨所代替,基质常有

黏液变性、钙化和骨化。病理上分普通髓腔型、黏液型、间质型、透明细胞型、骨膜型和去分化型。主要病理特点是病变区骨皮质膨胀、局部增厚或变薄、常伴有局部偏心性软组织肿块和不同形式的钙化。

【影像学表现】

X线表现:X线平片的表现主要是骨质破坏和软组织肿块,以及其中的软骨基质钙化。肿瘤有潜在的扩散能力,故在大体标本和X线片上均很难确定病变发展的确实范围。病变可膨胀使骨皮质内缘出现分叶状或扇形缺损。生长慢的肿瘤有反应性新骨形成,但恶性度高的肿瘤反应性新骨少,并很快伸入软组织内。边缘型软骨肉瘤病灶中充满软骨,可呈结节状伸入周围软组织内(图24-6-1)。肿瘤的主要成分是分化程度不同的瘤软骨细胞,其中常有钙化,故钙化是一突出的X线征象,并非坏死组织的钙质沉着,而主要是瘤软骨基质的钙化。X线表现为环形、半环形或弧形钙化。瘤软骨基质钙化的范围、大小和程度,在一定程度上反映了瘤软骨细胞的分化程度。肿瘤细胞分化较好,则软骨基质钙化多、密度高。瘤细胞分化差,则钙化少、边缘模糊并散在分布。软骨钙化后如血供不足则发生坏死,钙化则始终保持其固有形态而不发生变化。X线表现软骨的钙化不仅为单纯的环状,还可出现团块状、多环状和斑片状等形态,均系环状钙化聚集后的重叠影,是诊断软骨肉瘤的可靠征象。骨质破坏发生于髓腔内,多表现为囊状或弥漫浸润性的溶骨性变化,边缘模糊多伴有轻度膨胀,有时破坏区内可见残留骨。由于瘤软骨细胞可直接化生为骨,故软骨肉瘤中有时含有象牙质瘤骨,在髓腔内有时可呈大片骨硬化。放射状瘤骨偶尔亦可见到,骨膜反应较少,即使出现亦很轻微。

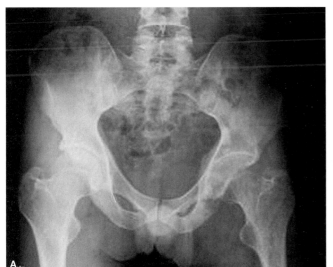
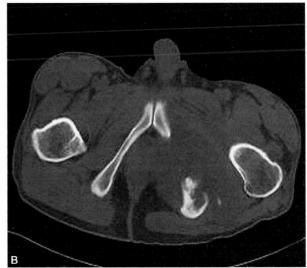
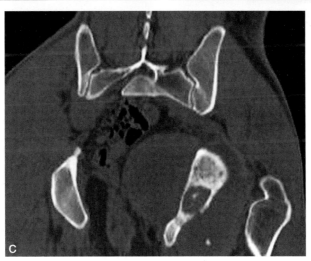

图 24-6-1 左坐骨普通髓腔型软骨肉瘤

骨盆X平片平片(A)、CT横断面(B)及冠状面重建(C):示左侧髋臼下缘骨质破坏伴周围较大软组织肿块,髓腔内及骨外软组织肿块内可见斑点状、絮状钙化

CT 表现： CT 对中央型和周围型软骨肉瘤的诊断均有帮助。CT 平扫时中央型软骨肉瘤表现为髓腔内高、低混合密度病灶，其中破坏后的残余骨、软骨钙化呈高密度，囊变呈低密度（图 24-6-2）。有时在骨质破坏后形成巨大软组织肿块，其中表现为高密度骨化影（图 24-6-3、图 24-6-4）。周围型软骨肉瘤可出现与中央型软骨肉瘤相似的表现，但它的整个病灶有蒂与相应骨皮质相连，病变顶部有一层软骨帽，密度低于同层肌肉组织，也可伴有散在钙化的高密度。中央型软骨肉瘤突破皮质向外生长或周围型软骨肉瘤均可形成软组织肿块，且体积大而密度不均，含斑点状钙化。肿块常呈分叶状、结节状，轮廓清楚。CT 增强后可显示肿瘤周边强化，且可见分隔状强化伸入其中。

MRI 表现： 中央型软骨肉瘤在 T_1WI 上表现为信号强度不均匀的骨内破坏，钙化区表现为低信号，而非钙化肿瘤区的信号强度高于钙化区。在 T_2WI 上非钙化部分的肿瘤信号强度明显增高。周围型软骨肉瘤早期可见软骨帽增厚，在 T_2WI 上见不规则高信号。晚期见骨周围巨大软组织肿块，在 T_1WI 上信号强度稍高于肌肉组织，而在 T_2WI 上呈不均匀高强度信号，其内的钙化表现为不规则的极低信号强度区。骨皮质破坏为不规则的肿瘤组织所代替，肿瘤可伸展到软组织内形成肿块（图 24-6-5）。

血管造影： 可用来确定肿瘤的确切范围及其与周围血管的关系，对手术者在术前了解肿瘤与血管的关系及其内部结构十分重要。可见肿瘤内多数密

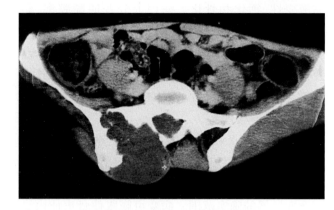

图 24-6-2　骶髂关节软骨肉瘤Ⅰ级

女，27 岁，右下肢痛 1 年，发现臀部肿块 5 个月。CT 软组织窗示右骶髂关节关节面破坏、形态不规则，关节周围广泛软组织肿块，椎体附件和骶棘肌受侵及。破坏区内有点状钙化，并见肿瘤后部低密度改变

度减低区和环形钙化，多个小动脉环绕着肿块，形成多个弓形血管。毛细血管期出现肿瘤染色，明确显示肿瘤的范围和附近被推移的脏器（图 24-6-6）。大多数肿瘤内还可显示出弯曲扩张的肿瘤血管（图 24-6-7、图 24-6-8）。

【鉴别诊断】

1. **内生软骨瘤**　好发于手、足短管状骨，呈中心膨胀性生长，骨皮质变薄，有硬化边，骨内膜扇贝性压迹的深度一般不超过骨皮质厚度的 2/3。

2. **骨肉瘤**　好发于青少年长骨干骺端，影像学特征为骨质破坏、瘤骨和软组织肿块，常可见 Codman 三角。

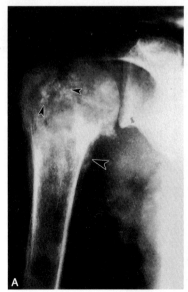

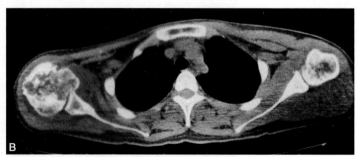

图 24-6-3　中央型软骨肉瘤

男，19 岁，右肩疼痛半年。A. X 线平片显示右肱骨头弥漫散在骨质破坏，有多发斑点状小环形钙化（小黑箭头），上段骨干骨膜反应（大黑箭头）；B. CT 扫描右肱骨头内有多数斑点状钙化，骨皮质厚薄不均，三角肌明显萎缩，手术病理诊断证实为软骨肉瘤

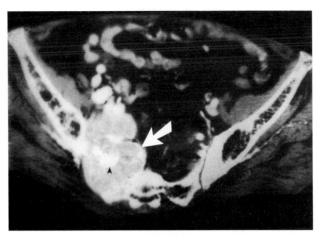

图 24-6-4 骶骨软骨肉瘤
女,68岁。CT平扫:骶骨右侧骨质破坏形成巨大软组织肿块,呈分叶状(白箭),其中可见高密度骨化影(黑箭头)

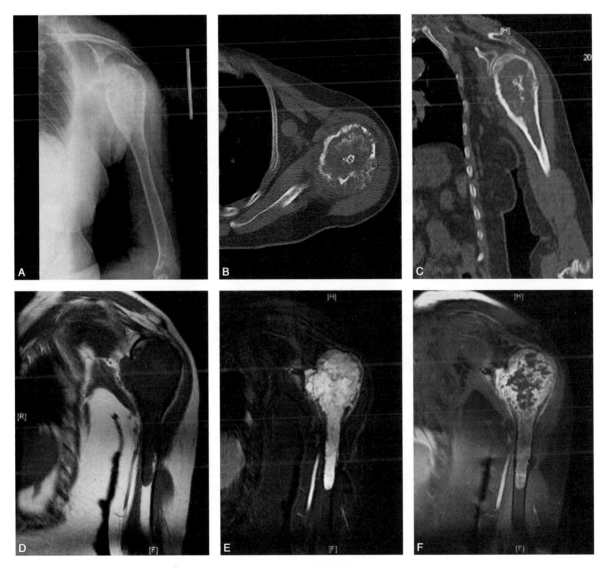

图 24-6-5 左肱骨软骨肉瘤
肱骨正位片(A)、CT横断面(B)、冠状面(C):肱骨近段膨胀性骨质破坏,局部骨皮质破损,髓腔内可见絮状及环形钙化;MRI冠状面:示病灶为 T_1WI(D)等或等-稍低信号,T_2WI(E)高信号,肿块突破内缘皮质,增强后(F)呈不均匀环形强化

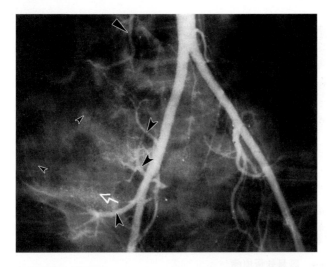

图 24-6-6　髂骨翼软骨肉瘤

女,42 岁。动脉造影显示右髂骨翼不规则骨质破坏,其内见斑点状钙化(小黑箭头)。髂动脉有四条分支环抱着肿瘤外围(大黑箭头)。肿瘤内可见弯曲扩张的肿瘤血管(空白箭)

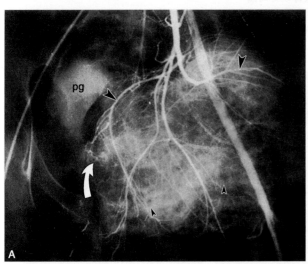

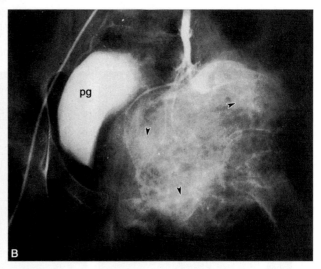

图 24-6-7　骨盆软骨肉瘤

A.男,42 岁,左髋部肿痛 1 年余。髂动脉造影显示左髂骨体包括髋臼、骶骨、坐骨呈菜花样骨性肿块。其内有多数中心密度减低的环形钙化(小黑箭头)。左髂动脉有多个小动脉环抱着肿块,形成多个弓形血管(大黑箭头)。在肿瘤的边缘可见弯曲扩张的肿瘤血管(弯白箭);B.毛细血管期,肿瘤内可见多处肿瘤染色(小黑箭头)。注意膀胱充满造影剂(pg)被肿瘤压迫右移

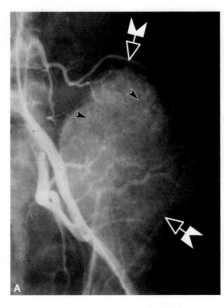

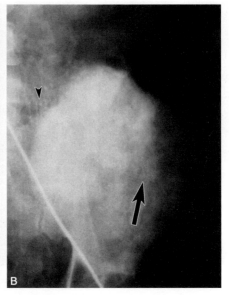

图 24-6-8　髂骨原发软骨肉瘤

男,39 岁,左下肢酸痛 10 个月,伴左臀部肿块 3 个月。A. X 线髂动脉造影:左髂骨翼广泛骨质破坏伴有巨大软组织肿块。左髂动脉有多个分支形成环抱肿块的弓形血管(旗空箭),显示出肿物的大小。肿物内有多数弯曲扩张的肿瘤血管(黑箭头);B.造影后毛细血管期,显示整个左髂骨肿瘤染色(大黑箭)呈均匀高密度影。注意在髂骨嵴上方有多数肿瘤血管(黑箭头)

3. **骨巨细胞瘤** 好发于长骨骨端,呈横向膨胀性生长,其内可见纤细骨嵴形成的皂泡样分隔,易与透明细胞型软骨肉瘤混淆。

【小结】

软骨肉瘤好发于中老年人的躯干骨,特征性表现为骨质破坏,多发环形、半环形、弧形或斑片状肿瘤基质钙化,非钙化部分 CT 上呈低密度,MRI 上呈不均匀明显长 T_1 长 T_2 信号(水样信号)。

(姚伟武)

参 考 文 献

[1] 荣独山. X 线诊断学 第 3 册(骨·关节·眼·耳·鼻·喉)[M]. 2 版. 上海:上海科学技术出版社,1993:240-241.

[2] 蒋智铭. 骨关节肿瘤和肿瘤样病变的病理诊断[M]. 上海:上海科技教育出版社,2008.

[3] 杨世埙. 影像学诊断手册骨骼四肢分册[M]. 上海:上海科技教育出版社,2004:198-210.

[4] 梁碧玲. 骨与关节疾病影像诊断学[M]. 北京:人民卫生出版社,2006:575-580.

[5] 曹来宾. 实用骨关节影像诊断学[M]. 济南:山东科学技术出版社,1998.

[6] 杨世埙,王皖,王武,等. 软骨母细胞瘤的影像诊断[J]. 中国医学计算机成像杂志 2004,10(3):182-186.

[7] 孟悛非. 软骨肉瘤平片和 CT 影像研究[J]. 中华放射学杂志,1994,28(10):687.

[8] 徐德永,曹庆选. 软骨肉瘤 206 例临床 X 线分析[J]. 中华放射学杂志,1989,56(3):161-164.

[9] 杨广夫,靳宝善. 磁共振诊断学[J]. 西安:陕西科学技术出版社,1991:325-346.

[10] Sundaram M,Falbo S,McDonald D;Surface osteomas of the appendicular skeleton[J]. Am J Roentgenol,1996,167:1529-1533.

[11] Hermann G,Abdelwahab IF,Casden A,et a1. Osteoid osteoma of a cervical vertebral body[J]. Br J Radiol,1999,72:1120-1123.

[12] Ehlinger M,Cognet JM,Chiffolot X,et al. Epiphyseal tibial osteoblastoma;report of a rare localization and review of the literature[J]. Rev Chir Orthop Reparatrice Appar Mot,2003,89(3):266-271.

[13] Terry RY,Lindsay JR. Essentials of skeletal radiology[M]. Williams& Wilkins,1996,1029-1112.

[14] Cohen EK,Kressel HY,Frank TS,et al. Hyaline cartilage-origin bone and soft-tissue neoplasms;MR appearance and histologic correlation[J]. Radiology,1988,167:477-81.

[15] Levine SM,Lambiase RE,Petchprapa CN. Cortical lesions of the tibia;characteristic appearances at conventional radiography[J]. Radiographics. 2003,23(1):157-177.

[16] De Filippo M,Ingegnoli A,Carloni A,et al. Erdheim-Chester disease;clinical and radiological findings[J]. Radiol Med,2009,114(8):1319-1329.

[17] Dion E,Graef C,Miquel A,et al. Bone involvement in Erdheim-Chester disease;imaging findings including periostitis and partial epiphyseal involvement[J]. Radiology,2006,238(2):632-639.

[18] Kricun ME. Imaging of bone tumors[M]. Philadelphia:WB Saunders,1993,121-125.

[19] Unni KK,Inwards CY,Bridge JA,et al. AFIP Atlas of tumor pathology. Tumors of the Bones and Joints[M]. 4th series. Washington D. C. :AFIP,2005.

[20] Fletcher CDM,Unni KK,Mertens F,et al. World Health Organization Classification of Tumours Pathology & Geneties Tumours of Tissue and bone[M]. Lyon:IARC Press,2002.

[21] Leithner A,Windhager R,Lang S,et al. Aneurysmal bone cyst:A population based epidemiologic study and literature review[J]. Clin Orthop,1999,363:176.

第二十五章　纤维组织细胞性和纤维源性肿瘤

根据 2013 年第四版《WHO 骨与软组织肿瘤分类》，本章所述的非骨化性纤维瘤（nonossifying fibroma，NOF）属于良性纤维组织细胞性肿瘤；骨的促结缔组织增生性纤维瘤（desmoplastic fibroma of bone）和骨的纤维肉瘤（fibrosarcoma of bone）为纤维源性肿瘤，前者为中间型（局部有侵袭性），后者为恶性；而新版将纤维组织细胞性肿瘤项下的恶性纤维组织细胞瘤（malignant fibrous histiocytoma，MFH）划归为杂类肿瘤目录下，并更名为未分化高级别多形性肉瘤（undifferentiated high-grade pleomorphic sarcoma，UPS）。

第一节　非骨化性纤维瘤

【基本病理与临床】

非骨化性纤维瘤是常见的良性骨肿瘤，由成纤维细胞、纤维间质、泡沫细胞及散在多核巨细胞构成。肿瘤主要成分为分化良好的梭形成纤维细胞，编织成旋涡状，病灶内无成骨。多见于青少年，好发于下肢长管状骨干骺端。临床症状轻微或无症状偶然发现，局部可有酸痛和肿胀，较大的病灶可发生病理骨折。

【影像学表现】

X 线和 CT 表现：病灶多起始于长骨的干骺端，距骺板 3~4cm，随骨骼的生长而逐渐向骨干移行。根据影像学表现可分为皮质型和髓腔型。

皮质型多见，病变中心偏骨皮质一侧，呈偏心性位于一侧骨皮质内或皮质下区累及部分髓腔，表现为单房或多房状骨质破坏，长轴与骨干平行，呈串珠样排列，边缘清楚，周围有硬化边环绕，以髓腔侧的边缘硬化较明显，另一侧可出现骨质缺损（图 25-1-1A、B）。一般无骨膜反应和软组织肿块。

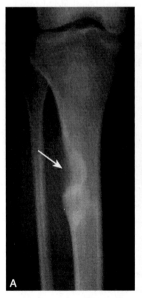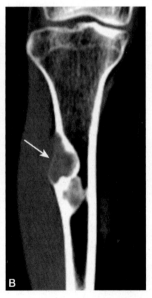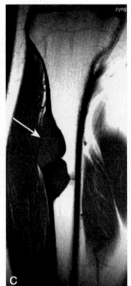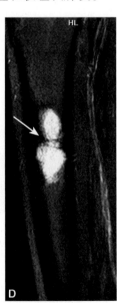

图 25-1-1　非骨化性纤维瘤
女，20 岁。X 线平片（A）及 CT 冠状位重建图像（B）示，胫骨上段偏心骨质破坏，病变长轴与骨干平行，呈串珠样排列，边缘清楚，周围有硬化边，以髓腔侧的边缘硬化较明显，另一侧出现骨质缺损（箭）；MRI 冠状位 T_1WI（C）及矢状位 T_2WI 抑脂像（D）表现为累及皮质及髓腔的多房状异常信号，T_1WI 呈低信号，T_2WI 抑脂像上表现为明显高信号

髓腔型少见,位于干骺端或骨端,病灶自髓腔向骨皮质方向生长,病变中心偏髓腔侧,呈单房或多房状骨质破坏。

MRI 表现:表现为累及皮质和髓腔的串珠样、多房状长 T_1WI 和短 T_2WI 信号,反映了内部成熟的纤维组织成分,如细胞成分多于胶原纤维,则 T_2WI 特别是 T_2WI 抑脂序列上表现为明显高信号(图 25-1-1C、D)。

【诊断要点】

骨破坏位于长骨干骺端距骺板 3~4cm 的骨皮质内或皮质下区,单房或多房状伴有硬化边。

【鉴别诊断】

1. **骨样骨瘤** 皮质或皮质旁区域较小的瘤巢,内见钙化,瘤巢周围伴明显骨质硬化,MRI 可见邻近骨髓及软组织水肿。

2. **骨性纤维结构不良** 多位于胫骨近中段前部骨皮质,表现为膨胀性骨质破坏,可沿受累骨长轴呈多灶性分布,常见胫骨前弓畸形。

3. **软骨黏液样纤维瘤** 起源于髓腔,常偏心性膨胀性生长,局部骨皮质增厚硬化明显,病变内部可以分隔样改变,与正常骨交界处可有骨膜反应。

第二节 促结缔组织增生性纤维瘤

【基本病理与临床】

促结缔组织增生性纤维瘤又称为韧带样纤维瘤,可原发于骨内,破坏骨皮质侵犯到相邻软组织内。也可原发于软组织内而累及相邻骨质而继发骨质破坏,但此种情况不包括在本章内容内。促结缔组织增生性纤维瘤组织学上由少量梭形纤维细胞及丰富胶原和细胞间质构成,属中间型肿瘤,局部有侵袭性,切除不彻底易复发,但一般不发生远处转移。

本病好发于青少年和年轻成人,以 10~30 岁多见。临床症状主要为局部间歇性疼痛。查体局部可触及肿块。好发于长骨,常位于干骺端,呈中心性骨质破坏,可穿破骨皮质形成巨大软组织肿块。具体发病部位以股骨最常见,其他较为常见的部位有胫骨、肱骨、桡骨和髋骨等。原发于椎体者少见。

【影像学表现】

X 线和 CT 表现:肿瘤好发于长骨,位于长骨骨干者多呈较大的啃咬状骨质破坏区,边缘不规整并可见翘起中断的骨膜反应,病变常突破骨皮质向周围生长形成软组织肿块(图 25-2-1A~C)。肿瘤位于干骺端者多呈中心性囊状、蜂房状膨胀性骨质破坏,其内有粗大的骨嵴形成间隔,可有薄的硬化边,骨质破坏区亦可跨过骺板累及骨骺或到达关节面下。发生于扁骨者多呈溶骨性破坏,可有部分区域边界不清,局部骨皮质可破坏中断消失,呈明显侵袭性征象。

MRI 表现:表现无特征性。多呈略长 T_1 略长 T_2 信号,或等 T_1 等 T_2 信号,T_2WI 脂肪抑制序列呈高信号,增强扫描明显强化。MRI 上可清晰显示周围的软组织肿块(图 25-2-1D~F)。

【诊断要点】

促结缔组织增生性纤维瘤多呈啃咬状、囊状骨质破坏,内有粗大的骨嵴间隔,可见薄的硬化边、翘起中断的骨膜反应和软组织肿块。

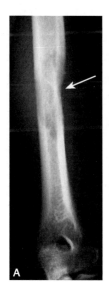
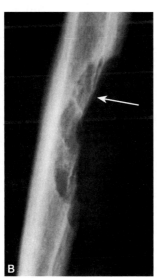
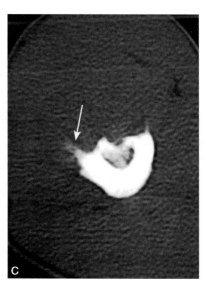

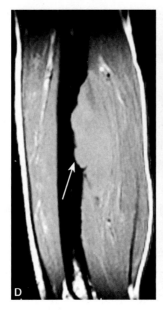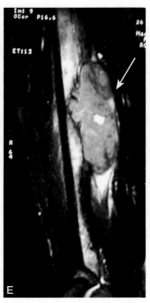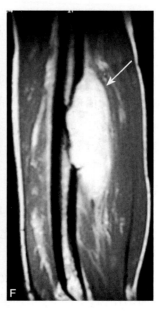

图 25-2-1　促结缔组织增生性纤维瘤

女,29 岁。A、B.肱骨正位 X 线平片及局部放大显示肱骨骨干局部较大的啃咬状骨质破坏 (箭);C. CT 横断位图像显示骨质破坏边缘不规整并可见翘起中断的骨膜反应(箭);D. MRI 矢状位 T_1WI 示肱骨骨质破坏区(箭);E. MRI 矢状位 T_2WI 脂肪抑制序列可见软组织肿块自 骨内向骨外侵及(箭),邻近骨髓和软组织水肿;F. MRI 矢状位 T_1WI 增强扫描示病变明显均 匀强化(箭)

【鉴别诊断】

1. 骨巨细胞瘤　本病发生于干骺端累及骨端 关节面下时需与骨巨细胞瘤鉴别,骨巨细胞瘤无硬 化边,膨胀较明显。

2. 动脉瘤样骨囊肿　内部常有液-液平面。

3. 骨囊肿　内部为液体密度或信号,常并发 病理性骨折出现"骨片陷落征",增强扫描无强 化。

4. 骨肉瘤　本病需与溶骨型骨肉瘤鉴别,后者 表现明显的恶性征象,如边界不清的骨质破坏无硬 化边,破坏区内无骨间隔,常可出现骨膜三角或针状 骨膜反应。

第三节　骨纤维肉瘤

【基本病理与临床】

骨纤维肉瘤是原发性恶性骨肿瘤中较少见的一 种,起源于成纤维组织,可起于骨内膜或骨外膜。中 央型者病变开始于髓腔骨内膜,先引起溶骨性破坏 而后穿过骨皮质形成软组织肿块。边缘型开始于骨 外膜而与骨皮质紧密相连,多向外生长,可侵蚀邻近 骨皮质,甚或侵犯髓腔。中央型较周围型多见。多 数为原发恶性,亦可继发于骨纤维结构不良、畸形性 骨炎、放射损伤或慢性感染。

组织学上梭形的肿瘤细胞产生交织成束的胶

原纤维,即肿瘤主要由成纤维细胞及其产生的胶原 纤维组成,可发生出血、坏死和囊变,但无骨或软骨 形成。

临床表现无特异性。好发年龄跨度大,多见于 20~40 岁,男女发病率无明显区别。主要症状为局 部疼痛、肿胀和运动受限。好发于长管状骨,股骨最 多见,常位于干骺端或干骺骨干交界处。其他部位 多见于骨盆和颌骨。

【影像学表现】

X 线和 CT 表现:中央型起自髓腔骨内膜并通 过直接蔓延侵入骨质,表现为穿凿样、虫蚀样骨质破 坏。分化较好生长缓慢者呈局限性骨质破坏,局部 可轻度膨胀、有硬化边,破坏区内可有死骨。肿瘤生 长活跃或分化较差时表现为大的溶骨性破坏,可穿 破骨质向软组织内浸润,形成软组织肿块(图 25-3-1A,B)。

边缘型开始于骨外膜,肿瘤常位于软组织内,表 现为密度不均匀的软组织肿块,内可出现低密度坏 死区,亦可有高密度点状钙化。骨皮质可呈不规则 形破坏,伴少许骨膜反应。增强扫描肿块可有不同 程度强化。

MRI 表现:骨纤维肉瘤在 T_1WI 通常表现为低信 号,在 T_2WI 及其脂肪抑制序列上,根据肿瘤分化程 度不同及是否有坏死,可表现高信号、低信号或高低 混杂信号(图 25-3-1C、D)。

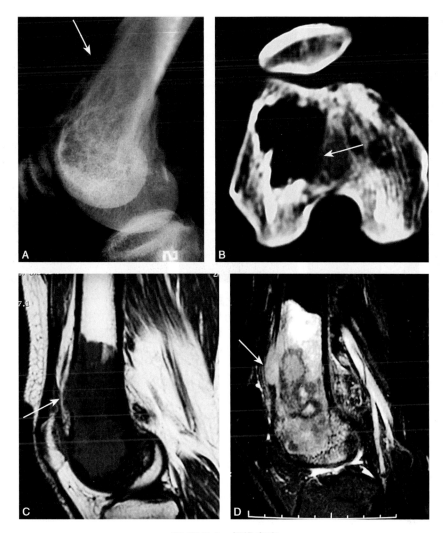

图 25-3-1 纤维肉瘤

男,36 岁。A. 膝关节侧位 X 线平片显示股骨下段溶骨性骨质破坏(箭);B. CT 横断位图像显示骨质破坏边缘不规则(箭);C. MRI 矢状位 T_1WI 示病变呈 T_1WI 低信号;D. T_2WI 抑脂序列示病变呈高低混杂信号,局部前缘骨皮质破坏伴软组织肿块形成(箭),周围可见轻度软组织水肿

【诊断要点】

低度恶性者呈局限性溶骨性骨破坏,可有硬化边和死骨。高度恶性者肿瘤生长活跃,骨皮质受累,周围伴软组织肿块。

【鉴别诊断】

1. **骨巨细胞瘤** 多位于长骨骨端关节面下,呈偏心、膨胀性骨质破坏。

2. **转移瘤** 好发于老年人,可有原发恶性肿瘤病史,发生于长骨典型者位于骨干,呈单纯性溶骨性骨质破坏,少有骨膜反应,周围软组织肿块相对较小。

3. **骨肉瘤** 好发于青少年长骨干骺端,常见瘤骨、骨膜三角和软组织肿块。

4. **尤因肉瘤** 好发于青少年长骨骨干,溶骨性骨质破坏常伴有葱皮样骨膜反应。发生于髂骨者常形成巨大软组织肿块,这与相对较少或较轻的骨质破坏不相称。

第四节　未分化高级别多形性肉瘤

【基本病理与临床】

在 2013 版 WHO 骨肿瘤分类中,将骨恶性纤维组织细胞瘤更名为骨未分化高级别多形性肉瘤。该肿瘤是多潜能间叶细胞发生的高度恶性肿瘤,无肿瘤性成骨及软骨成分。原发于骨内者较原发于软组织者少见。

本病男性发病多于女性,老年人多见。全身骨骼均可发病,更多见于四肢长骨,尤以膝关节周围即股骨下端和胫骨上端最多见。临床上病程较缓慢,可持续数月至数年,常见症状为局部疼痛和压痛。

【影像学表现】

X 线和 CT 表现:主要表现为虫蚀样、地图样溶骨性骨质破坏;位于干骺端者,常呈中央性生长,位

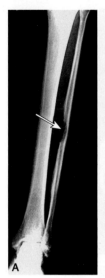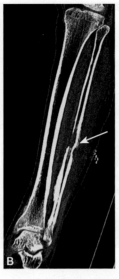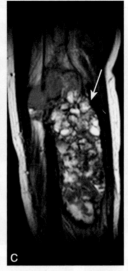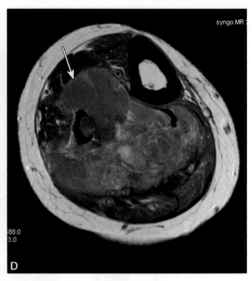

图 25-4-1　未分化高级别多形性肉瘤

男,54 岁. A. 正位 X 线平片显示腓骨中段骨质破坏(箭),边界不清,无硬化边;B. CT 冠状位重建图像显示骨质破坏边缘不规整,并可见不连续的骨膜反应(箭);C. MRI 矢状位 T_2WI 显示病变区呈高低混杂信号(箭);D. MRI 横断位 T_1WI 可见腓骨骨质破坏伴周围较大的软组织肿块形成,内部信号较细腻,呈鱼肉状(箭)

于骨干者,常为偏心性生长;多无硬化边,且通常合并骨皮质破坏形成软组织肿块,骨膜反应少见或有轻微骨膜反应(图 25-4-1A、B)。CT 增强扫描病变不同程度强化。

MRI 表现: T_1WI 多呈等、低信号,T_2WI 多呈不均匀中、高信号。病变内部的钙化、含铁血黄素及有较多胶原纤维时可见 T_2WI 低信号。常见软组织肿块形成(图 25-4-1C、D)。

【诊断要点】

溶骨性骨质破坏,多无硬化边,骨皮质破坏伴软组织肿块形成。病变内部有较多胶原纤维时可见 T_2WI 低信号灶。

【鉴别诊断】

1. **骨肉瘤**　好发于青少年长骨干骺端,常见瘤骨以及明显侵袭性骨膜反应,Codman 三角。

2. **骨纤维肉瘤**　常难以鉴别,需结合临床和病理。

（陈海松）

参 考 文 献

[1] Sakamoto A, Arai R, Okamoto T, et al. Non-ossifying fibromas: Case series, including in uncommon upper extremity sites[J]. World J Orthop, 2017, 8(7): 561-566.

[2] Corsi A, Remoli C, Riminucci M, et al. A unique case of multiple non-ossifying fibromas with polyostotic monomelic distribution and aggressive clinical course[J]. Skeletal Radiol, 2017, 46(2): 233-236.

[3] Eyesan SU, Katchy AU, Idowu OO, et al. non-ossifying fibro-ma of the right clavicle[J]. Niger Postgrad Med J, 2018, 25(2): 126-129.

[4] 李长军,申斌. 非骨化性纤维瘤的影像诊断[J]. 医学影像学杂志, 2017, (1): 131-134.

[5] 李玉清,张泽坤,吴文娟,等. 胫骨远端骨肿瘤及肿瘤样病变的病种及影像分析[J]. 实用放射学杂志, 2013, 29(12): 2005-2009.

[6] Tanwar YS, Kharbanda Y, Rastogi R, et al. Desmoplastic Fibroma of Bone: a Case Series and Review of Literature[J]. Indian J Surg Oncol, 2018, 9(4): 585-591.

[7] Jamshidi K, Bagherifard A, Mirzaei A, et al. Desmoplastic fibroma versus soft-tissue desmoid tumour of forearm: a case series of diagnosis, surgical approach, and outcome[J]. J Hand Surg Eur, 2017, 42(9): 952-958.

[8] Levrini G, Pattacini P. Desmoplastic fibroma of the distal tibia: A case report of a minimally invasive histological diagnosis[J]. Mol Clin Oncol, 2016, 5(5): 537-539.

[9] 程慧,蒋智铭. 骨原发性促结缔组织增生性纤维瘤 8 例临床病理分析[J]. 临床与实验病理学杂志, 2015, (12): 1370-1373.

[10] 田亮,周玮玮,张晓玲. 颌骨促结缔组织增生性纤维瘤 2 例临床病理分析[J]. 临床与实验病理学杂志, 2017, (11): 1254-1256.

[11] Zouhair N, Chaouki A, Ballage A, et al. Fibrosarcoma of the ethmoid sinus: A rare entity[J]. Int J Surg Case Rep, 2019, 59(2): 136-139.

[12] 邓海浪,张靖,艾斌,等. 婴儿型纤维肉瘤的临床影像分析[J]. 临床放射学杂志, 2016, 35(11) 1738-1742.

[13] Li X, Zhang Z, Latif M, Chen W, et al. Synovium as a wide-spread pathway to the adjacent joint in undifferentiated high-grade pleomorphic sarcoma of the tibia: A case report

[J]. Medicine,2018,97(8):e9870.

[14] Lambade PN,Lambade D,Saha TK,et al. Malignant fibrous histiocytoma:an uncommon sarcoma with pathological fracture of mandible[J. J Maxillofac Oral Surg,2015,14(Suppl 1):283-287.

[15] 胡振彬,陈卫国,文婵娟,等.骨未分化高级别多形性肉瘤的影像表现及病理特征[J].临床放射学杂志,2016,35(4):607-610.

[16] 方三高,李艳青,马强,等.骨未分化高级别多形性肉瘤8例临床病理观察[J].临床与实验病理学杂志,2014,30(2):171-175.

第二十六章　骨髓及造血系统疾病

除骨、肌肉和脂肪外,从重量上计,骨髓是人体最大的器官。成人骨髓体积约 1 400ml,男性骨髓重达 3 000g,女性约为 2 600g。骨髓功能是不断提供红细胞、血小板和白细胞,以满足人体对氧、凝血和免疫功能的需要。骨髓分红髓和黄髓,两者在化学成分和组织结构上均不相同。红髓是产生红细胞、白细胞、血小板的具有造血活动性的骨髓。黄髓无造血活性,主要由脂肪细胞构成。在生命过程中红髓不断向黄髓转变。初出生的新生儿全部骨髓腔皆为红髓充盈,不久红髓就开始转变为黄髓,最先在四肢,特别是在手、足的末节指趾骨最明显。如以全身骨骼为整体,这个转换是由外周骨向中轴骨呈向心性进行。在长骨转换是由骨干到干骺端,呈离心性进行。转变的速度并不完全均等或对称,在特定骨的不同部位和骨骼之间有所不同。软骨性骨骺和骨突在其骨化前无骨髓,一般是在化骨后即含有黄髓。一般 25 岁左右这种转换完成,变成成人型骨髓。这时红髓集中在中轴骨(颅骨、脊柱、肋骨、胸骨、骨盆),在周围骨(肱骨和股骨近端)中较少,主要存在于肱骨及股骨上 2/3 段,在黄髓内也可有成血组织残留。成人型骨髓形成后,随年龄增长,中轴骨和四肢骨近端的红髓仍缓慢地向黄髓转变。以椎体为例,10 岁以前椎体中红髓的体积平均为 58%,到 80 岁时减少到 29%。黄髓的增加,是由于骨质疏松使骨小梁减少,而需更多的脂肪细胞来取代。

第一节　检查方法

临床上骨髓病变主要依靠髂骨或胸骨的骨髓抽吸或/和穿刺活检进行诊断。骨髓病变弥漫性改变时,这种方法准确可靠,但某些情况下,骨髓病变在骨髓内的侵犯并非均匀一致,骨髓穿刺检查可能存在采样误差,此时其结果并不能真实反映骨髓病变的情况。

目前可应用于骨髓疾病的影像学检查方法有多种,传统 X 线平片可直观观察骨骼病变,经济、简便易行,是一种常规检查方法,但对骨髓病变敏感性低,只有骨量丢失达到 30% 以上时才能显示骨骼改变;CT 具有较高的密度分辨率,适用于解剖复杂的部位,但对于骨髓病变而言,CT 较难区分正常骨髓与异常骨髓,特别对于弥漫性骨髓病变,而且骨髓腔的显示易受到骨皮质的条纹伪影及硬线束伪影的干扰;^{99m}Tc 核素检查可检测骨髓内造血系、网状内皮系统的病变,但它显示的更多是关于骨髓的生理信息,如血供、代谢活性、骨髓容量等,对骨髓病变诊断特异性低,显示解剖细节的能力不理想;MRI 具有无创伤性、无电离辐射、较高的软组织分辨率、多参数成像、多方位成像能力,MRI 依靠区分水及脂肪的能力能直接显示骨髓及骨髓内病变,还可以通过水分子弥散反映骨髓功能,已成为检测骨髓功能及病变的主要影像学检查方法。

骨髓 MRI 检查成像序列日渐增多,主要成像序列有 TSE/FSE、GE、STIR、化学位移成像等。TSE/FSE 序列已广为应用,对磁场的要求不高,T_1WI 具有较高的对比信噪比,可清楚区分红、黄骨髓;T_2WI 上,红、黄骨髓之间的信号强度差别减小。脂肪抑制 T_2WI、STIR 或 mDIXON、CS、IP/OP 等技术可抑制脂肪信号,使得骨髓内含水量高的病变组织呈高信号,形成良好对比,可提高骨髓病变的检出率,是目前骨髓病变的敏感检查技术(图 26-1-1)。自选回波 T_1WI 与脂肪抑制 T_2WI 或 STIR 结合,是目前认为较好的骨髓成像序列组合。梯度回波序列成像时间短,易受磁场不均匀性及磁敏感效应的影响,对运动敏感,由梯度回波序列衍生的反相位梯度回波序列,利用脂肪、水质子 T_2 时间的差异进行信号的消减可很好地显示红骨髓内的病灶(图 26-1-2);化学位移成像利用水、脂肪质子进动时细微相位差别,可分别对红、黄骨髓成像,但对磁场均匀性及线圈的要求

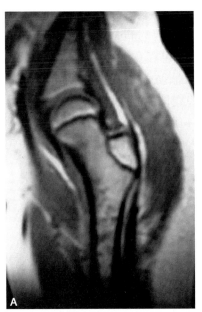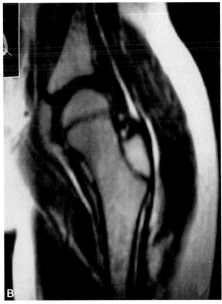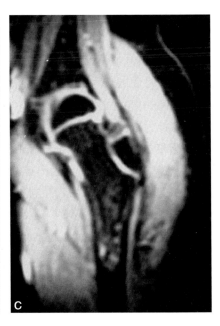

图 26-1-1 股骨骨髓 MRI 检查

A. T_1WI 股骨近端红髓内可见低信号的红髓岛,分辨清晰;B. T_2WI 红黄髓信号差别减小;C. STIR 黄髓信号被抑制,股骨近端内的红髓岛显示清晰

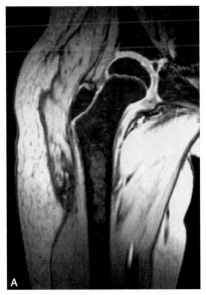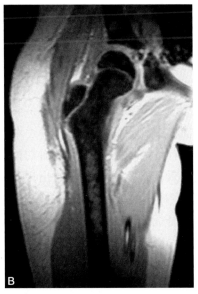

图 26-1-2 股骨骨髓梯度回波序列检查

A. 反相梯度回波像股骨颈内红髓呈极低信号,黄髓呈高信号;B. 同相梯度回波像股骨内红髓及黄髓信号差异减小

高,在临床上较少使用;在怀疑有病变的情况下,可应用 Gd 对比增强扫描,一般选用脂肪抑制 T_1WI 序列,可更好显示病变及其强化情况。近年来,DWI 逐渐用于骨髓内病变的良恶性鉴别诊断,一般 DWI 选用 b=800,骨髓内良性病变在 DWI 上与恶性病变有一定差异。动态增强 MRI 检查也逐步用于骨髓疾病的检查,可提供组织间和组织内的渗透信息。

由于 X 线、CT 和 USG 对骨髓疾病诊断的价值有限,本章后面内容重点就 MRI 诊断作重点叙述。

第二节　正常骨髓的 MRI 表现

红髓、黄髓内不同的物质含量是 MRI 直接显示骨髓的影像学基础。红髓内含水 40%、脂肪 40%、蛋白质 20%,红髓内的脂肪含量随着年龄增长不断增加,到 70 岁时,脂肪占 60%、水 30%、蛋白质 10%;黄髓内含水 15%、脂肪 80%、蛋白质 5%。骨髓 MRI 信号强度主要依赖于其水和脂肪含量,骨皮质、骨小梁缺少氢质子呈极低信号或无信号,因此脂肪和水是骨髓信号的主要来源。由于红髓、黄髓的质子密度相似，质子密度加权像不能清楚区分红、黄髓，骨髓成像主要依赖的成像参数是 T_1、T_2 时间。

判断骨髓的信号，除了皮下脂肪外，一般在外周骨以肌肉的信号强度为参照，在中轴骨，一般以椎间盘的信号为参照。黄髓的信号强度在各序列上均与皮下脂肪相近或同步，而红髓因其含水量高，在 T_1WI 上较黄髓信号低，与肌肉或椎间盘信号强度相近。在 T_2WI 上信号较肌肉或椎间盘稍高。T_2WI 上红髓和黄髓间的信号差别不及 T_1WI 明显。在重 T_2WI（$TR \geqslant 3\ 000ms$）上红髓的信号比黄髓高，可能由于红髓内水含量高所致。在反相梯度回波序列上，红髓呈低信号，而黄髓呈高信号。在同相回波序列上，红髓信号强度增高，与黄髓相近。由于红髓内含丰富的血管窦，而黄髓内主要以基底膜完整的毛细血管为主，因此用 Gd 造影剂增强后，红髓可表现明显的强化，黄髓强化程度轻微。随着红髓的脂肪化，其强化程度也逐渐减低。

骨髓是随着机体年龄的增长而处于不断变化之中的器官。人体内红、黄骨髓的分布及红、黄骨髓的转换随着年龄变化有其自身的变化规律，正常人群骨髓的 MRI 表现也因此随着年龄而发生变化。随着年龄的增长骨髓的转换大体表现为外周骨中红骨髓逐渐黄骨髓化，中轴骨中红骨髓中脂肪含量逐渐增多。出生时，全身所有骨骼内均为具有造血功能的红骨髓；1 岁以前，蝶骨前部及额骨内开始出现黄骨髓；1～20 岁，红骨髓顺序转换为黄骨髓，转换首先发生在远端指（趾）骨、骨骺、骨突内，并对称性由外周骨向中轴骨呈向心性进行，骨骺或骨突骨化后其中的红骨髓随即转变为黄骨髓，对于每一块骨而言，骨干中的红骨髓首先转变为黄骨髓，然后离心地向远端干骺端、近端干骺端进展，脊柱中的椎体静脉周围可出现数量不等的黄骨髓，其发生机制通常认为是随着年龄的增长骨髓的血供逐渐减少，而致红骨髓转变为黄骨髓，达 12 岁时手、足等外周骨中主要含有黄骨髓；至青春期，股骨、肱骨近端和远端干骺端内仍为红骨髓；到 25 岁时，骨髓分布达到稳定状态，红骨髓仅存在于脊柱、胸骨、骨盆、肋骨、股骨与肱骨近端；50 岁以后，由于骨质疏松，骨皮质变薄，骨小梁变细，留下的空隙由脂肪组织填充，骨髓中脂肪含量进一步增多。人体内终生含红骨髓的骨骼，其内部红骨髓仍然继续随年龄的增长而变化，表现为红骨髓中的脂肪含量不断增加，甚至局灶性地转变为黄骨髓。

在骨髓的生理性转换过程中，在骨骺及椎体内的骨髓转换可表现不均匀的转换，勿认为是病变。骨骺靠近关节面的下方可存在局灶性的红髓（图 26-2-1）。椎体骨髓内，在脂肪化的骨髓内，可存在红骨髓岛，仔细观察，这些红骨髓岛内仍可见点状高信号的黄髓，呈"牛眼征"（图 26-2-2）。

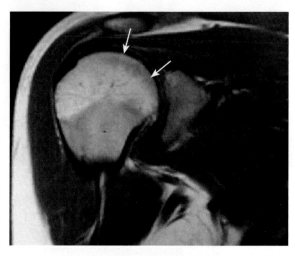

图 26-2-1　骨髓转换
肱骨 T_1WI 肱骨头骨骺关节面下区域存留红髓（箭头）

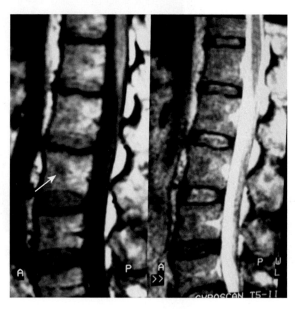

图 26-2-2　骨髓转换
腰椎矢状位 T_1WI（左）及 T_2WI（右），腰椎内斑驳的低信号红髓岛（箭头），其内可见点状高信号红髓

Ricci 等对不同部位的红髓和黄髓与年龄相关的分布形态做了分型（T_1WI），便于将正常的骨髓分布图像与病变区分。

颅骨分三型。Ⅰ型：骨髓呈一致性低信号，或在额、枕区出现小的高信号区。主要见于 10 岁以下儿童（71%）。Ⅱ型：额、枕区呈均一高信号，顶骨出现片状高信号。Ⅲ型：颅骨全部呈均一高信号。Ⅲ型

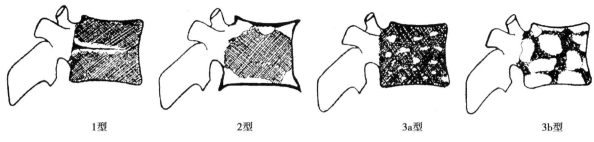

| 1型 | 2型 | 3a型 | 3b型 |

图 26-2-3　椎体骨髓分型图

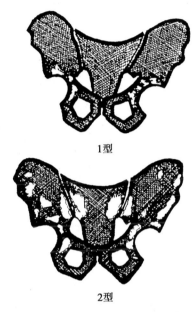

1型

2型

图 26-2-4　骨盆骨髓分型图

见于各年龄组中,分布较均一。

脊椎分四型(图 26-2-3)。Ⅰ型:椎体呈均一低信号,但于椎基底静脉的上下方,可见线样高信号区。Ⅱ型:在椎体周边部分,即终板邻近,椎体的四个边角邻近呈带状或三角形高信号区。Ⅲ型:椎体内出现弥漫的高信号区,为多数边界不清,大小为几毫米或更小的点状(Ⅲa型)或边界清楚,大小在 0.5~1.5cm 的高信号区(Ⅲb型)。Ⅳ型:即Ⅱ型加

Ⅲa型或Ⅲb型。脊椎各段不同类型与年龄的关系:颈椎,Ⅰ型者92%在40岁以下;Ⅱ型者87%大于40岁;Ⅲ型者75%大于50岁。胸椎,Ⅰ型者76%在20岁以下;Ⅱ型者88%在50岁以上;Ⅲ型者年龄分布不均一。腰椎,Ⅰ型者47%在20岁以下,30岁以上者罕见;Ⅱ型者86%在40岁以上;Ⅲ者76%在40岁以上。

骨盆分两型(图 26-2-4)。Ⅰ型:于髋关节上方及内侧的髋臼部呈小的高信号区。此型中73%年龄在40岁以下,随年龄增长,Ⅰ型逐渐减少。Ⅱ型:除Ⅰ型改变外,于髂骨及骶髂关节邻近还有高信号区。此型中79%在40岁以上,随年龄增长此型增多。

股骨近端分三型(图 26-2-5)。Ⅰ型:又分Ⅰa和Ⅰb两型。Ⅰa型仅股骨头骨骺和大、小粗隆处为高信号;Ⅰb型除Ⅰa型表现外,黄髓形成的高信号延伸到股骨头内侧部下的三角区和大粗隆内侧的粗隆间区。Ⅰ型随年龄增长而减少,此型中82%小于50岁。Ⅱ型:除具Ⅰ型表现外,于粗隆间出现多数高信号灶,小的高信号灶可融合成片。此型中大多数为中年人,中年以下者增多,以上者减少。Ⅲ型:股骨近段呈均一的高信号,由于骨髓呈高信号,使构成位于股骨颈部的三角区边缘的三束骨小梁得以突出显示。此型中89%在50岁以上,并随年龄增长而增多。

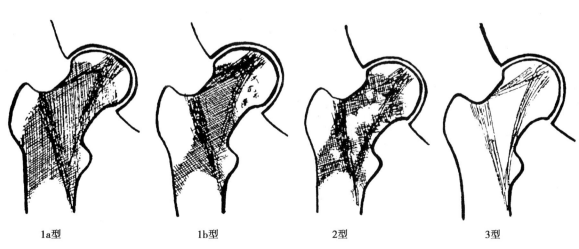

| 1a型 | 1b型 | 2型 | 3型 |

图 26-2-5　股骨近端骨髓分型图

第三节 骨髓基本病变影像学表现

一、骨髓逆转换

骨髓的生理转换是从红髓转变成黄髓,但当人体需要的成血量超过现有红髓的能力时,为了满足需要由黄髓再转变为红髓,即骨髓逆转换(marrow reconversion)。与骨髓的生理转换相反,逆转换首先发生在脊椎和扁骨,然后为四肢骨,由近侧向远侧逆行。严重贫血时,四肢长骨骨骺内黄骨髓可逆转换为红骨髓,表现为斑片状、节段性、弥漫性低信号的红骨髓取代原来分布的黄骨髓,但增生性贫血骨髓的组织构成无变化,引起逆转换的疾病有贫血、转移瘤、骨髓瘤和骨髓纤维化等。

在 T_1WI 上,逆转换区呈低信号,可为弥漫性或局灶性,这些新生的红髓在 T_2WI 因组织中含水量、细胞含量及所用的扫描参数而不同。信号强度可能比脂肪骨髓稍低、相等或稍高。一般而言,增生的红髓 T_1WI 及 T_2WI 均表现为低、中信号,可高于肌肉但低于脂肪。红髓逆转换的范围是刺激强度的反映,而逆转换的基础是骨髓造血功能必须正常。慢性和重度贫血患者红髓逆转换的比例较大,常见于镰状细胞贫血,重型地中海贫血,真性红细胞增多症,阵发性夜间血红蛋白尿症等(图 26-3-1)。在转移瘤中,四肢骨的逆转换提示中轴骨骨髓广泛被肿瘤取代。骨髓逆转换无论在 T_1WI 或 T_2WI 上其信号强度的表现均无特异性,有些肿瘤疾病也呈同样表现。

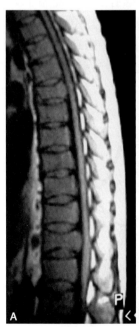
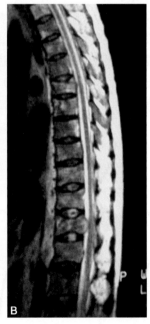

图 26-3-1 阵发性夜间血红蛋白尿症
A.腰椎矢状位 T_1WI 椎体内弥漫性红髓增生,为低信号;B.腰椎矢状位 T_2WI 椎体内红髓为混杂高信号

二、骨髓浸润或替代

骨髓浸润或替代(marrow infiltration or replacement)是指肿瘤、感染和类似的侵犯性病变取代正常骨髓的现象。这类疾病包括霍奇金病、白血病、恶性组织细胞病、骨髓瘤、骨髓炎、骨髓纤维化和戈谢病(Gaucher disease)等,在 T_1WI 上表现为弥漫或局灶性低信号,T_2WI 上信号强度和病变有关,如组织类型、细胞构成、水含量、出血、坏死和炎症等。原发肿瘤、转移瘤和感染一般呈高信号,而白血病、淋巴瘤、骨髓纤维化、戈谢病为低信号或略高信号。MRI 对这些病变的检出敏感性高,对确定病变累及骨髓的范围可靠性高,但不能预知其组织类型。有些病变一旦与临床资料结合,则诊断通常明确。

(一) 戈谢病

戈谢病为一种少见的遗传性类脂质代谢障碍性疾病。由于骨髓内异常的网状内皮细胞浸润,引起骨疏松、骨髓腔扩大、骨膨大、骨破坏、病理性骨折和骨缺血性坏死,后者是骨髓充填的结果。典型的 X 线表现是股骨下端膨大,呈杵状或长颈瓶样表现。MRI 检查在 T_1WI 上由于含脑苷脂细胞的存在,而在信号较高的正常骨髓腔内出现斑点状低信号区,或为均匀的低信号区。T_2WI 亦为低信号,反映了病变组织的 T2 较短。戈谢病骨髓侵犯一般按红骨髓的分布情况进展,四肢骨病变自近端向远端发展,一般不累及骨骺。

(二) 恶性组织细胞病

骨髓改变与白血病极其相似,MRI 上信号及形态学表现两者难以区分(图 26-3-2),需紧密结合临床实验室检查进行鉴别。

(三) 骨髓炎

急性骨髓炎中,正常骨髓被炎性细胞浸润或取代,骨髓中液体积聚,髓内压力增高,继而发生骨髓梗死。由于受累部位细胞成分和水量增多,在 T_1WI 骨髓信号强度减低,在 T_2WI 上为高信号。MRI 改变出现的时间早于 CT 和核素扫描,此外 MRI 还用于显示骨髓及伴发的软组织感染的存在及范围,并可在骨皮质无明显破坏的情况下显示病变(图 26-3-3)。

(四) 其他病变

如白血病等,详细见本章第四至九节。

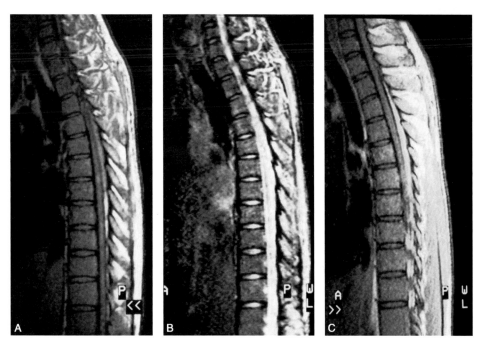

图 26-3-2 恶性组织细胞病
A. 腰椎矢状位 T_1WI,椎体骨髓弥漫性信号减低;B. T_2WI 骨髓信号增高;C. Gd 对比增强扫描,骨髓内病变信号明显强化

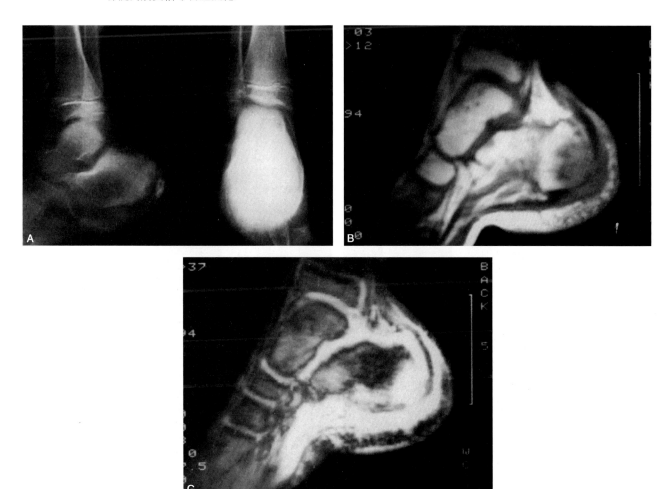

图 26-3-3 跟骨急性骨髓炎
A. X 线平片示跟骨后端有低密度区;B. 矢状面 T_1WI 示,跟骨后部呈低信号区,边界不清,周围软组织肿胀;C. 矢状面 T_2WI 示,骨及周围软组织呈高信号,跗骨间关节积液

三、骨髓耗竭

骨髓耗竭(myloid depletion)是指骨髓的造血成分减少或消失,即造血细胞消失,多见于再生障碍性贫血、放疗和化疗后。石骨症中,由于骨髓腔闭塞,也可引起骨髓消失。(详细见本章第七节"骨髓增生衰竭性贫血")

四、骨髓水肿

骨髓水肿(marrow edema)见于外伤、应激反应、反射性营养不良综合征、肿瘤、感染和贫血。引起骨髓水肿的原因、机制虽不相同,但在 MRI 上却呈同样的表现。在 T_1WI 上,由于组织内水分增加,受累区信号强度减低,而在 T_2WI 上为高信号。组织中水量的多少,直接影响 MRI 信号强度的变化。引起骨髓水肿的常见病简述如下。

(一)应力性骨折

应力性骨折包括疲劳骨折和衰竭骨折(详见本书骨创伤章节),多无明显外伤史,前者常见于跖骨、胫骨上段或跟骨,后者常发生于骶骨、耻骨和坐骨。X 线上可见骨皮质内细的透亮线、局限性骨膜反应及骨内成骨性改变。MRI 表现分两种类型:一为线样,一为无定形病变,均位于皮质骨折线邻近的骨髓腔内。前者在 T_1WI 上呈短而直或长而蜿蜒,走行与邻近骨皮质垂直的低信号线影,其周围有带状水肿样低信号影,边界不清;在 T_2WI 上,线影仍为低信号,其周围则为骨髓水肿所致的高信号带。无定形病变在 T_1WI 上为地图样低信号区,并常伴有圆形局灶性病变,在 T_2WI 上,病变呈高信号区。本病与隐匿性骨内骨折的鉴别主要根据病史,隐匿性骨内骨折均有明显外伤史。病变部位也有助于两者鉴别,如膝部的骨挫伤,病变位于软骨下或骨骺区。

X 线平片对本病检出的敏感性较差,通常要到症状出现后 3～6 周才发现骨折。MRI 能在 X 线平片和体层摄影阴性的情况下发现病变,与核素扫描的敏感性相似。

(二)隐匿性骨内骨折

隐匿性骨内骨折(occult intraosseous fracture)也称微骨折(micro-fracture)或骨挫伤(bone contusion),是指外伤引起的骨小梁断裂和伴发的骨内出血或水肿。X 线平片检查无骨折可见,但骨核素扫描和 MRI 检查均有异常发现。本病最常见于膝外伤后,常伴内侧副韧带或/和前交叉韧带损伤。病变主要位于骨骺区,有时延伸到干骺端,偶见于骨干。膝部外伤,伴内侧副韧带和前十字韧带损伤时,骨挫伤总是发生在胫骨近端外侧和股骨下端,在 T_1WI 呈边界不清的斑片状低信号区,或于软骨下骨内出现线状低信号带。T_2WI 上为不规则的高信号区(图 26-3-4)。

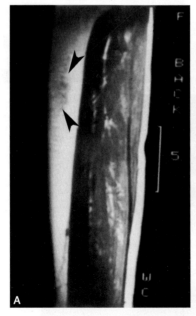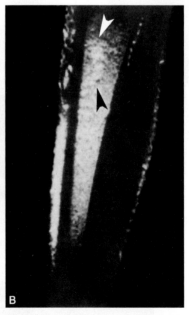

图 26-3-4　隐匿性骨内骨折
A. 胫骨矢状面 T_1WI 示,胫骨上段出现低信号区,边缘模糊(黑箭头);B. T_2WI 上病变区呈高信号(箭头),其前方软组织内有高信号的血肿。外伤 X 线平片显示局部软组织肿胀、无骨折,半年后复查,骨内、外病变消退

隐匿性骨内骨折的诊断标准可归纳为:相关的急性外伤史和临床症状;X线平片或CT无骨折可见;MRI检查骨髓腔内出现异常低信号区(T_1WI)和高信号区(T_2WI);核素扫描骨内出现高活性区;病变可于数月后自行消退,有些病例痊愈后CT检查,骨内原病区骨小梁增粗,认为是骨折愈合的表现。

(三) 外伤后骨萎缩

外伤后骨萎缩又称Sudeck骨萎缩(Sudeck atrophy),指发生于外伤后,以手足为好发部位,其特点为疼痛和骨疏松,有时还在外伤部位的远侧发生软组织水肿,皮肤潮湿发亮。患者的疼痛和功能障碍较重与外伤的程度不相一致。造成骨萎缩的原因不清楚,可能最初由于疾病引起了血管舒缩障碍,后者又加重了疼痛,因而形成了恶性反射性循环,故又称外伤后疼痛性骨疏松和外伤后反射性交感神经营养不良。X线上,受累部位呈广泛性骨疏松,以关节邻近部位为显著,恢复期中症状消失,骨密度逐渐增加,有些病例不能恢复到正常密度。MRI上受累部位在T_1WI上呈低信号,T_2WI上为高信号,符合骨髓水肿的存在。

(四) 一过性骨质疏松

一过性骨质疏松(transient osteoporosis)病因不明,最早见于妊娠妇女,但以青年和中年男性为多见,最多发生于髋部。主要症状为髋部疼痛,重者引起跛行和关节功能受限及肌肉萎缩。患者无外伤或感染,本病无需治疗,可在6～12个月内自愈,无后遗症。但其临床症状与肿瘤、骨髓炎、化脓性关节炎或骨缺血性坏死相似,故及时诊断是重要的。

X线检查可见股骨头及股骨颈骨疏松,并延伸到髋臼部,核素扫描显示局部放射性增加。MRI检查,在T_1WI上呈低信号,而在T_2WI上信号高于正常骨髓,同时有关节积液。股骨近端的异常信号可沿一次性骨小梁的部位分布,或更为广泛。MRI显示的变化与组织病理检查发现的骨转换率增加和组织活检所见的轻度炎性反应同时发生。病变区T1和T2弛豫时间变长,可能与骨髓内自由水含量增多有关。本病的信号改变与一些较常见的骨疏松,如老年性骨疏松不同,后者骨髓信号无改变。本病的骨髓信号改变虽然不能同骨肿瘤和骨髓炎鉴别,但异常信号的分布却不相同,一过性骨疏松骨髓的变化自干骺端延伸到骨骺,而肿瘤和骨髓炎的异常信号通常局限于干骺端,且常伴软组织内信号异常。

五、骨髓缺血

骨髓缺血(marrow ischemia)可分两个基本类型,即缺血性坏死和骨梗死,前者最常见于股骨头、肱骨头和股骨髁的关节面下区的骨端位置。骨梗死最多发生于股骨、肱骨和胫骨的骨干与干骺部的髓腔位置。骨髓缺血的病因和发生部位虽不相同,但其组织学改变和影像学表现是相似的。MRI对骨髓缺血坏死检出的灵敏性高于常规X线,其特异性可达71%～100%。早期在T_1WI上,缺血区信号正常,其周围为低信号带,可能为反应性充血区。病变邻近骨髓可发生水肿呈低信号。在T_2WI上或脂肪抑制像上充血带和水肿区为高信号,而正常骨髓区为低信号,此期X线平片无异常改变(图26-3-5)。之

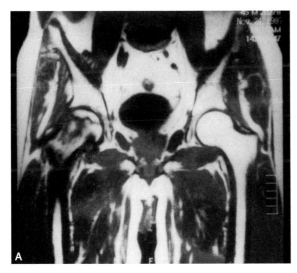
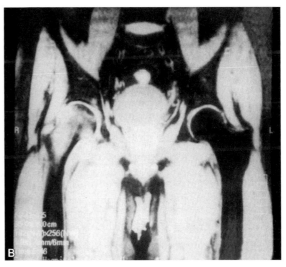

图26-3-5 右股骨头缺血性坏死

A. 冠状位T_1WI示,右股骨头关节面下坏死区正常,其周围有低信号边缘,邻近的股骨颈区有广泛低信号,为骨髓水肿,右侧正常的股骨呈高信号,X线平片无异常;B. 脂肪抑制像(TR 600ms,TE 20ms)在T_1WI上表现正常的坏死区为低信号,其周围的低信号带呈高信号,病变周围的水肿区呈高信号,左侧正常的股骨呈低信号

后由于骨缺血性坏死中发生的炎症碎屑、肉芽组织和炎症细胞取代骨髓组织而在 T_1WI 上形成低信号区。骨髓水肿由于水分增多,在 T_1WI 上使局部信号减低,在 T_2WI 上信号正常或增高,骨髓水肿虽非特征性改变,但却为较早征象。

骨髓缺血性坏死最具特征性的组织病理改变是发生在死骨和生骨之间的反应性界面,即在病变周围发生骨硬化,硬化缘的内侧为一层薄的富于血管性肉芽组织。在 T_1WI 上呈低信号,在 T_2WI 图上外围的骨硬化为低信号带,其内侧的血管性肉芽组织为高信号带,称"双线征",见于 80% 病例,提示病变较为进展。骨肿瘤在 T_1WI 上有低信号边缘,但在 T_2WI 上并无双线征。病变区内反应性界面增宽并呈地图样改变,提示进行性修复和缺血。发生在关节面下方的病变,如出现关节面塌陷和关节积液增多是病变进展的表现。骨髓缺血性病变只能到较晚期才能经 X 线平片查出。核素扫描虽然较早发现病变,但缺少特征性表现,解剖分辨率不良,有假阴性结果(18%)。核素扫描股骨头病变要做双侧对比,以发现热区和冷区,如双侧均有异常,因缺少正常对比,而出现假阴性。此外,在发生缺血和相继出现的充血性修复之间的移行期也能出现假阴性结果。CT 能较早发现病变,但也缺少特征性。MRI 对骨缺血性病变的检查灵敏,可在 X 线检查阴性的情况下发现病变,且解剖分辨率高。

第四节 骨 髓 瘤

一、多发性骨髓瘤

骨髓瘤(myeloma)起源于骨髓的原始网状细胞,偶可起自骨外,浆细胞骨髓瘤是最常见的一种。肿瘤可发生在多块骨骼,每一骨骼又可发生多发病灶,故常称为多发性骨髓瘤(multiple myeloma)。偶呈单发,即所谓孤立性骨髓瘤。由于骨髓瘤先侵犯红骨髓,脊椎、骨盆、肋骨、头颅和下颌骨是好发部位。骨髓的破坏因病变程度不同而异。有些骨外形虽正常,但骨内已充满白色瘤组织;有些则呈广泛性骨质破坏,皮质变薄,骨小梁减少;有些骨膜掀起,使患骨表面隆起,甚至可穿破皮质到软组织内。肿瘤周围一般无骨质增生,常伴发病理性骨折。本病在欧美较常见,在我国较少见,发病以男性为多,发病年龄主要在 50~70 岁之间。

【影像学表现】

X 线表现:典型表现是多发溶骨性病变,散在分布于骨内,表现为边界锐利的穿凿样骨缺损,周围无硬化,特别表现在头颅和骨盆上。有时表现为斑点状或颗粒状骨质破坏,病变范围较大者可见其中残留的皂泡样骨嵴。也有不少病例,病理上肿瘤虽已占据髓腔但未累及骨质,此时患骨 X 线外形正常,广泛的骨质疏松可以是骨髓瘤唯一的 X 线表现。此型在病理上的特点为骨髓内广泛性浆细胞增生,为骨髓瘤病,不像多发性骨髓瘤通常表现为多数分散的肿瘤,可引起椎体塌陷和其他部位的病理性骨折。单发性骨髓瘤表现为囊状溶骨区,其中有小梁状结构。

CT 表现:检查时病灶与骨痛部位颇相符合,当 X 线平片阴性时,CT 可在此部位发现早期病灶,典型的 CT 表现是多发性、边缘锐利的小圆形低密度区,边缘很少硬化。有时伴有大块溶骨性破坏,有时又可表现为骨小梁成分的减少并夹杂有低密度骨质缺损。

MRI 表现:在 T_1WI 上对检测由骨髓瘤所取代的骨髓区域特别敏感,并可与骨质疏松相鉴别。在 T_1WI 上肿瘤表现为低信号(图 26-4-1),而在 T_2WI 上高信号。这种改变与镰状细胞病变和骨髓纤维化不同,后两者在 T_2WI 上均为低信号区。Gd-DTPA 增强后中等强化。

二、孤立性浆细胞瘤

孤立性浆细胞瘤(solitary plasmocytoma)是原发于骨骼的单发骨髓浆细胞瘤,也称单发性骨髓瘤,为一种少见的恶性浆细胞病。发病年龄相对多发性骨髓瘤年轻,男性多于女性。本病好发于脊椎和骨盆,肋骨、锁骨和肩胛骨也比较多见,四肢长骨少见。临床可见局部骨骼疼痛,软组织肿块,关节功能受限,无全身症状。外周血细胞正常,骨髓象正常,10%~20% 血和尿中可检出单克隆免疫球蛋白或单克隆轻链。孤立性浆细胞瘤发病 3~5 年内可能转变为多发性骨髓瘤,必须符合 4 个条件才能诊断为孤立性浆细胞瘤:①在影像上只发现单个溶骨性病变;②肿瘤组织活检病理证实为浆细胞瘤;③多部位骨髓穿刺活检骨髓象均为正常;④血和尿检一般不出现单克隆免疫球蛋白或单克隆轻链,如果出现,须在放疗后消失。

MRI 在明确肿瘤对骨骼破坏范围的同时,对于显示软组织肿块和骨髓破坏部分更加清楚。肿瘤的 MRI 表现为 T_1WI 低信号,T_2WI 高信号,肿块内信号均匀或不均匀,边界清楚,增强扫描,病灶常呈明显均匀强化(图 26-4-2)。骨外原发的浆细胞瘤比较少

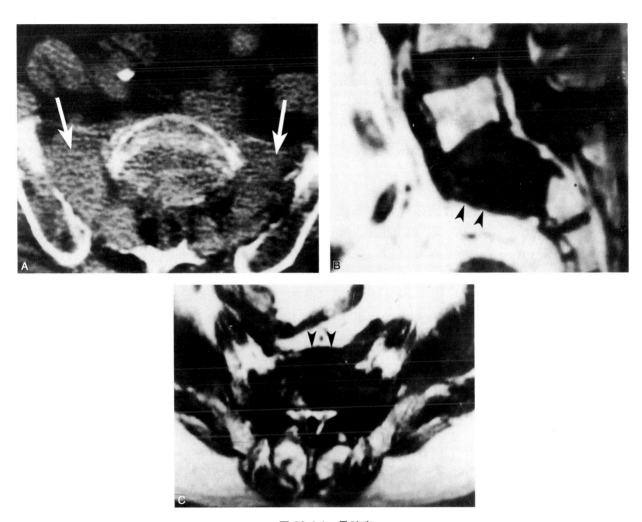

图 26-4-1　骨髓瘤

患者女性,45 岁。腰骶部疼痛不适 4 个月。CT 平扫(A)示骶骨骨质破坏,周围软组织肿胀(大白箭);MRI 矢状面(B)及轴位(C)T$_1$WI 上骶骨内信号异常呈低信号强度,前方软组织向盆腔内突出(双黑箭头)。病理:骶骨浆细胞骨髓瘤

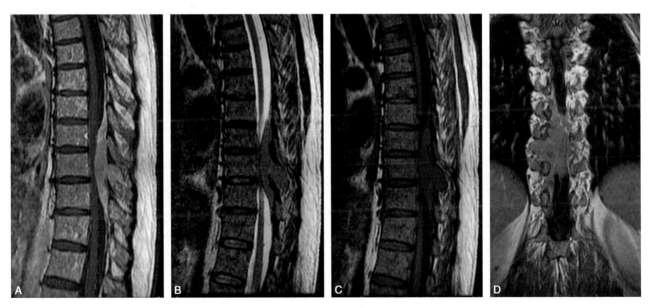

图 26-4-2　胸椎孤立性浆细胞瘤 MRI

A. 矢状位 T$_1$WI 示,第九胸椎棘突增大,骨质破坏,周围形成软组织肿块突入椎管内,边界清楚,硬膜外及相应的脊髓受压移位;B. 矢状位 T$_2$WI 示,病灶呈均匀等信号灶,病灶与正常椎体信号强度大致相等;T$_1$WI 增强扫描矢状位(C)、冠状位(D)示,肿块及上下方硬膜呈均匀明显强化,边界清晰

见,如鼻咽部的原发浆细胞瘤表现为鼻咽部类圆形肿块,T_1WI肿块呈稍低信号,T_2WI病灶呈稍高信号,信号均匀,边界清楚,对咽旁间隙无侵犯,无颈部淋巴结肿大,很难与鼻咽部其他良性肿瘤鉴别,最终依靠手术病理确诊。

X线平片是最常用的检查方法,病灶多见于脊椎,包括椎体和椎弓骨质可同时受累,但一般不累及椎间盘。其他好发的骨骼依次为骨盆、股骨、肩胛骨、肱骨、肋骨,颅面骨比较少见。肿瘤引起局部骨质破坏,部分呈孤立性单发骨质破坏区称单房型,境界清楚;部分呈"多孔状"或"肥皂泡状"溶骨性破坏,其中可见分隔,分隔粗大、扭曲,把肿块分隔形成多房型。部分肿瘤表现虫蚀状或大范围溶骨性骨质破坏,称溶骨型,边界不清楚。CT检查对显示肿瘤的骨髓腔侵犯和软组织肿块更为清楚,对于颜面、骨盆等隐蔽部位的肿瘤的显示更佳。

第五节 骨淋巴瘤

恶性淋巴瘤(malignant lymphoma)为起源于淋巴结或结外淋巴组织的恶性肿瘤,主要包括霍奇金病(Hodgkin disease,HD)和非霍奇金淋巴瘤(non-Hodgkin lymphoma,NHL)两大类。HD由单一淋巴结、淋巴器官或结外器官首先发病,而后向周围淋巴结侵犯;NHL则由多中心发病,病变呈跳跃性分布。据此,骨淋巴瘤从影像学角度,可分为骨原发性恶性淋巴瘤和继发性骨淋巴瘤。总体上HD和NHL临

床诊断和影像学诊断都不容易区别,必须依靠组织学检查。MRI、CT等影像学检查除了能够观察到淋巴瘤发生的部位、范围以外,对临床分期诊断和追踪治疗效果可提供重要的信息。

一、骨原发性恶性淋巴瘤

骨原发性恶性淋巴瘤(primary malignant lymphoma of bone)是一种少见的恶性肿瘤,占原发性恶性骨肿瘤的4.2%~7.2%,主要为NHL,且通常是弥漫性大B细胞淋巴瘤。最常发生的部位为骨盆及股骨,其次是脊柱,包括胸椎、颈椎和腰骶椎以及肱骨、颅骨等。发病年龄多在40岁左右,男:女发病比例为1.2:1~1.6:1。临床病史较长,表现为骨骼局部疼痛,软组织肿胀和关节功能障碍。多数表浅淋巴结不肿大。本病断标准如下:①肿瘤的首发部位或症状必须在骨骼,可累及骨皮质及邻近软组织,并经病理组织学证实与骨外淋巴瘤相似;②临床及其他各种辅助检查未发现其他系统组织有原发肿瘤;③发现骨破坏6个月后才出现其他部位恶性淋巴瘤的症状和体征;④全身情况较好,而骨内肿瘤局限期较长。

骨的恶性淋巴瘤的病理改变主要由于肿瘤在髓腔内广泛溶骨性浸润生长,也可以从骨内膜侵蚀骨皮质沿哈佛氏管浸润,病灶发展互相融合成斑片状。可穿透骨骺板、直接浸润关节软骨。当瘤细胞穿破骨皮质侵及软组织,则形成软组织肿块及骨膜反应,易病理骨折。肿瘤的MRI表现为T_1WI低信号,T_2WI表现高信号(图26-5-1),信号可均匀或不均

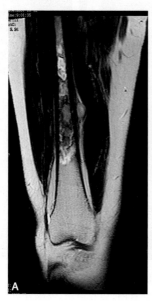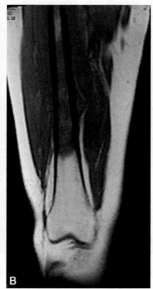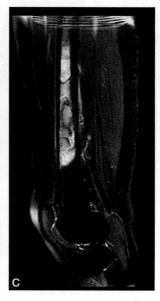

图 26-5-1 右侧股骨骨髓淋巴肉瘤
A.右侧股骨中段骨髓T_1WI表现低信号;B.T_2WI股骨中段骨髓表现高信号,信号不均;
C.瘤细胞穿破骨皮质形成软组织肿块及骨膜反应

匀。脂肪抑制序列呈明显的地图状或斑片状高信号灶,境界不清。骨皮质破坏较轻或完整,Gd-DTPA增强扫描呈斑片状不均匀强化。软组织肿块多数较大且常表现超越病骨范围和包绕病骨周围,一般无肿瘤骨。发生在脊柱的恶性淋巴瘤,好发于胸椎,常见先单个椎体破坏,然后侵犯相邻椎体。也可以一开始就发生多个椎体破坏。椎间盘不受累及而包埋于肿块内。肿瘤破坏椎体后缘、椎弓根或椎间孔侵入椎管或侵入椎旁形成椎管内或椎旁较大的长梭形软组织肿。在椎管内围绕着硬膜外环形生长,并向上、下方向发展呈袖套状浸润,较具有特征性。肿瘤的 MRI 表现以 T_1WI 比较清楚,低信号的肿瘤病灶在正常骨髓明显高信号的衬托下,显示极佳。T_2WI 上恶性淋巴瘤与骨髓组织相比,表现相对低信号,可能与肿瘤含有较多的纤维组织有关。但也有部分肿瘤在 T_2WI 上可呈略低、等及高多种信号改变。

二、继发性恶性淋巴瘤

继发性恶性淋巴瘤(也称恶性淋巴瘤的骨与骨髓侵犯)为淋巴瘤首先发生在淋巴结或结外淋巴器官,继而肿瘤直接侵犯或经血行播散累及骨髓。HD 5%~15% 累及骨髓,约 77% 侵犯中轴骨,23% 侵犯四肢骨。

继发性恶性淋巴瘤最早侵犯骨髓,MRI 表现骨髓内多发、斑片状、肿块状的异常骨髓信号,呈 T_1WI 低信号,T_2WI 高信号改变,脂肪抑制序列比较敏感,表现境界清楚的高信号病灶。Gd-DTPA 对比增强扫描肿瘤表现明显强化(图 26-5-2)。肿瘤进一步发展,可引起骨质破坏和形成周围软组织肿块,发生在脊椎则形成椎旁软组织肿胀,但脊椎压缩性骨折较少。以上的这些 MRI 异常表现与原发骨恶性淋巴瘤所见十分相似,鉴别有一定困难。但对临床上已经明确诊断的恶性淋巴瘤,在随访中可进行 MRI 检查,一旦出现骨髓和骨骼异常改变,则考虑有肿瘤侵犯的存在。盲穿活检可能采样不准确而出现假阴性结果,MRI 由于检查范围大,较早地发现骨质破坏和骨髓浸润,可为临床提供更有价值的诊断依据。

放射治疗或同时化疗是恶性淋巴瘤有效最有效的治疗手段。无论是纵隔、腹腔、腹后腔、颅脑或脊椎等部位的恶性淋巴瘤,经过放疗后肿大的淋巴结缩小,软组织肿块明显缩小直至消失。脊柱的恶性淋巴瘤可见病变椎体信号发生改变,在 MRI 的 T_1WI 和 T_2WI 上表现为信号减低,信号变得不均匀。如果肿瘤复发,MRI 检查十分敏感,往往也表现淋巴结肿大或出现软组织肿块,骨骼或椎体出现新的骨质破坏。

骨淋巴瘤骨质破坏的 X 线形态,可分为浸润型、溶骨型、硬化型、混合型和囊状膨胀型,以浸润型、溶骨型及混合型多见,骨质破坏周围可见软组织肿块,典型的表现是骨质破坏范围轻而软组织肿块范围大。CT 对于发现恶性淋巴瘤骨质破坏比 X 线检查更加敏感。可发现虫噬状骨质破坏,骨皮质

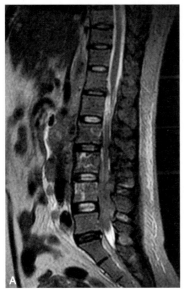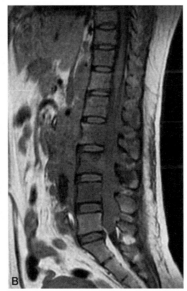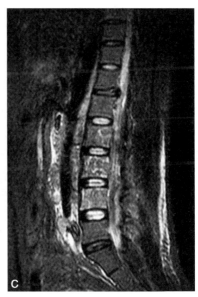

图 26-5-2　恶性淋巴瘤侵犯腰椎 MRI
T_2WI 矢状位(A)、T_1WI 矢状位(B)显示,腰椎多个椎体及附件见片状异常骨髓信号,呈 T_1W1 低信号,T_2W1 高信号改变,未见压缩性骨折;C.T_1WI 增强矢状位,可见病灶表现高信号强化

中断,骨髓腔内骨髓密度增高,周围可出现肿软组织块。对比增强扫描,骨髓腔和软组织肿块表现明显强化。骨的恶性淋巴瘤 CT 平扫肿瘤与肌肉密度相似,增强扫描轻至中度强化,强化均匀,均无坏死。但 MRI 检查在显示肿瘤的异常变化更优于 CT。

第六节　白血病骨改变

白血病(leukemia)是造血干细胞克隆性恶性疾病,是血液造血系统的恶性肿瘤,其特征为白细胞及其前身细胞在骨髓或其他造血组织中异常增生,周围血中白细胞在质和量上都有异常。根据病程可分为急性和慢性白血病。儿童以急性白血病最多,成人常为慢性白血病,老年人则以慢性淋巴细胞白血病多见。

一、急性白血病

急性白血病(acute leukemia)以粒细胞性发病率最高。大量的急性白血病细胞对全身组织和器官的浸润,形成组织或器官的浸润病变和结节性增生。全身的淋巴组织被白血病细胞所取代,表现全身淋巴结肿大、脾大;急性白血病细胞侵犯骨髓,使红骨髓或长骨的黄骨髓被白血病细胞所取代而形成白血病瘤组织,呈灰红色或黄绿色。由于大量白细胞浸润,骨髓腔内压增高,可发生不同程度的骨质溶骨性破坏、骨膜反应等骨骼病损,甚至形成绿色瘤;白血病细胞对神经组织损害,可导致局部出血、浸润和变性坏死;白血病也可引起肺部浸润,形成粟粒状结节,肺间质增厚、出血、渗液,同时易发感染;肝脏肿大是比较常见的消化系统受侵犯征象。

实验室检查,周围血液中白细胞明显增多达到 $300 \times 10^9/L \sim 500 \times 10^9/L$,并出现大量原始和幼稚白细胞,以中性中幼和晚幼粒细胞为主,原始及早幼在 10% 以下。典型的急性白血病骨髓象显示有核细胞明显增生或极度活跃,其中有很多原始细胞和幼稚细胞,这些细胞较大,细胞核变形增大,骨髓内出现原幼细胞多少,提示急性白血病严重程度:在急性期,骨髓原幼细胞百分比 ≥30%;治疗后疾病达到部分缓解,骨髓原幼细胞百分比降到 20% 以下,达到 ≤5% 则说明达到完全缓解;当疾病复发时,骨髓原幼细胞百分比又增加 ≥20%。

白血病骨髓变化最明显的部位包括中轴骨、肱

骨和股骨近段,MRI 常规扫描部位多选择腰骶椎、骨盆和股骨上段进行检查。白血病骨髓异常主要发生在造血组织中白血病细胞异常增生和浸润,造血组织的明显增生,使白血病骨髓 MRI 的 T_1WI 信号均有不同程度的降低;另一方面,由于白血病细胞为异常的恶性细胞,它具有延长 T_1 弛豫时间的特性,因此白血病骨髓的 MRI 信号主要表现为 T_1WI 信号降低。肉眼观察腰椎、骨盆及股骨近段等部位骨髓 MRI 信号时,腰椎常将脊髓作为参照物,当骨髓信号表现与脊髓信号相等、增高或降低视为等信号、高信号和低信号(图 26-6-1)。观察髂骨和股骨骨髓则以周围的肌肉为参照物,T_1WI 上髂骨和股骨骨髓的 MRI 信号表现与周围肌肉信号相等的称为等信号,比肌肉信号高的称为高信号,反之称为低信号。

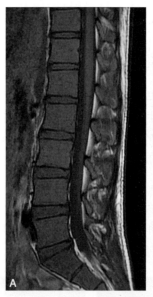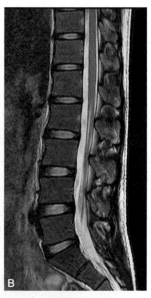

图 26-6-1　急性白血病 MRI

A. 腰椎 T_1WI 骨髓的 MRI 信号与脊髓和椎间盘 MRI 信号相等,为等信号;B. 腰椎 T_2WI 的 MRI 信号与脊髓信号相等,为等信号

急性白血病的脊椎、骨盆、股骨近端骨髓 MRI 表现为 T_1WI 信号均匀降低,脊椎骨髓信号一般表现比较明显。但一些病例,降低的信号也可表现不均匀。髂骨、股骨近段骨髓信号降低也比较明显,大部分骨髓 MRI 表现为均匀的低信号或等信号,但在髋臼旁骨髓经常见到斑片状高信号残留,或股骨头、股骨大转子有大(斑)片状高信号残留。骨髓这些信号异常现象可能与不同的白血病细胞的结构差异及其对骨髓浸润的程度不同有关。在急性白血病骨髓中,原幼细胞均达到 65% ~ 98%。大量的病理性造血细胞浸润骨髓,致使正常骨髓中造血细胞与脂肪

细胞的比例发生变化，骨髓中主要由异常增生的白血病细胞代替了正常的黄骨髓，尤其是混杂在造血性红骨髓中的脂肪细胞首先发生逆转换，随后才沿正常骨髓转换的反方向逆转换。白血病发生时，脂肪细胞被动员，造血髓扩展的方向为腰椎-髂骨-股骨上段-大转子-股骨头，即腰椎骨髓内的脂肪已完全被动员后，髂骨和股骨近段骨髓内的脂肪可能尚未完全被动员。急性白血病骨髓损害部位的水分含量增高，T_2WI 信号表现增高，但 T_2WI 信号增高与正常黄骨髓高信号不容易区分，脂肪抑制序列扫描有利于观察骨髓的损害情况，被白血病细胞浸润的骨髓表现斑片状高信号灶。

急性白血病化疗后，骨髓内大量的白血病细胞被杀死的同时，正常的骨髓也出现损伤和水肿，因此化疗后早期，骨髓的 T_1WI 信号仍然较低，约两周后，骨髓组织逐渐恢复，骨髓水肿消失，黄骨髓增多，T_1WI 信号逐渐升高。T_1WI 骨髓高信号的恢复是急性白血病治疗缓解的标志，可以间接评价治疗的效果。化疗后病情好转，T_1WI 的骨髓信号由治疗前的降低信号转变为高信号。骨髓信号强度越高，提示病情好转的程度。达完全缓解的病例，椎体、髂骨、股骨头、股骨大转子及骨干信号强度比部分缓解者更接近相应的正常骨髓信号。在治疗过程中采用骨髓 MRI 检查，可以动态地进行病情的评价，避免反复的创伤性骨髓穿刺检查。值得注意的是，治疗缓解后的 T_2WI 信号变化不十分明显，也可表现缓解后早期 T_2WI 表现斑片状高信号，可能为病变的骨髓未完全恢复或化疗后组织水肿所致，经过一段时间恢复后 MRI 可能表现为等信号。

骨髓 MRI 信号强度的高低直接反映骨髓的病理改变，不同 MRI 设备成像和不同的观察者的主观印象可能造成对信号强度判断的偏差。为了避免这些偏差，可以进行对比度噪声比（contrast noise ratio，CNR）的测量与计算，获得标准化信号强度，以客观数据评价骨髓信号强度。方法是选择腰椎及股骨近段的最大层面，选择相同的 ROI 测量皮下脂肪，骨髓的信号强度 S 和标准差 σ，按 $CNR = |S_1-S_2|/(\sigma_1-\sigma_2)^{1/2}$ 来计算骨髓与皮下脂肪及骨髓与脊髓的 CNR。以数据的形式对急性白血病骨髓 MRI 信号强度作出客观的评价。对不同病例的骨髓信号改变的评价也有了客观的可比性。骨髓 T_1 值为骨髓所固有的特性，白血病细胞骨髓浸润，使骨髓的 T_1 值明显延长，骨髓 T_1 值的测量可直接反映急性白血病骨髓浸润程度，从而可对白血病进行骨髓 MRI 的

定量诊断，也可作为观察化疗效果的定量指标。当 T_1 值明显延长，结合椎体骨髓低信号改变，可协助白血病的诊断。对治疗后病例的 MRI 扫描，如果由原来延长的 T_1 值变为 T_1 值缩短，尤其是缩短到接近正常椎体 T_1 值时，而外周血找不到原幼细胞，则客观地提示病情好转，可减少不必要的骨髓穿刺进行复查。

普通 X 线检查，急性白血病常在干骺端或骺板下出现平行的横行透亮带，称白血病带，为宽数毫米，横贯于干骺部，其内骨小梁稀少或消失，边缘可锐利或较模糊，并逐渐移行于正常骨组织，其发生机制是由于白血病细胞浸润及软骨内化骨障碍所致（图 26-6-2）。椎体改变可表现为上下缘凹陷似鱼椎骨样。CT 表现缺乏特征性，脊柱、骨盆、股骨近段和长骨干骺端可见不规则溶骨性破坏、骨皮质缺损和葱皮样骨膜反应。

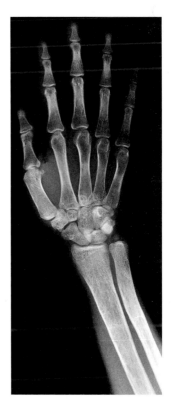

图 26-6-2 急性白血病
左手正位 X 线检查，在桡骨干骺端的骺板下出现平行的横行透亮带，称白血病带

二、慢性白血病

慢性白血病（chronic leukemia）最常见的是慢性粒细胞性白血病，其他慢性淋巴细胞白血病、慢性单核细胞白血病、多毛细胞白血病等都比较少见。慢性白血病的病因还未十分清楚，可能与长期接触放射性或化学物质有很大关系，提示本病是由于各种

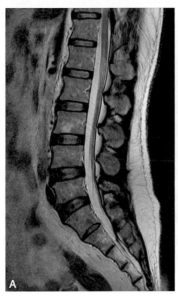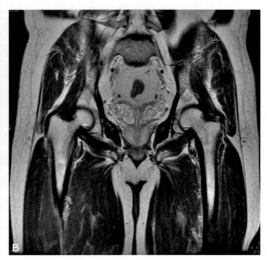

图 26-6-3　慢性粒细胞型白血病 MRI
A.腰骶椎矢状位 T_2WI 示,腰椎椎体在等信号的背景下可见斑点状、斑片状不均匀高信号灶;B.骨盆冠状位 T_2WI 示,髂骨、股骨近端骨髓在高信号的背景下可见斑点状、斑片状不均匀稍低信号灶

致病因素作用下基因突变的结果,属于获得性造血干细胞恶性克隆性疾病。在慢性粒细胞性白血病的发病年龄多见于 50~60 岁中老年人,临床表现为持续性进行性白细胞升高,脾大,骨髓象增生活跃并检出费城染色体(Ph[1])和 BCR/ABL 融合基因,疾病发展过程中分为慢性期、加速期、急变期,多数处于慢性期,一旦出现病情急变,治疗难以控制。外周血白细胞数升高达 $10×10^9/L~200×10^9/L$,分类有不同阶段的粒细胞,以中幼和成熟粒细胞占多数。骨髓增生明显活跃或极度增生,红系、髓系及巨核系增生,嗜酸、嗜碱性粒细胞高于正常值,慢性期原始粒细胞和早幼粒细胞总和不超过 10%,碱性磷酸酶明显减弱或消失,骨髓纤维化发生可导致骨髓"干抽",费城染色体(Ph[1])是慢性粒细胞性白血病诊断特征性表现。

腰骶椎及髂骨和股骨上段为慢性白血病最容易浸润的部位,因此选择骨盆包括两侧股骨上段的冠状位以及腰骶椎的矢状位为最常用的检查部位。慢性白血病确诊与分型主要依赖实验室和骨髓象,各种类型慢性白血病之间骨髓 MRI 征象缺乏特征性,不容易区分。病变骨髓最基本的 MRI 信号异常为 T_1WI 骨髓信号降低,T_2WI 及 T_2WI 脂肪抑制序列呈弥漫不均匀性高信号(图 26-6-3)。慢性白血病骨髓 MRI 异常分为浸润型、局灶型、斑驳型,在一定程度上反映着慢性白血病骨髓浸润的程度。静止期,骨髓浸润较轻,MRI 检查显示骨髓信号异常较轻,累及范围较小,多呈局灶型或斑驳型。加速期或急变期,病灶范围弥漫性扩大,出现 T_1WI 明显均匀低信号和 T_2WI 或脂肪抑制序列明显均匀高信号改变。

严重病例 X 线和 CT 检查可出现骨质疏松、脱钙,弥漫性斑点状、虫蛀状骨质破坏、糜烂、变薄和骨膜反应及软组织肿块,以扁骨和长骨干骺端改变最明显。

第七节　贫血骨改变

贫血诊断标准为血常规三系细胞减少,即外周血红细胞计数或血红蛋白含量、血小板计数、白细胞计数,三系均减少(即 WBC<4 000/mm³,Hb<100g/L,pts<$100×10^9/L$)。贫血状态诊断容易,但重要的在于病因学诊断,可分为以下 5 类:①造血干细胞或微环境受损、免疫缺陷紊乱致造血功能衰竭,如 AA 等;②骨髓无效造血,或并造血细胞分化、成熟障碍,凋亡增加,表现出病态造血,如地贫、MDS 等;③造血异常克隆抑制正常造血并恶性克隆增生,如 AL、MM 等;④自身免疫异常,如 PNH、IRP 等;⑤某种原因破坏血细胞,如恶性组织细胞或巨噬细胞吞噬血细胞(恶组、噬血细胞综合征)、脾肿大和功能亢进吞噬血细胞(脾亢)、其他因素(肿瘤坏死因子释放、病毒或细菌毒素)等。

目前,MRI 可无创性地大范围检查活体骨髓,反映骨髓增生情况,如骨髓增生活跃/低下、明显活跃/明显低下、极度活跃/极度低下,以及骨髓的恶变或恶性浸润等,这样加上临床信息以后,可有效帮助临床医生迅速全面地了解骨髓的造血功能及寻找贫血的病因,从而指导治疗。据此,我们提出骨髓增生衰竭性贫血、骨髓增生异常活跃性贫血和骨髓增生正常性贫血的影像学分类方法。

一、骨髓增生衰竭性贫血

骨髓活检示骨髓增生低下或极度低下,一般由于造血干细胞缺陷引起,如再生障碍性贫血,先天性再生障碍性贫血,纯红细胞再生障碍性贫血,骨髓异常增生综合征,放疗和化疗后骨髓抑制,石骨症等。

(一)再生障碍性贫血

再生障碍性贫血(aplastic anemia)简称再障,发病原因不明,可能与化学药物作用、电离辐射作用、生物不良作用、苯及衍生物作用等因素有关。这些因素可致骨髓干细胞及造血微环境损伤,造血性红骨髓向心性萎缩,非造血的脂肪骨髓取而代之,骨髓增生低落,血中全血细胞减少,而骨髓中无恶性细胞,无网状纤维增生。由于全血细胞减少,血细胞质量降低,机体出现不同程度的贫血、反复的出血、发热和感染。再障可分为急性型和慢性型。急性型血象显示红细胞,粒细胞,血小板均明显减少;慢性型全血细胞降低没有急性型那样明显。急性型骨髓象多部位骨髓穿刺示增生不良,分类计数示粒、红系细

胞减少,淋巴细胞、浆细胞、组织嗜碱性粒细胞及网状细胞增多,骨髓涂片中不易找到巨核细胞。慢性型胸骨和棘突增生活跃,髂骨多增生低下,分类计数增生活跃的部位红细胞系增多,且晚幼红细胞增多,巨核细胞减少,增生减低的部位中可见或多或少的灶状骨髓小粒(面积比率少于50%)。

再障的MRI检查部位主要选择脊柱(尤其是腰骶椎)矢状位和骨盆(尤其股骨中上段)冠状位,也有部分作者采用颈椎、胸椎矢状位或髂骨轴位为检查对象。选择这些部位主要因为其可以代表造血性骨髓,适合所有年龄段,另外,这些部位容易重复进行MRI追踪复查和取材活检。检查序列中以SE-T_1WI和STIR脂肪抑制为最敏感,其余扫描序列则应用较少。化学位移法和波谱分析法可测量脂肪和相对水含量,以及测量骨髓的T_1、T_2值,可以对再障进行定量诊断评价。

再障骨髓的MRI表现主要为骨髓脂肪化后表现的骨髓异常信号,T_1WI表现高信号,T_2WI表现为等信号,STIR表现低信号。但不同病例和不同临床分型,骨髓信号也有所不同,再障骨髓MRI有以下表现类型:①T_1WI均匀高信号,T_2WI为均匀等信号,STIR呈均匀低信号(图26-7-1),多见于急性再障。②T_1WI高信号的椎体中见2~4个小灶状低信号灶,T_2WI表现均匀的等信号或等信号椎体中见小灶状的高信号灶(图26-7-2),STIR低信号椎体中见2~4个小灶状高信号灶,多见于急性再障,少见于慢性再障。③T_1WI椎体局灶状的高信号和低信号混杂分布,呈"盐和胡椒"状(图26-7-3),T_2WI呈均匀

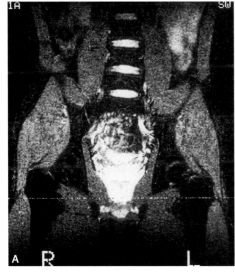
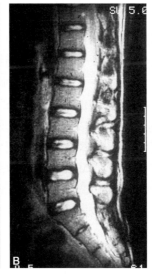
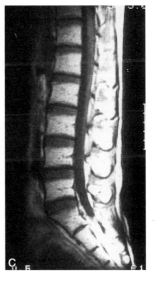

图 26-7-1　急性再障

A.骨盆冠状位 STIR,腰椎椎体、髂骨、股骨近段骨髓表现为均匀一致低信号,与皮下脂肪信号相当;B. T_2WI 腰椎椎体表现为均匀等信号,略高于正常周围肌肉信号,但略低于皮下脂肪;C.腰椎矢状位 T_1WI,腰椎椎体为均匀高信号,高于椎间盘和脊髓,略低于皮下脂肪

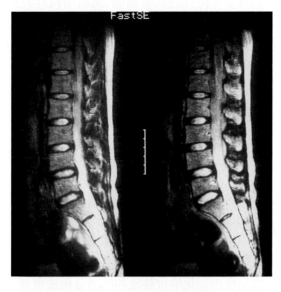

图 26-7-2 慢性再障
腰椎矢状位 T_2WI,腰椎椎体表现为均匀高信号的椎体中,$T_{11} \sim L_1$ 椎体中各见一小片状稍低信号灶

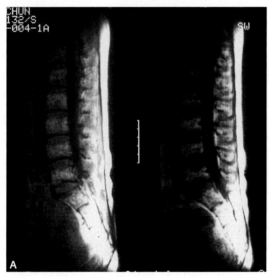
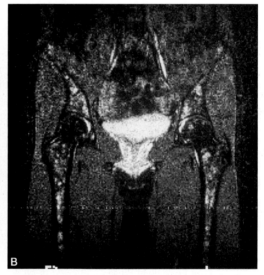

图 26-7-3 慢性再障
A.腰椎矢状位 T_1WI,显示脊椎骨髓呈高低混杂信号,呈"盐和胡椒"状;B.骨盆冠状位 STIR,髂骨、股骨上段均可见低信号背景下有多发斑点状和斑片状稍高信号灶

的等信号或等信号椎体中见小灶状的高信号灶,STIR 局灶状的高低信号相互混杂分布,主要见于慢性再障。

再障患者腰椎异常信号改变的类型,一般与髂骨和股骨近段骨髓 MRI 分类相同,即 T_1WI 表现为均匀高信号,则 T_2WI 也为均匀高信号,STIR 为均匀低信号,这是典型的急性重型再障骨髓 MRI 征象。其他两种异常表现,由于与 MDS、MM、骨髓移植后骨髓信号改变等存在较大的重叠,故诊断时需慎重。

STIR 或 T_1WI 能确切反映骨髓造血成分和脂肪成分的分布或了解造血灶中细胞的增生度:急性再障骨髓病理检查表现为红骨髓几乎完全被黄色胶状的脂肪组织所替代,切片上很少有造血组织,T_1WI 表现为均匀高信号或只掺杂少量局部低信号灶,其

造血灶面积占椎体面积的比例小(0~1.5%),低信号灶个数少(0~3 个)。慢性再障骨髓病理检查表现造血组织量虽然也显著减少,但骨髓内可见较多散在的、局灶性增生正常甚至更活跃的造血组织,T_1WI 表现为高低混杂信号,其造血灶面积占椎体面积的比例较大(12%~60%),低信号灶个数较多>3 个。这些研究结果,为我们从临床上、骨髓病理变化上解释 MRI 影像学改变提供了理论依据。再障的骨髓信号改变,实质上是造血灶与脂肪成分的病理性变化,再障组 T_1 值明显低于正常组、白血病组等,而与皮下脂肪类似。化学位移法或波谱分析法测量脂肪和相对水含量亦发现骨髓中脂肪成分明显增大,相对水含量明显减少。T_1 值和波谱分析为评价病情和治疗后观察提供更客观的指标。

再障经过治疗,可获得缓解或治愈。临床对治

疗后的疗效评价,一般可从临床症状的改善、血细胞的变化以及骨髓穿刺活检等进行观察和评价,其中骨髓穿刺活检是最准确的评价方法。但穿刺活检为创伤性检查,患者不容易接受。另一方面,由于骨髓改变并不一定很均匀,穿刺活检难免保证获得真正反映骨髓状态的标本,这将影响到治疗后疗效的评价。MRI 可进行大范围的骨髓观察,因此可以比较客观地观察到骨髓的变化情况,为临床疗效评价提供客观依据。经过治疗后病情好转,骨髓造血组织重建,MRI 骨髓信号可发生变化,原来的 T_1WI 骨髓高信号可恢复为等或稍低信号,或不均匀的高低信号中的低信号灶增多或扩大。这些低信号的恢复,可从椎体周边首先出现斑片状低信号,逐渐融合并向椎体中心推进,反映了骨髓造血的变化过程。骨髓定量测量,则 T_1 值增大,骨髓中脂肪比例下降。

急性再障的骨骼没有明显改变,一般不做普通 X 线和 CT 检查。慢性再障由于长期贫血,可发生骨质疏松,骨小梁增粗。但均缺乏特征性,临床应用价值有限。再障患者,尽管骨髓增生低下十分明显,但 X 线平片表现正常但骨髓 MRI 信号明显异常。

(二) 骨髓增生异常综合征

骨髓增生异常综合征(myelodysplastic syndrome,MDS)是由干细胞发生突变和增生的一组克隆性血液病。原发性 MDS 病因未明,继发性 MDS 和继发性白血病是一个病的不同阶段,因此,明确 MDS 阶段过渡到白血病阶段的研究尤为临床研究最关心的问题。当骨髓检查中发现原粒+早幼粒细胞<30%者称 MDS,>30%者称白血病,简称 2MDS/AL。MDS 最终多演变为粒细胞白血病,少数演变为淋巴细胞白血病,其三系血细胞都有 DNA 复制紊乱现象,它们的染色体有同一性异常,表明 MDS 为克隆性病变。MDS 为慢性进行性贫血,发病缓慢,偶有轻度出血现象,可有肝脾肿大及不常见的感染。多见于 65 岁左右的老年人,男性略多于女性。血象主要表现为全血细胞减少,表现不同程度的红细胞和白细胞减少,或加上血小板减少。血红蛋白降低,红细胞形态常见异形,网织红细胞一般少于 1%。骨髓象增生程度多为明显活跃,偶有极度活跃及增生减低者,RA 及 RAS 红系多增生亢进,粒系相对减少,粒/红减低或倒置,但中幼粒增多,RAEB-T 却可能粒系增多,红系减少。巨核细胞一般增多,

但约 1/4 患者的巨核细胞减少。骨髓病态造血,这是 MDS 的特征。

MDS 的骨髓 MRI 检查的部位通常包括腰骶椎的矢状位和/或骨盆(包括双股骨近段)冠状位。MRI 扫描序列中以 T_1WI 和 T_2WI 脂肪抑制序列为最敏感,可作为最主要的检查序列。T_2WI 扫描序列由于对骨髓结构成分的表现能力不足而只作为辅助序列。增强扫描在鉴别诊断或确定治疗效果可能有一定的价值。定量测定中主要采用化学位移法测量脂肪和相对水含量,以及测量 T_1、T_2 值。也可在各序列中测量和比较组织的信号强度。

脊椎为最常见受累部位,脊椎骨髓 MRI 检查,肿瘤细胞浸润病灶 T_1WI 表现为等或偏低信号(高于肌肉),T_2WI 脂肪抑制序列呈明显高信号(高于肌肉)(图 26-7-4)。骨盆及股骨上段骨髓也为比较常见浸润部位,髂骨、股骨上段骨髓 T_1WI 及 T_2WI 表现与脊椎所见相同,肿瘤细胞浸润病灶为散在小斑片状、斑片状或弥漫均匀一致信号改变,少数为不对称改变,多数为左右两侧对称性改变。MDS 的中轴骨(椎体、胸骨、骨盆、股骨近段)骨髓 MRI 有 3 种表现类型:①多发性小结节灶;②多发性不均匀性斑片状病灶;③均匀对称的广泛弥漫性信号异常。MRI 表现依据股骨中上段骨髓逆转换并受浸润程度可分为 3 级:Ⅰ级,股骨大转子下缘远端骨干浸润;Ⅱ级,股骨大转子内侧及股骨颈受累(图 26-7-5);Ⅲ级,在二级的基础上股骨头及大转子受累。MDS 椎体的

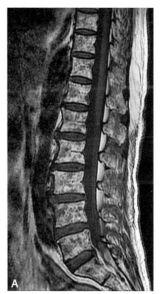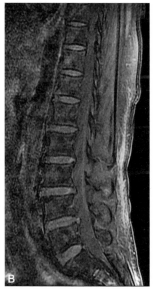

图 26-7-4 MDS 腰椎矢状位 MRI
A. T_1WI 腰椎椎体骨髓信号明显不均匀,表现稍高信号中多发斑点状低信号;B. T_2WI 脂肪抑制序列见低信号背景下多发斑点状稍高信号灶

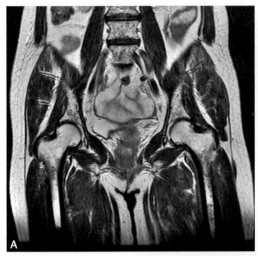
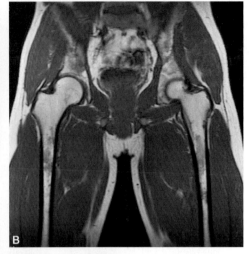
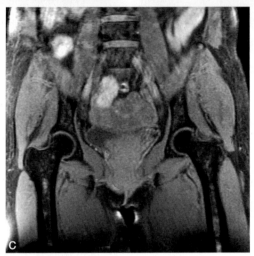

图 26-7-5 MDS-Ⅱ级 MRI

骨盆冠状位,两侧股骨大转子内侧及股骨颈受累,可见斑片状病灶,$T_1WI(B)$为低信号,
$T_2WI(A)$为高信号

T_1 弛豫时间较正常人明显延长,其程度与骨髓内原始细胞的数量多寡存在明显的相关性。定量测定可为 MRI 诊断提供更多的信息,但仅凭定量信息来诊断还很困难。

组织细胞分型中的 RAEB 及 RAEB-T 亚型的 MDS 常可转变为白血病,骨髓 MRI 信号异常范围广泛和程度严重的病例,比较容易转化为急性白血病,且预后较差。股骨侵犯分级越高,演变为白血病的机会较大,一般发生在Ⅲ级。如果能够及时有效地干预治疗,对于治疗有效的病例,股骨病灶范围也缩小。因此,MRI 检查能够无创地为临床评估和治疗评价提供客观依据。

X 线及 CT 等检查手段均不能很好反映 MDS 骨髓的改变,MRI 表现为明显斑点状病灶的 MDS 病例,腰椎和骨盆的平片和 CT 检查却没有异常表现。

(三)放疗和化疗后骨髓抑制

放疗和化疗后骨髓抑制(myelosuppression after irradiation and chemotherapy)骨髓经化疗后,最初的反应是充血和水肿,在化疗后一周内,表现为骨髓水肿,在 T_1WI 上为低信号,T_2WI 上为高信号。在急性改变平息后,骨髓造血组织逐渐消失,脂肪组织浸润,其内主要成分变为脂肪,在 T_1WI 上为高信号,在 T_2WI 上其信号强度和脂肪相近(图 26-7-6~图 26-7-8)。放疗时,骨髓受到照射后 1~2 周,骨髓充血水肿,T_1WI 信号降低,T_2WI 上信号改变不明显,在 STIR 序列上信号增高,信号的改变与照射野的范围一致;3~6 周,骨髓出现脂肪化,表现为 T_1WI 上骨髓内出现不均匀的高信号,呈高低信号混杂,脂肪抑制序列上信号降低;至 6 周后,骨髓逐渐完全为脂肪取代,表现为脂肪性信号。如出现纤维化,骨髓表现为 T_1WI、T_2WI 低信号改变。一般而言,如果照射剂量小于 30Gy,1 年后脂肪化的骨髓内可出现红髓的再生,照射剂量超过 30Gy,骨髓的这种脂肪化往往是不可逆的。

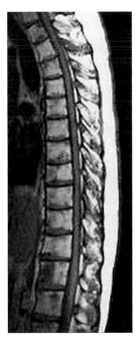

图 26-7-6 急性髓性白血病化疗后
脊柱矢状位 T_1WI，椎体大部骨髓已黄髓化，呈弥漫性高信号，期内可见局灶性的低信号的白血病病灶

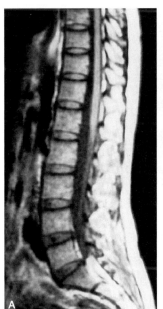 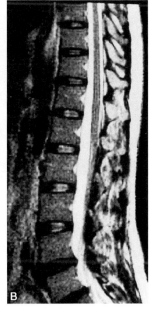

图 26-7-7 慢性粒细胞白血病化疗后脊柱
矢状位 $T_1WI(A)$、$T_2WI(B)$ 示，椎体骨髓内为弥漫高信号的黄髓

二、骨髓增生异常活跃性贫血

骨髓活检示骨髓增生明显活跃或极度活跃，一般由于骨髓造血组织被其他细胞挤占引起，如地中海贫血、白血病、恶性淋巴瘤、多发性骨髓瘤、骨髓转移癌、骨髓纤维化、系统性肥大细胞增多症、镰状细胞性贫血等。

地中海贫血为一组常染色体遗传性的珠蛋白生

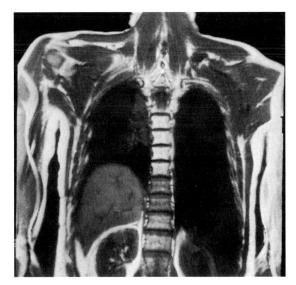

图 26-7-8 肺癌放疗后骨髓变化
胸椎冠状位 T_1WI，上、中段胸椎椎体呈高信号

成障碍性血液病。我国多见于广东、海南、广西等南方沿海各省发病，湖南、福建、江苏、浙江、四川、贵州、内蒙古、西藏、台湾等省、自治区也有发病。由于先天性珠蛋白基因和结构的多种突变，出现基因部分或完全表达障碍，使一种或几种正常珠蛋白链合成减少或缺乏，而导致以溶血性贫血为主的遗传性血液病，常见类型有 α 型和 β 型地中海贫血，不同的类型出现不同程度的贫血，临床分为轻型、重型和中间型。患者多为儿童，表现为脸色苍白，黄疸，发育落后，智力迟钝，肝脾大，典型的地贫外貌，即头颅增大、额部隆起、颧高、鼻梁塌陷、眼距增宽。晚期可发生脾功能亢进和痛风性关节炎。

血象表现小细胞低色素性贫血，血红蛋白含量降低至 20~60g/L，严重者低于 20g/L 以下，末梢血异形和有核红细胞增多，靶形、网织红细胞增多，白细胞和血小板正常，合并脾功能亢进后降低。骨髓象示骨髓增生明显或极度活跃，骨髓红系细胞显著增多，幼红比例增高，骨髓小粒中含铁血黄素显著增多。血红蛋白电泳检查 HbF 超过 30%，α 链/β 链比值高达 5~25 以上。父母双方或一方患有地中海贫血，可隐性或隔代遗传。红细胞渗透脆性试验减低为本病特征。

MRI 常规扫描选择腰骶椎矢状面、骨盆、股骨上段冠状面能够满足对骨髓 MRI 信号的观察，为了发现椎管内外髓外造血灶，脊柱扫描范围可以延长，必要时进行对比增强扫描。对于合并肝脾大或含铁血黄素沉着症患者，上腹部 CT 和 MRI 扫描则可以帮助诊断。

地中海贫血由于造血需求增加,患者的红骨髓增生明显活跃或极度活跃,贫血特别严重时,骨髓增生和骨髓膨胀,由于红骨髓膨胀而使黄骨髓内重新逆转换成红骨髓。这种逆转换方式恰恰与正常红黄骨髓生理性转换相反,脊柱、骨盆等中轴骨骨髓首先出现红骨髓逆转换,而后发展到四肢长骨。因此,地中海贫血选择脊椎和骨盆做 MRI 检查是最容易发现异常改变的,通常以脊髓或邻近部位肌肉信号为参照物。骨髓内异常增生的细胞,脊椎、骨盆、股骨等骨髓 T_1WI 信号均匀降低,在腰骶椎表现最为明显,矢状位最容易观察(图 26-7-9)。股骨骨髓信号可表现均匀或不均匀降低,部分病例的股骨大转子、股骨头等处可出现较高信号,表现为不均匀的高低混杂信号。在 T_2WI 上,部分病例骨髓信号没有改变,但部分病例信号降低,这与患者机体内铁的吸收增多或多次输血造成骨髓含铁血黄素沉着有关。

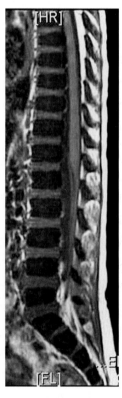

图 26-7-9 地贫患者胸腰椎 MRI
矢状位 T_1WI,腰骶椎骨髓信号均匀减低,低于脊髓和肌肉信号

股骨近段骨髓指数(bone marrow index,BMI)测定和骨髓 MRI 的 T_1 值测定可间接了解地中海贫血的程度,可作为骨髓改变的定量诊断,与肉眼观察到的 MRI 的 T_1WI 信号降低是一致的。

严重型的地中海贫血,由于造血组织原始成分和血细胞的严重异常,造成骨及骨髓的膨胀或直接或间接损害,成骨、纤维组织异常增生而使骨骼表现增大或变形,常使肋骨、脊椎等的外形、大小发生特征性影像学表现:肋骨异常改变可见肋骨头增大变形,变短,一般均为多发肋骨改变,多发肋骨的变形可导致胸廓畸形,脊柱侧弯。椎体变形后突呈鱼椎样改变,在矢状位图像上容易观察到椎体后缘呈弹头样改变,并向后压迫相应的硬脊膜囊或脊髓,这种椎体的变形也为多个椎体发生。骨小梁增粗变大,发生在椎体则表现在椎体内有栏栅样改变,这些改变可以作为与其他血液病的鉴别要点。

地中海贫血继发髓外造血一般在重型病例发生,见于网状内皮器官或结构,肝脾多见,也发生椎管内外。髓外造血灶表现为椎管内外多发梭形软组织肿块,多见于胸段和腰段脊椎旁,肿块信号与椎体骨髓信号相近呈等 T_1 和等 T_2 改变(图 26-7-10)。这些病例,有时则以脊髓压迫症状来就诊,椎管内外软组织肿块可误认为椎管内肿瘤,必须引起警惕。

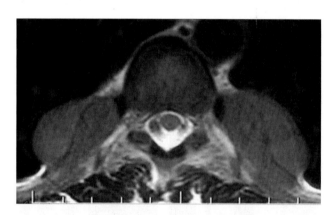

图 26-7-10 地贫继发髓外造血

地中海贫血由于网状内皮增生和髓外造血,常常表现肝大和脾大,以脾大最为突出。同时由于大量反复输血,可进一步发生含铁血黄素沉着症,晚期可继发脾功能亢进和肝硬化。含铁血黄素沉着症肝脾 MRI 信号明显降低,T_1WI 和 T_2WI 都表现均匀弥漫低信号的"黑肝"。可并发肝硬化及门静脉高压表现。地中海贫血 X 线检查主要表现骨质疏松,骨龄发育迟缓,骨骼增大变形,骨小梁增粗呈网隔状,骨髓腔增宽,短状骨膨大,肋骨变形变短,肋骨头增大,脊椎变扁,可发生压缩性骨折,头颅表现板障增宽,外板变薄,可见与内板垂直的增生性"头发样骨针"(图 26-7-11)。

CT 表现颅骨板障增宽,骨小梁增粗变直,鼻窦腔扩大,窦壁增厚。椎管内外髓外造血灶则表现为脊柱旁软组织肿块,容易与纵隔肿瘤混淆。当肝脾、

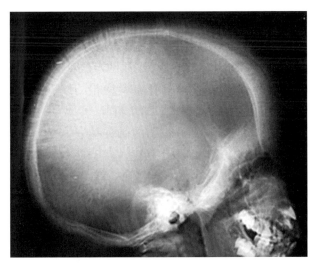

图 26-7-11　地贫患者头颅侧位片
颅骨板障增宽，外板变薄，可见与内板垂直的增生性"头发样骨针"

肿大合并含铁血黄素沉着症，CT 可表现肝脾大并密度增高。

三、骨髓增生正常性贫血

　　骨髓活检示骨髓增生活跃或低下，一般由于红细胞生成调节因子缺陷引起贫血，调节因子正常以后，骨髓造血也很快恢复正常状态。常见于肾性贫血、垂体和甲状腺功能低下性贫血、感染性贫血、缺铁性贫血、急性造血功能停滞等。（由于篇幅限制，不再详细叙述）

第八节　骨髓纤维化

　　原发性骨髓纤维化症（primary myelofibrosis）又称原发性骨髓硬化症（myelosclerosis）为一种原因不明的骨髓弥漫性纤维组织增生和骨髓硬化而影响骨髓造血功能的慢性骨髓增生性疾病，同时并脾脏、肝脏、淋巴结等部位的髓外造血。本病与真红细胞增多症、原发性血小板增多症、慢性粒细胞白血病通常可以互相演变或合并存在，最终可能发生急性白血病。本病多见在 50 岁后发病，早期症状轻微，晚期出现贫血、消瘦、痛风和脾大等症状和体征。临床分型为急性型、慢性型和儿童型，但以慢性型占绝大多数。

　　骨髓纤维化通常由脊柱、肋骨、锁骨、骨盆、股骨的近端等造血活跃的骨髓部位开始，进一步发展到四肢骨骼近端和长骨骨髓受累。病变从少到多，从局限到弥漫，造血细胞由多到少，从弥漫增生到局限

于四肢骨骼远端。骨髓间叶组织特别是成纤维细胞的异常增生，导致大量网织蛋白在骨髓腔内沉积和胶原质形成，并伴有成骨细胞增殖，最终产生骨髓纤维化和骨髓硬化以及骨髓造血功能丧失，继发髓外造血形成。病理检查肝脏、淋巴结、肾上腺、胃肠道、纵隔、腹腔、脊柱等部位也见类似脾脏的髓样化生灶，镜下可见多量的巨核细胞、幼红细胞和较成熟的粒细胞，与骨髓中的造血细胞相似。外周血象慢性型可见不同程度的正细胞正色素性贫血，急性型一般都表现为全血细胞减少。骨髓象骨质坚硬，骨髓穿刺经常出现"干抽"，骨髓中虽然还可见到巨核细胞增生，但所有造血细胞增生低下，可见骨髓胶原和网状纤维增生。

　　MRI 常规检查部位主要选择脊柱，尤其是腰骶椎的矢状位和骨盆，包括股骨中上段的冠状位，为了观察骨髓转换和骨髓受侵的范围，检查范围可以扩大到长骨远端和膝、踝关节部位。MRI 表现的病理基础是骨髓纤维成分的异常增生及造血性细胞成分的衰竭，骨髓纤维组织在所有的 MRI 扫描序列均表现为明显信号降低，表现为腰椎、髂骨、股骨中上段骨髓的 T_1WI 和 T_2WI 信号均匀或不均匀降低（图26-8-1），这是本病特征性的 MRI 表现。一种类型为 T_1WI 和 T_2WI 明显均匀弥漫的低信号；另一种类型为 T_1WI、T_2WI 等信号背景下出现大小不等，分布不均的弥漫斑点、斑片状低信号灶（图26-8-2）。部分病例的股骨头及大转子信号不变，仍表现为与皮下脂肪信号相同的高信号。MRI 还可见到长骨的骨皮

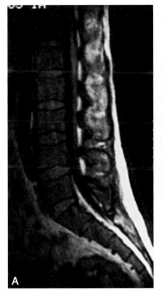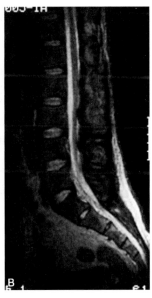

图 26-8-1　原发性骨髓纤维化 MRI
A. T_1WI 表现腰椎信号均匀降低；B. T_2WI 表现腰椎信号均匀降低

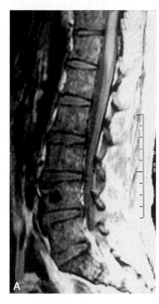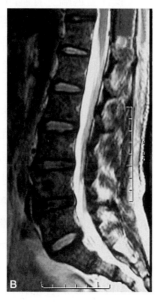

图 26-8-2　原发性骨髓纤维化 MRI
$T_1WI(A)$、$T_2WI(B)$ 显示，腰椎椎体骨髓在等信号背景下可见不均匀斑点状、斑片状低信号灶，高信号为脂肪

质增厚和骨形态、大小的异常，与 X 线平片表现相似。但有的病例，X 线检查可能未见骨质结构、形态、外形异常，MRI 可能已经见到骨髓的 T_1WI 和 T_2WI 低信号病灶。

X 线表现以骨盆、股骨上段最明显，其次为肱骨头、肋骨、椎体和颅骨。早期 X 线平片骨小梁模糊或磨玻璃样改变，中期骨小梁增粗、致密、融合，并呈骨硬化，密度均匀增高，常对称出现，有时可在密度增高的骨松质内见点状或条状高密度影或不规则密度

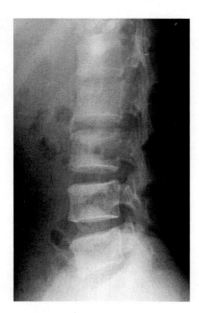

图 26-8-3　原发性骨髓纤维化
腰椎侧位 X 线平片，可见腰椎椎体上下缘均可见带状高密度，中心相对低密度，呈"夹心椎"样改变

降低；中晚期骨密度增高的基础上出现颗粒状透亮区，大如"瓜子"，小如"米粒"，边缘模糊，其长轴与骨干长轴一致，发生在骨盆者则与骨小梁的方向一致。部分骨外形轻微改变，最常见于股骨远端及胫骨的骨质密度普遍增高，骨小梁增粗、致密、融合，呈骨硬化，长骨不能分辨其骨髓腔，少数可呈"夹心椎"样改变（图 26-8-3）。颅骨硬化、透光混合存在，内外板与板障界限消失，结构模糊。髓外造血累及肾上腺，导致痛风骨骼改变，与原发性痛风难以辨别。

CT 显示骨干粗大，皮质增厚，骨质密度增高，颅骨板障增厚，脊椎密度增高和变形，可见磨玻璃状改变和其中的斑片状低密度区，与平片所见相同。腹部 CT 扫描可见肝脾大。

第九节　骨转移瘤

一、骨转移瘤

骨转移瘤（skeletal metastasis）指任何恶性肿瘤转移至骨内生长。骨转移性肿瘤远较原发性肿瘤多见。骨转移瘤以癌为多见，占 85%～90%，肉瘤占 10%～15%。骨转移瘤多发生于有红骨髓的区域，多集中发生在躯干骨，两肘和两膝以下的骨质内很少发生转移灶。肿瘤向骨内转移主要通过直接侵犯、血行转移、淋巴转移几种途径。所谓选择性转移，即肿瘤可自由通过各微小血管网，择其营养与原发性肿瘤相同的部位停留而发展。如骨髓瘤通过肺部转移至骨髓，而很少转移至肺。原发性病灶无论以何种形式转移至骨内，均可引起溶骨，成骨或混合性三种表现，常为多发性病变，在一定时期内可表现为单发性病变。以溶骨性转移为多见，一般认为生长迅速或血管丰富的肿瘤多表现为溶骨性。成骨性则认为肿瘤细胞引起循环障碍，促使骨质成骨。

【影像学表现】
X 线表现：在溶骨性转移常呈多发性单纯溶骨性破坏，开始在松质骨内呈虫蚀状破坏，以后逐渐扩大并融合成大片状，边缘不规则，周围无硬化，亦可侵犯骨皮质，很少进入软组织形成肿块。常伴发病理骨折，很少骨膜反应。病变可在一骨内广泛分布，亦可累及多骨。单发性转移往往破坏范围较大，故病理骨折亦较常发生，骨折后可出现少量新生骨。成骨性转移常呈斑点状或棉球状密度增高，

偶尔致密如象牙质样,其中的骨小梁粗乱、增厚或其微细结构完全消失。成骨性转移较溶骨性的生长缓慢,症状轻,很少病理骨折。混合性转移则具有溶骨和成骨两种变化,亦可在同一骨骼具有溶骨性病灶也有成骨性病灶,亦可在一些骨骼呈溶骨性而另一些骨骼出现成骨性病变。骨转移瘤的平片X线表现虽不能确定来源和性质,但某些肿瘤具有选择性转移的倾向,且有一些X线表现特点,故在一定程度上仍具有提示原发灶部位和性质的作用(图26-9-1)。

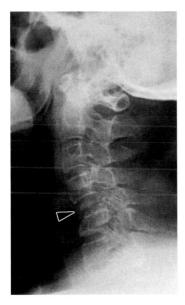

图 26-9-1 椎体转移癌(肺癌)
男,51岁,有肺癌史,C_5椎体破坏压扁(黑箭),颈前软组织肿块

CT 表现:病变骨的显示远较X线平片敏感,常在患者并无骨痛症状或常规检查阴性时即可发现病灶,病灶居于一骨或数骨。溶骨性转移瘤表现为低密度区。边缘较清楚。成骨性转移瘤CT表现为高密度区,边缘较模糊。混合性转移的骨破坏呈高、低混合密度区。转移瘤偶尔可突破骨皮质形成软组织肿块。CT对诊断骨转移瘤的有效率为80%。

MRI 表现:在T_1WI上可以很灵敏和准确地检测转移性肿瘤的骨髓侵犯,转移灶常常在T_1WI上表现为低信号区,在T_2WI上为高信号区。由于MRI对水肿很敏感,故MRI发现转移灶的数目和范围要比X线平片和CT发现得多和准确。MRI对核素扫描后发现的病灶,分辨是真实的转移灶骨髓侵犯还是非肿瘤性病变是很有帮助的。初步的经验表明,MRI对转移灶骨肿瘤的检测比核素更敏感。如患者疑有转移灶,而X线检查阴性、骨扫描

阳性和CT检查可疑的患者可用MRI来检查。此外,MRI由于软组织分辨率高,可直接显示脊柱的转移瘤对椎弓、神经根及脊髓本身的侵犯情况(图26-9-2~图26-9-3)。

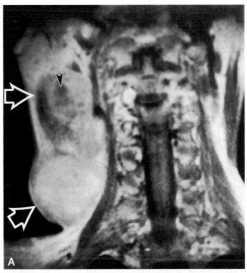

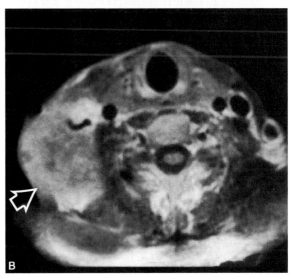

图 26-9-2 右颈部转移性鳞癌
男,51岁。A. MRI T_1WI右胸锁乳突肌下后方巨大的肿块(空箭),边界不清,内部信号不均匀,中央有坏死(黑箭头);B. Gd-DTPA增强后肿块有不均匀强化

二、神经母细胞瘤骨转移

神经母细胞瘤(neuroblastoma)亦称成神经细胞瘤,是神经系统的肉瘤。最常见于10岁以下儿童。本瘤多发生于自主神经系统。交感神经母细胞瘤,大多起源于肾上腺,亦发生于腹部、胸部及颈部交感神经节。本瘤恶性度极大,原发性肿瘤很小时,即可发生广泛转移至肺、肝、淋巴结。转移至颅内脑膜,称为Hutchinson综合征。转移至肝,称为Pepper综合征。转移至眼窝发生突眼。神经母细胞瘤最常转

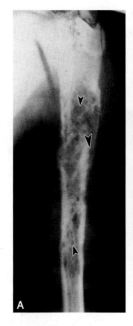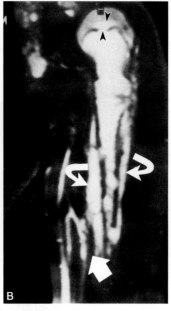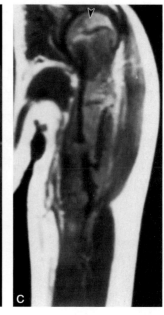

图 26-9-3　肱骨神经母细胞瘤转移

女,14 岁,病理证实左肱骨神经母细胞转移瘤。A. X 线平片显示,左肱骨上中段骨皮质有多发蜂窝状和筛孔样骨破坏(小黑箭头),上中段交界处有病理骨折,骨皮质重叠(大黑箭头)。B. T_2WI(TR2793ms,TE84ms)显示骨髓腔呈特高信号强度。注意肱骨上端干骺端中心先期钙化带中断,该处骨骺亦呈高信号强度(两小黑箭头),为肿瘤组织穿过骺板软骨侵入骨骺内。肱骨上中段骨皮质断续不连,肿瘤组织包绕骨干呈高信号强度(弯白箭),肱骨干下段骨折(粗白箭)。C. Gd-DtPA 增强显示,肿瘤组织在 T_1WI(TR550ms,TE20ms)上有中等均匀强化。注意肱骨头骨骺中心亦有中等强化(小黑箭头)

移至股骨、肱骨、脊柱和骨盆。腹部肿瘤组织可发生不规则钙化。

原发于肾上腺的神经母细胞瘤,腹部 X 线平片可见上腹肿块将肾向下推移,发生于胸部交感神经可见后纵隔肿块或颈部肿块。骨转移发生广泛破坏,可侵犯整个骨干。最初为骨皮质筛孔样破坏,骨皮质断续不连。早期肿瘤即可穿破骨皮质向骨外侵犯,乃至肿瘤组织包绕整个骨干。进而骨皮质形成蜂窝状骨破坏和广泛溶骨性破坏,并形成巨大软组织肿块(图 26-9-3)。CT 扫描在显示骨皮质破坏及骨干周围肿瘤组织肿块显示较佳。MRI 对骨内及软组织肿块显示最佳。T_1WI 呈低信号强度,T_2WI 呈高信号强度。MRI 还可显示肿瘤突破骺板软骨侵及骨骺,侵犯至关节内,Gd-DTPA 增强,肿瘤有强化。如肿瘤组织发生坏死,T_2WI 呈高信号强度,T_1WI 增强后不强化,仍呈低信号强度则为肿瘤坏死区(图 26-9-3)。

【影像检查的选择】

X 线平片对观察骨转移破坏形态显示最佳。但对软组织肿瘤的边界不能显示。MRI 对观察肿瘤的侵犯范围、边界非常逼真,但对定性诊断不如 X 线平片诊断价值高,两者相结合可以互相补充。如无

MRI 设备可以进行 CT 扫描诊断。

(宋英儒)

参 考 文 献

[1] 邓家栋,杨崇礼. 邓家栋临床血液学[M]. 上海:上海科学技术出版社,2001.

[2] 谭齐贤. 临床血液学和血液检验[M]. 3 版. 北京:人民卫生出版社,2003.

[3] 贝特勒等,宋善俊等主译. 威廉姆斯血液学[M]. 北京:人民卫生出版社,2004.

[4] 黄仲奎,龙莉玲. 血液病 MRI 诊断[M]. 北京:科学出版社,2009.

[5] 黄仲奎,龙莉玲,宋英儒. 血液病腰椎骨髓的 MRI 鉴别诊断价值(附 94 例分析)[J]. 中华放射学杂志,2001,(06):418-421.

[6] 代岳,王姗,徐慧婷,等. IDEAL-IQ 技术对不同年龄椎体骨髓脂肪含量的定量评价[J]. 中国医学计算机成像杂志,2017,23(02):161-165.

[7] Moore SG, Dawson KL. Red and yellow marrow in femur: age-related changes in apppearance at MR imaging[J]. Radiology,1990,175(1):219-223.

[8] Ricci C, Cova M, Kang YK, et al. Normal age-related patterns of celluar and fatty bone marrow distribution in the axial skeleton: MR imaging study[J]. Radiology, 1990, 177

（1）：83-88.

［9］ 吴振华,杨本强,潘诗农,等.正常腰椎骨髓的 MRI 分型及定量研究初探［J］.中华放射学杂志,1995,（06）:385-389.

［10］ 吴有森,鲍海华,张红迁,等.慢性高原病腰椎骨髓 MR 信号及波谱分析［J］.临床放射学杂志,2018,37（07）:1183-1186.

［11］ Morone M,Bali MA,Tunariu N,et al. Whole-Body MRI: Current Applications in Oncology［J］. American journal of roentgenology,2017,209（6）:336-349.

［12］ 沈君,梁碧玲,陈健宇.骨髓异常的磁共振成像及其临床应用研究［J］.癌症,2001,（06）:638-643.

［13］ Mirowitz SA,Apicella P,Reinus WR,et al. MR imaging of bone marrow lesion:relative conspicuousness on T1-weighted, at-suppressed T2-weighted, and STIR images［J］. AJR,1994,162（1）:215-221.

［14］ 徐文坚,徐爱德.骨髓弥漫性病变 MRI 应用的现状与展望［J］.中华放射学杂志,2001,（06）:422-425.

［15］ 沈君,梁碧玲.常见血液病的骨髓磁共振成像［J］.中国医学计算机成像杂志,2003,（05）:338-348.

［16］ 李金,汪海源,邵华,等.戈谢病的研究进展［J］.国外医学·儿科学分册,2002,（05）:274-276.

［17］ 吴有森,鲍海华,张红迁,等.慢性高原病腰椎骨髓 MR 信号与波谱分析［J］.临床放射学杂志,2018,37（07）:1183-1186.

［18］ 龚向阳,王谨,李方利,等.脊柱原发性恶性淋巴瘤的影像学表现［J］.中华放射学杂志,1998,（02）:135-136.

［19］ 吴先衡,林时勖,曾向廷等.脊柱硬膜外淋巴瘤与白血病的 MRI 鉴别诊断［J］.放射学实践,2004,（06）:425-427.

［20］ Stabler A,Baur A,Bartl R,et al. Contrast enhancement and quantitative signal in MR imaging of mutiple myeloma:Assessment of focal and diffuse growth pattern in marrow correlated with biopsies and survival rates［J］. AJR,1996,167:1029.

［21］ 龙莉玲,宋英儒,黄仲奎.多发性骨髓瘤 MRI 和 X 线诊断价值［J］.临床放射学杂志,2001,（09）:696-699.

［22］ 李欣,张丽群.儿童神经母细胞瘤的 CT 诊断［J］.中华放射学杂志,1997,（12）:814-817.

［23］ 姚婧,周建军.脊柱转移瘤的研究进展与影像学评价［J］.临床放射学杂志,2017,36（03）:435-438.

［24］ 郑飞波,刘晚霞,丁月云,等.转移性骨肿瘤的影像学诊断进展［J］.实用医学影像杂志,2015,16（03）:253-255.

［25］ 曹来宾,王安明.1047 例骨转移瘤的影像学诊断［J］.中华放射学杂志,1997,（8）:547-551.

［26］ Caranci F,Tedeschi E,Ugga L,et al. Magnetic Resonance Imaging correlates of benign and malignant alterations of the spinal bone marrow［J］. Acta Biomed 2018,89:18-33.

［27］ 范娇娇,崔建岭.原发性骨淋巴瘤的临床、病理及影像研究进展［J］.国际医学放射学杂志,2016,39（02）:171-174.

［28］ 上官景俊,徐文坚,李九文.原发性骨淋巴瘤的影像学表现［J］.临床放射学杂志,2007（05）:484-487.

［29］ 龙莉玲,黄仲奎,宋英儒等.急性白血病骨髓 MRI 定性和定量诊断价值［J］.临床放射学杂志,2000,19（12）:781-785.

［30］ 王峻,牛金亮,祁吉,等.成人急性白血病初诊骨髓 MRI 及临床应用研究［J］.中华放射学杂志,2001,35（6）:410-414.

［31］ 徐锐,徐文坚,刘吉华等.急性白血病骨髓 MRI 表现（附 30 例分析）.中国医学影像技术,2004,（01）:172-175.

［32］ Vande Berg BC,Schinitz PJ,Scheiff JM,et al. Acute myeloid leukemia:Lack of Predictive value of sequential quantitative MR imaging during treatment. Radiology,1995,197:301-305.

［33］ Kaplan KR,Mitchell DG,Steiner RM,et al. Polycythemia vera and myelofibrosis:correlation of MR imaging,clinical, and laboratory findings. Radiology,1992,183（2）:329-334.

［34］ 黄仲奎,龙莉玲,宋英儒.地中海贫血骨髓 MRI 与 X 线平片对照分析.中华放射学杂志,2002,36（6）:301-305.

［35］ 沈君,梁碧玲,陈健宇等.经治重型 β 地中海贫血的股骨骨髓 MR 成像分析.中华放射学杂志,2006,（09）:255-260.

［36］ Coskun E,Keskin A,Suzer T,et al. Spina cord compression secondary to extramedullary haematopoiesis in thalassaemia intermedia. Eur Spine,1998,7:501-504.

［37］ Aydingoz U,Oto A,Cila A. Spinal cord compression due to epidural extramedullary haematopoiesis in thalassaemia:MRI. Neuroradiology,1997,39:870-872.

［38］ Tunaci M,Tunaci A,Engin G,et al. Imaging features of thalassemia（Review）. Eur Radiol,1999,9:1804-1809.

［39］ 宋英儒,黄仲奎,龙莉玲等.再生障碍性贫血腰椎骨髓的 MRI 研究.中华放射学杂志,2001,35（6）:406-409.

［40］ 李国,宋英儒,李新文,等.骨髓异常增生综合征与急性髓性白血病的 MRI 表现.中国医学影像技术,2010,26（07）:1296-1299.

［41］ 宋英儒,黄仲奎,龙莉玲.原发性骨髓纤维化腰椎和骨盆的 MRI 和 X 线诊断探讨.中华放射学杂志,2002,36（7）:1301-1305.

［42］ 刘景旺,李健,赵振兴,等.原发性骨髓纤维化的 MDCT 表现.临床放射学杂志,2013,32（09）:1359-1361.

［43］ Lewis S,Wainscoat JS,Moore NR,et al. Magnetic resonance imaging in myelodysplastic syndromes. Br J Radiol,

1995,68:121-127.

［44］ OkamuraT,KinukawaN,NihoY,etal. Primarychronic yelofi-brosis:clinical and prognostic evaluation in 336 Japanese patients. Int J Hematol,2001,73(1):194-198.

［45］ 宋英儒,黄仲奎,龙莉玲,等.骨髓异常增生综合征的

MRI 诊断与疗效追踪.放射学实践,2002,17(2):174-175.

［46］ Murphy IG,Mitchell EL,Raso-Barnett L,et al. Imaging features of myeloproliferative neoplasms. Clin Radiol,2017,72:801-809.

第二十七章　其他类肿瘤

第一节　单纯性骨囊肿

【基本病理与临床】

单纯性骨囊肿（simple bone cyst）又称孤立性骨囊肿，是骨内形成充满棕黄色液体的囊腔。病因未明，有人认为是静脉阻塞、髓内组织液聚集、最终囊腔形成。2013 版 WHO 骨肿瘤分类中把此病划分为未明确肿瘤性质的肿瘤。

单纯性骨囊肿较为常见，约占所有骨肿瘤的3%。多发于儿童四肢长骨干骺端松质骨，成人后即移行至骨干；特别常见于肱骨和股骨近端，约占总数的 2/3；其次为股骨远端、胫腓骨近端、骨盆等，而发生于肋骨、跟骨、脊柱等少见。男性多于女性，男：女为 2∶1～3∶1。本病在其发展过程中，很少产生自觉症状；大多因外伤或病理骨折后发现，因骨折而产生肿胀、疼痛、功能障碍的症状。少数有隐痛和间歇性不适，或在运动劳累后酸痛。

手术标本上病变为孤立的单房囊性膨胀性骨质破坏，皮质变薄，囊腔内有黄色透明液体或有棕黄色、黄绿色液体，富含前列腺素和多种酶类。多次病理骨折囊腔内有血性液体或凝血块。在光镜下单纯性骨囊肿囊壁菲薄，内含外观与滑膜细胞类似的囊肿内衬细胞、成纤维细胞，可散在多核巨细胞；并可见颗粒状基质和胶原纤维，胶原纤维区域内可散在钙化。

Neer 等将单纯性骨囊肿位于距骺板 0.5cm 以内的称为活动性囊肿，而距离骺板 0.5cm 以上的称为潜在性囊肿，前者有复发倾向，而后者不复发。15% 单纯性骨囊肿患者可自发愈合；然而大部分患者病变不发生变化或增大。单纯性骨囊肿术后复发率比较高，文献报道约 35%。

【影像学表现】

X 线表现：显示骨干或干骺端出现囊状膨胀性骨破坏（图 27-1-1），边界清晰，常见硬化边（图 27-1-2）。骨壳薄而光滑，囊腔沿骨髓腔长轴发展（图 27-1-3、图 27-1-4）。小的囊腔 2～3cm 或 4～5cm，大的囊腔可侵犯骨髓腔的大部，呈长囊状破坏，但不穿越骺板。约 65% 的单纯性骨囊肿会发生病理骨折（图 27-1-3）。

囊肿四周骨皮质变薄，骨折的特点呈破裂状碎骨折。囊肿的破裂，液体外溢，碎骨折片可一端陷入囊肿内、一端与骨皮质相连，称为骨片内陷征；碎骨折片亦可陷入囊腔之中、沉入底部，即骨片沉落征；这两个征象对诊断单纯性骨囊肿具有特异性诊断价值，可借此与其他良性实性病变鉴别。另一特点是骨折可发生成角畸形，但是不发生明显错位。病理骨折后局部可出现骨膜反应、骨痂形成，囊腔内可见骨质修复填充；较小的囊肿可因此愈合。但有些囊肿可扩大，特别是儿童患者。

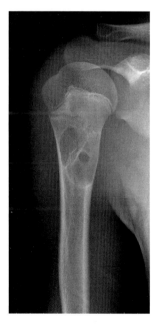

图 27-1-1　单纯性骨囊肿
患者男，17 岁，右肱骨干骺端及骨干中心可见地图样骨质破坏，边界清晰，内可见骨性分隔（本图由北京积水潭医院放射科提供）

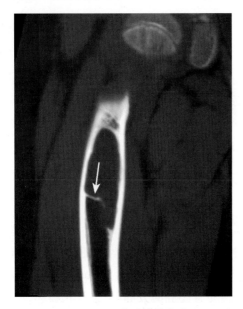

图 27-1-2 单纯性骨囊肿

患者男,6 岁,4 年前因摔倒致右髋疼痛、肿胀、活动受限。外院 X 线发现右股骨干近端病变。CT 冠状位重建图示右股骨干近端可见溶骨性骨质破坏,边界清晰,病灶下缘见硬化边(箭)(本图由北京积水潭医院放射科提供)

CT 表现:对本病诊断可提供病变区破坏形态及边界,病灶内呈均匀水样密度,CT 值约为 15~20HU(图 27-1-3);但骨折后病变内可形成液-液平面,液面下部 CT 可达 50HU。病灶内还可见少许骨性或软组织密度分隔。CT 可评估囊壁的厚度及病变发生骨折的风险;评估病理骨折后骨痂形成;明确发生于骨盆、脊柱、肋骨等复杂部位病变的范围(图 27-1-5);

观察发生于骨盆、肋骨、跟骨等罕见部位不易在 X 线上观察的骨片陷落征。

MRI 表现:单纯性骨囊肿 T_1WI 呈低信号,T_2WI 呈高信号强度,信号多均匀(图 27-1-5);病变周围硬化边在 T_1WI 和 T_2WI 序列均呈低信号;合并病理骨折、囊内出血时,T_1WI 较前信号增高,偶可见液-液平。骨折周围软组织水肿。增强扫描病变边缘或内部少量分隔线状强化。手术植骨术后复发,MRI 可显示囊壁骨化增厚。

单纯性骨囊肿需与嗜酸性肉芽肿、骨巨细胞瘤、嗜酸性肉芽肿、纤维结构不良及内生性软骨瘤相鉴别。骨巨细胞瘤常呈偏心性,膨胀性生长。骨囊肿与骨巨细胞瘤非常相似,需仔细观察病变边缘有无硬化边,有硬化边者为骨囊肿,无硬化边者骨巨细胞瘤可能性大。MRI 检查极易鉴别,骨囊肿 T_1WI 呈低信号强度,T_2WI 呈高信号强度。嗜酸性肉芽肿一般病变范围较小,边缘硬化较孤立性骨囊肿更明显,亦可出现软组织肿胀,白细胞及嗜酸性细胞增多有一定参考价值。纤维结构不良范围较广泛,多非中心性生长,病变内可见磨玻璃密度影,MRI 表现较易鉴别两者,纤维结构不良多在 T_1WI、T_2WI 呈低信号,而骨囊肿在 T_2WI 上呈明显高信号。孤立性骨囊肿与内生软骨瘤的鉴别一般不困难,后者多见于手、足等短管状骨骨干,常为多发性,其内可见斑点状钙化。

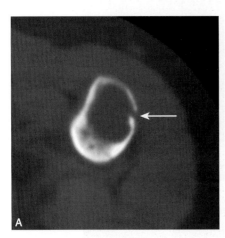
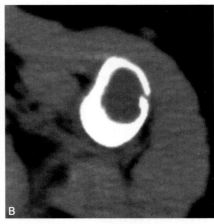
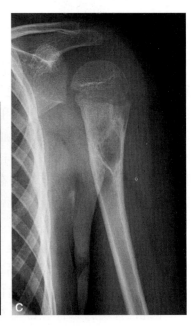

图 27-1-3 单纯性骨囊肿

A.CT 轴位骨窗;B.CT 轴位软组织窗;C.左肩关节正位。患者男性,7 岁,发现左肱骨上段病变 1 年。左肱骨干骺端可见地图样骨质破坏,沿着骨髓腔长轴生长,边界清晰伴硬化边,内部可见骨性间隔。病变合并病理骨折(箭)。病变密度明显低于周围肌肉密度(本组图由北京积水潭医院放射科提供)

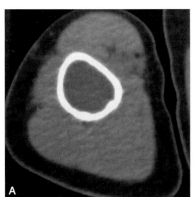
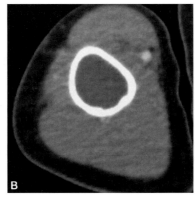
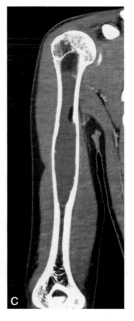
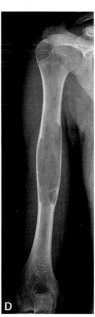

图 27-1-4　单纯性骨囊肿

A. CT 轴位软组织窗；B. CT 增强扫描轴位；C. CT 增强扫描冠状位；D. 右上臂正位。患者，男性，14 岁，1 年前与同学扳手腕时突然出现右上臂剧烈疼痛，伴右上臂活动受限，于外院 X 线检查发现右肱骨骨干病变。病变呈中心性膨胀性骨质破坏，沿着骨髓腔长轴生长。病变密度呈液体样，增强扫描未见强化（本组图由北京积水潭医院放射科提供）

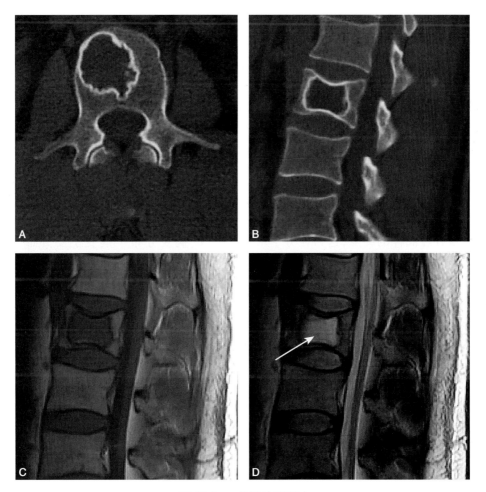

图 27-1-5　单纯性骨囊肿

A. CT 轴位；B. CT 矢状位；C. MRI T_1WI；D. MRI T_2WI。38 岁，男性。A、B. 腰椎椎体双凹变形，椎体内溶骨性骨质破坏，边界清晰伴完整硬化边；C. 椎体内病灶呈 T_1WI 低信号；D. 病灶呈明显 T_2WI 高信号（箭），与脑脊液信号相似

【小结】

单纯性骨囊肿是一种良性充满液体的囊性病变。好发于 20~30 岁男性,肱骨及股骨近端常见。X 线平片为首选检查方法,多数可以确诊,尤其是长骨病变。但对于发生于扁骨、不规则骨的单纯性骨囊肿,则可能需要 CT 确诊。MRI 检查为最佳检查手段。典型的影像学表现为沿骨干长轴蔓延的膨胀性骨质破坏,边界清晰伴硬化,病变内多为水样密度或信号。骨片内陷征和骨片沉落征的出现高度提示单纯性骨囊肿的诊断。

（郎　宁　袁　源　邢晓颖　高丽香）

第二节　纤维结构不良

【基本病理与临床】

纤维结构不良(fibrous dysplasia)亦称纤维异常增殖症(简称"骨纤"),系正常骨组织逐渐被增生的纤维组织所代替的一种骨病,若同时并发骨骼系统以外的皮肤色素沉着、性早熟等内分泌紊乱表现,则称为 Albright 综合征。

1. **病因**　目前以基因突变学说占主导地位。近年来研究认为纤维结构不良(纤维异常增殖症)是在胚胎早期,编码骨母细胞或其他细胞胞膜 G 蛋白 α 亚单位的基因 GNAS(GTP-binding protein, α-stimulating activity polypeptide)发生突变所引起。GNAS 位于 20q13。Weinstein 等 1991 年首次发现 McCune-Albright 综合征患者的 G 蛋白 α 亚基(Gsα)突变,随后的研究证明其他非 McCune-Albright 综合征的纤维结构不良患者也存在同样的突变,这为在分子水平上揭示 FD 的病因提供了理论依据。

2. **病理**　病灶组织比较坚实呈灰红色或白色,若有出血则呈红色。切面可见透明软骨小结节或囊状变性,内含有血液。骨皮质变薄向外膨出,表面光滑。发生病理骨折后可有骨膜增生。镜下病变主要为纤维结缔组织和新生骨组织,不同病灶两者比例可有差异。较成熟的病灶,纤维结缔组织可见弧形或蟹足样骨小梁,骨基质内可见纵横交错的胶原纤维和大而圆的骨陷窝,内有幼稚的骨细胞。比较幼稚的病变中,纤维结缔组织比较疏松,内有肥大的成纤维细胞,血管较丰富,骨组织化生明显,少数可见有软骨组织。骨小梁边缘无骨母细胞,即骨小梁裸露征象;但病灶边缘可有宿主骨的骨母细胞围绕,称骨母细胞镶边现象。

3. **发病率**　占原发肿瘤的 1%,是肋骨最常见的良性病变。可发生于任何年龄,通常 5~50 岁,30 岁以前占 75%,多发纤维结构不良的发病平均年龄较单发纤维结构不良小,平均约 8 岁。男女比例相等,但 McCune-Albright 综合征除外(好发于女性)。

4. **症状与体征**

(1) 最常见症状与体征:单发纤维结构不良通常无症状,多发纤维结构不良 10 岁以前 2/3 患者有症状。假如合并微骨折可表现为疼痛,特别是股骨颈或胫骨。

(2) 其他症状与体征:可合并瘤源性骨质软化,表现为骨折。可见异常的颅面骨外观,如家族性巨颌症(上下颌骨对称性受累,随着年龄缓慢进展,直至成年后可以消退)、狮面(累及面骨和额骨,导致骨质增厚,形成狮子样面相)。

(3) McCune-Albright 综合征:女性好发,多骨单侧纤维结构不良,内分泌异常(性早熟,甲状腺功能亢进,糖尿病,甲状旁腺功能亢进,肢端肥大症,牛奶咖啡斑)。

(4) Mazabraud 综合征:多发纤维结构不良,多发肌肉内粘液瘤,恶变为骨肉瘤概率高。

【影像学表现】

X 线表现:本组 556 例骨纤中,单骨型 301 例(54.1%),多骨型 255 例(45.9%)。多骨型中半数以上(57.7%)为单侧发病,累及双侧占 42.3%,其中 2/5 以一侧为主,70.7% 为单侧或偏一侧发病,表明本症具有显著的单侧发病倾向。有 4 例累及全身所有骨骼。

1. **病变分布**　病变主要分布于四肢骨、躯干骨,以躯干骨发病最高,次为下肢骨,上肢骨最少。四肢骨中以股骨发病率最高,次为胫骨、肋骨、髂骨等,胸骨及锁骨最少受累。长管骨病变多起于干骺和骨干,逐渐向远端扩展,近端病变最多(76%)向远端递减。颅面骨病变以面骨最多,次为颅底和颅盖骨,面骨中以颌骨、颧骨、腭骨最为多见。颅盖骨好发次序为蝶骨、额骨、顶骨、枕骨。累及鼻窦以上颌窦最多,次为蝶窦、筛窦及额窦。脊柱中以胸椎好发,腰椎、颈椎次之;椎体及附件同时受累常见。

2. **病变形态**　四肢、躯干骨主要有以下四种表现:①囊状膨胀性改变:分单囊和多囊,大多表现为囊状膨胀性透光区,边缘清晰伴有硬化,骨皮质菲薄而光滑,囊内外常散在条索状骨纹和斑点,此为本病的特征性表现,多见于管状骨及肋骨。多囊状病变表现为大小不等的圆形或椭圆形透光区,最常见于额骨、胫骨和股骨。病理基础为增生的纤维组织代替了海绵骨,并压迫周围骨质。②磨玻璃样改变:正常骨纹理消失,骨髓腔闭塞,呈磨玻璃样密度(图27-2-1),多并发于囊状膨胀性改变之中(图27-2-2),常见粗大条状骨纹和钙化斑贯穿交错,颇似大理石纹理,多见于管状骨和肋骨。病理基础为新生的不成熟的原始骨样组织。③丝瓜瓤样改变:骨干膨胀增粗,骨皮质变薄,骨小梁粗大扭曲,颇似丝瓜瓤状改变。严重者病骨结构如蛛网状,常见于肋骨、股骨和肱骨。病理基础系骨质修补而呈现的硬化性骨纹。④虫蚀样改变:单发或多发的溶骨性破坏,边缘锐利如虫蚀样,有时酷似溶骨性转移瘤。以上四种改变单独出现者少,大多为多种类型共同或混合存在。

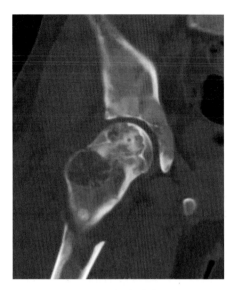

图 27-2-2　纤维结构不良

12岁,男性,3天前快步行走时摔倒致右大腿近端疼痛,不能站立。CT冠状位重建图示右侧髂骨可见磨玻璃密度影,与正常骨质边界不清。右侧股骨近端磨玻璃密度影与囊状膨胀性改变同时存在,边界清晰伴硬化边。股骨近端骨质断裂,断端错位(本图由北京积水潭医院放射科提供)

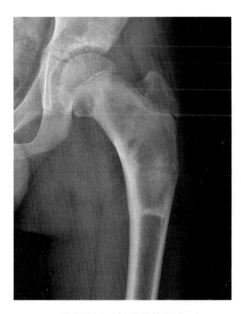

图 27-2-1　纤维结构不良

12岁,男性,左股骨干骺端及骨干呈膨胀性改变,内可见磨玻璃密度影,病变边界清晰伴硬化边。股骨近端可见横行线状透亮影。左侧髂骨可见类似病变(本图由北京积水潭医院放射科提供)

颅面骨的改变主要为外板、板障膨大增厚和囊性改变,呈磨玻璃样密度或骨质硬化。有时可伴有不规则的粗大骨小梁或斑点状钙化,颅骨内板较少受累。主要有以下三种表现:①囊状膨胀性改变:即所谓"类变形性骨炎型",颅面骨局限或广泛性膨大畸形(70%),板障呈囊状改变,边界清楚,常伴有硬化。外板变薄明显外凸可呈泡状改变,内板增厚。②磨玻璃样改变:骨小梁消失,板障闭塞,颅骨呈半透明状的磨玻璃样改变(78%)。部分骨密度较高呈均匀的致密颅板。③硬化改变:较少见,常呈分叶状膨胀性骨质硬化,骨密度均匀致密,边缘清楚可跨越多骨。颅面骨病变绝大多数是多种形态同时存在,

以磨玻璃及囊状膨胀改变并存最为多见,单一类型改变者较少。

CT 表现:主要有囊型和硬化型两种类型。囊型(图27-2-3、图27-2-4)主要见于四肢骨,表现为单囊或多囊状透明区,边缘有硬化,其内骨小梁粗大,伴有片条状钙化,局部骨皮质变薄,骨干膨胀增粗。股骨和胫骨病变可因负重而引起弯曲变形。硬化型多见于颅面骨和颅底骨,骨密度不均匀性增高,其内散在颗粒状透亮区。颅骨穹窿的病变多侵犯外板和板障,呈磨玻璃样或致密硬化性改变。面骨主要侵犯上颌骨并累及上颌窦,致使窦腔闭塞。颧骨受累常膨隆突出。脊柱纤维结构不良可表现为囊型和硬化型两种(图27-2-5)。增强扫描病变可表现为不同程度强化(图27-2-3)。

MRI 表现:病骨膨胀变形,信号不均,T_1WI多呈低信号,T_2WI为低、等、高及混杂信号(图27-2-4);T_2WI信号与病变内部成分相关,若病灶内含有丰富纤维组织,则呈T_2低信号;若病灶代谢活跃、含水成分较多,则呈T_2WI高信号。如病灶内有囊变T_1WI呈低信号、T_2WI呈高信号。伴有出血T_1WI呈高信号、T_2WI呈等高信号。残存的骨髓脂肪组织则呈高信号。若合并动脉瘤样骨囊肿,则病变内可见多发液-液平面。病灶边界清晰,周围硬化边及残留骨嵴均呈低信号。增强扫描病变可表现不同程度的强化,可周边或内部不均匀强化,可均匀弥漫强化。

【并发症】

1. **骨骼畸形和病理骨折** 多见于骨盆及下肢骨,严重者下肢呈"乙"形或钩形,其中以髋内翻和股骨弯曲畸形最多见。病理性骨折以股骨为最多(43%),次为胫骨。

2. **恶变** 骨纤可恶变为骨肉瘤、纤维肉瘤和软骨肉瘤,占3.2%,其中以骨肉瘤最多。单骨型与多骨型恶变率四肢骨与颅面骨比率相近,均为4:5。绝大多数(88.9%)为一处病灶恶变。恶变多开始于某一病灶的局部,表现为溶骨性的骨质破坏,可伴有成骨性的改变。

【鉴别诊断】

单发型纤维结构不良需要与单纯性骨囊肿、骨巨细胞瘤、非骨化性纤维瘤以及畸形性骨炎相鉴别。单纯性骨囊肿可合并骨片陷落征,且病变在T_2WI序列信号明显高于纤维结构不良。骨巨细胞瘤好发于20~40岁,略大于纤维结构不良患者;好发于骨端关节面下,边界清晰但无硬化边,可伴软组织肿块。非

骨化性纤维瘤好发于四肢骨干骺端,一般偏于骨干一侧,位于骨皮质或皮质下,增强扫描肿瘤实性部分的强化不如纤维结构不良明显。

多发型纤维结构不良需要与甲状旁腺功能亢进所致的纤维囊性骨炎相鉴别。两者影像学表现虽然相似,但纤维囊性骨炎可合并皮质下骨吸收、骨质硬化和软组织、血管钙化。此外,临床实验室检查也有助于鉴别两者。

【小结】

纤维结构不良是一种纤维组织增生取代正常骨组织的未明确肿瘤性质的肿瘤。目前多数学者认为本病是一种由 *GNAS1* 基因激活突变引起的非遗传性疾病。病变主要分布于四肢骨、躯干骨,尤其是肋骨、股骨,可表现为囊状膨胀性骨质破坏、磨玻璃密度影、丝瓜瓤样及虫蚀样改变。在 MRI 上信号多样,与病变内部成分及其比例相关。磨玻璃密度影及 MRI T_2WI 低信号高度提示纤维结构不良的诊断。

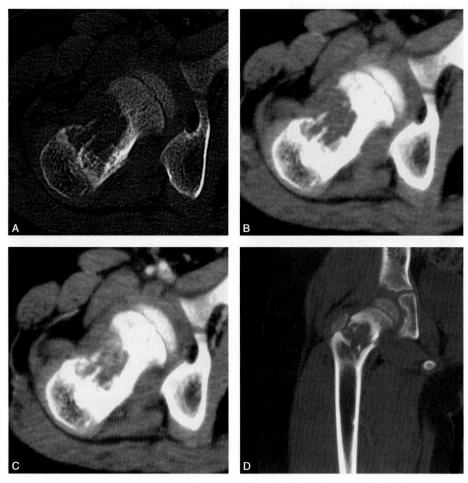

图 27-2-3 纤维结构不良

A. CT 轴位骨窗;B. CT 轴位软组织窗;C. CT 增强轴位;D. CT 冠状位;8 岁,男性,患者父母发现患者跛行半年。右侧股骨颈可见溶骨性骨质破坏,边界清晰,前方骨皮质中断,后方局部骨质硬化,病变内部可见粗大骨小梁;C 图示增强扫描病变呈轻度强化。病变合并病理骨折(本组图由北京积水潭医院放射科提供)

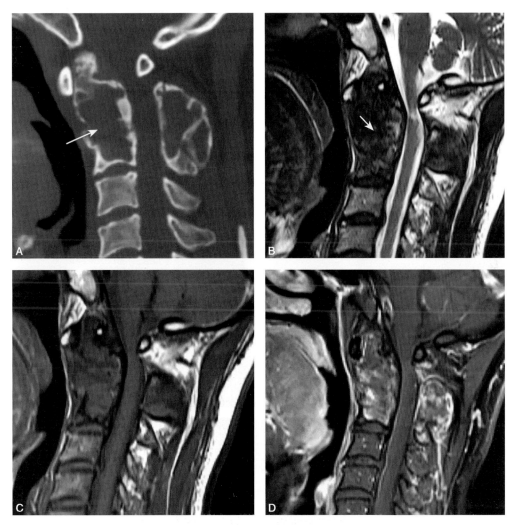

图 27-2-4　纤维结构不良

A. CT 矢状位;B. MRI T$_2$WI;C. MRI T$_1$WI;D. MRI T$_1$WI 增强扫描;48 岁,男性。C$_{2~3}$ 阻滞椎,A 图示
C$_{2~3}$ 椎体及附件为囊型改变,呈膨胀性骨质破坏(长箭),边缘硬化伴残存骨嵴;B、C 图示病变呈
T$_1$WI 等信号,T$_2$WI 以低信号(短箭)为主,C$_{1~2}$ 水平硬膜囊及颈髓明显受压,并可见小片状长 T$_2$ 信
号影;D 图示不均匀强化

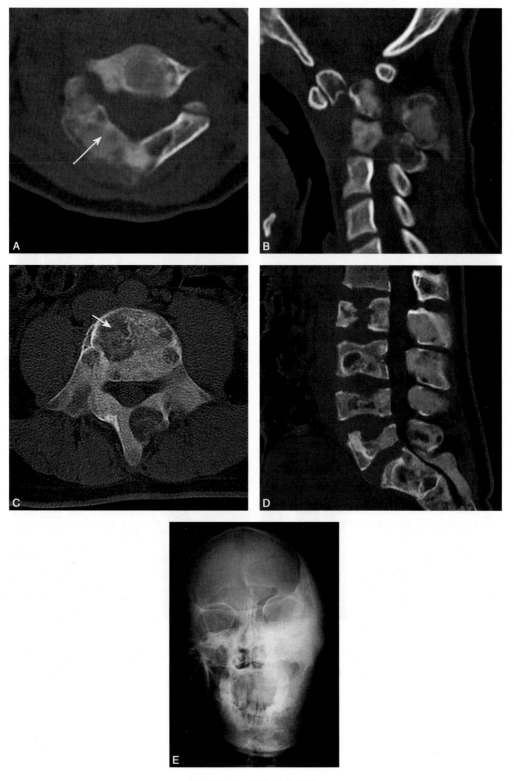

图 27-2-5 纤维结构不良

A. 颈椎 CT 轴位;B. 颈椎 CT 矢状位;C. 腰椎 CT 轴位;D. 腰椎 CT 矢状位;17 岁,男性。A、B 图示
C$_{2~3}$ 椎体及附件膨胀样外观,内见磨玻璃密度影(长箭)。C2 齿突骨质不连,寰枢椎脱位;C、D 图示
L$_2$~S$_2$ 呈磨玻璃样改变,内散在多发囊状低密度影(短箭)。L$_{2~4}$ 椎体病理性骨折;E 图示左侧颞
骨、蝶骨及上颌骨外突膨隆,内外板分界不清,呈磨玻璃密度影

(郎 宁 袁 源 邢晓颖 高丽香)

第三节 骨性纤维结构不良

【基本病理与临床】

骨性纤维结构不良(osteofibrous dysplasia)曾名骨化性纤维瘤、纤维骨瘤、骨性纤维发育异常等。"骨性纤维结构不良"的命名既体现了骨性纤维结构不良与纤维结构不良极其相似的一面,又体现了其病灶中大量成骨细胞浸润的特点。2013年WHO骨肿瘤分类中未包括"骨化性纤维瘤",仅出现了"骨性纤维结构不良"的命名,并将其划分为未明确肿瘤性质的肿瘤中良性肿瘤一类。2005年及2017年头颈部肿瘤分类中包括了"骨化性纤维瘤",它属于牙源性与颌面部骨肿瘤中的纤维-骨性及骨软骨瘤样病变。骨化性纤维瘤与骨性纤维结构不良的光镜下表现几乎一致,现学者倾向于认为骨化性纤维瘤主要是指发生于颌面骨的病变,骨性纤维结构不良主要指发生于除颌面骨以外骨的病变,主要发生于胫腓骨。

骨性纤维结构不良占所有原发骨肿瘤的0.2%。好发于0~20岁,41%患者小于6岁,男性略多于女性。本病好发于胫骨骨干,不累及干骺端和骨骺,约占95%;其次为腓骨;桡骨及尺骨等罕见。约1/3患者无明显症状,偶然发现病变;约1/3患者病变局部隐痛、局部肿块;19%患者可合并病理骨折,13%患者因胫骨弓形隆起被发现。

骨性纤维结构不良大体标本为椭圆形实性病变,呈灰白、浅黄色,切开有砂砾感。镜下肿瘤由致密纤维组织和骨小梁构成,整个病变呈带状分布,中央带纤维较多,骨小梁较少;周边带骨小梁逐渐增多、成熟,形成丰富的互相吻合的板层骨。骨小梁呈不规则鱼钩状、球状或弧形,表面覆衬成骨细胞,称为骨小梁被包裹征象。肿瘤纤维间质内无炎性细胞浸润、无巨细胞。免疫组化示肿瘤内散在分布细胞角蛋白阳性细胞。

本病在10岁之前会缓慢发展,进入青春期后可自行消退或趋于稳定。但病灶范围广泛、引起长骨畸形及合并病理骨折的患者可选择手术治疗。无论采用何种手术方式,本病术后局部复发率较高,这是因为骨性纤维结构不良的发生与调节胫骨发育成熟的基因突变有关,而这是手术无法改变的。

【影像学表现】

X线表现:主要累及胫骨骨干,且胫骨中段前侧骨皮质是最常见的发病部位,干骺端受累少见,从不累及骨骺。病灶特征性的常沿长骨长轴在前侧的皮质内或皮质下延伸(图27-3-1),呈偏心性、膨胀性生长;可表现为单房囊样外观或多房"皂泡样"改变,内部可见多发骨性分隔;病灶边界清晰,周围可见硬化边。如果胫骨的病灶较大,可累及骨干全长和骨的全周。骨干可见前弓畸形、可合并病理性骨折。

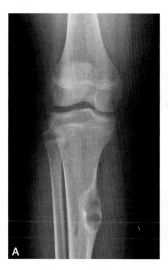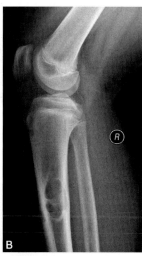

图27-3-1 骨性纤维结构不良
A.右膝关节正位;B.右膝关节侧位;右胫骨中段病变以骨皮质为中心生长,呈膨胀性骨质破坏,边界清晰
(本组图由北京积水潭医院放射科提供)

CT表现:病灶常为低密度,CT值50~98HU(图27-3-2),病变内可见斑片状高度影(图27-3-3),甚至可完全呈硬化表现。病变内有厚度不等的骨性间隔(图27-3-4),这与骨性纤维结构不良的病理表现相对应;中央带纤维较多,骨小梁较少,多个中央带在CT上形成骨皮质内多发低密度灶(呈多泡状);周边带骨小梁逐渐增多、成熟,形成丰富的互相吻合的板层骨,形成CT图像上多发低密度灶之间厚度不等的高密度骨性间隔。邻近病灶的骨皮质明显变薄甚至缺损(图27-3-4),但病变上下缘的骨皮质却明显增厚硬化,病变的髓腔缘常有硬化。病灶周围骨膜反应罕见,若存在骨膜反应,则为实性连续较厚的骨膜反应。本病均无软组织肿块形成。CT增强扫描可见各种强化模式。

MRI表现:病变在T_1WI序列呈等信号,在T_2WI序列上呈等至高信号(图27-3-5),据文献报道,83%病灶呈T_2WI等信号,信号多不均匀。病灶的信号与细胞密度、纤维成分及骨样基质矿物化程度相关。病变内部可见多发低信号间隔,周边可见低信号硬化边。增强扫描病变明显弥漫性强化。虽然MRI在显示有无骨髓、软组织水肿及有无软组织肿块形成等方面具有优势,但是这些表现并无特异性。

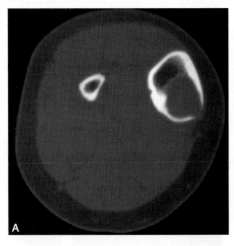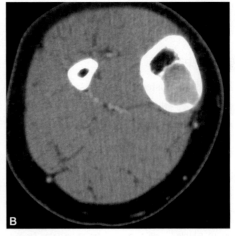

图 27-3-2 骨性纤维结构不良
A.CT 轴位骨窗示右胫骨中段内后骨皮质内可见膨胀性骨质破坏,边界清晰,骨皮质明显变薄;B.CT 轴位软组织窗示病灶为软组织密度,无软组织肿块形成(本组图由北京积水潭医院放射科提供)

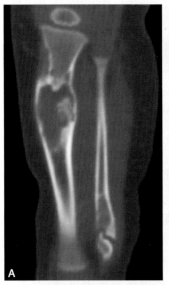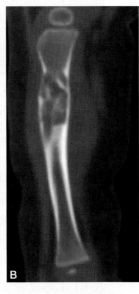

图 27-3-3 骨性纤维结构不良
A.CT 冠状位骨窗;B.CT 矢状位骨窗;左胫骨中上段及腓骨下段可见不规则形骨质破坏,呈膨胀性生长,边界尚清晰,其内密度不均,可见斑片状高密度影;左腓骨下段骨质连续性中断,局部可见假关节形成(本组图由北京积水潭医院放射科提供)

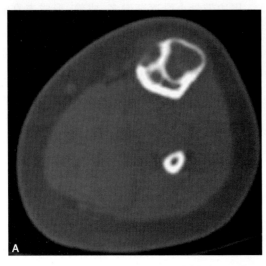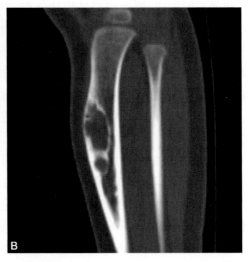

图 27-3-4 骨性纤维结构不良
A.CT 冠状位骨窗;B.CT 矢状位骨窗;左胫骨中段病变位于前方骨皮质内,呈膨胀性骨质破坏,沿长骨长轴生长,边界清晰,邻近病灶骨皮质变薄,病灶内见骨性分隔(本组图由青岛大学附属医院放射科提供)

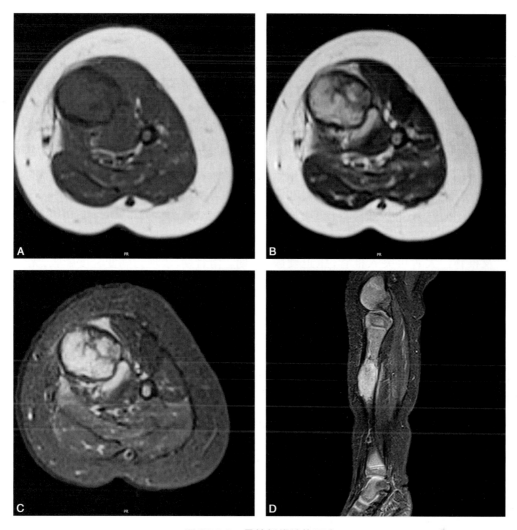

图 27-3-5 骨性纤维结构不良

A. T₁WI 轴位；B. T₂WI 轴位；C. T₂WI 抑脂轴位；D. T₂WI 抑脂矢状位；左侧胫骨轻度向前方弯曲，胫骨中上段髓腔内可见局限异常信号，呈 T₁WI 低、T₂WI 及抑脂高信号，局部骨皮质膨胀变薄，病变合并病理骨折；胫骨病灶周围软组织水肿（本组图由北京积水潭医院放射科提供）

【鉴别诊断】

本病主要与纤维结构不良鉴别。纤维结构不良又称纤维异常增殖症，发生于长骨的病灶多以骨髓腔为中心，好发于干骺端，可跨越骺板累及骨骺，而骨性纤维结构不良多见于胫骨干前侧骨皮质，较少累及干骺端，从不累及骨骺。纤维结构不良发生于胫骨皮质时多呈较均匀磨砂玻璃样改变，病灶上、下缘骨皮质无增厚，而骨性纤维结构不良呈多房样溶骨性破坏，其内可见厚度不等的骨性间隔，病灶上、下缘骨皮质增厚硬化。组织学上两者均为纤维-骨性病变，不同点在于纤维结构不良骨小梁表面缺乏骨母细胞围绕，骨小梁网状纤维较多且与周围间质中网状纤维连续，细胞角蛋白均为阴性。

本病还需与胫骨釉质瘤鉴别。胫骨釉质瘤是一种低度恶性杂类肿瘤；好发于 20～50 岁青中年。病变范围明显大于骨性纤维结构不良，骨髓腔多明显受累，可呈多灶性或多骨性改变，可出现虫蚀状

边缘或边缘硬化不明显，可合并病理骨折。肿瘤 T₂WI 序列多呈高信号。15% 患者可侵犯周围软组织，部分患者可伴肺和淋巴结转移。骨扫描示肿瘤放射性浓聚。

此外，还要与非骨化性纤维瘤鉴别。非骨化性纤维瘤好发年龄段与骨性纤维结构不良相重叠，两者的多房或单房样膨胀性骨质破坏及 MRI 信号也类似。但两者好发部位不同；非骨化性纤维瘤好发于长骨的干骺端或骨干，以股骨下端及胫骨上端多见，大部分可累及骨髓腔；骨性纤维结构不良好发于胫骨中段前侧骨皮质，较少累及骨髓腔。

【小结】

骨性纤维结构不良是一种由纤维组织和骨小梁构成的未明确肿瘤性质的肿瘤。好发年龄为 0～20 岁，胫骨中段前侧骨皮质是最常见的发病部位。病灶特征性的沿长骨长轴在前侧的皮质内或皮质下延伸，呈偏心性、膨胀性生长，内部可见多发骨性分

隔;病变在 MRI 上呈等 T_1、等或长 T_2 信号影,信号不均匀。

(郎　宁　袁　源　邢晓颖　高丽香)

第四节　动脉瘤样骨囊肿

【基本病理与临床】

动脉瘤样骨囊肿(aneurismal bone cyst,ABC)可发生于任何骨,多见于长骨干骺端,尤其是股骨和胫骨。10%~30% 的 ABC 发生于活动段脊柱,多见于颈椎和胸椎。典型病灶位于脊椎附件,可累及椎弓根,并向前侵及椎体。大者可突入椎管,压迫硬膜囊。ABC 病因不明,可能与局部血流变化引起静脉压升高、血管床受累及继发反应性修复有关,也可能与外伤有关。动脉瘤样骨囊肿可分为原发性及继发性两种。继发性 ABC 占 20%~30%,可继发于软骨母细胞瘤、骨母细胞瘤、骨巨细胞瘤、骨肉瘤及骨纤维异常增殖症等。大部分患者的发病年龄在 20 岁之前,绝大多数在 10~20 岁之间,很少发生在 30 岁之后,偶有患者年龄超过 50 岁。女性略多见。最常见临床症状为局部疼痛,当 ABC 发生于浅表骨时可表现为局部包块,病灶较大时可有脊髓压迫症状及病理性骨折。

颅骨动脉瘤样骨囊肿病史多较长,可表现为局部疼痛和肿块,肿块逐渐长大,局部有波动感,时有头痛。有人认为颅骨 ABC 与头部外伤有关,Hear 报告 1 例合并颅骨内板骨折。Chalapati 认为,局部血液循环障碍后静脉压力升高,血管扩张,使局部发生骨质吸收、修复所致。

病理学表现:大体上,肿瘤呈球形,所见外观有较薄骨样组织形成的骨壳,切面可见病变由大小不等的血性囊腔构成,囊腔可互相连通,其内充满不凝固的血液,囊壁可厚薄不均。镜下可见大量充满血液的腔隙,囊壁和间隔由成纤维细胞、肌成纤维细胞、单核组织细胞构成,囊壁和囊腔间隔常见有数量不等的破骨细胞、毛细血管、破碎骨小梁、多核巨细胞和含铁血黄素吞噬细胞等。

【影像学表现】

X 线表现:ABC 根据自然演变过程分为三个时期。溶骨期:表现为病变轻度膨胀,无骨间隔。膨胀期:呈膨胀性骨质破坏,皮质变薄,有骨膜反应,常有骨嵴、骨间隔,形成特征性的"吹气球"样外观。成熟期:骨质增生硬化显著,囊壁增厚,间隔增粗,形成致密骨块。

位于长骨干骺端的 ABC 表现为中心性或偏心性(多见)骨质破坏,边界清晰,轻度膨胀,骨皮质变薄,其内可见骨嵴(图 27-4-1),可有骨膜反应。发生于脊柱的 ABC 多累及附件,呈膨胀性生长,内见骨嵴,病变较大者可累及邻近椎体。颅骨 ABC 呈囊状膨胀性破坏,骨质呈大片致密硬化,其内有大小不等之囊状透光区,外板显著膨出,板障增厚,周边包绕菲薄之致密骨壳,部分骨壳断裂后即形成骨壳外肿块,病变广泛,囊肿与正常颅板间有一界限清楚的边界。

CT 表现:CT 平扫较 X 线摄片的敏感性略高。病灶显示为膨胀性溶骨性骨质破坏,周围骨质呈薄

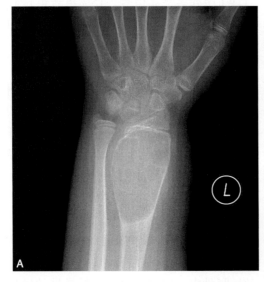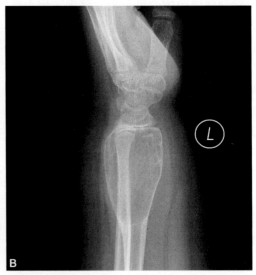

图 27-4-1　动脉瘤样骨囊肿
A.腕关节正位;B.腕关节侧位;女性,9 岁,左腕部不适 5 个月,桡骨远端见膨胀性骨质破坏(本组图由北京积水潭医院放射科提供)

壳状,骨皮质变薄隆起,多完整(图 27-4-2)。CT 特别有助于确定骨皮质的完整性,还可显示病变内的骨嵴,即 X 线片所见的骨小梁或分隔,液-液平面(图27-4-3)。这些平面被认为代表囊腔内血红细胞的沉积与血浆。检查时,让患者静卧 10min 之后再扫描有利于液-液平面的显示。病变可突入椎管,压迫硬膜囊及脊髓。病理骨折时,CT 可显示骨折线。与MRI 比,CT 不能显示不同囊液成分特征及血液分解产物。

MRI 表现:表现为边界清楚的膨胀性骨质破坏区,液体信号为主的囊腔,内见薄的分隔,常可见液-液平面,ABC 中囊壁及其内间隔呈边缘清楚的低信号,通常认为其为纤维组织所致,T_1WI 上病变囊腔的液-液平面上、下方的液体内均可见到高信号(图

27-4-4、图 27-4-5),可能与液体内含有高铁血红蛋白有关。液-液平面并非 ABC 的特异性表现,其仅反映了 ABC 的病理生理学改变。与 CT 相比,MRI 更易显示 ABC 的液-液平面。

【鉴别诊断】

ABC 需要与单纯性骨囊肿、骨巨细胞瘤及软骨黏液样纤维瘤相鉴别。单纯性骨囊肿多为中心性骨质破坏,膨胀程度较轻,多无骨嵴及液-液平面。骨巨细胞瘤与 ABC 相比有实性成分,实性成分在 T_2WI 呈等信号,发生于四肢的骨巨多位于骨端。软骨黏液样纤维瘤与动脉瘤样骨囊肿均为偏心性膨胀性骨质破坏,发生于四肢者均位于长骨干骺端,病灶多有硬化缘。但软骨黏液样纤维瘤有明显实性成分,膨胀较 ABC 轻,且无液-液平面。

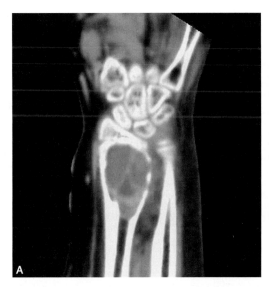
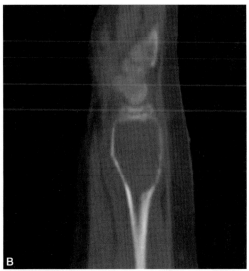

图 27-4-2 动脉瘤样骨囊肿

A. CT 冠状位增强;B. CT 矢状位骨窗;女性,9 岁,左腕部不适 5 个月,桡骨远端见膨胀性骨质破坏,病变边界清晰,增强扫描可见分隔强化(本组图由北京积水潭医院放射科提供)

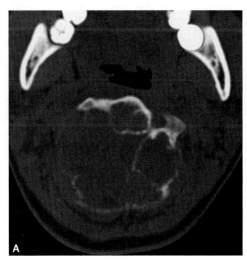
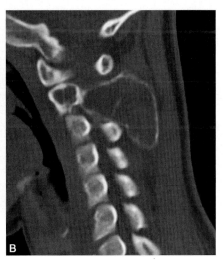

图 27-4-3 动脉瘤样骨囊肿

A. CT 轴位骨窗;B. CT 矢状位骨窗;男,16 岁,颈痛 3 个月余,C_2 附件区见明显膨胀性骨质破坏,局部骨皮质连续性中断,骨质破坏区见多发骨性分隔,病变以附件为中心,向前累及椎体

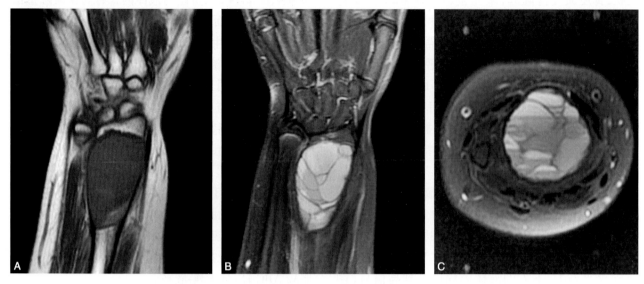

图 27-4-4 动脉瘤样骨囊肿

A. 冠状位 T₁WI;B. 冠状位抑脂;C 轴位抑脂;病变内见多发纤细分隔,轴位可见液-液平面,下部为等信号,液平面上部为高信号(本组图由北京积水潭医院放射科提供)

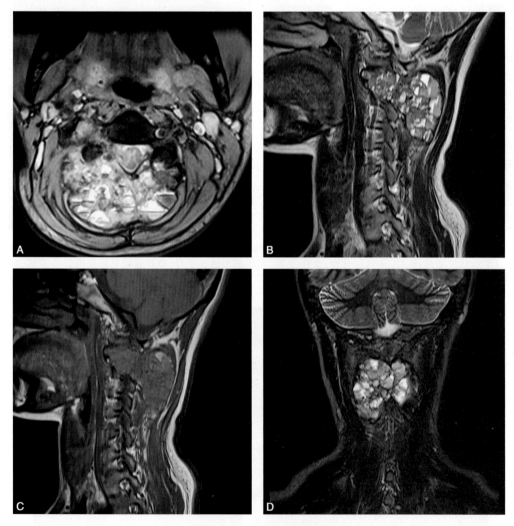

图 27-4-5 动脉瘤样骨囊肿

A. 轴位 T₂WI;B. 矢状位 T₂WI;C. T₁WI;D. 冠状位脂肪抑制;男,16 岁,颈痛 3 个月余,T₁WI 以等信号为主,其内混杂少许出血;T₂WI 呈稍高-高信号,可见多发液-液平面;抑脂相信号混杂,以高信号为主

【小结】

动脉瘤样骨囊肿发病年龄较轻,原发者多见于10~20岁的青少年。影像学表现多较典型,呈膨胀性溶骨性骨质破坏,边界清晰,在 CT 和 MRI 上可见液-液平面,一般不难作出诊断。

(郎　宁　袁　源　邢晓颖　高丽香)

第五节　朗格汉斯细胞组织细胞增生症

【基本病理与临床】

朗格汉斯细胞组织细胞增生症(Langerhans cell histiocytosis,LCH)是网状内皮细胞的增生性疾病,包括 Letterer-Siwe 病、Hand-Schuller-Christian 病、嗜酸性肉芽肿。它们在临床上表现各异,但病理形态一致,均为 Langerhans 细胞异常增生,引起组织破坏。骨的朗格汉斯细胞组织细胞增生症过去被称为嗜酸性肉芽肿,以儿童和青少年多见,是一种良性肿瘤样病变。骨的 LCH 通常表现为孤立性病灶,多发者相对少见,成人患者少见,男性多于女性。好发于颅骨、股骨、下颌骨、肋骨、骨盆和脊柱。累及脊柱的病变中,以胸椎最为多见,其次为腰椎和颈椎。该病病程缓慢,预后多较好,为自限性疾病。该病全身症状多轻微,病变多局限于骨骼,常有局限性轻度疼痛、压痛,肿胀或肿块,可有病理性骨折及畸形,脊柱病变可有行走困难或截瘫。

病理学上,光镜下朗格汉斯组织细胞增多症由朗格汉斯细胞组织细胞、淋巴细胞、浆细胞浸润,成纤维细胞、泡沫状组织细胞增生。Langerhans 细胞组织细胞的细胞核呈肾形、分叶状或有凹痕,胞质丰富,嗜酸性红染,背景为肉芽肿性炎。免疫组学特点:朗格汉斯细胞组织细胞表达 S100、HLA-DR、CD1a、CD207(朗格汉斯细胞特异性凝集素)。电镜下,胞质中可见特征性的 Birbeck 颗粒,它的典型特征是双层膜性短管状结构,具有诊断意义。Birbeck 颗粒在早期的损伤中容易辨认,当 LCH 累及肝脏、脾脏和胃肠道时,Birbeck 颗粒很少见。

骨的 LCH 根据病变的临床与病理特点可分为3期:Ⅰ期为组织细胞增殖期;Ⅱ期为肉芽肿期;Ⅲ期为消退期。

【影像学表现】

X 线表现:

1. **颅骨**　最常累及颅骨穹窿部,呈溶骨性或穿凿状骨质破坏,称为地图颅,若内外板破坏程度不同,可呈"双边征"。病灶边缘清晰锐利,周围无明显硬化边,骨膜反应不明显。常在破坏区内残留斑点状死骨,称为"纽扣征"。经治疗或观察后趋向愈合时,病灶边缘骨质增生、模糊,病灶变小甚至消失。

2. **脊柱**　常发生在椎体,早期出现透亮区,隐约可见圆形边界。但往往椎体很快被压缩,呈楔形,或均匀变扁呈"扁平椎"。压缩的椎体前后径及横径增大,密度略增高。椎弓根和附件受破坏时可引起神经根痛或截瘫。邻近椎间隙无明显变化。

3. **长骨**　多累及股骨和肱骨的干骺端。自髓腔开始压迫破坏骨皮质,使骨皮质变薄,内缘出现压迹,骨质轻度膨胀。病灶呈分叶状,长轴与骨干顺行,常有轻度硬化边,穿破骨皮质时有轻度的骨膜反应(图 27-5-1)。可合并病理性骨折。

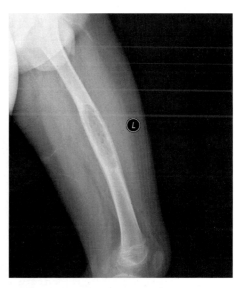

图 27-5-1　朗格汉斯细胞组织细胞增生症
男性,11 岁,右大腿疼痛 3 个月,股骨侧位片示右下肢沿骨干长轴方向溶骨性骨质破坏,边界清晰(本图由北京积水潭医院放射科提供)

CT 表现:CT 可以更好地显示病变的内部结构、骨皮质有无破坏和周围软组织情况。骨的 LCH 软组织密度均匀(图 27-5-2),平扫时 CT 值为 27~40HU,增强后中度~明显强化,CT 值上升 20~25HU。发生于脊柱者椎体多变扁,呈楔形(图 27-5-3)。

MRI 表现:软组织肿块在 T_2WI 均呈高信号,T_1WI 呈等或低信号(图 27-5-4,图 27-5-5),周围骨质可有明显水肿。经治疗肿块消退后局部骨质硬化,在 T_2WI、T_1WI 上均呈低信号。

【鉴别诊断】

骨的 LCH 需要与结核、尤因肉瘤、淋巴瘤相鉴别。骨结核内可见死骨,周围见结核脓肿。脊柱结核通常累及连续两个或多个椎体、呈溶骨性骨质破坏、

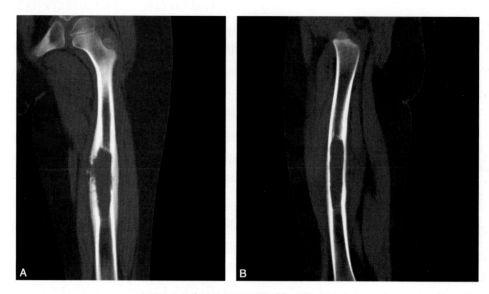

图 27-5-2 朗格汉斯细胞组织细胞增生症
A. CT 冠状位骨窗；B. CT 矢状位骨窗；右下肢纵行溶骨性骨质破坏，局部骨皮质连续性中断，可见骨膜反应（本组图由北京积水潭医院放射科提供）

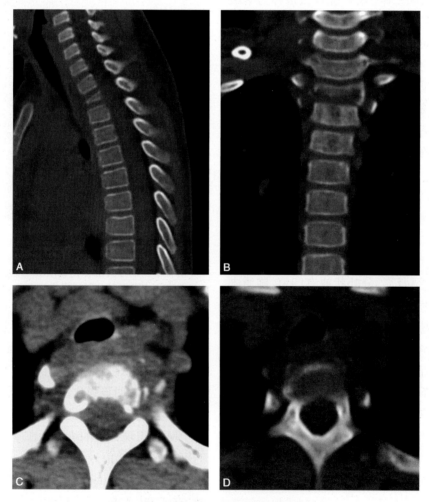

图 27-5-3 朗格汉斯细胞组织细胞增生症
A. 矢状位骨窗；B. 冠状位骨窗；C. 轴位软组织窗；D. 轴位骨窗；男，8 岁，40 天前出现无明显诱因背部疼痛不适，休息后减轻，T_2 椎体明显楔形变扁，椎体内见虫蚀状骨质破坏，边界不清，骨皮质连续性中断，周围软组织增厚，沿脊柱长轴方向明显

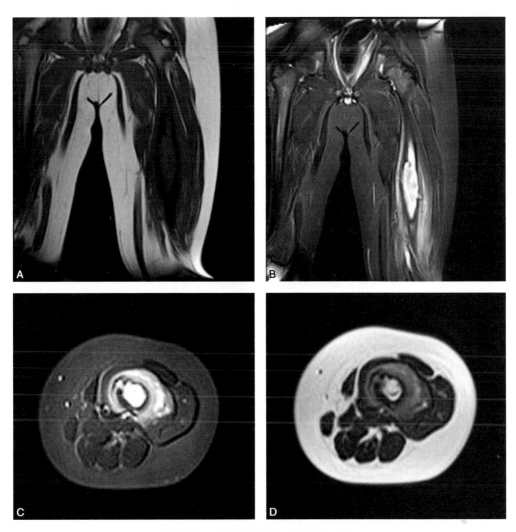

图 27-5-4 朗格汉斯细胞组织细胞增生症
A. 冠状位 T_1WI；B. 冠状位抑脂；C. 轴位抑脂；D. 轴位 T_2WI；T_1WI 呈等信号，T_2WI 呈高信号，抑脂序列呈高信号，周围软组织明显肿胀（本组图由北京积水潭医院放射科提供）

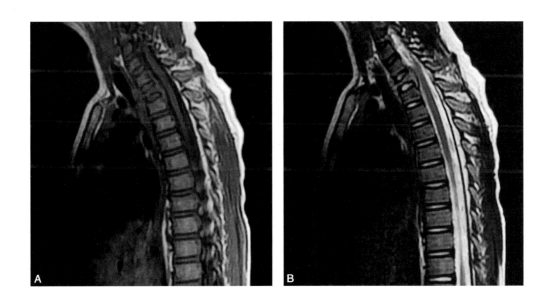

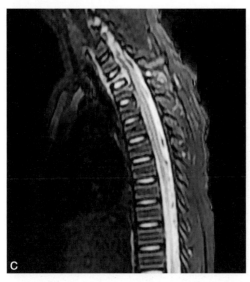
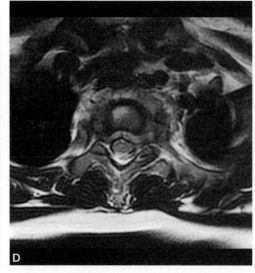

图 27-5-5　朗格汉斯细胞组织细胞增生症
A. T_1WI；B. T_2WI；C. 脂肪抑制；D. 轴位 T_2WI；T_2 椎体明显楔形变扁，椎体骨质破坏，T_1WI 呈等信号，T_2WI 呈稍高信号，抑脂序列呈高信号，周围软组织肿胀，压迫硬膜囊及脊髓。病变信号尚均匀

可伴有砂砾样死骨，椎间隙狭窄，椎旁形成寒性脓肿，增强扫描呈环形强化，脊柱后突畸形常伴椎间隙狭窄和骨质破坏。而脊柱 LCH 不侵犯椎间盘、椎间隙通常保持正常或不对称增宽，椎旁软组织肿块以均匀强化常见，多数脊柱后突畸形者椎体高度明显减低。骨尤因肉瘤可见于儿童、青少年和成人，表现为溶骨性骨质破坏、边缘呈虫蚀状，可有膨胀性改变，病变周围无骨皮质增厚等改变，周围软组织肿块可见坏死囊变。骨淋巴瘤质破坏呈多样性，可为溶骨性、成骨性或混合性，发生于脊柱者椎管内侵犯常呈环形浸润生长。而脊柱 LCH 病变为溶骨性，软组织椎管内侵犯为局限性，随访观察可见病变修复好转。

【小结】

骨的 LCH 好发于 20 岁以下的青少年、儿童，男性多见，多单发，多发病变多见于 5 岁以下儿童。影像学表现根据疾病所处的病理阶段不同而有所不同，一般呈溶骨性骨质破坏，在 T_1WI 呈低-中等信号，在 T_2WI 呈中-高信号，经治疗肿块消退后局部骨质硬化，在 T_2WI、T_1WI 上均呈低信号。结合患者的年龄及影像学表现，不难作出诊断。

第六节　骨巨细胞瘤

【基本病理与临床】

骨巨细胞瘤（giant cell tumor of bone）是一种具有局部侵袭性，偶可见转移的偏良性肿瘤。2013 年 WHO 骨肿瘤分类将骨巨细胞瘤归类为中间型肿瘤。骨巨细胞瘤占所有原发性骨肿瘤的 4%~8%，高峰发病年龄为 20~40 岁，好发于四肢长骨的骨端。多为单中心发病，偶可见多中心骨巨细胞瘤的报道。

临床上表现为疼痛、肿胀、活动受限。尽管组织学上多表现为良性，但骨巨细胞瘤可发生肺转移。

骨巨细胞瘤在活动性脊柱的发病率为 1.4%~9.4%，脊柱骨巨细胞瘤多发生于椎体，可向后累及附件。以骶椎最为多见，其他部位也可发生，依次为腰椎、颈椎和胸椎。脊柱骨巨细胞瘤较四肢骨骨巨细胞瘤预后差，治疗后的复发率高达 80%。

病理学上，肉眼观察肿瘤表面有完整的纤维包膜，与周围组织分界清晰，切面实性，肿瘤组织内由纤维小梁分隔，常见出血，皮质多菲薄。镜下，有体积较大的破骨巨细胞散在分布于增生的圆形、卵圆形或梭形单核细胞间，核分裂象可以很活跃，可出现纤维化、成骨及坏死。尽管以巨细胞瘤命名，但巨细胞本身并不是真正的肿瘤细胞，为一种反应性细胞。其中的梭形单核间质细胞才是真正的肿瘤细胞，具有增殖能力，单核间质细胞起源于骨组织中的原始间充质细胞，可以向组织细胞、破骨细胞、肌成纤维细胞分化。骨巨细胞瘤属于潜在恶性肿瘤，具有局部侵袭性和潜在复发倾向。骨巨细胞瘤可转移至肺，转移病例多发生在原发肿瘤术后或放疗后。同时，骨巨细胞瘤患者需要特别关注放疗后肉瘤变的风险，骨巨细胞瘤放疗后可继发骨肉瘤。

【影像学表现】

X 线表现：典型的 X 线表现是发生于长骨端的偏心性溶骨性病变，边缘清晰锐利并有膨胀，皮质变薄（图 27-6-1）。病变一般伸延到骨端并停止于关节面。一般并无新骨形成，亦无骨膜或骨内膜增生。常将其膨胀和分隔现象形容为"肥皂泡状"阴影，膨胀性骨质破坏及残存骨嵴是骨巨细胞瘤比较典型的影像学表现。巨细胞的骨破坏类型属于进展较慢的

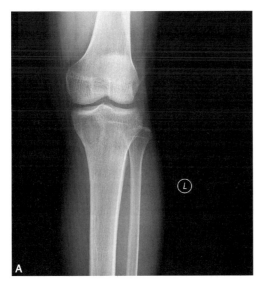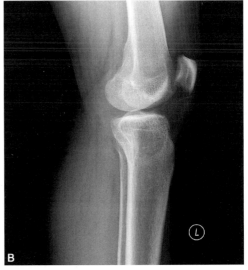

图 27-6-1　骨巨细胞瘤

A. 膝关节正位片；B. 膝关节侧位片；男，27 岁，右小腿近端疼痛 4 个月余，胫骨近端偏心、轻度膨胀性骨质破坏（本组图由北京积水潭医院放射科提供）

地图样破坏，病灶周围无或罕有硬化缘。间质细胞和多核巨细胞破坏正常骨结构，其中未被破坏的骨质残留下来形成条状的骨嵴样结构。实际上这种变化并不多见，从大量病例的统计中尚不足 1/3，而溶骨性变化约占半数，其中看不到钙化斑点。肿瘤内是否出现分隔反映了肿瘤在不同时期的表现，也与其生长速度有关。早期见细线状分隔可横越密度减低的溶骨区，以后随肿瘤的膨胀性生长而逐渐变为囊状。细线状骨质增厚代表被破坏骨质的囊壁，而不是新骨形成的骨小梁。继之病变中心的囊状分隔逐渐减少或消失，以至呈完全溶骨性改变。

脊椎骨巨细胞瘤多发生在椎体，但可累及附件。边界清楚，无硬化带，无骨膜反应。椎体的病变可起于一侧，呈膨胀性溶骨破坏，骨皮质变薄，病变区可

见残留的骨小梁或泡沫状影像，但并非总能见到。椎体常发生塌陷，但其邻近的椎间隙正常。膨胀的巨细胞瘤周围骨皮质可发生断裂，但不是恶性的特征。X 线检查不能对良恶性病变作出鉴别。发生于骶尾部的骨巨细胞瘤并不少见，大多表现为膨胀性溶骨性破坏，常常需要与脊索瘤和神经源性肿瘤鉴别。骶骨的骨巨细胞瘤可为偏心性生长，其中无钙化，而骶骨脊索瘤发生在中线部邻近尾骨，其中可有散在钙化，有助于鉴别。动脉造影可根据血运情况来判断肿瘤生长活跃的程度，有助于良、恶性的鉴别。骨巨细胞瘤除可见成熟的小血管增生和局部血运增加外，还可见造影剂停留在肿瘤的"血池"内，表明骨巨细胞瘤是一血管丰富的肿瘤。亦可有血管增生、中断、造影剂滞留、肿瘤血管、肿瘤染色和动静脉

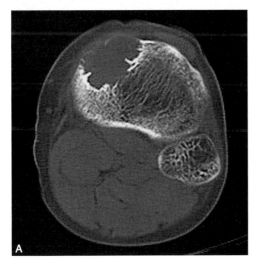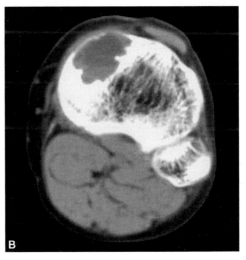

图 27-6-2　骨巨细胞瘤

A. CT 轴位骨窗；B. CT 矢状位软组织窗；胫骨近端偏心、轻度膨胀性骨质破坏，其内可见短小骨嵴，软组织窗密度略欠均匀（本组图由北京积水潭医院放射科提供）

瘘等表现。

CT 表现:CT 平扫显示偏心性囊状膨胀性骨破坏区,骨壳完整或残缺,内为软组织肿块(图 27-6-2)。尽管 X 线平片多无硬化周边,但在 CT 可见部分边缘硬化现象。病灶内为软组织密度结构和液性囊腔,可有致密清晰的骨性间隔(图 27-6-3),瘤体内缺乏钙化或骨化。可见囊内的液-液平面,液面下部较上部密度高,并随体位而改变。骨巨细胞瘤一般无骨膜反应,但病理骨折时可产生骨膜增生,一般为三角形或线状。腰骶椎巨细胞瘤的巨大分叶状组织肿块可伸入盆腔内。增强扫描实性区肿瘤组织明显强化或中度强化。

MRI 表现:通常表现为膨胀性骨质破坏,肿瘤在 T_1WI 上通常为低信号,因病变内有胶原纤维和含铁血黄素,T_2WI 上为低到中等信号(图 27-6-4),当肿瘤较大时,因肿瘤出血坏死而导致信号不均匀(图

27-6-5)。坏死区在 T_2WI 上呈高信号,出血在 T_1WI 上可呈高信号,偶可见液平面。MRI 检查对病变范围的确定优于 X 线平片和 CT。

【鉴别诊断】

发生于四肢骨的骨巨细胞瘤需要与软骨母细胞瘤、骨母细胞瘤、骨囊肿及动脉瘤样骨囊肿鉴别。软骨母细胞瘤多发生于骨骺,骨质破坏区边缘硬化,内多伴有钙化。骨母细胞瘤发生于干骺端,周围骨质硬化,破坏区内有钙化。骨囊肿多沿着骨干长轴,在 T_2WI 呈明显高信号。原发 ABC 多发生于干骺端,MRI 可见液-液平面,病变内无明显实性成分。发生于脊柱的骨巨细胞瘤需要与动脉瘤样骨囊肿、骨母细胞瘤、浆细胞瘤及转移瘤鉴别。脊柱 ABC 多位于附件区,呈膨胀性改变,MRI 多可见到典型的液-液平面。骨母细胞瘤亦可呈膨胀性改变,边界清晰,位于附件,周围多可见反应性硬化,骨质破坏区内可见

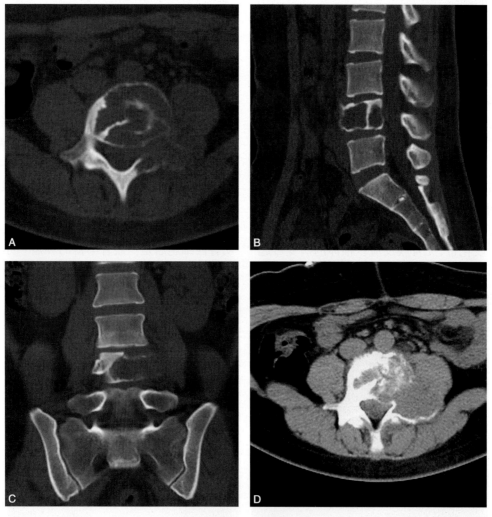

图 27-6-3　骨巨细胞瘤

A. CT 轴位骨窗;B. CT 矢状位骨窗;C. CT 冠状位骨窗;D. CT 轴位软窗;女,37 岁,3 个月前无明显诱因出现腰部疼痛、活动受限,L_4 椎体及左侧附件膨胀性、溶骨性骨质破坏,边界尚清,局部骨皮质连续性中断,骨质破坏区内可见残留骨嵴,病变周围可见软组织肿块影向左后方突出,压迫左侧神经根

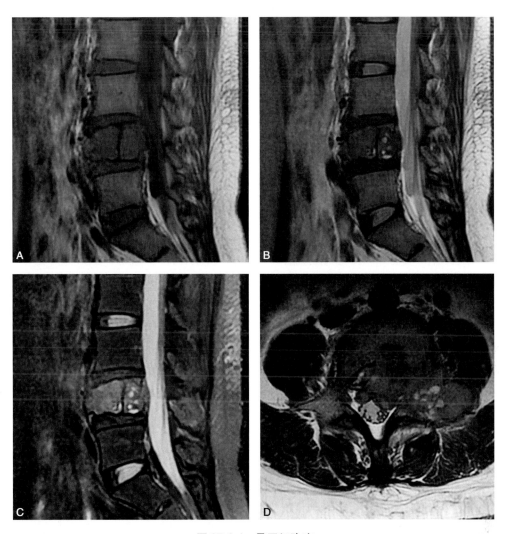

图 27-6-4　骨巨细胞瘤

A. 矢状位 T_1WI；B. 矢状位 T_2WI；C. 脂肪抑制；D. 轴位 T_2WI；MRI 中，肿瘤实性成分呈 T_1WI 低信号，T_2WI 等信号，抑脂序列呈稍高信号，病变信号不均匀，可见多发囊变信号影

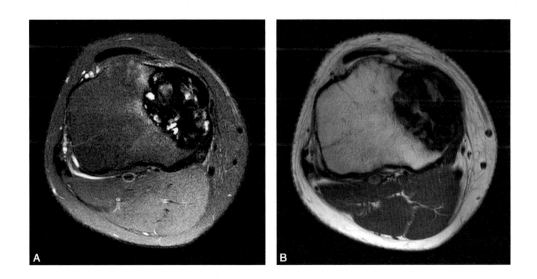

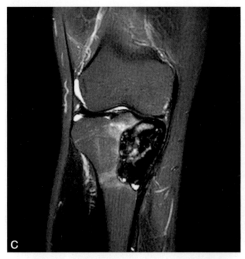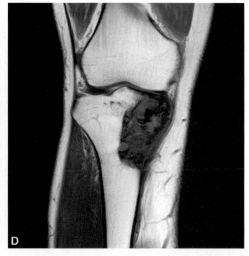

图 27-6-5 骨巨细胞瘤

A. 轴位抑脂;B. 轴位 T₁WI;C 冠状位抑脂;D. 冠状位 T₁WI;男性,30 岁,左胫骨近段内侧不适 3 个月,病变呈 T₁WI 低信号,抑脂实性成分信号较低,骨质破坏区信号不均匀,见多发高信号影(本组图由北京积水潭医院放射科提供)

斑点及斑片状钙化。浆细胞瘤多见于年龄大于 60 岁的患者,骨质破坏区内的骨嵴多较短小,浆细胞瘤在 MRI 上的信号可与骨巨细胞瘤相似,但浆细胞瘤信号往往均匀。转移瘤亦多见于老年人,有原发肿瘤的病史,在 T₂WI 上呈稍高信号。

【小结】

总之,骨巨细胞瘤是一种低度恶性或潜在恶性的肿瘤,因其生物学行为复杂,有一定的侵袭性及复发率,早期诊断和及时治疗非常重要。膨胀性骨质破坏及残存骨嵴是骨巨细胞瘤比较典型的影像学表现。在 MRI 上,实性成分在 T₂WI 上呈等、低信号是骨巨细胞瘤较有特征性的影像学表现。

(郎 宁 袁 源 邢晓颖 高丽香)

第七节 尤因肉瘤

【基本病理与临床】

尤因肉瘤(Ewing sarcoma)是原发于骨的恶性肿瘤,是儿童和青少年的第二好发的恶性骨肿瘤。好发年龄为 10~25 岁,男女发病相近,男略多于女。全身骨骼均可发病,以四肢长骨多见,其中下肢骨约占 2/3,20 岁以下好发于长骨骨干,20 岁以上扁骨多见。扁骨中以髂骨和肋骨为多,脊椎的侵犯并非罕见,有些是继发于四肢的病变。肿瘤生长迅速,全身症状类似骨感染的表现,如发热、白细胞增高、局部软组织肿块。本病早期可发生骨骼、肺及其他脏器转移,以骨骼转移最多,有别于其他骨肿瘤。病理学上尤因肉瘤来源于骨髓内未成熟的间叶细胞或网状细胞,肿瘤剖面呈鱼肉样,因肿瘤生长快,常见出血

和坏死,镜下可见小圆形瘤细胞,紧密排列,有时瘤细胞排列呈假玫瑰形状(pseudorosettes)。

本病对放射线极为敏感,局部照射后,症状可显著改善。临床上常借助于其对放射治疗的敏感性与其他疾病鉴别。尤因肉瘤是高度侵袭性肿瘤,易复发、转移,以血行转移为主,最常见部位依次为骨、肺、肝脏。骨尤因肉瘤预后差,3 年生存率为 30%。

【影像学表现】

X 线表现:肿瘤多发生于骨干髓腔,骨质破坏轻微。常见病变区骨皮质基本完整,只见细小点状疏松时,即引起广泛多层骨膜反应或呈葱皮样骨膜反应。随诊 X 线可迅速出现软组织肿块包绕骨干(图 27-7-1~图 27-7-3)。晚期可见肿块内有针状骨膜反应,并在肿瘤周围出现广泛均匀反应性骨增生硬化,这些征象与骨肉瘤很难鉴别,只有病理检查才能确定诊断。脊椎的尤因肉瘤可见于胸、腰椎、通常累及 1~2 节脊椎。椎体呈溶骨性骨质破坏,塌陷变扁,或为一致性骨硬化,伴有轻度膨大。椎弓较少侵犯。椎间隙多正常,椎旁常伴软组织肿块。本病对放疗敏感,放疗后骨破坏区可见新骨生成。

CT 表现:CT 对于确定软组织肿块的大小、骨皮质的破坏、骨髓腔的完整性、有无转移、病理性骨折、骨膜新生骨的出现以及显示肿瘤的组成成分均优于 X 线平片,能显示 X 线平片难以发现的骨皮质和骨髓腔的破坏(图 27-7-4A)。CT 显示软组织肿块密度通常不均匀,坏死或出血并不罕见,且坏死常为小灶性,无大块坏死出现,是本病软组织肿块的特点之一。

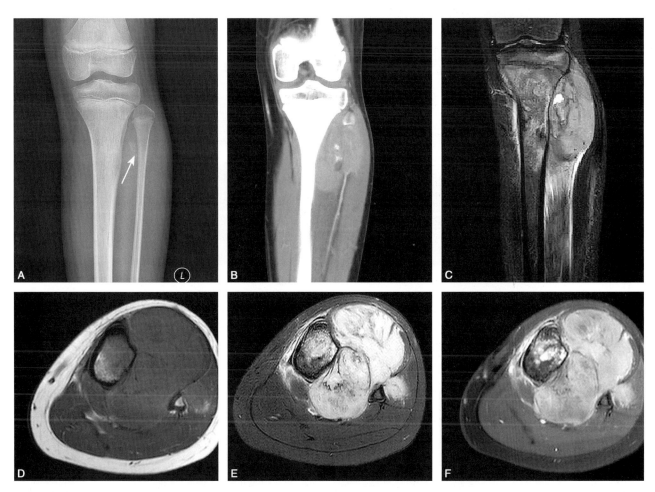

图 27-7-1 尤因肉瘤

A. 左胫骨上段外缘骨皮质欠规整,骨质密度不均匀,软组织内可见条片状高密度影(箭头);B. CT 示胫骨旁可见团块状软组织密度影,密度不均匀;C~E. 左胫骨上段可见片状长 T_1 长 T_2 信号影,周围肿块呈长 T_1 长 T_2 信号,部分边缘欠清晰,软组织水肿;F. 增强扫描明显不均匀强化(本组图由北京积水潭医院放射科提供)

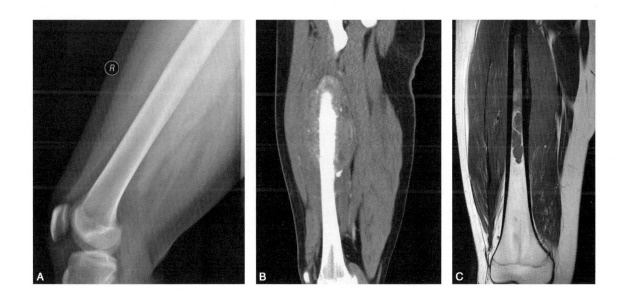

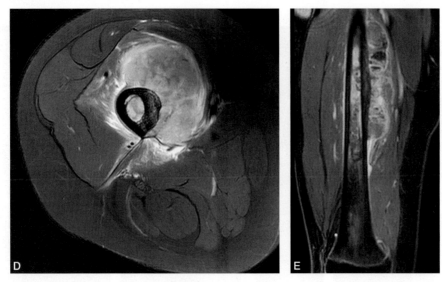

图 27-7-2 尤因肉瘤

A. 右股骨中上段后缘骨皮质欠规整；B. CT 示股骨中上段骨皮质部分增厚，边缘毛糙，可见骨膜反应，周围可见团块状稍高密度影，增强后密度不均匀；C ~ D. 右股骨中上段骨质破坏，可见片状长 T_1 长 T_2 信号影，周围软组织肿块呈长 T_1 长 T_2 信号，部分边缘欠清晰，软组织水肿；E. 增强扫描明显不均匀强化（本组图由北京积水潭医院放射科提供）

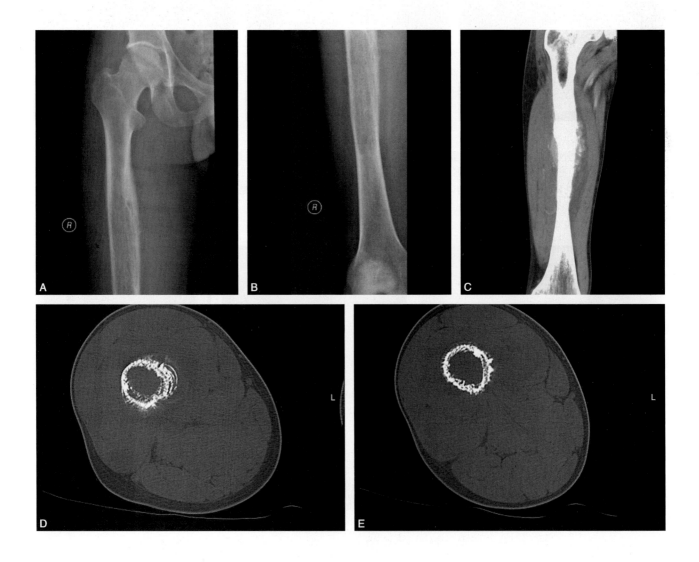

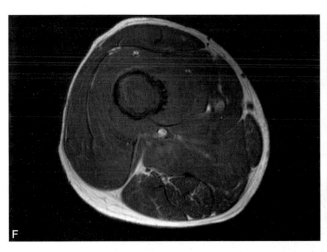
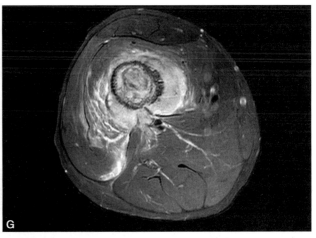

图 27-7-3 尤因肉瘤

A～B.右股骨干骨质破坏,骨皮质毛糙;C～E.CT 示股骨干骨质破坏,可见骨膜反应,周围团块状软组织密度影;F～G.右股骨见片状长 T_1 长 T_2 信号影,周围软组织肿块呈长 T_1 长 T_2 信号,边缘欠清晰,软组织水肿(本组图由北京积水潭医院放射科提供)

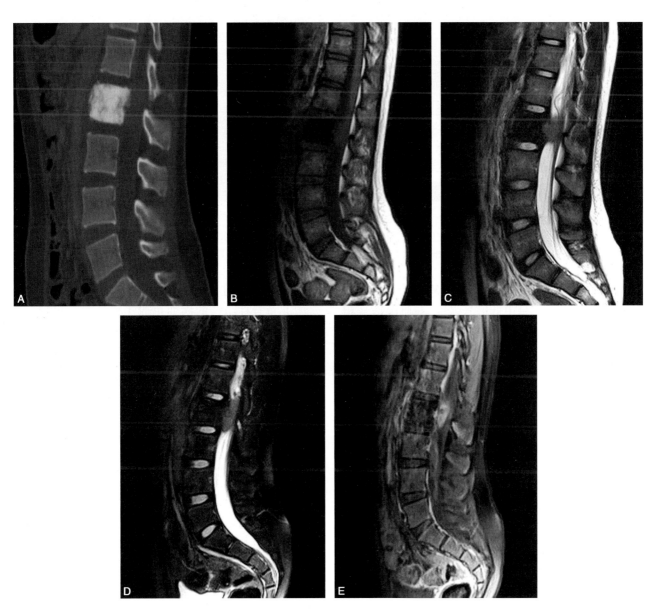

图 27-7-4 尤因肉瘤

A. L2 椎体骨质密度明显增高,骨质破坏;B～D. L2 椎体呈长 T_1 短 T_2 信号影,抑脂相呈低信号,可见不规则等 T_1 稍长 T_2 信号软组织肿块影凸向椎管内,继发椎管狭窄;E.增强扫描软组织肿块明显不均匀强化

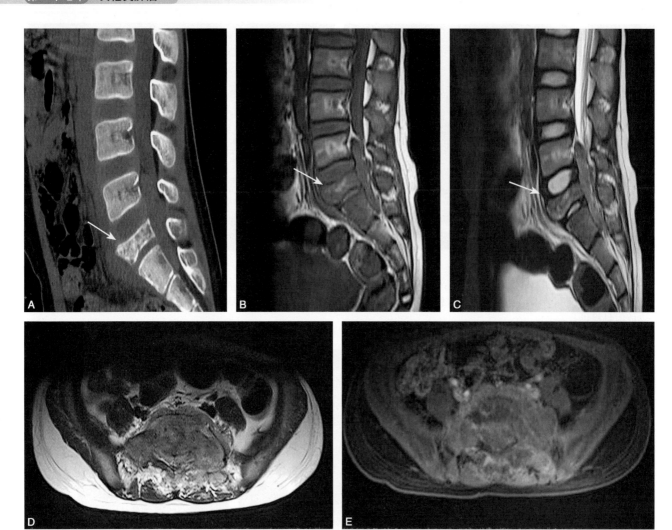

图 27-7-5　尤因肉瘤

A. S1 腰化,椎体溶骨性骨质破坏、骨皮质毛糙,椎体变扁(箭头);B~D. S1 椎体变扁(箭头),信号不均匀,可见稍长 T_1
稍长 T_2 信号软组织肿块影,向后凸向椎管内,跨越多个椎体节段,继发椎管狭窄;E. 增强扫描软组织肿块不均匀强化

MRI 表现:尤因肉瘤与骨肉瘤 MRI 异常信号强度变化相似。T_1WI 呈中低信号强度,与肌肉信号相似,可见垂直于骨干的线样低信号骨针。T_2WI 肿瘤呈不均匀高信号,肿瘤中若有出血或坏死则信号混杂。抑脂序列呈稍高于骨髓的信号(图 27-7-1~图 27-7-3)。MRI 对于显示骨髓和骨外肿瘤组织边界最佳。

发生于椎体者,表现为椎体的溶骨性骨质破坏,在 T_1WI 上呈均匀的低信号,T_2WI 上呈高信号,极少部分为硬化性尤因肉瘤(图 27-7-4)。椎旁的软组织肿块呈混杂的高信号,边界清楚。MRI 显示病变范围明显大于 X 线和 CT 所显示的范围,表明 MRI 对于尤因肉瘤骨髓浸润情况有明显的优势。MRI 动态增强扫描常表现为快升慢降型,即肿瘤早期就开始迅速增强,上升峰极陡,60~120s 即达到高峰水平,然后保持平坦,3.5min 内未见明显下降曲线。由于骨尤因肉瘤早期就开始迅速增强,因而可以推测尤因肉瘤血供极为丰富(图 27-7-5)。

【鉴别诊断】

儿童脊柱结核的病变可起于椎体中心,早期可累及 1~2 个椎体,且无椎间隙变窄,与尤因肉瘤难以鉴别。如有椎间隙变窄,则提示为结核病,如有椎旁脓肿,T_2WI 上为均匀的高信号,而尤因肉瘤的椎旁软组织肿物为不均匀高信号。椎体尤因肉瘤可表现为扁平椎,椎体变扁,X 线平片上密度较高,在一定时间内椎间隙正常,与椎体嗜酸性肉芽肿和椎体骨软骨炎所致的扁平椎表现相似。但骨软骨炎可出现相当程度的再生。

【术前评估和化放疗监测】

骨源性肉瘤和尤因肉瘤是最常见的骨内肉瘤,共占儿童骨内肉瘤总数的 90%。这些肉瘤转移迅速,但近 20 年来由于联合治疗的应用已使患者存活率大大提高。目前广泛应用的联合治疗措施包括化疗、化疗后肿瘤切除、肢体重建、术后再化疗、放疗、靶向治疗。化疗指系统性多重化疗,目的为清除潜在微转移灶,使肿瘤分界明显,提高手术效果,从而提高保肢成功率。这种治疗方法在尤因肉瘤疗效显著。另外化疗还可减少术中由于操作而导致的肿瘤细胞种植转移。

1. 肿瘤诊断和分级 骨源性肉瘤或尤因肉瘤平片即可诊断。活检可明确组织学类型。分级可用 Enneking 分级系统。

2. 局部分级 MRI 多层面成像,对比度高,能显示整个瘤体,准确评价骨髓内和髓外肿瘤的浸润范围,在判断肿瘤和邻近关节、肌肉、神经血管束关系上特别重要。如果采用大视野成像,MRI 在发现跳跃转移上也有一定优势。因此 MRI 在判断肿瘤局部扩展情况要优于血管造影和 CT。T_2WI SE 序列能清楚显示各边界,STIR 序列易于发现病变。增强扫描有利于肿瘤和邻近反应性骨髓水肿和软组织水肿的鉴别,常用增强和脂肪选择性饱和技术结合以提高空间分辨率。STIR 序列由于可能抑制组织增强信号而不用于增强扫描。

3. 远处转移 骨源性肉瘤和尤因肉瘤的肺转移常见,CT 扫描虽然准确性较低,但灵敏度高,因而非常重要。骨扫描对发现全身转移很重要。

4. 化疗检测 正确预测肿瘤的化疗反应对调整术前、术后化疗方案,是否采用保肢手术以及何时手术,是否采用放疗等非常重要。

5. 组织学 从组织学上判断肿瘤细胞对化疗的反应是"金标准",根据手术标本中肿瘤组织坏死的百分率和残余肿瘤活细胞的数量来判断肿瘤对化疗的反应是好还是坏。由于肿瘤缺血性坏死常见,残余肿瘤活细胞的比率就显得相当重要。

6. X 线表现 肿瘤对化疗反应好的征象有瘤体变小、钙化增加、骨膜反应和骨增生等。

7. 血管造影 侵入性血管造影已过时。MRA 有一定作用,可以显示肿瘤、营养血管以及与正常血管的关系,根据新生血管情况评价对化疗的反应,如果化疗前后无明显的改变或新生血管增加的就认为对化疗的反应差。

8. 骨扫描 骨扫描成像取决于血流量和组织摄入量,由于骨髓反应骨生成、骨膜新生骨、陈旧骨折、残余肿瘤组织都可导致高摄入,再加上骨扫描空间分辨率低、准确性较差,骨扫描的应用一直有争论。

9. CT CT 能清楚显示皮质骨破坏、细微骨膜反应、肿瘤内钙化、髓内和软组织中的浸润。CT 能显示的对化疗反应好的征象有瘤体变小、肌间脂肪重建、肿瘤周边和中心钙化等。

10. MRI 可以根据大体形态(如大小、边界)、信号改变、增强后强化的程度来判断肿瘤对化疗的反应。

（1）MRI 平扫表现

1）体积变化:对骨源性肉瘤来说,肿瘤体积变大是对化疗反应差的表现;对尤因肉瘤来说,肿瘤体积变小并不能反映出肿瘤对化疗的反应好。

2）信号改变:化疗可导致肿瘤坏死、出血、肉芽组织长入、纤维化等,因此反映以上病理改变的信号改变都表示肿瘤对化疗的反应较好。如化疗后在 T_2WI 上肿瘤组织信号下降就表示良好的化疗反应,虽然特异性较高但敏感性较低,其他征象还有:瘤体变小、肿瘤周边呈低信号(胶原纤维)、髓内均质水样信号强度增加(小细胞的黏液样基质)等。对化疗反应较差的征象有肿瘤周围高信号强度呈羽毛状,代表水肿。

（2）MRI 增强扫描:常规 MRI 增强扫描为单期扫描,不能将残余肿瘤组织与未成熟肉芽组织、坏死区新生血管和反应性充血区分开来。无强化的肿瘤成分包括:纤维、囊肿、类骨质、少细胞软骨组织、缺血性坏死和水肿。MRI 动态增强扫描可通过半定量(如时间信号强度曲线、血流容积、达峰时间等)和定量参数(反应组织渗透性的参数,如血管内向血管外细胞外间隙转移速率,血管外细胞外间隙容积、血浆容积等)的测量,反应病变组织中新生血管状况,用于量化区分肿瘤组织的变化、瘤周反应性水肿等。

【小结】

尤因肉瘤是儿童和青少年的第二好发骨内恶性肿瘤,对放射线极为敏感。病变区可见多层骨膜反应或呈葱皮样骨膜反应,软组织肿块内可有坏死或出血,且坏死常为小灶性,无大块坏死出现,MRI 对于显示骨髓和骨外肿瘤组织边界最佳。

（郎　宁　袁　源　邢晓颖　高丽香）

第八节 脊 索 瘤

【基本病理与临床】

脊索瘤(chordoma)为起源于异位脊索残留组织的低度恶性肿瘤,较少见,占骨肿瘤中的 1.95%,占恶性骨肿瘤的 4.28%。肿瘤生长缓慢,可延续生长数年,但对局部组织浸润性强,破坏较广泛,转移的发生率约在 10% 以下。可发生于任何年龄,以 41～60 岁多见,男多于女。

脊索瘤是一种先天性肿瘤,由残余的胚胎脊索发生,好发于脊柱的两端。由于脊索组织在胚胎发育过程中大部分退化,仅在蝶枕骨连接处的颅底部、骶骨前面和椎间盘的髓核内有少许残留,故肿瘤常发生于骶尾部和蝶枕部。根据胚胎脊索演化和消退情况,脊索在终端特别弯曲且分支较多,并移位于椎体中,所以骶尾部脊索并位的机会最多,因而最易发生脊索瘤。该肿瘤约35%发生在颅底蝶枕联合,55%在骶尾部,10%在其他椎体(好发次序为颈、腰和胸椎)。脊索瘤为骶骨最常见的原发性骨肿瘤。

临床上早期症状很轻,一般不引起注意。持续性疼痛往往是最早出现的症状,多由于肿瘤扩大侵犯或压迫邻近重要组织或器官所引起。位于蝶枕部的肿瘤可以侵蚀蝶鞍,累及脑干和局部神经而引起症状,肿瘤可通过颅底伸入咽部,后期可引起颅内高压。骶尾部肿瘤常形成局部肿块并逐渐增大,可向前或向后突出,当向盆腔内发展时可压迫膀胱和直肠,引起尿失禁、便秘、坐骨神经痛等症状,向后生长,可破入臀肌、骶棘肌或皮下形成隆起性肿块而被发现,下腹部也可触及肿块。颈椎的脊索瘤常位于上颈椎,尤在颈椎和枕骨交界处,多累及椎体,椎弓根偶尔也可受到侵犯,软组织肿块常为突出的早期表现。胸椎脊索瘤较少见。

病理上肿瘤呈圆形、分叶状或不规则结节状,无或有包膜,边界尚清,质软。切面可见肿瘤由纤维组织分隔成小叶状,灰白色或红褐色,部分为半透明胶冻状或黏液状。瘤内有时可有出血、囊变、钙化及骨组织。肿瘤含黏液较多者,质软且倾向于良性。含钙化多者质硬且较恶性。镜下瘤细胞体积较大,呈多角形、梭形、立方形、圆形或椭圆形,呈片状或不规则条索状排列;核较小,核仁明显,胞质内含有乳液、蛋白及胶原,故细胞呈泡沫状为其特征。约10%肿瘤有恶变,瘤细胞大小不一,核大或多形,染色深,分裂象多见,有侵蚀性,可沿蛛网膜下腔播散至脊髓及马尾部,少数经血液循环转移至其他脏器(如肝、肾、心脏等)。有时可见软骨样化生、钙化及骨化。软骨化生可能是一个预后良好的指标。有学者认为组织结构中结节状构型的存在是预后较好的标志。纤维性间隔的侵入标志着脊索瘤已发展到晚期,可能预示预后不良。

【影像学表现】

X线表现:一般为单发病灶,溶骨性膨胀性骨质破坏,可伴有软组织肿块。肿瘤内可有残存的碎骨片、骨小梁间隔和钙化,间或有少许骨质增生(图27-8-1)。起病于斜坡者,向四周伸展可破坏蝶骨大翼、筛窦和枕骨,也可侵及蝶鞍或岩锥尖部。病变为溶骨性破坏,常伴有不规则硬化或钙化(30%~70%),形状不一,多为片状。起病于骶尾部的肿瘤多位于下部骶椎或骶尾交界部,呈中心性或偏向一侧生长。起初骨小梁模糊、消失,继而呈溶骨性骨质破坏,边界清楚,但无骨硬化。有时于溶骨区可见骨小梁跨越,并可出现与软骨肉瘤相似的钙化。侧位像上可见膨胀性骨质破坏,肿瘤向前延伸可突入盆腔内,压迫盆腔器官向前移位。向后于臀部形成软组织肿块,表现为一边界较清楚的肿块,其中可有散在钙斑。颈椎、胸椎和腰椎的肿瘤一般累及相邻的2~3个椎体,呈溶骨性骨质破坏,并可累及横突,有时病变区可出现骨硬化。椎间盘可正常或破坏。软组织肿物通常在脊柱前方,位于后方者较少。

CT表现:平扫肿块呈略高密度影,密度不均匀,形态不规则,边界较清楚,常伴发邻近骨质破坏,其内散在点片状高密度影,为钙化灶或破坏的骨质残余碎片,可见囊变、出血。特征性表现为较大的软组织肿块与骨质破坏不成比例(图27-8-2、图27-8-3)。增强扫描肿瘤边缘部分强化明显,肿瘤中心部分呈不均匀强化。手术后肿瘤复发可再出现软组织肿块,而缺乏典型的骨质变化。

MRI表现:在T_1WI上肿瘤信号不均匀,多数为低、等混合信号影,伴有出血时可出现高信号。T_2WI上肿瘤主要表现为高信号,肿瘤内的钙化呈斑状低信号。增强扫描后,可见肿瘤不均匀强化。病变边界不规则,MRI能清楚显示脊索瘤的范围和生长方向,特别是显示肿瘤向椎管内生长的情况,以及神经侵犯和压迫的情况(图27-8-1~图27-8-5)。

血管造影:可明确肿瘤侵犯的范围,显示肿瘤引起的附近血管的推移和肿瘤内部不规则而大量的肿瘤血管,部分病例在肿瘤内血管分布较少,主要表现为肿瘤引起主要血管及其分支受推压移位。

【鉴别诊断】

1. 蝶枕部脊索瘤　发生于颅底斜坡者需与斜坡脑膜瘤鉴别:脑膜瘤主要为骨质增生性改变而少有溶骨性改变,脑血管造影可显示脑膜动脉支供血。发生于鞍区者应与颅咽管瘤、垂体瘤鉴别:颅咽管瘤和垂体瘤多以视神经症状及内分泌障碍症状为主,很少产生多根颅神经障碍,且两者均不引起广泛性的颅底骨质破坏,颅咽管瘤钙化可呈短弧线状、薄壳状与脊索瘤者不同,其主要局限于鞍区,很少向鞍后及天幕下生长。发生于桥小脑角区者应与听神经瘤鉴别,听神经瘤可见内听道扩大,且脑脊液中蛋白含量明显高于脊索瘤。脊索瘤长入蝶窦及鼻咽部者需与鼻咽癌颅底转移者鉴别,后者颅底骨质破坏区内很少有钙化及碎骨,破坏区常以一侧鼻咽顶为中心,很少累及鞍背及后床突。

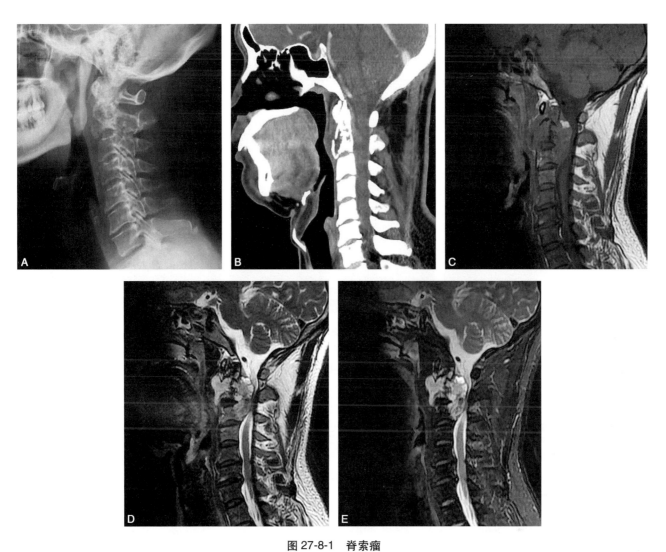

图 27-8-1　脊索瘤

A. C_2 椎体骨质破坏、骨质密度不均匀；B. C_2 椎体溶骨性骨质破坏，椎旁见软组织肿块影，密度不均匀；C～E. C_2 椎体信号不均匀，可见长 T_1 长 T_2 信号肿块影，内见斑片状短 T_1 信号，病变呈分叶状，局部椎管狭窄，脊髓受压

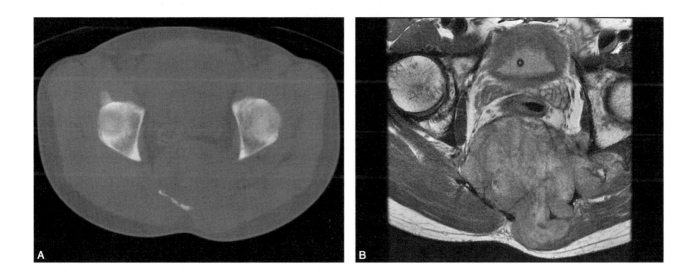

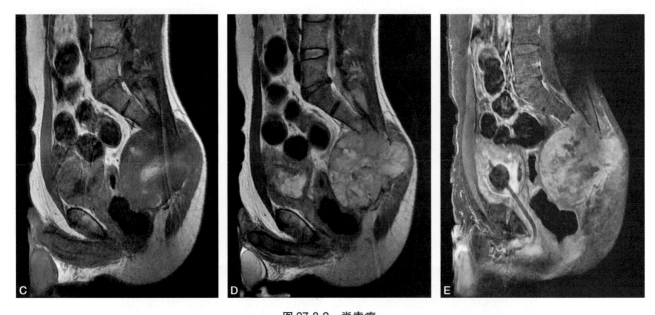

图 27-8-2　脊索瘤
A. 骶尾骨溶骨性骨质破坏;B~D. 骶尾骨 S₂ 水平以下骨质破坏,见软组织肿块影,呈混杂长 T_1 长 T_2 信号,内见斑片状
短 T_1 信号及低信号分隔影,病变向左侧及后方皮下软组织生长;E. 增强扫描明显不均匀强化

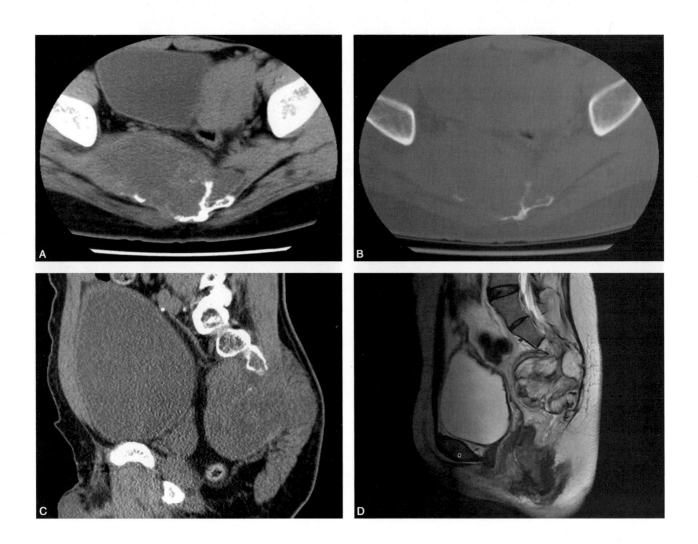

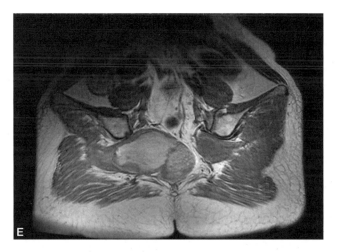

图 27-8-3　脊索瘤
A~C.骶尾骨溶骨性骨质破坏,见不规则形软组织肿块影,密度不均匀,内见片状低密度影及少许点状高密度影;D~E.骶尾骨病变信号混杂,中心呈短 T_1 长 T_2 信号影,边缘呈长 T_1 信号,病变呈分叶状,向右前方软组织生长

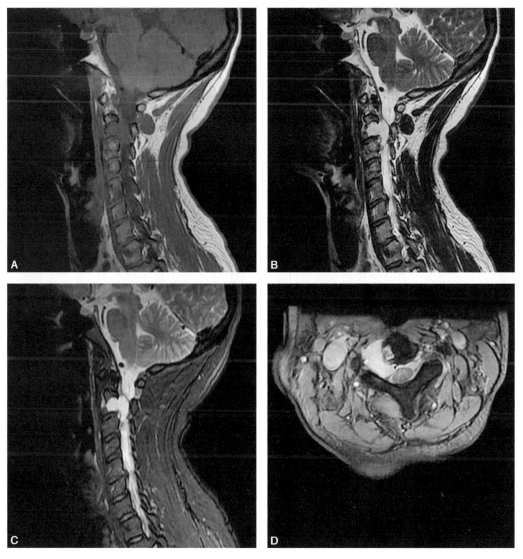

图 27-8-4　脊索瘤
A~D. $C_{2\sim3}$ 水平右侧椎间孔扩大,见长 T_1 长 T_2 信号影,抑脂相呈高信号,边界欠清晰,邻近硬膜囊及颈髓受压, C_2 椎体骨质破坏

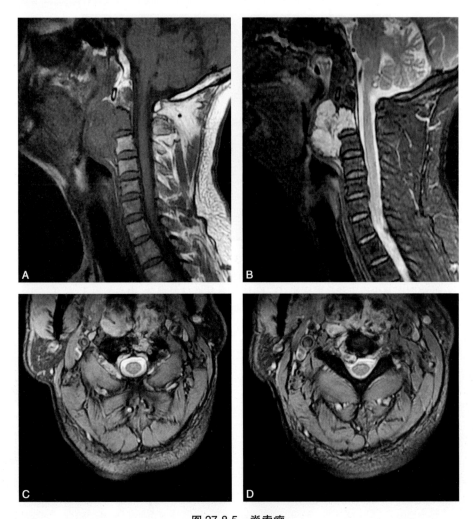

图27-8-5　脊索瘤

A~D. C$_2$椎体见低T$_1$信号影,T$_2$WI抑脂相呈高信号,信号不均匀,病变向椎体前方及
C$_{2~3}$右侧椎间孔生长,C$_3$椎体前缘受侵,局部硬膜囊受压

2. **骶尾部脊索瘤**　需与骨巨细胞瘤、神经鞘瘤、软骨肉瘤、转移瘤鉴别。骨巨细胞瘤呈溶骨性膨胀性骨质破坏,其内无钙化,T$_2$WI信号偏低,增强扫描强化明显。神经鞘瘤多为单侧偏心性生长,可伴骶孔扩大和变性,钙化少见。软骨肉瘤呈分叶状,其内可见环形、半环形或砂砾样钙化,T$_2$WI明显高信号,分化差者与脊索瘤难以鉴别。转移瘤多见于40岁以上患者,有原发肿瘤病史。

【治疗】

根据患者的年龄、肿瘤大小和既往治疗史,需采取不同的治疗方式。对于未经治疗的初发患者,只要一般条件允许,手术切除是最有效的方法。对于复发或手术、放疗后的患者,应根据肿瘤的大小和部位,选择相对保守的治疗策略。术后放疗有助于控制或延缓复发,延长患者生存期。

【小结】

脊索瘤为起源于异位脊索残留组织的低度恶性肿瘤,以41~60岁多见,男多于女。一般为单发病灶,溶骨性膨胀性骨质破坏,伴有软组织肿块,T$_2$WI上肿瘤主要表现为高信号,肿瘤内的钙化呈斑状低信号。增强扫描不均匀强化。MRI能清楚显示脊索瘤的范围和生长方向,特别是显示肿瘤向椎管内生长的情况,以及神经侵犯和压迫的情况。

（郎　宁　袁　源　邢晓颖　高丽香）

第九节　牙骨质瘤

【基本病理与临床】

牙骨质瘤(cementoma)来源于牙源性结缔组织,少见。主要发生在上颌骨和下颌骨,颌外的牙骨质瘤非常罕见,长骨牙骨质瘤见于胫骨、肱骨和股骨。牙骨质瘤大体病理检查肿瘤呈灰白色、质地坚硬,与牙骨质相似。显微镜下肿瘤有纤维包膜,大部分由片状的牙骨质样组织和成牙骨质细胞组成。组织学所见在纤维基质中散布着多数密集的牙骨质小体。

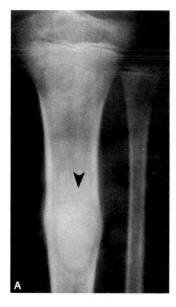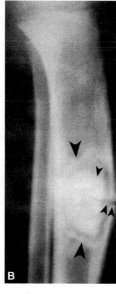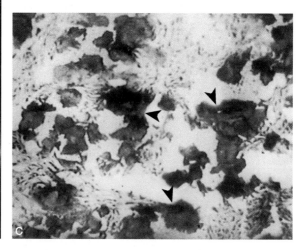

图 27-9-1　长骨牙骨质瘤（硬化型）

男，11 岁。无意中发现左小腿无痛性肿物。近日因外伤后疼痛而就诊。体检，左小腿肿物 5cm×5cm 大小，质硬，不活动，局部皮肤颜色正常。A、B. X 线检查示，左胫骨中段骨干轻度膨胀，髓腔内可见 4.5cm×2.3cm×2.4cm 大小的椭圆形病变（大黑箭头），周边有硬化环化边缘之间有一透亮间隙，并可见一横行骨折线（双小黑箭头）；C. 镜下所见在纤维基质中散布着多数密集的、互相融合的圆形牙骨质小体（大黑箭头）。手术所见：病变中心有一高密度团块（小黑箭头）3.3cm×1.9cm×2.1cm 大小，团块与周边硬病灶局部骨膜增厚。病灶内有一椭圆形肉色肿物，质稍软，止血钳能穿入肿块内

【影像学表现】

肿瘤发生于髓腔，形成囊状溶骨性破坏，其中有高密度硬化，为均匀的牙骨质物质。牙骨质瘤的影像表现分为 3 期：溶骨期、牙骨质形成期和成熟不活动期。成熟不活动期有特征性表现，对于诊断具有很高的价值。主要 X 线表现：有囊状透亮区，呈圆形或椭圆形，边缘可有硬化缘；骨皮质变薄，呈轻度膨胀，病变内可出现团块状致密影，其周围与骨性囊壁之间可出现透亮间隙，即致密影周围有低密度带环绕，边界清楚并有不规则硬化，这是一较特征性的表现（图 27-9-1）。

【小结】

典型的牙骨质瘤表现为髓腔内囊状透亮区，呈圆形或椭圆形，边缘可有硬化缘，骨皮质变薄，呈轻度膨胀，病变内可出现团块状致密影，其周围与骨性囊壁之间可出现透亮间隙，即致密影周围有低密度带环绕，边界清楚并有不规则硬化。

（常晓丹　马伟丽　冷　群　汪　帝）

第十节　造釉细胞瘤

一、颌骨造釉细胞瘤

【基本病理与临床】

造釉细胞瘤是常见的牙源性上皮细胞肿瘤之一，约占牙源性肿瘤的 60% 以上，20～49 岁好发。男女发病率无明显差异，常见于颌骨，较常累及下颌骨磨牙升支区。

2005 年 WHO 将造釉细胞瘤分为四种亚型：实性/多囊型，骨外/外周型，促结缔组织增生型和单囊型，以实性/多囊型多见。造釉细胞瘤为交界性肿瘤，具有局部侵袭性和较高的复发率的特点，罕见转移。

【影像学表现】

X 线表现：造釉细胞瘤的 X 线表现为单囊或多囊的膨胀性低密度区，可呈皂泡样或蜂窝状改变，可见邻牙缺失及牙根截断性吸收。

CT 表现：CT 上造釉细胞瘤可呈水样密度或软组织密度，单房或多房，多房较多见。分房大小不一，房壁厚薄不均，形态不规整，可有骨性间隔及纤维性间隔。因肿瘤各方向生长速度不一致，多呈分叶状或波浪状，病灶明显膨胀，并造成颌骨破坏。部分囊内可见牙冠影，牙根的截断性或锯齿性吸收为成釉细胞瘤侵蚀性的特征表现（图 27-10-1）。

【小结】

囊性造釉细胞瘤的典型影像学表现为发生于颌骨的单囊或多囊的略膨胀性病变，可呈皂泡样或蜂窝状改变，可见邻牙缺失及牙根截断性吸收，部分囊内可见牙冠。

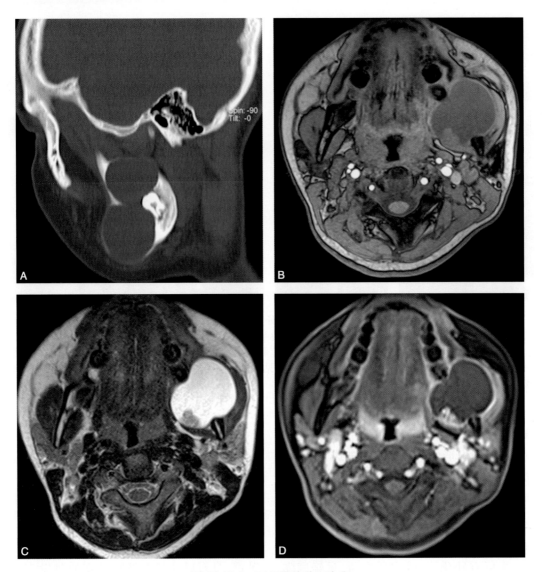

图 27-10-1　下颌骨造釉细胞瘤

女性,19 岁。A. CT 示左侧下颌骨体部及升支骨质明显膨胀性改变,呈分叶状,病变大部分为液体密度,其内见牙冠及少许软组织,囊壁菲薄,部分缺失;B. MRI T₁WI 囊性成分呈低信号,实性成分呈等低信号;C. MRI T₂WI 囊性成分呈高信号,实性成分和囊壁呈等信号;D. MRI 增强扫描可见囊壁、纤维分隔和实质明显强化。具有典型的实体/多囊型造釉细胞瘤影像学表现

二、长骨造釉细胞瘤

【基本病理与临床】

发生于长骨的造釉细胞瘤(adamantinoma)少见。发病年龄小者 3 岁,20 岁以下青少年最多,老年人少见。

肿瘤发生于髓腔或皮质内,亦见有发生于骨旁者。从临床组织病理所见,骨的成釉细胞瘤可分为三种:

典型的造釉细胞瘤(classic adamantinoma)大多数均发生于胫骨干髓腔内或皮质内,呈肥皂泡样,胫骨前面皮质内囊状溶骨性破坏,有膨胀性改变,以致胫骨干向前方弯曲。亦有发生于肱骨和股骨者,表现为皮质骨表面侵蚀性破坏,髓腔硬化,皮质增厚,

颇似骨膜性软骨瘤或软组织肿瘤侵蚀于骨。组织学所见:造釉细胞瘤内有上皮细胞巢,呈鳞状细胞分化(squamous differentiation)鳞状巢的细胞角质蛋白阳性。上皮巢内有血管管样裂口(vascular channel-like clefts),上皮细胞巢分布于纤维基质之中。

分化好的造釉细胞瘤(differentiated adamantinoma)表现皮质骨内溶骨性破坏,髓腔内呈磨玻璃结构,有纤维异常增殖样病变(fibrous dysplasia-like lesion),X 线平片所见颇似骨纤维发育异常(osteofibrous dysplasia)组织学所见瘤细胞比典型的造釉细胞瘤分化好。肿瘤内可见小的上皮细胞巢分布于骨纤维组织之中。细胞角质蛋白阳性。(图 27-10-2)

Ewing 瘤样造釉细胞瘤(Ewing-like adamantinoma)少见。文献中已有多例报道。有发生于肱骨

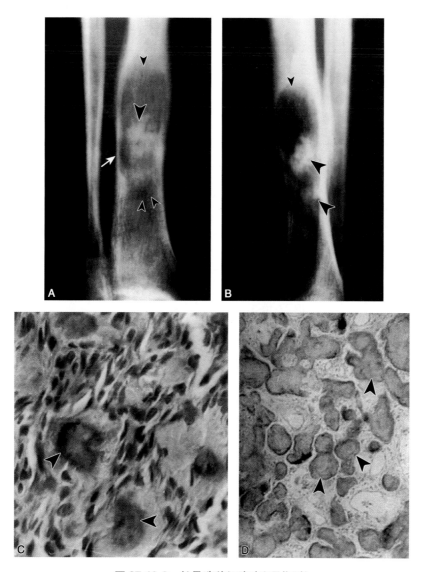

图 27-10-2　长骨造釉细胞瘤（硬化型）

男，左小腿中、下段肿痛半年，增粗 3 个月；体检：左小腿下段局部增粗，触诊硬，无压痛。无软组织肿块。A、B. X 线平片示，左胫骨下段骨干呈梭形增粗，髓腔膨胀性破坏，皮质变薄，破坏区边界尚清楚（小黑箭头）。在病变区的中下部有高密度不甚均匀的钙化。钙化团块与骨性囊壁之间留有透亮间隙（大黑箭头），破坏区有骨膜反应（白箭）。手术所见：胫骨下段骨干周围骨膜增厚，皮质变薄。髓腔内充满灰白色鱼肉样软组织。囊腔内的下半部有浅黄色、坚如硬石样的颗粒，颗粒之间为松软的组织。C、D. 显微镜示，在纤维性基质中散布着多数孤立的圆形小球，即牙骨质小体；C. 牙骨质小体由粉红色胶原纤维组成，有边穗，中央缺乏细胞。在边缘部位可见深蓝色环形钙化即增长线（大黑箭头）；D. 可见密集的钙化明显的牙骨质小体，互相融合，小体中有同心圆性钙化环（大黑箭头）

和桡骨小头等部位。组织学所见肿瘤内有上皮细胞巢和索条纤维黏液基质，部分区域显示管状和腺样结构。肿瘤内还见有广泛的短梭形细胞增生，很像 Ewing 肉瘤。还见有微小不定形嗜伊红物质和小细胞，又像小细胞骨肉瘤。但肿瘤内有上皮巢和管状腺样结构，则区别于 Ewing 肉瘤或小细胞骨肉瘤。

【影像学表现】

X 线表现： 骨的造釉细胞瘤发生于胫骨者最多见。少数位于髓腔，形成单个或多个圆形溶骨性破坏区（图 27-10-3）。多数发生于骨皮质旁或骨膜下。小者在胫骨皮质内形成小的椭圆形透亮区，或成线样破坏。发生于皮质旁者可见骨皮质表面侵蚀性破坏，并在骨旁形成软组织肿块，皮质增厚，髓腔硬化，亦见有胫骨表面形成较大的骨缺损和软组织肿块。发生于骨膜下者，可见骨膜增生隆起形成半梭形肿块，其中可见分支状骨化，并出现 Codman 三角（图 27-10-4）。

CT 表现： 显示皮质旁骨侵蚀或大的骨缺损、软组织肿块均优于 X 线平片。

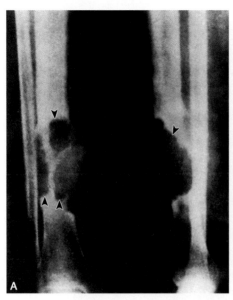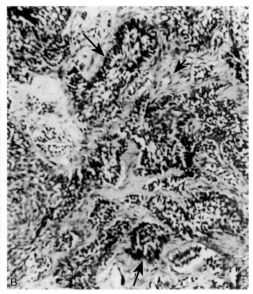

图 27-10-3　骨造釉细胞瘤（中心型）
男,37 岁。右小腿肿物进行性增大 1 年,近 1 个月来加重。10 年前,右小腿下 1/3 部有碰伤史。
A.X 线平片显示右胫骨下 1/3 骨干中央有局限性多囊状骨质破坏（小黑箭头）,局部膨胀;B.骨
小梁边缘的细胞呈高柱状,中心细胞呈星形,团块间为结缔组织间质（短黑箭）,病理诊断为胫
骨釉质细胞瘤

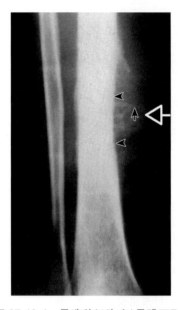

图 27-10-4　骨造釉细胞瘤（骨膜下型）
男,24 岁。右小腿中下交界处内侧肿物,疼痛 2 个月,
逐渐隆起。X 线平片显示,右胫骨中下交界处内侧皮
质旁半球形骨膜新生骨（空白箭头）,其中有分支状新
生骨垂直于骨干（小黑箭）,原皮质骨表面有侵蚀性破
坏（黑箭头）,病理诊断为胫骨釉质细胞瘤

【小结】

　　骨的造釉细胞瘤胫骨多见。多数发生于骨皮质
旁或骨膜下,可见骨皮质表面侵蚀性破坏,并见软组
织肿块,见皮质增厚,髓腔硬化,亦可见胫骨表面形
成较大的骨缺损。发生于骨膜下者,可见骨膜增生
隆起,并出现 Codman 三角。

（常晓丹　马伟丽　冷　群　汪　帝）

第十一节　骨神经源性肿瘤

一、骨神经鞘瘤

【基本病理与临床】

　　骨神经鞘瘤（neurilemmoma of bone）是少见的骨
内神经组织良性肿瘤,也包括接触性神经肿瘤,其发
病率约占骨肿瘤的 0.7%。男女发病率无差异,成人
患者较多,30~40 岁多见。骨内神经组织在不明原
因影响下转化成肿瘤。此外,骨骼附近的神经形成
肿瘤亦可直接浸润接触使骨骼发生破坏。

【影像学表现】

　　由于骨骼的神经纤维可分布于髓腔和骨膜内,
起源于髓腔者 X 线平片表现为溶骨性膨大性破坏,
边缘清楚,可伴有硬化缘。病变中央常为密度减低
的透亮区,内缘呈分叶状,其中可出现残留的房隔,
一般无骨膜反应,常为单发病变,偶有多发。CT 表现
为骨髓腔内的软组织肿块,其内囊性低密度区和残存
的骨性间隔,膨胀性改变的边缘可见残留的骨性凸
起,呈"扇贝征",增强呈描呈不均匀明显强化。MRI
病变在 T_1WI 呈等稍低信号影,在 T_2WI 呈不均匀高
信号,其内另可见各序列极低信号影（图 27-11-1）。

　　起源于骨膜者主要表现为软组织肿块,附近骨
皮质可有压迫性改变。若发生在骨营养血管入口
处,可表现为半圆形的骨压迫缺损,有其部位特殊

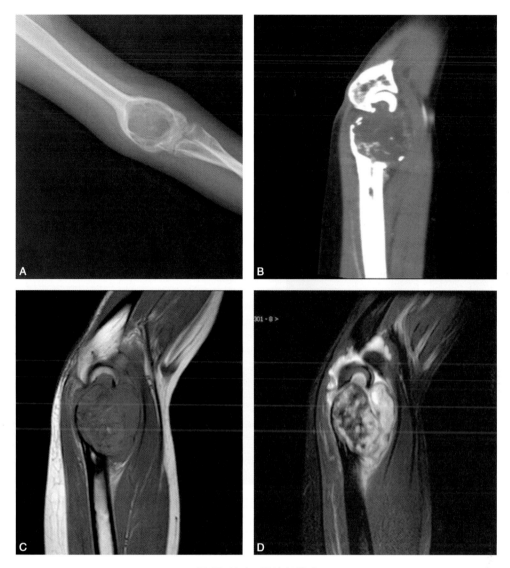

图 27-11-1 骨神经鞘瘤

女,33 岁。A. X 线示,左肱骨远端可见溶骨性膨大性骨质破坏,边缘清楚,伴有硬化缘,病变中央为密度减低的亮区,边缘可见残留骨嵴,无骨膜反应;B. CT 增强左肱骨远端呈囊性溶骨性骨质破坏,髓腔内可见软组织密度为主的肿块影,其内可见小片状囊性低密度影,边缘可见残留的骨性突起,呈"扇贝征",增强扫描呈不均匀明显强化,其内另可见条片状轻度强化;MRI 示 T_1WI(C) 呈等稍低信号,在 T_2WI 脂肪抑制序列(D)呈不均匀高信号,其内另可见各序列极低信号影

的形态不难诊断。绝大多数的骨神经鞘瘤是位于骨干。

【小结】

多数的骨神经鞘瘤是位于骨干的病变。表现为溶骨性膨大性破坏,边缘清楚,可伴有硬化缘。典型的 CT 表现为骨髓腔内的软组织肿块,其内囊性低密度区和残存的骨性间隔,膨胀性改变的边缘可见残留的骨性凸起,呈"扇贝征"。

二、骨恶性神经鞘瘤

【基本病理与临床】

骨恶性神经鞘瘤（malignant neurilemmoma of bone）又称恶性神经纤维肉瘤（malignant neurofibrosarcoma of bone）,是由神经鞘细胞、神经束膜和神经内膜细胞组成的恶性肿瘤。74% 为单发性,约 25% 的恶性神经鞘瘤患者合并有神经纤维瘤病。本病罕见,约占骨原发肿瘤的 0.09%。多数起源于神经纤维瘤,少数由神经鞘瘤恶变而成。肿瘤质地柔软,无完整包膜,呈分叶状或结节状,体积较良性神经鞘瘤大,可有囊状出血坏死区及胶胨样区域。临床上开始多为无痛性肿块,较硬,肿瘤生长较快,并向周围组织浸润,故较固定。肿瘤侵犯骨骼易引起病理性骨折。

【影像学表现】

X 线表现:多表现为溶骨性破坏,发展较快(图 27-11-2),常可见病理骨折。神经鞘细胞可通过化生产生软骨及骨组织,因此骨破坏区有时可出现斑点状钙化,有时与中央型纤维肉瘤难以鉴别。

CT 表现：容易显示软组织肿块与骨质变化的关系，能较精确地明确肿瘤的范围和骨质破坏区内的细微变化（图 27-11-2、图 27-11-3）。

MRI 表现：能清楚显示肿块的大小、形态和位置，还可发现较小的子灶。T_1WI 上肿块呈中等信号，信号可不均匀，还能显示高信号的血肿和包膜。T_2WI 上病灶呈混杂高信号（图 27-11-4）。部分病例在 T_1WI 上呈低信号，在 T_2WI 上呈高信号，增强后均匀强化，病变向肌肉及其附近骨质侵蚀（图 27-11-5）。MRI 的另一优点是可以同时显示肌束和神经束受侵犯的情况。

【小结】

恶性神经鞘瘤多表现为溶骨性破坏，发展较快，常可见病理骨折。骨破坏区有时可出现斑点状钙化。MRI 可以同时显示肌束和神经束受侵犯的情况。

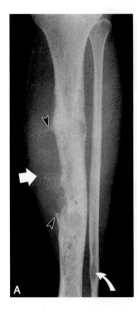
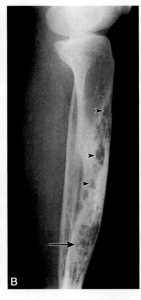
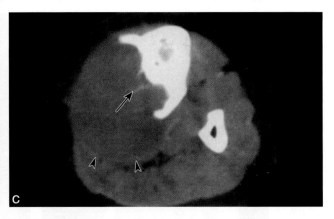

图 27-11-2　恶性神经鞘瘤

A 女，18 岁，A、B. X 线平片示，左胫骨中段膨胀性破坏，并有肿块突出（粗白箭），其基底有骨壳（黑箭头）。胫骨中段尚有蜂窝状破坏（黑箭头）。下段有筛孔样破坏（大黑箭）。注意正位平片腓骨下段亦有囊状破坏（弯白箭）。C. CT 扫描显示，胫骨内侧皮质旁膨胀性破坏区软组织肿块表面有包膜形成，边缘清楚（黑箭头），软组织肿块内有残留条状骨（大黑箭）

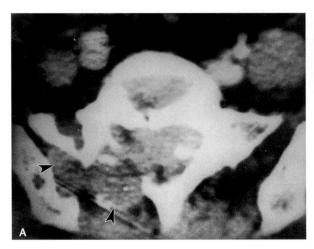
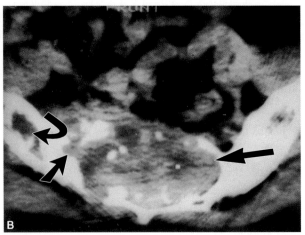

图 27-11-3　恶性神经鞘瘤

女，38 岁，骶尾部疼痛 5 个月余。CT 增强扫描显示骶骨广泛骨质破坏，并见软组织肿块（A 黑箭头，B 大黑箭）有不均匀强化。肿块跨越右骶髂关节（黑箭）。右髂骨亦见骨质破坏（弯黑箭）

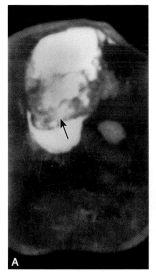
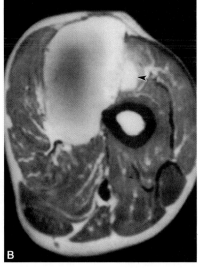
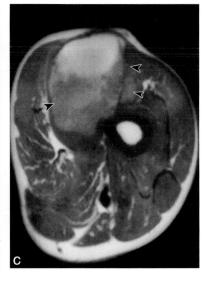

图 27-11-4　恶性神经鞘瘤

男,53 岁,A. T₁WI,B. PDWI,C. T₂WI。MRI 左大腿后部肿块形态不规则,信号不均匀,有子灶,病变 T₁WI 上呈中等信号,并可见高信号血肿和包膜(黑箭)。PDWI 肿块信号增高(黑箭头)。T₂WI 上肿块部分呈低信号,部分呈高信号(黑箭头)

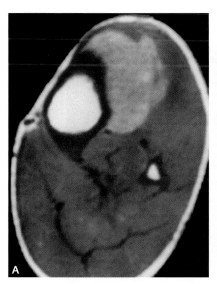
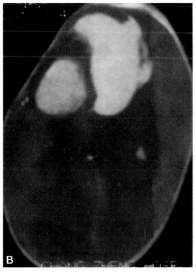
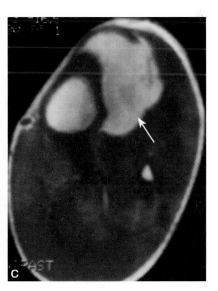

图 27-11-5　恶性神经鞘瘤

男,14 岁。左腿疼痛 1 年,近来增大明显。A. T₁WI,B. T₂WI,C. 增强扫描 T₁WI。MRI 见左胫骨前方边界不光滑的占位病变,病变向肌肉和胫骨皮质内侵犯,致骨皮质呈锯齿状破坏。病变 T₁WI 低信号,T₂WI 高信号,增强后均匀强化(白箭)

（常晓丹　马伟丽　冷　群　汪　帝）

第十二节　骨腺泡状肉瘤

【基本病理与临床】

　　骨腺泡状肉瘤(alveolar sarcoma of bone)极为罕见,其组织来源不明。起源于肢体软组织者称腺泡状软组织肉瘤,原发于骨内者,称骨腺泡状肉瘤。本病大多发生于股部、臀部及小腿深侧肌群,上肢和其他部位少见。骨内者在骨破坏区病理上可见部分包膜,血管丰富者较软,血管少而纤维化多者则较硬,肿瘤易穿破皮质向邻近软组织浸润,组织学上具有

独特的组织形态:肿瘤的实质为多由多边形细胞组成的细胞巢,间质具有极丰富的毛细血管,毛细血管内及细胞围绕细胞巢形成的器官样结构,特殊染色可见阳性物质和结晶,此是本病特征。临床上以痛性和无痛性肿块为主,局部可有压痛。

【影像学表现】

　　X 线表现:一般可见软组织肿块影,呈圆形或卵圆形,大小不等,肿块基底部与病骨相连。肿瘤内可见斑点状或细小结节状钙化。骨质破坏大多表现为溶骨性地图状或虫蚀性破坏(图 27-12-1、图 27-12-2),并常伴有层状骨膜反应(图 27-12-1)。

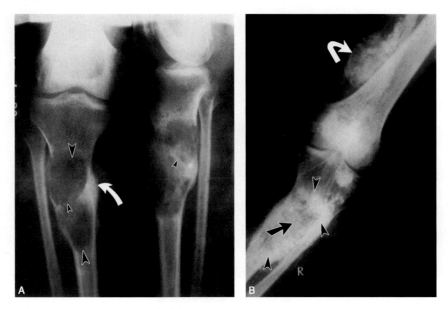

图 27-12-1　骨腺泡状肉瘤
A. X 线平片显示,右胫骨上 1/3 膨胀性骨破坏(黑箭头),中间似有骨性间隔(小黑箭头)。
病变中部骨皮质扭曲增厚(弯白箭)为陈旧性病理骨折;B. 动脉造影显示,骨内病变有明
显的边缘强化(黑箭头),病变中心可见粗乱的肿瘤血管(黑箭)。注意股骨下段骨外有大
量肿瘤粗密血管(弯白箭)。平片此病变未包括在内

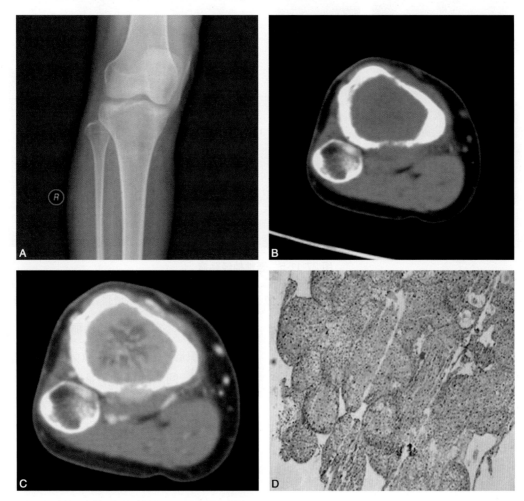

图 27-12-2　胫骨腺泡状肉瘤
女,24 岁。A. X 线显示,右胫骨近端可见边界较清晰的溶骨性骨质破坏区,局部骨皮质变薄,未见明显膨胀性改变及骨
膜反应。B、C. CT 平扫(B)右胫骨近端髓腔内见软组织密度影,密度较均匀,邻近骨皮质变薄,呈虫蚀状破坏,周围见软
组织肿块,增强扫描(C)病变呈不均匀明显强化。病理(D)证实为腺泡状肉瘤

动脉造影:可显示骨内和软组织内均有大量不规则的新生血管,骨内可见不规则扩张扭曲的肿瘤血管,边缘部分出现密度增高的肿瘤染色,软组织内亦可见密集的毛细血管网,反映了此肿瘤内病理所见具有大量的毛细血管形成。

【小结】

骨腺泡状肉瘤罕见,发生在骨内者,肿瘤易穿破皮质向邻近软组织浸润。肿瘤内可见斑点状或细小结节状钙化。骨质破坏大多表现为溶骨性地图状或虫蚀性破坏,并常伴有层状骨膜反应。

(常 晓 丹　马 伟 丽　冷 群　汪 帝)

第十三节　骨 血 管 瘤

【基本病理与临床】

骨血管瘤(hemangioma of bone)为原发于骨骼血管的良性肿瘤,是一种呈瘤样增生的血管组织,掺杂于骨小梁之间,不易单独分离。脊椎血管瘤(he-mangioma of spine)和颅骨的血管瘤约占骨血管瘤的2/3,长骨约占1/4,其他部位则少见。脊椎血管瘤多见于女性,常发生在青壮年,可无症状,多在 X 线检查时被偶然发现,近年来,随着 MRI 临床应用的增多,常可发现无症状的椎骨血管瘤,表明其发病率并不低。仅 5% 患者可发生病理性骨折,引起脊髓和神经根压迫症状,最终可发生部分性截瘫,多见于中年人,儿童和老人则少见。

血管瘤由下列结构构成:①血管腔隙或血管湖和薄壁血管;②脂肪基质;③由于血管流在髓腔内穿行,部分骨小梁被压迫吸收,其余部分则反应性增粗,导致局部骨小梁数目减少,但存留的骨小梁粗大。

【影像学表现】

X 线表现:根据所在部位及其内部结构而不同,发生于脊柱的血管瘤常累及单个椎体,一般先起自椎体而后波及附件。典型 X 线表现受累的椎体呈现骨质疏松,垂直的骨小梁粗而显著,形成梳齿样或栅栏状表现(图 27-13-1A、B)。如有病理性骨折,则垂

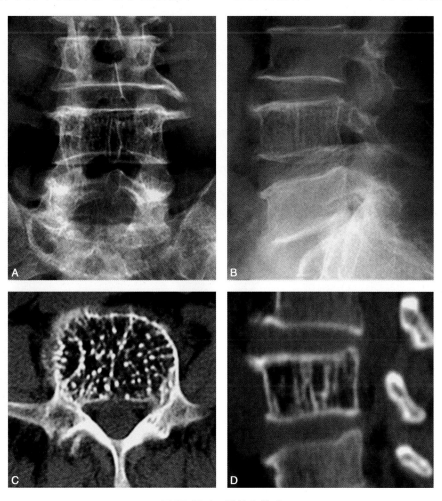

图 27-13-1　椎体血管瘤

男,58 岁,腰疼 1 个月。A、B.X 线示,腰 4 椎体张力骨小梁吸收,应力骨小梁增粗、硬化呈栅栏状改变,椎体边缘骨赘形成;C、D.CT 横断面(C)呈斑点花纹状,CT 矢状面重建(D)可清晰的显示增粗的应力骨小梁

直的条纹紊乱,而呈粗糙的蜂窝状。较大的血管瘤累及整个椎体,椎体血管瘤不累及椎间盘,故无椎间隙变窄。颅骨血管瘤常为单发,起自板障向内、外板膨胀,多破坏外板形成圆形、边缘不整的透亮区(图27-13-2A)。典型表现可见由中央向四周放射的光芒状骨针。切线位片上显示骨针与颅骨表面垂直或向两侧放射。有些血管瘤可仅表现为圆形骨质缺损,边缘清楚锐利并伴有骨质硬化。病变发生于肩胛骨和髂骨者,表现为放射状骨针,呈菊花瓣状外观。亦有表现为均匀一致的纯破坏性变化,或呈蜂窝状外观。发生于肋骨者多有膨胀现象,皮质变薄似囊状或蜂窝状外观。发生于长管状骨的血管瘤少见,多位于长骨的一端,或骨干中心,呈散在分布的囊状、肥皂泡状或蜂窝状阴影,有时似虫蚀外观。少数病例可见骨干膨胀、皮质变薄,髓腔模糊不清,周围无骨膜反应(图27-13-3)。

CT 表现:颅骨血管瘤表现为颅骨内外骨板变薄,板障局部膨胀呈边缘完整的低密度区,内有点状或线条状高密度影,病灶周边有时可见高密度硬化环。局部脑皮质表面被推压内移(图27-13-2B、D)。CT 增强后扫描低密度病灶可有轻度强化(图27-13-2C)。脊柱血管瘤 CT 平扫时典型表现为椎体低密度病变内有散在、粗大的点状高密度骨小梁影(见图27-13-1C、D;图27-13-4),椎体形态正常或膨大。皮质断裂则可在椎旁或椎管内出现软组织肿块。增强后 CT 扫描常不强化或稍强化。CTM 可清楚显示肿瘤向椎管内的延伸和脊髓受压情况。造影检查,病变强化轻微,与肿瘤的多血管性不相称,系造影剂弥散到血池所致。长骨血管瘤 CT 可显示局部骨膨胀,骨皮质变薄与骨囊肿不易区别。

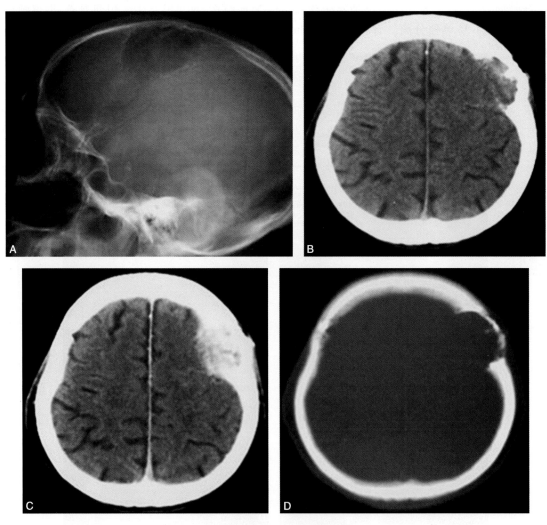

图 27-13-2　额、顶骨血管瘤

男性,66 岁,发现左额顶部肿物 2 年余,无痛。A. X 线侧位示,额顶骨交界部骨质破坏,周围有硬化边;B~D. CT 平扫(B)示病变呈膨胀性,颅骨内板不连续;增强扫描(C)示病变呈明显不均匀强化;CT 骨窗(D)示破坏区边缘锐利,颅骨内板不连续,外板变薄

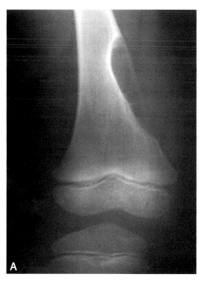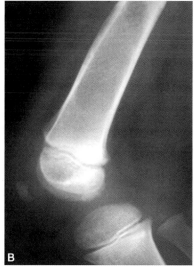

图 27-13-3　股骨远端血管瘤

男,11 岁;X 线片示右股骨下段内髁上方长条状囊性骨质破坏,其内可见少许骨嵴,内侧骨皮质菲薄,外侧缘骨质硬化

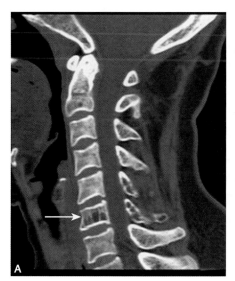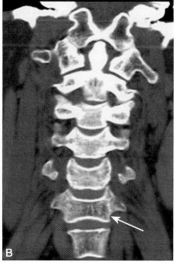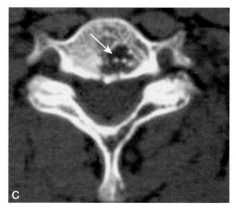

图 27-13-4　椎体血管瘤

螺旋 CT 矢状面重组(A)、冠状面重组(B)显示,第 6 颈椎稍变扁,增粗的骨小梁排列呈栅栏状(A,B 箭)和横断面(C)显示为网眼状(箭)

MRI 表现: 在 T_1WI 和 T_2WI 上均为高信号区,颇具特征。脊椎血管瘤在 T_1WI 和 T_2WI 上呈高信号影,内见栅栏状或网眼状低信号(图 27-13-5)。但延伸到骨外的肿瘤,T_1WI 上为中等信号,T_2WI 上为高信号。椎体病变在 T_1WI 上呈高信号,是因其中有脂肪组织,而骨外的病变无脂肪成分。血管瘤内的脂肪含量与血管多少有关,多血管性肿瘤中脂肪较少,在 T_1WI 上可为低信号。MRI 主要用于显示椎管狭窄及脊髓压迫的程度和范围。椎体内局灶性脂肪沉积,在 T_1WI 上为高信号,但脂肪抑制 T_2WI 上信号减弱,可同血管瘤鉴别。

【小结】

脊柱血管瘤最常见,典型 X 线表现为栅栏状改变,MRI 检出更敏感;发生在颅骨表现为破坏骨质周围有硬化边,呈膨胀性改变,增强扫描病变呈明显不均匀强化;发生于肩胛骨和髂骨者,多表现为放射状骨针,呈菊花瓣状外观。

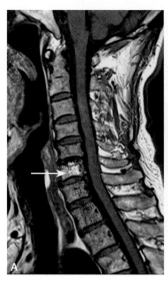
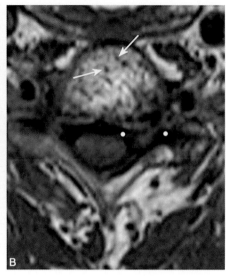
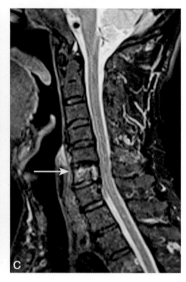

图 27-13-5 椎体血管瘤

A.矢状面 T1WI,C₆椎体呈不均匀高信号(箭);B.矢状面抑脂 T_2WI,椎体仍为高信号(箭);C.横断面 T_1WI,椎体呈高信号,内见网眼状低信号(箭)

(常晓丹 马伟丽 冷 群 汪 帝)

第十四节 骨血管肉瘤

【基本病理与临床】

血管肉瘤(angiosarcoma,AS)是由成纤维结缔组织和血管组织同时生长的恶性肿瘤,此瘤罕见,Mc-Carthy 和 Pack 10 年内遇到的 1 056 例血管瘤中,只有 20 例血管肉瘤。血管肉瘤以儿童和青少年为多见,男女相等,以四肢为主。肿瘤一般生长较快,侵犯邻近的肌肉、脂肪和静脉,并经血流向肺、骨骼等处转移。X 线平片、CT 和 MRI 检查均无特征性改变,正确诊断多需依靠病理检查。

【影像学表现】

X 线及 CT 表现:单发性骨血管肉瘤常见于长骨干骺端及骨盆,病变呈不规则、不整齐的斑片状、泡沫状或融合成大片状的溶骨性骨质破坏,边缘模糊,可见膨胀性骨质破坏,严重者出现病理性骨折。如发生在椎体,椎体可压缩变扁,椎弓根消失,肿瘤穿破骨皮质向周围扩展时,可出现残留的三角形骨膜反应,软组织包块明显。X 线平片、CT 和 MRI 检查均无特征性改变,正确诊断多需依靠病理检查(图27-14-1)。

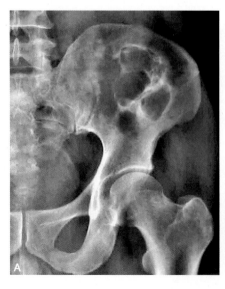
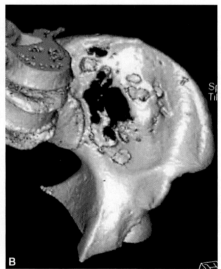

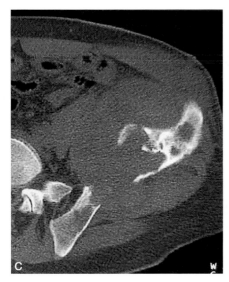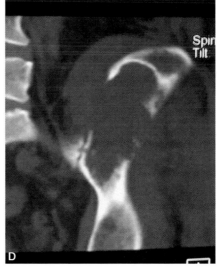

图 27-14-1　髂骨血管肉瘤
男性,51 岁,左下肢疼痛 3 个月余,加重 10 余天。A. X 线片示左髂骨内多囊状破坏区,边界清楚有硬化;CT 三维重
建(B)、CT 轴位(C)、CT 冠状面重建(D)示,明显膨胀的骨质破坏,局部骨质消失并形成大的软组织肿块

【小结】

单发性骨血管肉瘤常见于长骨干骺端及骨盆,病变呈不规则、不整齐的斑片状、泡沫状或融合成大片状的溶骨性骨质破坏,边缘模糊,影像学无特征性改变。

（常晓丹　马伟丽　冷　群　汪　帝）

第十五节　骨脂肪瘤

【基本病理与临床】

骨脂肪瘤(lipoma of bone)是起源于成熟脂肪组织的良性骨肿瘤,虽然骨髓内有大量脂肪,但真正发生于骨内的脂肪瘤却极为罕见,占所有骨肿瘤不到0.1%,既往文献多为个案报道。骨内脂肪瘤的病因是未知的,骨脂肪瘤可发生于任何年龄,以 40 ~ 50 岁居多,亦有先天性骨脂肪瘤的报道。男性较多,多见于长管状骨。脂肪瘤不仅可发生于髓腔,亦可发生于骨膜甚至关节内。

骨脂肪瘤在病理表现上与软组织脂肪瘤无多大差别,虽界限较明显但无包膜,切面呈黄色或淡黄色,酷似成熟的脂肪组织。病灶中间杂有少量纤维间隔及已被吸收呈刺状的骨小梁。尚可见钙化、坏死、囊性变和硬化骨。

【影像学表现】

X 线表现: 表现为脂肪性透亮区,部分其内可见粗大骨嵴,但多因前后结构重叠和组织密度分辨率低,常不能估测出透亮区成分而难以定性。

CT 表现: CT 上表现为骨内圆形、椭圆形或不规则形脂肪性透亮影或骨质缺损区,边界清晰,CT 值−35 ~ −100HU,病灶边缘可不规则并可见分叶征,外周可见薄的骨质硬化缘,病灶中心可含有梁状或中心性的钙化,在管径小的骨上可发生骨膨胀,根据病灶内 CT 所显示的脂肪成分尤其是 CT 值的测定分即可对骨脂肪瘤作出定性诊断和鉴别诊断(图 27-15-1A、B)。

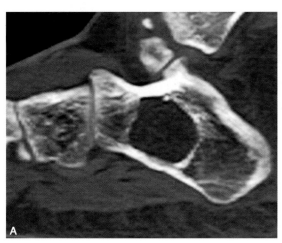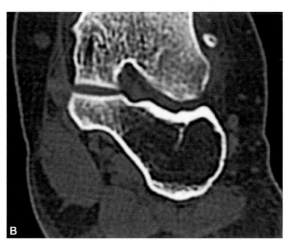

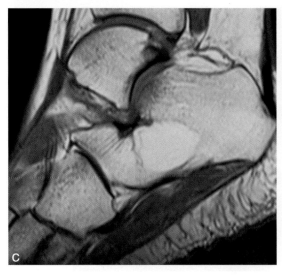
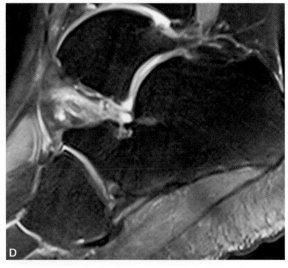

图 27-15-1 跟骨脂肪瘤

女,36 岁。A、B. CT 见跟骨边界清晰的一类圆形低密度区,CT 值为脂肪密度;C、D. MRI 跟骨病变 T₁WI 为高信号,T₂WI 抑脂为低信号,病理证实为跟骨脂肪瘤

MRI 表现: 病变为边界清晰的 T_1WI 上高、T_2WI 上高信号,抑脂序列上为低信号,内可见线条状的 T_1WI 上低、T_2WI 上低信号的纤维分隔或钙化(图 27-15-1C、D),部分其内可见囊状的 T_1WI 上低、T_2WI 上高信号影,考虑为脂肪坏死液化或脂肪黏液样变性,MRI 增强扫描瘤体无强化,边缘可见线条状环形强化。

【小结】

典型的骨内脂肪瘤表现为骨质缺损区边界清晰,外周可见薄的骨质硬化缘,病灶中心可含有钙化,其内脂肪成分确定即可做出定性诊断。

(常晓丹 马伟丽 冷 群 汪 帝)

第十六节 脂肪肉瘤

【基本病理与临床】

骨的脂肪肉瘤起源于髓腔的脂肪组织,好发于长管状骨和骨盆,是一极为罕见的恶性骨肿瘤,自1857 年 Vircbow 首次描述其组织病理学以来,至今仅见数十例报道。病变多位于长骨干骺端,偶见于骨干。

【影像学表现】

X 线表现: 表现与发生的部位有关。位于骺端者呈多囊状膨胀性病变,有偏心倾向,边界不清,附近骨质可呈虫蚀状。骨皮质虽被破坏消失,但常有膨胀的骨壳包绕,附近亦可出现骨膜反应和软组织肿块。发生于骨干部多表现为边缘不规则的溶骨性破坏,伴有骨膜反应(图 27-16-1A、B)。

CT 表现: 大多显示为溶骨性破坏,可较平片更为精确地显示肿瘤侵犯的范围。但 CT 无特征性表现,亦不能显示典型的脂肪组织密度,偶尔 CT 检查时在骨内低密度病灶中测 CT 值为 $-50 \sim -20HU$,其内并可见点状钙化,肿块周边亦可出现高密度的壳

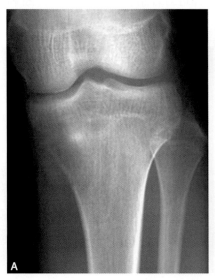
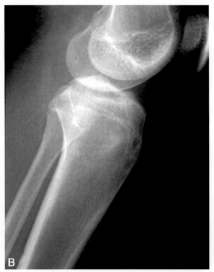

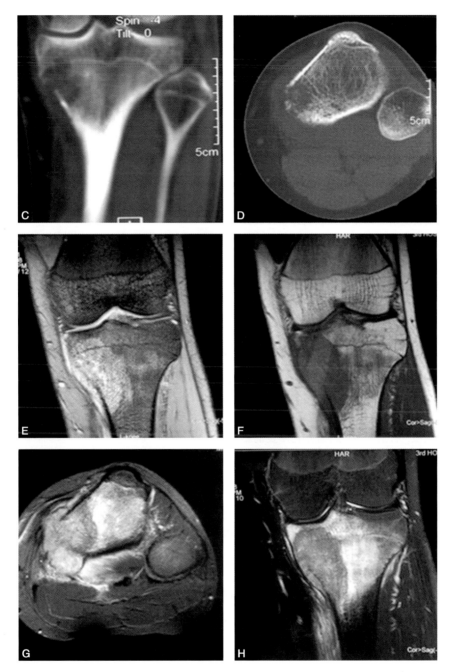

图 27-16-1 小腿脂肪肉瘤

男,20 岁,左小腿疼、肿 1 个月。A、B. X 线平片显示,左胫骨近侧干骺端内侧边界不清溶骨性破坏,并见边界不清的硬化。CT 冠状面重建(C)、CT 横断面(D)清楚显示,骨质破坏的范围,周围软组织肿胀;MRI 冠状面 $T_2WI(E)$、$T_1WI(F)$ 显示,病灶呈 T_1WI 低信号、T_2WI 高信号;横断面(G)及冠状面(H)T_2WI 脂肪抑制序列示,病灶信号减低,周围可见大范围的骨髓水肿

状钙化(图 27-16-1C、D)。增强扫描病灶内有不均匀强化。

MRI 表现:表现在 T_1WI 上为低、高混合信号或不均匀高信号。T_2WI 上高信号区变为中等高信号。其中 T_1WI 上显示为低信号,T_2WI 上仍为低信号者为钙化或骨硬化。当肿瘤穿破骨皮质形成软组织肿块时,MRI 对脂肪肉瘤侵犯软组织时表现更为清楚(图 27-16-1 E、F、G、H)。偶尔在肿块内也可见到脂肪信号,脂肪肉瘤内所含脂肪均为不成熟的脂肪组织,故一般均不如皮下脂肪或成熟脂肪的表现典型。肿块边界常较清楚,与肌肉组织的低信号形成鲜明对比。

【小结】

好发于长管状骨和骨盆,是一极为罕见的恶性骨肿瘤。病变呈溶骨性破坏,膨胀性、偏心性生长,边界不清,但常有骨壳包绕,可出现骨膜反应和软组织肿块。

(常晓丹 马伟丽 冷 群 汪 帝)

参 考 文 献

[1] 程建华,邵宣.单纯性骨囊肿研究进展[J].中华小儿外科杂志 1995,16(4):242-243.

[2] 王来喜,张德文.单纯性骨囊肿病因及治疗现状[J].临床小儿外科杂志.2003,2(1):47-49.

[3] 徐德永,曹来宾,徐爱德等.累及全身所有骨骼的骨纤维异常增殖症[J].实用放射学杂志,1992(2):88-89.

[4] 石娜,刘名,吴文娟.纤维结构不良与骨性纤维结构不良的研究进展[J].中国骨肿瘤骨病,2010,9(3):267-275.

[5] 魏福海,陈伟良.骨纤维异常增殖症组织病理学及其发病机制研究进展[J].临床口腔医学杂志,2005,21(8):507-508.

[6] 钟志伟,张雪松,崔建岭,等,骨纤维异常增殖症环形硬化边的影像学分析[J].临床放射学杂志,2010(2):216-219.

[7] 袁源,张艳,袁慧书.脊柱骨纤维异常增殖症的 CT 和 MRI 征象[J].中华放射学杂志,2014,48(8):670-673.

[8] 司建荣,张雅丽,姜兆侯.骨的纤维结构不良、骨性纤维结构不良和骨化性纤维瘤-易混淆的病名、病理本质和影像学表现[J].临床放射学杂志,2016,35(2):308-310.

[9] 陈博,戴婷婷,程建敏,等.胫骨骨性纤维结构不良的影像学表现与临床病理分析[J].实用放射学杂志,2018,34(2):260-262.

[10] 李长军,申斌.非骨化性纤维瘤的影像诊断[J].医学影像学杂志,2017,27(1):132-134.

[11] 杜湘珂,朱绍同.骨与软组织肿瘤影像诊断及鉴别诊断[M].北京:北京大学医学出版社,2007.

[12] 方三高.WHO(2013)骨肿瘤分类[J].中国骨与关节杂志,2013,7:419-420.

[13] 周慧峰.尤文肉瘤的诊断和治疗进展[J].国际儿科学杂志,2017,(3):196-199.

[14] 王冬梅,张泽坤,丁建平,等.颌外牙骨质瘤的 CT 及 X 线表现[J].中华放射学杂志,2012(6).

[15] Wang HW, Yu M, Qin XJ, et al. Famiiall gigantiform cementoma: distinctive clinical features of a large Chinese pedigree[J]. British Journal of Oral & Maxillofacial Surgery,2015,53(1):83-85.

[16] Nortjé CJ. Maxillo-facial radiology case 126. Gigantiform cementoma[J]. SADJ: journal of the South African Dental Association tydskrif van die Suid-Afrikaanse Tandheelkundige Vereniging,2014,69(10):471.

[17] Wang HW, Ma CY, Qin XJ. Management strategy in patient with familial gigantiform cementoma: A case report and analysis of the literature[J]. Medicine, 2017, 96 (50): e9138.

[18] Li X, Peng Z, Latif M, et al. Cementoma of the calcaneus: a case report[J]. Bmc Musculoskeletal Disorders, 2017, 18 (1):103.

[19] Mirra JM, Bernard GW, Bullough PG, et al. Cementum-like bone production in solitary bone cysts. (so-called "cementoma" of long bones). Report of three cases. Electron microscopic observations supporting a synovial origin to the simple bone cyst[J]. Clinical orthopaedics and related research,1978 (135):295-307.

[20] Amling M, Wemer M, Pod M, et al. Calcifying solitary bone cyst: morphological aspects and differential diagnosis of sclerotic bone tumom[J]. Virchows Arch,1995,426:235.242.

[21] 丁建平,李石玲,刘斯润.骨与软组织肿瘤影像诊断学[M].北京.人民卫生出版社,2009,102-103.

[22] Zwahlen RA, Crätz KW. Maxillary ameloblastomas: A review of the literature and of a 15-year database[J]. J Craniomaxillofac Surg,2002,30:273-279.

[23] 管帅,郝大鹏,刘吉华,等.颌骨成釉细胞瘤的影像学诊断[J].实用放射医学杂志.2014;30:747-750.

[24] 林梓桐,王铁梅,陈菲,等.复发性成釉细胞瘤的临床、影像、病理学分析[J].华西口腔医学杂志,2012,30:148-151.

[25] 田涛,陶晓峰,钱愉,等.颌面部成釉细胞瘤 MR-DWI 表现[J].中国医学计算机成像杂志,2016,22:217-221.

[26] Hisatomi M, Asaumi J, Konouchi H, et al. Comparison of radiographic andMRI features of a root-diverging odontogenic myxoma, with discussion of the differential diagnosis of lesions likely to move roots[J]. Oral Dis,2003,9:152-157.

[27] 张雪哲,洪闻,王武,等.下肢神经源性肿瘤的 MRI 表现[J].中华放射学杂志,2003,37(7):626-628.

[28] Palocaren T, Walter NM, Madhuri V, et al. Schwannoma of the fibula[J]. Journal of Bone & Joint Surgery British Volume,2008,90(6):803-805.

[29] Benazzo F, Marullo M, Rossi SM, et al. Giant intraosseous schwannoma of the ileopubic ramus[J]. Orthopedics, 2013,36(7):E982-E985.

[30] Hoshi M, Takada J, Oebisu N, et al. Intraosseous schwannoma of the proximal femur[J]. Asia-Pacific Journal of Clinical Oncology,2012,8(3):e29-e33.

[31] Goyal R, Saikia UN, Vashishta RK, et al. Intraosseous schwannoma of the frontal bone. [J]. Orthopedics, 2008, 31(3):281.

[32] 李功杰,乔鹏岗,任小刚,等.原发性骨腺泡状肉瘤一例[J].中华放射学杂志,2005,39(10):1110-1111.

[33] 孙鼎元,姚健,韩卫华,等.原发性骨腺泡状肉瘤(附三例报告并文献复习)[J].中华放射学杂志,1994(9):604-607.

[34] Palmerini E, Maki RG, Staals EL, et al. Primary angiosarcoma of bone: a retrospective analysis of 60 patients from 2 institutions. [J]. American Journal of Clinical Oncology,

2014,37(6):528-34.

［35］ Pacheco C,Albalá MD,Blanco M,et al. Multifocal epithe-lioid angiosarcoma of bone with lung metastases［J］. Radiologia,2014,56(5):e12-e16.

［36］ Matti A,Farolfi A,Frisoni T,et al. FDG-PET/CT Guided Biopsy in Angiosarcoma of Bone:Diagnosis,Staging and Beyond.［J］. Clinical Nuclear Medicine,2017,43(2):1.

［37］ Ai D,Zreik RT,Harris FS,et al. Primary epithelioid angio-sarcoma of the temporal bone with initial presentation of otalgia［J］. Proceedings,2017,31(1):84.

［38］ Li Y,Zou X,Chang X,et al. Right femoral pathological fracture caused by primary bone epithelioid angiosarcoma:Case report［J］. Medicine,2017,96(27):e6951.

［39］ Cao Y. Internal fixation combined with bone grafting for large intraosseous calcaneal lipoma:A case report［J］. Mol Clin Oncol,2017,7(5):877-879.

［40］ Sunohara M,Ozawa T,Morimoto K,et al. Lipoma with bone and cartilage components in the left axilla of a middle-aged woman［J］. Aesthetic Plastic Surgery,2012,36(5):1164-1167.

［41］ Xue W,Wang ZP,Guan XL,et al. ［Intraosseous lipoma:retrospective analysis of 19 patients］［J］. Zhongguo gu shang = China journal of orthopaedics and traumatology,2017,30(3):279-281.

［42］ Pekcevik Y,Arslan I B,Arslan Y. CT and MRI findings of the incidental intraosseous lipomatous lesions of the sphe-noid bone［J］. Head & Neck,2016,38(2):E41-E44.

［43］ Srubiski A,Csillag A,Timperley D,et al. Radiological fea-tures of the intraosseous lipoma of the sphenoid［J］. Oto-laryngology--head and neck surgery:official journal of American Academy of Otolaryngology-Head and Neck Sur-gery,2011,144(4):617-22.

［44］ 刘向东,吴文娟,李海涛. 骨脂肪肉瘤一例［J］. 临床放射学杂志,2005,24(7):643-643.

［45］ Yang J,Codreanu I,Servaes S,et al. Earlier detection of bone metastases from pleomorphic liposarcoma in a pediat-ric patient by FDG PET/CT than planar ^{99m}Tc MDP bone scan［J］. Clinical Nuclear Medicine,2012,37(5):e104.

［46］ Tiemeier GL,Brown JM,Pratap SE,et al. Pleomorphic li-posarcoma of bone:a rare primary malignant bone tumour ［J］. Clinical Sarcoma Research,2018,8(1):2.

［47］ Khurana S,Gupta A K,Sen S,et al. Primary liposarcoma of the orbit［J］. Indian Journal of Pathology & Microbiology,2014,57(4):617-619.

［48］ Rasalkar DD,Chow LTC,Chu CW,et al. Primary pleomor-phic liposarcoma of bone in an adolescent:imaging features of a rare entity［J］. Pediatric Radiology,2011,41(10):1342-1345.

第二十八章　软组织肿瘤

软组织的定义传统上是指人体除了网状内皮系统、神经胶质和各种实质器官以外的非上皮性骨外组织,包括骨骼肌、脂肪组织、纤维组织、脉管、腱鞘滑膜及间皮等。由于一些软组织肿瘤并不直接起源于已分化成熟的组织,也有一些软组织肿瘤可发生于人体无对应正常组织的部位(如横纹肌肉瘤发生在宫颈)或一些软组织肿瘤在人体内找不到相对应的正常组织(如滑膜肉瘤)等。目前认为,绝大多数软组织肿瘤来自间叶干细胞,这些干细胞具有不同方向分化并形成各种不同类型的成熟细胞的潜能。

软组织主要由中胚层衍生而来。周围神经和副神经节源于外胚层,发生肿瘤时均表现为软组织肿块,其诊断、鉴别诊断和治疗与其他软组织肿瘤相似,故通常归在软组织肿瘤之列。

软组织肿瘤是一类具有高度异质性的肿瘤。根据其与成熟组织的相似性作为组织发生的基础进行分类。在各种组织发生的分类中,软组织肿瘤通常被分成良性和恶性两大类。良性肿瘤通常更接近正常组织,其自主生长能力有限,很少出现局部浸润;

恶性肿瘤或肉瘤具有局部侵袭性,呈浸润性生长,具有复发和远处转移的能力。

软组织肿瘤种类繁多,分布广泛。WHO 软组织肿瘤分类自 1969 年第一版至今已有四个版本。每一版本的分类都代表当时软组织肿瘤分类最为流行的观点。早期软组织肿瘤的分类是根据组织发生和临床生物学特性的不同分为良性、恶性和肿瘤样病变。但"组织发生学"的理论不能解释肿瘤分类中遇到的某些实际案例,如有的肿瘤呈双相分化,肿瘤发生类型与部位不对应等。后来肿瘤干细胞发生理论的确立能合理解释肿瘤组织发生的困惑,因而肿瘤分类便依据肿瘤组织分化方向和生物学特性,分为良性、恶性和介于良恶性之间的中间性(或交界性)肿瘤。中间性肿瘤进而又分为局部侵袭性和偶有转移性两类。软组织肿瘤组织病理分类,除了应注意形态学结构(包括组织学结构、超微结构、影像学表现)和临床生物学特性外,还要注意临床资料、免疫表型和分子遗传学的特点。2013 年第四版 WHO 软组织肿瘤的分类见表 28-0-1。

表 28-0-1　2013 年第四版 WHO 软组织肿瘤的分类一览表

肿瘤名称	肿瘤名称
脂肪细胞肿瘤	**恶性**
良性	去分化脂肪肉瘤
脂肪瘤	黏液样脂肪肉瘤
脂肪瘤病	多形性脂肪肉瘤
神经脂肪瘤病	脂肪肉瘤,非特殊类型
脂肪母细胞瘤/脂肪母细胞瘤病	**成纤维细胞/肌成纤维细胞性肿瘤**
血管脂肪瘤	**良性**
肌脂肪瘤	结节性筋膜炎
软骨样脂肪瘤	增生性筋膜炎
肾外血管平滑肌脂肪瘤	增生性肌炎
肾上腺外髓脂肪瘤	骨化性肌炎
梭形细胞/多形性脂肪瘤	指(趾)纤维-骨性假瘤
冬眠瘤	缺血性筋膜炎
中间性(局部侵袭性)	弹力纤维瘤
非典型性脂肪瘤性肿瘤/高分化脂肪肉瘤	婴儿纤维性错构瘤

肿瘤名称	肿瘤名称
颈纤维瘤病	血管球瘤病
幼年性玻璃样变纤维瘤病	恶性血管球瘤
包涵体纤维瘤病	肌周细胞瘤
腱鞘纤维瘤	肌纤维瘤
促纤维组织增生性成纤维细胞瘤	肌纤维瘤病
乳腺型肌成纤维细胞瘤	血管平滑肌瘤
钙化性腱膜纤维瘤	**横纹肌肿瘤**
血管肌成纤维细胞瘤	**良性**
富细胞血管纤维瘤	横纹肌瘤
项型纤维瘤	成人型
Gardner 纤维瘤	胎儿型
钙化性纤维性肿瘤	生殖道型
中间性（局部侵袭性）	**恶性**
掌/跖纤维瘤病	胚胎性横纹肌肉瘤（包括葡萄状和间变性）
韧带样型纤维瘤病	腺泡状横纹肌肉瘤（包括实性和间变性）
脂肪纤维瘤病	多形性横纹肌肉瘤
巨细胞成纤维细胞瘤	梭形细胞/硬化性横纹肌肉瘤
中间性（偶有转移性）	**脉管性肿瘤**
隆突性皮肤纤维肉瘤	**良性**
纤维肉瘤性隆突性皮肤纤维肉瘤	血管瘤
色素性隆突性皮肤纤维肉瘤	滑膜血管瘤
孤立性纤维性肿瘤	静脉型血管瘤
孤立性纤维性肿瘤,恶性	动静脉血管瘤/畸形
炎性肌成纤维细胞性肿瘤	肌内血管瘤
低度恶性肌成纤维细胞肉瘤	上皮样血管瘤
黏液炎性成纤维细胞肉瘤/非典型黏液炎性成纤维细胞 肿瘤	血管瘤病
	淋巴管瘤
婴儿纤维肉瘤	**中间性（局部侵袭性）**
恶性	卡波西型血管内皮瘤
成人型纤维肉瘤	**中间性（偶有转移性）**
黏液性纤维肉瘤	网状血管内皮瘤
低度恶性纤维黏液样肉瘤	淋巴管内乳头状血管内皮瘤
透明性梭形细胞肿瘤	混合性血管内皮瘤
硬化性上皮样纤维肉瘤	假肌源性（上皮样肉瘤样）
所谓的纤维组织细胞性肿瘤	卡波西肉瘤
良性	**恶性**
腱鞘巨细胞肿瘤	上皮样血管内皮瘤
局限型	软组织血管肉瘤
弥漫型	**软骨-骨性肿瘤**
恶性	软组织软骨瘤
深部良性纤维组织细胞瘤	骨外间叶性软骨肉瘤
中间性（偶有转移性）	骨外骨肉瘤
丛状纤维组织细胞瘤	**胃肠道间质瘤**
软组织巨细胞瘤	良性胃肠道间质瘤
平滑肌肿瘤	胃肠道间质瘤,恶性潜能未定
良性	胃肠道间质瘤,恶性
深部平滑肌瘤	**神经鞘肿瘤**
恶性	**良性**
平滑肌肉瘤（除外皮肤）	神经鞘瘤（包括变异型）
周细胞性（血管周细胞性）肿瘤	黑色素性神经鞘瘤
血管球瘤及其变异型	神经纤维瘤（包括变异型）

肿瘤名称	肿瘤名称
丛状神经纤维瘤	骨化性纤维黏液样肿瘤
神经束膜瘤	骨化性纤维黏液样肿瘤,恶性
恶性神经束膜瘤	混合瘤,非特殊类型
颗粒细胞瘤	混合瘤,非特殊类型,恶性
皮肤神经鞘黏液瘤	肌上皮瘤
孤立性局限性神经瘤	肌上皮癌
异位性脑膜瘤	磷酸盐尿性间叶性肿瘤,良性
鼻胶质异位	磷酸盐尿性间叶性肿瘤,恶性
良性蝾螈瘤	**恶性**
混杂性神经鞘肿瘤	滑膜肉瘤,非特殊类型
恶性	滑膜肉瘤,梭形细胞型
恶性周围神经鞘膜瘤	滑膜肉瘤,双相型
上皮样恶性周围神经鞘膜瘤	上皮样肉瘤
恶性蝾螈瘤	腺泡状软组织肉瘤
恶性颗粒细胞瘤	软组织透明细胞肉瘤
恶性外胚叶间叶瘤	骨外黏液样软骨肉瘤
未确定分化的肿瘤	骨外尤因肉瘤
良性	促结缔组织增生性小圆细胞肿瘤
肢端纤维黏液瘤	肾外横纹肌样瘤
肌内黏液瘤(包括富细胞型)	具有血管周上皮样细胞分化的肿瘤(PEComa)
关节旁黏液瘤	PEComa,非特殊类型,良性
深部("侵袭性")血管黏液瘤	PEComa,非特殊类型,恶性
多形性透明变性血管扩张性肿瘤	内膜肉瘤
异位错构瘤性胸腺瘤	**未分化/未分类肉瘤**
中间性(局部侵袭性)	未分化梭形细胞肉瘤
含铁血黄素沉着性纤维脂肪瘤性肿瘤	未分化多形性肉瘤
中间性(偶有转移性)	未分化圆形细胞肉瘤
非典型纤维黄色瘤	未分化上皮样肉瘤
血管瘤样纤维组织细胞瘤	未分化肉瘤,非特殊型

第一节　脂肪组织肿瘤

一、脂肪瘤

【基本病理与临床表现】

脂肪瘤(lipoma)是由成熟脂肪组织组成的良性软组织肿瘤,占所有软组织肿瘤的近50%,可分为浅表和深层脂肪瘤。浅表者常位于四肢、背部和颈部的浅表软组织内,临床表现通常无症状,但由于位置表浅,这些病变的大小通常小于5cm。深层脂肪瘤可分为肌肉内和肌肉间的病变,最常发生在下肢,其次是躯干、肩部和上肢,男性发病率更高。发生于腹膜后、手、足和胸壁的脂肪瘤比较罕见。脂肪瘤通常表现为单发的软组织肿块,5%～15%为多发,以男性多见,约30%为家族性,3～4岁好发。

肿瘤由成熟脂肪细胞构成,边界清楚,有完整包膜,被纤维小梁分隔成大小不等的小叶。瘤组织可发生矿化,主要表现为软骨样或类骨质基质,也可发生坏死或萎缩。

【影像学表现】

X线表现:对本病诊断价值有限,有时可显示局部低密度软组织肿块。

CT表现:瘤内脂肪组织密度与皮下脂肪相似,CT值为-120～-65HU。

MRI表现:与皮下脂肪相等的信号特点,可表现出薄的内部隔膜,通常小于2mm,增强检查隔膜未见强化。MRI检查及病理图像见图28-1-1。

【鉴别诊断】

脂肪瘤为良性肿瘤,没有恶性转化的风险,但当出现非典型征象时,应与分化良好的脂肪肉瘤相鉴别。

分化良好的脂肪肉瘤发生部位较深,常位于腹膜后和四肢深部。MRI表现类似于脂肪瘤,但应注意识别厚(>2mm)或不规则的隔膜,增强检查隔膜可见强化。目前研究发现DWI可以用于鉴别脂肪

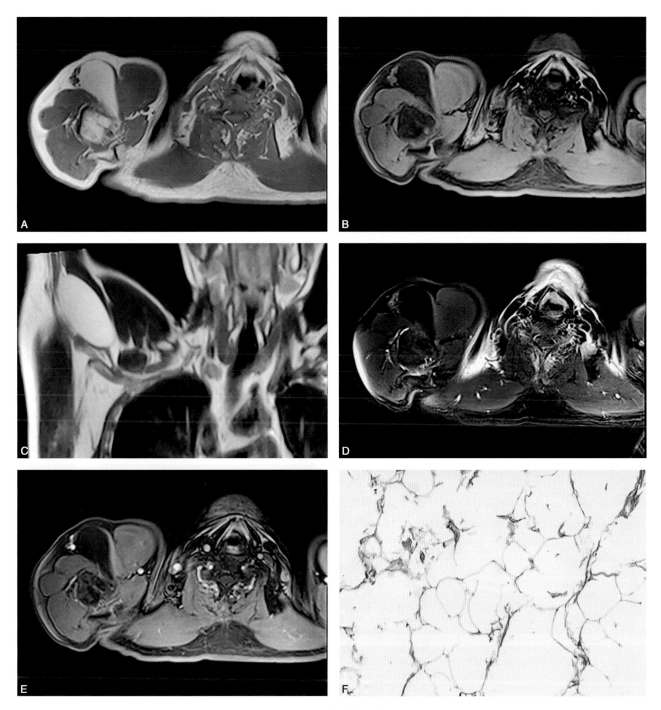

图 28-1-1　右肩部脂肪瘤

男,56 岁,发现右腋下包块 1 年余。A. T₁WI(横断面)示肿瘤呈高信号,边界清楚,内部信号均匀;B. FS-T₁WI(横断面)示肿瘤信号明显减低,呈低信号;C. T₂WI(冠状面)示肿瘤呈高信号;D. FS-T₂WI(横断面)示肿瘤信号减低;E. FS-T₁WI增强(横断面)示肿瘤未见强化。F. 镜下(HE×200)见肿瘤由大量成熟的脂肪细胞构成。病理诊断:脂肪瘤

瘤和高分化脂肪肉瘤,脂肪瘤的 ADCmean、ADC_非脂肪低于高分化脂肪肉瘤的 ADCmean、ADC_非脂肪。

二、血管脂肪瘤

【基本病理与临床表现】

血管脂肪瘤(angiolipoma)是一种良性肿瘤,1960 年由 Howard 等首次报道,与脂肪瘤的区别在于除了成熟的脂肪细胞外,还存在大量增生的毛细血管腔。本病多见于青壮年男性。上肢、躯干等部位多见,一般为多发。临床表现多数患者有阵发性疼痛不适,肿瘤生长缓慢,具有一定自限性。

血管脂肪瘤分为非浸润性与浸润性两种,前者较多见,镜下肿瘤由成熟脂肪细胞及血管组织两种成分组成,血管腔内见纤维素性血栓是其特征。浸

润性的血管脂肪瘤镜下可见肿瘤无包膜,脂肪细胞及血管组织向周围组织浸润。

【影像学表现】

X 线表现:对本病诊断价值有限,有时可显示局部低密度软组织肿块。

超声表现:血管脂肪瘤一般为皮下脂肪层的高回声团块,压之不变形,有压痛。

CT 表现:平扫肿块呈低密度,增强扫描其典型特征是高密度组织(血管成分)包绕着低密度团块(脂肪成分)。

MRI 表现:肿瘤的脂肪成分在 T_1WI 及 T_2WI 上呈高信号,抑脂序列信号减低,增强检查几乎不强化;血管成分在 T_1WI 上呈低信号,T_2WI 上呈高信号,抑脂序列信号无变化,增强检查呈明显强化。MRI 检查及病理图像见图 28-1-2。

【鉴别诊断】

1. **脂肪瘤**　典型的脂肪瘤在 MRI 上显示出与皮下脂肪相同的信号强度,T_2WI 抑脂序列和 STIR 序列可清晰显示非脂肪成分,用于区分血管脂肪瘤和脂肪瘤。

2. **高分化脂肪肉瘤**　高分化脂肪肉瘤的非脂肪区域的信号强度,可与血管脂肪瘤相似;血管脂肪瘤因含血管结构,比高分化脂肪肉瘤强化更明显。

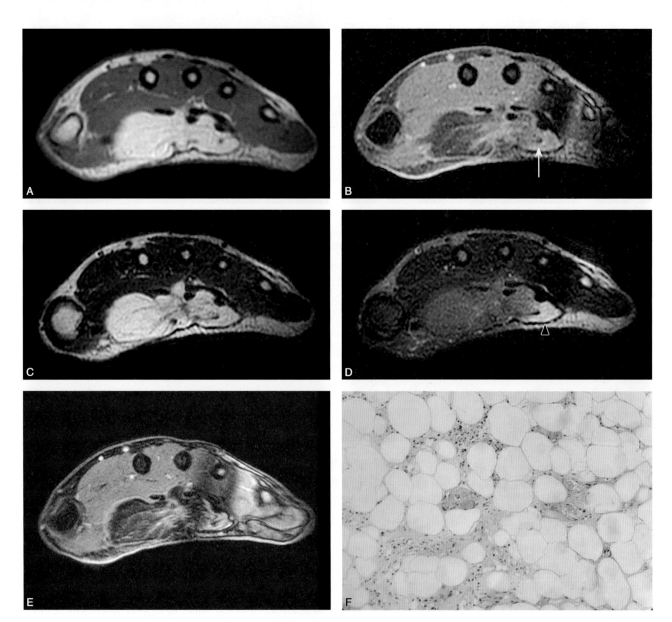

图 28-1-2　左手血管脂肪瘤

女,53 岁,左手发现掌侧肿物 1 个月余。A. T_1WI(横断面)示肿瘤呈高信号;B. FSPGR(横断面)示肿瘤呈低信号伴条纹状等信号(↑);C. T_2WI(横断面)示肿瘤呈高信号伴条纹状低信号;D. FS-T_2WI(横断面)示部分区域信号减低,内可见无信号减低区域(▲);E. FSPGR 增强(横断面)示肿瘤呈不均匀强化,内可见明显强化区域;F. 镜下(HE×200)见肿瘤主要由脂肪细胞组成,其内有较多血管,成簇分布,小血管内可见透明血栓。病理诊断:血管脂肪瘤

三、脂肪肉瘤

脂肪肉瘤(liposarcoma)是最常见的软组织肉瘤之一,占所有软组织肉瘤的14%~18%,起源于间充质细胞。好发年龄为40~60岁,20岁以前发病者很少,其类型几乎都是黏液样脂肪肉瘤。病理上,脂肪肉瘤分为非典型脂肪瘤性肿瘤/高分化脂肪肉瘤、去分化脂肪肉瘤、黏液样脂肪肉瘤、多形性脂肪肉瘤及脂肪肉瘤(非特殊类型)。高分化脂肪肉瘤及黏液样脂肪肉瘤属低度恶性肿瘤,转移率低,但局部复发率高,5年生存率达90%;去分化及多形性脂肪肉瘤属高度恶性,极易复发及转移。

(一) 非典型脂肪瘤性肿瘤/高分化脂肪肉瘤

【基本病理与临床表现】

非典型脂肪瘤性肿瘤(atypical lipomatous tumour, ALT)/高分化脂肪肉瘤(well differetiated liposarcoma, WDL)占所有脂肪肉瘤的40%~45%,脂肪成分>75%是本型的特征性表现。肿瘤恶性程度较低,预后较好,有局部复发和发生去分化的倾向,几乎不转移。肿瘤主要由成熟脂肪构成,同时伴有数量不等的细胞核深染的梭形细胞和多泡状脂母细胞。

【影像学表现】

X线平片: 对本病诊断价值有限,主要依赖CT和MRI检查与诊断。

CT表现: 肿瘤以脂肪密度为主,中间伴有纤维间隔,部分病例瘤灶内可见少许实性成分。增强扫描仅见间隔或实性部分强化。

MRI表现: SE序列T_1WI和T_2WI上均呈高信号,抑脂序列信号明显减低。非脂肪成分表现为厚度>2mm的隔膜和范围<2cm的局灶性结节或片状非脂肪信号区,增强检查可见强化。肿块边界清楚,推压周围结构,无明显侵袭性。MRI及病理图像见图28-1-3。

(二) 黏液样脂肪肉瘤

【基本病理与临床表现】

黏液样脂肪肉瘤(myxoid liposarcoma)发生于较年轻的患者,好发于下肢,尤其是大腿中部和腘窝,较少发生于腹膜后。组织学上主要由毛细血管丛、黏液基质和梭形脂肪母细胞三种成分构成。

【影像学表现】

X线表现: 对本病诊断价值有限,主要依赖CT和MRI检查与诊断。

CT表现: 肿瘤实性成分较多者呈稍低于肌肉密度,含黏液成分较多者,密度接近于水。增强扫描强化情况与含有毛细血管网的程度相关。

MRI表现: T_1WI大部分病变与肌肉的信号相似,主要呈低-等信号,通常不显示脂肪的特征信号;但当肿瘤内含有脂肪母细胞局部团聚处,可见散在呈线样、花边形或簇状的较高信号区。T_2WI主要呈明显高信号,信号高于脂肪,病变内可有簇状的脂肪组织和多数低信号的纤维分隔,分隔成多小叶状。增强扫描常有显著的网状强化。MRI检查及病理图像见图28-1-4。

(三) 去分化脂肪肉瘤

【基本病理与临床表现】

去分化脂肪肉瘤(dedifferentiated liposarcoma)是一种从非典型脂肪瘤性肿瘤/高分化脂肪肉瘤向不同分化程度的非脂肪性梭形细胞肉瘤(去分化成分)移行的恶性脂肪细胞性肿瘤,好发于腹膜后。

病变有典型的ALT/WDL成分和非脂肪性(去分化)成分构成。两种成分的分界通常非常清楚,但在有些病例存在逐渐移行现象。少数情况下,两种成分混合分布,呈镶嵌形态。

【影像学表现】

X线表现: 对本病诊断价值有限,主要依赖CT和MRI检查与诊断。

CT表现: 以实性肿块为主,含有或多或少量的脂肪密度,增强扫描实性成分明显强化。

MRI表现: 脂肪性成分的表现类似分化好的脂肪肉瘤,非脂肪性成分信号略不均匀,在T_1WI与肌肉信号相似,在T_2WI可以高于或等于脂肪信号,病变内可以出现钙化或骨化区域呈双低信号。增强扫描病变的脂肪性成分或分化良好成分呈轻微强化,非脂肪性成分呈显著强化。

(四) 多形性脂肪肉瘤

【基本病理与临床表现】

多形性脂肪肉瘤(pleomorphic liposarcoma)是一种高度恶性肿瘤,为各种脂肪肉瘤中最少见的类型。好发生于老年人,腹膜后和躯体四肢深部软组织均可发生。

多形性脂肪肉瘤具有高度多形性细胞,并且较少含有脂肪组织。病理表现为大的(>10cm),多结节,白色至黄色肿块,包含出血和坏死区。

【影像学表现】

X线表现: 对本病诊断价值有限,主要依赖CT和MRI检查与诊断。

CT表现: 仅有实性肿块,无脂肪成分,增强扫描明显不均匀强化。

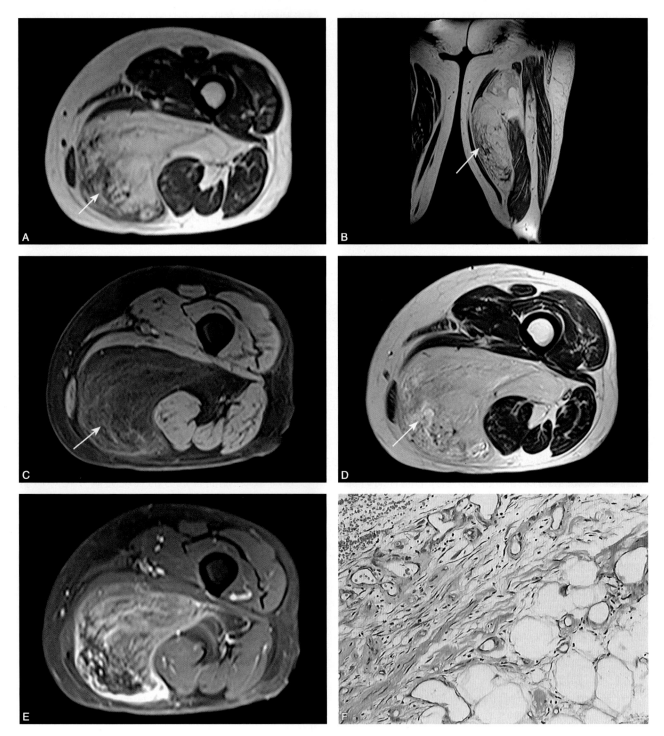

图 28-1-3 左大腿非典型脂肪瘤性肿瘤

女,52 岁,发现左大腿后侧肿物 1 个月。A、B. T_1WI(横断面、冠状面)示肿瘤呈高信号伴条片状低信号(↑)。C. FS-T_1WI(横断面)示肿瘤部分区域信号减低,内可见条片状未减低区域(↑)。D. T_2WI(横断面)示肿瘤呈高信号伴条片状更高信号(↑)。E. FS-T_1WI 增强(横断面)示肿瘤呈不均匀强化。F. 镜下(HE×200)见肿瘤由纤维组织分隔成大小不等的小叶,小叶内脂肪细胞大小不等,主要由成熟的脂肪组织和少量散在的脂肪母细胞构成,局部区域可见核型不规则的异性梭形细胞。病理诊断:非典型脂肪瘤性肿瘤

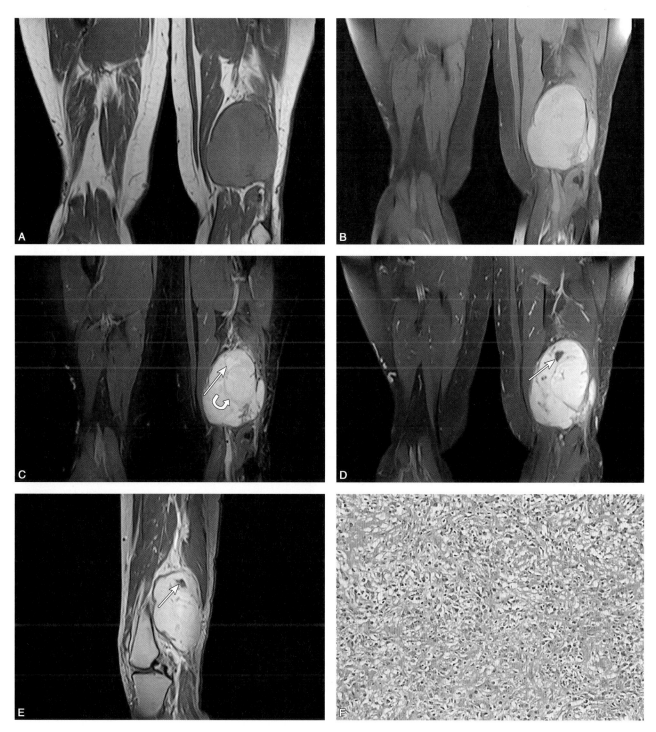

图 28-1-4 左大腿黏液样脂肪肉瘤

女,65 岁,左大腿后侧肿物进行性增大 3 个月。A. T$_1$WI(冠状面)示肿瘤呈稍低信号;B. FS-T$_1$WI(冠状面)示肿瘤呈高信号,未见明显减低;C. FS-T$_2$WI(冠状面)示肿瘤呈高信号,其内可见小片状更高信号(↑)及条状分隔影(弯曲箭头);D、E. FS-T$_1$WI 增强(冠状面、矢状面)示肿瘤呈不均匀强化,内可见片状不强化区域(↑);F. 镜下(HE×200)见肿瘤由多形性肿瘤细胞、较小的圆形细胞及印戒样脂肪母细胞混合构成,其间混杂多核巨细胞及伴齐异核的细胞,部分间质成黏液样,并可见丰富的纤细的、芽枝状的毛细血管网。病理诊断:黏液样脂肪肉瘤,伴部分肿瘤细胞异型性

MRI 表现:信号倾向于不均匀性,在 T_1WI 主要呈较低信号,在 T_2WI 主要呈较高信号,大多数病变内只含有少许脂肪或不含脂肪,但常含有坏死区域,增强扫描呈不均匀性的明显强化。

(五)脂肪肉瘤(非特殊类型)

【基本病理与临床表现】

最常见于老年患者,多位于腹膜后、腹腔和纵隔。发生于腹膜后的肿瘤由于空间较大呈现"见缝就钻"的特点,肿块往往巨大,形态不规则,而临床症状出现较晚;位于下肢的肿瘤由于肌间隙的限制,常体积较小,呈类圆形及椭圆形,边界不清晰,单发。

肿瘤同时具有黏液型、高分化型和去分化型脂肪肉瘤的病理特征或同时具有黏液型和多形性脂肪肉瘤的病理特征。

【影像学表现】

影像学表现是病变特定成分的组合表现,表现为分化良好型、去分化型及多形性脂肪肉瘤的影像学特点,很少体现出典型的黏液样脂肪肉瘤的特点,只表现为含有少许的囊液性部分。

【鉴别诊断】

1. **恶性间叶瘤** 是一种多潜能间叶组织肿瘤。好发于中老年人,可发生在任何部位,以腹膜后多见。肿瘤生长较快,直径多>10cm,界限不清,有分叶。瘤体内部成分多样,可含有骨组织、肌肉组织、脂肪组织等,可有包膜、分房、间隔等。周围软组织受压移位。增强扫描实质成分明显强化。

2. **错构瘤** 包含有 2 种以上不同的间胚叶组织成分,通常为血管、淋巴管、平滑肌和脂肪组织,增强后依组织成分不同强化方式可有差异。表现不典型时与脂肪肉瘤鉴别困难。

(张丽娜 赵晓宇 孙海艳)

第二节 成纤维细胞/肌成纤维细胞性肿瘤

一、结节性筋膜炎

【基本病理与临床表现】

结节性筋膜炎(nodular fasciitis,NF)是一种以成纤维细胞和肌成纤维细胞增生为主的良性软组织肿瘤样病变。既往又称为浸润性筋膜炎、假肉瘤性筋膜炎或假肉瘤性纤维瘤病等。多见于 20~40 岁,无种族和性别差异,可发生于全身各处,以上肢好发,前臂、躯干多见,其次是头颈部、下肢、胸壁和背部。

临床表现为单发、实性、快速生长的结节,常伴疼痛和触痛,多发者罕见。根据发病部位主要分为三型:皮下型、肌内型和肌间(筋膜)型,以皮下型最多见,另有少见类型包括血管内型和皮内型。临床有"三不诊断原则",即不在好发部位不诊断、不是常见临床表现不诊断、不是常见影像表现不诊断。

病理上分为黏液型、细胞型和纤维型。大体表现主要取决于黏液样间质和纤维性间质的相对含量以及病变的细胞构成。尽管有些病变似乎浸润周围组织,尤其是位于深筋膜的病变界限欠清,但大多数病变无包膜,相对界清。

【影像学表现】

X 线表现:皮下型和肌间型病变表现类似于炎性改变,肌内型病变常体积较大,类似于软组织恶性肿瘤 X 线表现。

CT 表现:与周围软组织密度相仿,平扫略低于肌肉密度,增强扫描呈明显强化,边界清楚。

MRI 表现:信号表现与病程的长短相关,早期肿块内黏液成分较多,随着病变成熟,纤维成分逐渐增多,在自旋回波序列中,黏液型和细胞型病变 T_1WI 示等或稍高肌肉信号,T_2WI 信号显著高于肌肉信号,增强扫描呈明显不均匀强化;纤维型病变在任何序列上均低于周围肌肉信号。"反靶征"可出现在混合型(同一病灶内见不同病理类型并存)病灶内,表现为 T_2WI 呈病灶中心高信号、周边低信号,增强扫描呈环形强化。MRI 检查及病理图像见图 28-2-1、图 28-2-2。

【鉴别诊断】

1. **骨化性肌炎** 典型 MRI 表现为病变外周可见骨化所致的弧线形低信号,内部见钙化所致的不规则低信号区;增强检查边缘环状强化,结合外伤史不难鉴别。

2. **神经源性肿瘤** 一般生长较缓慢,发生于肌间的神经鞘瘤/神经纤维瘤需与结节性筋膜炎鉴别,神经源性肿瘤与邻近血管神经束关系密切,肿瘤有沿周围神经走向趋势或近、远端与神经束相连(神经源性肿瘤较特征性表现),其密度/信号多不均匀,T_2WI 可表现为"靶征"。

3. **血管瘤** 位置表浅,肌肉内者多位于一组或一块肌肉内,除瘤血管区域外,还包含脂肪、纤维、黏液样组织、平滑肌、血栓和骨质等非血管成分。

4. **韧带样型纤维瘤病** 好发于肌肉、腱膜和深筋膜(多见于腹壁,另见于腹内及骨骼肌内),女性多见。病理特点为基质多、细胞少、质地硬,呈浸润

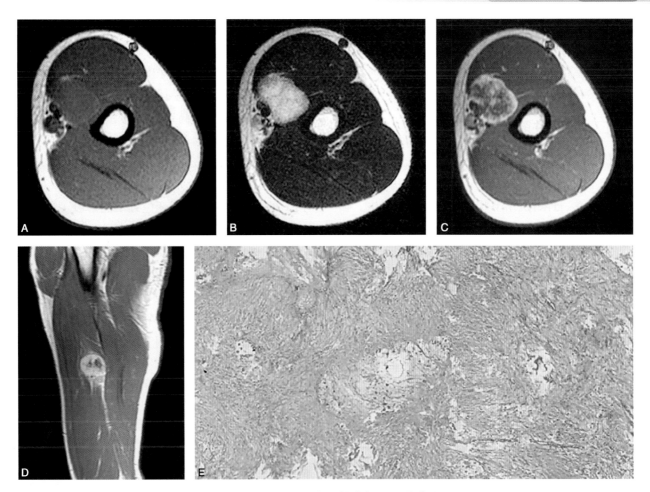

图 28-2-1 左前臂结节性筋膜炎（肌间筋膜型）

男，25 岁，无意中发现左上肢内侧肿物 10 余天，肿物质地中等，约蛋黄大小，表面皮肤无异常，患肢活动度好，无触痛，远端无麻木及触电感。A. T₁WI 示左臂肌前群肌间等-稍高信号；B. T₂WI 示不均匀稍高-高信号；C. T₁WI 增强示病灶明显不均匀强化，以边缘强化为著；D. T₁WI 增强（冠状面）示病灶邻近筋膜以宽基底与病灶接触、增厚并延伸至病灶外，增强后呈线状或鼠尾状强化；E. 镜下（HE×200）见大量梭形细胞与胶原纤维交叉排列，纤维组织透明变性伴黏液变。病理诊断：结节性筋膜炎

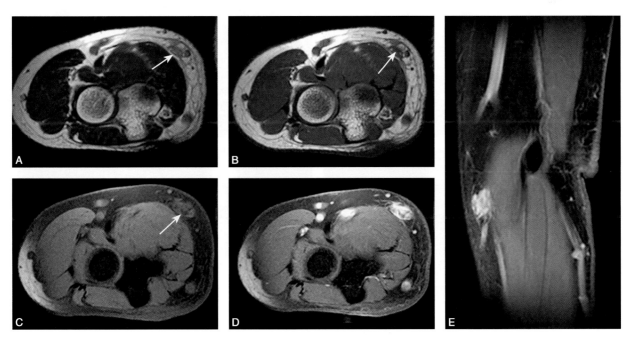

图 28-2-2 右前臂结节性筋膜炎（皮下型）

男 33 岁，无意中发现右前臂近端尺侧逐渐增大之肿物 1 周，质韧，有压痛，周围皮肤无红肿，患肢活动、感觉及末梢血运良好。A. T₁WI 示左前臂皮下脂肪层稍高-高信号（箭头）；B. T₂WI 示不均匀等-稍高信号（箭头）；C. FSPGR 示等稍低信号（箭头）；D. FSPGR 增强示病灶明显不均匀强化，内见条形不强化区；E. FSPGR 增强（矢状面）示病灶强化明显，边缘模糊。病理诊断：结节性筋膜炎

生长。

5. 黏液纤维肉瘤 发生于四肢者易向近侧沿神经血管束扩展,病灶内多信号混杂,肿瘤大时可见坏死、出血和钙化。

二、增生性筋膜炎

【基本病理与临床表现】

增生性筋膜炎(proliferative fasciitis,PF)是皮下组织反应性、自限性、结节状肌成纤维细胞增生。临床表现为较硬、可移动、压痛的皮下结节,具有自限性过程。以成人为主,平均年龄大于 50 岁,儿童较少见。偶有外伤史,肌肉筋膜层的损伤或机械性摩擦可能是致病因素。最常见于上肢,尤其是前臂的掌侧,其次是下肢,还可发生于头部、腹股沟、颈部、鄂部和眼眶等部位。PF 生长较快,临床易误诊为恶性肿瘤。

肿瘤内在不等量的黏液基质、成纤维细胞、胶原纤维和炎症细胞背景下,出现特征性散在的神经节细胞样的巨细胞,此细胞具有丰富的嗜碱性胞质,空泡状核和明显核仁。

【影像学表现】

X 线表现:对本病诊断价值有限,主要依赖 MRI 检查与诊断。

CT 表现:对本病诊断价值有限,主要依赖 MRI 检查与诊断。

MRI 表现:皮下脂肪层内实质性肿块,与邻近肌肉筋膜以宽基底相连,与肌肉组织分界不清,T_1WI 呈等信号,T_2WI 呈稍高或高信号,增强检查呈轻度强化。MRI 检查图像见 28-2-3。

【鉴别诊断】

1. 增生性肌炎 形成的肿物往往比 PF 稍大,与 PF 的主要鉴别在于病变位置不同。PF 为皮下界限不清肿物,可沿筋膜平面延伸;而增生性肌炎是弥漫性的肌肉浸润性病变,可有骨化生。

2. 结节性筋膜炎 虽与 PF 一样也有黏液样间质的背景和丰富的纤维母及肌成纤维细胞,但结节性筋膜炎缺乏嗜碱性神经节样大细胞。好发于上肢,常表现为"筋膜尾征"和"反靶征",边界清,增强呈明显不均匀强化。

三、弹力纤维瘤

【基本病理与临床表现】

弹力纤维瘤(elastofibroma)是一种软组织肿瘤样病变。50~70 岁好发,女性多见,好发部位为肩胛骨下部和胸壁之间的软组织,双侧多见。和长期从事一定强度的体力劳动关系密切,多认为肩胛骨与

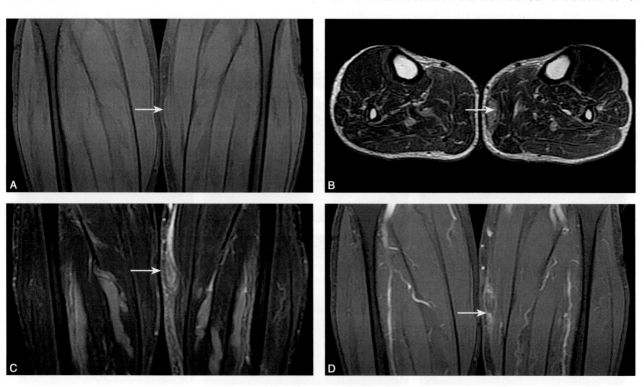

图 28-2-3 左小腿增生性筋膜炎
男,68 岁,左小腿间歇性肿胀 1 个月,无痛性肿物 10 余天。A. FSPGR(冠状面)示肿瘤呈等信号(↑);B、C. T_2WI(横断面、冠状面)示肿瘤呈稍高信号(↑),肌肉稍受压移位;D. FSPGR 增强(冠状面)示肿瘤边缘呈轻度强化(↑)。最终诊断:增生性筋膜炎

胸壁之间的机械性摩擦以及胶原变性是其产生的主要原因。90%的患者没有症状,一般为偶然发现背部肿物,无疼痛及活动受限等表现。

肿瘤由少细胞的胶原纤维和大量的弹力纤维构成,伴少量的间质黏液样变和夹杂其中的脂肪组织。弹力纤维粗大、强嗜酸性、形成多个线状分布的小球似串珠状。弹力纤维染色清楚显示分支或不分支的波浪形纤维,中央为致密的核心、边缘呈不规则的虫蚀状或锯齿状。通常无炎症细胞浸润。

【影像学表现】

超声表现:多为回声不均匀的实质性肿物,边界不清晰,大小不等,呈条索状或不规则形,质硬,多呈高低相间回声,CDFI 显示肿瘤内无血流信号。超声检查图像见图 28-2-4。

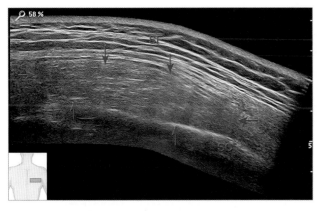

图 28-2-4　右肩胛区弹力纤维瘤

女,55 岁,发现右背部肿物 1 个月余。右背部肌层与肩胛下角骨皮质之间见不均质回声,大小 6.1cm×5.7cm×1.1cm,边界不清晰,轮廓不规则,内呈高低相间回声。最终诊断:弹力纤维瘤。SC:肩胛骨 SF:皮下脂肪

CT 表现:密度略低于周围骨骼肌、且欠均匀的软组织肿块,边界清或不清,与肌肉和胸壁粘连,邻近骨质未见破坏征象。特征表现为病变内部间有低密度脂肪成分,呈条纹状。增强扫描肿块无或轻度强化,与邻近骨骼肌不易区别,脂肪组织不强化。

MRI 表现:信号不均匀,T_1WI 和 T_2WI 呈等骨骼肌信号。病变内散在脂肪组织,T_1WI 和 T_2WI 均呈中高信号,抑脂序列高信号可被抑制为明显低信号。增强扫描后病变呈轻度或不明显强化。MRI 检查及病理图像见图 28-2-5。

【鉴别诊断】

若病变表现不典型,如肿块内部出血、无或少有脂肪组织及边缘明显不规则等,需和背部的以下疾病鉴别:

1. **血管瘤**　CT 表现为不均质中等密度软组织肿块,内可见脂肪密度影,其形态不规则,范围较大,常侵及胸壁肌层和肋间组织,典型者内可见静脉石,增强扫描明显强化;MRI 表现为以 T_1WI 低、T_2WI 高信号为主的混杂信号,增强扫描呈明显强化。

2. **韧带样型纤维瘤病**　一般肿瘤边界多不清晰,呈浸润性生长,MRI 表现为 T_1WI 呈等信号,T_2WI 信号复杂,以高信号为主,其内可见等、低混杂信号区,增强扫描肿瘤强化明显。病理上肿物由梭形细胞和胶原纤维束构成,两者呈波浪状交错排列。

四、掌-足底纤维瘤病

(一) 掌纤维瘤病

【基本病理与临床表现】

掌纤维瘤病(palmar fibromatosis)是最常见的浅表纤维瘤病,也被称为 Dupuytren 病或挛缩,是一种侵犯掌腱膜及手指筋膜,最终导致掌指关节和指间关节继发性屈曲挛缩为特征的呈进行性发展的疾病。病因是多因素的,包括创伤、微血管损伤、免疫过程和遗传因素。成年发病,男性发病率较高,40%~60%的病例为双侧发病,在患有酒精中毒、癫痫、阴茎海绵体纤维瘤、足底纤维瘤病及指节垫的患者中发病增多。临床表现为掌面出现有触痛的小结节,通常发生于远端掌横纹与无名指的纵轴线交界处,随后在肌腱前形成条状浅层束带,导致屈曲性挛缩。

肿物呈侵袭性生长,病变由增生的成纤维细胞、肌成纤维细胞和胶原纤维组成,比例随病期早晚不同有很大的差异。

【影像学表现】

X 线表现:常无异常表现,可表现为掌指关节和近端指间关节的屈曲(Dupuytren)挛缩。

CT 表现:皮下等或稍高密度结节。

MRI 表现:由近端掌侧腱膜到屈肌腱多个结节或带状软组织肿块,直径通常在 2~10mm。信号特点与病变的组织构成相关。在由大量致密胶原组成的低细胞病变中 T_1WI、T_2WI 均呈低信号;细胞密集区呈 T_1WI、T_2WI 中等信号,增强扫描呈明显强化。

(二) 足底纤维瘤病

【基本病理与临床表现】

又称 Ledderhose 病,是足底腱膜的一种罕见的过度增生性疾病。结节生长缓慢,发生于足底筋膜的内侧部分。男性患病率是女性的两倍。25%的患者双侧受累。Ledderhose 病通常与肩周炎、Dupuytren 病、酒精成瘾、癫痫、糖尿病和阴茎纤维瘤病等疾病有关。

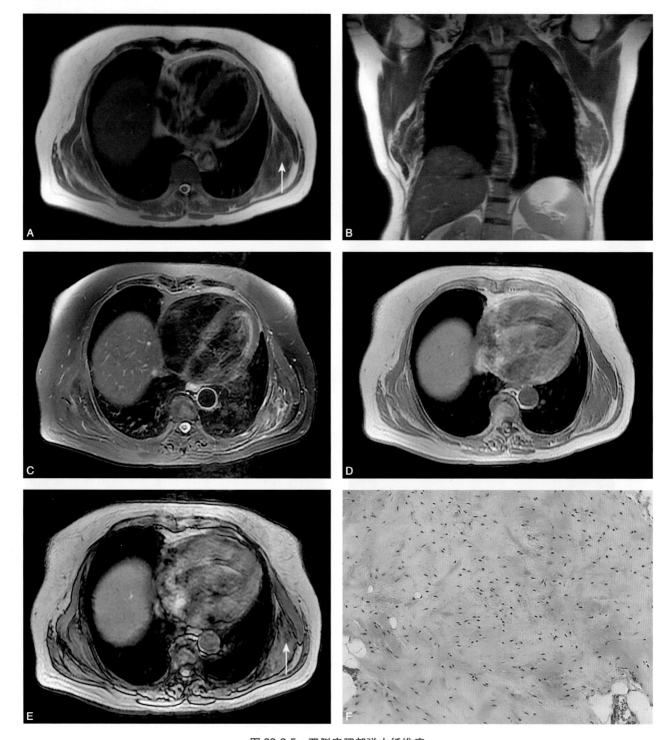

图 28-2-5　双侧肩胛部弹力纤维瘤

女,50 岁,发现背部肿物 2 个月余。A、B. 双侧肩胛骨下角区前锯肌内侧见肿块影,左侧为著,T₁WI(横断面、冠状面)示等信号,内可见条片状 T₁WI 高信号(↑);C. FS-T₂WI(横断面)示肿瘤呈等、高混杂信号;D、E. 双回波序列示反相位较同相位相比,内可见条片状信号减低区(↑);F. 镜下(HE×200)见肿瘤由胶原纤维及弹力纤维构成,纤维组织束状排列,明显透明变性,弹力纤维分布于胶原纤维中,呈粗纤维状、波浪状或颗粒状。病理诊断:弹力纤维瘤

临床症状早期表现为局部压力和膨胀,晚期出现足底筋膜结节和挛缩。

　　大部分病变梭形瘤细胞较丰富,但细胞无异型性,可见小核仁和个别核分裂,但不见病理性核分裂。血管周可见少量慢性炎症细胞浸润和含铁血黄素沉积。常见散在分布的多核巨细胞。病程较长的病变可见灶性软骨或骨化生。

【影像学表现】

X 线表现:通常无异常表现。

CT 表现:特征位置的非特异性软组织肿块,密度等于或高于骨骼肌(图 28-2-6)。

MRI 表现:表现为与足底筋膜邻接的浅表病变,T₁WI、T₂WI 呈双低信号,如果病变的细胞增加、胶原蛋白减少,则 T₂WI 信号增加。增强扫描呈明显强化。

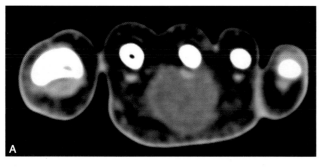
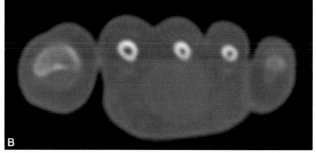

图 28-2-6　左足底纤维瘤病

男 8 岁,发现左足底肿物 3 天,疼痛,不发烧。CT 检查软组织窗(A)示左足底第三趾骨下方均匀等密度影,边界清楚,CT 检查骨窗(B)示邻近骨质未见明显异常

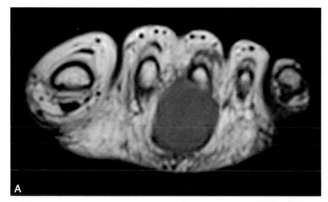
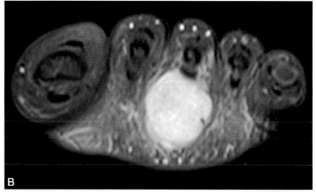

图 28-2-7　足底纤维瘤病

与上图同一患者。病变位于第三趾骨的掌侧皮下脂肪内,A. T_1WI(横断面)示肿瘤呈等信号;B. FS-T_2WI(横断面)示肿瘤呈均匀高信号

MRI 检查图像见图 28-2-7。

【鉴别诊断】

1. **神经纤维瘤**　可发生于全身各处的神经干或神经末梢,常分布于皮肤或皮下组织,发病年龄在 20~30 岁。MRI 检查 T_1WI 呈低-中等信号,T_2WI 呈中等-高信号。病灶形态规则,边界清楚,信号均匀。增强检查呈明显强化。

2. **平滑肌瘤**　MRI 检查表现为边界清楚的类圆形肿块,T_1WI 呈等、稍高信号,T_2WI 呈高或混杂信号,增强检查呈明显强化,坏死囊变区无强化。

五、韧带样型纤维瘤病

【基本病理与临床表现】

韧带样型纤维瘤病(desmoid-type fibromatosis,DF)又称硬纤维瘤(desmoid tumours,DT)、侵袭性纤维瘤病(aggressive fibromatosis),是一类发生于深部软组织的具有局部侵袭潜能的成纤维细胞/肌成纤维细胞性肿瘤,其特点为局部侵袭性生长、手术后反复复发,但缺乏远处播散的潜能,生物学行为介于纤维瘤与纤维肉瘤之间,是一种交界性的软组织肿瘤。当伴有骨瘤、结肠息肉病时又被称为 Gardner 综合

征。DF 病因尚不明确,目前认为是多因素致病过程,可能与创伤、手术、激素状态及遗传有关。DF 多为散发,无明显种族差异,最好发于 10~40 岁之间,女性发病率约为男性的二倍。DF 临床表现缺乏特异性,多以局部无痛性肿块就诊或于体检时发现。根据发病部位分三型:腹壁型、腹内型及腹部外型,其中腹部外型发病率最高,好发于颈肩部、胸壁、背部和大腿肌肉。

由均一的梭形成纤维细胞和大量胶原纤维组成,这两种成分比例在不同区域有较大差异,并见纤细的薄壁血管。一些区域可见梭形细胞的胞质与胶原纤维过渡并融合,小灶出血和淋巴细胞浸润常见。梭形细胞纤细、核卵圆形,细胞无异型性,核分裂象不易见。免疫组化常强阳性表达 Vimentin,胞核/胞质阳性表达 β-catenin。

【影像学表现】

X 线表现:通常无异常表现。

CT 表现:相对于周围肌肉,多呈均匀等或稍低密度,无明显坏死及钙化。增强扫描可呈不同程度强化,以中等不均匀强化多见。

MRI 表现:T_1WI 呈低或等肌肉信号,T_2WI 上信

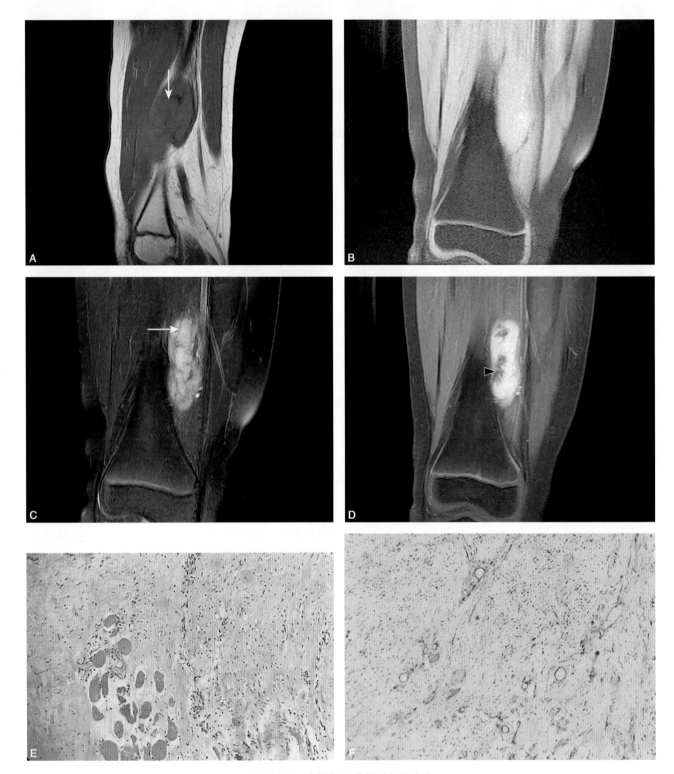

图 28-2-8　右股部韧带样型纤维瘤病

男,10 岁,右股内侧肿物,伴疼痛、肿胀 1 个月余。A. T_1WI(矢状面)示肿瘤呈等信号,其内见条状低信号(↑);
B. FSPGR(冠状面)示肿瘤呈等肌肉信号;C. FS-T_2WI(冠状面)示肿瘤呈高信号伴条纹状低信号(↑);D. FSPGR 增强
(冠状面)示肿瘤呈不均匀强化,内可见明显强化区域及低信号区域(▲);E. 镜下(HE×200)见瘤组织由增生活跃的梭
形细胞核胶原纤维束组成,两者呈波浪状相互交错排列,病变边缘不清,浸润周围组织生长,受累的横纹肌萎缩,呈多核
巨细胞样散布其中;F. 免疫组化见 β-catenin 阳性表达。病理诊断:韧带样型纤维瘤病

号复杂,多以高信号为主,内可见等、低混杂信号。信号特点与肿块内细胞密度、细胞外胶原纤维的分布以及所占比例有关,当瘤细胞较多纤维组织较少时,细胞比例及含水量较高,T_1WI 呈低信号,T_2WI 呈较高信号,增强检查强化较明显;当胶原成分增多时,病灶含水量减低,T_2WI 信号减低,强化不明显。

【鉴别诊断】

1. **腹部外型** 主要需与软组织肉瘤进行鉴别:①滑膜肉瘤:好发于四肢近关节旁,多见于青壮年,通常表现为边界清楚的圆形或分叶状软组织肿块,部分病灶内有钙化;②纤维肉瘤:好发于中年人,男性比女性多见,以四肢的大腿及膝部最为常见,肿瘤常呈分叶状,可有假包膜,与周围组织分界清楚,但也可向周围组织浸润;③未分化多形性肉瘤:多见于50岁以上的老年人,常见于四肢深部软组织内,肿瘤恶性程度高,呈浸润性生长,易侵犯邻近组织结构和发生远处转移,肿瘤密度或信号不均匀,易发生出血、坏死和囊变。

2. **腹壁型** 主要需与以下三者鉴别:①子宫内膜异位症:剖宫产术后腹壁切口附近肿物,具有经期疼痛、经期后缓解的特殊症状;②孤立性纤维瘤:有包膜,边界清,生长缓慢,多位于体表,不复发;③肌肉淋巴瘤:少见,受累肌肉弥漫性肿大,密度、信号均匀,轻中度均匀强化,强化程度不如韧带样型纤维瘤病。

3. **腹内型** 需与淋巴瘤鉴别,淋巴瘤表现为多发淋巴结增大、融合,轻中度均匀强化,可包绕血管,呈"血管漂浮征"。

六、黏液纤维肉瘤

【基本病理与临床表现】

黏液纤维肉瘤(myxofibrosarcoma,MFS)是一种以黏液样基质和梭形细胞增殖为特征的少见软组织恶性肿瘤。常见于老年人,多为50~80岁。临床表现为无痛、生长缓慢、皮肤色或红斑结节或肿块。多见于下肢,其次为躯干、头颈等,皮下多于肌内。具有较高的局部复发倾向,且复发性肿瘤呈现由低级别向高级别进展的趋势,转移潜能也随之增加。

肿瘤分为低、中、高级别,分化好的低级别病变内含大量黏液样组织,肿瘤生长缓慢,一般不会突破腱膜结构;高级别病变内富含细胞结构,大量核分裂象,具有多形性,常有坏死,肿瘤侵袭性较强,可突破腱膜结构浸润肌肉组织。

【影像学表现】

X 线表现:通常无异常表现。

CT 表现:相对于周围肌肉,多呈均匀等或稍低密度,无特征性。

MRI 表现:信号特点与其病理基础紧密相关。肿瘤病灶内含大量黏液基质时,T_1WI 呈低信号,T_2WI 呈高信号;肿瘤细胞密集区,T_1WI 呈等或稍低信号,T_2WI 呈等或高信号;致密胶原纤维为主时 T_1WI 及 T_2WI 均呈稍低信号;增强检查后肿瘤实质明显强化,而富含黏液基质区轻度强化或不均匀强化。常见"分隔征"及"尾征"。MRI 检查及病理图像见图 28-2-9。

【鉴别诊断】

1. **低度恶性纤维黏液样肉瘤** 好发于中青年人,发病位置较深,多位于深部肌肉间隙甚至肌肉与骨骼之间。两者影像上鉴别较难。

2. **肌内黏液瘤** 好发于老年人,平均年龄55岁,多位于大腿、肩部、臀部和上臂的肌肉内,呈浸润性生长,但其为良性肿瘤,切除后不复发。多为肌内边界清楚、形态规整的肿块,与肌束走行方向一致,T_1WI 呈低信号,T_2WI 呈明显高信号,增强检查不强化,可与 MFS 相鉴别。

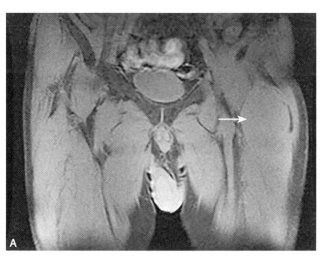

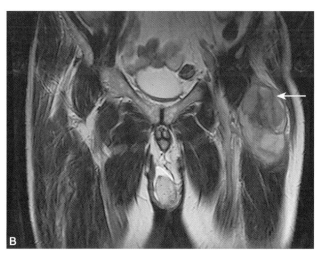

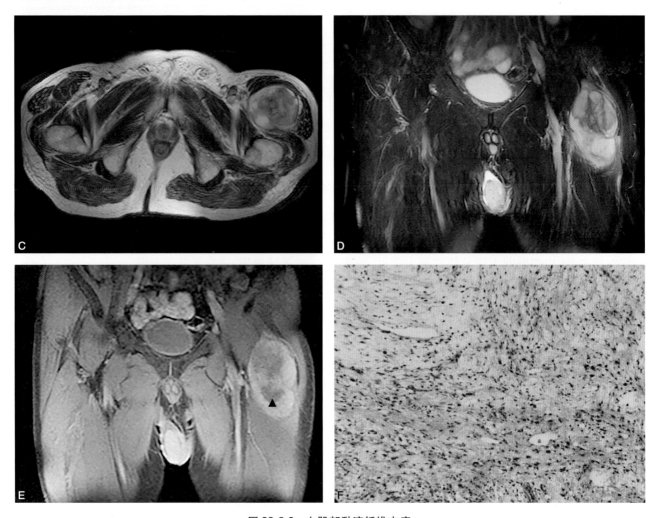

图 28-2-9　左股部黏液纤维肉瘤

男,76 岁,发现左大腿肿块。A. FSPGR(冠状面)示肿瘤呈等肌肉信号(↑);B、C. T₂WI(冠状面、横断面)示肿瘤呈高信号伴条纹状低信号(↑);D. FS-T₂WI(冠状面)示肿瘤信号未见明显减低;E. FSPGR 增强(冠状面)示肿瘤呈不均匀强化,内可见明显强化区域及低信号无强化区域(▲);F. 镜下(HE×200)见肿瘤细胞呈梭形、圆形或星形排列,较稀疏分布于黏液样基质中,异型性不甚显著,间质中可见薄壁弯曲血管。病理诊断:黏液纤维肉瘤

3. 结节性筋膜炎　多见于 20～40 岁,以上肢好发,尤其前臂。常表现为"筋膜尾征"和"反靶征",边界清,增强呈明显不均匀强化。

（孙海艳　赵晓宇　窦燕平　王绍武）

第三节　腱鞘巨细胞肿瘤

【基本病理与临床表现】

腱鞘巨细胞肿瘤(tenosynovial giant cell tumor,TGCT)是一类少见的起源于关节滑膜、滑囊及腱鞘的软组织肿瘤。好发于青壮年女性,手足指趾关节附近,邻近或包绕肌腱生长,边界清楚,肌腱、韧带、关节软骨、骨质可局限性受侵,在软组织肿瘤 WHO 2013 版分类中归为"所谓的纤维组织细胞性肿瘤",根据生长方式将其分为局限型、弥漫型及恶性三种。局限型 TGCT 通常认为是良性肿瘤,弥漫型 TGCT 具有局部侵袭性,被认为是交界性或恶性肿瘤。弥漫型较局限型少见,具有侵袭性及复发性,复发率较局限型高,可出现邻近骨质破坏、肌肉浸润,预后较差。恶性 TGCT 罕见。

大体上滑膜增厚明显,表面显示出绒毛状结构,滑膜呈褐色,部分区域可见黄色斑点。镜下主要由滑膜样单核细胞组成,伴数量不等的破骨多核巨细胞、泡沫细胞及含铁血黄素。单核细胞核圆形或卵圆形、短梭形,大小及形态较一致,染色质淡染,可见核沟。破骨样多核巨细胞由单核细胞融合而成,核的数目不等,可见裂隙、假腺腔或假腺泡样结构,有时可伴有玻璃样变,核分裂象可见。

【影像学表现】

X 线表现: 关节周围见局限性或弥漫性软组织结节或肿块,密度多较均匀,一般无钙化或骨化征象,邻近关节间隙多无狭窄,邻近骨质可伴或不伴有压迫性骨质侵蚀。

CT 表现: 对于肿块的密度、侵袭范围及骨质受

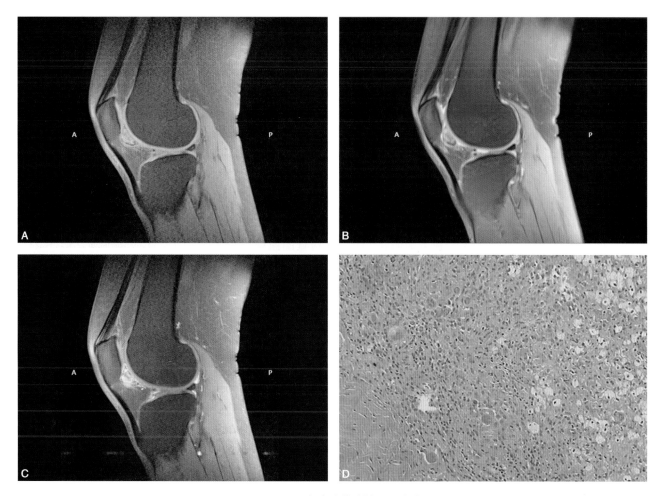

图 28-3-1　右膝关节腱鞘巨细胞瘤
女,56 岁,右膝关节疼痛伴活动受限 3 年。A、B. 右膝关节 MRI 检查(矢状面)示髌下脂肪垫内可见结节灶,大小约为 1.6cm×1.0cm,A. T_1WI 呈不均匀等、稍高信号,B. T_2WI 呈不均匀稍高信号,内部可见条状 T_1WI 低信号、T_2WI 低信号区。C. 右膝关节 MRI 增强扫描(矢状面)示结节呈不均匀明显强化,T_1WI 及 T_2WI 条索状低信号区未见明显强化。D. 镜下(HE×200)见肿瘤由单核样细胞、泡沫样组织细胞及多核巨细胞构成,可见含铁血黄素沉积。病理诊断:腱鞘巨细胞瘤

累等情况的显示均明显优于 X 线平片,肿块呈稍高于肌肉密度,局限型边界多清晰,部分弥漫型及复发病例边界不清,邻近骨质呈受压改变,增强后可见较明显不均匀强化。

MRI 表现:可更好地显示软组织肿块的形态、范围、邻近组织及关节滑膜的侵蚀破坏,具有极高的敏感性。局限型呈类圆形或梭形,弥漫型形态不规则。当肿瘤内合并出血、坏死,或由于含铁血黄素及胶原纤维含量不同,T_2WI 多以混杂信号为主。当含铁血黄素含量较少,以胶原纤维为主时,T_1WI 及 T_2WI 可表现为等或稍高于肌肉信号;当含铁血黄素含量较多时,T_2WI 低于肌肉信号。TGCT 内含有丰富的毛细血管,增强扫描多呈中度或明显强化。MRI 检查及病理图像见图 28-3-1。

【鉴别诊断】

1. **色素沉着绒毛结节性滑膜炎**(pigmented villonodularsynovitis,PVNS)　与 TGCT 组织学改变

相似,影像学表现相近。但 PVNS 常伴有关节疼痛、活动受限等临床症状。病变位于关节内,滑膜广泛受累。PVNS 常形成多发分叶状的绒毛结节,合并大量关节积液。

2. **滑膜肉瘤**　多发生于四肢关节旁,起病隐匿,早期可表现为关节旁无痛性肿块,与 TGCT 有相似之处。随病情进展,可出现剧烈疼痛,夜间为著。滑膜肉瘤多发生于近干骺端位置,体积一般较大,软组织肿块内可见骨化或钙化灶,肿块与邻近骨质连接紧密,邻近骨皮质可见侵袭性破坏,常伴骨膜反应。

3. **痛风**　男性好发,血液及体液中尿酸增高,病变初期常累及手足小关节,以第一跖趾关节最先受累。早期表现为关节肿胀,无骨质破坏;晚期出现软骨破坏及痛风结节,骨破坏主要为关节面下囊状或穿凿样骨质缺损。痛风石表现为软组织内肿块,密度较高,可有钙化。

（戴　越　王绍武）

第四节 平滑肌肉瘤

【基本病理与临床表现】

平滑肌肉瘤(leiomyosarcoma)为少见的软组织恶性肿瘤,约占软组织肉瘤中的7%,主要发生在成人,女性多于男性。女性平滑肌组织的生长和增生与妊娠期雌激素的刺激有关。儿童可以发生本病,但较罕见。平滑肌肉瘤好发于深部软组织。肿瘤圆形,呈结节状。位于皮下的肿瘤境界较清楚;发生于腹膜后的常向周围组织浸润,发生在大血管的可向血管腔内生长。平滑肌肉瘤多经血行转移,少数可转移到局部淋巴结。

大体上平滑肌肉瘤体积较大,边界清楚或不清,切面多呈灰白或灰红色,部分鱼肉样,可有出血、坏死。镜下肿瘤组织由密集排列的梭形细胞组成,细胞丰富,核轻-中度异型,多呈梭形棒状,增生活跃处核分裂象易见。免疫组化表达SMA、HHF-35、Vimentin、Desmin、S-l00P阳性。

【影像学表现】

X 线表现:多数表现为边界较清楚的软组织肿块,钙化少见,对附近骨质少有侵犯。

CT 表现:平扫显示为边界清楚的软组织肿块,大多表现为等、低混合密度,增强扫描后肿块不均匀强化。若肿瘤侵蚀附近骨质,CT易于显示病变破坏骨质的范围和程度。X线及CT检查图像见图28-4-1。

MRI 表现:软组织肿块内呈T_1WI不均匀等、高信号,T_2WI不均匀高信号。病灶大多呈边界清楚的圆形肿块,也可与周围脂肪、肌肉分界不清。但由于缺乏特征性表现,因此MRI难以对平滑肌肉瘤作出确定诊断。DWI及DCE-MRI可用于鉴别平滑肌肉瘤及良性肿瘤,其中平滑肌肉瘤ADC值较良性平滑肌瘤低。由于平滑肌肉瘤中坏死常见,因此在DCE-MRI图像上中心未强化区较良性肿瘤更多见。MRI检查图像见图28-4-2。

【鉴别诊断】

1. **滑膜肉瘤** 好发于青壮年,20~40岁多见,多见于关节旁,与关节囊、腱鞘及滑囊关系密切,约1/3的肿瘤内可见钙化,肿瘤常与邻近骨关系密切,约20%病例可侵蚀邻近骨质,发生率相对平滑肌肉瘤较高。

2. **横纹肌肉瘤** 好发于肌肉内,增强扫描可见不强化的坏死区域与明显强化的肿瘤实质区交替存在,少见大片坏死,出血、钙化及邻近骨侵犯也较少见。

3. **神经鞘瘤** 多累及较大的神经,呈梭形,长轴与受累神经走行方向一致,边缘光整,少分叶,周围常见脂肪组织围绕,在T_2WI肿瘤边缘常见高信号带围绕,内部有时可见分束样表现。

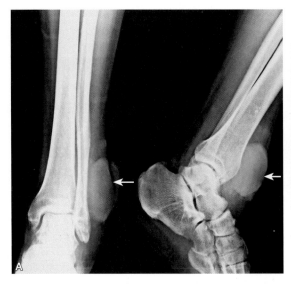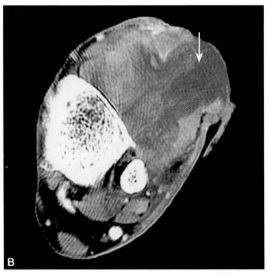

图 28-4-1 左踝关节平滑肌肉瘤

男,26岁,发现左踝前外侧突出肿物。A.X线平片示左侧腓骨下段前侧软组织内见椭圆形肿块,较肌肉呈等密度,肿块内可见低密度区,邻近骨质未见明显破坏;B.CT增强扫描示胫腓骨前方可见较大软组织肿物,密度不均匀,肿瘤中心偏前可见椭圆形低密度灶。病理诊断:平滑肌肉瘤

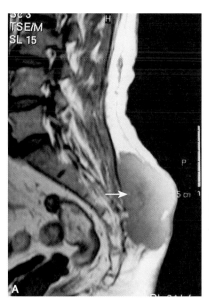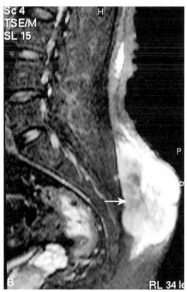

图 28-4-2　骶尾部皮下软组织平滑肌肉瘤

女,48 岁。发现骶尾部软组织肿物 9 个月。A. MRI 检查(矢状面)示骶尾部筋膜外
及皮下组织内见 T_1WI 不均匀等低信号肿块;B. T_2WI 示该肿物分两层,深层呈不均
匀等高信号,表层皮下部分呈分叶状高信号。病理诊断:皮下软组织平滑肌肉瘤

(张丽娜　孙海艳)

第五节　血 管 球 瘤

【基本病理与临床表现】

血管球瘤(glomus tumor,GT)又名球状血管瘤、血管球血管瘤、血管神经肌瘤,起源于全身各部位细小动静脉吻合处的血管球,GT 是一种少见的间叶性肿瘤,可分为良性、恶性潜能未定和恶性三类,其中良性最多见。好发于 20~45 岁女性,临床表现为特征性的三联症状,即阵发性疼痛、痛觉过敏及冷敏感。可发生于全身各处真皮及皮下组织,以甲床指(趾)侧和手掌的动静脉吻合处多见,也可发生于手腕、前臂、足部、骨骼、胃、结肠、子宫颈及肠系膜等部位。

血管球是一种特殊的动静脉吻合形式,肉眼呈粉红或蓝紫色,形状呈圆形或椭圆形,质软,边界清晰,直径多小于 10mm。光镜下瘤体表面可见一层纤维性包膜,肿瘤内含有大量微小血管,管径大小不等,血管周围有单层或多层"上皮样"细胞围绕,细胞大小均匀一致,呈圆形或立方形,胞质淡红色或稍透明,核稍大,位于细胞中央。其间质内有较多无髓鞘神经纤维和感觉神经末梢,支配血管球细胞的舒缩活动。

【影像学表现】

超声表现:发生于甲下的血管球瘤超声易于诊断,需用 10M 以上探头扫查,于甲床与指骨之间可见一均匀低回声肿物,通常为圆形或者椭圆形,边界清晰,多有包膜,探头加压有剧痛,CDFI:肿瘤内血流信号丰富。超声对本病诊断具有重要价值。超声检查图像见图 28-5-1。

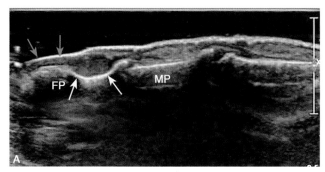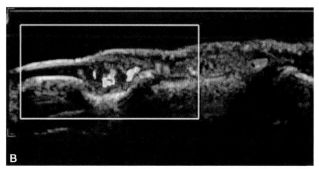

图 28-5-1　右中指血管球瘤

女,53 岁,右手中指持续性疼痛 3 年。A、B. 中指甲床下可见一个椭圆形的低回声结节,边界清,对末节指骨有侵蚀(白箭),内见极丰富血流信号,绿箭头为指甲,MP:中节指骨,FP:末节指骨。病理诊断:血管球瘤

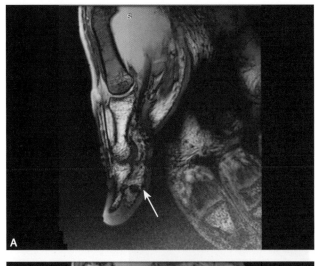
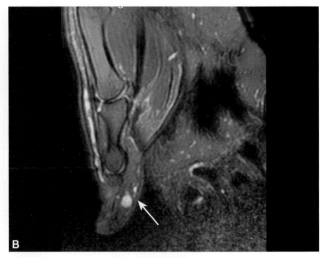
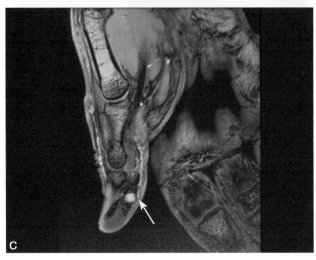
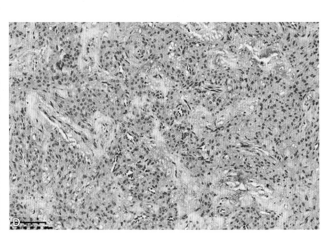

图 28-5-2 右拇指血管球瘤

男,51 岁,8 年前无明显诱因出现右拇指掌侧远节末段放射性疼痛,伴皮温轻度升高,皮肤颜色发红,近 1 年疼痛加剧。
A、B. 右拇指远节指骨指腹侧软组织内见一类圆形结节影,大小约为 0.53cm×0.42cm,T_1WI 呈等肌肉信号,T_2WI 呈高信号,边界清晰(白箭);C. FS-T_1WI 增强扫描病灶呈明显均匀强化(白箭);D. 镜下(HE×200)见大小不等的丰富血管,周围有单层或多层排列的上皮样细胞围绕,细胞大小一致,圆形或立方形,胞质淡红色或稍透明,核稍大,位于细胞中央。
病理诊断:血管球瘤

X 线表现: X 线平片可显示甲下血管球瘤对末节指骨压迫所产生的指骨局部圆形或椭圆形虫蚀样缺损,界清。早期血管球瘤 X 线平片可显示正常。

CT 表现: 与 X 线所示骨皮质改变相仿,密度多样,增强扫描病灶明显强化。

MRI 表现: 表现与其成分有关,通常 T_2WI 表现为高信号,T_1WI 多呈均匀等或稍低信号,亦可表现为低、中、高信号或混杂信号,增强后明显均匀强化。

MRI 检查及病理图像见图 28-5-2。

【鉴别诊断】

1. **腱鞘囊肿** 好发于关节和肌腱附近,T_1WI 呈低或中等信号,T_2WI 及 STIR 呈高信号,内部多有薄的线样间隔,增强扫描后囊壁可强化。

2. **血管瘤** 无特定的生长部位,MRI 信号与血管球瘤相似,但无血管球瘤特征性的三联症状。

3. **腱鞘巨细胞瘤** 好发于手指掌面关节旁,T_1WI 上多呈等信号,T_2WI 上呈高低混杂信号。

4. **神经鞘瘤** 以四肢屈侧较多,较少位于甲床,T_1WI 呈低或中等信号,T_2WI 呈明显高信号,囊变率高。

（王绍武 戴 越 窦燕平）

第六节 横纹肌肿瘤

一、横纹肌瘤

【基本病理与临床表现】

横纹肌瘤(rhabdomyoma, RM)是一种少见的由骨骼肌分化的良性肿瘤,分为心脏及心外两类,本节主要介绍心外类,心外类进一步分型为成人型横纹肌瘤(adult-rhabdomyoma,A-RM)、胎儿型横纹肌瘤(fetal-rhabdomyoma,F-RM)及生殖器型横纹肌瘤(genital rhabdomyoma,G-RM),其中以A-RM型最多见,F-RM型最少见。成人型平均发病年龄为60岁,胎儿型平均发病年龄为4岁,此两型均以男性多见,好发部位为头颈部,以舌下、口底、咽和喉部最常见;生殖器型发生在年轻及中年女性患者的阴道和外阴。肿块可表现为孤立形、多结节形或多中心形,多呈缓慢局限性无痛性生长,偶有迅速增大。肿块压迫周围组织可引起声嘶、呼吸困难和吞咽困难等临床症状。心外的三种类型RM均可手术切除,但成人型经常复发,胎儿型和生殖器型复发少见。

大体上肿块深棕色或棕红色,质地柔软或呈橡皮样,分叶或结节状,无明显包膜;镜下见肿瘤由密集的圆形或多边形细胞构成,瘤细胞周围有网状纤维围绕,并有纤细的毛细血管,呈分叶状分布;瘤细胞边界清晰,胞体大,胞质呈嗜酸性细颗粒状或空泡状,含有不同量的脂质及糖原,有些瘤细胞内可见横纹和杆状结晶;细胞核偏位、位于外周部,一般无核分裂。免疫组织化学染色横纹肌瘤Desmin、Myoglobin等肌源性标记阳性。

【影像学表现】

CT表现:肿物表现多为圆形,部分呈多结节形,密度较实,边界清晰,增强扫描可见强化。CT检查图像见图28-6-1。

MRI表现:T_1WI呈等或略高信号,T_2WI呈不均匀高信号,增强扫描表现为明显均匀强化,边界清晰。

MRI检查及病理图像见图28-6-2。

【鉴别诊断】

1. **鼻咽癌** 头颈部横纹肌瘤需与鼻咽癌相鉴别,鼻咽癌好发于中年男性,CT表现为咽旁间隙狭窄甚至消失,局部可见肿块,边界不清,增强扫描异常强化,周围骨质破坏。MRI可显示肿瘤在邻近组织及间隙蔓延,增强扫描显示鼻咽腔肿瘤明显强化。

2. **颗粒细胞瘤** 发病率较低的良性肿瘤,多见于头颈部,生长部位以声门水平和声门下为主,临床表现以声音嘶哑为主。CT表现为实性或囊实性肿物,边界清晰,增强扫描呈不均匀强化。MRI检查T_1WI呈等信号,T_2WI呈高或等信号,信号欠均匀,增强扫描呈中等强化。

二、横纹肌肉瘤

【基本病理与临床表现】

横纹肌肉瘤(rhabdomyosarcoma,RMS)是一种来源于向横纹肌分化的原发间叶组织软组织肉瘤,恶性程度较高,好发于青少年,占儿童恶性肿瘤的5%。曾被称为肌肉瘤、恶性横纹肌瘤、横纹肉瘤、横纹肌母细胞瘤及成横纹肌性肉瘤等。包括胚胎性(包括葡萄状和间变型)、腺泡状、多形性及梭形细胞/硬化性四种类型。临床表现为有弹性且伴有疼痛的坚硬包块,位于空腔器官(如口腔)的横纹肌肉瘤呈特征性的葡萄串样生长。

镜下胚胎性横纹肌肉瘤主要由原始的小圆形间叶细胞、不同比例的横纹肌母细胞构成,其中原始间

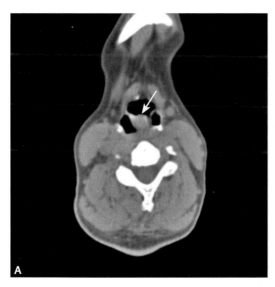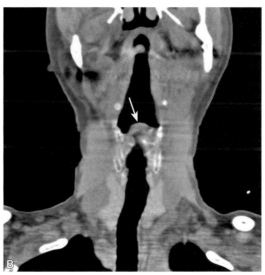

图28-6-1 喉部横纹肌瘤(成人型)
女,60岁,无诱因声嘶8个月余,呈持续性,偶有咽部灼热感。A、B.CT平扫(A.横断面 B.冠状面)示,喉部后联合肿块(↑),呈等密度,边界清晰,大小约为3.0cm×1.2cm

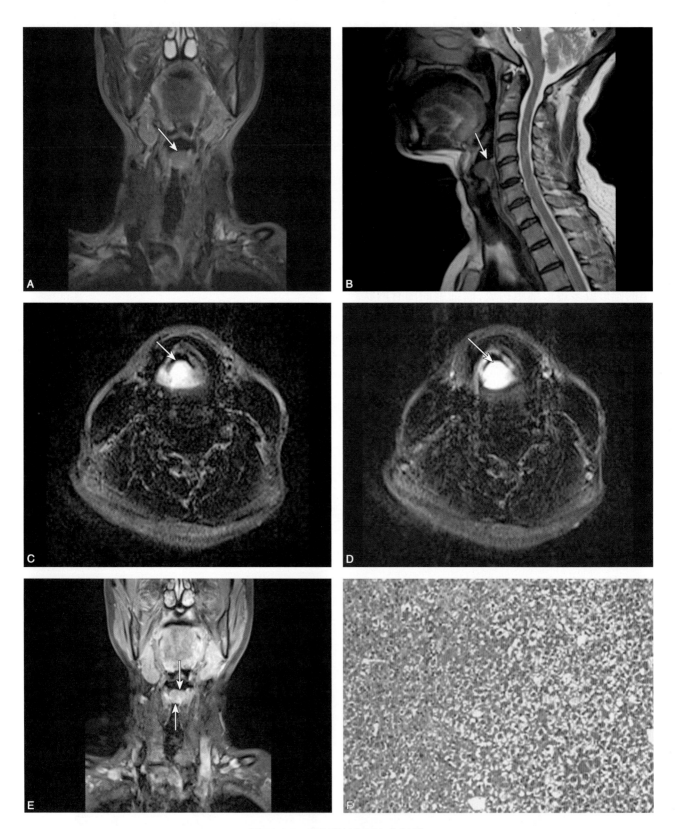

图 28-6-2 喉部横纹肌瘤(成人型)

临床表现同上。A. FS-T$_2$WI(冠状面)示喉部后联合可见孤立的类圆形稍高信号(↑),信号尚均匀;B. T$_2$WI(矢状面)示肿块呈等高信号(↑);C. T$_1$WI(横断面)示肿块呈稍高信号,信号均匀(↑);D、E. T$_1$WI增强扫描(横断面、冠状面)示肿块呈明显均匀强化,边界清晰(↑);F. 镜下(HE×100)见肿瘤含多量横纹肌样组织,伴出血。病理诊断:成人型横纹肌瘤

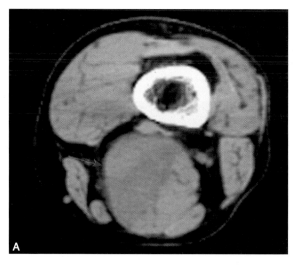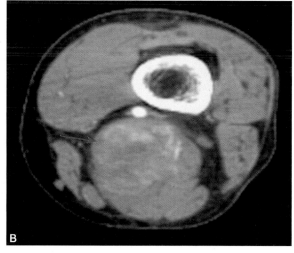

图 28-6-3 左股部横纹肌肉瘤

A. CT(横断面)示左股半腱肌内稍低于肌肉密度软组织肿块,未见骨化或钙化影(红箭);B. CT 增强扫描示病灶明显不均匀强化,边界不清(红箭)

叶细胞一般胞质稀少,核圆形或卵圆形,核染色质深,核分裂象易见。腺泡状横纹肌肉瘤肿瘤细胞形成腺泡状结构,部分细胞显示骨骼肌分化特征。多形性横纹肌肉瘤一般由大圆形、多边形或梭形等异型性明显的细胞构成,并可见骨骼肌分化细胞。梭形细胞横纹肌肉瘤主要由束状排列的梭形细胞构成,类似肌成纤维细胞或平滑肌细胞,偶见横纹肌母细胞。免疫组织化学染色通常表达 Desmin、MyoDl、Myogenin。

【影像学表现】

X 线表现:诊断价值有限,可见等密度软组织肿块。

CT 表现:肿块呈等、低或混杂密度影,以等密度最常见(约占 75%),增强扫描明显强化,边界欠清晰。CT 检查图像见图 28-6-3。

MRI 表现:T_1WI 呈等信号,T_2WI 呈高信号,出现坏死时 T_2WI 呈更高信号,T_1WI 增强显著不均匀强化。增强方式有助于确定肿瘤的亚型:①胚胎性:常为均匀性或轻度不均匀性强化;其中葡萄状者多为葡萄串样多环形强化;②其他类型:常见坏死,表现为不均匀性强化。由于横纹肌肉瘤细胞密集,致扩散加权成像序列水分子弥散受限,ADC 值偏低。MRI 检查图像见图 28-6-4。

【鉴别诊断】

1. **脂肪肉瘤** 分化较好的脂肪肉瘤在 CT/MRI 上可显示脂肪密度/信号的成分,而分化差的脂肪肉瘤,特别是多形性脂肪肉瘤,内部脂肪成分少见,但有侵犯邻近骨骼的倾向。

2. **滑膜肉瘤** 钙化发生率较高,其内多囊变、坏死和出血。CT 和 MRI 上有时可见液-液平面,在 T_1WI、T_2WI 上均可见低、等、高三重信号混合存在的情况。

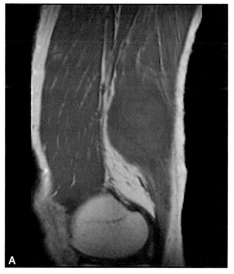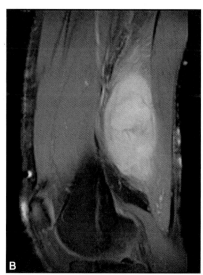

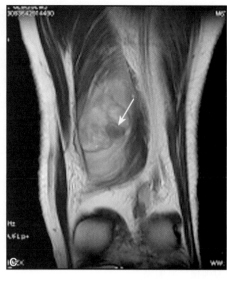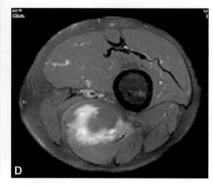

图 28-6-4　左股部横纹肌肉瘤
A. T₁WI(矢状面)示等肌肉信号为主软组织肿块;B. FS-T₂WI(矢状面)示病灶内信号混杂,等稍高肌肉信号,周围见水肿信号;C. T₂WI(冠状面)示病灶内稍低于肌肉信号片状灶(白箭);D. FS-T₁WI 增强扫描示病灶明显不均匀强化,边界不清,相邻股骨未见骨质破坏。病理诊断:横纹肌肉瘤

（王绍武　计丁心）

第七节　血管源性肿瘤

一、血管瘤

【基本病理与临床表现】

血管瘤(hemangioma,HA)是一种较常见的软组织良性肿瘤,约占软组织肿瘤的 7%。本病好发于婴儿和儿童,约 3/4 出生时就有,约 1/4 在婴儿期出现,只有极少数成年后出现;可发生于人体各个部位,以皮肤、皮下组织、肌肉最为多见,亦可发生于口腔黏膜、内脏、大脑、骨骼等器官和组织,若发生于皮肤或皮下,临床上可根据其特征性皮肤颜色改变和查体明确诊断。一般认为,血管瘤的发生可能是胚胎期的一些血管母细胞与发育中的血管网脱离,在局部增殖并形成内皮细胞条索,互相吻合并最后出现血腔,进一步分化而形成各种血管瘤。血管瘤多无包膜,切除不彻底常易复发。虽然血管瘤是一种良性肿瘤,但多呈浸润性生长,能破坏周围组织,位于肢体、内脏的血管瘤还可引起严重的功能障碍;并且可出现多种并发症,如溃烂、出血、感染、凝血功能障碍、充血性心力衰竭等。

滑膜型血管瘤起自滑膜白线表面,临床少见,常发生在关节腔或关节囊,膝关节多见,男性好发,常伴软组织肿胀和关节积液,病变部位反复疼痛。肌内血管瘤是位于横纹肌内呈浸润性生长的血管瘤,

主要由赘生血管、营养血管及脂肪、纤维和平滑肌等组成,发生在深部软组织内,以臀部多见,常伴疼痛。静脉型血管瘤常常混有其他类型的血管组织,以成人多见,常累及皮下或较深的软组织,肿瘤生长缓慢,病灶区常可见静脉石。

组织学上主要表现为血管管道数目的增加及纤维结缔组织、平滑肌、炎症细胞和毛细血管、淋巴管等不同程度的浸润,并含有脂肪组织。按照血管腔的大小及血管内皮的类型可分为四型:毛细血管型、海绵型、静脉型、混合型。海绵型由形态不规则、大小不等、管壁单薄衬有内皮的扩张、迂曲的血管窦所组成,在皮肤的表浅处可呈浅蓝色,常伴有脂肪组织增生。毛细血管型由毛细血管组成,与循环系统相沟通,毛细血管间有少量间质细胞,皮肤表现为红色。静脉型血管瘤由大小不同静脉组成,血管壁常较厚。

【影像学表现】

超声表现:不同病理类型的血管瘤,根据其二维超声结构及特点可以分为 3 种类型:以实质回声为主型、混合回声型、以无回声为主型;病灶内的静脉石呈强回声伴有后方声影。彩色多普勒超声能显示病灶内的血流方向和血流量;探头加压过程中瘤体及腔隙缩小,血液自瘤体溢出;在探头减压过程中瘤体及腔隙恢复原状,血液向瘤体内流入。超声检查图像见图 28-7-1。

X 线表现:难以显示血管瘤的范围,病变处软组

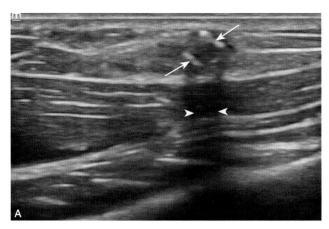
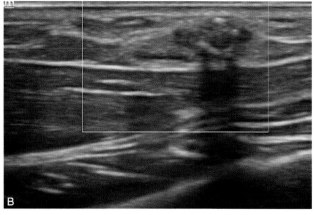

图 28-7-1　左前臂血管瘤

男,54 岁,2 个月前发现左前臂结节,质韧,边界清,活动度可,无发热,无疼痛。A. 二维超声示左前臂皮下脂肪层内一混合回声结节,大小约 1.5cm×0.6cm,边界尚清,形态欠规则,内可见条状强回声(白细箭)、后伴声影(白箭头),提示静脉石;B. CDFI 示探头加压后可探及红色血流信号。病理诊断:血管瘤

织密度呈不均匀增高、局部隆起。当病变血管内形成血栓并发生钙化时,即出现静脉石,是其特异性征象之一;静脉石典型者表现为环形钙化影内伴有小圆点状钙化斑,部分为点条状、斑片状不规则钙化。深部软组织血管瘤可引起压迫性骨质破坏。X 线检查见图 28-7-2。

CT 表现:可显示肿瘤的范围,平扫呈低密度,可有多发、大小不等静脉石;增强扫描早期肿瘤周边强化,逐渐向中央扩散,随时间推移呈高密度。其中,海绵状血管瘤常伴有脂肪组织增生,多位于肌间或肌内,呈不均匀低密度。CT 检查及病理图像见图 28-7-3。

MRI 表现:病灶可单发或多发,呈结节状、肿块状或弥漫性生长,形态不规则,多无包膜;信号多不均匀,在 T_1WI 上呈中高信号为主,在 T_2WI、STIR、FLAIR、PDWI 多呈高信号为主,常伴有脂肪信号;其中在 T_2WI 呈明显高信号为血管瘤的特征性 MRI 表现,且多数病灶内可见迂曲的、粗细不均的细条状高信号和低信号分隔,部分病灶内可见管状和蚯蚓状流空现象,部分病灶内可见斑块状低信号(血栓形成并有机化)。静脉石及钙化在 T_1WI 和 T_2WI 上均呈低信号。亚急性出血在 T_1WI 上可表现为不规则斑点、片状高信号影;在 T_2WI 上,慢性反复出血引起的含铁血黄素沉着表现为低信号环。增强扫描病灶早期强化不明显,延迟期呈不均匀强化,病灶内低信号间隔和斑块状血栓不强化。

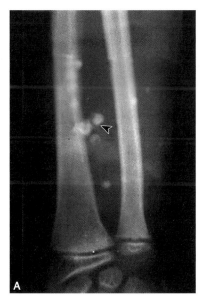
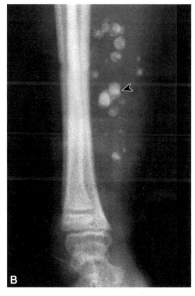

图 28-7-2　前臂海绵状血管瘤

A、B. 前臂正侧位 X 线片示前臂软组织内多个大小不等的圆点状钙化,均为血管中的静脉石,此征为海绵状血管瘤的特异性征象(黑箭头)。病理诊断:海绵状血管瘤

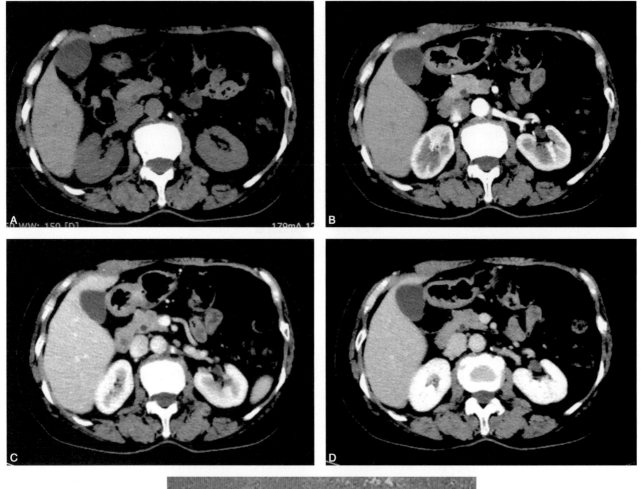

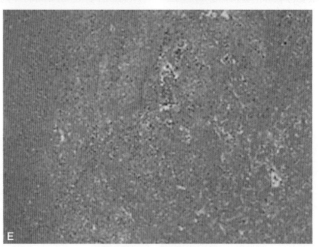

图 28-7-3 右侧腹壁腹直肌内血管瘤

女,65 岁,发现右侧腹壁肿物 3 年,逐渐增大 1 年,约鸡蛋大小,质硬,界清,活动度好。A. CT 平扫示右侧腹壁腹直肌内类圆形软组织密度影,大小约 2.3cm×1.6cm,平扫 CT 值约 40HU,其内可见斑点状高密度影;B~D. CT 增强三期 CT 值分别为 43、52、64HU,呈渐进性强化;E. 镜下(HE×100)见横纹肌内不规则血管结构,部分血管扩张,血栓形成伴间质出血。病理诊断:血管瘤

磁敏感加权成像(SWI)对显示肿瘤内部出血、静脉血管及血液产物等非常敏感,肿瘤内部会出现不同形态低信号的磁敏感信号强度特征。MRI 检查图像见图 28-7-4。

【鉴别诊断】

1. **脂肪瘤** 形态规则,边界清楚,T_1WI 和 T_2WI 信号与皮下脂肪信号相同,应用脂肪抑制序列可资鉴别。

2. **纤维肉瘤** 好发于中年人,肿瘤呈分叶状,在有假包膜处边界清楚、而在无包膜部分则与周围组织呈融合状。信号不均匀,T_1WI 呈等低信号、T_2WI 呈稍高信号为主,在 T_2WI 上病灶内多无迂曲的、粗细不均的细条状高信号和低信号间隔。

3. **滑膜肉瘤** 好发于四肢大关节,以关节外为

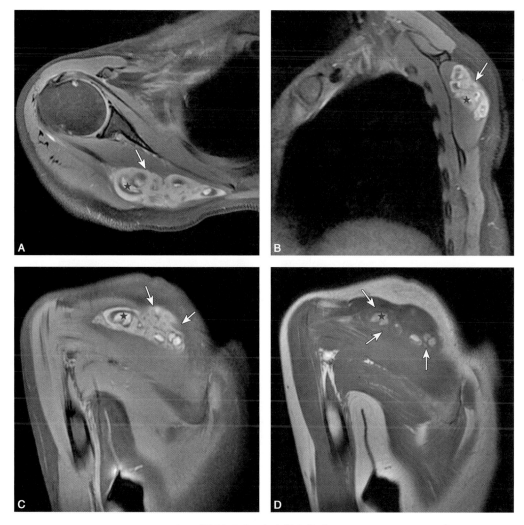

图 28-7-4 右肩部血管瘤

女,61 岁,发现右肩部肿物 1 年余,肿物逐渐增大,局部皮肤无红肿破溃。A~C. FS-T$_2$WI(横断面)、PDWI(矢状面、冠状面)示右肩冈下肌内不规则混杂信号肿块(白箭),边界不清,大小约为 7.0cm×1.8cm,其内可见高信号(红星),局部见液平面;D. T$_1$WI(冠状面)示肿块呈混杂等高信号,其内见高信号,局部见液平面。病理诊断:血管瘤

主,形态不规则,信号不均匀,T$_1$WI 呈中低信号、T$_2$WI 呈中高信号为主,瘤内有间隔,瘤周有浸润和水肿,在 T$_2$WI 上病灶内多无迂曲的、粗细不均的细条状高信号,两者可资鉴别。

二、血管瘤病

【基本病理与临床表现】

血管瘤病(angiomatosis)既往又称为弥漫性血管瘤、浸润性血管脂肪瘤等,是一种罕见的弥漫性、持续性、血管增生性病变,可累及肢体较大部位,最常见于面部和颈部,其次为下肢、胸壁、腹部和上肢。好发年龄 20 岁以下,女性多见。多在婴儿时期出现临床症状,弥漫性顽固的肿胀、疼痛、皮肤色斑、肢体肥大等;该病变累及范围广,以累及身体大片区域或垂直蔓延累及多个组织平面(如皮肤、皮下、肌肉和骨)为主要表现,一般生长缓慢。

病理上肿瘤可分为两种类型:一种是混合型,镜下为大静脉、海绵状血管瘤和毛细血管瘤混合而成,各种血管无规律地分布在瘤体内,此型静脉壁较厚,但很不均匀,也有部分静脉壁很薄并向外凸起,凸起处小血管成簇;另一种是毛细血管型,主要为毛细血管弥漫浸润于周围软组织中,骨骼甚至受累,一般血管壁较薄,周围可见淋巴细胞浸润。第一型较常见,两种类型均伴有大量脂肪组织。

【影像学表现】

X 线表现:局部软组织密度增高,边界不清,可见静脉石。

CT 表现:肿块呈混杂密度,部分可见脂肪密度或静脉石;增强扫描不均匀强化,其内可见迂曲走行血管影,与周围组织分界不清。CT 检查图像见图 28-7-5A~B。

MRI 表现:肿块常为分叶状,呈 T$_1$WI 等低信号、

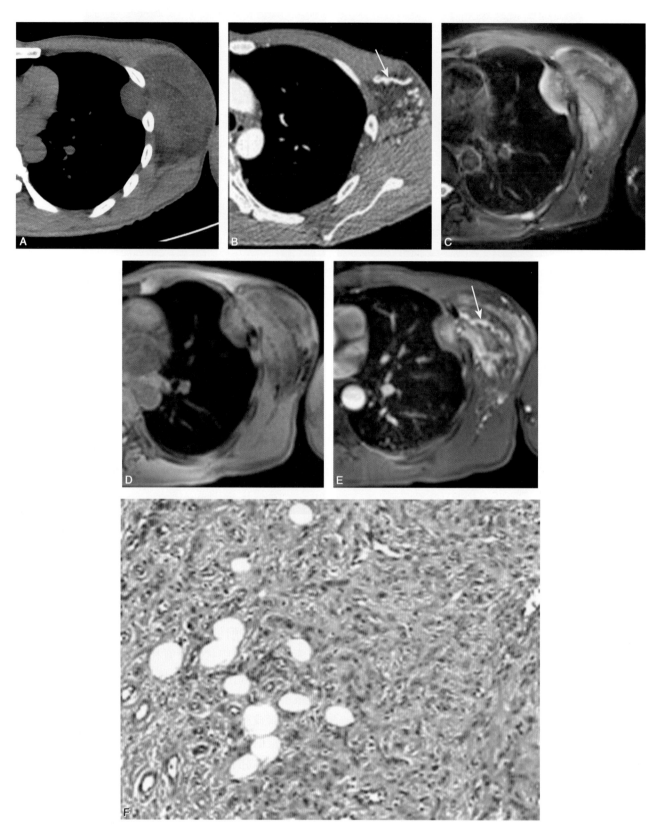

图 28-7-5　左胸壁血管瘤病

男,42 岁,左侧胸壁肿物 24 年,肿物鹌鹑蛋大小并进行性增大,2 年前增长速度加快,增长至拳头大小,偶伴疼痛。A. CT平扫示左侧胸壁混杂密度肿块,垂直蔓延生长;B. CT 增强示病灶内可见迂曲走行的血管影(白箭);C. FS-T_2WI(横断面)示左侧胸壁等高信号软组织肿块,大小约为 8.1cm×9.1cm;D. FS-T_1WI(横断面)示病变为不均匀稍高信号;E. FS-T_1WI 增强(横断面)示病灶明显不均匀强化,内可见迂曲走行血管影(白箭);F. 镜下(HE×200)见肿瘤由丰富的新生毛细血管和少量成熟脂肪组织及纤维组织构成,新生毛细血管呈条索状,可见开放的血管腔,血管内皮细胞形态温和,肿瘤境界不清,于横纹肌纤维之间呈浸润性生长。病理诊断:血管瘤病

T_2WI 高信号,增强扫描早期便可见不均匀明显强化;其中高血流量血管在自旋回波序列图像上表现为流空信号,而在超短梯度回波序列图像上表现为高信号。

磁敏感加权成像(SWI)对于颅面部血管瘤病相关的脑室周围静脉扩大、皮质脑回异常、脑灰白质交界处异常显示更佳,增强扫描 T_1WI FLAIR(cT1F)序列显示肿瘤引起的脉络丛扩大及软脑膜异常要优于 SWI 序列。MRI 检查及病理图像见图 28-7-5C~F。

【鉴别诊断】

1. **肌内血管瘤** 一般边界较清楚,无周围组织水肿,不侵犯周围血管、神经和骨组织,血管瘤内可见弯曲强化血管影以及正常肌肉筋膜伸入改变。血管瘤病虽为良性,但是累及身体的大部分,肿瘤边界不清。

2. **非典型性脂肪瘤性肿瘤** 肿瘤由大小不等的脂肪细胞、广泛的纤维分隔及厚壁血管构成,肿瘤实质与脂肪信号相似,纤维分隔表现为 T_1WI 低、T_2WI 高信号,增强扫描表现为早期明显强化。

三、软组织血管肉瘤

【基本病理与临床表现】

血管肉瘤(angiosarcoma,AS)是一种较为少见的高度恶性软组织肿瘤,占软组织肉瘤的 1%~2%。本病可发生于身体任何部位,好发于皮肤和表浅软组织(特别是头面部皮肤),有别于其他肉瘤好发于深在性部位,少见于心脏、大血管、周围神经和黏膜等。长期慢性刺激可能诱发肿瘤的发生,血管肉瘤根据发病部位和诱因不同分为:普通型皮肤血管肉瘤不伴有淋巴水肿;普通型皮肤血管肉瘤伴有淋巴水肿(所谓的淋巴管肉瘤);乳腺血管肉瘤;放射后血管肉瘤;深部软组织血管肉瘤和器官相关性血管肉瘤。深部软组织血管肉瘤占所有血管肉瘤不足 1/4,可发生于任何年龄且在各年龄段平均分布,但发生

在儿童的病例非常罕见,少数病变为多灶性;多数病变位于下肢深层肌肉内或腹腔,其次是上肢、躯干、头颈部;临床表现为进行性增大的疼痛性肿块,大约 1/3 病例伴发其他疾病,如遗传性疾病(神经纤维瘤病、Maffucci 综合征等)。

组织病理学上,病变可呈高分化和低分化,高分化者似良性血管性肿瘤;低分化的血管肉瘤则与其他软组织梭形细胞肉瘤、低分化癌和恶性黑色素瘤相似。本病为多结节性出血性肿物,直径数厘米,由不典型内皮细胞衬覆不规则吻合的血管腔组成,细胞形态从梭形至上皮样不等,弥漫性出血是其特征性表现。

【影像学表现】

X 线表现: 诊断价值有限,局部软组织密度增高,边界不清,可见钙化。

CT 表现: 可表现为不规则软组织肿块,边界不清,大多数病例可能存在潜在的骨骼或邻近的实体器官侵犯,有时也可见软组织钙化;增强扫描肿瘤明显不均匀强化。

MRI 表现: 信号不均,T_1WI 呈中等信号、T_2WI 呈高信号为主,有时在 T_1WI 上看到高信号影提示出血;常伴周围组织侵犯,肿瘤内可见高速血流(所有脉冲序列均呈低信号)或低速血流(T_2WI 上呈高信号)。增强扫描肿瘤强化,中央常有无强化坏死区域。在 DWI 上,肿瘤弥散明显受限,ADC 值非常低,这是软组织血管肉瘤的特点。CT、MRI 检查及病理图像见图 28-7-6。

MRI 检查及病理图像见图 28-7-7。

【鉴别诊断】

1. **肌间血管瘤** 两者早期临床表现相似,但肌间血管瘤在超声以单发或多发静脉石、肿物血流信号不丰富为特征;CT 检查除可见小静脉石外,还可见其血管及脂肪成分;MRI 增强扫描早期强化不明显,可见流空血管影。

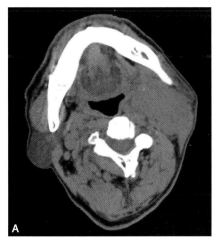
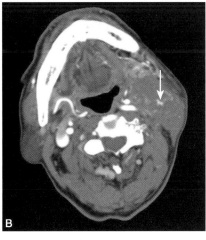
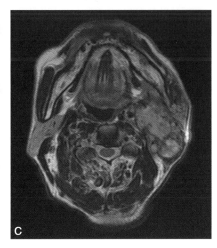

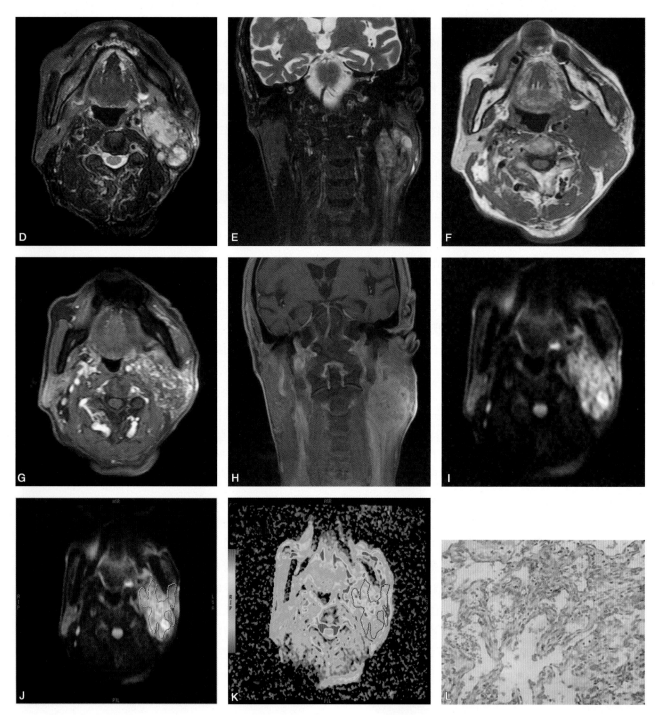

图 28-7-6 左侧头颈部血管肉瘤

男,82 岁,发现左颈部(颌下)包块 6 周,质韧,活动度差。A. CT 平扫示左侧腮腺区肿物影,大小约 5.4cm×3.3cm,与周围组织分界不清,左侧上颌骨骨质破坏;B. CT 增强示肿物不均匀强化,其内可见强化迂曲血管影(白箭),左侧咽腔侧壁轻度受压变形;C. T₂WI(横断面)示左侧腮腺深部不均匀高信号不规则肿块,边界欠清;D、E. FS-T₂WI(横断面、冠状面)示肿物信号未减低;F. T₁WI(横断面)示肿物等信号;G、H. T₁WI 增强(横断面、冠状面)示肿物明显不均匀强化;I、J. DWI 示肿物呈不均匀高信号;K. ADC 值约 $0.002×10^{-3}$mm/s;L. 镜下(HE×200)见肿瘤由不同程度异型性的内皮细胞构成,内皮细胞形成不规则的互相吻合的管腔样结构,或呈乳头状,管腔内见红细胞。异型细胞较大,呈梭形、立方形或不规则形,胞质较少,核较深染。病理诊断:血管肉瘤

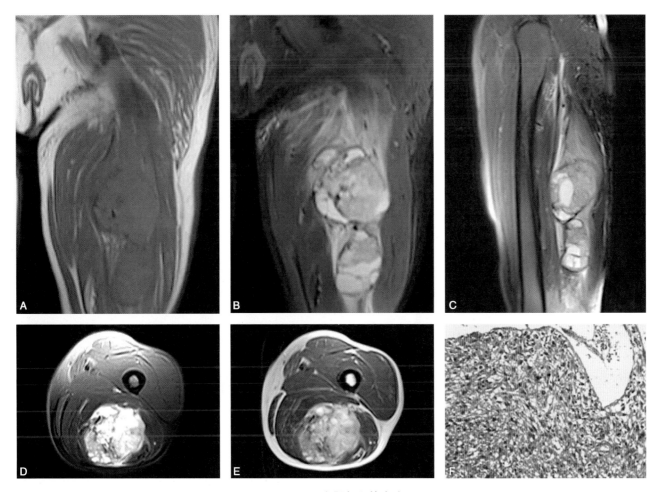

图 28-7-7　左股部血管肉瘤
男,71 岁,发现左大腿后方肿物 1 个月,无明显疼痛,自觉肿物无明显增大。A. T_1WI(冠状面)示左大腿后侧肌群肌间隙内稍低信号软组织肿物影,大小约为 12.9cm×6.0cm×7.2cm;B~D. FS-T_2WI(冠状面、矢状面、横断面)示肿物呈混杂高信号影,其内可见分隔,与周围肌肉分界欠清晰,周围肌肉见斑片状高信号;E. T_2WI(横断面)示肿物为混杂稍高信号;F. 镜下(HE×200)见肿瘤由异型性内皮细胞构成,异型细胞较大,呈上皮样,细胞核大深染,核浆比增高,局部见肿瘤组织部分出血坏死。病理诊断:血管肉瘤

2. 平滑肌肉瘤　增强扫描平滑肌肉瘤强化程度低于血管肉瘤。

(郑敏婷　窦燕平　计丁心)

第八节　骨外骨肉瘤

【基本病理与临床表现】

骨外骨肉瘤(extraskeletal osteosarcoma,ESOS)又称软组织骨肉瘤,是一种罕见的发生在骨外软组织能够产生骨样基质或瘤骨的恶性间叶性肿瘤,系残留的中胚叶组织或成纤维细胞化生所致。发病机制尚不清楚,可能与局部放射线照射、创伤、恶性纤维组织疾病及骨化性肌炎有关。该病发病率低,仅占软组织肉瘤的 1%~2%、骨肉瘤的 2%~4%。与骨原发性骨肉瘤好发于青少年不同,该病好发于 40 岁以上成人,发病高峰为 50~70 岁,男性略多于女性,常见于下肢,以大腿和臀部最易发生,其次是上肢、腹膜后。

患者往往以进行性增大的肿块为首发症状,65%~80%的患者出现疼痛或压痛,肿块位置固定不活动。

镜下组织形态与骨原发性骨肉瘤相似,根据瘤细胞形态分为以下类型:骨母细胞型、软骨母细胞型、成纤维细胞型、恶性纤维组织细胞瘤样型、高分化型和血管扩张型。所有类型的共同特点是含有肿瘤样骨样基质和骨偶尔伴有肿瘤性软骨形成;瘤细胞呈梭形或多边形,具有异型性,核分裂活跃,可见病理性核分裂象;骨样基质均质粉染呈纤细、分枝、花边状或呈粗大骨小梁样;常见逆分带现象,即中心为骨质沉积、外周非典型梭形细胞增生。

【影像学表现】

X 线表现:诊断价值有限、缺乏特异性,表现为正常或显示软组织肿块伴或不伴有钙化。

CT 表现:诊断价值较高,能更好地显示肿瘤中心区域大小不等的钙化、肿瘤与邻近骨的结构分离;基质钙化或类骨基质形成约占原发病变的 50%,在

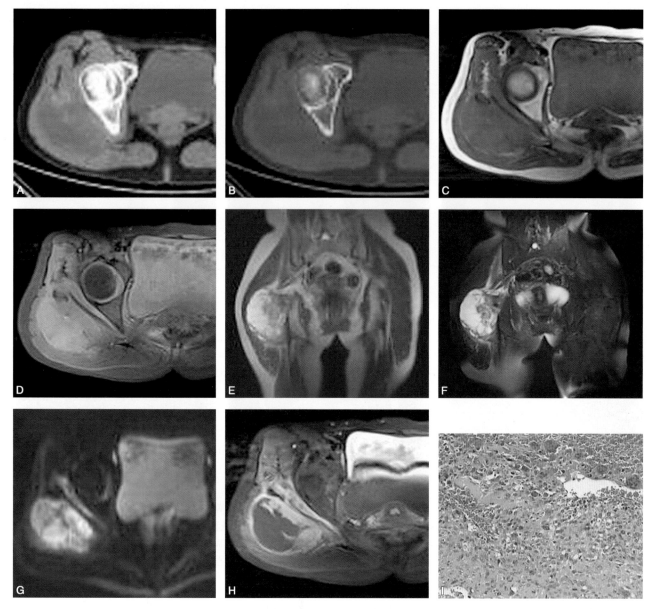

图 28-8-1 右臀部骨外骨肉瘤

女,54 岁,2 个月前因右臀部疼痛发现约鸡蛋大小肿物,质韧,边界不清,活动度不佳,触痛明显,局部偶有麻木感。A. CT 软组织窗示右侧臀大肌内侧不规则肿块,边界不清,其内密度不均,见小斑片状稍高密度影(病理证实为骨样组织,局部区域呈软骨样分化);B. CT 骨窗示肿块周围骨质未见明显异常征象;C、D. T_1WI、$FS-T_1WI$(横断面)示肿块相对骨骼肌呈稍不均匀等稍高信号;E、F. T_2WI、$FS-T_2WI$(冠状面)示肿块相对骨骼肌呈不均匀等高混杂信号;G. DWI(b = 800s/mm²)示肿块呈明显不均匀高信号;H. $FS-T_1WI$ 增强(横断面)示肿块边界不清,明显不均匀强化,其内可见未强化坏死区。I. 镜下(HE ×200)见肿瘤细胞呈多边形或梭形,密集排列,细胞异型性明显,核分裂象常见,可见肿瘤性的骨样组织,局部区域呈软骨样分化,并可见肿瘤组织出血、坏死及囊性变,局部边缘见较多破骨细胞样多核巨细胞。病理诊断:骨外骨肉瘤

CT 上最常见。CT 检查图像见图 28-8-1A～B。

MRI 表现:肿瘤通常为边界相对清楚的不均匀肿块,多有假包膜,易侵犯周围组织。在 T_1WI 上呈等肌肉或稍高信号,在 T_2WI 上呈等肌肉或略高信号;由于骨外骨肉瘤属于高度恶性肿瘤且血供丰富,DWI 上多表现为不均匀弥散受限,增强扫描肿瘤呈不均匀强化。

MRI 检查及病理图像见图 28-8-1C～I。

【鉴别诊断】

1. **骨化性肌炎** 常有外伤史,多发生于儿童或青年,且易发生于外伤处、沿着肌束走行分布;与 ES-OS 逆分带现象不同,骨化性肌炎往往形成特征性的三带结构(即含有最不成熟的骨质及大量成纤维细胞的中心低密度带、中等成熟的类骨组织稍高密度带和外周成熟的骨质高密度带),故其钙化常在病变周围而非中心区域。

2. **结核性冷脓肿** 髋关节结核中常见冷脓肿形成,多发生在臀部,且多伴有骨质破坏、死骨形成;临床可见其他相关的结核中毒症状。

(席亚维 郑敏婷)

第九节　胃肠道间质瘤

【基本病理与临床表现】

胃肠道间质瘤(gastrointestinal stromal tumor, GIST)是发生于胃肠道的一种非定向分化的间叶源性肿瘤,占胃肠道肿瘤的 0.1% ~ 0.3%。2013 版 WHO 骨与软组织肿瘤学分类将其划分为单独的一类疾病。可发生于胃肠道的任何部位,最常见的部位为胃,其次为小肠,再次是直肠,结肠和食管少见,少部分发生于腹腔软组织;好发年龄为 40 ~ 60 岁,性别无差异。临床表现无特异性,主要与肿瘤最大直径、是否存在破溃、与周围组织关系等有关。

GIST 被认为是起源于胃肠壁的卡哈尔(Cajal)间质细胞及其干细胞的肿瘤,由不同数量的梭形细胞和上皮细胞组成,具有多向分化潜能;包括良性至恶性的生物学行为谱,目前肿瘤大小和有丝分裂数目是评估其危险度最直接的方法。根据 2008 年美国国立卫生研究院(National institutes of health, NIH)标准按肿瘤大小、病理核分裂象和病变发生部位将 GIST 分为极低度、低度、中度、高度四个危险程度,且发生的位置越低风险度越高。在光学显微镜下 GIST 与平滑肌源性、神经源性肿瘤不易区分,CD34 和 CD117 单克隆抗体是 GIST 的特异性标志物,也是其病理鉴别要点。

【影像学表现】

X 线表现:无诊断价值/通常无异常表现。

CT 表现:平扫肿块多为软组织密度,肿瘤多腔外生长或跨胃肠壁内外生长,向腔内生长相对较少。肿瘤边界大多清晰,少部分恶性 GIST 可浸润周围组织导致边界模糊。良性 GIST 多较小,呈圆形或类圆形,密度均匀;恶性 GIST 多较大,多呈分叶状,密度或信号多不均匀,中心见斑点状、斑块状或片状低密度区或高密度区。低密度区病理上为坏死、囊变或陈旧性出血,高密度区为新鲜出血;部分恶性 GIST 瘤灶胃肠腔面可发生溃疡,在溃疡内形成气液平面。

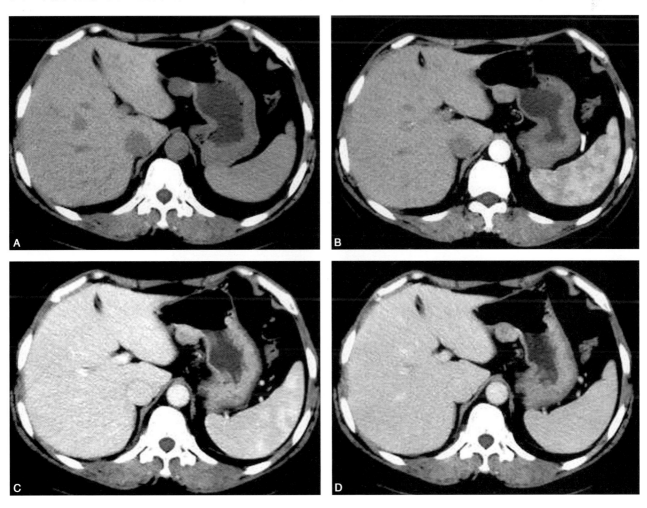

图 28-9-1　胃小弯侧间质瘤

女,51 岁,1 周前体检超声发现胃肿物,大小约 2.8cm×2.2cm;无腹痛、腹胀、无反酸、烧心、无呕血、黑便。A. CT 平扫示胃小弯侧胃壁类圆形结节影,边缘光滑,最大横截面大小约 2.2cm×1.7cm,向胃腔外生长,密度均匀,CT 值约 31HU;B. CT 增强动脉期示病灶轻度强化,CT 值约 58HU;C. CT 增强静脉期示病灶进一步明显均匀强化,CT 值约 82HU;D. CT 增强延迟期示肿瘤强化程度减低,CT 值约 65HU,其内见小斑片状无强化区。病理诊断:胃肠道间质瘤(极低侵袭危险性)

GIST 少部分发生钙化,呈散在斑点状。增强扫描良性 GIST 多呈均匀的轻或中度强化,恶性 GIST 多呈不均匀明显强化;肿瘤的实质部分静脉期较动脉期强化明显。部分肿瘤延迟期仍可见强化,但强度不如静脉期;部分肿瘤旁可见排列成簇状或线状强化的细小血管,这一征象可能提示肿块为恶性。CT 检查图像见图 28-9-1~图 28-9-3。

MRI 表现:平扫呈均匀或不均匀 T_1WI 稍低或稍

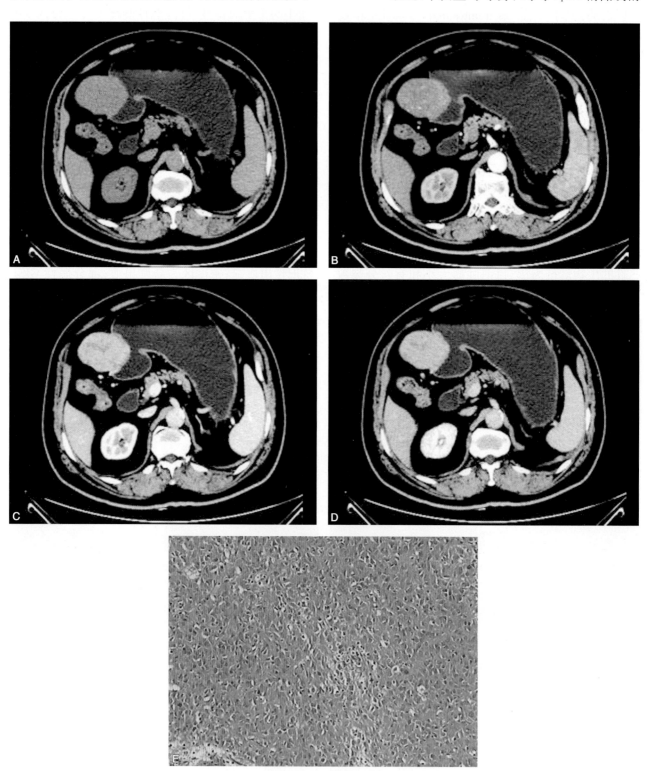

图 28-9-2 胃窦部间质瘤

男,73 岁,1 周前因脑梗死入院,行上腹部超声提示肝左叶旁低回声;无腹痛腹胀,无恶心、呕吐,无反酸、烧心。A. CT 平扫示胃窦部外壁类圆形稍高密度肿块影,边缘光滑,最大横截面大小约 5.4cm×7.7cm,向胃腔外生长,密度尚均匀,CT值约 29HU;B. CT 增强动脉期示病灶内簇状或线状增强的小血管影,CT 值约 35HU;C. CT 增强静脉期示肿瘤呈中度不均匀强化,CT 值约 74HU,其内见条片状未强化区;D. CT 增强延迟期示肿瘤强化程度减低,CT 值约 66HU;E. 镜下(HE×100)见肿瘤细胞上皮样,胞质丰富粉染,核偏位,核形不规则,呈实性片状分布,部分区域围绕血管呈放射状排列。病理诊断:胃肠道间质瘤(中度侵袭危险性)

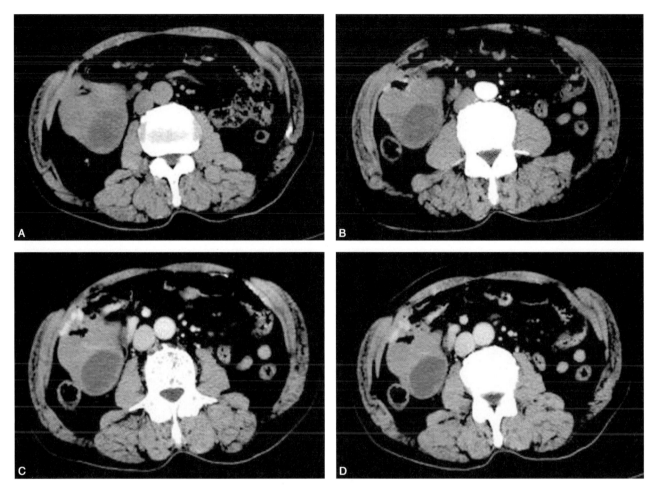

图 28-9-3　小肠间质瘤

男,69 岁,10 余天前休息时发现右下腹包块,不伴腹痛、腹胀,不伴恶心、呕吐,不伴大便习惯或性状改变。A. CT 平扫示右下腹腔内较大软组织肿块,最大横截面大小约 8.3cm×7.6cm,其内密度不均匀,见斑片状更低密度区,CT 值约 21~43HU,病变局部与小肠肠管分界不清,肠管局部管壁不均匀性增厚,最厚处约 1.3cm,管腔狭窄;B. CT 增强动脉期示病变内细小血管影,CT 值约 56HU;C. CT 增强静脉期示肿瘤呈中度不均匀强化,CT 值约 86HU,其内见条片状未强化区;D. CT 增强延迟期示肿瘤强化程度减低,CT 值约 77HU。病理诊断:胃肠道间质瘤(高度危险侵袭性)

高信号、T$_2$WI 稍高或高信号,肿块内囊变区呈 T$_1$WI 低、T$_2$WI 高信号。增强扫描病灶呈不均匀性强化,其内实性成分呈明显不均匀强化;坏死囊变灶呈病变边缘环形强化或不强化,以动脉期为著。病灶在高 b 值 DWI 序列表现为不同程度弥散受限,呈高信号,其定量参数 ADC 值对该病的疗效评估有一定价值。动态增强检查(DCE-MRI)可获得肿瘤的血管灌注、渗透参数以及体积分数,通过对瘤体内生理参数变化的监测来进行疗效评估。MRI 检查及病理图像见图 28-9-4。

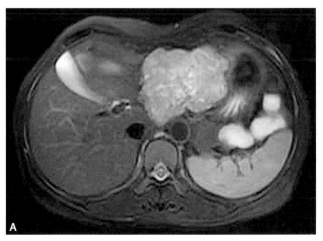

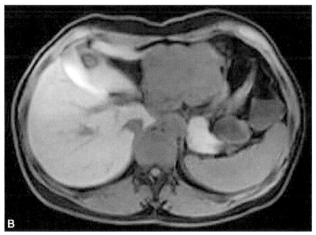

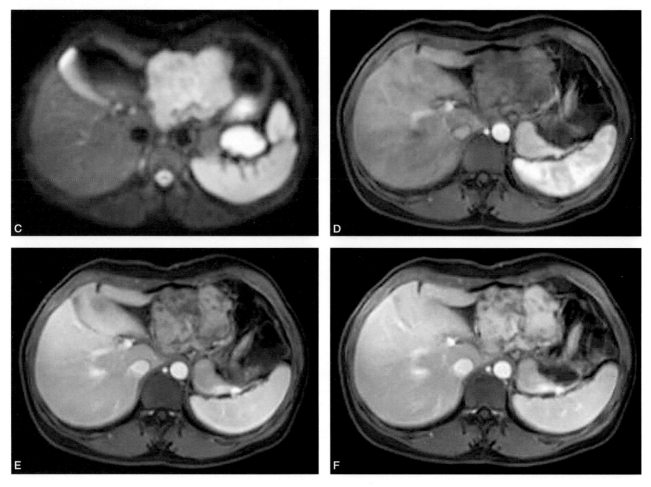

图 28-9-4　胃小弯侧间质瘤

女,52 岁,发现宫颈癌 20 余天,全腹 CT 检查发现胃小弯侧软组织肿块,与肝左外叶分界不清;无腹痛腹胀,无恶心、呕吐,无反酸烧心。A. FS-T$_2$WI 示胃小弯侧与肝左外叶间不规则混杂高信号肿块影,边缘可见分叶,与肝左叶分界不清,最大横截面大小约 7.8cm×6.3cm;B. FS-T$_1$WI 示肿块为稍低信号;C. DWI(b =800s/mm^2)示肿块为高信号;D ~ F. FS-T$_1$WI 增强示肿块不均匀强化,其内见斑片状无强化区。病理诊断:胃肠道间质瘤(中度侵袭危险性)

【鉴别诊断】

1. **胃肠道神经鞘瘤**　良性肿瘤,均质,强化均匀,囊变坏死少;与恶性 GIST 鉴别容易,与良性者则鉴别较困难。

2. **胃肠道癌**　病灶起源于黏膜层,黏膜皱襞破坏、中断,局部侵犯明显而使胃壁不均匀性增厚,可伴有淋巴结转移;而 GIST 的瘤体与胃壁相连以外的管壁结构层次正常,淋巴转移少见。

3. **胃肠道恶性淋巴瘤**　好发于小肠,病变范围广,CT 显示肠壁广泛增厚呈"夹心面包样"改变和/或肠腔"动脉瘤样"扩张等征象,肿瘤强化程度不如 GIST 明显,邻近常见到肿大的淋巴结,而 GIST 淋巴结肿大少见。

（张丽娜　席亚维）

第十节　周围神经肿瘤

一、神经鞘瘤

【基本病理与临床表现】

神经鞘瘤(neurilemoma)为有包膜的神经鞘良性肿瘤。因来源于施万细胞,又称施万细胞瘤(Schwannoma);因施万细胞来自胚胎的神经嵴,故该肿瘤属于非神经胶质的神经外胚层肿瘤。神经鞘瘤可发生于各年龄段,最常见于 20 ~ 40 岁,无性别差异;周围神经的神经鞘瘤以四肢、躯干、颈部多见,尤其是四肢屈侧、大神经干周围,如肘、腋窝、腘窝及腕部等;多为孤立性、散发性、无痛性病变,生长缓慢,确诊前常已存在数年之久,但压迫神经时可伴放射性酸胀和麻木感,并沿神经分布区出现触电感;发生于大神经干者可引起神经支配肌群萎缩。

多数神经鞘瘤为单结节肿物,外被由神经外膜和残余神经纤维构成的纤维性包膜,直径通常小于5cm;个别情况下,神经鞘瘤可发生于皮内,或表现为与丛状神经纤维瘤相似的丛状或多结节生长方式。组织病理学上,神经鞘瘤的标志是交替出现 Antoni A 和 Antoni B 区域,两种成分的相对含量变化较大,两者可潜移默化,也可截然转化:①Antoni A 区多由排列紧密的梭形细胞构成,高度分化的区域可见 Verocay 小体;②Antoni B 区细胞成分较少,在疏松的基质中随机散布着梭形或卵圆形细胞。

【影像学表现】

超声表现: 神经走行区梭形、卵圆形或圆形的低回声团,边界清晰,多有包膜,内回声均匀或不均匀,发生囊性变或出血时,肿瘤内可见不规则无回声区,可有钙化,有时探头加压可有远端麻木感,仔细动态扫查有时可发现肿物与神经呈鼠尾状相连,且肿物偏于神经长轴一端,此为超声确诊肿物来源于该神经的重要依据。CDFI:肿瘤内血流信号可丰富或不

丰富。超声检查图像见图 28-10-1。

X 线表现: 通常无诊断价值。

CT 表现: 平扫呈梭形、边界清楚、密度不均匀的软组织肿块,位于肌间隙内,沿神经方向走行;病灶内常伴有出血、囊变和钙化征象;增强扫描明显不均匀强化。

MRI 表现: 呈椭圆形、边界清晰的肿物,且沿神经干走行,常有以下几个特征性表现:①靶征:T_1WI 示肿瘤中心区域呈中等信号、周围呈低信号,T_2WI 示肿瘤中心区域呈混杂信号,周围呈高信号,包膜呈低信号。②神经出入征:病灶沿周围神经走行分布,肿瘤两极有神经相连。③脂肪包绕征:瘤体周围多有脂肪包绕,在 T_1WI 上显示较好。④脂肪尾征:肿瘤上下两极有彗尾状或长条状脂肪信号影。增强扫描,肿瘤呈明显不均匀强化。MRI 检查及病理图像见图 28-10-2。

【鉴别诊断】

1. 神经纤维瘤 神经纤维瘤较少出现出血、囊

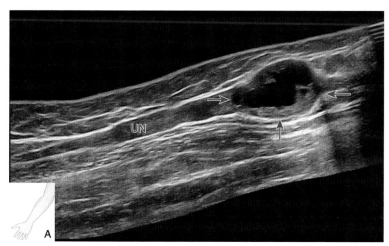

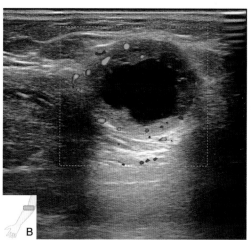

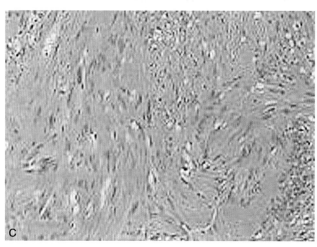

图 28-10-1 左上臂神经鞘瘤

女,59 岁,无意中发现左肘部肿物 4 年,压迫肿物可有左手前臂、小指外侧麻木感。A. 左上臂皮下可见混合回声(红箭头),大小 26mm×20mm×19mm,边界清晰,两端延续为增粗的尺神经(UN);B. 肿物实性部分血流较丰富;C. 镜下(HE ×40)见梭形肿瘤细胞呈栅栏样排列。病理诊断:神经鞘瘤

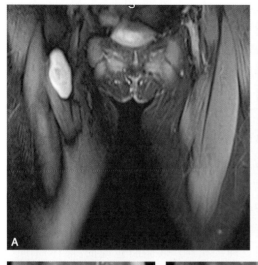
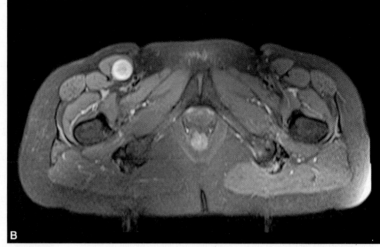
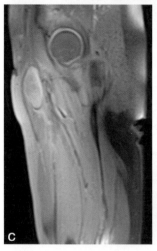
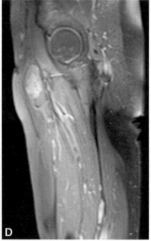
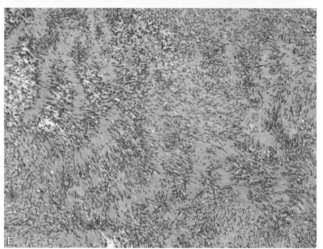

图 28-10-2　右股部神经鞘瘤

男,52岁,无意间发现右大腿内侧一肿物,自觉质硬。A. T$_2$WI(冠状面)示右大腿缝匠肌内侧椭圆形肿块影,肿块边缘呈高信号,中心呈混杂信号,肿瘤周围及肿瘤上缘可见低信号影;B. T$_2$WI(横断面)示肿块呈"靶征"改变;C. FS-T$_1$WI(矢状面)示肿块周围呈低信号,中心区域呈中等信号;D. FS-T$_1$WI增强扫描(矢状面)示肿瘤明显不均匀强化,其内可见片状无强化区;E. 镜下(HE ×40)见梭性肿瘤细胞成栅栏样排列。病理诊断:神经鞘瘤

变及钙化等改变,因此信号相对均匀,且瘤体多包绕神经生长,与神经分界不清;而神经鞘瘤多位于神经一侧,与神经分界清晰。

2. **恶性外周神经鞘膜瘤**　常沿粗大神经干包绕性生长,好发生于四肢近端,MRI 呈 T$_1$WI 等、低混杂信号,T$_2$WI 及抑脂序列呈高、低混杂信号,增强扫描多呈明显不均匀强化,常见多发迂曲增粗肿瘤血管影,瘤灶内可见斑块状、网格状无强化区,实质部分呈明显不均匀渐进性强化或延迟强化;且恶性外周神经鞘膜瘤对周围组织的侵袭能力较强,易与良性神经鞘瘤进行鉴别。

二、神经纤维瘤

【基本病理与临床表现】

神经纤维瘤(neurofibroma,NF)是一种良性的周围神经鞘膜肿瘤,可发生于全身各处的神经干或神经末梢,常分布于皮肤或皮下组织,以下肢多见;大多发生在 20~30 岁,发病率无性别差异。临床上常表现为沿神经长轴分布的皮下软组织肿块,质地坚韧,界限清楚;肿瘤多呈结节性,可单发或多发,生长缓慢,几乎不产生症状。

NF 由施万细胞、神经束膜样细胞、成纤维细胞以及形态介于神经束膜样细胞和其他细胞之间的移行细胞所混合组成,肿瘤内常夹杂残留的有髓和无髓神经纤维,细胞之间可见多少不等的胶原纤维,背景常呈黏液样或胶原黏液样。

【影像学表现】

X 线表现:无诊断价值。

CT 表现:平扫表现为软组织内圆形等或稍低密度灶,边界清楚,可见完整的包膜。肿瘤的密度较均匀,增强扫描呈均匀强化。

MRI 表现:病灶呈 T$_1$WI 等肌肉信号、T$_2$WI 稍高

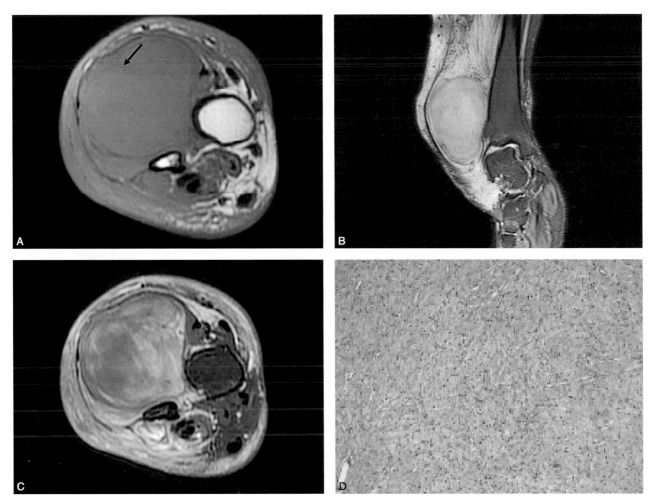

图 28-10-3　右踝部神经纤维瘤

男,32 岁,发现右小腿肿物 20 余年,右踝关节活动受限 3 年。A. T$_1$WI(横断面)示肿块呈等信号,其内可见低信号分隔(黑箭头),邻近软组织可见水肿、增厚;B. FS-T$_2$WI(矢状面)示肿块呈稍等信号;C. FS-T$_1$WI 增强扫描(横断面)示病灶明显不均匀强化;D. 镜下(HE ×40)见肿瘤内增生的神经纤维,部分出血伴含铁血黄素沉积。病理诊断:神经纤维瘤

信号,其内可见低信号分隔。病灶形态规则,边界清楚,部分肿瘤内可见明显增粗血管影。增强扫描呈明显不均匀强化,周围肌肉和血管受压移位。MRI检查及病理图像见图 28-10-3。

【鉴别诊断】

1. **神经鞘瘤**　神经鞘瘤大多有包膜,易发生囊变,靶征、神经出入征、脂肪包绕征为神经鞘瘤典型表现,可与神经纤维瘤进行鉴别。

2. **恶性外周神经鞘膜瘤**　常沿粗大神经干包绕性生长,好发生于四肢近端,MRI 常表现为混杂信号,且对周围组织的侵袭能力较强,易与神经纤维瘤进行鉴别。

三、颗粒细胞瘤

【基本病理与临床表现】

颗粒细胞瘤(granular cell tumor,GCT)是一种起源于施万细胞的外周神经肿瘤,以良性肿瘤多见,极少数是恶性;可发生于任何年龄,常见于 40~60 岁,女性发病率是男性 2 倍;可发生于身体任何部位,最好发部位为舌,其余可见于消化道、呼吸道等,发生于四肢骨骼肌者极罕见,多表现为真皮、皮下或肌肉内缓慢生长边界不清的单发无痛结节,质韧。GCT单发者多见,10%~15% 患者病变多发,通常累及皮下组织、黏膜下层以及单个或多个内脏器官;多为良性,生长缓慢,结节直径通常小于 3cm;恶性少见,在颗粒细胞瘤中的比例不足 2%,当临床上肿瘤生长迅速且直径超过 5cm、位于下肢深部软组织、出现局部复发和远处转移时可提示为恶性。

良性 GCT 肿瘤细胞体积较大,圆形、卵圆形或多角形,胞质嗜伊红颗粒结构明显,细胞间边界不清,核小圆形或卵圆形;恶性 GCT 的病理特征包括肉瘤样表现、泡状核、核仁明显、核分裂象 >2/10HPF、地图样坏死、细胞明显多形性以及核浆比例增高等。

【影像学表现】

X 线表现:无诊断价值。

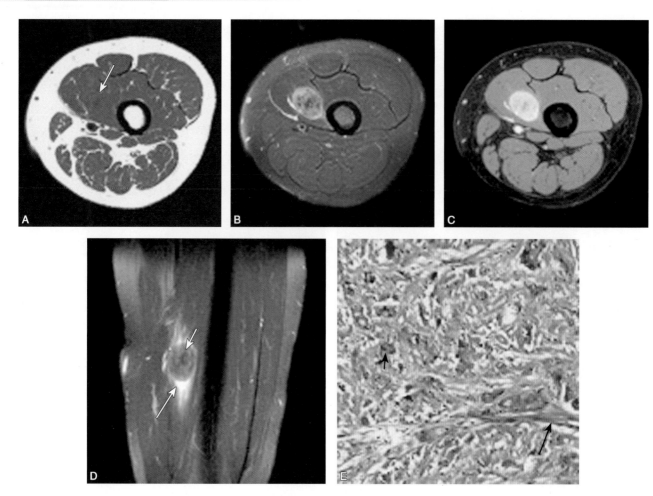

图 28-10-4 左股部颗粒细胞瘤
女,44 岁,4 个月前偶然发现左大腿肿物,自觉肿物逐渐增大。A. T₁WI(横断面)示肿物呈等肌肉信号,内见点条状低信号影(箭);B. FS-T₂WI(横断面)示肿物呈等稍高信号,内见点条状低信号影,周围包绕环状高信号;C. FSPGR 增强扫描(横断面)示病灶呈明显不均匀强化,边缘清晰,内见未强化点条影;D. FS-T₂WI(冠状面)示病灶上下缘高信号影(长箭);肿块与相邻肌纤维连续的低信号线条影,呈"条纹征"改变(短箭);E. 镜下(HE ×20)见瘤细胞分化好(短箭),体积较大,呈圆形或卵圆形,细胞核较小居中,无核分裂象;瘤组织被薄的纤维组织分隔(长箭)。病理诊断:颗粒细胞瘤

CT 表现:平扫呈软组织密度结节或肿块,良性者密度多均匀一致,增强扫描强化方式无特异性。

MRI 表现:呈 T₁WI 不均匀等肌肉或稍低信号、T₂WI 高于肌肉但低于脂肪的高信号,在 FS-T₂WI 上呈等或不均匀稍高信号、周围包绕环状高信号(对肌起源 GCT 具有一定的特征性);增强扫描中度不均匀强化,提示肿瘤相对缺乏血供;病灶与周围肌间隙分界模糊,边缘可见毛刺,这与肿瘤边缘淋巴细胞浸润和炎症反应易于通过肌肉间隙浸润有关,提示存在一定侵袭性。发生于骨骼肌的 GCT 肿块内可见"条纹征"改变,表现为 T₂WI 和增强扫描图像上存在与相邻肌纤维连续的低信号线条影,其病理基础为肿瘤组织内夹带的骨骼肌纤维。MRI 检查及病理图像见图 28-10-4。

【鉴别诊断】

1. 神经鞘瘤 神经鞘瘤多发生于周围神经束支,边界清晰,T₂WI 呈高低混杂信号,增强扫描不均匀持续性强化,可见"鼠尾征"。

2. 肌内血管瘤 肌内血管瘤多为海绵状血管瘤型,T₂WI 呈明显高信号,部分病灶内含脂肪成分,增强扫描呈向心性明显强化。

3. 增生性肌炎 增生性肌炎边界不清,病灶内可见 T₂WI 长条状低信号影,增强扫描病灶明显持续均匀强化,易误诊为恶性。

(李相文　王绍武　窦燕平)

第十一节　不确定分化的肿瘤

一、肌内黏液瘤

【基本病理与临床表现】

肌内黏液瘤(intramuscular myxoma,IM)是起源于间叶细胞的良性软组织肿瘤。好发年龄为 40~70 岁,女性多于男性;主要发生于大腿、上臂、小腿和臀部的大块肌肉(肌肉内的确切位置各不相同:有些完全被肌肉包绕、有些则附着于肌筋膜一侧),少数发

生于肌间隙和皮下。临床表现无特异性,多为无痛、质韧的肿块,可轻微移动,常有波动感,直径多为5~10cm,偶尔可超过20cm,较大的肿瘤远端可出现疼痛、麻木、肌肉无力等,一般无邻近关节功能障碍。IM以单发肿块多见,少数多发性病变位于同一区域时,几乎均伴有黏液瘤附近骨骼的骨纤维结构不良,又称"Mazabraud综合征"。

病理特征为梭形细胞分布于血管稀少且黏液丰富的基质,成熟的胶原纤维及血管结构稀少是其特点,一般术后不复发;肿瘤组织内可有大量细胞分布,并有丰富的血管分布区,当以此种病理改变为主时称为"富于细胞性黏液瘤",术后发生局部无破坏性复发的风险稍高。

【影像学表现】

X线表现:可见肌肉内不均匀低密度区,诊断价值有限。

CT表现:平扫多表现为肌肉组织内的低密度区;增强扫描多为环形强化且伴有实质内的结节状强化,伴或不伴有实质内细线样强化,也可表现为瘤体的不均匀强化或渐进性强化。增强扫描明显强化区域为血管含量丰富且肿瘤细胞分布密集区域,而不明显强化区域为细胞和血管分布稀疏、黏液基质分布丰富的区域,边缘环状强化和内部分隔状强化表明肿瘤有假包膜和纤维间隔的存在。CT检查图像见图28-11-1。

MRI表现:肌肉内占位性病变,呈T_1WI低信号、T_2WI及FS-T_2WI均匀高信号,在DWI序列弥散不受限;这与肿瘤内丰富的黏液基质有关,黏液基质内含有的黏多糖具有较好的亲水性,导致肿瘤组织内水含量增加。增强扫描强化方式同CT。典型的肌内

黏液瘤病灶周围软组织出现脂肪沉积、水肿的概率较高,脂肪沉积和水肿多位于受累的软组织的长轴方向上,由于肿瘤在肌内缓慢生长,黏液样物质渗入邻近肌纤维可产生水肿信号,同时肌组织受黏液样物质刺激产生反应性水肿。MRI检查图像见图28-11-2。

【鉴别诊断】

1. 囊性肿块　滑膜囊肿、腱鞘囊肿、囊性淋巴管瘤在CT和MRI平扫图像上与肌内黏液瘤相似,但这些病变较少位于肌内:滑膜囊肿及腱鞘囊肿多位于关节附近,囊性淋巴管瘤多见于儿童、好发部位为头颈部及纵隔;且它们内部是真正的囊液,增强扫描不强化。神经鞘瘤出现大范围黏液变时,MRI信号与肌内黏液瘤相似,但神经鞘瘤多沿着神经束生长,为纺锤形,多位于肌间隙,囊壁比较厚。

2. 黏液样脂肪肉瘤　黏液样脂肪肉瘤多位于肌间隙,病灶内部出现絮片状或线状脂肪信号,而肌内黏液瘤是病灶周围出现脂肪沉积。

3. 低度恶性纤维黏液样肉瘤　以实性成分为主时,MRI上可见等、稍高、高信号交替的"脑回样"改变,增强扫描呈"脑回样"轻至中度的持续强化;囊性成分为主时周围软组织少有脂肪沉积。

二、滑膜肉瘤

【基本病理与临床表现】

滑膜肉瘤(synovial sarcoma,SS)为具有不同程度上皮分化(包括腺体形成)的间叶组织肿瘤,属于不确定分化的肿瘤,占软组织肉瘤的5%~10%。该肿瘤可发生于任何年龄,常见于青壮年,男性略多于女性;通常发生于深部软组织,可发生于身体不同的部位,最常好发于四肢,还可发生于头颈部、腹膜后

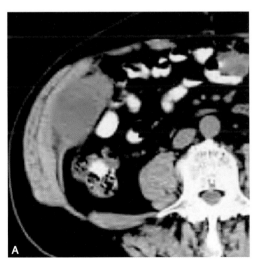
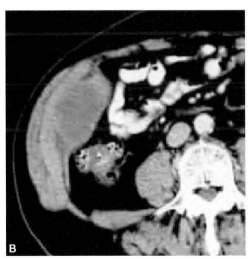

图28-11-1　右腹壁肌内黏液瘤
A. CT平扫示右侧腹壁卵圆形低密度肿块,其上方边缘可见帽状脂肪密度影;B. 增强扫描示肿块边缘强化,并可见内部结节状强化

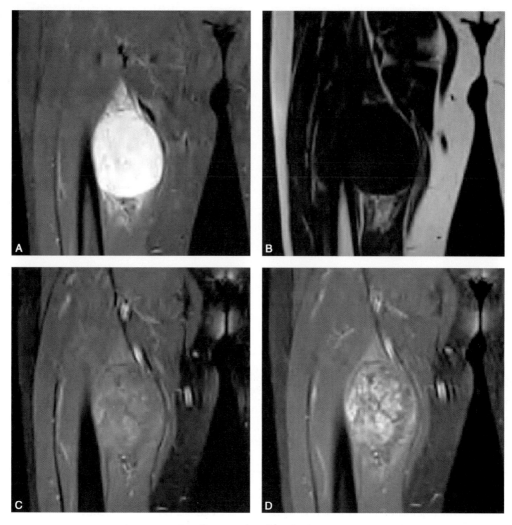

图 28-11-2　右股部肌内黏液瘤

A. FS-T$_2$WI(冠状面)示右大腿类圆形明显高信号肿块伴短线状分隔,邻近软组织可见水肿信号,以上方及下方为著;B. T$_1$WI(冠状面)示肿块呈等肌肉信号,下方周围软组织可见高信号脂肪带及脂肪帽;C. FS-T$_1$WI 增强扫描动脉期(冠状面)示肿块不均匀轻度强化;D. FS-T$_1$WI 增强扫描延迟期(冠状面)示肿块强化较动脉期明显,呈渐进性强化方式

间隙、纵隔区及前列腺;病程长短不一,多为 2~3 年;常表现为深在的、肌间无痛性肿块,少数有疼痛及压痛,因瘤体与关节有一定距离,一般不引起明显的关节功能障碍。

　　肿瘤组织具有双向分化的组织学特点,由两种形态学类型完全不同的细胞组成:类似于癌的上皮细胞,以及纤维肉瘤样梭形细胞。根据两种细胞成分的组成比例及分化程度不同,可分为单相型、双相型、低分化型、高分化型和硬化型五个病理组织学亚型;成人以单相型最多见,儿童单相型和双相型发病率没有明显差异。

【影像学表现】

　　X 线表现:虽不能清楚显示病灶,但可以发现邻近关节肿瘤及周围骨质改变(骨质破坏、骨质受压吸收等),还能发现病灶内的钙化。X 线检查图像见图 28-11-3。

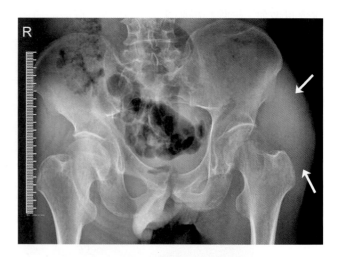

图 28-11-3　左髋关节滑膜肉瘤

男,60 岁,1 年前无明显诱因发现左髋部肿物,近来肿物逐渐增大伴疼痛,质硬,压痛,界不清,活动度差,患肢肌肉萎缩,患侧髋关节活动受限、患肢不适。骨盆正位 X 线片示左髋关节外侧软组织增厚,密度增高(白粗箭)

CT 表现:邻近关节的不规则、结节状低于肌肉密度的软组织肿块,边界清楚或不清楚,内部密度多不均匀、可见更低密度区,少数可见液-液平面,为病变液化、出血区;病灶可伴钙化(占滑膜肉瘤的20%~40%),且钙化多位于肿块的周边,称为边缘性钙化。CT 检查图像见图 28-11-4。

MRI 表现:T_1WI 上,肿瘤实性成分多呈等或等高信号,出血区可呈高低混杂信号,而坏死囊变和钙化区呈低信号;T_2WI 上,肿瘤常表现为明显的高、中、低混杂信号;在 T_2WI 抑脂序列表现为较有特征性的"铺路石"征,即多个大小相似的卵石状高信号结节、其间有明显的低信或 STIR 序列上号间隔。组织病理学证实瘤内间隔为多个肿瘤结节间残存或增生的纤维组织。增强扫描 T_1WI 上肿瘤呈不均匀强化,其间隔有明显强化。总之,滑膜肉瘤的 MRI 表现常常是平扫 T_1WI、T_2WI、STIR 及增强扫描 T_1WI 序列上均能见到等、高、低三种混杂的信号征象,有称其为"三信号征"。MRI 检查及病理图像见图 28-11-5。

【鉴别诊断】

1. **弥漫型腱鞘巨细胞瘤** 生长缓慢,病变边界较清晰,MRI 检查表现为特征性 T_1WI 低、T_2WI 低信号(肿瘤反复出血导致含铁血黄素较多,含铁血黄素有顺磁性效应,可导致局部磁场明显不均匀),关节内弥漫性滑膜增生,呈"海绵垫样",常伴大量关节腔积液,增强扫描呈较明显均匀强化。

2. **未分化多形性肉瘤** 多侵袭性生长,边界不清,钙化少见,增强扫描呈明显不均匀强化。

3. **纤维肉瘤** 发生于年纪较大的老年人,通常瘤体较大,骨质破坏较滑膜肉瘤少见,钙化也较为少见。

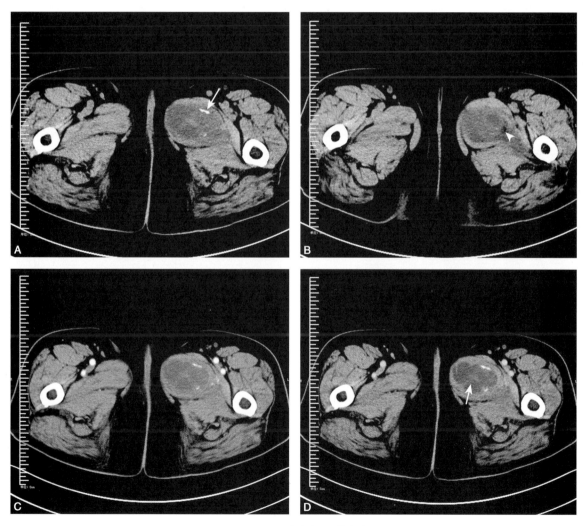

图 28-11-4 左股部滑膜肉瘤

男,48 岁,1 个月前无意中发现左大腿根部肿物,伴疼痛半月余,约鸡蛋大小,质硬,轻压痛,活动度适中,患肢活动受限。A. CT 平扫示左大腿内收肌内梭形软组织肿块,边界尚清晰,边缘见包膜,最大横截面大小约 8.3cm×5.4cm,病灶内密度不均,见斑点状钙化(白长箭)及片状稍低密度;B. CT 平扫示病灶内局部小斑片状脂肪密度影(白箭头);C、D. CT 增强示病变片絮状强化,分隔及包膜中度强化(白箭)。病理诊断:单相型滑膜肉瘤

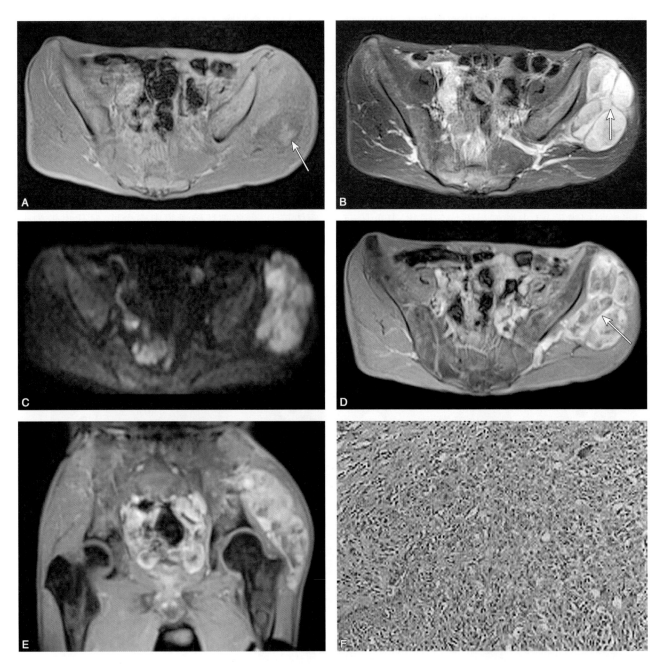

图 28-11-5 左臀部滑膜肉瘤

A. FS-T$_1$WI 示左侧臀中肌内不规则软组织肿块,呈高低混杂信号(白细箭);B. FS-T$_2$WI 示病灶以结节状高信号为主,其内见低信号分隔影(白箭),呈"铺路石"征,最大横截面大小约 14.0cm×4.9cm,臀小肌及臀大肌受压外移,左侧髂骨未见明显受侵征象;C. DWI(b=800s/mm^2)示病灶呈高信号为主混杂信号;D、E. FS-T$_1$WI(横断面、冠状面)增强示病灶明显不均匀强化,其内分隔明显强化(白箭);F. 镜下(HE×200)见肿物由梭形细胞构成,形态较一致,细胞核大,核仁不明显,胞质少,细胞排列密集,呈片状或条索状,另见部分细胞呈多形性,细胞核异型明显,核分裂易见,呈结节状分布伴坏死。病理诊断:单相型滑膜肉瘤

(王绍武 李相文)

第十二节 未分化多形性肉瘤

【基本病理与临床表现】

未分化多形性肉瘤（undifferentiated pleomorphic sarcoma，UPS）以往被称为恶性纤维组织细胞瘤（malignant fibrous histiocytoma，MFH），是成年人最常见的软组织肉瘤，占软组织肉瘤的 15%～20%；好发于 50～70 岁中老年人，男性多于女性，极少发生于儿童。该病病因不明，但约 25% 病例与放疗相关，极少数病例发生于手术后的瘢痕组织。肿瘤可发生于任何部位，但绝大多数病例发生于四肢（特别是下肢）、躯干（包括盆腔和腹膜后）和头颈部软组织内。临床表现无特征性，主要表现为深部软组织肿块，体积常较大，可生长迅速或在近期内明显增大，可伴或不伴有疼痛感。

由于其组织学的未分化性，可包含多种细胞、组织和生长方式，最常见的两种组织学类型是席纹状-多形性型（50%～60%）和黏液型（25%）。

【影像学表现】

X 线表现：可见骨干旁软组织密度的肿块影。

CT 表现：典型表现为四肢长骨骨干旁软组织肿块，大多数呈类圆形或不规则形；平扫大多呈低密度，边界不清，内部密度不均，可见更低密度囊变坏死区；增强扫描肿瘤实性部分强化。

MRI 表现：无特异性，常呈 T_1WI 等信号、T_2WI 不均匀高信号，瘤内常见囊变坏死区，部分肿瘤伴出血，部分肿瘤内见片状或条索状分隔；增强扫描肿瘤实性部分明显强化，分隔未见强化，可能与肿瘤间质成分中富含胶原纤维有关。少数肿瘤周围可见包膜。

MRI 检查及病理图像见图 28-12-1。

【鉴别诊断】

1. **恶性外周神经鞘膜瘤** 在 T_1WI 多呈等、低混杂信号，在 T_2WI 多呈混杂高信号，增强扫描明显不均匀强化，与 UPS 类似；但其常沿粗大神经干包绕性生长、呈纺锤形。

2. **横纹肌肉瘤** 好发于青少年，T_1WI 呈等信号，T_2WI 呈高信号，出现坏死时 T_2WI 呈更高信号，T_1WI 增强扫描明显不均匀强化；横纹肌肉瘤对周围组织的侵犯能力更强。

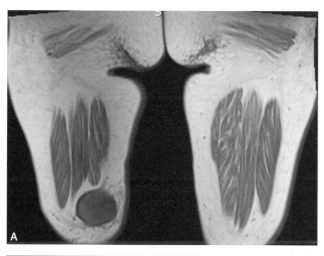

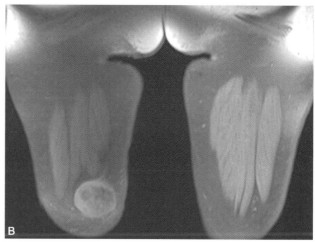

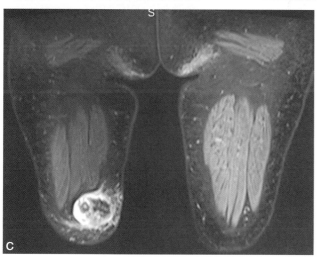

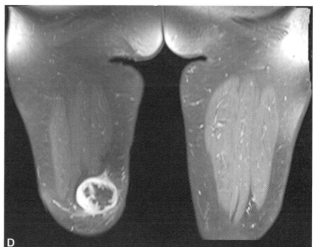

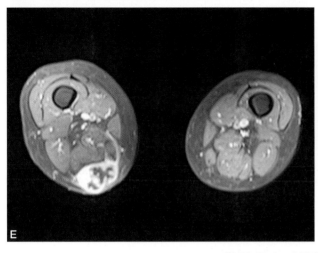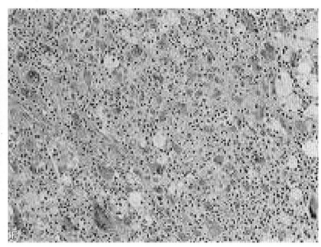

图 28-12-1 右股部未分化多形性肉瘤

女,60岁。发现右大腿肿物1年半,半年以来肿物迅速增大,偶有疼痛。A. T_1WI(冠状面)示右大腿后内侧类圆形肿块影,呈等肌肉信号,肿块外缘可见低信号包膜;B. FS-T_1WI(冠状面)示肿块呈混杂信号;C. FS-T_2WI(冠状面)示肿块呈混杂信号,周围脂肪层内可见少许斑片样稍高信号影;D. FS-T_1WI增强扫描(冠状面)示肿块明显不均匀强化;E. FS-T_1WI增强扫描(横断面)示肿块明显不均匀强化,邻近肌肉受推压;F. 镜下(HE ×40)见在大量炎细胞背景中可见梭形和多形性肿瘤细胞随意分布,肿瘤细胞核多形性明显,大小不一,染色质粗,胞质丰富,淡粉染,并见较多单核或多核瘤巨细胞。病理诊断:未分化多形性肉瘤

3. 滑膜肉瘤 多位于四肢大关节旁,以青壮年多见、男性多见;CT上表现为大小不等的软组织肿块、密度不均,周围骨质破坏,瘤内钙化多见;MRI检查 T_2WI 表现为多个"鹅卵石"样结节状高信号、中间存在网格状低信号分隔,并常在 T_1WI、T_2WI 和增强 T_1WI 检查各序列上表现为等高低混杂的"三重信号征"。

（李相文 张丽娜 王绍武）

参 考 文 献

[1] 韩安家,赖日权. 软组织肿瘤病理学[M]. 北京:科学出版社,2015.

[2] 韦斯,戈德布卢姆,薛卫成,等. Enzinger& Weiss 软组织肿瘤:软组织肿瘤[M]. 北京大学医学出版社,2011.

[3] Fletcher CDM, Hogendoorn PCW, Mertens F, et al. WHO classification of tumours of soft tissues and bone[J]. Lyon: IARC Press,2013:163-167.

[4] Yasuyuki K, Masabumi M, Shunsuke K, et al. Subcutaneous Angiolipoma: Magnetic Resonance Imaging Features with Histological Correlation [J]. Journal of Nippon Medical School,2014,81(5):313-319.

[5] Ilyas G, Turgut A, Ayaz D, et al. Intraarticular Giant Size Angiolipoma of the KneeCausing Lateral Patellar Dislocation [J]. Balkan MedicalJournal,2016,33(6):691-694.

[6] 张景臣,田爱民,李威,等. 磁共振成像对四肢软组织脂肪肉瘤的临床诊断价值和病理对照分析[J]. 实用医学影像杂志,2015,16(1):70-73.

[7] 林翠君,李丽红,黄春榆,等. 脂肪肉瘤的CT、MRI表现与病理学对照[J]. 中国 CT 和 MRI 杂志,2015(8):108-111.

[8] Ounia F. E, Jemnia H, Trabelsi A, et al. Liposarcoma of the extremities: MR imaging features and their correlation with pathologic data[J]. OrthopTraumatol Surg Res, 2010, 96 (8):876-883.

[9] Hourani, R, Taslakian, B, Shabb, N. S, et al. Fibroblastic and myofibroblastic tumors of the head and neck: Comprehensive imaging-based review with pathologic correlation[J]. European Journal of Radiology,2015,84(2):250-260.

[10] Khuu A, Yablon C M, Jacobson J A, et al. Nodular Fasciitis: Characteristic Imaging Features on Sonography and Magnetic Resonance Imaging[J]. Journal of Ultrasound in Medicine,2014,33(4):565-573.

[11] 张慧红,乐洪波,吴先衡,等. 黏液样软组织肿瘤的CT和MRI表现特征[J]. 中华放射学杂志,2015,49(12).

[12] 朱杏莉,张伯英,郭建平. 增生性筋膜炎 MRI 表现 1 例[J]. 中国医学影像学杂志,2016,24(11):850-851.

[13] Jarraya M, Parva P, Stone M, et al. Atypical proliferative myositis: original MR description with pathologic correlation: case report [J]. Skeletal Radiology, 2014, 43(8): 1155-1159.

[14] 邢桂荣,乔卓阳,乔鹏飞. 背部弹力纤维瘤的比较影像学诊断[J]. 中国 CT 和 MRI 杂志,2017,15(8):134-136.

[15] Karrakchou B, Yaikoubi Y, Chairi MS, et al. Elastofibroma dorsi: case report and review of the literature[J]. The Pan African medical journal,2017,28:34.

[16] Akdag O, Yildiran G, Karamese M, et al. Dupuytren-Like Contracture of the Foot: Ledderhose Disease[J]. Surgery Journal,2016,02(03):e102-e104.

［17］刘阳,陈雷,李瑞君,等.双足对称性跖纤维瘤病1例报道及文献回顾[J].实用手外科杂志,2018,32(3):369-370.

［18］刘阳,刘彬,王涛.掌纤维瘤病致鹅颈指畸形一例[J].中华显微外科杂志,2017,40(4):408.

［19］谢丽芬,梁长虹,李景雷.韧带样型纤维瘤病的CT、MRI表现[J].实用放射学杂志,2015(1):116-120.

［20］Otero S,Moskovic EC,Strauss DC,et al. Desmoid-type fibromatosis[J]. Clinical Radiology,2015,70(9):1038-1045.

［21］邓小丽,王绍武,高雪,等.不同病理类型腱鞘巨细胞瘤的MRI特点[J].中国医学影像技术.2016,32:(06):949-952.

［22］Gouin F,Noailles T. Localized and diffuse forms of tenosynovial giant cell tumor(formerly giant cell tumor of the tendon sheath and pigmented villonodularsynovitis)[J]. OrthopTraumatol Surg Res. 2017;103(1S):S91-S97.

［23］Mondal K,Mandal R,Khan K,et al. Pitfalls in the cytological diagnosis of tenosynovial giant cell tumor:An illustration of eight discordant cases[J]. Diagn Cytopathol. 2018;46(3):250-257.

［24］Bommireddy B,Gurram V. Deep Soft Tissue Leiomyoma of Forearm:A Case Report and Review of Literature[J]. J Clin Diagn Res. 2016;10(6):RD03-5.

［25］Fitzhugh VA,Wenokor C,Beebe KS,Aisner SC. Leiomyoma of deep soft tissue mimicking calcific myonecrosis[J]. Radiol Case Rep. 2016;11(4):430-433.

［26］Panagopoulos I,Gorunova L,Brunetti M,et al. Genetic heterogeneity in leiomyomas of deep soft tissue[J]. Oncotarget. 2017;8(30):48769-48781.

［27］Batihan G,Usluer O,Kaya SO,et al. Atypical deep somatic soft-tissue leiomyoma of extrathoracic chest wall:first case of the literature[J]. BMJ Case Rep. 2018;11(1).

［28］方字文,张朝晖,高振华,等.四肢软组织平滑肌肉瘤的MRI诊断[J].临床放射学杂志,2014,33(11):1735-1738.

［29］Gaetke-Udager K,McLean K,Sciallis AP,et al. Davenport MS. Diagnostic Accuracy of Ultrasound,Contrast-enhanced CT,and Conventional MRI for Differentiating Leiomyoma From Leiomyosarcoma[J]. AcadRadiol. 2016;23(10):1290-7.

［30］张磊,杨艳,陈盛,等.口腔颌面部成人型横纹肌瘤3例临床病理分析[J].临床与实验病理学杂志,2017,33(02):161-164.

［31］Suzuki H,Yamashiro K,Takeda H,et al. Adult rhabdomyoma of the extremity[J]. Int J Surg Pathol. 2014;22(7):634-9.

［32］屈昭慧,高雪梅,程敬亮,等.儿童横纹肌肉瘤的MRI表现及ADC值的诊断价值[J].实用放射学杂志,2016,32(11):1759-1761,1772.

［33］Daoud A,Olivieri B,Feinberg D,et al. Soft tissue hemangioma with osseous extension:a case report and review of the literature[J]. Skeletal Radiology,2015,44(4):597-603.

［34］Gaballah AH,Jensen CT,Palmquist S,et al. Angiosarcoma:clinical and imaging features from head to toe[J]. Br J Radiol. 2017,90(1075):20170039.

［35］Nej VDB,Willemsen P,Mattelaer C. A primary extraskeletal osteosarcoma of the mesentery:a case report[J]. Acta ChirurgicaBelgica,2017,118(2):1-4.

［36］Roller LA,Chebib I,Bredella MA,et al. Clinical radiological and pathological features of extraskeletal osteosarcoma[J]. Skeletal Radiology,2018,47(9):1213-1220.

［37］Gupta P,Potti TA,Wuertzer SD,et al. Spectrum of Fat-containing Soft-Tissue Masses at MR Imaging:The Common,the Uncommon,the Characteristic,and the Sometimes Confusing[J]. RadioGraphics,2016,36(3):753-766.

［38］潘霞,刘松,郑欢欢,等.胃肠道间质瘤CT特征性表现与危险度相关性[J].医学影像学杂志,2018,28(5):800-804.

［39］Levy AD,Manning MA,Al-Refaie WB,et al. Soft-Tissue Sarcomas of the Abdomen and Pelvis:Radiologic-Pathologic Features,Part 1-Common Sarcomas:From the Radiologic Pathology Archives[J]. Radiographics. 2017;37(2):462-483.

［40］郭永飞,洪国斌,余水全,等.MRI对下肢软组织良、恶性神经鞘瘤的诊断价值[J].中国CT和MRI杂志,2014,12(04):77-79+103.

［41］Soldatos T,Fisher S,Karri S,et al. Advanced MR imaging of peripheral nerve sheath tumors including diffusion imaging[J]. SeminMusculoskeletRadiol,2015,19(2):179-90.

［42］Ahlawat S,Fayad LM. Imaging cellularity in benign and malignant peripheral nerve sheath tumors:Utility of the "target sign" by diffusion weighted imaging[J]. Eur J Radiol,2018,102:195-201.

［43］Salunke AA,Chen Y,Tan JH,et al. Intramuscular schwannoma:clinical and magnetic resonance imaging features[J]. Singapore Med J,2015,56(10):555-557.

［44］杨敏,邹同恩,施崇敏,等.良性周围神经鞘瘤MRI渐进强化及原因探讨[J].医学影像学杂志,2018,28(5):828-832.

［45］Tagliafico AS,Isaac A,Bignotti B,et al. Nerve Tumors:What the MSK Radiologist Should Know[J]. SeminMusculoskeletRadiol,2019,23(1):76-84.

［46］张凯,张丽娜,王绍武,等.大腿肌内颗粒细胞瘤1例[J].中国临床医学影像杂志,2019,30(6):455-456.

［47］Singh VA,Gunasagaran J,PailoorJ. Granular cell tumour:malignant or benign[J]? Singapore Med J,2015,56(9):

513-517.

[48] Kim ES, Lee SA, Kim BH, et al. Intramuscular granular cell tumor: emphasizing the stripe sign[J]. Skeletal Radiology, 2016, 45(1): 147-152.

[49] Polasek JB, Laviv Y, Nigim F, et al. Granular cell tumor of the infundibulum: a systematic review of MR-radiography, pathology, and clinical findings[J]. Journal of Neuro-Oncology, 2018, 140(2): 181-198.

[50] 吴红清, 宋玲玲, 等. 成人恶性外周神经鞘瘤的 CT 和 MRI 表现[J]. 中国医学影像技术, 2017, 33(07): 1052-1056.

[51] 刘培培, 陈高红, 吴磊, 等. 22 例滑膜肉瘤的影像学分析[J]. 中国 CT 和 MRI 杂志, 2017, 15(07): 127-129+140.

[52] Baheti AD, Tirumani SH, Rosenthal MH, et al. Myxoidsoft-tissue neoplasms: Comprehensive update of the taxonomy and MRIfeatures[J]. Am J Roentgenol, 2015, 204(2): 374-385.

[53] 乐洪波, 张慧红, 吴先衡, 等. 肌内黏液瘤的 MRI 表现及病理对照分析[J]. 中华放射学杂志, 2016, 50(1): 64.

[54] 赵越, 龙世亮, 谭宏文, 等. 肌内黏液瘤的 MRI 表现[J].

中华放射学杂志, 2016, 50(5): 390.

[55] Nielsen TO, Poulin NM, LadanyiM. Synovial sarcoma: recent discoveries as a roadmap to new avenues for therapy[J]. CancerDiscov, 2015, 5(2): 124-134.

[56] 王建武, 冯学彬, 彭如臣. 软组织未分化多形性肉瘤的 CT 与 MRI 表现与组织病理学对照[J]. 中国 CT 和 MRI 杂志, 2015(9): 22-25.

[57] Yan J. Low-Grade Malignant Fibrous Histiocytoma Originating From the Medial Rectus Muscle[J]. Journal of Craniofacial Surgery, 2018, 29(5): e465-e467.

[58] Li J, Geng ZJ, Lv XF, et al. Computed tomography and magnetic resonance imaging findings of malignant fibrous histiocytoma of the head and neck[J]. Mol Clin Oncol, 2016, 4(5): 888-892.

[59] Ghuman M, Hwang S, Antonescu C R, et al. Plexiform fibrohistiocytic tumor: imaging features and clinical findings[J]. Skeletal radiology, 2019, 48(3): 437-443.

[60] Carvalho SD, Pissaloux D, Crombé A, et al. Pleomorphic Sarcomas: The State of the Art[J]. SurgPathol Clin, 2019, 12(1): 63-105.

第二十九章 软组织非肿瘤疾病

软组织是指除骨骼、淋巴与造血组织、脑膜、实质器官及结缔组织支架、神经胶质以外的所有非上皮性组织，包括纤维、脂肪、平滑肌、骨骼肌、脉管组织等，这些组织占人体体积约50%，软组织的非肿瘤疾病主要包括炎症、水肿、出血、积气、脓肿、坏死、萎缩、钙化及骨化等。本章简要叙述有关疾病。

第一节 软组织水肿

软组织水肿（soft tissue edema）常见于外伤，也见于感染、出血、淋巴瘀积等原因所致局部软组织肿胀、组织间渗出、水肿液增多。

【影像学表现】

X 线表现： 见皮下组织均匀透光区内出现粗大网格结构、或见不到条纹状结构，系水肿液存在于脂肪小叶之间所致。严重者可到皮下组织与肌肉间界线不清，肌肉肿胀，肌间隙模糊不清或消失。

CT 表现： 病变部软组织肿胀，皮下组织与肌肉肿胀，皮下脂肪部密度不均匀条状、网格状增高（图29-1-1），肿胀肌肉密度减低（图29-1-2）。

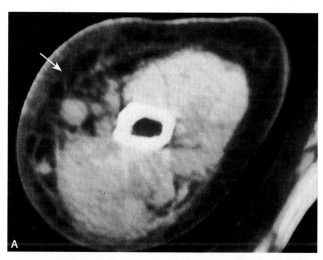

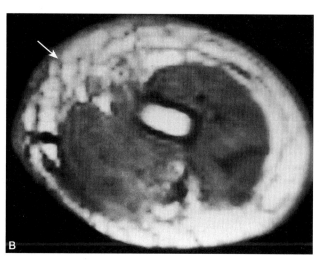

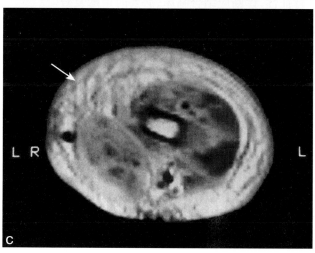

图 29-1-1 右上臂软组织水肿

A. MRI 平扫见右上臂肿胀，皮下脂肪小叶间隔内水肿液呈条网状密度增高（箭），肱三头肌肿胀，密度减低，肌间隙消失；B. MRI 平扫横切像 T_1WI 见皮下脂肪小叶间隔水肿呈低信号强度（箭），肱三头肌肿胀，肌间隙不清；C. MRI 平扫横切像 T_2WI 见皮下脂肪小叶间隔水肿信号强度增高（箭），肱三头肌、肱二头肌信号强度不均匀增高

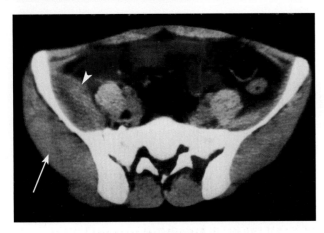

图 29-1-2 右臀外伤软组织水肿
CT 平扫见右髂肌(三角箭头)、臀肌肿胀(长箭),密度
不均匀减低

MRI 表现:T_1WI 示皮下及肌肉内水肿信号强度低,T_2WI 示信号强度增高,尤其是在 T_2WI 抑脂像更为敏感,水肿信号呈显著高信号。

【诊断及鉴别诊断】

软组织水肿的影像学表现不具备特征性,诊断应结合临床。鉴别诊断时要区别病变性质如外伤、软组织炎症、出血、脓肿等。

【小结】

X 线平片对软组织水肿诊断价值有限,主要用于排除骨关节疾病;CT 检查对水肿的定位显示优于 X 线;MRI 对水肿的显示敏感。一般情况下首选 X 线检查除外骨骼病变,复杂部位可选 CT 检查以便良好地显示骨关节及软组织改变。MRI 用于显示水肿的范围,以及对引起水肿的病因进行鉴别诊断。静脉造影和淋巴管造影有助于明确阻塞的部位和性质。

第二节 软组织炎症

软组织炎症(soft tissue inflamation)可因软组织本身各种感染所致,也可因骨、关节感染引起,也见于结缔组织病如皮肌炎、多发性肌炎等。病理上为组织炎症充血、水肿、渗出,可以呈局限性,也可呈弥漫性。

【影像学表现】

X 线表现:示病变局限或弥漫性肿胀,肌间隙模糊消失,皮下脂肪层内出现密度增高条纹,近肌肉侧呈纵行,皮下侧呈横行交叉状、网状。

CT 表现:炎症部组织肿胀、境界不清、皮下脂肪条纹状密度增高,肿胀肌肉体积增大、密度减低(图 29-2-1)。

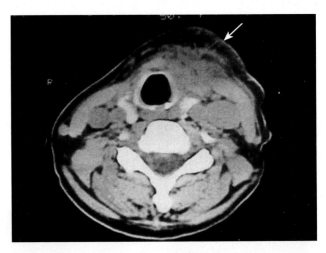

图 29-2-1 左颈前感染
CT 平扫见皮下脂肪条网状密度增高(箭),喉下带状
肌肿胀,密度不均减低,压迫气管右移

MRI 表现:除显示组织肿胀外,T_1WI 示皮下或肌肉炎症组织信号强度减低,T_2WI 示病变信号强度增高(图 29-2-2),增强扫描炎症组织可显示对比增强。

【诊断及鉴别诊断】

软组织炎症与软组织水肿相似,影像学检查无特征性,诊断应结合临床,必要时追随复查。

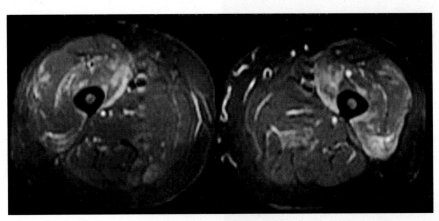

图 29-2-2 双大腿炎性病变
MRI 平扫显示,T_2WI 脂肪抑制见双侧大腿广泛水肿,以股四头肌明显

【小结】

软组织炎症时,X线平片用于排除骨关节疾病;CT检查优于X线平片,对显示病变范围有重要作用;MRI发现病变信号强度变化较CT敏感。

第三节 软组织脓肿

【基本病理与临床】

软组织脓肿(soft tissue abscess)的病因可因特异性感染和非特异性感染所致。特异性感染多为骨或椎体结核引起;非特异性者可因局部软组织感染未能及时控制而形成,也可因全身疾患、机体抵抗力低下、急性细菌性感染如金黄色葡萄球菌等所致。临床上结核脓肿常表现为腹、盆、髂窝肿块,而其他炎症脓肿表现为发热、局部肿痛、皮温增高、功能障碍、白细胞增高等。

【影像学表现】

X线表现:结核脓肿表现为腰大肌肿胀,边缘不清,并可发现椎体骨质破坏。炎症性脓肿发生于腰大肌者也可见其肿胀,发生于四肢者呈局部肿胀、肌间隙不清。慢性脓肿可致病变局部密度增高。

CT表现:炎症脓肿局部肌肉组织肿胀,境界不清,脓肿呈不规则形,脓肿壁稍低于肌肉密度,脓液呈低密度,CT增强见脓肿壁呈中等不规则强化(图29-3-1)。结核脓肿的CT平扫见受累肌肉肿胀,境界较清,脓肿壁较规则,脓液呈低密度囊状。CT增强扫描示脓肿壁有轻微强化(图29-3-2)。

MRI表现:T_1WI示脓肿呈不均匀低信号强度,脓肿壁稍高于脓液信号强度,T_2WI示脓液、脓肿壁信号强度增高明显,周围软组织水肿信号强度亦有所增高(图29-3-3)。

【诊断及鉴别诊断】

肌肉组织肿胀,CT扫描显示规则或不规则低密度脓液区者,结合临床,诊断可确立。鉴别诊断应区分结核脓肿及炎症脓肿。前者常合并有明确的椎体破坏。位于腰大肌、髂腰肌的脓肿应与肌肉组织或腹膜后肿瘤鉴别。位于四肢肌肉组织内者应与肌肉组织肿瘤如横纹肌肉瘤、恶性纤维组织细胞瘤等鉴别。

【小结】

X线检查主要应用于骨骼结构的病变显示,CT和MRI对脓肿的显示优于X线平片检查,对病变的定位和定性有基本相同的作用。

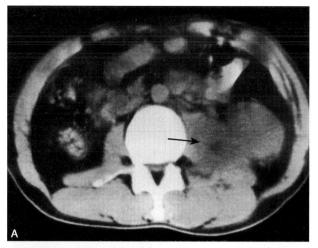
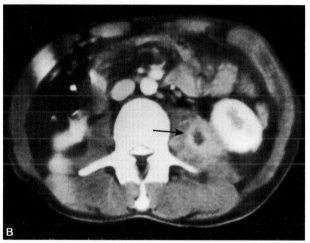

图 29-3-1 左腰大肌脓肿

A. CT平扫见左腰大肌肿胀明显,压迫左肾外移,密度不均匀减低,其内脓液呈不规则低密度区(箭);B. CT增强扫描见脓肿(箭)呈不规则强化,境界不清,其内脓液呈低密度无强化区

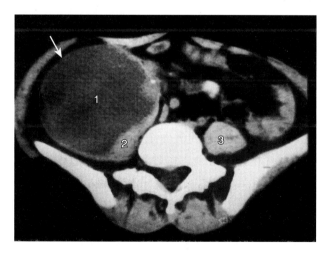

图 29-3-2 右腰大肌结核脓肿

CT平扫见右腰大肌肿胀,腰大肌筋膜内巨大脓肿呈低密度囊(箭),腰大肌受压变形,脓肿境界清晰

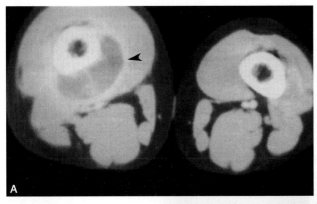
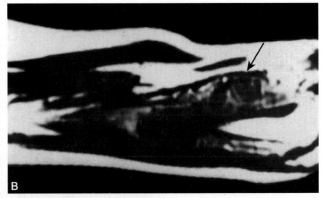
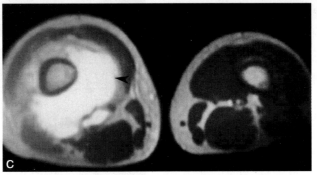

图 29-3-3 右大腿脓肿
A. CT 增强见右大腿肿胀,股骨后侧脓肿壁环状强化(箭头),囊内脓液呈低密度无强化,股骨结构完整;B、C. MRI 扫描。
B. T₁WI 见脓肿(箭)呈不均匀低信号强度;C. T₂WI 见脓肿(箭头)信号强度增高明显,脓肿周围炎症信号强度有所增高

第四节 软组织血肿

【基本病理与临床】

软组织血肿(soft tissue hematoma)主要因外伤所致,位于皮下的血肿吸收快,深部的血肿吸收慢,可存留数月以上。

【影像学表现】

X 线表现:因血肿的 X 线吸收值接近于水,X 线平片示血肿部软组织肿胀,血肿位于肌间或肌肉血肿使肌间隙不清。

CT 表现:血肿部软组织肿胀,位于皮下或肌肉者在急性、亚急性期血肿呈高于肌肉密度(图 29-4-1);在慢性期呈境界清晰的低密度区。

MRI 表现:血肿的信号强度取决于出血时间,但其时间变化特征与颅内血肿不一致,软组织内血肿的脱氧血红蛋白变性降解时间慢,T₁WI 示在急性期可呈低信号强度(图 29-4-2)。在亚急性期、慢性早期可呈片状、环状高信号强度(图 29-4-3、图 29-4-4);T₂WI 呈高信号强度。

【诊断及鉴别诊断】

CT 和 MRI 检查的表现特征结合临床可作出明

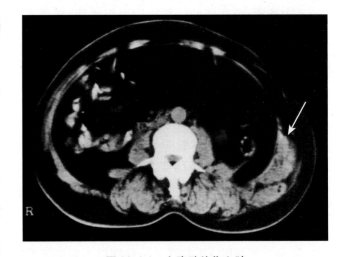

图 29-4-1 左腹壁外伤血肿
CT 平扫见左腹壁外血肿(箭)。密度高于肌组织。左竖脊肌外伤肿胀,肌间隙密度增高

确诊断。CT 检查应与软组织钙化相鉴别。MRI 检查应与软组织脂肪瘤、肿瘤出血相鉴别。

【小结】

X 线检查无特征性表现,CT 和 MRI 对病变的定位作用相同,MRI 较 CT 检查的特异性和敏感性高,可首选 MRI 检查。

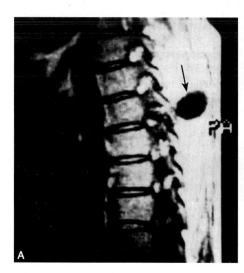
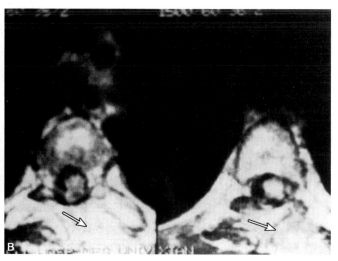

图 29-4-2 左胸竖脊肌急性刀伤血肿
A. T₁WI 见血肿呈低信号强度(箭);B. T₂WI 见血肿信号强度增高明显(箭)

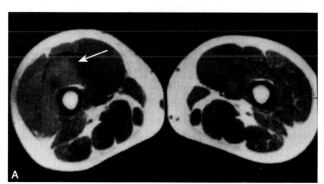
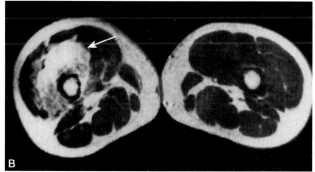

图 29-4-3 右大腿外伤亚急性血肿
A. T₁WI 见右大腿股四头肌肿胀,股中间肌血肿(箭)呈稍高信号强度区;B. T₂WI 见股中间肌血肿部信号强度增高明显(箭),股四头肌信号强度不均匀增高

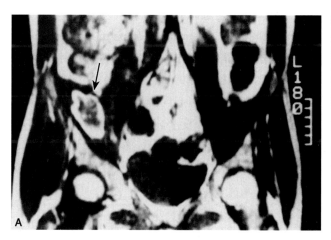
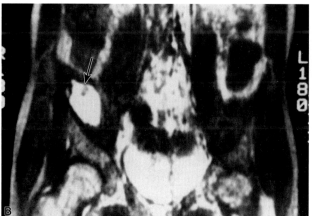

图 29-4-4 右髂腰肌亚急性血肿
A. T₁WI 见血肿(箭)呈环状高信号强度;B. T₂WI 见血肿(箭)信号强度增高。血肿周围挫伤水肿信号强度亦有所增高

第五节　软组织积气

【基本病理与临床】

软组织积气（soft tissue gas）除外伤或外科手术后原因外，也可因含气器官的破裂、穿孔所致，如食管、气管破裂，气体进入纵隔、颈胸部软组织内，也可因腹股沟疝破裂，气体进入皮下组织。有时因软组织厌氧菌感染，使组织分解产生气体，这种现象在患有糖尿性足病的糖尿病患者中并不少见。

【影像学表现】

X 线表现：气体较少时呈泡状弥漫分布于皮下组织内；较多时则呈大小不等圆形、不规则形泡影，其间见网状条纹间隔。气体可充于肌肉和皮下结缔组织间呈带状，也可溢入肌间，显示出肌束轮廓。

CT 表现：气体呈极低气体密度区（图 29-5-1～图 29-5-3）。

MRI 表现：气体在 T_1WI 和 T_2WI 均呈极低信号强度。

【诊断及鉴别诊断】

软组织内异常气体存在，应结合临床以鉴别积气原因，如外伤、脏器破裂穿孔或感染等。

【小结】

X 线平片对积气的显示敏感，应作首选检查。复杂部位积气 X 线显示有困难时可选 CT 检查。外伤性软组织积气一般不使用 MRI 检查，但在感染性病变，MRI 检查可明确软组织感染的深度和广度，是否累及骨骼和关节，例如：糖尿性足病 MRI 检查，可

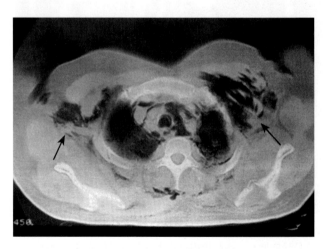

图 29-5-1　胸外伤皮下肌间积气
CT 平扫见胸前壁积气呈条状气体低密度区（箭），两侧胸大、小肌分离前移，左胸大小肌内积气位于肌束间呈条状。竖脊肌内积气呈小条片状

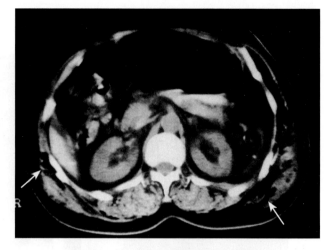

图 29-5-2　胸外伤后腹壁外皮下积气
CT 平扫见积气（箭）呈条片状低密度区

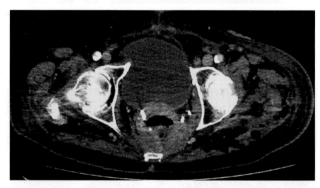

图 29-5-3　结肠癌穿孔软组织积气
结肠癌术后吻合口周围及左臀部肌间隙大量积气

帮助了解软组织的感染是否累及骨髓、皮肤的溃疡和窦道是否与骨髓腔相通等有用信息。

第六节　肌间隔综合征

【基本病理与临床】

肌间隔综合征（muscle compartment syndrome）又称肌筋膜间隔综合征。四肢肌肉血管、神经均位于封闭的、缺乏扩张性的骨骼与筋膜的间隙之中，当创伤、占位性病变等引起间隙内容体积增大，或间隙外病变压迫使之间隙变小，均造成间隙内压升高，动脉缺血和静脉回流障碍的恶性循环，使肌肉、神经变性坏死，功能丧失，严重者因大范围坏死引起休克、肾衰而死亡。

引起肌筋膜间隔综合征的原因很多，使间隙区容量缩小者见于筋膜损伤后加压闭合，外包扎石膏夹板等过紧，局部加压用力过大等；造成间隔区内容物体积增加的原因见于：①出血如外伤后或凝血机制紊乱疾病；②毛细血管通透性增高如缺血后肿胀、操练过度、骨折创伤、烧伤、药物毒品刺激、手术后

等;③毛细血管压增高如静脉阻塞、肌肉肥大;④其他如输液或输血外渗、感染、肾病综合征等。临床表现因受压的部位和结构不同而不一样,故有不同的病名,如前臂骨筋膜室综合征、胫前肌筋膜间隔综合征、梨状肌综合征、神经卡压综合征、狭窄性腱鞘炎等。主要表现为患病部位疼痛加剧,进行性肿胀、功能障碍如肌瘫、感觉障碍、局部皮肤苍白变暗红、远端脉搏逐渐消失。

慢性疲劳性间隔综合征是一种由运动引起的肌肉和神经状况,它会导致腿部或手臂受影响的肌肉疼痛、肿胀,有时甚至残疾。任何人都可能患上这种疾病,但在参加有重复影响活动的青年跑步者和运动员中更为常见。

【影像学表现】

X 线表现:见患肢软组织肿胀明显,局部呈水肿表现,外伤者可发现骨折等,慢性患者可作血管造影发现局部动脉狭窄闭塞。

CT 表现:筋膜隔内肌组织肿胀,肌间隙变窄不清,肌密度减低(图 29-6-1)。

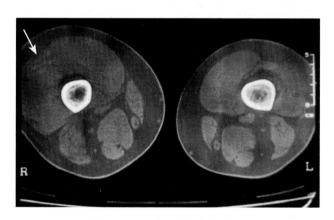

图 29-6-1 右大腿肌间隔综合征
CT 平扫右大腿外伤肿胀,(箭),密度不均匀减低,肌间隙消失

MRI 表现:T_1WI 筋膜隔内肌肉信号强度减低,如有出血则信号强度增高;T_2WI 示病变区信号强度增高较明显(图 29-6-2)。

【诊断及鉴别诊断】

本病临床症状典型,诊断主要依靠临床。影像学检查帮助临床定位及鉴别病因。影像学鉴别诊断包括炎症、脓肿、血管畸形、肿瘤等。

【小结】

X 线平片应为首选检查,发现有无骨折等骨骼异常。CT 和 MRI 扫描可进一步显示间隔腔病变范围、程度及可能原因,有关影像学表现需进一步研究。

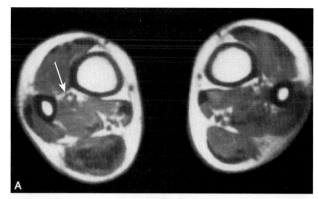

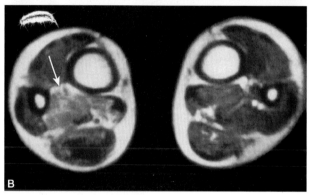

图 29-6-2 右小腿肌间隔综合征
A. T_1WI 见右小腿外伤跟腱撕裂形态不整齐,长屈肌、胫骨后肌肿胀(箭);B. T_2WI 见胫骨后肌、长屈肌信号强度增高(箭)

第七节 肌 肉 坏 死

【基本病理与临床】

肌肉坏死(muscle necrosis)的原因很多,可因外伤、感染、血管闭塞、神经损伤、营养、物理及化学性损伤等致肌肉的坏死,病变可累及皮肤、骨骼、关节等。早期组织充血、淤血、水肿、渗出,进而发生坏死。临床表现皮肤苍白、皮温下降及局部感觉、运动障碍,血管搏动性减弱消失等。

【影像学表现】

X 线表现:可显示软组织肿胀、水肿、炎症变化及结构的形态学异常,骨骼关节破坏及组织的缺失。血管造影可发现血管的阻塞部位及程度、侧支循环的建立。

CT 表现:为肌肉密度明显不均匀性减低,文献报道时间可长达数月。CT 增强扫描见早期坏死肌肉边缘强化。

MRI 表现:T_1WI 示病变肌肉信号强度不均匀减低,T_2WI 示病变肌肉之信号强度不均匀增高(图 29-7-1)。

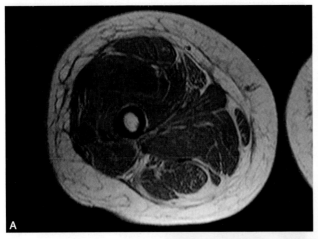

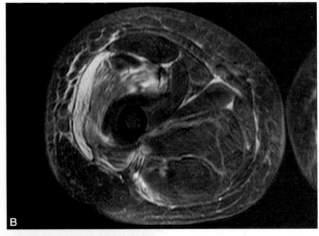

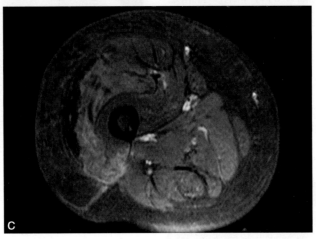

图 29-7-1　肌肉坏死 MRI

T$_1$WI（A）、T$_2$WI（B）显示股外侧肌和大收肌群广泛的肌内水肿,弥漫性筋膜水肿和皮下软组织水肿也可见于这些肌群。T$_1$WI+C（C）图像显示股外侧肌坏死区域

【诊断及鉴别诊断】

坏死的临床表现特征和影像学检查可用于确诊和确定病变范围。鉴别诊断也要结合临床,确定坏死的原因。

【比较影像学】

四肢部位 X 线平片主要用于观察骨关节破坏的有无及其程度。躯体部位 X 线平片的显示有限,故 CT 检查优于 X 线平片,可首选 CT。CT 和 MRI 检查可用于显示病变的范围和程度。

第八节　软组织萎缩

【基本病理与临床】

软组织萎缩(soft tissue atrophy)包括脂肪萎缩和肌萎缩(muscular atrophy),可分为弥漫性和局限性;弥漫性软组织萎缩常见于慢性消耗性疾病和营养不良的并发症,局部软组织萎缩的病因很多,包括胶原性疾病(如硬皮病)、外伤性、血管性、失用性、放射治疗后、习惯性及失神经性等原因所致。肌萎缩表现为萎缩肌束或肌群变细、变小,肌纤维脂肪变,肌间纤维脂肪结缔组织增多。临床表现局部变细萎缩、肌力减低。

【影像学表现】

X 线表现:见肌萎缩部位细小,肌间脂肪层增宽。

CT 表现:见肌肉的长度与正常侧一致,但肌束的横径明显缩小,肌密度减低,肌间脂肪增多(图 29-8-1、图 29-8-2)。

MRI 表现:除可见肌形态变化外,T$_1$WI 及 T$_2$WI 上因肌肉的脂肪变性而显示萎缩肌肉的信号强度增高(图 29-8-3、图 29-8-4)。

【诊断及鉴别诊断】

根据肌萎缩的影像学表现特征,诊断不难。但区别肌萎缩的病因需要作进一步检查,如咀嚼肌萎缩见于多种去神经原因,如鼻咽癌颅内侵犯、三叉神经瘤和颅底蛛网膜炎等。严重的肌萎缩可致肌

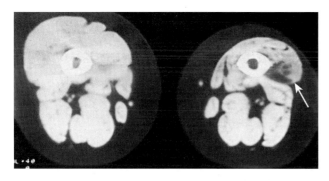

图 29-8-1 左大腿肌萎缩

CT 平扫见左大腿肌群较右侧明显细小,以股四头肌明显,股外侧肌萎缩脂肪变性致其密度减低(箭)

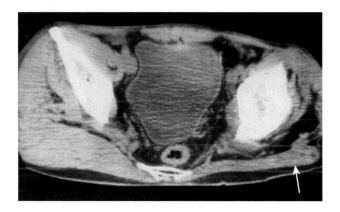

图 29-8-2 左臀大肌萎缩

CT 平扫左臀大肌较右侧明显细小(箭),肌密度减低,肌间隙增宽

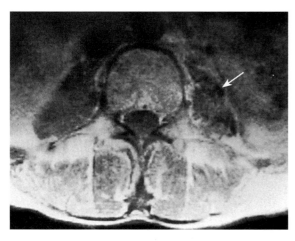

图 29-8-3 左腰大肌萎缩

MRI T₁WI 见左腰大肌(箭)较右侧细小,肌萎缩脂肪变性致肌肉信号强度较右侧不均匀增高

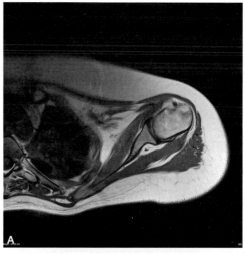

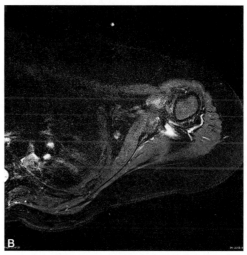

图 29-8-4 左肩关节肩袖肌萎缩

$T_1WI(A)$ 和 $T_2WI(B)$ 抑脂像,可以清晰地看到肩袖肌肉体积明显缩小,患者有颈部放疗病史

第九节 软组织肥大

【基本病理与临床】

软组织肥大是指软组织过度生长或软组织过度生长合并骨肥大,可分为全身性和局限性,全身性软组织肥大可见于巨人症和肢端肥大症(图 29-9-1),但也可见于其他疾病,如脑性巨人症。除肢端肥大之外,本病还伴有进行性智力障碍;偏侧肥大可能是特发性疾病,如神经皮肤综合征:神经纤维瘤病、结节性硬化、Sturge-Weber 综合征、Linda-van Hippel 病、Klippel Trenaunay Weber 综合征(图 29-9-2)等。

巨趾症是典型的局限性软组织肥大,是罕见的先天畸形之一。该肥大畸形不是由神经纤维瘤病引起,就是由先天性淋巴组织和脂肪组织的增殖所引起,可累及一个或多个手指或足趾,受累软组织

肉形态细小近于消失,应与一系列肌发育异常如腹肌先天性缺损综合征(Prune-Belly 综合征)、并指与胸大肌缺损综合征(Poland 综合征)、髂肋骨软骨发育不良合并腹肌发育不良、单纯性腹肌发育不良等鉴别。

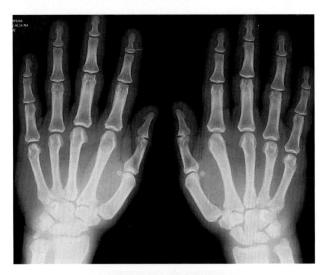

图 29-9-1 肢端肥大
双手 X 线平片显示手腕部软组织肥厚

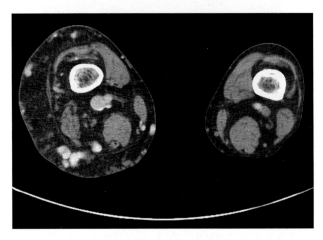

图 29-9-2 K-T 综合征
CT 增强扫描显示右大腿有广泛的静脉曲张。右腿深浅静脉系统明显增大,深浅静脉系统对比明显,未见充盈缺损。右腿肥大,符合 Klippel-Trenaunay-Weber 综合征表现

包括:皮肤、皮下脂肪、肌肉、脉管、神经和骨骼等。此外,血管的发育畸形,如动静脉瘘,也会由于动脉血的异常丰富的血供,造成局部软组织和骨的过度生长。

第十节 软组织钙化与骨化

【基本病理与临床】

软组织钙化和骨化的原因很多,可分为①代谢性疾病:原发或继发性甲状旁腺功能亢进、甲状旁腺功能减退或假性甲状旁腺功能减退、特发性血钙增高症、痛风、褐黄病、维生素 D 中毒等。②感染性疾病:炎症、结核、麻风、囊虫病、包虫病、旋毛虫病、血吸虫病、弓形体病等。③血管性疾病:动脉硬化、静脉石、静脉淤积、血管畸形等。④肿瘤性疾病:原发

良、恶性肿瘤,转移瘤等。⑤其他疾病:骨化性肌炎、进行性骨化性肌炎、截瘫后软组织钙化、软组织钙质沉积症、破伤风、阴茎硬结病等。上述多种疾病都可产生软组织钙化与骨化,部分疾病参阅有关疾病章节。

【影像学表现】

X 线及 CT 表现:软组织钙化与骨化在 X 线及 CT 上均表现为高密度影,骨化一般说来在高密度影中可看到骨小梁排列,而钙化表现为点状、环状、线状或斑片状,无骨小梁和皮质结构。有时两者征象互相交叉,如异位骨化的钙化开始时并不会显示有骨小梁结构;而骨化的肿瘤也可能是由无小梁结构的骨组合而成,给区分两者造成困难,尤其对少量的骨化或钙化。

单凭 X 线及 CT 表现通常不能对软组织钙化做出病因学诊断,一些诊断名词如:异位骨化、普遍性钙质沉着、肿瘤样钙质沉着、局限性钙质沉着征等,并非真正的疾病名称,而仅仅是用来描述某些疾病存在的广泛、局限、肿块样钙沉积,他可能仅是某些损伤性疾病、胶原血管性疾病、代谢性疾病或其他疾病伴随钙沉积和骨质形成。

在某些疾病,钙化的 X 线及 CT 表现具有相对特征性,为病因学诊断能提供有效的诊断信息,例如血管瘤或静脉曲张伴随的静脉石呈圆形、椭圆形中心透光的钙化影,颇具特征性,而皮下呈现网状排列的钙质沉积常见于皮肌炎,卷曲状或线状的软组织钙化常见于某些寄生虫性疾病等。

MRI 表现:钙化在磁共振传统序列如 T_1WI、T_2WI 上信号多变,钙化在梯度回波序列上呈极低信号,易检出,但与含铁物质(如出血)无法区分。因铁为顺磁性物质,钙化为反磁性物质,在 MR 磁敏感成像(susceptibility weighted imaging,SWI)相位图上,两者信号相反,借此可鉴别两者。骨化有时在磁共振上内部可见脂肪信号。

第十一节 软组织寄生虫病

囊虫、包虫、旋毛虫、血吸虫、丝虫、弓形体等均可侵犯软组织,于软组织内产生虫囊,寄生虫死亡后,虫囊及囊壁钙化。常见的寄生虫表现如下:

一、囊虫病

【基本病理与临床】

囊虫病(cysticercosis)因人食用猪肉绦虫卵后,

虫卵在小肠内孵化成六钩蚴,进入肠壁,随血运入身体软组织,发育成囊蚴而发病,以肌肉、皮下、脑、眼多见。寄生于肌肉内者呈长形,1cm 长。组织学上见囊泡为一白色包膜,壁光滑菲薄,囊尾蚴附于囊壁,向内突出为头节。囊周组织坏死及炎性反应,囊虫死亡后,囊液凝固、囊腔缩小,死虫体、凝固性的囊液、囊壁可钙化。临床表现为皮下肌肉内黄豆大小硬结节,多见于躯干、四肢。无痛、无炎性反应。在囊虫病的囊肿可出现在大脑、眼睛、骨骼肌和皮下组织。

【影像学表现】

X 线及 CT 表现: 在囊虫钙化前无阳性发现,囊虫钙化一般在死亡 3 年以后发生。钙化呈椭圆形、梭形,与肌肉长轴一致,长约 15mm,宽约 3mm。钙化形状也因囊虫部位而变化,头节钙化呈小圆点状,囊壁钙化呈环状,头节及囊壁钙化呈靶状,整个囊虫钙化则呈圆形或椭圆形(图 29-11-1)。

MRI 表现: 四肢病变 X 线检查显示钙化敏感,而软组织囊虫以 MRI 显示敏感,可发现活囊虫。囊虫呈囊性,T_1WI 上呈低信号,T_2WI 上呈高信号(图 29-11-2),在 T_2WI 上可见囊壁结节,周围可见软组织水肿(图 29-11-3)。

【诊断及鉴别诊断】

本病诊断依靠血、脑脊液的囊虫酶联反应,皮肤囊虫活检及影像学表现。影像学鉴别诊断包括丝虫病等。

二、丝虫病

【基本病理与临床】

丝虫病(filariasis)寄生于人体的丝虫病主要是斑氏丝虫和马来丝虫,主要侵犯淋巴管和淋巴结,致淋巴引流受阻,产生下肢淋巴象皮肿,侵犯纵隔、腰淋巴结时,使淋巴液回流受阻,通过侧支循环进入肾脏,产生淋巴尿(乳糜尿)。

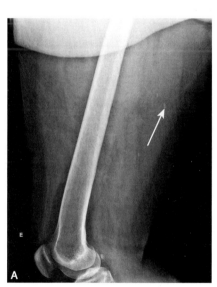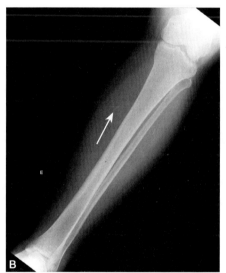

图 29-11-1 囊虫病
X 线平片见左小腿内侧软组织内,囊虫钙化呈条状(箭)

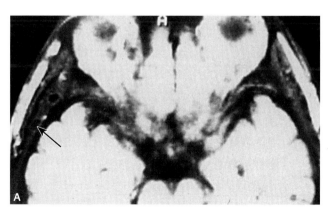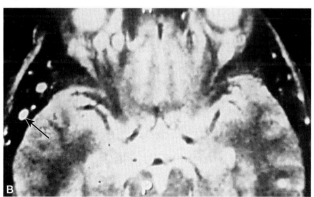

图 29-11-2 囊虫病
A. MRI 平扫 T_1WI 见右颞肌囊虫呈境界清晰低信号强度(箭);B. T_2WI 见囊虫信号强度增高明显

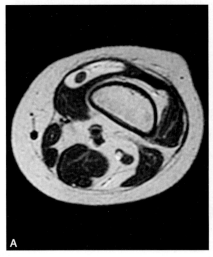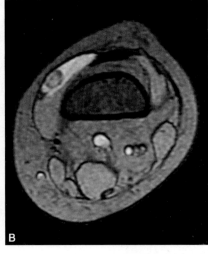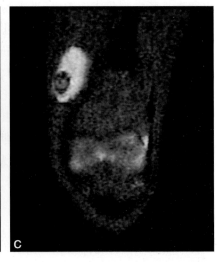

图 29-11-3　囊虫病 MRI

T_2WI 和 T_2WI 抑脂像，股四头肌(股内侧肌)内见两个囊性病灶，囊壁可见偏心结节，周围肌肉水肿

【影像学表现】

寄生于下肢淋巴管内丝虫死后可发生钙化，见于皮下组织，呈串状分布，长 5mm，宽约 1mm。

【诊断及鉴别诊断】

本病临床表现典型，诊断主要依靠临床检查。影像学上需与囊虫病鉴别。

【比较影像学】

下肢 X 线检查敏感，CT、MRI 较少应用。

第十二节　血管钙化

血管钙化多因血管壁或血管腔内病变所致异常钙盐沉积所致，常见原因包括动脉粥样硬化、静脉石、血管畸形等。

一、动脉硬化斑块钙化

动脉粥样硬化斑块钙化为动脉内膜或内膜下粥样斑块形成、纤维化、钙化，导致动脉管壁增厚、僵硬、失去弹性，多见于中老年人或某些伴发动脉硬化的疾病，如糖尿病等。钙化多见于主动脉、髂动脉、下肢动脉和颈内动脉虹吸段、冠状动脉等。

【影像学表现】

X 线表现：见沿动脉行程的条线状钙化，常多发，主动脉等大动脉管壁钙化易显示。

CT 表现：动脉壁完整或不完整的环形钙化影(图 29-12-1)。

MRI 表现：T_1WI 及 T_2WI 示钙化的动脉壁呈低信号强度，与流空的血液不易区别。

【诊断及鉴别诊断】

沿血管走行的血管壁钙化影像学诊断不难。鉴

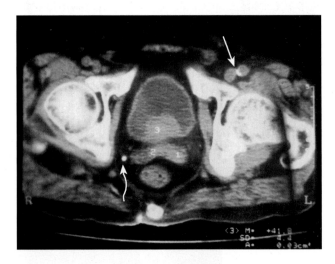

图 29-12-1　血管钙化

CT 平扫见左股动脉壁片状钙化(直箭)，另见盆内静脉石(弯箭)呈点状高密度影

别诊断包括血管畸形钙化、寄生虫钙化等。

【比较影像学】

X 线平片不能显示小血管壁钙化，对于钙化与血管关系也难以确定，而 CT 检查显示钙化清楚，应为首选检查方法。MRI 显示钙化不如 CT。

二、静脉石

静脉石为小静脉或静脉丛因血流速度缓慢，腔内形成血栓并钙化形成，常见于盆腔、眶内、四肢等部位，常无临床症状。静脉壁钙化少见。

【影像学表现】

X 线表现：示盆内两侧边缘内 2～6mm 大小、圆形或椭圆形、边缘锐利的钙化点。

CT 表现：见钙化位于盆腔静脉丛内呈小点状(图 29-12-1)。

MRI 表现：T_1WI 和 T_2WI 较难观察显示。

CT 可清楚显示静脉石位置、数量、大小、分布等情况，X 线平片及 MRI 不易显示，CT 为首选检查方法。

三、血管畸形钙化

血管畸形钙化多发生于皮下或肌肉内海绵状血管瘤中，局部肿块内见数目不一、大小不等的静脉石呈椭圆形、环形、条片状（图 29-12-2）。详见软组织肿瘤一节。

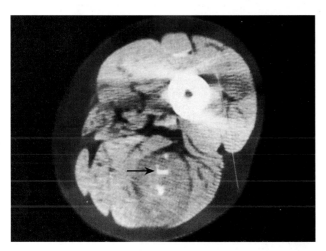

图 29-12-2　血管瘤钙化
CT 平扫左大腿肌内血管瘤呈稍低肌密度肿块，其内见斑点片状钙化（箭）

第十三节　骨化性肌炎

【基本病理与临床】

骨化性肌炎（myositis ossificans）是在 1868 年由 Von Dusch 命名，其实质为软组织内一种反应性非肿瘤性病变，原因不明。病理组织学上以纤维组织增生为特征，伴有大量新骨形成，同时还可以有软骨形成，骨化不仅限于肌肉，皮肤、皮下组织、筋膜、肌腱、骨膜、血管、韧带关节附近的纤维组织内也多有发生。肌肉损伤为主要病因，约 50% 的病例有外伤史，软组织内出血为骨化原因。也有人认为与感染有关。曾使用过不同的命名，如外伤性骨化性肌炎、局限性骨化性肌炎等。

临床多见男性青少年，以股四头肌、股内收肌、上臂肌多见。也见于膝、肩、肘肌及手足小肌，亦见于筋膜、腱膜。临床分为反应期、活动期、成熟期、恢复期四期。活动期可有发热，检查见受累肌群肿胀、肿块、触之硬、压痛阳性、皮温高。临床肿块增大快、钙化快、消肿快，受伤后 15～60 天肿块可消除。典型病例肿块呈灰白色、表面光滑、包膜完整，切缘为灰白色骨性组织，中间呈淡褐色。镜下边缘为放射状较成熟骨小梁，中央区有交错排列的成纤维细胞和成骨细胞，中间区为稀少的骨样组织和新生不规则网状骨小梁，有丰富的成纤维细胞。

【影像学表现】

X 线表现：骨化性肌炎早期，X 线平片多阴性，容易漏诊，有时可见软组织肿胀。中晚期表现为软组织内钙化和骨化影，呈层状、带状或不定棉絮状，钙化的骨样组织呈团块状与骨皮质分界不清，也可包绕骨干，呈放射状，周围软组织推压移位。之后钙化呈壳状骨性轮廓（图 29-13-1、图 29-13-2），恢复期软组织肿胀消退，但钙化加重形成骨性致密影。

CT 表现：CT 检查除可发现软组织肿胀外，还可确定受累肌肉的骨化，表现为形态不一的高密度骨化灶（图 29-13-3）。早期骨化性肌炎病灶区水肿，边界模糊，邻近骨膜可有轻度增生，易误诊为感染性病变；中期可出现分层样蛋壳样钙化，病灶周围呈软组织样密度，这一征象具有一定特征性；晚期骨干周围出现块状骨化影，与骨皮质分界不清，骨髓腔不受累，增强扫描骨化区无强化，软组织区可出现强化。

MRI 表现：具有良好软组织对比度，可以很好地反映骨化性肌炎的病理演变过程，是早期诊断的最佳手段。MRI 上，早期 T_1WI 为中等偏高信号肿块，T_2WI 高信号为主，病灶边缘水肿明显呈高信号，中期 T_1WI 和 T_2WI 信号均可较前减低。病灶边缘钙化呈低信号环形改变，纤维化和出血含铁血黄素沉积亦呈低信号改变，随着时间推移，低信号环愈加清楚，此为骨化性肌炎的典型表现，尤其 MRI 动态观察是诊断的重要依据。后期骨化性肌炎所形成的成熟骨块在 T_1WI 和 T_2WI 均表现为低信号（图 29-13-1）；由于 MRI 对于早期的钙化或骨化不够敏感和缺乏特异性，故早期诊断需结合 X 线和 CT 检查。

【诊断及鉴别诊断】

本病诊断依靠典型的临床症状及影像学表现。病变早期鉴别诊断应包括软组织炎症、水肿、出血、脓肿、肿瘤、急性骨髓炎致软组织水肿等。晚期肌肉内出现钙化时应与进行性骨化性肌炎、软组织钙质沉积症、截瘫后软组织钙化、关节滑膜软骨瘤以及其他肿瘤钙化进行鉴别诊断。

【比较影像学】

X 线平片及 CT 检查尤其是 CT 检查对肌内的钙化敏感，MRI 对软组织病变范围的确定优于 X 线及 CT 检查，故应结合多种影像学检查方法。

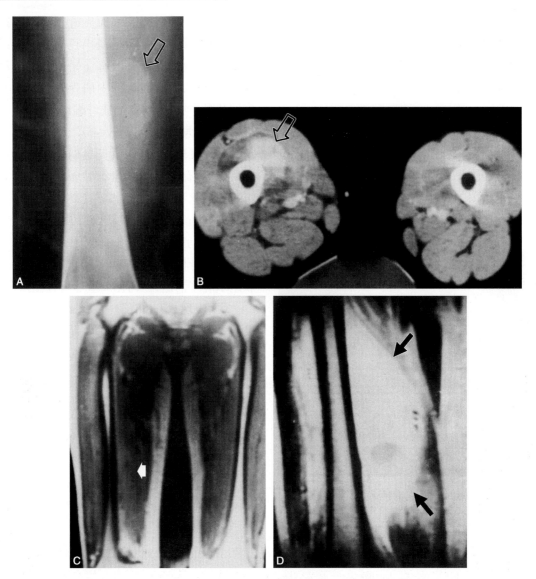

图 29-13-1　骨化性肌炎
A. 右大腿内侧见不规则团块状骨化（箭）；B. CT 增强扫描见右大腿肿胀，股中间肌内团块状骨化（箭）。
C、D. 为 MRI 扫描；C. 冠状 T_1WI 见股骨周围肌群肿胀（箭），信号强度高于正常肌组织，内见低信号强度骨化斑片；D. 矢状位 T_2WI 见股骨旁高信号强度肿块（箭），其内亦见低信号强度骨化灶

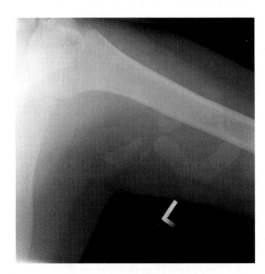

图 29-13-2　骨化性肌炎
X 线左上臂软组织显示蛋壳样钙化

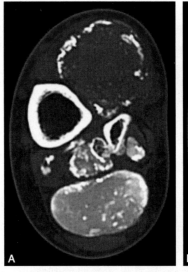
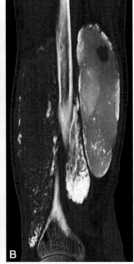

图 29-13-3　骨化性肌炎 CT
小腿外伤后，小腿肌肉内见梭形高密度肿块，边缘及内部均见骨化影

第十四节　进行性骨化性肌炎

【基本病理与临床】

进行性骨化性肌炎(myositis ossificans progressiva)为一种少见的常染色体显性遗传疾病,又称为进行性骨化性纤维结构不良。发病机制尚未完全明了,目前研究认为,骨形态基因蛋白4(BMP-4)及其mRNA与进行性骨化性肌炎有关。病变多见于背侧,晚期咀嚼肌受累导致张口困难。本病预后不佳,多死于呼吸、进食困难。病变由韧带、肌腱腱膜、肌肉间筋膜发生,而后侵犯肌肉。早期肌纤维细胞核减少或消失,细胞质玻璃样变,纤维间质增生,形成大块胶原纤维,而后肌肉组织为纤维结缔组织取代,最后肌肉和肌腱的胶原纤维钙化,形成薄板状骨,组织广泛钙化。病变常侵犯关节周围韧带,导致关节强直。

临床多见于男性,一般为幼儿发病,病变首先侵犯颈、背、肩部。早期病变区有肿、痛、热,数月后症状消失,软组织内遗留硬块。肿块收缩时逐渐骨化。病变呈节段性发展,新老病灶同时存在,发作期和间歇期反复交替。

【影像学表现】

X线表现:可见软组织和骨骼改变。软组织早期改变为肿胀,从颈背开始,后累及躯干、四肢、头面部,主要侵犯颈项和椎旁竖脊肌群、肩带、上肢上臂肌群、盆肌、下肢大腿肌群及头面部肌肉。中期受累肌肉出现点条状钙化,并逐渐融合成粗条片状,走行与肌肉方向一致。躯干及上肢可对称发病,脊柱韧带也可广泛骨化,致脊柱呈竹节状。晚期全身大部分肌肉受累,致躯干、四肢畸形。75%病变伴有骨骼发育异常,常见指趾发育细小或发育不全、不发育,近端常见掌跖骨发育畸形(图29-14-1)。肌腱韧带附着处骨疣突起(图29-14-2)。

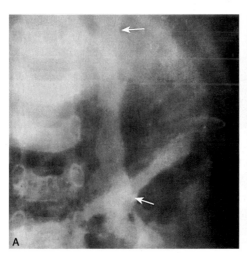
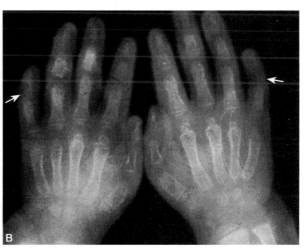

图 29-14-1　进行性骨化性肌炎
A.腹部平片见脊柱左旁粗条状骨化(箭);B.双手X线平片见双小指中节指骨短小(箭)

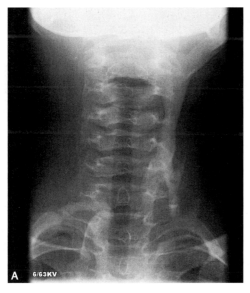
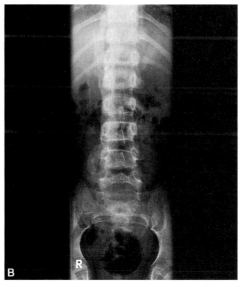

图 29-14-2　进行性骨化性肌炎
颈部左侧(A)及椎旁组织广泛骨化(B)

CT 表现: CT 发现骨化比 X 线平片早,呈点、条、片状高密度,且可呈现骨化沿肌肉走行的特点;晚期,可见病变肌群萎缩。

MRI 表现: 早期,可见似肿瘤表现的肿块,T_1WI 上呈低信号,T_2WI 上呈高信号,增强扫描明显强化;晚期,受累肌群萎缩,成熟骨内含骨髓信号以及囊变水样信号。

【诊断及鉴别诊断】

发生于男性幼儿的颈、背、肩、腿肌群广泛性钙化应诊断本病。鉴别诊断包括骨化性肌炎、软组织钙质沉积症、截瘫后软组织钙化及其他肿瘤内钙化等。

【比较影像学】

X 线平片为首选的影像学检查,CT 对复杂部位的钙化病变定位显示优于 X 线平片。MRI 表现报道较少,尚需进一步研究。

第十五节　软组织钙质沉积症

【基本病理与临床】

软组织钙质沉积症(soft tissue calcium deposition)为一种少见的、病因不明的独立性疾病,表现为皮肤、皮下、浅层肌肉、肌腱和腱鞘钙化。临床症状不一,位于皮肤表浅的病变可触及,局部皮肤因粘连而凹凸不平。病变可穿破皮肤流出粉笔末样物,此物主要由羟磷灰石结晶构成,多数与磷酸过高引起的磷酸盐代谢异常有关。病变可呈多囊性或实性,前者囊壁及间隔内衬肉芽组织,后者仅有纤维组织和胶原纤维构成。病理特点为成纤维组织和胶原纤维组成的包膜内,填充乳白色石灰样糊状钙化沉积物及淡黄色乳糜状液体,囊内见大小不等的钙化灶,囊壁可见上皮细胞和多核巨细胞。

靠近关节的病变常引起疼痛及活动障碍。病变广泛者全身不适,疼痛无力,进而导致肌肉僵直和关节活动障碍。病变主要为皮肤、脂肪、结缔组织变性,并有不规则钙质沉着。钙化肿块周围有纤维包膜和分隔。本病常与硬皮病、皮肌炎、甲状旁腺功能亢进并存,但部分病例查不到病因。

【影像学表现】

X 线表现: 可根据钙化类型分为 3 型。①局限型:四肢多见,累及指趾末端和关节,表现为皮肤、皮下斑点、密点、小结节状钙化,多见于掌侧。②弥漫型:女性多见,多见于小儿和青年。病变呈进行性,四肢较躯干多见。钙化首先发生于皮下,逐渐累及皮肤、肌腱、肌肉等。多见于四肢易受伤部位,如手

指掌侧、膝前、髋两侧,沿身体长轴分布,钙化呈广泛散在片状,偶见小点状、结节状。③肿瘤型:可发生于任何年龄,但以 10~20 岁为多,女性多于男性,家族性发病者占 33%~50%。发病部位以大关节旁为主,多见于髋、肘、肩、足、臀等关节周围,邻近骨质及关节滑膜不受累。钙化呈圆形、椭圆形、分叶状,直径,为 1~20cm,多发钙化结节可聚集呈分叶状、卵石样、桑葚状团块,范围较广者可呈"流注状"。病变一般不累及邻近关节或骨骼。

CT 表现: 与 X 线平片表现一致,但 CT 检查可进一步确定钙化灶累及的组织结构,及其与周围组织结构的关系(图 29-15-1、图 29-15-2)。

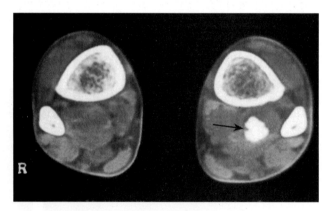

图 29-15-1　左小腿肿瘤样钙质沉积
CT 平扫见左胫骨后肌肿胀,密度较右侧稍减低,钙化呈团块状高密度区(箭)

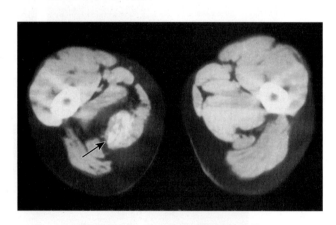

图 29-15-2　右大腿肿瘤样钙质沉积
CT 平扫见右大腿肌萎缩细小,肌间隙增宽,半膜肌内多发条点状钙化(箭)

MRI 表现: 由于肿块主要由纤维包膜包裹的钙化沉积物及淡黄色乳糜状液体组成,内有纤维间隔,因此 T_1WI 肿块呈不均匀低信号,T_2WI 呈不均匀高信号;肿块包膜呈长 T_1、长 T_2 信号,增强扫描纤维间隔可见强化。MRI 对观察肿块边缘及肿块与关节、骨骼的关系价值大,能多方位显示病变不累及关节或骨骼,对诊断有较大帮助(图 29-15-3)。

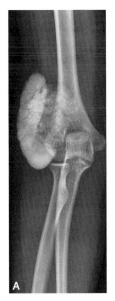
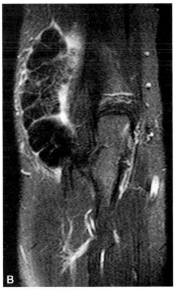
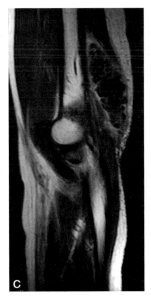
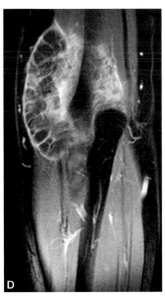

图 29-15-3　肘关节旁肿瘤样钙质沉着症

A. X 线平片显示肘关节旁分叶状钙化影；MRI 显示 T_2WI 抑脂（B）和 T_1WI（C）肿块呈低信号，包膜完整，肿块内见 T_2WI 抑脂稍高信号分隔，增强扫描 T_1WI（D）低信号分隔及包膜可见强化，内低信号结节无强化

【诊断及鉴别诊断】

本病诊断应采用排除法，除外骨化性肌炎、进行性骨化性肌炎、截瘫后软组织钙化、关节滑膜软骨瘤病等可诊断该病。如临床有皮肤瘘道，排出粉笔末样物则可确定诊断。

【比较影像学】

X 线平片为首选的检查方法。CT 可弥补 X 线平片之不足，决定钙化范围及与周围组织的关系。MRI 检查报告较少，需进一步研究。

第十六节　截瘫后软组织钙化

【基本病理与临床】

截瘫后软组织钙化（soft tissue calcification in paraplegia）多见于脊髓外伤，也可因急性缺氧、颅脑损伤、脑血管病、脑脊髓炎、多发性硬化及破伤风等病引起。钙化多发生在损伤后 2~6 周，多见于髋、膝、肩、肘，也多见于手、足，单发或多发。多见于截瘫肢体，文献报道截瘫肢体肌肉并有肌炎者达 33%~49%。临床除了截瘫症状外较少见其他症状，有时见肿、痛、关节活动受限。钙化、骨化形成原因不明，主要原因可能是失用固定所致。钙化、骨化的形成与血管淤积有关，尤其是椎旁静脉丛。但确切的病理机制尚不清。因截瘫后既可发生钙化也可无钙化，故病因不明。

【影像学表现】

X 线表现：见关节周围软组织肿胀，初期的钙化为不规则小条片状，而后成为致密的骨结构，内见骨小梁。

CT 表现：为受累部位肌肉组织肿胀，其内见条、片、块状高密度钙化区（图 29-16-1、图 29-16-2）。

MRI 表现：MRI 显示钙化不如 CT，应用报道较少。

【诊断及鉴别诊断】

本病可根据其临床表现和影像学发现钙化骨化而确诊。鉴别诊断包括进行性骨化肌炎、骨化性肌炎、软组织钙质沉积症、滑膜软骨瘤病、伴有成骨或钙化的肿瘤。

【比较影像学】

X 线平片为首选检查方法，CT 对钙化的定位及与周围组织的关系显示优于 X 线，MRI 较少应用于本病检查。

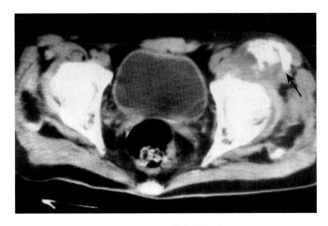

图 29-16-1　截瘫后钙化

CT 平扫见左髋前髂腰肌肿胀，内见条片状钙化（箭），缝匠肌受压变形，股直肌外移

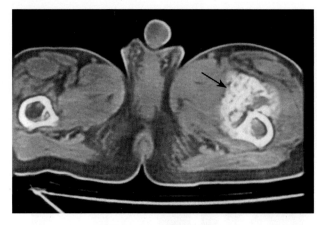

图 29-16-2　截瘫后钙化
CT 平扫见左股骨前外、内肌群肿胀，其内条片网状高密度钙化（箭）

【小结】

软组织非肿瘤性疾病病变范围广泛，包括局灶性疾病，也包括系统性疾病在软组织的表现，影像学改变包括软组织肥大、萎缩、水肿、积气、钙化、骨化、条索、挛缩等。虽然有时仔细分析可做出较为准确诊断，但在大多数病例仍缺乏特异性，因而诊断前详细了解病史、发病经过和临床实验室资料尤为重要，例如骨化性肌炎的创伤病史在与恶性成骨性肿瘤相鉴别时可能是非常重要的鉴别诊断信息，因为即使病理组织学上两者也有许多相似之处。此外，广泛的软组织和骨骼病变，也可能是系统性疾病的一种表现，例如肾衰竭所引起的继发性甲旁亢可出现肾性骨营养不良、转移性钙化等在鉴别诊断上也是必须考虑的因素。综合影像诊断技术 X 线、CT、MRI、ECT、超声、DSA 是对单一影像技术的补充，可提供更丰富有关软组织病变与周围组织结构关系的准确信息。

（陈建宇）

参 考 文 献

［1］王云钊,曹来宾.骨放射诊断学［M］.北京:北京医科大学中国协和医科大学联合出版社,1992:437.

［2］张兰亭,王昭佩,彭太平,等.老年软组织损伤学［M］.北京:人民卫生出版社,1996:158.

［3］顾云五,尚天裕.骨折、骨骺、软组织损伤治疗学［M］.天津:天津科学技术出版社,1994:325.

［4］Resnick D. Bone and joint imaging［M］. Philadelphia:W. B. Saunders Co,1989,946.

［5］Ahn JM,El-Khoury GY. Role of magnetic resonance imaging in musculoskeletal trauma［J］. Topics in Magnetic Reso-nance Imaging,2007,18(3):155-168.

［6］Jacobson JA. Musculoskeletal sonography and MR imaging: a role for both imaging methods［J］. Radiologic clinics of north America,1999,37(4):713-735.

［7］Moskovic E,Fisher C,Westbury G,et al. Focal myositis,a benign inflamatory pseudotumor:CT appearance［J］. Br J Radiol,1991,64:489.

［8］Williams MP. Non-tuberculosis psoas abscess［J］. Chin Ra-diol,1986,39:253.

［9］McCuskey WH. Psoas abscess demonstrated with SPECT and CT. Clin Nucl Med,1993,18:613.

［10］Dooms GC,Fisher MR,Hricak H,et al. MR imaging of in-tramuscular hemorrhage. JCAT,1985,9:908.

［11］Dohan A,Darnige L,Sapoval M,et al. Spontaneous soft tis-sue hematomas［J］. Diagnostic and interventional imaging,2015,96(7-8):789-796.

［12］Friedrich JB,Shin AY. Management of forearm compart-ment syndrome［J］. Hand clinics,2007,23(2):245-254.

［13］Gorczyca JT,Roberts CS,Pugh KJ,et al. Review of treat-ment and diagnosis of acute compartment syndrome of the calf:current evidence and best practices［J］. Instructional course lectures,2011,60:35-42.

［14］von Rottkay P. CT signs of ischemic muscle necrosis. JCAT,1985,9:833.

［15］Fleckenstein JL,Watumull D,Conne KE,et al. Denervated human skeletal muscle:MR imaging evaluation. Radiology,1993,187:217.

［16］Kamath S,Venkatanarasimha N,Walsh MA,et al. MRI ap-pearance of muscle denervation［J］. Skeletal radiology,2008,37(5):397-404.

［17］Wu Z,Mittal S,Kish K,et al. Identification of calcification with MRI using susceptibility-weighted imaging:a case study［J］. Journal of Magnetic Resonance Imaging,2009,29(1):177-182.

［18］Kagan AR,Steckel RJ. Heterotrophic new bone formation: Myositis ossificans versus malignant tumor. AJR,1978,130:773.

［19］Tyler P,Saifuddin A. The imaging of myositis ossificans［C］. Seminars in musculoskeletal radiology,2010,14(02):201-216.

［20］Martinez S. Tumoral calcinosis:12 years later［C］. Semi-nars in musculoskeletal radiology,2002,6(04):331-340.

［21］Meyers C,Lisiecki J,Miller S,et al. Heterotopic Ossifica-tion:A Comprehensive Review［J］. JBMR plus,2019,3(4):e10172.

第三十章　营养性骨病

第一节　维生素 A 过剩症

【基本病理与临床】

维生素 A 过剩症(hypervitaminosis A)又称维生素 A 中毒,儿童和成人均可引发骨病。多因短期大剂量或长期低剂量摄入维生素 A 而发病。可分为急性或慢性,其临床和影像改变与滥用维生素 A 时间有关。一般情况下,婴幼儿一次剂量超过 80mg 可发生急性中毒,15~20mg/d 连续服用超过 6 个月,甚至小到 7.5mg/d 持续 1 个月,即可致慢性维生素 A 中毒。

维生素 A 中毒引起骨病的机制尚不明了,其病理改变可能与过量维生素 A 使软骨、肌腱和韧带中的黏多糖基质分解有关。有研究发现大剂量维生素 A 可通过自由基损害红细胞膜,推测维生素 A 致骨病也可能与自由基生成有关。此外,维生素 A 过剩还可加速软骨内化骨过程,促使干骺骨骺提早闭合,并可加速骨代谢、骨破坏和出现自发性骨折。本病尚可引起骨骺早期闭合,造成局部骨畸形,如尺桡骨远端畸形。

维生素 A 中毒可影响全身多个系统,引发皮肤、神经、骨骼等多种临床表现。急性中毒者可出现头痛、嗜睡、恶心、呕吐、厌食及颅内压升高症状。慢性中毒表现为皮肤干燥和瘙痒、脱发、肝脾肿大和肢体肿痛等症状。生化检查可有血清脂质增高、血清碱性磷酸酶增高、血清蛋白降低。

【影像学表现】

X 线表现:骨骼改变见于慢性维生素 A 中毒者。病变主要发生在管状骨,常为多骨性,呈对称性或非对称性受累。重症患儿管状骨出现广泛的骨膜增生及皮质增厚。骨膜反应可呈均匀致密薄壳状或分层状,以骨干中部最显著。增生的骨膜新骨与正常骨皮质间有一透亮间隙。好发部位为尺骨、桡骨、股

骨、锁骨、胫骨、腓骨和掌、跖骨,还可累及肋骨,但很少累及下颌骨。可伴有周围软组织肿胀。停用维生素 A 后,骨膜新生骨可消退。

当骨骺中心的软骨细胞受损,骨骺中心停止生长,而被埋入干骺端,致先期钙化带增厚,密度增高,以股骨远端、胫骨近端先期钙化带为明显。表现为干骺端增厚变扁,呈杯口状凹陷(图 30-1-1),可导致骨骺早期闭合,从而加重肢体短缩和形成永久畸形(图 30-1-2),多见于生长发育期儿童,以下肢常见。

婴儿可出现颅骨化骨延迟并增大,如乒乓球样。颅缝不同程度增宽,颅缝边缘骨质硬化增白。

CT 表现:慢性维生素 A 过剩者,颅脑 CT 可有脑萎缩及脑室系统扩张表现。

【鉴别诊断】

上述影像表现并有过量服用维生素 A 病史者方可确诊本症。但本病应与以下疾病鉴别:

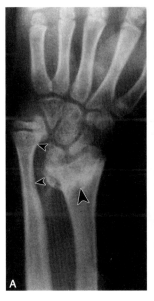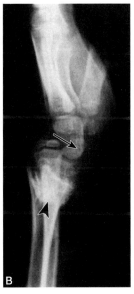

图 30-1-1　维生素 A 中毒骨骺早闭

男,7 岁。自幼曾服用大量鱼肝油、巧克力。A. X 线平片显示桡骨远端骨骺早闭(大黑箭头)。尺骨增长达腕钩骨水平。桡骨远端膨大,压迫尺骨干弯曲,变细(小黑箭头);B. 腕侧位片显示桡骨远端及头状骨向掌侧倾斜呈反叉状畸形(细长箭)

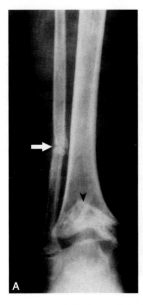
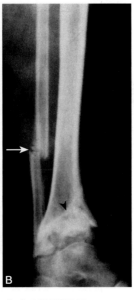

图 30-1-2　维生素 A 中毒骨骺早闭

男,9岁,自幼服用大量鱼肝油。A.X线平片显示胫骨远端骨骺早期闭合(黑箭头),骨骺镶嵌在干骺部,以致踝关节间隙向内上方倾斜,腓骨下端弯曲;B.腓骨中下 1/3 交界处骨折(白箭),为手术切除矫形

1. **婴儿骨皮质增生症**　影像表现与本病表现相似,但无过量服用维生素 A 病史。发病年龄多在 5 个月以内。其骨膜生骨以下颌骨、肩胛骨、锁骨受累较明显。

2. **维生素 C 缺乏症骨膜下血肿钙化**　系由骺板骨折引起,血肿钙化以干骺端为著,可同时伴有骨质疏松以及其他维生素 C 缺乏症影像表现,容易与本病鉴别。

3. **成人脊柱韧带钙化**　与强直性脊柱炎表现相似,但骶髂关节不受侵犯,表现为关节囊周围及韧带发生钙化或骨化。

【治疗与预后】

避免过多摄入维生素 A 后,临床症状会逐渐改善和消除,影像改变消失要晚于临床症状。通常在停用维生素 A 6~8 周后,骨膜增生开始消退,但肢体发育障碍所致的畸形不会消失。

第二节　维生素 C 缺乏症

【基本病理与临床】

维生素 C 缺乏症(vintamin C deficiency)亦称坏血病(scurvy),为少见的营养障碍性疾病,多因食物中缺乏维生素 C 引起。其他病因可为消化道吸收功能障碍或需要量增加。每天需要量成人约为100mg、孕妇及哺乳期妇女 130~150mg、婴幼儿 50~80mg 左右。维生素 C 主要参与细胞氧化还原和某些氨基酸的羟化。如骨胶原蛋白主要成分的羟脯氨酸,在细胞核蛋白体内需要有维生素 C、氧和 Fe^{2+} 的参与下由脯氨酸羟化形成。维生素 C 还是硫酸软骨素形成的必要成分。维生素 C 缺乏主要病理改变为影响细胞间质的形成,除骨胶原蛋白外,骨粘连蛋白、软骨黏蛋白和毛细血管内皮间的黏合质形成均受影响。影响骨骼有机成分形成、软骨内化骨迟滞,可出现骨膜下出血。骨生长发育活跃的部位首先受累且病变较重。

维生素 C 可促进结缔组织成熟,缺乏可致毛细血管内皮细胞间结合质形成障碍,导致血管脆性增加,易出血。另可抑制成骨活动,引发骨质疏松和血清碱性磷酸酶降低,致骨骼生长和塑型功能发生障碍。

本病多见于 8 个月~2 岁人工喂养小儿,成人罕见。3 个月内婴儿体内尚存有来自母体的维生素 C 故很少发病。出血倾向、贫血、骨病是维生素 C 缺乏症的三个重要临床表现。本病分早期、进展期和恢复期。但常因由食物中不间断供有少量维生素 C,故分期不明显。本病潜伏期为 4~6 个月,故早期临床症状或体征不明显。进入进展期,患儿可出现腿痛、易疲乏且精神抑郁。常伴有贫血、水肿及营养不良等。影响各类胶质形成时,易出现毛细血管出血(例如,齿龈出血、骨膜下出血)及毛囊角化现象。轻微外伤可引起骨骺分离和骨折。化验检查可出现血清碱性磷酸酶降低。

【影像学表现】

X 线表现:X 线平片是影像学检查和诊断维生素 C 缺乏症的主要手段,除特殊情况,不需要进行骨密度(BMD)测量和 CT 或 MRI 检查。典型 X 线表现为普遍性骨质疏松,伴有干骺端、骨骺改变(图 30-2-1)及骨膜下出血。进展期病理特征 X 线上表现明显,具有影像诊断价值。其他影像表现包括骨密度减低、先期钙化带增宽、坏血病带、骨骺下骨软骨骨折、角征、侧刺及纵刺、环状骨骺(Wimberger 环)、骺板变窄、干骺端增宽、骨膜下出血。

1. **早期**　呈普遍性骨质稀疏,表现为骨密度减低,骨小梁稀疏变细,小梁结构可消失而呈毛玻璃状。骨皮质变薄,严重者可呈发线状,如铅笔素描,至干骺端可完全消失。主要是由于骨骼中有机成分形成障碍致成骨减少所致。

2. **进展期**

(1) 骨密度减低:表现为广泛骨质密度减低、骨皮质变薄、骨小梁减少且纤细。此征象不具诊断特异性。

(2) 先期钙化带增宽致密:表现为干骺端出现

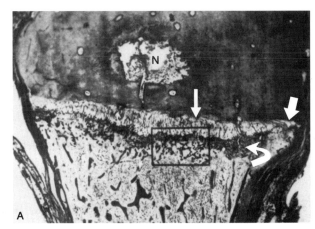
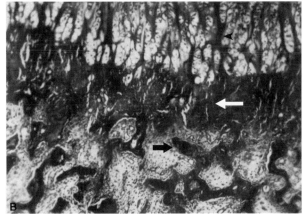

图 30-2-1　维生素 C 缺乏症病理切片（引自 Jaffe 图）

A. 图上方为骨骺骨化中心（N），图中部为骺板软骨包括先期钙化带（细白箭），干骺端边缘骨刺（粗白箭），骺板软骨下为未钙化的骨小梁（弯白箭）及 X 线片上显示的坏血病透亮带；B. 上图方框内镜下所见，图上部为骺板肥大细胞钙化带（黑箭头），图中部为未钙化的初级骨小梁（白箭），图下部为钙化的二次骨小梁（黑箭）

一条横行致密线即坏血病线（Fraenkel 白线）。此线宽 1~2mm，宽者可达 4~5mm（图 30-2-2）。原因是维生素 C 缺乏导致成骨细胞功能减低，骨的有机成分形成不足，软骨内化骨生长过程缓慢下降，但骺板的退化软骨细胞层基质内的钙盐沉积正常堆积，造成先期钙化带增宽。由于软骨细胞的生长停滞，故先期钙化带增宽程度是有限的。

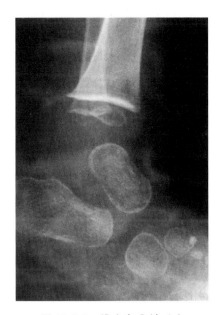

图 30-2-2　维生素 C 缺乏症

显著骨质疏松，胫骨远端致密的坏血病线，骺骨呈环状

（3）坏血病带：紧邻干骺端坏血病线（Fraenkel 白线）的骨干侧出现无小梁结构的横行透亮带即坏血病带（图 30-2-3）。此带可横贯骨干或限于一部呈斑点状。其宽度不一，但通常较窄，边界常较清晰。系维生素 C 缺乏症进展期，成骨细胞功能减退，在紧邻干骺端先期钙化带下方不能形成类骨质而出现一个无骨小梁区。坏血病带为常见征象，下肢长管状骨出现概率高于上肢。

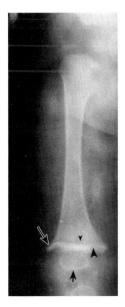

图 30-2-3　维生素 C 缺乏症骨骺、干骺综合征

男孩，1 岁 3 个月。厌食，精神不振、哭闹。X 线平片显示股骨干皮质变薄，骨质疏松。右股骨下端有 4 个征象：①环状骨骺（短黑箭）骨骺周围有薄层钙化带，中心无骨小梁结构；②骨刺（长黑箭）；③坏血病线（大黑箭头）为先期钙化带致密增厚；④坏血病透亮带（小黑箭头）为稀少变细的骨小梁带，表明干骺端软骨内成骨障碍。此 4 个征象是诊断维生素 C 缺乏症在骨发育过程中的综合征

（4）骨骺下骨软骨骨折：增宽的临时钙化带和坏血病带，因骺板的退变及软骨细胞层间质内钙盐的沉积导致该区域脆弱易损，轻微外力作用极易引起钙化带的碎裂以及坏血病带的折断或骨骺分离。钙化带的位置变化又可因受力程度、部位及均匀性的不同而表现有差别，可表现为杯口、平直、倾斜波纹嵌入或局部凹陷状（图 30-2-4），本病易伴发骨骺分离（图 30-2-5）。

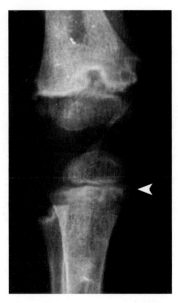

图 30-2-4 维生素 C 缺乏症骨骺板骨折变形
股骨远端和腓骨近端骨骺板局限性压迹,胫骨近侧干骺端胫侧的角征(箭头)

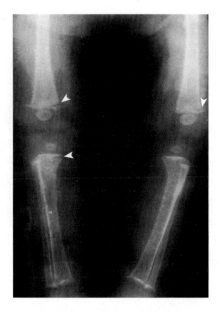

图 30-2-6 维生素 C 缺乏症
两侧股骨下端,右侧胫骨近端的角征(箭头)

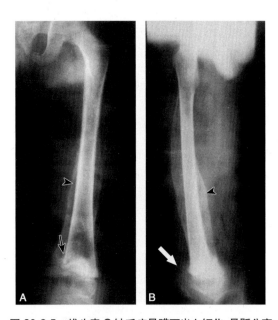

图 30-2-5 维生素 C 缺乏症骨膜下出血钙化、骨骺分离
男,6 岁。牙龈出血、左大腿肿痛,不能行走两个月。A,B.X 线平片显示左股骨干骨质疏松,环绕股骨干有较厚的骨膜钙化(黑箭头),注意左股骨远端干骺部骨折(黑箭)为干骺分离,骨骺向外侧分离,关节囊膨隆(白箭)为关节内出血,密度增高

(5)角征:发生在干骺端先期钙化带骨干一侧或两侧骨皮质与骨松质局限性缺损,X 线表现三角形透亮区(图 30-2-4、图 30-2-6)称为角征。

(6)侧刺与纵刺:当钙化软骨带骨折侧移且超过骨皮质外缘时形成侧刺,表现为与干骺端钙化带相连的横行致密线,其两侧端均可超越骨皮质侧缘(图 30-2-7)。当干骺部钙化软骨带向骨干方向陷入,则骨皮质缘向骨骺侧突出而形成纵刺,为于干骺端处由骨皮质缘向骨骺方向伸出的刺状影。

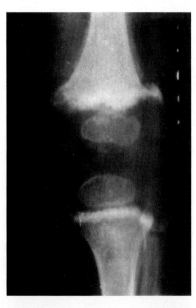

图 30-2-7 维生素 C 缺乏症股骨干骺端外侧骨刺
股骨及胫骨干骺端预备钙化带增厚而致密,股骨干骺端外侧骨刺,胫骨先期钙化带下方的透亮带,环状骨骺,股骨胫腓骨骨干骨膜下出血已骨化

(7)环状骨骺:也称环征或 Wimberger 环,X 线表现为骨骺中心区缺乏松质骨而透亮,而骨骺周边钙化影增厚(图 30-2-3)。系受累骨骺内松质骨减少甚至全部消失,其病因同坏血病带。

(8)骺板变窄:骺板软骨细胞生长缓慢甚至停滞以及软骨基质形成障碍,使骺板萎缩状变薄(图 30-2-3)。表现为骨骺缘至干骺先期钙化带的距离变短。

(9)干骺端增宽:干骺端边缘部软骨细胞柱因纵向受力作用而向两侧偏斜,而使干骺端增宽。增宽的干骺端常呈量杯形,边界尚清楚,不同于佝偻病增宽干骺端呈模糊边缘的表现。

（10）骨膜下出血：维生素 C 缺乏导致基底膜和毛细血管周围胶原消失，致毛细血管易出血。当出血发生于骨膜下时形成骨膜下出血。与骨干皮质分离，X 线可显示出血区密度略高，常伴软组织肿胀。随病情好转，骨膜下出血可钙化，并可进行骨膜性成骨，X 线常呈蛋壳状、梭形或棒状（图 30-2-8、图 30-2-9）。最

后骨膜性成骨密度逐渐增高，而体积却逐渐缩小，最终与皮质骨外面相融而构成新的骨轮廓。

（11）肋骨前端呈圆形膨大（图 30-2-10）与佝偻病所见相似，但后者有时呈杯口状。

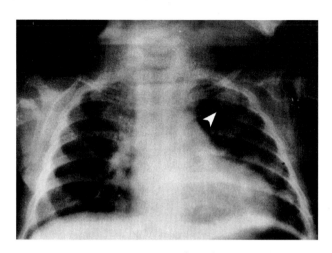

图 30-2-10　维生素 C 缺乏症
肋骨前端膨大呈圆形（箭头）

3. **恢复期**　有效治疗后，随成骨细胞功能恢复，骨密度增加、骨小梁再现、坏血病带消失、骨皮质增厚。干骺部 Fraenkel 白线虽可暂时加宽但最后仅残留一条细小致密横线埋于骨内（图 30-2-11）。环骺中心骨小梁的恢复较慢。骨膜下出血所致骨膜性成骨的消失以及骨软骨骨折的恢复均较慢。骨骺分离或侧移明显者可影响骨骼的纵向生长，甚者可留有永久畸形。

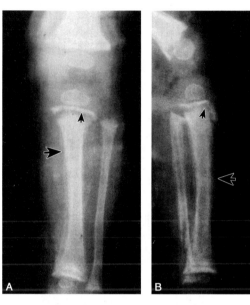

图 30-2-8　维生素 C 缺乏症干骺端透亮带和骨膜下出血钙化
男，1 岁 3 个月。下肢疼痛，哭闹。A，B. X 线平片显示左小腿软组织肿，胫骨上部干骺端先期钙化带下有透亮带（小黑箭）有骺分离倾向。环绕胫腓骨干有骨膜反应，为维生素 C 缺乏症骨膜下出血钙化（大黑箭）。胫骨远端亦见坏血病线和坏血病透亮带

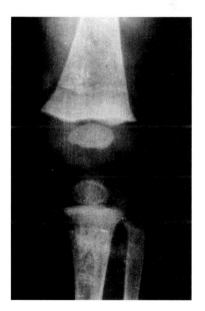

图 30-2-11　维生素 C 缺乏症恢复期
股骨下端及胫骨上端被"埋入"的骨骺板横线，骨骺周边密度增高，中心区较透亮

【鉴别诊断】

1. **佝偻病**　与维生素 C 缺乏症同属营养障碍

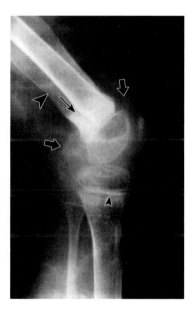

图 30-2-9　维生素 C 缺乏症骨膜下出血钙化和关节内出血
男孩，6 岁。左大腿肿胀 2 个月。X 线平片显示：股骨下端骨骺、干骺骨折（长黑箭），沿股骨干骨膜下出血钙化（大黑箭头）。关节囊肿胀，密度增高（粗黑箭）为关节囊出血。注意胫骨近端先期钙化带下有一透亮带为坏血病透亮带（小黑箭头），对维生素 C 缺乏症诊断有重要价值

性疾病,其影像学表现类似。佝偻病骨骺和增宽的干骺端边缘模糊,而维生素 C 缺乏症 Wimberger 环及 Fraenkel 白线有清晰的边界。两者骨小梁均较少,佝偻病骨小梁既纤细又模糊,而维生素 C 缺乏症纤细骨小梁却显示清晰。佝偻病常见因骨骼变软所致的躯干或肢体变形,例如鸡胸、漏斗骨盆、髋内翻或髋外翻、膝内翻或膝外翻、串珠肋等。佝偻病与维生素 C 缺乏症并存时,鉴别诊断困难。除具备维生素 C 缺乏症征象外,还具有干骺端边界模糊骺板增宽、骨骺边界部分消失或呈环状表现。

2. 先天性骨梅毒　常见干骺端炎表现,显示不规则骨质破坏,骨膜反应明显,但骨骺不受累且无骨密度减低,均不同于维生素 C 缺乏症。

3. 铅中毒　干骺端及骨骺周边可能显示致密线影,与维生素 C 缺乏症的 Fraenkal 白线及 Wimberger 环相似,但铅中毒无骨密度减低、坏血病带、干骺部骨软骨碎裂骨折以及骨膜下出血等征象。

【治疗和预后】

轻症患者每天服维生素 C 200～300mg、重症 300～500mg,临床症状将很快改善直至痊愈。一般治疗 2～3 天后疼痛症状可减轻,2～3 周后出血症状和肢体活动会明显见好,通常疗程 1 个月。影像学异常消失会晚于临床,多于数月甚至数年后才恢复正常。经正确积极治疗者预后良好,一般不留躯干或肢体的永久性变形。

第三节　维生素 D 缺乏症

【基本病理与临床】

维生素 D 缺乏症(hypovitaminosis D)是由于维生素 D 及其代谢产物缺乏,而引起的钙、磷代谢障碍性疾病,发生于儿童者称为佝偻病(rickets)。

维生素 D 缺乏性佝偻病是婴幼儿常见的慢性营养缺乏性疾病,多见于 3 岁以下的婴幼儿,以 6 个月至 1 岁最多见。常造成儿童生长发育迟缓、骨骼畸形和神经、肌肉等组织器官的功能异常。常见致病原因可为饮食中缺乏维生素 D、日光照射不足、对维生素 D 需要量增加,如未成熟婴儿,长期患病妨碍维生素 D 吸收者,如慢性呼吸道感染和胃肠道疾病等。

病理改变多出现于生长旺盛的干骺端及骨膜下部位,如腕、踝、膝和肋骨前端等处。主要改变为骨骺和骨骺板的软骨内化骨过程障碍,成熟软骨细胞不能进行正常的钙盐沉着,导致肥大的软骨细胞增多、堆积,排列紊乱。大量的类骨组织堆积,使骺板

增宽,先期钙化带不规则、模糊或消失,此区亦称为佝偻病中间带。当增殖的软骨细胞团突向干骺端,导致干骺端膨大,呈杯口状内凹变形。骨干骨质变软,骨小梁表面覆被钙化不足或未钙化的类骨质,骨皮质外层骨膜下新骨不能形成,易弯曲变形。

早期临床表现为患儿易激惹、睡眠不安、夜惊及多汗等神经精神症状。之后出现肌肉松弛,肝脾肿大,出牙迟缓等。查体可见颅骨囟门加大或闭合延迟(多超过 1 岁半),出牙晚,方形颅,颅骨软化,枕秃(尤以 6 个月以内的小儿为著)。肋骨前端膨大呈"串珠状"、Harrison 沟、鸡胸。腕及踝部形成"手镯""脚镯"样畸形,双下肢可呈"O"形或"X"形腿等。重症者免疫功能降低,易并发肺炎、腹泻、贫血及脑发育障碍。

实验室检查可见血清磷减低,血清钙减低或正常,碱性磷酸酶增高。

【影像学表现】

X 线表现:X 线平片为本病的主要检查方法。

1. 活动期表现

(1)先期钙化带不规则、模糊且变薄,随后变平或轻度凹陷(图 30-3-1)。随病变进展,骺板和干骺端明显增宽,中央部凹陷呈杯口状。干骺端骨小梁模糊、粗糙、紊乱呈毛刷状,该处骨皮质模糊或消失(图 30-3-2)。早期以腕关节尺骨远端明显。

(2)骨骺出现迟缓,形状小,密度低且不规则,骨骺边缘模糊。

(3)骨骺与干骺端的距离增大,因骨骺板不断增生的软骨不能化骨所致。

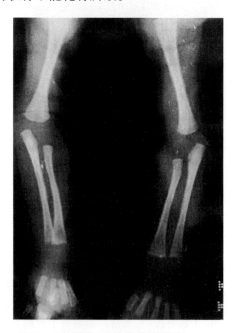

图 30-3-1　先天性佝偻病

女,6 天,母患软骨病。尺桡骨远端先期钙化带变薄而不规则,骨小梁粗糙模糊,腕骨无骨化

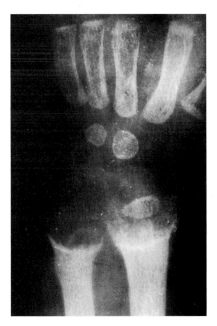

图 30-3-2　佝偻病
尺桡骨远端增宽凹陷呈刷毛状,骨小梁粗糙模糊

（4）干骺端两侧可出现骨刺（图 30-3-3）,由骨端皮质向干骺端方向延伸的结果。

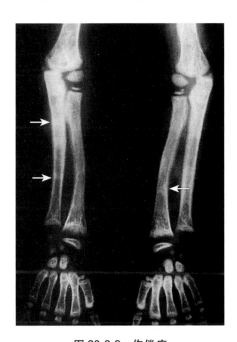

图 30-3-3　佝偻病
前臂骨皮质变薄,密度减低,骨小梁粗糙模糊,干骺端增宽凹陷呈刷毛状,尺桡骨骨干有多条横行密度增高带,为假性骨折(箭头)

（5）长骨骨干因骨膜下有钙化不全的类骨质而边缘显示模糊（图 30-3-3）。

（6）全身骨质密度减低,骨皮质变薄,骨小梁稀疏且模糊。承重长骨弯曲变形,出现膝内翻或膝外翻等（图 30-3-4）。重症佝偻病患儿也可在股骨颈、耻或坐骨、肩胛骨、长骨骨干出现假性骨折线（图 30-3-5）。

（7）颅缝增宽、颅骨囟门闭合延迟、颅骨骨质

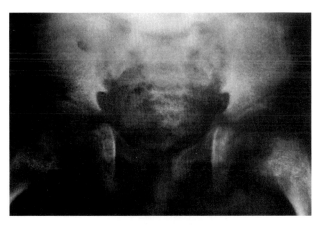

图 30-3-4　佝偻病
女,2 岁。股骨近侧干骺端增宽,股骨头化骨不良

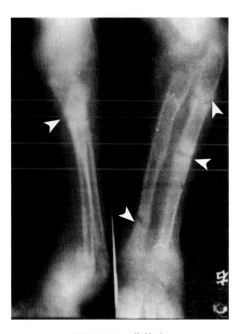

图 30-3-5　佝偻病
严重佝偻病,尺桡骨多处假性骨折(箭头)

疏松。

（8）胸廓变形呈“鸡胸”状及肋骨前端膨大形成“串珠肋”（图 30-3-6）。

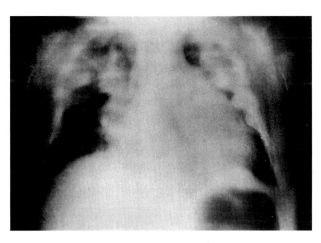

图 30-3-6　佝偻病
女,16 个月。肋骨前端膨大,多发骨折,并发肺炎

2. 修复期表现

（1）干骺端先期钙化带重现呈致密线状影，边缘清晰、整齐，表现为在毛刷状远端出现新的先期钙化带，呈双层状（图30-3-7）。

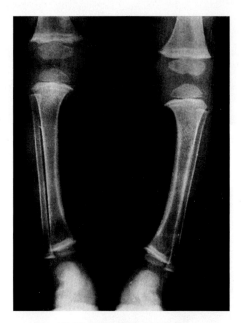

图30-3-7　佝偻病恢复期
干骺端致密，边缘规则清楚，骨密度减低有所改善，两侧胫骨内侧皮质增厚，为膝内翻引起的代偿性骨增生

（2）骨骺骨化中心相继出现。

（3）骨骺与干骺端距离变窄，骨质密度逐渐恢复正常。

（4）长骨骨干弯曲侧皮质增厚和干骺端膨大可长期存在（图30-3-8）。

【治疗与预后】

除改善症状、体征外，还应补足维生素D，依据年

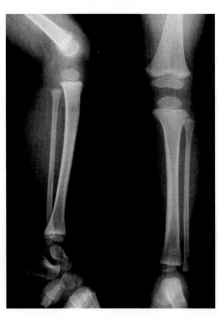

图30-3-8　佝偻病恢复期
长骨骨干皮质增厚和干骺端膨大

龄的不同，总计量需10万~50万单位。用量需按照症状不同而实施，治疗3~6个月骨骼影像改变通常恢复。对骨骼严重畸形的患儿，如鸡胸、"O"形或"X"形腿需要骨科矫形治疗。长骨弯曲变形将长期存在。

【鉴别诊断】

1. 先天性甲状腺功能低下　患儿智力低下，呈特殊面容。常在出生3个月后出现生长发育迟缓，身材矮小、前囟大而闭合延迟、出牙晚、神情呆滞、腹胀、便秘等。测定血清促甲状腺激素及甲状腺素低下易鉴别。

2. 软骨发育不全　出生时即可见四肢短粗、头大、前额突出、腰椎前突、臀部后突等特殊体态，并无骨质软化征象。具有腰椎椎弓根间距自上而下逐渐减小、胸腰段椎体呈喙样突出、坐骨大切迹变短等典型影像改变。

3. 肾性佝偻病

（1）低血磷抗维生素D佝偻病：先天性显性遗传性疾病。血磷明显降低，血清碱性磷酸酶增高，尿磷增多，血钙多维持在正常或偏低，尿钙正常。对常规维生素D治疗剂量无效。

（2）肾小管性酸中毒：患儿身材矮小，骨骼明显变形。骨骼影像学表现虽与维生素D缺乏症有诸多相似之处。但患儿有代谢性酸中毒，多尿，碱性尿，血钙、血磷、血钾均降低，血氯增高，常有低血钾症状出现，有助于两者的区分。

（3）维生素D依赖性佝偻病：本病为常染色体隐性遗传。可分为两型：Ⅰ型因肾脏1-a羟化酶缺陷；Ⅱ型因靶器官1,25-(OH)2D₃受体缺陷而发病。临床表现为重症佝偻病，血清钙磷降低，碱性磷酸酶明显升高，并继发甲状旁腺功能亢进。Ⅰ型患儿可有高氨基酸尿，Ⅱ型患儿的重要特征为脱发，均易与维生素D缺乏症相鉴别。

第四节　维生素D过剩症

【基本病理与临床】

维生素D广泛应用于预防和治疗佝偻病，使用不当可造成中毒。短期内多次给予大剂量维生素D也可引起维生素D过剩症（hypervitaminosis D），出现骨骼、肾脏及颅脑等损伤，严重者可导致死亡。个体对维生素D的耐受性有差异，一般认为每月服用剂量超过10万IU，用药总量在40万IU以上，可出现维生素D过剩症。

骨关节系统主要病理特征为软组织内钙沉积，骨质疏松和骨硬化。维生素D过剩，肠道吸收钙磷增

加,同时对甲状旁腺抑制作用增强,导致尿磷降低,血钙和血磷增加。血清钙升高,导致钙盐沉积于骨骼、软组织或其他脏器中,引起骨硬化及异位钙化。维生素D过剩时伴发的高尿钙可造成肾实质钙化和肾结石,最终因肾功能受损引起继发性甲状旁腺功能亢进,而出现骨质疏松。钙盐沉积于肺组织使呼吸道上皮细胞受损,出现呼吸道反复感染。钙盐亦可沉积在心、脑、肌肉等器官组织,导致不可逆的严重损害。

本病多见于儿童,成人较少。急性维生素D中毒多出现胃肠道刺激症状,可出现厌食、恶心、呕吐、腹泻或顽固性便秘,尿频及反复感染等。慢性中毒者表现为高血钙症状,神经肌肉兴奋性降低,早期症状为精神萎靡、表情淡漠,严重者可出现惊厥。晚期因肾结石和肾钙化可导致肾衰竭,出现肾性高血压及尿毒症。生化检查:早期血钙、尿钙升高。尿中出现蛋白、管型及少量红、白细胞,尿比重增高。严重时可出现氮质血症、脱水和电解质紊乱等。

【影像学表现】

维生素D过剩症的主要影像表现是骨质硬化、骨质疏松及软组织钙化。

1. 骨质硬化

(1) 主要见于婴幼儿和儿童,表现为骨干皮质增厚,髓腔变窄。长骨干骺端先期钙化带增厚。干骺端邻近骨干侧出现浓淡相间排列的横带状影(图30-4-1、图30-4-2)。腕骨骨骺周围出现硬化带。

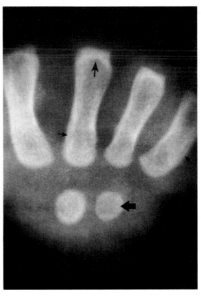

图30-4-2 维生素D中毒腕骨变化
男孩,2个月,曾在2个月内肌内注射维生素D_3和服用维生素D共40万IU。X线平片显示腕头状骨及钩骨化骨核周围钙化带增厚(大黑箭),掌骨干骺端硬化带(中黑箭),及掌骨骨皮质增厚松化(小黑箭)。此三个征象结合维生素D过量史,可以诊断为维生素D中毒骨改变

(2) 颅缝增宽及缝周围骨硬化也较常见。表现为颅骨增厚,尤其易见于颅底、额骨、眶壁等。

(3) 脊椎及骨盆骨也表现为密度增高。

2. 骨质疏松 肾功能受损而继发甲状旁腺功能亢进时,可有周身性骨质疏松,局部还可能出现纤维性骨炎所致的骨吸收。骨膜下骨吸收表现为皮质边缘模糊(图30-4-3~图30-4-5)。

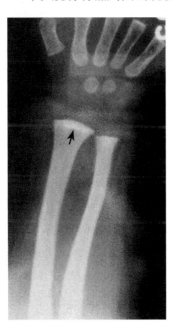

图30-4-1 桡骨单纯干骺端硬化带
女孩,3个月,曾在2个月内肌内注射维生素D_3和服用维生素D共45万IU。X线平片只显示桡骨远端干骺端硬化带(黑箭)。未发现其他异常征象。此例有维生素D过量应用史,但只出现桡骨远侧干骺端硬化带,不诊断维生素D中毒骨改变

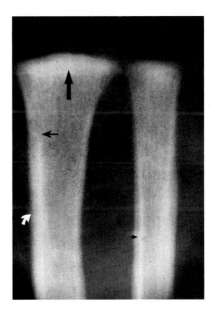

图30-4-3 维生素D中毒干骺、骨干变化
男,5个月,曾在2个月内肌内注射75万IU维生素D_3。平片显示:①干骺端硬化带(大黑箭),无骨小梁结构,均匀硬化;②骨皮质增厚(中黑箭);③骨膜下骨吸收(弯白箭);④皮质骨松化(小黑箭)。上述4个征象结合维生素D过量史,可诊断为维生素D中毒

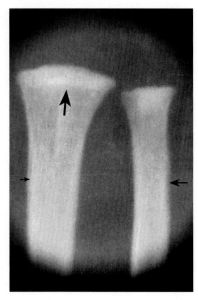

图 30-4-4 维生素 D 中毒干骺、骨干变化

男,8 个月,曾在 8 个月内肌内注射维生素 D₃ 及服用维生素 D 共 185 万 IU。X 线片显示:①桡骨远端干骺端硬化带(大黑箭),无骨小梁结构;②桡骨皮质松化(小箭头);③尺骨骨膜下吸收(中黑箭)。根据上述 3 个征象结合维生素 D 过量史可以诊断为维生素 D 中毒

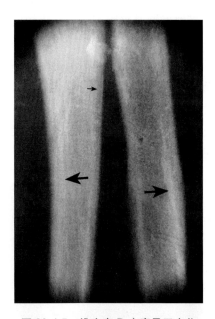

图 30-4-5 维生素 D 中毒骨干变化

男,8 个月,曾在 5 个月内肌内注射维生素 D₃ 和服用维生素 D 共 130 万 IU。X 线平片显示骨干有 3 个征象:①尺桡骨皮质增厚(大黑箭);②骨膜下吸收,皮质骨疏松(中黑箭);③皮质骨松化(小黑箭)。上述 3 个征象结合维生素 D 过量史,可以诊断为维生素 D 中毒

3. 软组织内钙化 最常见于关节内及关节周围。重症者大脑、心、肾、大血管、皮肤等可出现钙化灶。动脉壁钙化多见于四肢,常为广泛性。亦常见于肾脏和关节周围的软组织内,表现为灰油样密度增高团块。肾脏超声可显示肾髓质锥体内不规则钙化(图 30-4-6~图 30-4-7)。CT 对颅内或其他脏器的

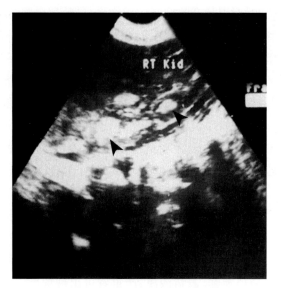

图 30-4-6 维生素 D₃中毒肾钙化

男孩,1 岁,1 年前曾大量口服维生素 D₃ 36 万 IU 后,曾引起重度急性中毒症状。超声检查肾内有多个团块状高回声病变(黑箭头),为肾锥体集合管钙化

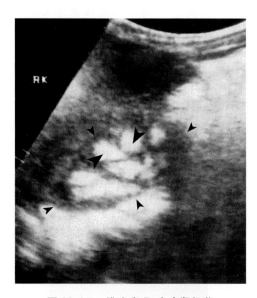

图 30-4-7 维生素 D₃中毒肾钙化

男孩,2 岁,1 年前曾大量口服维生素 D₃ 600 万 IU。后引起全身重度不良反应,呕吐、腹泻、尿频,走路不稳。B 型彩超检查显示肾(小黑箭头)内有多个团块状高回声病变(大黑箭头),为肾锥体钙化

异位钙化显示较好(图 30-4-8)。颅脑 CT 可显示大脑镰、小脑幕、四叠体池旁等周围密度增高灶或出现高密度点状影。

【鉴别诊断】

1. 特发性高钙血症 又称婴儿高血钙症。原因不明。多见于 1 岁以内的婴儿,患儿有厌食、呕吐、便秘惊厥等高血钙症状。化验检查血钙增高、碱性磷酸酶偏低、尿钙和尿磷亦增高。轻型患儿 X 线表现可无异常。重型者长骨干骺端先期钙化带致密、增宽,椎体上下缘和髋臼顶部也有致密带出现。肾脏和软组

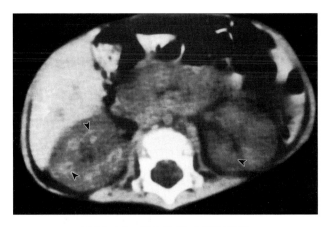

图 30-4-8　维生素 D₃ 中毒肾钙化

男,2 岁 2 个月,1 年前曾大量口服维生素 D₃ 超过 400IU。CT 显示双肾有多个环形钙化(黑箭头)。为肾锥体集合管钙化,右肾较重

织内可出现异位钙化。本病发病年龄小,无大量服用维生素 D 史,易与维生素 D 过剩症鉴别。

2. 甲状旁腺功能亢进　维生素 D 过剩症具骨质疏松和/或异位钙化时影像表现有诸多相似征象。但婴儿和儿童原发性甲状旁腺功能亢进极为少见,且维生素 D 过剩症有明确服用维生素 D 或相关治疗史,也有助于鉴别。原发甲状旁腺功能亢进者常为甲状旁腺肿瘤所致,影像检查常可显示之。

【治疗及预后】

停用维生素 D 及钙制剂,低钙饮食并避免日照。可使用促进钙排泄及抑制钙吸收的药物治疗高钙血症。一般治疗 1~2 周后血钙可降至正常。关节周围的钙沉着可部分或完全吸收,亦可发生骨化。

(冯卫华)

参 考 文 献

[1] Manaster BJ. Diagnostic Imaging:Musculoskeletal Non-Traumatic Disease[M]. Elsevier Health Sciences,2016.

[2] 王慕狄. 儿科学[M]. 北京:人民卫生出版社,2002.

[3] 曹来宾. 实用骨关节影像诊断学[M]. 济南:山东科学技术出版社,1998:512-517.

[4] 孟悛非. 中华临床医学影像学[M]. 北京:北京大学医学出版社,2015,8:530.

[5] 吴振华. 小儿骨关节临床影像学[M]. 北京:人民卫生出版社,2012:11.

[6] 韩磊,马爱国,张燕,等. 维生素 A 干预对大鼠抗氧化能力及细胞膜流动性影响的研究[J]. 卫生研究. 2004. 33(4):450-452.

[7] 白美兰,周艳. 小儿慢性维生素 A、D 混合中毒的 X 线表现(附 12 例报告)[J]. 实用放射学杂志,2000,16(9):551-552.

[8] 张建娜. 维生素 C 缺乏症的防治[J]. 中国实用乡村医生杂志,2004,11(4):5-7.

[9] 蔡跃增,田小丽,李景学. 代谢性及内分泌性骨病椎体骨密度的影像学研究[J]. 中华放射学杂志,2006,40(3):292-296.

[10] 阎雪,韩笑,张会丰. 2016 版"营养性佝偻病防治全球共识"解读[J]. 中华儿科杂志,2016,54(12):891-895.

[11] 王云钊,等. 实验性佝偻病 X 线、病理、骨微血管造影观察[J]. 中华放射学杂志,1979,13(1):24

[12] Frame B,Jackson CE,Reynolds WA,et al. Hypercalcemia and skeletal effects in Chronic hypervitaminosis A[J]. Ann Intern Med,1974,80(1):44.

[13] Safi KH,Filbrun AG,Nasr SZ. Hypervitaminosis A causing hypercalcemia in cystic fibrosis. Case report and focused review[J]. Annals of the American Thoracic Society,2014,11(8):1244-1247.

[14] Tang KN,Rowland GN,Veltmann Jr JR. Vitamin A toxicity:comparative changes in bone of the broiler and leghorn chicks[J]. Avian diseases,1985,29(2):416-429.

第三十一章　代谢性骨病

第一节　黏多糖病

黏多糖病(mucopolysaccharidosis,MPS)是一种遗传性黏多糖代谢障碍性疾病,造成骨骼、内脏和智力上广泛的失常。1966年 McKusick 根据临床表现、遗传特征和生物化学改变将这类疾病分6型。1972年又增加了7个亚型,其中以1型和4型常见、表现典型。

一、黏多糖病-Ⅰ型

【基本病理与临床】

本病亦称 Hurler 综合征(Hurler syndrome),发生率约为出生人口的1/10 000。为染色体隐性遗传。患者多在婴儿或儿童期显示病态,一般预后不良,多在10岁内死亡,常死于呼吸道感染或心力衰竭。病理组织上可见软骨、骨膜、筋膜、肌腱、心肌瓣膜、脑膜和角膜发生黏多糖沉积,肝细胞出现散在性空泡。脑内可含异常的脂性物质。

临床发病常在婴儿期或小儿期。侏儒表现随年龄增大而逐渐显著。患者头大、颈短、肩高、驼背、脊柱侧弯,偶有鸡胸,悬垂腹和脐疝。面容丑陋,鼻梁凹陷,舌大,唇外翻,两眼分离,两耳低下(图31-1-1A)。角膜混浊,耳聋,出齿晚,牙齿不规则,心肌畸形,心力衰竭,肝脾肿大。四肢关节活动受限。肩、肘关节特别是手指可发生屈曲收缩。偶有多毛症及周围血管异常,后者致手足暗紫。智力落后,性功能不良。实验室检查,尿中出现过多的硫酸软骨素及单硫酸肝素。血中多形核白细胞及淋巴细胞内出现异染性黏多糖颗粒。

【影像学表现】

本病检查首选 X 线平片。CT 检查少有研究报告。磁共振成像可有助于发现脑和脊髓的异常,利于鉴别诊断。

X 线表现:颅骨呈长头型,额骨隆突,蝶鞍浅而长,呈小提琴状(图31-1-1B)。下颌髁状突上缘扁平或凹陷,牙齿、乳突和鼻窦发育不良。约1/3病例有

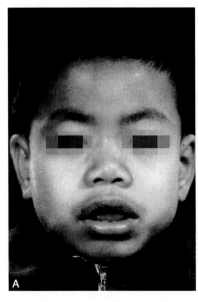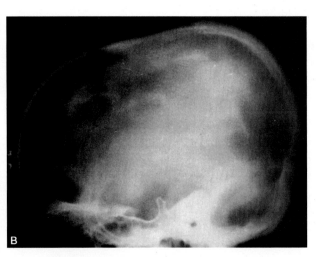

图31-1-1　黏多糖病-Ⅰ型
男,4岁,体型矮小,智力落后。A.典型面容;B.颅骨侧位平片,长头型,额部隆起,蝶鞍呈小提琴状

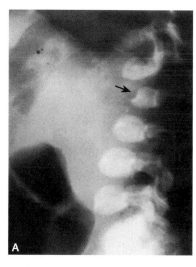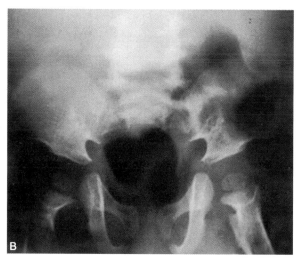

图 31-1-2　黏多糖病-Ⅰ型

男,2岁。A.第2腰椎较小(黑箭),椎体前下缘呈鸟嘴样,椎体向后移位,脊柱后突,肋骨前端增宽;B.髂骨体部变尖,左股骨头颈外旋位

脑积水及颅骨前囟呈唇状外翻。脊柱改变较突出,椎体呈椭圆形,高度增大或正常。第2腰椎椎体通常较小,且向后移位,呈楔状变形,前下缘呈鸟嘴状突起(图 31-1-2A)。相邻的胸椎和腰椎可发生相似的改变。此种改变与软骨发育不全相似,但本病中无椎管横径的异常改变。髂骨翼向周围延展,而基底部变尖。髋臼不规则,可向内凹陷。婴儿期骶坐骨切迹锐利与软骨发育不全表现相似。股骨头不规则。常有髋外翻,偶有髋内翻(图 31-1-2B)。早期四肢管状骨骨干出现骨膜生骨。管状骨短而粗,但皮质不厚,故髓腔增宽。干骺端变细窄,特别是尺桡骨远端尖细,关节面相互倾斜(图 31-1-3)。肩胛盂不规则,肩胛骨常升高。掌指骨骨小梁粗糙,掌骨基底

部变尖,指骨呈窄而圆的锥形(图 31-1-4)。腕及跗骨形状不规则。肋骨增宽,近端变尖。

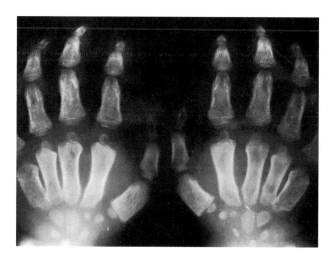

图 31-1-4　黏多糖病-Ⅰ型

男,9岁。第2~5掌骨基底部变尖,指骨远端呈锥形,腕骨小而不规则

【诊断要点】

根据临床表现和骨骼X线片改变,结合实验室检查可作出诊断。患者尿中大量酸性黏多糖,确诊指标为证实尿中排出的为硫酸皮肤素和硫酸肝素。

【鉴别诊断】

本病需与黏多糖病-Ⅳ型鉴别,后者蝶鞍不大,椎体呈普遍性变扁,椎体前方鸟嘴状,前突发生在中部,磁共振可见脊髓积水或脊髓受压。长骨骨端尖削改变较轻,髋臼不规则。

二、黏多糖病-Ⅳ型

【基本病理与临床】

本病亦称 Morquio 综合征(Morquio syndrome),为

图 31-1-3　黏多糖病-Ⅰ型

男,5岁。尺桡骨远侧关节面向尺侧倾斜,第2~5掌骨近端及腕骨发育不良

常染色体隐性遗传,发生率为出生人口的 1/40 000。病理上表现为关节软骨和骨骺发育不规则。骨和软骨发生无菌坏死。

患者多于 4~5 岁时呈现病态。逐渐显示严重的畸形,躯干短,四肢相对较长,呈短躯干型侏儒。典型的表现为头大、颈短、头下陷于两肩之间、鸡胸、下胸段后突、四肢畸形、膝外翻、扁平足。膝肘等关节呈结节样肿大,站立时髋膝屈曲,走路困难。由于脊柱缩短,四肢相对变长,站立时手指可触及膝部(图 31-1-5)。面部表现有鼻梁下陷,两眼分离。角膜混浊和牙齿畸形是常见的表现。此外尚可发生主动脉瓣闭锁不全,耳聋和肝大。但智力正常。幼儿可在临床症状出现之前根据牙齿的畸形和尿检查作出诊断。实验室检查,尿中出现的黏多糖为硫酸角质。正常人尿中硫酸角质的含量为 0.1mg/kg,本病中可高至 45mg/kg。血白细胞中可见黏多糖颗粒。

【影像学表现】

本病检查首选 X 线平片。CT 检查少有研究报告。MRI 检查可有助于发现脑和脊髓的异常,利于鉴别诊断。

X 线表现:颅盖骨及蝶鞍均无异常,突出的改变是牙釉质变薄,齿面上呈现小而锐利的尖头(图 31-1-6),对早期诊断很有帮助。下颌髁状突关节面变平或凹陷,与 I 型的改变相同。脊柱的改变最具特征,椎骨化骨不良,骨密度减低。颈、胸、腰椎椎体普遍变扁,横径和前后径均增大,轮廓不规则,椎间隙增宽(图 31-1-7),胸腰段的几个椎体前方中部变尖向前呈舌状突出。第 1 或第 2 腰椎椎体常较小,且向后移位,引起脊柱后突(图 31-1-8)。脊柱的改变在 1~2 岁时多不明显,难与黏多糖病-I型鉴别。但枢椎的齿状突于小儿期即可显示发育不良或缺如,环椎的动度过大,其后弓可达枕大孔

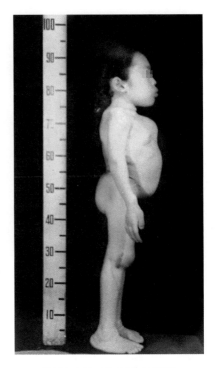

图 31-1-5　黏多糖病-Ⅳ型
女,17 岁。严重的骨骼畸形,典型的面容,鼻梁下陷,双眼分离。3~4 岁前,身体发育正常,之后出现鸡胸,四肢弯曲,关节肿大,肌肉无力,行走费力,智力正常

的后部(图 31-1-9),形成颅底压迹。骨盆于髋臼的水平变窄,形成长而窄的骨盆。髂翼向周围延展。髋臼上缘化骨不良。髋臼不规则和畸形。髋外翻,但无内翻。股骨颈短而宽。股骨头骨骺压缩、碎裂。耻骨联合增宽(图 31-1-10)。成人期可显示骨质疏松。小儿期掌骨基底部和指骨远端呈圆锥形。成人的掌骨较短。腕骨化骨中心小,数目亦少,舟骨往往不能化骨。尺桡骨均短,尺骨尤甚,两者远端相互倾斜,与 I 型相似。手指多向尺侧倾斜。骨骺融合时间正常。肱骨头向背侧成角,肱骨三角肌结节肥大。股骨远端骨骺板倾斜,形成膝外翻。胫骨远端亦呈相似的倾斜,外踝化骨不如内踝好(图 31-1-11)。

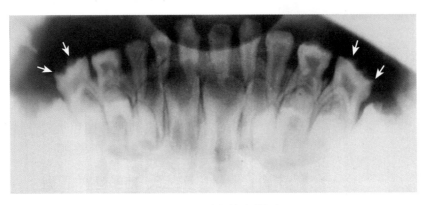

图 31-1-6　黏多糖病-Ⅳ型
女,6 岁。磨牙咬合面上呈现小而锐利的尖头(小白箭)

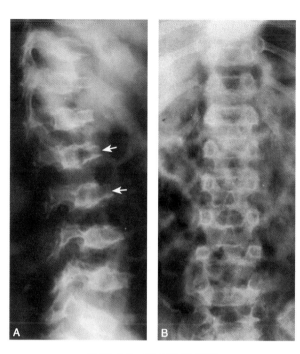

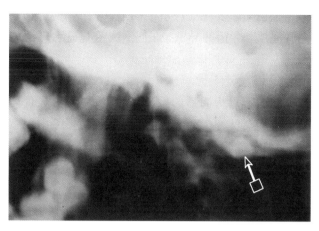

图 31-1-9　黏多糖病-Ⅳ型
第 1 颈椎后弓突入枕大孔的后部(空箭)

图 31-1-7　黏多糖病-Ⅳ型
女,7 岁。自幼不长个,四肢短,骨端大,肝脾大,角膜
混浊。A.胸腰椎椎体变扁,骨化不良,椎体前部扁长
(白箭);B.肋骨近端变细

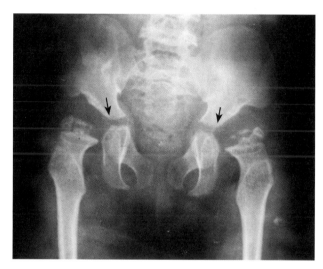

图 31-1-10　黏多糖病-Ⅳ型
长而窄的骨盆,髂骨体发育小而窄(黑箭),髋臼平浅,
股骨头化骨不良,股骨颈短而宽,髋外翻

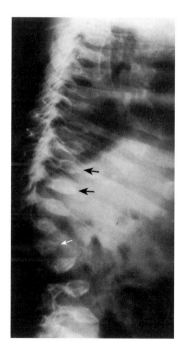

图 31-1-8　黏多糖病-Ⅳ型
女,6 岁。自幼矮小,头大腰弯,上下磨牙咬合面呈小
尖头状。腰椎椎体变扁(黑箭),1~2 腰椎椎体较小
(小白箭)向后移位,脊柱后突

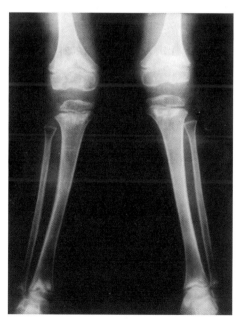

图 31-1-11　黏多糖-Ⅳ型
股骨远端及胫骨近端肥大,其骨骺外侧发育不良,膝外翻

根据临床表现如严重的畸形和短躯干型侏儒、角膜混浊和牙齿的异常,加上 X 线检查显示广泛的椎体变扁,一般足以做出诊断。

【诊断要点】

临床特点为明显的生长迟缓,步态异常和骨骼畸形且逐渐显著。X 线表现与 I 型相似。尿中黏多糖、白细胞组织细胞酶活性异常。

【鉴别诊断】

本病应与黏多糖病-I 型鉴别。

第二节 肾性骨病

【基本病理与临床】

肾性骨病(renal osteopathy)或肾性骨营养不良,是指肾小球衰竭或肾小管功能障碍引起的骨病。骨病包括骨软化或佝偻病,并可引起纤维性囊性骨炎,有的还会出现骨硬化。

1. **肾小球性骨病** 肾小球性骨病又称肾小球尿毒症骨病。一般认为慢性肾小球肾病引起骨病的机制是双重性的,即抗维生素 D 现象和高血磷状态。尿毒症或肾体积的缩小都影响维生素 D 的代谢,妨碍 25 羟维生素 D 在肾内转化成活性更大的 1,25 双羟维生素 D,使肠道钙的吸收减少并直接影响类骨的矿物质沉积,引起软骨病或佝偻病。又因肾小球对磷的滤过减低使血磷增高,血磷增高又引起血钙降低,低血钙状态刺激甲状旁腺增生肥大,甲状旁腺素分泌增多,而引起纤维性囊性骨炎。骨硬化发生的机制尚不明了。最大的可能是维生素 D 治疗的结果。

慢性肾病中由于低血钙状态而刺激甲状旁腺增生肥大使甲状旁腺素分泌增多,在长期严重的肾衰竭中可以引发功能自主性,或三级性甲状旁腺功能亢进,此时即使血钙恢复正常,甲状旁腺功能亢进仍然存在。尿毒症中软组织常发生钙化,钙化可发生在角膜、结合膜、肾脏、动脉和内脏。

2. **肾小管性骨病** 肾小管性骨营养不良多见于先天性肾小管功能失常。包括近侧肾小管疾病、远端肾小管病变、近端和远端肾小管病变。这些疾病引起骨病的机制有 4 种:①由于近端肾小管对磷的回收减低,尿磷增多。形成低血磷性佝偻病或软骨病,如抗维生素 D 性佝偻病;②远端肾小管对酸碱平衡的调节失常,引起酸中毒,即肾小管酸中毒骨病;③近端肾小管在功能上有多方面的缺损,即对磷、葡萄糖和氨基酸的回收发生障碍,使这些物质过多的自尿中排出,即近端肾小管凡康尼综合征;④近端和远端肾小管病变引起的骨病,如近端和远端肾小管凡康尼综合征,亦称 Debre-De Tony-Fanconi 综合征;Lignac-Fanconi 综合征;眼脑肾综合征,亦称 Lowe 综合征。

3. **肾移植性骨病及透析性骨病** 长期接受透析的慢性尿毒症患者,肾性骨病的发生率较未做透析者为高。骨病通常发生于透析 6 个月之后。骨病出现的同时,临床上可出现骨痛和瘙痒,后者提示血浆钙增高。

【影像学表现】

X 线表现:肾性骨营养不良的 X 线表现包括佝偻病和骨软化、纤维性囊性骨炎和骨硬化。肾小管骨病的表现主要为佝偻病和软骨病,较少出现甲状旁腺功能亢进的改变,如骨膜下骨吸收和骨囊性变。肾小球性尿毒症性骨病除具佝偻病和骨软化的表现外,尚可出现继发性甲状旁腺功能亢进的改变。有的可并发骨硬化(图 31-2-1~图 31-2-7)。

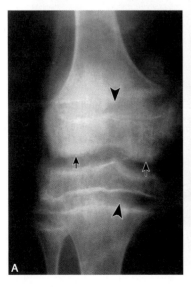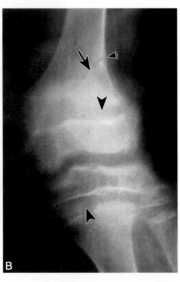

图 31-2-1 肾性佝偻病

男,11 岁。肢体疼痛、身材矮小多年。A、B. X线平片:骨质疏松,骨小梁细少,皮质菲薄,股骨远端、腓骨近端骺板明显增宽(黑箭头),其中可见棉絮状钙化。股骨髁及胫骨平台关节面下有透亮带(中黑箭),以致关节面模糊。B. 左膝外翻畸形,左股骨远端有弯曲骨折线(大黑箭)。该折线外侧骨皮质旁有少量骨痂(小黑箭)

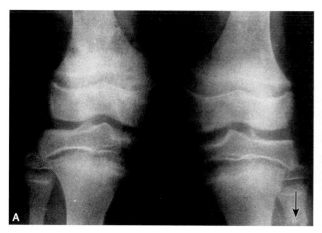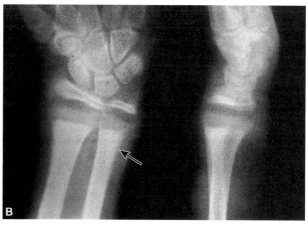

图 31-2-2　肾小管酸中毒型佝偻病

男,17 岁。2 年来骨及关节疼痛,以致起坐翻身困难,不能行走,体检呈方颅,胸廓狭窄,轻度鸡胸和串珠肋,膝外翻,各关节粗大,下肢肌肉萎缩,血钙偏低,血磷低,尿钙高,AKP 高,明显代射性酸中毒,轻度氮质血症。A. 双侧股骨远端及胫骨近端干骺端增宽呈毛刷状,骨骺与干骺端距离增大。左腓骨近端横行假骨折线(黑箭);B.尺桡骨远侧干骺端呈毛刷状,干骺间距离增大,尺骨远端骨膜下骨吸收(黑箭)

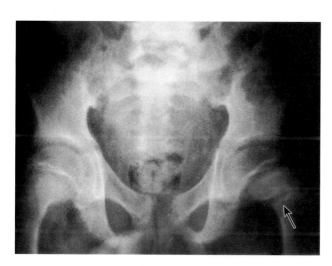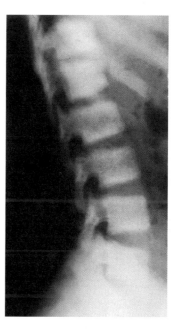

图 31-2-3　肾小管酸中毒型佝偻病

与图 31-2-2 为同一病例。左股骨颈假骨折线(黑箭),双侧股骨头滑脱,两侧髋臼底轻度内陷,耻骨联合及坐骨结节边缘模糊为骨膜下骨吸收

图 31-2-4　肾小管酸中毒型佝偻病治疗后

与图 31-2-2 为同一病例。腰椎骨密度恢复,以椎体的上部和下部表现显著,中部密度较低,骨小梁模糊

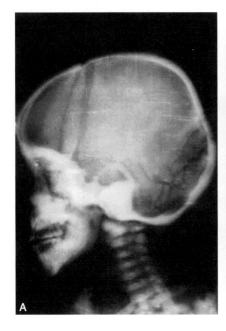
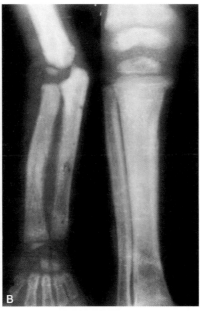

图 31-2-5 肾性骨硬化

男,8 岁,肾小球性骨病。A. 颅面骨、颅底及颈椎广泛骨硬化,颅底增厚;B.尺桡骨、胫腓骨骨硬化,骨小梁粗糙模糊

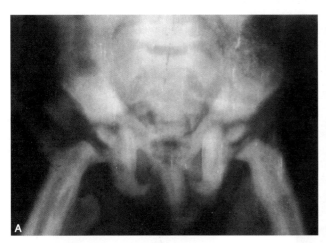
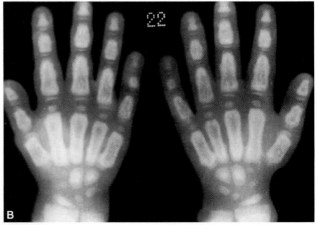

图 31-2-6 肾性骨硬化

与图 31-2-5 为同一病例。A. 骨盆及股骨骨硬化,股骨及坐骨变粗变厚;B.掌指骨及腕骨骨硬化,骨小梁粗糙模糊

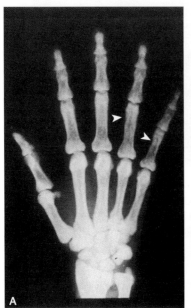
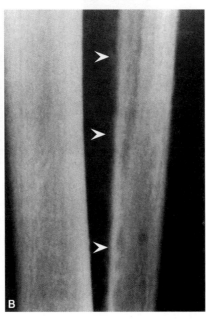

图 31-2-7 肾性骨硬化

女,46 岁,肾盂肾炎 14 年,骨病 6 年。A. 肾小球性骨病,掌指骨及腕骨骨硬化,骨小梁粗糙模糊,近排 4,5 指骨骨膜下吸收显著(白箭头);B.腓骨花边样骨增生(白箭头)

儿童期的尿毒症性骨病常发生干骺端骨折,这种骨折常是多发和双侧性的,表现为骨骺板与骨干明显的成角,双侧股骨头骨骺移位是这种骨折的典型表现,干骺端骨折在尿毒症性骨营养不良中表现非常突出,这可能与同时存在的继发性甲状旁腺功能亢进有关。甲状旁腺功能亢进亦在干骺端引起骨膜下骨吸收,加上原有的骨软化,易引起干骺端骨折。成人尿毒症性骨病中软骨病表现较少,而以甲状旁腺功能亢进的改变为主。

继发于肾病的甲状旁腺功能亢进表现为显著的骨膜下骨吸收,但较少见到囊肿性改变,后者多见于原发性甲状旁腺功能亢进。骨膜下骨吸收于干骺端部位非常显著,如土中的朽柱。继发性甲状旁腺功能亢进可引起明显的软组织钙化,特别是动脉钙化常是相当广泛的,比在原发性甲状旁腺功能亢进中多见。

骨硬化多见于病程较长的患者。骨硬化广泛,以脊柱、颅底为重,骨盆和四肢较轻。脊柱的骨硬化以腰椎为显著,椎体和附件呈一致性密度增高,或于椎体的上下 1/3 部位发生骨硬化,而形成浓淡交替排列的三层带影。椎体于骨硬化的同时可以呈现骨小梁粗糙,骨轮廓模糊不清如毛样表现。颅底的骨硬化如象牙样,并可有增厚。四肢骨的骨硬化以骨端显著,沿长骨骨干的边缘可有不规则的花边样骨增生。

肾性骨营养不良虽可发生广泛的软组织钙化,但在 X 线平片上只有四肢和关节周围软组织内的钙化可以显示。血管钙化常见于手足的小血管,但也累及很多大动脉干。其表现可为小而散在的密度增高影,代表粥样斑的钙化。另一种为密度不很高的管状影像,显示动脉内膜钙化。

关节周围钙化可发生于肌腱和韧带的附着部。关节软骨和半月板亦可发生钙化。膝关节的半月板、远侧尺桡关节的三角韧带为好发部位。膝部的钙化有时引起急性关节炎症状。

肾移植性骨病及透析性骨病 X 线表现为骨软化、骨疏松、骨硬化和纤维性骨炎及软组织钙化,基本上是肾性骨病的表现。肾移植术后,随肾功能的恢复原有的肾病可能不再发展或逐渐消退,但也会继续发展。肾移植术后除原有的肾性骨病外,尚可出现骨缺血性坏死,可能与大量激素治疗有关。

CT 及 MRI 表现:本病影像检查首选 X 线平片,CT 诊断可进一步了解骨内变化,轻度骨硬化的显示 CT 比 X 线平片有优势。肾性骨病诊断较少运用 MRI 检查。弥漫性骨硬化 CT 表现为骨小梁增粗模糊,成片骨髓腔高密度,骨皮髓质分界不清(图 31-2-8)。MRI 表现为 T_1WI、T_2WI 低信号,在 T_2WI 低信号中有点状高信号。若出现棕色瘤则 MRI 表现为 T_1WI 低信号,T_2WI 混杂高信号。

【诊断要点】

临床肾功能异常或肾衰血透病史,结合影像学表现特别是 X 线、CT 骨骼表现多能作出诊断。肾性骨病实验室检测一般表现为低血钙、高血磷、碱性磷酸酶升高、甲状旁腺激素水平增高等。

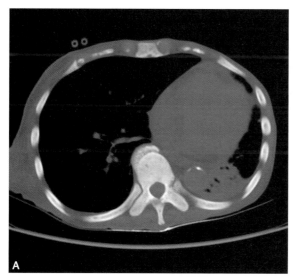
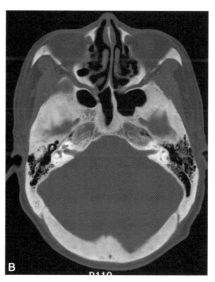

图 31-2-8 肾性骨硬化

男,64 岁,尿毒症 8 年。A.胸椎椎体和附件呈一致性密度增高,骨小梁模糊甚至消失,肋骨骨髓腔消失;B.颅底骨硬化如象牙样,并可有增厚,骨髓腔消失

【鉴别诊断】

需与佝偻病和骨质软化、骨囊肿和石骨症、成骨性转移瘤鉴别。本病长期肾功能异常。

第三节　肝豆状核变性

【基本病理与临床】

肝豆状核变性(hepatolenticular degeneration)又称威尔逊氏症(Wilson disease),是一种较少见的常染色体隐性遗传的慢性进行性多系统疾病。本病因先天性铜代谢障碍引起,主要累及脑的豆状核和肝脏。本病中肝对铜的吸收率高于正常,从而引起肝脏损害,吸铜率逐步下降,血疏松结合铜增高。铜在中枢神经系统沉积,引起豆状核变性。铜沉积于肝脏引起肝硬化。铜沉积在肾小管上皮损害近端肾小管,影响其再吸收功能,钙及磷酸盐排出增多,引起低磷血症和骨质软化。此外铜可直接影响骨组织的形成。

本病分两型:少年型,7~15 岁发病,病情进展较迅速;成年型,20~40 岁发病,病程进展较缓慢。主要临床表现为锥体外系病症、肝硬化、角膜色素环和佝偻病、软骨病及骨性关节炎的症状。以震颤和肌张力增高最多见。实验室检查:血清总铜降低,血清直接反映铜(与白蛋白疏松结合铜)增高;各脏器含铜量高;尿铜显著增加,尿钙高,尿磷酸盐高,血磷酸盐低,血清铝及尿铝可高于正常。

【影像学表现】

X 线表现:主要为佝偻病、软骨病和甲状旁腺功能亢进的改变。此外尚有骨软骨炎、骨关节病、腕骨变形及关节韧带和肌腱过早骨化。在骨软化的基础上,甲状旁腺功能亢进主要表现为骨膜下骨吸收和骨内囊样骨吸收。骨软骨炎表现为椎体边缘不规则,股骨髁关节面和距骨关节面的骨片剥脱。骨性关节炎表现为关节面硬化,关节间隙变窄,关节面下囊变,关节内游离的骨碎片。腕骨较小,呈多角形,边缘不规则(图 31-3-1~图 31-3-4)。

【影像学检查技术与优选】

本病骨关节影像检查首选 X 线检查和 CT 检查,骨膜下骨吸收 CT 检查优于 X 线。对于早期关节面改变可选择 MRI。肝脏和脑内改变,MRI 检查具有明显优势。

【诊断要点】

临床上,青少年发病、肝病、神经系统异常;实

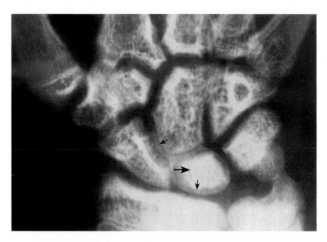

图 31-3-1　肝豆状核变性腕部表现
男,14 岁,自幼经常肢体震颤,近来腕部不适。X 线平片显示各腕骨骨小梁粗糙不均匀(大黑箭),各腕骨、掌骨基底骨性关节面有环形透亮带为骨软化带(小黑箭)

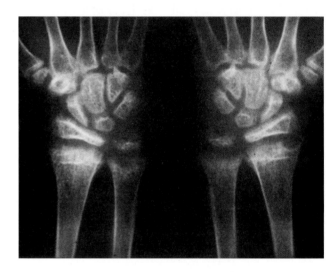

图 31-3-2　肝豆状核变性
腕部骨密度减低,皮质变薄,骨小梁粗,尺桡骨干骺端骺线增宽呈毛刷状,干骺距离增大,腕骨形状不规则

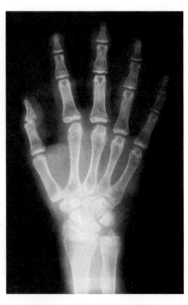

图 31-3-3　肝豆状核变性
同图 31-3-2 为同一病例。经治疗 2 年后,骨密度有所恢复,尺桡骨干骺端毛刷状改变消失,腕骨畸形明显

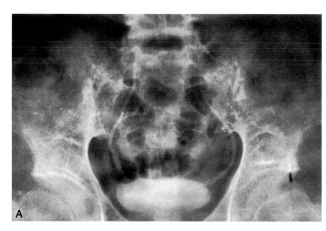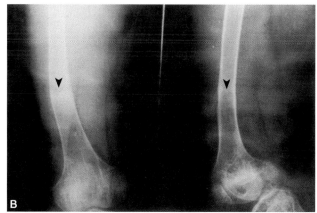

图 31-3-4　肝豆状核变性

同图 31-3-2 为同一病例。A. 骨盆骨密度减低,皮质变薄,骨小梁粗糙,两侧输尿管及膀胱内有造影剂充盈,为静脉肾盂造影所致;B. 右股骨骨密度减低,骨皮质变薄,并有密度增高的横行假骨折线(黑箭头)为衰竭骨折

验室检查,血铜蓝蛋白显著下降、尿铜排出增高、肝铜增高,合并骨骼 X 线异常可诊断肝豆状核变性骨病。

【鉴别诊断】

肝豆状核变性骨病需与佝偻病、软骨病、甲状旁腺功能亢进性骨病及退行骨关节病相鉴别,根据原发病变,鉴别诊断不难。

第四节　褐　黄　病

【基本病理与临床】

褐黄病(ochronosis)亦称褐黄病性关节炎和二氧苯醋酸性关节炎,为一种先天性代谢性骨病。由于机体缺乏尿黑酸氧化酶(homogentisate oxidase),使苯丙氨酸、酪氨酸中间代谢产物(尿黑酸)不能进一步氧化分解,聚积于体内所致病。血和尿中的尿黑酸(alkapton)过多,使尿色变黑,称为黑酸尿症(alkapton uria)。尿黑酸氧化后形成褐黄素,可沉积在软骨、纤维组织、肌腱、心脏瓣膜、血管内膜、脑和脊髓硬膜上。软骨因褐色素沉积而变黑,弹性减低,易碎裂脱落,在关节内形成游离体或嵌入于滑膜内。软骨下方骨内的骨髓增生,并长入受累的软骨内,骨端可形成骨刺。

患者常有家族史。男性发病率为女性的两倍。由于尿中尿黑酸过多,小儿的内衣和尿布被染黑。至 20~30 岁时,由于色素沉着,皮肤发黄,巩膜呈灰色,耳和鼻呈淡蓝色。关节症状与骨性关节炎相似,主要为疼痛和运动障碍。四肢关节和脊柱均可受累,造成骨性强直。此外并可发生动脉硬化性心脏病,尿酸性肾病和肾衰竭。

【影像学表现】

本病骨关节和脊柱检查首选 X 线和 CT,对于软组织、韧带、椎间盘钙化,CT 明显具有优势;但如果没有钙化,软组织、韧带病损显示则依赖 MRI。

X 线表现:早期多无表现。骨关节的改变通常在 20~30 岁才变得显著。脊柱的改变较为突出,椎间盘广泛受累,出现层状钙化,椎间隙明显变窄,椎体骨质疏松。晚期椎体形成唇状骨刺,椎体前方软组织发生点状钙化。周围关节由于关节软骨的退行性变使关节间隙变窄,骨端硬化,关节周围软组织内亦出现钙化点。四肢小关节通常只显示关节周围软组织肿胀,关节间隙并不变窄,亦无增生性改变。四肢关节的改变虽与骨性关节炎相似,但患者的发病年龄较轻,特别是肩关节常被累及关节周围软组织的钙化,有助于两者的鉴别(图 31-4-1)。

MRI 表现:病变累及关节可见关节间隙狭窄,滑膜增厚。韧带表现在 T_2WI 信号增高。

【诊断要点】

临床症状:皮肤、尿液颜色改变;尿检:尿黑酸过多;骨关节影像学异常。

【鉴别诊断】

1. **退行性骨关节病**　发病年龄高,韧带软组织钙化和椎间盘钙化征象在退行性骨关节病少见。

2. **强直性脊柱炎**　青年发病,累及脊柱,以骶髂关节和上颈椎为著,晚期脊柱形成竹节样改变。血 HLA-B27 常阳性。

3. **类风湿关节炎**　中年女性多见,血清类风湿因子常阳性,发生于小关节,关节破坏强直,关节周围软组织肿胀,关节软组织钙化罕见。

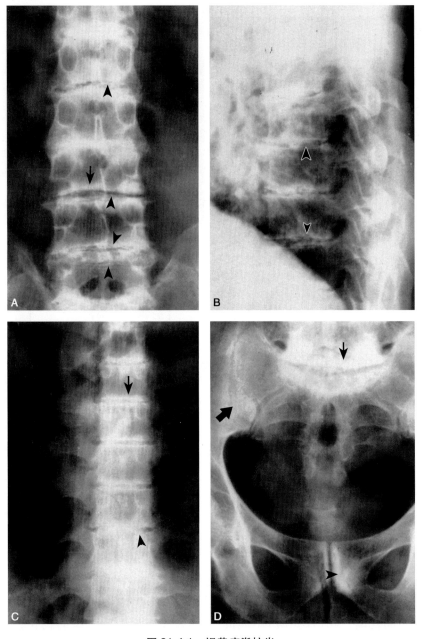

图 31-4-1　褐黄病脊柱炎

男,42 岁。脊柱四肢多发关节痛多年,尿色变黑。A~C.X 线平片示胸腰椎各椎体骨小梁细少,骨质疏松。但各椎体上下面均有骨质硬化(黑箭)。胸腰椎各椎间隙狭窄,其中有"线样"钙化(黑箭头)呈双线征。椎体周边骨唇增生;D.L₅ 椎体下部骨质硬化(黑箭),骶髂关节狭窄(粗黑箭),耻骨联合狭窄,关节面硬化(黑箭头)

第五节　淀粉样病

【基本病理与临床】

　　淀粉样病(amyloidopathia)是淀粉样蛋白沉积于人体各种组织内的疾病,病因不明。常合并其他慢性疾病或恶性肿瘤。诸如类风湿关节炎,骨或肺部感染,胃肠道炎症,多发性骨髓瘤,淋巴瘤或某些癌症等。

　　病理组织学上淀粉样蛋白镜下所见为无定形均匀复合物。受累器官显示淀粉样蛋白浸润。依其发生率为心脏、胃肠道、肝、脾、肺及皮下组织等。肌肉骨骼系统的淀粉样病较少见。淀粉样物可沉积于关节囊、滑膜、腱鞘、骨膜中。

　　本病多发生于 40~60 岁。主要症状为关节肿胀,疼痛,活动受限等滑膜炎症状。骨骼受侵常引起局部疼痛,骨质破坏。淀粉样蛋白沉积于心脏,可引起进行性充血性心肌衰竭。骨髓内广泛淀粉样物沉积可引起贫血。

【影像学表现】

　　本病骨关节检查首选 X 线和 CT,怀疑骨髓和软组织侵犯时,可选择 MRI 检查。

　　X 线表现:骨髓内弥漫性淀粉样物沉积可发生

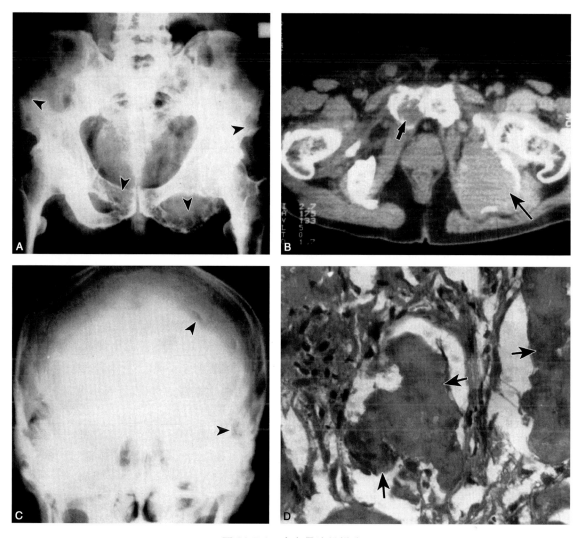

图 31-5-1 全身骨淀粉样病

男,65 岁。无明确诱因左臀部疼痛 1 年余,左臀部肿物 6cm×5.5cm,有轻度压痛。A. 骨盆 X 线平片显示左侧坐骨、右侧耻骨、双侧髂骨均有多囊状破坏(小黑箭头)。B. 骨盆 CT 扫描显示左髋臼、坐骨棘向下延至坐骨结节呈膨胀骨破坏(长黑箭),骨皮质消失,形成 6.5cm×6.8cm 肿块。CT 值 46HU～53HU。双侧耻骨亦见有骨质破坏(短黑箭)。C. 颅骨有散在溶骨性破坏(小黑箭头)。D. 经手术左侧坐骨切开,见肿物硬韧,凹凸不平。病理活检镜下见大小不等的均匀红染、无结构团块物质(黑箭)并有炎性细胞浸润。病理诊断为原发性骨淀粉样变

骨质疏松。局限性淀粉样物沉积于骨髓内可发生孤立的或多圆形溶骨性破坏。最常侵犯手、肩、髋和肋骨。溶骨性破坏可发生病理性骨折。淀粉样蛋白沉积在关节周围,即出现关节周围软组织肿、滑膜炎、关节积液、软骨破坏或关节边缘骨质浸润,偶尔也可发生关节半脱位。骨髓内淀粉样物沉积亦可发生钙化或骨化(图 31-5-1)。

CT 表现:CT 可显示骨小梁及骨皮质的细微破坏征象,特别是骨破坏的形态和范围、关节囊、滑膜、韧带的异常以及病变内的钙化。

MRI 表现:关节周围软组织的侵犯和骨髓内淀粉样物的沉积,MRI 诊断价值最高。可见上述部位异常信号,增强后可见病灶强化。

【诊断要点】

本病影像学诊断困难,确诊需经手术活检发现

组织中存在淀粉样纤维沉积。

【鉴别诊断】

1. **骨髓瘤** 呈穿凿样骨质破坏或骨质疏松改变,全身多发,主要出现在扁骨、不规则骨、松质骨。

2. **骨转移瘤** 有原发瘤史。病灶多发,骨质破坏明显,骨旁软组织多有软组织肿块形成。

3. **甲状旁腺功能亢进** 有甲旁亢病史,血钙增高。X 线表现为指骨骨膜下骨吸收或骨内囊性改变。

第六节 戈 谢 病

【基本病理与临床】

戈谢病(Gaucher disease)是先天性糖脑苷代谢障碍疾病,因葡萄糖脑苷脂酶缺乏,导致葡萄糖脑苷

脂不能被分解而沉积于网状内皮系统。含有脑苷脂的大量戈谢细胞在多器官内沉积,特别是肝、脾和骨髓内浸润。戈谢病为常染色体隐性遗传,男女无明显差异。目前已知能致戈谢病的有 80 种以上的基因缺损,常见的有 5 个突变基因,即 1226G、1448C、84GG、IVS2+1、1504T,基因型/表现型有一定的相关性。同一等位基因轻度突变 1226G,常见于 30 ~ 35 岁年龄段,临床表现内脏肝、脾肿大,骨骼受累程度较轻;而异等位基因突变 1226G/84GG 的患者,常见于 5 ~ 10 岁年龄段,内脏肝、脾肿大,骨骼受累较严重。

骨骼受累是戈谢病的主要表现,常见于 Ⅰ 型和 Ⅲ 型戈谢病。含有脑苷脂的戈谢细胞在骨髓内浸润,提高破骨细胞的活性,导致骨质结构被破坏。戈谢细胞沉积于骨髓内可挤压骨内滋养血管,产生局部缺血、梗死、坏死。骨质破坏可发生病理性骨折。尽管戈谢细胞不直接对骨质溶解,但可以引起骨吸收,体外研究表明经过培养的巨噬细胞的葡萄糖神经酰胺增加,且诱导白细胞介素-1(interleukin-1)的分泌,这种细胞素可以提高破骨细胞的活性,组织形态测定研究表明骨小梁黏合物结构减少。上述结果表明局限性骨吸收比普遍性骨代谢紊乱的骨吸收更为明显。

戈谢病患者临床表现为多系统受累,发病年龄可从婴儿到 80 岁或 90 岁,临床病程 10 ~ 40 年不等。临床分为三型:Ⅰ 型(成年型或慢性型)无神经系统症状;Ⅱ 型(婴儿型)为急性神经型;Ⅲ 型(少年型)呈亚急性表现,疾病晚期可出现神经系统症状。多系统受累程度也有很大差别。一般都有贫血、血小板减少、肝脾肿大及骨骼系统异常。戈谢病 Ⅱ 型发病急,婴儿发病多数 2 岁以内死亡。

本文所附 1 例是 30 岁女性患者,智力正常,主诉为上下肢疼痛,反复发作达 18 年。曾于 5 岁时因腹部不适、肝脾肿大行脾切除。12 岁时出现双下肢游走性刺痛,以右侧肢体为重。此后疼痛逐渐加重,肢体粗肿,并波及全身大关节。体检表现脊柱侧弯、后突,肝大肋下 6cm,质韧,无触痛。颈部及腹股沟可触及淋巴结。腰腹部可见散在分布的斑点状褐色色素沉着。步态蹒跚。左胫骨远端有一瘘口,挤压有淡黄色液体流出。骨髓穿刺可见多个戈谢细胞,糖原染色和酸性磷酸酶染色呈阳性,β-葡萄糖脑苷脂酶活力降低为 3.85nmol/h · mg[正常值 65 ~ 112nmol/(h · mg)]。

【影像学表现】

多种影像技术可显示骨骼病理改变和渐进的骨髓浸润部位和范围,如 X 线平片、放射性核素骨髓闪烁显影、CT 和 MRI 成像(图 31-6-1)。

X 线表现

1. **骨骼变形、髓腔膨胀**　下肢长管状骨髓腔扩大较上肢骨多见。股骨、胫骨和肱骨髓腔呈多囊状骨密度减低。股骨中下段膨胀明显可呈酒瓶样改变。疾病不断进展时,全身骨骼都可发生变形。

2. **弥漫性骨质疏松**　全身骨质疏松,松质骨骨小梁粗疏紊乱,交织成大网格或蜂窝样结构。这是由于沉积在骨髓内的戈谢细胞使骨小梁结构萎缩消失所致。

3. **局限性骨破坏**　戈谢细胞浸润可导致骨皮质出现大空洞性骨缺损和骨旁软组织肿块。

4. **骨缺血坏死**　常发生于股骨头,致使股骨头囊状破坏,死骨形成,关节塌陷,骨密度不均。也可发生骨髓栓塞,骨干髓腔内出现索条状骨髓钙化。

5. **脊柱异常表现**　椎体内浸润可导致大量骨丧失,引起压缩性骨折,椎体楔形变,甚至扁平椎,脊柱成角畸形。

MRI 表现:MRI 能显示戈谢细胞在骨髓内进行无节制沉积、浸润及取代正常骨髓成分;压迫骨髓内血管使之阻塞;导致骨髓缺血、梗死、水肿等一系列病理改变。Vogler 等根据骨髓病理改变将本病的 MRI 所见分成 5 种类型:①黄骨髓被红骨髓替代;②戈谢细胞浸润或取代骨髓;③骨髓功能衰竭;④骨髓水肿;⑤骨髓缺血。

MRI 在戈谢病早期骨骼外形无改变、骨破坏不明显时即能显示骨髓的异常信号。选用 T_1WI、T_2WI 及脂肪抑制技术,可准确显示髓内受累程度及纵向范围,因此 MRI 是诊断戈谢病骨骼受累的最佳方法。脂肪是正常骨髓主要成分,在 T_1WI、T_2WI 都呈高信号。戈谢细胞由长链脂肪酸、鞘氨醇、葡萄糖残留物及大量蛋白质和糖蛋白组成,在 T_1WI 上髓内呈不均低信号,内部混杂着点状或团块状不均高信号,T_2WI 显示异常信号的范围较大,信号强度亦有所增加。在脂肪抑制图像,部分点状和团块状高信号区范围缩小,部分范围和信号强度无改变。笔者认为,骨髓内高信号有两种可能:一是未受浸润残留的岛屿状骨髓;二是戈谢细胞浸润引起骨髓缺血、坏死、梗死、水肿和出血等改变。应用脂肪抑制技术,正常骨髓信号被抑制,可以清楚显示上述病理改变。

核素表现:用二磷酸示踪剂可有效地发现骨髓急性浸润。在疾病活动期,受累病变区对放射性核素摄取减少。^{99m}锝放射核素亦可用来评估肝、脾、骨

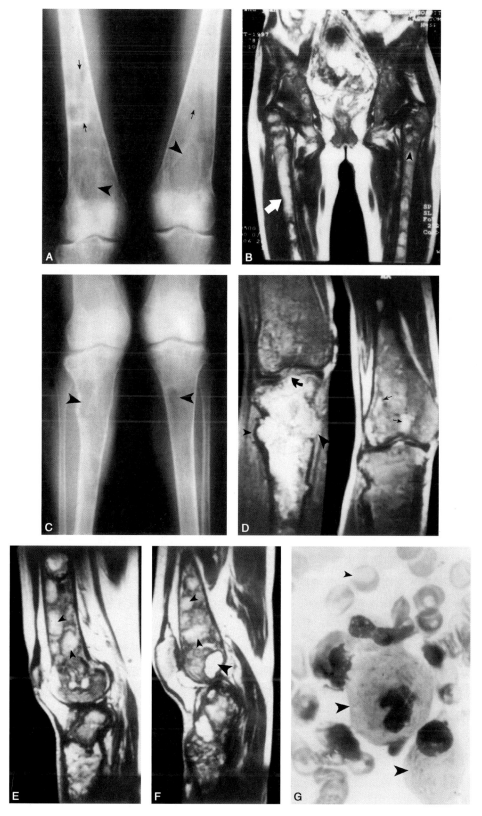

图 31-6-1 戈谢病(Ⅰ型)

女,30 岁,上下肢疼痛,反复发作 18 年。A. X 线平片显示双股骨干中下段梭形膨大。中段骨干髓腔有囊状破坏(小黑箭),下段骨干有对称性骨皮质破坏缺损(黑箭头)。C. 双侧胫骨上段亦有对称性骨皮质缺损(黑箭头)。右侧胫骨髓腔有膨胀性破坏(黑箭头)。B. 双侧股骨 MRI 冠状位,T_2WI(TR 3 500ms,TE 90ms)显示双股骨干髓腔有多发团块状高信号病变(大白箭)及低信号间隔(黑箭头)。D. 股骨下段及胫骨上段冠状位,T_2WI(TR 3 500ms,TE 90ms)显示股骨下段骨髓呈低信号强度,其间有囊状高信号强度病变(小黑箭)。胫骨上段髓腔呈高信号强度,骨皮质膨胀(小黑箭头)及皮质缺损(大黑箭头),胫骨关节面破坏(弯黑箭)。E、F. 双股骨矢状位髓腔内有多发团块状高信号病灶(小黑箭头),股骨髁内有一囊肿,呈高信号强度(大黑箭头)。G. 骨髓穿刺涂片有 Gaucher 细胞(大黑箭头),胞体大,直径 20~80μm。有一个或多个偏心的核,核染色质较粗,胞质多,有淡蓝色波纹样纤维,无空泡。其旁有多个红细胞(小黑箭头)

髓内网状内皮细胞的分布。随着疾病的进展,放射性摄取减少,表现为冷区。有时肺或淋巴内亦可出现放射性摄取。

【诊断要点】

脾肿大,白细胞葡萄糖脑苷脂酶活性降低,骨髓活检发现"戈谢细胞"。影像学有助于发现病变范围。

【鉴别诊断】

1. **甲状旁腺功能亢进**　甲状旁腺功能亢进表现为多发骨质疏松,骨皮质变薄,骨内有纤维囊肿,指骨桡侧面骨膜下骨吸收,椎体呈双凹形,颌骨牙硬板消失。

2. **地中海贫血**　地中海贫血脊柱骨质疏松呈网状改变,颅骨板障明显增厚,并见类骨针样骨纹贯穿内外板之间。鼻窦及乳突气化不良。

第七节　痛风性关节炎

【基本病理与临床】

痛风(gout)是嘌呤代谢障碍的全身性疾病,特点是血清和体液中尿酸增多,尿酸盐在软组织和关节沉积,导致急性关节炎反复发作。临床上有原发和继发之分,前者最常见,后者则为某些血液病(如慢性白血病、骨髓硬化症等)的并发病。病理上,急性期,滑膜细胞及滑膜间质可见有尿酸盐结晶沉着,伴有浆液、纤维素及中性粒细胞渗出。慢性期,尿酸盐结晶围绕蛋白基质核心,周围成纤维细胞及多核巨细胞包绕,形成肉芽肿即为痛风石。痛风石可见于软骨、骨膜或胶原纤维组织中,可腐蚀关节软骨,破坏软骨下骨质,形成骨软骨炎。

痛风性关节炎发病是慢性过程,一般分为四期:第一期关节炎前期(潜伏期),无症状高尿酸血症,血尿酸盐正常或升高。第二期急性单关节炎发作期,一般均在夜间突然发作且多发于手足小关节,80.4%发生于第1跖趾关节。局部软组织红肿热痛和剧烈压痛,可伴有体温升高,白细胞增高,血清尿酸升高。关节炎常数日或1周后自行缓解消失,关节恢复正常而不留痕迹,此种情况常反复发作,间隔长短不一。第三期为多关节性关节炎期,疼痛较轻,但发作频繁,间隔时间短而持续时间长。病变经过多年反复发作,骨关节破坏较大,不能恢复并呈向心性发展,可侵犯踝、膝、腕、肘等大关节,并呈单关节游走性或多发性(或双侧对称性)发作。第四期为慢性关节炎期,发作频繁,软组织肿胀显著,多个关节

出现痛风结节并伴有广泛的骨关节破坏,最终可产生骨关节病改变或出现骨关节脱位或/和关节强直。少数发生肾缩小功能减退和衰竭。发病部位中足部多于手,第1跖趾关节最为好发占80.4%。双侧发病占43.9%,单侧36.5%,左侧(62%)多于右侧(38%),次为第4,2跖趾关节。这主要是足部静脉回流最差;跖趾关节居足外围并向外突出易受创伤挤压而缺血。手第1掌指关节发病少于跖趾关节,3.5%为双侧。此外,踝腕肘膝关节均可受累,但较少。痛风也可广泛累及全身许多关节。

痛风石是本症重要征象(25.2%),常分布于跖趾、掌指关节、耳壳、肘后、跟后、踝、腕等处。痛风结节破溃后流出白垩状内容物中8.7%找到尿酸盐结晶。少数发病(约0.35%)与气候有关,其中2/3在春秋两季发病。个别女性与月经有关,每月发作1次。实验室检查,急性发作期白细胞增多,红细胞沉降率增快。血尿酸测定4～20mg%,95%在6mg%以上,>10mg%占43.5%,极少数患者血尿酸在6mg%以下。24h尿的尿酸测定与血尿酸测定不一定成正比。9.5%患者尿中可见多量尿酸结晶。

青年痛风合并脑侵犯(LeschNyhon综合征)系伴性遗传性疾病。女性传递,仅男性发病。生后2～3个月逐渐出现手足舞蹈症,2～3岁有自伤、自残或咬人、咬物行为,智力低下,生长迟缓,运动障碍,小头畸形,大脑性瘫痪,血尿酸升高等。

【影像学表现】

显示痛风石首选CT,特别是早期或血尿酸正常患者,双源能谱CT具有明显优势。在病变早期,MRI显示韧带软组织异常也具有优势。

X线表现:痛风的X线改变虽迟于临床症状,但较为特殊,密切结合临床,一般诊断并不困难。痛风可有较长的潜伏期,此阶段可无任何阳性X线征。

(1) 早期:主要为关节软组织对尿酸盐的炎性反应,表现为软组织肿胀(图31-7-1)。常见于手足小关节软组织,呈圆形或梭形密度增高(图31-7-2、图31-7-3)。最先开始于第1跖趾关节。当尿酸盐沉积侵犯骨皮质,可见波浪状凹陷,但无骨破坏或骨膜反应(图31-7-4)。

(2) 中期:软组织块内可出现轻微钙化,骨皮质被侵蚀破坏,并累及骨松质继而关节间隙变窄,关节面出现不规则或圆形囊状穿凿状破坏缺损,约1mm～5mm不等,常呈偏心性边缘无硬化(图31-7-5)。

(3) 晚期:软组织肿块更为肿大,呈山岭状,密度增高,内有条片状钙化。关节面大范围的穿凿状

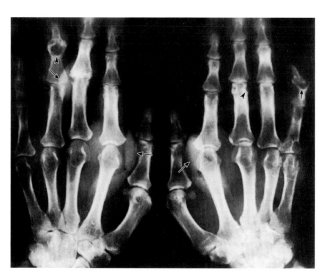

图 31-7-1　痛风性骨破坏

双手指间关节和骨端多发穿凿性骨破坏（小黑箭头），软组织肿密度增高（细黑箭），右手小指末节指间关节镶嵌（短黑箭）颇似"扣碗"状

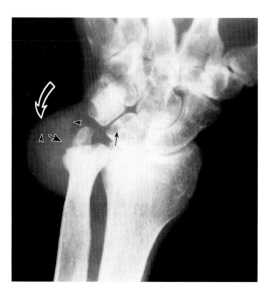

图 31-7-2　痛风结节肿块

左腕关节尺侧有一半球形巨大软组织肿块（空弯箭），其中有团块状钙化（小黑箭头）。月骨、三角骨及豆骨均有多发囊状破坏（细长黑箭）

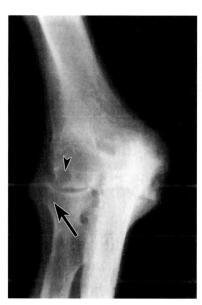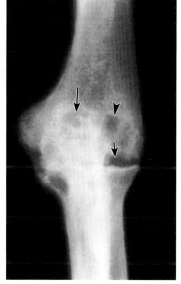

图 31-7-3　痛风性骨破坏

双肘关节肱骨远端内外髁有多处囊状破坏区（小黑箭头），包括尺骨鹰嘴（细长黑箭）关节间隙增宽（短黑箭）或狭窄，桡骨小头增大（大黑箭）

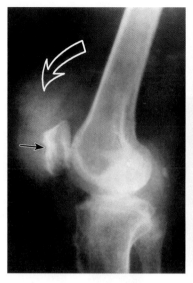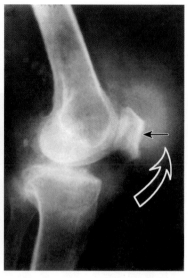

图 31-7-4　巨大痛风结节
双膝髌骨前方及关节周围巨大软组织肿块（空弯箭），密度增高，髌骨前缘
骨质侵蚀（细长黑箭）

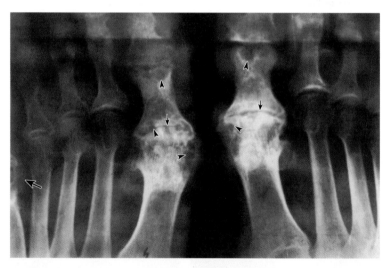

图 31-7-5　痛风性关节炎
双侧第 1 跖趾及趾间关节多发囊状穿凿样破坏（黑箭头），关节间隙狭窄
（小黑箭）

破坏，关节间隔消失，边缘呈锯齿状，关节半脱位或全脱位。跖（掌）骨远端塌陷、凹入，如倒杯状或钳状，最常见掌指骨和跖趾骨。关节相对两骨端的杯状破坏，相互扣紧，则呈"扣碗状"（图 31-7-1）。病变广泛而严重者可累及跖趾、腕、肘关节诸骨，最后关节均以纤维性强直而告终，骨性强直少见。

本病若能早期发现及时治疗，可以逆转恢复。临床上遇到以下情况，壮年男性个别关节突发红肿剧痛（尤以第 1 跖趾关节）；血尿酸高于 6mg%；影像学见局部软组织肿胀、钙化、局部骨皮质糜烂凹陷，应高度考虑本病。

X 线改变虽迟于临床症状，但确能反映各期的典型改变，也是活的病理解剖。此外，尚可发现某些不常见部位的病损如骶髂关节、肘、膝、踝、腕和大粗隆等处。由于这些部位的 X 线改变特异性不高，应综合分析。因此诊断时既要重视特异性表现，还要善于发现少见部位的改变，才能最大限度的提高诊断准确率。

CT 表现： CT 能较 X 线早期发现痛风石，特别是近年来双源能谱 CT 的出现，特殊的尿酸盐识别技术对尿酸盐钙化更加敏感，可以发现更多部位、更小体积的尿酸盐结晶（图 31-7-6），对痛风早期诊断、监测疗效中有重要意义。

MRI 表现： MRI 上尿酸盐结晶沉积表现为 T_1WI 和 T_2WI 上均呈低信号强度，周围软组织水肿表现为 T_1WI 不均匀低信号，T_2WI 高信号强度（图 31-7-7）。

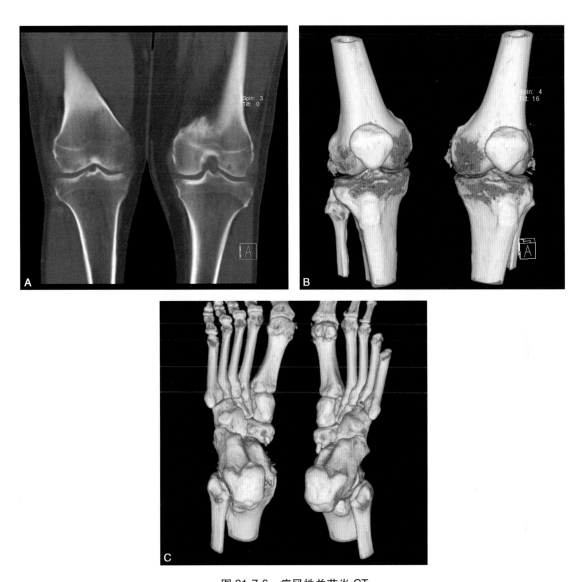

图 31-7-6　痛风性关节炎 CT
A.早期痛风膝关节软组织肿胀,但痛风石不明显;B、C.双源 CT 显示少量尿酸盐结晶沉积(绿色点状)

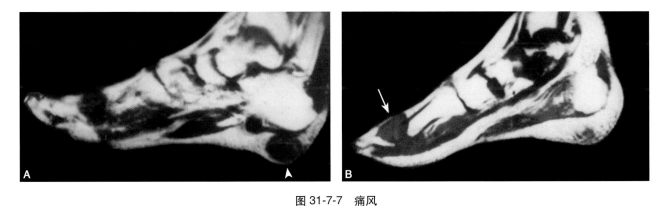

图 31-7-7　痛风
A.T₂WI 示跟骨下方软组织块周围为高信号,中心为低信号的痛风石(白箭头);B.T₁WI 示第 1 跖趾关节骨质破坏区及
周围软组织肿块均呈低信号(白箭)

早期痛风未控制时,60%痛风患者软组织包括肌腱和韧带内发生较多的尿酸盐结晶沉淀(痛风石)。痛风得到控制后,痛风石可变小。

【诊断要点】

关节肿痛,血尿酸增高,CT或X线发现关节周围软组织痛风石。

【鉴别诊断】

1. **类风湿关节炎**　中年女性多见,好发于双手近侧指间关节,有明显的骨质疏松,关节糜烂和软骨下小囊变。实验室检查,类风湿因子阳性,免疫球蛋白G增高。

2. **假痛风**　是焦磷酸钙沉着性关节炎(calcification of pyrophosphate deposition,CPPD)。血尿酸亦可升高,症状近似痛风,但无痛风石。好侵犯大关节,少数累及腕掌指关节,但较少累及指间关节。X线表现为双侧对称性关节软骨线状钙化。常合并关节退行性变,但无关节软骨下穿凿样骨破坏。关节液内含有焦磷酸钙,并非尿酸结晶。

3. **退行性骨关节病**　老年人多见,症状轻微,多发生在大关节,表现为关节面骨质硬化和边缘性骨赘形成。关节间隙变窄,但无关节边缘的破坏缺损。

(王晨光)

参 考 文 献

[1] 杜敏联,等.黏多糖病137例综合报告[J].中华儿科杂志,1980,18:214.

[2] 廉宗澂.黏多糖病的X线诊断[M].天津市放射资料汇编,1976,1968.

[3] 廉宗澂.黏多糖病—Ⅳ型[M].天津医药,1976,4:233.

[4] 谢大钊.黏多糖代谢与黏多糖病[J].中华放射学杂志,1983,17:129.

[5] 夏瑞淦,等.黏多糖病的临床表现及X线诊断[J].中华放射学杂志,1981,15:143.

[6] 朱宪彝主编.廉宗澂,郑少雄编著.代谢性骨病X线诊断学[M].天津:天津科学技术出版社,1985,96-147.

[7] 解毓章,等.肝豆状核变性骨关节改变(38例X线分析)[J].中华医学杂志,1978,58:541.

[8] 兰宝森,等.同型胱氨酸尿症X线特征(附4例报告)[J].中华放射学杂志,1983,17:107.

[9] 裴琼华,等.同型胱氨酸尿症伴晶体脱位三例报告[J].中华眼科杂志,1981,17:54.

[10] 廉宗澂,等.骨内矿物质的X线测量,Ⅱ.长期服用抗癫痫药物患者的尺骨矿物质含量测量[J].中华放射学杂志,1983,17(2):110.

[11] 廉宗澂.肾性骨硬化症[J].天津医药杂志骨科附刊,1963,7:70.

[12] 冯惠梅,王梅.肾性骨营养不良诊断与治疗的新进展[J].中华内科杂志,1998,37(10):707-709.

[13] 王恭宪.肾性骨营养不良X线表现(附24例分析)[J].中华放射学杂志,1979,13:95.

[14] Dorfman A. The Hurler syndrome:in first international conference on congenital malformations[M]. Philadelphia:LippincottCo,1962.

[15] Maroteaux P,Lamy M. Hurler's disease,Morquio's disease,and related mucopolysaccharidoses[J]. The Journal of Pediatrics,1965,67(2):312-323.

[16] Kulkarni MV,Williams JC,Yeakley JW,et al. Magnetic resonance imaging in the diagnosis of the cranio-cervical manifestations of the mucopolysaccharidoses[J]. Magnetic resonance imaging,1987,5(5):317-323.

[17] Razek AAKA. Computed tomography and magnetic resonance imaging of maxillofacial lesions in renal osteodystrophy[J]. Journal of Craniofacial Surgery,2014,25(4):1354-1357.

[18] Kataoka M,Tsumura H,Itonaga I,et al. Subchondral cyst of the tibia secondary to Wilson disease[J]. Clinical rheumatology,2004,23(5):460-463.

[19] Bhatnagar N,Lingaiah P,Lodhi JS,et al. Pathological Fracture of Femoral Neck Leading to a Diagnosis of Wilson's Disease:A Case Report and Review of Literature[J]. Journal of bone metabolism,2017,24(2):135-139.

[20] Chenbhanich J,Thongprayoon C,Atsawarungruangkit A,et al. Osteoporosis and bone mineral density in patients with Wilson's disease:a systematic review and meta-analysis[J]. Osteoporosis International,2018,29(2):315-322.

[21] Xie YZ,Zhang XZ,Xu XH. Roentgenologic study of 41 cases of Wilson's disease[J]. Chinese medical journal,1982,95(9):674.

[22] Mannoni A,Selvi E,Lorenzini S,et al. Alkaptonuria,ochronosis,and ochronotic arthropathy[C]. Seminars in arthritis and rheumatism,2004,33(4):239-248.

[23] Rahimizadeh A,Soufiani H,Hassani V,et al. Symptomatic pseudarthrosis in ochronotic spine:case report[J]. Journal of Neurosurgery:Spine,2017,26(2):220-228.

[24] Harun M,Hayrettin Y,Serhat M,et al. A rare cause of arthropathy:an ochronotic patient with black joints[J]. International journal of surgery case reports,2014,5(8):554-557.

[25] Perrone A,Impara L,Bruni A,et al. Radiographic and MRI findings in ochronosis[J]. La Radiologia medica,2005,110(4):349-358.

[26] Hermann G,Pastores GM,Abdelwahab IF,et al. Gaucher disease:assessment of skeletal involvement and therapeutic responses to enzyme replacement[J]. Skeletal radiology,

1997,26(12):687-696.

[27] Mello RAF,Mello MBN,Pessanha LB. Magnetic resonance imaging and BMB score in the evaluation of bone involvement in Gaucher's disease patients[J]. Radiologia brasileira,2015,48(4):216-219.

[28] DeMayo RF, Haims AH, McRae MC, et al. Correlation of MRI-Based bone marrow burden score with genotype and spleen status in Gaucher's disease[J]. American Journal of Roentgenology,2008,191(1):115-123.

[29] Vogler 3rd J B, Murphy WA. Bone marrow imaging[J]. Radiology,1988,168(3):679-693.

[30] Hermann G,Goldblatt J,Levy RN,et al. Gaucher's disease type 1:assessment of bone involvement by CT and scintigraphy[J]. American journal of roentgenology, 1986, 147 (5):943-948.

[31] Rourke JA, Heslin DJ. Gauchers disease roentgenologic bonechanges over 20 year interval[J]. The American journal of roentgenology, radium therapy, and nuclear medicine,1965,94:621-630.

[32] Lanir A,Hadar H,Cohen I,et al. Gaucher disease:assessment with MR imaging[J]. Radiology,1986,161(1):239-244.

[33] Rosenthal DI, Scott JA, Barranger J, et al. Evaluation of Gaucher disease using magnetic resonance imaging[J]. The Journal of bone and joint surgery. American volume,

1986,68(6):802-808.

[34] Hermann G,Shapiro RS, Abdelwahab IF, et al. MR imaging in adults with Gaucher disease type I:evaluation of marrow involvement and disease activity[J]. Skeletal radiology,1993,22(4):247-251.

[35] Terk MR, Esplin J, Lee K, et al. MR imaging of patients with type 1 Gaucher's disease:relationship between bone and visceral changes[J]. AJR. American journal of roentgenology,1995,165(3):599-604.

[36] Buckens CF, Terra MP, Maas M. Computed tomography and MR imaging in crystalline-induced arthropathies[J]. Radiologic Clinics,2017,55(5):1023-1034.

[37] Jacques T,Michelin P,Badr S,et al. Conventional Radiology in Crystal Arthritis:Gout,Calcium Pyrophosphate Deposition,and Basic Calcium Phosphate Crystals[J]. Radiologic Clinics,2017,55(5):967-984.

[38] Omoumi P,Zufferey P,Malghem J,et al. Imaging in gout and other crystal-related arthropathies[J]. Rheumatic Disease Clinics,2016,42(4):621-644.

[39] Ward IM,Scott JN,Mansfield LT,et al. Dual-energy computed tomography demonstrating destructive calcium pyrophosphate deposition disease of the distal radioulnar joint mimicking tophaceous gout[J]. JCR:Journal of Clinical Rheumatology,2015,21(6):314-317.

第三十二章　内分泌骨病

钙盐是构成人体骨骼及牙齿的重要无机成分，体内 99% 的钙存于骨内，只有 1% 存于非骨组织，所以骨骼是人体的最大钙库。含有大量钙盐的骨骼具有支持身躯、制造血液等能力，钙还有维持生命、传递信息、参与代谢等重要生理功能。在钙的直接或间接作用下，人体各种细胞、组织的生理功能得以正常运行。当钙的代谢异常时，人体会产生各种不同疾病，其中尤以代谢性、内分泌性及营养性骨病与钙代谢关系密切。当出现与钙代谢有关的病理情况时，作为钙库的骨骼无论在骨矿的数量及骨结构质量上都会出现异常。近年来，利用 X 线、放射性核素、超声或磁共振方法对骨矿含量（bone mineral content，BMC）、骨矿密度（bone mineral density，BMD）进行定量测量以及对骨强度、骨微结构变化的估计已取得可喜的成就，并逐渐应用于临床和科研。它们在某些疾病的预防、预测、诊断及判断疗效上日益发挥重要作用。以下内容分别对骨矿定量检查及骨强度、骨微结构的影像评估进行介绍。

第一节　骨矿含量影像学检查方法

骨矿含量的影像学检查方法虽多种多样，但按其对骨矿变化的反映能力可归纳为定性、半定量及定量检查三大类。其中定性检查仅能粗略估计有无骨矿含量异常；半定量则可反映异常的程度，通常以分级或分度表示；唯有定量检查才能显示异常变化的数量。前两种检查法虽简单易行，但都不能作为早期诊断和观察骨矿含量动态变化的可靠依据。所以，有关骨矿的测量均以定量为重点。骨矿定量检查发展最快，不断有新方法问世。以下内容分别介绍骨矿半定量及定量检查方法。

一、半定量检查方法

（一）皮质骨 X 线测量

X 线形态学测量是依据某些骨骼的径线测量值

或比值来估计皮质骨骨量的半定量检查方法。其中主要有掌骨分数、股骨分数及腰椎分数的计算。日常工作中多采用 Barnett 形态计量法，简介如下：在左手正位 X 线片上以游标卡尺量出第 2 掌骨干中部横径（D）及同一部位髓腔内径（d），则 D-d 为该骨中部两侧皮质骨厚度之和（combined cortical thickness，CCT），D-d/D 所得百分数称为掌骨分数，其正常值为 33%~75%，均值为 43%。以同样方法在股骨正位 X 线片上可测出股骨干中部宽度、髓腔内径、两侧皮质厚度之和及股骨分数。正常股骨分数为 32%~76%，均值为 45%。掌骨分数与股骨分数相加称为周围骨分数。此分数可用来评估周围骨骼皮质骨量的变化。若周围骨分数低于 88%，则有骨质疏松的可能。在以第 3 腰椎为中心的腰椎侧位 X 线检查上用游标卡尺测出第 3 腰椎中部高度 AB 及前缘高度 CD，则 AB/CD 所得百分数称为腰椎分数，其正常值为 74%~97%，均值为 80%，如果低于 80% 则有骨质疏松可能（图 32-1-1）。

皮质骨厚度、面积、比值的测量：以掌骨的皮质测量最为常用，但也有测量锁骨、股骨、肱骨及跖骨皮质的报告。

掌骨的皮质测量同前文 Barnett 形态计量法，即以左手正位 X 线片上测出第 2 掌骨干中部横径（D）及同一部位髓腔内径（d），则 D-d 即为 CCT，还可测皮质指数（D-d/D）、皮质面积（D^2-d^2）及百分皮质面积（D^2-d^2/D^2），都可用来评估皮质骨量。樊氏测得正常成人 CCT 值为（4.2±0.6）mm。此法简便易测、便于推广，但有时难以确定皮质骨内缘，则可能影响其测量精度。早期使用两脚规或游标卡尺测 CCT 的精确度为 3%~11%。最新应用计算机控制半自动测量，改善了测量精确度，可达 1%。此测量法不足之处为仅反映骨转换较慢的皮质骨变化。

一些研究结果表明，X 线平片测量皮质骨丢失与年龄相关。Dequecker 测得 40~80 岁女性掌骨皮

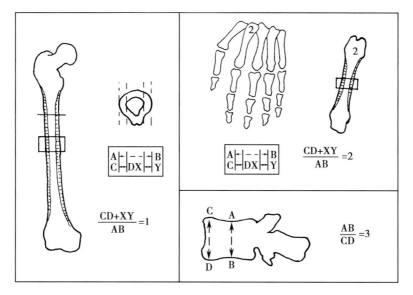

图 32-1-1 Barnett 形态学测量法
1. 股骨分数;2. 手骨分数;3. 腰椎分数

质骨每年减少 0.9%,男性减少 0.4%。Horsman 测量绝经后女性皮质骨厚度平均每年递减 0.04mm。65 岁以上股骨骨折患者的第 2~4 掌骨 CCT 均值的年龄校正优势比(odds ratio,OR)为 2.15,其结果与桡骨末端的 OR 值(2.00)及跟骨 OR 值(1.78)相似。

锁骨:在锁骨正位 X 线片上,以游标卡尺量出锁骨中部横径减去同一部位髓腔横径,则可得出锁骨中部皮质骨厚度之和(CCT)。按李氏所测锁骨 CCT 值,男性≥40 岁为(5.14±1.147)mm、男性<40 岁为(5.56±0.747)mm;女性≥40 岁为(3.77±0.855)mm、女性<40 岁为(5.22±0.670)mm。40~90 岁内,男性和女性的 CCT 每 10 年分别减少 6.2% 及 8.3%。

桡骨:Meema 在前臂正位 X 线片上测量桡骨远段距远侧关节面 3 个桡骨头横径处的皮质厚度。正常男性和女性成人的皮质厚度应分别大于 5mm 及 4mm。

股骨:在髋部正位 X 线片上,通过股骨头与颈交界处划直线 AB。再通过股骨小粗隆上缘引一条与线 AB 相平行的线 CD。取 AB 与 CD 在股骨颈内侧皮质外缘上的中点 E,则由 E 至股骨颈内侧皮质内缘中点 F 之间的 EF 为股骨颈内侧皮质厚度,称股骨距。Horsman 报道有及无股骨颈骨折老年患者的股骨距分别为 4.35mm 及 5.48mm,两者之间比较差异存在统计学意义($p<0.001$)。

皮质骨微结构测量:骨皮质内容纳营养血管的管腔,称为哈弗管及渥可曼管。在正常情况下,因这些皮质内管状系统的管腔很细,故不能在 X 线平片上显影。但当骨转换率加速、皮质内管状系统内面的骨吸收明显致哈弗管腔增大时,在 X 线片尤其在以微焦点 X 线管球拍照工业用微颗粒胶片的放大摄影上可显纵行透亮像,称皮质条纹征。Jensen 将掌骨放大摄影的皮质微结构的变化做等级划分,分为 0、1、2、3、4 五个等级,借以衡量皮质骨骨量的变化。

0 级:皮质骨无条纹。

1 级:皮质骨深层有 1~2 条条纹。

2 级:有多数条纹,其范围不超过皮质面积的一半。

3 级:有多数条纹,其范围超过皮质面积的一半。

4 级:多数条纹累及全部皮质骨。

上述 0 级为正常表现;1 级代表骨吸收加快但也可见于正常者;2~4 级代表骨吸收异常加速。这种测量方法尤其适用于以皮质骨吸收为主的代谢性骨病。

(二)骨小梁 X 线测量

按骨小梁的排列方式及其负重作用可将它们分为应力性(或称一次性)及非应力性(或称二次性)骨小梁。前者的排列与应力线相一致,是承重的主要部分,与一次性骨小梁相垂直或斜方向排列者称为二次性骨小梁。当骨量减少时首先由非应力性即二次性骨小梁开始,而应力性骨小梁保存下来。通常以腰椎、股骨上端及跟骨等作为检查部位。依据这些部位骨小梁骨减少、消失的规律、顺序和程度进行分级或分度,作为骨的半定量测量。下列这些骨小梁骨半定量测量方法仍应用于临床。

慈大分度测量法：在以第 3 腰椎为中心的腰椎侧位 X 线检查上，按腰椎椎体 X 线表现进行骨质疏松Ⅰ、Ⅱ、Ⅲ度分级（图 32-1-2）。

正常：骨密度不低。椎体上及下终板像不明显。纵及横向骨小梁密集，很难分辨每一个骨小梁。

Ⅰ度：骨密度轻度减低。椎体终板像明显。纵向骨小梁醒目，可识别每一个骨小梁。

Ⅱ度：骨密度进一步减低，横向骨小梁减少、纵向骨小梁粗糙。

Ⅲ度：骨密度明显减低，横向骨小梁几乎全消失、纵向骨小梁不明显，整体呈模糊像。

Singh 指数：是利用股骨上端小梁骨的减少、消失规律，而进行骨矿半定量检查的方法。股骨上端的小梁骨可分为以下 5 组，即：

一次（主）承重组（principal compressive group）为起自股骨颈内侧皮质、以稍弯曲放射状伸向股骨头最上部的小梁骨。

二次（辅助）承重组（secondary compressive group）为起自主承重组下方、弯向外上方的小梁骨。

大粗隆组（great trochanter group）为起自股骨大粗隆下外侧、向上伸延、终于大粗隆上面的纤细小梁骨。

一次（主）张力组（principal tensile group）为起自大粗隆下外侧皮质、弯向上内、跨越股骨颈，终于股骨头下部的小梁骨。

二次（辅助）张力组（secondary tensile group）为起自一次张力组下方、伸向上内、跨越股骨颈中部后终止的小梁骨（图 32-1-3）。位于主承重、辅助承重及张力组小梁之间的骨质稀少的三角形区域为 Ward 三角。当骨量减少时，先由张力组骨小梁骨开始，然后才扩展到承重组骨小梁骨。

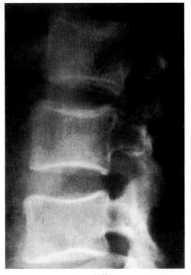

正常像

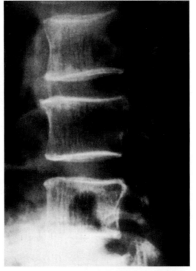

轻度(慈大式分类Ⅰ度)

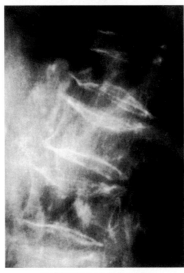

中等度(慈大式分类Ⅱ度)

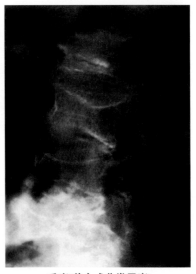

重度(慈大式分类Ⅲ度)

图 32-1-2　慈大分度测量法

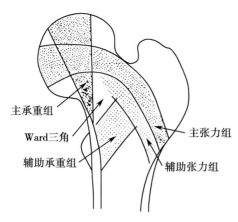

图 32-1-3　股骨上端骨小梁分布

按小梁骨消失的顺序及其程度,Singh 于 1970 年将它分为 6 度即 Singh 指数。后于 1972 年和 1973 年 Singh 又将此指数分为 7 度(表 32-1-1、图 32-1-4),据此来评估周围骨骨质疏松。

自 Singh 指数被提出并应用于临床已 20 余年,但对它的应用价值仍褒贬不一。因为方法简便、易于推广,在没有专门骨矿定量测量设备的情况下仍不失为可采用的检测方法之一。

Jhamaria 指数:是依据跟骨各组小梁的吸收、消失规律及程度制订的骨矿半定量测量法,按跟骨小梁的走行排列可分为应力组、张力组及弹道组骨小梁骨。应力组又细分为前、后两组。前组小梁骨始于距下关节走向前下方达跟骰关节;后组小梁骨由距下关节以扇形排列向后下方分布达跟骨后缘。张力组小梁骨由跟结节向前及后方伸展。弹道组小梁骨为位于跟结节的跟腱附着处皮质下方的致密带。Jhamaria 按跟骨小梁骨的分布及其减少、消失顺序将它分为 5 度,即 Jhamaria 指数,用来估计骨量变化(图 32-1-5)。

5 度:应力组及张力组小梁骨交叉均匀。跟骨窦内有纤细垂直的骨小梁。

4 度:应力组后组小梁骨中间区吸收,而分为前、后两柱。

3 度:应力组后组小梁骨仍分为前、后两柱。张力组小梁骨后部者消失、止于应力组小梁骨前柱。

表 32-1-1　Singh 指数分度

Singh 指数/度	皮质	小　梁　骨				Ward 三角骨小梁
		主承重组	辅助承重组	主张力组	辅助张力组	
7	不薄	正常	正常	正常	正常	充满纤细松散的小梁
6	不薄	稍少	稍少	少	少	少
5	不薄	少	不连续	与辅助张力组合	只达股骨颈中部	无
4	变薄	少	无	与辅助张力组合	无	无、三角形底消失
3	变薄	少	无	开始吸收	无	无、三角形底消失
2	变薄	少	无	仅见于股骨干头颈部者消失	无	无、三角形底消失
1	变薄	更少	无	无	无	无、三角形底消失

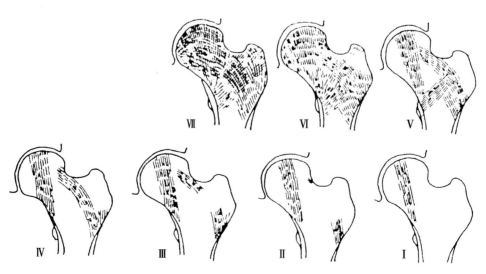

图 32-1-4　Singh 指数

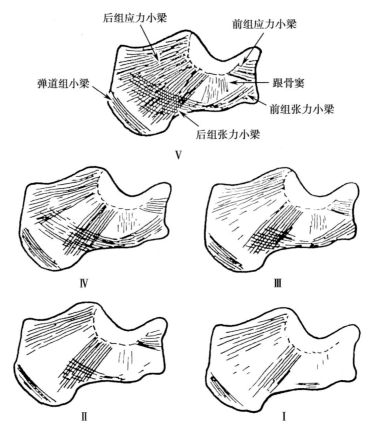

图 32-1-5　Jhamaria 指数

　　2 度:张力组小梁骨前部者吸收、后部者呈细束状。

　　1 度:张力组小梁骨消失,应力组小梁骨纤细。骨密度同软组织。

　　Jhamaria 认为 5 度和 4 度为正常,3 度为可疑骨质疏松,2 和 1 度为骨质疏松。一些研究证实 Jhamaria 指数与年龄呈负相关($r=-0.92, p<0.05$),Jhamaria 指数与 Singh 指数明显相关($r=0.99, p<0.001$)。Jhamaria 指数测量方法简单快速,不受设备限制,易于推广应用。

　　(三)放射性核素骨摄取比值测量

　　1. **骨/软组织计数比值**　系 Rosenthall 等于 1975 年提出的测量方法。在静脉注射示踪剂 5h 后测出骨内某一区域计数与其周围软组织内计数的比值。据此来判断有无骨代谢异常及其程度。因示踪剂在软组织浓集程度的个体变异较大,对测量结果会产生影响;再者以一小块骨的骨/软组织(B/ST)比值来代表全身骨摄取量也不够准确。所以,这种方法的测量结果并不十分可靠。一般认为结果高于正常时提示骨代谢异常且病情较重,但结果正常尚不能排除骨代谢异常。

　　2. **全身滞留量测量(whole body retention, WBR)**　系 Rogelman 于 1978 年提出的核素骨显像测量法。经静脉注入示踪剂后,使用屏蔽计数器分别在注药后 5min 及 2、4、6、8、24h 测量全身总计数。以 5min 计数为 100%,求出以后各次计数与 5min 计数的比值,并进行本底扣除及放射性衰变校正。据此来估计骨代谢变化。本测量法重复性好,能反映全身骨量变化,适用于对内分泌、营养性及代谢性骨病的骨矿含量估计。但本法不能区分全身滞留量增高是由骨摄取增多所致,还是因肾衰造成示踪剂排出减少所致。此外,本测量需特殊设备以及无直观影像皆为其不足之处。

　　3. **全身骨彩色显像测量**　系 Kida 于 1987 年提出的核素全身骨显像测量法。在全身骨显像之后,根据计算机内骨显像对示踪剂摄取程度不同分为高、中、低三个等级,并分别以黄、红、绿三种颜色显示于监视屏上。去除本底后,求出每种颜色所占全身总面积的百分比。此测量法简单、直观且不受肾功能影响,能判断骨代谢异常,适用于治疗前、后的对比观察。

　　4. **股骨头/干计数比值**　系周氏于 1992 年提出的以核素骨显像估计股骨近段骨代谢的方法。经静脉注射亚甲基磷酸盐(^{99m}Tc-MDP)3h 后进行全身骨显像。在计算机显示器上,用光笔描记法分别确定股骨头及股骨干近侧 1/3 处的计数部位,并由计算机计算股骨头/干计数比值。此检查法适用于对代谢性骨病骨量变化的估计。例如，原发性骨质疏松及股骨头缺血性坏死等患者与正常对照组的头/干比值存在着显著差异（$p<0.001$）。

二、定量检查方法

自 20 世纪 60 年代 Cameron 首先应用单光子吸收法以来，骨矿定量测量才逐步进入正轨，并日益得到广泛应用和发展。尤其在近 10 余年不断推出新方法，同时一些旧方法得到改进，从而促使非损伤性骨矿定量测量取得长足进步。继单光子吸收法之后，相继有双光子吸收法、定量 CT 法、双能 X 线吸收法、定量超声法、中子活化分析、Compton 散射等测量方法问世。不仅提高了测量准确度、改善了精确度、缩短了检查时间，还扩大了应用范围。现今的检查技术完全可对末梢骨、躯干骨、整体骨、小梁骨及皮质骨进行定量测量。因而可在更早期检出骨量异常、系统随访病程经过、估计疗效、判断预后以及有效地估计骨折危险性，基本上能满足临床需要。以下介绍几种已应用于临床的骨矿定量测量方法。

（一）X 线片吸收法

X 线片吸收法（radiographic absorptiometry，RA）又称为光密度测量法（photo densitometry，PD），将前臂与铝制楔形标准体同时放在水槽内进行 X 线拍片。以骨密度计或光电比色计测出前臂骨各测试点的读数及具有相同读数的铝标准体所对应的铝厚度。按 1mm 铝厚相当于 $130mg/cm^2$ 骨矿计算，再将所得值除以被测量骨的厚度，就可得出每立方厘米内所含的骨矿量。其优点为利用已有的 X 线机就可拍得测量用的照片，而不需另外购置测量仪器，增加了它的范围、降低了检查费用，又可避免对躯干照射。但原始的 RA 法测量精度不够理想，操作繁琐、费时，洗片条件要求严格，故目前已很少应用，几乎被改良 RA 法所取代。

（二）改良 RA 法

为减少前述 RA 的一些缺点，经改进，采用计算机辅助自动控制测量，减少了人为误差、提高了测量精度。目前，一些国家已推出以改良 RA 法对末梢骨进行测量的报告，如有美国的第 2~4 指中节指骨 BMD 测量、日本的第 2 掌骨 BMD 测量和欧洲的第 2 指中节指骨和近侧干骺端的测量等。现应用于临床的数字影像处理法（digital image processing，DIP）、计算机 X 线密度测量法（computed X-ray densitometry，CXD）及计算机数字吸收法（computed digital ab-

sorptiometry，CDA）皆为改良的 RA 法。进行掌骨测量时，将双手（甚至包括桡骨远端）与一厚度由 1mm 逐渐增加至 15mm 的铝楔摄于同一 X 线片中，然后经 Bonalyzer 等仪器将胶片中的图像数字化，通过与铝楔的光密度值比较计算出第 2 掌骨中部皮质密度，以铝当量表示。通过计算机辅助测量，使改良 RA 法测量离体骨标本及活体骨的测量精度都得到明显改善。以 CDA 法为例，其测量离体指骨的精度为 0.35%，指骨 BMD 的测值误差很小，与骨灰化重量的相关系数为 0.89~0.98。这些改良 RA 法与单能 X 线吸收法（single x-ray absorptiometry，SXA）及双能 X 线吸收法（dual energy x-ray absorptiometry，DXA）测量有良好的可比性。改良 RA 法测得指骨、掌骨的年平均丢失量为 0.9%~1.2%，与 SXA、DXA、定量超声测量（quantitative ultrasound measurement，QUS）的结果相近。改良 RA 法与 SXA 或 DXA 的区别在于它是一次曝光成像而不是线形扫描成像。

改良 RA 法依靠计算机对图像进行自动分析处理，大大缩短了测量时间。它除可测量指骨或掌骨的骨量外，还可得出第 2 掌骨中央部的一些参数值，如骨矿量的铝厚度换算值（ΣGS/D，mmAl）、皮质厚度指数（MCI）、密度测量图型的桡及尺侧最大值的均值（GSmax，mmAl）、骨髓腔宽度（d）、骨宽度（D）、骨长度（L）等。

以往，有关 RA 预测和区分躯干骨骨折的报道很少。近年研究证实 CXD 测量掌骨 ΣGS/D 值与 DXA 测量第 2~4 腰椎 BMD 以及单光子吸收法（single photon absorptiometry，SPA）测量末梢骨 BMD 相关良好，具有可比性。说明改良 RA 法测量指骨能反映躯干骨的变化。在国外，改良 RA 法已被广泛应用于骨质疏松症的团检普查以及对疗效的随访观察。Mussolino 采用 RA 法测量绝经后妇女及老年男性指骨 BMD，研究显示 BMD 下降 1SD 则髋部骨折危险性要增加 1.8 倍及 1.7 倍。Ross 认为以指骨、掌骨的 RA 测量值预测椎体骨折的能力与 SXA 测量桡骨、跟骨以及 QUS 测量跟骨和 DXA 测量脊椎的能力相似。

此外，改良 RA 法还可通过高分辨图像及数字化技术使非优势第 2、3、4 指中节指骨平均骨量以单位体积形式表示（假定骨断面为圆形），这样使计算结果中包含了骨形态学信息，提高了精度。

（三）单光子吸收法

单光子吸收法（single photon absorptiometry，

SPA)是末梢骨骨矿定量测量的常用检查方法。它可测量末梢骨的线密度(BMC,g/cm)、骨宽度(BW,cm)及面密度(BMC,g/cm²)。通常以桡骨或尺骨为检查对象,但也可做胫、腓、跟或指骨测量。以 ^{125} 碘或 ^{241} 镅放射性核素产生的单能 γ 射线为放射源做横行单线式扫描。为消除软组织对测值的影响,受测部位需置于与软组织等当量的水中或用水袋包围。γ 射线穿过受检骨时被部分吸收而减弱。由置于 γ 射线对侧同步移动的碘化钠探测器测出通过骨骼后 γ 射线的衰减,在荧屏上自动显示或打印出骨量读数。

SPA 测量通常以非优势侧桡骨远侧 1/3 部作为测量点。该部主要为皮质骨,占 85%~95%。但也可测量含小梁骨较多的干骺部,即桡骨远侧 1/6、1/10 部(小梁骨占 50%)。因骨干部及干骺部所含皮质骨与小梁骨的百分比不同,故测量部位不同其意义亦不同。骨干部的皮质骨含量较恒定,故重复性好($CV=2\%$),但干骺部则因小梁骨的不均质性,难以确定在同一部位进行测量,故可重复性不够理想。

国内各地区、省市都曾进行并总结过有关前臂骨 SPA 测量。结果显示 20~50 岁男女两性的 BMD 无显著差别。女性在 50 岁以后 BMD 明显下降,至 75 岁以后 BMD 减至绝经前期的 50%。正常男性的 BMD 值随年龄增长而逐渐减少。表 32-1-2 及表 32-1-3 为中国成人各年龄组桡骨及尺骨 BMC 正常值。

SPA 测量方法简单、易于操作、价廉、辐射量小为其优点。SPA 的缺点有:不能测量被大量软组织所重叠的躯干骨及股骨上段;不能分别测量骨转换率不同的皮质骨及小梁骨;前臂骨远端测量可因测量部位改变而影响精确度及准确度。

(四)　单能 X 线吸收法

单能 X 线吸收法(single X-ray absorptiometry, SXA)以 X 线代替放射性核素放射源进行末梢骨骨量测量,即 SXA 吸收法。因 X 线产生的光子量约为 γ 射线源的 500 倍,故可缩短扫描时间。虽然 SXA 与 SPA 同样都不能分别测量皮质骨及小梁骨,但由于高度准直扫描仪的应用,提高了测量精度($CV<1\%$),测量部位的选择更为明确,故 SXA 已广泛应用于临床。因 SXA 机型小、轻便、价廉,更适于团检普查。

表 32-1-2　中国男性成人 SPA 测前臂骨中远 1/3 交界处骨密度值

年龄/岁	桡骨		尺骨	
	M±SD/(g/cm²)	下降率/%	M±SD/(g/cm²)	下降率/%
30~39	0.759±0.156	0.00	0.759±0.147	0.00
40~49	0.725±0.145	4.48	0.722±0.138	4.87
50~59	0.691±0.149	8.96	0.694±0.137	8.56
60~69	0.660±0.150	13.04	0.659±0.139	13.18
70~79	0.622±0.152	18.05	0.624±0.144	17.79
80~89	0.562±0.135	25.98	0.567±0.116	25.30
90 及以上	0.572±0.123	24.64	0.551±0.131	27.40

表 32-1-3　中国女性成人 SPA 测前臂骨中远 1/3 交界处骨密度值

年龄/岁	桡骨		尺骨	
	M±SD/(g/cm²)	下降率/%	M±SD/(g/cm²)	下降率/%
20~29	0.665±0.138		0.658±0.129	
30~39	0.708±0.158	0.00	0.696±0.147	0.00
40~49	0.670±0.123	5.10	0.651±0.113	6.47
50~59	0.599±0.130	15.16	0.578±0.123	16.95
60~69	0.541±0.123	23.37	0.520±0.110	25.29
70~79	0.467±0.121	33.85	0.458±0.132	34.20
80~89	0.376±0.091	46.74	0.384±0.091	44.83
90~99	0.390±0.113	44.76	0.382±0.071	45.11
100 及以上	0.306±0.074	56.66	0.319±0.089	54.17

SXA 通常测量跟骨。跟骨为负重骨且富含松质骨(占 95% 以上),故可较好地反映躯干负重骨的变化。因跟骨不会像腰椎那样随年龄增长出现退变、骨增生硬化,所以跟骨是衡量老年人骨量变化的较理想部位。游氏研究表明跟骨与其他部位的 BMD 测量相关性良好,见表 32-1-4。提示跟骨 BMD 测量可有效地预测骨质疏松性骨折的发生。

表 32-1-4 跟骨与其他部位 BMD 值的相关关系

BMD 测量部位	与跟骨 BMD 的相关值(r)
下肢骨	0.905
全身骨	0.875
上肢骨	0.842
股骨颈	0.827
躯干骨	0.767
第 2~4 腰椎	0.681
头骨	0.602

由表 32-1-4 可看出跟骨 BMD 与全身骨及股骨颈的 BMD 相关性高于跟骨与腰椎 BMD 的相关性,故以跟骨 BMD 来监测股骨颈骨折的危险性更有意义。

(五) 双光子吸收法

鉴于 SPA 仅能测量末梢骨骨量而不能对软组织不恒定部位(例如躯干及髋部)进行检查,而研制出能直接测量躯干骨骨量的检查方法,双光子吸收法(dual photon absorptiometry, DPA)就是其中之一。DPA 的测量原理与 SPA 相似。所不同的是,DPA 以高能和低能两种放射性核素作为放射源。当光子束通过受检部位时可得到两种不同衰减值,经过计算可消除软组织对测量值的影响,并得到骨的衰减值。20 世纪 70 年代以后使用双能发射的 ^{153} 钆(44keV 和 100keV)代替了早期使用的 ^{125} 碘和 ^{241} 镅的混合放射源,提高了检测能力。

DPA 可对胸腰椎及股骨上段进行骨量测量。其测量精度较好,CV 约为 3%。但 DPA 所测骨量为皮质及髓质骨的总和,并不能分别测量皮质骨及小梁骨。对脊椎测量时除椎体外,还包含致密质成分较多的后方附件、椎体的增生骨赘以及椎旁钙化在内,故可能出现测量误差。此外,DPA 扫描时间较长、辐射量较大,还要经常更换放射源(约 18 个月更换一次)皆为其缺点。目前,DPA 已很少应用,几乎被 DXA 及 QCT 等所取代。

(六) 双能 X 线吸收法

骨量的单能源测量技术(例如 SPA、SXA)的测量值因受脂肪组织影响而比实际 BMD 值偏低。为校正脂肪所致的测量误差现已有 DPA、双能 QCT 及双能 X 线吸收法(dual energy x-ray absorptiometry, DXA)等方法问世。其中 DXA 能正确测量躯干骨及全身骨量,并以使用方便、低辐射量及高精确度(0.5%~1.5%)而颇受欢迎,在临床已得到推广应用。DXA 的测量原理与 DPA 相似,所不同的是以 X 线代替了放射性核素放射源。X 线管 1mA 可产生比放射性核素钆源高 500~1 000 倍光子流,故可缩短扫描时间,图像更清晰。现已基本取代了 DPA。

由一种超稳定 X 线发生器发射一束宽波长的射线束,经过 K 形钐片滤过,产生两个光子峰。X 线穿通受检部位后,低能和高能光子分别被与 X 线管球同步移动的低能和高能探测器所接收。扫描系统将所接收的信号传送到联机的计算机进行数据处理,就可算出 BMC、BMD 及测试面积。DXA 不仅可测全身骨、脊椎、股骨及任意骨的骨量,还可分析和评估肌肉及脂肪的含量以及测量实验动物骨量。图 32-1-6、图 32-1-7 分别为腰椎和股骨近端的 DXA 测量。表 32-1-5 及表 32-1-6 为中国男性及女性成人 DXA 测腰椎及股骨上端的 BMD 值。

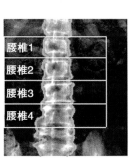

腰椎1
腰椎2
腰椎3
腰椎4

影像不用作诊断

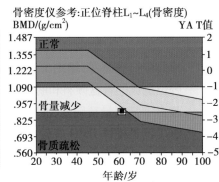

骨密度仪参考:正位脊柱L₁~L₄(骨密度)

区域	骨密度/ (g/cm²)	年轻成人 (%)	年轻成人 T-值评分	与同年龄 正常人群比 (%)	与同年龄 正常人群比 Z-值评分
腰椎1	.881	85	−1.3	101	0.1
腰椎2	.860	78	−2.0	93	−0.5
腰椎3	.946	82	−1.7	97	−0.2
腰椎4	.857	75	−2.4	85	−1.3
L1~L4	.886	72	−2.5	84	−1.3

用年龄,体重(女性25~100kg),种族比较校正自定义 积水潭自定义 正位脊柱 参考人群(v0)
在统计上68%的重复扫描将在1个标准差内。(+/−0.010g/cm² for 正位脊柱 L₁~L₄)

图 32-1-6 腰椎 DXA 测量

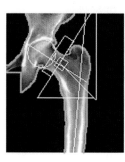

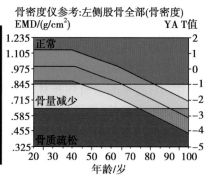

骨密度仪参考:左侧股骨全部(骨密度)
EMD/(g/cm²) YA T值

		正常		2
1.235				1
1.105				0
.975				-1
.845				
.715	骨量减少			-2
.585				-3
.455	骨质疏松			-4
.325				-5

20 30 40 50 60 70 80 90 100
年龄/岁

影像不用作诊断

区域	骨密度/ (g/cm²)	年轻成人		与同年龄正 常人群比	
		(%)	T-Z值评分	(%)	Z-Z值评分
颈	.801	86	-1.1	101	0
Wards三角	.543	62	-2.2	85	-0.6
大粗隆	.677	89	-0.7	98	-0.1
全部	.866	89	-0.8	98	-0.1

200像素

用年龄,体重(女性25~100kg),种族比较校正
自定义 积水潭自定义 股骨 参考人群(v0)
在统计上68%的重复扫描将在1个标准差内。(+/-0.012g/cm² for 左侧股骨 全部)

图 32-1-7 股骨近端 DXA 测量

表 32-1-5 正常中国男性成人不同部位 DXA 测 BMD 值

年龄/ 岁	腰椎 2~4		股骨颈		股骨大转子		Ward 三角区	
	M±SD/ (g/cm²)	下降率/ %	M±SD/ (g/cm²)	下降率/ %	M±SD/ (g/cm²)	下降率/ %	M±SD/ (g/cm²)	下降率/ %
20~29	1.05±0.11	0	0.98±0.15	0	0.84±0.13	0	1.00±0.17	0
30~39	0.98±0.14	6.6	0.85±0.13	13.3	0.71±0.10	15.5	0.81±0.13	19.0
40~49	0.97±0.15	7.6	0.84±0.13	14.3	0.73±0.12	13.9	0.79±0.17	21.0
50~59	0.95±0.15	9.5	0.77±0.10	21.4	0.69±0.10	17.9	0.69±0.13	31.0
60~69	0.92±0.15	12.4	0.76±0.12	22.4	0.68±0.09	19.0	0.68±0.15	32.0
70~79	0.93±0.19	11.4	0.72±0.11	26.5	0.65±0.10	22.6	0.63±0.10	37.0
80	0.85±0.09	19.0	0.85±0.19	33.7	0.57±0.05	32.1	0.58±0.13	42.0

表 32-1-6 正常中国女性成人不同部位 DXA 测 BMD 值

年龄/ 岁	腰椎 2~4		股骨颈		股骨大转子		Ward 三角区	
	M±SD/ (g/cm²)	下降率/ %	M±SD/ (g/cm²)	下降率/ %	M±SD/ (g/cm²)	下降率/ %	M±SD/ (g/cm²)	下降率/ %
20~29	1.03±0.11		0.84±0.11		0.69±0.09		0.88±0.15	0
30~39	1.03±0.11	0	0.84±0.12	0	0.69±0.09	0	0.83±0.13	5.7
40~49	1.01±0.15	1.9	0.83±0.12	1.2	0.69±0.11	0	0.80±0.15	9.1
50~59	0.86±0.16	16.5	0.71±0.11	15.5	0.59±0.09	14.5	0.65±0.13	26.1
60~69	0.79±0.14	23.3	0.64±0.09	23.8	0.54±0.08	21.7	0.56±0.11	36.4
70~79	0.79±0.17	23.3	0.60±0.08	28.6	0.50±0.07	27.5	0.46±0.08	47.7

虽然 DXA 还不能选择性地单独测量转换率高的小梁骨,但因其光子流大,具有由侧位直接测量椎体 BMD 的能力,故可使其敏感性有所提高。早期 DXA 机使用直线线束扫描,致扫描时间较长,且椎体的 BMD 测量值还受到椎体的骨增生硬化、后方附件的重叠、椎旁非骨组织(例如,主动脉壁或韧带)钙化的影响。最近已研制成功扇形 X 线束、多探测器、"C"形臂旋转管球 DXA 机,可在不改变患者仰卧情况下进行腰椎侧位扫描测量,缩短了扫描时间,减少了以往因侧卧位造成的骨盆倾斜和肋骨重叠的概率,从而进一步改善了其测量精确度、准确度和敏感度,也使 DXA 与 QCT 测量椎体 BMD 有较高的相关性。表 32-1-7 为几种不同骨矿定量测量方法的性能比较。DXA 测量值会因机型及采用的兴趣区(ROI)不同而异,这需要用标准化步骤来解决。此外,DXA 也不能分别测量皮质骨及小梁骨骨量以及检查费用较高亦为其不足。

表 32-1-7　几种骨矿定量测量方法性能比较

测量方法	SPA	DPA	DXA	QCT
测量部位	尺骨、跟骨（皮质及髓质骨）	脊椎、股骨、全身骨（皮质及髓质骨）	脊椎、股骨、全身骨（皮质及髓质骨）	脊椎（皮质和/或髓质骨）
敏感度（X）/%	1~2	2	2	3~4
精确度/%	1~2	2~4	1~2	2~3
准确度/%	5	5~10	4~8	5~20
时间/min	10~20	20~40	5	10
辐射量/mrem	5~10	5	1~3	100~400

实践证明，DXA 测量是衡量骨质疏松及预测骨折危险性的较好方法，其预测脊椎骨折的能力与 QCT 相仿。当第 2~4 腰椎 BMD 的 DXA 测量值降至 0.8g/cm² 时开始出现骨折危险性。随 BMD 值减少加剧，骨折发生率也逐步上升。BMD 值降至 0.458g/cm² 时必定发生骨折。股骨上段也是 DXA 测量骨量的重要受检部位，通常测量股骨颈、大粗隆及 Ward 三角区。此外，以 DXA 测量股骨颈长度来体现此部位几何学和生物力学特征也是衡量股骨颈骨折危险性的一个重要参数。

（七）定量 CT

CT 具有较高的密度分辨率，可显示扫描层内容积密度分布，代表该层组织的物理密度，故可利用 CT 进行骨矿含量（BMC）或骨矿密度（BMD）测量，即定量 CT（quantitative computed tomography，QCT）检查。截至目前，尤其是容积 QCT（volumetric QCT，vQCT）的应用，进一步表明 QCT 是唯一可直接分别测量皮质骨及小梁骨三维空间内骨矿含量的方法，是其他测量方法所不及者。在 QCT 问世初期仅能对躯干骨进行检查，通常以腰椎为测试部位，如今还包括测量髋部和周围骨的 QCT。

脊柱 QCT 测量：通常选择 $T_{12} \sim L_4$ 中的 3~4 个椎体中层进行层厚 8~10mm CT 扫描。由计算机软件在受检椎体扫描层内设置圆形、椭圆形大小约 3~4cm 的兴趣区。兴趣区应避开椎基底动脉沟及骨岛等，以免影响测量值。为校正 CT 扫描机的自身漂移性产生的误差，必须用内含与活体骨及软组织当量物质（例如，磷酸氢二钾溶液及水）的校准体模进行同步扫描。按下列公式就可计算出每立方厘米内所含 BMC 的 K_2HPO_4 毫克当量。

$$C_b = \frac{H_b - H_w}{H_k - H_w} \times C_k \qquad 式\ 32\text{-}1\text{-}1$$

式 32-1-1 中 C_b：被测椎体的 $K_2HPO_4\ mg/cm^3$ 含量；H_w：水 CT 值；H_b：骨 CT 值；C_k：校准体模内 K_2HPO_4 含量。

液体校准体模体积大、稳定性差，又可能因校准物质或气泡附着于管壁而影响测量结果。为克服这些缺点。近年来已研制成功羟基磷灰石固体校准体模并应用于临床。此外，扫描软件改进，已可自动描绘皮质骨及髓质骨的轮廓、确定兴趣区，不但使 QCT 测量更为方便，还提高了精确度、缩短了扫描时间、以图和表显示 BMC 测量结果并与正常值相对照，使测量程序更方便实用。

随年龄老化，椎骨内的脂肪成分将增多，约每 10 年增加 5%。脂肪容积每增加 10%，则 BMC 值降低 7mg/cm³，可致测量值不准。为克服此缺点，可采用双能定量 CT（dual energy quantitative computed tomography，DEQCT）代替单能定量 CT（single energy quantitative computed tomography，SEQCT），能将脂肪含量所致之误差降至 5% 以下，从而提高了测量准确度。但 DEQCT 延长了扫描时间、增加了辐射量，故其应用范围受到一定限制。DEQCT 适用于要求高准确度的科研工作，而日常临床测量则宜采用 SEQCT。

一些 QCT 测量椎骨的研究表明正常中国成人脊柱 BMC 最高时期，男性在 25~40 岁，女性在 20~35 岁。在此时期男女两性椎骨 BMC 无显著差异。男性 40 岁、女性 35 岁以后，椎骨骨量开始减少，后者尤以 40 岁以后为显。表 32-1-8 及表 32-1-9 为正常成人 QCT 所测 $L_2 \sim L_4$ 椎体 BMC 值及其随年龄的变化。

表 32-1-8　正常男性 BMC（单位：mg/cm³）与年龄的关系

年龄/岁	范围	均值	标准差	组间差
20~29	243.0~128.0	175.8	25.6	—
30~39	210.0~100.0	148.3	26.3	27.5
40~49	198.0~90.0	138.6	29.3	9.7
50~59	162.0~72.0	117.2	21.7	21.4
60~69	174.0~76.0	105.7	28.8	11.5

表 32-1-9 正常女性 BMC（单位：mg/cm³）与年龄的关系

年龄/岁	范围	均值	标准差	组间差
20~29	282.0~130.0	188.0	36.3	–
30~39	237.0~103.0	169.2	27.2	18.8
40~49	212.0~96.0	145.0	26.5	24.2
50~59	169.0~33.0	108.2	25.0	36.8
60~69	147.0~63.0	87.7	28.5	20.5

一些研究表明椎骨的 QCT 测量与骨灰化称重及骨计量学的主要参数相关良好。此外，QCT 是唯一能分别测量皮质骨及小梁骨的检测手段，故可认为 QCT 作为骨量定量测量方法的可用性是无可争议的。但 CT 机设备昂贵，检查费用较高，还有一定的辐射量仍为其不足。目前，QCT 测量已经被应用于原发性及继发性骨质疏松症的检查、随访观察及预测骨折危险性等方面（QCT 检查适应证、禁忌证见本章第三节骨质疏松症部分）。图 32-1-8 和图 32-1-9 分别是腰椎 QCT 和髋部 QCT 测量。

（八）周围骨 QCT 测量

自 1976 年应用 QCT 测量原理已成功地研制出专门测量末梢骨（例如，桡骨、胫骨、股骨）的方法，即周围骨定量 CT（peripheral quantitative CT，pQCT）。

这种方法可以分别测量末梢骨的皮质骨及髓质骨骨量，而且 pQCT 测得结果是无其他附加组织影响的真实容积骨密度，即三维骨密度为其突出优点。此外，pQCT 能自动选定标准扫描部位具高精确度、高准确度及低辐射量（pQCT 为 1~2mSv，而脊椎 QCT 为 50~100mSv），以及可能提供更多的诊断信息皆为其长处。

一般来讲，pQCT 测量准确度的误差取决于脂肪量及 X 线硬度，而精确度则受适宜射线量及适宜扫描部位的影响。一些研究表明 pQCT 测量具有高准确度和高精确度。Takada 测量尸体桡骨总的 BMC、BMD 与骨灰重量高度相关，r 值分别为 0.90 及 0.82。pQCT 测量精确度误差很低，在正常人、骨质疏松者及女性重度骨质疏松者分别为 0.3%、0.6% 及 0.9%。

pQCT 不但能分别测量皮质骨及髓质骨骨量，还有助于区分缓慢骨丢失及快速骨丢失（指年丢失量大于 2.5%）。以 pQCT 测桡骨 BMD 可区分并监测骨质疏松及非骨质疏松者。用桡骨 pQCT 测量预测髋部骨折较预测脊椎骨折更有价值。pQCT 测量为可重复的非损伤性检查，适于检测骨块、骨密度及几何学特征的变化。所以，它可能成为取代组织计量

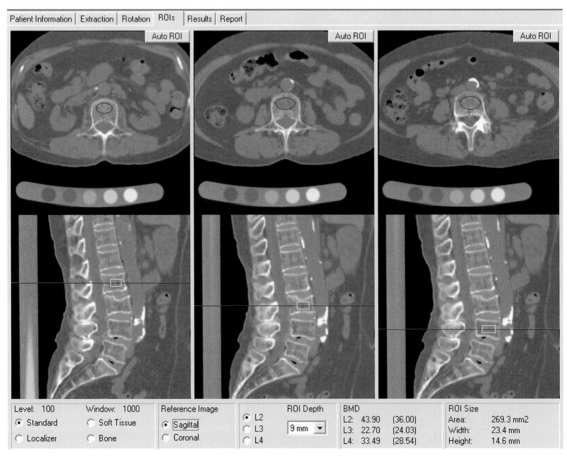

图 32-1-8 腰椎 QCT 测量

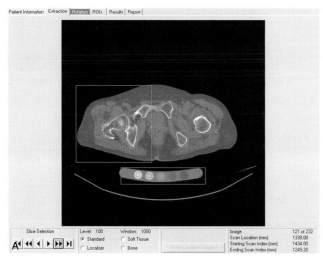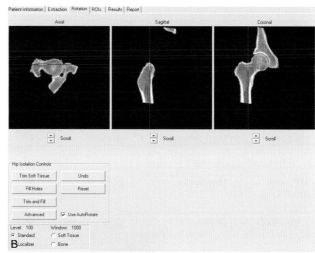

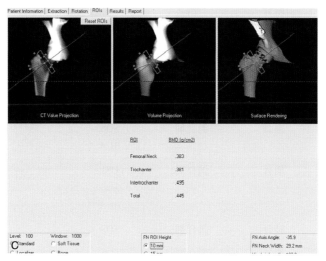

图 32-1-9　髋部 QCT 测量

学测量的合适手段。

（九）定量超声测量

自 90 年代以来，用定量超声测量（quantitative ultrasound measurement，QUS）衡量骨骼情况得到快速发展。因为这种设备较 X 线密度测量仪价廉、便携、操作简单、无辐射、精确度高，预测骨折具有高灵敏度，故在发达国家，QUS 已广泛应用于临床。骨质疏松性骨折是老年病的严重并发症。骨质疏松能否发生骨折除与 BMC 密切相关外，还是由骨的结构和骨的力学性质（例如，骨的强度、刚度、弹力、孔隙等）所决定的。QUS 恰好能获得反映骨结构及质量的信息，而这些是不能用骨密度测量仪来衡量的。

自 1980 年以来，已有 10 种定量超声仪商品化。这些 QUS 仪的性能有所不同，可用来估计不同参数，例如，声幅衰减（BUA）、声速（SOS）、骨硬度（stiffness）、骨面积比率（bone area ratio，BAR）、骨超声指数（osteosonic index，OSI）等；可测量不同骨，例如，跟骨、胫骨、指骨或跟骨的不同兴趣区；可有或无图像，见表 32-1-10。

1. **QUS 的原理**　振动频率在 20 千赫兹（kHz）以上的机械波称为超声波。超声波的波长较短（小于 $50\mu m$），在媒体中近似直线传播。由于超声检测的基础是媒质声学特性的测量，所以不能采用过强的超声波，以免发生各种超声效应，影响测量。与声波相比较，超声具有较高的频率，其能量远远大于振幅相同的声波能量，有很高的穿透能力。它在固体或液体媒质中衰减比电磁波小，能量容易集中，可实现对密度、强度、硬度、弹性、黏度、液位、流量、厚度等的测量。在 QUS 测量中最常应用的是媒质的声速。声速是依据媒质及其状态不同而异的。例如，在常温下，空气中、水中及钢铁中的声速分别约为 334m/s、1 440m/s 及 5 000m/s。声速还和媒质的许多特性有直接或间接关系。例如，测定声速 V 和密度 D 就可求出媒质的弹性模量 E。根据式 32-1-2，则 $E = V^2D$，即弹性模量与声速平方成正比；同时得到 $D = E/V^2$，即密度与声速平方成反比。某些物质的强度与声速也有一定关系。根据式 32-1-3（式中 A 和 B 为常数，S 为强度，V 为声速），则 $S = V^2B/A$，

表 32-1-10　各种 QUS 的性能

名称	制造商	测试部位	接触物	参数	图像	精确度	
						(CV%)	在生体
Achilles	Lunar	跟骨	水	SOS BUA		SOS	0.2
				Stiffness		BUA	2
						Stiffness	2
UBA-575	Walker Sonix	跟骨	水	SOS		SOS	0.1
				BUA		BUA	3
DTU-one	Osteometer	跟骨	水	SOS		SOS	0.2
				BUA	US 图	BUA	1.6
UBIS-3000	DMS	跟骨	水	SOS			
				BUA	US 图	BUA	1.5
UXA-300	Aloka	跟骨	水	SOS		SOS	0.4
				BUA	SXA 图	BUA	3.7
				v-BMD		v-BMD	2.4
				EI		EI	2.5
Benus	Ishikawa	跟骨	水	SOS		SOS	0.8
				BAR		BAR	0.6
Sahara	Hologic	跟骨	偶合剂	SOS		SOS	1.2
				BUA		BUA	2.1
Cuba	McCue	跟骨	偶合剂	OSI		OSI	1.6
				SOS		SOS	0.3
				BUA		BUA	3.1
Sound Scan	Myr iad	胫骨	偶合剂	SOS		SOS	0.25
DBM Sonie	IGEA	指骨	偶合剂	SOS		SOS	0.7

即强度与声速平方成正比。这样就可以通过测定声速来决定这些参数。

$$V = \sqrt{\frac{E}{D}}　　　　式 32-1-2$$

$$V = \sqrt{\frac{A}{B}} \times \sqrt{S}　　　　式 32-1-3$$

超声波通过各种媒质（例如，偶合剂或水）过程中，会发生超声衰减。超声衰减是一个复杂的物理量，受多种因素影响，其绝对值测量非常烦琐。一般仅测其相对值，比较简单，能做到自动连续测量，但其测量精度远不及声速。超声在生体内的衰减与频率成正比。超声频率越高、衰减越快、分辨率也越高；超声频率越低、衰减越慢，分辨率越差。按照脏器及测量部位的不同，要求有不同的穿透深度能力。超声传播途中的衰减是影响穿透深度的主要因素。降低工作频率、提高接收器的灵敏性和加大发射功率是扩展穿透深度的方法。一般认为 0.5 兆赫兹（MHz）即中频超声适于医学检查用。

以上所述超声在媒体中的速度即超声传导速度（ultrasound transmission velocity, UTV）与超声振幅衰减的特性是 QUS 得以对骨组织进行数量和质量估计的基本原理。

2. QUS 的有关参数　QUS 应用于骨骼测量中将涉及以下参数：

（1）超声速度：超声通常测量跟骨、胫骨、髌骨或指骨。超声速度是指被测部位的长度或宽度与超声传导时间之比，单位为米/秒（m/s）。超声测量跟骨时，可测量整个跟部（跟骨及其周围软组织）或只是跟骨的宽度。前者测得的超声传导速度（ultrasound transmission velocity, UTV）称为声速（speed of sound, SOS），而后者称为超声穿骨速度（ultrasound velocity through bone, UVB）。跟骨、髌骨、胫骨中部皮质骨的 UTV 正常值范围分别为 1 400~1 900m/s、1 600~2 200m/s 及 3 300~4 300m/s。SOS 值和 UVB 值有重叠，通常是后者高于前者。

声音通过某物质的速度和该物质的弹性 E 及密度 ρ 为函数关系见式 32-1-4。这表示声速与骨密度及弹性密切相关，如前所述，声速的平方与弹性模量成正比，与骨密度成反比。

$$SOS = \sqrt{\frac{E}{\rho}} \qquad 式32-1-4$$

（2）超声振幅衰减：为QUS测量的另一个常用参数。由于骨和软组织对声波吸收和散射，从而使超声能量信号减低构成超声振幅衰减（broadband ultrasound attenuation, BUA）。BUA是由Langton首先提出并应用于跟骨测量。在200~600kHz频率间BUA与频率呈近直线关系。BUA为此直线方程的斜率，单位为dB/MHz（分贝/兆赫兹）。另一个衰减参数为超声在骨中的衰减（ultrasound attenuation in bone, UAB）。UAB的测量值为200~600kHz间所选的若干频率相对应声衰减的平均值。BUA的测量精确度不及UTV，根据不同文献报道 *CV* 在0.9%~6.3%。超声参数BUA和UTV不但受骨密度影响，还与骨的组成成分及内部结构方式有关，包括它的分子组成、类型和结构（如骨的胶原纤维、晶体）排列分布等。一般认为BUA是由骨密度及骨微细结构（骨小梁数目、走向、连接方式）决定的，而UTV则受骨弹性及密度的影响。骨的质量是抵御骨折的重要因素，而骨质的最常见的两种特性即弹性模量（E）和骨强度（S）都可借助超声检查进行衡量。

3. 定量超声仪的类型 早期使用的QUS仪只能作跟骨测量，近年又研制成功测量髌骨、胫骨、指骨的QUS仪，从而进一步扩大了应用范围。采用聚焦探头的QUS和以偶合剂为介质的干式QUS也相继问世。

4. 临床应用 QUS主要用于骨质疏松的诊断、鉴别诊断和随访观察。跟骨QUS测量SOS的可重复性非常好，很适用于骨量及骨质的分析估计；BUA的体内测量精度为1.5%~3.7%，骨强度为2.6%，也有临床应用可能。

SOS及BUA值都是由20岁开始下降，一直到80岁期间大致以一定速度连续下降。这种情况不同于腰椎BMD由40岁开始下降，50岁以后逐渐变缓，70岁达最低值，以后又可能略增高。一般认为SOS及BUA可以较好地反映小梁骨的变化以及预测骨折危险性。有关髌骨超声传递速度（AVU）的研究表明绝经前妇女AVU（1953±58）m/s与绝经后妇女AVU（1885±73）m/s间差异存在统计学意义（*p*<0.01），但这两组DXA测量腰椎BMD分别为（0.930±0.08）g/cm² 及（0.851±0.148）g/cm²，并不存在统计学差异。这提示绝经期因雌激素减少所致小梁骨结构上质的变化首先表现在超声传递速度变缓，而后才可显示BMD变化。因此，以AVU估计骨骼质

量变化是有用的。此外，利用超声技术衡量骨强度（strength）、骨硬度（stiffness）及脆性（fragility）也是有意义的。

超声测量尚有很大潜力有待开发利用，同时，也存在一些问题。例如，现在的超声技术仍限于对四肢骨检查，超声参数与骨量及骨弹性的不确定关系以及周围组织对骨测量的影响都是超声检查能否广泛而有效地应用于临床之前有待解决的问题。

（十）中子活化分析

中子活化分析（neutron active analysis, NAA）是对全身或局部钙含量的定量测量方法。人体内99%的钙存于骨骼，故钙量与骨量密切相关。以中子源照射生体，使体内稳定的同位素 48钙转变为具有放射性的同位素 49钙。然后用碘化钠探测器测出 49钙发射的γ射线量。因γ射线的强度与 49钙量成正比，故NAA可用来测量全身、躯干或局部骨量。NAA测量辐射量大、价昂且非骨组织的异位钙化也包括在测量结果内，皆为有待解决的问题。目前，中子活化分析仪被视为骨矿定量检查的有待开发完善的手段，尚未应用于临床。

（十一）Compton散射法

Compton散射法是根据单能γ射线射入被测体内产生Compton散射线的多少与被测体的密度成正比这一基本原理而进行骨矿定量的检查方法。Compton散射法可测量任何物质的密度，故所测结果为被测体内一切物质的总密度。此外，γ射线在体内会产生多次散射，而会造成系统误差。本测量法与NAA同样地未能应用于临床。

三、几种骨矿定量测量法的比较

通常要以测量精度、灵敏度、可测部位、测量时间、辐射量及所需费用来衡量骨密度测量仪的性能及测量方法的实用性。

（一）测量精度

测量精度是衡量骨矿定量测量仪的重要指标。其中绝对精度指准确度，它反映仪器测量值与真正值差异的程度。其真正值常用标准模块由计量标准部门精确测定，以供比较。相对精度指对同一物体多次重复测量的准确度，主要由系统误差和随机误差所决定。灵敏度指测量仪鉴别正常与异常的能力。这三项指标是相互有关的。从临床应用来看，1%的指标已可满足要求，但必须保证长期的稳定性测定。目前应用的SPA机的精度为百分之几，DXA和QCT为1%左右，且有较好的长期稳定性。

（二）可测部位

SPA、SXA、QUS 主要测前臂及跟骨等处的末梢骨。QCT 可分别测脊柱和股骨上段的小梁骨及皮质骨，而 pQCT 则可分别测末梢骨的小梁骨及皮质骨。DXA 可根据需要做全身骨、腰椎、股骨上段或任何骨的测量。

（三）测量时间

按部位不同所需扫描时间也有差别。如果扫描速度太快则统计误差增大，会影响测量精度；扫描时间太慢则会增加辐射量。通常应用的扫描速度为 $10 \sim 60mm/s$，扫描时间为 $2 \sim 10min$。

（四）辐射剂量

按测量方法不同，患者所受辐射量有较大差别。

（五）检查费用

各种骨矿定量测量仪购置费及检查所需费用由少至多依次排列为 SPA、QUS、DXA、QCT。

将上述几种因素加以综合分析比较，DXA 及 QCT 可检部位多、测量精度高，远比 SPA 优越。DXA 的辐射量很少，相对更易被临床医师及患者接受。

第二节 骨强度及骨微结构的影像学评估

在认识到骨质疏松性骨折的危险性并非只与 BMD 有关后，对于其他因素尤其是骨质量变化的研究愈来愈受到的重视。骨质疏松症除骨量降低外，同时还出现可骨结构变化，从而导致骨强度降低。例如，骨转化率、疲劳性损伤修复能力及小梁骨连接性的异常等引起的骨质量变化也可致骨脆性增加、骨折危险性加大。Myers 发现桡骨远端的断裂强度与其宽度、截面积及主惯性矩成正比关系，而与 BMD 无显著相关。Ferretti 等的一项实验性研究也表明鼠股骨的刚度和强度取决于截面的惯性矩和体重，而不是 BMD。由此可见，骨矿定量测量对预测骨质疏松及其可能的合并症是重要的，但并非是唯一的检查指标。目前，大多数学者认为对骨质疏松的诊断应从骨结构材料、骨结构空间形态以及骨生物力学特性等全面考虑，即从骨强度这一概念去了解它的发病、病变程度和骨折危险性，从而提高诊断水平。

近十年来，主要通过高分辨影像学检查方法（主要为 CT、USG 及 MRI）来了解骨微细结构，并取得初步成就。随着各种成像技术的涌现和发展，在有关骨量、骨质病变的诊断、筛选患者、预测骨折发生及监测药物疗效上已取得可喜的成绩。以下介绍几种有望应用于临床的骨质量影像学评估方法。

一、容积定量 CT 和显微 CT

定量 CT 的活体测量精度可达 $2\% \sim 4\%$。容积 QCT（vQCT）测量，也称为三维 CT（3DCT）测量，其应用进一步表明 QCT 是唯一可在三维空间直接衡量 BMD 的方法。同时，它又是评估骨强度的方法之一。vQCT 已被应用于具有复杂结构的股骨近端骨质疏松症的检查。vQCT 可做区域性小梁骨和皮质骨骨量测量，对了解股骨近端各部骨强度有重要意义，并可提供小梁骨几何学排列状况等的结构信息。此外，几何学测量指标，例如股骨颈轴长（FNAl）和最小截面积（MCSA）也是影响骨强度的重要因素。如将小梁骨 BMD 与 FNAl 及 MCSA 三者结合起来则可反映股骨近端 $87\% \sim 93\%$ 的骨强度变化，因此 vQCT 被认为是评估骨质量的有效方法。与 DXA 相比，vQCT 在评估椎体、股骨远端的骨强度、诊断骨质疏松及观察疗效时可提供更多信息。

（一）有限元分析

有限元分析（finite element analysis，FEA）是利用三维 CT 扫描进行骨强度测量的新技术。FEA 是借鉴衡量工程结构强度（包括物体结构几何学、物体性质、物体所承载荷）的公式而提出的检测骨强度的模式。因为 vQCT 可对扫描后所有感兴趣区通过表面体积相关方程进行数据分析，并利用解剖标志自动定位、重建图像，所以可通过 FEA 检查了解到对骨强度产生重要影响的皮质骨及某些区域小梁骨的骨密度和骨形态结构的变化。还可得到骨矿密度与骨几何学各种参数的各种组合。这种综合参数对预测骨折危险性是有用的，也是其他测量方法难以做到的。

显微 CT 螺旋扫描及滑环技术基础上研制的 HRCT 的扫描层厚仍以毫米计，而用以评估骨微结构的超高分辨率 CT 也称为显微 CT（micro-CT，μCT）或显微体层摄影（micro-tomography）的层厚则以微米计，因此显微 CT 具有超高空间分辨率，可以清楚显示皮质厚度、皮质内哈弗管以及小梁骨的微结构像（例如，骨小梁厚度、小梁间隙、小梁碎片、穿孔等），能进行骨形态学参数的测量。Rueggsegger 等利用 μCT 测量周围骨，其空间分辨率达 $100 \sim 200\mu m$，可显示桡骨、胫骨的小梁结构像,用来做小梁骨微结构分析和皮质骨 BMD 的单独估计。Feldkamp 也用 μCT 对小梁骨网格进行三维分析,其空间分辨率达 $60 \sim 10 \mu m$,除可做小梁骨厚度、分型等组织学参数分析外还进行 Euler 数值(三维结构联结力)等局部测量。

骨生物力学参数:在骨质疏松发生过程中,骨量减少程度及其顺序因骨质种类不同而异。一般认为小梁骨减少先于且快于皮质骨。小梁骨的减少顺序首先出现于非应力性(二次)骨小梁,而后才累及应力性(一次)骨小梁。椎体骨丢失以横向(二次)骨小梁减少、消失及骨板穿孔为主要表现且出现在先,而纵向(一次)骨小梁变化相对较轻。由于骨小梁结构排列方向不同,故骨强度在不同方向上有很大差异。腰椎椎体小梁骨的杨氏系数(Young's modulus)在纵向上最大,为 165MPa,前后方向为 52MPa,左右方向最小为 43MPa。这些杨氏系数是同一块骨标本三个方向上测定的,但其骨密度是一样的。由此可见骨小梁结构对骨强度影响的重要性。利用图像分析软件可从图像直接得到一系列几何学参数。这些参数对评估骨质量及开展骨生物力学研究都是非常重要的。因此,骨微结构的影像学检查不但有助于对骨质量进行直接评价,而且也是评定各种对抗骨丢失措施有效性的可靠方法。在研究骨组织在外力作用下的力学特性和骨在受力后的生物学变化时,了解骨生物力学参数,尤其是其中的载荷-变形曲线和应力-应变曲线是必要的。

(二) 载荷-变形曲线

载荷-变形曲线是反映骨结构力学特性中载荷与变形关系的曲线。依据此曲线可了解到载荷作用下,骨标本的弹性载荷,最大载荷及断裂载荷点,以及弹性变形、最大变形和断裂变形(图 32-2-1)。

1. 骨结构韧性 指载荷-变形曲线下的面积,代表骨结构发生断裂所需的能量,受骨大小和几何形状影响。

2. 骨结构硬度 指载荷-变形曲线中弹力变形区的斜率。它是抵抗骨标本变形的一种能力。骨骼越大、硬度越大。

上述力学指标受骨大小和几何形状的影响,是反映骨结构力学特性的参数。

(三) 应力-应变曲线

此曲线是反映骨材料力学特性中骨应力与应变关系的(图 32-2-2)。

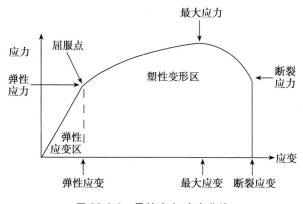

图 32-2-2 骨的应力-应变曲线

1. 骨应力 骨标本单位面积上所承受的载荷值称为骨应力,其中包括压缩应力、张应力及剪切应力。应力的单位以 MPa($1N/mm^2 = 1MPa$,MPa:兆帕,n:牛顿)表示。皮质骨可以耐受较大的应力,它对不同应力耐受力的大小依次排列为压缩应力、张应力和剪切应力。

2. 应变 指在载荷作用下,骨标本的长度百分变化或相对变形。当骨标本长度发生变化时,其宽度也发生改变。骨宽度应变与长度应变的比值称为泊松比。皮质骨的泊松比在 $0.28 \sim 0.45$ 之间。皮质骨应变超过 2% 即可发生骨折,而小梁骨应变即便超过 7% 有时也不发生骨折。皮质骨的抗应力作用强于小梁骨,而小梁骨的抗应变作用强于皮质骨。

3. 骨截面惯性矩 是计算骨材料力学特性的一个必要参数。它反映围绕骨中轴的骨量分布状态。此参数随年龄增加而降低。

4. 弹性模量 反映骨的内在硬度,它不受骨尺寸大小的影响,这是与骨结构外在硬度的不同之处。评估小梁骨材料硬度目前仍有一定困难,所以对小梁骨的硬度研究主要集中在其结构特性上。该特性主要受骨小梁定向和骨密度变化影响,这正是骨微结构影像和骨矿定量测量可发挥作用之处。需要注意的是骨硬度是指骨的变形的阻力,并不代表骨强度。

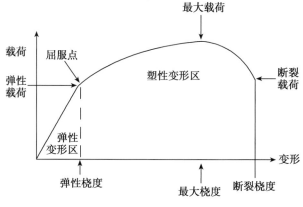

图 32-2-1 骨的载荷-变形曲线

5. **骨各向异性** 指骨组织在不同方向上有不同的力学特性。例如,长骨中段的纵向弹性模量值和横向弹性模量值是不同的。老年女性椎骨横向压缩强度降低的幅度大于其纵向的幅度。

6. **骨材料韧性** 应力-应变曲线下的面积,表示引起骨材料断裂所需吸收的能量,受 BMC、胶原纤维走向等骨基质成分变化的影响。韧性是一项很重要的力学指标。韧性大的骨质对骨折的抵抗力大。随着年龄增加,骨韧性降低。

7. **骨强度** 是骨的内在特性,它与骨尺寸及形状无关。在工程力学上,强度以应力表示,而在生物学,其表示方法尚未统一,有用载荷值(N)表示的;有用单位长度单位矿盐含量所承受载荷值(N×mm×mg^{-1})表示的;也有用应力表示的。骨强度又可分为弹性强度、最大强度和断裂强度。应该指出,引起骨标本变形或断裂的载荷与骨强度是不一样的。例如,动物实验证实氟化物使生长期的大白鼠骨强度降低,但由于增加了骨尺寸,所以骨的断裂载荷并无明显变化。一般认为单独用载荷值并不能代表骨强度。同杨氏模量一样,骨强度的大小也具有方向性。例如,人股骨横向及纵向抗张强度分别为53MPa及135MPa。

二、周围骨定量 CT 评估

周围骨定量CT(peripheral quantitative CT,pQCT)与 DXA 或 SXA 测量的最大不同在于前者是容积BMD 的测量,是以 mg/cm^3 表示的。1976 年 pQCT已应用于实验研究,近年来已有效地应用于桡骨或胫骨等末梢骨的测量。pQCT 的主要优点:可分别测量小梁骨及皮质骨,辐射量低,高分辨成像和三维重建功能,可应用于对小梁骨或皮质骨微结构的分析和评估,横断图像可计算骨的几何学特性。pQCT 的缺点有:测量精度受定位影响;用于代替躯干骨测量的能力有限,因为骨质疏松过程中躯干骨与末梢骨变化并不一定是均等的,可能是非同步的;分辨力有限度。

pQCT 能三维成像,可在不受软组织重叠影响下提供准确的三维容积定位和横断图像。在横断图像上可计算受测骨的横断面积以及皮质骨惯性力矩等几何学参数值。此外,pQCT 还可分别测得皮质骨及小梁骨的区域性体积 BMD(vBMD)。以上这些测量对估计骨强度具有重要意义。在分析骨强度及骨折危险性时,将 BMD 测量与骨块横断面分布结合起来比只依据 BMD 减少作出的判断更为可信。

(1)对皮质骨的评估:高分辨率 pQCT 检查为了解骨几何学参数及微结构信息提供了必要的条件。因为高空间分辨率可以避免部分容积效应对重建图像CT 值的影响,所以大于 2.5mm 的皮质厚度可得到准确测量值。pQCT 横断图像可测出局部几何学特性,对预测骨折危险性有较大帮助。

(2)对小梁骨微结构的评估:采用 $200\sim250\mu m$高分辨率的三维 pQCT 进行骨形态分析,结果显示其与骨组织计量学的结构参数相关性良好,相关系数高于 0.98。高分辨率三维 pQCT 可精确地评估小梁骨的密度、容积、数目及小梁骨间隔,因此,可以有效检出在诊断或治疗过程中小梁骨的结构变化。

【临床应用】

pQCT 对末梢骨 BMD 测量显示男性小梁骨及整体骨 BMD 高于同龄女性,女性及男性 BMD 峰值分别在 40~50 岁及 30~40 岁。与增龄相关的小梁骨及总骨量的减少在女性更明显。女性 BMD 值与年龄及绝经年限呈负相关。健康女性小梁骨年度减少为 0.50%~0.85%/年,而总骨量为 0.89%~1.08%/年。比较桡骨 pQCT 测量与脊椎 BMD 的 QCT 测量,得知脊椎 BMD 年度减少(-1.2%/年)大于桡骨。在桡骨,以总骨量 BMC(-0.53%/年)、皮质面积(-0.67%/年)及皮质 BMC(-0.78%/年)年度减少最为明显。总骨量 BMD 及小梁骨 BMD 年度减少分别为-0.33%及-0.24%/年。骨质疏松时,桡骨皮质厚度明显减少,而皮质面积轻度增加。桡骨皮质标本的生物力学研究表明 pQCT 的 BMC 测量可预测压缩强度。最大压力与皮质骨密度($r=0.78$)及皮质厚度($r=0.74$)明显正相关。Augat 等认为骨几何学特性及骨密度对骨强度都有重要影响,并以第二惯性矩(second moment of inertia)及小梁骨 BMD($r=0.93$)或以惯性矩及皮质骨 BMD($r=0.91$)能更好地预测桡骨及股骨强度。另一些有关桡骨 pQCT 及DXA 的比较性研究表明:骨质疏松症患者伴或不伴骨折,其拥有的皮质面积差最为显著。所以,在评估骨质疏松时都强调以 pQCT 测量桡骨皮质的重要性。虽然 pQCT 被看做是一种敏感的可重复的非损伤性检查方法,适用于对骨密度及几何学特性变化的检出,但由于它对小梁骨面积及小梁骨 BMD 的估计过低,所以,pQCT 还无法取代组织计量学对骨切片的静态结构测量。

三、定量超声评估

因超声检查能反映骨结构特点和骨强度,所以在评估骨质量变化上，倍受重视。超声声幅衰减及超声传导速度（UTV）不仅受骨密度影响，还受骨几何学微结构的影响（包括骨小梁数目、连接方式、小梁分隔及走向）。一般认为 BUA 和超声的骨中衰减（UAB）主要由骨密度决定，而受骨几何学结构的影响较小。UTV 及声速（SOS）主要取决于骨弹性和强度，骨密度对其影响是次要的。骨病发生时，既有骨密度变化，又可出现骨质量和骨结构的改变。QUS 检查可提供骨数量和质量变化两方面的信息，这点只能提供数量参数的 DXA、SPA 等无法比拟的。

声速（V）的平方与弹性模量（E）成正比，与骨强度也成正比，与骨密度（D）成反比。骨强度（strength）、硬度（stiffness）和脆性（fragility）通常取决于骨形状大小、骨的组成、内部结构和骨的力学特性。骨质量是抵御骨折的重要因素，而骨质量的两个重要特性就是弹性模量（E）和骨强度（S）。

与估计骨强度及骨结构有关的 QUS 参数可按下列公式计算：

$$硬度（stiffness，STI）=（BUA-50）\times$$
$$0.67+（SOS-1\,380）\times0.28 \qquad 式32-2-1$$

$$定量超声指数（quantitative\ ultrasound\ index，QUI）$$
$$=（BUA-SOS）\times0.41-571 \qquad 式32-2-2$$

$$弹性指数（elastic\ index，EI）=跟骨\ SOS^2\times vBMD$$
（容积骨密度 vBMD 可用跟骨宽度去除 SXA
所测跟骨面密度而求出） 式32-2-3

$$骨面积比值（bone\ area\ ratio，BAR）=骨组织$$
长度与骨宽度比值的平方 式32-2-4

$$骨超声指数（osteosonic\ index，OSI）=SOS^2\times TI$$
（TI 为传导指数） 式32-2-5

如上式所示骨硬度（STI）是由 BUA 及 SOS 计算所得的参数，主要反映骨的硬度及刚度。在无图像超声系统，BUA 虽也有诊断价值但其精确度差，采用 BUA 与 SOS 相组合计算的 STI 可弥补此种不足。

QUS 适用于评估骨质疏松及预测骨折发生危险性。WHO 将 BUA 代替 BMD 及 BMC 提出以下诊断标准即：较同性别年轻人 BUA 均值少 1S（标准差）以内为正常人，减少（1~2.5）S 之间为骨量减少；减少 2.5S 或 2.5S 以上为骨质疏松症；减少 2.5S 或 2.5S 以上且合并骨折为严重骨质疏松。评估骨质疏松可采用 Z 评分（Z-score）或 T 评分（T-score）。前者为与同性别、同年龄健康人 BUA 或 SOS 的平均值相比较，以低于（-）或高于（+）几个标准差（S）表示之；T 评分为与同性别年轻人 BUA 或 SOS 的平均值

相比较，以低于（-）或高于（+）几个标准差表示之。

应用 QUS 预测骨折危险性以及区分骨折与非骨折人群也是有价值的。跟骨 BMD 低的妇女髋部骨折危险性增加。髋部骨折 OR 值，股骨颈 BMD 为 1.9（1.6~2.4），跟骨 BUA 为 2.0（1.6~2.4），跟骨 SOS 为 1.7（1.4~2.1），表明跟骨 BUA 在预测髋部骨折危险性的能力甚至优于股骨颈 BMD 测量。评估骨折危险性的"骨折相对危险度（RRF）"参数表示患者发生骨折危险性为年轻人多少倍。其计算公式为：$RRF=2^{-（T评分）}$。例如，某女性患者 T 评分为-2，则 $RRF=2^{-（-2）}=4$。诸多研究结果都表明 QUS 除可测量骨密度外，还有评估骨强度的能力。

绝经后随着增龄的 BMD 减少是骨折的主要因素，BMD 每减少 1SD，骨折危险性就增加一倍。但必须指出伴有及不伴有骨折的骨质疏松妇女的 BMD 值仍有较大的重叠区域。所以，对于与骨折发生有关的其他因素（例如，受伤时的生物力学、骨小梁结构、胶原及其他有机成分的性质、疲劳损伤等）也需给予重视。在这方面，许多学者对 QUS 提供有关骨结构及质量信息抱有很大期望。虽然 QUS 诸参数的生物学重要意义尚未完全清楚，但跟骨 QUS 测量对评估老年女性髋部骨折危险性是很有用的。此外，在骨质疏松流行病的团检普查、随访观察药物治疗效果等方面 QUS 都具有潜在的应用前景。

四、定量磁共振及显微磁共振成像评估

近年来，随着 MRI 软硬件技术的飞速发展，已经可以利用定量磁共振（quantitative magnetic resonance，QMR）、显微磁共振成像（micro-magnetic resonance imaging，μMRI）去评估骨密度、结构及强度。目前，可应用自旋-回波（SE）或梯度回波序列成像去了解小梁骨结构。在 MRI 测得的骨髓 T_2^* 值或弛豫率 $1/T_2^*$ 作为反映骨小梁结构及空间几何学形态特点的指标已被公认。由于小梁骨与骨髓磁性质不同，而使磁力线歪曲，造成组织内部磁场不均一，导致骨组织弛豫特性的改变，即梯度回波像上 T_2^* 值的改变。T_2^* 值的变化与小梁骨网状结构的密度及空间几何学形态特点直接相关，这也是 QMR 得以进行评估骨微结构及骨生物力学特点的理论基础。

MRI 分辨率是能影响小梁骨片面积、骨小梁宽度及骨小梁间隙的绝对定量因素。离体骨标本的 MRI 测量与 DXA 测量 BMD 的比较性研究显示随 BMD 增高则骨小梁宽度、面积、数目均增加，而骨小梁间隙则减少，提示 BMD 与小梁骨结构相关密切。

此外,一项研究表示以骨小梁数目及骨小梁间隙来预测弹性模量较单独依据 BMD 来衡量更为优越。在桡骨远端的离体和活体研究显示。$1/T^*$ 与杨氏系数的高度相关关系(r 约为 0.91)证实了 QMR 可研究小梁骨的生物力学特性。$1/T_2^*$ 在骨骺、干骺和骨干这一向心方向上会因小梁骨成分的下降而逐渐变小;而在富于小梁骨区域中,与 pQCT 所测的 BMD 值高度相关($r=0.72$)。T_2^* 也是反映小梁骨结构随年龄变化的敏感参数,但 T_2^* 值区分正常及骨质疏松者的能力仍需进一步研究。MRI 可以确定脊椎或股骨结构的小梁排列方向即三维各向异性(anisotropy),用来反映弹性模量(elastic modulus)。例如,老年人椎骨小梁主要为上下方向排列,则上下方向的弹性模量最高,而前后及内外方向的弹性模量则相对不定。最新研究已在高分辨率 MRI 上取得了生体骨的微结构像,用这种 MRI 测量桡骨小梁骨片面积、厚度、数目和小梁间隙表明小梁面积虽然与年龄相关较低但仍随增龄而减少,骨小梁数目与年龄中等相关、随增龄而减少,骨小梁间隙随增龄而增大且与年龄中等相关,小梁骨厚度与年龄的相关及其意义都是较低的。在约为 $200\mu m \times 200\mu m \times 1\,000\mu m$ 的高空间分辨率 MRI 上,跟骨小梁骨结构参数与年龄明显相关。正常人跟骨容积密度、小梁骨厚度及小梁间隙的每年变化率分别为 -0.22%/年、-0.55%/年及 $+1.37\%$/年。MRI 的小梁骨结构参数与跟骨 BMD 的线性回归分析也明显相关。由 MRI 得知跟骨小梁结构的非一致性是明显的。图 32-2-3 为股骨近段高分辨率 MRI。

近年来,μMRI 被进一步应用于离体和生体的小梁骨微结构的研究。μMRI 对生体小梁骨的高分辨率为 $78\mu m \times 78\mu m \times 300\mu m \sim 156\mu m \times 156\mu m \times 700\mu m$。美国加州大学旧金山分校的一项最新研究,用场强 1.5T、分辨率 $195\mu m \times 195\mu m$ 的 μMRI 显示跟骨小梁结构较清晰;骨质疏松妇女与正常女性小梁骨网状结构存在差异。Wehrli 发现高分辨率 MRI(体素 $137\mu m \times 137\mu m \times 500\mu m$)对活体桡骨远端成像后,通过图像分析可得出只反映小梁骨结构的骨形态学参数。据此可区分桡骨 DXA 测值较高的骨质疏松患者,并可预测骨质疏松性脊椎变形的发生。此外,还可对桡骨或跟骨的骨小梁结构进行数学分析和立体测量。可以预期随着 MRI 技术的进步和图像采集分析标准化,QMR/μMR 可能是分析生体骨小梁结构、评估骨强度、了解骨生物力学的有潜力的检查方法。还应注意到 MRI 的非损伤性以

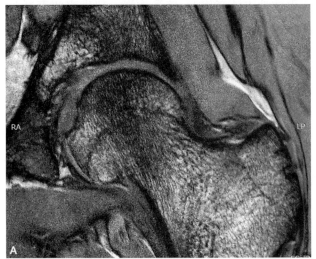
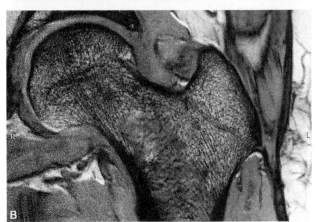

图 32-2-3　股骨近段高分辨 MRI

青年男性(A)、老年男性(B)MRI T_1WI 3D FFE 序列皆清晰显示,股骨近端骨小梁结构,但与老年男性比较,青年男性骨小梁排列相对更致密整齐

及反映骨髓特性的能力,使它在生体骨研究上又具有特殊的优势。但毕竟 QMR/μMR 是个新兴技术且检查费用较昂贵,为了把它应用到脊椎及髋部,还有待于进一步完善检查手段,硬件及软件的改进都是必要的。

第三节　骨质疏松症

骨质疏松症(osteoporosis)是一种以骨量减少、骨组织微结构损坏,导致骨脆性增加、易发生骨折为特征的全身性骨骼疾病。骨质疏松症可发生于任何年龄,但多见于绝经后女性和老年男性。骨质疏松症根据病因可分为原发性骨质疏松症、继发性骨质疏松症以及特发性骨质疏松症。原发性骨质疏松症主要是随着年龄增加,与骨代谢相关组织器官功能衰退,骨骼系统亦在自然衰老过程中发生生理性退行性变所致,包括绝经后骨质疏松症(Ⅰ型)、老年性骨质疏松症(Ⅱ型),前者主要与绝经后雌激素不足

有关,一般发生在绝经后 5~10 年内,后者主要与随年龄增加的衰老有关,一般指 70 岁以后发生的骨质疏松。继发性骨质疏松症是指由任何影响骨代谢的疾病和/或药物及其他明确病因导致的骨质疏松,如代谢内分泌疾病:肢端肥大症、甲状腺功能亢进症、甲状旁腺功能亢进症、库欣综合征等;如骨髓疾病:多发性骨髓瘤、淋巴瘤、转移瘤等;如结缔组织病:类风湿关节炎等;以及某些营养因素、药物因素和失用性因素等。特发性骨质疏松症主要发生在青少年,病因尚未明确,此外,妊娠期和哺乳期妇女常因摄钙不足而发生骨质疏松,也归于特发性骨质疏松症。

【发病机制】

骨质疏松症的病因和发病机制比较复杂,主要与激素调控、物理因素、营养因素、遗传因素以及某些药物因素的影响有关,可以说骨质疏松症是由多种基因-环境因素造成骨代谢处于负平衡状态积累所致。这里我们主要针对原发性骨质疏松症。

绝经后骨质疏松症是女性更年期综合征之一,卵巢在绝经后停止雌激素分泌,使雌激素水平迅速降低,骨量丢失加快,从而形成高转换型病理特点的骨质疏松。主要病理生理特点如下:

(1)雌激素一方面可以促进骨形成,另一方面可以抑制破骨细胞分化和活性。绝经后雌激素减少,对破骨细胞的抑制作用减弱,破骨细胞的数量增加、凋亡减少、寿命延长,导致其骨吸收功能增强,骨转换率增加,致使小梁骨变细或断裂,皮质骨孔隙度增加,导致骨强度下降。

(2)适当的力学刺激有利于维持骨重建,修复骨骼微损伤,而雌激素减少降低了骨骼对力学刺激的敏感性,使骨骼呈现类似于失用性骨量减少的病理变化。

(3)雌激素可以间接促进 $1\alpha,25$-二羟基维生素 D_3 的合成,绝经后使后者合成减少,从而影响小肠对钙的吸收。

老年性骨质疏松症是人体随增龄衰老而发生的骨骼退行性变,属于低转换型病理特点的骨质疏松。主要病理生理特点如下:

(1)由于年龄增加,成骨相关调节机制衰退,骨形成功能减弱,造成骨重建失衡,从而导致进行性骨丢失。

(2)维生素 D 是骨代谢的重要调节激素之一,而老年人对维生素 D 的摄取吸收减少,肾合成 $1\alpha,25$-二羟基维生素 D_3 的能量降低,靶器官对维生素 D 的反应性下降,而且老年人常处于慢性负钙平衡状态,

导致继发性甲状旁腺功能亢进,这是老年性骨质疏松症的主要病理生理特点。

(3)增龄和雌激素缺乏使免疫系统持续低度活化,处于促炎性反应状态,多种炎性因子的表达可以刺激破骨细胞,并抑制成骨细胞,造成骨量减少。

(4)年龄相关的激素减少和功能下降,以及体力活动减少造成的骨骼负荷减少,也会使骨吸收增加。

【临床表现】

骨质疏松症早期通常没有明显的临床症状,因而被称为"静悄悄的病",但随着骨量不断丢失和骨微结构破坏,患者会出现周身疼痛、驼背和身高降低,甚至发生骨质疏松性骨折。部分患者可没有临床症状,仅在发生骨质疏松性骨折等严重并发症后才被诊断为骨质疏松症。

1. 疼痛 疼痛是骨质疏松症最常见、最主要的临床症状。腰背部最常受累,疼痛最初发生在翻身、起坐等从静息状态转为运动状态时,以后随病情进展逐渐转为持续性。此外,骨质疏松症患者亦可出现全身骨痛或髋、膝等大关节疼痛,伴有四肢麻木、乏力、肌肉痉挛或肋间神经痛等症状。

2. 驼背和身高降低 此为骨质疏松症的重要临床体征。椎体富含松质骨,骨质疏松症患者因骨量减少、骨强度减弱,使脊椎承重能力下降,椎体逐渐变形,甚至发生压缩性骨折,尤以活动度大、承重多的 $T_{11}\sim L_3$ 段最易发生,继而出现身高变矮和脊柱前倾、后凸等畸形。有资料显示,骨质疏松症患者经数年后会使脊柱缩短 10~15cm,指距长于身高,头-耻与耻-跟高度比小于 1.0。此外,严重的椎体压缩骨折和引发的胸廓畸形甚至会影响心肺功能,还有可能导致腹部脏器功能异常,引起便秘、腹胀、食欲缺乏等症状。

3. 骨折 骨质疏松性骨折属于脆性骨折,多数患者无明显外伤史,其特点为在持物、扭转身体等日常活动中或仅受到轻微外力即可发生骨折。骨折好发于胸腰椎椎体、髋关节(股骨上段)、桡骨远端、肱骨近端,其他部位如肋骨、骨盆、踝关节等部位亦可发生骨折。骨质疏松性骨折发生后,再骨折的风险显著增加。

【影像学表现】

骨质疏松症的影像学检查主要包括传统的影像检查和骨矿含量检查两大类,前者包括 X 线平片、CT 和 MRI 检查;后者方法较多,包括单光子吸收法、双能 X 线吸收法、定量 CT、定量超声等。上述多种

影像检查方法的工作原理本章第 1、2 节已详细阐述,故本节仅选取临床上最常应用的检查,并就其影像特点和诊断标准做重点叙述。

X 线表现: 在我国,常规 X 线平片仍然是目前诊断骨质疏松症最常用和首选的检查方法。其影像表现主要有以下 3 点:

(1) 骨的透光度增加:当发生骨质疏松症时,由于单位体积内的骨量减少,骨钙量降低,骨结构对 X 线的吸收量也随之减少,致使穿透骨骼的射线量增加,从而在 X 线平片上表现为与正常骨质相比密度减低(图 32-3-1)。

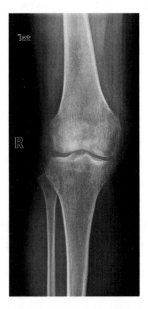

图 32-3-1 失用性骨质疏松
女性,60 岁,因髌骨骨折制动,右膝关节正位 X 线片示骨的透亮度增加

(2) 骨小梁和骨皮质的改变:骨小梁在骨质疏松症的发生、发展中变化较早、且较快,因此最能反映骨质疏松症时骨丢失情况。在骨质疏松症初期,骨小梁的减少是从非承重骨小梁减少开始,随后由于承重骨小梁的代偿性增厚,从而表现出典型的影像学特征。这一特点在椎体表现尤为突出,椎体几乎为松质骨构成,骨质疏松症时椎体横向骨小梁最先受累,而沿应力方向的骨小梁呈不规则的纵行条纹状排列,形如栅栏状;同时由于骨量减少开始于椎体中央部,并向皮质侧扩展,在 X 线平片上就表现为椎体中央部出现透亮区,并且逐渐向周围扩大,横向骨小梁减少,纵向骨小梁异常突出,形成"栅栏征"。随着病情的进展,纵向骨小梁也随之减少,椎体不同程度的变扁,上下缘内凹呈"鱼脊征",椎间隙增宽呈梭形。胸腰段常有压缩性骨折,椎体变扁或呈楔形,多数病例常同时伴有椎体边缘不同程度的增生,骨

赘形成。骨质疏松症时骨皮质的 X 线表现主要为骨皮质变薄,皮质内哈佛管扩大显现皮质内"隧道征",此征象常见于各种高骨转换率的代谢性疾病。

(3) 骨折:骨折是骨质疏松症的主要并发症,也是骨质疏松症诊断的重要指标之一,只要存在骨质疏松症性骨折,无论骨矿含量测量结果如何都可确诊为骨质疏松症,并给予相应的治疗。骨质疏松性骨折好发于脊椎,四肢的骨折主要发生于腕关节、髋关节及踝关节。X 线影像学表现除了一般骨折所具有的骨质中断不连续、断端成角畸形和软组织肿胀外,还具备上述所提到的骨质疏松症的基本影像学表现。需要注意的是脊柱骨折常无明确外伤史,仅表现为疼痛,脊柱正侧位 X 线平片上常见到椎体形态改变,如楔形变、椎体终板凹陷、双凹变形或椎体压缩(图 32-3-2A);骨折线不明显,一般椎弓根保持完整,椎体前后径与上下椎体相当,椎体前后缘平直,这些都是骨质疏松症性骨折的特点。但需特别注意鉴别诊断,尤其在老年人群,骨髓瘤和转移性肿瘤的 X 线表现与骨质疏松症相似。

常规 X 线摄片方法简便、费用较低,可以观察骨骼密度、形状,骨小梁数量、形态、分布以及骨皮质的厚度,以及是否合并骨折、骨质增生及变形等。但是,上述观察存在主观因素,易受投射条件、胶片本身质量等因素影响。同时只有在骨量丢失超过 30%以上时 X 线平片才会出现骨质疏松症征象,而这已是骨质疏松症的晚期表现。因此,常规 X 线摄片的准确度和稳定性相对较低,对骨质疏松症的早期诊断帮助不大。

CT 表现: 骨质疏松症的基本 CT 征象同 X 线平片,但 CT 扫描图像的密度分辨力高,同时可以多平面重建及三维成像,可以从矢状面、冠状面等多个角度查看骨质疏松症时的骨质异常改变,因此对细节的显示优于 X 线平片。以骨质疏松症的椎体为例(图 32-3-2B),CT 表现为椎体中央或整个骨松质区域密度减低,CT 值有时低达 -90HU 以上,有时可见椎体松质骨骨小梁呈粗点状、蜂窝状或不规则小片状低密度改变;骨皮质表现为普遍变薄,椎体周边可因增生性骨赘而呈高密度突起;除此之外还可见到椎体的压缩变形以及邻近椎间盘的膨出或突出等。同时,CT 检查对骨质疏松症的鉴别诊断有很大帮助,如原发性骨质疏松性椎体骨折时可以见到单纯骨折的骨折线,无软组织肿块影,且椎弓根完整,而骨髓瘤或骨转移瘤所致的病理性骨折则表现为局部骨质破坏,常见椎弓根受累,以及软组织肿块影等征象。

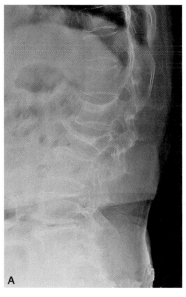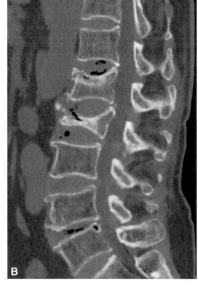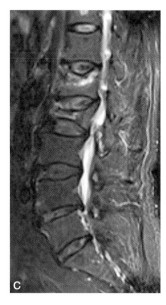

图 32-3-2　腰椎骨质疏松性骨折

女性,67 岁,腰疼。A. 腰椎侧位 X 线片示,腰椎退变、骨密度减低,L_1 椎体上终板下陷,L_2 椎体明显楔形变;
B. 腰椎 CT 平扫矢状位骨窗示,椎体骨密度减低较平片显示更加明确,骨折细节显示也明显优于平片,同时还
可看到 $L_{3\sim4}$ 椎间盘膨出,但仍无法明确骨折新鲜与否;C. MRI 矢状位 STIR 序列可见,L_1、L_2 椎体骨髓水肿,前
者范围大且明显,可以诊断 L_1 椎体为近期新鲜骨折

MRI 表现:常规磁共振扫描并不能显示骨小梁减少或骨矿密度减低,但可以显示信号改变,如由于增宽的骨小梁间隙内脂肪、蛋白质等物质增多,骨髓 T_1WI 信号增高;皮质内哈佛管扩大或黄骨髓侵入,低信号的皮质信号增高等改变。另外,常规 MRI 在骨质疏松症检查的主要目的在于鉴别诊断,如鉴别椎体骨折的新鲜与否,变形椎体表现为正常骨髓信号的是陈旧骨折,而新鲜骨折时一方面在 T_1WI 可表现为椎体终板下带状或片状低信号改变,另一方面形变椎体在脂肪抑制序列上呈高信号(图 32-3-2C);当然,排除恶性肿瘤也是常规 MRI 检查的重要意义所在。

【骨密度测量方法】

1. **双能 X 线吸收法(DXA)**　DXA 骨密度检查是目前公认的诊断骨质疏松症的"金标准",此外还可用于药物疗效评估和对骨折风险性的预测。DXA 检查选取的检查部位有:正位腰椎 1~4、股骨颈或全髋、桡骨远端 1/3,前两部位最为常用,后者仅在腰椎和髋不能被测量或结果不能用等特殊情况下采用。对于绝经后女性、50 岁及以上的男性,WHO 推荐的 DXA 诊断标准为(表 32-3-1):参照同种族健康青年峰值骨量减少 1 个标准差及以内属于正常;降低 1~2.5 个标准差为骨量减少或低骨量;降低等于和超过 2.5 个标准差为骨质疏松;骨密度降低程度符合骨质疏松诊断标准,同时伴有一处或多处脆性骨折为严重骨质疏松。通常采用 T 值(T-Score)进行诊断,其 T 值=(受试者骨密度实测值-正常青年人群

平均峰值骨密度)/正常青年人群平均峰值骨密度的标准差(SD)。

表 32-3-1　基于 DXA 测定骨密度诊断标准和分级

诊断标准分级	T 值	适用人群
正常	T≥-1.0SD	
骨量减少	-2.5SD<T<-1.0SD	绝经后女性、50 岁及以上的男性
骨质疏松	T≤-2.5SD	
严重骨质疏松	T≤-2.5SD 并发生一处或多处骨折	

对于儿童、绝经前女性以及小于 50 岁的男性,其骨密度水平的判断用 Z 值表示,Z 值=(受试者骨密度实测值-正常同龄人骨密度均值)/正常同龄人骨密度的标准差,将 Z 值≤-2.0 视为"低于同年龄段预期范围"。

在 DXA 的临床使用过程中,应注意诊断标准的适用范围和局限性。首先,DXA 诊断标准采用的 T 值结果受所设定的正常参考数据库影响,DXA 的生产厂家不同,其所设定的参考数据库亦不同,所以患者在不同机器检测的 T 值结果也略有不同;其次,DXA 测量结果会受到被测部位骨质增生、骨折、骨外组织钙化等因素影响,前文已有叙述。需要注意的是,有研究显示 DXA 不能区分儿童在生长期时身体和骨骼的明显变化,所以 DXA 不能用于儿童的 BMD 随访。此外,在青少年,DXA 的面积骨密度反映的可能是椎体大小而不是真正骨密度。

2. 定量 CT(QCT)　QCT 骨密度测量是指在临床 CT 机基础上采用适当的体模和分析软件对人体特定部位的骨密度进行测量的方法。国际临床骨密度学会(ISCD)在 2007 年形成了关于 QCT 和 pQCT 骨密度测量在骨质疏松症诊断的临床应用共识,美国放射学会(ACR)于 2008 年颁布了 QCT 临床应用指南和 2013 年修订版。当临床治疗方案的制订受 BMD 测量结果影响时,应行 QCT 骨密度测量。

(1) 成人 QCT 适应证:确诊或怀疑低 BMD,或低 BMD 风险者,包括如下情况:

1) 所有 65 岁及以上女性和 70 岁及以上男性(无症状筛查)。

2) 小于 65 岁的妇女,病史和其他检查提示有其他骨质疏松危险因素,包括:雌激素不足、50 岁后有髋关节骨折病史、低体重(低于 57.6kg)、42 岁前闭经超过 1 年。

3) 小于 65 岁的妇女或小于 70 岁男性,有下列危险因素:吸烟,体重减轻,驼背。

4) 任何年龄,有影像学低 BMD 的征象,包括椎体压缩骨折。

5) ≥50 岁,在轻微外伤或无外伤情况下发生腕、髋、脊柱和肱骨近端骨折者。

6) 任何年龄,有 1 个或多个功能不全性骨折者。

7) 正在接受或考虑接受,激素治疗时间超过 3 个月者。

8) 任何开始或接受长期药物治疗,而这些药物对 BMD 有副作用者(即抗凝血药,雄性激素剥夺疗法,芳香酶抑制疗法或长期肝素治疗)。

9) 影响 BMD 的内分泌疾病者(即甲状旁腺功能亢进,甲亢或库欣综合征)。

10) 大于 18 岁男性,性腺功能减低者。

11) 代谢病和/或有其他疾病可能影响 BMD 者,如:慢性肾衰、类风湿关节炎和其他关节炎、饮食疾病(包括厌食和贪食症)、器官移植、长期制动、继发性骨质疏松症者(如胃肠吸收不良或营养不良、骨软化、维生素 D 缺乏、巨人症、长期酗酒或肝硬化、多发骨髓瘤)、减肥胃改道手术者。

12) 考虑药物治疗骨质疏松症者。

13) 监测骨质疏松药物治疗反应和疗效者。

(2) 相对适应证

1) 躯干和四肢 BMD 测量结果可能会不一致。故骨质疏松高危人群,如 qBMD 正常,应进一步做中轴骨 QCT。

2) QCT 也可以用于 BMD 病理性升高疾病,如石骨症或氟中毒的诊断、分期和随访。

3) BMD 和体质成分的分析对其他人群也有益,如职业运动员。

(3) 禁忌证

1) 孕妇或可能怀孕者,请参照 ACR 关于放射检查的相关规则。

2) 其他禁忌证　下列情况获得的 BMD 可以用于对其总体评价,但会影响测量的准确性和/或重复性,从而限制在随访过程中评估或发现 BMD 的真正变化。

Ⅰ 近期静脉注射造影剂。

Ⅱ 测量区有严重的骨折畸形。

Ⅲ 测量区有植入物。

Ⅳ 患者不能保持正确体位时。

Ⅴ 患者特别肥胖,超出 CT 扫描野。

(4) 儿童适应证和禁忌证:儿童 BMD 测量的适应证与成人有明显不同,因为儿童骨骼处于快速生长期,BMD 测量和结果解释很复杂。有研究显示,儿童 QCT 测量可能比 DXA 更有用;在研究不同种族和性别对儿童 BMD 影响时,QCT 可能比 DXA 更好。

采用非体积骨密度诊断骨质疏松时,这些人群 DXA 测量的骨密度增加更可能是由于椎体形态增大所致。因此,对于患有许多影响骨骼生长疾病的儿童,在评价他们的 BMD 改变时,QCT 可能是好的方法。这些患儿包括:儿童恶性肿瘤放疗和化疗者,原发或继发甲状旁腺功能亢进者,成骨不全或石骨症患儿,以及生长激素不足者等。

(5) QCT 评估方法:目前,专业的 QCT 骨密度测量系统由体模和分析软件组成,可以用于几乎所有的临床 CT 机,主要测量脊柱和髋部(股骨上段)。

1) 脊柱 QCT:腰椎 QCT 是骨密度测量标准操作规程之一,以往选择 $T_{12} \sim L_4$ 中的 3~4 个椎体进行扫描,在每个椎体的中间扫描一层。现在由于螺旋 CT 的引进,扫描方案倾向于做 $L_{1 \sim 2}$ 范围的体积扫描,薄层重建,在 QCT 分析工作站选取椎体中间层面松质骨,以椭圆形或头盔形感兴趣区测取 BMD。三维采集的准确性和重复性比单层扫描好。目前,建议腰椎 QCT 骨质疏松诊断标准采用 BMD 绝对值,见表 32-3-2。图 32-3-3 为腰椎 QCT 骨密度测量结果。

表 32-3-2　腰椎 QCT 骨质疏松诊断标准

	正常	低骨量 (骨量减少)	骨质疏松
诊断 标准	骨密度绝对值 ≥120mg/cm³	骨密度绝对值介于 80~120mg/cm³ 范 围内	骨密度绝对值 ≤80mg/cm³

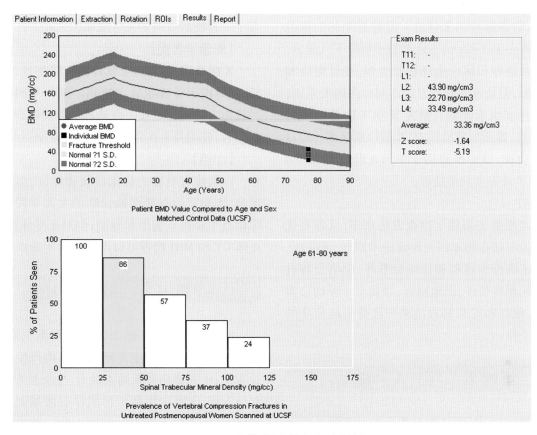

图 32-3-3　腰椎 QCT 骨密度测量结果

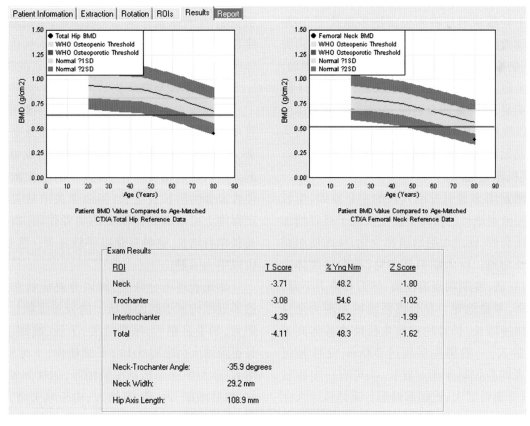

图 32-3-4　髋部 QCT 骨密度测量结果

2）髋部 QCT 髋部 3D QCT 骨密度测量开展时间不长,临床标准尚未建立。股骨近端的扫描范围上至股骨头上 1~2cm,下达股骨小粗隆下几厘米。原则上感兴趣容积区应选择在股骨颈、股骨粗隆和粗隆间区域,但是不同分析方法之间存在很大差别,而且相关标准也未建立。髋关节 QCT 的骨密度与 DXA 的等效,诊断标准沿用 DXA 的诊断标准。经过国内数据验证,该标准适用于中国人群。图 32-3-4 为髋部 QCT 骨密度测量结果。

【小结】

骨质疏松症的影像学检查方法众多,且各有优缺点。影像医师在熟知相关影像技术原理、适应证、禁忌证及正确操作流程和诊断标准外,应结合各自医疗机构的现有条件,因地制宜,寻找出一种切合实际的高效、便利和安全的方法来开展骨质疏松症的影像诊断工作。

第四节 巨 人 症

巨人症(gigantism)是指身体生长过高的异常现象,多是儿童期生长激素分泌过多所致。分为原发性和继发性两种,前者为垂体前叶生长激素腺瘤或生长激素细胞增生引起,后者为内源性(下丘脑)或外源性促生长激素释放激素分泌增多以及下丘脑-垂体功能轴紊乱引起,如下丘脑受压(第三脑室内肿瘤、儿童期脑积水等)可使垂体前叶分泌活动增加。宦官症或类宦官症中亦可出现巨人症,这是由于体内睾丸酮不足,使骨骺闭合迟缓,而正常量的垂体生长激素得以发挥较长时间作用所致。巨人症亦可为家族性或先天性,无垂体功能亢进表现。

【发病机制与临床】

生长激素增多是引发巨人症的主要原因,生长激素和生长激素依赖的胰岛素样生长因子可以增加机体蛋白质合成、促进细胞增殖和分化,从而使组织和器官生长加速。巨人症男性多见,患者早期体力过人,精力旺盛;晚期则衰退提前,体力和精力下降,抵抗力下降,寿命缩短。在骨骼系统则表现为全身骨骼异常快速增长,长骨的过度生长使患者体高远超正常同龄人,一般男性多超过 200cm,女性超过 185cm;患者四肢较躯干相对较长,头可有一定程度增大,上颌骨偶可肥大,致面部畸形。垂体性巨人症患者可有视野缺损、头痛或头晕等症状,少数可伴有泌乳、多饮和多尿。通常性发育成熟时,骨生长即可停止,如在骨骺闭合后生长激素仍过多分泌,则同时出现肢端肥大症表现(详见本章第五节),约半数患者于青春期后或晚期发生肢端肥大症。

【影像学表现】

X 线表现:长骨由于软骨内化骨加速,而异常变长,同时由于骨膜生骨而变粗。躯干与四肢相比相对较短。骨骺出现和闭合延迟。骨骺闭合前的巨人症患者,肢端及头面骨无肢端肥大改变。

【小结】

巨人症有明显的临床症状和体征,但早期发现困难,实验室检查是明确诊断的主要手段。骨骼影像检查主要用于辅助和鉴别;但对于垂体性巨人症,垂体 CT 和 MRI 检查可以用来帮助明确病因。

第五节 肢端肥大症

肢端肥大症(acromegaly)是一种起病隐匿、慢性进展性内分泌疾病,主要病因为体内产生过量的生长激素:于儿童期骨骺尚未融合,生长激素过多即引起巨人症;于青少年期可形成伴有肢端肥大症表现的巨人症;于成人期为肢端肥大症。肢端肥大症在人群中的患病率为(0.3~0.8)/万人,年发病率为(0.03~0.04)/万人,男女发病率相等,半数病例发病于 30 岁内。本病最多因垂体前叶生长激素腺瘤所引起,生长激素细胞增生较少见,生长激素细胞腺癌和嫌色细胞腺瘤引起者罕见。但本病也可在无垂体疾病的情况下发生,如分泌生长激素的胰腺腺瘤。

【基本病理与临床】

骨改变主要表现为增生肥大,一般呈对称性。骨皮质较正常致密且厚,正常隆起部分变得更为显著。骨改变因骨膜生骨和某些部位的软骨内生骨引起。当软骨内化骨停止后,过多的生长激素虽不能使骨显著的沿长径生长,但由于关节软骨细胞在一定程度上可以起到骨骺板的生骨作用,所以骨仍沿长径稍有增长,这种变化以手较显著。管状骨变粗,也以手为明显。

临床表现可分两类,即内分泌症状和因肿瘤压迫邻近结构所引起的症状。内分泌症状包括骨增生肥大,如手足粗大,颅骨增大,上颌、前额、眉弓和枕骨粗隆增大(图 32-5-1);下颌前伸,下牙前错,牙缝增大;软组织肥厚包括皮肤增厚,如枕部皮肤出现皱纹;口唇增厚,舌、鼻、耳增大;由于喉头增大,声带肥厚,声音变粗;部分患者血糖升高,糖耐量不正常,出现糖尿,常有多饮、多尿、多食症状,有的发生糖尿病酸中毒;也可出现一时性甲状腺、性腺功能亢进症

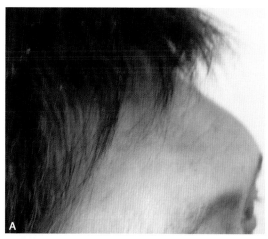
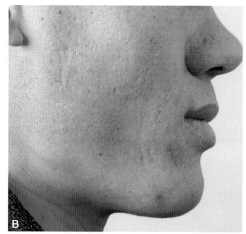
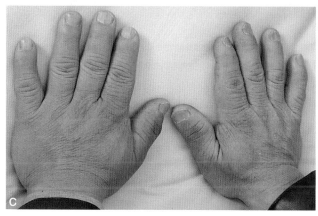
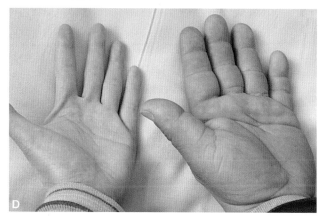

图 32-5-1 肢端肥大症

患者男性,43 岁,自 20 年前开始双手逐渐变粗厚,前额增大,下颌前伸,鞋码从发病前 42 号增至就诊时的 46 号,一直未予诊治。后经完善各项检查证实为垂体前叶生长激素腺瘤所致。在图 D 中,左侧为同龄正常人手,右侧为患者

状。压迫症状包括头痛、头晕、颅内压升高,视盘水肿;如肿瘤压迫视交叉,可出现视野缩小,双侧偏盲,或视野全面缩小,视神经萎缩。实验室检查:血磷增高,高于 4.5mg/dl(正常成人 3.5 ~ 4.0mg/dl)表示疾病在进展,如血磷正常表示病情无进展;基础代谢率可升高,而蛋白结合碘正常。

【影像学表现】

X 线表现

(1) 软组织改变:软组织增厚是恒见的改变,以手指、足趾和面部软组织增厚最为常见。通常以跟垫的软组织增厚为标准:正常人跟垫厚度(跟骨后下角至软组织表面的距离)为 13 ~ 21mm,平均 17.8mm ±2.0mm。在无外伤、心力衰竭和黏液性水肿的情况下,男性跟垫厚度>23mm,女性>21.5mm,即提示为肢端肥大症(图 32-5-2)。治疗后软组织增厚可有所减轻,但不能完全恢复。

(2) 颅面骨改变:约 90% 患者蝶鞍因肿瘤压迫而扩大。扩大的蝶鞍多呈方形,骨壁虽受压变薄,骨密度并不减低,这是与其他垂体瘤不同之处。颅盖骨增厚,枕骨外粗隆肥大,但枕骨水平部很少增厚。

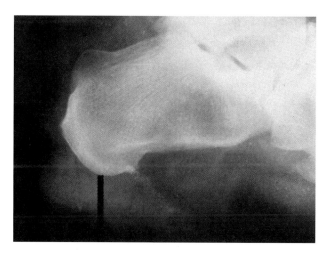

图 32-5-2 肢端肥大症

跟骨侧位 X 线片,可见跟垫增厚(黑线为测量部位),这是较早出现的表现

内板骨增生,以额骨显著,多见于女性。额窦及上颌窦可增大。乳突扩大,气化增加。眉弓、颧弓突出。下颌骨变长且增宽,下颌角增大。由于舌肌肥大,压迫下颌骨,造成舌周骨萎缩(图 32-5-3)。

(3) 躯干骨改变:胸骨、锁骨增大,胸廓前后径增大,骨盆增宽。椎体骨质增生,以前缘显著,且多

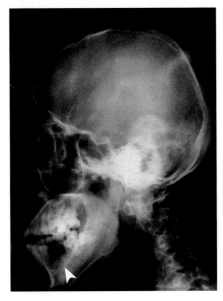

图 32-5-3 肢端肥大症

头颅侧位 X 线片,额窦增大前突,下颌骨变长,下颌角
增大,舌底周围下颌骨萎缩(白箭头)

见于中、下段胸椎,于侧位像上可最先看出胸椎椎体
的前后径与正常腰椎相比有所增大。腰椎椎体可成
方形,且后缘有凹陷趋势。骨质增生亦见于棘突及
椎间孔,表现为棘突增厚,椎间孔变形,压迫神经根。
椎体的边角因骨质增生而形成骨刺。由于椎间盘增
厚,椎间隙加宽。

（4）四肢骨改变:四肢长骨变粗,骨小梁粗糙,
以指骨、掌骨最为显著。指尖爪粗隆呈丛状增大,末
节指骨的基底部呈方形。骨端出现外生骨疣,以手
为最常见。籽骨可增大,且数目较多。肌腱、韧带附
着处骨质增生。

（5）关节改变:由于软骨增生,使关节间隙增
宽,这种改变最易见于掌指关节(图 32-5-4)和髋关
节。髋关节常发生明显的退行性变表现,如骨刺和
骨质硬化。本病可伴发骨质疏松。

CT 及 MRI 表现:CT 可进一步观察病变骨质的
细节改变,如蝶鞍受压的程度、X 线未能发现的骨质
增生等。MRI 主要用于对垂体腺瘤的诊断。

【小结】

肢端肥大症起病隐匿,多数患者在初始症状出
现后 7 年以上才被确诊,所以当患者主诉鞋帽、手
套变小而时常更换时,可行跟骨侧位、双手(足)正
位及胸腰椎侧位 X 线片测量跟垫厚度、观察指
(趾)骨及椎体形态改变,有助于及时诊断。因
95% 以上的肢端肥大症患者由分泌生长激素的垂
体腺瘤引起,垂体 MRI 增强扫描成为明确病因的
必要检查之一。

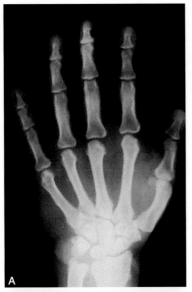

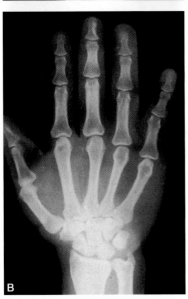

图 32-5-4 肢端肥大症

病程 11 年。A. 左手正位 X 线片,掌指及指间关节间
隙增宽,各掌骨间距离增大;B. 为正常手 X 线正位片。
本例说明手部关节软骨增厚是本病较特征性表现

第六节 垂体性侏儒

垂体性侏儒(pituitary dwarfism)是指骨骼生长
发育期间,垂体前叶生长激素分泌不足所引起的生
长发育障碍。分为原发性和继发性,前者包括遗传
因素、特发性生长激素缺乏、下丘脑-垂体发育不良
等;继发性可由鞍内或鞍上肿瘤、脑外伤等引发,其
中颅咽管瘤最为常见。

【基本病理与临床】

垂体性侏儒症以垂体萎缩为主,生长激素缺乏可
引起骨生长迟滞、蛋白质合成障碍、水和矿物质代谢
受限等多种异常,最终导致骨骼等组织器官生长停止
于幼年时期。原发性垂体性侏儒症多见于男孩,出生

时身长体重往往正常,发育缓慢的征象通常在2~3岁时出现。与原发性相比,继发性垂体性侏儒症发病相对较晚。患者体型瘦小,但身体匀称,智力正常。出牙、换牙延迟。患者可有性功能幼稚,性发育不良。

【影像学表现】

X线表现:全身骨骼发育较小,与年龄不符,但各部大小的比例正常。骨龄落后,骨骺闭合晚,可迟至50岁,或终身不能闭合(图32-6-1)。颅面的改变为颅盖骨大,面骨小,两者不相称,颅缝不闭(图32-6-2)。特发性垂体功能低下者蝶鞍小,垂体及鞍上肿瘤者蝶鞍扩大。出齿晚,但牙的体积不小,由于面骨小,可使牙齿相互挤压。由于椎体边缘的骨骺缺如,椎体可变扁,可出现骨质疏松。

本病在X线上应与先天性侏儒鉴别。后者为一种先天性生长异常,并非因垂体功能低下所致,患者生后即呈侏儒状态,且终生不能发育到正常体型。X线上骨骼除显示短小外,化骨中心的出现和干骺闭合的时间均正常,智力和性功能也正常。

CT和MRI表现:CT及MRI的作用同生长激素增多所致的巨人症和肢端肥大症,主要用来观察细微的骨改变、垂体形态和周边有无占位性病变。

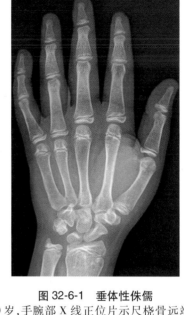

图32-6-1 垂体性侏儒

患者30岁,手腕部X线正位片示尺桡骨远端和大部分手部骨骺尚未闭合

【小结】

垂体性侏儒具有身体匀称性矮小、智力正常的临床特点,X线检查可发现骨龄落后、骨骺闭合延迟等相关征象,再结合垂体MRI扫描和实验室检查,不难诊断。

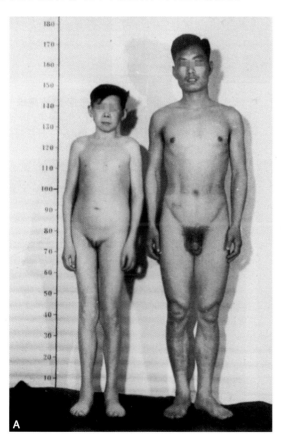
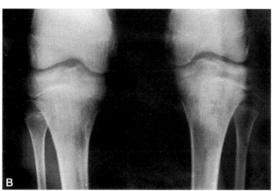
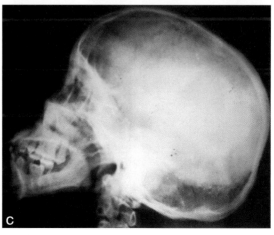

图32-6-2 垂体性侏儒

A.男性,34岁,13岁起即停止发育,身体矮小,身材匀称,外生殖器发育落后,右侧为同龄的正常人;B.双膝关节X线正位片,可见膝部骨骺尚未闭合,两侧胫骨近端多数横行生长障碍线,骨质疏松,骨龄相当于18岁;C.头颅侧位X线片,示面骨及下颌骨发育细小,与颅盖骨不相称,颅底短,蝶鞍小,鼻窦及乳突气化不良

第七节 甲状腺功能亢进

甲状腺功能亢进（hyperthyroidism）简称甲亢，系由甲状腺激素分泌过多，引起以循环、神经、消化等系统兴奋性增高和代谢亢进为主要表现的一种内分泌代谢性疾病，最常见的病因有 Graves 病、甲状腺腺瘤和结节性甲状腺肿等。甲状腺呈弥漫性、结节性或混合性肿大。甲亢性骨病可在发病 1 年内出现，且多见于有突眼患者。

【基本病理与临床】

甲状腺激素对骨的生长发育、代谢及转换均有重要作用。在人体发育成熟前可促进骨生长，在成年期可维持骨转换率正常。甲亢时甲状腺激素分泌增多，过多的甲状腺激素一方面可导致骨转换率加快，致骨吸收增加；另一方面亦可增强成骨细胞活性促进骨形成，但总体而言骨吸收大于骨形成。此外，高水平甲状腺激素干扰维生素 D 生成，甲亢患者因肠蠕动加快而常伴腹泻，导致肠钙吸收减少，进而使骨钙释放增加，引起负钙平衡。以上诸多原因引起继发性、高转换型骨质疏松。有文献显示，甲亢性骨质疏松症的发生率最低可达 20%，且桡骨骨量下降最明显，女性较男性显著。甲亢性骨质疏松症表现为腰腿痛或全身痛，常伴乏力，少数患者可有驼背、骨盆变形，严重时可出现病理性骨折。

此外，甲亢的临床表现还包括：怕热、多汗；情绪易激动、多语、失眠、双手颤抖；心悸、心动过速；食欲亢进、易饿、大便次数增多、消瘦；甲状腺肿大和眼球突出等。

【影像学表现】

X 线表现：全身性骨质疏松（图 32-7-1）是甲状腺功能亢进骨病最常见的影像表现。皮质骨质疏松更重于松质骨，皮质内出现管道状或条纹状低密度影，以手足的管状骨上为显著，见于约 50% 的患者。严重骨质疏松时可伴发脊柱压缩性骨折，多见于病程较长，特别是未经治疗的患者。四肢骨变粗为甲状腺功能亢进性骨病的另一影像表现，较为少见，发生于晚期，或于治疗后数周至数年内出现。通常累及第 1、2、5 掌骨，表现为不规则的花边状或近似针状的骨膜新生骨，使骨干中段变粗呈梭形（图 32-7-2）。甲

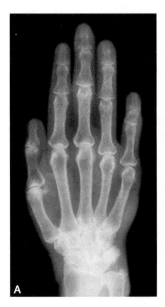
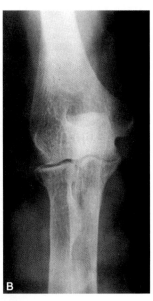

图 32-7-1 甲状腺功能亢进症-骨质疏松
患者女性，34 岁。A. 右手 X 线正位片，示掌、指骨骨质疏松；B. 肘关节正位 X 线片，示肱骨、尺桡骨质骨疏松

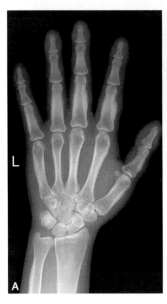
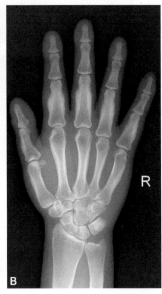
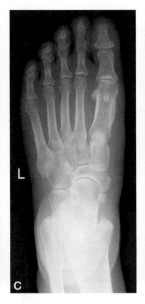
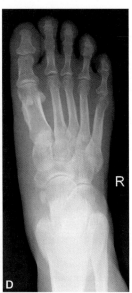

图 32-7-2 甲状腺功能亢进症-管状骨变粗
双手 X 线正位片（A、B）、双足 X 线正位片（C、D）：可见双手掌骨和近节指骨、左尺骨近端、双足第 1 跖骨骨干不规则花边状骨膜新生骨形成，受累骨干变粗（本图由深圳市人民医院放射科孙黎明、杨敏洁主任提供）

状腺功能亢进症发生于儿童期,可以引起发育加快,骨骺出现早,生长迅速,这可能因甲状腺素引起全身性代谢增高所致。

【小结】

甲状腺功能亢进症有典型的临床表现和实验室检查结果异常,诊断不难。骨骼受累的影像评估首选 X 线平片,主要用来评估骨质疏松和发现骨折。

第八节 甲状旁腺功能亢进

甲状旁腺功能亢进(hyperparathyroidism,PHPT)是由于甲状旁腺激素(PTH)合成分泌过多,引起骨质破坏、体内钙磷代谢紊乱的一种内分泌疾病。分原发和继发性两种。前者以腺瘤为最常见,占 90%,单纯性增生肥大占 8%,腺癌占 2%。继发性见于肾小球衰竭,先天性肾小管骨病,严重的软骨病和假性甲状旁腺功能低下。由 PHPT 引起的骨质病变,称为原发性甲状旁腺功能亢进性骨病。

【基本病理与临床】

1. **发病机制** 甲状旁腺素主要有三种作用:①刺激破骨细胞活动,增加骨吸收;②抑制肾小管对磷的回吸收,促进磷盐自尿中排出;③增加肠道对钙的吸收。甲状旁腺功能亢进时,由于甲状旁腺素分泌过多,一方面刺激破骨细胞活动而加速了骨吸收,另一方面由于抑制肾小管对磷的吸收而使磷自尿中大量丢失,继而使血磷降低,由于血钙升高,使尿钙增多。骨吸收加速和钙磷大量丢失,是形成骨病的原因。钙磷经肾脏大量排出而引起肾内及尿路结石。

骨吸收过度除形成广泛的骨质疏松外,还可出现局限性骨破坏区,其中有大量破骨细胞和纤维组织,续发的黏液变性与出血可引起液化而形成囊肿,囊肿可以膨大,其中含棕色液体即所谓棕色瘤。骨膜下或软骨下骨吸收,使皮质边缘不规则,骨吸收区为纤维组织代替。

甲状旁腺功能亢进常常伴发内源性维生素 D 不足,本病中由于血钙增高而抑制维生素 D 的正常代谢,1,25 羟维生素 D 在肾内形成减少,减弱了肠道对钙吸收的作用,而使类骨的矿物质沉积不足,引起软骨病或佝偻病。故 X 线上呈现的骨密度减低除因破骨性吸收过度外,尚有充填于骨吸收陷窝内的新生的类骨发生矿物质沉积不足的因素。

2. **临床** ①高血钙症状:包括厌食、恶心呕吐、多尿、脱水、衰竭、无力、嗜睡和昏迷;②肾病症状:由于尿钙增高可致肾实质结石或尿路结石,肾盂结石

中至少有 5% 为本病所引起。肾实质内结石可引起进行性肾衰竭。③骨病引起的症状:主要为骨痛、畸形和病理性骨折,经手术治疗后骨病可以恢复,骨痛可以消除。

3. **实验室检查** 血清碱性磷酸酶增高,血清钙升高,尿钙增多,血清磷降低,尿磷增多,肾小管磷重吸收降低,甲状旁腺素分泌增多,尿羟脯氨酸和尿 cAMP(环磷酸腺苷)增多。

【影像学表现】

甲状旁腺功能亢进的影像表现主要包括:甲状旁腺本身的改变,此内容不在本节讨论范围;泌尿系统的改变,主要为泌尿系结石;骨改变,约占甲状旁腺功能亢进患者的 2/3 左右,主要表现为弥漫性骨质疏松,骨膜下骨吸收是最具特征性表现,而棕色瘤是其典型的骨改变,此外还包括病理性骨折、畸形、佝偻病或软骨病样改变。

X 线表现

(1)弥漫性骨质疏松:是早期的唯一表现,也是最常见的表现,以脊椎、扁骨、肋骨和掌指骨较显著,表现为骨密度减低、骨皮质变薄,骨小梁稀疏而纤细或完全消失。但于骨密度减低区内可同时存在正常密度区,或密度增高区,这种表现在腰椎和颅骨上较显著。颅骨表现颇具特征,颅盖骨内外板模糊,颅壁血管沟边缘不清或消失;颅盖骨出现弥漫的大小不等的颗粒状透亮区伴斑点状硬化,似"花椒盐样"改变;也可表现为圆斑状透亮区(图 32-8-1);鞍背及前后床突密度减低,颅底可发生硬化、增厚或引起颅底陷入。

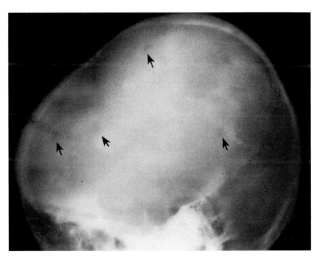

图 32-8-1 甲状旁腺功能亢进
颅骨侧位 X 线片,额顶骨多发圆斑状透亮区(黑箭)

(2)骨膜下骨吸收:是一种皮质吸收,最常见于指骨桡侧,尤其是示指和中指的中节指骨,其中中节

指骨的桡侧基底与骨干的交界处是最早出现骨膜下骨吸收的部位。掌骨和肋骨亦常发生骨膜下骨吸收，四肢骨中以胫骨近端的内缘、股骨的大小粗隆及跟骨的后下缘等部位最为常见；这种骨吸收还包括牙周膜下（即牙硬板）骨吸收。指骨的骨膜下骨吸收最具有诊断价值，因其出现早，发生在全身性骨质疏松出现之前，且不见于其他疾病。指骨骨膜下骨吸收的X线表现为骨皮质外缘模糊或呈毛刺状，重者皮质凹陷或呈花边状骨质缺损，指端爪粗隆变秃（图32-8-2）。发生于其他部位的表现与指骨上所见者基本相同。肋骨和四肢长骨的骨膜下骨吸收也有特征性，但不如指骨上易于发现。牙硬板骨吸收（图32-8-3）可见于各种原因的骨质疏松，故不是特征性表现。

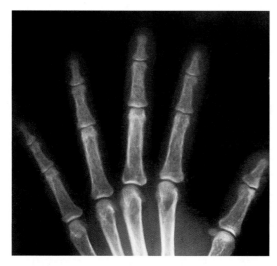

图 32-8-2　甲状旁腺功能亢进-骨膜下骨吸收
X线片显示各节指骨质疏松，多发近、中节指骨桡侧皮质毛糙、欠光整，以示指中节指骨桡侧为著

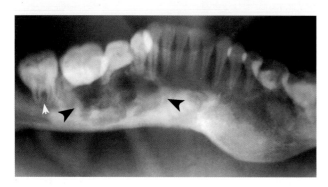

图 32-8-3　甲状旁腺功能亢进-牙硬板骨吸收伴下颌骨棕色瘤
牙硬板骨吸收表现为牙根与牙槽骨之间形成低密度间隙（白箭）；邻近下颌骨棕色瘤（黑箭）

（3）皮质内骨吸收：表现为骨皮质内纵行条纹透亮影（图32-8-4），最常见于第二掌骨皮质。

（4）软骨下骨吸收：多发生在肩锁关节、骶髂关

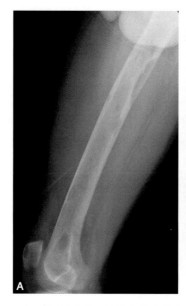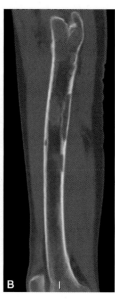

图 32-8-4　甲状旁腺功能亢进-皮质内骨吸收
股骨侧位X线片（A）和股骨CT矢状位骨窗（B），可见股骨中上段皮质内纵行条纹状低密度影，以后方皮质为著。注：股骨髓内可见破坏灶

节和耻骨联合处，表现为骨性关节面不规则、模糊或形成软骨下骨缺损，关节间隙增宽等（图32-8-5），但此种骨吸收亦可见于其他疾病，如类风湿关节炎等；椎体-间盘交界处软骨下骨吸收表现为许莫结节。

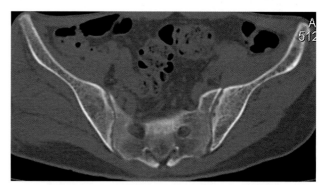

图 32-8-5　甲状旁腺功能亢进-软骨下骨吸收
骶髂关节CT横断位骨窗，示双侧骶髂关节面毛糙、破坏，左侧为著，形似强直性脊柱炎的骶髂关节改变

（5）韧带和肌腱下骨吸收：常见于肱骨结节、股骨粗隆、坐骨结节、跟骨结节处。

（6）棕色瘤或纤维囊性骨炎：是局部破骨细胞聚集、骨质囊变和出血，形成局灶性溶骨性骨破坏的结果，出现较晚。多位于松质骨，亦可见于皮质，长骨、下颌骨、骨盆和肋骨常见，表现为单发或多发、单房或多房样囊状透亮区，边界清晰，大者可轻度膨胀（图32-8-6、图32-8-7）。棕色瘤可被误诊为巨细胞瘤或囊肿而手术治疗。

（7）骨质硬化：多见于继发性甲状旁腺功能亢进，常见于脊柱，骨盆和肋骨次之，前者表现为椎体

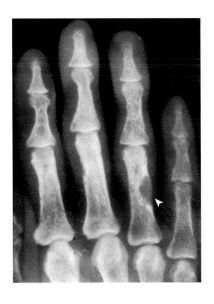

图 32-8-6 甲状旁腺功能亢进-棕色瘤
X 线片示掌、指骨骨质疏松,广泛骨膜下骨吸收,第 4 指近节指骨尺侧类椭圆形溶骨性骨破坏(箭头),略有膨胀,边界清晰

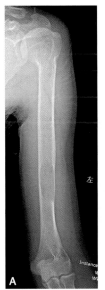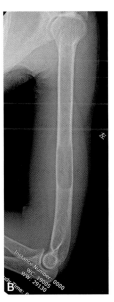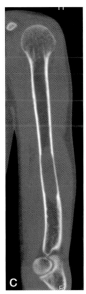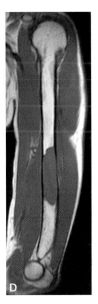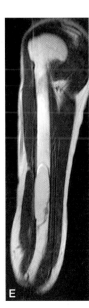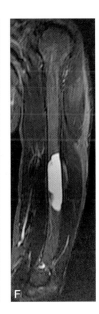

图 32-8-7 甲状旁腺功能亢进-棕色瘤
左肱骨正侧位 X 线片(A、B)和 CT 矢状位骨窗(C),示肱骨中下段类椭圆形溶骨性骨破坏,略有膨胀,边界清晰锐利。
病变在 MRI 矢状位 $T_1WI(D)$ 呈等低信号,于 $T_2WI(E)$ 和 STIR(F)序列呈高信号

分层状密度增高。在颅骨可表现为圆团状骨硬化(图 32-8-8)。

(8)骨软化:见于儿童和少年,主要表现为干骺端增宽并呈毛刷状(图 32-8-9),成人中偶见假性骨折线。

(9)关节软骨钙化:发生率为 18%~40%,主要见于原发性甲状旁腺功能亢进,膝关节、肩关节和腕关节的三角纤维软骨区。

(10)软组织钙化:好发于关节周围和血管壁,亦可见于肾。

(11)尿路结石:尿路结石的患者中约 5%因本病引起。对反复发作的尿路结石患者,应注意本病的存在。

(12)骨折与畸形多继发于骨质疏松,少数骨折

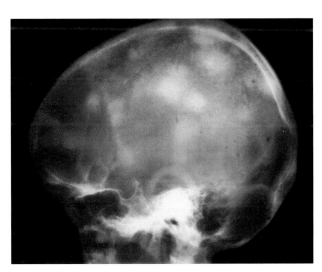

图 32-8-8 甲状旁腺功能亢进-骨质硬化
颅骨侧位 X 线片,可见额顶骨多发圆团状骨硬化

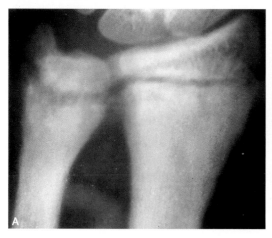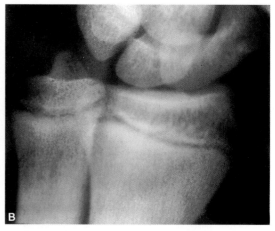

图 32-8-9　甲状旁腺功能亢进-骨软化

患者女性,16 岁。A.腕部正位 X 线片,尺桡骨干骺端增宽,尺骨远端骺线呈毛刷状,松质骨均匀密度增高;
B.经治疗后,尺桡骨干骺端骺线边缘清楚,松质骨已可见细密骨小梁结构

发生在囊肿部位。儿童患者常发生骨骺滑脱,多见于髋和膝部。这是因为干骺部位骨吸收显著,皮质容易断裂。于关节部位可发生肌腱或关节软骨撕脱或关节囊撕裂,可能因甲状旁腺素的直接损害作用引起。

甲状旁腺功能亢进性骨病可在手术后 4~6 周内显示修复,最先于骨皮质吸收区的周边出现细线状新骨,与皮质平行排列,其间有一透亮间隙,系纤维和类骨组织形成,进而透亮间隙消失,骨皮质逐渐恢复正常厚度。棕色瘤的新骨亦起自周边,逐渐扩大,充满囊腔。颅骨在恢复期,可出现圆形骨硬化。腰椎椎体于恢复期由于周边密度增高,在侧位上形成窗框样表现(图 32-8-10)。耻骨联合和骶髂关节可呈骨性融合。

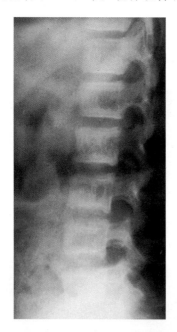

图 32-8-10　甲状旁腺功能亢进治疗后恢复期腰椎改变

腰椎侧位 X 线片,椎体上下缘呈骨密度增高带,椎体中心骨质疏松,呈"窗框样"表现

X 线检查一般不能对原发性和继发性甲状旁腺功能亢进作出鉴别,但如有显著的软骨病表现如广泛的假性骨折等则可以提示继发性甲状旁腺功能亢进。但诊断主要根据生物化学的改变。

CT 及 MRI 表现: CT 和 MRI 检查主要用于甲状旁腺瘤的诊断。对于甲旁亢性骨病,CT 可用于观察细微骨质改变,且对棕色瘤的检出率亦高于 X 线平片。MRI 在棕色瘤诊断和鉴别诊断中具有较大临床意义,主要是对其所含成分分析,如囊变,呈低 T_1WI、高 T_2WI 信号;新鲜出血呈较高 T_1WI、较低 T_2WI 信号;陈旧出血和纤维组织皆呈低 T_1WI、T_2WI 信号;此外 MRI 对液-液平的显示优于 CT,观察有无软组织肿块亦有助于同恶性肿瘤的鉴别。

【小结】

弥漫性骨质疏松、特征性骨膜下骨吸收和棕色瘤等影像表现,结合典型的临床表现和实验室检查,甲状旁腺功能亢进不难诊断。棕色瘤需注意与骨巨细胞瘤、动脉瘤样骨囊肿、畸形性骨炎及多发性骨髓瘤等鉴别。

第九节　假性甲状旁腺功能减退症

假性甲状旁腺功能减退症(pseudohypoparathyroidism)亦称 seabright-bantam 综合征,是一种罕见的遗传性疾病,有家族发病倾向,发病机制是甲状旁腺激素受体或受体后缺陷,导致终末靶器官对甲状旁腺素反应性降低或缺如,其特征类似甲状旁腺功能减退症的症状。患者呈圆月脸、短颈、矮胖体型、白内障和短指等先天性异常。患者常有反复发作的手足抽搐病史,呈"助产手"或"鹰爪状"。可有智力发育障碍。实验室检查血内甲状旁腺素的含量正常或增高,低血钙、高血磷。

【影像学表现】

X 线表现:

1. **骨骼畸形** 以掌(跖)骨短粗最具特征性,严重者可呈矩形(图 32-9-1)。常见于第 1、4、5 掌骨和第 1、4 跖骨,有时指(趾)骨亦可受累,但尤以第四掌(跖)骨最为常见,表现为掌骨征阳性(图 32-9-2)。第 4 掌骨变短也见于 turner 综合征,偶见于正常人,需与之鉴别。四肢骨可呈弓状变形,髋关节内或外

翻。偶可出现外生骨疣,位于骨干中部,基底宽,于骨皮质呈直角向外突出,不同于一般表现。骨成熟可加快,骨骺早期闭合,致身材矮小。颅盖骨可增厚,板障间隙增宽,但骨密度较低。

2. **骨质疏松** 患者周身骨骼密度可减低,呈骨质疏松改变。

3. **异位钙化** 常见于颅内脑基底节区,钙化通常见于年龄较大患者,呈双侧、对称、多发的特点。软组织钙化见于 2/3 病例,通常发生在关节邻近。

4. **牙齿异常** 发育过程中,牙齿钙化不良,且与发病年龄有关,年龄愈小,影响愈大。

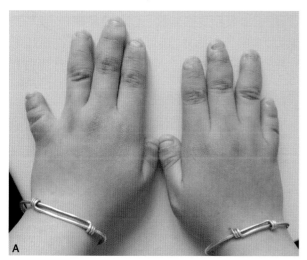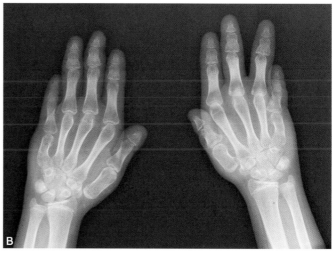

图 32-9-1 假性甲状旁腺功能减退症

女性,10 岁,下肢抽搐半年,监测智商减低,甲状旁腺激素 1 278pg/ml(正常值范围 15~65),血钙减低。双手正位 X 线片(B)示双手第 1、5 掌骨及多发指骨短粗,重者呈矩形改变

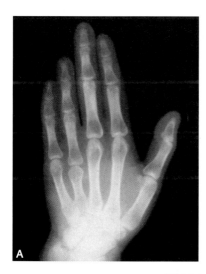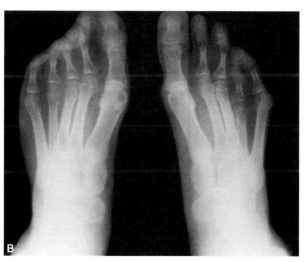

图 32-9-2 假性甲状旁腺功能减退症

女性,20 岁,手足搐搦 9 年,血钙 4.75mg/Dl,血磷 8mg/Dl。A. 左手正位 X 线片,掌指骨密度减低,骨皮质变薄,第 4 掌骨短小;B. 双足正位 X 线片,右第 4 跖骨短小

第十节 肾上腺皮质功能亢进

肾上腺皮质功能亢进(hyperadrenocorticism)又称为库欣综合征(Cushing syndrome),绝大多数是因肾上腺皮质增生引起,少数为肾上腺腺瘤,腺癌最少见。肾上腺皮质增生多为双侧性,可为原发性或继发于垂体嗜碱细胞腺瘤。支气管癌、恶性胸腺瘤、胰腺癌、甲状腺癌和卵巢癌等也可引起本病,此类肿瘤可能分泌具有促肾上腺皮质激素的活性物质。多见于30~40岁女性,女性的发病率为男性的3~5倍。婴儿也可患病,但罕见。

【基本病理与临床】

一般认为肾上腺皮质功能亢进中,骨的改变系因糖皮质激素的作用直接引起,其中,氧化可的松和可的松的作用最强。糖皮质激素有三种作用,即抗合成作用、抗毒性作用和抗炎作用。

抗合成作用促进蛋白分解以形成糖原,由于蛋白分解过多使类骨生成不足,导致骨质疏松。类骨生成不足使骨折周围的骨痂停留于软骨钙化阶段,而非类骨的钙化,这种骨痂亦称假骨痂,其量虽多,但并不坚固。类骨形成不足亦可致软骨内化骨迟缓,使骨龄落后。

抗毒性作用可减少患者对疼痛的感受。本病由于骨质疏松而常并发骨折,但由于糖皮质激素的抗毒性作用,患者发生骨折时一般不引起疼痛或仅有轻度不适。此外,关节退行性改变也很显著,这可能与痛觉减低有关,有些像夏科关节,疼痛很轻或无疼痛。

临床表现:主要症状为满月脸、向心性肥胖、水牛背、皮下出血和皮肤紫纹、衰弱、骨质疏松、近端肌肉无力、多尿等。此外,还可出现糖尿病、高血压等慢性并发症(图32-10-1)。血常规检查,血红蛋白和

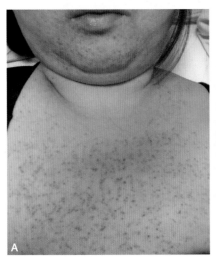
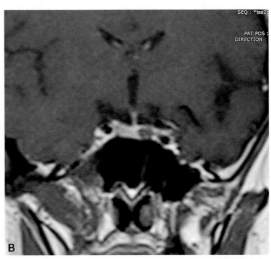
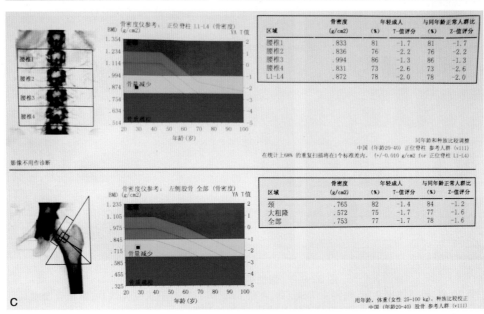

图32-10-1 肾上腺皮质功能亢进
女性,28岁,因垂体微腺瘤致促肾上腺皮质激素(ACTH)增多、引发肾上腺皮质功能亢进。患者表现为满月脸,毛囊炎、痤疮,低血钾,DXA检测骨密度为骨质疏松

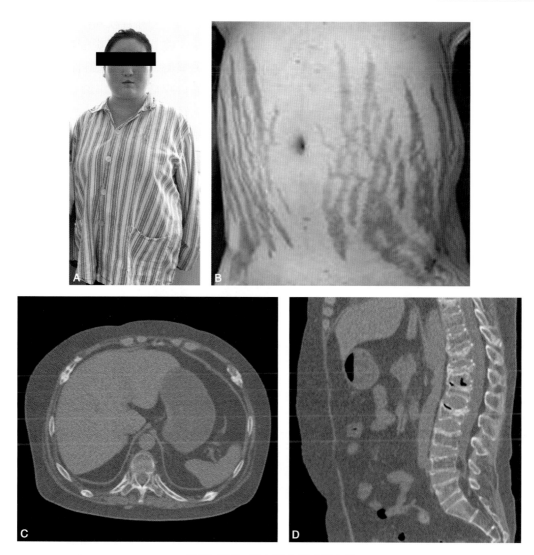

图 32-10-2 肾上腺皮质功能亢进
患者女性,21 岁,高血压、满月脸、肥胖、腰腹部紫纹形成(A、B),胸腹部 CT 平扫横断位骨窗(C)、矢状位骨窗(D)示弥漫性骨质疏松伴多发肋骨、腰椎骨折。左肾上腺切除术后病理为"原发性色素结节性肾上腺皮质病"

红细胞计数均高于正常,白细胞计数高。血钾低、血钙高、血糖高,24h 尿 17 羟皮质类固醇(17-OHCS)和 17 酮类固醇(17-KS)增高。

【影像学表现】

X 线表现:主要为弥漫性骨质疏松,以脊柱、肋骨和颅骨显著,常发生骨折和畸形(图 32-10-2)。骨折周围形成大量棉毛样骨痂,即假骨痂。肋骨-肋软骨联合处由于反复性骨折,大量的假骨痂可形成念珠样表现(图 32-10-3)。椎体除显示骨质疏松外,于其上下缘可显示密度增高,这种改变为局部骨折后形成假骨痂所致。儿童患者于干骺端可出现同维生素 C 缺乏症透亮带相似的改变。

本病与皮质醇过多症(见本章第十一节)相比,较少发生骨缺血性坏死。假骨痂有助于本病同其他伴发弥漫性骨质疏松的疾病鉴别。

CT 及 MRI 表现:CT 和 MRI 主要用于显示肾上腺和垂体病变,以明确本病的病因。

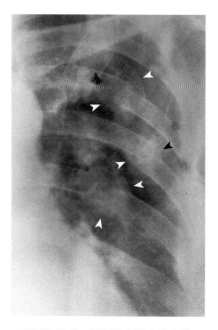

图 32-10-3 肾上腺皮质功能亢进
肋骨骨质疏松伴多发骨折,骨折周围大量骨痂形成(箭头)

【小结】

对影像医师来说,弥漫性骨质疏松与多发而无痛的骨折伴大量假骨痂同时存在时应考虑到本病。

第十一节 皮质醇过多症

皮质醇过多症(hypercortisolism)通常因长期过量应用糖皮质类固醇激素或其合成代用品治疗引起(图 32-11-1A),亦称医源性库欣综合征。

本病中骨的改变与原发性者相同(图 32-11-1B)。个体对激素的反应差别很大,不足 6 个月的治疗一般在 X 线上无异常改变,但有的经 6 周治疗后即发生改变。关节内注射类固醇治疗后,可引起急性感染性关节炎,发生严重的骨破坏。类风湿关节炎经类固醇治疗后,由于它的抗炎作用,使局部充血性炎症减轻,而使骨质再生,关节邻近的骨质疏松可以恢复。个别病例由于长期应用类固醇治疗,于颅骨上可出现类似多发性骨髓瘤的透亮区,或在长骨上出现局限性骨质疏松区(图 32-11-2)。有的可以引起脊柱结核迅速发展。本病常伴发骨缺血性坏死。由于脂肪沉积,胸片上可见左侧椎旁线增宽。

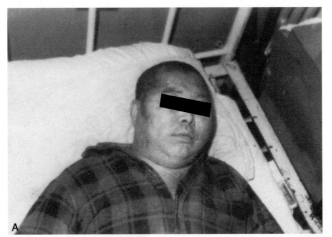

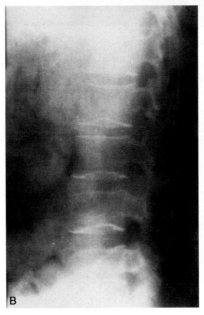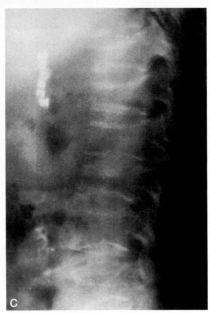

图 32-11-1　皮质醇过多症
A.男,32 岁。因患关节型牛皮癣,服用风湿宁 14 个月,呈现典型病容;B.腰椎侧位 X 线片,服用风湿宁(10mg,3 次/d)7 个月后,腰椎显示骨质疏松,椎体上下缘密度轻度增高;C.腰椎侧位 X 线片,服用风湿宁 14 个月后,骨质疏松加重,胸椎椎体呈楔形变,椎体上下缘密度较前明显增高

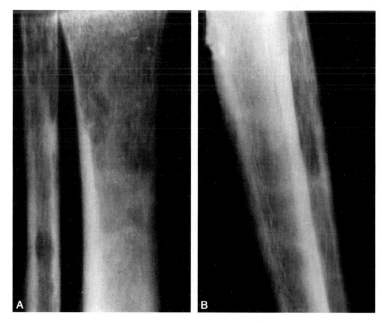

图 32-11-2　皮质醇过多症
牛皮癣患者,2 年来长期服用糖皮质激素。胫腓骨正、侧位 X 线片可见多
发斑片状骨质疏松区,边缘模糊,有如骨破坏

第十二节　糖尿病性骨病

　　糖尿病是一种以血浆葡萄糖水平增高为特征的内分泌代谢疾病,主要是绝对或相对胰岛素分泌不足和高血糖素活性增高所引起的代谢紊乱。临床上主要是多饮、多食、多尿、烦渴、消瘦,病程较长者常并发心脑血管、肾、眼以及神经等病变。有研究显示,糖尿病并发骨关节疾病的发生率在 1% ~ 2% 左右,足部最为常见,约占 87%。

【基本病理与临床】

　　糖尿病患者未给予适当的治疗,机体的蛋白质被利用转化为糖,因而导致生成骨基质的材料——蛋白质缺乏,造成骨组织总量减少,出现骨质疏松。最早出现在躯干骨,可见骨小梁稀疏变细。皮质骨呈分层状。糖尿病性神经炎可使疼痛和本体感觉器官传入冲动发生障碍,肢体运动功能正常,在不自觉的情况下(如鞋不合适、热水和烤火烧伤、关节负荷过重等)关节易受到创伤,而反复、持久的创伤形成慢性关节损伤,即糖尿病性 Charcot 关节病的发病基础。

　　糖尿病足是糖尿病的一种重要的并发症,糖尿病足病变的基础是神经和血管病变,而感染则加重其病变。由于周围神经病变所致的保护性感觉消失是导致足部溃疡最重要和最常见的原因。糖尿病患者的周围血管病变发生率高,起病早,进展快,病情重,常累及胫前、胫后和腓动脉分叉以下,可引起骨坏死。足部坏疽的发生主要是由于在动脉粥样硬化的基础上血栓形成或溃疡斑块脱落栓塞所致。糖尿病患者白细胞功能和细胞免疫受损,在血管和神经病变存在的基础上,微小的创伤可引起微生物的侵袭和感染,并易于扩散。

　　糖尿病性骨病的临床表现:皮肤瘙痒、干燥、无汗,皮肤有色素沉着。肢端凉,水肿或干燥。肢端感觉异常,感觉迟钝或消失,可出现踩棉絮感。间歇性跛行,下蹲困难。肢端肌肉萎缩,易出现韧带损伤。骨质破坏,足部出现各种畸形,例如弓形足,锤状趾、鸡状趾、Charcot 关节等。肢端动脉搏动减弱或消失。皮肤干裂,糜烂、溃疡,甚至是足部坏疽或坏死。

【影像学表现】

　　X 线表现:可分为萎缩型和增生型两种表现,两种类型可以单独存在,亦可以并存:①萎缩型:表现为骨质疏松;关节旁皮质骨质缺损或吸收(图 32-12-1):主要发生在趾骨和跖骨头,尤其是第一跖趾关节面旁;有时跖、趾骨骨端吸收后呈圆锥状或削尖的铅笔样(图 32-12-2);趾骨骨干对称性变细。②增生型:骨质增生和硬化,还可以出现骨膜新生骨。Charcot 关节:好发于足部、踝关节,偶尔发生于膝、肩部。X 线示关节结构紊乱,关节面骨质不规则碎裂,可见大小不等的游离体,相邻骨结构密度增高,关节周围软组织内可见不规则骨碎片及钙化斑,关节半脱位,关节囊肿胀(图32-12-3、图32-12-4)。骨溶解吸收较之骨增生、硬化及骨碎裂更多见。上述改变同一般神经营养性Charcot关节虽无区别,但脊髓空洞症等所致的Charcot关节多发生在上肢,发生在下肢在排除脊髓痨之后应考虑到糖尿病性骨关节病的可能。

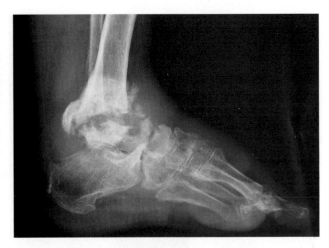

图32-12-3　糖尿病踝部Charcot关节
左踝侧位X线片所示诸骨明显骨质疏松,踝关节骨质破坏、碎裂,邻近骨质硬化密度增高,周围软组织内可见骨碎片及线条状钙化灶,踝关节囊肿肿胀

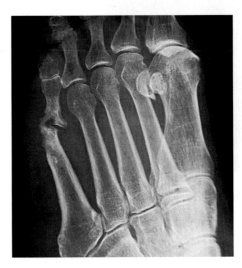

图32-12-1　糖尿病足
左足斜位X线片显示诸骨骨质疏松,第5跖骨远端及第5趾骨近端骨质吸收破坏,以前者为著,仅残留少许骨性关节面,邻近软组织肿胀

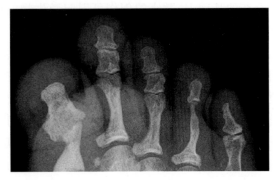

图32-12-2　糖尿病足趾骨削尖铅笔样改变
右足第2-4趾近节趾骨干不同程度变细。第4趾近节趾骨远端变尖,呈削尖的铅笔样改变,其中节趾骨未见显示

软组织感染时,表现为局部软组织肿胀,密度增高,伴有产气细菌感染时,于皮下、肌肉束间或内有低密度气体影。足部溃疡感染时,轻者无阳性发现,当溃疡较深或合并窦道时,可见皮肤、软组织不规则缺损或凹陷。

上述骨改变经及时治疗,破坏的骨骼外形可恢复正常,有些损害不可能恢复,可存留一些具特征性的X线征象:①第2跖骨头畸形;②近节趾骨变短,可能骨质破坏或骨折后所致;③踝或膝无痛性畸形;④趾间关节强直。

CT表现: 可以更好的评价X线平片上的微小改变,如骨膜反应、骨质破坏、死骨等,可以较好的显示感染区的气体影以及软组织的异常改变(图32-12-4)。增强CT表现为受累骨和软组织出现不同程度强化,蜂窝织炎相对均匀明显强化,脓肿壁可见环形强化,窦道壁轨道样强化,受累的滑膜可呈线条样强化,而坏死的组织、脓液、滑囊内积液等不强化。CTA检查可以显示受累动脉不同程度的狭窄、中断、斑块钙化以及侧支循环血管形成等改变。

MRI表现: 软组织分辨率高,可以反映糖尿病足各种复杂的病理改变。①软组织病变几乎见于糖尿病足的所有病例。蜂窝织炎在T_1WI上表现为皮下脂肪信号减低或消失,STIR等脂肪抑制序列上呈高信号,增强后弥漫强化;软组织坏死区增强后无强化,而其周围组织由于反应性充血,增强后可强化;脓肿呈厚环状强化,窦道呈水样条带状影穿行于软组织中,增强后呈双线状强化。②肌腱病变:肌腱滑膜炎表现为腱鞘内积液,滑膜增生。肌腱内水样信号的出现提示肌腱撕裂。③骨髓炎:主要是由于邻近溃疡、软组织感染直接侵犯所致,易累及足部及踝部。T_1WI上骨髓高信号消失,呈低信号改变,T_2WI或STIR上呈高信号,增强后有强化,另外可见骨皮质破坏、骨膜炎改变等。④骨梗死:表现为骨髓中央纵行、蜿蜒走行的线状T_1WI低信号灶,呈地图样,内部信号混杂,有脂肪、纤维组织及水肿等信号,T_2WI上可见高低信号的"双线征"。⑤Charcot关节:急性期关节软组织或关节周围组织水肿,增强后关节囊及关节周围软组织强化,关节内积液,关节半脱位或

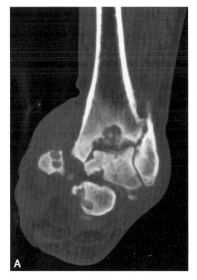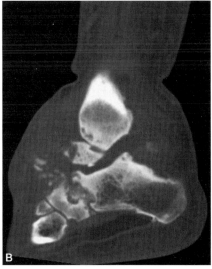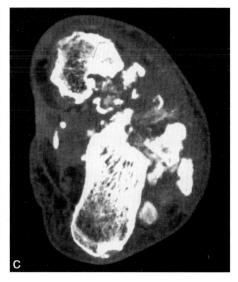

图 32-12-4　糖尿病关节感染合并 Charcot 关节

足跟部平扫冠状位骨窗(A)、矢状位骨窗(B)、横断位软组织窗(C)图像显示左踝和跗骨间关节多发骨质破坏,破坏区边缘骨质密度增高,关节滑膜增生,周围软组织明显水肿,并见多发骨碎片影

脱位,关节软骨下骨髓水肿。而慢性期水肿和强化不明显,但软骨下囊变和骨增生硬化明显,关节内可见游离体。⑥晚期病例可见足部肌肉萎缩,肌肉内脂肪浸润。⑦磁共振血管成像,同样可以很好的显示糖尿病引起的血管病变。

【小结】

糖尿病性骨病通过病史、临床表现即可确诊,影像学检查通过评价深部软组织以及骨骼、血管受累的情况,有助于确定诊断、指导临床确定治疗方案。同时,上述骨骼改变大多出现在糖尿病病史较长的患者中,易被忽视,需引起临床、影像医生重视。

（程晓光　闫　东）

参 考 文 献

[1] 李娜,程晓光.2013 版"美国放射学院关于定量 CT(QCT)骨密度测量操作指南"解读[J].中国骨与关节杂志,2014,(11):835-837.

[2] 中华医学会骨质疏松和骨矿盐疾病分会.原发性骨质疏松症诊疗指南(2017)[J].中华骨质疏松和骨矿盐疾病杂志,2017,10(5):413-443.

[3] 中国老年学会骨质疏松委员会.中国人骨质疏松症诊断标准专家共识(第三稿.2014 版)[J].中国骨质疏松杂志,2014,20(9):1007-1010.

[4] 孔令懿,马毅民,王倩倩,等.定量 CT 测量髋关节骨密度的重复性与 DXA 测量的一致性[J].中华骨质疏松和骨矿盐疾病杂志.2013,6(4):223-339.

[5] 杨义,苏长保,任祖渊,等.垂体生长激素腺瘤致巨人症

的诊断和治疗[J].中华神经外科疾病研究杂志,2004,3(3):254-255.

[6] 中华医学会内分泌学分会.中国肢端肥大症诊治指南(2013 版)[J].中华医学杂志,2013,93(27):2106-2111.

[7] 田丹,岑晶,顾锋.2011 年美国内分泌医师学会肢端肥大症诊疗临床实践指南解读[J].中国实用内科杂志,2012,32(10):764-774.

[8] 范琳玲,吴瀚峰,王镛斐,等.第 405 例 肢端肥大-不典型腺瘤-头痛[J].中华医学杂志,2017,97(24):1902-1905.

[9] 谢明伟,陈玥瑶,吴卓,等.垂体形态正常的特发性生长激素缺乏症在 MR 动态增强扫描中的特征[J].磁共振成像,2013,4(4):252-256.

[10] 唐小锋,崔程凯,刘忠光等.原发性垂体性侏儒症一例[J].中华临床医师杂志,2009,3(4):685-687.

[11] 焦竞,李烨,王俊文,等.甲状腺功能异常患者血生化、骨代谢及骨密度特点的临床研究[J].中国骨质疏松杂志,2017,23(12):1600-1602.

[12] 马文杰,易茜璐,于明香.甲状腺疾病与骨质疏松关系的研究进展[J].复旦学报(医学版),2012,39(4):418-421.

[13] 陈玮,祝捷,杨光伟,等.中青年甲状腺功能亢进患者骨密度特点[J].中华骨质疏松和骨矿盐疾病杂志,2014,7(1):30-34.

[14] 钱占华,白荣杰,闫东,等.原发性甲状旁腺机能亢进性骨病影像学表现[J].中华医学杂志,2013,93(1):30-33.

[15] 桑尚,张智长,覃澍,等.甲状旁腺机能亢进症性骨病 26例分析[J].中国骨与关节杂志,2016,5(9):690-694.

[16] 吕秋,秦炯.假性甲状旁腺机能减退症的诊断与治疗研

究进展[J]. 中华实用儿科临床杂志,2015,30(16):1278-1280.

[17] 李润根,焦新强,陈志烈,等. 假性甲状旁腺机能减退症(附一家系六例报告)[J]. 中华放射学杂志,2001,35(5):386-388.

[18] 中华医学会内分泌学分会. 库欣综合征专家共识(2011年)[J]. 中华内分泌代谢杂志,2012,28(2):96-102.

[19] 中国垂体腺瘤协作组. 中国库欣病诊治专家共识(2015)[J]. 中华医学杂志,2016,96(11):835-840.

[20] 孟悛非,周春香,陈应明,等. Charcot 关节的影像表现[J]. 中华放射学杂志,2003,37(5):428-432.

[21] 李晓宇,冯正平. 糖尿病性骨质疏松发病机制的研究进展[J]. 中国骨质疏松杂志,2014,20(5):580-583.

[22] 邹积威,刘杰,林明强. 糖尿病性足病的 X 线诊断(附15 例报告)[J]. 医学影像学杂志,2010,20(2):295-296.

[23] 郭丽,齐心,李玮,等. 糖尿病足的 MRI 诊断价值[J]. 放射学实践,2016,31(2):133-137.

[24] 李菁,王钰. 糖尿病足的影像学研究进展. 介入放射学杂志,2014,23(5),456-459.

[25] Wang L,Su Y,Wang Q,et al. Validation of asynchronous quantitative bone densitometry of the spine:Accuracy,short-term reproducibility,and a comparison with conventional quantitative computed tomography[J]. Sci Rep:2017,7(5):1-7.

[26] Cheng XG,LI K,Qu SX,et al. Heterogeneity in Spinal Bone Mineral Density Among Young Adults From Three Eastern Provincial Capital Cities in Mainland China[J]. J Clin Densitom,2017,20(2):198-204.

[27] Wang L,Cheng XG,Su YB,et al. Sex-related variations in cortical and trabecular bone of the femoral neck in an elderly Chinese population[J]. Osteoporos Int,2017,28(5):1-9.

[28] Zhang Y,Zhou Z,Wu C,et al. Population-Stratified Analysis of Bone Mineral Density Distribution in Cervical and Lumbar Vertebrae of Chinese from Quantitative Computed Tomography[J]. Korean J Radiol. 2016,17(5):581-589.

[29] Cheng X,Wang L,Wang Q,et al. Validation of quantitative computed tomography-derived areal bone mineral density with dual energy X-ray absorptiometry in an elderly Chinese population[J]. Chin Med J(Engl). 2014,127(8):1445-1449.

[30] Curtis EM,Moon RJ,Dennison EM,et al. Recent advances in the pathogenesis and treatment of osteoporosis[J]. Clin Mde(Lond),2015,15:s92-s96.

[31] Shepherd JA,Schousboe JT,Broy SB,et al. Executive Summary of the 2015 ISCD Position Development Conference on Advanced Measures From DXA and QCT:Fracture Prediction Beyond BMD[J]. J Clin Densitom,2015,18:274-286.

[32] Roohi J. Gigantism,acromegaly,and GPR101 mutations[J]. The New England journal of Medicine,2015,372(13):1264-1265.

[33] Rostomyan L,Daly AF,Petrossians P,et al. Clinical and genetic characterization of pituitary gigantism:an international collaborative study in 208 patients[J]. Endocrine-related cancer,2015,22(5):745-757.

[34] Daly AF,Jaffrain-rea ML,Ciccarelli A,et al. Clinical characterization of familial isolated pituitary adenomas[J]. The Journal of clinical endocrinology and metabolism,2006,91(9):3316-3323.

[35] Patt HP,Bothra N,Goel AH,et al. Pituitary gigantism——experience of a single center from western india[J]. Endocrine practice,2015,21(6):621-628.

[36] Capatina C,Wass JA. 60 years of neuroendocrinology:Acromegaly[J]. J Endocrinol,2015,226(2):141-160.

[37] MU Yi-ming. Pituitary adenomas:an overview of clinical features,diagnosis and treatment[J]. Med J Chin PLA,2017,42(7):576-582.

[38] Faurbye A. Pituitary dwarfism[J]. Acta Psychiatrica Scandinavica,2010,21(1-3):245-256.

[39] Sanayama K. Treatment with Human Growth Hormone in Pituitary Dwarfism[J]. Pediatrics International,2010,25(4):434-434.

[40] Kuroiwa T,Okabe Y,Hasuo K,et al. MR imaging of pituitary dwarfism[J]. Ajnr American Journal of Neuroradiology,1991,12(1):161-164.

[41] Bandeira F,Griz L,Chaves N,et al. Diagnosis and management of primary hyperparathyroidism:a scientific statement from the department of bone metabolism,the brazilian society for endocrinology and metabolism[J]. Arq Bras Endocrinol Metabol,2013,57(6):406-424.

[42] Silva BC,Leslie WD,Resch H,et al. Trabecular bone score:a noninvasive analytical method based upon the DXA image[J]. J Bone Miner Res,2014,29(3):518-530.

[43] Picard C,Decrequy A,Guenet D,et al. Diagnosis and management of congenital hypothyroidism associated with pseudohypoparathyroidism[J]. Horm Res Paediatr,2015,83(2):111-117.

[44] Neary NM,EI-Maouche D,Hopkins R,et al. Development and treatment of tertiary hyperparathyroidism in patients with pseudohypoparathyroidism type I B[J]. J Clin Endocrinol Metab,2012,97(9):3025-3030.

[45] Amaldi G,Angeli A,Atkinson AB,et al. Diagnosis and complications of cushing's syndrome:a consensus state-

ment[J]. J Clin Endocrinol Metab,2003,88(12):5593-5602.

[46] Keynes TA Low,Wilfred CG Peh. Magnetic resonance imaging of diabetic foot complications[J]. Singapore Med J,2015,56(1):23-34.

[47] Craig JG,Amin MB,Wu K,et al. Osteomyelitis of the dia-betic foot:MR imaging pathologic correlation[J]. Radiology,1997,203(3):849-855.

[48] Chatha DS,Cunningham PM,Schweitzer ME. MR imaging of the diabetic foot:diagnostic challenges[J]. Radiol Clin North Am,2005,43(4):747-759.

第三十三章　地方性骨病

人类生活在不同生态环境中,当生态环境中与生命相关元素出现如缺乏、失衡、低效等地球理化生态环境性异常时,可导致人和动物发病,这类疾病简称为地方病(endemic disease)。地方病是具有地区性发病特点的一类疾病,往往只发生在某一特定地区,同一定的自然环境因素关系密切,如地质、地貌、水质、气候、食物、居住条件等。主要分为化学性地方病和生物性地方病两大类。由地方病引起的骨与关节损害,称为地方性骨病(endemic osteopathy)。

环境与人类健康是一门既古老又新兴的综合性边缘学科。当硒元素缺乏时可出现大骨节病、克山病;碘元素分布异常时可引起地方性甲状腺肿或地方性克汀病;氟元素分布过多,可引起地方性氟中毒而发生氟骨症等。目前,危害我国人民健康最大、发病率最高的地方性骨病是大骨节病、氟骨症和克汀病,这三种病是我国重点防治的多发病。从事骨放射影像诊断的学者,应熟悉地方性骨病的流行、临床和诊治工作。

第一节　大骨节病

【基本病理与临床】

大骨节病(osteoarthrosis deformans endemica)又名 Kaschin-Beck 病,是一种以骺板和关节软骨深层细胞坏死为特征的慢性地方性、多发性、退行性骨关节病。基本病理改变为多发性、对称性软骨内成骨障碍,表现为四肢关节对称性增粗、变形、屈伸困难和疼痛伴运动障碍。主要于儿童和少年期发病,幼年发病身材矮小,俗称"柳拐子病"。

本病病因不明,当前国内外主要有3种病因学说。①生物地球化学说:提示与环境硒缺乏相关。②真菌毒素说:认为病区谷物被某种镰刀菌污染并形成耐热的毒性物质,居民因食用含此种毒素的食物而得病。③基因学说:认为本病属基因病。基因位点位于 12q24,31-q24,33。

本病在我国分布于由东北斜向西南的宽带状地域内,包括黑龙江、吉林、辽宁、内蒙古、山西、河北、北京、河南、山东、陕西、甘肃、青海、四川、西藏共 14 个省、自治区和直辖市的 302 个县。主要发生在农村,其流行特点是病区呈灶性分布,发病年龄小,一般在 3~5 岁,手足踝发病率高。2007 年全国大骨节病病情监测总结报告,7~13 岁儿童 X 线阳性检出率为 4.21%,东部地区达到控制水平(X 线阳性检出率小于 5%),明显低于西部地区水平(X 线阳性检出率 7%~20%)。

本病主要病理改变是全身所有软骨内成骨的骨骼均可发生不同程度和不同部位的软骨细胞萎缩、变性、坏死,以累及成熟中的软骨细胞(肥大软骨细胞)为主。继发性改变主要是儿童发育期,软骨坏死区成骨障碍以及机体对坏死物的吸收、机化、钙化和骨化等一系列修复增生性改变,最终导致关节内滑膜增生,关节囊肥厚,骨质增生,骨端增大,蘑菇状变形,关节增大,因而得名"大骨节病"。

本病临床表现与骨软骨损害和关节功能状态密切相关,主要症状有:儿童期全身乏力,晨起握拳发僵,关节活动不灵,手指关节弯曲,指节粗大,踝膝关节疼痛。晚期至成年后,关节有摩擦音,肌肉萎缩,短指短肢,四肢大关节运动障碍,骨关节畸形。大骨节病除骨软骨损害和骨骼肌萎缩外,尚无累及其他组织脏器改变。已形成的骨骼病变可延续终身。

实验室检查:碱性磷酸酶活性常升高,尿中羟赖氨酸明显增高,硫酸软骨素的排泄量增大。血肌酸、肌酐含量减少,尿肌酸含量明显升高,尿肌酐偏低或变化不显著。血硒、发硒、尿硒、红细胞硒无降低,仅含硒的血液谷胱甘肽过氧化物酶活性下降。

本病关节软骨变性坏死、崩解剥落和修复增生等过程反复进行,所以晚期病例均表现为变形性关节病改变。但无骨性关节强直。

【影像学表现】

大骨节病主要依靠 X 线检查确诊。CT 多用来评价关节病变，MRI 用于早期发现软骨变性和评价软骨损伤程度。影像表现随发病年龄不同而有所差异。病变主要累及四肢关节，以手、足踝和肘部最常见，以指骨病变出现最早且最为显著，尤以第 2~4 指骨最易累及，次为踝、膝、肘、髋、肩、脊柱和骨盆等。儿童大骨节病一般都根据手和腕 X 线检查确诊。大面积普查也以手、腕 X 线表现确定其发病流行情况。

X 线表现：X 线可反映出软骨与骨坏死后的骨质吸收改变，以及吸收过程中新骨形成和继发骨发育障碍。可以清晰显示原发病变的部位和程度。

（1）基本 X 线表现：依据病理改变，可归纳为 10 种 X 线征象：①骺线锯齿样改变，干骺端凹陷；②干骺端硬化；③骨骺闭合；④骨骺镶嵌；⑤骨性关节面局限性吸收，锯齿状凹陷；⑥骨性关节面硬化；⑦骨性关节面凹凸不平；⑧骨端囊变；⑨骨端增大，骨关节肥大畸形；⑩骨端缺损。以上征象是一个连续发展过程，前四种是儿童期干骺型和干骺骨骺型的表现，后 6 种是成人期骨端型和骨关节型的表现。

（2）分型：由于患者发病年龄、受累部位、病变发展阶段不同，X 线有不同表现。依据主要 X 线改变将本病分为以下几型。

1）干骺型：以干骺端改变为主（图 33-1-1）。主要表现为临时钙化带变薄、模糊、中断、消失，干骺端出现凹陷、硬化等（图 33-1-2、图 33-1-3）。干骺型发生于骨骺出现以前的学龄前及学龄儿童，反映骺板

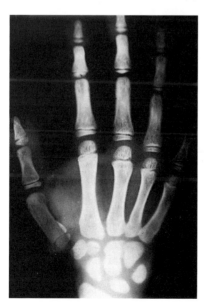

图 33-1-1　正常手部 X 片（对照）
女，10 岁。右手 X 线显示各指骨/掌骨及腕骨结构正常

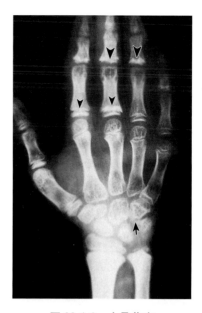

图 33-1-2　大骨节病
男，11 岁，右手指间关节粗肿，X 线平片显示：中、近节指骨干骺端凹陷硬化（小黑箭头），中节指骨骺早闭（大黑箭头），腕骨关节面凹凸不平（黑箭）

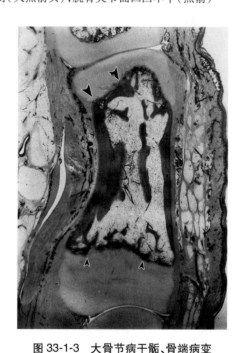

图 33-1-3　大骨节病干骺、骨端病变
男，2 岁。尸检拇指近节指骨大切片显示，近侧干骺端凹陷（小黑箭头之间）。凹陷区为软骨坏死成骨障碍。图上方指骨骨端尺侧骨缺损（大黑箭头之间）亦为软骨坏死区成骨障碍。因此，干骺端凹陷和骨端缺损是大骨关节病诊断的重要征象

软骨坏死后的继发变化，代表大骨节病早期损害。

2）干骺骨骺型：见于骨骺出现以后，干骺闭合以前学龄及青春期儿童。影像表现除上述干骺端变化外，骨骺常变形，呈锥状或其他形状，可嵌入凹陷的干骺端等（图 33-1-4、图 33-1-5）。反映骺板软骨的部分发生全层坏死，其干骺侧和骺核侧同时有生长障碍和骨质变化，局部骺板早期穿通化骨（图 33-1-2）。

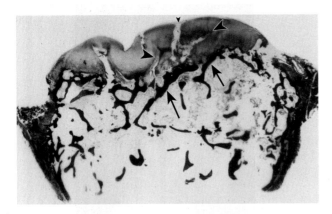

图 33-1-4 大骨节病骨端病变
男,13 岁。尸检右拇指第 1 掌骨远端病理大切片显示,骨端关节软骨波浪状皱褶、折断(小黑箭头)

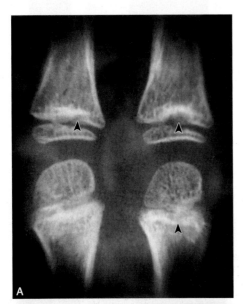

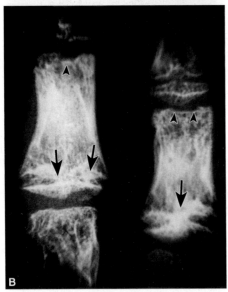

图 33-1-5 儿童大骨节病干骺骨端病变
A. 右手中、环指近节指骨近侧干骺端及掌骨远侧干骺凹陷硬化(小黑箭头);B. 右手中、环指中节指骨远端骨端凹陷(小黑箭头),近侧干骺端骨骺早闭(黑箭)

3) 骨端型:见于骨骺闭合前后学龄儿童至青春期以后年龄段。以骨端改变为主,包括骨性关节面模糊不整、变薄、中断、凹陷变形、硬化、甚至碎裂等改变(图 33-1-4、图 33-1-5)。为关节软骨深层坏死继发的骨质改变(图 33-1-6),其变化发展较慢。骨端病变的诊断意义更重要,更具有特异性。

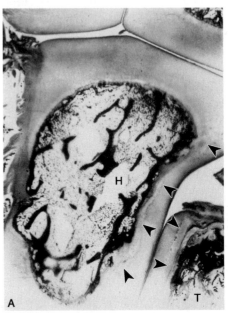

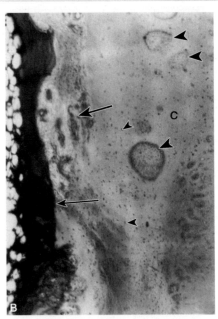

图 33-1-6 大骨节病腕钩骨、三角骨软骨坏死病变
男,7 岁,尸检腕部病理大切片。A. 钩骨(H)尺侧关节软骨深层有带状软骨坏死(黑箭头)。三角骨(T)尺侧关节软骨深层亦见带状坏死(黑箭头)。B. 同一标本镜下所见,图左侧之深染纵带为钩骨骨性关节面,关节软骨深层骨板增厚(细长黑箭)。图右侧为关节软骨(C)。关节软骨大部分坏死,有增生的软骨细胞团(大黑箭头)和坏死的裸核细胞(小黑箭头)。关节软骨深层已有多血管肉芽组织(粗黑箭)将坏死软骨吸收。此图表明大骨节病的基本病理改变为软骨坏死

4）骨关节型：见于骺线闭合、骺板软骨消失之后年龄段。表现为骨关节面的严重破坏、凹凸不平、增生硬化、骨刺形成、骨质碎裂、囊性变、骨端粗大畸形等改变（图33-1-7）。常累及多关节，X线所见类似退行性关节病表现，是本病的晚期阶段（图33-1-8，图33-1-9）。

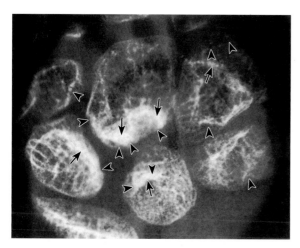

图 33-1-7　腕骨大骨节病
右腕各腕骨关节均有不同程度凹陷（小黑箭头）和硬化骨质增生（细长黑箭）

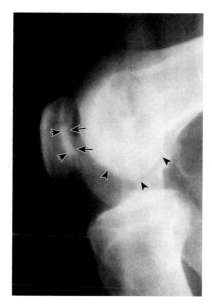

图 33-1-8　成人大骨节病
右膝关节髌骨中心骨性关节面吸收中断（细长箭）。凹陷硬化（短黑箭），股骨外髁关节面缺损硬化（小黑箭头）为轻度大骨节病

除上述四型外，部分学者增加干骺骨端型、干骺骨骺骨端型等，但这种按部位的描述性分类既不便于和临床分度结合，又难以反映病变性质；且当有多个关节受累时，每个病变部位表现不一，因此使用这种分型方法有很大的局限性。

CT 表现：在儿童期很少应用。在成人多用来评

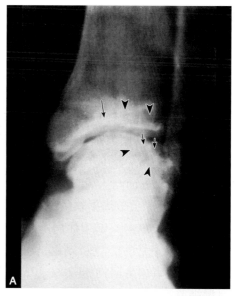

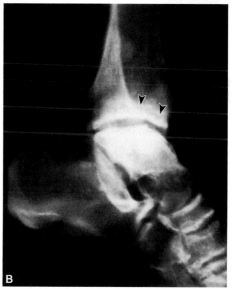

图 33-1-9　成人大骨节病
A. X 线平片显示，踝关节正位，胫骨关节面硬化成厚骨板（细长箭），距骨关节面不平，距骨体有多个囊状破坏（小黑箭头），其中有小死骨（短黑箭）；B. 踝关节侧位，胫骨下端关节软骨下囊变（小黑箭头），距骨体密度增高，踝关节面硬化，为距骨缺血坏死

价关节病变的严重程度，观察关节面有无塌陷；骨端有无骨坏死以及发现关节内游离体等。

MRI 表现：多采用梯度回波序列观察软骨，用 T_1WI 观察骨髓腔破坏，T_2WI 观察骨髓水肿等改变。可清晰显示骺线穿通、中断或形态不整、模糊、信号异常，显示先期钙化带中断、凹陷，锥形骨骺等，并可发现骨端骨坏死征象。

【鉴别诊断】

临床上需要与大骨节病鉴别的疾病主要有两类，一类是引起关节粗大、疼痛的疾病；另一类是引起软骨内成骨障碍短肢畸形、身材矮小的疾病。鉴别时主要应掌握各自疾病的特征，以及大骨节病有

地区性等特点。

1. 原发性退行性骨关节病　与晚期大骨节病的相同之处是有关节软骨的退行性变和破坏脱落，发生关节疼痛、僵硬、关节粗大、活动受限制。不同之处在于：①发病年龄较大，多为中老年人，几乎不见于儿童；②多见于膝、髋等负重大关节；③无短指（趾）、短肢畸形；④关节间隙变窄出现较早。

2. 类风湿关节炎　青少年好发，多发，对称的指关节肿大、疼痛等方面与大骨节病有些类似。明显不同之点是：①受累关节周围软组织有肿、热等炎症表现，关节肿胀呈纺锤形；②重症病例关节最终常出现纤维性强直；③无短指（趾）畸形；④类风湿因子在70%~80%患者中为阳性；⑤20%~25%患者皮下有类风湿结节。

3. 软骨发育不全　在短肢畸形、身材矮小方面与大骨节病性侏儒相鉴别。主要不同之点：①为先天性，出生后即四肢短小，生长缓慢；②前额明显突出，鼻梁深度凹陷；③全身多处有软骨发育不全畸形；④骺端增大呈喇叭形，长骨两侧膨大非常明显。

第二节　氟　骨　症

【基本病理与临床】

氟是人体正常微量元素，主要贮存于骨骼和牙齿中，人体吸收的氟80%可随肾脏排出。适量的氟可促进骨骼及牙齿发育。人在高氟环境中生活引起一系列症状称为氟中毒（fluorosis），慢性氟中毒引起的骨关节损害称为氟骨症（skeletal fluorosis）。地方性氟骨症根据氟的来源分为：①高氟水型，最多见于我国北方；②高氟茶型，见于我国四川省；③燃煤污染型，最多见于湖北、四川和贵州等省。不分性别和年龄均可发病，女性病情一般较男性重。

本病多呈慢性发病过程，过量氟或氟化物与钙结合形成不溶解的氟化钙，沉积于全身组织，尤其是骨组织。形成的化合物降低了血钙浓度，为维持钙磷平衡，出现继发性甲状旁腺功能亢进，骨吸收功能增强致骨质疏松和骨质软化。氟化物还可刺激成骨细胞活性而引起骨质硬化。

轻度患者无特异症状，儿童可仅表现为氟斑牙。重症者临床症状，可归纳成八个字"疼、麻、抽、紧、硬、弯、残、瘫"。表达氟骨症由轻到重，由早期到晚期痛苦症状的归转。疼痛常由腰部开始，逐渐累及四肢关节及手足等部位，但关节无红肿。麻木多发生于四肢或躯干某一部位，有走蚁感。肌肉抽搐、关

节发紧。重症患者，脊柱僵硬，弯腰驼背，骨盆变形，以致胸腹腔容积缩小，内脏受压。数年后可发展为四肢瘫痪，甚至完全残疾，丧失生活能力。此外，重症慢性患者，还可发生肌源性损害，肾功能不全以及大小便失禁等症状。

【影像学表现】

X线表现

1. 骨质改变分4型。

（1）骨质硬化型：多表现为骨密度增高、骨小梁增粗、骨皮质增厚、骨髓腔变窄甚至消失。轻度者骨小梁呈局限性砂砾样、颗粒状、网眼状增粗；中度者表现为骨密度普遍增高，骨小梁增粗并出现骨斑，少量骨小梁可融合和吸收；重度患者骨密度显著增高，骨小梁增粗融合呈象牙状，或普遍融合，结构消失。全身骨骼受累以中轴骨（脊椎骨、骨盆、肋骨）最为明显，四肢骨以近端受累明显。

（2）骨质软化型：表现为骨密度普遍降低，软化变形，椎体变凹，胸廓凹陷，骨盆后倾，髋臼内陷，坐骨、耻骨支出现假骨折线等。儿童可见骺线增宽，干骺端先期钙化带模糊，呈毛刷状，干骺端膨大。

（3）骨质疏松型：常表现为骨密度普遍降低，骨小梁纤细，减少，或骨小梁粗大紊乱。

（4）混合型：多数患者骨质硬化、疏松、软化、关节改变、骨周韧带钙化骨化等其中几种征象或几种征象同时出现。

2. 关节改变　常累及大关节，如肘关节、膝关节等。表现为关节软骨下囊变，骨性关节面模糊，硬化和变形，边缘骨质增生，关节间隙变小或消失，关节内游离体形成等。

3. 骨周改变　主要表现为骨间膜/韧带肌腱钙化或骨化，常为胫腓和尺桡骨间膜，也可为骨盆、脊柱等周围韧带或肌腱附着处的骨化或钙化。骨盆骶棘韧带、腰骶韧带可呈骨桥连接。在脊柱可发生脊柱强直呈"竹节状"改变。

CT表现　与X线表现相似，只是形态、位置及细微结构更容易显示，骨关节周围的软组织情况显示更好。

MRI表现　由于骨质密度的改变，MRI上多呈现长T_1短T_2的信号，即在T_1WI、T_2WI上信号稍低。

【诊断标准】

氟骨症的确诊需依赖于流行病学资料和X线检查。1996年氟骨症X线诊断国家标准需具备3个基本征象。①骨增多：表现为松质骨骨小梁粗密、细密、粗网、粗疏或象牙质样密度增高。②骨减少：一

是骨小梁缺失变细的骨组织量的减少(骨疏松);二是包括假骨折线,儿童长短骨干骺端毛刷状征和骨弯曲变形等骨软化的骨组织质的缺欠(骨软化)。③骨转换:是皮质骨松化、松质骨硬化加软化混合征象。氟骨症诊断标准(1996年)见表33-2-1。在普查工作中,以前臂骨(包括肘与腕)X线正位片为诊断分期依据(表33-2-2);此诊断标准系全国地方病标准分委会由王云钊、曹来宾、赵泽普、陈绪光、刘炳坤、陈德浪共同起草,并征得全国10位氟病专家教授的意见共同制定。

病理改变为骨内发生破骨细胞性骨吸收(图33-2-1),导致皮质骨松化(图33-2-2)。松质骨内形成编织骨和类骨质,表现为松质骨骨小梁结构消失、模糊、均匀硬化。骨转换征象在氟骨症中出现率较高。

凡长期生活于氟病区,X线片发现骨增多、骨减少或混合(骨转换),以及肌腱、韧带、骨间膜骨化和关节退变继发骨增生变形等X线征象者,均可诊断为地方性氟骨症(图33-2-3~图33-2-7)。在同一患者骨关节X线检查中若出现各期征象时,以最重的征象作为分期依据(表33-2-2)。

【鉴别诊断】

本病应与石骨症,肾性骨病等鉴别。

表33-2-1　氟骨症诊断标准(1996年)

Ⅰ期	(早轻)具有下列征象之一者
	a. 砂砾样或颗粒样骨结构
	b. 前臂骨间膜骨化呈幼芽破土状或波浪状
Ⅱ期	(中度)具有下列征象之一者
	a. 骨小梁细密、粗密、粗布纹状,部分骨小梁融合或粗骨征
	b. 前臂或/和小腿骨间膜骨化突出
	c. 肘屈伸肌腱骨化突出,有关节退行性变
Ⅲ期	(重度)具有下列征象之一者
	a. 骨质呈象牙质样(marble bone)或广泛骨小梁融合
	b. 广泛骨小梁模糊,均匀密度增高,或骨小梁粗大紊乱,或有骺下疏松带、假骨折线(Looser 带)等佝偻病征
	c. 骨间膜骨化呈鱼翅状突出或融合
	d. 四肢大关节特别是肘关节肌腱骨化突出、关节增大变形

表33-2-2　氟骨症各种X线征分期

X线	Ⅰ期(早期)	Ⅱ期(中度)	Ⅲ期(重度)
骨增多	1. 砂砾样骨结构 2. 颗粒样骨结构 3. 骨斑	7. 粗密骨小梁 8. 细密骨小梁 9. 粗布纹状骨小梁 10. 细密骨小梁部分融合 11. 粗骨征	16. 普遍粗密骨小梁融合 17. 普遍细密骨小梁融合 18. 象牙质样骨硬化 19. 髂骨鱼鳞样骨小梁 20. 粗网状骨小梁 21. 特别粗大稀少骨小梁
骨减少	4. 骨小梁变细减少	12. 普遍性骨疏松,骨密度减低同时伴有轻度前臂骨间膜骨化	22. 骺下疏松带 23. 干骺端毛刷状征 24. 椎体双框征 25. 假骨折线(Looser 带) 26. 椎体双凹变形加硬化 27. 四肢骨弯曲变形
混合(骨转换)	5. 单纯长骨干骺端硬化带	13. 四肢骨干骺端骨小梁结构模糊	28. 皮质骨松化 29. 松质骨均匀硬化 30. 棉絮样骨结构 31. 破毯样骨小梁
关节韧带肌腱骨间膜	6. 前臂小腿骨间膜钙化呈幼芽破土样	14. 前臂、小腿骨间膜骨化突出 15. 肘屈伸肌腱钙化关节无增大变形	32. 肘屈伸肌腱骨化刺状突出关节增大变形 33. 骨间膜骨化呈鱼翅样融合

此表研究资料为我国8个氟病区1 594例氟骨症患者临床X线资料与4省6个非氟病区744位正常对照对比总结而成

1. **石骨症** 由于石骨症引起骨质硬化病变广泛,骨质密度普遍增高,使其与氟骨症难于鉴别,但石骨症的骨质密度均匀,全身骨都可受累,椎体中央区密度较低呈"夹心蛋糕样"表现及髂骨的分层弧样改变或称髂骨的"同心圆"征为诊断本病的特征性征象。石骨症的病变通常在儿童早期就很明显,而氟骨症患者小儿影像表现轻微,多以成年人为主,表现以躯干骨为主,骨纹理增粗,密度增高呈网格状,并可出现骨质疏松、骨质软化等多种X线表现。

2. **肾性骨病** 肾性骨病也称为肾性骨营养不良,仅从X线上难以与氟骨症相鉴别,多根据临床特点、肾功能检查及流行病学等相鉴别。

【治疗】

氟骨症的治疗目标是:①缓解或消除关节疼痛、晨僵症状;②消除关节功能障碍体征;③防止或消除关节病残;④提高劳动生产能力;⑤提高健康水平和生活质量。针对此目标,可以选择具有拮抗氟的化学元素如钙、镁、硼等治疗,也可以用中医类治疗。高氟地区的患者,如脱离高氟环境,可明显改善病情。

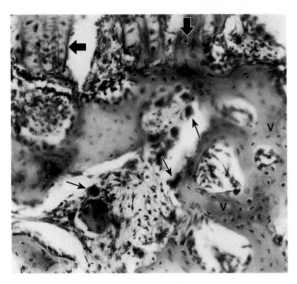

图 33-2-1 氟骨症松质骨破骨细胞性骨吸收
图上方为骺板软骨细胞萎缩(粗黑箭),软骨内成骨停滞。骺板下松质骨内有大量破骨细胞(细黑箭),对骨质吸收。随后,在其周围即形成紊乱的编织骨(V)。此即氟中毒在松质骨内引起的破骨细胞性骨吸收,可引起松质骨硬化

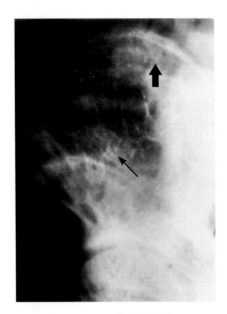

图 33-2-3 氟骨症Ⅲ期
髂骨翼骺下疏松带(粗黑箭),破毯样骨小梁(细黑箭)

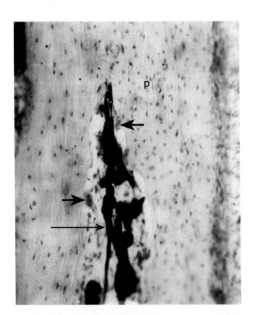

图 33-2-2 氟骨症皮质骨破骨细胞性骨吸收
本图为皮质骨(p),在皮质骨哈弗管内新生血管(细黑箭)的周围,有较多的破骨细胞(短黑箭),对骨质吸收,形成洞穴。这种病理改变可引起皮质骨松化

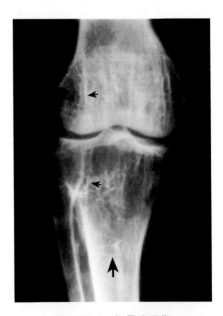

图 33-2-4 氟骨症Ⅲ期
右膝股骨远端,胫骨近端特别粗大稀少骨梁(小黑箭),骨干内尚有生长线(大黑箭)

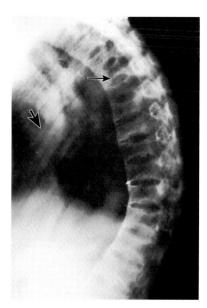

图 33-2-5 氟骨症Ⅲ期
脊柱驼背,椎体双凹变形,椎间隙呈棱形(细黑箭)。
双侧肋骨下垂并拢(粗黑箭)

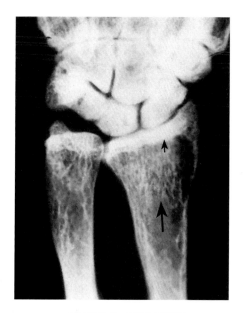

图 33-2-6 氟骨症Ⅲ期
左腕腕骨硬化呈象牙质样。桡骨关节面硬化(小黑箭)。尺桡骨远端粗网状骨小梁(大黑箭)

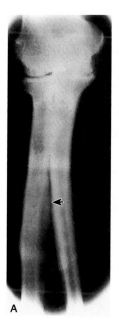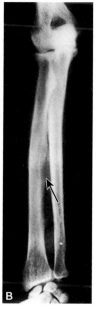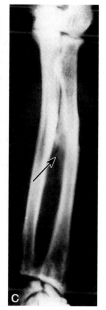

图 33-2-7 氟骨症前臂骨间膜骨化分期
A. 前臂桡骨尺侧缘稍隆起,为骨间膜骨化(小黑箭)轻度Ⅰ期;B. 前臂桡骨尺侧缘骨间膜骨化突出(长黑箭)中度Ⅱ期;C. 前臂桡骨尺侧缘骨间膜骨化呈鱼翅样(长黑箭)重度Ⅲ期

【小结】

氟骨症 X 线表现复杂,全身骨骼可出现各种营养代谢、内分泌骨病相同的征象,诊断时应多注意。主要为全身性骨骼出现 6 大征象:即骨质硬化,骨质疏松,骨的间断性生长痕迹,关节退行性变,骨间膜、韧带肌腱骨化。成年人较为明显,儿童表现轻微。

第三节 呆 小 病

【基本病理与临床】

呆小病又称克汀病(cretinism),为先天性甲状腺功能低下,导致甲状腺激素不足或缺如而引起的身体和智力发育障碍。分为地方性和散发性,前者主要见于缺碘性地方性甲状腺肿流行区,由于胎儿期母体缺碘,致胎儿甲状腺激素不足,影响发育。后者为甲状腺发育不全或缺如,也可因孕妇自身免疫疾病或服用过量抗甲状腺药物通过胎盘抑制胎儿的甲状腺素合成功能。

患儿出生时体重较重,不活泼,不主动吸奶,起病越早病情越重。体格、智力发育缓慢,表情呆钝,发音低哑,听力障碍,颜面苍白,眶周水肿,眼距增宽,鼻梁扁塌,唇厚流涎,舌大外伸,头大而四肢短小,前后囟增大,闭合延迟,出牙换牙延迟,骨龄延迟,动作笨拙,步态摇摆呈鸭步,腹部膨大伴脐疝,性行器官发育延迟。生化检查:显示血促甲状腺激素(TSH)增高,甲状腺^{131}I吸收率明显减低。

【影像学表现】

X线检查　骨骼改变主要为骨发育延迟及畸形,二次骨化中心出现晚且不规则,干骺端闭合晚,骨龄落后,普遍的骨质疏松和生长障碍线等。

(1)颅骨:多为短头型,前额扁平,颅底短小,面骨小,鼻梁短小。颅缝闭合延迟、增宽,常见缝间骨,脑回压迹增多。蝶骨大翼增厚,密度增高。蝶鞍扩大呈圆形,斜坡增厚,走行较垂直。鼻窦及乳突气化不良。出牙时间较晚,牙齿突出且扭曲。

(2)脊椎:椎体发育不良变扁或呈楔形变,椎间隙增宽,胸腰段后凸,椎体前缘中部凹陷,如开口鸟嘴状。椎体上下缘邻近可出现横行的生长障碍线。肋骨向下倾斜,肋软骨变长,肋骨部分变短,胸廓上窄下宽。

(3)四肢骨:长骨较短,骨骺骨化中心出现较晚,骨骺宽而厚,呈点状或颗粒状,密度不均。干骺端内,特别是胫骨两端可有较多生长障碍线,呈横行密度增高线状影。少数未经治疗的患儿,干骺端可出现宽度不一的致密横带,治疗后慢慢消失。若一直未治疗,此致密带将逐渐增宽,甚而使整个骨干变致密。手外形正常,掌骨常短而粗,骨骺呈球形,于第2~5掌骨基底部可出现多个骨骺,也称假骨骺。小指中节指骨常变短,少数掌骨干纤细。足的改变同手,此外有些患儿尚显示扁平足。

(4)关节:髋关节股骨头碎裂、变形,碎裂的骨骺分为内外两半。股骨头扁平,股骨颈变宽,颈干角变小呈现髋内翻及扁平髋畸形。膝关节亦分短粗型和纤细型,前者腓骨头变粗,后者腓骨头正常,但胫腓骨骨干纤细。

CT和MRI　地方性克汀病甲状腺呈弥漫性肿大,其内可有大小不等的结节钙化和囊变。垂体和蝶鞍可有增大,脑组织密度和信号无异常,有时可见脑膜水肿。散发性克汀病表现为甲状腺萎缩改变。

【治疗】

本病应早期预防诊断,需用甲状腺素替代治疗。地方性者,可采用碘化食盐减少发病率,早期进行宫内或出生后的诊治。

【小结】

本病影像学诊断主要依靠X线平片,骨骼改变主要为骨发育延迟及畸形,二次骨化中心出现晚且不规则,干骺端闭合晚,骨龄落后,普遍的骨质疏松和生长障碍线等。

(冯卫华)

参 考 文 献

[1] 郭雄.大骨节病发病机制与防治研究的新进展及其展望[J].国外医学(医学地理分册),2010,31(1):1-4.

[2] Wang Y,Yang Z,Gilula LA,et al. Kashin-Beck disease:radiographic appearance in the hands and wrists[J]. Radiology,1996,201(1):265-270.

[3] 王云钊,等.氟骨症X线诊断学图析[M].北京:中国环境科学出版社,1990.

[4] 中央地方病领导小组办公室.永寿大骨节病科学考察文集[M].北京:人民卫生出版社,1984.

[5] 史晓薇,郭雄.COL11A1基因多态性与儿童大骨节病的关联分析[J].中国妇幼健康研究,2017(1):1542-1544.

[6] 钱致中,杨广夫,钱连忠.骨病与大骨节病[M].西安:陕西科学技术出版社,1991:2-27.

[7] 王志武,刘运起.大骨节病家庭聚集性及其流行病学意义[J].中华地方病学杂志,1992(5):295-296.

[8] Krishnamachari KA. Skeletal fluorosis in humans:a review of recent progress in the understanding of the disease[J]. Progress in food & nutrition science, 1986, 10(3-4):279-314.

[9] Hodge HC,Smith FA. Occupational fluoride exposure[J]. Journal of Occupational and Environmental Medicine,1977,19(1):12-39.

[10] Boillat MA,Garcia J,Velebit L. Radiological criteria of industrial fluorosis[J]. Skeletal radiology, 1980, 5(3):161-165.

[11] Huo DJ. X-ray analysis of 34 cases of food borne skeletal fluorosis[J]. Fluoride,1981,14:51-55.

[12] Lian ZC,Zhang ZQ,Zhang WY. Investigation on radiological classification of endemic fluorosis[J]. Chung Hua Fang She Hsueh Tsa Chih,1987,21:40-43.

[13] Christie DP. The spectrum of radiographic bone changes in children with fluorosis[J]. Pediatr Radiol, 1980, 136:85-90.

[14] Xu JC,Wang YZ,Xue DM,et al. X-ray findings and pathological basis of bone fluouosis[J]. Chin Med J(Eng),1987,100:8-16.

[15] Fisher RL,Medcalf TW. Henderson MC. Endemic fluorosis with spinal cord compression[J]. Arch lnterm Med,1989,149:697-700.

[16] Lian ZC,Wu EH. Osteoporosis:an early radiographic sign of endemic fiuorosis[J]. Skeletal Radio, 1986, 15:350-353.

[17] Mithal A,Trivedi N,Gupta S K,et al. Radiological spectrum of endemic fluorosis:relationship with calcium intake[J]. Skeletal radiology,1993,22(4):257-261.

[18] Grandjean P. Classical syndromes in occupational medicine. Occupational fluorosis through 50 years:clinical and

epidemiological experiences[J]. Am J lnd Med,1982,3: 227-236.

[19] Stevens RM. Chronic Fluorosis[J]. BMJ,1981,282:741- 742.

[20] Zhai SS,Kimbrough RD,Bo Meng JH,Levois M,Hou X, Yin X. Kashin-Beck disease:a cross-sectional study in seven villages in the People's Republic of China[J]. Toxicol Environ Health,1990,30:239-259.

[21] Peng A,Yang C,Rui H,et al. Study on the pathogenic factors of Kashin-Beck disease[J]. J Toxicol Environ Health, 1992,35:79-90.

[22] Group of scientific investigations in Yongshou County. A summary report of scientific investigation in Yongshou County. In:The collected works of scientific investigation in Yongshou County. Beijing, China: People's Health, 1979-1982:1-11.

[23] Zhang GQ,Liu JX. An experimental animal model of Kashin-Beck disease[J]. Ann Rheum Dis,1989,48:149-152.

[24] Qian ZZ,Qian LZ,Wang YZ,et al. A radiographic study on Kashin-Beck's disease in the skeletal system. In:The collected works of scientific investigation in YongshouCounty. Beijing,China:People's Health,1979-1982:193-199.

[25] Bai SC,Ying MX,Wang YZ,et al. A 774 study on determination of radiographic standards for prevention and effectiveness of cure for Kashin-Beck disease. In:The collected works of scientific investigation in Yongshou County. Beijing,China:People's Health,1979-1982:189-191.

[26] Wang YZ,Zhu CR,Ying MX,et al. Occurrence and development of the pathologic morphology and radiographic signs at the different sites in Kashin-Beck disease. In:The collected works of scientific investigation in Yongshou County. Beijing, China: People's Health, 1979-1982: 228-232.

[27] Wang YZ,Zhu CR,Ying MX. Discussion about the dynamic changes of radiographic signs in Kashin-Beck disease.

In:The collected works of scientific investigation in Yongshou County. Beijing,China:People's Health,1979-1982: 223-235.

[28] Ying MX. Bai SC,Zhang FJ. The explanation about three radiographic standards of Kashin-Beck disease. In:The collected works of scientific investigation in Yongshou County. Beijing,China:People's Health,1979-1982:175-177.

[29] Yang CL,Niu C,Bodo M,et al. Fulvic acid supplementation and selenium deficiency disturb the structural integrity of mouse skeletal tissue [J]. Biochem J, 1993, 289: 829-835.

[30] Moerman J,Uyttdendaele D,Broecke WVD,et al. Kashin-Beck's disease[J]. Acta Orthop Belg,1992,58:227-230.

[31] Resnick D. Diagnosis of bone and joint disorders. 3rd ed [M]. Philadelphia: Saunders, 1995: 1649-1660, 3584- 3586,4132.

[32] Shi X,Lv A,Ma J,et al. Investigation of MMP-1 genetic polymorphisms and protein expression and their effects on the risk of Kashin-Beck disease in the northwest Chinese Han population[J]. J Orthop Surg Res. 2016,11(1):64.

[33] Wang S,Duan C,Zhang F,et al. Regulatory gene networks and signaling pathways from primary osteoarthritis and Kashin-Beck disease, an endemic osteoarthritis, identified by three analysis software [J]. Gene, 2013, 512 (1): 89-96.

[34] Yu FF,Ping ZG,Chong YAO,et al. Evaluation of the sensitivity and specificity of the new clinical diagnostic and classification criteria for Kashin-Beck disease,an endemic osteoarthritis,in China[J]. Biomedical and Environmental Sciences,2017,30(2):150-155.

[35] Raine EVA,Dodd AW,Reynard LN,et al. Allelic expression analysis of the osteoarthritis susceptibility gene COL11A1 in human joint tissues[J]. BMC musculoskeletal disorders,2013,14(1):85.

第三十四章 颌骨、颞下颌关节

第一节 概 论

一、颌骨、颞下颌关节检查方法

（一）X线平片

上颌骨X线平片检查常用瓦氏位、柯氏位、颅底位、上颌体腔片等；下颌骨常用下颌骨侧位（包括下颌骨体侧位、尖牙位及下颌骨升支侧位）、下颌骨后前位、下颌骨升支切线位及下颌体腔片等。颞下颌关节检查常用X线平片包括颞下颌关节侧斜位片（许勒位片）、髁状突经咽侧位片及矫正许勒位片等。

（二）体层摄影

包括平面体层摄影（plain tomography）检查和曲面体层摄影（pantomography）检查。

1. **平面体层摄影** 颌骨与颞下颌关节平面体层检查主要包括上颌骨侧位及后前位体层摄影、下颌升支侧位体层摄影、颞下颌关节正、侧位体层摄影及矫正颞下颌关节侧位体层摄影等。

2. **曲面体层摄影** 曲面体层摄影为口腔颌面影像学特有的一种检查方法。检查时将检查体置于X线球管和胶片之间，X线球管与胶片按被检查体的弧度作相反方向运动，从而拍摄这个弧形组织——弧形层面的影像，可将全口牙及双侧上、下颌骨、上颌窦及颞下颌关节等部位的体层影像显示于同一张X线片上，为其突出优点。

近代曲面体层机有了诸多改进，增强了许多新的功能，如颌骨横断面体层摄影，在同一张胶片上同时拍摄双侧颞下颌关节侧位体层或矫正侧位体层片的开口位和闭口位片。近几年来发展为数字化曲面体层摄影，图像经计算机处理后更为清晰。

（三）CT检查

CT主要用于原发或累及颌骨和颞下颌关节的肿瘤及颞下颌关节紊乱病的检查。检查方法包括经口腔颌面部横断面平扫、冠状面平扫、横断面平扫后矢状面重建和三维重建、经关节直接矢状面平扫及关节造影后平扫等。必要时于关节直接矢状面平扫图像或经横断面平扫、矢状面重建之图像上，运用闪烁功能显示关节盘的影像。在对颌骨及关节肿瘤检查时，应加做CT增强扫描。

口腔锥形束CT（cone-beam computed tomography，CBCT）是一项在CT基础上发展、改进数学计算方法的影像学技术，其锥形束扫描方式提高了三维空间分辨率、缩短了数据采集时间、降低了伪影的产生，弥补了传统影像的不足之处，与医用CT机相比，口腔专用锥体束CT机具有分辨率高、X射线辐照剂量小、投照时间短、费用低等优点。CBCT在牙体病及牙周病中有着广泛的临床应用，能够辅助口腔医师在临床诊疗活动中的诊断和治疗，为预后提供较有价值的参考。随着科学技术的不断发展和更新，口腔专用锥体束CT机在临床中的应用也越来越广泛。

（四）MRI检查

颞下颌关节磁共振成像一般均采用颞下颌关节表面线圈，以提高图像的信噪比，改善图像质量。一般均需进行颞下颌关节闭口矢状位或斜矢状位T_1WI、T_2WI扫描，闭口冠状位或斜冠状位T_1WI扫描和开口矢状位或斜矢状位T_1WI、T_2WI扫描。随着MRI在临床的广泛应用，因其无创、无辐射且具有极高的软组织分辨率，成为检查并诊断颞下颌关节病的首选技术。

二、颌骨、颞下颌关节正常影像解剖

（一）上颌骨

双侧上颌骨位于鼻腔两侧，上颌骨内为上颌窦，是口腔颌面部重要结构。上颌骨的常用影像检查方法为瓦氏位、上颌骨侧位体层摄影（经磨牙列）、上颌骨正位体层摄影、CT横断面平扫、MRI横断面及冠

状面扫描等。上颌窦在瓦氏位片、上颌正位体层片、CT横断面、MRI横断面及冠状面上，均显示为三角形低密度腔隙；在上颌侧位体层片及MRI矢状位图像上，上颌窦形态近于四方形。在上颌侧位体层片上颌窦内可见呈倒置三角形态的颧牙槽嵴影像（图34-1-1）。

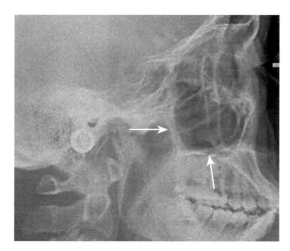

图34-1-1 正常上颌窦影像
上颌窦侧位片，显示上颌窦形态近于四方形（箭）

上颌窦于2岁时才能在X线片上显示，在第三磨牙萌出时发育完成。两侧上颌窦一般对称，但也有一侧发育较小者。上颌窦顶壁为眶底下面，窦底为上颌骨牙槽突，内侧壁为鼻腔外侧壁，前壁、后壁亦为上颌骨体的前、后壁。

（二）下颌骨

下颌骨为口腔颌面部唯一可以运动的骨骼，两侧下颌骨体于中线处相连接，形成一弓形结构。目前口腔颌面影像学检查下颌骨病变的主要方法仍为下颌骨侧位片、下颌后前位片、下颌升支切线位片及曲面体层片等常规X线检查。下颌骨侧位，又分为下颌骨体侧位、下颌骨尖牙位及下颌升支侧位三种。下颌骨体侧位片上可清楚地显示下颌骨体及下颌升支。咽腔呈低密度、宽而整齐的影像与下颌升支重叠，不要误诊为骨质破坏。下颌乙状切迹正中向下可见一小的高密度影像，为下颌小舌，其后为呈椭圆形低密度影像的下颌孔。由下颌孔向下前方可见与下颌骨体平行并延伸至前磨牙部位的约0.3cm宽的长条形低密度影像，为下颌管。下颌管管壁呈高密度线条状影像。下颌管前端，相当于前磨牙区可见与下颌管宽度相当的圆形低密度影像，为颏孔。在下颌升支前缘，可见向前下方斜行的呈高密度影像的外斜线。下颌骨体结构在下颌管以上致密，影像密度较高；下颌管以下骨质疏松，密度较低。颏孔和

下颌角区域为正常生理疏松区。在下颌升支侧位则可清楚地显示下颌升支、髁状突和部分磨牙区。在下颌骨尖牙位片则以观察下颌骨尖牙区最为满意。

下颌骨后前位片可显示上下颌骨后前位影像，下颌颏部与颈椎重叠，喙突位于髁状突内侧。在此片上能显示上、下颌间隙，其间的骨性突起为寰椎横突。下颌升支切线位可显示一侧下颌升支后前切线位影像，喙突重叠于髁状突颈部的前方。升支外侧密质骨表面光滑、致密。

如投照技术良好，曲面体层片可同时显示双侧上颌骨、下颌骨、上颌窦、鼻腔及颞下颌关节等结构的体层影像（图34-1-2）。下颌骨结构的X线解剖特点与下颌骨侧位片大致相同。颏部常因颈椎影像重叠而显示不清。

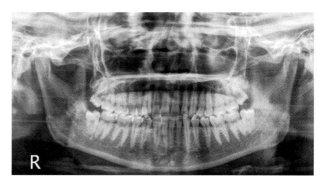

图34-1-2 曲面体层片正常图像
可同时显示双侧上颌骨、下颌骨、上颌窦、鼻腔及颞下颌关节的体层影像

（三）颞下颌关节

颞下颌关节为左右联动关节，通过下颌骨将左右两侧关节联结为一个整体，兼有转动运动和滑动运动，为人体结构和功能最复杂的关节之一。

1. **关节间隙** 目前口腔影像学检查颞下颌关节间隙主要采用颞下颌关节侧斜位、矫正颞下颌关节侧斜位、颞下颌关节侧位体层片及矫正颞下颌关节侧位体层片。X线片上的关节间隙代表关节窝、关节结节及髁状突表面覆盖软骨、关节盘及真正的关节上、下腔，而非仅表示关节腔。实际上的关节腔仅为一潜在的间隙。正常情况下，关节前后间隙基本相等，称为髁状突中心位。如进行严格测量，则关节上间隙稍宽，后间隙次之，前间隙最窄，但相差甚微矫正颞下颌关节侧斜位和矫正颞下颌关节侧位体层片可分别准确地反映颞下颌关节外侧1/3及中间层面的关节间隙情况。

2. **关节结节及关节窝** 关节结节高度约为7mm，斜度约为54°角，但不同个体之间可有所差异。关节结节后斜面为关节功能面，两侧大致对称。关

节结节多为圆弧形突起,曲线圆滑。少数人可见颞骨乳突蜂窝发育过度,延伸至关节结节处,关节窝底有密质骨边缘与关节结节相连续。

3. **髁状突**　髁状突形态可为圆柱形、椭圆形或双斜形。髁状突穹窿最高点为横嵴,它将髁状突分为前后两个斜面。前斜面较小,为关节的功能面,也是关节的负重区。成人髁状突围绕以连续不断的、整齐、致密而又较薄的密质骨边缘,其下方骨纹理结构均匀。儿童髁状突表面无密质骨,而为一钙化层覆盖;15岁后才逐渐形成完整的密质骨。因而,儿童髁状突于X线片上常显示密质骨不清晰,勿认为是病理改变。

4. **关节盘**　关节盘位于关节结节后斜面、关节窝与髁状突之间,为椭圆形,自前而后关节盘结构依次为前附着、前带、中间带、后带及后附着(又称为双板区)。盘前、中、后三带总称为关节盘本体部。三带中以后带最厚,前带次之,中带最薄。在正中位时,关节盘后带后缘与髁状突横嵴相对应。关节盘内、外侧在髁状突内、外极侧面均有紧密的附着,以使关节盘与髁状突同步运动。关节盘在髁状突外极的附着比较薄弱。在关节盘前内角处附有翼外肌上头的内、上纤维束。目前,口腔颌面影像学中检查关节盘的方法主要为磁共振成像(图34-1-3):在正常颞下颌关节磁共振矢状位或斜矢状位闭口T_1WI上,可清晰地显示关节盘本体部多呈双凹状低信号结构,位于关节结节后斜面与髁状突前斜面之间,盘前、中、后三带清晰。关节盘双板区为高信号结构,位于髁状突后上方,其与关节盘后带之间有比较清晰的分界线。正常关节盘位时,该分界线位于髁状突顶部12点±10°处(图34-1-3)。在冠状位或斜冠状位T_1WI上,关节盘呈内厚外薄之形态,位于髁状突上方。开口矢状位或斜矢状位T_1WI,可清楚地显示低信号的关节盘本体部位于关节结节与髁状突之间,关节盘中带与髁状突横嵴相对应。此时关节盘的双凹形态更为清晰。

5. **关节囊**　包绕颞下颌关节,呈漏斗状,外层为纤维层,内层为滑膜层。其前上附于关节结节前缘,外上附于关节窝外缘,后上附于关节后结节的前面,内上附于蝶骨角棘的基底部。关节囊下部附于髁颈部,内、外侧附着点均在关节盘内、外附着点的下方。关节盘将关节囊分为上、下两腔,上腔大而松、压力小,关节盘和髁状突做滑动运动,故称滑动关节,又称盘-颞关节;下腔小而紧,只允许髁状突在关节盘下做转到运动,称铰链关节,又称盘-颌关节。

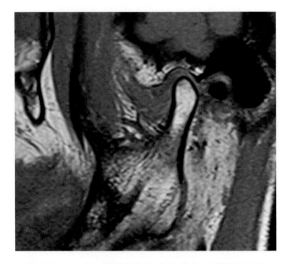

图34-1-3　正常颞下颌关节矢状位磁共振T_1WI

由于正常关节囊组织甚薄,磁共振图像常难以分辨。但在关节囊炎症或其他增生性病变时,则可清楚显示,特别是在冠状位或斜冠状位上尤为清楚。

第二节　颌骨骨折

颌骨骨折(jaw fracture)在临床上相当常见,包括牙槽突骨折、下颌骨骨折(下颌角骨折、颏孔区骨折、正中联合骨折及髁状突骨折等)及上颌骨骨折(Le Fort Ⅰ型、Ⅱ型及Ⅲ型骨折)等。颌骨骨折常伴有其他颅面骨骨折,如颧骨及颧弓骨折、鼻骨骨折及颅底骨折等。骨折修复过程与长骨大致相同。在对颌骨骨折诊断时,需注意骨折的部位、数目、类型、有无移位及骨折线与牙的关系等。特别是在下颌颏部、下颌颏孔区骨折时,应注意检查双侧髁状突有无间接骨折,以免漏诊。

一、上颌骨骨折

【基本病理与临床】

上颌骨为面中部最大的骨骼,上颌窦位于上颌骨中部。其与邻近诸骨及颅底组成拱形结构,轻微的损伤力量一般不造成骨折,但如受创伤力量很大时,则会造成上颌骨及其邻近的骨骼发生骨折,如鼻骨、颧骨等。目前临床依然习惯用Le Fort分型来描述上颌骨骨折(maxillary fracture)(图34-2-1)。Le Fort Ⅰ型骨折,指骨折线从梨状孔下部开始,在牙槽突底部与上颌结节上方,水平向后延伸至翼突。此型临床常表现为局部肿胀、疼痛,鼻出血、牙龈撕裂及骨异常动度。由于骨折块的移位,常导致关系紊乱。Le Fort Ⅱ型骨折,指骨折线横过鼻骨,沿眶内壁向下到眶底,然后通过颧骨下方或颧颌缝到达蝶骨

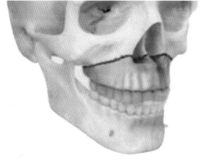
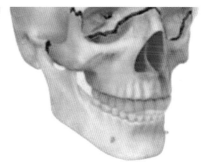

Le Fort-Ⅰ　　　　　　　　　Le Fort-Ⅱ　　　　　　　　　Le Fort-Ⅲ

图 34-2-1　上颌骨骨折 Le Fort 分型示意图

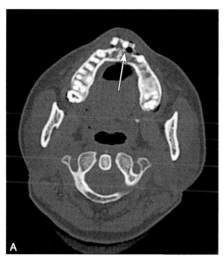
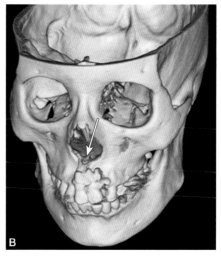

图 34-2-2　上颌骨骨折

女,39 岁,上颌窦横断面 CT 平扫示上牙槽骨骨折;CT 三维重建图像示上牙槽骨骨折
"立体"成像

翼突。有的患者可同时累及筛窦,达颅前窝,而出现脑脊液鼻漏。Le Fort Ⅲ 型骨折指骨折线横过鼻骨、眶部,再经颧骨上方,向下后到达翼突。此型骨折为最严重的上颌骨骨折,可形成颅面完全分离。常同时存在颅脑损伤、颅底骨折。临床表现除局部明显肿胀、疼痛外,常发生复视,且由于眶周皮下出血而形成典型的眼镜征。严重患者可致失明,眼球运动障碍,耳鼻出血及脑脊液漏等表现。

【影像学表现】

X 线表现:一般上颌骨骨折普通 X 线检查即可满足诊断要求,常用片位为瓦氏位、眼眶位、颅底位等。上颌骨骨折累及上颌窦时,可因窦内黏膜肿胀及出血而致上颌窦密度明显增高,在直立位投照瓦氏位片上,有时可见到窦内液平面。

CT 表现:对于上颌骨同时合并其邻近多骨骨折的复杂骨折,CT 检查有重要意义,特别是 CT 三维重建图像,可以显示骨折移位的空间位置,对手术复位有所帮助(图 34-2-2)。

【小结】

根据骨折线部位及所累及骨骼判断骨折类型。有时两侧可发生不同类型的骨折,骨折片移位主要取决于外力的大小及方向。在诊断上颌骨骨折时,应注意勿将上颌窦骨壁上的神经血管沟纹及上颌骨与周围相邻骨骼的连接骨缝误诊为骨折线。上颌窦壁的神经血管沟纹一般走行自然,而骨折线则多较僵硬。

二、下颌骨骨折

【基本病理与临床】

下颌骨皮质骨较厚,松质骨较少,其位置较为突出,颌面外伤时易发生骨折。下颌骨骨折多发生于正中联合、颏孔区、下颌角区及髁状突颈部等解剖薄弱环节。下颌骨骨折时,由于升颌肌群和降颌肌群间平衡关系遭到破坏,骨折片常发生不同程度的移位。髁状突骨折时,骨折片常在翼外肌牵拉下,向前下方移位。下颌骨骨折临床表现为受伤部位肿胀、疼痛、瘀斑、牙及牙龈损伤、关系紊乱等。下颌正中骨折,特别是双发骨折及粉碎性骨折时,骨折片可因下颌舌骨肌的牵引,向中线移位,使下颌牙弓变窄,并均可使舌后坠,导致呼吸困难,乃至窒息。此外,髁状突可在正中联合部及颏孔部受到外伤时发生间接骨折,在诊断时切勿漏诊。

下颌骨骨折主要表现为:①下颌正中联合骨折,可分为单发骨折、双发骨折及粉碎性骨折三种;②下颌角骨折,骨折线位于下颌角部,根据骨折线部位及走行方向不同,骨折片可发生移位或无明显移位;③颏孔区骨折,骨折线位于下颌骨体颏孔区,常伴有骨折片移位;④髁状突骨折,可分为多种类型。髁状突骨折后,折断后的髁状突或无明显移位,或呈内弯移位,或向前下移位,甚至可脱位于关节结节下方或前上方;也有的患者仅有髁状突头部小块骨片脱落,折断的小骨块可游离于关节腔内,也可受翼外肌牵拉发生移位。

【影像学表现】

X 线表现:下颌骨骨折依靠普通 X 线检查一般均可明确诊断,表现为以上相应部位的骨皮质、骨小梁的中断、不连续。

CT 表现:CT 表现与 X 线表现类似,CT 较 X 线更易发现细微的骨折线及一些特殊类型的骨折,如在诊断髁状突纵向骨折时,CT 优越明显(图 34-2-3、图 34-2-4)。

【小结】

下颌骨骨折一般不难诊断,值得注意的是:①勿将下颌前牙区的营养管误为骨折线。营养管走行柔和,而骨折线表现僵硬。②下颌骨骨折,特别是下颌

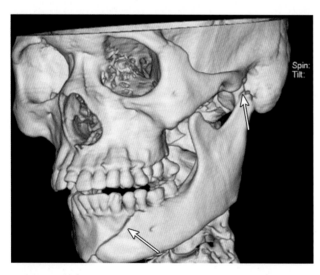

图 34-2-3 下颌骨骨折
男,37 岁,CT 三维重建图像示左颏部及左髁状突骨折(箭)

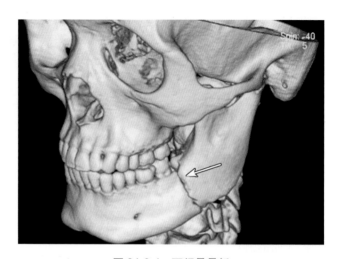

图 34-2-4 下颌骨骨折
A. 男,16 岁,CT 三维重建图像示左下颌体部骨折(箭号)

正中骨折及下颌颏孔区骨折时,除应注意受伤部位有无直接骨折外,尚应特别注意有无髁状突的间接骨折,以免漏诊。③有的患者在下颌骨体骨折时,断端重叠,表现为一致密带影像,而皮质骨边缘连续,此时极易漏诊。在这种情况下,拍摄下颌横断位片有助于诊断。

第三节 颌骨疾病

颌骨疾病包括颌骨炎症、颌骨囊肿、肿瘤等多种疾病。本节拟择其临床上较常见的疾病或具有重要影像学诊断价值的疾病做重点叙述。

一、颌骨骨髓炎

【基本病理与临床】

颌骨骨髓炎(osteomyelitis of jaws)病因及临床病理特点不同,一般分为化脓性颌骨骨髓炎、特异性感染及理化因素所致颌骨骨髓炎等。化脓性颌骨骨髓炎按病理可分为急性期与慢性期,按发病经过及临床病理特点,又分为中枢性和边缘性两种。牙源性感染为主要感染来源,约占 90%。此外,开放性粉碎性颌骨骨折继发感染及血源性感染也可导致化脓性颌骨骨髓炎。特异性感染所致颌骨骨髓炎主要包括颌骨结核、颌骨梅毒和颌骨放线菌病等。化学性骨髓炎主要有两种:①汞或砷中毒,常因口腔科治疗用汞或砷不当引起;②磷中毒,多见于磷矿、火柴厂等磷作业工人的慢性中毒。

颌骨骨髓炎分为中央性颌骨骨髓炎和边缘性颌骨骨髓炎。

中央性颌骨骨髓炎是发生于骨髓质并波及骨皮

质、骨膜的化脓性炎症。急性期,多表现有高热、局部红肿和触痛。在累及咀嚼肌时会出现开口困难。常有多个牙松动和明显叩痛。发生于下颌骨者,常可出现下唇麻木或感觉异常。骨内脓腔可以破溃,在面部或黏膜表面形成瘘口溢脓。慢性期全身症状减轻,但面部仍存在硬的炎性浸润块和瘘管,不同程度的开口困难和触压痛。下颌骨受累约为上颌骨的3倍,主要原因是下颌骨血供不如上颌骨丰富;上颌骨皮质骨较薄,较易得到自动引流等。

边缘性颌骨骨髓炎系继发于骨膜炎或骨膜下脓肿的骨密质外板的炎性病变。一般应有颌周间隙感染史,特别是咬肌下间隙感染史。慢性期主要表现为腮腺咬肌区肿胀、变硬及压痛,常可见有不同程度的开口困难和瘘管溢脓。硬化性骨髓炎又称 Garré 骨髓炎,为边缘性骨髓炎的一个类型,Garré 骨髓炎由低毒力的感染刺激引起,特征是慢性非化脓性骨髓炎合并增生性骨膜,其可在任何年龄发病,平均年龄为 11~13 岁。病因分牙源性和非牙源性感染两种,亦有病例并无明确病因存在。其临床表现常为面不对称,局灶性下颌骨膨大、无压痛或轻度压痛,肿胀呈骨样硬度,覆盖皮肤及黏膜正常。有的病例可有瘘管存在。有学者报道 75% 的病例合并龋齿,且通常为下颌第 1 磨牙。

在发展中国家,颌骨骨髓炎最常见为金黄色葡萄球菌和表皮葡萄球菌感染,占 80%~90%;而在发达国家,仅半数由金黄色葡萄球菌引起,其余的则为厌氧菌感染,特别是脆弱拟杆菌等。这与抗生素的应用情况及诊断水平有关。

【影像学表现】

X 线表现:在发病 7~14 天之内,普通 X 线检查通常无阳性改变,有的患者在急性发作后 1 个月尚不出现阳性 X 线表现。一般骨脱矿达 30%~60% 以上时,才能在 X 线片上显示。中枢性颌骨骨髓炎最早的 X 线改变为受累区骨小梁变细、密度减低并稍变模糊。继而很快失去其连续性,发生明显的骨质破坏。溶骨性损害明显时,会发生骨膜掀起。低密度溶骨区不规则,边缘不清楚。正常或近于正常的骨组织为不规则的骨破坏区所分隔,为颌骨中枢性骨髓炎的重要征象。骨破坏常呈虫蚀样,是因骨破坏所致骨髓腔扩大和 Volkmann 管增宽并为肉芽组织代替所致。随病程进展,骨破坏区逐渐融合变大。下颌骨骨髓炎可发生严重骨破坏,形成大小不等的死骨(图 34-3-1)。在死骨周围可见一低密度线条影像围绕。死骨分离去除后,遗留无结构的腔隙,无新

骨形成。骨膜成骨不明显。随病程发展,破坏期过去,可有良好的新骨边缘形成。骨硬化及新骨形成通常表明疾病已存在 1 个月以上。根据 X 线表现,可确定一个骨块是否存活。如果骨块在 3 周内密度增加,则表明该骨有血液供应。如骨块保持其密度不变,则提示该骨段为死骨。

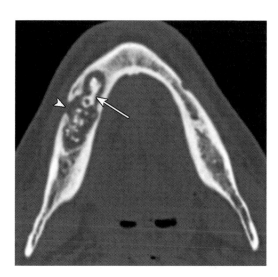

图 34-3-1 下颌骨化脓性中心性骨髓炎
男,48 岁,CT 示右下颌骨体大量高密度死骨形成(箭号),外侧骨皮质可见低密度窦道形成(箭头)

边缘性骨髓炎多发生于下颌角部,破坏较少而新骨增生明显。在下颌升支侧位片上可见骨质密度较高或密度不均匀,于升支部可见大小不等的圆形、卵圆形或不规则形之破坏灶,边界一般较为清楚,周围有骨硬化 X 线征。于升支切线位片上,常显示皮质骨外骨增生反应,有大量增生骨堆积(图 34-3-2)。

颌骨 Garré 骨髓炎 X 线表现可分为三期:第一期表现为骨膜明显增厚,无新骨形成 X 线征象,但在组织病理学检查时,此期已有类骨质和骨小梁存在。第二期表现为在皮质骨和骨膜之间形成一层、继而形成多层板状新骨结构。多层板状新骨结构类似葱皮样外观。此期,在板层结构间存在低密度线条影像,而且最外层为未矿化层。第三期为消退期,表现为新骨堆积无板层结构。此时,板层结构间的低密度线条影像消失变致密,而且最外层的未矿化层亦消失。这些征象表明疾病处于消退状态。继而可见骨膜下新骨改建、吸收,直至前述骨膜反应全部消失,而恢复正常皮质骨形态。

CT 表现:CT 扫描可比常规 X 线检查发现更多的死骨、骨瘘道及软组织脓肿。有作者报告,CT 扫描可以发现髓腔中的气体,这一征象很罕见,但是诊断骨髓炎的可靠征象。常规 X 线检查无法显示这一征象。

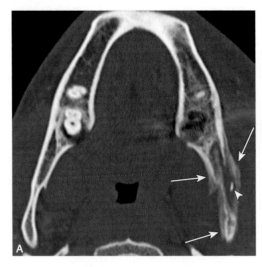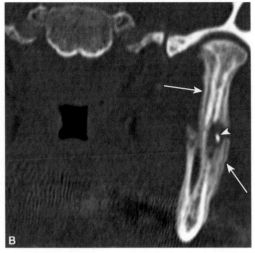

图 34-3-2 下颌骨化脓性边缘性骨髓炎
A. 横轴位和 B. 冠状位 CT 示左下颌骨体骨密质外板内斑片状高密度死骨影(箭头),周围可见葱皮样的骨膜反应(箭)

MRI 表现:MRI 发现急性化脓性骨髓炎的灵敏度高于平片和 CT,但 MRI 所见是非特异性的,难以区分骨髓炎、创伤或新生物。

【小结】

根据典型的临床与 X 线表现,一般可以对化脓性颌骨骨髓炎作出诊断。有时边缘性骨髓炎需与骨肉瘤及尤因肉瘤相鉴别。边缘性骨髓炎在下颌升支切线位上所显示的皮质骨外骨增生情况,一般均有整齐的外缘,且升支皮质骨一般无明显破坏,有助于鉴别诊断。当出现皮质骨破坏、骨膜内新骨中的破坏及有牙或牙胚移位时,则难与骨肉瘤及尤因肉瘤鉴别,此时需进行活检诊断。

二、颌骨放射性骨坏死

【基本病理与临床】

放射性骨坏死(osteoradionecrosis of jaws)是大剂量骨放射后发生的一种病理过程,其特征为慢性、疼痛性骨坏死,晚期可形成死骨及颌骨永久性畸形。传统理论认为放射性骨坏死系由放射、创伤及感染三大因素所致。但有作者证实在放射性骨坏死深部所谓"感染骨"上,并不能培养出或观察到任何微生物,从而认为放射性骨坏死是一种创伤愈合过程而不是感染。亦有作者认为,颌骨放射性骨坏死的病理学实质是放射线对细胞的直接损害。在接受 75Gy 以上骨照射的无牙颌患者中 50%,有牙颌患者中 85% 可发生放射性骨坏死。接受 65Gy 以下的患者中,一般不发生放射性骨坏死。但也有作者报告 60Gy 为引起放射性骨坏死的临界剂量。其临床表现主要为颌骨深部疼痛,可见有瘘管及死骨形成、外露或病理性骨折、开口困难等。此外,尚常可见有口干、放射性龋等。

【影像学表现】

X 线及 CT 表现:病变早期表现为骨质疏松,结构模糊,散在不规则的密度减低区,边缘不清楚,可呈点、片状不均匀密度改变,或呈网格样改变。病变发展一般比较缓慢,在 X 线片上只有与以往比较观察时,才能发现骨变化的发展。但如得不到控制,则可表现为骨质疏松加重并可扩展到下颌骨的大部,可出现典型的虫蚀状骨破坏,边缘不清楚。骨髓腔扩大,变得不规则。严重者可有广泛骨质破坏及大小不一的死骨形成(图 34-3-3)。此外,牙周膜间隙增宽,硬骨板密度减低或消失亦为照射后改变。

核素显像:核素显像对于颌骨放射性骨坏死是一种颇有价值的检查方法。在骨破坏过程的一定时期内,随局部血液循环和代谢活动增强,骨显像表现为患侧下颌骨放射性浓聚程度增高;而随死骨的逐渐形成,患侧下颌骨放射性浓聚程度下降,病灶部位转为冷区,提示骨代谢缓慢。

【小结】

根据临床及典型的 X 线改变,一般不难对放射性骨坏死作出诊断。本病没有任何形式的骨膜反应,有助于鉴别诊断。放射性骨坏死主要依靠 X 线和 CT 检查。核素显像较 X 线检查可较早且更准确地显示病灶的真实病理情况。

三、颌骨囊肿

颌骨囊肿(cyst of jaw)是一种非脓肿性病理性囊腔,内含流体或半流体,几乎均有上皮组织衬里,

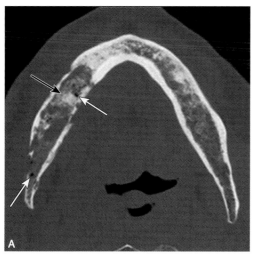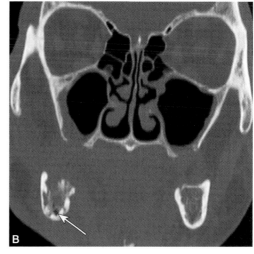

图 34-3-3 下颌骨放射学骨坏死
男,60 岁,有放射治疗史。横轴位(A)和冠状位(B)CT 示,右下颌骨体内斑片状的高密度死骨(A 中的黑色箭头)及周围不规则骨质破坏区内的小气泡影(白色箭头)

并非真正肿瘤。WHO(2017)头颈部肿瘤分类中将颌骨囊肿分为:①牙源性发育囊肿:指牙形成器官的上皮或上皮剩余所发生的一组囊肿,为先天发育性。上皮衬里可来源于成釉细胞、残余釉皮、Serres 上皮剩余和 Malassez 上皮剩余等。包括含牙囊肿、牙源性角化囊肿、侧牙周囊肿和葡萄状牙源性囊肿、牙龈囊肿、牙源性腺性囊肿、钙化性牙源性囊肿、正角化牙源性囊肿等。②非牙源性发育囊肿:来自胚胎发育时上皮剩余,包括鼻腭管囊肿等。③炎症起源牙源性囊肿:指由炎症引起的牙形成器官的上皮或上皮剩余所发生的一组囊肿,包括根尖周囊肿和炎症性根侧囊肿等。

(一)含牙囊肿

【基本病理与临床】

含牙囊肿(dentigerous cyst)又名滤泡囊肿(follicular cyst),是颌骨内最常见的病理性冠周低密度影像病变;其发生可以是在残余釉上皮和发育成熟的牙釉质表面之间液体聚积而成,也可是在釉质未完全成熟时,成釉器内星网状层退变、液体聚集形成。最常见于 20 岁以下患者,下颌较多见,特别是在第三磨牙区。但上颌尖牙区较下颌尖牙区多发。含牙囊肿好发部位为第三磨牙,其次为尖牙和第二前磨牙。一般含牙囊肿生长缓慢,初期可无自觉症状。当囊发展较大时,可见局部膨胀,甚至可因表面骨质变薄而于扣诊时出现乒乓球样感觉。

【影像学表现】

X 线表现:为圆形或卵圆形密度减低区,界限清晰,常可见一薄而连续完整的膨胀性高密度线包绕(图 34-3-4)。绝大多数病变为单房性;但也可为多房性,此时可见有房间隔,但实际上的囊肿壁和囊袋只有一个。皮质骨膨胀一般向颊侧,极少向舌侧,同时向颊侧和舌侧膨胀者甚为少见。膨胀的骨边缘层薄而光滑,厚度均匀一致。在囊肿合并感染时,囊肿的硬化边缘变得模糊或丧失。根据囊肿相对所累及牙齿的部分,牙源性囊肿可分为三种。①萌出囊肿(eruption cyst):接近牙槽嵴顶部,受累牙牙根尚未完全形成,具有萌出能力。如切开囊肿,则牙可萌出;②周缘性牙源性囊肿(cir-cumferential dentigerous cyst):囊肿环绕面以外的全部牙冠,牙亦可以萌出,囊肿依然围绕着已萌出的或正在萌出的牙齿,看起来很像根尖周囊肿;③侧方牙源性囊肿(lateral den-tigerous cyst):发生于受累埋伏牙的一侧,直径为 1～2cm。

CT 表现:多显示为圆形或类圆形低密度影,囊内呈均一低密度,囊壁边界清晰伴硬化缘。含牙囊肿可含 1 枚或多枚牙齿(多生齿),囊腔多连于牙冠、

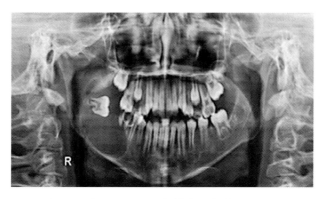

图 34-3-4 下颌骨含牙囊肿
男 22 岁,右侧下颌骨成膨胀性透亮影,其内含有一颗埋伏牙

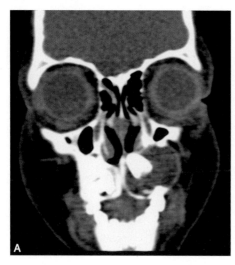
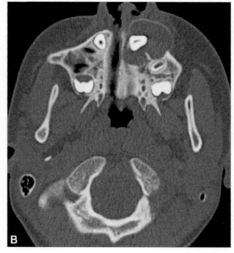

图 34-3-5　上颌骨含牙囊肿
左侧上颌骨呈膨胀性改变,上颌骨中央可见低密度影,边界清晰,硬化,其内可见一埋伏牙

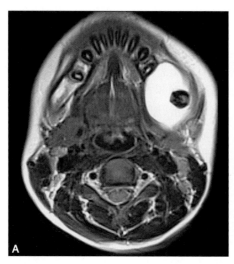
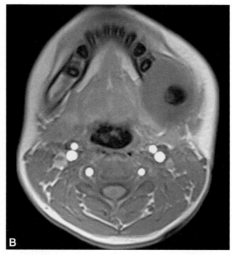

图 34-3-6　下颌骨含牙囊肿
左侧下颌骨呈膨胀性改变,下颌骨中央 T_1WI 呈等低信号影, T_2WI 呈高信号影,边界清楚,病
灶内可见埋伏牙

根交界处,其中可含不同发育阶段的牙齿(图 34-3-5)。含牙囊肿囊肿可合并感染,表现为囊壁边缘模糊,囊液密度增高,有时囊内可见气体影。

　　MRI 表现:病变的 T_1WI 显示中等信号, T_2WI 显示明显高信号影,这在囊性病变和肿瘤性病变的鉴别上提供了重要的诊断价值。病灶边界清楚,中央牙齿显示低信号影,牙齿包埋在囊肿之中(图 34-3-6)。

　　【小结】

　　牙源性囊肿一般经普通 X 线检查即可明确诊断,特别是下颌含牙囊肿,常用的 X 线检查方法为下颌骨体侧位、下颌升支侧位、下颌升支后前位、曲面体层片及咬合片等。对于上颌囊肿的检查,常用瓦氏位及上颌正、侧位体层片,一般均可明确诊断。对于少数诊断有困难者,可在抽尽囊液后行碘水造影,有助于诊断。此外,对于累及范围较大的上颌囊肿,

CT 有重要价值。螺旋 CT 扫描及三维重建对含牙囊肿的形态、周围骨质结构的破坏、邻近重要结构的侵犯能够清晰地显示,对病变的定位、定性提供可靠信息。诊断与鉴别诊断:一般无诊断困难。但牙源性囊肿可转化为成釉细胞瘤、表皮样癌或黏液表皮样癌。此时将具有新的 X 线特征。

　　(二) 牙源性角化囊肿

　　【基本病理与临床】

　　牙源性角化囊肿(odontogenic keratocyst)由 Philipsen 于 1956 年首次提出,可发生于任何年龄,20～30 岁多见,小于 10 岁者罕见。男性较女性多见,也有作者报道男、女间发病率相当。下颌较上颌多见,下颌第三磨牙区及下颌升支为最常见发病部位,发生于上颌者以第一磨牙后区多见。临床症状不明显,常为无痛性肿胀或口内出现瘘道,内有液体

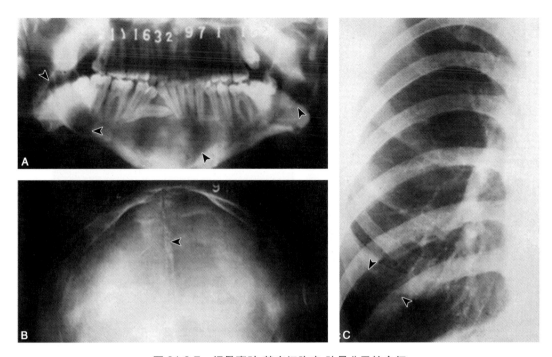

图 34-3-7　颌骨囊肿-基底细胞痣-肋骨分叉综合征
A. 男,25 岁,曲面体层片示双侧下颌骨多发性角化囊肿(黑箭头);B. 头颅正位片示大脑镰钙化(黑箭头);C.胸片示右第 6 前肋分叉(黑箭头)

或脓流出,也可出现疼痛及下唇或牙感觉异常。颌骨膨胀不明显,但在囊肿长大到一定程度时,可引起颌骨膨胀。在多发性角化囊肿同时伴皮肤基底细胞痣(或基底细胞癌)、分叉肋、脑膜钙化等改变时,称为颌骨囊肿-基底细胞痣-肋骨分叉综合征或基底细胞癌综合征或 Gorlin-Goltz 综合征(图 34-3-7)。

【影像学表现】

X 线表现:①可表现为单房或多房密度减低影像,以单房者多见(图 34-3-8)。仅有轻度的颌骨膨胀,可作为角化囊肿的一个诊断特征;②下颌骨角化囊肿倾向于沿颌骨长轴扩大并累及整个升支;③病变边缘常有致密、硬化线条影像,特别是在较大及发展时间较长的角化囊肿更为明显;④可以有局部性皮质骨板穿破。

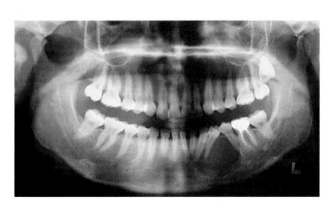

图 34-3-8　下颌骨含牙囊肿
左侧下颌骨可见一单房透亮影,周围牙根可见推挤

CT 表现:①在 CT 图像上可以较清楚地显示病灶,多呈较大的单房或多房影像,无膨胀或仅有轻度膨胀。②由于角化物的存在,其房室内密度常较其他囊肿稍高,可呈云雾状,测量 CT 值多在 15~30HU 之间,多高于其他囊肿(图 34-3-9),如果囊壁破坏或感染,囊内密度可不均匀,甚至含气。③上颌角化囊肿一般较小且为单房性,边缘光滑,囊肿生长较大时,可有骨板破坏并可累及上颌窦。④囊肿内可含牙或不含牙,含牙者可使牙发生移位,牙脱落缺失,部分可引起牙根吸收。⑤上下颌骨多发对称性囊性病变是牙源性角化囊肿影像特点,多发性角化囊肿应注意 Gorlin-Goltz 综合征的存在。

【鉴别诊断】

上下颌骨牙源性角化囊肿影像学表现复杂、多样,需与造釉细胞瘤、含牙囊肿鉴别。造釉细胞瘤是最常见的颌骨牙源性上皮来源肿瘤,好发于下颌磨牙区和升支,呈多房或蜂窝状改变,间隔较粗大且模糊,骨质破坏明显,牙根吸收或截断,囊壁可见壁结节,增强扫描可见实性成分及纤维分隔明显强化。角化囊肿以单房多见,亦可呈多房,多房间隔纤细、完整,增强扫描无强化,与含牙囊肿基本相同。较大房性病变 CT 检查显示无或仅有轻微骨膨胀时,对角化囊肿诊断具有重要意义;另外,由于颌骨颊侧骨板较薄,一般囊肿多向颊侧膨隆,但约 1/3 的角化囊肿向舌侧膨隆,在鉴别诊断中具有重要价值。此外,CT 尚可测量房室内 CT 值,对于鉴别诊断有帮助。

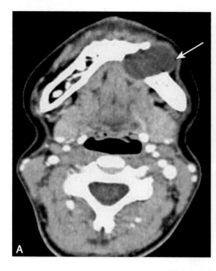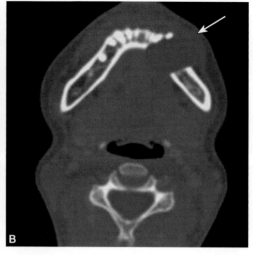

图 34-3-9　下颌骨含牙囊肿
左侧下颌骨可见一类圆形低密度影,边界清楚,周围骨质可见硬化,左侧下颌牙牙根呈受压推挤

四、颌骨肿瘤

WHO(2017)头颈部肿瘤分类中将颌骨肿瘤分为:①颌面部骨和软骨恶性肿瘤包括软骨肉瘤、间叶性软骨肉瘤、骨肉瘤、骨旁骨肉瘤、骨膜骨肉瘤等。②颌面部骨和软骨良性肿瘤包括软骨瘤、骨瘤、婴幼儿黑色素性神经外胚瘤、软骨母细胞瘤、软骨黏液样纤维瘤、骨样骨瘤、骨母细胞瘤、促结缔组织增生性纤维瘤等。③纤维-骨性及骨软骨瘤样病变包括骨化性纤维瘤、家族性巨大牙骨质瘤、纤维结构不良、牙骨质发育不良、骨软骨瘤等。④巨细胞病变及单纯性骨囊肿包括中央型巨细胞肉芽肿、外周型巨细胞肉芽肿、家族性巨颌症、动脉瘤样骨囊肿、单纯性骨囊肿等。⑤淋巴造血系统肿瘤包括骨的孤立性浆细胞瘤等。

(一)颌骨良性肿瘤

1. 成釉细胞瘤

【基本病理与临床】

成釉细胞瘤(ameloblastoma)属颌骨良性牙源性肿瘤,组织来源尚不完全清楚,但大多数作者认为主要为牙源性上皮,多数为良性肿瘤,具有局部浸润性,为最常见的牙源性肿瘤,此肿瘤偶尔会发生转移。可发生于任何年龄,常见于30~49岁患者,男女性别间无明显差异。下颌比上颌多见,而以下颌磨牙和升支部位为最常见部位,少数可发生于长骨。

临床多表现为缓慢生长和无痛性颌骨局部肿胀。膨胀一般向唇颊侧发展。肿瘤侵犯牙槽突时,可出现受累部位牙松动或移位,甚至脱落。肿瘤明显长大时,可破坏颌骨外侧皮质骨板,并可侵入软组织中,肿瘤表面常可见由对牙造成的咬痕。下颌成釉细胞瘤长大可压迫下齿槽神经,出现患侧下唇麻木,上颌成釉细胞瘤长大可累及鼻腔及上颌窦。造釉细胞瘤可来源于造釉器、牙周组织的残余上皮或牙板,也可来自口腔黏膜上皮基底细胞或含牙囊肿或角化囊肿的衬里细胞。造釉细胞瘤含有多种组织病理学类型,包括促结缔组织增生型、粒状细胞型、基底细胞型、网状型、滤泡型、棘状型等。

【影像学表现】

X 线表现: 可分为四种经典 X 线的类型(图 34-3-10)。①类似于无分隔的牙源性囊肿,最常见于下颌升支,患者年龄超过 30 岁应疑为成釉细胞瘤。当存在分隔时,即使只有少量分隔也将大大增加成釉细胞瘤的可能性。在存在不完全的子房分隔、升支皮质骨,特别是前部皮质骨丧失时,更加提示为成釉细胞瘤。②表现为一个囊样腔,其中有分隔。骨小梁排列混乱,有的骨小梁变弯曲,包绕囊性区域。当囊样病变边缘有缺损时,常提示为成釉细胞瘤。囊样病变缺损常发生于升支前面或下颌骨体上缘。下颌角处的成釉细胞瘤可像气球样明显地向下膨出,表面光滑完整,状如蛋壳。此型临床上最为常见。③多房性表现,常见于下颌骨体后部和升支。可有 2 个、3 个或更多的房室,其间有薄的骨隔。如有骨壁连续性丧失,则更加提示成釉细胞瘤。病变下缘亦可向下明显外凸扩张。上颌多房性病变高度提示成釉细胞瘤。④表现为蜂窝状,主要为实性成釉细胞瘤。在此情况下,正常骨质为蜂窝状改变所代替,腔较小而且大小一致。可由数个或上百个小的囊腔组成。肿瘤边缘较正常骨更致密。临床上较常见的为囊、实性同时存在。

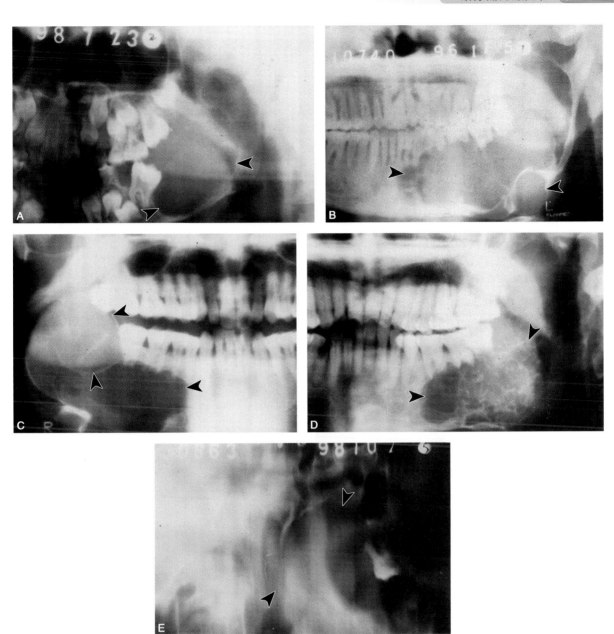

图 34-3-10 成釉细胞瘤

A. 男,4岁,曲面体层片示左下颌角部位单房性密度减低影像(黑箭头);B. 男,30岁,曲面体层片示左下颌体及升支部位巨大成釉细胞瘤,下颌角处皮质骨膨隆,状如蛋壳(黑箭头);C. 男,31岁,曲面体层片示右下颌骨体及升支部位多房性密度减低影像;D. 女,36岁,曲面体层片示左下颌骨体及升支成釉细胞瘤,呈蜂窝状改变(黑箭头);E. 女,63岁,左上颌侧位体层片显示左上颌单房性密度减低影像(黑箭头),下部硬化边缘丧失,呈低度恶性肿瘤样改变

CT 表现:成釉细胞瘤常表现为多房或单房膨胀性骨质破坏,多发病灶常呈皂泡状或蜂窝状,分房大小不一,病灶可见骨性分隔,单房病灶边缘常呈分叶状,邻近骨皮质膨胀变薄,可穿破唇颊侧或舌侧骨皮质并形成软组织肿块(图 34-3-11)。肿块周围牙根吸收呈截断状,可见邻牙缺失。恶性造釉细胞瘤仅凭影像学难与良性造釉细胞瘤相鉴别,恶性造釉细胞瘤患者,发病年龄高,病程较长,可由复发的良性造釉细胞瘤发展而来。除以上特点外,还有复发次数多、近期内生长加快的特点,其影像学多表现为侵袭性生长的特点,如骨质破坏范围广,病变区及周围

有软组织肿块,增强扫描软组织明显强化,多数肿瘤边缘尚清楚,少数肿瘤或肿瘤复发边缘不清。

MRI 表现:MRI 有较高的软组织分辨率和多方位、多序列成像的特点,其在显示颌骨囊性病变的囊壁结构、囊内容物性质、病变侵袭范围等方面优于传统 X 线和 CT 检查。

在 MRI 上造釉细胞瘤常为多房或单房的囊实混合性或纯囊性病变,囊壁厚且不规则,囊壁内侧常有乳头状突起;造釉细胞瘤的囊液信号依成分不同可呈多种表现,但多呈均一长 T_1、长 T_2 信号(图 34-3-12),如囊液内富含有胆固醇结晶或伴有出血时,

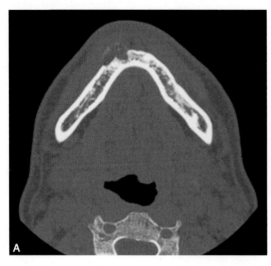
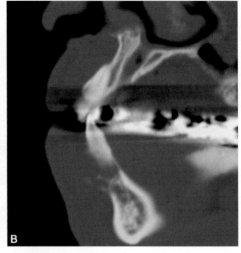

图 34-3-11　下颌骨成釉细胞瘤
下颌骨体部偏右侧可见局部骨质吸收，骨皮质向前方膨胀，可见菲薄骨性分隔，肿块边缘未见明显硬化缘

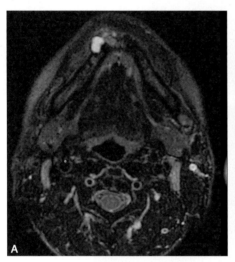
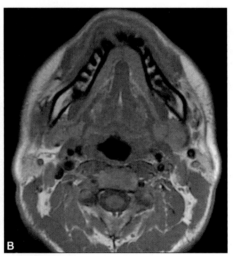

图 34-3-12　下颌骨成釉细胞瘤
肿瘤呈囊实性，囊性部分呈长 T_1、长 T_2 信号，实性部分呈等 T_1 稍长 T_2 信号影

囊液可呈短 T_1 或中等 T_2 信号，且信号不均匀，有时可见液-液平面；有时不同的囊腔内因囊液性质不同而显示信号不同。病变常破坏周围骨皮质，形成软组织肿块。由于造釉细胞瘤的血运较丰富，增强扫描时其囊壁、壁内乳头状突起及纤维分隔可呈较明显强化。有些造釉细胞瘤可包含异常丰富的毛细血管网，因此被称为血管瘤样造釉细胞瘤，或造釉细胞血管瘤。因此其肿瘤实体部分或囊壁可有异常明显的强化。

【鉴别诊断】

由于造釉细胞瘤与牙源性角化囊肿在发病部位、病变形态及生物学行为等方面在一定程度上有相似之处，且治疗方法不同于其他非角化囊肿，因此两者的鉴别是颌骨囊性病变鉴别诊断的重点和难点。非角化囊肿，如含牙囊肿、根尖周囊肿、残余囊

肿等，从发病部位、内部结构及临床表现等方面均有一定的特征性，与造釉细胞瘤鉴别不难。

造釉细胞瘤的侵袭性高于角化囊肿，造成周围骨质破坏的范围大于角化囊肿且易侵及周围软组织，牙根吸收多呈锯齿状或截断状，邻牙脱落常见；角化囊肿的牙根吸收多呈斜面状，较少造成邻牙脱落。造釉细胞瘤多为囊实混合性，不规则厚壁，囊壁可见乳头状突起或壁结节；角化囊肿为纯囊性，均匀薄壁。多房造釉细胞瘤分房大小不一，其房间隔常由软组织及少量骨性成分组成，且较厚；角化囊肿的分房大小近似，房间隔纤细、完整，且较薄。造釉细胞瘤囊性部分的 MRI 信号多为长 T_1、长 T_2 信号，有时囊内出血可见短 T_1 信号；角化囊肿的囊内容物因富含角化蛋白及固态胆固醇结晶，其 T_2WI 信号明显低于造釉细胞瘤，此征象被认为是区别两者囊液性

质的重要特征。

【小结】

颌骨造釉细胞瘤的病变部位、形态、内部结构及密度、邻近结构受累等具有一定特点,目前主要依赖普通X线检查,较常用片位为下颌骨体及升支侧位、下颌骨后前位、曲面体层、上颌正、侧位体层等检查。在上颌成釉细胞瘤发展较大而侵及颞下窝等时,CT具有明确的优越性。磁共振 T_2WI 有助于实性结构和囊性液体结构的鉴别。成釉细胞瘤在 T_2WI 上信号明显增强。

2. 骨化性纤维瘤

【基本病理与临床】

骨化性纤维瘤(ossifying fibroma)属颌骨良性肿瘤,又称骨性纤维结构不良(osteofibrous dysplasia),根据其中所含纤维组织多少及钙化程度的不同,可称为纤维骨瘤或骨纤维瘤。目前大多数学者认为,骨化纤维瘤是一种起源于纤维组织的良性骨肿瘤,肿瘤组织具有向骨质和纤维组织双向发展的特点。常见于颅(颌)骨,上、下颌骨均可发生,较少发生于四肢长骨,发病年龄常多发生于 30~40 岁,其他年龄亦可发生。女性多于男性。临床表现轻微,多数患者为常规X线检查时偶然发现。肿瘤长大后,可致面部不对称畸形,有的患者可有疼痛及麻木。发生于上颌骨时,肿瘤长大可累及上颌窦。发生于下颌骨时,除面部畸形外,尚可引起咬合紊乱。

【影像学表现】

X线表现:与瘤体组织内所含纤维和骨的比例有关。含纤维成分多者,X线检查可见肿瘤为边界清楚的密度减低影像,呈圆形或卵圆形,也可为多房性不规则低密度影像,皮质骨膨隆变薄,邻牙可有移位。肿瘤若含有较高比例的骨成分时,则病变密度较高,呈毛玻璃状,其中可见有不规则的骨化或钙化团块影像。有作者将骨化纤维瘤X线表现分为6种:①单房低密度影像,边界清楚,内含高密度灶,无牙根移位及吸收。病变内的高密度影像产生一种靶心效应,表现为致密或毛玻璃样或不规则的高密度影像(图 34-3-13)。这一类型在临床上最为常见。②轮廓清楚的单房低密度影像,其中无高密度灶,牙根完整,无牙根移位及吸收。③病变低密度影像中心有高密度影像,伴有牙根移位及(或)牙根吸收。④病变扩展大于5cm,边界清楚,表现为毛玻璃样或斑点状影像。此类往往提示骨化纤维瘤呈活动或侵袭状态,多见于儿童及青少年。⑤多房低密度影像,可存在或不存在牙根吸收。⑥单房低密度影像,位于移位

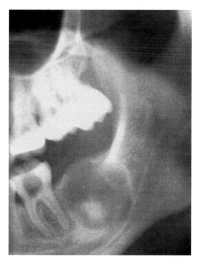

图 34-3-13　下颌骨骨化纤维瘤
下颌侧位片示左侧下颌圆形软组织密度影,边界清楚,病变内可见钙化团块

的牙根之间,可有牙根吸收。这种表现在临床上甚为少见。以上诸种X线表现,病变均有清楚的边界。

CT 及 MRI 表现:随着肿瘤成分的复杂多样,肿瘤的 CT、MRI 表现有较大差异,肿瘤内纤维间质、骨样组织和基质中钙化决定着影像的变化(图 34-3-14、图 34-3-15)。CT 骨窗上能准确对肿瘤的大小、出血囊变、边界、钙化及邻近骨组织受累情况进行评价,MRI 对肿瘤成分的判断更加明确。CT、MRI 增强检查,肿瘤实性部分呈中等程度强化,分隔和囊壁明显强化,囊变无强化。MRI 对于肿瘤成分的评价具有较高的敏感性,纤维或骨样组织显示为 T_1WI 低信号,T_2WI 低信号,合并出血时 T_1WI 呈高信号影。

【鉴别诊断】

骨化纤维瘤主要应与骨纤维异常增殖症进行鉴别诊断,主要依据为骨化性纤维瘤有清楚的边界,而骨纤维异常增殖症无清楚边界。此外,典型的骨化性纤维瘤以离心方式生长,形成一球样圆形病变,病变向各个方向扩展相同,造成颊、舌侧密质骨板膨胀,特别是下颌骨下缘皮质骨尤为显著,膨胀的皮质骨边缘与肿瘤边缘平行。而骨纤维异常增殖症则不存在此征,亦有助于鉴别。骨化纤维瘤与化牙骨质纤维瘤较难根据X线表现区别,但因其临床、X线表现及预后特点相同,鉴别意义不大。

3. 骨纤维异常增殖症

【基本病理与临床】

骨纤维异常增殖症(fibrous dysplasia of bone,FDB)又称纤维结构不良、纤维囊性骨炎,是一种骨的生长发育性疾病,发生于形成骨的间充质的发育急性期,骨的发育停止在未成熟的编织阶段,不能形

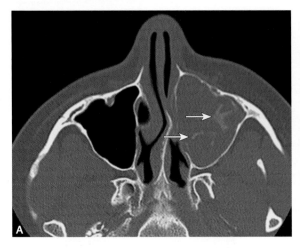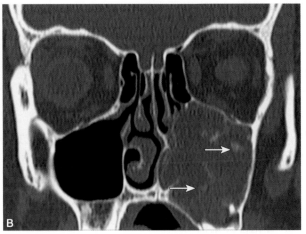

图 34-3-14　上颌骨骨化纤维瘤

左侧上颌窦内可见软组织影,肿块呈膨胀性生长,周围骨质可见吸收,变薄,肿块内可见少许絮状成骨改变

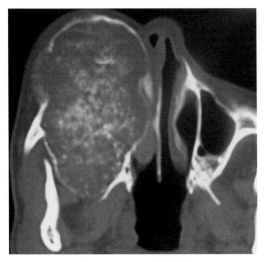

图 34-3-15　上颌骨骨化纤维瘤

右侧上颌窦内可见软组织影,肿块呈膨胀性生长,周围骨质可见吸收,变薄,肿块内可见多发点状钙化、成骨

成正常的骨小梁,骨内纤维组织增殖,最终骨松质被增生的异常纤维-骨组织所代替的骨病。这种疾病最初是由 Lichtenstein 于 1938 年发现的,后来他于 1942 年与 Jaffe 合作首次描述了此病症。

本病一般在儿童期发病,并且进展缓慢,可数年内无任何临床症状,常于青年或成年时就诊,主要症状为轻微的疼痛不适,肿胀以及局部压痛,该疾病的中度症状包括颅面部肿胀和肿大。然而,当疾病在没有诊断和治疗的情况下进展时,它可能导致视力丧失,听力丧失,气道阻塞,嗅觉丧失和麻木。上颌骨或下颌骨的纤维异常增生可能导致恒牙移位,干扰新牙的萌出,并导致咬合不正。在大多数情况下,由于面部不对称,面部扭曲/畸形。颅面部骨常见于上颌骨,其发病率是下颌骨的两倍。目前无法治愈纤维异常增生,但治疗能够减轻症状的影响。

【影像学表现】

X 线表现:骨纤维异常增殖症 X 线表现可分为三大类:①囊样透明改变,又称为囊样型。其 X 线表现又可细分为 3 种:第一种表现为单囊性圆形、卵圆形或不规则形的密度减低影像,具有硬化边缘。硬化边缘可表现为平滑、薄、边界清楚而类似囊肿样改变;更多的表现为细颗粒样,边界并不很清楚,提示其并非囊肿;也有的表现为宽的硬化带,密度增高而呈细颗粒状。第二种表现为单囊性密度减低影像,边缘清楚无硬化边缘,亦无皮质骨硬化;也可边界不清楚而逐渐移行至正常骨组织,从而有一较宽的移行带。第三种表现为多囊性密度减低病变,可类似于巨细胞肉芽肿或成釉细胞瘤,但在病变内一般不形成圆腔。②密度增高性改变,包括“橘皮样”型、毛玻璃型及硬化型。其 X 线表现也可细分为 3 种。第一种为“橘皮样”型,表现为“橘皮样”或“指纹印”样。这类较多发生于年轻人上颌骨,但下颌骨亦可发生。病变密度高于正常且均匀一致;逐渐移行至正常骨。累及下颌骨者,下颌骨下缘无吸收或吸收很少,也有的患者下颌骨下缘有局部丧失,表现为指纹样改变。此型在临床上较为常见。第二种为毛玻璃样型,较常见于成人。X 线密度与橘皮样型相同,但无颗粒样表现,病变区域灰度均匀一致,呈毛玻璃样(图 34-3-16A)。此型病变上颌多于下颌。第三种为硬化型,表现为均匀无结构的致密影像,较常见于上颌及颅底。③透明区及密度增高区混合性改变同时存在(图 34-3-16B),为颌骨骨纤维异常增殖症最为常见的类型。上、下颌骨均可发生,但以下颌骨最为常见。在颌骨前部受累时亦常为此种类型。存在或部分存在下颌骨下缘皮质骨,同时存在骨膨胀和骨丧失密度减低区,对于诊断骨纤维异常增殖症有

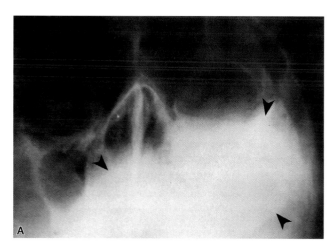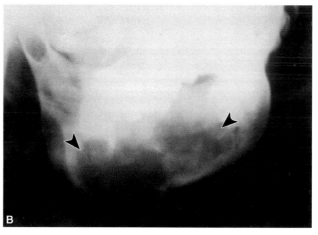

图 34-3-16　颌骨骨纤维异常增殖症

A. 男，27 岁。瓦氏位片示左上颌骨、颧骨及右上颌牙槽突受累，病变区域密度均匀一致，呈毛玻璃样改变（黑箭头）。B. 男，27 岁。左下颌骨侧位片示病变区密度高低混杂，下颌骨外形膨胀（黑箭）

重要意义。

除上述 X 线表现外，骨纤维异常增殖症尚具有明显的沿颌骨外形膨大的特点。此外，当病变累及牙周组织时，常使牙周骨硬板模糊或消失，但牙周膜间隙一般均仍存在。

CT 表现：骨纤维异常增殖症发生于颅面骨时，一般呈膨胀性生长，磨砂玻璃状改变是其特征性 CT 表现，由于病变的发展阶段不同，病灶内所含纤维组织、骨样组织的比例不同，CT 表现亦有所不同。病变早期边界相对清楚，病变累及范围广，晚期病变边界可不清晰。病变主要表现为磨砂玻璃状或云雾状密度增高影，部分病变内可含有透亮区，形成液体囊腔，内可见分隔。

MRI 表现：T_1WI 多为低信号，如果内含有坏死组织出血则为高信号。T_2WI 信号多变，可因病理组织不同而信号不同，T_2WI 呈低信号则说病变内有大量骨小梁形成，如果病变内囊变，则 T_2WI 呈高信号，增强扫描可不强化，亦可因病变代谢活跃而有不同程度的强化。

【鉴别诊断】

骨化性纤维瘤常见于颅（颌）骨，肿瘤长大后，亦可致面部不对称畸形，多为孤立病灶，边界清楚，侵犯下颌骨多于上颌骨；而骨纤维异常增殖症常多发，病灶无清楚边界（其他鉴别点见"骨化性纤维瘤"）；嗜酸性肉芽肿多发于 30 岁以前，为良性溶骨性病变，常多发，见于额骨、顶骨和下颌骨，骨破坏边缘锐利，膨胀不明显。

（二）颌骨恶性肿瘤

1. 原发性颌骨内癌

【基本病理与临床】

根据 WHO 的肿瘤组织学分类，原发性颌骨内癌（primary intraosseous carcinoma，PIOC）定义为颌骨内发生，肿瘤起源于残存的牙源性上皮，需除外口腔黏膜来源的鳞癌。由于肿瘤来源于牙源性上皮，所以也被称为牙源性癌。PIOC 临床罕见，多见于男性，男女比例约为 3∶1，PIOC 可发病于任何年龄，但多数见于 50～70 岁，发生于下颌骨的比例显著高于上颌骨。PIOC 的早期症状往往不明显，多数患者以局部肿胀和疼痛就诊，也有因牙齿松动偶然发现。症状与肿瘤外侵的部位有密切关系，若侵犯下牙槽神经时，出现下唇麻木；侵犯牙槽神经分布区，则出现牙痛；若穿破骨皮质后，则在相应部位出现软组织肿块。Zwetyenga 等提出 PIOC 的临床分期为：T1 期肿瘤局限于颌骨内，T2 期颌骨皮质破坏但未侵及软组织，T3 期肿瘤已侵犯邻近软组织。

【影像学表现】

X 线表现：为颌骨内虫蚀样浸润性骨质破坏，边界不清，无硬化边缘。有学者将 X 线表现分为单囊型、多囊型、火焰型、骨质破坏型、上颌骨病变型共 5 型。火焰型，即突破骨皮质向骨外侵犯的表现。早期骨破坏可仅局限于根端区松质骨内，皮质骨可以完整，为其 X 线表现的一个特征（图 34-3-17A）。随肿瘤长大，骨质破坏在松质骨内迅速扩大而且发展不规则，皮质骨常有吸收、破坏，甚至可发生病理性骨折（图 34-3-17B）。病变边缘侵蚀较大，而其中又有小范围的骨破坏。这一破坏类型被描述为状如"海湾内的海湾"。由于原发性骨内癌生长、破坏迅速，且破坏可绕过牙齿，向最低阻力方向发展，从而可不出现牙移位和牙根吸收。

CT 表现：表现为以颌骨为中心的恶性骨肿瘤征象，筛孔样、虫蚀样或大块溶骨性骨质破坏，没有钙化、没有肿瘤性成骨和骨膜反应（图 34-3-18）；破坏

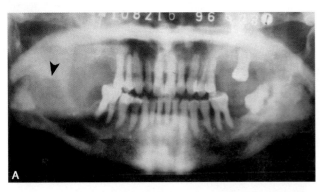 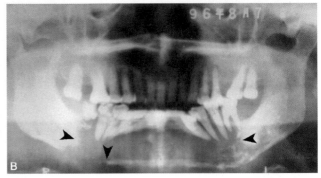

图 34-3-17 下颌骨原发性颌骨内癌

A. 男,63 岁。曲面体层片示右下颌骨体及角部中心性骨质破坏(黑箭头),但其上下致密边缘依然存在;B. 女,66 岁。下颌右下第 6 至左下第 6 牙部位颌骨中心性大量骨质破坏,皮质骨吸收、破坏,并发生病理性骨折(黑箭头)

并突破骨皮质,形成软组织肿块,其中筛孔样骨质破坏者软组织肿块常环绕颌骨,以颌骨为中心形成软组织肿块;而大块溶骨性骨质破坏者肿块常以单侧为主,位于皮质大块破坏缺损区。软组织肿块的边界清楚,CT 增强扫描强化明显,血供丰富。

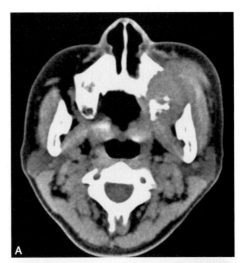

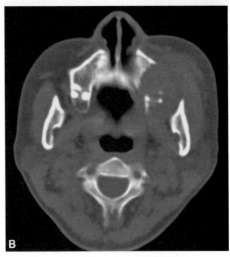

图 34-3-18 下颌骨原发性颌骨内癌

男,58 岁。CT 平扫示下颌骨颏部呈筛孔样骨质破坏,骨皮质破坏呈鼠咬状,周围形成软组织肿块

【鉴别诊断】

诊断 PIOC 应符合 Batskis 标准:①非邻近软组织恶性肿瘤波及颌骨;②非身体其他部位恶性肿瘤的颌骨转移;③X 线上有骨质破坏,而且是从髓质向皮质扩展;④组织病理证实;⑤具有 PIOC 的临床特点。

鉴别诊断:①PIOC 与口腔内软组织癌侵犯颌骨相鉴别。此类疾病有明确的口腔软组织癌病史。牙龈癌、口底癌的 CT 表现常为一侧软组织肿块巨大,颌骨骨质破坏相对较轻,可呈扇形破坏,边缘整齐,范围较小,是软组织肿块从外向内侵蚀破坏所致(图34-3-19)。与 PIOC 表现为以颌骨为中心的骨质破坏,骨质破坏从中心向周边扩展,骨质破坏范围大于

软组织肿块或者为筛孔状,呈弥漫性的骨质破坏,环绕颌骨形成软组织肿块不同。②与原发于颌骨的其他恶性肿瘤和转移瘤鉴别,它们均具有颌骨恶性肿瘤的征象,但骨肉瘤、尤因肉瘤多发生于青少年,常形成肿瘤骨或反应性骨针。软骨肉瘤常可见肿瘤内含环形钙化。转移瘤则有其他部位原发肿瘤的病

图 34-3-19 上颌骨龈癌

女,44 岁。左上颌骨可见溶骨性骨质破坏,可见软组织肿块影,边界尚清,其内可见高密度影

史,这些均可帮助诊断。

【小结】

原发性颌骨内癌是非常少见的颌骨恶性肿瘤,临床主要表现为局部肿胀或疼痛,X 线或 CT 表现以颌骨为中心的筛孔状、虫蚀样或大块溶骨性破坏,边界不清,从中心向周边扩展,可形成软组织肿块;确诊需要组织学。

2. 颌骨骨肉瘤

【基本病理与临床】

颌骨骨肉瘤是颌骨较常见的恶性肿瘤,占全身骨肉瘤的 2%~7%,多发生于下颌骨体部、上颌骨牙槽突,下颌骨较上颌骨多。它与长骨骨肉瘤具有不同的临床、影像学、组织学及生物学特征。颌骨骨肉瘤发病年龄约比长骨骨肉瘤晚 10 年,高发年龄 20~40 岁,平均年龄 33 岁,男性多于女性。临床表现为渐进性颌面部肿胀,部分初发时疼痛,部分伴有感觉异常、牙齿松动移位、牙痛、牙龈出血及鼻塞等,远处转移较晚,但局部复发率高。大体呈不同的外观,灰白或粉红色鱼肉状,可伴出血或坏死,骨化区肿瘤呈黄白色,质地较硬;骨皮质有程度不等的破坏,部分肿瘤侵犯周围软组织。镜下,根据瘤细胞形态及基质分化特点,可分为成骨细胞型、成软骨细胞型及成纤维型 3 种主要类型。与长骨普通型骨肉瘤相比,约 60% 颌骨骨肉瘤瘤细胞异型性相对较小,为中-低级别骨肉瘤。

【影像学表现】

X 线及 CT 表现:颌骨骨肉瘤的主要影像学表现为骨质破坏及软组织肿物(图 34-3-20)。

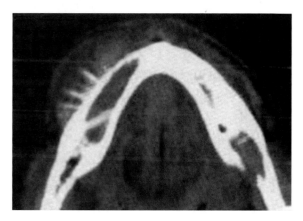

图 34-3-20 下颌骨骨肉瘤
男,19 岁,右下颌骨可见溶骨性骨质破坏,伴软组织肿块形成,可见放射状骨针影

(1) 骨质破坏:可以分为溶骨型、成骨型及混合型 3 类。

1) 溶骨型骨质破坏:病变区为斑片状、虫蚀状

骨质破坏,亦可为巨大溶骨区域,破坏大部分松质骨及皮质骨,残留小部分稀疏、粗糙、不规则的骨小梁,使髓腔扩大,骨膜反应及瘤骨形成不明显。

2) 成骨型骨质破坏:表现为团块状或棉絮状骨密度增高影,骨髓腔变窄、阻塞、硬化,伴有斑片状或日光放射针状骨膜反应。

3) 混合型骨质破坏:具有骨质破坏和增生两者混合的表现。由于肿瘤生长刺激,骨肉瘤常可见骨膜反应。骨膜反应可有不同形式:①在骨膜下形成新骨,表现为不连续的层板状,通常同时可见到骨破坏;②骨膜下新骨形成不规则的团块,通常伴有骨丧失;③骨膜下形成多层新骨沉积,类似于 Garré 骨髓炎、尤因肉瘤等所见到的骨膜反应;④日光放射状骨膜反应;⑤Codman 三角:当肿瘤突破骨表面,骨膜与骨分离,并发生破坏,继而在骨膜和骨之间的间隙骨化形成。

(2) 软组织肿块:肿瘤不仅在骨质内部侵蚀蔓延并迅速向骨外浸润,形成软组织肿块,呈边界清楚的卵圆形肿块或呈弥漫性肿胀与周围界限不清。

(3) 肿瘤骨和肿瘤样钙化:部分肿块内可见肿瘤骨、残留骨和钙化。

(4) 部分患者牙齿松动、移位,部分患者有牙根吸收;可合并病理性骨折。

【鉴别诊断】

本病需与下列疾病鉴别:①亚急性骨髓炎,下颌骨比上颌骨多见,局部红、肿、热、痛、瘘道形成,它的骨破坏更广泛,有大片死骨,线状骨膜反应,邻近软组织肿胀。临床及影像与颌骨骨肉瘤不同。②造釉细胞瘤,生长缓慢,常造成颌骨膨胀畸形,肿瘤呈一囊性肿物,可见分隔,囊腔内密度不均匀,常见有散在的钙化点,可含牙齿或不含牙齿,病变边界虽清楚,但不如囊肿光滑锐利,常有切迹或呈波浪状,膨胀变薄的骨质部分吸收。无骨膜反应及肿块。③恶性骨母细胞瘤,一般病史较长,多在 2 年以上,其 X 线表现既有良性骨肿瘤征象,如病变界限清晰,无骨膜反应等,也有恶性骨肿瘤征象,如软组织肿块、肿瘤骨等,而骨肉瘤无良性骨肿瘤征象。

【小结】

骨肉瘤是颌骨较常见的恶性肿瘤,发病年龄稍晚,20~40 岁,病史稍长,伴疼痛较少,主要呈渐进性单侧面部肿胀及感觉减退等。影像学表现为骨质破坏、软组织肿块、层状、放射针状骨膜反应、肿瘤骨和肿瘤样钙化、牙齿松动、移位、病理性骨折等,溶骨性居多或溶骨兼成骨,少数可呈良性表现。生长较慢,

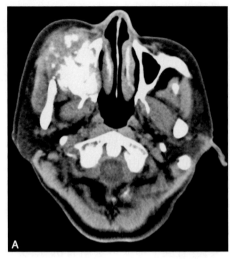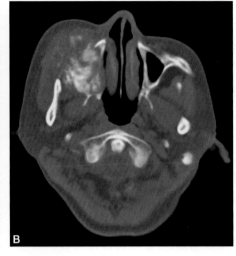

图 34-3-21 上颌骨软骨肉瘤
女,38 岁,A. CT 骨窗示右上颌骨及上颌窦区可见溶骨性密度减低影像,其内见多发不规则肿瘤
骨及钙化影;B. CT 软组织窗示右上颌骨及上颌窦区大量瘤骨形成,可见软组织肿块形成

倾向于局部,全身转移晚,预后好于长骨及颅骨骨肉瘤。

3. 颌骨软骨肉瘤

【基本病理与临床】

软骨肉瘤来源于间叶组织,是最常见的原发性恶性骨肿瘤之一,多发生于骨盆、胸骨、肋骨及四肢长骨,而发生于颌骨的软骨肉瘤极为罕见,仅占发生于全身各部位 1%~12%。恶性程度高,易转移,预后差。好发年龄为 20~60 岁,平均约 30 岁,男女比例相同,下颌骨多于上颌骨,下颌骨后部及上颌骨前部好发。上颌好发鼻窦和鼻腔,下颌好发下颌角和下颌升支后部。临床主要表现颌骨肿胀或膨隆,疼痛,麻木,开口受限,鼻塞,头痛等,常因颌骨肿胀或膨隆而就诊。

【影像学表现】

X 线及 CT 表现:颌骨软骨肉瘤的 X 线和 CT 表现多见溶骨性骨质破坏,常伴有骨皮质缺损,病变多不规则,范围较广泛,边界模糊不清,瘤周大多有软组织肿块影。病灶内可见砂粒样、弓状、环形和半环形的钙化影(图 34-3-21),及对骨内膜"扇贝样"压迹。病变区牙周膜间隙增宽被认为可能是颌骨软骨肉瘤的特征之一,但下颌管显示清晰。

MRI 表现:T_1WI 呈等信号,部分病灶中央内见斑片状、片状高/低信号影;T_2WI 上呈较明显高信号,内见弓-环状低信号,小叶间隔混杂信号影,增强扫描呈弓-环状强化、早期强化。

【鉴别诊断】

本病需与骨巨细胞瘤鉴别,后者好发于 20~40 岁,多表现为偏心性皂泡样骨质破坏,骨破坏区内无钙化和骨化影,无硬化缘。动脉瘤骨囊肿典型 X 线平片表现为囊状偏心性的骨质改变,伴有细薄壳状的骨膜反应性增生,病变内钙化少见。

【小结】

颌骨软骨肉瘤临床罕见,主要表现颌骨肿胀或膨隆,疼痛,麻木,开口受限等,影像学主要表现为溶骨性骨质破坏并软组织肿块,其内弓状、环形和半环形的钙化,病变区牙周膜间隙增宽,T_2WI 呈高信号内弓-环状低信号,小叶间隔混杂信号。

4. 颌骨转移性肿瘤

【基本病理与临床】

转移性骨肿瘤在恶性骨肿瘤中比较常见,但发生于颌骨的转移瘤却比较少见,一般是通过血液播散而来。国内外文献报道颌骨转移瘤的发生率约占口腔颌骨部恶性肿瘤的 1%。颌骨转移瘤早期可无任何症状。上颌骨转移症状出现的时间较早,而下颌骨转移症状出现时间较晚,而且上颌骨转移症状常比下颌骨转移症状明显。最常见症状为颌面部隆起、肿胀、疼痛、面部和口腔麻木。有的患者可有感觉异常,有的患者可见牙松动,开口困难,牙周脓肿,面瘫等。少数患者可出现病理性骨折。但应注意的是,有的患者颌骨转移瘤并无明显症状;也有患者原发肿瘤并无症状,甚至并未被发现,而首先发现颌骨转移瘤。据统计原发肿瘤好发部位依次为乳腺、肺、肾、甲状腺、结(直)肠、胃、黑色素癌、睾丸、膀胱、肝、子宫颈、卵巢等,儿童以神经母细胞瘤为多见。颌骨转移绝大多数发生于下颌骨,且常见于下颌骨后部,其原因为下颌骨本身血管结构的特点和下颌骨后部红骨髓含量较前部更为丰富。有学者提出诊断颌骨转移肿瘤符合以下标准：①病变必须是位于骨组织内的真正转移灶，而非由相邻结构原发性肿瘤直接侵犯而致；②必须经显微镜检查证实为癌；③必须知道原发肿瘤部位。

【影像学表现】

X 线及 CT 表现：颌骨转移瘤可为溶骨性、成骨性及混合性三种，一般以溶骨性为最多见。多发较单发者多见。有多发性、恶性表现骨病变时，应首先考虑到转移瘤。在转移性瘤细胞丰富的部位，骨吸收破坏明显；而在转移瘤细胞稀少的部位，则可见有大量新骨形成。而来源于前列腺、甲状腺、乳腺和肺的转移可有成骨性改变，但前列腺癌转移特征多为骨硬化表现，肺癌转移灶约 80% 表现为溶骨性，15% 为混合性，而 5% 为成骨性转移灶。肾和乳腺来源的转移瘤可呈囊肿样改变。核素扫描检查有助于早期发现全身其他部位的转移灶。

X 线表现主要有两种特征：①明显的骨破坏，在病灶内或邻近部位无新骨形成（图 34-3-22）；②类似骨髓炎样的改变。第一种主要表现为较大的溶骨性破坏，边缘不规则，有浸润征（图 34-3-23）。如在其中见有骨破坏遗留的、大小不等边缘不规则的骨岛，则更提示为转移瘤。如有一个以上这样的病变区，则几乎可以确定转移癌的诊断。第二种表现，可见有虫蚀状浸润性骨破坏，皮质骨破坏；无明显骨膜反应。在骨质稀疏区可发生病理性骨折。

大多数颌骨转移癌为溶骨性的，但也可为成骨性的，表现为 X 线硬化病灶，呈斑块状密度增高影像，可有骨膜成骨，偶可有日光放射状骨膜反应。主要见于前列腺癌转移，偶见于乳腺癌及肺癌转移。

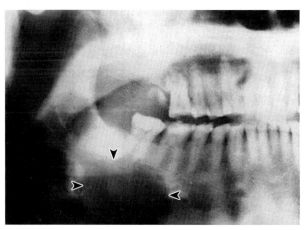

图 34-3-22　肝癌，右下颌骨转移
男，65 岁。曲面体层片示右下颌角前明显骨质破坏、缺损（黑箭头），下颌骨边缘破坏消失

也有作者报告颌骨转移癌可有类似牙周病或根尖病变的表现，认为失去牙槽骨支持或牙周膜间隙增宽，且仅累及一个或几个相邻牙齿，而又无普遍性牙周炎时，为转移癌的一个重要征象。

【鉴别诊断】

本病需与下列疾病鉴别：①单发性颌骨转移瘤，往往难以鉴别是原发性肿瘤或转移性肿瘤。此时依据在不规则的溶骨区内有不规则、大小不等的骨岛有助于鉴别诊断。在原发性恶性肿瘤进展出现溶骨破坏时，多为受累部位的全部破坏，而不遗留有骨岛。②骨髓炎，X 线表现为骨髓炎样的转移瘤往往很难与骨髓炎进行区别，但两者有不同病史，且骨髓炎 X 线表现往往只见有虫蚀状破坏，常有骨膜反应；而转移癌则除虫蚀状骨破坏外，常有浸润状破坏征象。

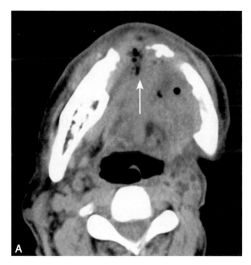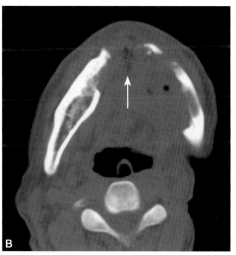

图 34-3-23　腮腺癌，左下颌骨转移
男，63 岁。CT 示下颌骨左侧可见溶骨性破坏（箭号），可见软组织肿块形成

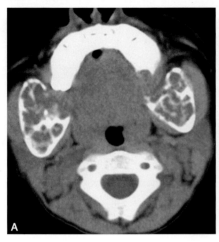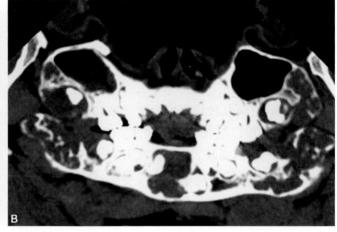

图 34-3-24　巨颌症

男,9岁,CT及曲面重建示双侧上下颌骨均累及,病变呈多房、囊性膨胀性病变

【小结】

颌骨转移瘤临床比较少见,临床症状主要为颌面部隆起、肿胀、疼痛、面部和口腔麻木。影像学主要表现为溶骨性骨质破坏,缺乏特异性,但患者有原发肿瘤病史及其他部分骨转移时较容易诊断。

五、巨颌症

【基本病理与临床】

巨颌症(cherubism)首先由Jones(1933年)描述为家族性、颌骨多囊性疾病。属常染色体显性遗传性疾病,100%显性遗传于家族男性成员,而50%～70%遗传于女性成员。儿童2岁时便可检查出病变,于5岁左右时显现出临床征象,到青春期病变发展缓慢或停止,下颌较上颌多见。临床表现为颊部及颌骨长大,当累及上颌骨时,可见眼球突出,露出白色的巩膜。颌下区因淋巴结肿大而表现丰满。下颌牙槽骨膨胀,将舌抬起,言语困难。

【影像学表现】

X线及CT表现: 为双侧多房、多囊性膨胀性病变,其间有明确的骨隔,常累及儿童下颌骨,有时也累及上颌骨。髁状突一般不受累。发病部位常在双侧下颌角,其次为下颌磨牙区及喙突。病变自下颌角开始,向前、后扩展,多为双侧对称性发生。病变特征为颌骨膨胀、皮质骨变薄、无或很少有骨膜下新骨形成反应。有时可见皮质骨穿破,但很少见有病理性骨折。较易累及颌骨中央及颊侧骨皮质,较少累及舌侧皮质骨。病变呈多房性,大、中、小房室不等,多为圆形或卵圆形(图34-3-24)。有时内部分隔不明显,仅留有周围边缘,而类似于角化囊肿。上颌骨受累时,上颌结节为最常见受累部位,且常累及上颌窦。此外,尚可见乳牙根生理性吸收加快,而致早期脱落;发育中的恒牙可以发生移位及牙根畸形;也可见某些恒牙异位萌出或阻生。病变典型时仅依靠X线即可诊断,CT检查能进一步证实,并可更清楚地显示病变范围。

【小结】

巨颌症在20岁以前可出现自动退化表现,但少数患者30岁前仍存在病变。退化特征为病变内部分房消失,颊侧皮质骨板膨胀减少,内部成分逐渐为颗粒样表现所替代,最后恢复正常的骨小梁结构。某些患者,在30岁以后仍可留有少数密度减低区,其中有不规则的硬化斑块或致密的颗粒样外观。巨颌症往往开始于双侧下颌角区域,而向下颌骨体和升支扩展。退化时的顺序往往与发生时的顺序相反。幼儿发生颌骨多发性囊性病变时,应首先考虑到巨颌症的可能性。若有家族史时,更支持这一诊断。有时需注意与骨纤维异常增殖症进行区别。

第四节　颞下颌关节疾病

颞下颌关节疾病在临床上相当常见,包括颞下颌关节紊乱病(temporomandibular disorders,TMDs)、骨关节病、类风湿关节炎、创伤性关节炎、肿瘤等,其中颞下颌关节紊乱病为口腔临床最常见病之一,1/5～1/4的人群不同程度地罹患此病,为本章叙述重点。

一、颞下颌关节紊乱病

【基本病理与临床】

颞下颌关节紊乱病经历过诸多名称,如Costen综合征、颞下颌关节疼痛功能紊乱综合征、肌筋膜疼痛功能紊乱综合征、颌下颌紊乱病和颞下颌关节紊乱综合征等,反映了对该疾病认识的不断深化。在1997年10月北京召开的全国第二届颞下颌关节病专题研讨会上,正式建议用"颞下颌关节紊乱病"这一名词取代以往的"颞下颌关节紊乱综合征"。本病病因尚未完全清楚,其发生、发展与免疫学因素、两侧关节发育不对称和关节薄弱等解剖学因素、偏咀嚼习惯、夜磨牙以及其他不良口腔习惯等有关。

病理分期:Ⅰ期,髁状突皮质骨模糊不清、消失或出现小凹陷缺损;Ⅱ期,髁状突骨质出现广泛破坏;Ⅲ期,髁状突骨质破坏灶减少,并出现修复征象;Ⅳ期,髁状突变短小,前斜面明显磨平、囊样变,并形成完整的、新的皮质骨板,常可伴有关节结节磨平及关节窝浅平宽大等。Ⅰ~Ⅳ期中均可发生关节盘穿孔,Ⅲ、Ⅳ期可有骨赘形成。关节盘早期病变为关节盘移位,而关节盘穿孔前改变和关节盘穿孔则为关节盘移位的进展和结局。在颞下颌关节紊乱病后期,多出现髁状突骨质改变及关节盘穿孔等退行性改变。主要病理改变为髁状突骨活力降低(骨细胞消失、骨陷窝空虚、骨纹理粗糙及骨微裂);关节覆盖软骨组织松解、断裂,可出现水平裂隙。电镜观察可见髁状突软骨母细胞和成纤维细胞的变性改变,软骨基质钙化及"蚓状小体"形成。"蚓状小体"结构是一种压力性弹力组织变性,与关节面过度负荷有关,可以促进髁状突表面软骨覆盖组织的松解和断裂。关节盘穿孔及病程迁延的关节盘移位,关节盘电镜观察改变主要为关节盘部分区域胶原原纤维走行紊乱、扭曲、不规则的增粗及断裂,纤维细胞变性,胶原原纤维钙化及蚓状小体形成等退行性变化。

关节盘移位(disc displacement)为本病结构紊乱的主要病变,分为以下几种类型:①可复性盘前移位,临床表现为开闭口往返弹响,故称为弹响关节;②不可复性盘前移位,多由可复性盘前移位发展而来,多有关节弹响史,经过不同时间后,出现开口困难,开口向患侧偏斜,关节弹响消失;③关节盘内、外移位及旋转移位,多伴随关节盘前移位发生。伴有可复性盘前移位时,多存在关节弹响,而伴有不可复性盘前移位时,多伴有开口受限。关节盘内、外移位及旋转移位无特殊可供诊断的临床特征,而主要依靠影像学检查。关节盘前移位根据弹响的性质常可以作出初步的判定,但需要影像学的确认,主要依靠MRI的最终诊断。MRI不仅能确认关节盘位置,还可以显示移位关节盘有无变形、变性等改变,是诊断关节盘移位最理想的检查手段。

关节盘穿孔(disc perforation)多发生于颞下颌关节紊乱病晚期。临床表现多为开闭口、前伸及侧方运动时,关节内存在多声破碎声。在伴有髁状突退行性变时,常可存在关节内摩擦音。关节盘穿孔患者多伴有不同程度的关节盘移位,因而可同时存在关节盘移位的体征及症状。如同时存在可复性盘前移位时,可出现弹响;如同时存在不可复性盘前移位时,可有不同程度的开口受限及开口偏斜。此外,关节自发性钝痛及压痛亦为常见的临床表现。

颞下颌关节滑膜炎及关节囊炎主要表现为关节局部疼痛,随功能活动而加重,两者在临床上很难鉴别。滑膜炎为关节滑膜衬里的一种炎症,可以是原发性的,也可以继发于骨关节病发生,可同时伴有各种关节盘移位。

【影像学表现】

X线表现:髁状突皮质骨硬化表现,病理检查常可见髁状突部分皮质骨板增厚,髁状突覆盖软骨钙化带增宽及骨小梁变粗,髓腔变狭窄等;髁状突散在骨质硬化表现,病理检查往往可发现髓腔内有碎骨片及坏死组织钙化;髁状突骨质破坏表现,病理改变主要为髁状突骨面吸收、凹凸不平、皮质骨断裂、关节组织长入骨质缺损处;髁状突囊样变表现,病理改变为髁状突皮质骨出现小的裂隙,滑液进入,逐渐扩大,而成为囊样改变;髁状突骨赘形成者,病理检查可见有骨质增生,且伴有其表面的软骨覆盖组织松解、断裂。

MRI表现

1. 关节盘移位

(1) 可复性盘前移位:关节斜矢状面闭口位磁共振MRI扫描可见低信号的关节盘前移位,位于髁状突横嵴前方。根据Drace等的诊断标准,盘后带与双极区分界线与髁突顶12点位垂线形成的夹角在10°角以内为正常盘位。开口位图像显示盘-髁状突位置恢复正常,即关节盘位于关节结节下与髁突顶之间。关节盘一般无明显形态异常,呈双凹形(图34-4-1)。

(2) 不可复性盘前移位:关节斜矢状面闭口位MRI扫描可见低信号关节盘位于髁突顶的前方或前下方,甚至移位至关节结节下方。关节盘形态可正常或变形,盘信号常不均匀增强,提示合并变性。开口位示关节盘仍位于髁突的前方,关节盘的形态变化较多,可见到关节盘挤压变形。T_2WI上常见到关节上腔高信号关节积液(图34-4-2)。

(3) 关节盘侧方移位:在MRI冠状位或斜冠状位图像上表现为关节盘位于髁状突外极的外侧,为

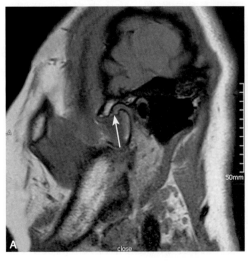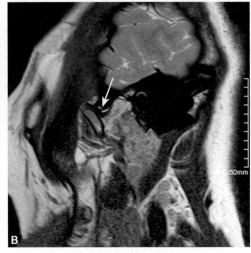

图 34-4-1 颞下颌关节盘可复性前移位磁共振斜矢状位图像

A.闭口位关节盘向前移位,位于髁状突横嵴前方(箭头);B.开口位示盘-髁状突位置恢复正常(箭头);关节盘形态信号未见明显异常

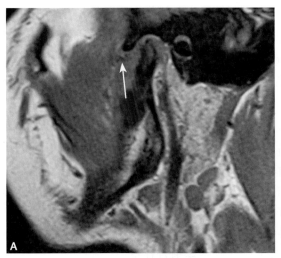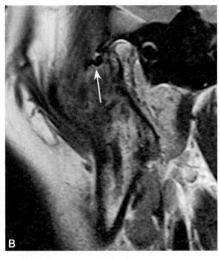

图 34-4-2 颞下颌关节盘不可复性前移位磁共振斜矢状位图像

A.闭口位关节盘向前移位,位于关节结节下方;B.开口位关节盘仍位于髁突前方;关节盘扭曲变形(箭头)

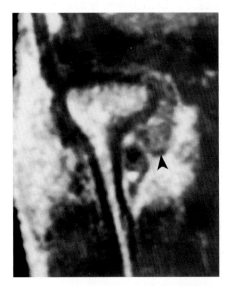

图 34-4-3 颞下颌关节盘内移位冠状位 T₁WI

关节盘明显位于髁状突横嵴的内侧(黑箭头)

盘外移位;如关节盘位于髁状突内极的内侧,则为盘内移位(图 34-4-3)。

(4)关节盘旋转移位:在 MRI 图像上可分为前内旋转移位和前外旋转移位两种。同一侧关节在闭口矢状位或斜矢状位图像呈现为盘前移位特征,而同时在冠状位图像上呈现为盘内侧移位,即为关节盘前内侧旋转移位;若同时在磁共振冠状位或斜冠状位呈现出盘外侧移位特征,则为关节盘前外侧旋转移位。

2. **关节盘穿孔** 在斜矢状位 MRI 加权像上,在穿孔部位可见关节盘连续性中断,出现骨与骨直接相触征象,即髁状突皮质骨板低信号影像与关节窝或关节结节皮质骨板低信号影像之间无关节盘组织相分隔(图 34-4-4)。

3. **滑膜炎及关节囊炎** MRI 对于滑膜炎及关

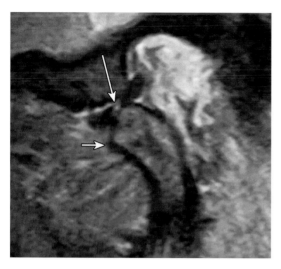

图 34-4-4　颞下颌关节关节盘穿孔磁共振斜矢状位图像
关节盘信号连续性中断（长箭头），髁突骨质增生（短箭头）

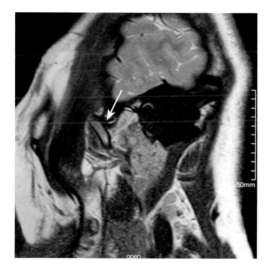

图 34-4-5　颞下颌关节上关节腔积液斜矢状位 T$_2$WI
上关节腔信号增强（箭头）

节囊炎的诊断具有重要意义，在 T$_2$WI 上显示关节上、下腔内出现高信号区域，为关节腔内积液的重要征象（图 34-4-5），在盘双板区及关节囊等软组织区域出现高信号区域时，则提示为滑膜及关节囊炎症。

【小结】

颞下颌关节紊乱病包含颞下颌关节骨、软骨、关节盘、滑膜、关节囊及周围软组织的一系列病理改变，常规 X 线检查只显示关节骨性结构及关节位置变化，MRI 不仅能确认关节盘位置，还可以显示关节软骨、关节盘位置及有无变形、变性等改变，是诊断关节盘移位最理想的检查手段。

二、骨关节病

【基本病理与临床】

骨关节病（osteoarthrosis）亦称为退行性关节病，

为一种发生于活动关节局部的、非炎症性的退行性改变。根据病因及临床情况，可分为原发性和继发性骨关节病。原发性骨关节病在临床上常无明显症状，多发生于老年人，且常在体检时发现。常伴有髋、膝、腰椎及末端指趾关节受累，无先天性、创伤性及感染性关节疾病，无活动性、炎性关节病的证据（红细胞沉降率正常、类风湿因子阴性等）。部分患者开闭口运动时有关节内摩擦音、破碎音或其他关节杂音。患者可有关节及周围咀嚼肌疼痛，其疼痛特点为早晨较轻，之后随关节功能活动增多、负荷加重而疼痛程度加重。常有继发性滑膜炎存在。临床上常会发现患者的关节症状与影像学改变程度不平行或不一致的情况。研究已证明，原发性骨关节病的最终结果是良好的，有明确的自限性。继发性骨关节病均有明确的局部致病因素，临床上可以寻找到患者曾有加重病理性改建机制负重的疾病或事件。常见的病因学因素为颞下颌关节结构紊乱疾病（包括各种关节盘移位，特别是不可复性盘前移位），对颞下颌关节的直接创伤，关节的局部感染，先天性髁状突发育异常等。此外，活动性系统性关节炎累及颞下颌关节，亦为继发性骨关节病的一个重要来源，如类风湿关节炎、牛皮癣性关节炎等均可累及颞下颌关节。实际上，颞下颌关节继发性骨关节病已成为多种非肿瘤性疾病累及颞下颌关节的共同结局。继发性骨关节病临床表现多较复杂。常见者包括关节区及关节周围咀嚼肌疼痛，关节运动障碍，关节内弹响或杂音以及头痛等。

【影像学表现】

X 线表现：①髁状突硬化，多表现为髁状突前斜面皮质骨板增厚、密度增高；亦可表现为髁状突散在的、斑点状、致密硬化。②髁状突破坏，可有不同表现，如髁状突前斜面皮质骨模糊不清，边缘不整齐；髁状突小凹陷缺损，多发生于前斜面，但亦可发生于髁状突横嵴处及后斜面，以及髁状突较广泛破坏等。③髁状突囊样变，多表现为在髁状突皮质骨板下有较大的囊样改变，周边有清楚的硬化边界。④髁状突骨质增生，可表现为髁状突边缘唇样骨质增生，也可形成明显的骨赘（图 34-4-6）。⑤髁状突磨平、变短小，表现为髁状突横嵴及前斜面磨平、成角，髁状突变短，为髁状突长期受到创伤、磨耗而致。⑥关节结节、关节窝硬化，多表现为关节结节及关节窝皮质骨板增厚，密度增高。⑦关节间隙狭窄，多为骨关节病晚期改变。⑧常伴有关节盘移位、穿孔等病变（图 34-4-4、图 34-4-7）。

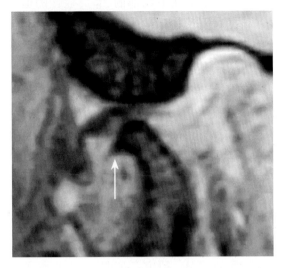

图 34-4-6 颞下颌关节髁突骨赘形成（箭头）

【鉴别诊断】

本病需与下列疾病鉴别：①类风湿关节炎，与骨关节病可有近似的颞下颌关节症状，需进行鉴别诊断。骨关节病一般可表现出关节间隙狭窄、骨质硬化、髁状突磨平、囊样变等典型 X 线改变。而类风湿关节炎则主要表现为骨质稀疏、骨质破坏，很少见骨质硬化及髁状突磨平影像。骨关节病多为单侧关节发病，且一般在关节运动时发生疼痛，并随活动增加及疲劳而加重。类风湿关节炎则多同时侵犯双侧颞下颌关节，而且颞下颌关节症状往往与全身类风湿活动情况有关。另外，临床病史、全身情况及生化检查（如类风湿因子阳性、红细胞沉降率快等）均有助于对类风湿关节炎做出诊断。②慢性创伤性关节炎，亦可存在关节弹响、不同程度的开口运动障碍及关节区疼痛。在后期，由于关节内存在器质性改变，

可出现关节内摩擦音，其临床表现与骨关节病相似。依据病史及有的患者可见髁状突陈旧性骨折，有助于鉴别诊断。③其他疾病，如活动性全身性关节炎累及颞下颌关节时，如牛皮癣性关节炎、强直性脊柱炎等，可产生与颞下颌关节紊乱病类似的症状，应结合临床整体情况进行鉴别。关节内、外的肿瘤也可引起开口受限、关节区疼痛等临床症状，应注意进行全面的检查以进行鉴别诊断，如颞下颌关节骨瘤、骨软骨瘤、滑膜软骨瘤病、滑膜肉瘤、骨肉瘤以及关节外肿瘤如上颌窦癌、颞下窝肿瘤及鼻咽癌等，在临床上应予以足够的重视。

三、类风湿关节炎

【基本病理与临床】

类风湿关节炎（rheumatoid arthritis，RA）是一种全身性疾患，常累及多个关节，病因尚不完全清楚。最常发生于 20~30 岁患者，大多为女性，也可累及儿童。常累及多个关节，颞下颌关节为常见的受累关节。在类风湿关节炎患者中，颞下颌关节受累情况研究结果不同：Bannatyne 报道为 68%；Russal 和 Bayles51%，Hatch58%；Worth15%~20%。北京大学口腔医学院因颞下颌关节紊乱症状而进行 X 线检查的病例中，类风湿关节炎约占 1.5%。

本病初期可有颞下颌关节、翼外肌的压痛及下颌运动受限。疼痛一般为钝痛，深在而局限于关节部位。少数患者可有较剧烈的疼痛，并可累及颞部、下颌角部等。偶可见有关节区肿胀。部分患者关节运动时可出现摩擦音。晚期严重患者可有关节强直。

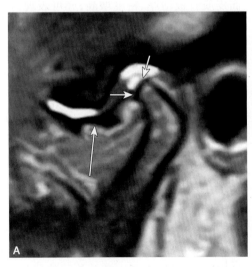

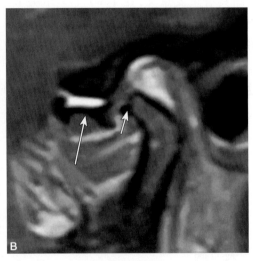

图 34-4-7 颞下颌关节盘不可复性前移位并髁突骨质骨赘形成

MRI 矢状位图像。A. 闭口位关节盘向前移位，位于关节结节下方；B. 开口位关节盘仍位于髁突前方；关节盘扭曲变形（长箭头）。髁突骨质骨赘形成（短箭头）

【影像学表现】

X 线表现：本病初期可无阳性 X 线征。如病变活动、关节内渗液积聚时，可出现关节间隙增宽，髁状突向前下移位。随病变进展，关节骨质变稀疏，皮质骨变薄，继而可出现不同程度的骨质破坏（图 34-4-8）。病变严重者，骨质破坏广泛，有的可出现较大的凹陷缺损，此时髁状突及关节结节均可以受到广泛破坏。如病程长期持续，可形成髁状突骨赘，发生典型的退行性改变。严重患者晚期可形成骨性关节强直。

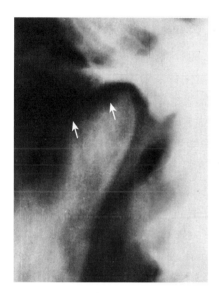

图 34-4-8 类风湿关节炎累及颞下颌关节
髁状突经咽侧位片示右髁顶广泛骨质破坏，骨质稀疏（箭）

【小结】

需与骨关节病进行鉴别，鉴别诊断要点见骨关节病部分。

四、创伤性关节炎

【基本病理与临床】

创伤性关节炎（traumatic arthritis）均有急性创伤史，症状与所受创伤的严重程度有关。一般可出现下颌运动受限、开口困难、关节区疼痛及局部肿胀等。在伴有颌骨骨折时，则可造成关系紊乱。在仅有髁状突"脱帽"骨折时，关系可无明显改变，但关节区一般均有明显压痛。急性创伤性关节炎治疗不当或病情严重者，可转化为慢性创伤性关节炎。此时常可见关节弹响、摩擦音、不同程度的开口运动障碍及关节区疼痛等。时间迁延者，可发生关节内纤维粘连，甚至关节强直。

【影像学表现】

X 线表现：急性创伤性关节炎由于关节腔内渗液、积血或关节盘移位，可造成关节间隙增宽。在无骨折或其他骨质改变时，可无其他 X 线异常征象。在创伤较重时，常可见关节囊内骨折碎片分离。在关节骨质出现退行性变化时，可出现与骨关节病相同的 X 线征象（图 34-4-9）。严重患者晚期，可发生纤维性或骨性关节强直。

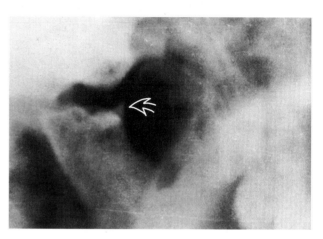

图 34-4-9 颞下颌关节创伤性关节炎
曲面体层片示右髁状突硬化、不平整，前方可见骨赘（空白箭），呈继发性骨关节病改变

【小结】

根据创伤史及典型的临床表现，诊断一般不困难。慢性创伤性关节炎应注意与骨关节病等进行鉴别，详见骨关节病部分。

五、化脓性关节炎

【基本病理与临床】

因致病菌毒力及个体抵抗力不同，化脓性关节炎（pyogenic arthritis）有不同的临床表现。一般发病突然，关节区红、肿、热、痛，并伴有严重的开口受限，甚至完全不能开口。常伴有高热、全身不适、白细胞计数增高及咬合不良、下颌向健侧偏斜等。

【影像学表现】

X 线表现：早期由于关节内渗液积聚而表现出关节间隙增宽，髁状突被推移向前下方，严重者可至关节结节顶处。此时骨质可无改变，或仅有髁状突边缘部位及关节窝骨质疏松、密度减低、骨纹理模糊等。某些患者可较早出现关节结节不同程度的破坏。晚期由于关节内骨、软骨的破坏，X 线影像表现为髁状突表面及关节结节后斜面粗糙不平。严重者，髁状突、关节窝及关节结节均可有较广泛的破坏（图 34-4-10）。以后由于纤维性粘连，使这些结构相互融合，经骨化可形成骨性关节强直。

【小结】

根据病史及典型的临床表现，化脓性关节炎不

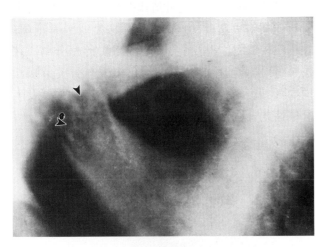

图 34-4-10 颞下颌关节化脓性关节炎
曲面体层片示右髁状突广泛骨质破坏(黑箭头)

难诊断。在早期,进行关节腔穿刺,抽取关节积液进行镜检,有助于确定诊断。

六、结核性关节炎

【基本病理与临床】

颞下颌关节结核性关节炎(tuberculous arthritis)甚为少见,主要见于髁状突。主要临床表现为关节区轻度肿胀、疼痛、开口困难,开口偏斜。关节区压痛明显,髁状突动度减低,常伴有低热,但也可无明显低热表现。翼外肌激惹试验常呈阳性。

【影像学表现】

X 线表现: X线表现主要为关节间隙模糊、髁状突表面不光整,可形成巨大的空洞状破坏,并可造成皮质骨板穿破,无骨质增生表现(图34-4-11)。

CT 表现: CT平扫可见髁状突呈近圆形局限性溶骨性破坏,无骨质增生,并常可见翼外肌肿胀。CT增强,骨破坏部无强化。

【小结】

颞下颌关节结核在临床上表现与颞下颌关节紊乱病相似,容易发生混淆。除注意临床表现外,X线

检查具有重要意义。髁状突巨大的空洞性破坏,有助于与颞下颌关节紊乱病进行鉴别,破坏累及皮质骨时,应注意与髁状突恶性肿瘤鉴别,此时行CT检查是重要的。

七、颞下颌关节强直

【基本病理与临床】

颞下颌关节强直(ankylosis of temporomandibularjoint)的主要临床表现为开口困难。纤维性强直患者可以稍有开口活动,而骨性强直则几乎完全不能开口。经外耳道触诊,请患者作开闭口、前伸及侧方运动时,可发现纤维性强直关节的髁状突有轻微的活动度,而骨性强直关节的髁状突完全无活动度。儿童时期发生关节强直者,因影响下颌骨的发育,可致小颌畸形及关系紊乱,成年人或青春发育期之后发生关节强直者,可无明显颌骨畸形。

【影像学表现】

X 线表现: 纤维性强直X线表现为关节骨性结构不同程度的破坏,形态不规则。关节间隙模糊不清,且密度增高。骨性强直可见正常结构形态完全消失,无法分清髁状突、关节窝、颧弓根部的形态及其之间的界限,而由一个致密的骨性团块所代替(图34-4-12)。病变广泛者可累及乙状切迹、喙突和颧弓,而于下颌升支侧位片上显示为T形骨性融合。部分患者可为部分纤维性、部分骨性的混合性强直。儿童罹患本病,可影响颌骨发育,形成颌骨畸形,X线检查可见有升支短小,角前切迹加深,牙发生于下颌升支高处等。常可见喙突伸长、受累侧颌骨水平部变短小等。

【鉴别诊断】

本病应与下列疾病鉴别:①颌间瘢痕,主要临床症状亦为开口困难或完全不能开口,常有坏疽性口炎或上下颌骨较广泛的损伤史,多伴有口腔颌面部

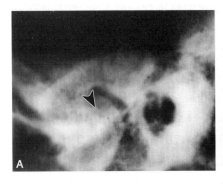
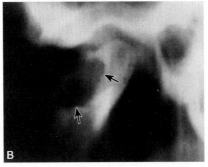
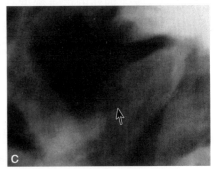

图 34-4-11 颞下颌关节化结核性关节炎
A. 女,51岁,许勒位片示关节间隙模糊(黑箭头),髁状突骨质疏松;B. 关节侧位体层片示右髁状突巨大空洞状破坏(小黑箭);C. 髁状突经咽侧位片示经抗结核治疗半年后,髁状突破坏基本恢复,尚存留小囊状区(小黑箭)

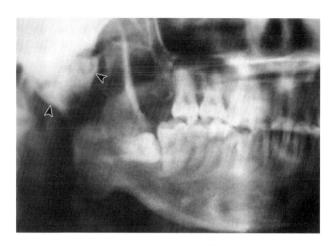

图 34-4-12 颞下颌关节强直
曲面体层片示,右侧颞颌关节正常骨性结构破坏消失,为致密骨性团块所替代(小黑箭头)

软组织瘢痕挛缩或缺损畸形,故亦可称此种疾患为关节外强直。X 线检查可见关节骨性结构和关节间隙无重要异常影像。颌间瘢痕有骨化者,在颧颌后前位片上可见颌间间隙变狭窄,其中有密度增高的骨化影像。严重患者可形成上、下颌间广泛的骨性粘连。②颞下颌关节紊乱病咀嚼肌群痉挛,可造成较严重的开口困难,但一般均在咬肌、颞肌等部位出现压痛,经治疗肌痉挛一旦解除后,开口困难即可消失。X 线检查无阳性发现或仅有一般的髁状突或关节窝骨质改变。③肿瘤,颞下窝、翼腭窝、上颌窦后壁的肿瘤以及鼻咽癌和颞下颌关节的肿瘤均可导致较严重的开口受限,需注意鉴别。肿瘤所致开口困难多伴有其他相应临床症状,如三叉神经分布区麻木、鼻塞、鼻出血、听力下降等,而且影像学检查常可见受侵处骨破坏及软组织包块等,可助鉴别。④喙突过长及喙突骨软骨瘤,在很少情况下,开口困难可由喙突过长及喙突骨软骨瘤引起,可压迫颧骨牙槽

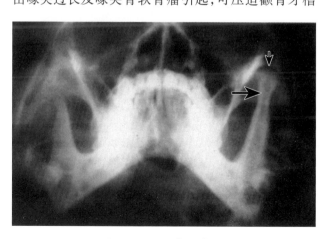

图 34-4-13 喙突过长
瓦氏位示,左侧喙突明显过长(大黑箭),顶部有一骨性膨大,颧骨被压迫吸收(小黑箭)

嵴部位(图 34-4-13),拍摄瓦氏位及升支侧位体层片有助于明确诊断。

八、颞下颌关节肿瘤

(一)骨瘤

【基本病理与临床】

骨瘤(osteoma)起源于膜内成骨,是一种成骨性良性肿瘤。致密型骨瘤主要由成熟的板层骨构成,疏松型骨瘤由成熟的板层骨和编织骨构成。颞颌关节骨瘤多发生于髁状突,骨瘤多发于青少年,但由于肿瘤生长缓慢而缺乏症状,就诊年龄多为成年。该病早期症状不明显,不易发现,随病情发展,患者逐渐出现面部不对称,关节弹响,中线偏斜,耳前区疼痛不适,影响进食。

【影像学表现】

X 线表现:X 线诊断中可见骨性新生物,表现为外有皮质骨覆盖,中间松质骨与髁状突松质骨相通连(图 34-4-14)。由于肿瘤占位所致,颞颌关节位片可见髁状突呈脱位或半脱位状,但关节间隙清晰可见。

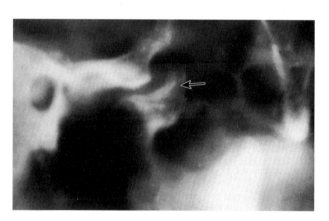

图 34-4-14 髁状突骨瘤
关节侧位片示左髁状突顶部有较大的骨性新生物突起(黑箭),外有皮质骨覆盖,中间松质骨与髁状突松质骨相通连

CT 表现:致密型表现为一密度甚高的球形阴影;疏松型则表现为与正常骨质结构基本相似的影像,肿瘤外表为一层菲薄完整的骨皮质,其内为疏松的骨质,可见正常骨小梁。

MRI 表现:表现为髁状突区球形新生物影。致密型骨瘤在 T_1WI 和 T_2WI 上均呈边缘光滑的低信号或无信号影,其信号强度与邻近骨皮质一致。

【小结】

X 线片由于结构重叠较多,对颞下颌关节的显示常不够理想。三维 CT 成像可以清楚地了解病变大小、范围、性质,利于诊断。

（二）骨软骨瘤

【基本病理与临床】

骨软骨瘤（osteochondroma）又名骨软骨性外生骨疣，由骨性基底、瘤体、透明软骨组成的软骨帽和纤维组织组成的包膜等三种不同组织所构成。骨软骨瘤好发于长骨的干骺端，发生于颌面部者极少，主要见于颞下颌关节髁突。患者常无明显自觉症状，部分患者可出现患侧关节疼痛、关节内杂音等。但随肿瘤逐渐长大，常可出现下颌偏斜畸形、关系紊乱等表现。

【影像学表现】

X 线表现：许勒位片常表现出关节窝空虚，髁状突脱出。髁状突经咽侧位、关节侧位体层片常可显示髁状突上有明确的骨性新生物，与髁状突相连。在髁状突骨软骨瘤表面有明显软骨成分增生时，在进行关节下腔造影时可见在下腔造影剂与髁状突之间有一低密度间隙。

CT 表现：可显示骨皮质与母体骨相延续的肿瘤基底，肿瘤骨性部分有小梁结构，外围有软骨成分覆盖。

MRI 表现：骨性基底各部的信号特点与母体骨相同，软骨帽在 T_1WI 上呈低信号，在脂肪抑制 T_2WI 上为明显的高信号，信号特点与关节透明软骨相似。

【小结】

髁状突带蒂或宽基底、远离关节生长、内有与起源骨相延续的皮质和小梁结构的突起是骨软骨瘤的典型 X 线征象。颞下颌关节部位的骨软骨瘤需借助 CT 检查确诊。MRI 可以直接显示软骨帽的情况。

（三）滑膜软骨瘤病

【基本病理与临床】

滑膜软骨瘤病（synovial chondromatosis）为关节、滑膜囊或腱鞘的滑膜内发生的良性、结节性软骨增生。其特征表现为初期滑膜下结缔组织内软骨小体形成，随后发生小体分离、钙化，最终关节间隙内游离体形成。好发于大关节，如膝关节、髋关节、肘关节等，常累及一侧关节，发生于颞下颌关节者极为少见。后者的临床表现主要是患侧关节区肿胀、疼痛和下颌运动受限，其中，关节区进行性肿胀是滑膜软骨瘤病最具特异性的临床表现。

【影像学表现】

X 线表现：许勒位或关节侧位体层片常显示髁状突前下移位，关节间隙明显增宽。关节内存在骨化较好的游离体时，可见关节腔内有数个不同大小

的类圆形致密影像。髁状突常有不同程度的破坏，髁状突经咽侧位及关节侧位体层片可以清楚地显示。

CT 表现：主要表现为关节区软组织肿大；病变内有散在钙化小体；关节间隙增宽；下颌髁突及颞骨关节面骨质异常改变等；或同时伴有关节周围软组织受累。

MRI 表现：可清楚的显示关节囊扩张、囊壁组织增厚及在增生的软组织内有散在的游离体所显示的低信号影像等（图 34-4-15）；亦可表现为类似哑铃形影像，但信号明显增强，且其中可见散在游离体低信号影像（图 34-4-16）。

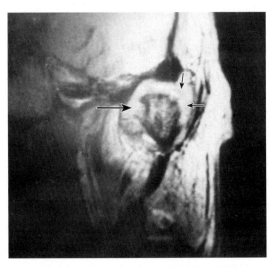

图 34-4-15 颞下颌关节滑膜软骨瘤病
冠状位磁共振 T_1WI 示关节囊明显扩张（大黑箭），关节囊内软组织增生，其内可见散在的游离体，呈低信号影像（小黑箭）

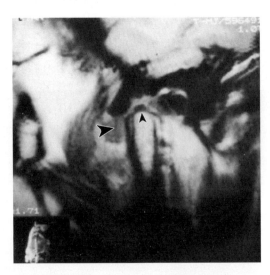

图 34-4-16 颞下颌关节滑膜软骨瘤病
矢状位磁共振 T_1WI 示关节上腔占位性病变，呈哑铃形（大黑箭头）。在占位性病变信号增强影像中，可见散在游离体低信号影像（小黑箭头），关节盘明显变薄

【小结】

游离体的存在是滑膜软骨瘤病的影像学诊断依据之一。由于普通 X 线检查投照技术的限制,常影响对游离体的检查,易造成误诊、漏诊。CT 和 MRI 可清楚显示游离体及周围骨质破坏情况,在发现和诊断颞下颌关节滑膜软骨瘤病以及评估疾病预后方面明显优于普通 X 线检查。

(四) 骨肉瘤

【基本病理与临床】

骨肉瘤(osteosarcoma,OS)亦称成骨肉瘤,指瘤细胞能直接形成骨样组织或骨质的恶性肿瘤。恶性程度高,发展快。病理主要成分是肿瘤性成骨细胞、肿瘤样骨组织和肿瘤骨。好发于长骨干骺端,发生在颞下颌关节者少见。临床上有疼痛、局部肿胀和运动障碍三大症状。

【影像学表现】

X 线表现:早期可无明显阳性 X 线征象,或仅有关节间隙增宽等,甚易误诊为颞下颌关节紊乱病。在中晚期,根据骨破坏和肿瘤骨的多寡,骨肉瘤可分为 3 种类型。①硬化型:X 线见骨内大量云絮状瘤骨,密度较高;软组织肿块内可见瘤骨,骨膜增生较明显。②溶骨型:表现为筛孔样或虫蚀状骨质破坏,少见瘤骨及骨膜增生。③混合型:硬化型和溶骨型的 X 线征象并存。

CT 表现:能较好地显示肿瘤在髓腔的蔓延范围,表现为低密度的含脂肪的骨髓为软组织密度的肿瘤所取代。CT 可清楚显示软组织肿块,其内常见大小不等的坏死囊变区。增强扫描肿瘤的实质部分可有较明显的强化。

MRI 表现:大多数骨肉瘤在 T_1WI 上表现为不均匀的低信号,而在 T_2WI 上表现为不均匀的高信号,肿块外形不规则,边缘多不清楚。

【小结】

绝大多数骨肉瘤可依 X 线平片确立诊断;对于破坏广泛的骨肉瘤,CT 或 MRI 检查更有利于观察病变侵犯的范围及其与相邻结构的关系。

(五) 滑膜肉瘤

【基本病理与临床】

滑膜肉瘤(synovial sarcoma,SS)是一种组织起源未定的恶性肿瘤,组织病理学上通常分为单相型、双相型、低分化型 3 个亚型。典型滑膜肉瘤病理改变可见单极或双极相梭形细胞,核异型性,部分肿瘤区域钙化、囊性化。原发于颞下颌关节的滑膜肉瘤少见。

【影像学表现】

X 线表现:较大的滑膜肉瘤 X 线检查表现为邻近骨质压迫吸收或骨质破坏。

CT 表现:较小者表现为圆形或卵圆形肿块,密度与周围骨骼肌组织类似,较难鉴别;较大者表现为邻近骨质压迫吸收或骨质破坏。

MRI 表现:T_1WI 呈均质或非均质信号,信号与骨骼肌类似,T_2WI 表现为"三重信号"征,即钙化(低信号)、液化(高信号)及肿瘤组织(中等信号)并存。

【小结】

颞下颌关节滑膜肉瘤临床少见,对可疑骨质破坏者,应进一步行 CT 及 MRI 等检查,及早明确诊断并治疗。

(六) 骨巨细胞瘤

【基本病理与临床】

骨巨细胞瘤(giant cell tumor of bone)是一种局部侵袭性肿瘤,大部分为良性,部分生长活跃,少数一开始就是恶性。肿瘤好发于四肢长骨骨端及骨突,其他部位少见。颅底骨、特别是岩骨巨细胞瘤累及颞下颌关节时,常只表现为关节区的酸胀不适、钝痛及开口轻度受限等,而无严重症状,有的患者关节、颅骨已破坏相当严重,而患者临床症状表现甚为轻微;早期亦可无明显症状。

【影像学表现】

X 线表现:早期 X 线检查常无阳性改变,易于漏诊。肿瘤侵及颞下颌关节时,可见关节间隙明显增宽,髁状突向前下移位,关节窝、关节结节广泛骨质破坏等。

CT 表现:CT 检查往往可以更清楚地显示病变的范围和骨质破坏的程度,并常可见肿瘤组织有明显的增强表现,表明肿瘤血运丰富。

MRI 表现:瘤体的 MRI 信号是非特异性的,在 T_1WI 呈均匀的低或中等信号,高信号区则提示亚急性、慢性出血。在 T_2WI 信号不均匀,呈混杂信号。增强扫描可有不同程度的强化。

【小结】

CT 能很好地显示肿瘤的骨性包壳及坏死区;MRI 的优势在于显示关节腔受累,关节软骨下骨质的穿破,及与周围神经、血管的关系。

(七) 转移瘤

【基本病理与临床】

颞下颌关节转移瘤(metastasis)可由其他部位恶性肿瘤经血行转移而来,也可由腮腺、外耳道及中耳的恶性肿瘤波及。骨转移瘤多见于中老年人,临床表现主要是疼痛,多为持续性,夜间加重,有时可出现肿块和压迫症状。

【影像学表现】

X 线表现：可分为溶骨型、成骨型和混合型，以溶骨型常见（图 34-4-17）。

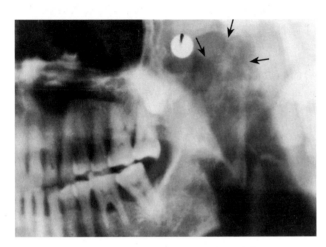

图 34-4-17 甲状腺癌髁状突转移
男，41 岁。曲面体层片示左髁状突广泛破坏，骨破坏部位可见少量点状残余骨影像（细长黑箭）

CT 表现：显示骨转移瘤远较 X 线片敏感。溶骨型转移表现为关节骨性结构内低密度缺损区，边缘较清楚，无硬化，常伴有局限性软组织肿块。成骨型转移为松质骨内斑点状、棉团状边缘模糊的高密度灶，一般无软组织肿块，少有骨膜反应。混合型则兼有上述两型病灶的表现。

MRI 表现：大多数骨转移瘤在 T_1WI 上呈低信号，在 T_2WI 上呈程度不同的高信号。

【小结】

骨转移瘤影像学表现无明确特征性，主要发生于中老年人。诊断需结合原发肿瘤病史综合分析。

（曾献军 余 晨）

参 考 文 献

[1] 马绪臣，张震康. 颞下颌关节紊乱病的命名、诊断分类及治疗原则[J]. 中华口腔医学杂志，2002，37（4）：241-243.

[2] 方三高. WHO（2017）头颈部肿瘤分类[J]. 诊断病理学杂志，2017，24（8）：638-640.

[3] Schiffman E，Ohrbach R，Truelove E，et al. Diagnostic recommendations of the International RDC/TMD Consortium Network and Orofacial Pain Special Interest Groupdagger[J]. J Oral Facial Pain Headache 2014，28（1）：6-27.

[4] List T，Jensen RH. Temporomandibular disorders：Old ideas and new concepts[J]. Cephalalgia. 2017 Jun；37（7）：692-704.

[5] Tomas X，Pomes J，Berenguer J ed. MR imaging of temporomandibular joint dysfunction：a pictorial review[J]. Radiographics. 2006，26（3）：765-781.

[6] 马绪臣. 颞下颌关节滑膜软骨瘤病的诊断与治疗[J]. 中华口腔医学杂志，2014，49（7）：390-393.

第三十五章　骨关节疾病治疗后影像学

第一节　四肢骨疾病治疗后影像学

一、四肢骨折的基本治疗原则及常见并发症

（一）四肢骨折的基本治疗原则

治疗骨折的最终目的是使受伤部位尽快、尽可能地恢复正常功能。治疗骨折有三大原则，即复位、固定和功能锻炼。

复位是治疗骨折的首要步骤，早期复位可使骨折修复顺利进行。对每一个骨折，原则上应争取解剖学复位，即通过整复纠正骨折段的各种移位，恢复其正常或接近正常的解剖关系。即使骨折段难以完全恢复到解剖位置，也应使骨折愈合后伤肢的功能得到良好的恢复，即达到功能复位。未达到解剖和功能要求者即为复位不佳，将导致畸形愈合。

合适有效的固定，是骨折愈合的关键之一。常用的固定方法包括：使用小夹板、石膏绷带、持续牵引等在伤肢外部进行固定；使用螺丝钉、接骨板、髓内针等在伤肢内部进行固定；使用外固定器进行固定。

（二）四肢骨折的常见并发症

1. 骨折延迟愈合

【病因和临床】

导致骨折延迟愈合的原因很多，非治疗性原因包括：健康营养状况不佳、严重软组织损伤、感染。治疗方面的因素包括：切开复位时，软组织和骨膜剥离过多，影响骨折段血供，可能导致骨折延迟愈合；反复多次的手法复位，可损伤局部软组织和骨外膜，不利于骨折愈合；骨折行持续骨牵引治疗时，牵引力过大可造成骨折段分离，并可因血管痉挛而致局部血液供应不足，影响骨折愈合；骨折固定不牢固，骨折处仍可受到剪切力和旋转力的影响，干扰骨痂生长，不利于骨折愈合；过早和不恰当的功能锻炼，可

妨碍骨折部位的固定，影响骨折愈合。

临床上可见骨折处持续存在肿胀、压痛及异常活动。

【影像学表现】

发生骨折延迟愈合时，X线片显示骨折端骨痂少，轻度脱钙，骨折线明显，但无骨硬化表现。

2. 骨折不愈合

【病因和临床】

骨折不愈合的病因主要包括：骨折端间嵌夹较多软组织，阻碍两骨折端的对合及接触；开放性骨折清创时去除的骨片较多造成的骨缺损；多次手术对骨的血液供应造成较大破坏。

临床上骨折处肿胀不消，压痛持续存在，可见假关节活动。

【影像学表现】

骨折不愈合在X线片上可有两种表现，一种显示为骨折端分离，局部无或有少许骨痂，两断端萎缩光滑，骨髓腔被致密硬化的骨质所封闭（图35-1-1A）。另一种表现为骨折端骨痂甚多，密度增高，皮质增厚，骨折面硬化，髓腔闭锁，骨折不连接。

3. 骨折畸形愈合

【病因和临床】

骨折畸形愈合的病因主要包括：由于骨折复位不佳；固定不牢固或过早地拆除固定；肌肉牵拉和不恰当负重。

临床上可见原骨折处呈畸形外观，受累肢体功能障碍。

【影像学表现】

X线检查可见骨折断端间愈合，骨折线消失，周围可见多少不等的骨痂，同时断端间存在成角、旋转或重叠等畸形（图35-1-1B）。

4. 骨筋膜室综合征

【病因、病理和临床】

骨筋膜室综合征常因血肿和组织水肿使骨筋膜

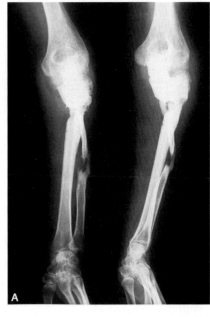
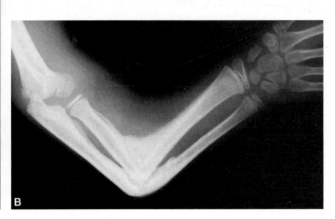

图 35-1-1　骨折不愈合和畸形愈合
A. 尺、桡骨正、侧位片显示尺、桡骨均有骨折,尺骨中段骨折端分离,局部有少量骨痂,两断端萎缩、变尖
细,局部硬化,髓腔闭塞;B. 尺、桡骨 X 线片显示尺、桡骨骨折端在对线不良的情况下畸形愈合

室的内容物体积增加或外包扎过紧、局部压迫使骨筋膜室容积减小而引起骨筋膜室内压力增高所致。当压力达到一定程度可使供应肌肉的小动脉关闭,形成缺血-水肿-缺血的恶性循环。骨筋膜室综合征早期病理改变为肌肉水肿、血管内容物渗出、肌肉横纹消失及神经脱髓鞘。临床上可见病变部位皮肤苍白、肿痛,局部动脉搏动减弱或消失,肌肉活动障碍,骨筋膜室组织压增高。晚期可见神经肌肉萎缩、变性坏死,纤维结缔组织增生,乃至挛缩畸形,典型的畸形是爪形手和爪形足。广泛、长时间完全缺血,可导致大量肌肉坏疽。如有大量毒素进入血液循环,还可致休克、心律不齐和急性肾衰竭。

【影像学表现】

在发生缺血 3 天以内的急性期,病变区域的 MRI 表现主要为受累肌肉高度水肿,在 T_1WI 呈等、低信号,在 T_2WI 呈高信号,肌间隔结构模糊。在 4 天~3 个月的亚急性期,病变区域信号混杂,与肌肉水肿相比,肌肉坏死区在 T_1WI 呈更低信号,在 T_2WI 呈更高信号;而肌肉内出血则随着所处阶段的不同,信号表现多样,增强扫描病变可较明显强化,但坏死和出血灶不强化(图 35-1-2)。在 4 个月以上的慢性期,病变区域主要表现受累肌肉萎缩、肌间隔脂肪增多和深筋膜增厚。

5. 创伤性关节炎

【病因和临床】

关节内骨折累及关节面,骨愈合后关节面不平整,长期磨损易引起创伤性关节炎。临床上可见受累关节疼痛,活动受限。

【影像学表现】

X 线检查可见受累关节的关节间隙狭窄、骨端硬化、关节软骨下囊变、边缘性骨赘形成、关节面塌陷、关节内游离体、关节变形及组成骨对位关系不良等(图 35-1-3)。

6. 缺血性骨坏死

【病因和临床】

骨折使某一骨折段的血液供应被破坏,可导致该骨折段发生缺血性骨坏死。常见的有腕舟状骨骨折后近侧骨折段缺血性坏死,股骨颈骨折后股骨头缺血性坏死。临床上可见局部疼痛、压痛、活动受限等。

【影像学表现】

X 线和 CT 检查可见受累骨密度不均,高密度骨质硬化区和低密度透光区可混杂存在,在缺血坏死的股骨头皮质下有时可见新月状透光带(新月征)(图 35-1-4);严重者受累骨发生变形、体积缩小、碎裂、塌陷,局部关节间隙变窄。在 MRI 上,成人股骨头缺血坏死可见异常信号条带(线样征),T_1WI 上为低信号、T_2WI 亦为低信号或 2~3 条内外并行的高低信号,多与 CT 所见的硬化带或并行的透光及硬化带相对应,为较特异的诊断征象。

7. 化脓性骨髓炎和化脓性关节炎

【病因和临床】

骨折后化脓性骨髓炎和化脓性关节炎一般由直接感染引起。开放性骨折,特别是污染较重或伴有

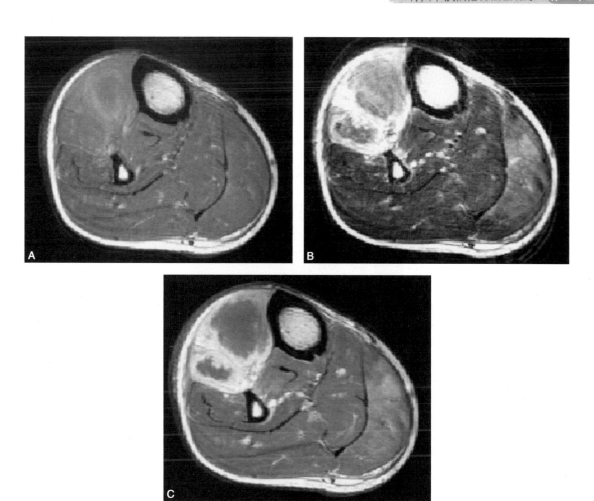

图 35-1-2 小腿骨筋膜室综合征
横断 $T_1WI(A)$、横断 $T_2WI(B)$、增强后 $T_1WI(C)$ 显示,小腿前部筋膜室内肌肉肿胀,信号异常,在 T_1WI 呈等及稍高信号,在 T_2WI 呈不均匀高信号,增强后局部不均匀强化,内见无强化区。另见腓肠肌内侧头肿胀,在 T_1WI 呈等信号,在 T_2WI 呈较高信号,增强后局部轻度强化

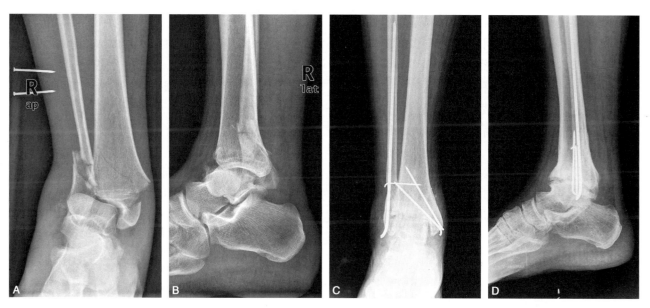

图 35-1-3 骨折后创伤性关节炎
右踝关节正(A)、侧(B)位 X 线片显示右胫骨下端和腓骨下段骨折,累及胫骨远端骨性关节面,外踝关节脱位,胫距关节半脱位。内固定治疗约 2 年后复查右胫、腓骨下段正(C)、侧(D)位 X 线片显示右踝关节间隙狭窄,骨性关节面硬化、不光整,边缘骨赘形成,关节软骨下囊变

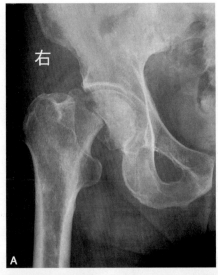

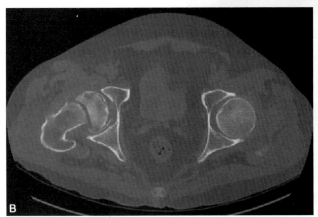
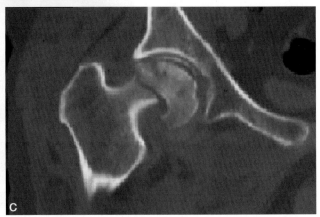

图 35-1-4 骨折后股骨头缺血性坏死

右髋关节正位 X 线片（A）、双髋关节横断面 CT 图像（B）、右髋关节冠状面 CT 重组图像（C）显示，右股骨颈骨折，骨折线清晰可见，骨折远段略向外上方移位。右股骨头密度不均匀增高，其内间有斑片状低密度灶，于其骨性关节面下还可见新月状透亮影

较严重的软组织损伤者，若清创不彻底，坏死组织或/和异物残留，再加上创伤导致局部血液循环障碍，患者抵抗力下降等因素的作用，可发生感染，处理不当可致化脓性骨髓炎和化脓性关节炎。

临床上可见发热、寒战等症状，起病急；实验室检查可见白细胞计数增高。受累部位出现红、肿、热、痛，伤口有脓性分泌物，继续发展局部可出现波动感，穿刺可抽出脓液。深部的感染除体温、血象异常及局部疼痛较重外，局部皮肤不一定有红、热表现及炎性渗出物，但一般有明显而持续的肿胀。病变进入慢性期时可形成窦道，长期不愈，有脓性分泌物排出，甚至排出小块死骨。

【影像学表现】

在骨折后化脓性骨髓炎的早期进行 X 线检查可见骨折端脱钙，密度减低；起病 2 周后骨质破坏和吸收逐渐明显，并出现骨膜新生骨；病变继续发展在坏死区周围出现骨质增生硬化，并可见死骨、无效腔等。慢性期病变表现以增生硬化为主，髓腔可封闭。

X 线平片上病灶分布的特点是骨髓炎所形成的无效腔、死骨、骨质破坏和增生硬化均以骨折端为中心，向两侧发展（图 35-1-5）。骨折后化脓性骨髓炎常见假关节形成及大块骨缺损。MRI 检查可显示软组织和骨髓水肿、骨膜反应以及呈长 T_1、长 T_2 信号和环形强化的脓肿灶。

在化脓性关节炎发生的早期进行 X 线检查可见受累关节的关节囊和周围软组织肿胀，密度增高，局部可见骨质疏松；继之可见关节间隙变窄，软骨下骨质破坏，乃至干骺端骨髓炎、病理性脱位；恢复期可在骨质破坏周围出现增生硬化；病变严重者可发生受累关节的骨性强直；病变程度较轻、治疗及时者可仅遗留有关节间隙变窄，但可继发骨性关节炎。

8. 异位骨化

【病因和临床】

外伤或手术可引起软组织水肿、出血，进而可发生血肿机化、钙盐沉积，导致在软组织内出现钙化、骨化。软组织中存留骨碎片、合并感染可增加异位

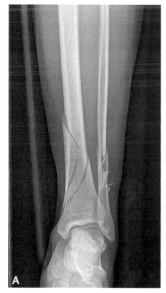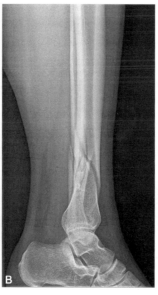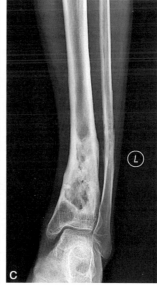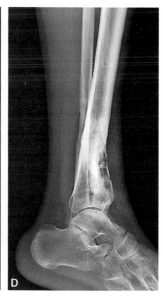

图 35-1-5 骨折后化脓性骨髓炎

右胫、腓骨下段正(A)、侧(B)位 X 线片显示右胫腓骨下段粉碎性骨折,腓骨骨折处并见小骨碎片分离移位;外伤 3 年后复查右胫、腓骨下段正(C)、侧(D)位 X 线片显示原胫骨骨折处骨轮廓稍增粗,皮质厚薄不均,局部可见骨质破坏、骨质增生硬化和死骨。腓骨骨折已愈合

骨化发生率。

临床上可见患处局部有肿痛,逐渐变硬,有时可触及硬性包块;可伴低热及红细胞沉降率增快。如在关节附近可造成关节活动功能障碍,甚至关节强直。

【影像学表现】

在病变早期,X 线检查可见软组织肿胀,其内出现稀疏、边界不清的薄层较高密度影;此后病变密度进一步增高,形成条状或斑块状致密影,且外周部分密度常更高(图 35-1-6);进入成熟期,可见骨小梁结构。病变间可连接融合。

9. 深静脉血栓形成

【病因和临床】

深静脉血栓形成多见于骨盆骨折或下肢骨折,长时间卧床、制动等因素导致下肢深静脉血流缓慢、创伤或手术导致静脉壁损伤以及失血或输血过多等因素使血液呈高凝状态是导致下肢深静脉血栓形成的主要原因。

下肢深静脉血栓形成病变范围较小时临床症状并不明显,易被忽略;若诊断不及时,血栓继续向近侧发展延伸,病情加重,患者可出现下肢肿胀、疼痛等临床症状,疼痛多为钝痛,采用卧床或抬高患肢能缓解,深静脉走向常有深压痛。另外有时还可见浅静脉怒张,术后伤口渗出增多;少数患者则可并发肺栓塞而导致死亡。

【影像学表现】

诊断深静脉血栓的常用影像学方法包括静脉造

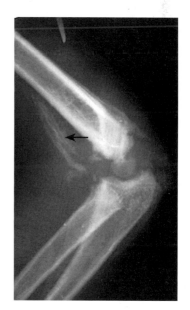

图 35-1-6 骨折后异位骨化

肘关节侧位 X 线片显示肱骨远端骨折,周围有骨痂形成,邻近软组织内可见多个条状和斑块状高密度影,部分表现为外周更高密度(箭示)

影和超声多普勒成像。静脉造影检查是诊断深静脉血栓形成的"金标准":在 2 个或 2 个以上不同方向拍摄的连续静脉造影照片中深静脉不显影、或显示腔内充盈缺损或造影剂截断即可诊断深静脉血栓形成。CT 和 MRI 增强扫描的静脉期图像也可很好地显示血栓所致的静脉内充盈缺损(图 35-1-7)。彩色多普勒血流显像不如静脉造影敏感,对近端下肢静脉血栓检出率较高,对于无症状的下肢深静脉血栓或远端下肢静脉血栓检出率却不高,故一般作为筛

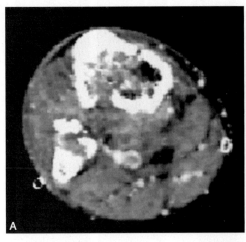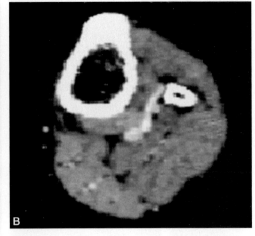

图 35-1-7　骨折后深静脉血栓形成

A. 右小腿增强后横断 CT 图像显示右腘静脉内充盈缺损；另见右胫、腓骨上段骨折，周围软组织肿胀；B. 同水平左小腿增强后横断 CT 图像显示左腘静脉充盈显影良好，未见充盈缺损。左胫、腓骨骨质未见异常

选手段，其诊断下肢深静脉血栓形成的标准是：静脉增宽，内见低回声或强弱不等的实性回声；探头加压静脉腔不可压闭或仅部分压闭；无血流或出现充盈缺损。

10. 血管损伤

【病因和临床】

引起骨折的外伤可导致血管损伤，骨折的断端可刺伤邻近血管，治疗过程中操作不当也可损伤血管。常见伴有血管损伤的骨折有股骨髁上骨折，远侧骨折端可致腘动脉损伤；胫骨上段骨折可致胫前或胫后动脉损伤；伸直型肱骨髁上骨折，远侧骨折端易造成肱动脉损伤。

血管损伤的临床表现包括软组织肿胀，疼痛，出血部位表浅时可见皮肤发紫。血肿压迫邻近神经、血管可引起相应的症状，骨筋膜室内的大量出血还可导致骨筋膜室综合征。

【影像学表现】

血管损伤导致出血，常形成血肿。血肿信号与出血时期有关。急性血肿（<2 天）在 T_1W1 常呈等信号，在 T_2WI 呈低信号，这一信号特点与细胞内去氧血红蛋白有关。亚急性期（<30 天）因正铁血红蛋白的沉积，血肿在 T_1WI 和 T_2WI 均表现为从周围到中心表现逐渐出现高信号，但一般前者早于后者；且到亚急性后期，有时病灶周边可因含铁血黄素沉积而在 T_2WI 出现低信号环。慢性期血肿逐渐吸收或液化，在 T_1WI 呈低信号，在 T_2WI 呈高信号；慢性血肿也可以最终完全机化，在 T_1WI、T_2WI 均呈低信号。血肿周边的炎性反应会导致其边缘呈较明显的环形强化，血肿内部一般无强化。但有时血肿内有

血管进入，且其中的毛细血管通透性较强，故增强扫描也可强化（图 35-1-8）。

肌间隙内结构较为疏松，可提供的空间较大，故血肿多位于这一区域，此时可见邻近肌肉受压，上下方邻近肌间隙增宽。另外血肿也可位于肌肉内，伴有肌肉体积增大。血肿周围可有大范围的软组织水肿，邻近肌间隙或皮下有时还可见大量渗液。

11. 周围神经损伤

【病因和临床】

引起骨折的外伤或治疗过程中的不当操作可导致周围神经损伤，骨折的断端可刺伤邻近神经。在神经与骨紧密相邻部位的骨折尤其易致神经损伤，如肱骨中下 1/3 交界处骨折极易损伤紧贴肱骨走行的桡神经，腓骨颈骨折易致腓总神经损伤。

神经受损后，可见其所支配的肢体出现运动障碍、感觉功能减退以及肌肉萎缩等表现。

【影像学表现】

当粗大的周围神经主干损伤时，可见受累神经纤维束增粗、走行扭曲或连续性中断，结构消失，神经损伤处及其远段在 T_1WI 上信号无明显变化，在 T_2WI 上可见信号不同程度的增高，周围组织可见水肿（图 35-1-9）。在神经损伤后晚期的 MRI 可见受累神经束结构紊乱，信号减低，多由于损伤局部纤维组织增生神经外膜增厚，神经瘢痕化呈硬条索状所致。创伤性神经纤维瘤形成时，受累神经呈结节状增粗，或呈串珠状，在 T_1WI 呈等信号，T_2WI 呈等至高信号，增强后可见强化。受损神经支配的肌肉多见萎缩和脂肪浸润。

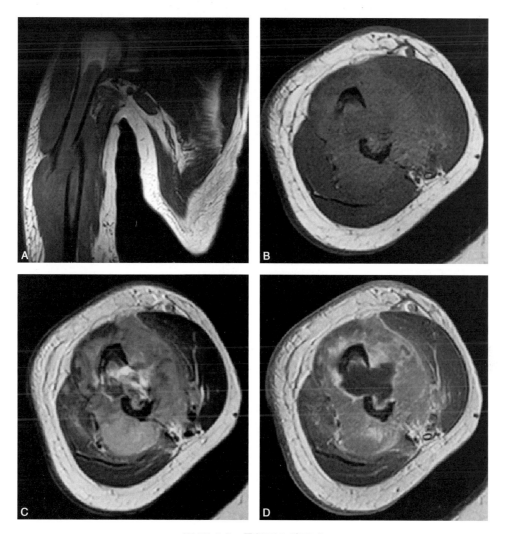

图 35-1-8 骨折后血肿形成

上臂冠状 $T_1WI(A)$、横断 $T_1WI(B)$、横断 $T_2WI(C)$ 和增强后横断 $T_1WI(D)$ 显示,肱骨中段骨折,断端对位对线不佳,骨折远段向内上方移位,断端间向外侧成角;断端周围见大片异常信号,与肌肉相比在 T_1WI 呈稍高信号,在 T_2WI 信号混杂,以较高信号为主,中心可见等、高信号;在增强后 T_1WI 于病变中心可见不规则无强化区,余部主要呈中等程度强化,小部分区域强化较明显

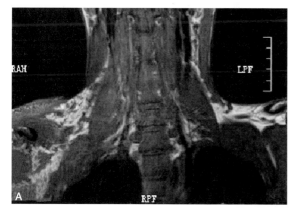

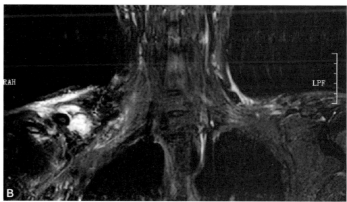

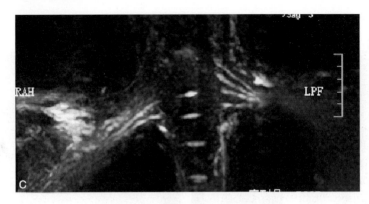

图 35-1-9 右侧锁骨骨折后臂丛神经损伤

冠状 $T_1WI(A)$、$T_2WI(B)$显示,右侧锁骨旁团片状异常信号,与肌肉相比在 T1WI 呈稍低信号,在 T_2WI 呈高信号,为锁骨骨折所致局部组织水肿和出血表现;其内侧椎旁-胸廓入口上端处软组织肿胀,在 T_1WI 呈稍低-等信号,在 T_2WI 呈较高信号;EPI 臂丛神经成像(C)显示,走行于该区域的右侧 $C_{5\sim6}$ 神经远段增粗、扭曲,局部信号偏高,近段显示不清

二、骨内固定术

(一) 治疗方法及内固定物种类

采用金属螺钉、接骨板、髓内钉或钢丝等物直接在断骨内或外表面将其连接固定起来的手术,称为骨内固定术。它可以较好地保持骨折的解剖复位,有效防止骨折端的剪式或旋转性活动。常用内固定物有:

1. **内固定螺钉** 内固定螺钉可把旋转运动转为线性运动,凭其螺纹与骨质的密切咬合,而达到固定骨折的目的。螺钉多与钢板一起使用,也可单独使用。

2. **接骨板** 大多数骨折可通过接骨板联合螺钉进行固定。接骨板可对螺钉固定起到保护、支撑作用,帮助克服剪切、弯曲和扭转应力,也可通过置于偏心受力骨的凸侧来吸收张力,还可对骨折端进行加压,从而促进愈合,避免畸形出现。

3. **髓内钉** 髓内钉又称髓内针,可以是空心或实心,通过置于骨的髓腔内,经其纵轴对骨折处起固定作用,并可附加螺丝钉来控制旋转和短缩等畸形。

4. **骨圆针** 骨圆针是一种圆柱形实体钢针,头部尖锐,主要包括断面直径小于 1.5mm 的"克氏针"和断面直径大于 1.5mm 的"斯氏针"。骨圆针多用于中、小管状骨骨折的内固定或做骨牵引用。

5. **钢丝** 钢丝按粗细不同有多种规格,多用于捆绑;其力量较小,打结处易折断,故多与克氏针、髓内针等其他内固定器材联合应用。

6. **缝线** 对于一些关节内骨折以及大块有肌肉或骨膜相连的碎骨块,复位后不稳但张力很小者,为防止复位后再移位,可用丝线或可吸收线进行缝扎捆绑固定,可免除再次手术取出。

(二) 治疗后常见并发症

1. 髓内针或骨圆针折断、弯曲

【病因和临床】

髓内针或骨圆针过细、不够坚固时容易发生折断、弯曲;在骨折未愈合或多段骨折的情况下过早负重或发生局部外伤,使髓内针或骨圆针受到过大的应力也可导致其发生折弯或断裂;另外,在骨折延迟愈合或不愈合者,髓内针或骨圆针长期受到应力刺激,也易发生折断。

髓内针或骨圆针折断或弯曲多表现为受到长时间或较大应力后,出现疼痛、肿胀、异常活动及变形。

【影像学表现】

X 线检查可显示骨圆针或髓内针折断或弯曲(图 35-1-10),可同时伴有原骨折断端错位、成角,如有骨痂形成,可见骨痂断裂;有时甚至在新的部位发生骨折。髓内针或骨圆针折弯后强度会下降,骨折可能发生畸形愈合;故利用 X 线检查对此进行评估时,要注意测量折弯角度,如局部成角大于生理允许之角度,临床医生应考虑取出并更换;但如折弯角度不大时则不需特殊处理。

2. 接骨板断裂

【病因和临床】

接骨板断裂多有局部受到较大应力的诱因。螺钉使用过少、接骨板放置部位不当、骨折复位不佳、局部有骨缺损、骨折延迟愈合或骨折不愈等因素致使接骨板承受应力负荷过多或/和时间过长,易发生断裂。

接骨板断裂表现为患处突然出现疼痛、异常活动及变形。

【影像学表现】

X 线检查可显示接骨板断裂,有时还可见原骨折断端错位或发生新鲜骨折(图 35-1-11)。

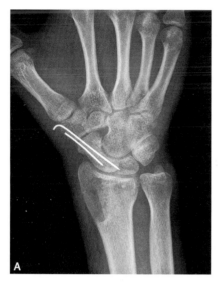
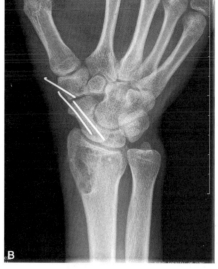

图 35-1-10 克氏针折断

腕舟骨骨折克氏针内固定术后复查腕部 X 线片，第 1 次腕部正位 X 线片（A）显示，骨折断端对位、对线良好，2 枚克氏针未见松脱或折断；2 个月后第 2 次腕部正位 X 线片（B）显示，两枚克氏针中位于远侧者断裂

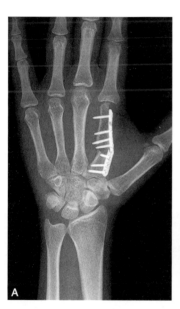
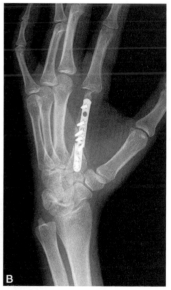

图 35-1-11 接骨板断裂

第 2 掌骨骨折接骨板内固定后复查手部正（A）、斜（B）位 X 线片，显示远折段稍向尺侧移位，断端间向桡侧成角，相应水平接骨板断裂

3. 骨折内固定术后感染

【病因和临床】

骨折内固定术后感染的原因主要包括创伤局部污染严重、血运差、无菌术操作不严格、清创不彻底、手术时机不合理、抗生素应用不当等。

不涉及骨折处及内固定的浅层感染一般仅表现为局部的红肿热痛；而深层感染则还可有明显的全身症状如发热、乏力、全身不适等，感染晚期局部脓肿破出可形成窦道。另外内固定术后 C 反应蛋白可升高，数周内降至正常，若再次升高，则提示感染的存在。

【影像学表现】

X 线检查可见：①局部软组织肿胀，有时可见窦道形成的低密度影；②骨质吸收，以接骨板固定侧的断端、髓内针、螺钉出骨口处相对明显，可出现内固定松动征象；③累及骨内者可见斑片乃至大片状骨质破坏区，慢性期可见明显骨质增生，局部骨变形，密度增高，髓腔消失（图 35-1-12）。

4. 再骨折

【病因和临床】

骨折内固定术后再骨折多由外力作用引起。骨折尚未达到坚强愈合时即过早取出内固定，又未给

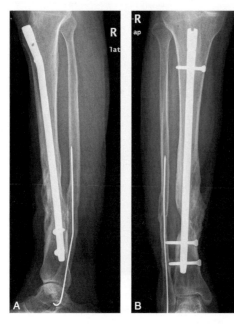

图 35-1-12　胫骨骨折髓内钉固定术后慢性骨髓炎
胫腓骨正（A）、侧（B）位片显示胫骨中下段增粗变形、密度增高且不均匀，皮质厚薄不均，髓内钉未见松脱或断裂。腓骨另见骨圆针内固定

适当保护，易发生再骨折。另外，接骨板固定的应力遮挡作用使骨折部位不能受到足够强的应力刺激，加上接骨板下的骨皮质吸收，去除接骨板后易发生再骨折。

发生再骨折时原骨折处又出现疼痛、肿胀，甚至局部变形，出现异常活动、骨擦音或骨擦感。

【影像学表现】

X 线检查可于原骨折处新见低密度骨折线，局部骨小梁连续性中断，甚至可见断端成角、错位、分离（图 35-1-13）。

5. 骨质疏松和肌肉萎缩

【病因和临床】

坚强内固定在骨折早期有利于其愈合，但在骨折愈合中后期，因使骨折端产生应力遮挡，可造成骨质疏松，周围肌肉萎缩。

临床上可见受累肢体变细、疼痛，皮下软组织变薄。

【影像学表现】

X 线上检查可见受累骨密度减低、骨皮质变薄、分层、骨小梁稀疏（图 35-1-14）；肌肉体积缩小；如与对侧肢体同时检查可见患侧肢体周径变小。

三、骨外固定器治疗术

（一）治疗方法及外固定器种类

使用骨外固定器治疗骨折时要于骨折的近段和远段将固定针经皮穿入骨骼内，用器械连杆将露于皮肤外的针端连接固定，构成一个稳定的空间力学体系，通过固定针对骨骼的把持力，将体外连接杆的机械复位和坚强固定的力量直接传导至骨骼，从而保持对骨折的复位和固定作用。

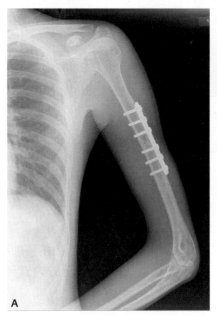
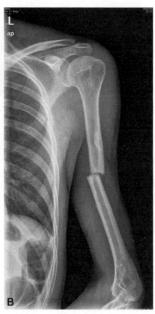

图 35-1-13　肱骨内固定术后再骨折
A. 为肱骨骨折接骨板内固定术后的 X 线平片，显示肱骨骨折线已基本消失，内固定未见松脱或断裂；B. 为拆除内固定后患者因受到外伤而再次拍摄的肱骨 X 线片，显示肱骨再发骨折，骨折远段稍向内侧移位，断端间稍向内侧成角

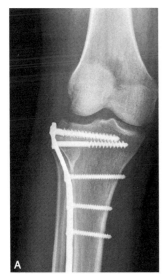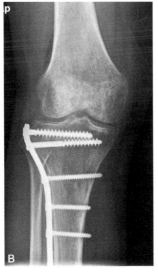

图 35-1-14 胫骨内固定术后骨质疏松

右胫骨外侧平台骨折内固定术后 2 天（A）和 3 个月（B）后的膝关节正位片显示，术后 3 个月时右膝关节各组成骨密度较前减低，皮质较前变薄

根据构型的不同，骨外固定器主要可分为 4 种。①单边式外固定器：为单平面半针固定，固定时将钢针穿透骨皮质两侧，但不穿透对侧软组织和皮肤，在肢体一侧用连杆将裸露于皮肤外的针端连接固定（图 35-1-15A）；其结构简单，但稳定性较差。②双边式外固定器：为单平面全针固定，固定时钢针横贯被固定骨并穿出对侧软组织及皮肤，针的两端分别固定于肢体两侧的连接杆上（图 35-1-15B）；其在刚性和稳定性方面较强，但灵活性不如单边式外固定器。③环式或半环式外固定器：由固定针、水平槽式圆形

或半圆形环弓以及与肢体长轴平行的数根纵向连接杆组成，构成环状或半环状槽式构型，固定针为全针固定，必要时辅以半针固定（图 35-1-15C）。此固定器可供多方向穿针，适用于肢体延长及对骨折处加压固定，从而促进骨折愈合，但它对组织损伤较大，结构复杂，安装调节较难。④四边式外固定器：在肢体两侧各有 2 根伸缩滑动的连接杆，相互之间有横杆等连接结构，与前述环式及半环、全环式外固定器都属多平面固定型外固定装置，有良好的稳定性，但安装较复杂。

（二）治疗后常见并发症

1. 外固定术后感染

【病因和临床】

主要因针道周围皮肤不洁，无菌操作不严格，消毒不彻底或使用污染的手术器械所致。轻者仅为针道感染，重者可发生骨髓炎。

外固定术后感染轻者可见针孔周围皮肤发红、疼痛，局部见少量炎性分泌物；重者还可见针孔扩大、流脓，周围糜烂，患肢肿胀，固定针松动，甚至出现发热、白细胞升高等全身症状。

【影像学表现】

X 线检查可见针道周围骨质疏松，乃至骨质破坏、骨膜新生骨形成、骨质增生硬化等骨髓炎表现。

2. 外固定针松脱

【病因和临床】

主要见于单边外固定器的半针固定，其原因有：快速钻入固定针时钢针周围骨质灼伤坏死；钻孔时

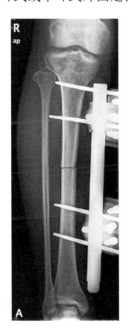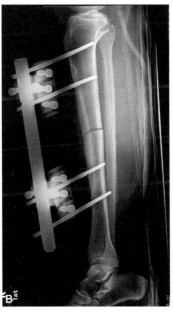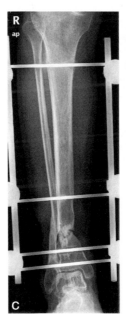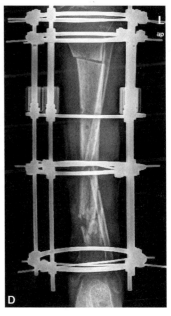

图 35-1-15 各种类型外固定器

A、B.胫腓骨正侧位片显示胫骨中段横向骨折及单边式外固定器；C.胫腓骨正位片显示胫骨下段骨折及双边式外固定器；D.胫腓骨正位片显示胫、腓骨多发骨折及环式外固定器

骨钻晃动、反复进退导致针骨界面完整性破坏;固定时间过久导致针道周围骨质吸收,骨质疏松。

临床上可见固定针松动,体外部分变长。

【影像学表现】

X线检查可见针道增宽或边缘不整,周围骨质密度减低,小梁稀疏,固定针向外移位(图35-1-16A),有时需与既往检查比较才容易发现。

3. 骨折再移位或成角畸形

【病因和临床】

多因发生外伤或外固定器力学设置不当引起。另外,如选用单平面半针外固定器,易发生此类并发症。

临床上可见骨折部位又出现畸形并伴疼痛。

【影像学表现】

X线检查可见原骨折断端又出现错位、成角表现(图35-1-16B)。

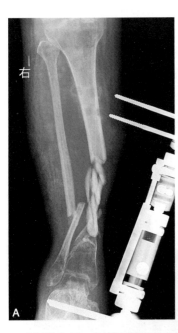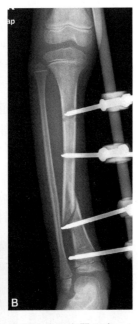

图35-1-16　外固定器的固定针松脱及外固定器固定后骨折断端成角、移位
A. 胫腓骨正位片显示胫腓骨多发骨折,胫骨处可见单边外固定器,胫骨上段的固定针向外脱出,残留增宽的低密度针道影,小腿软组织肿胀;B. 胫腓骨正位片示胫骨骨折利用单边外固定器固定后,断端局部错位、成角(本图片由佛山市中医院袁健祥医生提供)

4. 针道骨折

【病因和临床】

反复在一个部位穿针或使用快速电钻造成骨孔周围骨质灼伤和坏死等原因,有可能导致针道骨折。用粗针固定较小骨骼也可造成针道处骨折。

发生针道骨折时患者在固定针处出现局部疼痛、肿胀,甚至出现骨擦音或骨擦感等表现。

【影像学表现】

X线检查可见针道处及邻近区域的骨折线。

5. 再骨折　再骨折是指骨折临床愈合后,在原骨折处又发生骨折。被固定段存在应力遮挡作用,造成局部骨质强度下降,拆除外固定器后收到外力作用易出现再骨折;外固定器拆除过早,骨折尚未坚强愈合,更易发生再骨折。有关临床及影像学表现见本节"内固定术"部分。

6. 外固定针折断

【病因和临床】

固定针折断是金属疲劳所致,重复使用者尤易折断。骨折端存在间隙时,固定针承受全部的外加载荷,其所承受应力的集中部位容易发生断裂。各个固定针受力不均,则受力集中者易折断。

临床上可见固定针骨外部分断裂,断端可错位,局部可出现疼痛等表现。

【影像学表现】

X线检查可见固定钢针断裂。

四、骨骺损伤的治疗

(一) 治疗方法

骨骺损伤的类型、累及部位、严重性、患病年龄和骨骺板的生长潜力是影响其治疗方案的重要因素。一般而言,多数SH—I型和II型骨折可以通过闭合复位和石膏固定进行治疗。损伤1周以上者不宜强行闭合复位,可待日后截骨矫形。

严重的骨骺骨折、复位后无法稳定的骨骺骨折、骨折端有软组织嵌入又无法回纳的骨骺骨折,以及进入关节、影响关节面平整的骨骺骨折(SH—III型和IV型),通常需要手术治疗和内固定。

治疗骨骺骨折的内固定物以克氏针为宜,最好通过于骺端而不通过骨骺板,如必须通过骨骺板,一般建议使用直径不大于2mm的光滑克氏针,垂直骺板插入,以减少骺板损伤。螺丝钉只能用于固定干骺端或体积较大的二次骨化中心,不应穿过骺板,否则取钉后局部腔隙可形成骨桥。对于克氏针固定失败者应行接骨板内固定,此时尽量选用小接骨板固定。

(二) 治疗后常见并发症

1. 生长加速

【病因和临床】

生长加速主要发生在骨骺损伤后最初的6~18个月,可能因外伤后局部充血刺激骨骺板过度增生,从而导致患肢暂时性生长加速。

生长加速很少出现明显的临床症状或体征,常在病情发生一段时间后发现两侧肢体长度的差异。

【影像学表现】

X 线检查可见患骨较对侧粗而长,如果两侧长度差距大于 6cm,需考虑进行肢体延长或缩短手术。

2. 生长阻滞

【病因和临床】

多因骺板出现损伤后,在骨骺与干骺端之间出现替代骺板的骨质,即骨桥所致。如骨桥的区域巨大,可使骺板的生长完全停止,很少见。常见的是部分生长阻滞,即骺板在骨桥的区域生长停止,而骺板其他的区域继续生长,这可导致肢体短缩或进行性的成角畸形或两者同时并存。

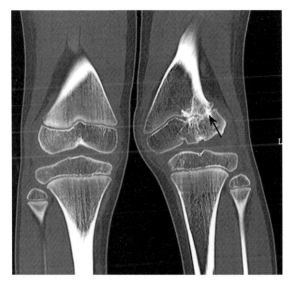

图 35-1-17 周围型骨桥
双膝关节冠状面 CT 图像显示左股骨下端骺板外侧部骨桥形成(箭),左股骨远端关节面倾斜,左膝外翻

骨桥又可根据其发生在骺板的部位,分为 3 种类型:①周围型骨桥的位置偏于骺板的一侧,主要导致受累骨弯曲或成角畸形,受累关节可出现内翻或外翻,关节面向一侧倾斜(图 35-1-17)。②中央型骨桥被周围健康的骺板所环绕,主要引起肢体短缩(图 35-1-18)。③线形骨桥则表现为从一侧到另一侧横穿整个骺板,可同时出现肢体短缩和成角畸形。

【影像学表现】

在 X 线平片和 CT 检查中,生长阻滞可以表现出骨骺板变窄、乃至消失,局部骨密度增高(图 35-1-17)。MRI 检查在发现骨骺板变化上最为敏感,能显示早期的骨桥形成,从而可帮助对可能出现的骨骺早闭作出早期诊断。骨桥形成的过程在 MRI 上表现为:①血管侵入,损伤部位出现强化;②血管桥形成,损伤部位强化达到峰值;③骨质沉积,强化程度逐渐减轻,并自周围向中间逐渐骨化;④骨桥形成,强化消失,损伤处呈线状或不规则细条带状低信号,穿过高信号的骺软骨;骨桥内部出现骨髓时,其在 T_1WI 和 T_2WI 的信号表现与正常骨髓相仿(图 35-1-18)。

五、肢体延长术

(一)治疗方法

肢体延长术是根据活体组织再生理论,将肢体骨截断后,通过特制外固定架的逐步缓慢牵伸作用,使断骨及其周围软组织分离、生长、连接与重建,最终实现肢体的长度增加,达到矫正畸形和重建肢体功能的目的。在进行骨皮质截骨的同时,要尽量保留骨髓和骨周血管以利于骨的生长;一般选择截骨

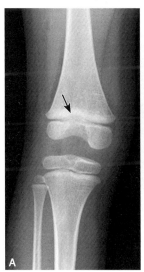
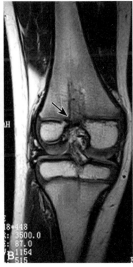
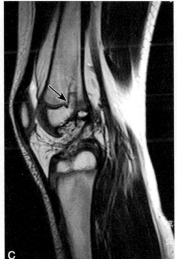
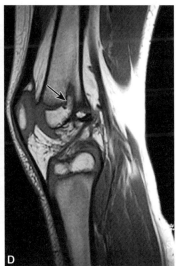

图 35-1-18 中央型骨桥
A. 膝关节正位 X 线片显示股骨远侧骺板中部密度增高(箭),相应水平髁间窝加深;膝关节冠状 T_2WI(B)、矢状 T_2WI(C)及矢状 T_1WI(D)显示条状骨髓信号穿过股骨远侧骺板(箭)

后第 7~14 天开始延长,每天延伸长度不要过大,以每天 1mm 的速度延长为宜;延长牵伸一段时间后停止延伸,以利于新生骨充分骨化,继而按术前制订的方案继续进行截骨间距的延伸拉长,直至达到预期满意的长度。肢体延长术在临床上主要用于治疗各种原因引起的肢体短缩。

(二) 治疗后影像学表现

经皮置入的外固定针与外固定架连接牢固。一系列定期复查 X 线平片显示截骨间距逐渐增大,肢体长度逐渐延伸,截骨间新生骨生长良好直至截骨延伸至满意的长度,最终截骨区骨完全愈合,肢体短缩畸形得以矫正,双侧肢体基本等长。骨缺损和骨

病变经手术治疗后消失,肢体功能恢复良好,无术后并发症(图 35-1-19)。

(三) 治疗后常见并发症

1. 术后感染

【病因和临床】

主要因无菌操作不严格、消毒不彻底或使用污染的手术器械所致。轻者仅累及软组织,重者可发生骨髓炎。

临床上可见局部红肿热痛,皮肤伤口不愈合,乃至糜烂、流脓,甚至出现发热、白细胞升高等全身症状。

【影像学表现】

影像学检查可见软组织肿胀,术区骨质破坏,边

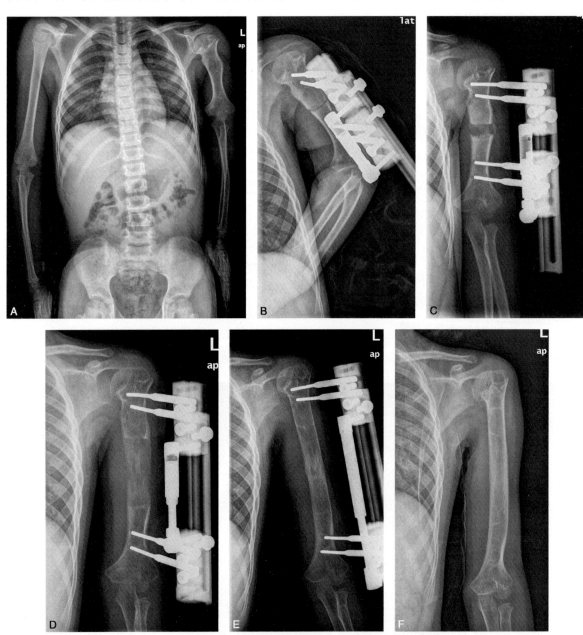

图 35-1-19　左肱骨先天短缩畸形行肢体延长术后效果良好
左肱骨术前(A)、截骨后单边外固定架固定术后 1 周(B)、术后 1 个月(C)、术后 3 个月(D)、术后 6 个月(E)和术后 1 年拆除了外固定架(F)时复查的一系列 X 线正位平片:术前左肱骨明显短于右肱骨,术后截骨间距逐渐增大,截骨区骨质密度逐渐增加,肢体长度逐渐延伸直至达到满意长度,截骨区骨性愈合良好

界不清,后期出现骨质增生硬化等表现。

2. 外固定针松动和折断 随着肢体不断延长和功能锻炼,固定针可因应力发生疲劳折断或松动,从而影响截骨间的正常愈合。有关临床和影像学表现参见本节"外固定术"部分。

3. 骨愈合不良 包括骨延迟愈合、骨不愈合和骨畸形愈合。延长速度过快、启动过早、截骨部位血供及成骨能力差可影响截骨后愈合速度;感染、固定失效也会影响骨愈合。固定不牢固或过早地拆除固定等原因导致截骨端在对位、对线不良的情况下愈合则会导致畸形愈合。有关临床和影像表现参见本节中的"四肢骨折的基本治疗原则及常见并发症"部分。

4. 神经血管损伤 固定针经皮穿入时引起局部血管和神经的直接损伤,以及在肢体延长过程中因过度牵拉导致肢体血管和神经损伤。相应临床和影像学表现参见本节中的"四肢骨折的基本治疗原则及常见并发症"部分。

六、四肢良性和中间型骨肿瘤的治疗

(一)治疗方法

1. 手术治疗 良性骨肿瘤的手术方法有多种,主要包括以下几类。

(1)肿瘤刮除术:属于囊内切除,适用于局限于骨内的良性骨肿瘤。手术时,先肿瘤刮除,再采取不同性质的填充物填充骨质缺损区。根据肿瘤刮除后骨质缺损区填充物不同,分为刮除植骨术和刮除骨水泥填充术两种。植骨术者可填充骨移植材料,包括自体骨、同种异体骨(尸体骨)或人工合成材料(常见的有脱钙骨基质和陶瓷材料等);骨水泥填充术者要填充骨水泥或混合有化疗药物的骨水泥,必要时加以内固定或外固定。

(2)肿瘤边缘性切除术:适用于生长在骨皮质内或骨表面的良性骨肿瘤。手术时采用合理的手术入路,彻底切除病变(如:骨软骨瘤要切除肿瘤骨性基底、软骨帽和纤维膜;骨化性纤维瘤常需连同骨膜做大块皮质骨切除;骨样骨瘤要完整切除瘤巢但无需清除瘤巢周围的全部增生骨质),必要时骨质缺损区植入自体骨并加行外固定或内固定。

(3)单纯瘤段切除术:适用于切除术后不影响或很少影响肢体功能的突破骨皮质或骨性关节面明显塌陷的骨肿瘤。手术时采用合理的手术入路,在最佳的手术外科边界完整地切除肿瘤。

(4)瘤段切除后骨段移植重建术:适用于切除术后影响肢体功能的突破骨皮质或骨性关节面塌陷的骨肿瘤。手术时采用合理的手术入路,在最佳的手术外科边界完整地切除肿瘤,然后选用自体骨或异体骨进行骨移植重建。半关节移植骨重建时,移植骨的长度和关节面的匹配要合适。术中同时加以内固定,防止移植骨活动而不愈合。

2. 化疗 主要用于多发的骨嗜酸性肉芽肿或不必要手术治疗的骨嗜酸性肉芽肿。所用药物主要为抗代谢药类的甲氨蝶呤。

(二)治疗后影像学表现

1. 手术后表现

(1)肿瘤刮除术后表现

1)刮除植骨术后表现:术后早期 X 线平片或 CT 表现为病灶刮除后空腔边界清楚,内见密度不均匀的高密度植骨影。随着时间的推移,X 线平片或 CT 显示植入骨与周围正常骨分界不清,逐渐融合,无新发的骨质破坏(图 35-1-20)。MRI 表现为植骨区信号不均匀,术后早期术区周围骨髓和邻近软组织出现范围大小不一的水肿信号;随着时间的推移,术区周围软组织水肿减退或消失。

2)刮除骨水泥填充术后表现:术后早期 X 线平片或 CT 表现为病灶刮除后空腔边界清楚,内见填充的密度较均匀的高密度骨水泥影;随着时间推移,填充的骨水泥周围形成硬化边,与正常骨质分界清楚,无新发的骨质破坏区(图 35-1-21)。MRI 表现为骨水泥填充区为不均匀低信号区,术后低信号填充区与周围正常骨髓之间常见条带状异常信号环,这是骨水泥填充后凝固释热时产生的高温灼伤周围骨髓并继发无菌性炎性反应所致。术区周围组织可见水肿,随着时间推移,逐渐减退或消失。

(2)肿瘤边缘性切除术后表现:术后早期 X 线平片表现为病灶完整切除,同时伴有植骨者在骨质缺损区见填入的高密度骨质影,MRI 可显示术区周围软组织水肿。随着时间推移,植入骨质与周围正常骨质融合,无新发的骨质破坏区,术区周围软组织水肿减退或消失(图 35-1-22)。

(3)单纯瘤段切除术后表现:术后影像检查可见肿瘤所在骨部分骨质术后缺如,残端边缘清楚,无骨质破坏。早期术区软组织肿胀、积气,无残留骨块;随访过程中术区无软组织肿块、钙化或骨化影出现(图 35-1-23)。

(4)瘤段切除后骨段移植重建术后表现:术后影像检查可见肿瘤所在骨部分骨质术后缺如,局部见自体骨或同种异体骨植入,移植骨与残余骨对位对线良好,最终完全融合,重建的关节各部对应关系良好;内固定无松动、断裂,随访过程中术区无骨质破坏或软组织肿块出现(图 35-1-24)。

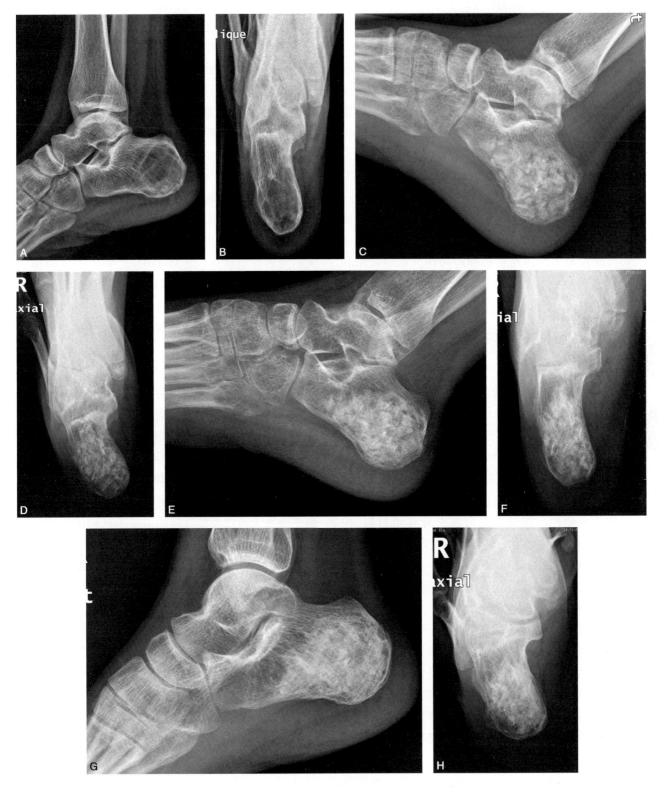

图 35-1-20　跟骨软骨母细胞瘤刮除植骨术后愈合

跟骨术前(A、B)、术后 3 个月(C、D)、术后 6 个月(E、F)和术后 1.5 年(G、H)跟骨侧位和轴位 X 线平片:术前跟骨不规则骨质破坏区,边界较清楚,部分伴有硬化边。术后 3 个月和 6 个月后复查时可见植入骨逐渐融合,术后 1.5 年复查时植入骨完全融合

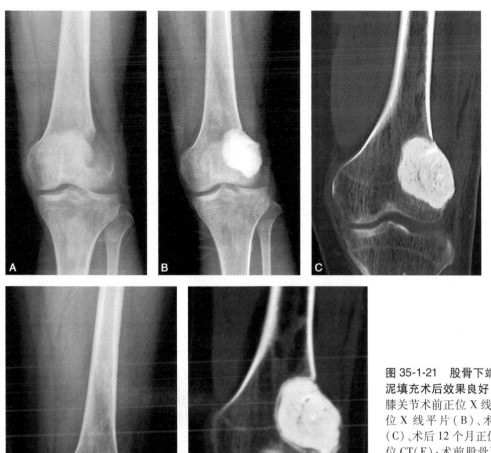

图 35-1-21　股骨下端骨巨细胞瘤刮除骨水泥填充术后效果良好

膝关节术前正位 X 线平片（A）、术后 1 周正位 X 线平片（B）、术后 3 个月冠状位 CT（C）、术后 12 个月正位 X 线平片（D）和冠状位 CT（E）：术前股骨下段偏心性骨质破坏，边界欠清，无硬化边，局部轻度膨胀，未见骨膜新生骨。肿瘤刮除骨水泥填充术后原骨质破坏区内填充高密度骨水泥，密度均匀，边缘光滑，随访观察中骨水泥周围出现硬化环

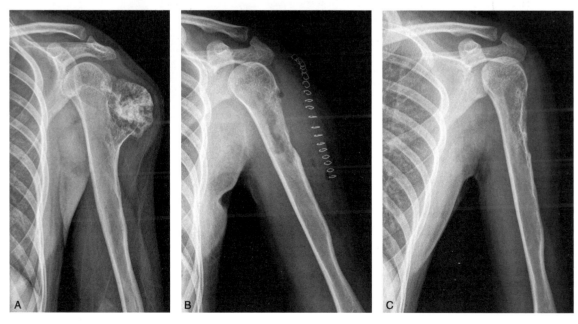

图 35-1-22　肱骨上段骨软骨瘤切除术后效果良好

肱骨术前侧位 X 线平片（A）、肿瘤切除术后 3 天（B）和术后 6 个月（C）侧位 X 线平片：术前肱骨上段向骨外突出的骨性结构影，其骨皮质和骨髓腔分别与肱骨的骨皮质和骨髓腔相延续，表面见多发钙化灶，术后骨软骨瘤已完整切除，部分母体骨质缺如，边缘逐渐硬化，未见肿瘤复发

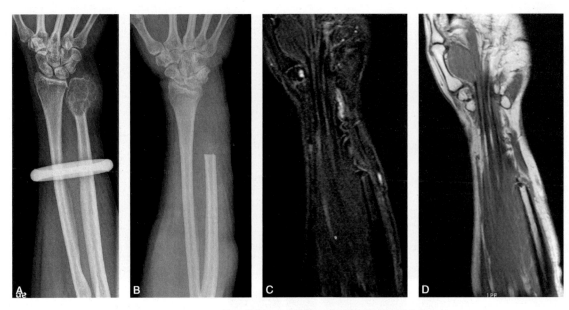

图 35-1-23　尺骨远端骨巨细胞瘤瘤段切除术后效果良好

前臂术前正位 X 线平片(A)、术后 3 个月 X 线平片(B)和 MRI 冠状位脂肪抑制 T_2WI(C)、增强 T_1WI(D)：术前在尺骨远端见膨胀性骨质破坏,直达骨性关节面下。尺骨瘤段切除术后残端边界清楚,局部软组织结构层次紊乱,未见肿瘤残留或复发

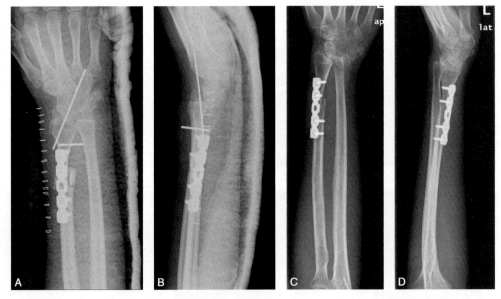

图 35-1-24　桡骨远端骨巨细胞瘤行瘤段切除和自体腓骨上段移植重建术后骨性融合

前臂术后 1 周正位(A)和侧位(B)X 线平片示瘤段切除,代之以自体腓骨上段骨,移植骨和桡骨残段对位对线良好,内固定钢板、螺钉和钢针位置良好。术后 12 个月正位(C)和侧位(D)X 线平片示移植腓骨和桡骨骨性融合,内固定无松脱或断裂

2. 化疗后表现　骨嗜酸性肉芽肿有效化疗后临床症状和体征减轻或消失,影像学表现为骨质破坏区缩小,周围骨质增生修复明显,骨外软组织肿块减小或消失(图 35-1-25)。

(三) 治疗后常见并发症

1. 手术后常见并发症

(1) 术后复发

【病因和临床】

骨内复发是因手术切除肿瘤不彻底而残留肿瘤

组织引起,依肿瘤种类、生物学特性和术后时间不同而其复发率各异。临床上患者的肿瘤复发处疼痛不适,活动受限,有时可触及包块。

术区周围软组织内肿瘤复发是因术区周围正常软组织术中保护不佳,肿瘤细胞在软组织内种植后生长所致。临床上肿瘤复发处疼痛不适,出现包块。

部分良性和中间型骨肿瘤复发后可因手术刺激出现恶变。临床上患者的肿瘤复发处明显肿痛,可触及包块,生长迅速。

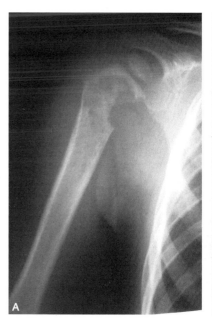
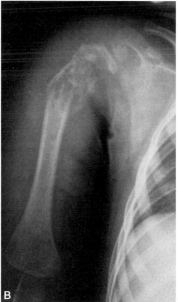
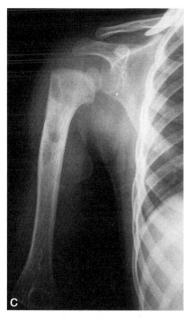

图 35-1-25　右肱骨近侧干骺端嗜酸性肉芽肿单纯化疗后修复

右肱骨化疗前正位 X 线平片(A)示右肱骨近侧干骺端溶骨性骨质破坏,边界不清,内侧局部骨皮质缺损。化疗 1 个月后正位 X 线平片(B)示肱骨骨质破坏进展,出现病理性骨折;化疗 5 个月后正位 X 线平片(C)示原骨质破坏区骨质修复明显,基本愈合

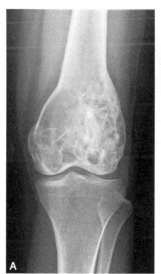
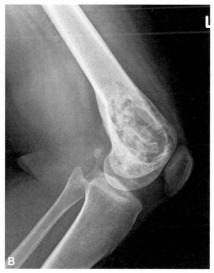
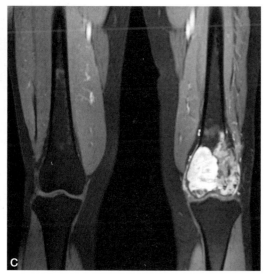

图 35-1-26　股骨下端骨巨细胞瘤刮除植骨术后复发

A、B. 股骨术后正、侧位 X 线平片显示,股骨下端外侧部密度混杂,内侧部出现大片低密度区,边缘无硬化;C. MRI 脂肪抑制增强 T$_1$WI 示,股骨下端内侧部明显高信号区,外侧部信号混杂,主要呈稍高信号

【影像学表现】

骨内复发时影像检查可见术区边缘出现骨质破坏,植入物吸收,局部可伴有软组织肿块形成(图 35-1-26、图 35-1-27)。

软组织内复发时,影像学检查可见软组织内结节或肿块,增强检查后不同程度强化(图 35-1-27)。

复发并恶变时,影像学检查可见恶性肿瘤的征象,包括边界不清的骨质破坏、骨膜反应和软组织肿块。

(2)术后感染

【病因和临床】

常因术区积血诱发感染,局部伤口流液不愈合,可引起骨髓炎。临床上可见局部肿胀、疼痛及发热、白细胞升高等全身症状。

【影像学表现】

骨髓炎在影像学上表现为局部骨质破坏,骨膜反应和软组织肿胀,可见脓肿或死骨形成。

(3)术后异位骨化:参见本节中的"内固定术"部分。

(4)术后植骨愈合不良

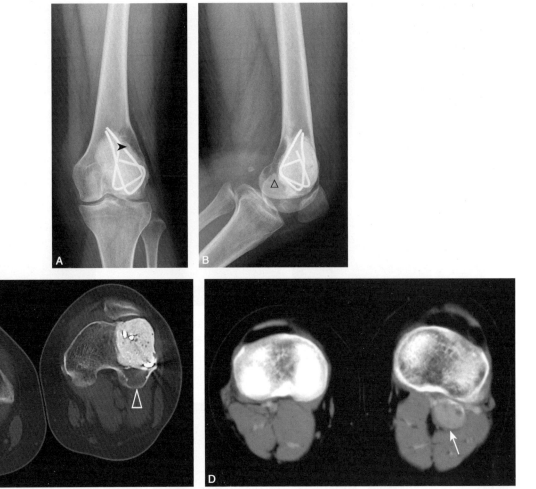

图 35-1-27　股骨下端骨巨细胞瘤刮除骨水泥填充术后复发

股骨术后 3 年 X 线平片(A 和 B 分别为正、侧位片)和 CT(C 和 D 分别为横轴位 CT 骨窗和增强软组织窗)示,骨水泥填充区外上方和后方骨质破坏(△),边界较清但无硬化边。增强 CT 软组织窗示腘窝内强化实性结节(↑)

【病因和临床】

被移植入的骨段与正常骨之间常因缺乏妥善固定或合并感染而发生延迟愈合或不愈合。

【影像学表现】

参见本节中的"四肢骨折的基本治疗原则及常见并发症"部分。

(5) 内固定器断裂、松动:参见本节中的"内固定术"部分。

2. **化疗后并发症**　骨嗜酸性肉芽肿的化疗后并发症,请参见"恶性骨肿瘤化疗后并发症"的相关内容。

七、四肢恶性骨肿瘤的治疗

(一) 治疗方法

恶性骨肿瘤的治疗是以手术治疗为主,辅以化疗、放疗等多种方法在内的综合治疗,治疗的目的在于尽可能完全切除原发肿瘤灶,以最大限度地达到有效的局部控制,防止肿瘤复发,减少远处部位的转移,延长患者生存期,提高患者生活质量。对于不能手术的恶性骨肿瘤或化疗敏感的恶性骨肿瘤,可选择单纯化疗。放疗则不宜单独应用,常作为综合治疗中的可供选择的一个辅助治疗手段。

1. **手术治疗方法**

(1) 截肢术:适用于不能和不宜保肢治疗的恶性骨肿瘤。手术时要选择合理的截肢平面,确定最佳的手术边界,在完整切除肿瘤的前提下为假肢安装提供合适条件。截肢手术有 4 种类型。①大块切除截肢术:属于姑息性手术;②边缘截肢术:外科边界在肿瘤反应区内;③广泛经骨截肢术:外科边界在反应区外 3~5cm 以上正常组织内;④根治性关节离断或超关节截肢术:切除整个间室,包括整块骨和肌肉。

(2) 保肢术:适用于能按最佳外科边界切除肿瘤,复发率不高于截肢术,术后肢体有康复能力,肿瘤切除后修复重建的肢体功能不差于截肢后安装假肢的功能,一般情况良好的患者。手术时要采用合理的手术入路,在按最佳外科边界完整切除肿瘤(包括肿瘤所在骨和被肿瘤侵犯的软组织以及术前活检通路周围的软组织)的前提下尽量保留正常组织,便于完成后续的修复重建。常用的保肢手术主要有4种。①单纯瘤段切除术:采用局部广泛性切除,切除范围包括肿瘤及其邻近骨和软组织。②瘤段切除后骨移植术:完整的瘤段切除后选用自体骨或异体骨进行骨移植重建。半关节移植骨重建时,移植骨的长度和关节面的匹配要合适。术中同时加以内固定,防止移植骨活动而不愈合。③瘤段骨切除后灭活再植术:瘤段截下后去除肿瘤组织及非骨组织,残留骨壳经彻底灭活后回植于原位,并加以合适的内固定以促进骨的愈合。④瘤段切除后人工假体置换术:是目前保肢重建术中应用最广泛、效果最佳的方法,手术时要选用尺寸合适的人工假体,正确固定。

2. 化疗 对恶性骨肿瘤的化疗应尽早进行,尽量多药物联合应用,化疗过程中要监测患者全身功能状态。化疗的方法主要有以下三种:

(1) 单纯化疗:单纯应用抗肿瘤药物治疗晚期不能手术的骨肿瘤患者和某些全身性恶性骨肿瘤,如:恶性骨淋巴瘤和骨髓瘤等。

(2) 辅助化疗:指用于手术治疗后或放疗前后的化疗,旨在提高手术或放疗的疗效。术后辅助化疗主要用来消灭术区残留的肿瘤细胞和手术野外的亚临床微小转移瘤灶,以最大限度地防止肿瘤术后复发和其他部位转移。

(3) 新辅助化疗:指手术前进行短时间化疗,以杀伤潜在的细微转移灶,并使肿瘤边界清楚或瘤体缩小以利于手术治疗;同时通过观察新辅助化疗后肿瘤细胞坏死率的来评定所用抗肿瘤药物的敏感性,以指导术后辅助化疗方案的选择和患者预后的预测。新辅助化疗后肿瘤坏死率大于90%者,说明化疗反应良好,5年存活率可达80%~90%;而坏死率小于90%者,说明化疗反应不佳,5年存活率低于60%,术后应改用其他有效的抗肿瘤药物。

3. 放疗 放疗适应于对放射线敏感的恶性骨肿瘤,如尤因瘤。放疗要在手术切口愈合后进行;放疗的效果应大于放疗的副作用。

放疗的方法主要有内放射疗法和外放射疗法,前者是应用放射性核素从内部照射肿瘤进行治疗,将放射源密封后放入肿瘤组织内或放入人体的天然腔内进行照射;后者是利用设备产生放射线从外部照射肿瘤来治疗,骨肿瘤的放疗方法主要是采用外放射疗法。

(二)治疗后影像学表现

1. 手术治疗后表现

(1) 截肢术后表现:截肢术后影像表现为肿瘤所在的患肢骨和肌肉缺如,截骨端骨缘清晰光整,局部无骨质破坏、骨膜反应或软组织肿块等异常表现。

(2) 保肢术后表现

1) 单纯瘤段切除术后表现:请参见本节"良性和中间型骨肿瘤的治疗"部分的相关内容。

2) 瘤段切除骨移植术后表现:请参见本节"良性和中间型骨肿瘤的治疗"部分的相关内容。

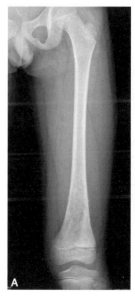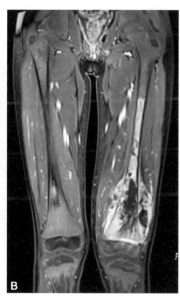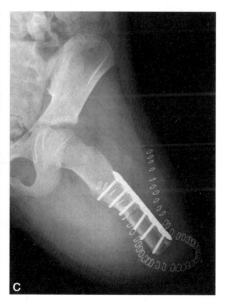

图 35-1-28 左股骨下段骨肉瘤行截肢和部分瘤段切除骨壳灭活再植术后表现

左股骨术前正位 X 线平片(A)和 MRI 冠状位脂肪抑制增强 T_1WI(B)示左股骨中下段边界不清的骨质破坏,MRI 显示骨髓被肿瘤取代的范围明显大于 X 线平片所显示的骨质破坏区。术后 3 天正位 X 线平片(C)示经股骨上段水平截肢,部分瘤段切除骨壳灭活后回植重建,与残余股骨对位对线良好,内固定无松脱或断裂

3）瘤段切除骨壳灭活再植术后表现:早期表现为植入的灭活瘤段骨壳与正常骨边界清楚,对位对线良好,术区软组织水肿,内固定无异常。随着时间推移,植入骨质与周围正常骨逐渐融合,无新发的骨质破坏区,术区软组织水肿减退或消失(图 35-1-28)。

4）瘤段切除人工假体置换术后表现:人工假体位置正常,无松动、断裂,随访过程中残留骨无新发的骨质破坏,术区及邻近区域无软组织肿块出现(图 35-1-29)。

2. 化疗后表现 肿瘤化疗有效时影像学检查可见肿瘤体积变小或消失,肿瘤内坏死成分增多,骨质破坏区出现修复性骨质增生硬化(图 35-1-29)。另外,在开始化疗后骨髓可出现充血水肿,在 T_1WI 呈低信号,在抑脂 T_2WI 呈高信号。化疗 3~4 周后可发生黄骨髓转向红骨髓的逆转换,另外治疗中使用的粒细胞刺激因子也可促使红骨髓的生成;红骨髓在 T_1WI 的信号强度等或稍高于肌肉,在 T_2WI 的信号强度稍高于肌肉,增强扫描轻度强化。

3. 放疗后表现 肿瘤放疗有效时影像学检查可见肿瘤体积变小或消失,瘤内坏死程度增加,骨质破坏区出现修复性骨质增生硬化(图 35-1-30)。另外,在放疗后 1~2 周内局部骨髓出现充血水肿,在 T_1WI 信号减低,在 T_2WI 信号增高;在放疗 3~7 周后局部骨髓明显黄髓化,在 MRI 呈脂肪样信号。在放疗后一年内造血组织多可再生。

（三）治疗后常见并发症

1. 手术治疗后并发症

（1）术后肿瘤复发

【病因和临床】

肿瘤切除边界或截肢平面选择不当或术区周围组织保护不佳受到污染,以致术区或周围组织内有肿瘤成分残余、种植,可导致肿瘤复发。患者的肿瘤复发处疼痛不适,并可触及包块。

【影像学表现】

影像检查可见术区边缘骨质破坏和/或软组织内强化结节或肿块(图 35-1-31)。

（2）术后肿瘤转移

【病因和临床】

术后所见的肿瘤转移可为术前即已存在但未被发现的经淋巴道或血行播散的肿瘤细胞所致或手术引起的肿瘤播散所致,以肺转移、淋巴结转移和骨转移常见。当发生转移时临床上可见受累部位的疼痛等局部症状,还可出现虚弱无力等全身表现。

【影像学表现】

肺转移瘤表现为肺内单发或多发类圆形结节或肿块。淋巴结转移,表现为单发或多发淋巴结肿大,并可伴有坏死(图 35-1-32)。骨转移瘤表现为受累骨内出现的溶骨性病变所致的低密度区或成骨转移所致的高密度结节。

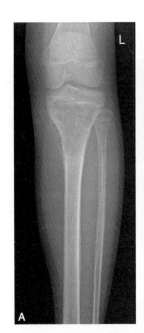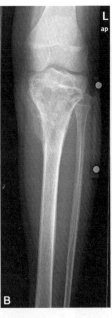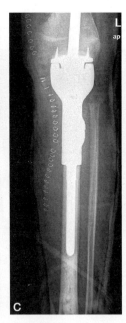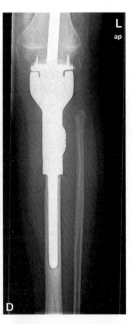

图 35-1-29 胫骨上段骨肉瘤行术区化疗、瘤段切除和人工膝关节置换术后表现
A. 胫骨正位 X 线平片示,胫骨上段边界不清的骨质破坏和骨膜新生骨。B. 骨肉瘤术前化疗 3 次后正位 X 线平片示,骨破坏区范围无变化,骨质增生较前明显增多,提示化疗效果良好。C. 膝人工关节置换术后 3 天正位 X 线平片示,人工关节位置良好;D. 术后 6 个月正位 X 线平片示,人工关节位置良好,未见假体松动或断裂,未见肿瘤复发

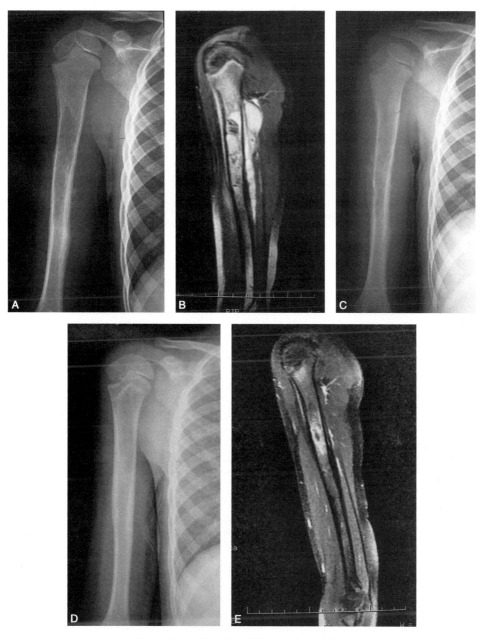

图 35-1-30　肱骨尤因肉瘤放化疗联合效果良好
右肱骨尤因肉瘤放疗前 X 线平片(A)和 MRI 矢状位脂肪抑制 T_2WI(B)示,肱骨干边界不清的骨质破坏、少量骨膜新生骨和软组织肿块。放疗 1 个月后肱骨 X 线平片(C)示,肱骨干骨膜新生骨明显增多;放疗结束后联合化疗复查肱骨 X 线平片(D)、MRI 矢状位脂肪抑制 T_2WI(E)示,肱骨骨质修复良好,骨质破坏不明显,少许骨髓水肿,无软组织肿块

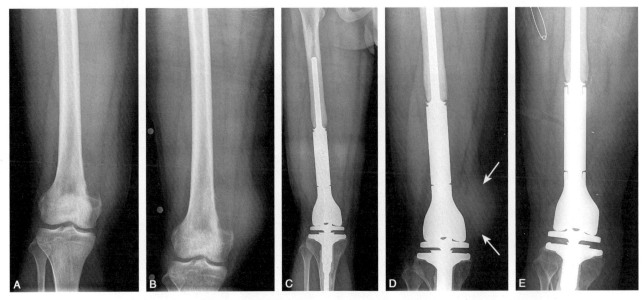

图 35-1-31　股骨下段血管扩张型骨肉瘤化疗效果不佳,行肿瘤切除和人工膝关节假体置换术后软组织内肿瘤复发
股骨 X 线平片(A)示股骨下段内侧边界不清的骨质破坏,邻近骨皮质中断伴周围软组织肿块;术前化疗 3 次后股骨 X 线平片(B)示股骨下段骨质破坏和软组织肿块范围较前明显增大,提示化疗效果不佳。行肿瘤切除和人工膝关节置换后 1 年 X 线平片(C)示人工假体对位良好,未见假体松脱或肿瘤复发;术后 1.5 年 X 线平片(D)示人工假体位置良好,膝内侧术区软组织内见软组织肿块(↑),提示肿瘤复发,遂行肿瘤复发切除术;肿瘤复发切除术后 3 天 X 线平片(E)示软组织肿块已切除,人工假体无松脱

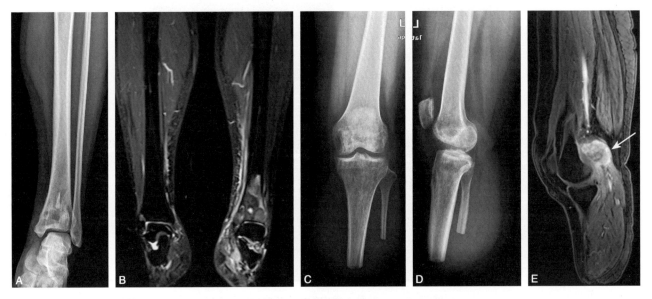

图 35-1-32　左胫骨下段骨肉瘤截肢术后区域性淋巴结转移
左胫骨病灶刮除植骨术后 3 个月 X 线平片(A)和 MRI 冠状位脂肪抑制 T_2WI(B)示,病灶位于胫骨远端,基于术后病理为骨肉瘤,遂行经胫骨上段水平的截肢术。小腿截肢术后 9 个月复查 X 线平片(C 和 D 分别为正、侧位片)和 MRI 矢状位脂肪抑制增强 T_1WI(E)示,胫骨截骨界面清晰,腘窝内转移性肿大淋巴结(↑)

（3）术后感染和植骨愈合不良:参见本节中的"四肢良性和中间型骨肿瘤的治疗"部分。

（4）异位骨化及神经、血管损伤:参见本节中的"四肢骨折的基本治疗原则及常见并发症"部分。

（5）内固定器断裂或松动:参见本节中的"内固定术"部分。

（6）人工关节假体松动、脱位、断裂:参见本章第二节中"人工髋关节置换术"部分的内容。

2. 化疗后并发症

（1）化疗效果不佳

【病因和临床】

肿瘤细胞的异质性和抗肿瘤药物的耐药性是化疗效果差的主要原因。临床上患者的局部和全身症状在化疗后无明显缓解。

【影像学表现】

影像学检查可见病变所致的骨质破坏或/和软

组织肿块范围较前无缩小甚至扩大（图 35-1-31），肿瘤坏死区无增加，出现远处转移灶。

（2）骨髓抑制和纤维化

【病因和临床】

化疗可致骨髓内造血成分显著减少，被脂肪取代，进一步发展可出现骨髓纤维化。临床上可见外周血中血细胞减少等表现。

【影像学表现】

骨髓被脂肪组织取代时在 T_1WI 和 T_2WI 均呈高信号，在抑脂序列图像上呈低信号。发生骨髓纤维化时，骨髓在 T_1WI 和 T_2WI 均呈低信号，在抑脂序列图像上信号稍高于肌肉。

（3）骨坏死

【病因和临床】

化疗药物对骨代谢的过度抑制、抗血管生成的作用及对已有血管的损害可导致骨坏死。早期患者多无临床症状，随后可出现疼痛，股骨头受累还可出现关节活动受限等症状。

【影像学表现】

早期 X 线表现正常，随病变发展可出现高密度的硬化带及低密度骨吸收、囊变区，累及股骨头时还可出现关节面塌陷和继发的骨性关节炎表现。MRI可早期显示和诊断骨坏死。典型者病变中心为脂肪样信号，周边呈线样异常信号，在 T_1WI 和 T_2WI 均呈低信号。

3. 放疗后并发症

（1）肿瘤放疗无效

【病因和临床】

肿瘤组织对放疗不敏感或放疗方法不当可导致放疗无效。临床上患者的局部和全身症状在化疗后无明显缓解。

【影像学表现】

影像学检查示肿瘤体积无缩小或增大，肿瘤内坏死区无增加。

（2）放射性骨坏死

骨组织受到电离辐射后骨细胞或骨营养血管损伤，血液循环障碍可导致骨坏死。临床及影像学表现参见化疗后并发症部分的内容。

（3）放疗诱导肿瘤形成

【病因和临床】

放疗可诱导良性或恶性肿瘤形成，是其远期并发症。恶性肿瘤中最常见的是骨肉瘤、纤维肉瘤和未分化多形性肉瘤，一般在放疗后 14～17 年发生。良性肿瘤中最常见的骨软骨瘤，其发生距放疗结束

的时间间隔短于恶性肿瘤。临床上肿瘤所在部位可触及肿物，恶性肿瘤并有明显疼痛。

【影像学表现】

参见本书第二十三至二十五章相关内容。

第二节　中轴骨疾病治疗后影像学

一、脊柱手术后常见并发症

脊柱疾病治疗后影像检查主要用于监测脊柱治疗效果和并发症，指导后续合理的治疗。不同部位和不同种类脊柱疾病的手术方法不同，其相关的手术并发症亦有不同，但大多数脊柱手术具有常见的一般并发症，包括术中、术后早期和术后晚期并发症。

（一）脊髓、神经根损伤

【病因】

术中操作失误或粗暴、减压不均匀、穿刺路径或金属器械置入位置不当、脊柱术后滑脱、植骨块或出血的压迫等情况可引起脊髓和神经根的损伤。

【影像学表现】

X 线平片可粗略地间接反映脊髓和神经根损伤的原因，如椎管减压不均匀、椎弓根钉位置不当、植骨块大小或位置不合适。CT 可清楚显示脊髓急性血肿，表现为脊髓内高密度灶，相应节段脊髓可伴有肿胀增粗表现；但 CT 平扫难以显示脊髓急性缺血、变性改变，以及神经根本身的损伤。CT 较 X 线平片更好地观察脊髓和神经根损伤引起的原因。MRI 可清楚地显示脊髓和神经根的损伤。脊髓水肿表现为脊髓内斑片状、条状或大片状边界不清的异常信号，T_1WI 呈略低或等信号，T_2WI 呈稍高信号，可伴有脊髓肿胀、增粗（图 35-2-1）。脊髓出血灶的 MRI 信号表现因其处于不同时期而异，符合血肿演变的一般规律。脊髓变性的表现类似脊髓水肿，局部坏死、软化后表现为 T_1WI 低信号，T_2WI 高信号影，可伴有局部脊髓萎缩变细。神经根的损伤常表现为神经根增粗，T_2WI 信号增高。

（二）脊椎和椎间盘感染

【病因】

手术无菌操作不严格，术中止血不彻底形成血肿或术后引流不畅等因素可引起脊椎骨髓炎和椎间盘炎，常发生于术后早期。

【影像学表现】

多局限于术区椎间盘及脊椎，少数还表现为椎

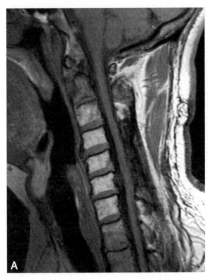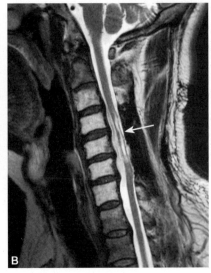

图 35-2-1　颈椎后入路单纯椎板切除减压后颈髓后凸损伤变性

A、B 分别为颈椎 MRI 矢状位 T_1WI 和 T_2WI；$C_{4~6}$ 椎体水平脊髓向减压区漂移，髓内见条状异常信号（↑），T_1WI 呈等信号，T_2WI 呈高信号

管内硬膜外脓肿和椎旁脓肿。脊椎骨髓炎在 X 线平片和 CT 表现为脊椎椎体或附件溶骨性骨质破坏，邻近软组织肿胀；早期骨髓炎骨质增生不明显，后期可伴有较明显的骨质增生硬化。MRI 上病变区在 T_1WI 信号减低，在 T_2WI 呈高信号，增强扫描可见强化，有时见环形强化。椎间盘炎症在 X 线平片和 CT 表现为椎间隙变窄，椎体终板下骨质侵蚀破坏，后期可伴有椎体骨质反应性增生。MRI 上椎间盘正常结构消失，含水量增高信号异常，T_1WI 呈低信号，T_2WI 呈高信号；邻近椎体终板破坏，终板下椎体骨质常伴有片状骨髓水肿信号，T_1WI 呈较低信号，T_2WI 呈较高信号，边界不清；增强后病灶区不同程度强化（图 35-2-2）。颈椎及腰椎节段脓肿形成多位于腹侧，胸椎节段脓肿形成则以背侧多见。椎旁脓肿在 X 线平片仅表现为椎旁软组织增厚，内可见气体影。CT 增强检查可清楚地显示脓肿腔和脓肿壁，前者呈不强化的低密度影，后者呈环状明显强化。MRI 上脓腔呈水样信号，增强后脓肿壁环状强化，脓肿周围软组织见较广泛水肿信号。

（三）硬膜外假性囊肿

【病因】

硬膜外假性囊肿为手术过程中撕裂硬脊膜或术后硬脊膜缝合不牢所致，是硬膜囊外椎管内或椎旁软组织内的包裹性液体积聚，其壁为反应性纤维组织而非硬脊膜或蛛网膜，也称假性脊膜膨出。

【影像学表现】

CT 和 MRI 上硬膜外囊肿的密度和信号与脑脊液相同，增强后囊肿薄壁可呈线状强化，囊腔不强化（图

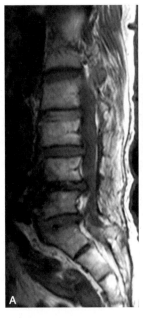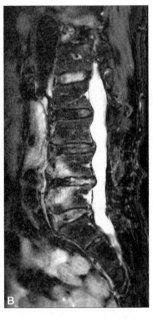

图 35-2-2　$L_{4/5}$ 椎间盘突出摘除术后复发并椎间盘炎

A、B 分别为腰椎 MRI 矢状位 T_1WI 和脂肪抑制 T_2WI；$L_{4/5}$ 椎间盘后部在脂肪抑制 T_2WI 呈不均匀高信号，在 T_1WI 呈稍低信号，邻近椎体终板下见片状骨髓水肿，T_1WI 呈稍低信号，脂肪抑制 T_2WI 呈高信号

35-2-3）。CT 脊髓造影（CTM）上硬膜囊内造影剂经撕裂缺口进入硬膜外术区囊腔内，具有确诊意义。

（四）脊柱不稳

【病因】

脊柱手术不同程度地破坏了维持稳定的解剖结构，加上术中或术后不恰当处理可导致脊柱不稳。

【影像学表现】

脊椎过屈、过伸位 X 线平片表现为相邻椎体错位大于 4mm 或相邻椎体终板之间的角度大于 10°，

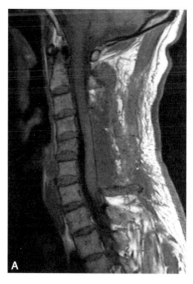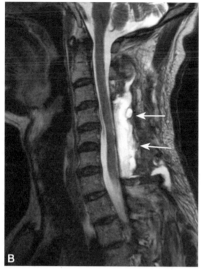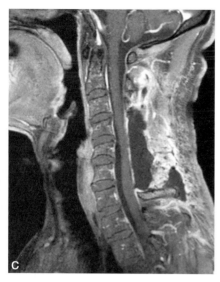

图 35-2-3 颈椎后入路单纯椎板切除减压后硬膜外假性囊肿形成

颈椎 MRI 矢状位 $T_1WI(A)$、$T_2WI(B)$ 和增强 $T_1WI(C)$：术区硬膜外假性囊肿的囊腔内液体与脑脊液信号相同（↑），增强扫描后边缘见薄壁线状强化

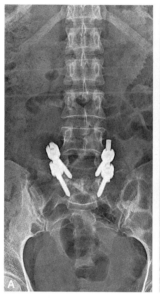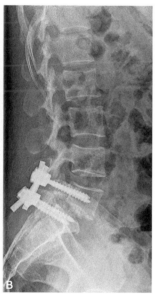

图 35-2-4 腰椎全椎板切除椎弓根螺钉-钢板内固定术后腰椎不稳

腰椎正位和侧位 X 线平片：腰椎全椎板切除术后骨质缺如，椎弓根螺钉-钢板内固定良好，L_5 椎体相对于 S_1 椎体轻度向前移位

则判定为脊柱不稳（图 35-2-4）。

二、脊柱退行性疾病的治疗

（一）手术治疗方法

脊柱退行性疾病多为长期慢性劳损和过度负荷引起的椎间盘退变及继发的椎间关节和韧带等脊柱附属结构的退变，病变压迫或刺激相邻脊髓和神经根可出现相应的临床症状和体征，常同时伴有椎管狭窄的临床表现。

手术治疗适用于有明显临床症状和体征且经严格的非手术治疗方法无效者，目的是直接解除来自椎管前壁或/和后壁对脊髓和神经根的压迫，扩大狭窄节段椎管的容积，消除脊髓和神经根受压所引起的临床症状。手术时可根据具体情况采用前或后入路，常用手术有：

1. **椎间盘切除术** 采用前入路椎间盘切除减压（常用于颈椎间盘的切除）时，常行前入路椎间植骨融合内固定术或人工椎间盘置换术来稳定手术脊椎节段；采用后入路椎间盘切除减压（常用于腰椎间盘的切除）时，常行椎板切除、椎间植骨融合和椎弓根螺钉-钢棒（板）内固定术来稳定手术脊椎节段。

2. **前入路椎体次全切除减压术** 手术时常同时行植骨融合内固定来重建局部脊椎节段的稳定性，可移植整块骨或行椎间融合器（如：钛网 Cage）植骨。

3. **局限性椎板切除术** 一般切除椎板数目≤3个，手术创伤小，维持脊椎稳定性较好，但减压不够彻底，常采用半椎板切除而保留棘突和黄韧带。

4. **广泛性椎板切除术** 手术切除椎板数目多，切除范围大，手术创伤大，术后易发生广泛性瘢痕组织粘连和脊柱不稳、前后凸畸形。颈椎广泛性椎板切除减压的同时常行植骨融合，腰椎广泛性椎板切除减压的同时常行植骨融合或内固定术。

5. **椎管扩大成形术** 手术时保留椎板，行后入路椎板"单开门"或"双开门"法向后翻起椎板扩大椎管容积后加以内固定，此术式避免局限性椎板切除减压不彻底和广泛性椎板切除影响脊柱稳定的不足，目前常用"双开门"法避免"单开门"带来的椎管扩大成形效果不稳定、术后关门的缺陷。

（二）治疗后影像学表现

1. **椎间盘切除术后表现** 影像检查可见椎间盘结构缺如，相应椎间隙内见移植骨或人工金属椎间盘，其位置正常，植入的骨质融合良好，内固定器械固定良好，术后椎间隙保持或恢复原来正常的高度（图 35-2-5）。

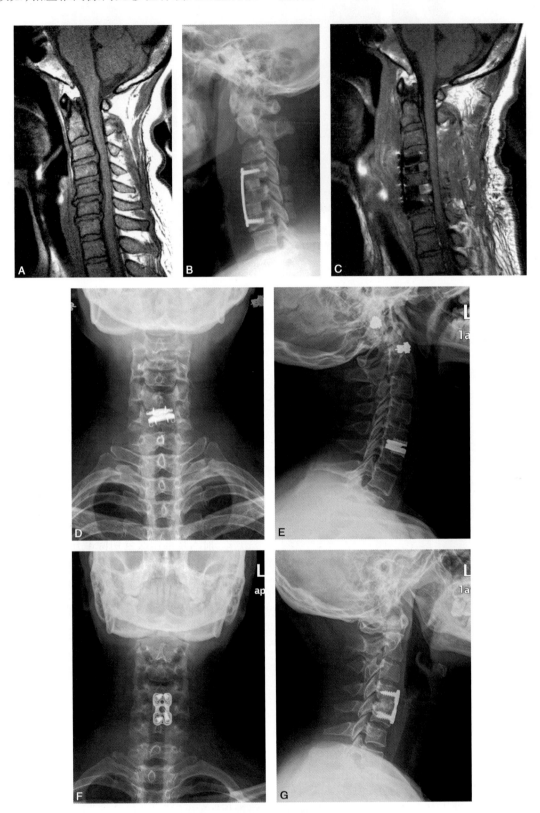

图 35-2-5 颈椎间盘切除术后表现

颈椎术前 MRI 矢状位 T_1WI（A）、术后侧位 X 线平片（B）和 MRI 矢状位 T_1WI（C）：$C_{4/5}$、$C_{5/6}$ 椎间盘突出，经前入路椎间盘切除术后在 MRI 上椎间盘结构缺如，椎体间植骨呈低信号，椎板切除术后缺如；C、D 分别为术后颈椎正位和侧位 X 线平片，前入路 $C_{5/6}$ 椎间盘突出切除术后人工椎间盘植入，植入的人工椎间盘位置正常，术后椎间隙恢复原来高度；E、F 分别为术后颈椎正位和侧位 X 线平片，前入路 $C_{4/5}$ 椎间盘突出切除术后植骨骨质融合，术后椎间隙保持原来高度，内固定未见松脱或断裂

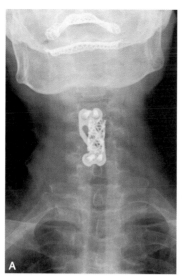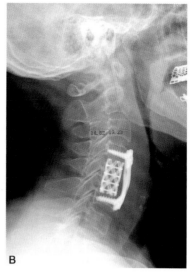

图 35-2-6 颈椎椎管狭窄行 C$_5$ 椎体次全切除减压钛网植骨内固定术

A、B 分别为术后颈椎正位和侧位 X 线平片:钛网位置良好,椎间高度维持正常,内固定未见松脱或断裂

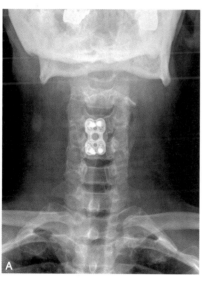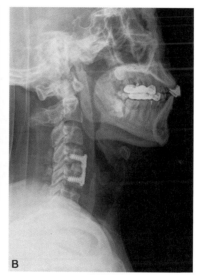

图 35-2-7 颈椎广泛性椎板切除和椎间植骨术后表现

A、B 图分别为术后 5 天颈椎正位和侧位 X 线平片,显示 C$_{3~6}$ 椎广泛性椎板切除术后棘突、椎板和关节突关节内侧部分骨质缺如,C$_{4/5}$ 椎间植骨后螺钉-钢板内固定

2. **前路椎体次全切除减压术后表现** 影像学检查可见患椎椎体大部分缺如,移植的整块骨或椎间融合器(如:钛网)位置良好,未见移位,移植的整块骨或椎间融合器内填充的骨质逐渐与邻近椎体融合。术区椎间高度维持正常(图 35-2-6)。

3. **椎板切除减压术** 局限性椎板切除术后影像学表现为椎板部分骨质缺如。广泛性椎板切除术后影像学表现为棘突、椎板和关节突关节内侧 1/3~1/2 部分骨质缺如(图 35-2-7)。

4. **椎管扩大成形术** "双开门"椎管扩大成形术后影像学表现为棘突和部分椎板骨质缺如,残余

椎板间见移植骨或间隔物(图 35-2-8)填充,常见金属丝或骨夹内固定。

三、治疗后常见并发症

(一)椎间盘再突出

【病因】

髓核摘除不彻底。

【影像学表现】

X 线平片作用有限。CT 上突出的椎间盘表现为无强化的软组织密度影。MRI 可更清楚地直接显示突出的椎间盘(图 35-2-9),增强扫描后突出的椎间盘周围可伴有环状强化。

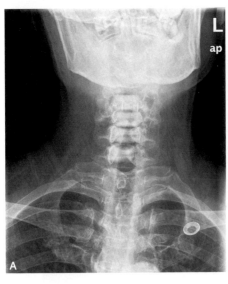
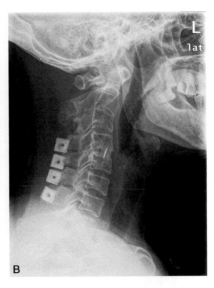

图 35-2-8 "双开门"椎管扩大成形术后

A、B 分别为术后 3 年颈椎正位和侧位 X 线平片:$C_{4\sim7}$ 棘突和部分椎板骨质缺如,残余椎板间见金属间隔物。$C_{4/5}$ 椎间植骨后骨性融合

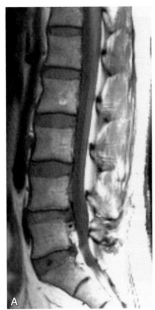
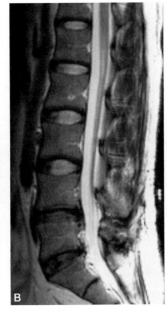
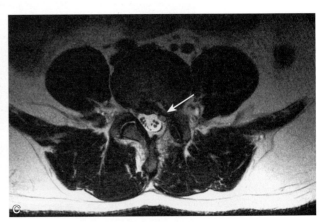

图 35-2-9 $L_{4/5}$ 椎间盘突出切除术后复发

A、B、C. 术后腰椎 MRI 矢状位 $T_1WI(A)$、$T_2WI(B)$ 以及横轴位 $T_2WI(C)$ 显示 L_4 半椎板切除术后局部骨质缺如,$L_{4/5}$ 椎间盘切除术后仍向左后突出($\uparrow$)

(二) 椎管再狭窄

【病因】

椎管再狭窄的病因主要包括手术减压术不充分、内固定器械或植入骨突入椎管内、术后硬膜外血肿压迫或瘢痕组织粘连、椎管成形术后失败再"关门"等。常见于术后晚期。

【影像学表现】

X 线平片提供的信息有限。CT 可清楚显示引起术后椎管再狭窄的骨质和金属器械情况,包括椎管成形术后的再"关门"、内固定器械或植骨向椎管内突入等。MRI 可直接显示椎管狭窄后脊髓和神经根受压情况。

(三) 脊柱植骨融合失败

【病因】

脊柱植骨融合失败的病因包括:患者存在骨质疏松;植骨块大小、形态和力学强度不合适;植骨床准备不佳,缺乏足够范围的松质骨面;植骨块与植骨床接触不良;植骨块固定不佳,内固定松动或术后制动不严格;术后感染等多种因素。

【影像学表现】

①植骨块或钛网植骨的移位:植骨块或钛网向前或后方移位,可伴有局部脊柱前屈或后凸畸形(图

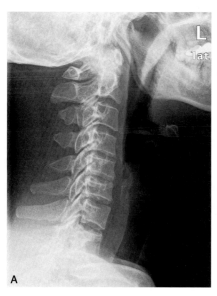
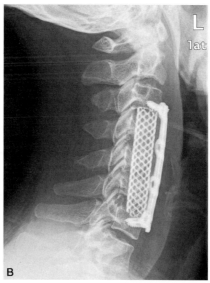
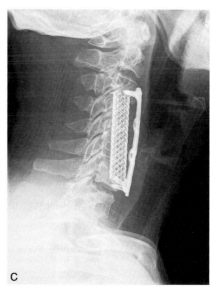

图 35-2-10　颈椎前路椎体次全切除减压术后椎间钛网植骨移位
A~C 分别为术前、术后 3 天和术后 3 个月颈椎侧位 X 线平片,显示 C~4-6~ 椎前路椎体次全切除减压术后大部分骨质缺如,术后 3 个月椎间钛网植骨移位

35-2-10)。②植骨块的吸收、塌陷:植骨块变扁,所在椎间隙逐渐变窄,可伴有相邻椎体终板断裂、脊柱前屈或后凸畸形。③植骨不愈合:植入骨和椎体间见透亮间隙持续存在,无连续的骨小梁桥接(图 35-2-11),在屈伸动力位 X 线平片上椎体与植入骨间有大于 2mm 的移位。

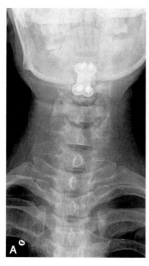
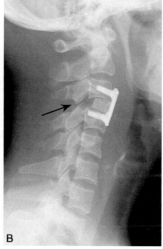

图 35-2-11　颈椎间盘切除植骨术后不愈合
颈椎正位(A)和侧位(B)X 线平片显示前路 C~3/4~ 椎间植骨融合术并螺钉-钢板内固定,植骨块厚度较大,椎间小关节分离(↑),植骨不愈合

(四)植骨融合术后相邻节段退变
【病因】
脊柱融合术后的生物力学性质发生改变,脊柱应力不能均匀分布于未融合节段,而是在融合节段相邻的上下节段存在应力集中,可导致相邻节段的退行性变。

【影像学表现】
X 线平片表现为脊柱植骨融合段邻近的椎间隙变窄,椎体终板下骨质增生硬化,椎体边缘骨质增生形成骨赘,椎间小关节增生硬化。CT 和 MRI 可直接显示椎间盘的膨出、突出、脱出和髓核游离情况。

(五)脊柱内固定失败
【病因】
①螺丝钉植入位置不良:常因螺丝钉长度或进钉方向选择不当以及术中 X 线透视定位不准确所致。②螺丝钉或连接钉松动:螺丝钉常因植入目标区骨质疏松、钉道与螺丝钉粗细不匹配或螺丝钉植入后应力过大而发生松动;连接钉常因连接不牢固而松动、脱出。③内固定物断裂:常因内固定本身材质不佳或植入后应力集中所致。

【影像学表现】
①螺丝钉植入位置不良:X 线平片或 CT 显示螺丝钉不在预定的位置。②螺丝钉或连接钉松动:X 线平片或 CT 显示内固定物位置发生改变,螺钉周围出现低密度带并逐渐增宽。③内固定物断裂:X 线平片或 CT 显示内固定物不完整,出现断裂线。

(六)脊柱手术常见的其他并发症
请参见本节中"脊柱手术后常见并发症"部分的相关内容。

四、脊柱创伤的治疗

(一)治疗方法
脊柱创伤根据伤后稳定性情况分为稳定性骨折

和不稳定性骨折。Denis 将脊柱划分三柱:前柱包括椎体前 2/3 部分及前纵韧带,中柱包括椎体后 1/3 部分及后纵韧带,后柱包括椎弓及其软组织结构。依 Denis 分类标准,三柱中两柱骨折或单纯中柱骨折均属于不稳定性骨折。脊柱创伤临床治疗的主要目的在于恢复脊柱稳定性,保护脊髓和神经功能,缓解临床症状。手术治疗的适应证为脊柱不稳定性骨折,经非手术治疗无效,有脊髓和神经损伤。

脊柱创伤的手术治疗需根据创伤类型来选择手术入路,包括前路、后路和前后路联合入路。常用手术如下:

1. 切开复位内固定术 开放手术复位后视患者具体情况和手术者经验偏好采用金属螺钉或钢丝内固定术、螺钉钢板内固定术或螺钉钢棒内固定术。

2. 切开复位植骨融合术 将患椎大部分及上下相邻椎间盘和椎体终板切除,解除脊髓压迫后对脊柱矫形,然后植入骨块或行钛网植骨,并根据具体情况选择适当内固定。

(二)治疗后影像学表现

切开复位内固定术效果良好者表现为脊柱复位,生理曲度自然,脊椎骨折愈合良好,压缩椎体的高度可逐渐恢复,内固定物无松脱或断裂(图 35-2-12)。

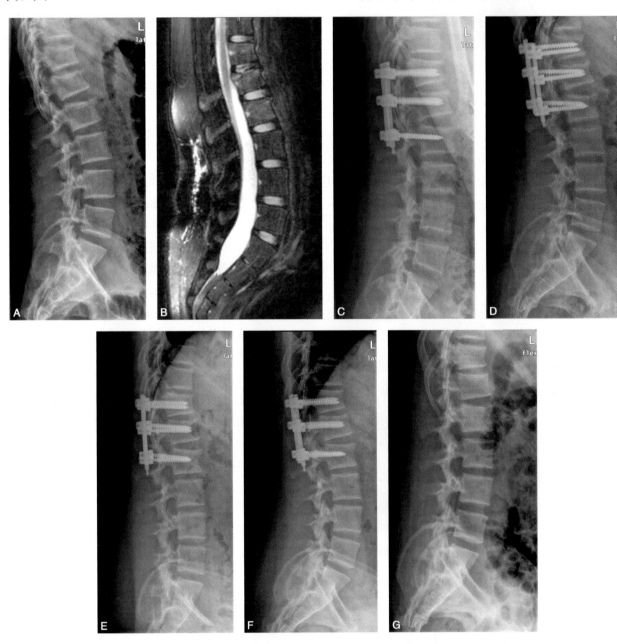

图 35-2-12 胸腰多个椎体压缩性骨折行椎弓根螺钉-钢棒内固定术后效果良好

A~G 分别为术前胸腰椎侧位(A)和术前 MRI 矢状位脂肪抑制 T_2WI(B)、术后 1 周(C)、术后 3 个月(D)、术后 6 个月(E)、术后 1 年(F)和内固定器械拆除后(G)复查的腰椎侧位 X 线平片;术前影像学检查显示 T_{12}、L_1 和 L_2 椎体创伤后轻度压缩性骨折,椎体轻度楔形变扁,椎体内骨髓水肿在 T_2WI 呈弥漫高信号;术后一系列不同时间点复查的 X 线平片显示 T_{12}~L_2 椎弓根螺钉-钢棒内固定效果良好,腰椎生理曲度存在,病变椎体高度基本恢复植骨融合术后,植入物无移位,植入骨逐渐与邻近椎体骨质融合直至骨性愈合。

(三)治疗后常见并发症

脊柱外伤切开复位内固定或植骨融合手术治疗可出现脊柱手术常见的一般并发症,还包括脊柱外伤手术相关的内固定松动或断裂、植骨不融合等并发症。请参见本节中"脊柱手术后常见并发症"和"脊柱退行性疾病"部分的相关内容。

五、椎体成形术

(一)治疗方法

椎体成形术是一种微创技术,通过向椎体内注入骨水泥或人工骨,加强病变椎体强度和稳定性,防止其塌陷,缓解疼痛,乃至恢复椎体高度。目前常选择骨水泥作为注入物。椎体成形术主要有以下两种方式。

1. **经皮椎体成形术** 穿刺成功后即向患椎体内注入骨水泥,仅能固定椎体,缓解疼痛,但对恢复椎体高度的作用有限,不能矫正脊柱后凸畸形。

2. **经皮椎体后凸成形术** 穿刺成功后先植入特定器械(球囊)进行椎体扩张形成一个空腔,再注入骨水泥。PKP是在以较低的压力下注入骨水泥,故较经皮椎体成形术更安全,并既可恢复压缩椎体的强度和硬度,又可部分恢复压缩椎体的高度,矫正后凸畸形,可一次同时进行多个椎体的手术。

(二)治疗后影像学表现

椎体成形术后影像表现为椎体内骨水泥分布均匀,无骨水泥渗漏。PKP术后椎体形态和高度可有一定程度的恢复或恢复至原来的水平,脊柱稳定性好。

(三)治疗后常见并发症

1. **骨水泥渗漏**

【病因】

骨水泥渗漏是椎体成形术后最常见的并发症,其发生与骨水泥配制比例和骨水泥注射时机、注射量和注射压力等因素有关。

【影像学表现】

渗漏的骨水泥在X线平片或CT上表现为不同渗漏部位的高密度影,常见渗漏部位包括椎管内硬膜外、椎间孔、邻近椎旁软组织或椎间隙(图35-2-13、图35-2-14)。骨水泥溢入椎旁静脉,回流至肺可引起肺动脉栓塞,在CT上表现为肺叶动脉或节段动脉内高密度影,并可伴相应肺叶或段梗死。

2. **椎体再塌陷**

【病因】

椎体再塌陷的病因主要为骨水泥扩散不理想、椎体明显骨质疏松。

【影像学表现】

骨水泥填充后的病变椎体高度减低,骨小梁断裂嵌插,可伴有骨皮质断裂(图35-2-14)。

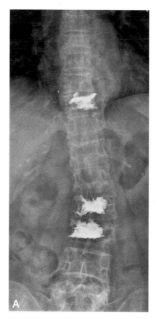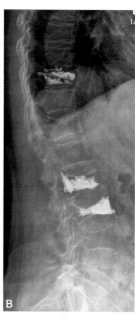

图35-2-13 胸腰椎骨质疏松并多个椎体压缩性骨折PKP术后骨水泥渗漏入椎间隙
A、B图分别为PKP治疗后腰椎正侧位X线平片:胸腰椎骨质疏松,T_{10}椎体骨水泥渗漏入邻近椎间隙内;L_2和L_3椎体内骨水泥分布较均匀,无骨水泥渗漏

3. **脊柱术后常见的其他并发症** 请参见本节中"脊柱手术后常见并发症"部分的相关内容。

六、脊柱侧弯的治疗

(一)治疗方法

脊柱侧弯指脊柱的一个或多个节段在冠状面上偏离中线向左侧或右侧弯凸,多伴有椎体旋转和脊柱生理性前凸或后凸增加或减少;其治疗的主要目的在于纠正侧弯畸形或预防畸形的进展,保护脊髓神经和内脏器官功能。脊柱侧弯手术治疗适用于Cobb角大于50°者、骨骼生长期的脊柱侧弯进展而支具治疗无效者,以及成年期脊柱侧弯早期出现相关临床症状或明显外观畸形者。脊椎侧弯手术需根据侧弯的节段部位和具体表现来选择手术入路和脊柱矫形内固定方式,术中松解软组织进行畸形的矫正,借内固定器械重建脊柱稳定性,可在保持脊柱稳定的情况下进行植骨融合。

(二)治疗后影像学表现

脊柱侧弯经手术治疗有效者表现为脊柱侧弯程度改善或基本得以矫正。畸形的椎体已完全或部分切除(图35-2-15),植入的骨质融合良好。内固定系统固定良好,无脱钩、松动、断裂。

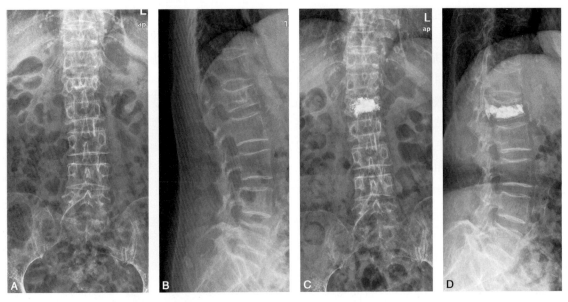

图 35-2-14 腰椎骨质疏松并腰 1 椎体压缩性骨折 PVP 术后患椎塌陷,少量骨水泥渗漏入椎管

A~D. 分别为 PVP 治疗前(A、B)和治疗后(C、D)腰椎正侧位 X 线平片:腰椎骨质疏松,L$_1$ 椎体轻度压缩变扁;PVP 治疗后 L$_1$ 椎体骨水泥部分渗漏入椎管内,病变椎体较前明显压缩变扁

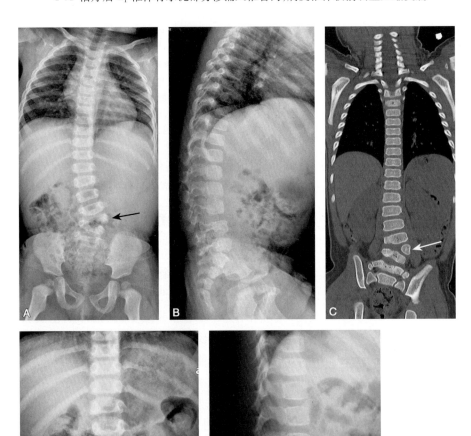

图 35-2-15 L$_5$ 椎左侧半椎体并脊柱侧弯行半椎体切除内固定矫形术后侧弯基本矫正

治疗前胸腰椎站立正侧位 X 线平片(A、B)、冠状位 CT(C)和治疗后胸腰椎站立正侧位 X 线平片(D、E):L$_5$ 椎左侧半椎体(↑)完全切除,脊柱侧弯基本得以矫正,内固定系统固定良好,无松动、断裂

（三）治疗后常见并发症

脊柱矫形手术切口长、创伤大且有金属内固定或植骨植入，可因消毒不严格或其他污染导致深部感染。脊柱矫形术常由于手术指征把握不严、融合节段选择不当或内固定物的松动、断裂（图35-2-16）等原因导致矫形效果不佳或矫形角度丢失。

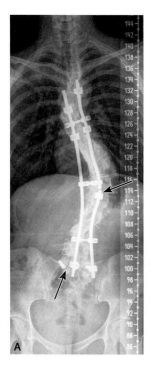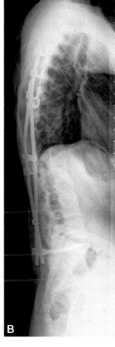

图 35-2-16　特发性脊柱侧弯行螺钉-钢棒内固定矫形术后断钉断棒
A、B 分别为术后 2 年胸腰椎站立正侧位 X 线平片：左侧内固定棒和右下方内固定钉均发生断裂（↑），脊柱侧弯明显

七、脊柱肿瘤的治疗

（一）治疗方法

脊柱肿瘤包括脊椎骨及其周围脊髓和神经等软组织的原发性和转移性肿瘤。临床治疗的主要目的在于尽可能切除肿瘤，恢复脊柱稳定性，保护脊髓和神经功能，缓解临床症状。放化疗适用于对放疗和化疗敏感的脊椎原发恶性骨肿瘤（如：多发骨髓瘤、恶性淋巴瘤和尤因肉瘤）和部分多发骨转移瘤。

脊椎肿瘤的手术治疗需根据肿瘤所在部位和患者的具体病情来选择肿瘤切除手术入路（前入路、后入路或前后路联合入路）和脊柱稳定性重建方式。常用的手术有

1. 脊椎肿瘤切除内固定术　将脊椎肿瘤切除后解除脊髓压迫，同时采用钢丝、螺钉-钢板或螺钉-钢棒内固定系统进行内固定。

2. 脊椎肿瘤切除椎间植骨融合重建术　将患椎及上下相邻椎间盘和椎体终板切除，在椎体间嵌入大块移植骨或采用钛网加植骨，同时采用内固定器加以固定。

3. 脊椎肿瘤切除人工椎体置换术　将病变全部切除后采用人工金属椎体、陶瓷椎体等置换重建。

（二）治疗后影像学表现

脊椎肿瘤切除术后影像学检查可见术区骨质缺如，肿瘤无残留，随访观察肿瘤无复发。接受椎间植骨者，植入物无移位，随访观察植入骨与邻近骨质融合良好。接受内固定物置入者，内固定器械无松动、断裂，术后脊柱稳定性良好。接受人工椎体替代物置换术者，人工椎体替代物位置和形态良好。

（三）治疗后常见并发症

1. 肿瘤残留或复发

【病因】

肿瘤残留或复发的原因主要为：由于肿瘤累及周围重要结构、手术入路不妥或手术视野不良等原因而难以彻底清除肿瘤；手术操作不慎污染邻近组织。

【影像学表现】

肿瘤残留或复发的影像学表现为手术区和邻近组织内出现类似原肿瘤特征的结节或肿块（图35-2-17）。

2. 人工椎体移位

【病因】

人工椎体移位的病因主要包括：辅助固定装置松动或断裂等因素致人工椎体固定不牢；部分人工椎体具有一定的活动功能，活动摩擦产生的碎屑可引起炎性反应进而可导致人工椎体相应部件的松动；手术操作或人工椎体选用不当；人工椎体的表面生物活性物质不佳等原因致其与邻近骨融合不佳；骨质疏松等。

【影像学表现】

影像学检查可见人工椎体位置发生变化，可伴有辅助固定装置松动、断裂的征象，邻近椎体可出现塌陷，相应节段脊柱曲度也可发生相应改变。

3. 其他并发症　脊椎肿瘤手术治疗可出现脊柱手术常见的一般并发症（请参见本节中"脊柱手术后常见并发症"部分的相关内容）外，还可出现内固定松动（图35-2-17）或断裂、植骨不融合等并发症（请参见本节中"脊柱退行性疾病的治疗"部分的相关内容）。

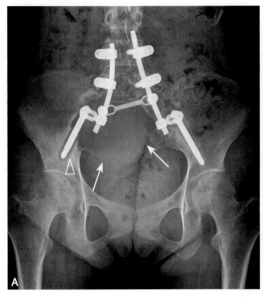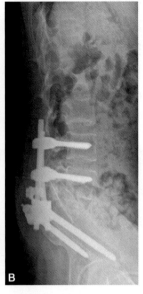

图 35-2-17　S$_{2,3}$椎骨巨细胞瘤切除术后 3 年肿瘤复发、固定钢棒松动

A、B 分别为骨盆正位和腰椎侧位 X 线平片:骶骨中下段骨质术后缺如,残留骶骨及右侧髂骨骨质破坏伴巨大软组织肿块(↑),提示为肿瘤复发。螺钉钢棒内固定系统中的右侧下方钢棒松动,钢棒周围见条状透亮线影(△)

第三节　关节疾病治疗后影像学

一、肩峰成形术

(一)治疗方法

肩峰成形术又称为肩峰下减压术,对原发性肩峰下撞击综合征有较好的疗效。其原理是切除部分喙肩弓结构,改变肩峰的形态,使其成为扁平型肩峰,从而增大肩峰下间隙,达到去除撞击因素,恢复肩袖正常功能的目的。

由于肩部撞击主要发生在肩峰前下部,故肩峰成形术要切除肩峰的前下 1/3 区域,而保留肩峰上 2/3 三角肌附着处;楔形骨块切除后肩峰的前缘应不超过锁骨远端前缘,肩峰的下表面应不超过锁骨远端的下表面(图 35-3-1);切除骨块基底的厚度一般应控制在 8mm 以内,切除过多可引起肩峰骨折,切除过少难以起到减压作用。另外肩峰成形术还要切除或切断喙肩韧带,切除有炎症的肩峰下滑囊,必要时行肩袖修补术。若肩锁关节已呈明显退行性变而磨损肩袖,还要切除肩锁关节的骨赘,修整其下表面,必要时甚至可切除锁骨外端,切除范围以消除撞击因素,保留喙锁韧带为度。若有因喙肱韧带挛缩,限制肩关节外旋活动的情况,可显露并紧靠喙突切断挛缩之喙肱韧带,以改善肩关节活动功能。对肱二头肌长头腱有炎症或病理性断裂者,还应在行肩峰成形术消除撞击因素的同时将断腱固定在结节间

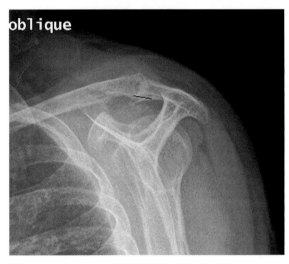

图 35-3-1　肩峰成形术中的肩峰切除范围

冈上肌出口位 X 线片,显示左侧肩峰呈钩形,黑线标示出需切除的肩峰部分

沟内,维持其对肱骨头上移的限制作用。

(二)治疗后正常影像学表现

肩峰成形术后的表现包括肩峰和喙肩韧带形态的改变以及肩锁关节间隙的增宽。肩峰的形态常从钩形或弧形变成扁平状,并且往远端方向逐渐变尖细(图 35-3-2)。肩峰局部骨髓可呈水肿样表现或由于术后骨髓纤维化和骨质硬化而表现为信号降低。喙肩韧带被切除后,其行程区可被脂肪组织充填,在 MRI 上不见其轮廓;也可因瘢痕组织或金属伪影导致局部出现异常信号和不规则的形态。肩峰下的脂肪和滑囊被切除后,局部被肉芽和瘢痕组织充填,因而术后肩峰下区域在 T$_1$WI 多表现为信号减低。对

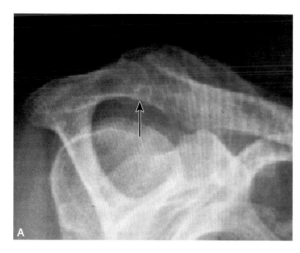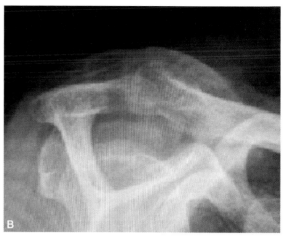

图 35-3-2　肩峰成形术前及术后对比

A. 为肩峰成形术前冈上肌出口位 X 线片,显示钩形肩峰(箭);B. 为肩峰成形术后冈上肌出口位 X 线片,显示肩峰前下缘部分被切除,局部已变平整(本图片由中山大学附属第三医院骨科李智勇教授提供)

肩锁关节局部骨赘或肥大的骨性部分行切除术后,平片上可见肩锁关节以前下部为基底的三角形缺损;如行锁骨远端切除,肩峰和锁骨端的距离可增宽 1~2cm。对肩关节术后的影像评价,多需要与术前影像检查仔细对比,才能准确进行。

(三) 治疗后常见并发症

1. 肩峰骨折

【病因和临床】

肩峰骨折多因外伤引起;另外如术中切除过多肩峰组织,可导致肩峰过度变薄,术后过度用力外展上肢时,三角肌牵拉可致肩峰骨折。

发生肩峰骨折时,局部出现持续疼痛、肿胀、甚至变形。

【影像学表现】

一般肩关节常规正位和腋位 X 线平片即可发现骨折线,对平片显示正常而临床高度怀疑者可行 CT 检查明确诊断。

2. 三角肌分离

【病因和临床】

常发生于切开手术后,可能与将三角肌缝合固定于肩峰操作不当有关。将三角肌再附着于肩峰的缝合线失效或受到过度突然的牵拉断裂也可导致三角肌分离。

三角肌分离多在术后 1~5 个月进行积极的功能康复阶段发生,表现为肩峰下外侧部出现凹陷,外展时明显;可有突发疼痛或撕裂感。

【影像学表现】

MRI 上可见三角肌从肩峰裂开甚至回缩,局部充填有液体。对三角肌分离进行影像学评价时应注意测量分离的范围,若大于 3cm 时,多需手术将分离

的三角肌重新附着固定于肩峰。另外,在慢性病例,三角肌分离可导致肌肉的萎缩和脂肪变。

3. 腋神经损伤

【病因和临床】

在涉及肩的前或下部软组织的手术中操作不当易致腋神经损伤;如在开放式肩峰下减压术中三角肌被从前方分离的深度大于 5cm,则腋神经的前支可能受损。

腋神经损伤后出现三角肌麻痹、萎缩、感觉障碍,肩外展功能丧失,还可出现方肩。术中损伤腋神经并继发三角肌和/或小圆肌的去神经化是开放式肩峰成形术的严重并发症。

【影像学表现】

常规 MRI 对于腋神经病变本身常难以显示。去神经化的三角肌和/或小圆肌出现水肿,在脂肪抑制 T_2WI 或 STIR 图像上显示最好;继之发生的肌肉组织的萎缩和脂肪变性在无脂肪抑制的 T_1WI 和 T_2WI 上显示得最好。

二、肩袖撕裂修补术

(一) 治疗方法

肩袖撕裂经 6~12 个月保守治疗无效,肩关节持续疼痛,影响生活、工作或运动时需行手术修复,对损伤的肩袖组织进行清理、缝合及固定于骨等处理,以阻断肩袖损伤的病理过程、解除疼痛、恢复肩关节功能。修补方式取决于撕裂类型。对没有明显的断端回缩肩袖全层撕裂,可以直接将肌腱无张力缝合于骨上,或直接应用锚钉行止点重建;对有回缩的大的撕裂,常需将撕裂缘进行部分缝合,再将其缝合或用锚钉固定在骨面上。对于肩袖关节侧的部分

撕裂,若撕裂厚度小于50%,可仅行肩袖清理术,清除断端变性组织及大结节部残余腱组织。对累及厚度超过50%的关节侧部分撕裂应予以缝合,重建肩袖止点,可先将其变为全层撕裂,再予缝合。滑囊侧肩袖具有较多神经纤维和血管组织,若不缝合,术后疼痛往往不缓解,故对肩袖滑囊侧的部分撕裂应积极进行缝合。

行肩袖撕裂修补术时需将受累肌腱附着固定于骨,一般是大结节上,可经骨隧道缝合固定也可使用锚钉固定。在大结节部开凿的骨隧道出口不要在同一平面;各锚钉也不要在一个平面,否则应力过度集中易发生撕脱骨折致手术失败。在使用锚钉固定肌腱时,为增加锚钉的抗拔出应力,术中锚钉拧入角度应与肩袖肌腱平面成45度角,与肱骨成90度角。位于紧邻关节面处的大结节内的缝合锚的抗拔出应力最强,越靠近外侧强度越差,因此缝合锚不宜过度外移(图35-3-3及图35-3-4)。肩袖撕裂往往与肩峰下撞击综合征有关,故肩袖修补往往和肩峰下减压、肩峰成形术联合应用,必要时还需切除盂肱关节腔内充血水肿及增生肥厚的滑膜组织;单纯肩袖修补术较少见,多用于不伴有其他病理改变及撞击征的较小撕裂。

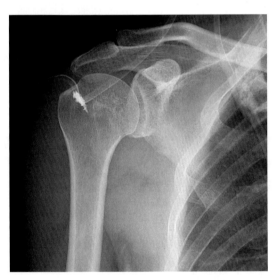

图 35-3-3　肩袖撕裂修补后锚钉固定
右肩袖撕裂修补术后所摄肩关节正位片显示锚钉位于肱骨大结节区域,靠近关节面

(二) 治疗后影像学表现

肱骨头水肿样信号改变是肩袖修补术常引起的MRI表现,可在术后持续存在达数年之久。如果使用经骨缝合,肱骨大结节附近骨髓在 T_2WI 的信号强度可很明显增高。手术修复后的肩袖肌腱的MRI信号可有多种表现,可能因手术缝合处的液体、肉芽组织、瘢痕的形成、金属伪影以及肌腱本身在手术前后质量的影响而不同;其形态也可规则或不规则,取决于手术的方式和残留肌腱的性质。有研究显示在肩袖修复术后无症状的患者中,只有约10%在MRI表现为正常的肩袖肌腱形态和 T_2WI 信号(图35-3-4)。大部分手术修复后的肌腱内可见 T_2WI 信号增高的区域,在部分接受肩袖修补术后功能恢复良好、没有症状的患者中甚至可见到肌腱厚度变薄,以及类似肩袖部分或全层撕裂的表现,但这些患者肌腱局部正常信号缺失的范围明显小于有症状者。有学者认为在修复后的肩袖肌腱,长径大于1cm的全层异常 T_2WI 高信号才会引起临床症状。

术后关节囊紧张、瘢痕形成、肩袖萎缩或滑囊切除可导致肱骨头轻度向上半脱位。肩峰-三角肌下间隙积液是非特异性的术后表现,并不一定意味着撕裂复发(图35-3-4);但肩峰-三角肌下间隙的液体进入肩锁关节,则是手术导致肩峰下表面损伤的继发表现。

(三) 治疗后常见并发症

1. 肩袖撕裂修补后不愈合或再撕裂

【病因和临床】

肩袖撕裂的愈合受患者生理状况影响,系统性疾病如糖尿病、类风湿关节或术前注射类固醇激素可引起肌腱脆性增加,影响肩袖组织愈合。

肩袖修补中的薄弱环节是缝线或锚钉与肌腱的界面,故肩袖再撕裂的可能原因有锚钉拔出、线结松脱、缝线切割损伤等,肌腱或骨的质量不佳或者不适当的物理治疗也是可能的原因。

肩袖撕裂修补后不愈合表现为术后持续性疼痛和无力;再撕裂表现为疼痛无力的症状缓解后再发并持续存在。

【影像学表现】

对于未愈合或再次发生的完全或部分肩袖撕裂,MRI检查可在肌腱内见到累及其全层或部分层厚的水样的 T_2WI 高信号影,其中累及被修复肌腱全层且最大径大于1cm者相对于较小者更有临床意义。MR关节造影可见造影剂进入肌腱的裂隙内,对肩袖撕裂修补后不愈合或撕裂的诊断有帮助,但准确性也不如对术前肌腱的评价。

肩袖撕裂可导致肌肉萎缩,并且随着时间的发展可引起不可逆的肌肉脂肪变,在MRI上表现为肌肉内出现脂肪样信号成分,并逐渐增多。肩袖肌肉在手术后的变性情况与手术修复的临床效果相关。对肩袖修复后有复发的或持续存在的临床症状的患

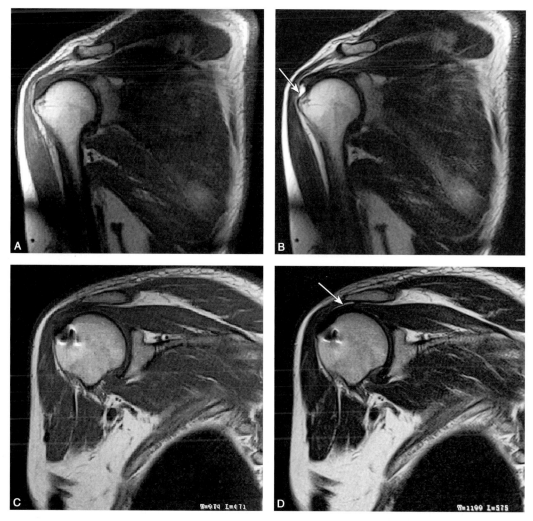

图35-3-4　关节镜下肩袖撕裂修补术前及术后 MRI 对比

术前右肩关节斜冠状 T_1WI（A）及 T_2WI（B）显示冈上肌肌腱撕裂，与肌肉相比，局部在 T_1WI 呈等信号，在 T_2WI 呈高信号（箭）。术后 11 个月右肩关节斜冠状 T_1WI（C）及 T_2WI（D）显示冈上肌肌腱在 T_1WI 呈等信号，在 T_2WI 呈低信号。在肩峰-三角肌下间隙内可见少许线状水样信号影（箭）。另于右肱骨大结节区域可见固定锚钉所形成的伪影（本图由广东省中医院放射科吴珊珊教授提供）

者,有必要评价其肌肉质量,这对于二次修复的可能性有很重要的影响;肩袖肌肉内的脂肪含量等于或超过肌组织含量的患者,不适于接受肩袖修复手术。

2. 锚钉脱出

【病因和临床】

锚钉的选择或手术放置不当可导致脱出。另外,骨质疏松者用锚钉缝合易发生锚钉脱出,导致肩袖缝合失败。

疼痛、活动受限、关节内积液是锚钉脱出最常见的临床症状。

【影像学表现】

移位的金属锚钉在 X 线检查上容易被识别;但对锚钉松动、突出到关节腔的情况以及局部溶骨性的改变,CT 可显示得更好。可吸收生物锚钉在 X 光片上不能显影;但由于它们不产生任何信号和伪影,MRI 可很好地显示它们位于骨髓或者脱出到关节内

的情况。锚钉突出于骨外或形成关节内的游离体可导致关节软骨损伤,MRI 对其显示较好。

3. 腋神经损伤　肩袖修补术中也可损伤腋神经,其病因、临床表现和影像表现参见本章第一节肩峰成形术后并发症中的内容。

三、Bankart 损伤修复术

（一）治疗方法

肩关节 Bankart 损伤是指前下盂肱韧带和盂唇复合体自肩盂前方附着处撕脱,伴或不伴相应区域关节盂骨膜的撕脱或剥离。它是肩关节复发性前脱位的常见原因和重要病理基础。Bankart 损伤修复术的目的是将撕裂的肩关节前下关节囊盂唇韧带复合体重新固定到肩胛盂缘,恢复其完整性,重建盂唇的高度,从而恢复肩关节的前向稳定性。

进行 Bankart 重建时缝合锚钉是广泛应用的固

定方式,通常至少使用三枚锚钉,放置在肩胛盂软骨面上2~3mm处,而不是盂缘或盂颈部。除使用缝合锚钉外,还可用可吸收钉将软组织直接固定于骨面上进行重建,但其在体内水解吸收可导致术后固定强度降低。

当存在明显的关节囊松弛时可行关节囊缝合打褶、肩袖间隙闭合或热缩成形术来恢复关节囊韧带复合体的生理张力。后者采用激光或射频探头传递能量产热,最终导致关节囊的变性收缩,从而减少肱骨头相对于肩盂的运动范围。

(二)治疗后影像学表现

手术成功患者的术后X线平片显示肱骨头和肩胛盂的相对位置关系正常,金属锚钉的骨内部位符合预期。

MRI以及MR和CT造影可显示前下盂唇和下盂肱韧带重新附着于它们在肩胛盂缘的正常解剖位置;盂唇可表现为圆隆或增大,信号可均匀或不均

匀;下盂肱韧带形态可不规则或增粗,但表现为自盂唇至其肱骨附着部的连续结构(图35-3-5)。在接受了关节囊热缩成形术的患者还可见瘢痕形成、关节囊增厚以及腋下隐窝的缩小。

(三)治疗后常见并发症

1. 前下盂唇撕裂复发

【病因和临床】

前下盂唇撕裂复发可能与修补不充分、锚钉拔出、线结松脱、肌腱、关节囊或骨结构质量不佳或物理治疗不当有关。

前下盂唇撕裂复发表现为术后局部疼痛,发生关节不稳,出现单次或多次的肩关节前下方再脱位。

【影像学表现】

MR和CT关节造影可准确显示盂唇韧带复合体在Bankart修复术后重新附着于肩胛盂的情况。盂唇韧带复合体的再撕裂在MR和CT关节造影图像上表现各种各样,可表现为盂唇或下盂肱韧带部

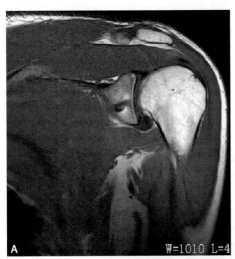
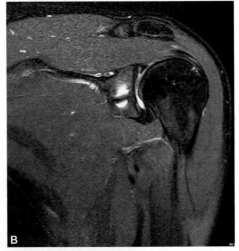
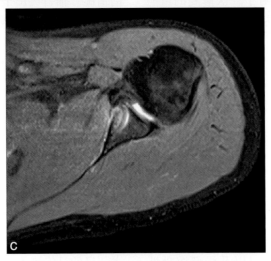

图35-3-5 Bankart损伤术后表现

左肩关节斜冠状T_1WI(A)、斜冠状T_2WI(B)及横断T_2WI(C)显示前下盂唇和下盂肱韧带附着于它们在肩胛盂下缘的位置;前下盂唇圆隆增大,在T_1WI和T_2WI均呈低信号;下盂肱韧带增粗,左肩关节腔内可见少量水样信号(本图由广东省中医院放射科吴珊珊教授提供)

分或全部从肩胛盂分离,也可表现为关节囊剥离伴盂唇韧带复合体向下向内侧移位至肩胛颈。外展外旋位对显示无移位的再撕裂或被瘢痕组织遮盖的病变很有帮助。

2. 关节囊容积异常

【病因和临床】

Bankart 术后关节囊可出现松弛或紧缩,多因手术操作不当引起。在临床上关节囊松弛表现为关节不稳,关节囊紧缩表现为关节僵硬。

【影像学表现】

MR 和 CT 关节造影可用以估计手术后关节囊的容积。关节囊前部较大的隐窝和肩袖间隙增宽提示关节囊紧张度不够,而关节囊紧张过度可导致关节囊后部增宽以及肱骨头向后方的半脱位。

3. 肩胛下肌功能不全

【病因和临床】

肩胛下肌功能不全可能为手术后肌肉萎缩变性所致,在临床上表现为肩关节内收和内旋无力及活动受限。

【影像学表现】

MRI 检查可显示肩胛下肌萎缩、变薄,局部组织内脂肪信号成分增多,肩胛下肌的上部多见,但肌腱在大部分病例中表现正常。

4. 腋神经损伤 在 Bankart 手术中,也可发生腋神经损伤,其病因、临床表现和影像表现参见本章第一节肩峰成形术后并发症中的内容。

四、人工髋关节置换术

(一)治疗方法

人工髋关节置换术是指通过手术方法将用生物相容性和机械性能良好的材料制成的类似人体髋关节的假体置换被疾病或损伤所破坏的髋关节结构,以去除病灶,消除疼痛,恢复髋关节的有效功能。人工髋关节置换术是严重髋关节疾患的有效治疗手段,其适应证包括部分髋骨或股骨颈骨折、股骨头坏死、髋关节肿瘤、导致头臼受损甚至关节强直的各种关节炎。

1. 人工髋关节假体所用材料及固定方法 目前临床使用的人工髋关节假体主要包括金属股骨头——超高分子聚乙烯臼杯、金属股骨头——金属臼杯和陶瓷股骨头——陶瓷臼杯。人工髋关节可行骨水泥固定、生物学固定或混合固定。生物学固定是在假体与髓腔紧密相配接触固定的基础上,骨组织长入假体表面微孔内,与假体间紧密结合。混合固定即对髋臼假体采用生物固定,对股骨假体采用骨水泥固定。

2. 人工髋关节置换术的种类及相应手术原则 根据所置换的关节结构人工髋关节置换可分为全髋关节置换和半髋关节置换。全髋关节置换术采用人工假体置换髋臼和股骨头,根据对股骨头、颈部处理的不同,全髋关节置换又分为普通置换和表面置换。

(1)普通全髋关节置换:普通全髋关节置换要切除损坏的股骨头和部分股骨颈,然后将人工股骨头固定于残留股骨并放入人工髋臼内(图 35-3-6)。髋臼置换过程中,锉磨髋臼时应尽量保持其完整性,如术中穿透臼底应加补金属网及骨片,以防用骨水泥固定时骨水泥进入盆腔,损伤血管神经等结构。如发现软骨下囊肿,应彻底清除其内容物,取股骨头松质骨植骨。采用骨水泥固定时,要将人工髋臼压放在髋臼床的骨水泥层上,其厚度应均匀,一般 2~4mm。固定人工髋臼时要注意调整和保持人工髋臼于外倾 45°和前倾 15°~20°位。人工髋臼缘一般最多不能超出原臼缘 0.5cm。

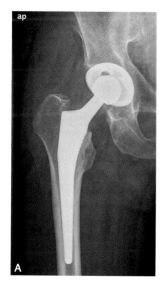
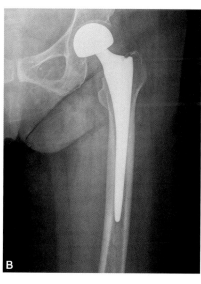

图 35-3-6 全髋关节置换术和半髋关节置换术后表现
A. 右髋关节正位片显示右侧人工股骨头和髋臼对位良好,假体未见断裂或松动;B. 左股骨正侧位片显示左侧双极人工股骨头在位,与髋臼对位良好,假体未见松动或断裂

股骨头置换时首先根据股骨病损和拟用假体等方面的情况选择适当的平面进行截骨，在保持人工股骨头适度外翻（130°~140°）及前倾（15°）的位置下敲击插入股骨头柄，至股骨距恰好托住人工股骨头底面内侧为止，然后切除多余的骨质；要注意使假体颈的基座与股骨颈切面平行紧贴，假体柄的轴线要与股骨干的轴线一致，以保证假体有稳妥的骨性支持和适当的机械学设置。选用、安放人工股骨头时应注意恢复股骨正常解剖的颈干角和偏心距（股骨头或股骨头假体中心至股骨轴线的垂直距离），以重建髋关节软组织张力的平衡，并保持下肢的长度。另外，无论用何种假体，都应使小转子上缘至髋臼之间的距离恢复正常；过长易致疼痛和中心型脱位，过短则易发生跛行，且易损害髋臼。用骨水泥固定插入髓腔内的假体柄时，下端要超过假体柄的下端。若在股骨距处或假体柄远端的骨水泥充填不足或有缺损，术后假体易发生松动及柄的折断。

（2）全髋关节表面置换：全髋关节表面置换采用金属股骨头杯覆盖和重建因损坏而被切除的股骨头关节面，不切除股骨颈，不破坏股骨上段髓腔。手术时应使金属杯的中心与股骨颈的轴线保持一致。术中应避免过多切除股骨颈边缘的骨质，避免产生股骨颈外侧骨皮质切迹以免以后发生股骨颈骨折。有时为了获得更好的手术视野或增加髋关节外展角度，需切除大转子，但切除骨质不能太多，且要远离股四头肌。髋臼的处理同普通全髋关节置换，但所用人工臼杯较薄。

（3）半髋关节置换术：半髋关节置换即为单纯股骨头置换，也可分为普通置换和表面置换。普通半髋关节置换又根据采用的是单极或双极人工股骨头分为单极置换和双极置换。所谓双极人工股骨头是在股骨头外层增加聚乙烯衬垫和金属髋臼杯（图35-3-6）。在半髋关节置换中，人工股骨头假体置入的方法基本同全髋关节置换，在切除残余的圆韧带后将人工股骨头放入髋臼即可，但要注意使髋关节周围软组织松紧适宜。

（二）治疗后并发症

1. 假体无菌性松动

【病因和临床】

髋关节假体无菌性松动的病因主要包括：假体和植入材料在界面上的磨损产生碎屑或微粒，诱发异物反应，激活破骨细胞，引起骨质溶解；假体固定后应力遮挡引起骨质吸收或术中截骨量过多等原因导致骨床强度减低；所用假体不符合生物力学要求、安装固定不当、关节软组织不平衡；术后过度活动等因素导致假体承受应力过大。

髋关节假体松动可发生在髋臼侧，也可发生在股骨侧，前者多发生在手术10年后，后者多发生在术后5~10年间。出现假体松动时的临床表现包括下肢疼痛，休息时缓解，行走或负重时加重，关节不稳。

【影像学表现】

X线平片显示假体周围（即骨水泥型人工关节的骨——骨水泥界面，无骨水泥型人工关节的骨——假体界面）出现宽度超过2mm的透亮带时，可能有假体松动，要结合临床综合考虑；如透亮带进行性增宽，则提示假体松动可能性很大（图35-3-7）；

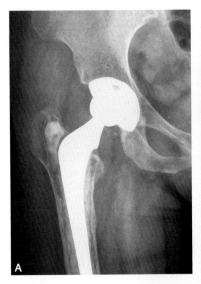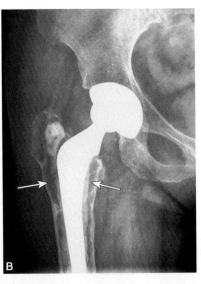

图 35-3-7 右侧全髋关节置换术后股骨假体柄松动

右侧全髋关节置换术后先（A）后（B）两次拍摄的右髋关节正位片显示，股骨假体柄旁骨水泥与周围骨质间的透亮带（箭）进行性增宽

如见到假体移位、下沉、假体及周围骨水泥断裂时，可肯定松动。术后半年以上，核素扫描仍显示假体周围有核素浓集时，应考虑松动可能，扫描阴性基本可排除松动。

2. 假体脱位

【病因和临床】

髋关节假体脱位的病因主要包括假体的安放位置不良、髋臼缘与股骨假体颈部的撞击、周围软组织失平衡（多由于肌肉的大粗隆止点固定失败或股骨颈切除过多所致）、大转子撕脱或不愈合、术后肢体长度恢复不当、患者过度活动或外伤等。

髋关节假体脱位时可见局部畸形、疼痛、活动受限等。

【影像学表现】

髋关节置换后的假体脱位多为后脱位，其次是向前或向外脱位。X线检查可见人工股骨头与髋臼失去正常对位关系，人工股骨头可移位至髋臼边缘，甚至其上下方（图35-3-8）。CT在判断假体位置和脱位方向时优于平片。

3. 假体周围骨折

【病因和临床】

髋关节假体周围骨折常发生在术后数月至数年间，多发生于股骨侧假体，尤其好发于假体柄尖端处；多由外伤引起，术中骨皮质过度切割、髓腔过多研磨、骨质疏松、假体周围骨溶解等因素可导致假体周围骨量减少，是假体周围骨折的高危因素。假体柄安放位置不良或骨水泥填塞不均导致股骨干局部应力集中，也是假体周围骨折发生的危险因素。

患者常有外伤后疼痛、活动受限的表现，有时可见局部畸形。

【影像学表现】

Vancouver分类法根据骨折的部位将股骨假体周围骨折分为三型：

A型为转子区骨折（图35-3-9AB）；B型为股骨假体柄周围或头部骨折（图35-3-9C）；C型骨折的位置低于股骨假体柄。A型又可分为大转子骨折和小转子骨折。B型骨折依据假体稳定性和局部股骨情况又分为3个亚型：B1型骨折假体固定牢固；B2型骨折局部股骨质量尚可，但假体出现松动；B3型骨折伴有严重的骨量丢失（如骨溶解或粉碎），且并发假体松动。不同类型的骨折治疗也不同，移位的骨折需要进行复位、固定；松动严重的假体需要进行翻修；骨缺损严重者须植骨重建。

4. 股骨假体柄变形/断裂

【病因和临床】

假体柄材料、加工工艺或设计有缺陷，或选用不当时易发生变形/断裂；假体置入方向与骨干长轴不一致，特别是内翻位置入时易致假体骨折；股骨距组织切除不当、近端髓腔骨水泥填充不够、骨水泥断裂及发生股骨近端骨溶解的情况下假体近端缺乏支撑，易发生变形或断裂；患者体重大，活动强度高也易导致假体柄断裂或变形。

股骨假体柄变形/断裂多发生在术后两年内，多见于假体柄中或近侧1/3，发生在假体柄远侧1/3者较少见。同一假体发生两处断裂者少见。多数患者表现为突发大腿疼痛、负重时加重，常有外伤史。

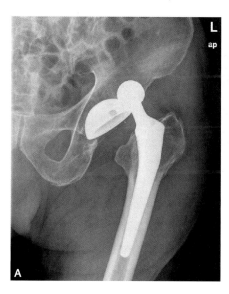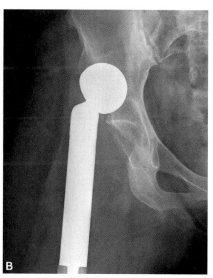

图35-3-8 髋关节置换术后假体脱位

左髋关节X线检查显示全髋关节置换术后人工股骨头相对人工髋臼向上方移位。右髋关节X线检查显示半髋置换术后人工股骨头相对髋臼向上方移位

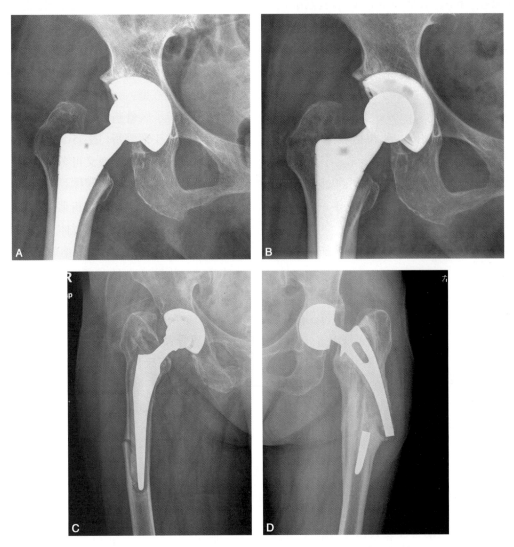

图 35-3-9　髋关节置换术后假体周围骨折及股骨假体柄断裂

右髋关节置换术后 1 个月(A)和 2 个月(B)髋关节正位片显示股骨大粗隆骨质疏松和随后发生的骨折。C. 右股骨中上段正位片显示股骨假体柄外侧骨皮质断裂,断端对位对线可;骨水泥与周围骨皮质间还可见透亮间隙,提示假体松动可能。D. 左股骨上段 X 线检查示假体柄下段断裂,断端间向外侧成角,近段相对远段向外侧移位,小部分残端位于骨轮廓外,局部骨皮质不连

【影像学表现】

　　X 线检查可见假体形态、置入方向、骨水泥的完整性及假体与骨水泥间有无透亮裂隙,有助于诊断(图 35-3-9)。不锈钢假体延展性大,脆性比其他合金小,故其在断裂前多有形变、不完全断裂的变化。判断假体柄是否弯曲要注意将不同时期的 X 线片进行比较,观察假体及周围结构的变化,最早的征象是在近端假体外侧与骨水泥之间出现透亮线,但发现这一征象时,要与假体松动进行鉴别。

　　5. 髋周软组织异位骨化

　　【病因和临床】

　　手术引起软组织损伤、出血、残留未清理干净的骨碎片可导致髋周软组织发生异位骨化;术后感染和髋关节脱位等并发症可增加异位骨化发生率;患者个体素质和髋关节原发病也影响异位骨化的发生,如强直性脊柱炎和严重髋关节骨性关节炎患者术后异位骨化发生率高。

　　髋周软组织异位骨化常发生在术后 2~3 周,早期主要症状为患髋休息疼痛,局部压痛,肌肉痉挛,可有局部皮肤红肿、低热及红细胞沉降率增快。后期则主要表现为关节活动进行性受限,甚至完全丧失活动功能。

　　【影像学表现】

　　发生髋周异位骨化时,在髋周出现稀疏、边界不清的薄层高密度影,多位于外展肌和髂腰肌部位,以后病变密度逐渐增高,进入成熟期时可见骨小梁结构(图 35-3-10A)。严重者大量异位骨形成,相互间距离减少,甚至连接融合。对于髋周移位骨化的程度常用的 Brooker 分级法:0 级,髋周软组织内无异位骨化形成;I 级,髋周软组织内出现单个或多个孤

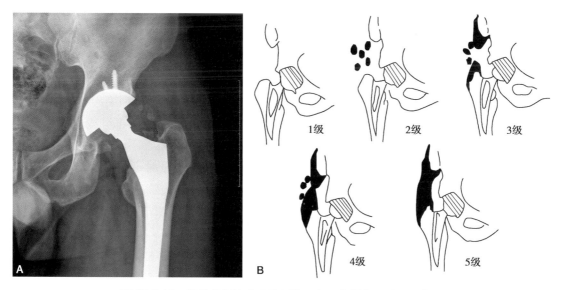

图 35-3-10　髋关节置换术后髋周软组织异位骨化及分级示意图
A.左髋关节正位片示髋关节置换术后髋周软组织内出现多个斑块状高密度影,边界清楚,部分见骨小梁结构,未见融合;B.线图显示根据 Brooker 分级法,髋周软组织异位骨化根据严重程度可分为 5 级

立性的异位骨块;Ⅱ级,股骨近段(多为大转子)和同侧骨盆边缘(多为髂骨缘)出现骨刺,其相对间距至少在 1cm 以上;Ⅲ级,股骨近段和骨盆边缘骨刺的相对间距小于 1cm;Ⅳ级,股骨近段和骨盆边缘骨刺的间距消失,髋关节完全强直(图 35-3-10B)。三级以下异位骨化对髋关节功能影响不大,四级则严重影响髋关节功能。

6. 假体周围感染

【病因和临床】

假体周围感染是人工髋关节置换后灾难性的并发症,可以由其他部位感染经血行播散所致,也可因手术污染或假体附近伤口的化脓性感染蔓延引起。手术时间长、浅表组织剥离多、局部血肿形成、血运差、出现皮肤坏死是导致感染发生的诱因。肥胖、糖尿病、类风湿、长期应用激素者更容易发生感染。

术后 3 个月内发生的感染为早期感染,多表现为术后持续疼痛,还可有高热、局部红肿,少数患者可见皮肤瘘管,局部有分泌物排出。患者白细胞总数和中性粒细胞计数均可升高,但有时并不明显;术后红细胞沉降率可持续增高;C 反应蛋白也多明显增高,大于 20mg/L 时提示感染可能。髋关节置换术三个月后发生的感染称为晚期感染,可呈急性或慢性过程,表现为突然或逐渐出现疼痛。局部可无红热表现。体温可以不升高或仅轻微发热,白细胞计数可正常或仅轻中度升高。在髋关节置换术后 C 反应蛋白的增高多在 8 周内逐渐恢复正常。发生感染时 C 反应蛋白通常会发生改变,在无菌性松动时 C 反应蛋白则一般不增高。

【影像学表现】

X 线检查可以发现感染引起的假体松动或移位,并可反映假体周围骨溶解、破坏的情况。但仅根据 X 线片常常并不能辨别假体的无菌性松动和感染所致的松动;如果出现进展迅速的骨膜炎、弥漫的骨溶解破坏或新骨形成则多支持感染的可能(图 35-3-11)。放射性核素检查的敏感性很高,可显示假体周围均匀的放射性浓聚,但缺乏特异性,不能辨别无菌性松动和感染所致的松动。

7. 下肢深静脉血栓形成　下肢深静脉血栓形成是人工髋关节置换术后较常见和较严重的并发症之一。多发生于术后 1~24 天,以头 4 天为多;血栓主要位于小腿静脉丛内,逐渐向上发展,少有近端孤立的静脉血栓。其病因、临床表现和影像表现参见

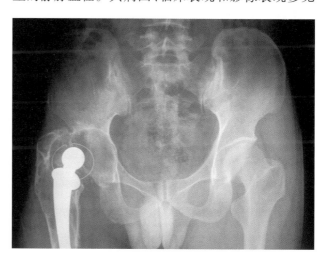

图 35-3-11　髋关节假体周围感染
骨盆正位片显示人工股骨头周围大片低密度区,边界不清,邻近见骨膜新生骨;右侧髋臼也见扩大,人工股骨头相对髋臼向外侧移位

本章第一节中"四肢骨折的基本治疗原则及常见并发症"部分有关的内容。

8. 髋关节表面置换术后股骨颈骨折

【病因和临床】

髋关节表面置换术后股骨颈骨折的直接原因多为创伤。医源性危险因素包括术中股骨颈切迹形成、股骨侧假体内翻放置、股骨侧假体未完全覆盖在成形的股骨头上、股骨侧假体骨水泥过厚、假体固定面积过少、骨水泥过度渗透引发股骨头坏死等。另外患者过度肥胖、有严重骨质疏松、术后活动过度时也易发生股骨颈骨折。

发生股骨颈骨折时局部出现疼痛、肿胀、活动受限，有时可见局部畸形。

【影像学表现】

X线检查可见骨折线、断端对位对线、患骨骨量及假体放置的情况。

9. 半髋关节置换术后髋臼磨损和中心性脱位

【病因和临床】

髋臼磨损的病因主要包括：人工股骨头活动摩擦时产热刺激髋臼软骨老化；金属头与臼窝内径匹配欠佳或颈过长，使臼软骨所受压力不均；金属头与臼软骨摩擦系数不同；髋关节负重及活动量过大。在髋臼磨损的基础上，外伤使股骨头撞击髋臼底部可造成髋臼骨折，股骨头部分或全部突入盆腔，发生髋关节中心性脱位。

髋臼磨损明显时可出现疼痛、跛行和活动受限等症状。发生髋关节中心性脱位时局部疼痛、肿胀明显，或动髋部或叩击足跟时疼痛加剧，脱位明显者有患肢缩短。

【影像学表现】

发生髋臼磨损时行X线检查可见受累髋关节骨质疏松，头—臼间隙变窄、消失，继而假体头陷于髋臼骨质内，周围骨质逐渐吸收溶解，出现透亮带，局部骨质并可向骨盆内陷（图35-3-12A、B）。发生中心性脱位时往往伴有髋臼底部骨折，可见假体头从裂开的髋臼底进入骨盆（图35-3-12C、D）。

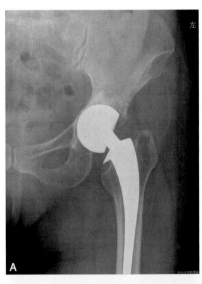
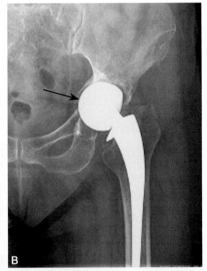
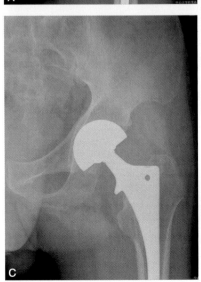
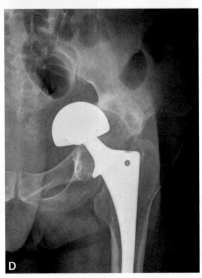

图35-3-12　人工股骨头置换术后髋臼磨损和中心性脱位

A、B. 左侧人工股骨头置换术后先后两次拍摄左髋关节正位片复查，第1次X线检查（A）显示人工股骨头陷入髋臼，髋臼内侧骨壁变薄，人工股骨头周围见线状透亮带；第2次X线检查（B）显示人工股骨头周围透亮带（箭）扩大，髋臼内侧骨壁进一步变薄并向盆腔内陷。C、D. 左侧人工股骨头置换半年后（C）和4年半后（D）复查左髋关节正位片显示，人工股骨头最初在位，但4年半后穿破髋臼突入盆腔

五、半月板部分切除及修补术

（一）治疗方法

半月板具有传递负荷、吸收震荡、润滑和稳定关节的功能。对半月板损伤的基本处理原则是在消除临床症状及体征的前提下尽可能保留稳定的半月板成分及其功能。目前，对有病变需行手术处理的半月板多行修补或部分切除术，尽量避免完全切除半月板。

半月板切除术中，其外周的三分之一应尽量被保留，因为该区域可吸收大部分承重冲力，对维持半月板的功能至关重要。半月板切除术后残留半月板的最终形态应尽可能接近半月板的原始半月形态。在实际工作中这意味着半月板部分切除的方式有两种：环形切除或节段切除（图 35-3-13）。前者可维持半月板在传递负荷、减震和缓冲重力方面的基本功能，后者则会使半月板在这方面的生物机械特性部分丧失。

进行半月板部分切除时，对任何超过正常半月板内缘界限的破裂片都要切除，切割后应避免留下陡峭的边缘。另外，外侧半月板前角与前交叉韧带在胫骨的附着点相邻，对其进行切除时注意避免误伤后者；在切除半月板后角时，则要注意保护腘动静脉和神经避免受损。

行半月板修补术时，要使裂伤两侧缘对接曲线流畅，防止凹凸不平；同时应尽可能少用缝线，以免半月板过多损伤，造成缝合性撕裂。

（二）治疗后常见并发症

1. 撕裂不愈合或复发

【病因和临床】

半月板撕裂范围大、血供差、缝合不当、伤缘对合不佳以及术后过度负荷或外伤，可导致修补术后撕裂不愈合或再发；受损的前交叉韧带未同时修复，也易导致撕裂不愈合。行半月板部分切除术后过度负重、活动或外伤也可致手术部位撕裂复发。

半月板撕裂不愈合或复发常伴有持续存在或再发的症状，如膝关节活动疼痛、肿胀、绞锁等。

【影像学表现】

半月板切部分除术后体积变小，残留半月板内出现累及关节面的 T_2WI 高信号影多代表着进入半月板裂隙内的滑液，是诊断半月板部分切除术后撕裂复发的较可靠的 MRI 征象。残留半月板内出现的 T_1WI 和 PDWI 高信号可由多种原因引起，包括邻近残留半月板关节面处的黏液变性，撕裂处的瘢痕等，故其对撕裂复发的诊断准确率较低（图 35-3-14），低于对未曾手术半月板撕裂的诊断；但若半月板切除部分小于其长度的 25%，则此差别不大。半月板修补术后在缝合处出现上述信号改变，提示半月板撕裂复发或不愈合；但同样，T_1WI 和 PDWI 高信号特异性低，因其可能为缝合区的纤维血管或纤维软骨瘢痕等所致；T_2WI 高信号特异性高，但敏感性低。

MR 关节造影通过显示半月板内的造影剂来诊断撕裂的再发或不愈合，诊断准确率高于常规 MRI。CT 关节造影的空间分辨率和对比度分辨率都很高，半月板关节面较小的不规则可引起类似造影剂进入半月板内的表现，从而可导致诊断半月板撕裂复发时出现假阳性。为此有学者提出把半月板内的造影剂延伸达半月板长度或高度的 1/3 以上作为诊断标准，利用这一标准诊断半月板撕裂复发或不愈合的敏感性和特异性都较高。

2. 骨性关节炎

【病因和临床】

半月板部分切除或修补术后，其功能受影响，关节软骨胶原成分承受的张力增加，最终将导致关节软骨损伤及骨性关节炎。

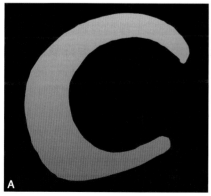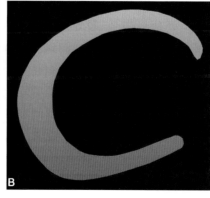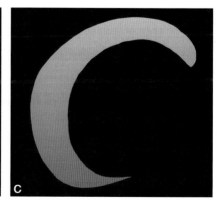

图 35-3-13 半月板部分切除示意图

图示半月板部分切除的两种手术方式：A 为正常内侧半月板；B 为环形切除后的半月板，可见半月板外圈还保存；C 为节段切除后的半月板，半月板的后缘附着部已被切除，从而也失去了其负荷传递功能

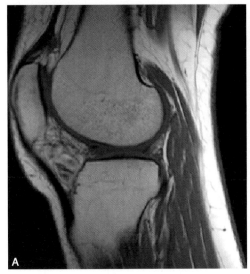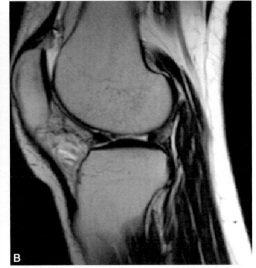

图 35-3-14　半月板部分切除术后 MRI 表现

半月板切除术后膝关节矢状 $T_1WI(A)$ 和矢状 $T_2WI(B)$ 显示外侧半月板后角体积变小,残留半月板内出现累及关节面的 T_1WI 高信号,但 T_2WI 中未见高信号,患者无临床症状

发生骨性关节炎时,临床上可出现疼痛、打软腿,绞锁,活动受限等症状。

【影像学表现】

X 线检查可见关节间隙变窄,骨性关节面硬化,边缘骨赘形成,关节面下囊变等;但需要注意的是半月板部分切除后关节间隙变窄的程度差异与半月板切除的范围有关,并不能完全代表关节的退变程度。MRI 检查可见关节软骨厚度变薄,部分缺失。

六、前交叉韧带重建术

(一)治疗方法

前交叉韧带损伤如果得不到正确得治疗,将渐进性加重,并导致膝关节不稳,从而引起半月板和关节软骨的损伤,最终导致退行性骨关节炎。由于膝关节内特殊的生物环境和交叉韧带的血供限制,前交叉韧带损伤后自身修复的能力极差,即使是通过手术修补使其两端对合,也不能形成持久和有效的愈合,故对前交叉韧带损伤多通过关节镜处理损伤的残端后使用移植物替代损伤的前交叉韧带进行重建,以达到稳定膝关节的目的。

1. 前交叉韧带重建所用移植物种类　目前临床上用于前交叉韧带重建的移植物有三种,可使用自体腱性组织、同种异体腱性组织或人工材料。

(1)自体腱性组织:采用自体腱性组织移植的优点是取材方便,经济廉价,但可对患者造成二次损伤。常用的自体腱性组织包括骨-髌腱-骨、腘绳肌中的股薄肌腱和半腱肌腱以及股四头肌腱等。自体骨-髌腱-骨移植物一般取自髌腱的中 1/3 部分及其

上端髌骨和下端股骨的部分骨块。自体腘绳肌腱移植物生物学特性与交叉韧带相差较大,但采用多股腘绳肌腱重建可达到甚至高于交叉韧带的断裂强度。切取股四头肌腱时可在一端带部分髌骨骨块或不带骨质,可取单层或全层腱性组织。

(2)同种异体腱性组织:用于交叉韧带重建的同种异体腱性组织包括同种异体骨-髌腱-骨及一端带骨块的跟腱等异体组织,为深低温保存的生物材料,来源少,存在免疫排斥反应。

(3)人工材料:人工材料可以达到早期稳定,但远期随访效果并不十分令人满意。造价较高也影响其应用。

目前采用自体腱性组织移植物和同种异体腱性组织移植物重建交叉韧带依然是的主流选择。

2. 前交叉韧带重建术的方法　对撕裂的前交叉韧带目前多采用单束重建,即采用胫骨与股骨单隧道,单束移植物重建前交叉韧带。手术时需制作股骨外髁到髁间窝外侧壁后上缘的骨隧道和胫骨结节内侧到髁间嵴前内缘的骨隧道,然后将移植物通过股骨和胫骨的隧道放置在关节内,最后行股骨端和胫骨端的固定。胫骨内隧道的前缘应该位于沿股骨下端髁间窝顶部所划直线的后方,隧道的中心应该位于胫骨前后缘皮质间距离的 1/4 至 1/2(图 35-3-15A、B);若其位置太靠前,可能发生顶部撞击,限制膝关节前伸,太靠后则可能导致关节不稳。股骨隧道的位置起点应位于沿股骨后缘皮质所划直线和沿着髁间窝顶所划直线交点之后(图 35-3-15C、D);如果其位置太靠前,可能导致膝关节不稳或活动受限。

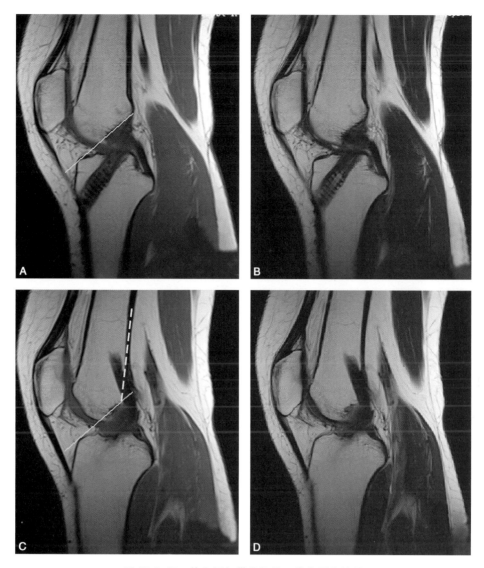

图 35-3-15 前交叉韧带移植物正常位置和信号
A、B.前交叉韧带重建术后 10 个月患者的膝关节矢状 T_1WI（A）及 T_2WI（B）显示胫骨段移植物位于沿股骨下端髁间窝顶部所划直线的后方，其内部分节段在 T_1WI 及 T_2WI 呈稍高信号，患者无症状。图 C、D 与图 A、B 所在层面相邻的膝关节矢状 T_1WI（C）及 T_2WI（D）显示股骨段移植物呈低信号，其起点位于沿股骨干后缘皮质所画直线（虚线）和沿着髁间窝顶所画直线（实线）交点之后

（二）治疗后影像学表现

1. **移植物的表现**　移植物的表现受其类型和手术后的时间影响。用髌韧带做移植物时，术后 1～2 两年内移植物在 MRI 都可见较高信号，可能为血管在其内生长所致；但不应见到横贯移植物断面的液性信号区。手术两年后，在所有常规 MRI 序列上，正常移植物都应表现为均匀低信号。

2. **残留髌韧带的表现**　使用髌韧带自体移植后残留髌韧带的形态和信号都会发生变化。术后早期，髌韧带弥漫增厚，边界不清，手术缺损处及其周围 T_2WI 信号增高。MRI 信号的改变多在 12～18 个月恢复正常，但髌韧带增粗和缺损可持续存在。

（三）治疗后常见并发症

1. **前交叉韧带移植物撕裂**

【病因和临床】

前交叉韧带移植物撕裂多见于再次受到创伤的情况。

发生移植物撕裂时患者出现膝关节疼痛以及前向和旋转不稳的表现。

【影像学表现】

在 MRI 上可见移植物纤维的连续性部分或完全中断，在 T_2WI 局部出现水样高信号（图 35-3-16）。行关节造影时可见造影剂通过不连的移植物纤维。移植物撕裂将导致前交叉韧带功能丧失，表现为胫骨相对股骨和外侧半月板后角前移，同时可见后交

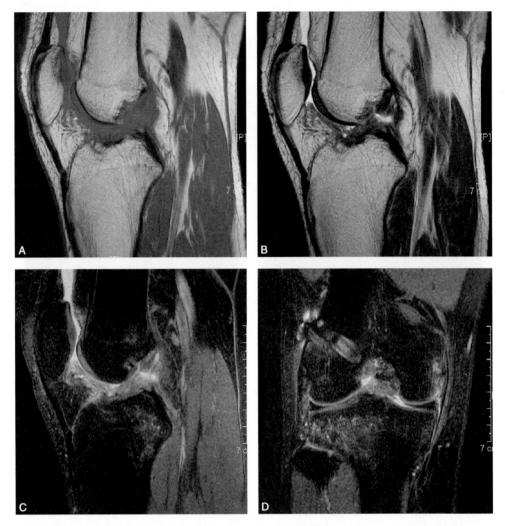

图 35-3-16 前交叉韧带移植物撕裂

前交叉韧带重建后矢状 $T_1WI(A)$ 和 $T_2WI(B)$、脂肪抑制矢状(C)和冠状 PDWI(D)显示髁间窝区移植物肿胀、轮廓
不清,局部并见横行异常信号,在 T_1WI 呈等信号,在 T_2WI 和 PDWI 呈高信号,髌上囊内见水样信号积聚,股骨下端
和胫骨上端可见骨髓水肿(本图由中山大学附属第三医院放射科孔庆聪医生提供)

叉韧带皱褶。如果沿股骨外侧髁后缘皮质划一条与
其相切的直线,那么在正常情况下,胫骨平台后缘皮
质到这条线的垂直距离小于 5mm,大于 7mm 不正
常,5~7mm 之间可疑异常,这可作为判断移植物撕
裂的间接征象。但应注意在移植物完整而强度不足
的情况下,可发生松弛,此时胫骨也可相对股骨向前
移位,在这种情况下,体检时发现关节不稳的程度决
定着是否需要进行移植物翻修。

2. 膝关节前间隙纤维化

【病因和临床】

膝关节前间隙纤维化表现为在胫骨平台上方前
交叉韧带移植物前方的结节样纤维组织,其形态在关
节镜下看起来像眼球一样,但其病因尚不明确,可能
的原因包括:骨隧道位置不佳引发撞击导致纤维组织
增生;移植物表面或骨隧道钻取的残留物引起的纤维
组织增生;移植物表面断裂或受炎性刺激后增生。

膝关节前间隙纤维化可导致膝关节不能完全伸

直或伸膝时痛。手术切除病灶后症状可缓解。

【影像学表现】

MRI 检查可见前交叉韧带移植物前方出现异常
结节,与肌肉相比在 T_1WI 呈稍低-等信号,在 T_2WI 呈
等-稍高信号(图 35-3-17)。其信号强度较典型的纤维
性病变要高,可能是因为病灶在两个骨之间受挤压刺
激所致。有研究显示当病灶在一个或以上平面中的
径线大于 1cm 时,MRI 对其检出的准确率可达 85%。

3. 前交叉韧带移植物撞击

【病因和临床】

当前交叉韧带移植物靠近髁间窝的顶部时可发
生移植物撞击。这一并发症与胫骨隧道设置靠前、
髁间窝顶部骨赘形成以及髁间窝较小有关。

发生前交叉韧带移植物撞击时,患者可出现伸
膝时痛或不能完全伸膝。

【影像学表现】

在 MRI 上可见移植物因撞击引起的信号增高,

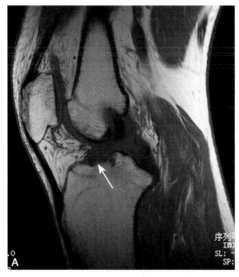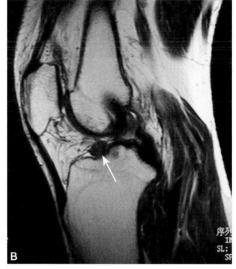

图 35-3-17 前交叉韧带重建术后关节前间隙纤维化

前交叉韧带重建术后膝关节矢状 $T_1WI(A)$ 和矢状 $T_2WI(B)$ 显示前交叉韧带移植物前方出现结节样异常信号(箭),与肌肉相比在 T_1WI 呈等-稍低信号,在 T_2WI 呈等-稍高信号

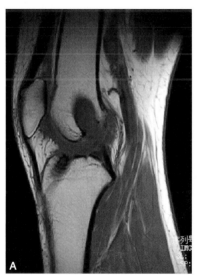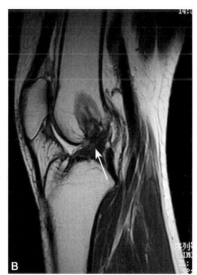

图 35-3-18 前交叉韧带重建术后移植物撞击

前交叉韧带重建术后膝关节矢状 $T_1WI(A)$ 和矢状 $T_2WI(B)$ 显示前交叉韧带移植物胫骨隧道位置偏前,髁间窝水平移植物扭曲变形,局部 T_2WI 信号增高(箭)

局部增粗,轮廓模糊,而且胫骨隧道的位置在沿股骨下端髁间窝顶部所划直线的前方或者移植物上缘在髁间窝顶部处变形(图 35-3-18)。

4. 前交叉韧带移植物腱鞘囊肿

【病因和临床】

前交叉韧带移植物腱鞘囊肿的形成原因不明,可能为腱性组织纤维损伤或自身黏液变性等机制所引起。另外采用腘绳肌腱移植物重建前交叉韧带时腱鞘囊肿的发生率远高于骨-髌腱-骨移植物,这可能是因为与骨-髌腱-骨移植物相比,腘绳肌腱移植物对骨隧道的充填欠紧密,其腱-骨愈合方式不如前者的骨间愈合牢固,同时其在骨隧道内残留的丝线可能

较多,易引发排斥反应。

前交叉韧带移植物腱鞘囊肿多发生在重建术后晚期,可导致膝部疼痛和活动受限,但一般不会导致关节不稳。延伸至皮下者,可导致局部皮肤隆起甚至形成肿物,有压痛,触之有波动感,可随活动量增加而增大。

【影像表现】

前交叉韧带移植物腱鞘囊肿表现为位于移植物通道内或自其延伸出的囊性病灶;常起自胫骨骨隧道,向近侧可突入关节内,向远侧可经骨隧道开口突至皮下软组织区,可伴有骨隧道的扩大。病变在 MRI T_1WI 呈均匀低信号,在 T_2WI 呈均匀高信号(图

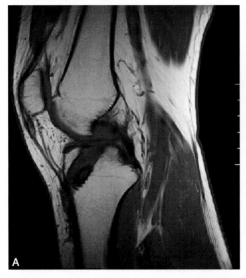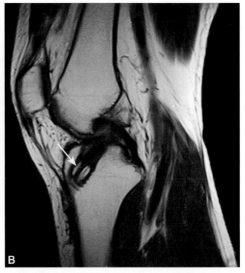

图 35-3-19　前交叉韧带移植物腱鞘囊肿

前交叉韧带重建术后膝关节矢状 $T_1WI(A)$ 及 $T_2WI(B)$ 显示位于胫骨骨隧道的小椭圆形囊性病灶,在 T_1WI 呈均匀低信号,在 T_2WI 呈均匀高信号(箭)

35-3-19),增强扫描其内无强化。

5. 髌骨骨折

【病因和临床】

前交叉韧带重建术后髌骨骨折通常由切取髌骨骨栓引起,切割过深且不均衡,切割后骨缺损处存在锐利的边角,都可导致髌骨在受到较高应力时发生骨折。

发生髌骨骨折时患者髌骨处出现疼痛、肿胀、变形、骨擦音。

【影像学表现】

平片可见髌骨骨质中断,断端可分离移位,周围软组织肿胀。MRI 可更好地显示伴随的软组织损伤及关节内积液等情况。

七、人工膝关节置换术

(一) 治疗方法

人工膝关节置换术是利用植入的关节假体提供类似于正常膝关节的伸屈和旋转模式,并籍假体本身及膝关节的韧带及软组织平衡获得静态及动态的稳定性。人工膝关节置换术是严重膝关节疾患的有效治疗手段,主要用于治疗膝关节的严重创伤、炎症、肿瘤等。

1. 人工膝关节假体所用材料、设计及固定方法　人工膝关节的股骨假体一般为金属假体;胫骨假体可为全聚乙烯假体或金属托和聚乙烯衬垫组合,后者多用,并可分为固定性衬垫假体和活动性衬垫假体。前者的胫骨聚乙烯衬垫与胫骨托的位置关系是固定的;后者的聚乙烯衬垫可以与胫骨底托发生相

对运动,使得股骨髁可以与胫骨衬垫能得到最大的匹配度从而减少聚乙烯磨损,也更接近正常膝关节的运动模式。髌骨假体多为有全聚乙烯和带金属背的两种设计,后者应用较少。人工膝关节的固定方法包括骨水泥固定和生物学固定。

2. 人工膝关节置换术的种类　根据置换的关节结构和使用的假体类型人工膝关节置换术可分为单髁置换、全膝关节表面置换和铰链式全膝关节置换三种方式。

(1) 单髁置换:单髁置换保留了交叉韧带、对侧股骨胫骨间室及髌-股关节,手术中很难通过截骨和软组织平衡来纠正膝关节的力线,因此其适应证应严格限制在膝关节单髁软骨磨损,且韧带完好、内外翻畸形小于 10 度者。

(2) 全膝关节表面置换:膝关节双髁软骨磨损及前交叉韧带缺损而侧副韧带完整的患者,可选择全膝关节表面置换。根据患者膝关节的稳定性、韧带的完整性和软组织的平衡情况等进一步选择使用保留后交叉韧带型和不保留后交叉韧带的后方稳定型假体(图 35-3-20A、B)。

(3) 铰链式全膝关节置换:膝关节内外侧副韧带不完整、严重不稳、内外翻畸形大于 25 度和严重的膝关节屈曲挛缩畸形、关节周围骨质缺损是膝关节表面置换的禁忌证,对这类患者可选择铰链式全膝关节置换。对于人工膝关节表面置换失败而需要翻修的病例也可使用铰链式全膝关节置换。此类假体的铰链设计提供了足够的机械稳定性(图 35-3-20C、D)。

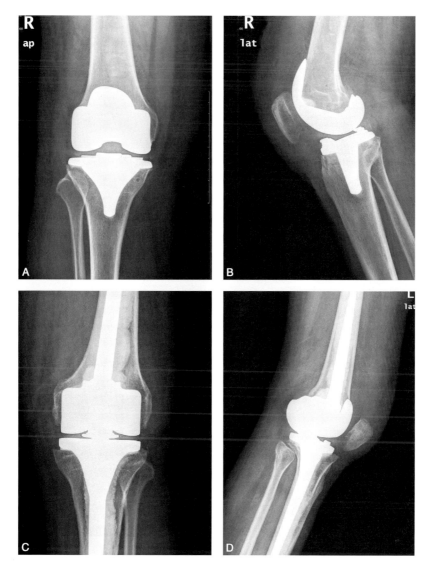

图 35-3-20　全膝关节表面置换和铰链式置换术后表现
A、B. 右膝关节正、侧位片显示全膝关节表面置换后的表现；C、D. 左膝关节正、侧位
片显示铰链式全膝关节置换后的表现

3. 人工膝关节置换术的原则

（1）胫-股关节置换：进行膝关节置换术一般要切开关节囊，清理关节内的滑膜及骨赘，根据关节的破坏或损伤情况行截骨并松解挛缩的肌腱、韧带和关节囊，以平衡软组织，矫正下肢力线。松解最终应使下肢力线通过膝关节中心，并使屈伸间隙相等且对称。人工膝关节置换术后膝关节股骨与胫骨机械轴（长骨两端中心的连线）间角度为 0 度，解剖轴（骨干中心线）应外翻 5~7 度。胫骨假体在矢状面上应后倾 4 度，误差不超过 2 度。股骨假体应外旋 3 度，且稍外移。假体植入后应保证股骨头中心、膝关节中心和踝关节中心位于一直线上。另外胫骨平台截骨厚度应控制在 8~10mm 以内，并要求替换之胫骨假体应与骨组织切除厚度相等。

（2）髌骨置换：对于人工膝关节置换术中是否进行髌骨置换还存在争议，但无论采用何种方法，髌骨轨迹（膝屈曲和伸展时髌骨相对于股骨的运动行程）必须恢复正常。

（二）治疗后并发症

1. 股骨和胫骨假体周围骨折

【病因和临床】

膝关节置换术后假体周围骨折的病因主要包括：术中对骨皮质过度切割、扩髓时研磨过多髓腔、骨质疏松、假体周围骨溶解等引起的体周围骨量减少；术中截骨不当造成的股骨干远端前方皮质凹陷；膝关节轴线不正、假体放置不当；跌倒或其他外伤。

假体周围骨折主要发生在术后 2~4 年，以股骨假体周围骨折，尤其是股骨髁上骨折发病率为高，胫骨骨折少见。假体周围骨折的临床表现与普通骨折相似，部分患者所受暴力小，早期肿胀、畸形不明显。

【影像学表现】

多角度 X 射线检查显示骨折线，可帮助确诊。

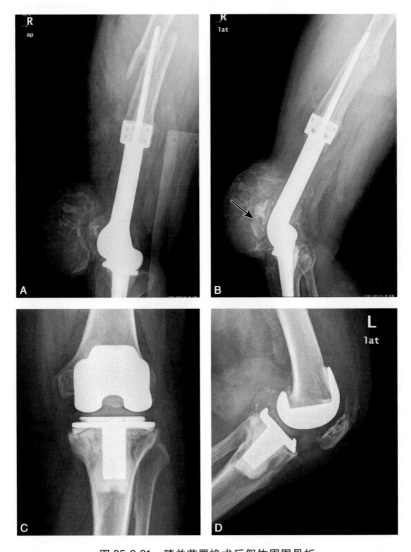

图 35-3-21　膝关节置换术后假体周围骨折
右股骨中下段斜位(A)及侧位(B)片显示,股骨假体上端周围骨折,断端错位;另见髌骨骨折(箭),断端对位可,其邻近巨大肿块为复发的骨巨细胞瘤。左膝关节正位(C)及侧位(D)片显示,膝关节置换术后胫骨平台骨折,假体尚无明显松动

Rorabeck 根据骨折端有无移位、假体有无松动将股骨假体周围骨折分为 3 型:Ⅰ 型,骨折端无移位、假体无松动;Ⅱ 型,骨折端有移位,假体无松动(其中 Ⅱ A 型不属粉碎性骨折,Ⅱ B 型为粉碎性骨折);Ⅲ 型,骨折端有或无移位,但假体已发生松动或毁损(图 35-3-21A、B)。Felix 则根据骨折的部位将胫骨骨折分为 4 型,各型又根据假体有无松动及是否发生在术中分为 3 个亚型:Ⅰ 型为胫骨平台骨折(图 35-3-21C、D),Ⅱ 型为紧邻胫骨假体柄的骨折,Ⅲ 型为胫骨假体柄远端骨折,Ⅳ 型为累及胫骨结节的骨折;A 亚型假体无松动,B 亚型合并假体松动,C 亚型为术中骨折。

2. 人工膝关节不稳
【病因和临床】
人工膝关节不稳的病因主要包括:未对术前引起

关节不稳的因素进行调整、修复或术中未做好软组织平衡;术中损伤了内、外侧副韧带等维持关节稳定的组织;术中截骨不当造成屈伸间隙不平衡或内外侧间隙不等;假体安放位置不当造成侧副韧带等关节稳定和支持结构的慢性磨损;假体设计或选用不当。

出现人工膝关节不稳时,患者的临床症状包括患肢发软、乏力、关节肿胀、疼痛。体检可发现前后抽屉试验及屈伸位侧方应力试验阳性。

【影像学表现】

X 线检查可见胫股关节脱位或半脱位(图 35-3-22),有时需在膝关节负重时拍摄正位 X 线片或在最大限度屈曲时拍摄侧位 X 线片才能显示。

3. 髌骨束缚综合征
【病因和临床】
人工膝关节置换后髌骨周围形成纤维条索,阻

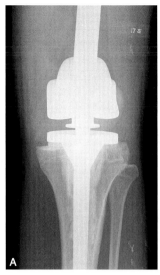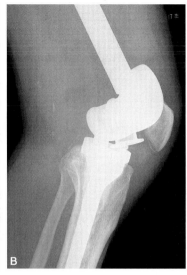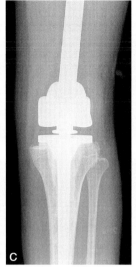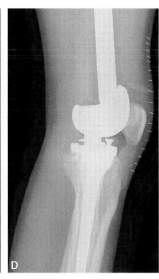

图 35-3-22　膝关节置换术后胫-股关节脱位
左膝关节正(A)、侧(B)位片显示人工膝关节股骨侧部件相对胫骨侧部件向前下方移位。复位后的左膝关节正(C)、侧(D)位片显示人工膝关节股骨侧部件和胫骨侧部件对合良好

止髌骨与股骨滑车的对合,限制髌骨假体的活动,从而导致髌骨束缚综合征。

发生髌骨束缚综合征时患者膝关节出现间断性疼痛、绞锁、伴有摩擦音,活动受限。

【影像学表现】

MRI 检查可发现髌骨周围低信号的纤维索条结构,分为 3 种类型,即髌上纤维索条、髌骨外侧纤维索条、髌下纤维索条。

4. 人工膝关节单髁置换术后对侧间室退行性变

【病因和临床】

人工膝关节单髁置换术后发生对侧间室退行性变的病因主要包括:聚乙烯磨损产生的碎屑可引起滑膜炎症,减少对侧间室关节软骨的营养获得,加速关节软骨的退变和磨损;术中畸形矫正不足或过度均可导致对侧间室应力异常,导致关节软骨发生退变;股骨髁假体放置不当导致膝关节发生侧方半脱位或撞击也可使对侧间室出现病损退变。

临床上可见膝关节肿胀、疼痛、尤其是行走活动时和活动后对侧间室区出现疼痛。

【影像学表现】

X 线检查可见对侧间室的关节间隙变小,关节面硬化、边缘骨赘形成等。

5. 膝关节单髁置换术后假性痛风

【病因和临床】

膝关节单髁置换术后假性痛风常发生在术后中晚期,多见于老年人,病因尚未完全明确,病理表现为关节软骨钙化。

临床上,假通风急性发作时膝关节出现红、肿、热、痛,关节滑液检查可发现含焦磷酸钙结晶或磷灰石。

【影像学表现】

X 线检查可发现关节软骨钙化及关节退行性变的表现。

6. 腓总神经损伤

【病因和临床】

腓总神经损伤主要为术中操作对神经的牵拉或挤压所在。另外术后局部敷料、石膏、血肿的压迫可造成神经的压迫性损伤。

腓总神经损伤多出现在术后 1～3 天,一般表现为小腿外侧和足背部皮肤麻木、垂足畸形、足不能背伸和外翻、不能伸趾等。腓总神经损伤长期存在得不到有效治疗时,其所支配肌肉可出现萎缩。

【影像表现】

参见本章第一节中"四肢骨折的基本治疗原则及常见并发症"部分的内容。

7. 髌-股关节不稳

【病因和临床】

膝关节置换术后发生髌-股关节不稳的病因主要包括:髌骨两侧支持带力量不平衡,如外侧支持带挛缩;关节囊破裂;股骨、胫骨或髌骨假体放置不当;髌骨截骨平面不正确,外侧部切除较多;假体选择或设计不当。

临床上患者出现膝前疼痛、打软腿、髌骨弹跳感等症状。

【影像学表现】

X 线平片可显示髌骨相对股骨向一侧移位,呈脱位或半脱位改变(图 35-3-23)。

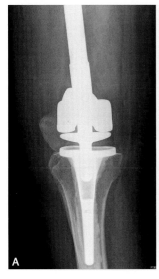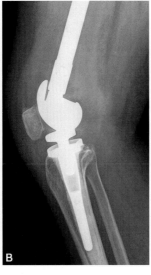

图 35-3-23　膝关节置换后髌-股关节不稳
右膝关节正、侧位片显示髌骨相对人工膝关节股骨侧部件向外侧移位，周围软组织肿胀

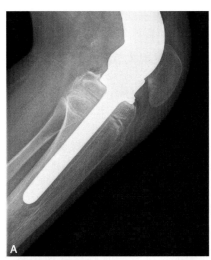

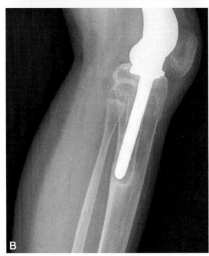

图 35-3-24　膝关节置换术后假体松动
膝关节置换术后 4 个月（A）和 11 个月（B）的膝部侧位片：与术后 4 个月的 X 线检查相比，可见术后 11 个月时胫骨假体下段向后移位，周围有宽度大于 2mm 的低密度透光带

8. **其他**　人工膝关节置换术后可发生假体松动，且胫骨假体松动比股骨假体松动更为常见（图 35-3-24），并可伴有膝内翻，其病因、临床表现及影像表现与髋关节置换术后假体松动基本相同。

另外，人工膝关节置换术后还可发生下肢深静脉血栓、假体周围感染等并发症，其病因、临床表现和影像表现参见髋关节置换术中的相应内容。

八、踝关节融合术

（一）治疗方法

踝关节融合术是终止踝关节病变，解除疼痛，纠正畸形并提供关节稳定的有效手段。虽然术后导致踝关节骨性强直，但无疼痛及明显畸形，患者仍可步行和完成各种劳动，融合后丧失的功能可由足部关节部分代偿，易为患者接受。

踝关节骨折（尤其是三踝骨折）或脱位所引起的创伤性关节炎以及距骨缺血性坏死是目前行踝关节融合术的主要适应证，其次为各种关节炎等导致严重关节疼痛、畸形者，其他还包括肌腱替代不能完全解决的足下垂畸形、人工踝关节置换术失败、婴儿瘫后遗连枷踝、Charcot 关节病等。

踝关节融合术方法很多，但是手术关键在于融合面的处理和提供融合所需的稳定及加压，术后应使后足与小腿、前足与后足对线一致。关节相应的融合面应为松质骨，接触面尽量大而平整且紧密相贴，且要尽量保留肢体长度。踝关节融合应维持于功能位，可外翻 0~5 度，外旋 5~10 度，但应避免造成内翻畸形。关节固定后的位置应用加强内固定来维持，如有必要还可结合使用外固定。踝关节融合术常使用移植骨，移植骨多取自胫骨或髂骨。

（二）治疗后并发症

1. **足部骨性关节炎**

【病因和临床】

踝关节融合后足部其他关节，尤其是距下关节和跗骨间关节所受到的应力增大，常导致后期骨性关节炎的发生。

发生骨性关节炎时受累关节所在部位出现疼痛和功能障碍。

【影像学表现】

X 线检查可见受累足部关节间隙变窄，骨性关节面硬化，边缘骨赘形成，关节面下囊变等（图 35-3-25）。

2. **踝关节融合术后不愈合**

【病因和临床】

踝关节融合术后不愈合的病因主要包括：截骨

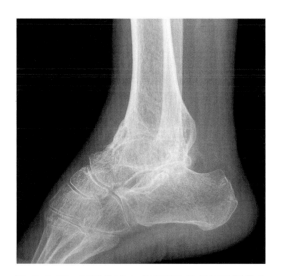

图 35-3-25 踝关节融合术后距下关节骨性关节炎
踝关节侧位片显示踝关节骨性融合,距下关节间隙变窄,骨性关节面硬化

量过多或反复多次截骨,造成截骨面凹凸不平,对合不良,间隙过大;软骨面切除不全,软组织嵌入;固定不良,加压作用不足,截骨部有异常活动;患肢血运不足,愈合能力差,甚至发生无菌性骨坏死;感染等。

发生踝关节融合术后不愈合时术侧踝部肿胀不消,疼痛和压痛持续存在,并可有异常活动。

【影像学表现】

X 线检查可见胫骨下端和距骨上端残缘之间或与其间的移植骨之间存在透亮间隙,未见骨性连接,甚至形成假关节,局部骨密度增高、硬化,或表现为骨质疏松。

3. 踝关节融合术后畸形愈合

【病因和临床】

踝关节融合术后畸形愈合的病因主要包括术后踝部肌力不平衡、力线调整不当、肢体不等长、切骨不足或过度、原有畸形矫正不足等。

发生踝关节融合术后畸形愈合时术侧踝部出现肿胀、疼痛、畸形等表现。

【影像学表现】

X 线检查可见胫骨下端和距骨上端之间无透亮间隙,但踝关节呈畸形愈合,如内翻畸形等,不符合生物力学要求。

4. 内固定物断裂 踝关节融合术后可发生内固定物断裂,其病因、临床表现及影像表现参见本章第一节中"内固定术"部分的有关内容。

(张朝晖 高振华)

参 考 文 献

[1] 张朝晖,高振华.骨肌系统疾病治疗后影像学[M].北京:人民军医出版社,2014.

[2] 洪光祥.骨折概论.∥吴在德,吴肇汉.外科学[M].2 版.北京:人民卫生出版社,2003:740-760.

[3] 徐俊玲,毛晓明,窦社伟,等.小腿骨筋膜间隔综合征 MRI 表现及其诊断价值[J].中华创伤杂志,2004,20(10):596-598.

[4] 杨建荣,毛小明,赵烽,等.低场磁共振对软组织损伤的诊断价值[J].医学影像学杂志,2011,21(8):1261-1264.

[5] 顾洪生,刘尚礼,马若,等.静脉血栓取出术治疗急性下肢深静脉血栓的临床研究[J].中华创伤骨科杂志,2002,4(4):263-265.

[6] 张刚,沈比先,谢井文,等.四肢软组织血肿的 MRI 诊断[J].中国中西医结合影像学杂志,2011,09(6):541-542.

[7] 陈建宇,刘庆余,沈君,等.臂丛神经损伤的 MRI 诊断[J].中华放射学杂志,2007,41(6):563-568.

[8] 陈妙玲,李新春.周围神经损伤的磁共振成像研究进展[J].国际医学放射学杂志,2010,33(4):325-328.

[9] 张铁良,刘兴炎,李继云.创伤骨科学[M].上海:第二军医大学出版社,2009:17-20.

[10] 穆林,刘丹平.骨外固定器的临床应用进展[J].医学综述,2007,13(12):1631-1633.

[11] 张彼,孙振辉,杜文君,等.骨外固定常见并发症的分析与处理[J].中华保健医学杂志,2008,10(3):180-182.

[12] Berquist TH,Berquist TH. Imaging of Orthopaedic Fixation Devices and Prostheses[M]. Wolters Kluwer Health/Lippincott Williams & Wilkins,2009.

[13] Berquist TH.骨科内固定物及假体影像学[M].程晓光译.北京:人民卫生出版社,2010:10-70.

[14] Rüedi TP,Murphy WM. AO principles of fracture management[M]. Davos:AO Publishing & Stuttgart New York:Georg Thieme Verlag,2000.

[15] Ruedi TP,Buckely RE,Moran CG.骨折治疗的 AO 原则[M].危杰,刘璠,吴新宝,等译.上海:上海科学技术出版社,2010,155-254.

[16] 陈凯,杨长伟,王秋根.锁定加压接骨板应用原则及注意事项[J].国际骨科学杂志,2007,28(3):138-139.

[17] 熊雁,王爱民,赵玉峰,等.有限接触动力加压接骨板治疗长骨干骨折[J].创伤外科杂志,2008,10(3):234-236.

[18] 张国华,廖琦.髓内钉治疗股骨干骨折进展[J].国际骨科学杂志,2011,31(6):354-357.

[19] 南国新,刘国栋,覃佳强,等.弹性髓内钉固定治疗儿童下肢长管状骨骨折[J].中华创伤杂志,2011,27(12):1076-1079.

[20] 杨新伟,王秋根.骨折内固定术后感染的诊断和治疗[J].医学综述,2008,14(23):3623-3625.

[21] 张宜远,郭源,吕学敏.MRI 在儿童骨骺损伤中的应用

研究与进展[J].中华放射学杂志,2009,43(4):446-448.

[22] 陈博昌.儿童骨骺损伤的诊断与处理[J].临床小儿外科杂志,2010,9(3):168-170.

[23] Shi D,Zhu S,Yan Li Y,et al. Epiphyseal and physeal injury:comparison of conventional radiography and magnetic resonance imaging[J]. Clinical Imaging, 2009, 33:379-383.

[24] Elridge JC,Bell DF. Problems with substantial limb-lengthening[J]. Orthop Clin North Am,1991,22:625-631.

[25] 孟悛非.骨肌系统影像诊断与临床[M].北京:人民军医出版社,2009:220-222,379-383.

[26] 范卫民.骨科疾病诊断流程与治疗策略[M].北京:科学出版社,2008:432-449.

[27] 丘如诚.临床骨科并发症学[M].北京:中国医药科技出版社,2007:204-374.

[28] 徐万鹏,冯传汉.骨科肿瘤学[M].2版.北京:人民军医出版社,2008:414-423.

[29] 何爱咏,王万春,吕国华.骨科治疗方法选择与并发症防治[M].北京:人民军医出版社,2003:35-43.

[30] 高振华,马玲,孟悛非.四肢骨巨细胞瘤保肢术后的局部影像学评价[J].中国医学影像技术,2012,28:1723-1726.

[31] 孙美丽,高振华,罗柏宁.骨肉瘤新辅助化疗疗效MRI评价的现况与进展[J].影像诊断与介入放射学,2012,21:234-237.

[32] Tavare AN,Robinson P,Altoos R,et al. Postoperative Imaging of Sarcomas[J]. AJR Am J Roentgenol, 2018, 211(3):506-518.

[33] 彭新生,陈立言,潘滔.脊柱外科新手术剖析[M].广州:广东科技出版社,2006.

[34] 张士杰,耿孟录,陈秀民,等.临床脊柱外科学[M].北京:科学技术文献出版社,2008.

[35] 何爱咏,王万春,吕国华.骨科治疗方法选择与并发症防治[M].北京:人民军医出版社,2003.

[36] 刘振华,王苑本.肿瘤治疗与预后[M].北京:人民军医出版社,2006:315-325.

[37] 孟悛非.骨肌系统影像诊断与临床[M].北京:人民军医出版社,2009:275-279,401-413.

[38] 朱襄明,杜龙庭,杨朝湘,等.腰椎间盘突出症手术常见并发症MRI随访观察[J].放射学实践,2005,20(11):999-1002.

[39] 杨海涛,王仁法,李峰,等.脊柱手术后并发症的MR表现及鉴别诊断[J].中国临床医学影像杂志,2007,18(5):344-347.

[40] Sarrazin JL. Imaging of postoperative lumbar spine[J]. J Radiol,2003,84(2):241-250.

[41] Mazzie JP,Brooks MK,Gnerre J. Imaging and management of postoperative spine infection[J]. Neuroimaging Clin N Am,2014,24(2):365-374.

[42] McLellan AM, Daniel S, Corcuera-Solano I, et al. Optimized imaging of the postoperative spine[J]. Neuroimaging Clin N Am,2014,24(2):349-364.

[43] Wanivenhaus F, Buck FM, Betz M, et al. Reliability of postoperative MR imaging in the determination of level and side of lumbar spinal decompression surgery[J]. Acta Radiol,2016,58(5):581-585.

[44] Madoff SD, Kaye J, Newman JS. Postoperative Foot and Ankle MR Imaging[J]. Magn Reson Imaging Clin N Am, 2017,25(1):195-209.

[45] Van Dyck P,Lambrecht V,De Smet E,et al. Imaging of the Postoperative Anterior Cruciate Ligament:Emphasis on New Surgical and Imaging Methods[J]. Semin Musculoskelet Radiol,2016,20(1):33-42.

[46] Kim SH, Oh JH, Lee OS, et al. Postoperative imaging of bioabsorbable anchors in rotator cuff repair[J]. Am J Sports Med,2014,42(3):552-557.

[47] Taljanovic MS, Gimber LH, Omar IM, et al. Imaging of Postoperative Infection at the Knee Joint[J]. Semin Musculoskelet Radiol,2018,22(4):464-480.

[48] Long JR,Rubin DA. Postoperative Imaging of the Knee Extensor Mechanism[J]. Semin Musculoskelet Radiol,2018,22(4):424-434.

[49] Jesse MK,Hunt KJ,Strickland C. Postoperative Imaging of the Ankle[J]. AJR Am J Roentgenol,2018,211(3):496-505.

[50] Di Pietto F,Chianca V,de Ritis R,et al. Postoperative imaging in arthroscopic hip surgery[J]. Musculoskelet Surg,2017,101(suppl 1):43-49.

[51] Russo A,Capasso R,Varelli C,et al. MR imaging evaluation of the postoperative meniscus[J]. Musculoskelet Surg,2017,101(suppl 1):37-42.

[52] Li Marzi GM, Scherer KF, Richardson ML, et al. CT and MR Imaging of the Postoperative Ankle and Foot[J]. Radiographics,2016,36(6):1828-1848.

[53] Viala P, Marchand P, Lecouvet F, et al. Imaging of the postoperative knee[J]. Diagn Interv Imaging,2016,97(7-8):823-837.

[54] Mills MK, Strickland CD, Jesse MK, et al. Postoperative Imaging in the Setting of Hip Preservation Surgery[J]. Radiographics,2016,36(6):1746-1758.

[55] 胥少汀.骨科手术并发症预防与处理,[M].第2版.北京:人民军医出版社,2006.

[56] 丘如诚.临床骨科并发症学.北京:中国医药科技出版社,2007.

[57] 尹东,David Stanley.关节镜下肩峰成形术治疗肩峰下撞击综合征[J].中国内镜杂志,2005,11(12):1241-1243.

[58] Mohana-Borges AV, Chung CB, Resnick D. MR Imaging and MR arthrography of the postoperative shoulder: spectrum of normal and abnormal findings[J]. Radiographics, 2004,24(1):69-85.

[59] Woertler K. Multimodality imaging of the postoperative shoulder[J]. Eur Radiol,2007,17(12):3038-3055.

[60] 张春刚,王卫明,赵德伟,等.肩袖部分撕裂的关节镜治疗[J].中国骨与关节损伤杂志,2010,25(7):586-588.

[61] 肖健,崔国庆,王健全.肩袖部分撕裂的诊断和治疗[J].中国微创外科杂志,2006,6(2):129-131.

[62] Gumina S,Di Giorgio G,Perugia D,et al. Deltoid detachment consequent to open surgical repair of massive rotator cuff tears[J]. International orthopaedics,2008,32(1):81-84.

[63] 易雪冰,张德洲,钟鉴.MSCT、MRI 联合运用在复发性肩关节前脱位 Bankart 病损中的应用价值[J].中国中西医结合影像学杂志,2011,09(3):204-205,209.

[64] 闫辉,崔国庆,王健全,等.关节镜下 Bankart 修复术治疗肩关节复发性前脱位:手术效果及复发危险因素分析[J].中华外科杂志,2011,49(7):597-602.

[65] 白晓东,邢更彦,等.关节镜下修复 Bankart 损伤治疗肩关节前向不稳[J].中华创伤杂志,2011,27(7):613-615.

[66] 李章华,廖文,王志林主编.人工髋膝关节外科[M].北京:军事科学出版社,2008,42-123.

[67] 杨述华,许伟华,叶树南,等,全髋关节表面置换术的近期疗效观察[J].中国矫形外科杂志,2009,17(19):1452-1454.

[68] 吕丹,孙明林.人工髋关节置换后假体无菌性松动的因素及其防护[J].中国组织工程研究与临床,2009,13(13):2553-2556.

[69] 李军,朱天岳,文立成,等.髋关节置换术后迟发性感染的诊断与治疗[J].中华骨科杂志,2005,25(11):674-678.

[70] 田华,张克,刘岩,等.全髋关节置换术后脱位的原因分析及处理[J].中国矫形外科杂志,2008,16(3):185-187.

[71] 及松洁,周一新.髋关节置换后不稳定的相关研究现状[J].中国组织工程研究与临床康复,2008,12(13):2505-2510.

[72] 白鹤,赵劲民,杨志,等.人工髋关节置换术后股骨假体周围骨折[J].中国组织工程研究与临床康复,2008,12(9):662-1664.

[73] 戴力扬,周维江.人工全髋关节置换术后异位骨化[J].中华外科杂志,1992,30(10):599-602.

[74] 霍兴华,闫长虹,吴琪.人工关节置换术后下肢深静脉血栓的研究现状[J].医学理论与实践,2011,24(6):639-640.

[75] 殷辉.人工股骨头置换后的髋臼磨损[J].中国组织工程研究与临床康复,2010,14(35):6583-6586.

[76] 周祖彬,朱越,赵金忠.关节镜下半月板全切除和部分切除的短期疗效比较[J].临床骨科杂志,2009,12(2):153-155.

[77] 李文锋,王予彬,侯树勋.关节镜下半月板损伤修复的治疗方法[J].中国修复重建外科杂志,2006,20(10):1031-1033.

[78] 郑卓肇,余家阔,尚瑶,等.半月板缝合术后:MRI 诊断的价值[J].临床放射学杂志,2009,28(1):81-83.

[79] Recht MP,Kramer J. MR imaging of the postoperative knee:a pictorial essay[J]. Radiographics,2002,22(4):765-774.

[80] White LM,Kramer J,Recht MP. MR imaging evaluation of the postoperative knee: ligaments, menisci, and articular cartilage[J]. Skeletal Radiol,2005,34(8):431-452.

[81] 敖英芳,王健全,余家阔,等.膝关节镜下前交叉韧带重建术[J].中国运动医学杂志,2000,19(1):13-14.

[82] 林海东,张燕飞,刁新清.膝关节镜手术并发症及其处理[J].中国中西医结合外科杂志,2006,12(3):302-302.

[83] 肖敏,张强.膝关节置换的适应证及假体选择[J].中国组织工程研究与临床康复,2011,15(17):3200-3201.

[84] 马立峰,郭艾.膝关节假体周围骨折的诊断与治疗[J].国际外科学杂志,2010,37(1):54-56.

[85] 衣明,黄荣,李书忠.人工全膝关节置换后的感染发病机制与诊断及治疗[J].中国组织工程研究与临床康复,2011,15(9):1671-1674.

[86] 杨坤芳,俞光荣.踝关节融合术的治疗进展[J].中国矫形外科杂志,2008,16(24):1871-1873.

[87] Bestic, JM., Peterson JJ,DeOrio JK, et al. Postoperative evaluation of the total ankle arthroplasty[J]. AJR Am J Roentgenol,2008,190(4):1112-1123.

中英文名词对照索引

致 谢

　　继承与创新是一部著作不断完善与发展的主旋律。在本书付梓之际，我们再次由衷地感谢那些曾经为本书前期的版本做出贡献的作者们，正是他们辛勤的汗水和智慧的结晶为本书的日臻完善奠定了坚实的基础。以下是本书前期的版本及其主要作者：

《中华影像医学·骨肌系统卷》（2002 年出版，丛书总主编：吴恩惠）
主　编　王云钊

《中华影像医学·骨肌系统卷》（第 2 版，2012 年出版，丛书总主编：吴恩惠）
主　编　王云钊　梁碧玲
编　者　（以姓氏笔画为序）

马绪臣	北京大学口腔医学院	孟悛非	中山大学附属第一医院
王　溱	河北医科大学第三医院	段承祥	第二军医大学长海医院
王云钊	北京积水潭医院	钱瑞菱	广州医学院第二附属医院
兰宝森	首都医科大学附属北京同仁医院	徐均超	北京急救中心
孙鼎元	天津医院	郭庆林	第四军医大学西京医院
李景学	天津医科大学总医院	曹来宾	青岛大学医学院附属医院
杨广夫	西安医科大学第一临床医学院	梁碧玲	中山大学孙逸仙纪念医院
吴振华	中国医科大学附属第二医院	蒋学祥	北京大学第一医院
陈复华	西安医科大学第二临床医学院	廉宗微	天津医科大学第二医院
屈　辉	北京积水潭医院		